图书在版编目（CIP）数据

妇科微创手术学 / 李力，向阳主编 . -- 北京 ：人民卫生出版社，2025. 1. -- ISBN 978-7-117-37431-6

Ⅰ. R713. 162

中国国家版本馆 CIP 数据核字第 20250DM128 号

人卫智网	www.ipmph.com	医学教育、学术、考试、健康，购书智慧智能综合服务平台
人卫官网	www.pmph.com	人卫官方资讯发布平台

妇科微创手术学
Fuke Weichuang Shoushuxue

主　　编：李　力　向　阳
出版发行：人民卫生出版社（中继线 010-59780011）
地　　址：北京市朝阳区潘家园南里 19 号
邮　　编：100021
E - mail：pmph @ pmph.com
购书热线：010-59787592　010-59787584　010-65264830
印　　刷：北京瑞禾彩色印刷有限公司
经　　销：新华书店
开　　本：889 × 1194　1/16　　**印张：**51
字　　数：1371 千字
版　　次：2025 年 1 月第 1 版
印　　次：2025 年 4 月第 1 次印刷
标准书号：ISBN 978-7-117-37431-6
定　　价：369.00 元

打击盗版举报电话：010-59787491　E-mail：WQ @ pmph.com
质量问题联系电话：010-59787234　E-mail：zhiliang @ pmph.com
数字融合服务电话：4001118166　E-mail：zengzhi @ pmph.com

编者名单（以姓氏笔画为序）

丁景新	马佳佳	马泽辉	马艳丽	王　刚	王　荥	王　鹤
王东雁	王延洲	王芳芳	王海琳	王鑫丹	韦有生	公丕军
邓　黎	龙行涛	卢　艳	卢淮武	卢深涛	叶　萍	叶明珠
付　佳	冯利圆	冯茜茜	夷恬进	伍　玲	华克勤	向　阳
刘　畅	刘军秀	刘明博	刘晓军	刘继红	刘禄斌	许妙纯
孙玉菡	阳志军	纪　妹	李　力	李　宁	李　悦	李　源
李少玉	李从铸	杨　畅	杨　洲	杨建华	吴　斌	吴伟英
吴治敏	何南南	邹　伟	冷金花	张　军	张　凯	张　辉
张　颖	张　蔚	张　霄	张玲琳	张洁清	陆安伟	陈　坤
陈必良	陈扬平	陈亚丽	陈继明	范江涛	林　飞	林少丹
林永红	林仲秋	罗光楠	罗迎春	周圣涛	周曾梓	孟元光
赵　曌	赵成志	赵冰冰	胡　畔	段　华	饶群仙	娄　阁
姚书忠	姚德生	贺红英	骆海娟	秦成路	钱建华	徐　玲
徐大宝	徐惠成	凌小婷	高京海	唐均英	黄晓斌	黄绮丹
龚　瑶	康　山	梁炎春	蒋　芳	韩沛林	程安然	程傲霜
童冲杰	曾定元	谢庆煌	谢玲玲	谢晓英	雷　丽	蔡志福
廖　菁	谭　漫	熊　樱	颜　丽	潘忠勉	薛　敏	薛　翔
霍楚莹	戴　毅	魏彩平				

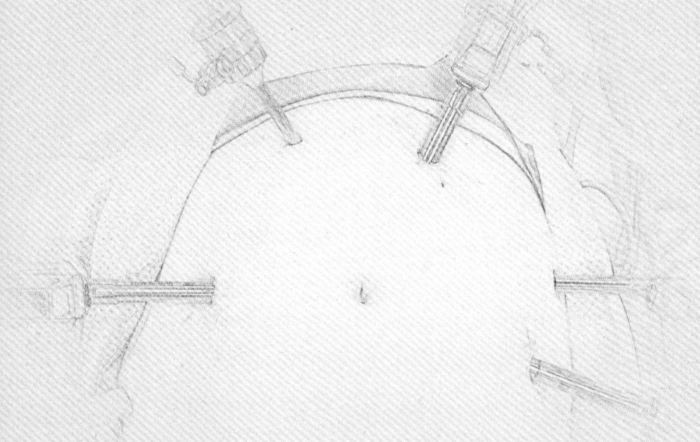

Minimally
Invasive
Gynecological
Surgery

主编简介

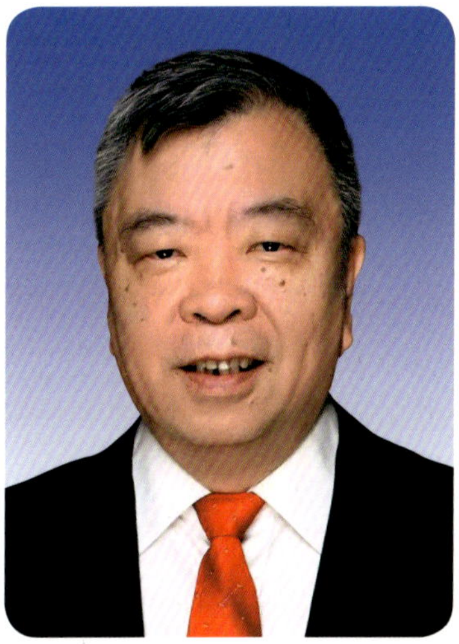

李　力　医学博士，二级教授（主任医师），博士后指导教师，博士、硕士研究生导师。现任广西妇科肿瘤临床治疗质量控制中心主任，中国临床肿瘤学会常务理事、妇科肿瘤专家委员会主任委员。曾任广西医科大学附属肿瘤医院院长和广西医科大学医学科学实验中心（生命科学研究院）主任兼附属肿瘤医院妇科肿瘤科主任，广西区域性高发肿瘤早期防治研究教育部重点实验室主任，广西妇科内镜诊疗质量控制中心主任，中国抗癌协会第六届常务理事，中国抗癌协会妇科肿瘤专业委员会（第4、5届）副主任委员，中国医师协会妇产科医师分会（第1、2届）常务委员会委员，中华医学会妇科肿瘤学分会（第2、3、4届）常务委员会委员，中华医学会肿瘤学会妇科肿瘤学组副组长和中国老年医学学会妇科分会常务委员会委员，广西抗癌协会副理事长，广西生物化学与分子生物学学会副理事长，广西医学会常务理事，广西医师学会常务委员会委员，广西抗癌协会妇科肿瘤专业委员会主任委员，广西医学会妇科肿瘤学分会主任委员，广西医学会妇产科学分会副主任委员。

享受国务院政府特殊津贴，被评为“原卫生部有突出贡献中青年专家”“全国中青年医学科技之星”，广西壮族自治区优秀专家。获“全国留学回国人员先进个人成就奖”“广西革命和建设突出贡献荣誉勋章”“广西青年科技奖”“广西留学回国人员先进个人称号”。还获中国医师协会妇产科医师分会第八届“妇产科好医生·林巧稚杯”、第六届“国之名医·卓越建树”荣誉称号。

作为项目负责人或主要参加者先后获国家科学技术进步奖三等奖和原卫生部科学技术进步奖一等奖等多项奖项。主编和副主编著作12部，参编著作十余部。

主编简介

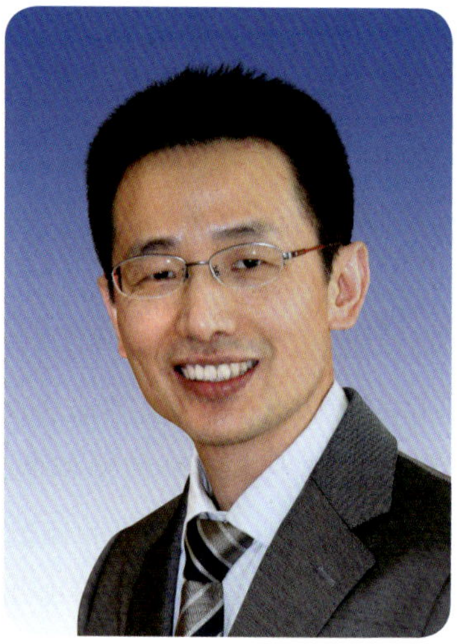

向　阳　中国医学科学院中国协和医科大学北京协和医院妇科肿瘤中心主任、教授、博士研究生导师，首批协和学者特聘教授。享受政府特殊津贴。获第九届国家卫生健康突出贡献中青年专家。担任国际滋养细胞肿瘤学会执行委员及第18届执行主席，中华医学会妇科肿瘤学分会候任主任委员，国家卫生健康委员会“一带一路”医学人才培养联盟内镜（妇科）专业委员会主任委员，中国医师协会微无创医学专委会主任委员，中国医师协会妇产科医师分会妇科肿瘤专业委员会主任委员，中国抗癌协会子宫肿瘤专业委员会副主任委员，中国优生科学协会阴道镜和宫颈病理学分会（CSCCP）常务委员会委员，中国初级卫生保健基金会妇科肿瘤专业委员会主任委员，北京医学会妇科肿瘤学分会前任主任委员，北京医学会妇产科学分会主任委员，北京医师协会妇产科专科医师分会副会长。主要致力于妇科肿瘤的临床及基础研究。

序

近年来,关于微创手术和内镜手术的专著越来越多,值得称道。现今,李力和向阳两位教授主编的《妇科微创手术学》又横空出世,洋洋百万言,更是可喜可贺!

所谓微创手术,正如本书开宗明义所强调的,微创是一种观念,是一种原则。它是外科手术的基本出发点和确实落足点。正如医圣希波克拉底所言:"请你不要损伤!"他甚至强调"首先不要损伤!"这就是外科学,或者医学的宗旨。

所谓微创就是损伤小、出血少、恢复快,从入径开始到整个手术的全过程,都要贯彻这个原则。甚至还要考虑美学观念和精神心理。这是一个从理论到实践,从技术到方法,从医学到哲学的全方位、立体式策划与完成的科学艺术系统。

所以,外科是神圣的,外科医生有特权进入人体,我们只有对病人的敬畏、尊崇与保护,不可以有任何技术与器械的炫耀。

一般而言,从符合微创要求而论,其顺序可以是:内镜手术—经阴道手术—开腹手术,也就是说内镜手术更符合微创的理念。但无论是内镜手术抑或开腹手术、阴道手术也都应该遵从微创的原则。否则,微创也可以变巨创!

因此,作为外科手术,术式的选择以及手术全过程的另一个重要基础,就是要重视技巧,更要重视决策。而决策要占成功手术的75%,技巧占25%。所谓决策或技巧,也都应该贯穿微创的原则和微创的方法。而不是只追求一种术式、一种方法,一个医生或者一个成熟的外科医生应该掌握各种方法,并形成自己的特长,甚至不应该囿于自己的特长。

西方"医学之父"希波克拉底还说:"药治不好的要用铁,铁治不好的要用火。"所谓铁,应该是指外科,那么铁火是什么呢?可以是狭义的各种烧灼等物理治疗,甚至包括现行的能量。也可以是更为广义的火,从西方的普罗米修斯盗火,到东方的燧人氏钻木取火。火乃是人类文明的始源、光耀和终极源泉。

医学发展到今天,也许我们又得求助于火了。火就是自然或自然力,火就是信仰,于是,医学又回归到了它的本源。

哲学始源于医学，医学归因于哲学。外科是科学，外科是技术，外科是艺术，外科更应该是哲学。那就让我们带着这样的信念去读这本《妇科微创手术学》吧。

是为序。

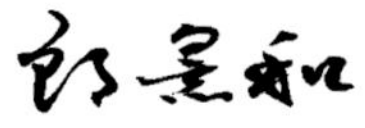

2025 年 3 月

前 言

自人类文明形成之初，我们就开始尝试利用工具和技术来扩展和增强自己的能力。远古时期人们用石头、木头制造原始的工具，从而改善他们的日常生活。但是工具的神奇之处，从来都不是它的形状或质地，而在于使用它的那双手。是人类，决定了工具的用途。同样，在自然界存在各种力量，例如“火”——人类历史上最古老的“技术”之一，它不仅可以为我们带来光和热、烹饪食物、驱赶野兽和敌人，也可以轻易地摧毁一个村庄、一个家园，甚至是整个生态系统。因而如何合理地控制和利用这种技术，使它成为一种既听话，又力量无穷的工具，是人类历史上的一大挑战。

进入 21 世纪，我们面临的技术选择变得更为复杂和多样。新技术每天都在出现，它为我们带来了无尽的可能性，但同样也带来了新的风险。每一个技术，无论是生物技术、人工智能还是纳米技术，都像火一样，是一把双刃剑，既可以为人类带来福祉，也可以造成灾难。而决定这些技术走向何方的，正是我们自己。为了能做出明智的选择，我们需要深入地了解它们，知其所长，知其所短，确保在合适的地点和时间应用它们。只有这样，我们才能真正地突破生理和心理的限制，创造出一个更加美好的未来。

今天，随着医学领域的飞速发展，微创手术技术应运而生，为世界带来了无尽的可能性。它不仅是一个医疗技术，更是现代医学的一次伟大革命。如何正确、安全、高效地应用这一技术，以确保患者的安全和手术效果的最优化，成为每一位医疗工作者的责任和追求。

腹腔镜在妇科领域的应用始于 1940 年，最初这项技术主要被用于诊断性探测，例如观察盆腔的解剖结构或疾病诊断。1970 年中后期，腹腔镜开始被用于相对简单的妇科手术，如卵巢囊肿和子宫肌瘤的切除。1982 年，Dr. Harry Reich 进行了首例腹腔镜下全子宫切除手术，这一进步彰显了腹腔镜在妇科领域的潜力。此后，随着技术的进步，腹腔镜手术开始用于早期妇科恶性肿瘤的手术的治疗。1990 年年底，随着技术的不断进步和手术工具的完善，腹腔镜在治疗妇科恶性肿瘤中的应用得到了进一步推广。进入 21 世纪，腹腔镜手术不仅成为妇科良性疾病手术方式的主流，更在妇科恶性肿瘤及盆底修复手术中占据了重要的位置，为患者提供了更为安全且有效的治疗选择。

在这本书中，我们针对妇科微创手术进行了全方位的剖析。从基础的解剖学，到高端的器械设备；从简单的基本操作技巧，到麻醉处理、围手术期护理等，每一个环节都被我们仔细梳理、深入研究。对于妇科肿瘤手术，本书也详细讲解了微创手术前的评估、无瘤原则，以及各种类型的妇科肿瘤微创手术方法。同时还深入探讨了机器人辅助的妇科微创手术技术。从子宫内膜异位症手术，到复杂的卵巢癌手术，再到机器人妇科手术的并发症及预防，详述了机器人手术在妇科领域的多种应用。

本书的初衷是为每一位读者提供一个全面而深入的学习平台，希望将微创手术从一个高不可攀的技术，转变为大多数医生能够掌握和应用的常用技能。我们期待，随着医生对这些技术的深入掌握，患者也将获得更为安全和高效的医疗服务。

但是，本书的意义远不止于此。我们希望通过对微创技术的普及，更多的患者能够从中受益，享受到更为安全、高效的医疗服务。这是一个既充满挑战，又充满希望的时代，每一位医生都是这个时代的探索者和先锋。

每当我们回顾历史，都会深感，人类社会的每一个重大进步背后，都凝结了无数人的努力和智慧。同样，在微创手术的道路上，我们也需要不断地学习和探索，为未来创造一个更加美好的医疗环境。

在这个全新的时代，让我们一起为妇科微创手术写下新的篇章，为未来的医学领域添砖加瓦。希望这本书能够成为您探索这个领域的指南和助手，一同见证妇科微创手术的光辉岁月。热切希望本书能为女性健康继续发挥积极作用。

由于我们的水平所限，书中难免有不妥疏漏之处，特别是鉴别诊断分析及病例分享要点解析，恳请同行们不吝斧正，欢迎发送邮件至邮箱 renweifuer@pmph.com，或扫描下方二维码，关注“人卫妇产科学”，对我们的工作予以批评指正，以期在再版修订时进一步完善。

李　力　向　阳

2025 年 3 月

Minimally Invasive Gynecological Surgery

目　录

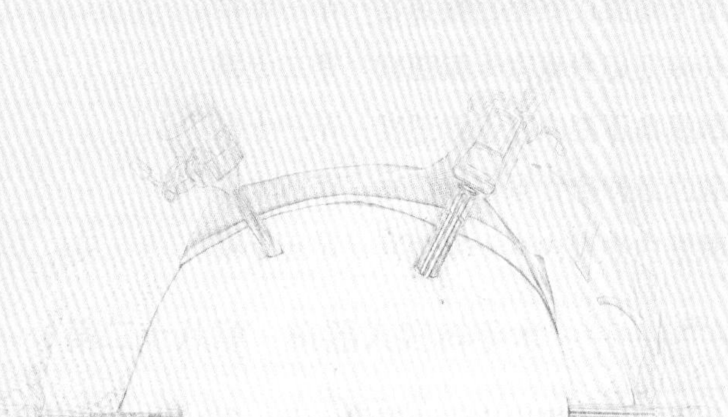

Minimally
Invasive
Gynecological
Surgery

二维码资源目录

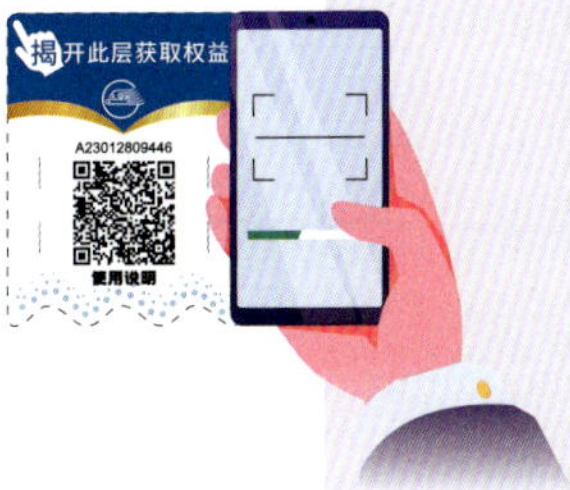

扫描二维码观看配套增值服务：

1. 首次观看需要激活。方法如下：①用手机微信扫描封底蓝色贴标上的二维码(特别提示：贴标有两层，揭开第一层，扫描第二层二维码)，按界面提示输入手机号及验证码登录，或点击“微信用户一键登录”；②登录后点击“立即领取”，再点击“查看”，即可观看配套增值服务。
2. 激活后再次观看的方法有两种：①手机微信扫描书中任一二维码；②关注“人卫助手”微信公众号，选择“知识服务”，进入“我的图书”，即可查看已激活的配套增值服务。

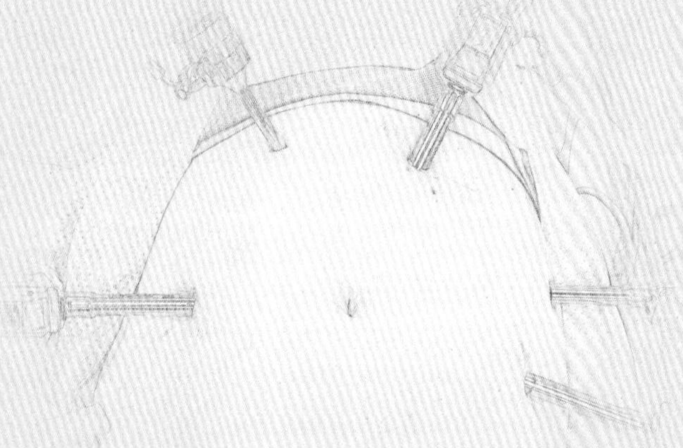

Minimally
Invasive
Gynecological
Surgery

第一章 妇科微创手术的概况

第一节 微创手术的观念与定义

现代外科学始于19世纪40年代，随着科技水平的提高，外科学先后解决了手术疼痛、手术相关感染、术中有效止血和输血等问题。20世纪50年代，随着影像学的发展和多学科技术的进步，外科学进入迅速发展的阶段，但手术治疗中，"创伤"始终不可避免。因此，提高手术操作效益，降低创伤程度成为手术医生矢志不渝的奋斗目标。

"微创"的观念是伴随着外科学诞生而出现在大众视野的。美国著名外科学家Halsted（1852—1922）提出，手术中要轻柔操作、正确止血，锐性解剖分离，手术野清晰干净，避免大块组织结扎，采用好的缝合材料等来减轻传统手术的创伤，这些原则就包含了微创的意义，具有了微创特征。随着科学技术的进步、对疾病特征的深入了解以及辅助治疗方式的发展，医生对于疾病治疗的观念不断更新，肿瘤手术的范围也在不断变化。从最初的局部切除到根治性切除，再到扩大根治性切除，此后又发展为改良的局部切除联合术后辅助治疗的综合治疗。手术治疗观念的进步使最初的追求更大范围的切除发展为通过减少创伤达到同样的治疗效果。

微创和无创是医患双方共同追求的目标。微创手术（minimally invasive surgery，MIS）是相对于传统手术而言的，微创手术的提出是外科学发展史上的里程碑。它指具有微小的切口和创伤的手术。微创手术追求以最小的创伤达到最佳的治疗效果，尽量减少手术中的损害、使患者尽快恢复，减少痛苦。但创伤小和伤口小有时候不等同。对微创手术的定义，有文献提出：采用与传统治疗相同或者不同的途径和方法，达到甚至超过传统治疗的远期结果，而患者近期治疗效果及生活质量优于传统治疗方法。这里包含了2层含义：①途径和方法：手术途径和方法可以相同，也可以不同，但对于病灶的外科处理标准不能低于传统手术；②治疗效果：微创手术必须达到与传统手术相似或者更好的疗效。疗效包括近期疗效，如术中出血量、手术时间、围手术期并发症和手术病率等；更需要评定远期疗效，如术后远期功能情况，对于恶性肿瘤，要评价肿瘤结局是否一致以及测定生活质量。

微创手术的建立及发展与科技发展密不可分，20世纪后期，微电子学、光学、材料学、计算机信息处理和实时成像、三维结构重建等技术都有了长足的进步，大量的高新技术设备随之问世。1986年计算机集成电路微型摄像机的发明，使得腔镜显像发生了革命性的变化，内镜的图像可以传输到电视监视器上，图像经过放大后显示更加清晰，术者和助手可以同时看到图像，大大促进了腔镜的发展，对传统外科提出了重大挑战。1986年，德国外科医生 Muhe 完成了世界上第一例腹腔镜胆囊切除手术，1987 年，法国医生 Mouret P 完成了第一例电视腹腔镜下胆囊切除术，这是微创外科中一个里程碑式的手术。此后，腹腔镜胆囊切除术取代了开腹胆囊切除术的“金标准”地位。腹腔镜在泌尿外科、妇产科、基本外科、胸外科、脑外科等领域迅速发展，在多种疾病中得到应用，手术适应证的范围不断扩大，高难度手术的例数逐渐增多。

微创手术的提出、发展和完善是现代手术学追求的方向，是人类经历困难后的挑战。微创是一种理念，更是一门技术和一项原则，需要时时刻刻铭记在术者心中。真正的微创并不局限于腹腔镜等技术，它贯穿于任何创伤性操作的诊疗过程当中，术者的每个操作都可以赋予微创的理念。微创的精髓在于解剖层次清晰，技法得当，动作轻柔，根据疾病的特点和治疗原则，选择合适的手术方式、确定正确的手术范围。必须是为了患者的利益而微创，而不是为了微创而微创。因此，“微创”是外科学的灵魂，传播微创技术是 21 世纪外科的一个重要发展方向。

（蒋芳　向阳）

第二节　妇科肿瘤和妇科疾病的微创手术

一、腹腔镜下妇科肿瘤和妇科疾病手术

近几十年来，微创手术在医学界的应用越来越普遍，尤其在妇科领域，腹腔镜手术已经发展成为一种非常成熟的技术。相比传统手术，腹腔镜具有手术切口小、术后并发症少、恢复快、住院时间短等优点，深受广大医生和患者青睐。

早在 1937 年，Hope 就首次报道了应用腹腔镜诊断输卵管妊娠。1941 年，Power 和 Barnes 报道了在腹腔镜监视下电凝输卵管峡部行绝育术。1972 年，美国成立了妇科腹腔镜医师协会，此时，腹腔镜技术得到更广泛的应用。Tarasconi 在 1975 年进行了腹腔镜下一侧附件切除术。1988 年，Harry R 报道了第一例腹腔镜下全子宫切除术。目前，腹腔镜手术在大多数妇科良性肿瘤以及多种妇科恶性肿瘤中都得到广泛应用。

在妇科肿瘤的治疗中，腹腔镜手术的应用可以追溯到 20 世纪 70 年代。首先，腹腔镜手术被用于对卵巢癌患者中进行明确诊断与分期。随后，1990 年 Querleu 首次报道了在宫颈癌患者中进行腹腔镜淋巴结清扫术，各种此类报道陆续出现。1992 年，法国的 Dargent 和美国的 Nezhat 分别报道了腹腔镜下盆腔淋巴结清扫＋腹腔镜辅助经阴道广泛子宫切除术，以及腹腔镜下广泛子宫切除术及盆腔淋巴结切除术。此后，腹腔镜在妇科恶性肿瘤中的应用越来越多，相关临床试验不断涌现，以评估微创手术的临床结局。根据研究的结果，各种指南已经规定了微创手术在各种疾病中的适应证。

（一）宫颈癌

早期（Ⅰa2～Ⅱa 期）宫颈癌患者的标准手术方式是根治性全子宫切除术＋腹膜后淋巴结清扫术。经腹宫颈癌根治术已经有 120 余年的历史。相比于开腹手术，腹腔镜下宫颈癌根治术的历史比较短。最早的宫颈癌微创手术在 1992 年被报道，Dargent 报道了腹腔镜下盆腔淋巴结清扫术和腹腔镜辅助经阴道广泛子宫切除术。同一年，美国的 Nezhat 报道了首例腹腔镜下广泛子宫切除术和盆腔淋巴结切除术。2001 年，我国进行了首例腹腔镜下宫颈癌根治术。随后，手术安全性的研究受到关注。Naik R 报道了首个前瞻性的临床研究，比较了微创手术在宫颈癌中应用的安全性，研究仅仅纳入 15 例Ⅰb 期宫颈癌患者，随机分组进行腹腔镜辅助下阴式全子宫切除术（laparoscopic assisted transvaginal hysterectomy，LAVH）和经腹广泛性子宫切除术（abdominal radical hysterectomy，ARH），结果显示 LAVH 组的患者术中出血量、术后保留

导尿管和住院时间都显著缩短，但是手术范围也明显缩小了。该研究的问题是样本量小，而且没有提供预后结果。大量对早期宫颈癌患者比较腹腔镜与开腹宫颈癌根治术的回顾性研究显示，两种手术方式的5年生存率没有差别，而腹腔镜手术则显示出院及住院时间短、术后并发症低、出血少、恢复快等优势。2015年起，美国国立综合癌症网络（National Comprehensive Cancer Network，NCCN）指南指出，在早期宫颈癌的手术方式中，腹腔镜手术是开腹手术的替代方式。在中国，腹腔镜下宫颈癌根治术迅速发展，在数量上也逐步远超开腹宫颈癌根治术。

2008年，美国MD安德森癌症中心（MD Anderson Cancer Center）开始了LACC研究。比较早期宫颈癌［Ⅰa1（LVSI+）、Ⅰa2、Ⅰb1］患者，微创与开腹根治性手术的恶性肿瘤结局。该研究是早期宫颈癌中首个比较腹腔镜与开腹手术的前瞻性、多中心随机对照临床试验。研究结果引发了对宫颈癌微创手术安全性的争议。2018年，*The New England Journal of Medicine* 发表的一项研究结果显示，微创组宫颈癌患者4.5年无病生存率低于开腹组10.6%（86.0% *vs.* 96.5%），且3年总生存率也显著低于开腹组（93.8% *vs.* 99.0%）。MIS组的复发率和疾病死亡风险是开腹组的3.75倍。MIS组的死亡率是开腹组的6.56倍。同期发表的另一篇回顾性流行病学调查研究结果显示，对于早期宫颈癌患者，微创组的死亡风险比开腹组高65%（*HR*=1.65）。在未使用微创手术之前（2000—2006年），宫颈癌的生存率随年份有所增加（每年增加0.3%，差异无统计学意义）；2006年采用微创手术后，至2010年，宫颈癌的4年总生存率反而每年下降0.8%。在2020年发表的LACC研究的另外2个次要终点的结果中，微创手术组在生命质量方面没有优于开腹手术组，术中或术后不良事件的总体发生率方面也无显著差异。2020年发表在 *JAMA Oncology* 的荟萃分析中，9 499例早期宫颈癌患者中有49%进行了MIS手术。MIS组的复发率和死亡总风险比开腹手术组高71%，死亡风险高56%。

基于LACC研究，NCCN指南更改了对宫颈癌的手术路径的推荐，在2019年第3版中改为“标准和传统的方式是开腹手术”，2020年的版本中明确写为“标准和推荐的手术方式是开腹手术（Ⅰ类证据）”。欧洲妇科肿瘤学会（European Society of Gynaecological Oncology，ESGO）、美国妇产科学会（American Gynecological and Obstetrical Society，AGOS）和德国妇产科协会（German Society for Gynaecology and Obstetrics，DGGG）的指南更新中也指出，早期宫颈癌的根治手术中，开腹手术是金标准。此后多个国家对于宫颈癌的微创手术发表了自己的研究结果及观点。有很多学者认为，在正视研究结果的同时，不能就此完全舍弃微创手术的应用，需要分析腹腔镜手术中与不良结局相关的可能因素并对手术操作步骤进行改良，重新调整宫颈癌患者选择微创手术的适应证，期待后续的研究进展。

（二）子宫内膜癌

1989年，腹腔镜技术被应用于早期子宫内膜癌。1993年，Childers等首次报道了早期子宫内膜癌腹腔镜分期手术的临床研究。之后，发表多项随机对照研究，样本量最大的是美国妇科肿瘤学组（Gynecologic Oncology Group，GOG）的LAP-2研究。2009年，该研究发表的结果表明，腹腔镜应用于子宫内膜癌的治疗是安全的，围手术期并发症没有增加，近期肿瘤结局没有差别。2012年发表的LAP-2的生存结局显示，腹腔镜手术组与开腹手术组的3年复发率分别为11.4%和10.2%，无显著差异；5年生存率均为89.8%。之后，几篇荟萃分析的研究结果发表，其中2012年Zulla等的荟萃分析纳入了8篇随机对照研究以评价腹腔镜手术的安全性，共有3 666例Ⅰ～Ⅱ期子宫内膜癌患者，结果显示，与开腹手术组比较，腹腔镜手术组术中并发症发生率差异没有统计学意义，术后并发症发生率显著减少，术中清扫的淋巴结数差异没有统计学意义。2012年Galaal等的荟萃分析纳入了8篇随机对照研究，共有3 644例子宫内膜癌患者，结果显示，腹腔镜手术组和开腹手术组间，死亡率和复发风险率差异没有统计学意义，围手术期病死率、输血、膀胱输尿管损伤或肠管损伤、血管损伤的比较差异也没有统计学意义，而在术中出血量、住院时间方面，腹腔镜手术组明显优于开腹手术组。2021年的子宫肿瘤NCCN指南中指出，子宫内膜癌分期术可以通过不同手术途径进行，腹腔镜等微创技术在这类手术中具有手术部位感染率低、输血减少、静脉血栓栓塞发生率低、住院时间短以及治疗费用较低的优势，且预后相同。

肥胖和糖尿病常与子宫内膜癌相关，腹腔镜在肥胖患者中应用的难度也会更大。除了麻醉和气腹建立难度增大，肥胖本身也会增加术中和术后并发症的发生风险。尽管如此，腹腔镜手术在肥胖的早期子宫内膜癌患者的成功率可以达到 90%，并且术后并发症和患者的生命质量也得到显著改善。因此，在肥胖的子宫内膜癌患者中，腹腔镜手术是更优的选择。

随着腹腔镜技术的进一步改进，荧光腹腔镜于 2013 年面世，可以用于子宫内膜癌前哨淋巴结的定位及切除。FIRES 研究于 2017 年发表，包括 10 个中心、385 名患者和 340 例患者定位 888 枚前哨淋巴结。该研究使用了达·芬奇机器人腹腔镜，结果显示 ICG 前哨定位的灵敏度为 97.2%，假阴性仅 1 例，阴性预测值为 99.6%。目前这种技术已广泛用于临床实践，并被写入了 NCCN 指南。

（三）卵巢癌

腹腔镜用于治疗卵巢癌方面始于 20 世纪 90 年代。最初的研究集中在早期卵巢癌上。一些回顾性的研究和病例报告显示，腹腔镜手术在早期卵巢癌分期手术中是安全可行的，并且具有更好的围手术期结局、更少的术中出血和更短的住院时间。在 2015 年的卵巢癌 NCCN 指南中，加入了对于腹腔镜手术的建议，认为有经验的肿瘤医生对于经过严格选择的早期卵巢癌患者，可以采用腹腔镜进行全面分期手术甚至肿瘤细胞减灭术。然而，MIS 在早期卵巢癌手术中应用的最大担忧是肿瘤破裂问题。对于局限于卵巢的卵巢肿瘤，患侧附件的完整切除是一个重要步骤，术中肿瘤破裂会使疾病分期升高。Matsuo K 等回顾性分析了 2010—2015 年在美国国家癌症数据库注册的 8 850 例早期卵巢癌患者，其中 2 600 例进行了微创手术。微创手术组中囊肿破裂的比例更高（25.5% *vs.* 21.3%），微创手术是患者术中囊肿破裂的独立危险因素［*ARR*（95%*CI*）为 1.17（1.06，1.29）］。肿瘤破裂的患者生存率明显下降，开腹肿瘤破裂组的 4 年生存率为 86.8%，MIS 肿瘤破裂组为 88.9%，开腹未破裂组为 90.5%，MIS 未破裂组为 91.5%（P<0.001）。但是来自日本 12 个中心的研究显示，对于 Ⅰa 和 Ⅰc1 期的卵巢癌患者，患者的 5 年无进展生存率（progression free survival，PFS）和复发率与开腹手术相比没有差异，提示术中肿瘤破裂并不影响患者预后。2016 年 Cochrane Database 的数据显示，对于早期卵巢癌分期手术，比较腹腔镜是否与开腹手术具有同样的有效性和安全性，但是检索 1990—2016 年的文献，没有找到高质量的随机对照研究，所以没法进行荟萃分析。Valerio G 等进行了多中心的回顾性队列分析，254 例患者中位随访 61 个月（13~118 个月），结果显示，早期卵巢癌 MIS 手术后，5 年 PFS 为 84.0%，5 年生存率为 93.8%，多因素分析显示低分化（G_3）是疾病预后差的独立危险因素，FIGO 分期 ≥ Ⅰc 期有预后差的趋势，但差异没有统计学意义（HR=1.75，P=0.099）。因而对于早期卵巢癌，在谨慎选择合适的患者时，有经验的医师可以采用 MIS。

对于晚期卵巢癌患者，传统的治疗方式是初次肿瘤细胞减灭术（primary cyto-reductive surgery）后辅助铂类化疗药物联合紫杉醇的化学治疗。1996 年 Amara 首次报道了应用腹腔镜进行早期卵巢癌分期手术。随后的 2 篇包括 32 例和 25 例早期患者的病例报告显示，88%~92% 的患者成功完成腹腔镜下肿瘤细胞减灭术。然后，对于大多数晚期卵巢癌患者，行初次肿瘤细胞减灭术时采用腹腔镜并不实际。因此，有研究者提出以腹腔镜检查来评估哪些患者可直接行肿瘤细胞减灭术，以达到满意的切除从而获益。Andikyan V 的研究显示，腹腔镜检查对于预测满意初次肿瘤细胞减灭术的灵敏度可以达到 98%，并且没有发生穿刺部位转移。荟萃分析显示，腹腔镜至少可以用于识别哪些患者无法完成初次满意的肿瘤细胞减灭术。另外，对于Ⅲc 期卵巢癌患者，腹腔镜评估手术的可切除性没有生存期的获益，因此是否行腹腔镜评估并不影响治疗方案的选择。

近年来，针对晚期卵巢癌患者的 3 项随机对照临床试验表明新辅助化疗（neoadjuvant chemotherapy，NACT）对患者有明确获益，而 MIS 相对于开放性手术在围手术期并发症方面更为优越。这促使人们开始探索 MIS 用于间歇性肿瘤细胞减灭术(interval cytoreductive surgery,ICS)的可能。2019 年 Joel C 等发表的系统综述纳入 6 项临床研究(3 项为前瞻性研究)的 3 231 例患者,其中 567 例患者进行了微创手术。微创手术组与开腹手术组患者行满意初次肿瘤细胞减灭术(R0 切除)的比例没有显著差异(74.5% *vs.* 53.10%,*P*=0.52),由于随访时间有限,尚无 2 组中关于肿瘤复发率、PFS 和总生存期(overall survival,OS)差距的结果。随后发表的多项回顾性研究结果显示微创 ICS 的 R0 切除率可以达到 96%,围手术期并发症发生率只有 4.7%,2020 年发表的系统综述纳入 19 项观察性研究的 7 213 例患者,显示微创 ICS 与开腹 ICS 相比,5 年[*RR*(95%*CI*)为 0.89(0.53,1.49),*P*=0.62]和 3 年[*RR*(95%*CI*)为 0.95(0.80,1.12),*P*=0.52]死亡率没有显著差异。3 年和 5 年的疾病复发率也没有显著差异。在 2021 年的 ESGO 大会上,公布了在接受 NACT/ICS 的晚期上皮性卵巢癌患者中,比较 MIS 和开腹 ICS 的手术结局和肿瘤结局的回顾性研究结果,3 家机构纳入开腹组 293 例,MIS 组 122 例患者。MIS 组达到 R0(66% *vs.* 46%,*P*<0.001)和满意初次肿瘤细胞减灭术(93% *vs.* 84%,*P*=0.02)的比例更高。MIS 组的 24 个月 PFS 更高(40% *vs.* 30%,*P*=0.06)。进一步的问题是在 ICS 的患者中,哪些患者适合应用 MIS。一项来自美国的回顾性研究显示,在 2012—2015 年,1 820 例 ICS 患者中,只有 75 例(4.1%)选择 MIS,并且 66.7% 是机器人辅助;在 MIS 组中,虽然围手术期并发症更少,但是 MIS 组中没有进行肠切除或者肝切除的病例。2021 年的 ESGO 会议上也报道了腹腔镜评估对于晚期卵巢癌 MIS 用于 ICS 的预测意义(MIID-SOC 试验),根据盆腹腔病灶部位建立模型计算总预测指数(predictive index,PIV),当 PIV<2 时,患者可能达到最佳微创 ICS 效果。正在进行的 LANCE 研究计划纳入 549 例患者,前瞻性地观察 ICS 手术中 MIS 的 PFS 不差于开腹手术。综上所述,可以认为 MIS 是晚期上皮性卵巢癌患者实施 ICS 的一种可行且潜在有效的治疗选择,但是需要识别出合适的患者,并且需要前瞻性的临床试验进行验证。

二、单孔腹腔镜下妇科肿瘤和妇科疾病手术

(一)妇科单孔腹腔镜手术发展历史

近年来,为满足美容与微创的需求,单孔腹腔镜手术(laparoendoscopic single-site surgery,LESS)又开始受到外科医生和患者的注意。脐是胚胎时期遗留的天然瘢痕,且为腹壁最薄处,LESS 可通过脐部皮肤褶皱遮蔽术后瘢痕,达到近似“无瘢痕”的美容效果。

1969 年,Wheeless 报道了使用单孔腹腔镜进行输卵管绝育手术,开创了 LESS 的先河。1981 年,Tarasconi 首次报道单孔腹腔镜输卵管切除;1991 年出现了单孔腹腔镜下全子宫和附件切除的报道。但在随后的 20 年间,LESS 几乎无进展,也并未在妇科手术领域得以流行。其中的原因是多方面的,可能与器械、技术和医生理念等都有一定程度的关系。直到 2009 年,Langebrekke 才再次报道了一例 LESS 下的全子宫切除手术。随后以美国为代表的北美国家则借助机器人优势在单孔腹腔镜治疗方面有较大发展。在国内,从 1981 年起就有关于经脐 LESS 的零星报道,包括女性绝育手术、异位妊娠手术、卵巢囊肿切除术和 LESS 辅助阴式全子宫切除术等。到 2016 年左右,国内 LESS 才进入了快速发展阶段,涌现出大量相关报道和临床研究,涉及几乎所有的妇科手术,包括良性和恶性肿瘤手术、盆底手术等。多项回顾分析研究显示,在妇科良性疾病手术的可行性和安全性方面,显示 LESS 不差于传统多孔腹腔镜手术,同时具有美观优势,术后疼痛等获益尚需前瞻性随机对照研究加以验证。机器人辅助单孔腹腔镜手术(robotic-assisted laparoendoscopic single-site surgery,R-LESS)与单孔理念的结合是微创手术领域的重大突破。机器人拥有 360° 活动机械腕和清晰放大的 3D 视野,使得操作更为灵活和精准。从 2009 年开始,陆续出现了各种 R-LESS 在妇科领域中应用的报道,包括子宫肌瘤切除术、子宫切除术、根治性子宫切除术、卵巢癌和内膜癌全面分期术等。所有报道均认为,相比于传统 LESS,R-LESS 可为手术提供有效保障,术后恢复时间、术后疼痛及美容效果方面均优于机器人多孔腹腔镜手术。其在恶

性肿瘤中的应用还处于探索阶段。

（二）单孔腹腔镜在妇科手术中的优势与局限

已有许多观察性和回顾性研究总结了LESS相比传统腹腔镜手术的优势，但研究多局限于良性疾病手术，如子宫切除和附件切除等，恶性肿瘤手术的数据有待进一步积累。但总体而言，其优势主要表现在减少术后疼痛和切口相关并发症，具有美容效果。从理论上讲，LESS仅有一个切口，与多切口腹腔镜相比，切口最小化可以减轻术后疼痛。一项良性疾病手术随机对照研究表明，脐部单切口的术后疼痛评分明显低于四孔腹腔镜手术（VAS疼痛评定量表），且前者使用镇痛药物的总量也明显低于后者。但也有人对其结果提出了质疑：因无法做到盲法，患者的主观判断和感受可能会影响试验结果。同样，有研究甚至得出了相反的结论：一项研究对60名分别进行LESS和MPL附件手术的患者术后疼痛进行评估，发现差异没有统计学意义；另一研究得出的结论是LESS与MPL手术相比，术后肩痛的程度更为严重。所以还需要更多的临床试验来获得LESS可以减轻术后疼痛的客观结论。

腹腔镜手术后的切口并发症包括切口部位的血管、胃肠道和神经损伤、切口疝以及切口部位肿瘤复发。这些并发症在腹腔镜手术中极少发生，一旦发生，后果严重。而LESS则避免了盲穿而将切口部位重要器官损伤的风险降到最低。但到目前为止还没有较好的临床研究数据支持该结论。LESS在脐部的手术切口较多孔腹腔镜大，理论上术后切口疝的发生风险增高。但也有回顾性研究表明，LESS并未增加切口疝的发生率，近似于多孔腹腔镜的0.5%。切口部位肿瘤复发多是因为器械和标本进出时肿瘤脱落种植导致。而LESS减少了手术器械进出的通道数量，脐部较大的切口加上保护套的使用有利于标本的整体取出，理论上降低了切口部位肿瘤种植的风险，但该结论仍需要临床数据的支持。

单孔腹腔镜虽然仍然采用腹腔镜基本技术，但医生面临手术入路不同，视野不同、器械不同等多种问题，无疑对其创造力和毅力提出了新的挑战。特别是在妇科恶性肿瘤手术中，解剖关系相对复杂，所涉及的器官较多，入路、视野和器械的改变将给手术带来更大的难度。但如前文中提到的多家单位、多个医生的手术数据表明，LESS恶性肿瘤手术在手术时间、术中出血量以及手术效果等方面与传统腹腔镜手术相比并无明显差异；一项关于LESS学习曲线的研究也得出相似的结论：20名无腹腔镜手术经验的实习医生分别进行LESS和MPL操作训练，两组操作失误率并无显著差异，且LESS组医生并不需要MPL的操作经验。

（三）妇科单孔腹腔镜手术的操作特点和要点

手术入路平台是完成LESS所必需的，可使用成品化的入路平台，也可使用自制的多通道装置。每个设计都有其优点和局限性，手术医生可以按照自己的习惯和喜好进行选择。这些入路平台都可以控制气体进出，维持气腹，尽可能地撑开切口，并允许3~4个器械同时通过。

单孔腹腔镜面临着缺乏操作三角、手术器械活动空间不足等固有矛盾。目前认为如何在狭小空间内，完成双手配合操作是解决此问题的关键。入路平台在设计上针对此问题做出了一些解决方案，尽量让各个器械入口在体外彼此远离，手术医生操作时，2个操作器械尽量通过密封盖上的2个通道进入，以增加2个操作器械之间的距离。而把10mm腹腔镜镜杆放在2个操作器械之间，不但可以利用2个操作器械尽量靠外布局留下的中部空间，而且可以在镜头和2个操作器械尖端之间形成一个小的操作三角，以利于手术操作。最近有文章总结出"筷子法"单孔腹腔镜手术操作技术，其核心是将既往的"单支点"的"交叉器械技术"变为"双支点"的"筷子技术"，左手、右手器械的尖端相对，左手、右手相互配合，完成手术操作。临时或永久性弯曲的器械也可用于解决此问题，弯曲器械能保证体内钳间相遇时，手术医生在体外的双手之间有足够的距离进行操作。但弯曲器械对于医生的空间想象能力和操作能力提出了新的要求。

三、自然腔道腹腔镜下妇科肿瘤和妇科疾病手术

（一）vNOTES在妇科疾病治疗中的发展历史

1988年，Moran首次提出经自然腔道内镜手术（natural orifice transluminal endoscopic surgery,

NOTES)，指利用人体的自然孔道，如口腔、肛门、阴道、尿道以及胃肠道等作为内镜进入腹腔的通道，进行器官和组织的切除手术。1901 年，有人报道了经阴道自然腔道内镜手术（transvaginal natural orifice transluminal endoscopic surgery，vNOTES），但因其操作困难并且有感染的风险，遭到了大家的质疑而未能推广。直到 2005 年，才有印度医生完成第 1 例经胃入路内镜下的阑尾切除术，将 NOTES 技术真正应用于临床。也在 2005 年，美国胃肠道内镜外科医师协会和美国外科医师学会成立了自然腔道手术评估与研究协会，发表了 NOTES 白皮书，指出了面临的问题并确定了研究方向。此后 NOTES 技术在各个外科领域均有报道。

胃肠镜医生和泌尿外科医生因已有软性内镜操作经验，故走在了 NOTES 探索的前列。而经阴道自然腔道内镜手术（vNOTES）却极少有单位开展。在外科领域的 vNOTES 应用更主要的是借助阴道取出标本。在妇科，经阴道手术长期以来都是妇科手术的常规入路，也是妇科医生比较擅长的手术途径。且经阴道进行盆腔手术时，手术入路与手术部位位置毗邻，具有天然的优势。2012 年，中国台湾 Lee 等报道了 10 例 vNOTES，开启了 vNOTES 在妇科领域应用的先河；同年，韩国高丽大学医学院 Ahn 等报道了 vNOTES 下输卵管切除术、输卵管造口术、卵巢囊肿切除术、卵巢冠囊肿切除术、卵巢楔形切除术及卵巢切除术等共 10 例病例，其中包括有盆腔手术史、盆腔粘连的病例。2014 年，Lee 等报道了 3 例 vNOTES 子宫肌瘤切除术。2018 年，Su 等报道了 vNOTES 下的子宫次全切除术。Chen 等以视频形式报道了国际首例 vNOTES 骶骨固定术。Liu 等也于 2018 年报道了 1 例左前壁子宫肌瘤阴道前穹窿入路的 vNOTES 子宫肌瘤切除术，1 例输卵管结扎术后的 vNOTES 再吻合术，成功实施了 23 例 vNOTES 骶骨固定术。王延洲等还报道了成功实施 13 例 vNOTES 腹膜外子宫骶骨固定术。随着不断的探索和创新，vNOTES 在妇科应用的适应证越来越多。

2014 年 Lee 等对 3 例 Ⅰ A 期的低级别子宫内膜样癌进行了 vNOTES 早期内膜癌分期手术，术中切除了髂总淋巴结水平以下的盆腔淋巴结，更使 vNOTES 手术的适应证扩大到了妇科恶性肿瘤领域。王延洲等在 vNOTES 下进行了 24 例早期子宫内膜癌分期手术，其中对 1 例子宫内膜癌患者在盆腔淋巴结切除的基础上进行了腹主动脉周围的淋巴结切除术。

随着机器人技术的发展，机器人手术也深入到 vNOTES 领域。Lee 等报道了 4 例机器人辅助 vNOTES 子宫切除术，并在文中提出机器人辅助下 vNOTES 有一定的优势，可以在一定程度上弥补 vNOTES 的局限性。但文献也表明，机器人辅助下 vNOTES 手术需要较长的学习曲线才能掌握技巧，度过学习曲线后总体手术时间与传统手术时间相当，甚至更短。

（二）vNOTES 在妇科手术中的优势与局限

阴道是妇科手术的天然通道。对于选定的患者，vNOTES 子宫肌瘤切除术、附件切除术，甚至子宫切除术及肿瘤手术均可以安全有效地实施。vNOTES 手术具有独特的优势，阴道及其切口的扩展性大，能轻松取出腹腔内切除的较大脏器和组织，且无须粉碎标本，有利于病理大体观察和病理取材。特别是在外科领域，许多 vNOTES 的重要作用就是借助阴道取出标本，所以采用腹部辅助切口的混合式 vNOTES。经阴道手术可彻底避免腹部伤口和瘢痕，且阴道切口无疼痛，愈合能力强，大大降低了切口感染和切口疝的发生风险，术后疼痛明显减少。这种不经皮手术术中疼痛也有明显减少，麻醉药物和镇痛药物需求减少，可减少麻醉风险，使患者可早期复苏，早期活动，术后肺部感染和肺不张的发生率也明显降低。还有部分 vNOTES，如经腹腔镜子宫骶骨固定术，因不进腹，降低了术后发生肠粘连和肠梗阻的风险。相比既往的纯阴式手术，腹腔镜的使用可以全面了解盆腹腔情况，用腹腔镜器械进行手术操作可更轻松地达到盆腔上缘以及腹腔，在直视下进行手术操作，而能量器械的使用可更进一步减少术后出血的风险。所以，vNOTES 扩大了以往的阴式手术的适应证，使盆腔高位操作成为可能。

机器人辅助下的 vNOTES 除上述优点外，还具有操作方面的更大优势。其 3D 成像为手术提供了更清晰立体的视野；其活动臂稳定性更好，

360°旋转可操作性更强；其独特的前弯曲操作臂在vNOTES中可以发挥卓越的优势。

但不可否认的是，vNOTES手术在目前还具有较大的局限性，其发展也还面临巨大的挑战。首先，vNOTES对术者提出了更高的要求，既要有丰富的阴式手术经验，又要熟练掌握LESS技巧；另外还要求术者对盆腔解剖非常熟悉，可以在倒转的手术视野中进行手术操作；vNOTES的适应证虽然不断扩大，但对患者还是具有较高的选择性，如手术难度大、粘连重的患者则不适合进行该手术，若直肠子宫陷凹封闭则难以进腹；盆腔肿瘤位置较低的患者可能反而增加手术难度。即使是机器人辅助下的vNOTES同样存在缺陷，如操作空间受限、缺乏触觉反馈、术中更换器械等操作不便等，所以机器人应用于vNOTES还需要克服很多难题。还有人质疑vNOTES将经脐单孔或多孔腹腔镜的Ⅰ类切口转变为Ⅱ类切口，是否会有感染发生率增加以及术后抗生素使用增加的可能，目前尚无有力证据证明，还需要进一步观察和研究。

（三）vNOTES的操作特点和要点

vNOTES与传统腹腔镜手术最重要的不同在于建立手术通道的方式。通过不断改进入路平台，目前已有较为成熟的方法。通过缝合膀胱腹膜反折与阴道前壁断端，缝合直肠前壁腹膜反折与阴道后壁断端，从而建立从阴道至腹腔的平滑通道，避免切口保护套内环陷入腹膜外间隙造成腹膜遮挡或膀胱遮挡等问题，从而成功建立了手术通道，解决了术中暴露不良的问题。还有学者在原有入路平台的内、外环之间增加阴道支撑环，避免了术中的阴道壁塌陷，使镜头与器械进出平台更为方便。

vNOTES与传统腹腔镜手术视角的差异使得相同的视野下同一解剖结构呈现出不同的状态。除了解剖的上下关系发生明显变化外，还有容易被人忽略的骨盆壁汇聚引起的漏斗效应。漏斗效应是指当人们观察漏斗内的事物时，从敞口向内观察和从聚口向内观察所看到的事物的情况是截然不同的。传统腹腔镜手术类似于从敞口向内观察，可以很容易地看到漏斗内的整个情况，而vNOTES类似于通过聚口向内观察，视野小，看到的事物更有限。

解剖重建在vNOTES中最为重要，而这要基于既往传统腹腔镜手术中所建立的解剖学理念。以vNOTES淋巴结切除为例，首先仍然是解剖标志的辨识，紧贴骨盆壁的血管和输尿管是重要的辨识标志，但其却与传统腹腔镜下的视觉效果完全不同：vNOTES下的髂外静脉看起来非常宽，髂外动脉看起来比较细；输尿管更明显；镜头正前方覆盖髂静脉分叉的闭孔淋巴结看起来像一团脂肪组织。在这种情况下，输尿管损伤风险降低，但切除闭孔淋巴结的难度可能会更大。手术视角的改变导致手术方法和注意事项的改变，在使用vNOTES时必须对相关解剖学形成新的空间概念。

行vNOTES淋巴结切除的第一步仍然是打开盆壁腹膜。但手术前我们必须预先设计好手术中切开腹膜的步骤和时机，首先，全子宫切除术时就要利用子宫摆动的张力打开血管表面腹膜，并切断圆韧带。其次，腹膜打开后，髂外静脉中、下段可完全显露，但如前所述，髂静脉分叉被脂肪和闭孔淋巴结遮挡，需小心暴露髂总动脉、髂外动脉、髂外静脉、闭孔神经和脐静脉闭塞部。调整牵拉淋巴结的方向和张力，充分暴露淋巴组织与血管之间的间隙，避免损伤血管和神经。

总之，vNOTES是微创理念新的实践，在妇科领域有着得天独厚的优势。虽然前景可期，但也将面临新的问题和挑战。秉承对患者人文关怀的理念，我们应勤于思考，善于改进，将其在妇科的发展不断推向新高。

四、机器人下妇科肿瘤和妇科疾病手术

机器人辅助手术作为新兴的微创技术，以达·芬奇机器人手术系统为主要代表，在全球迅速普及，是微创外科手术革命性的里程碑。目前，机器人手术系统在妇科被广泛应用于各类良恶性疾病的治疗，特别是在疑难复杂病种及肥胖患者中显示出了巨大的优势，机器人手术系统的出现，拓宽了腹腔镜手术的适应证，促使妇科手术向更精准、更微创的方向发展，展示出其广阔的应用前景。

（一）机器人手术系统的状况

1985年，美国洛杉矶医院医生率先使用机械臂完成了机器人辅助定位的神经外科脑部活

检手术。1989 年美国推出伊索（AESOP）和宙斯（ZEUS）医疗机器人系统，并被批准于临床应用。1999 年推出第一代达·芬奇机器人。目前达·芬奇变成唯一得到美国食品药品监督管理局（Food and Drug Administration，FDA）认证的手术机器人。

最早是由原中国人民解放军海军总医院（现中国人民解放军总医院第六医学中心）与北京航空航天大学于 1997 年共同研制出的第一台医用机器人 CRA-S，并在原中国人民解放军海军总医院神经外科实施了立体定向颅咽管瘤内放射治疗术。2010 年，天津大学、南开大学和天津医科大学总医院联合研制腹腔镜微创手术机器人。2016 年，香港理工大学成功研发了首台内置马达单切口手术机器人系统 NSRS，并成功应用于动物实验。2021 年，我国自主研发两款机器人手术系统并正式启动注册临床，是国产手术机器人产业化道路上的重大突破。

目前广泛应用于妇科临床的为达·芬奇机器人手术系统，FDA 在 2005 年批准其应用于妇科手术。2006 年，中国人民解放军总医院率先引入第二代达·芬奇机器人 S 系统，并开展国内首台机器人手术，之后地方医院陆续引进该系统及第三代 Si 系统。尤其是国家卫生健康委员会将其配置规划从甲类规划调整为乙类规划后，如雨后春笋般，越来越多的医院装机并开展机器人手术，机器人手术迅速在全国推广开来。

（二）手术机器人的应用优势及不足

达·芬奇机器人手术系统由 4 部分组成：①外科医生主控制台；②手术器械的移动平台；③相机和视觉成像系统平台；④ 4 支机械臂。“三台四臂”的达·芬奇机器人手术系统不但能为术者提供一个稳定、舒适、完全可控的三维立体空间显示，而且较传统手术实现了重大突破，即：①突破人眼的极限，三维、光学放大、高分辨率的立体视野可以看到更加微观的层次，如开腹手术般的定位，术者自行控制镜头，从而使主刀医生的操作更加精细、稳定、准确；②突破人手的极限，EndoWrist 器械特有的转腕功能可完全模仿人手腕的动作，7 个自由度，540° 自由旋转，模拟人手在腹腔内精准灵活的操作优势，将医生在患者体外的动作精确传递到机械臂，转化为手术器械在患者体内的动作，从而完成外科手术，在狭小解剖区域比人手更灵活；③突破人力的极限，它过滤了手部正常震颤，动作幅度可按比例缩小，减少了因此带来的损伤，提高了手术的安全性。

达·芬奇外科系统近年来在原有的基础上不断升级，同时新增很多功能，如荧光显影技术、单孔技术等。相比前三代达·芬奇机器人，第四代达·芬奇机器人 Xi 系统有 3 大功能的提升：一为吊塔关节更加灵动，配合可移动手术车，主刀操作自由度更高的同时避免了机械臂的碰撞；二是激光精准定位，对接更加准确简便；三是镜头角度可一键旋转切换，同时具有图像保留、荧光显影等功能。Xi 手术系统在手术视野、机械臂灵活度、手术深度、内镜直径等方面都较前代设备有了显著优化提升，适用于所有可以通过腹腔镜微创手术治疗的疾病，特别是在疑难、复杂外科手术上，更符合“精准、微创、快速康复”的现代外科理念。

最新的单孔机器人，目前只有美国及韩国批准应用于临床，中国也在积极进行注册中。它仅由单个机械臂构成，镜头及器械通过直径 2.5cm 的单个套管进入人体，在狭窄组织腔道、空间内实施微创手术，通过 SP 吊杆围绕远端枢轴中心轻松旋转 360°，使得因受限于缺乏操作三角而操作困难的单孔手术变得轻松容易，它将为手术患者带来更加微创的体验。

学习曲线短也是机器人手术系统的一大亮点，相较于传统腹腔镜技术，手术医生可以在更短的时间内掌握并熟练应用于临床，这对初学者更加友好。同时，主刀医生采取坐位操作较为舒适，节省体力，对于疑难耗时的手术可以更加轻松完成，尤其是肥胖的患者，优势更加明显。主刀远离操作台，也大大降低了感染的风险。

当然，我们也要正视机器人手术系统的不足之处，缺乏力反馈是较为显著的缺陷，但其清晰的 3D 视野及精准的可转腕器械，都可以使得主刀医生快速适应并抵消力反馈缺乏对手术带来的影响。除此之外，昂贵的维护费用及手术收费是目前限制机器人手术更多推广的关键因素。不过我国自主研发的国产机器人已完成部分专业的临床注册，随着国产机器人的上市，达·芬奇机器人手术系统的垄

切除术的应用明显改善了既往开放性手术创面大及术后伤口感染、裂开、愈合不良需二次缝合等结局。腹腔镜外阴癌腹股沟淋巴结的切除需要在人工建立的、狭窄的皮下间隙避开血管、神经进行操作,然而腹腔镜镜头没有力的支撑点,全靠人力维持视野的稳定,且非自然腔道空间狭小,人手的震颤都会增加手术难度,延长手术时间。而机器人手术具有更加清晰、立体的视野效果,更高的精确性、稳定性和更好的操控性,且没有人力限制,术中镜头可在"工作岗位"上纹丝不动,明显缩短因反复擦拭镜头耽误的手术时间,且对建造的腔道顶部有支撑作用,放大手术操作的空间,从而达到更加满意的手术效果。

3. 机器人的未来及展望　机器人手术系统在全球范围内妇科临床的广泛应用和不断创新,显示了其在这一领域的广阔前景,其发展趋势也印证了机器人手术是未来微创技术的方向。目前,机器人手术仍在发展阶段,还需要总结并积累更多的经验,观察并随访更长的时间,最终完整验证它的安全可行性。同时,也要制订权威的指南共识及培训标准来规范机器人手术系统的学习及应用。

机器人手术的临床优势已初显成效,不足之处正在改良升级,国产机器人也在上市的道路上大步向前,不久的将来,机器人手术极有可能成为外科手术的首选方式,患者从中获益,医生也可减负。道阻且长,行则将至,行而不辍,未来可期。

五、宫腔镜下妇科肿瘤和妇科疾病手术

宫腔镜手术作为内镜外科的一个分支,经过30多年的快速发展,随着临床治疗经验的积累以及宫腔镜器械的研发和应用,目前宫腔镜成为宫腔内病变诊断与治疗不可缺少的手段,取得了令人瞩目的成就。宫腔镜在妇科疾病手术和妇科肿瘤中的应用主要集中在以下几个方面。

(一)宫腔镜在宫腔内疾病诊断中的应用

宫腔镜是诊断宫腔内疾病不可替代的手段。其主要适应证包括以下几个方面。

1. 异常子宫出血　明确导致异常子宫出血的原因,对可疑的宫腔内病变需在宫腔镜下定位活检。

2. 绝经后出血　明确宫腔内有无占位性病变及子宫内膜的情况,并行定位活检。

3. 宫腔内占位性病变　宫腔镜下全面观察宫腔占位的外观形态,明确宫腔内占位的类型,如子宫内膜息肉、子宫肌瘤等,并结合超声检查对突向宫腔内的子宫肌瘤进行分型。

4. 宫内节育器异常及宫内异物　明确宫腔内节育器有无子宫肌层嵌顿及嵌顿程度;诊断宫腔内异物成分如胚物残留,子宫手术后缝线暴露等。

5. 不孕不育　明确有无导致不孕以及反复流产的宫腔内因素。

6. 宫腔粘连　检查明确宫腔粘连的类型及严重程度。

7. 子宫畸形　明确子宫畸形的宫腔内特征,联合腹腔镜检查,明确子宫畸形的类型。

8. 宫腔镜术后相关评估　用于复杂的宫腔镜手术后,如宫腔粘连及子宫纵隔整形术后进行宫腔镜二次探查,可明确宫腔镜术后宫腔内形态恢复情况。

9. 子宫内膜癌镜下活检明确诊断并行术前评估　宫腔镜直视下取病理活检,相对于盲目刮宫(dilatation and curettage,D&C)诊断内膜癌的灵敏度和特异度均有显著提高;宫腔镜下可全面观察病变大小范围,同时对诊断宫颈管是否被累及具有较高的特异度。

10. 幼女阴道异物、幼女顽固性阴道炎久治不愈、幼女阴道肿瘤　可使用阴道内镜技术对幼女阴道内疾病进行诊断。

(二)宫腔镜手术治疗宫腔内疾病

宫腔镜以其直观准确、侵袭性小且能够进行宫腔形态整复等优势,成为子宫腔内疾病治疗不可替代的治疗方法。宫腔镜治疗宫腔内疾病的常见手术有以下几种类型。

1. 宫腔镜子宫内膜息肉切除术　子宫内膜息肉是由子宫内膜腺体和间质围绕血管的异常增生而引起的良性病变。宫腔镜下子宫内膜息肉切除术是治疗子宫内膜息肉的首选方法。为防止息肉复发,应切除息肉根蒂部及其下方1~2mm的子宫肌层组织,但对于有生育要求的子宫内膜息肉患者,息肉切除时应避免损伤子宫内膜基底层防止术

后宫腔粘连而影响生育。宫腔镜切除时要求将息肉完整切除送病理检查。

2. 宫腔镜子宫肌瘤切除术　根据肌瘤的位置,FIGO将子宫肌瘤分为9种类型,0型:有蒂黏膜下肌瘤;1型:无蒂黏膜下肌瘤,向肌层扩展≤50%;2型:无蒂黏膜下肌瘤,向肌层扩展包括50%或≥50%;3型:肌壁间肌瘤,位置近宫腔,瘤体外缘距子宫浆膜层≥5mm;4型:肌壁间肌瘤,位置近宫腔,瘤体外缘距子宫浆膜层<5mm;5型:肌瘤贯穿全部子宫肌层;6型:肌瘤突向浆膜层;7型:肌瘤完全位于浆膜下(有蒂);8型:其他特殊类型或部位肌瘤。宫腔镜子宫肌瘤切除术适用于0型黏膜下肌瘤、1型及2型黏膜下肌瘤、肌壁间内突肌瘤、各类脱入阴道的子宫或子宫颈黏膜下肌瘤。对于直径大的子宫肌瘤,手术较为困难,发生灌流液过量吸收-体液超负荷综合征、子宫穿孔、出血等风险较高,对于直径>5cm的1型、2型黏膜下肌瘤及肌壁间内突肌瘤建议行术前预处理,多以促性腺激素释放激素类似物(gonado-tropin-releasing hormone analogue,GnRHanalogue)缩小肌瘤体积,降低手术难度及减少手术并发症。宫腔镜肌瘤切除术前需行充分的宫颈预处理,避免术中损伤宫颈。根据肌瘤的不同类型采取不同的切除技巧。

(1)0型黏膜下肌瘤:可经宫颈完整取出的体积较小者或已脱出至阴道内的肌瘤,可直接切断肌瘤根蒂部以卵圆钳取出瘤体;对于体积较大的0型黏膜下肌瘤估计难以完整取出者,需以环状电极从肌瘤两侧壁交替自上而下纵行切割成“沟槽状”以缩小肌瘤体积,再以卵圆钳夹持拧转取出。

(2)1型黏膜下肌瘤:同体积较大的0型黏膜下肌瘤,缩小瘤体后以卵圆钳夹持取出。

(3)2型黏膜下肌瘤及肌壁间内突肌瘤:以作用电极在肌瘤最突出部位切开瘤体包膜,使肌瘤瘤体突向宫腔,然后切除,术中可通过使用缩宫素、水分离等方法促使肌瘤瘤体向宫腔内移动;对于不能突向宫腔的肌瘤不宜强行向肌壁内掏挖,将肌瘤切除至与周围肌壁平行,残留部分肌瘤视术后生长情况酌情进行二次手术。肌瘤切除时避免破坏基底层处的血管,以免术中出血过多,并有利于创面的愈合修复。术中严密观察灌流液出入量,控制手术时间,警惕发生灌流液过量吸收-体液超负荷综合征。

3. 宫腔镜子宫纵隔切除术　欧洲人类生殖与胚胎学学会(European Society of Human Reproduction and Embryolgy,ESHRE)与欧洲妇科内镜协会(European Society for Gynaecological Endoscopy,ESGE)共识分类和标准将子宫发育畸形分为以下几种类型,U1(异常形态子宫):子宫外部轮廓形态正常但宫腔形态异常,包括U1a(T型子宫)、U1b(幼稚子宫)和U1c(其他类型);U2(纵隔子宫):子宫外部轮廓正常,但宫底在子宫中线处向宫腔内凸出的厚度超过子宫壁厚度的50%,包括U2a(不完全纵隔子宫)和U2b(完全纵隔子宫);U3(双子宫):宫底的外形发育异常,其宫底外部在子宫中线处向内凹陷的厚度超过子宫壁厚度的50%,包括U3a(部分性双子宫)、U3b(完全性双子宫)和U3c(双子宫合并纵隔);U4(单角子宫):单侧子宫发育,但对侧子宫发育不全或缺失,包括U4a(有功能性残腔的单角子宫)和U4b(无残迹宫腔,残角子宫无宫腔或无残角);U5(子宫发育不良):包括U5a(有残迹宫腔,双侧或单侧残角)和U5b(无残迹宫腔,双侧或单侧子宫残迹或发育不良的子宫);U6(未分型)。

纵隔子宫属于U2型子宫发育异常,生育年龄的女性可表现为反复流产、早产、不孕等。宫腔镜下子宫纵隔切除术是子宫纵隔整复性手术的金标准术式,适用于有生育要求及有不孕、不良产史者,建议联合腹腔镜手术或酌情选择B超监护。①子宫不完全纵隔切除:应自纵隔组织的尖端开始,左右交替至纵隔基底部位,作用电极的切割或分离方向应沿中线水平,保持对称性,以免损伤前壁或后壁子宫肌层组织;当切割或分离至子宫底部时,应注意辨别纵隔与子宫底肌层组织的分界,避免损伤正常子宫肌壁组织,以免出血或穿孔发生。②子宫完全纵隔切除,对于存在左右交通支的完全纵隔可自子宫颈内口水平向宫底方向分离或切除,方法与不完全纵隔的切除方法相同。对于不存在左右宫腔交通支的病例,需先从子宫峡部水平切开纵隔,形成左右侧宫腔交通支,然后再按照不完全纵隔切除的方法进行。子宫颈部分纵隔不必切开,避免术后子宫颈松弛增加流产、早产的风险。

4. 宫腔镜宫腔粘连分离术　对于宫腔粘连且有生育要求的患者，如存在不孕、反复流产、经量减少或闭经，宫腔镜宫腔粘连分离手术是首选治疗手段。①手术治疗的目的是恢复子宫腔解剖学形态，扩大宫腔容积，分离并切除瘢痕组织，保护残留内膜，治愈相关症状，恢复患者生育功能。②手术器械可以选用冷器械或能量器械，依据术者对器械操控熟悉程度及粘连的性质和程度选择使用。粘连分离过程中强调最大限度地保护残留子宫内膜以维持子宫内膜的生理功能。根据粘连程度酌情选用B超和/或腹腔镜监护，以提高手术疗效与安全性。③重视术后再粘连的预防，促进子宫内膜再生修复。

5. 剖宫产切口瘢痕憩室的宫腔镜治疗　剖宫产切口瘢痕憩室由于存在流出道梗阻段阻碍经血顺畅流出，其最典型的临床表现为剖宫产术后月经复潮时出现经期延长，出血淋漓不尽。如药物治疗不能缓解、没有再生育的要求且憩室顶端残留肌层厚度≥3mm时，可选用宫腔镜修复剖宫产切口流出道梗阻段。手术需在超声监护下进行，切开梗阻的剖宫产切口流出道，再用电凝破坏憩室内的炎性内膜组织，避免因内膜炎症导致术后再次出现异常子宫出血。

6. 宫腔内异物取出

(1)宫内节育器残留：宫内节育器残留、嵌顿入子宫肌层时，在宫腔镜直视下分离嵌顿的部分直到其完全显露后再取出；如嵌入部分已达外肌层甚至达浆膜层时，经宫腔镜取出嵌顿节育器发生子宫穿孔的风险较大，需采用腹腔镜监护，或在腹腔镜下取出。

(2)宫腔内妊娠组织残留：宫腔镜直视下取出残留组织，可做到精准定位，与盲目清宫相比，宫腔镜治疗具有优势。对于妊娠组织残留并存在动静脉瘘者，手术出血风险高，术前可先用子宫动脉栓塞或阻断的方法以降低大量出血的风险。术中注意对正常子宫内膜的保护。处理宫角部的残留组织时应把握深度，避免子宫穿孔。

(3)剖宫产瘢痕妊娠切除术：2016年中华医学会发布的《剖宫产术后子宫瘢痕妊娠诊治专家共识》分类标准将剖宫产瘢痕妊娠分为3种类型，其中对于突向子宫腔内的剖宫产瘢痕妊娠，即Ⅰ型和Ⅱ型的患者可以行宫腔镜妊娠组织切除术。但对于Ⅱ型的患者术前应酌情使用药物治疗、子宫动脉栓塞或血管阻断后再实施手术，以避免术中发生难以控制的大量出血。

(4)宫颈管赘生物切除术：对宫颈管内赘生物如宫颈息肉、肌瘤等病变进行切除，操作方法同宫腔内病变切除术。

(三)宫腔镜在子宫内膜癌诊疗中的应用

宫腔镜检查可以直接全面观察宫腔内病变的大小、部位、累及范围，并可在直视下进行定位活检提高诊断准确率。宫腔镜诊断子宫内膜癌的准确性显著高于超声和D&C，是绝经后出血的首选检查手段。目前多项临床研究显示宫腔镜检查对内膜癌患者远期预后没有影响，宫腔镜越来越广泛地应用于内膜癌的诊断和术前评估，以及早期内膜癌保留生育功能的诊疗中。

1. 宫腔镜在子宫内膜癌诊断和术前评估中应用

(1)宫腔镜对子宫内膜癌组织分化程度的评估：有学者结合子宫内膜癌宫腔镜图像特征及术后病理学诊断，将不同分化程度的子宫内膜腺癌宫腔镜图像分为2种诊断模式，即肾小球型病变及脑回型病变。肾小球型病变的图像以类似肾小球样构造的乳头状异型血管团为特征，异型血管表面覆盖薄层的内膜组织。而脑回型病变其图像特征表现为白色或灰色息肉样病变，病变表面爬行有不规则的异型血管，病变表面缺少内膜腺体开口，形似脑回，脑回型病变是低级别子宫内膜样腺癌(G_1、G_2)的特征性图像。通过宫腔镜对病变形态学识别来指导精准病理活检取材明确组织分化程度是子宫内膜癌术前不可或缺的有价值的评估手段。

(2)宫腔镜对子宫内膜癌宫颈受累情况的评估：也有研究对比宫腔镜评估内膜癌宫颈受累的准确性明显优于MRI及经阴道超声检查。MRI在诊断已受累的宫颈方面更具优势，而宫腔镜定位活检在排除宫颈受累方面优于MRI。宫腔镜及MRI对于内膜癌宫颈浸润的术前评估均是有价值的检查手段，对于临床手术范围决策很有帮助。

(3)宫腔镜对子宫内膜癌病灶大小的评估：宫腔镜下可直视宫腔内病变，但对癌灶大小无法实现精准测量。有研究评估比较了阴道超声、MRI及宫腔镜检查对病灶大小评估的准确性，以病理学测量值为金标准，以上3种评估方法与病理测量的符合率分别为54%、75%及71%，宫腔镜检查对病灶大小的评估与病理学相比差异无统计学意义，但值得注意的是宫腔镜下的评估多大于病理对病灶的测量值。

(4)宫腔镜在子宫内膜癌前哨淋巴结评估中的应用：有研究宫腔镜指引下的宫体病灶周围注射显影剂来显示前哨淋巴结(sentinel lymph node，SLN)，已有的研究提示宫腔镜引导下瘤体周围注射显影剂对发现腹主动脉旁SLN具有优势。

2. 宫腔镜在子宫内膜癌保留生育功能治疗中的应用　对于具备上述保留生育功能条件的患者，可采用宫腔镜下子宫内膜癌病灶切除术并配合高效孕激素治疗。宫腔镜下切除病灶，尽量减少肿瘤负荷，缩短达到肿瘤完全缓解所需时间。多项临床研究显示，宫腔镜切除病灶配合药物治疗获得疾病完全缓解率高、获得完全缓解的时间显著缩短。但妊娠率和单独用药物治疗差异无统计学意义，究其原因可能在于宫腔镜病灶切除及反复多次的内膜评估可能造成宫腔粘连进而影响生育。因而，宫腔镜病灶切除时需重视对子宫内膜的保护，防止宫腔粘连的形成。

(蒋芳　向阳　邓黎　王延洲　赵曌
李悦　纪妹　张颖　段华)

第三节　微创手术面临的问题与展望

近几十年来，微创手术已成为多种疾病治疗的标准方式，而腹腔镜微创手术以其独特的优势，在妇产科领域广泛应用。腹腔镜手术改变了外科医生的思维观念、技术路线和操作技巧，展示了不同的视角和视野；并更加精细与灵活。内镜技术也是妇产科医生的必备技能。腹腔镜手术有相当多的优点，但是我们也必须清醒地认识到腹腔镜的问题与局限性。

一、腹腔镜手术的腹壁伤口小，但是伤口小不等于微创

腹腔镜手术的腹壁切口小，但是腹腔内的手术范围不能相应缩小，创面也一样存在。而且由于器械的特点，可能存在其他的问题。

(一) 能量器械相关损伤

由于腹腔镜手术中能量器械的广泛使用，可能产生新的损伤，比如单双极或者超声刀对输尿管、膀胱及肠管的损伤。这些损伤在术中不易察觉，术后随着组织坏死而出现瘘管形成，对卵巢的热损伤造成术后卵巢功能下降。有研究显示，腹腔镜下双侧卵巢子宫内膜异位囊肿剔除术中，对于卵巢创面的止血处理，电凝法较单纯缝合所导致的卵巢储备功能下降更为明显。

(二) 缺乏触诊

腹腔镜通过器械完成操作，缺乏触摸感觉，在某些类型的手术中相比开腹手术存在不足。比如子宫肌瘤剔除术，对于较小而且无明确外凸的子宫肌瘤，术中只能依靠影像学及术中显示屏图像寻找子宫肌瘤，无法像开腹手术一样靠触觉寻找子宫肌瘤。同时，缝合技术难度也较开腹时增大。

(三) 体位及气腹的影响

妇科腹腔镜一般需要建立CO_2气腹，术中需要患者采取头低脚高位，这样就对患者的心肺功能有一定的影响，造成麻醉中气道压力增加等问题。

(四) 手术医生的培训

国内各级医院的条件和水平不一样，医生对于微创手术掌握的熟练程度参差不齐。手术医生需要先通过模拟器熟练掌握腹腔镜下组织分离、结扎、缝合和止血等基本功。不同的手术也需要一定的手术台例数才能达到熟练。

二、腹腔镜对恶性肿瘤手术的肿瘤安全性问题

恶性肿瘤中采取腹腔镜手术时，一个重要的问题就是肿瘤结局的情况，治疗一样需要符合无瘤原则，如淋巴结切除数目以及切除范围是否足够、避免术后穿孔或残端创面的肿瘤种植，以及肿瘤复发率、生存时间等是否与开腹手术相当。

目前在宫颈癌和卵巢癌中应用腹腔镜手术均存在较大的争议。在 LACC 研究后时代，对于早期宫颈癌腹腔镜手术的讨论一直存在，探索之路仍在进行。除了分析 LACC 研究中的不足，更多的是反思腹腔镜手术技术在宫颈癌治疗中存在的缺陷，对手术方式的改进主要集中在尝试避免使用举宫器和改变阴道离断方式，就此发表了多篇文章，包括改用子宫悬吊替代举宫器，使用阴道套扎环或者经阴道对宫颈肿瘤创面进行封闭后再离断阴道等；国内学者也详细讨论了手术适应证的调整，对于肿瘤直径小于 2cm 的宫颈癌，腹腔镜手术没有显示出劣势，进一步的临床试验仍在进行中。对于卵巢癌而言，肿瘤破裂和 CO_2 气腹的影响仍不明确。术中卵巢囊肿破裂会导致分期升高，并且增加肿瘤播散的风险，Trocar 部位的转移发生率也增加。有报道显示卵巢癌腹腔镜术后，Trocar 部位的转移发生率可以达到 16%；但是，另一方面，目前的回顾性研究仍然显示 MIS 手术后的生存率与开腹手术相当，均为 90% 左右，不过尚缺乏长期随访的数据以了解复发率和总生存率是否受影响。仍然需要大型的前瞻性研究来证实这些结果，并严格规定 MIS 的手术患者的纳入标准。在此之前，考虑到这些局限性，应与患者就风险和益处进行全面讨论，并在确定手术类型时应考虑妇科医生的手术技能水平。

三、微创手术的前景

从某种程度上讲，微创手术是高度器械依赖性的手术，其发展很大程度上与仪器和技术的进展密不可分。新技术的发展一直在快速地改善手术。新的分离和电凝能量器械使得术中分离和凝固切割更加安全有效；视觉系统的进步使得手术视野更加清晰，高清、超高清和 3D 成像系统的逐步问世，使得腹腔镜术中解剖更加精准，为腹腔镜手术中的神经保护和侧方淋巴结清扫等精准手术提供了客观条件。模拟器械的发展给医生的培训带来更大的便利，通过规范化的培训体系，手术医生的基本操作可以快速达标。

技术进步引领了外科手术的发展，目前腹腔镜手术治疗良性疾病已经逐渐成熟，但是，恶性肿瘤的治疗中，需要认识到手术只是综合治疗的一部分，疾病的转归有其本身的发展规律，微创手术并不一定带来患者长期疗效的改变，更多治疗方法的出现将对未来的微创外科带来深远影响。腹腔镜相关的器械及妇科腹腔镜手术，相信随着科技的进步，腹腔镜手术的应用前景将更加广阔，微创外科的发展将进入新发展阶段，由此开创新的高位置平台期。

（蒋芳　向阳）

参考文献

[1] ANDIKYAN V, KIM A, GRETZ H F 3RD, et al. Laparoscopic assessment to determine the likelihood of achieving optimal cytoreduction in patients undergoing primary debulking surgery for ovarian, fallopian tube, or primary peritoneal cancer. Am J Clin Oncol, 2018, 41 (10): 938-942.

[2] CARDENAS-GOICOECHEA J, WANG Y, MCGORRAY S, et al. Minimally invasive interval cytoreductive surgery in ovarian cancer: systematic review and meta-analysis. J Robot Surg, 2019, 13 (1): 23-33.

[3] CASADIO P, GUASINA F, TALAMO M R, et al. Conservative hysteroscopic treatment of stage I well differentiated endometrial cancer in patients with high surgical risk: a pilot study. J Gynecol Oncol, 2019, 30 (4): e62.

[4] CHEN Y, LI J, ZHANG Y, et al. Transvaginal single-port

laparoscopy sacrocolpopexy. J Minim Invasive Gynecol, 2018, 25 (4): 585-588.

[5] CHUNG H, JANG T K, NAM S H, et al., Robotic single-site staging operation for early-stage endometrial cancer: initial experience at a single institution. Obstet Gynecol Sci, 2019, 62 (3): 149-156.

[6] NARDUCCI F, COLLINET P, MERLOT B, et al. Benefit of robot-assisted laparoscopy in nerve-sparing radical hysterectomy: urinary morbidity in early cervical cancer. Surg Endosc, 2013, 27 (4): 1237-1242.

[7] FAGOTTI A, GUELI ALLETTI S, CORRADO G, et al. The INTERNATIONAL MISSION study: minimally invasive surgery in ovarian neoplasms after neoadjuvant chemotherapy. Int J Gynecol Cancer, 2019, 29 (1): 5-9.

[8] FALCETTA F S, LAWRIE T A, MEDEIROS L R, et al. Laparoscopy versus laparotomy for FIGO stage I ovarian cancer. Cochrane Database Syst Rev, 2016, 10 (10): CD005344.

[9] FRUMOVITZ M, OBERMAIR A, COLEMAN R L, et al. Quality of life in patients with cervical cancer after open versus minimally invasive radical hysterectomy (LACC): a secondary outcome of a multicentre, randomised, open-label, phase 3, non-inferiority trial. Lancet Oncol, 2020, 21 (6): 851-860.

[10] GALLOTTA V, JEONG S Y, CONTE C, et al. Minimally invasive surgical staging for early stage ovarian cancer: a long-term follow up. Eur J Surg Oncol, 2021, 47 (7): 1698-1704.

[11] GUNDERSON C C, KNIGHT J, YBANEZ-MORANO J, et al. The risk of umbilical hernia and other complications with laparoendoscopic single-site surgery. J Minim Invasive Gynecol, 2012, 19 (1): 40-45.

[12] HOLLOWAY R W, ABU-RUSTUM N R, BACKES F J, et al. Sentinel lymph node mapping and staging in endometrial cancer: a society of gynecologic oncology literature review with consensus recommendations. Gynecol Oncol, 2017, 146 (2): 405-415.

[13] JOCHUM F, VERMEL M, FALLER E, et al. Three and five-year mortality in ovarian cancer after minimally invasive compared to open surgery: a systematic review and meta-analysis. J Clin Med, 2020, 9 (8): 2507.

[14] LANGEBREKKE A, QVIGSTAD E. Total laparoscopic hysterectomy with single-port access without vaginal surgery. J Minim Invasive Gynecol, 2009, 16 (5): 609-611.

[15] LEE C L, WU K Y, SU H, et al. Robot-assisted natural orifice transluminal endoscopic surgery for hysterectomy. Taiwan J Obstet Gynecol, 2015, 54 (6): 761-765.

[16] LIU J, KOHN J, SUN B, et al. Transvaginal natural orifice transluminal endoscopic surgery sacrocolpopexy: tips and tricks. J Minim Invasive Gynecol, 2018, 25 (7): 1138-1141.

[17] LIU J, BARDAWIL E, LIN Q, et al. Transvaginal natural orifice transluminal endoscopic surgery tubal reanastomosis: a novel route for tubal surgery. Fertil Steril, 2018, 110 (1): 182.

[18] LIU J, LIN Q, BLAZEK K, et al. Transvaginal natural orifice transluminal endoscopic surgery myomectomy: a novel route for uterine myoma removal. J Minim Invasive Gynecol, 2018, 25 (6): 959-960.

[19] MATSUO K, HUANG Y, MATSUZAKI S, et al. Minimally invasive surgery and risk of capsule rupture for women with early-stage ovarian cancer. JAMA Oncol, 2020, 6 (7): 1110-1113.

[20] MATSUO K, KLAR M, MANDELBAUM R S, et al. Minimally invasive interval debulking surgery after neoadjuvant chemotherapy for metastatic ovarian cancer: a national study in the United States. Arch Gynecol Obstet, 2020, 301 (3): 863-866.

[21] MELAMED A, MARGUL D J, CHEN L, et al. Survival after minimally invasive radical hysterectomy for early-stage cervical cancer. N Engl J Med, 2018, 379 (20): 1905-1914.

[22] NAIK R, JACKSON K S, LOPES A, et al. Laparoscopic assisted radical vaginal hysterectomy versus radical abdominal hysterectomy-a randomised phase Ⅱ trial: perioperative outcomes and surgicopathological measurements. BJOG, 2010, 117 (6): 746-751.

[23] NEZHAT F R, EZZATI M, CHUANG L, et al. Laparoscopic management of early ovarian and fallopian tube

cancers: surgical and survival outcome. Am J Obstet Gynecol, 2009, 200 (1): 83. e1-6.

[24] NITECKI R, RAMIREZ P T, FRUMOVITZ M, et al. Survival after minimally invasive vs open radical hysterectomy for early-stage cervical cancer: a systematic review and meta-analysis. JAMA Oncol, 2020, 6 (7): 1019-1027.

[25] NITECKI R, RAUH-HAIN J A, MELAMED A, et al. Laparoscopic cytoreduction after neoadjuvant chemotherapy (LANCE). Int J Gynecol Cancer, 2020, 30 (9): 1450-1454.

[26] OBERMAIR A, ASHER R, PAREJA R, et al. Incidence of adverse events in minimally invasive vs open radical hysterectomy in early cervical cancer: results of a randomized controlled trial. Am J Obstet Gynecol, 2020, 222 (3): 249. e1-249. e10.

[27] RAMIREZ P T, FRUMOVITZ M, PAREJA R, et al. Minimally invasive versus abdominal radical hysterectomy for cervical cancer. N Engl J Med, 2018, 379 (20): 1895-1904.

[28] SANCHEZ-IGLESIAS J L, PEREZ-BENAVENTE A, CORREA-PARIS A, et al. Impact of laparoscopy to assess resectability in stage Ⅲc epithelial ovarian, tubal and peritoneal cancer patients. Gynecol Obstet Invest, 2019, 84 (3): 259-267.

[29] SU H, HUANG L, HAN C, et al. Natural orifice transluminal endoscopic surgery (NOTES) subtobal hysterectomy: A feasibility study. Taiwan J Obstet Gynecol, 2018, 57 (3): 355-359.

[30] VAN DE VRIE R, RUTTEN M J, ASSELER J D, et al. Laparoscopy for diagnosing resectability of disease in women with advanced ovarian cancer. Cochrane Database Syst Rev, 2019, 3 (3): CD009786.

[31] XU G, WANG D, LING X, et al. Diagnostic value of assessment of cervical involvement in early-stage endometrial adenocarcinoma: comparison of magnetic resonance imaging (MRI) versus hysteroscopy. Med Sci Monit, 2018, 24: 7952-7957.

[32] YOO J G, KIM W J, LEE K H. Single-site robot-assisted laparoscopic staging surgery for presumed clinically early-stage ovarian cancer. J Minim Invasive Gynecol, 2018, 25 (3): 380-381.

[33] ZHANG Y, KOHN J R, GUAN X. Single-incision hysterectomy outcomes with and without robotic assistance. JSLS, 2019, 23 (4): e2019. 00046.

[34] ZULLO F, FALBO A, PALOMBA S. Safety of laparoscopy vs laparotomy in the surgical staging of endometrial cancer: a systematic review and metaanalysis of randomized controlled trials. Am J Obstet Gynecol, 2012, 207 (2): 94-100.

[35] 王延洲, 陈诚, 徐嘉莉, 等, “筷子法” 单孔腹腔镜技术在宫颈癌中的应用. 中华腔镜外科杂志 (电子版), 2018, 11 (1): 28-31.

[36] 王延洲, 姚远洋, 李宇迪, 等. 经阴道自然腔道内镜手术治疗子宫内膜癌的可行性和安全性分析. 中华腔镜外科杂志 (电子版), 2018, 11 (6): 335-338.

[37] 中华医学会妇产科分会妇科内镜学组. 妇科宫腔镜诊治规范. 中华妇产科杂志, 2012, 47 (7): 555-558.

[38] 吕小慧, 陈必良. 达·芬奇机器人手术系统在妇科手术中的应用. 机器人外科学杂志 (中英文), 2020, 1 (1): 57-60, 18.

[39] 刘青, 关小明. 单孔腹腔镜在妇科中的应用现状及发展. 实用妇产科杂志, 2019, 35 (3): 161-163.

[40] 纪妹, 刘亚芬. 机器人辅助腹腔镜在妇科经自然腔道内镜手术中的应用. 中国实用妇科与产科杂志, 2019, 35 (12): 1321-1324.

[41] 纪妹, 李喆, 赵曌, 等. 机器人手术系统在早期子宫颈癌保留生育功能手术中的应用. 中华妇产科杂志, 2021, 56 (6): 434-437.

[42] 纪妹, 赵曌, 李悦, 等. 非倒转体位下机器人系统辅助腹腔镜手术在早期卵巢恶性肿瘤全面分期手术中的应用. 中华妇产科杂志, 2020, 5 (3): 183-187.

[43] 张警方, 纪妹, 赵曌, 等. 达·芬奇机器人妇科手术中电器械相关并发症原因及防治技巧研究. 中国实用妇科与产科杂志, 2020, 36 (4): 357-360.

[44] 郎景和. 子宫肌瘤诊治的中国专家共识. 中华妇产科杂志, 2017, 12 (52): 793-800.

[45] 黄晓天, 纪妹, 赵曌, 等. 1 000 例机器人系统妇科手术的手术并发症及其影响因素分析. 中华妇产科杂志, 2021, 56 (5): 341-348.

第二章
与妇科肿瘤微创手术相关临床解剖

第一节 内生殖器

一、腹腔的血管和神经

(一) 盆部血管的解剖

盆腔的血供主要来源于髂内动脉，髂外动脉的分支也为部分区域供血。肠系膜下动脉通过其分支——直肠上动脉，向盆腔供血。此外，盆腔还接受来自肠系膜上动脉的分支——中结肠动脉的血供。中结肠动脉与左结肠动脉相吻合，因此，髂内动脉的血供可以通过对侧髂内动脉或同侧髂外动脉的侧支循环得到补充。

1. 髂总动脉（common iliac artery） 左右髂总动脉是腹主动脉的终末分支，起于第 4 腰椎平面，沿着腰大肌的内侧向外下方斜行，至骶髂关节前方分为髂内动脉和髂外动脉。右侧髂总动脉较左侧长，斜行经过第 5 腰椎椎体前方。右髂总动脉前方有腹膜、小肠和右输尿管，后方为左髂总静脉和下腔静脉的连接部。左髂总动脉前方为乙状结肠及其系膜、直肠上动脉和左输尿管；左髂总静脉位于髂总动脉的内侧和后方，外侧紧邻腰大肌（图 2-1~ 图 2-4）。

2. 髂外动脉（external iliac artery） 是髂总动脉的自然延续，起自髂总动脉的分叉处，沿着腰大肌的内侧边缘向外下行，最终在腹股沟韧带后方穿过血管腔隙，进入大腿成为股动脉。右髂外动脉前为回肠末端，左髂外动脉前为乙状结肠，髂外动静脉被髂筋膜包绕，前方及内侧有淋巴结，参与盆腔及下肢的淋巴引流。除一些小分支外，髂外动脉在腹股沟韧带上方发出 2 支较大的动脉：腹壁下动脉和旋髂深动脉。腹壁下动脉起自髂外动脉近端，沿腹股沟韧带的深面上行至腹壁，与腹壁上动脉及下部肋间动脉形成吻合，负责腹壁的血供；旋髂深动脉起自腹股沟韧带后方，沿髂骨嵴向外侧行

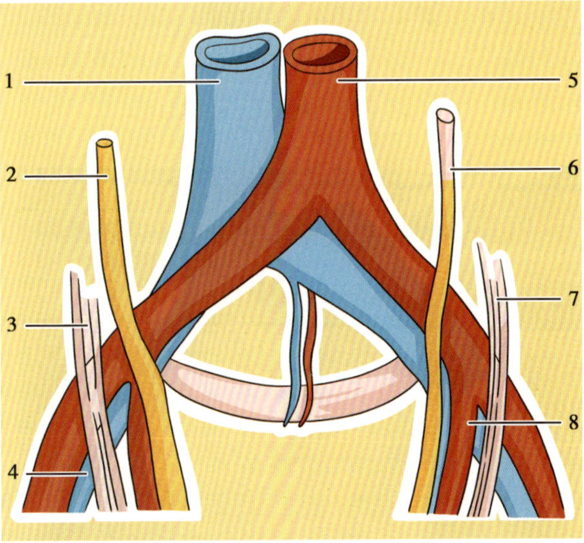

1—下腔静脉；2—右输尿管；3—右骨盆漏斗韧带；4—右髂内静脉；5—腹主动脉；6—左输尿管；7—左骨盆漏斗韧带；8—左髂内动脉。

▲ 图 2-1 腹主动脉及其分支

进，与旋股外侧动脉和髂腰动脉等吻合，主要供应髂骨及其周围肌肉组织（图 2-5）。

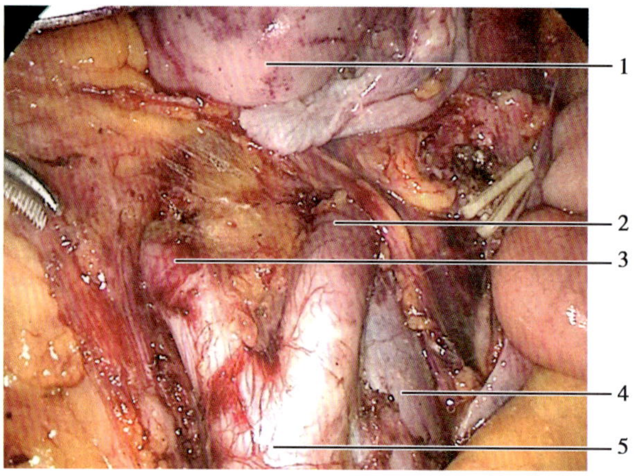

1—子宫；2—右侧髂总动脉；3—左髂总动脉；4—下腔静脉；5—腹主动脉。

▲ 图 2-2　腹腔镜下髂总动脉

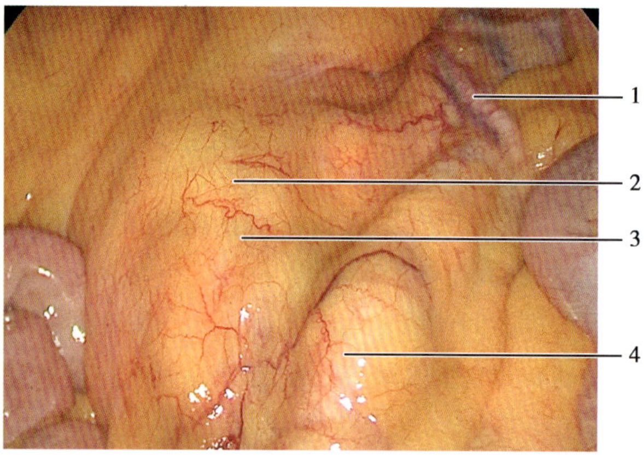

1—输尿管；2—骶骨岬；3—骶正中血管；4—右髂总动脉。

▲ 图 2-3　腹腔镜下髂总血管

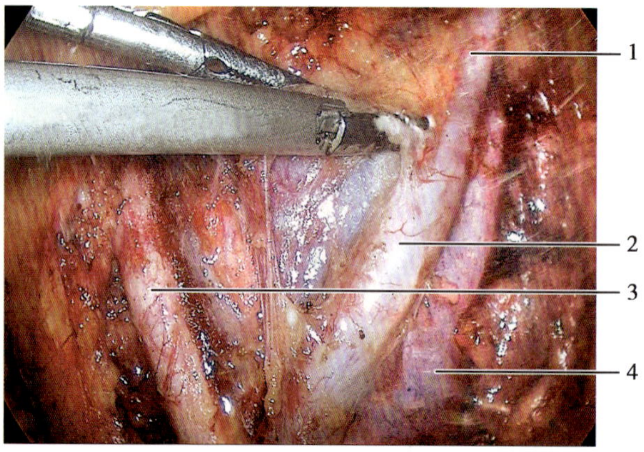

1—右髂外动脉；2—右侧髂总动脉；3—左髂总动脉；4—下腔静脉。

▲ 图 2-4　腹腔镜下髂总动脉

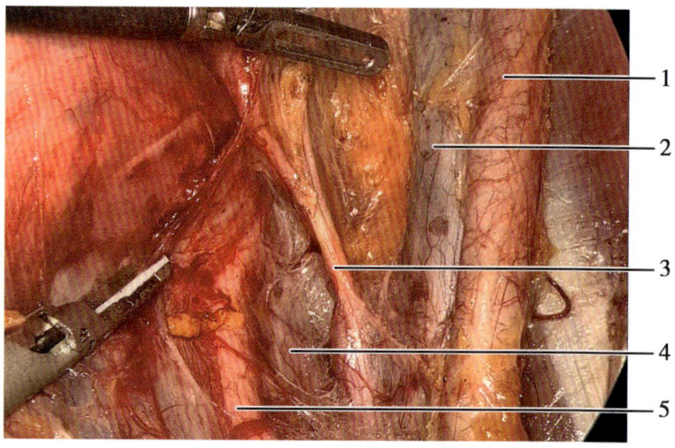

1—髂外动脉；2—髂外静脉；3—闭孔神经；4—髂内静脉；5—输尿管。

▲ 图 2-5　腹腔镜下髂外动脉

3. 髂内动脉（internal iliac artery） 是髂总动脉的分支之一，位于骶髂关节的前方，从髂总动脉分叉后，向下进入骨盆，长度大约为 4cm，通常在坐骨大孔的上方分为前后两支。前支（脏支）主要供应骨盆内的器官，包括膀胱、子宫、直肠等，同时还与相应的静脉伴行，负责这些区域的血液回流。后支（壁支）则沿着骨盆壁行进，主要为臀部和下肢的部分肌肉及皮肤供血（图 2-6 ~ 图 2-9）。

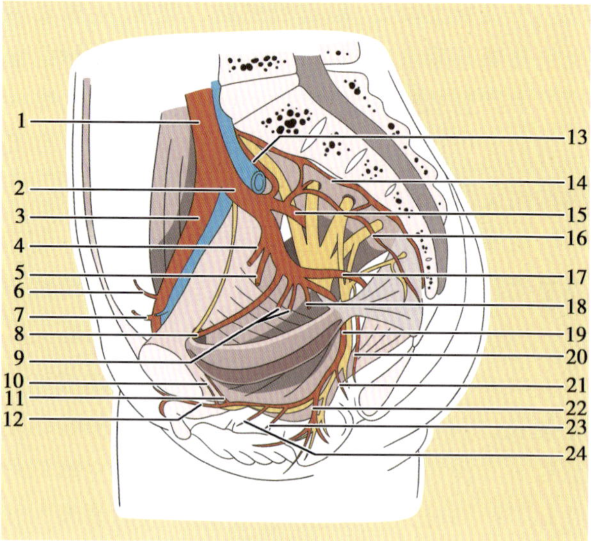

1—髂总动脉；2—髂内动脉；3—髂外动脉；4—脐动脉；5—子宫动脉；6—旋髂深动脉；7—腹壁下动脉；8—闭孔动脉；9—阴道动脉分支；10—耻骨联合后动脉；11—膀胱前动脉；12—阴蒂背动脉；13—髂腰动脉；14—骶正中动脉；15—臀上动脉；16—骶外侧动脉；17—臀下动脉；18—直肠中动脉；19—阴部内动脉；20—直肠上动脉；21—直肠下动脉；22—会阴动脉；23—球动脉；24—尿道动脉。

▲ 图 2-6　女性髂内动脉示意图

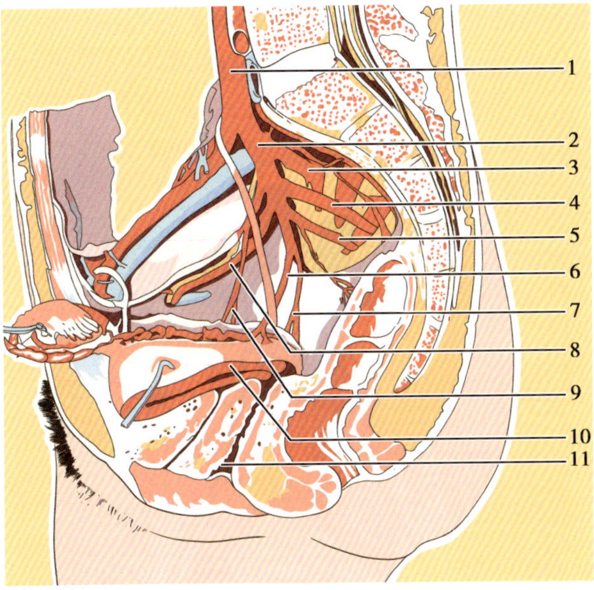

1—髂总动脉；2—髂内动脉；3—臀上动脉；4—臀下动脉；5—阴部内动脉；6—子宫动脉；7—阴道动脉；8—闭孔动脉；9—子宫；10—膀胱上动脉；11—阴道。

▲ 图 2-7　髂内动脉解剖示意图

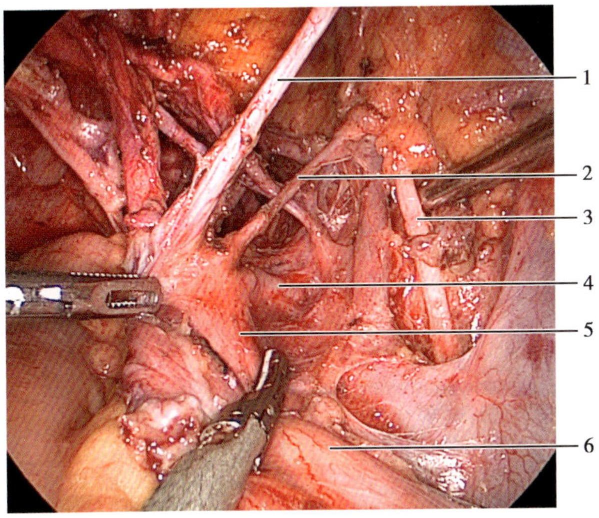

1—闭锁脐动脉；2—闭孔动脉；3—闭孔神经；4—臀下动脉；5—髂内动脉前干；6—输尿管。

▲ 图 2-8　腹腔镜下髂内动脉（外侧）

(1) 髂内动脉前干分支

1) 脐动脉（umbilical artery）：髂内动脉前干的第一条分支，在胎儿时期负责将胎儿的静脉血运输到胎盘。在出生后，脐动脉的远端部分逐渐闭合，形成了脐内侧韧带（medial umbilical ligament），仅近端部分保持开放。开放的部分分出 2~5 条膀胱上动脉，主要供应膀胱的上部区域。

2) 膀胱上动脉（superior vesical artery）：起自脐

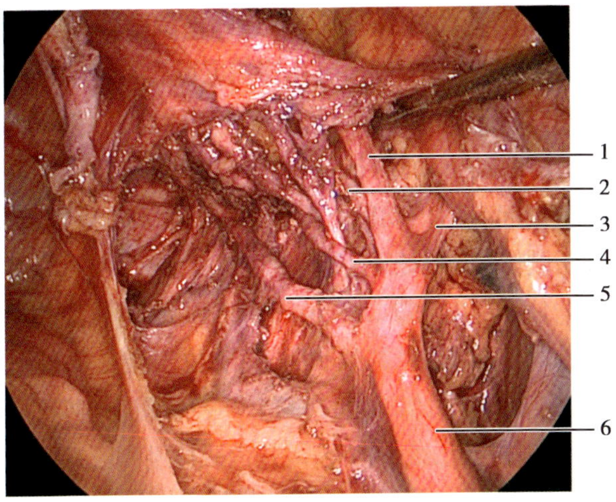

1—子宫动脉；2—膀胱上动脉；3—脐动脉；4—阴道动脉；5—阴部内动脉；6—髂内动脉。

▲ 图 2-9　腹腔镜下髂内动脉（内侧）

动脉，向内下方走行，分布于膀胱上部及中部。

3) 膀胱下动脉（inferior vesical artery）：起自髂内动脉前干，行走于闭孔动脉的后下方，继而转向内侧，分布于膀胱底、输尿管盆部下段等。

4) 子宫动脉（uterine artery）：在腹膜后沿盆侧壁向下向前走行，经阔韧带基底部、子宫旁组织达到子宫外侧，于距子宫颈（内口水平）约 2cm 处横跨输尿管达到子宫侧缘，沿子宫侧缘迂曲上行，称为子宫体支。主干至子宫角部分化宫底支（分布于子宫底部）、卵巢支（与卵巢动脉末梢吻合）和输卵管支（分布于输卵管）。在宫颈内口水平，子宫动脉分出一些侧支，供应膀胱、阴道上部和宫颈，包括膀胱阴道支、输尿管支、子宫颈阴道支和子宫颈支。膀胱阴道支细长，起始于输尿管交叉前，在主韧带子宫颈段内，沿输尿管终末段侧缘延伸至膀胱底和阴道侧穹窿；输尿管支起始于输尿管交叉处，沿输尿管壁行走；子宫颈阴道支粗大，起始于输尿管交叉后，分成前后两支，供应子宫颈、阴道前穹窿、膀胱底和膀胱颈。前支又分出膀胱子宫韧带支；子宫颈支屈曲，起始点远离子宫颈，每个分支再分成 2 个分支分别供应子宫颈的前面和后面，子宫颈支的第一支粗大，供应阴道，有时发出阴道后奇动脉支。静脉基本与动脉伴行，但盆腔器官周围有丰富的静脉丛。与妇科肿瘤手术密切相关的是子宫和膀胱的有关静脉。

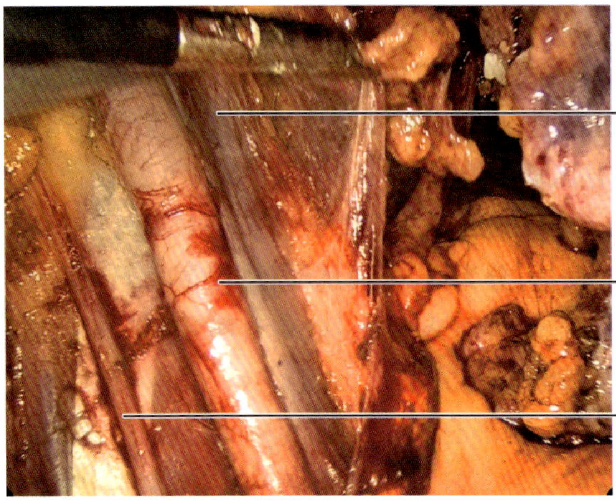

1—髂外静脉；2—髂外动脉；3—生殖股神经。

▲ 图 2-14　腹腔镜下生殖股神经

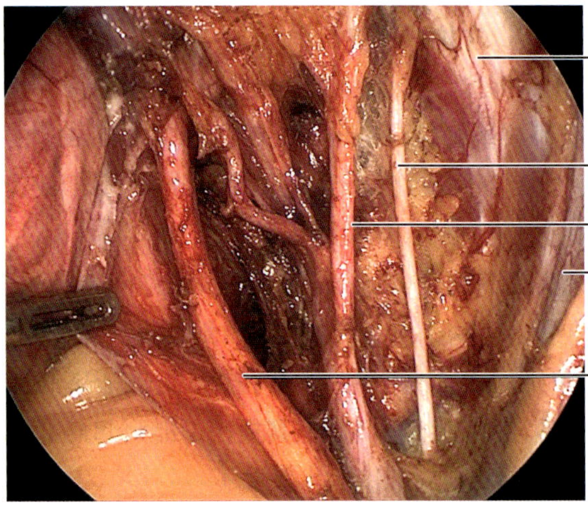

1—耻骨支；2—闭孔神经；3—闭锁脐；3—髂内动脉；4—髂外静脉；5—输尿管。

▲ 图 2-15　腹腔下闭孔神经

阴部神经（pudendal nerve）起源于脊髓的 S_2~S_4 神经根，是支配会阴和外生殖器的主要神经。阴部神经从盆腔经过坐骨大孔离开骨盆腔，绕过坐骨棘后穿过骶棘韧带，然后通过坐骨小孔进入会阴区域。

坐骨神经（sciatic nerve）：作为人体最大的神经，坐骨神经由 L_4~S_3 的神经根组成，穿过梨状肌下孔后进入下肢，支配大部分下肢的感觉和运动功能。尽管坐骨神经主要支配下肢，但其起源和行程与盆腔手术密切相关，在盆腔深部操作中需注意避免损伤（图 2-16）。

臀上神经和臀下神经（superior and inferior gluteal nerves）：分别起源于 L_4~S_1（臀上神经）和 L_5~S_2（臀下神经），负责支配臀大肌、臀中肌和臀小肌。臀部

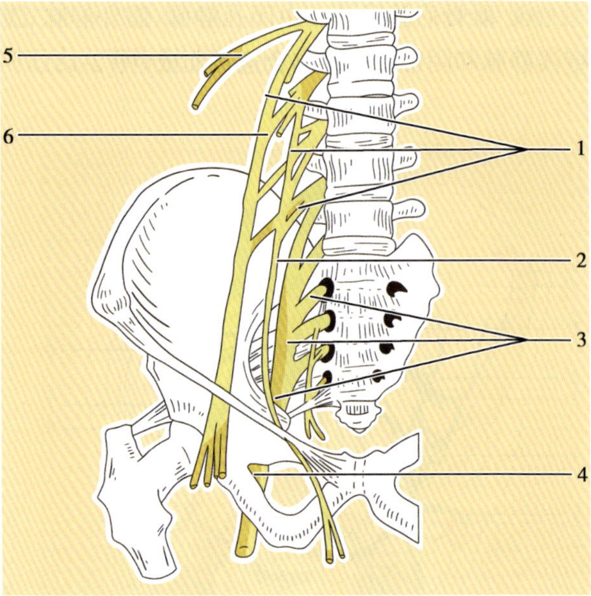

1—腰丛；2—闭孔神经；3—骶丛；4—坐骨神经；5—髂腹下神经；6—股神经。

▲ 图 2-16　盆腔神经

区域的手术可能涉及这些神经，损伤可能导致髋关节活动受限。

2. 内脏神经　主要为交感神经和副交感神经，盆部的内脏神经有以下几种（图 2-17）。

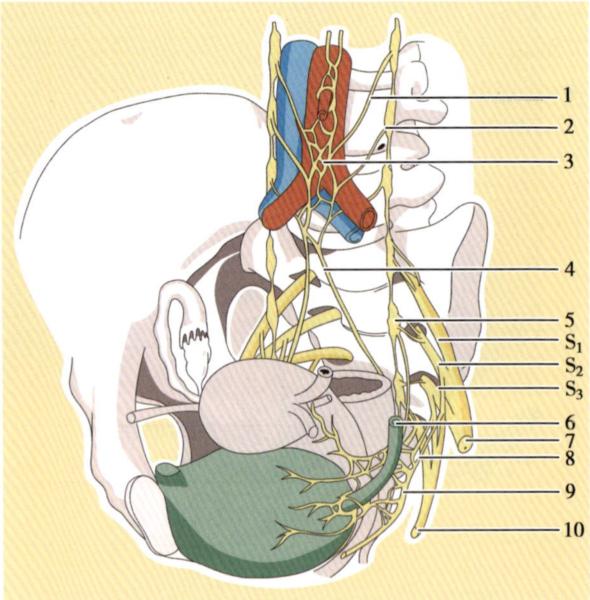

1—腰部内脏神经丛；2—腰部交感神经节；3—下腹上丛；4—腹下神经；5—盆腔交感神经节；6—输尿管；7—坐骨神经；8—盆内脏神经；9—下腹下丛；10—阴部神经；S_1—第 1 骶椎；S_2—第 2 骶椎；S_3—第 3 骶椎。

▲ 图 2-17　盆腔内脏神经丛

（1）骶交感干（sacral sympathetic trunk）：由腰交感干延续而来，沿骶前孔内侧下降，有3~4对骶交感神经节，至尾骨前方，两侧骶交感干互相联合，形成单一的奇神经节，又称尾神经节。

（2）盆内脏神经（pelvic splanchnic nerve）：又名盆神经，较细小，共3支。分别来自S_2~S_4的前支，为骶部副交感神经的节前纤维合成，并加入盆丛。节后纤维分布于结肠左曲以下的消化管、盆内脏器及外阴等。

（3）卵巢丛：卵巢丛支配卵巢和输卵管的外半侧，由起始于主动脉肾神经节和主动脉丛的神经纤维构成，与卵巢动脉伴行，包含交感神经纤维和副交感神经纤维，交感神经纤维起始于T_{10}~L_1脊神经。

（4）上腹下丛（superior hypogastric plexus）：又称骶前神经丛，位于L_5前面，左、右髂总动脉之间，为腹主动脉丛向下的延续部分，并接受两侧腰交感神经节而来的腰内脏神经，形成单一的上腹丛，为一略呈三角形的扁片网状结构。此丛发出的左、右腹下神经经骶前走行于输尿管下方，紧贴直肠系膜，到达盆腔子宫动脉水平，与S_2~S_4骶前孔发出的盆内脏神经（副交感神经）和骶交感节的节后纤维共同组成左、右下腹下丛（图2-18、图2-19）。

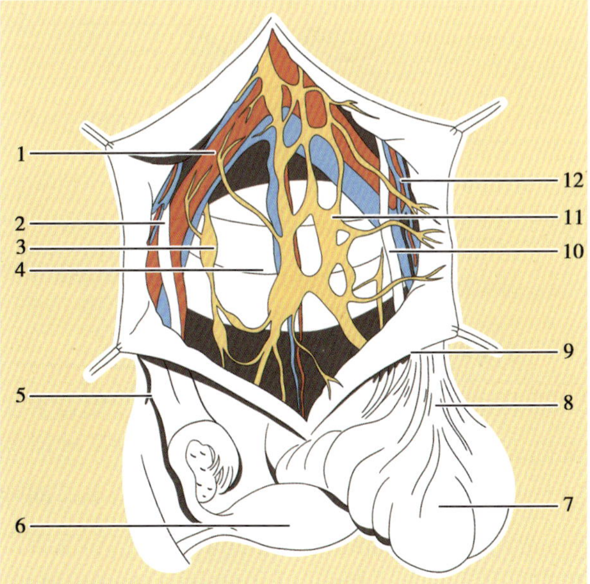

1—髂总动脉；2—右输尿管；3—盆腔交感神经节；4—腰椎间盘；5—右卵巢悬韧带；6—子宫底；7—乙状结肠；8—乙状结肠系膜；9—后盆腔壁层腹膜；10—输尿管；11—上腹下丛；12—直肠上动脉

▲ 图2-18　上腹下丛

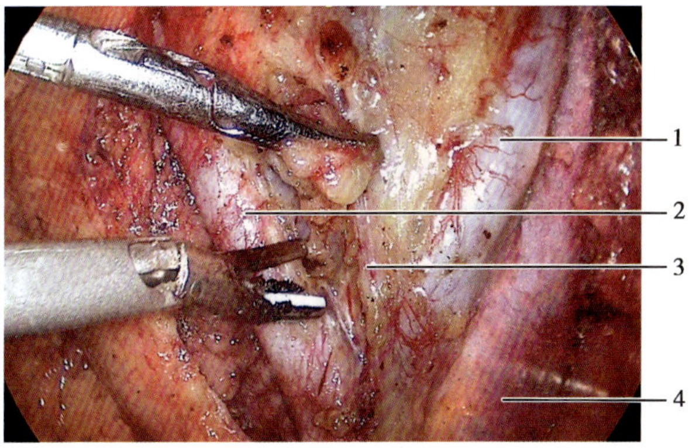

1—右髂总动脉；2—左髂总动脉；
3—下腹上丛；4—下腔静脉

▲ 图2-19　上腹下丛（腹腔镜下）

（5）下腹下丛（inferior hypogastric plexus，IHP）：又称盆丛（pelvic plexus）。为一对网状神经板，位于子宫骶骨韧带外侧，紧贴直肠和阴道穹窿。由腹下神经、骶交感干的分支和盆内脏神经构成。腹下神经由下腹上丛延伸而来，呈束状或网状，在髂内动脉和输尿管内侧沿直后壁行向外下，左右各一，并相互沟通，至S_3平面纤维分散加入盆丛。骶交感干是交感干的骶段，两侧各有4节，并连于尾部的1个奇节。骶交感干除有灰交通支与骶、尾神经的前支相连外，亦有分支加入盆丛。盆内脏神经由S_2~S_4组成，以S_3、S_4最为主要且恒定。S_2~S_4神经根穿出骶孔后，其自主性的副交感纤维与随意性的躯体纤维随即分开，前者向腹侧靠拢，构成盆内脏神经，在直肠侧韧带深面行向前下，长约2cm，加入盆丛，跟随髂内动脉的分支走行，从盆内支配盆底三大系统的平滑肌、腺体和血管。下腹下丛发出膀胱丛、子宫阴道丛和直肠丛等。广泛性子宫切除术的多个操作步骤都可能发生盆腔自主神经的直接损伤和移位，如在解剖游离骶前淋巴结和主动脉旁淋巴结时的上腹下丛，直肠子宫韧带切除时的腹下神经，子宫骶韧带和主韧带分离时的下腹下丛近端，以及膀胱宫颈韧带和宫旁组织分离时的下腹下丛远端。这些支配盆腔脏器的自主神经的部分破坏被认为是发生盆底功能障碍的主要原因（图2-20）。

（6）子宫阴道丛：起始于下腹下丛的下部，发出阴道支和子宫支。阴道支又称子宫侧神经，走行于子宫动脉的后方，支配子宫和同侧输卵管的中段。阴道支与阴道动脉伴行，支配阴道、尿道、前庭大腺

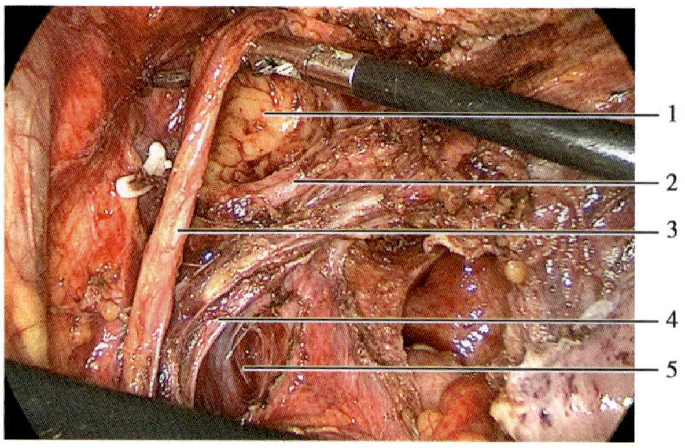

1—膀胱旁间隙；2—子宫深静脉；3—输尿管；4—腹下神经；5—直肠旁间隙。

▲ 图 2-20　腹下神经及其周围组织（腹腔镜下）

和前庭球。

（7）膀胱丛：起始于下腹下丛的前部，行走于主韧带下方和膀胱宫颈韧带外侧，支配膀胱和尿道。

二、盆腔的结缔组织及间隙

盆腔脏器通过其浆膜层与盆壁的结缔组织相连，这些较厚的附着组织形成了多个解剖间隙，是妇科手术中重要的分离路径。盆腔脏器的外层为致密的浆膜层，除了支撑脏器的作用外，还通过神经、血管供应器官。这些结缔组织不仅稳定了脏器的位置，还允许其周围的神经、血管通过并维持器官的正常功能（图 2-21）。

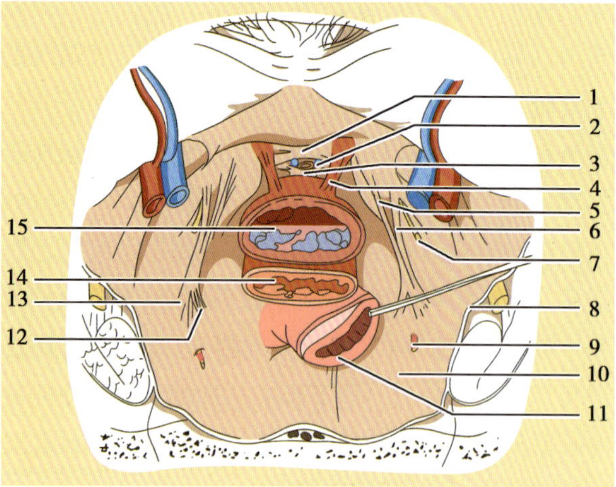

1—耻骨弓韧带；2—阴蒂背静脉；3—会阴横韧带；4—耻骨膀胱韧带；5—盆筋膜腱弓；6—肛提肌腱弓；7—闭孔神经；8—髂筋膜；9—阴部神经；10—盆壁筋膜；11—直肠及其筋膜；12—骶棘韧带；13—坐骨结节筋膜；14—阴道；15—膀胱。

▲ 图 2-21　盆筋膜 1

（一）盆腔结缔组织

1. 盆筋膜（pelvic fascia）是覆盖盆腔脏器的重要结缔组织层，起到支撑和稳定盆腔脏器的作用。与腹直肌筋膜不同，盆筋膜是腹内筋膜的直接延续，由胶原蛋白和弹性蛋白组成的网状结构，能够提供足够的弹性和强度以支撑盆腔内的器官。盆筋膜与盆腔的器官及肌肉密切融合，保证了器官在解剖学上的位置稳定。在某些部位，盆筋膜中含有平滑肌成分，如耻骨宫颈筋膜（pubocervical fascia）。耻骨宫颈筋膜连接耻骨与宫颈，是支撑膀胱和子宫的主要筋膜结构，防止器官脱垂。特别是在女性的盆底支持系统中，在维持膀胱、尿道和子宫正常位置上发挥着关键作用（图 2-22）。

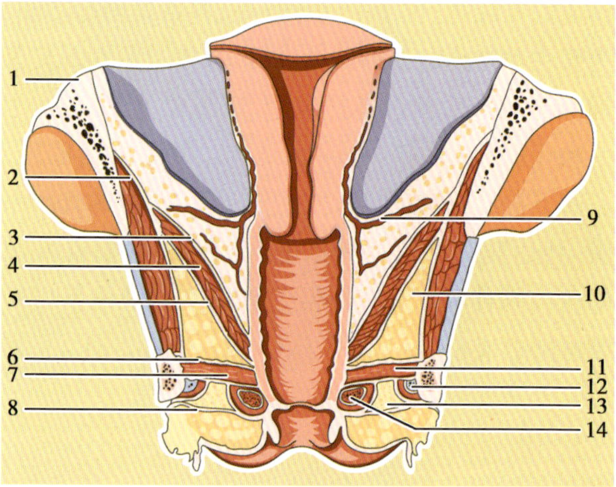

1—髂骨；2—闭孔内肌；3—盆膈上筋膜；4—肛提肌；5—盆膈下筋膜；6—尿生殖膈上筋膜；7—会阴深横肌；8—会阴浅筋膜；9—子宫动脉；10—坐骨直肠窝；11—会阴深隙；12—阴蒂脚；13—会阴浅隙；14—前庭球。

▲ 图 2-22　盆筋膜 2

盆筋膜按其部位不同可分为以下几种。

（1）盆壁筋膜（parietal pelvic fascia）：覆盖于盆壁内面。位于骶骨前部，称为骶前筋膜。骶前筋膜与骶骨之间含有丰富的静脉丛，游离直肠后间隙时，勿剥离撕破此筋膜，以免伤及静脉丛，引起难以控制的出血；位于梨状肌与闭孔内肌表面的部分，分别称为梨状肌筋膜和闭孔筋膜。盆壁筋膜在耻骨盆面至坐骨棘之间明显增厚，形成盆筋膜腱弓（tendinous arch of pelvic fascia），为肛提肌起端及盆膈上筋膜的附着处（图 2-23、图 2-24）。

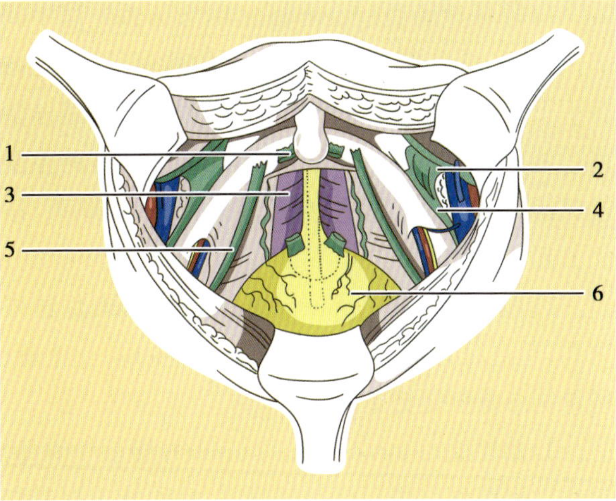

1—离断的耻骨膀胱韧带；2—腔隙韧带；3—尿道旁结缔组织和阴道前壁；4—耻骨梳韧带；5—盆筋膜腱弓；6—膀胱。

▲ 图 2-23　盆壁筋膜及有关韧带

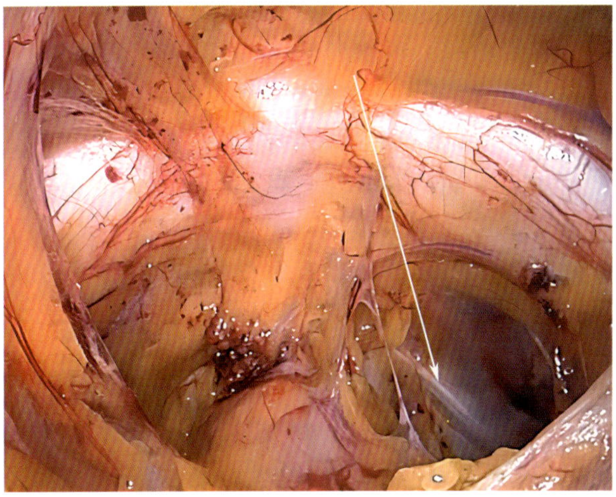

▲ 图 2-24　腹腔镜下盆筋膜腱弓（箭头）

（2）盆膈上筋膜（superior fascia of pelvic diaphragm）：覆盖于肛提肌与尾骨肌上面的部分称为盆膈上筋膜，为盆壁筋膜的向下延续（图 2-25）。

（3）盆脏筋膜（visceral pelvic fascia）：包绕于盆内脏器表面，是盆膈上筋膜向脏器的延续。在脏器周围分别形成筋膜鞘、筋膜隔及韧带等，具有支持和固定脏器的作用。如包绕直肠下血管及其周围组织形成直肠侧韧带，以及参与固定子宫位置的子宫主韧带和子宫骶骨韧带等。韧带内有通向脏器的血管、淋巴管和神经，部分还含少许平滑肌纤维。来自盆脏筋膜的腹膜会阴筋膜又称 Denonvillier 筋膜，是一个呈冠状位的结缔组织隔，此隔上起自直肠膀胱陷凹底的腹膜外面，向下经盆膈连于会阴中心腱，两侧附着于盆侧壁。在女性称为直肠阴道隔（rectovaginal septum），位于直肠与阴道之间。此外，盆脏筋膜还伸入阴道与膀胱、尿道之间，分别形成膀胱阴道隔（veslcovaginal septum）及尿道阴道隔（urethrovaginal septum）（图 2-26、图 2-27）。

行广泛子宫颈癌切除的盆脏筋膜见视频 2-1。

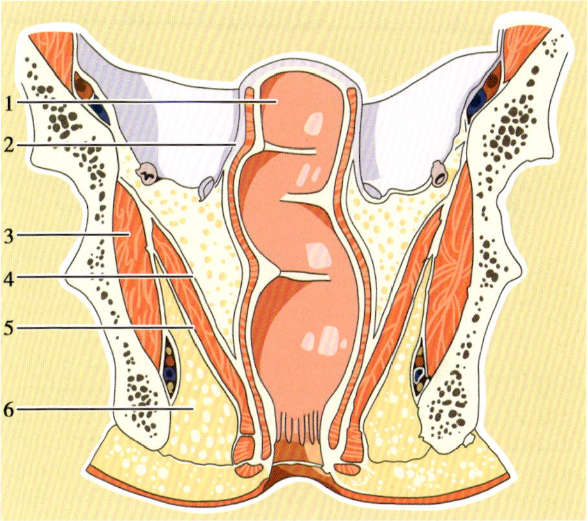

1—直肠；2—盆腔筋膜；3—闭孔内肌；4—盆膈上筋膜；5—盆膈下筋膜；6—坐骨直肠窝。

▲ 图 2-25　盆腔有关筋膜

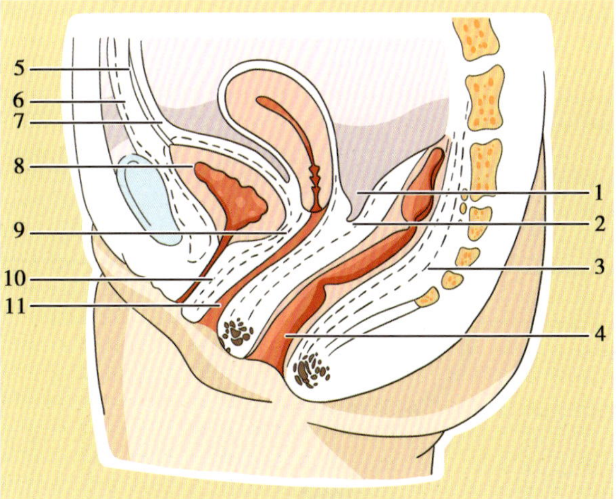

1—直肠子宫陷凹；2—直肠阴道隔；3—骶前筋膜；4—直肠；5—壁腹膜；6—腹横筋膜；7—脐正中韧带；8—膀胱；9—膀胱阴道隔；10—尿道阴道隔；11—阴道。

▲ 图 2-26　盆腔脏器筋膜

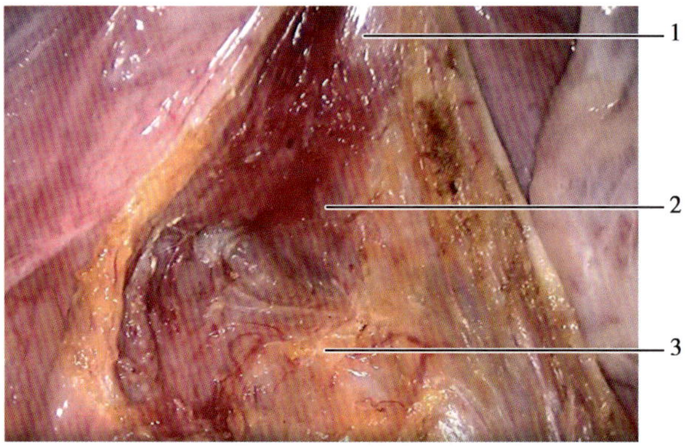

1—阴道；2—直肠阴道隔；3—直肠。

▲ 图 2-27　腹腔镜下直肠阴道隔

视频 2-1　基于膜间隙解剖的腹腔镜根治性子宫切除术（右侧）

2. 盆膈（pelvic diaphragm）　又称盆底，由肛提肌、尾骨肌及覆盖于两肌上、下面的盆膈上筋膜和盆膈下筋膜构成。从矢状面看，前有尿生殖裂孔，内有尿道和阴道通过，后为肛门区裂孔，有肛管通过。盆膈封闭骨盆下口，具有支持和固定盆内脏器的作用，并与排便、分娩等有关。

（1）肛提肌（levator ani muscle）：扁而薄，左、右联合成漏斗状，按其纤维起止及排列不同，由前内向后外分为耻骨阴道肌、耻骨直肠肌、耻尾肌、髂尾肌 4 部分（图 2-28）。

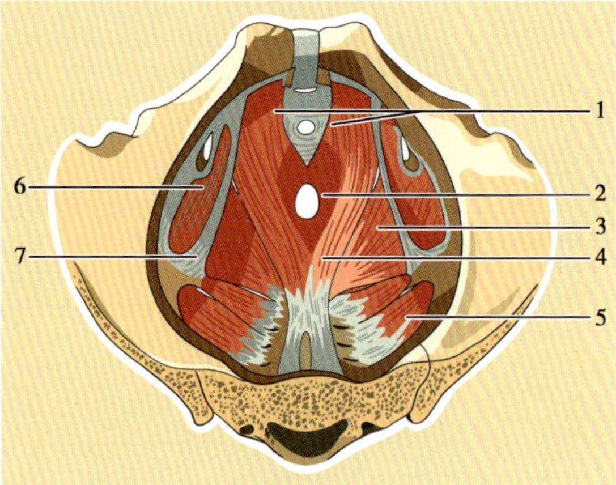

1—耻骨阴道肌；2—耻骨直肠肌；3—髂尾肌；4—耻尾肌；5—尾骨肌；6—闭孔内肌；7—肛提肌腱弓。

▲ 图 2-28　盆底肌肉

1）耻骨直肠肌（pubovaginalis muscle）：居中间部，起自耻骨盆面和肛提肌腱弓的前份，肌纤维向后止于肛管侧壁、后壁及会阴中心腱。在直肠肛管移行处，两侧束构成“U”形袢，是肛直肠环的主要组成部分。施行肛瘘手术时，切勿伤及此肌束，以免引起大便失禁。

2）耻骨尾骨肌（pubococcygeus muscle）：居外侧部，起自耻骨盆面及肛提肌腱弓的中份，止于骶、尾骨侧缘及肛尾韧带。

3）髂尾肌（iliococcygeus muscle）：居后外侧部，起自肛提肌腱弓的后份和坐骨棘盆面，止于尾骨侧缘及肛尾韧带。

4）耻骨阴道肌（pubovaginalis muscle）：可视为耻骨直肠肌的一部分，起自耻骨盆面和肛提肌腱弓的前份，肌纤维沿尿道及阴道两侧排列，并与尿道壁和阴道壁的肌层交织，然后同对侧的肌纤维构成“U”形袢围绕阴道，形成支撑结构，帮助维持阴道和盆底的功能。

（2）尾骨肌（coccygeus muscle）：尾骨肌起自坐骨棘，止于尾骨下部两侧，与肛提肌共同封闭骨盆下部。

（3）髂腰肌（iliopsoas muscle）：髂腰肌包括髂肌（iliacus muscle）和腰大肌（psoas major muscle），腰大肌起自腰椎体侧面和横突；髂肌呈扇形，位于腰大肌的深面，起于髂窝，止于股骨小转子（图 2-29）。

（4）闭孔内肌（obturator internus）：闭孔内肌位于盆腔侧壁，起自闭孔膜的内面及其邻近的骨面，肌纤维向后集中成腱，通过坐骨小孔离开盆腔，止于股骨转子窝（trochanteric fossa）。该肌肉的表面覆盖着闭孔筋膜（obturator fascia），该筋膜与肛提肌筋膜相连，帮助支持盆底结构。闭孔内肌的前上缘毗邻闭孔管（obturator canal），该管允许闭孔神经和血管穿出。

（5）梨状肌：呈三角形或梨形，起自骶骨外侧部的盆面，相当于 S_2~S_4 平面，肌束通过坐骨大孔走出盆腔，约成水平状抵达臀部，止于股骨大粗隆上缘后部。有一部分纤维起自坐骨大切迹上缘与骶结节韧带的盆面出坐骨大孔向外向前行，呈一圆腱，在臀中肌止点部深处止于股骨大转子上缘的内

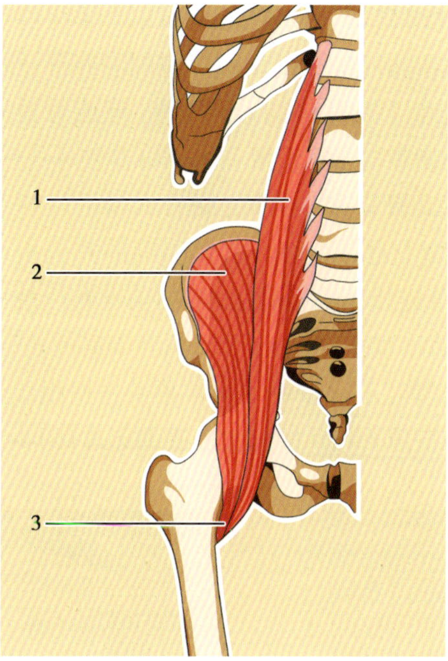

1—腰大肌；2—髂肌；3—髂腰肌。

▲ 图 2-29　盆腔肌肉

侧。梨状肌穿行坐骨大孔时，将坐骨大孔分为梨状肌上孔和梨状肌下孔。梨状肌上孔由梨状肌上缘和坐骨大切迹构成，梨状肌下孔由梨状肌下缘和坐骨棘、骶棘韧带构成。梨状肌上孔有臀上神经、臀上动脉、臀上静脉穿出，梨状肌下孔有臀下神经、臀下动脉、臀下静脉、坐骨神经、股后神经、阴部神经等穿出（图 2-30）。

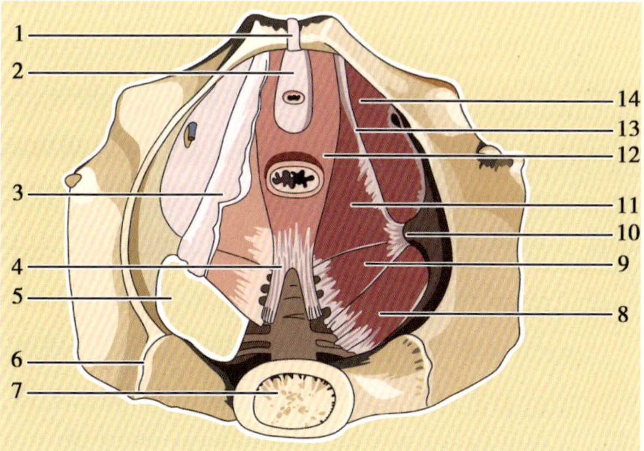

1—耻骨联合；2—泌尿生殖膈；3—盆膈上筋膜；4—骶骨腹侧韧带；5—坐骨大孔；6—骶髂关节；7—骶骨；8—梨状肌；9—尾骨肌；10—坐骨棘；11—髂尾肌；12—耻尾肌；13—肛提肌腱弓；14—闭孔内肌。

▲ 图 2-30　盆腔肌肉、筋膜及韧带

3. 韧带（ligament）　由盆腔内筋膜某些强韧部分与盆腔脏器的肌纤维融合而成（图 2-31~图 2-33）。

（1）耻骨膀胱宫颈韧带（pubocervicovesical ligament）：该韧带的前段起自耻骨内侧，后端与子宫颈及阴道上部前侧壁紧密相连，中间部分与膀胱底部密切连接。该韧带可分为耻骨膀胱韧带（连接耻

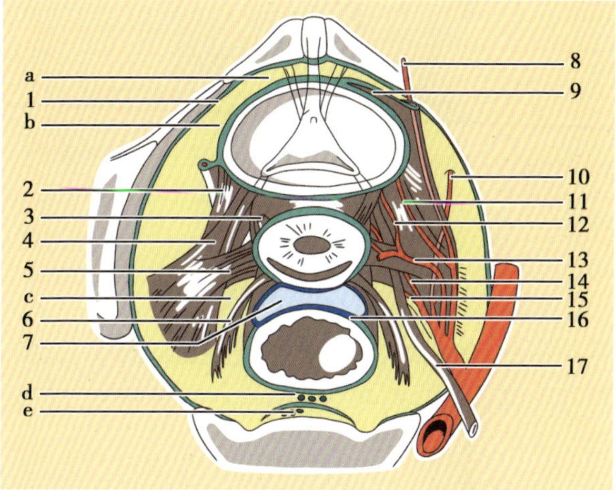

a—耻骨后间隙；b—膀胱旁间隙；c—直肠旁间隙；d—直肠后间隙；e—骶前间隙；1—盆腔壁层筋膜；2—膀胱侧韧带；3—膀胱宫颈韧带；4—主韧带子宫颈旁段；5—主韧带子宫旁段；6—子宫骶骨韧带；7—直肠子宫陷凹；8—脐外侧韧带；9—脐膀胱筋膜；10—闭孔动脉；11—膀胱上动脉；12—膀胱阴道动脉；13—子宫动脉；14—阴道动脉；15—直肠中动脉；16—阴道后穹窿；17—输尿管。

▲ 图 2-31　盆腔脏器韧带示意图

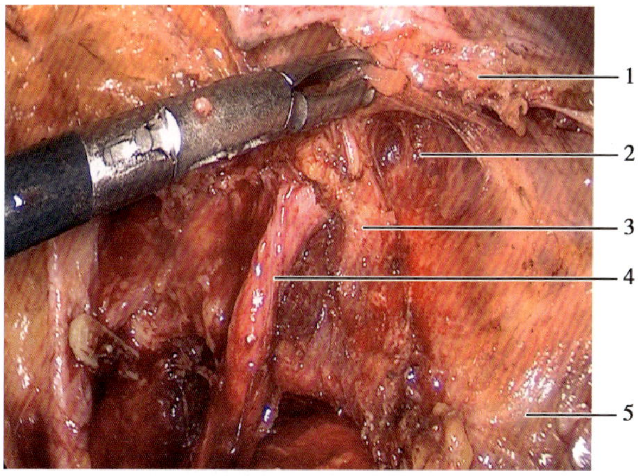

1—膀胱；2—膀胱阴道间隙；3—膀胱宫颈韧带；4—输尿管；5—子宫颈。

▲ 图 2-32　腹腔镜下膀胱宫颈韧带

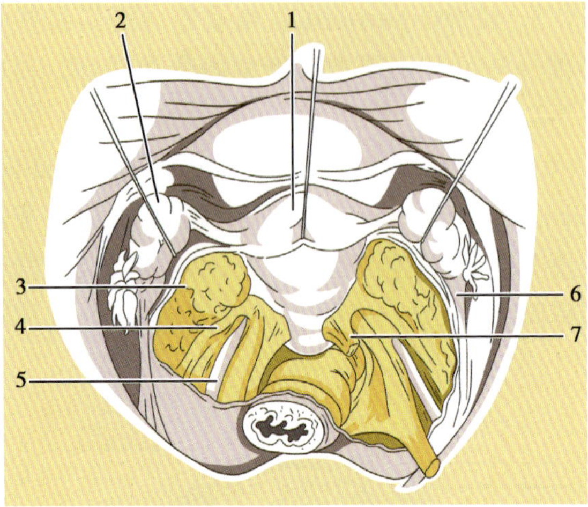

1—子宫；2—卵巢；3—子宫系膜；4—主韧带子宫旁段；5—输尿管；6—卵巢悬韧带；7—子宫骶骨韧带（已离断）。

▲ 图 2-33　盆腔脏器韧带

骨与膀胱）和膀胱宫颈韧带（连接膀胱与子宫颈）。它在加强盆底肌肉和支撑阴道前壁及膀胱方面起到关键作用，防止器官脱垂。

（2）圆韧带（round ligament）：圆韧带起于子宫两角前方，位于输卵管附着部的稍下方，向前外下方延展至骨盆壁。它穿过腹股沟深环，绕过腹壁下动脉的起始部，进入腹股沟管。经过腹股沟浅环后，最终止于大阴唇。圆韧带的主要作用是在妊娠期间维持子宫的前倾状态，并帮助支撑增大的子宫（图 2-34）。

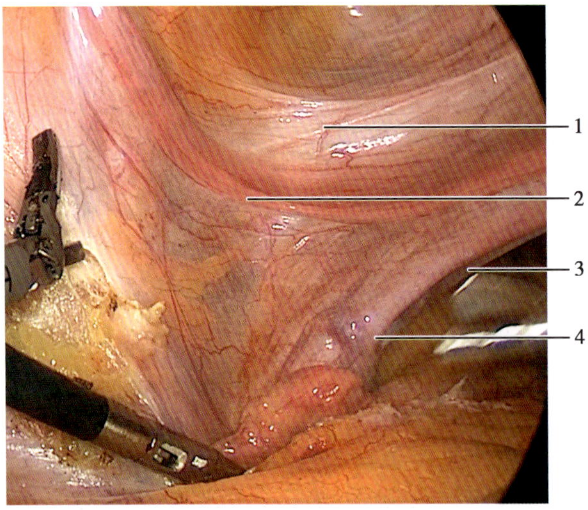

1—阔韧带；2—圆韧带；3—卵巢固有韧带；4—输卵管。

▲ 图 2-34　腹腔镜下圆韧带

（3）阔韧带（broad ligament）：由子宫前后面的腹膜向两侧伸展而成，内 2/3 包围输卵管，外 1/3 由输卵管伞下方延伸到盆腔侧壁，形成骨盆漏斗韧带。阔韧带与子宫形成一横隔将盆腔分成前、后两部分。阔韧带前、后叶之间有大量的疏松结缔组织，称为子宫旁组织。宫颈周围的宫旁组织最发达，向下连接于阴道旁组织，向前连接于膀胱旁组织，向后连接于直肠旁组织，内有丰富的血管、神经和淋巴管。子宫颈癌晚期常累及这些组织。子宫血管和输尿管均从阔韧带基底部穿过（图 2-35）。

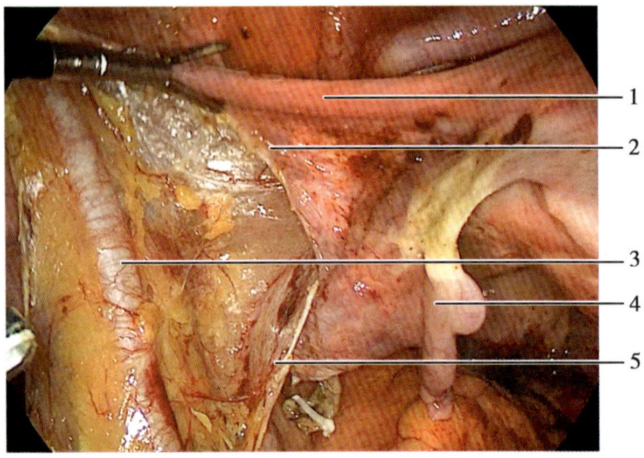

1—圆韧带；2—阔韧带前叶；3—髂外动脉；4—输卵管；5—阔韧带后叶。

▲ 图 2-35　腹腔镜下阔韧带

（4）主韧带（cardinal ligament）：主韧带是阔韧带的基底部，起始于宫颈水平，两侧至肛提肌筋膜，是一对坚韧粗大的平滑肌和结缔组织纤维束。主韧带呈楔形结构，即底尾部宽阔，头部狭小，近宫壁宽，近盆壁狭窄，矢状面呈三角形。主韧带和盆底间为疏松结缔组织，其表面有子宫动静脉分支，深部有宫颈阴道上部静脉丛，腹腔镜手术离断主韧带时应先用双极电凝充分止血后再离断（图 2-36、图 2-37）。

（5）子宫骶骨韧带（uterosacral ligament）：子宫骶骨韧带是从子宫内口水平的子宫肌层起源，向后延伸，绕过直肠的两侧并附着于骶骨 S_2、S_3 前方的筋膜。该韧带内部含有大量平滑肌纤维，呈现出“八字形”分布，因此也称为“八”字韧带。它的主要作用是支撑子宫，维持子宫与直肠之间的解剖关系，并在骨盆腔中固定子宫的位置。子宫骶骨韧带在临床上是支持子宫和防止器官脱垂的重要结构之一（图 2-38 ~ 图 2-40）。

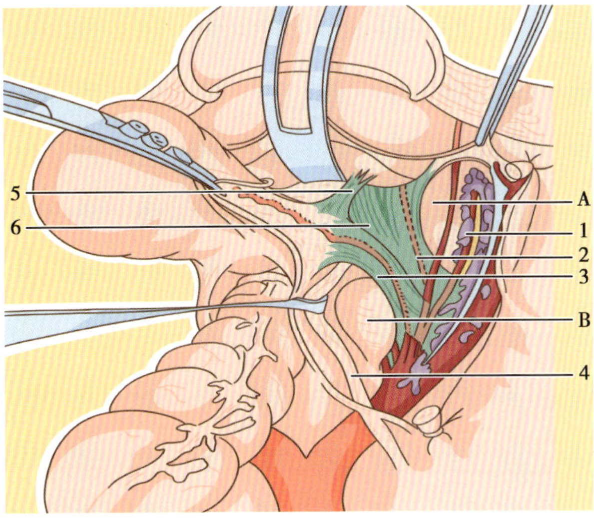

A—膀胱旁间隙；B—直肠旁间隙；1—闭孔神经；2—膀胱侧韧带；3—主韧带子宫旁段；4—输尿管；5—膀胱子宫韧带；6—主韧带子宫颈旁段（中间段）。

▲ 图 2-36　右侧主韧带示意图

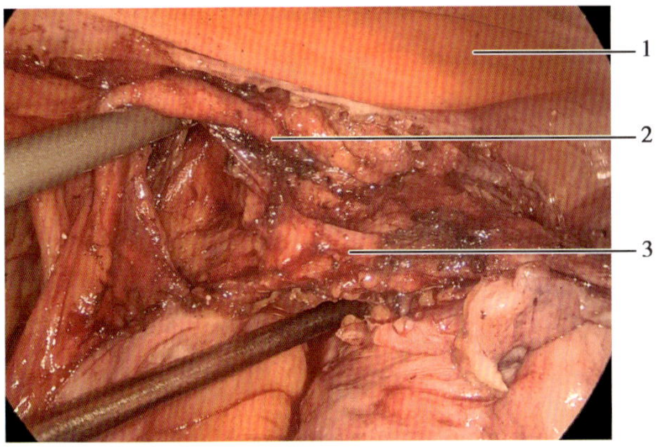

1—膀胱；2—输尿管；3—主韧带。

▲ 图 2-37　腹腔镜下主韧带

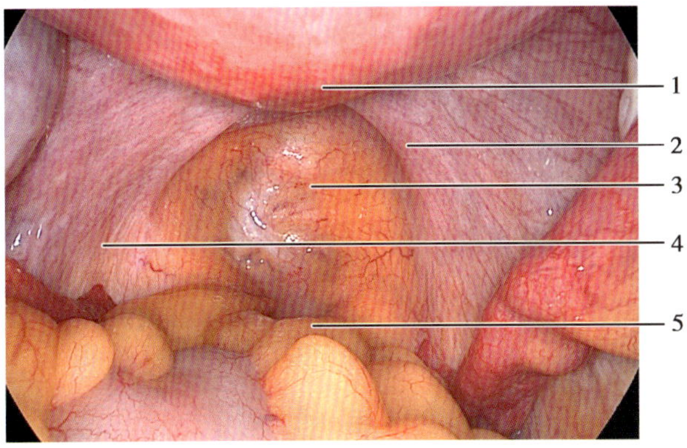

1—子宫；2—右侧子宫骶骨韧带；3—子宫直肠窝；4—左侧子宫骶骨韧带；5—直肠。

▲ 图 2-38　腹腔镜下子宫骶骨韧带 1

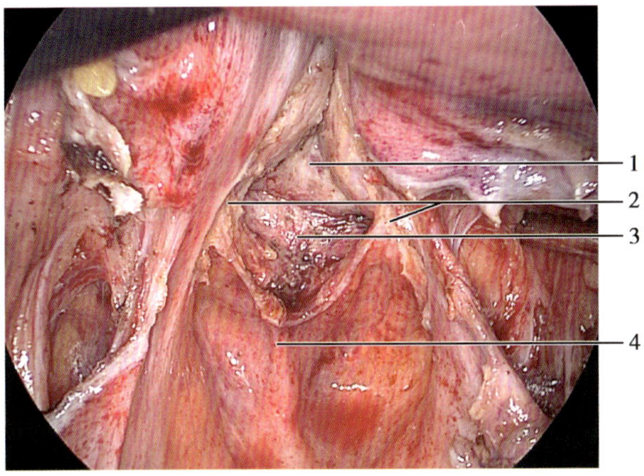

1—阴道；2—宫骶韧带；3—直肠阴道间隙；4—直肠

▲ 图 2-39　腹腔镜下子宫骶骨韧带 2

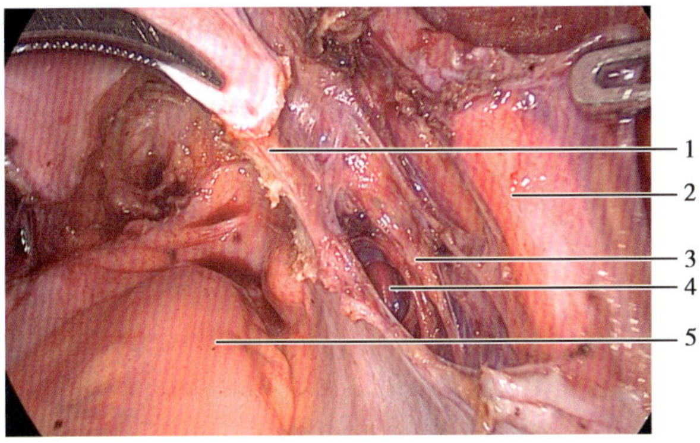

1—右侧子宫骶骨韧带；2—输尿管；3—下腹神经；4—直肠旁间隙；5—直肠。

▲ 图 2-40　腹腔镜下子宫骶骨韧带 3

（6）骨盆漏斗韧带（infundibulopelvic ligament）：骨盆漏斗韧带为阔韧带前、后叶由输卵管伞端下方向两侧延伸达骨盆壁的韧带，其内有卵巢血管穿过，下方有输尿管（图 2-41）。

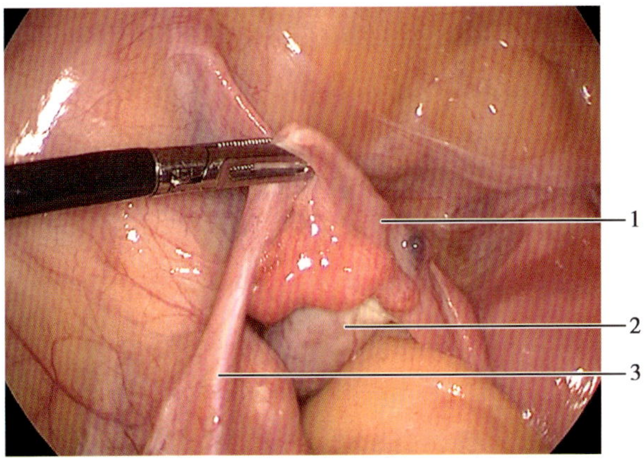

1—卵巢；2—输卵管；3—骨盆漏斗韧带。

▲ 图 2-41　腹腔镜下骨盆漏斗韧带

(7) 子宫直肠韧带(uterorectal ligament):子宫直肠韧带是由子宫骶骨韧带内侧纤维结缔组织的一部分延伸而成,并与直肠侧壁相连,起到支撑子宫和直肠的作用。两侧子宫骶骨韧带和子宫直肠韧带之间的凹陷称为直肠子宫陷凹(rectouterine pouch),也称为道格拉斯陷窝(Douglas pouch),这是盆腔的最低点,在临床上具有重要意义,如在腹腔穿刺术中可用于引流腹腔积液或脓液(图 2-42)。

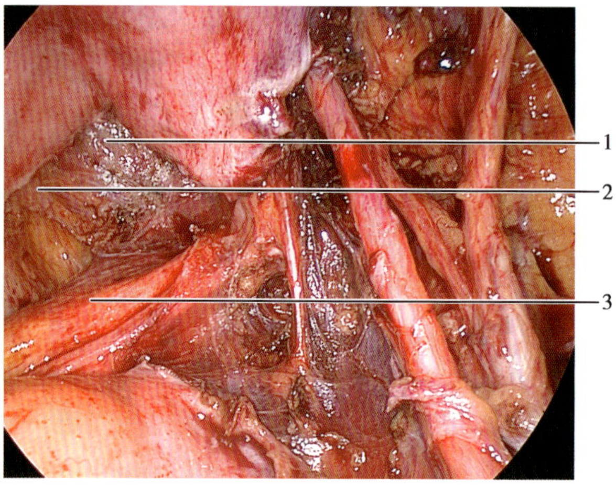

1—子宫直肠窝;2—直肠侧韧带;3—直肠。

▲ 图 2-42　腹腔镜下直肠侧韧带

(二) 间隙

盆壁、脏筋膜之间形成许多筋膜间隙,其中较为重要的如图 2-43、图 2-44 所示。

1. 耻骨后间隙(retropubic space)　位于耻骨盆面与膀胱之间,又称膀胱前间隙。其上界为腹膜反折部,下界为尿生殖膈,两侧为盆脏筋膜形成的耻骨膀胱韧带,近端尿道和膀胱位于间隙的背侧面。在耻骨后间隙的后侧方,膀胱附着于主韧带,耻骨宫颈韧带附着于弓状腱筋膜,这些结构将耻骨后间隙与膀胱阴道宫颈间隙相分隔。耻骨后间隙内重要的组织有间隙下缘的阴蒂背部血管、两侧的闭孔血管和神经。异常的闭孔血管可起自髂外动脉或腹壁下动脉,位于耻骨上,手术时容易损伤(图 2-45)。

2. 膀胱阴道和膀胱宫颈间隙　前面为膀胱底和膀胱后壁,后面为子宫颈和阴道前壁,两侧是膀胱宫颈韧带,底部为尿道内口,相当于阴道中部(图 2-46)。

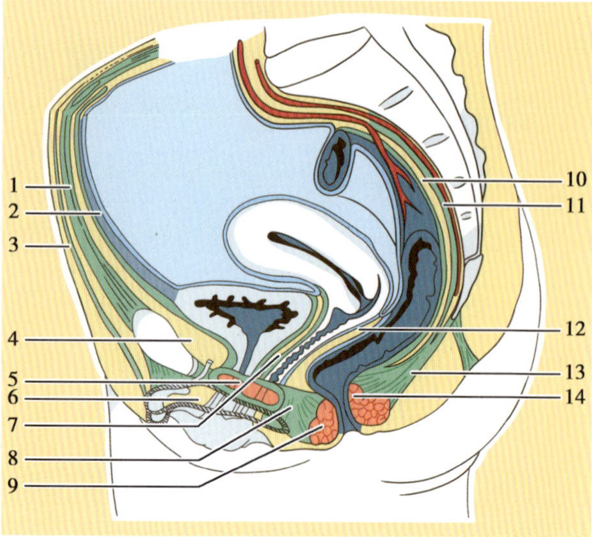

1—腹白线;2—脐正中韧带;3—腹壁浅筋膜;4—耻骨后间隙;5—会阴深间隙;6—会阴浅间隙;7—膀胱阴道隔;8—会阴中心腱;9—肛门外括约肌;10—直肠后间隙;11—直肠后筋膜;12—直肠阴道隔;13—肛门尾骨韧带;14—肛提肌。

▲ 图 2-43　盆腔筋膜、间隙示意图

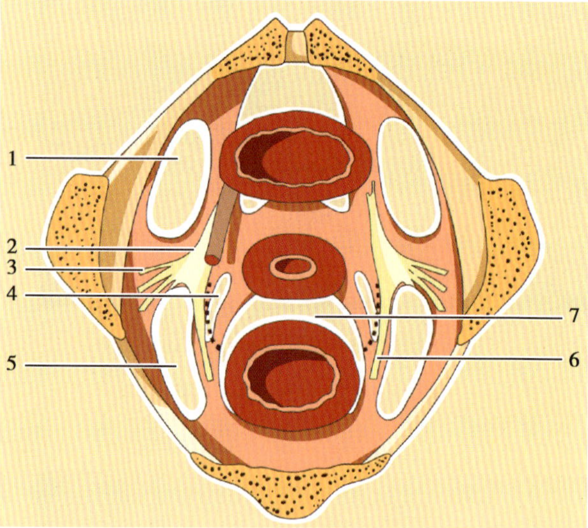

1—膀胱侧间隙;2—下腹下丛;3—内脏神经;4—骶前子宫间隙;5—直肠侧间隙;6—下腹神经;7—直肠前间隙。

▲ 图 2-44　盆腔间隙示意图

3. 直肠阴道间隙(rectovaginal space)　位于阴道背侧面,从处女膜环上方约 2~3cm 处的会阴体顶端开始,向上延伸至直肠子宫陷凹。该间隙的前面是阴道,后面是直肠,两侧由子宫骶骨韧带界定,底部是阴道后穹窿。在宫颈癌手术中,如果需要切除足够长度的阴道,必须充分分离直肠阴道间隙。

在阴道的中 1/3 处，直肠与阴道的解剖关系较为贴近，分离时须特别小心，以避免损伤直肠（图 2-47）。

在宫颈平面水平，主韧带和子宫骶骨韧带的一些纤维混合，在阴道后下方向下延伸，连接于直肠侧壁，向后达到骶骨，这些纤维称为直肠柱，在此处直肠柱将直肠阴道间隙与直肠旁间隙分隔开。

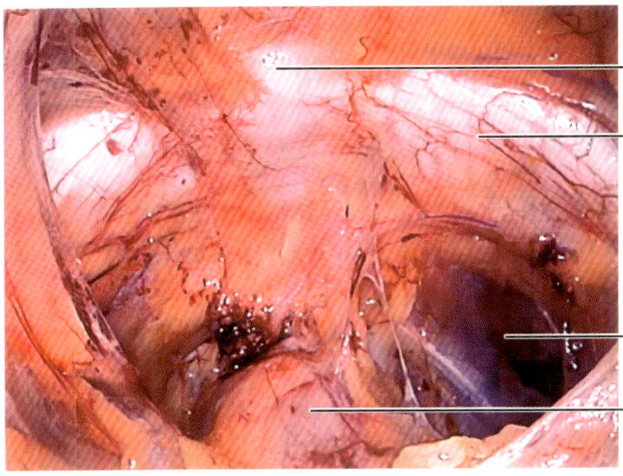

1—耻骨联合；2—耻骨支；3—耻骨后间隙；4—膀胱。

▲ 图 2-45 腹腔镜下耻骨后间隙

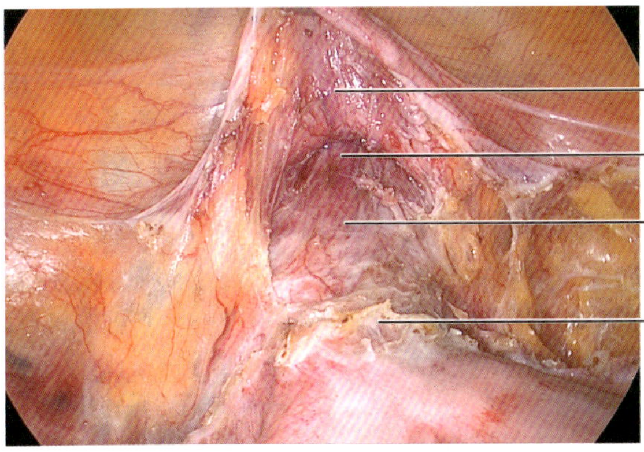

1—膀胱；2—膀胱阴道间隙；3—阴道；4—宫颈。

▲ 图 2-46 膀胱宫颈间隙

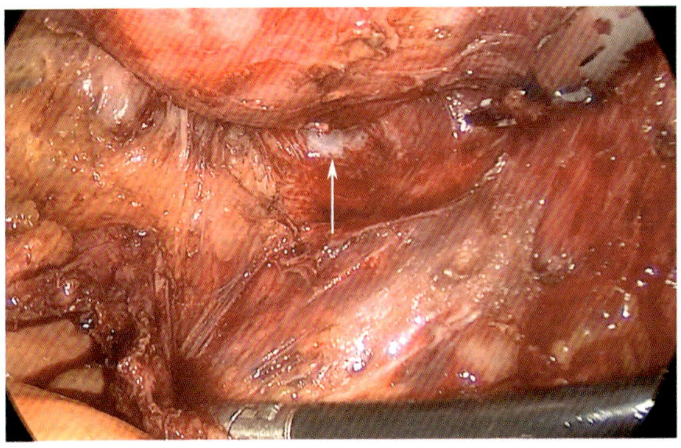

▲ 图 2-47 直肠阴道间隙（箭头）

4. **膀胱侧间隙**（paravesical space） 位于膀胱旁区域，前方界限是闭锁的脐动脉，后方是子宫主韧带（cardinal ligament），内侧为膀胱和阴道旁组织，外侧为闭孔内肌和肛提肌，底部为盆底。该间隙在宫颈癌根治术中非常重要，尤其是在切除足够长度的子宫主韧带时，需要分离膀胱侧间隙。在该间隙的内侧，血管非常丰富，分离时需特别小心，避免损伤血管引起术中出血（图 2-48）。

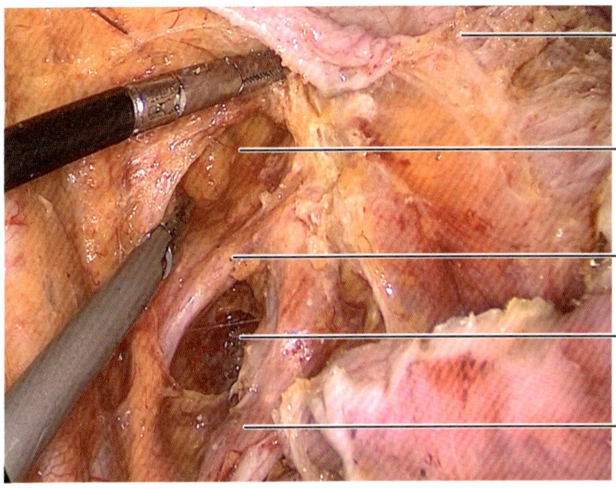

1—膀胱；2—膀胱侧间隙；3—子宫动脉；
4—直肠侧间隙；5—输尿管。

▲ 图 2-48 腹腔镜下膀胱侧间隙和直肠侧间隙

5. **直肠侧间隙**（pararectal space） 位于直肠旁，前方为子宫主韧带（cardinal ligament），后方为梨状肌（piriformis muscle），内侧为子宫骶骨韧带（uterosacral ligament）。由于子宫主韧带的基底部与骨盆底之间通过疏松的结缔组织相连，因此膀胱侧间隙和直肠侧间隙是相通的。在广泛性子宫切除术中，切除子宫骶骨韧带时，必须充分打开直肠侧间隙和直肠阴道间隙，并小心推开直肠，确保安全地分离子宫骶骨韧带，避免损伤直肠（图 2-49）。

6. **直肠后间隙**（retrorectal space） 又称骶前间隙，位于直肠筋膜与骶前筋膜之间。其前方为直肠，后方为骶骨，两侧由直肠侧韧带与骨盆直肠隙相隔。此间隙向下延伸至盆膈，向上则与腹膜后隙相通，顶端为腹主动脉分叉处。在该间隙内有多种重要的结构，包括骶正中血管、骶前神经、奇神经节、直肠上血管、骶淋巴结及疏松结缔组织等。该区域的解剖对于直肠癌手术等盆腔手术至关重

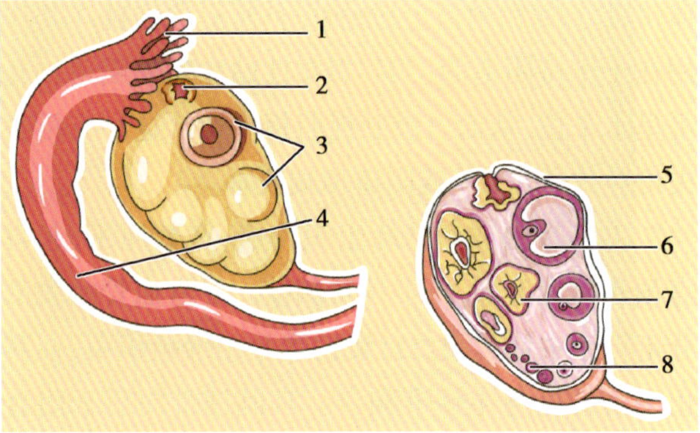

1—输卵管伞；2—卵泡破裂部位；3—成熟中的卵泡；4—输卵管；5—卵巢；6—卵泡液；7—黄体；8—发育中的卵泡。

▲ 图 2-53 卵巢解剖示意图

（二）输卵管

起自圆韧带后上方的宫体。阔韧带的结缔组织增厚形成输卵管系膜，从而为输卵管提供支持。在输卵管系膜中可能出现输卵管旁囊肿，后者经常是中肾管或副中肾管的残留，其在胚胎发育过程中形成，之后被吸收。输卵管腔与宫腔和腹腔相连。每条输卵管可分为 4 个不同的部分：间质部，即输卵管穿过子宫角的部分；峡部，管腔较窄、肌层较厚；壶腹部，管腔较大、黏膜皱襞粗大；伞部，位于输卵管末端，有羊齿状突起可增加输卵管末端的表面积，从而有助于拾卵。输卵管肌层由内环、外纵 2 层平滑肌纤维组成。输卵管的黏膜是由许多细小的乳头状皱褶（皱襞）组成的，包括 3 种细胞类型：纤毛柱状上皮细胞、无纤毛的柱状上皮细胞和闰细胞（可能仅为无活性的分泌细胞）。

（王延洲　王刚）

第二节 外生殖器

女性外生殖器又称女阴（female pudendum），包括阴阜、大阴唇、小阴唇、阴道前庭、阴蒂、前庭球、前庭大腺等。

一、外阴

1. 阴阜（mons pubis） 为耻骨联合前面的皮肤隆起，富有皮脂腺及汗腺，皮下脂肪较发达。性成熟以后生有阴毛，其分布区呈倒三角形。

阴唇包括大、小阴唇。大阴唇（labia majora）为一对纵长、隆起而具有弹性的皮肤皱襞。在发生学上与男性的阴囊相当。左、右大阴唇的前、后端互相连合，形成唇前连合（anterior labial commissure）和唇后连合（posterior labial commissure）。两大阴唇间的裂隙称为女阴裂（pudendal cleft）。

2. 大阴唇（labia majora） 皮肤有汗腺、皮脂腺及色素沉着；成年后，其外侧面的皮肤有稀疏的阴毛附生。内侧面皮肤细薄平滑，类似黏膜，含有皮脂腺，但无阴毛。大阴唇皮下含有大量脂肪组织，并含有弹性纤维和少量平滑肌纤维。此外，还有子宫圆韧带的纤维束止于大阴唇前上部的皮肤下。

3. 小阴唇（labia minora） 位于大阴唇内侧的一对纵行皮肤皱襞，皮下缺乏脂肪组织，但含有大量弹性纤维和少量的平滑肌及丰富的静脉丛。小阴唇外表面呈暗蓝色，与大阴唇内侧面相接触。内侧面滑润，富有皮脂腺，近似黏膜。左右小阴唇的前端分成内、外两条皱襞。女性外生殖器外侧皱襞于阴蒂上方左右连合，围绕阴蒂，构成阴蒂包皮（prepuce of clitoris）；内侧皱襞左右会合附着于阴蒂头的下面，为阴蒂系带（frenulum of clitoris）。未产妇小阴唇的后端左右连接，形成横行阴唇系带（frenulum of pudendal labia），为阴道前庭的后界。经产妇的阴唇系带多由于分娩而被撕裂。

4. 前庭球（bulb of vestibule） 相当于男性的尿道海绵体，呈马蹄铁形，分为中间部和外侧部。外侧部较大，位于大阴唇的皮下。中间部细小，位于尿道外口和阴蒂之间的皮下。

5. 阴蒂（clitoris） 位于唇前连合的后方，内含一对阴蒂海绵体(cavernous body of clitoris),后端为阴蒂脚(crus of clitoris),附于耻骨下支和坐骨下支的骨膜。左、右阴蒂海绵体在中线处连合成阴蒂体(body of clitoris),其游离端称为阴蒂头(glans of clitoris),突出于阴蒂包皮下面。阴蒂头下面以阴蒂系带连于小阴唇。阴蒂海绵体的构造与阴茎海绵体类似。阴蒂头和阴蒂皮肤富有神经末梢,感觉敏锐。

6. **阴道前庭**(vaginal vestibule) 为左、右小阴唇之间的裂隙。前端达阴蒂,后端至阴唇系带。阴道前庭的中央有阴道口(vaginal orifice),附有处女膜(hymen)或处女膜痕。尿道外口较小,位于阴道口的前方,阴蒂的后下方,为短的矢状裂隙,周缘隆起呈乳头状。尿道外口后外侧,有尿道旁腺管口。此外,在阴道口的后外侧,左、右各有一个前庭大腺导管的开口。阴道口后侧与阴唇系带间有一小陷窝,称为舟状窝(fossa navicularis)。此窝在未产妇显著,经产妇多不明显。

7. **前庭大腺**(greater vestibular gland) 又称巴氏腺(Bartholin's gland),与男子的尿道球腺相当,为两个豌豆或黄豆大小的腺体,位于阴道口两侧,前庭球的后内侧,与前庭球相接。其深部依附于会阴深横肌,表面覆以球海绵体肌(阴道括约肌)。导管向内前方斜行,开口于阴道前庭、阴道口两侧。其分泌物黏稠,有滑润阴道的作用。如因炎症使导管阻塞,可形成囊肿(图 2-54)。

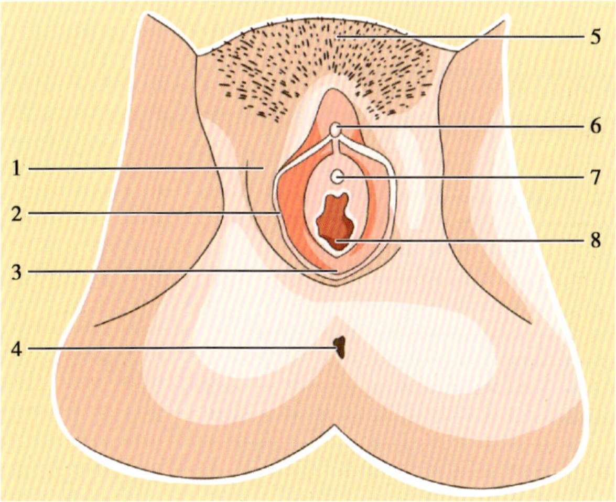

1—大阴唇;2—小阴唇;3—舟状窝;4—肛门;5—阴阜;6—阴蒂;7—尿道口;8—阴道口。

▲ 图 2-54　女性外生殖器

二、会阴

(一) 会阴

广义的会阴(perineum)是指盆膈以下的所有软组织,位于骨盆最下方的区域,呈菱形,可以通过两条坐骨结节之间的假想线分为泌尿生殖前三角和肛门后三角。会阴的边界,上:骨盆隔膜;下:筋膜和皮肤;前:耻骨联合;后:尾骨;横向:坐骨支,骶结节韧带。会阴部的血液供应来自阴部神经(S_2~S_4)和阴部血管。淋巴引流至浅腹股沟、深腹股沟和髂内淋巴结。

女性会阴部的肌肉包括以下几种。

1. **会阴浅横肌** 起源于坐骨结节的内侧,插入会阴中央肌腱并与对侧的对应肌腱相遇。两侧会阴浅横肌同时收缩导致会阴收缩和固定。

2. **坐骨海绵体肌** 这种肌肉起源于坐骨结节的内表面,来自阴蒂小腿和坐骨支。插入阴蒂小腿的侧面和下表面。可收缩阴蒂脚,从而防止静脉回流并有助于保持阴蒂勃起。

3. **球海绵体肌** 形成阴道括约肌并围绕阴道。其纤维向后通过,附着在会阴体上,并与肛门外括约肌融合。在前面,纤维被插入阴蒂海绵体中。通过压缩深背静脉来减小阴道口及其前纤维的大小,帮助阴蒂勃起。

4. **会阴纵横肌** 起源于坐骨下支并在阴道旁边运行。

5. **尿道括约肌** 有外部和内部纤维。外部纤维从耻骨支开始,与阴道和尿道之间相对侧的纤维相遇;内部纤维围绕尿道下部。它们的收缩可引起尿道收缩。

(二) 泌尿生殖三角

女性的泌尿生殖三角由外阴或外生殖器、尿道和阴道口以及会阴肌肉组成。外阴或外生殖器包括阴阜、大阴唇、小阴唇、前庭和阴蒂。阴蒂体包含2个海绵体和坐骨海绵体肌。泌尿生殖三角位于会阴的前部。其基底部由连接2个坐骨结节的假想线形成,并以前面的耻骨联合和两侧的坐骨耻骨支为界。由尿道和外生殖器组成。

泌尿生殖三角由筋膜组成,从浅到深的筋膜层分别是以下几层。

1. **皮肤** 为尿道和阴道口开口的上皮表面。

2. **会阴浅筋膜** 该筋膜层与腹壁筋膜的浅层连续。它由2层组成：形成女性大阴唇和阴阜的浅表脂肪层和深层（Colles筋膜）；包绕会阴肌肉的会阴深筋膜。

3. **会阴浅隙** 位于会阴深筋膜和会阴膜之间的潜在空间。包含阴蒂的勃起组织、前庭大腺和坐骨海绵体、球海绵体肌和会阴浅横肌。

4. **会阴膜** 会阴膜是一层致密的筋膜层，覆盖了泌尿生殖三角的主要部分。向上支撑骨盆隔膜，向下固定外生殖器。尿道和阴道穿过会阴膜通向皮肤表面。

5. **会阴深隙** 这是会阴膜和盆底之间的潜在空间。尿道外括约肌、尿道的一部分以及男性的尿道球腺和会阴横肌都包含在这个小袋中。

6. **会阴体** 是由致密结缔组织形成的中线结构，其锚定会阴膜并为几个会阴肌肉提供附着点；会阴浅横肌和会阴深横肌、球海绵体肌、外肛门和尿道括约肌、肛提肌构成盆底的部分。为阴道后壁提供支撑并防止女性阴道脱垂（图2-55、图2-56）。

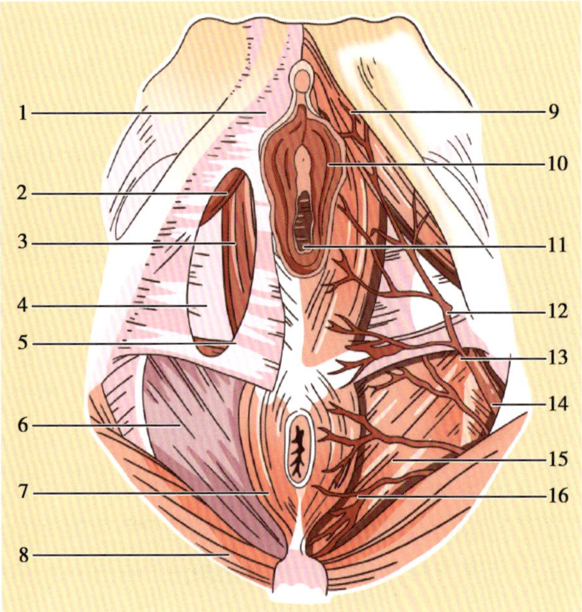

1—会阴浅筋膜；2—坐骨海绵体肌；3—球海绵体肌；4—尿生殖膈下筋膜；5—会阴浅横肌；6—盆膈下筋膜；7—肛门外括约肌；8—臀大肌；9—阴唇后动脉；10—小阴唇；11—阴道；12—会阴动脉；13—阴蒂动脉；14—阴部内动脉；15—肛提肌；16—肛动脉。

▲ 图2-55 会阴浅隙解剖

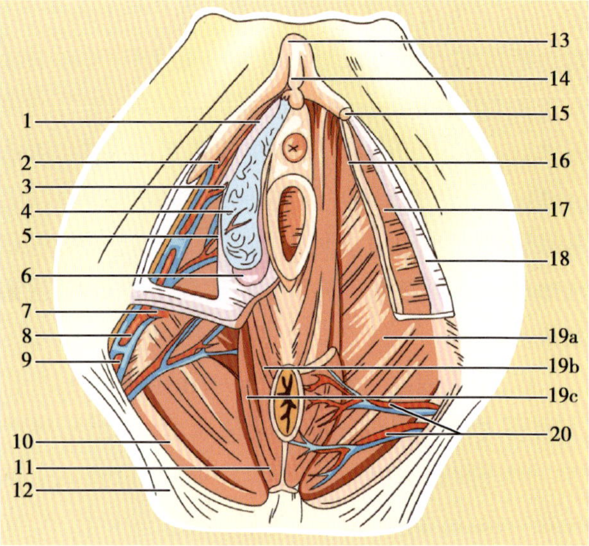

1—阴蒂背动脉；2—阴蒂深动脉；3—尿道动脉；4—前庭球；5—球动脉；6—前庭大腺；7—会阴动脉（已切断）；8—阴蒂动脉；9—阴部内动脉；10—尾骨肌；11—肛门外括约肌；12—骶结节韧带；13—阴蒂体；14—阴蒂头；15—阴蒂脚；16—尿生殖膈上筋膜；17—会阴深横机；18—尿生殖膈下筋膜；19—肛提肌；19a—髂骨尾骨肌；19b—耻骨直肠肌；19c—耻骨尾骨肌；20—肛动脉。

▲ 图2-56 会阴深隙解剖

（三）肛门三角

肛门三角形成了会阴的后部。三角形的底部由连接两个坐骨结节的假想线形成。尾骨和骶结节韧带形成了它的其他边界。由肛管下段和坐骨肛门（直肠）窝以及通过该窝的血管神经构成，肛门三角的皮下组织富含脂肪，充填在坐骨肛门窝内。肛门外括约肌围绕肛门三角，坐骨直肠窝位于其两侧。在后方，肛尾体位于肛门和尾骨尖之间，由较厚的纤维肌肉组织构成，支持直肠下段和肛管（图2-57）。

三、阴道

阴道是女性生殖道的一部分，是一个可扩张的肌肉管。阴道向上后方走行，呈“S”形弯曲，与子宫轴形成大于90°的夹角，此角随膀胱和直肠膨胀的程度而有所变化。成年妇女阴道前壁长7~9cm，与膀胱和尿道相邻，后壁长10~12cm，与直肠毗邻。阴道的横径由上向下逐渐变窄，因此，阴道中部的横断面是横裂，而下部的横断面为“H”形的裂隙。阴道上端围绕子宫颈阴道部形成

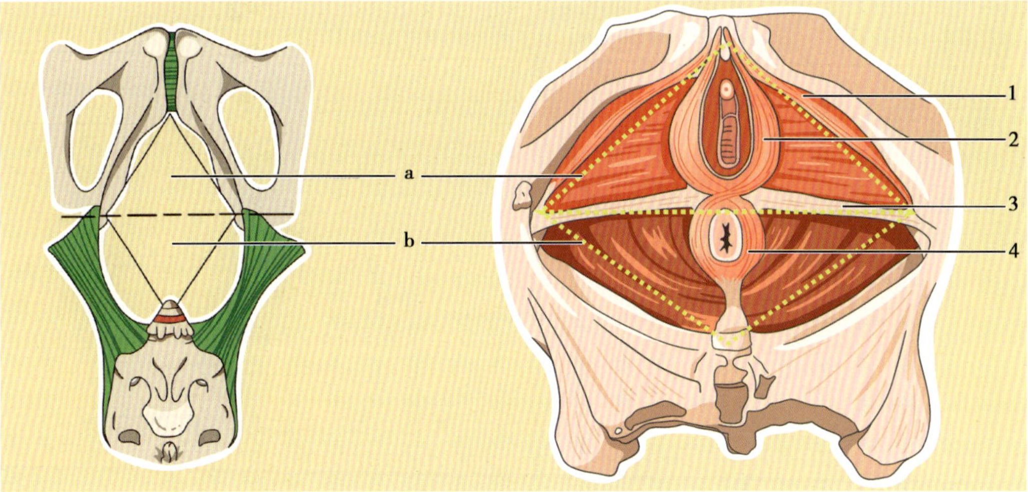

a—泌尿生殖三角；b—肛门三角；1—坐骨海绵体肌；2—球海绵体肌；
3—会阴浅横肌；4—肛门外括约肌。

▲ 图 2-57　会阴菱形区域肌肉

的环行腔隙称为阴道穹窿（fornix of vagina），包括阴道前、后穹窿和两个侧穹窿。阴道前穹窿为一表浅的隐窝，而阴道后穹窿较深，可达 1~2cm，与直肠子宫陷凹紧密相邻，为盆腔的最低点。阴道下端以阴道口开口于阴道前庭。女性的阴道口有一环形的膜状黏膜皱襞，称为处女膜（hymen），位于阴道与阴道前庭的分界处。

1. 阴道　由 4 个组织层组成（内部到外部）。

（1）复层鳞状上皮：该层提供保护并由宫颈黏液润滑（阴道本身不含任何腺体）。

（2）弹性固有层：一种致密的结缔组织层，将乳头投射到上覆的上皮中。较大的静脉位于此处。

（3）纤维肌层：包括 2 层平滑肌；一个内圆形和一个外纵向层。

（4）外膜：一种纤维层，可为阴道提供额外的强度，同时还将其与周围结构结合。

2. 血管供应和淋巴回流　阴道的动脉供应是通过髂内动脉的 2 个分支：子宫动脉和阴道动脉；静脉回流由阴道静脉丛通过子宫静脉流入髂内静脉。淋巴引流分为 3 个部分：上段引流至髂外淋巴结；中段引流到髂内淋巴结；下段引流至浅表腹股沟淋巴结。

3. 阴道与周围器官的关系　阴道与骨盆区域的许多器官密切相关：前部为膀胱和尿道；后部为直肠袋、直肠和肛管；外侧为输尿管和肛提肌。

（1）阴道周围间隙：包括膀胱阴道间隙和膀胱宫颈间隙。膀胱与阴道和宫颈之间存在间隙，其中膀胱阴道间隙相对于膀胱宫颈间隙较为致密，在分离时要注意界限的寻找。值得注意的是在 2 个间隙之间有一层薄膜，Linde 等称之为阴道上隔膜，而 Grant 称之为膀胱阴道隔，该膜有时致密，有时较薄。

（2）阴道直肠间隙阴道后壁和直肠前壁之间存在一个潜在性的、疏松的较易分离间隙，起自会阴体顶端，向上延伸至直肠子宫陷凹，两侧为直肠柱（又称阴道直肠韧带）。间隙内为疏松结缔组织，较容易分离暴露。膀胱阴道间隙和阴道直肠间隙的分离借助水压的分离较为安全。

（3）膀胱侧间隙：位于膀胱侧窝的腹膜下方，顶为膀胱侧窝的腹膜，底为盆隔上筋膜，内侧为膀胱宫颈阴道韧带外侧叶，外界为闭孔内肌筋膜及髂内血管等。

（4）直肠侧间隙：该间隙位于直肠两侧与盆侧壁之间，顶为直肠侧窝的腹膜，底为盆膈，前为子宫主韧带，内侧界为直肠柱和子宫骶韧带（图 2-58）。

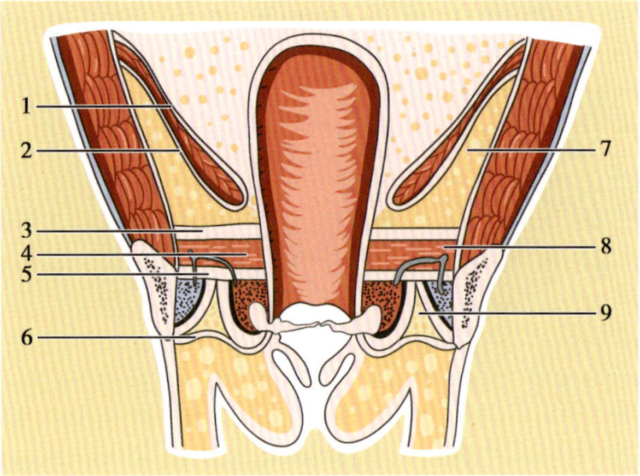

1—盆膈上筋膜；2—盆膈下筋膜；3—尿生殖膈上筋膜；4—会阴深横肌；5—尿生殖膈下筋膜；6—会阴浅筋膜；7—坐骨直肠窝；8—会阴深隙；9—会阴浅隙。

◀ 图 2-58　阴道及盆壁间隙解剖

（王延洲）

第三节　内、外生殖器的淋巴结通路

一、盆腔淋巴结群

盆部的淋巴结一般沿血管排列，淋巴结的数目、大小和位置均不恒定，分为 3 组：髂淋巴组（分为髂总淋巴结、髂外淋巴结和髂内淋巴结）、腰淋巴组、骶前淋巴组（图 2-59、图 2-60）。

1. 髂外淋巴结（external iliac lymph node）沿髂外动脉后方及两侧排列，收纳腹股沟浅、深淋巴结的输出管，以及部分盆内脏器和腹前壁下部的淋巴，数目约 8~10 个。包括 3 组：外侧、中间和内侧淋巴结。髂外外侧淋巴结位于髂外动脉上方，数量少（1~4 个），相当于腹股沟淋巴结和髂总淋巴结之间的中继站淋巴结；髂外中间淋巴结位于髂外静脉上或介于髂外动静脉之间，平均约 2 个，伴有一个血管腔隙附近不固定的中部腔隙淋巴结。髂外中间淋巴结也是中继站淋巴结，汇集腹股沟淋巴结和髂外内侧淋巴结的回流，汇入髂总淋巴结；髂外内侧淋巴结固定，位于静脉下方，数量较多，紧贴盆壁（图 2-61）。

2. 髂内淋巴结（internal iliac lymph node）沿髂内动脉及其分支排列，主要收纳盆内脏器、会阴及臀部等处的淋巴。包括 2 组：臀组和骶组。臀上淋巴结位于臀下动脉和髂内动脉之间。臀下淋巴结位于梨状肌表面，围绕臀下动脉和直肠下动脉的起始分布。臀组淋巴结汇集直肠、会阴深部区域和臀区的淋巴；骶组淋巴结沿着骶外侧动脉分布，靠近骶骨第 2 和第 3 孔的腹侧，邻近骶丛神经。汇集直肠和子宫颈的淋巴（图 2-62）。

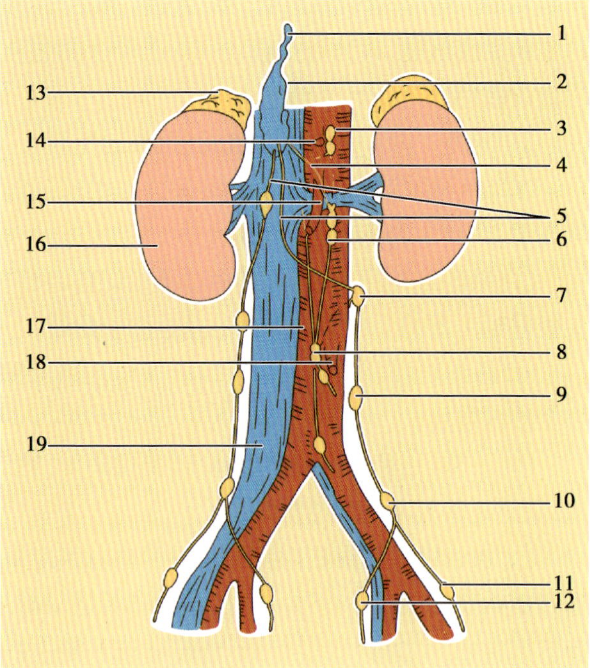

1—胸导管；2—乳糜池；3—腹腔淋巴结；4—肠干；5—腰干；6—肠系膜上淋巴结；7—左腰淋巴结；8—肠系膜下淋巴结；9—左腰淋巴结；10—左髂总淋巴结；11—左髂外淋巴结；12—左髂内淋巴结；13—左肾上腺；14—腹腔动脉；15—肠系膜上动脉；16—左肾；17—腹主动脉；18—肠系膜下动脉；19—下腔静脉。

▲ 图 2-59　腹腔、盆腔主要淋巴结

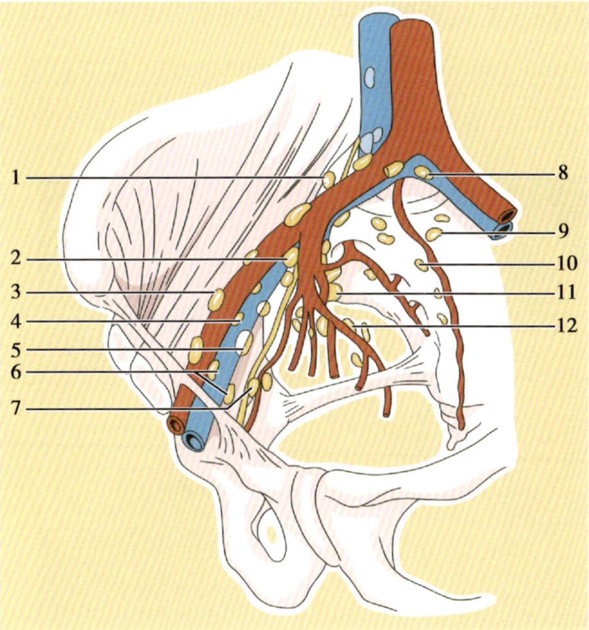

1—髂总中间淋巴结；2—髂内淋巴结；3—髂外外侧淋巴结；4—髂外中间淋巴结；5—髂外内侧淋巴结；6—腔隙后淋巴结；7—闭孔淋巴结；8—腹主动脉下淋巴结；9—骶岬淋巴结；10—骶淋巴结；11—臀上淋巴结；12—臀下淋巴结。

▲ 图 2-60　盆腔淋巴结

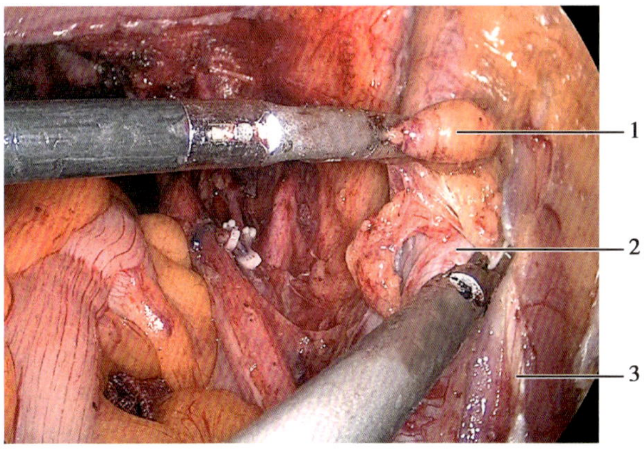

1—髂外动脉；2—髂外淋巴结；3—生殖股神经。

▲ 图 2-61　腹腔镜下髂外淋巴结

3. 闭孔淋巴结(obturator lymph nodes)　沿着闭孔血管和神经分布，位于髂内、外动脉间，靠近闭孔管，主要汇集膀胱、输尿管、子宫和阴道的淋巴。患宫颈癌时，此处淋巴结累及较早(图 2-63)。

4. 骶淋巴结(sacral lymph node)　沿骶正中动脉排列，收纳盆后壁及直肠的部分淋巴。

5. 髂总淋巴结(common iliac lymph node)　沿髂总动脉周围排列，通过接受髂外、髂内和骶淋巴结的输出管，收纳下肢、盆壁及盆内脏器的淋巴，注入左、右腰淋巴结。分为 5 组：①髂总外侧淋巴结：位于腰髂隐窝的表面，两侧是腰大肌，后方是骶翼，在中间右侧是右髂总静脉、左侧是左髂总静脉；②髂总中间淋巴结：位于髂总静脉的前方；③髂总内侧淋巴结：附着于右髂总动脉和左髂总静脉内侧；④髂总骶岬：位于骶岬正面；⑤髂总主动脉下淋巴结：紧贴主动脉分叉处。

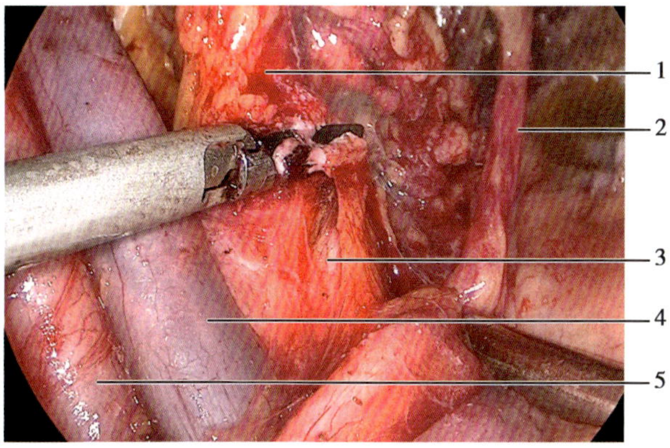

1—髂内淋巴结；2—输尿管；3—髂内动脉；4—髂外静脉；5—髂外动脉。

▲ 图 2-62　腹腔镜下髂内淋巴结

6. 腹股沟深淋巴结(deep inguinal lymph nodes)　位于股管上端，又称 Clopuet 淋巴结，接受腹股沟浅淋巴结，汇集的淋巴与盆腔深部淋巴结(髂外、髂内、闭孔淋巴结)相通(图 2-64)。

7. 腹主动脉旁淋巴结(paraaortic lymph nodes)　沿腹主动脉和下腔静脉排列，收纳髂总淋巴结的输出管(图 2-65)。

二、外生殖器淋巴通路

阴道下段的淋巴液主要汇入腹股沟浅淋巴结，再汇流至腹股沟深淋巴结，进一步注入髂外、闭孔、闭孔、髂内等淋巴结，再转至髂总淋巴结。

阴道上段淋巴引流基本与宫颈引流相同，大部汇入闭孔淋巴结与髂内淋巴结；小部汇入髂外淋巴结，并经宫骶韧带入骶前淋巴结。

子宫体及底部淋巴与输卵管、卵巢淋巴均输入腰淋巴结；子宫体两侧淋巴可沿圆韧带进入腹股沟浅淋巴结。

子宫颈部淋巴最直接的淋巴回流是通过两侧的宫旁组织（主韧带）到髂内淋巴结和闭孔淋巴结，再向上汇流至髂外淋巴结和髂总淋巴结、骶淋巴结、腹主动脉旁淋巴结（图 2-66）。

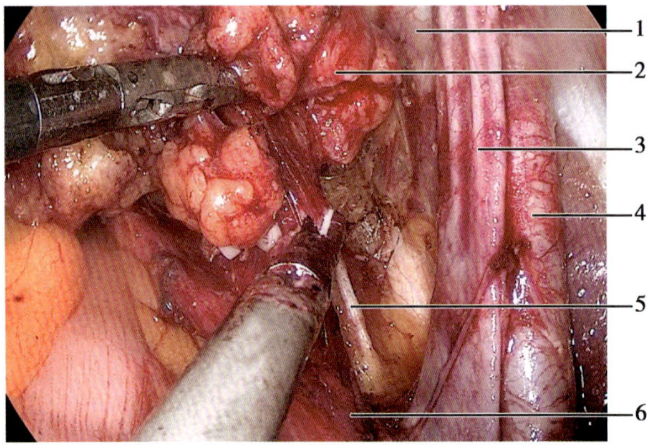

1—耻骨支；2—闭孔淋巴结；3—髂外静脉；4—髂外动脉；5—闭孔神经；6—髂内静脉。

▲ 图 2-63　腹腔镜下闭孔淋巴结

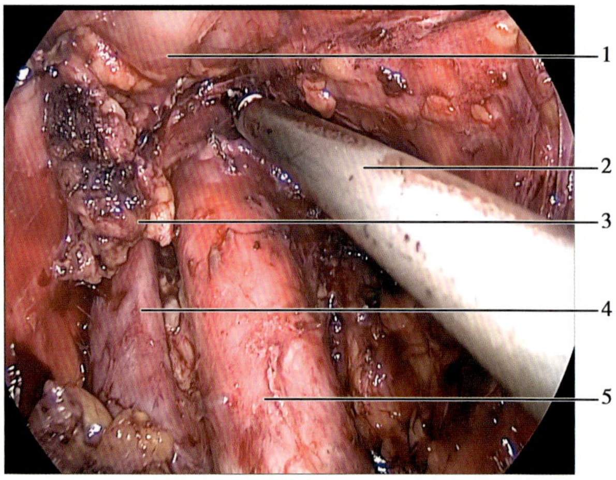

1—十二指肠；2—超声刀；3—腹主动脉旁淋巴结；4—下腔静脉；5—腹主动脉。

▲ 图 2-65　腹腔镜下腹主动脉旁淋巴结

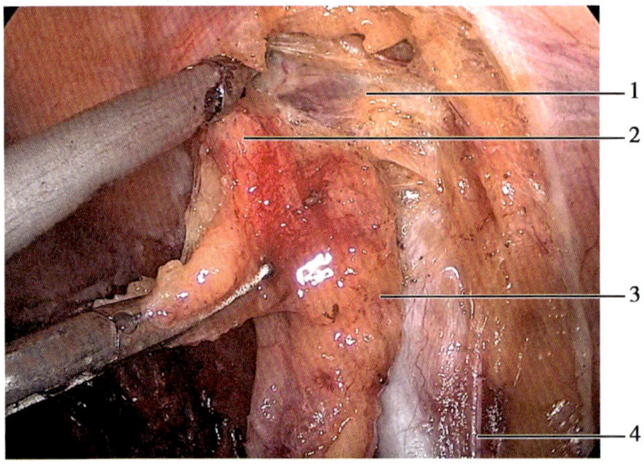

1—旋髂深静脉；2—腹股沟深淋巴结；3—髂外淋巴结；4—生殖股神经。

▲ 图 2-64　腹腔镜下腹股沟深淋巴结

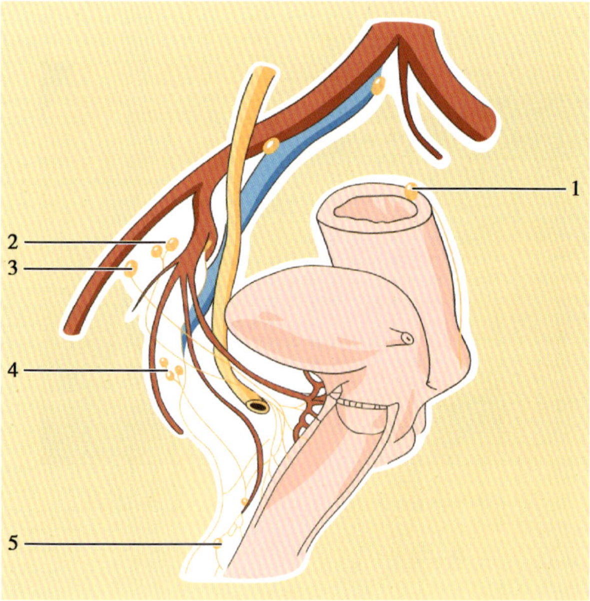

1—阴道穹窿和上段后壁淋巴流向直肠淋巴结；2—阴道侧壁淋巴流向盆底部淋巴结，或直接流向髂总淋巴结；3—阴道上段前壁淋巴流向髂内淋巴结；4—阴道下段淋巴管流向臀内淋巴结；5—阴道外侧淋巴管注入中途小淋巴结。

▲ 图 2-66　阴道淋巴流向

（王延洲）

第四节　邻近与妇科肿瘤手术相关的器官

一、输尿管解剖

输尿管位于壁腹膜后方，上端起自肾盂，下端终于膀胱，全长25~30cm，直径为4~7mm。自肾盂输尿管移行部至输尿管跨越髂血管部为输尿管腹部，沿腰大肌表面下行，周围有疏松结缔组织包绕，卵巢血管斜跨其前方。右输尿管腹部的前方有十二指肠降部、小肠系膜部，下段的外侧与会盲部及阑尾相邻。左侧输尿管的前方有十二指肠空肠曲、左结肠血管及乙状结肠系膜越过。输尿管腹部的血供来自肾动脉、主动脉腹部、卵巢血管、髂总动脉、髂内外动脉等（图2-67、图2-68）。

自跨越髂血管开始至穿入膀胱处为输尿管盆部，分为壁层腹膜段、韧带后段、韧带内段、膀胱后段和膀胱段。

壁层腹膜段位于髂内动脉的前内侧，附着于盆腔壁层腹膜的深面，终于卵巢陷窝的后缘。两侧为髂内静脉、闭孔神经和闭孔、脐、子宫和阴道血管；内侧为直肠，并分割形成直肠侧窝，前方为卵巢。

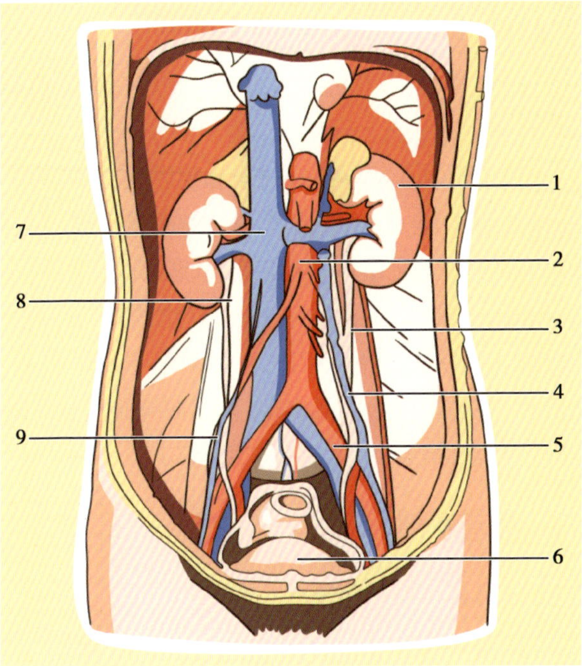

1—左侧肾脏；2—腹主动脉；3—左侧输尿管；4—左卵巢血管；5—左侧髂总动脉；6—膀胱；7—下腔静脉；8—右侧输尿管；9—右卵巢血管。

▲ 图2-67　输尿管解剖

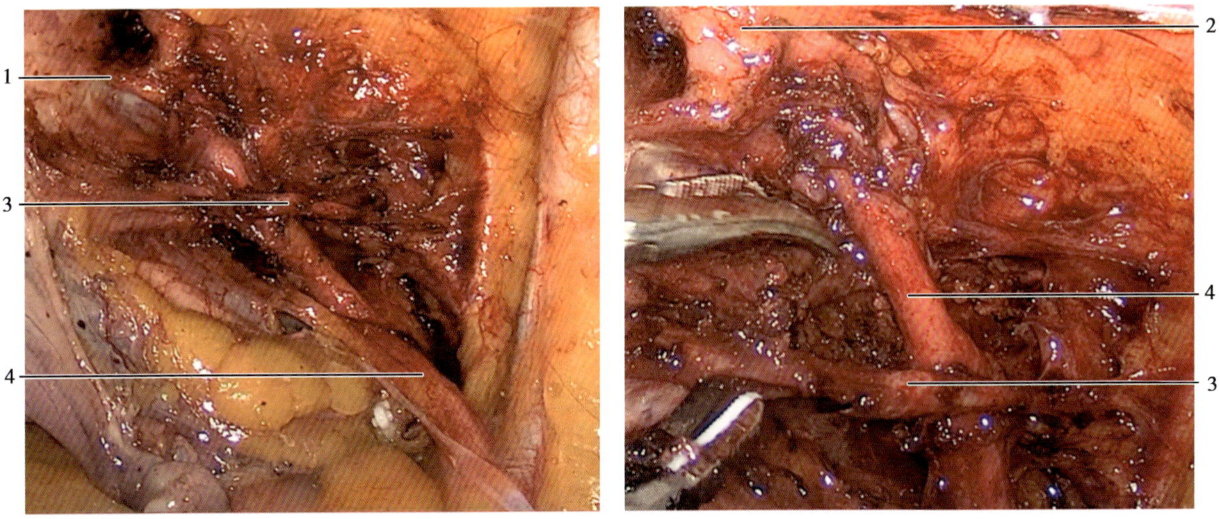

1—膀胱宫颈韧带；2—膀胱；3—子宫动脉；4—输尿管。

▲ 图2-68　腹腔镜下输尿管解剖

韧带后段距坐骨棘约15mm，向前内侧下降，伴行于子宫动脉的后内侧，与子宫骶骨韧带的起始部相近。

韧带内段位于主韧带子宫旁段下，包裹于外膜鞘内，于子宫峡部的下方，子宫动脉袢后方穿过。

膀胱后段位于膀胱阴道隔内，长约10mm，覆盖有膀胱子宫韧带。输尿管在子宫颈外口水平进入膀胱底。

膀胱段长约10mm，入口在膀胱三角区的侧角，距离约25mm。

输尿管有3层，外膜、肌层和黏膜层，外膜为疏松结缔组织层，由肾纤维膜和膀胱筋膜组成，富有血管和神经。肌层由平滑肌和丰富的疏松结缔组织组成，分为3层：内层由纵向纤维组成，延伸至膀胱内，与膀胱三角肌相连；中层由环形纤维组成；外层仅在输尿管盆腔段出现，由纵向纤维组成。输尿管内膜有皱襞，由移行上皮组成。

二、尿道解剖

（一）女性尿道解剖与生理

女性尿道位于耻骨联合之后，在阴道前壁的下部之前，外部有血管丛及紧密的结缔组织，周围有筋膜及韧带固定，不活动，开口于前庭。成人尿道长3.4~4.8cm，平均(4.04 ± 0.8)cm，排尿时尿道内门扩张，尿道呈圆锥形，尿道外口最细。

（二）女性尿道组织结构

尿道可分上、中、下三段，上段为尿道近端，下段尿道称远端尿道。尿道内层为黏膜，尿道黏膜及黏膜下形成多数皱襞及陷窝，肌层主要是平滑肌构成，尿道黏膜下有许多小的尿道腺，开口于黏膜表面。

1. 上段　膀胱颈部环状肌和上1/3尿道环状肌彼此连通。内面衬以黏膜。这部分尿道壁无横纹肌组织，在尿道的横切面上，此段尿道的腔呈漏斗状，靠近膀胱颈的部分很宽敞，逐渐变窄过渡到中段尿道，这种漏斗状的内腔在活体的内腔镜下也可清晰地观察到，因此，这段尿道可称为尿道的漏斗段，这段尿道长约7mm，在颈部则特别肥厚，形成内括约肌，收缩力较强，对控制排尿起主要作用。

2. 中段　此段尿道长度为20~30mm，约占女性尿道全长的80%。外层环行走向的为横纹肌层，其下方薄的环形平滑肌层和厚的纵行平滑肌层，再内侧是厚的固有膜层。固有膜可分为黏膜下层和黏膜层；这段尿道可称为尿道的括约肌段。

3. 下段　即尿道开口部，平滑肌过渡为致密结缔组织，内衬黏膜，尿道脊在此段消失，内腔为一膨大的壶腹，然后终止为裂隙状的尿道外口，尿道远段的这种结构，特别是裂隙状的尿道外口犹如消防水管收缩变窄的喷水龙头，有利于尿液排出体外时形成快速的尿流。

（三）尿道周围的腺体

尿道黏膜下层有许多小的尿道腺，其导管开口于尿道黏膜的表面，腺管发育大小不等，其中最大的一些腺体肌尿道旁腺位于尿道周围的5点及7点的位置。它们的腺泡向膀胱颈部延伸，进入尿道阴道隔。

（四）血管供应

尿道的血管主要分布膀胱下动脉、子宫动脉及阴部内动脉的分支，分为3段。在膀胱颈部膀胱下动脉的分支灌流尿道上1/3。尿道中1/3接受阴道中动脉的血液供应。尿道下1/3分布阴部动脉的分支。这些血管彼此吻合。静脉血流入膀胱静脉丛和阴部静脉丛，最后流入髂内静脉。

三、膀胱的解剖

膀胱是由内胚叶发生的平滑肌交织的筋膜性的囊状器官，其大小、形态、位置及壁的厚薄等随着贮尿量而变化。膀胱空虚时呈倒锥形，分为顶、体、底部，各部之间无明显的分界线，正常容量为300~500ml。

1. 膀胱的周围组织　膀胱的前下方为耻骨联合及闭孔内肌之间，隔一层疏松的结缔组织及静脉丛，称为耻骨后间隙；膀胱的外下部为肛提肌、闭孔内肌及其筋膜，其间有疏松结缔组织称膀胱旁组织；膀胱后面上部覆盖腹膜即膀胱顶有一小块面积黏着较牢固并连接子宫形成膀胱子宫陷凹；后下部紧贴子宫及阴道，膀胱颈和尿道上部与耻骨、肛提肌相连为耻骨膀胱韧带，耻骨膀胱韧带发育不良可导致尿失禁。

2. 膀胱的结构　膀胱壁由浆膜层、肌层、黏膜层及黏膜下层所组成。肌层为网状平滑肌，即外纵行肌、中环形肌、内纵行肌，统称为逼尿肌。膀胱三角区是两侧输尿管口与尿道内口形成的三角形区，三角区底线以上为三角后区。三角区的两侧缘为三角区与两侧的分界线。膀胱的黏膜层由移行细胞组成，与输尿管和尿道黏膜彼此连接，大部分黏膜层经黏膜下组织与肌层疏松连接，因此可与肌层分开。在三角区无黏膜下层，黏膜肌层紧密贴着，黏膜光滑色稍苍白。

3. 膀胱的血供　膀胱的血液供应很丰富，主要来自膀胱上、中及下动脉。膀胱上动脉来自髂内动脉的前支，供应膀胱外侧面的上部及顶部，膀胱上动脉分布到膀胱顶与腹壁动脉吻合；膀胱中动脉常有变异可缺如，膀胱中动脉可来自髂内动脉或膀胱上动脉；膀胱下动脉分布在膀胱外侧面下部及底部，供应尿道上 1/3 的血液。其他尚有直肠中动脉，有一支达膀胱底后面；阴部内动脉分布膀胱前下 1/3；子宫动脉和阴道动脉供应膀胱。以上动脉互相吻合，形成膀胱周围动脉网，各动脉穿过肌层在黏膜下形成膀胱黏膜下动脉网，故膀胱手术愈合良好。

四、直肠的解剖

结肠最末端是直肠，直肠在 S_3 平面与乙状结肠相连，在下方终止于肛门皮肤线，包括 2 个部分：①盆腔部直肠或直肠壶腹部，是一个有弹性可收缩的贮库；②会阴部直肠或肛管，这部分被 2 层括约肌所包绕，即内、外括约肌，对控便和排便起着重要的作用。

直肠壶腹部上方为盆腔内脏腹膜覆盖，侧方为内脏筋膜，背侧为骶前筋膜与骶骨，下方为肛提肌和直肠纵行肌融合所封闭。盆腔腹膜覆盖直肠壶腹部前上 1/3，从侧面观，覆盖线是从后上向前下倾斜行走，下方形成道格拉斯陷窝，女性称为直肠子宫陷凹（rectouterine pouch），陷凹底到女性肛门口的距离为 5.5cm。道格拉斯陷窝前方，腹膜还覆盖女性的阴道后壁上方，因此女性子宫颈可以作为在手术向上分离到达道格拉斯陷窝底的标志。

直肠除了前方为腹膜覆盖以外，其余都被疏松结缔组织的筋膜所包绕，手术时易于分离，但也是易于感染的间隙。此筋膜可分为 2 种。

（1）直肠筋膜：紧贴在直肠肌鞘外的圆柱形筋膜结构，其越靠下方越肥厚、结实。直肠与筋膜之间分布着动静脉分支、膀胱旁淋巴结和脂肪组织。

（2）直肠旁筋膜：比前者牢固和结实，由纤维蜂窝状结缔组织构成，它包绕直肠并在直肠与其他器官之间形成一个明显的界限。女性的直肠生殖筋膜为其在此的延续，包绕着直肠子宫韧带，是盆腔器官的重要支持物，手术时应该尽量保留，一旦损伤，可能引起阴道脱垂和直肠膨出。

直肠的后表面不紧不松地靠着 S_3~S_5 前表面，其间包括骶正中血管，肠系膜上动脉的右侧支，奇神经节或尾神经节也在尾椎前与两侧的交感神经干汇合。骶前筋膜又称直肠悬吊韧带，位于直肠后方，起于 S_1 或 S_3，固定在肛直肠连接处以上 2~5cm 的直肠筋膜后表面，若要切除直肠，应紧贴直肠壁切断。

直肠侧方在腹膜覆盖线以下的是盆腔内脏筋膜，固定直肠与上侧方肛提肌之间的间隙并形成直肠系膜。称之为系膜是因为双侧髂内动脉前支分出的直肠中动脉、左右腹下神经分支都通过包绕在该筋膜之内的直肠侧方韧带，也称为直肠茎或直肠柱。此韧带将直肠周围脂肪间隙分为盆直肠、直肠周和直肠后几个间隙。若要在直肠外游离直肠，钳夹，切断和结扎，此直肠茎或柱是至关重要的。在两侧骶前孔平面，骶前筋膜和盆内脏筋膜结合在一起，包绕着来自 S_2、S_3 的盆内脏神经，到达直肠的侧壁并与来自盆丛的左右腹下骶前神经联合，包绕它们的是直肠骶韧带。这些神经经过盆内脏筋膜进入下腹下神经丛和神经节，保证盆腔脏器的神经供应。手术切除直肠时在其中部解剖和处理直肠系膜应尽可能紧贴直肠壁，避免损伤神经。

（王延洲）

第五节　腹腔镜手术的入路解剖、特点及选择原则

一、肚脐入路的解剖

脐位于腹前正中线上，在左右髂前上棘连线与腹前正中线交叉点的头侧；由于脐中央部为无弹力的瘢痕组织，周边逐渐延伸为正常腹壁组织，因此形成特征性的陷凹。

脐在胚胎学上代表瓶子的颈部，其中包含与消化系统和泌尿系统相关的脐带血管和结构。出生几天脐带残端脱落后，其瘢痕组织保留称为肚脐。脐的外观结构包括圆丘（mamelon）：中央驼峰区；致密瘢痕区（cicatrix）：致密的瘢痕，标志着胎儿内外中胚层的交界处；脐周软垫（cushion）：在圆丘和瘢痕周围的皮肤边缘略微凸起，形成一个突出的皮肤褶皱或脊；皱褶（line of dependency）：软垫内部和圆丘周围的陷凹（图 2-69）。

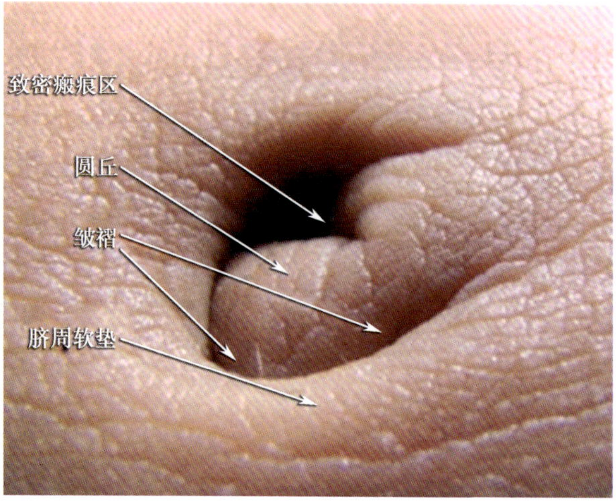

▲ 图 2-69　脐部外观结构

脐部的体表神经由 T_{10} 神经节段支配。覆盖的皮肤和皮下组织无特殊结构，只有筋膜层是腹白线，由左、右腹直肌前后鞘融合而成，仅有一层。脐部血液供应是由腹壁下动静脉的分支来完成的，在腹前正中线处已是终末分支，血液供应并不丰富。

脐区的腹壁从浅至深由以下部分组成：①皮肤；②浅筋膜和脂肪；③腹肌的浅鞘；④腹直肌；⑤腹直肌深鞘；⑥腹膜下结缔组织；⑦腹膜。在腹部中线，肌肉层被一条粗结缔组织取代形成白线，在脐部宽度可达 1cm（图 2-70）。

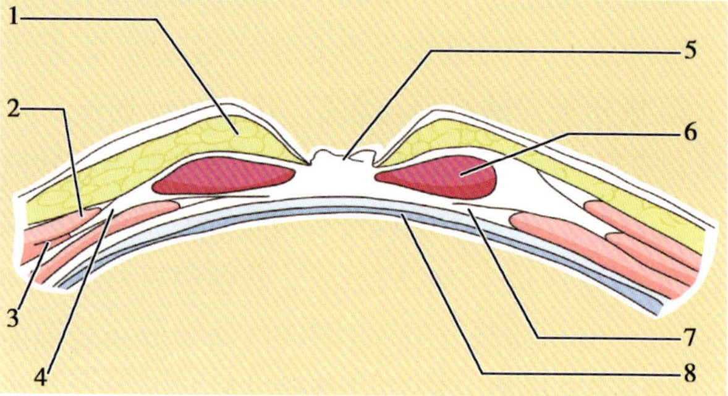

1—皮下脂肪层；2—腹外斜肌；3—腹内斜肌；4—腹横肌；5—脐；6—腹直肌；7—腹横筋膜；8—腹膜。

▲ 图 2-70　脐区腹壁解剖示意图

二、阴道入路的解剖

阴道是女性生殖道的一部分，是一个可扩张的肌肉管。阴道向上后方走行，呈“S”形弯曲，与子宫轴形成大于 90° 的夹角，此角随膀胱和直肠膨胀的程度而有所变化。成年女性阴道前壁长 7~9cm，与膀胱和尿道相邻，后壁长 10~12cm，与直肠毗邻。阴道的横径由上向下逐渐变窄，因此，阴道中部的横断面是横裂，而下部的横断面为“H”形的裂隙。阴道上端围绕子宫颈阴道部形成的环行腔隙称为阴道穹窿（vaginal fornix），包括阴道前、后穹窿和 2 个侧穹窿。阴道前穹窿为一表浅的隐窝，而阴道后穹窿较深，可达 1~2cm，与直肠子宫陷凹紧密相邻，为盆腔的最低点。阴道下端以阴道口开口于阴道前庭。处女的阴道口有一环形的膜状黏膜皱襞，称为处女膜（hymen），位于阴道与阴道前庭的分界处。

阴道由 4 个组织层组成（内部到外部）。

（1）复层鳞状上皮：该层提供保护并由宫颈黏液润滑（阴道本身不含任何腺体）。

（2）弹性固有层：一种致密的结缔组织层，将乳

头投射到上覆的上皮中。较大的静脉位于此处。

(3)纤维肌层：包括2层平滑肌。一个内圆形和一个外纵向层。

(4)外膜：一种纤维层，可为阴道提供额外的强度，同时还将其与周围结构结合。

三、多孔入路的解剖

穿刺点的选择

需要进腹腔的手术第一个穿刺点多选择在脐部，使用两把布巾钳分别距离脐轮侧缘3cm夹持腹壁皮肤，上提腹壁。套管针与脐平面呈垂直方向穿刺，依次穿透皮下脂肪层、腹壁浅筋膜、腹壁肌肉、腹壁深筋膜和腹膜进入腹腔，套管针在穿过腹膜时会有落空感，此时应向盆腔方向呈45°推进。而辅助穿刺点的位置根据患者的疾病而定。一般盆腔和下腹部手术的穿刺口选择如下：在左下腹麦氏点其相应的对称点选择第2个穿刺口，置入5mm穿刺器；于左侧腹直肌外较脐水平线高约2cm位置选择第3个穿刺点，置入10mm穿刺器，便于切除腹主动脉周围淋巴结；于右侧下腹部麦氏点置入第4个5mm套管针用于助手操作(图2-71、图2-72)。

行腹腔镜下卵巢癌全面分期手术时，除上述穿刺点外，在切除大网膜等上腹部手术时，需要增加1~2个穿刺点。穿刺点选择在剑突和脐部中线水平左锁骨中线处，取0.5cm切口置入5mm穿刺器用于术者操作，必要时可在剑突和脐部中线水平右锁骨中线处置入5mm穿刺器用于助手操作(图2-73)。

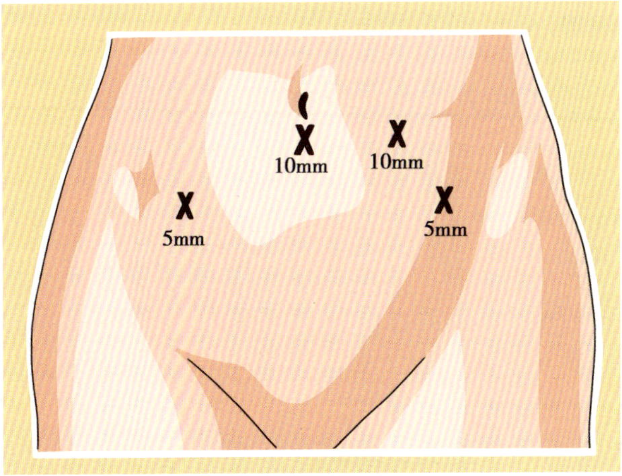

▲ 图2-71　多孔穿刺点示意图1

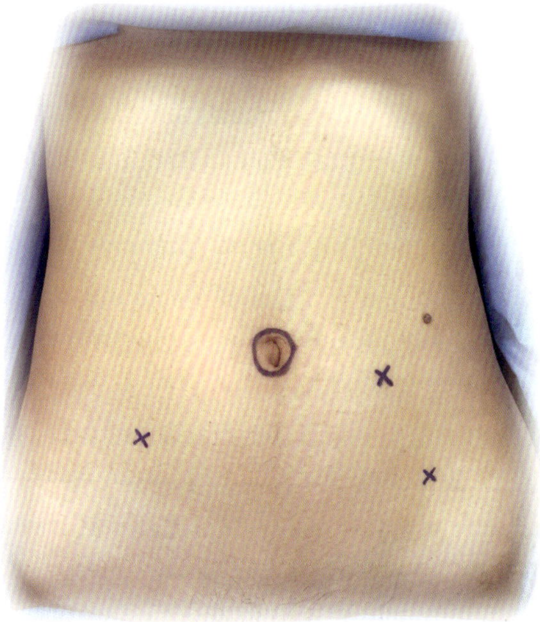
▲ 图2-72　多孔穿刺点示意图2

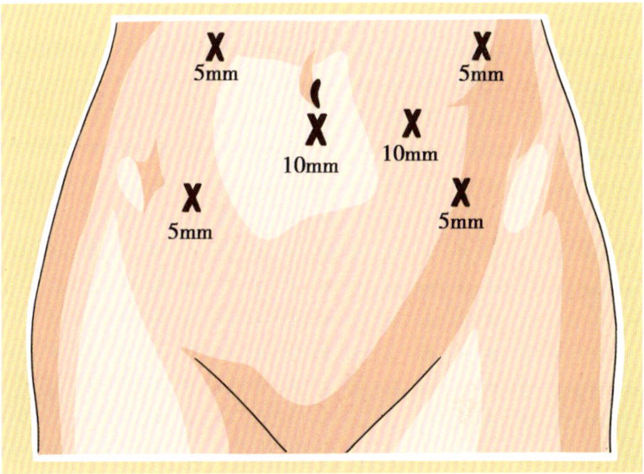

▲ 图2-73　多孔穿刺点示意图3

对于无须进腹的手术，如外阴癌，第1个穿刺点仍选择在脐部，用于置入腹腔镜。第2个穿刺点选择在脐耻连线中点处，取10mm大小切口置入10mm穿刺器，第3个和第4个穿刺点分别选择于右下腹麦氏点和左下腹麦氏点对应部位，取5mm大小切口，置入5mm穿刺器。

四、经脐单孔腹腔镜的特点

与传统腹腔镜手术相比，单孔腹腔镜的优势主要体现在腹壁创伤分布小、手术瘢痕、术后疼痛轻且隐蔽不易发现、美容效果满意等方面。其符合目前尽可能减少侵入创伤的微创理念。

妇科手术领域，单孔腹腔镜几乎全部采用经脐入路方式。脐部是人类先天具有的瘢痕，在脐部做切口不再增添瘢痕，有利于切口美观。单孔腹腔镜手术切口数量减少，由于脐部本身缺乏重要的血管和神经，因此单孔腹腔镜手术可明显减少局部切口血管和软组织损伤等并发症。脐部相对于腹壁其他部位更薄，更有利于操作器械的运动灵活性；腹膜前脂肪很少，更容易进入腹腔。相对于腹壁其他部位血管更少，在脐部做切口出血更少。脐部位于腹腔中部，通过影像设备观察盆腔和腹腔均方便。由于整合了多通路为单一孔道，脐部切口的直径可达 2.5cm，再加上脐部皮肤的弹性扩张，使得术中取出标本变得容易，而且可以一定程度地避免挤压，造成部分脱落残留。

单孔腹腔镜也存在一些局限性。①视野局限：镜头和器械位于同一轴线上，容易造成器械对镜头的遮挡；②"筷子效应"：传统腹腔镜中依靠套管针空间位置不同形成"手术三角"区域。单孔腹腔镜均采用单一孔道多通路的方式进入腹腔，套管针几乎处于同一个平面区域的多通路内，造成传统操作三角的丧失，从而导致操作空间的压缩，而使用各类弯曲状或带有活动关节的器械或"S"形器械进行操作又增加了初学者操作的难度；③器械相互干扰：套管针及器械间距近，手术操作空间狭小，产生"筷子效应"；器械间容易相互交叉、遮挡。传统操作习惯的改变需要操作者重新学习，且对术中的手术技巧有着较高的要求。此外脐部的天然陷凹容易造成皮脂垢的堆积，有时难以清除干净，易造成切口感染。

微创手术、单孔腹腔镜手术的普及和不断发展，对外科医生的手术技能有着更高的要求。单孔腹腔镜在传统腹腔镜的基础上缩减多孔通道为单孔通道，以及各种改良的设备与器械相较传统腹腔镜更加复杂，加大了手术操作的难度。外科医生需要掌握各种腹腔镜相关设备的性能和原理，加强学习与训练。

五、经阴道单孔腹腔镜的特点

经自然腔道内镜手术(natural orifice transluminal endoscopic surgery，NOTES)是一种利用自然腔道的新概念手术，是指以自然腔道(胃、直肠、膀胱或阴道)为入路途径的手术方式。NOTES 手术体表无瘢痕，具备更微创、更美观、术后疼痛更轻的优点。经阴道自然腔道内镜手术(vNOTES)采用阴道这一自然腔道作为入路，不仅具有阴式手术的优点，而且能克服阴式手术的缺点，还可以减轻术后疼痛，达到理想美容效果。

入路建立简单：阴道是妇女自然开放的通道，vNOTES 手术具有入路通常包括的 2 种方式，即经子宫与直肠间、子宫与膀胱间。尤其后穹窿切口进入简单，无须避开丰富的血管神经，具备一定阴式手术经验的医生就可顺利完成。①阴道壁弹性充足：阴道壁含丰富的弹性纤维可以使阴道保持充足的弹性，方便置入单孔保护套和腹腔镜操作器械，临时性扩张不易造成阴道壁及附属结构的损伤。②血管损伤风险较小：可以避免传统腹腔镜穿刺时对血管损伤；道格拉斯陷凹周围无重要神经，可避免神经损伤。③切口关闭简单：可直视下进行阴道穹窿切口的缝合，或利用阴道壁弹性，牵引至阴道下段缝合，避免缝合过程中损伤肠管及周围血管。④术者舒适：术者可坐下来进行操作，提高操作者的舒适度。⑤美观：经阴道入路手术，腹部不留瘢痕，美容效果理想(图 2-74)。

经阴道单孔手术也有着一定的局限性，主要体现在手术视野小，暴露差，操作难度大，对术者要求高，尤其子宫大、盆腔有粘连时，容易造成手术失败以及并发症的增加，尤其是脏器损伤，包括膀胱损伤、输尿管损伤、结直肠损伤、小肠损伤、盆腔血肿、输尿管阴道瘘、外阴撕裂伤、膀胱损伤、血尿等。

六、不同入路方式的选择和决策原则

减少医源性创伤是外科手术发展的基本方向。女性患者对于手术切口美容效果的追求对手术入路的选择上提出了更高的要求。单孔腹腔手术在腹腔镜手术发展过程中，逐渐进入一个非常成熟的时期。现阶段，单孔腹腔镜下已经可以完成大部分妇科手术。

对于妇科良性疾病以及部分早期恶性疾病均可采用经脐单孔腹腔镜作为手术入路。例如：附

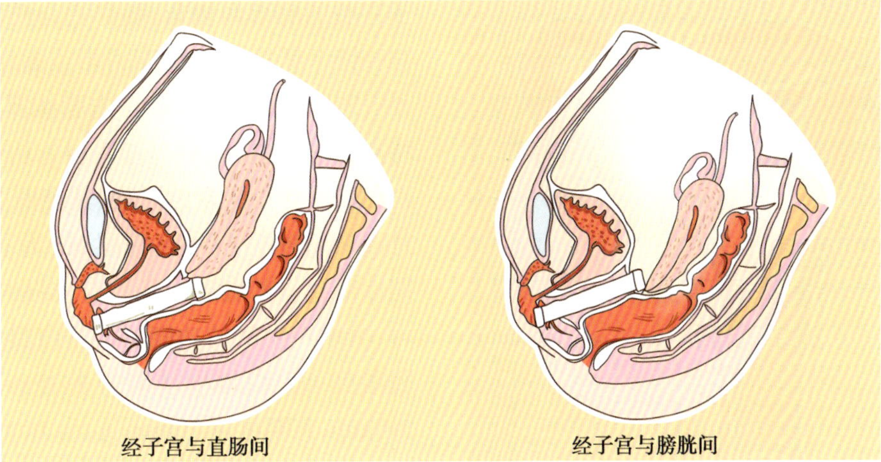

▲ 图 2-74　经阴道单孔腹腔镜两种入路方式示意图

件区手术(盆腔巨大囊性包块)、子宫肌瘤、全子宫切除、早期肿瘤的盆腔及腹主动脉旁淋巴结活检或清扫术、子宫内膜癌分期术、早期宫颈癌根治性子宫切除术、盆腔器官脱垂手术、生殖道畸形手术以及妇科联合其他外科手术等,经脐单孔腹腔镜在剥除盆腔巨大囊性包块方面较传统腹腔镜有着较大的优势,可通过脐部切口将囊肿牵引出腹壁进行剥离,有效防止内容物溢出至腹腔。但对于脐部发育异常、腹腔严重感染以及晚期恶性肿瘤行减灭术的患者则不适用经脐单孔腹腔镜手术。

经阴道自然腔道内镜手术(vNOTES)同样可以完成大多数妇科良性疾病及淋巴结切除手术,包括输卵管切除术、卵巢囊肿切除术、子宫肌瘤切除术、子宫切除术、淋巴结切除术和骶骨阴道固定术。在女性盆底疾病治疗方面,经阴道自然腔道内镜手术可以完成阴道骶骨固定术、阴道旁修补术。对于骶棘韧带悬吊术,经阴道自然腔道对比传统阴式手术,拥有更直观的视野与操作便利性。但对于没有性生活、阴道炎、患有严重盆腔子宫内膜异位症或有盆腔手术或粘连等患者则不适用,对于可疑盆腔恶性肿瘤需进行完整的手术分期的患者同样不适用。

总之,无论采用何种入路方式,在治疗前应充分根据患者的实际病情及意愿,选择合适的入路方式,不能为了“创新”采用不合理的手术方式。

(王延洲)

第六节　宫腔镜及机器人手术相关解剖

一、宫腔镜手术相关的正常子宫解剖

(一) 子宫颈

1. 子宫颈内、外口　子宫颈位于子宫体的下部,外观缩窄呈圆柱状、中间为管腔状的组织结构。子宫颈上端起始于子宫解剖学内口,呈圆形或椭圆形,非孕期长约 1cm,是子宫颈与子宫体之间解剖学最狭窄的部位;下端因黏膜组织在此处由宫腔内膜转变为宫颈黏膜称为组织学内口。正常情况下,在近子宫颈外口处,子宫颈阴道部的鳞状上皮与子宫颈管的柱状上皮形成一明显的分界线,即鳞 - 柱交接。在未产妇呈圆形或卵圆形,分娩后呈横裂状或边缘不规则的裂隙。

2. 子宫颈管　子宫颈管为圆形或椭圆形的管筒,其中间部轻度扩张而呈菱形,直径为 4~7mm,形状可随膨宫程度变化(图 2-75)。

第三章 妇科微创手术的器械及设备

外科学的不断发展使得手术领域不断扩大，已能在人体的任何部位进行。随着生活水平的提高，人们对微创手术的需求也越来越高，腔镜等微创手术器械的诞生，使传统外科治疗模式发生了深刻变革，各种复杂的微创手术也逐渐变为现实。科学技术的不断进步使得微创外科在 20 世纪得到了快速发展，目前微创手术已成为许多手术治疗的新模式，有人预言 21 世纪绝大部分手术可以用微创的方式进行。微创手术器械的发生、发展经历了一个由传统腔镜、电视腔镜、3D 腔镜到手术机器人的漫长历史过程。“工欲善其事，必先利其器”，合适的设备与手术器械是手术医生进行微创手术的必要条件，也是保证微创手术成功的第一要素。本章主要介绍妇科腹腔镜及机器人的手术中所需的设备与器械相关知识，以期对准备开展妇科微创手术的单位有所借鉴。

第一节 腹腔镜手术中的常用设备

腹腔镜手术常用的设备主要包括影像设备、气腹设备、能量设备等。影像设备作为术者双眼的延伸，可对体内组织结构进行照明、信号采集与处理与图像显示；气腹设备为腹腔镜手术创造操作空间，制造手术“战场”；能量设备像战争时所用的武器，在腹腔镜手术中应用十分广泛。

一、腹腔镜手术的影像设备

影像设备作为术者双眼的延伸，可以对于体内组织结构进行照明、信号采集与处理、图像显示等，帮助术者观察腹腔环境并完成相应的手术操作。影像设备主要包括冷光源、导光束、腹腔镜（摄像头）、摄像主机、监视器、刻录机等。

（一）冷光源

冷光源的作用是给腹腔镜提供照明。为了避免光照所产生的热量灼伤组织，腹腔镜使用的是冷光源，滤去了可产生热量但对照明没有作用的红外光，将能量集中转换为可见光，更适用于长时间的手术。常见的冷光源主要有氙灯与 LED 灯。氙灯冷光源的亮度优于 LED 灯，但是 LED 灯泡寿命长于氙灯。

1. 氙灯冷光源 具有控制功能，可实现在主机或腹腔镜（摄像头）上直接控制冷光源的亮度。氙灯冷光源提供手动光源控制与自动光源控制 2 种功能选项，手动光源控制即人工调节冷光源亮度；自动光源控制指在一定亮度范围内，设备通过判断内镜镜头端到组织间的距离，自动调节冷光源的亮度，即当内镜镜头端靠近组织，冷光源亮度自动调小，降低光照对组织的损伤与术野的反光；相反，当内镜镜头远离组织时，冷光源亮度自动调大，保证术野光照充足。自动光源控制功能给手术的安全提供了保障，大大提高了手术效率与术者体验。

2. LED 冷光源　LED 光照亮度可媲美氙灯冷光源，且灯泡寿命长达 30 000 小时。当与摄像系统搭配，开启设备集中控制功能时，也可实现在主机或腹腔镜（摄像头）上直接控制冷光源的亮度。自动光源控制功能给手术的安全提供了保障，大大提高了手术效率与术者体验。

（二）腹腔镜（摄像头）

1. 2D 腹腔镜　根据形状，摄像头可以分为标准型、直型、钟摆型等。腹腔镜手术中较常用的是标准型摄像头。标准型摄像头前端有 3 个环，分别为卡镜环、对焦环和光学变焦环。其中卡镜环可以将腹腔镜与摄像头固定在一起；金色的对焦环可实现不同距离观察组织的精准对焦；蓝色的光学变焦环可以调节镜头的远近，实现观察组织时的拉近与放远。而在单孔腹腔镜手术中，主刀以及扶镜手的操作都是通过同一个入路进入腹腔，主刀及扶镜手的位置很近，容易互相干扰，即所谓"筷子效应"。若要降低主刀与扶镜手之间的干扰，除了手术技巧之外，一定程度上还需借用合适的操作器械，包括光学镜、导光束以及手术器械。此外，光学腹腔镜使用时还需搭配摄像头，高清或全高清的摄像头可以清晰地显示解剖细节，为良好的手术操作创造条件。

2. 3D 腹腔镜　3D 腹腔镜基于"双眼视差"原理，即人的左、右眼分别观看到物体的左、右两个方向的画面，再通过大脑合成形成立体视觉。3D 腹腔镜与 2D 腹腔镜最大的不同在于 3D 腹腔镜前端安装有 2 个图像传感器，模拟人的双眼，对左、右眼画面分别进行采集，再通过主机处理和 3D 监视器呈现，带给术者 3D 视野。

（三）摄像主机

摄像主机是腹腔镜影像设备的核心，是决定图像质量的最重要设备。腹腔镜采集到的图像信号处理是通过摄像主机来实现的，根据处理信号的不同分为 2D 摄像主机与 3D 摄像主机。

1. 2D 摄像主机　腹腔镜（摄像头）采集到的图像信号处理是通过摄像主机来实现的，摄像主机的控制核心是摄像机控制器（camera control unit，CCU），可实现图像信号的处理与控制。

2. 3D 摄像主机　单孔腔镜手术所用的摄像主机除了常规 2D 摄像主机外，也可利用 3D 摄像主机。三维立体信息较原有的二维图像更能增加深度信息，还原真实的体内环境，帮助术者准确判断解剖位置，减少误操作，尤其减少对血管、神经的误损伤。同时，3D 可以通过立体成像以方便术者进行精细组织分离以及精准地缝合打结，有效缩短手术时间，使手术更加高效。此外，3D 腹腔镜帮助术者更加容易地辨认组织结构，可降低复杂手术的难度。设备易于掌握，可有效地缩短适应曲线。

3. 4K 超高清影像系统　全高清的 4 倍清晰度，更纯净的画质，更少的噪点，更接近人眼视觉的丰富色彩，大画面、大视野。

（四）监视器

监视器连接摄像主机实现图像信号的显示，根据显示图像维度不同分为 2D 医用监视器与 3D 医用监视器。前者仅能实现 2D 图像的显示，后者可兼容 3D、2D 图像显示。

二、腹腔镜手术的气腹设备

气腹设备利用气体冲入盆腹腔，"拓宽"手术空间，使手术视野更加清晰。目前医院常用的气腹系统主要由气腹机、二氧化碳存储源、气体输出连接管道组成。现阶段的气腹机主要采用 CO_2 构建气腹，主要基于 CO_2 的特性决定。由于腹腔镜手术的时间一般较长，CO_2 为脂溶性气体，在血液及组织中的溶解度为氧气的 10 倍，而且 CO_2 是机体正常的新陈代谢的产物，容易经肺泡排出，形成气栓的概率极小，安全性高。另一方面，CO_2 价格便宜，容易获得。因此，CO_2 是临床使用最广泛、安全系数最高的气腹气体。气腹机上设有压力控制器、气体流量、进气量等显示窗与按钮，可根据手术需要来设定腹腔内压力和进气量。良好的气腹建立和维持要求气腹机具有快速充气、迅速补气以及安全监视的功能，同时具有自动加温装置，使 CO_2 进入腹腔前加温至 37℃。腹腔镜手术时可以根据需要将最高气腹压力设定为 12~15mmHg，流速可设定于 0 至最大值之间。将气腹压力设置合理时，高流速一般不会产生任何副作用。

三、腹腔镜手术的能量设备

腹腔镜使用的能量设备主要有高频电刀、超声刀、结扎速血管闭合系统（Ligasure）等，用于手术中切割和止血。腹腔镜手术中有效使用智能的能量器械，采用电凝与电切功能相结合的手术器械将收到事半功倍的效果。成熟的腔镜外科医生熟练运用能量器械更便捷、更安全，能有效提高手术效率。

（一）高频电刀

高频电刀是单孔腹腔镜手术中用于切开、凝固止血的常用设备，以高频电流形式的能量，电流频率为 500~750kHz，产生能量使细胞水分蒸发，引起组织蛋白变性、干燥，产生凝固效应，温度进一步升高，从而产生炭化、凝固和切开效果。可以根据手术的需要，选择不同的电刀、电凝或混合电刀。高频电刀有单极、双极、单双极混合一体 3 种，目前使用的高频电刀多为单双极混合一体型。

1. 单极电凝　单极电凝的工作原理为 220V、50Hz 低压低频电流通过高频电流发生器转变为高压高频电流（电压高于 1kV，频率为 0.3~5MHz）。电流分为电切电流和电凝电流。电切电流为高电流低电压的连续正弦波，使组织温度瞬间升高，达到 100~200℃。电凝电流为高电压低电流的间断正弦波，使组织的温度升高控制在 100℃以内，使细胞内的水分蒸发，组织变干变硬，以达到止血的目的。单极电凝的烟雾较大，在腹腔镜手术中应及时吸引排出烟雾，避免手术视野模糊不清。

2. 双极电凝　双极电凝的工作原理为高频电流通过钳口内组织一端流至另一端，无须负极板。双极电凝损伤率小于单极，但是热辐射（5~10mm）仍可能导致并发症。双极电凝钳应与周围组织（膀胱、输尿管和肠管）保持适当间隙（最好>5mm），避免热损伤。双极电凝输出功率控制在 30~50W，选择适宜的电极接触面积和通电时间。双极电凝止血效果好，可以闭合 5mm 以上的血管，在腹腔镜手术中应用广泛，但双极电凝缺乏切割功能。

（二）超声刀

超声刀工作原理为电能转换为机械能，主要工作原理是通过刀头的振荡摩擦产生能量作用于组织（80~100℃）。超声刀凝血和切割同时完成、刀头温度低侧向热传导小、无电流刺激等特点，产生水汽及烟雾较少，在腹腔镜手术中具有一定的优势。超声刀可封闭 5mm 的血管。对邻近组织热损伤小（<2mm）。超声刀应与周围组织保持适当间隙（最好>2mm），避免热损伤。近年来，一系列的新的超声刀产品相继推出，在传统腹腔镜手术以及单孔腹腔镜手术中应用的优势明显。在传统的超声刀基础上，新型超声刀不断面世。图 3-8 所示的超声刀具有新一代智能组织感应技术，增强了凝血功能，新型的 ACE+7 在宫颈癌手术中可以有效处理宫旁血管，在腹腔镜妇科恶性肿瘤的手术中优势明显。图 3-9 所示的超声刀配合加长的更精细的锥形刀头、防粘的涂层和提高的钳口压榨力使得精细手术操作更加流畅。

（三）结扎速血管闭合系统（Ligasure）

Ligasure 工作原理为结合实时反馈技术和智能技术，使血管壁胶原蛋白和纤维蛋白溶解变性，血管壁熔合形成透明带，产生永久性管腔闭合。Ligasure 特点为脉冲调制技术调整输出电流、电压，实现能量输出的可控性，侧向热传导距离仅 1~2mm。可完全闭合直径为 7mm 以下的动静脉血管，可达到缝扎强度。可完全闭合组织束，用于韧带处理。刀头抓持和分离组织能力较弱，故不适合于精细组织的分离。在腹腔镜手术中合理利用 Ligasure 凝切一体，效果可靠的特点，可以有效减少器械更换，提高手术效率。

腹腔镜手术能量器械的搭配可以根据手术情况进行合理的选择。输卵管 / 附件切除：Ligasure，双极 / 超声刀，双极 + 剪刀；卵巢囊肿剥除：单极，双极；子宫肌瘤切除：单极 + 双极 + 超声刀；子宫切除：单极 + 双极 + 超声刀（Ligasure）；妇科恶性疾病：单极 + 双极 + 超声刀（Ligasure）。

腹腔镜手术中应用能量器械的注意事项：①充分了解能量器械基本原理：腹腔镜手术时，能量器械的选择很重要。如处理血管：Ligasure，双极＋超声刀；分离间隙：超声刀；在一些可能引起严重并发症的操作时，如宫颈癌打输尿管隧道时，超声刀的安全性高于单极电刀；安全区域：切开肌瘤/阴道残端：单极便捷，超声刀便捷同时无烟雾。②保证术野清晰：在使用能量器械时，容易造成误伤，故手术时镜头务必看清器械操作野（超声刀在减少烟雾方面优势明显）。③精准手术，减少出血：出血时往往止血相对困难，超声刀分清组织层次，找准组织间隙，进行“精准手术”，减少出血，预防出血在前。大部分能量器械对直径<3mm的血管可以直接闭合止血，对较大的血管（直径5~7mm），Ligasure闭合止血更稳妥。④及时清理焦痂，保证器械工作效率：为了预防焦痂黏附使能量器械效率下降，及时清理超声刀头或电凝钳叶。单/双极电凝钳长时间使用后余热较高，在碰触重要组织前，注意进行冷却处理（应务必当心）。⑤能量器械在切割血运丰富的脏器时速度不宜过快，最好使用中低档能量慢慢进行。过快的切割可能引起止血不彻底，而致出血。⑥优化能量器械的组合：进一步优化分离、切割、止血作用的发挥。可采用超声刀＋双极；超声刀＋Ligasure（双极＋剪刀）。

（陈继明）

第二节　腹腔镜手术中的常用器械

在腹腔镜手术操作中，为了有效降低术者与助手之间，器械与器械之间的干扰，应选择合适的手术器械，包括光学镜、导光束、导光束转换头、手术操作器械。

（一）光学镜

1. 普通光学镜　普通腹腔镜手术中使用的是工作长度为31cm的光学镜，对于一般的单孔腹腔镜手术，普通腹腔镜就可以胜任，对于盆腔较深的患者，采用加长光学镜手术以及加长器械，会更加得心应手。

2. 加长光学镜　加长的光学镜为42cm/50cm。加长的光学镜有助于错开摄像头、导光束以及主刀器械之间的距离，降低主刀与扶镜手之间的相互干扰。在单孔腹腔镜手术中应用更有优势，在单孔腹腔镜手术时采用长短器械并用的方式，可以有效降低“筷子效应”。

3. 变色龙腹腔镜　变色龙腹腔镜通过模拟变色龙眼镜转动灵活、视野广阔的特点，可以达到视角可变。通过灵活调节旋转手柄，达到调整视角的目的，使手术术野无死角，同时可以保证腹腔镜视野下的高亮度、大视野以及质量佳的图像。

4. 微型光学镜　普通腹腔镜手术使用的大多是直径10mm的镜头，如果缩小镜头，采用微型光学镜进行手术，可进一步缩小腹壁穿刺孔，这一点在妇科单孔腹腔镜手术中尤为重要，当10mm镜头用于单孔腹腔镜手术时，镜体占据单孔通道的截面面积是直径5mm镜头的5倍，因而加长的5mm镜头应运而生，也更有优势。此改进不仅大大减小了镜体占据的单孔通道空间，同时也大大减少了光纤和扶镜者对操作者手柄的阻挡。

（二）导光束/导光束转换头

一般在腹腔镜手术中，导光束与光学镜角度为90°，导光束会占用一部分摄像头上方的空间。如果进行单孔腹腔镜手术时，可通过使用带转弯接头的导光束或者导光束转接头，可以将导光束转换为与光学镜平行的角度，达到节省空间，减低干扰，降低“筷子效应”的目的。

（三）直型接口导光束

导光束连接腹腔镜的接口为直型设计。在进行单孔腹腔镜手术时，通过直型接口导光束与直型设计的腹腔镜配合使用，可实现导光束与腹腔镜呈平行角度，达到节省空间，减低干扰的目的。

（四）手术器械

腹腔镜手术可用的手术器械总体分为两类：

直器械和带弯器械，后者在单孔腹腔镜妇科手术中应用相对较多。近几年，单孔腹腔镜妇科手术的开展如火如荼，随着单孔技术的不断提高，单孔手术切口进一步缩小。在传统经脐单孔腹腔镜的基础上，采用大小 0.5~1cm 的微切口，使手术切口完全局限于脐轮范围以内，并在腹腔内手术操作结束后行脐整形术，使脐孔结构恢复自然凹陷状态，其美容效果更好，但微切口单孔腹腔镜手术需要更为精细的微型器械。

1. 带弯器械 带弯器械虽然可以在一定程度上降低器械在腹腔内的干扰，但是会增加操作难度，需要更长的学习曲线，所以并无明显优势，故目前大多数医生不太习惯也不愿使用带弯器械进行腹腔镜手术。

2. 直器械 直器械的临床应用比较成熟，术者容易适应，学习更加快速，对于绝大多数腹腔镜手术均能很好完成。

3. 加长器械 在某些特殊情况下加长器械应用比较方便，如盆腔较深，或通过下腹部入路进行上腹部手术时，采用加长器械，可以起到事半功倍的效果。另外，单孔腹腔镜手术的手术器械可以采用常规器械与加长器械的联合使用，常规器械一般长 36cm，而加长器械为 43cm，虽然一般的单孔腹腔镜手术采用常规器械即可完成，通过常规器械与加长器械“一长一短”两把器械交叉使用，可以有效减少或避免两手之间的相互干扰，从而降低“筷子效应”。

4. 微型器械 微型器械的应用，可进一步缩小腹壁伤口，从而进一步增加微创手术的美容效果。近几年，微型切口单孔腹腔镜手术的不断开展，更依赖于微型器械的研究与开发。微切口单孔腹腔镜手术由于相较于传统单孔腹腔镜手术入路更加狭小，因此只能选用微型腹腔镜手术器械。但是目前市场上可供使用的 3mm 微型腔镜器械抓持力明显不足，不利于精细手术操作。微型手术器械的局限可能导致微切口单孔妇科手术难度更大，手术操作更难达到精准。针对微切口单孔腹腔镜手术器械存在的局限性，笔者认为，应尽快设计开发性能更加稳定，抓持力更强的微型腹腔镜操作器械以满足微切口 LESS 的器械需求，使微切口单孔腹腔镜技术得到更快、更好的发展（图 3-1）。

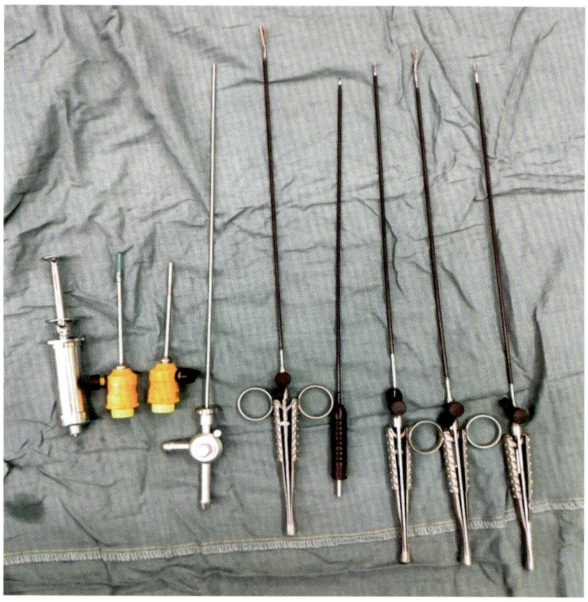

▲ 图 3-1 微型腹腔镜操作器械

（五）腹腔镜手术的缝合材料

在腹腔镜技术熟练的情况下，一般的可吸收缝合线均能满足绝大多数腹腔镜手术中的缝合需要，不同厂家均有相应的产品供应。近几年，一些特殊缝线如倒刺线的开发与应用，大大降低了腹腔镜下的缝合难度。此外，由于单孔腹腔镜主要依赖单人操作，无助手协助，采用倒刺线可以有效降低缝合难度，在临床上单孔手术中应用较多。相应的倒刺线有鱼骨倒刺线（symmetric），粗且张力大，在腹腔镜手术中主要应用于子宫肌瘤创面的缝合与子宫成形；螺旋倒刺线（spiral）相对柔软纤细，一般应用于子宫切除后阴道残端的缝合和以及卵巢囊肿切除之后的卵巢成形的缝合。腹腔镜中脐孔入路成形或单孔阴道入路成形十分关键，5/8 弧鱼钩针应用于深部组织缝合时，进出针更加方便，因此在腹腔镜，尤其是单孔腹腔镜中应用广泛。

（六）其他腹腔镜手术器械

1.“如意钩” 在单孔腹腔镜手术中，需要将单孔入路平台 port 保护套送入腹腔建立手术操作平台完成手术，有时徒手放置不甚方便；尤其是经阴道单孔腹腔镜手术时，自阴道放置 port 保护套则更为困难。采用切口保护套推送器“如意钩”可以起到事半功倍的效果（图 3-2）。

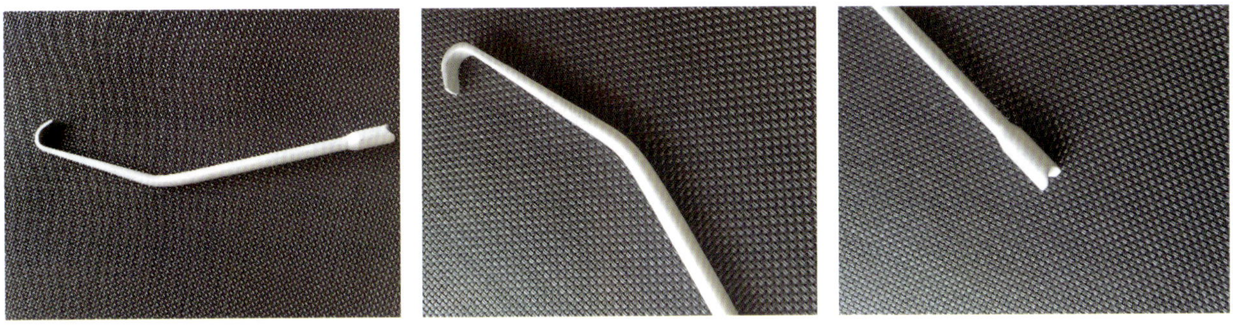

▲ 图 3-2 “如意钩”

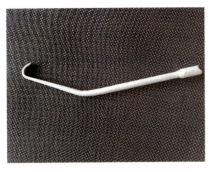

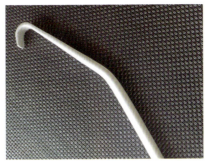

2. 一次性使用无菌举宫固定器 在腹腔镜手术中，举宫器的使用可以有效促进腹腔镜手术，尤其是单孔腹腔镜手术的顺利开展。但是在腹腔镜妇科恶性肿瘤的手术中，尤其是宫颈癌手术时，传统的举宫器可能挤压肿瘤，导致不良的临床结局。减少或避免对肿瘤组织的挤压，是新式举宫器研发的方向。一次性使用无菌举宫固定器能有效减少对子宫组织的挤压，同时可多角度调节子宫方位，具有举宫、摆宫、固定、输卵管给药、通液及阴道封堵避气等功能，为妇科腹腔镜手术提供了最佳的手术视野，操作省力、安全便捷。

3. 一次性使用内镜标本取物袋 由纳物袋、张开装置、外套管、外套管手柄、内套杆，内套杆手柄、结扎绳和拉环组成。一次性使用内镜标本取物袋选材精良、设计精巧，收集袋薄膜采用医用高分子材料，柔软透明、不易破损、便于术中操作；柔软的记忆合金钢丝张开装置可将收集袋袋口张开，手术切除物置入收集袋中一次性或分次取出。是手套、塑料袋等自制取物袋的优良替代品。有利于内镜手术中各类切除物（恶性肿瘤、囊肿、组织病变组织与健康组织）的取出，避免病理残留。应用环氧乙烷灭菌，一次性使用。

（陈继明）

第三节　无气腹腔镜手术的特殊器械

无气腹腔镜手术是通过悬吊系统将腹壁悬吊后形成盆腹腔手术操作空间进行手术，因无须向腹腔充气，盆腹腔气压与外界相等，对呼吸循环系统影响小，对老年人、孕妇、儿童以及有合并症的患者更为安全（图 3-3）。其特殊器械主要包括如下。

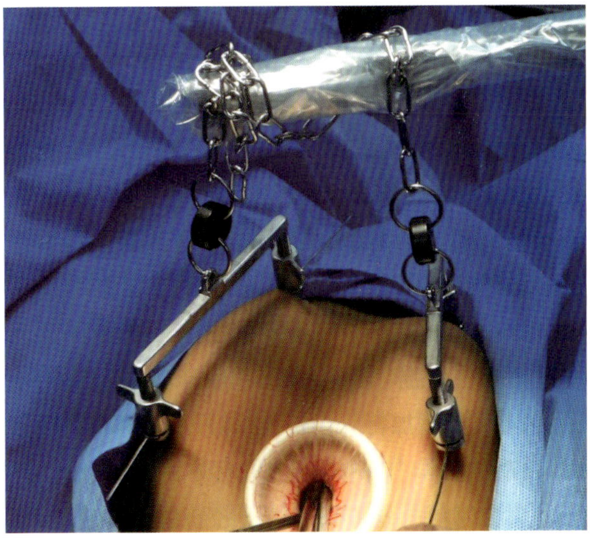

▲ 图 3-3　经脐无气单孔腹腔镜装置

1. 支撑架固定器 置入手术床侧面，可将悬吊支撑架固定在手术床缘，可以调节支撑架的高度和倾斜度，便于手术操作。

2. 悬吊支撑架 尺寸为 36cm × 70cm。打开后为呈 90° 的悬吊支撑架，由支撑架固定器固定于手术床边缘，可以根据手术需要调整高度，用于腹壁悬吊。

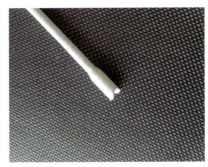

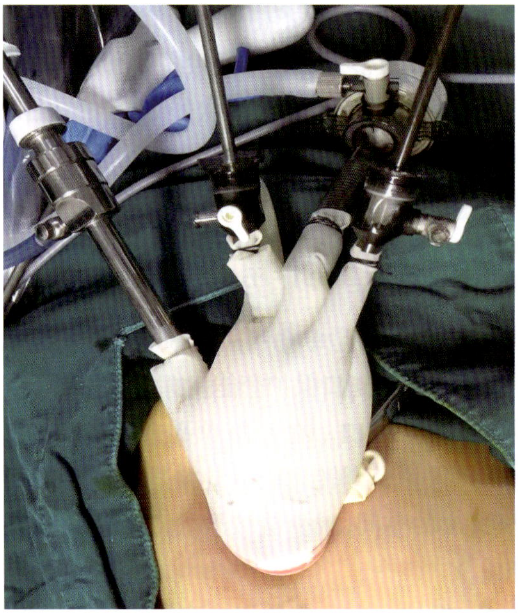

▲ 图 3-6　自制手套 port

表 3-1　单孔腹腔镜 port 的作用及理论要求

作用	理论要求	备注
器械通道	小	small port 效应：小 port 可形成小三角操作，提高操作性
	柔	柔性 port，器械间可无阻力移动，操作自由
	顺	器械进出顺畅，有支撑性，port 安装顺畅
气体通道	气密性	维持气体，保证腹压
	排烟快	更换气体，排烟迅速

（陈继明　龚瑶）

第五节　机器人手术设备与器械

本节将从机器人手术平台与器械及配件、能量器械的使用规范、器械的清洗消毒与灭菌、能量器械的常见故障与排除方法等方面进行阐述。

一、机器人手术系统的介绍

机器人手术系统主要由医生控制台、床旁机械臂系统和成像系统 3 部分组成，主刀医生不与患者接触，而是坐在操控台前，通过三维视觉系统和动作定标系统操作控制，手臂、手腕和手指的动作被同步传递到机械臂，转变为在患者体内的机械臂进行同步操作。

经过第一代机器人的磨合和反馈，第二代机器人手术系统拥有了 4 个机械臂和三维高清显示。第三代机器人手术系统进一步升级，具有增强三维高清显示、双控制台、兼容技能模拟训练器和一体化手术室。而第四代机器人手术系统相较前三代又做了以下功能提升：①吊塔关节更加灵动，配合可移动手术车，主刀操作自由度更高，且避免了机械臂的碰撞，允许 4 个象限外科手术的开展，帮助术者轻松完成上腹部手术（如腹主动脉旁淋巴结切除术）和复杂的妇科恶性肿瘤手术；②激光精准定位，对接更加准确简便；③镜头角度可一键旋转切换，同时具有图像保留、荧光显影等功能。机器人手术系统的发展，在微创治疗疾病的同时，极大地缓解了术者的疲劳度，同时增加了手术的精准性。但人类追求微创的信念从未动摇，因此更加微创的单孔机器人系统孕育而生，并且在美国获得食品药品监督管理局批准应用于临床，它是将多个机械臂和镜头一起通过直径 2.5cm 的单个套管进入人体，在体内再将机械臂和镜头展开进行操作。它通过吊杆围绕远端枢轴中心可轻松旋转 360°，拥有 3 个多关节、可转腕器械和全转腕 3D、HD 镜头等，更好的帮助医生实施手术。由于只有一个 2.5cm 切口，因此可以更好地隐藏手术瘢痕，恢复更快，更美观。

二、单孔机器人手术设备

1. 由于专利技术的保护，目前国内尚无进口单孔机器人系统，妇科领域目前最常用的是常规多孔机器人平台系统，通过脐部直径3cm的单切口或经阴道放置多通道的port，将多个手术器械臂通过多孔port放置人体内。这种手术方式的优势是可以使用多孔机器人系统的手术器械，充分发挥其自由度大、可以内腕转的功能，避免了半硬器械以及“直杆”器械不能内腕转的不足。但是也存在一些局限性，比如最初大部分手术是应用多孔机器人手术机器人系统完成，由于机械臂比较粗大，同样存在机械臂之间的拥挤和碰撞，干扰手术操作的问题，后来经过多次升级和修改，手术机器人系统出现，其具有新设计的FLEX关节对接、更窄的机械臂和更大的运动范围，减少了外部碰撞。其中代表就是达·芬奇single-site机器人手术系统，它包括1个四通道和1根外接充气管道的端口，2个通道为弯曲套管与机械臂相连接，另外一个直的套管连接腔镜内镜，还有一个直的套管供床旁助手使用。弯曲的套管和相应的机器人软性机械臂相连，置入体内形成平行交叉结构，更好地形成手术操作“三角”，同时又可通过系统自带软件的控制，使术者可以操作同侧机械臂，即左手操作视野下左侧的机械臂(实际为右侧机械臂)，避免了水平交叉带来的不适。

2. 真正意义的单孔手术机器人系统是将所有3个机械臂和1个镜头通过1根直径2.5cm套管置入人体内，在体内通过机械臂和镜头的柔性关节将机械臂与镜头展开，从而回归了正常手术操作的三角，不再有器械干扰打架问题，降低了手术难度，使得手术操作更为简便、易行。目前美国FDA已批准用于妇科、泌尿外科和耳鼻喉科的手术。国内目前也有自己的单孔机器人手术系统，并且部分已通过国家验收，投入临床使用。

3. 适合机器人手术系统的单孔腹腔镜平台，可由带有内外环的切口扩张器和基座构成。相比较而言，因为器械孔位置自由，更适合机器人单孔手术。

三、机器人手术器械及配件

(一) 机器人手术器械分类

机器人手术器械因其功能、结构、是否通电等不同性质而分法较多。对于妇科机器人手术而言，常用器械分为以下几种。

1. 根据使用频次分类

(1) 基本器械：是妇科手术中最常使用的，包括有孔双极镊、单极弯剪、Mega持针钳。

(2) 可选器械：为适应临床需要或支持手术医生偏好的选择，包括Maryland双极镊、单极电钩、单极电铲、大号持针钳、Cadiere镊、双极血管闭合系统和超声刀。

2. 根据是否通电分类

(1) 通电器械

1) 单极器械：单极弯剪、单极电铲、单极电钩。

2) 双极器械：有孔双极镊、Maryland双极镊、双极血管闭合系统。

3) 能量器械：超声刀。

(2) 不通电器械：Mega持针钳、大号持针钳、Cadiere镊。

(二) 机器人手术配件分类

除了常规器械臂器械，机器人手术配件也是完成一台手术不可或缺的重要组成部分。根据是否为可重复使用的标准来看，分为两大类。

1. 不可重复使用配件 仅为一次性使用的配件，包括达·芬奇无菌保护罩(器械臂无菌罩)、中心立柱无菌罩、8mm一次性使用器械配件(尖端盖附件)、8mm无刃透明闭孔器和套管密封件。

2. 可重复使用配件 器械紧急释放扳手套装、高频电缆(单极电缆)、双极电缆、8mm器械套管、套管量针、8mm钝型闭孔器、8mm 3D电子内镜和内镜消毒托盘。

(三) 其他配件

此外，为了适应快速发展的临床需求，还配套有达·芬奇可选配件。

1. 手术训练模拟器 蓝色电缆、高级临床模拟权益和模拟器。

2. 一体化手术联动床 通过一体化手术台联动，不需要暂停手术、拆卸器械臂即可优化手术通路、暴露解剖位置并增加手术触及范围。

3. 训练用器械 ①训练用器械不可用于人体；②训练用器械可以使用红外壳进行识别；③当训练用器械装载到系统时，红色图标会持续显示在监视器上。

四、能量器械的使用规范

外科学在相当长的一段时间里都受到出血这个因素的制约而发展缓慢，而里程碑始于1926年物理学家 Wiliam B 和神经外科医生 Harvey C 将电能量应用于外科手术中，从此，能量器械进入到了外科学领域。能量器械作为手术医生对抗疾病的有效武器，也被赋予了生命和灵魂，内镜电外科手术的安全有效使用在很大程度上取决于手术医生控制的因素，因此掌握能量器械的使用规范，就可以如庖丁解牛般地操控器械，真正为患者带来微创手术的意义。

（一）能量器械的使用原理

1. 电外科 为应用于外科手术室的一种高频电流手术系统，电外科集高频电刀、大血管闭合系统、超声刀、氩气刀、LEEP 刀、内镜电切刀等众多外科高频电流手术设备于一体，并且通过计算机来控制手术过程中的切割深度和凝血速度，达到止血和凝血的效果。

2. 电外科能量平台 为电外科操作平台之一，应用实时反馈和智能主机技术，输出高频电能结合血管钳口压力，使人体组织的胶原蛋白和纤维蛋白溶解变性，血管壁融合形成透明带，从而产生永久性管腔闭合达到止血目的，具有电外科单双极切割、凝血、组织闭合的功能。

3. 单极电刀 为一种在一个回路中利用频率大于200kHz的高频电流作用于人体所产生的能量和放电对组织进行切割、止血的电外科设备。

4. 双极电凝 为一种高频电流发生器，在双极电凝器械与组织接触良好的情况下，电流在双极镊的两极之间所产生的能量，对人体组织进行电凝止血。相对于单极器械，能量作用更准确。

5. 超声刀 为能产生超声能量和机械振动的发生器，通过超声频率发生器作用于金属探头，以55.5kHz的频率通过刀头进行机械振荡（50~100μm），将电能转变成机械能，继而使组织内液体气化、蛋白质氢链断裂、细胞崩解、蛋白质凝固、血管闭合，达到切开、凝血的效果。

6. 双极血管闭合系统 是一款具有全腕关节的高级双极能量器械，可以切割闭合直径≤7mm的血管及组织束。器械尖端具有凝闭及点状电凝功能，电流通过钳口内组织产生热量，使组织或血管胶原蛋白和纤维蛋白溶解变性，达到永久的闭合管腔的目的。

（二）电外科应用需关注的问题

1. 热损伤 当激发能量的时候，钳口对于周围组织的热影响区域，因此，在使用单双极时，一定要与肠道、膀胱、输尿管这些组织保持距离，以免发生热损伤。

2. 烟雾 为电外科手术时对组织加热升温时的一个副产物，容易导致术野“烟雾缭绕”而影响手术进程。

3. 炭化焦痂 组织因高温而产生的变黄、变黑的碳化物。

（三）能量器械使用时的注意事项

始终使用能够达到所需手术效果的最低输出设置，不得有意或者无意将其他内镜器械通电，对其他内镜器械通电可能伤害到视野内或视野外的组织；不得在手术期间使用器械清洁另一器械的端头，器械端头应始终保持在医生视野范围内，避免对周围组织造成无意的烫伤或者其他伤害；产生烟雾时，可让助手同时操作吸引器，有助于有效的暴露手术视野；时刻关注绝缘层的完整性，以免发生组织灼伤；另外，电容放电也不容忽视，因此手术过程中保证器械穿越路径的通畅也是避免电灼伤的关键，若手术患者配有心脏起搏器，请先向起搏器制造商咨询相关信息后，酌情使用单极能量器械。

五、机器人器械的清洗消毒及灭菌

（一）内镜部分

在手术结束后第一时间内检查内镜是否异常，确保无肉眼可见的损坏后，第一步，先打开冲洗口释放凸舌，旋转基座，暴露出3个冲洗口，按照标注顺序分别用15ml中性清洁液依次冲洗，再分别冲洗2个圆盘冲洗口和1个基座冲洗口，并使用软布擦掉整个内镜上的残留污物，之后将其放入含有pH值为中性的清洁液的槽内，防止污物在内镜上干燥。

第二步，浸泡整个内镜并于 15 分钟后取出，在自来水冷水下漂洗 60 秒，再使用高压冷水冲洗 6 处冲洗口各 20 秒。

第三步，使用尼龙软毛刷在自来水冷水下刷洗 60 秒，同时注意避开内镜端头，刷洗完以后，再使用高纯水漂洗 60 秒，排空水分后，使用软布擦干整个内镜并通过冲洗口吹入干燥空气，在放入内镜托盘之前最后检查整个内镜的完整性及是否存在污物。将托盘锁盖后包装托盘用于灭菌，灭菌流程及参数均参照器械商提供的技术参数。将已经灭菌好的设备存放于清洁、干燥的环境中以备使用。

（二）器械臂部分

在手术结束后，回收器械并检查器械的功能及完整性，后移除附件（移除所有可重复使用的和一次性附件）：电缆线和单极电弯剪端头盖；再根据器械指示器提示，器械达到最多使用次数后，根据医院制度进行处置。然后按照标注顺序分别用 15ml 中性清洁液灌注冲洗口，并用软布擦拭整个器械表面，浸泡器械 30 分钟，使用高压冷水冲洗 2 处冲洗口各 20 秒，浸没和喷洗器械端头 30 秒，使用尼龙软毛刷在自来水冷水下刷洗 60 秒，在自来水冷水下漂洗 60 秒，在超声波浴中灌注和清洁 15 分钟，使用高压冷水冲洗 2 处冲洗口各 20 秒，使用高纯水漂洗 60 秒。排空水分后，使用软布擦干整个器械并通过冲洗口吹入干燥空气。在放入器械盒之前最后检查整个器械的完整性及是否存在污物并润滑指定区域。将器械盒包装后用于灭菌，灭菌流程及参数均参照器械商提供的技术参数。将已经灭菌好的设备存放于清洁、干燥的环境中以备使用。

（三）附件部分

在手术结束后，收回电缆线和 trocar 并检查附件的功能及完整性，后移除 trocar 上的一次性套管密封件；并用软布擦拭整个附件表面，trocar 先浸泡在清洁溶液中 10 分钟并在自来水冷水下漂洗 20 秒，和电缆线一样，再用尼龙软毛刷在自来水冷水下刷洗 60 秒，后在超声波浴中清洁 15 分钟，使用高纯水漂洗 10 秒（电缆线为 60 秒）。排空水分后，使用软布擦干整个附件并吹入干燥空气。在放入器械盒之前最后检查整个附件的功能性（使用套管量针检查 trocar 通道）及是否存在污物。将器械盒包装后用于灭菌，灭菌流程及参数均参照器械商提供的技术参数。将已经灭菌好的设备存放于清洁、干燥的环境中以备使用。

最后，建立机器人器械使用档案，并利用信息化联动管理器械使用次数。进行手供一体化的洗、消、灭、维护、保养全流程的管理，实行当面交接，并建立器械维修、器械更新的可追溯管理流程。

六、能量器械的常见故障及排除方法

（一）指示灯的提示

1. 蓝灯　自检通过，可使用（图 3-7）。

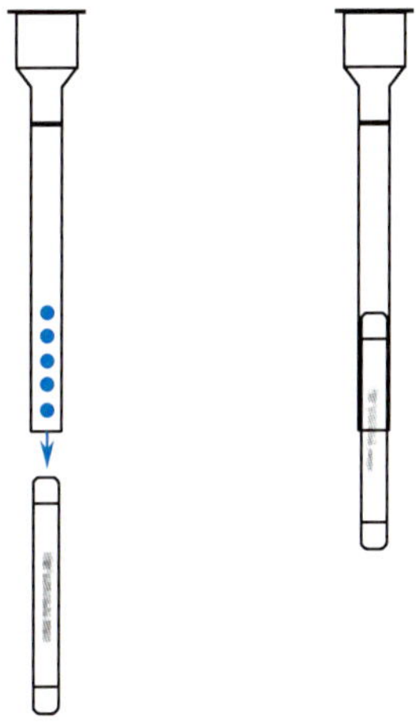

▲ 图 3-7　指示灯提示（以蓝色指示灯为例）

2. 绿灯　记忆功能。

3. 黄灯　可恢复错误（根据屏幕提示错误信息进行相应处理）。

4. 红灯　不可恢复错误（及时记录报错信息及错误代码，取下机器人手术器械，关机重启，若重启后仍无法解除故障，由主刀医生决定是否开放，术后报修厂家工程师）。

（二）可能出现的并发症及预防策略

1. 器械不识别

（1）trocar 过深或过浅：患者手推车与插入患者体内的套管对接后，器械臂远端中心应在患者腹壁内（套管上以中部的黑色宽带标出）。

（2）系统未识别到器械无菌转接头：将器械无菌转接头插入适合的模制件内，用 2 个拇指将无菌转换头压进器械托架，直至听到"咔嗒"声就位；无菌转接头上的圆盘会转动，表明系统已识别到该无菌转接头。

(3) 系统未识别到套管无菌转接头：将套管无菌转接头的顶部与套管支架的顶部对齐，确定两者之间不存在可阻断连接的多余铺单材料后，将套管无菌转接头对准套管支架垂直压入(图 3-8)，使之结合。

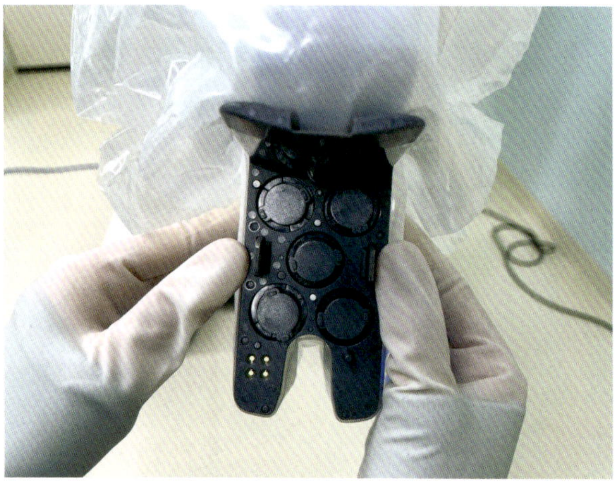

▲ 图 3-8　正确安装器械无菌转接头

(4) 系统未识别到臂夹：使灰色手柄保持稳定，将臂夹安装到手推车臂背面，注意不要捏到多余铺单材料。

(5) 器械未结合：将器械端头插入套管，器械壳体按入无菌转接头，如听到提示完成音(提示灯显示蓝色)，则表示器械已结合。

2. 器械损坏

(1) 移除器械前，确保端头没有夹取组织并将器械腕伸直。

(2) 挤压器械释放按钮并将器械穿过套管滑出，同时在移除期间避免对器械有任何的侧向压力。

(3) 不得使用器械清洁另一器械的端头。

(4) 避免器械端头相互干扰碰撞。

(5) 器械端头操作时必须在主刀医生的视线范围内。

(6) 及时清洁器械端头，以避免使用超过最合适能量。

(纪妹　何南南　刘畅　陈亚丽　王芳芳)

参考文献

[1] BALUSAMY S, SALGAONKAR H P, BEHERA R R, et al. Laparoendoscopic single-site adnexal surgery: preliminary Indian experience. J Minim Access Surg, 2017, 13 (3): 170-175.

[2] GONG Y, ZHU F, DAI X, et al. The small-port effect and the small-triangle manipulation in laparoendoscopic single-site surgery: concept from a training model to the clinic. J Laparoendosc Adv Surg Tech A, 2019, 29 (7): 949-952.

[3] 龚瑶, 周容, 代雪林, 等. 自制入路通道单孔腹腔镜手术治疗妇科良性疾病 60 例临床分析. 中国实用妇科与产科杂志, 2019, 35 (3): 1026-1029.

[4] 龚瑶, 秦艳, 代雪林, 等. 经脐单孔腹腔镜辅助下体外巨大卵巢肿瘤剥除术 4 例报告. 中国微创外科杂志, 2019, 19 (4): 375-377.

[5] 鲍明月, 秦真岳, 陈继明, 等. 微切口单孔腹腔镜手术治疗妇科疾病 30 例分析. 中国实用妇科与产科杂志, 2020, 36 (9): 874-877.

[6] 鲍明月, 秦真岳, 陈继明, 等. 微切口单孔腹腔镜妇科手术的现状与新进展. 中国实用妇科与产科杂志, 2021, 37 (2): 264-267.

[7] 鲍明月, 秦真岳, 陈继明, 等. 单孔腹腔镜子宫腺肌病病灶大部切除术临床应用. 中华腔镜外科杂志, 2020, 13 (4): 234-243.

[8] 秦真岳, 王慧慧, 陈继明, 等. 单孔腹腔镜手术治疗Ⅲ型(包块型) 子宫瘢痕妊娠. 中华腔镜外科杂志, 2021, 14 (2): 122-126.

[9] 秦真岳, 王慧慧, 陈继明, 等. 单孔腹腔镜下保留生育功能的卵巢交界性肿瘤手术初探. 中国现代手术学杂志, 2020, 24 (5): 253-358.

[10] 张守枫, 秦真岳, 陈继明. V-NOTES 术后足月妊娠经阴道分娩成功案例报告. 中华腔镜外科杂志, 2020, 13 (5): 297-300.

[11] 秦真岳, 王慧慧, 陈继明, 等. 简易悬吊式无气腹微切口单孔腹腔镜手术治疗中孕期卵巢巨大肿瘤的临床报告. 腹腔镜外科杂志, 2021, 26 (4): 316-318.

[12] 秦真岳, 鲍明月, 陈继明, 等. 经腹壁瘢痕入路单孔腹

腔镜下输卵管再通术. 中国现代手术学杂志, 2021, 25 (1): 55-59.

[13] 秦真岳, 王慧慧, 陈继明, 等. 单孔腹腔镜妇科手术的不同入路的构建与重建. 中国现代手术学杂志, 2021, 25 (5): 385-391.

[14] 王慧慧, 鲍明月, 陈继明, 等. 单孔腹腔镜下子宫肌瘤剥除术的临床分析. 中国现代手术学杂志, 2020, 24 (4): 295-300.

[15] 孙大为. 经阴道腹腔镜手术的探索与实践. 北京: 清华大学出版社, 2019.

[16] 刘开江. 妇科腹腔镜手术图解. 北京: 人民卫生出版社, 2018.

[17] 熊光武. 妇科单孔腹腔镜手术器械选择. 中国实用妇科与产科杂志, 2019, 35 (12): 1324-1326.

[18] GOMES P. Surgical robotics: reviewing the past, analysing the present, imagining the future. Robot Cim-Int Manuf, 2011, 27 (2): 261-266.

[19] MARESCAUX J, LEROY J, GAGNER M, et al. Transatlantic robot-assisted telesurgery. Nature, 2001, 413 (6854): 379-380.

[20] MORELLI L, GUADAGNI S, DI FRANCO G, et al. Use of the new Da Vinci Xi during robotic rectal resection for cancer: technical considerations and early experience. Int J Colorectal Dis, 2015, 30 (9): 1281-1283.

[21] 汪超, 王育. 手术机器人在妇科疾病诊疗中的优势和前景展望. 机器人外科学杂志 (中英文), 2021, 2 (4): 313-323.

[22] SAFDIEH J, LEE Y C, WONG A, et al. A comparison of outcomes between open hysterectomy and robotic-assisted hysterectomy for endometrial cancer using the national cancer database. Int J Gynecol Cancer, 2017, 27 (7): 1508-1516.

[23] 纪妹, 李喆, 赵曌, 等. 机器人手术系统在早期子宫颈癌保留生育功能手术中的应用. 中华妇产科杂志, 2021, 56 (6): 434-437.

[24] 李琪, 纪妹, 赵曌, 等. 机器人手术系统在外阴癌腹股沟淋巴清扫术中的临床应用. 中华妇产科杂志, 2018, 53 (11): 779-782.

[25] MOON A S, GAROFALO J, KOIRALA P, et al. Robotic surgery in gynecology. Surg Clin North Am, 2020, 100 (2): 445-460.

[26] RUMOLO V, ROSATI A, TROPEA A, et al. Senhance robotic platform for gynecologic surgery: a review of literature. Updates Surg, 2019, 71 (3): 419-427.

第四章
妇科微创手术的无瘤原则、入路建立、基本操作与培训

第一节　妇科微创手术的无瘤原则

一、无瘤原则的总体要求

实施肿瘤外科手术除了遵循外科学的一般原则外，还应遵循肿瘤外科的无瘤原则。不恰当的外科操作可能导致肿瘤细胞的医源性播散，给患者带来难以挽回的后果。因此，实施手术过程中必须尽可能减少医源性肿瘤播散。有学者将这一理念命名为"无瘤原则"，即手术中的每一项操作均应避免可能导致肿瘤破裂、播散、转移等的风险，防止医源性播散的发生。违反无瘤原则的后果可能在短期内不被发现，具有一定的隐蔽性，但会严重影响患者的生存及预后。

无瘤原则是一种理念。这一理念应贯穿肿瘤诊治过程中的各个环节。例如手术前应避免为明确诊断对单发的、临床没有明确转移的盆腔包块进行穿刺活检，即使是巨大包块，只要 CT 等影像学检查未见明确转移，均不应穿刺活检，因为这一操作可能导致原本局限于卵巢或子宫的肿瘤发生播散转移，造成肿瘤分期上升。术前诊断过程中的无瘤原则不在本章范围内，本章主要针对手术过程中的无瘤原则进行详细阐述。

无瘤原则体现在肿瘤外科手术从术前准备到手术实施的各个阶段。术前对肿瘤大小、位置、毗邻、良恶性质、临床分期等因素的准确判断有助于术者选择最恰当的手术方式，从源头减少医源性肿瘤播散的可能性。在无瘤理念指引下的具体手术技术即为无瘤技术。无瘤技术体现在从手术开始到结束的各个细节步骤，医生不但需要有无瘤原则的概念，器械护士同样要知晓无瘤原则的各项要求，相互配合。理解无瘤原则和掌握无瘤技术是肿瘤手术医护人员的基本要求，更是影响患者预后的重要因素。无论是开腹手术还是腹腔镜、机器人等微创手术，尤其是后者，由于气腹、头低脚高等术中的特殊因素可能成为肿瘤一旦破裂后广泛播散的"推手"，更应重视无瘤技术的应用，否则可能导致"微创"手术变成"巨创"，给患者带来无法挽回的影响。

违背无瘤原则的典型的例子就是电动粉碎器给子宫恶性肿瘤患者，包括恶性潜能未定及低度恶性的子宫平滑肌瘤患者带来的腹盆腔种植转移，使原本局限在子宫内的肿瘤播散至腹盆腔，严重影响患者生存(图 4-1)。

简言之，无瘤原则的总体要求是医护人员在实施诊疗的过程中，不要把局限在某一器官或区域的肿瘤人为地播散至原本无瘤的区域，无论是肿瘤破裂导致的肿瘤直接污染无瘤区，还是通过接触了肿瘤的器械、纱布、手套等间接导致无瘤区被肿瘤污染，都应该避免。

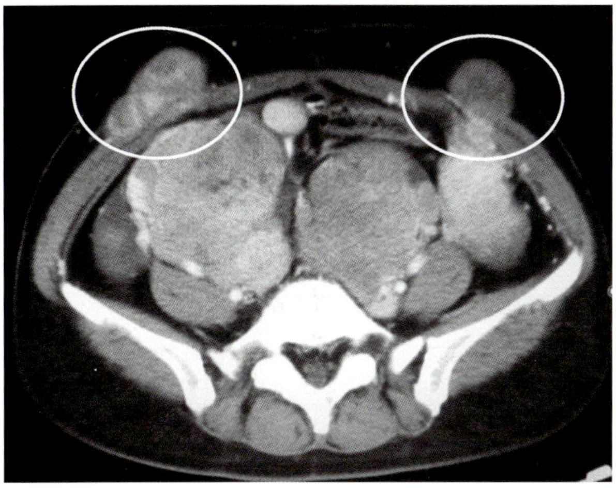

▲ 图 4-1　子宫肌瘤（术后病理证实为子宫平滑肌肉瘤）粉碎术后腹腔、腹壁多发转移的 CT 影像

二、无瘤原则的具体实施

恶性肿瘤手术过程中无瘤原则的具体实施首先体现在要遵循一定的操作顺序，尽量从无瘤区到有瘤区，此外需要遵循的原则包括但不限于不可挤压原则、隔离原则、锐性解剖原则和整块切除原则，有些原则相互补充，如具体原因无法满足某一点，可通过其他原则的实施加以弥补，从而减少肿瘤术中播散的可能性。无瘤原则对器械护士也有相应的要求，医护配合，二者缺一不可。

（一）无瘤至有瘤操作顺序原则

手术探查从无瘤区域到有瘤区，手术操作从四周向肿瘤推进。如位于盆腔的肿瘤，应先探查上腹部，最后探查盆腔肿瘤。探查动作要轻柔，如需反复探查，每次触碰过肿瘤的手套，应及时更换。拟行系统性淋巴结清扫，如有可疑淋巴结转移的情况，应先切除没有淋巴结转移区域，然后切除可疑转移的淋巴结。如果需要根据术中冰冻病理提示是否存在淋巴结转移来确定淋巴结切除范围的情况，在切除该淋巴结时应遵循整块切除的原则，避免把潜在的淋巴结转移瘤播散于盆腹腔。在腹腔镜或机器人手术时应注意，暴露于盆腹腔的肿瘤可能因气腹和头低脚高位导致广泛的转移。

（二）不可挤压原则

术中对肿瘤组织的过度挤压可能将肿瘤细胞挤进小血管，造成肿瘤血行播散。囊性或囊实性肿瘤的挤压还可能造成囊性肿瘤破裂，人为造成分期上升，增加术野种植的机会。比如切除卵巢囊性或囊实性肿物时应用纱垫保护周围组织，术中应尽可能地轻柔操作，避免囊肿破裂污染腹腔。行宫颈癌手术探查宫颈周围间隙、韧带等结构以及评价阴道切除长度时反复挤压宫颈部位肿瘤，均有可能将肿瘤细胞挤压进入血液循环，增加血行播散的风险。因此术中探查肿瘤时切忌粗暴，尽可能减少反复挤压肿瘤组织。子宫内膜癌手术时，在切除子宫之前，也应尽量避免挤压子宫。腹腔镜手术时先凝闭双侧输卵管根部，类似开腹手术首先用钳夹夹闭两侧宫角，减少宫腔内肿瘤沿输卵管进入腹腔的可能。此外另一个不能忽视的风险是肿瘤沿宫颈被挤压进阴道，污染阴道切缘的可能，尤其是宫腔内肿瘤较多的情况，更应避免挤压子宫，减少肿瘤污染阴道残端带来的阴道残端复发的风险。这一原则还体现在腹腔镜子宫内膜癌手术经阴道取出子宫时。如因合并子宫肌瘤或者宫腔内肿瘤较多导致子宫增大，经阴道取出子宫困难，需要挤压子宫，这时可应用隔离原则，即切下来的子宫装入经阴道放置的标本袋中，将肿瘤与阴道隔开，再经阴道将标本袋拉至阴道外口，在标本袋内将子宫切开，最终取出标本。如果这种操作困难，应考虑扩大切口或者行开腹手术。经自然腔道取标本面临类似问题，例如已经切除盆腔肿物，切开阴道穹窿取出时，要避免肿瘤挤压导致破裂，从而污染阴道切口、盆腔甚至腹腔，造成不可挽回的后果。

（三）隔离原则

手术过程中尽可能减少肿瘤细胞污染手术野、手术切口等正常组织，尽量将肿瘤和正常组织分离以减少肿瘤种植的可能。包括纱布垫或一次性皮肤保护套（膜）保护切口、创面及正常脏器；肿瘤四周围以纱垫，保护周围正常组织；术者手套尽可能不直接接触肿瘤，如有接触及时更换手套；尽可能连同包膜完整切除肿瘤。如果肿瘤与周围组织粘连紧密，应在切除前用纱垫保护周围组织，并准备好吸引器等，及时吸除液体及肿瘤组织，钳夹或缝合关闭肿瘤破口。子宫内膜异位症相关的早期癌如透明细胞癌和子宫内膜样癌，多数因合并子宫内膜异位症而粘连致密，切除时容易破裂，这时术中应严格遵循隔离原则，避免肿瘤破裂影响预后。而这类肿瘤在术前影像学检查多表现为卵巢子宫内膜异位囊肿的特点，医生应结合患者年龄、肿瘤标志物及MRI检查特点，提高警惕，识别可疑恶变。

将标本置于取物袋中取出，也是隔离原则在微创手术中的具体体现。腹腔镜手术的trocar孔种植转移屡见不鲜，主要因为trocar孔腹膜保护层破坏，为肿瘤细胞的种植提供了良好的“土壤”，而trocar孔或穹窿切口的位置经常难以彻底冲洗，从而导致肿瘤在该部位种植（图4-2）。

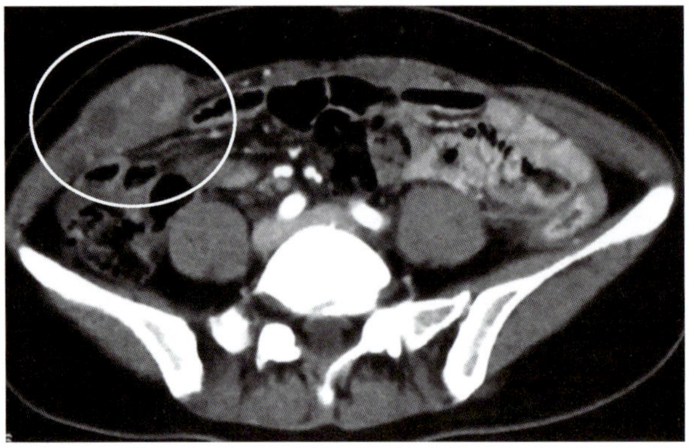

▲ 图4-2　子宫内膜间质肉瘤腹腔镜术后，腹壁trocar孔转移

（四）锐性解剖原则

尽量锐性分离，减少采用钝性分离。钝性分离不易精细操作，且容易挤压引起肿瘤破裂，应尽可能少用。应使用刀、剪等锐性器械进行解剖。手术中使用如电刀、超声刀等能量器械，不仅可减少出血，还可闭合小血管及淋巴管，同时能量器械可杀灭肿瘤细胞，减少肿瘤血行转移及局部种植。腹腔镜手术采用的是头低脚高的体位，一旦肿瘤破裂则肿瘤污染上腹部的风险较大，导致复发风险增高。对于肿瘤破裂可能性大且可疑恶变者，应慎用腹腔镜手术。

（五）整块切除原则

尽可能将肿瘤组织整块切除，同时应保留一定的安全距离，避免将肿瘤分割切除。对于有肿瘤转移的淋巴结，尽可能做到整块完整切除。卵巢肿瘤手术要重视整块切除原则，术前术者应对肿瘤性质进行充分评估。例如巨大卵巢囊肿，在腹腔镜或者小切口操作时应避免囊液外溢，污染盆腹腔。必要时采用开腹手术，完整取出肿瘤。

三、器械护士操作的无瘤原则

器械护士对于无瘤原则的认知是成功完成手术的重要环节，医护充分配合才能做到真正的无瘤。

1. 手术器械台　严格区分“有瘤区”和“无瘤区”。凡接触过肿瘤或破溃瘤体的器械，应放置于“有瘤区”，且不可再用于正常组织，不可再触碰。

2. 隔离盘　进行肿瘤组织切开、接触肿瘤组织、打开宫腔及消化道脏器内壁时，要准备隔离盘；隔离盘一旦使用，器械护士不得徒手接触隔离盘内器械。

3. 器械　所有触碰肿瘤的器械，必须放置于隔离盘中，不得再次触碰和使用。常用消毒剂（酒精、无水乙醇、碘伏、双氧水、蒸馏水、聚维酮碘等）浸泡器械均不能100%杀灭肿瘤细胞；必须更换触碰肿瘤的器械。

4. 敷料　接触肿瘤、疑似有肿瘤的组织、开放腔道及消化道内壁的敷料，应一次性使用，不得再用于其他部位。

5. 缝线　结扎肿瘤血管、淋巴管的丝线，使用后必须丢弃，不可重复使用。行子宫相关手术时，缝合子宫肌层如穿透子宫内膜，缝合缝线不应再用于缝合其他组织。

器械护士不得徒手直接接触肿瘤组织，怀疑肿瘤转移的淋巴结，应使用容器或特定纱垫接取，并放置于手术台的“有瘤区”。肿瘤切除部位断端应使用纱垫包裹，避免污染周围区域。肿瘤破裂需彻底清除干净，再用纱垫包裹，更换手套和手术器械。取出肿瘤标本时，要用一次性取瘤袋，防止肿瘤标本与切口接触。严禁在手术台上解剖肿瘤标本，留取肿瘤切缘时，建议将切缘组织均视同肿瘤组织对待，器械与敷料均按隔离原则处理。手术中如使用直线型切割吻合器，手术室护士在拆卸、更换钉仓或钉匣时不可用手直接接触。

6. 对手术切口的保护措施　边缘处用纱垫保护，或使用一次性皮肤保护套（膜）；关闭腹腔及缝合腹壁切口前需用生理盐水彻底冲洗，切口周围加铺无菌巾，以减少手术切口的局部种植的风险。多切口手术时，每个切口应单独使用一套手术器械；所有手术操作者在不同切口操作时应更换无菌手套，例如经阴切口操作后更换至腹腔切口前，需更换无菌手套。各个切口所使用的器械应分开，不可混用。

腔镜镜头及器械应使用专门的敷料进行擦拭，如需经 trocar（皮肤穿刺器）取出标本，应先将标本置入专用标本袋，再经 trocar 取出，防止肿瘤触碰 trocar，污染腔镜器械。器械护士应要严格监督手术医生的无瘤操作，及时提醒。

四、微创手术在无瘤技术上的特点

微创手术主要指腹腔镜 / 机器人手术、宫腔镜手术、阴式手术等，采用这些术式进行妇科恶性肿瘤手术时，同样应该遵循无瘤原则的上述各项要点。同时，微创手术有自身的特点，在遵循无瘤原则时和传统的开放手术又有所不同。由于可进入术野的器材有限，微创手术无法像开放手术时使用纱垫等对正常组织进行足够的隔离；多数妇科腔镜手术均需气腹协助暴露手术空间，但腹腔内不断循环的 CO_2 可加剧暴露或破裂于腹盆腔内的肿瘤扩散转移；微创手术过程中缺乏直接的力反馈，探查肿瘤组织时需格外注意避免过度挤压肿瘤造成血行转移或直接播散；微创手术过程中举宫器使用不当也可能过度挤压肿瘤组织以及违反隔离原则造成肿瘤的人为播散。

（一）子宫肿瘤

早期子宫内膜癌的手术治疗中，微创手术显示出了不低于开放手术的无疾病生存率和总生存率，是妇科恶性肿瘤中相对比较适合进行微创手术的病种。腹腔镜器械进入腹腔后首先凝闭或夹闭双侧输卵管，防止在切除子宫的过程中，举宫等操作使宫腔内的肿瘤通过输卵管播散到腹腔的可能。另外，举宫时需注意勿使举宫棒穿透子宫肌层，以避免宫腔内肿瘤进入盆腔。注意的细节包括根据宫腔深度选择合适长度的举宫棒，及时安装举宫杯，通过腹腔镜监测举宫棒进入子宫腔的情况。另外，除了存在前述穿透子宫肌层的风险，还存在宫腔内肿瘤沿举宫棒流至阴道内，即举宫棒发挥了“引流肿瘤”的作用，导致潜在的肿瘤污染阴道残端的风险，因此建议不使用举宫棒。在行盆腔及腹主动脉旁淋巴结清扫术时，注意切除过程中尽量整块切除淋巴结，尤其是可疑转移的淋巴结，不要将其从中切开，即整块切除原则。切下来的淋巴结应装入标本袋中取出，而非经 trocar 直接取出，即无瘤原则中的隔离原则。淋巴结切除后应及时取出，尽量不要将其临时存放于盆腔内，避免漏取或将各部位淋巴结混淆。也可以尝试经宫颈注射吲哚菁绿或纳米碳等染料，术中可帮助我们辨识淋巴结，降低切开淋巴结的风险。

合并子宫肌瘤或子宫腺肌病的患者，子宫体积较大，经阴道取出标本困难时，不可应用旋切器将子宫分解成小块取出，原因是有可能导致子宫内的肿瘤播散至盆腔，增加转移的风险，影响预后。对于这类“大子宫”患者，可以尝试经阴道置入取物袋，将子宫完全置入取物袋，在取物袋内切割子宫后经阴道取出，或者直接行开腹手术。

因“子宫肌瘤”行切除手术时，如不能排除肉瘤的可能，术中应避免将肿瘤旋切后取出。前文已经提及子宫肉瘤经旋切后造成腹盆腔广泛种植的惨痛教训，可将肿瘤装入标本袋，切开阴道穹窿完整取出肿瘤，或可在腹壁延长 trocar 孔取出肿瘤。

总体而言，虽然早期子宫内膜癌可考虑微创手术，但还应在术前根据患者的具体情况具体分析。潜在的不适合腹腔镜手术的因素包括 MRI 提示宫腔内肿瘤多、肿瘤侵犯子宫深肌层，甚至近浆膜层及宫颈间质受侵、分化差或特殊病理类型、合并腹水等。子宫内膜癌分子分型对临床诊疗具有很大的意义，近年也有研究表明，P53 突变型腹腔镜手术者较开腹手术预后差，提示这类子宫内膜癌即使为早期可能也不适合微创手术，但这一结果仍需更大样本量的前瞻性研究验证。

（二）宫颈癌

宫颈癌的微创手术争议颇大。LACC 研究指出微创手术可降低早期宫颈癌患者的无疾病生存率和总生存率。学者开始反思这一现象背后的可能原因。开腹手术和微创手术的显著区别是：①微创手术中需要借助举宫器保持子宫的合适位置便于操作；②切开阴道过程中微创手术并未如开腹手术一样钳夹封闭阴道；③气腹的潜在影响。有学者推断举宫器对宫颈肿瘤的过度挤压以及手术过程中肿瘤直接暴露于盆腔可能是早期宫颈癌微创手术预后不佳的原因。针对以上3点，妇科肿瘤医生们也尝试着改良手术方式。为了避免举宫器对宫颈局部肿瘤组织的挤压，尝试弃用举宫器，改为经宫底缝牵引线，通过腹部trocar提拉并控制子宫位置。为了保证手术过程中宫颈部肿瘤不暴露在盆腔，在腔镜或机器人辅助下缝扎阴道，从而将肿瘤组织隔离于阴道和腹盆腔之外。

除了上述针对性的手术改良，最基本的无瘤原则不能被忽视。由于宫颈肿瘤直接暴露于阴道，微创手术切除子宫后，应充分冲洗盆腔及阴道，尽可能减少脱落的肿瘤细胞污染。

（三）卵巢癌

腹腔镜手术可用于判断晚期卵巢癌可否满意减瘤。由于晚期卵巢癌已在腹盆腔发生转移，腹腔镜探查手术难以完全无瘤。腹膜trocar孔部位发生肿瘤种植的风险较高。因此应着重注意减少trocar孔种植转移的风险。具体注意事项包括肿瘤标本装标本袋取出，撤出trocar后对trocar孔再次清洁。术后尽早化疗，也有助于减少trocar孔种植转移的发生率。

早期卵巢癌的分期手术行腹腔镜手术时要注意无瘤原则，术中肿瘤一旦破裂，囊内液流出，腹腔镜手术头低脚高位容易导致囊内液污染上腹部，难以冲洗干净，同时气腹可能加剧肿瘤细胞播散，影响分期及预后。对于不能完全排除恶性可能的卵巢囊性肿物，避免在没有保护的情况下穿刺囊液，应遵循整块切除原则，保证完整切除卵巢肿瘤。腹腔镜切下肿瘤后，如何取出标本也是避免发生trocar孔种植转移的重要环节。可先将肿物装于标本袋内，在袋内破碎后经trocar取出，避免取物袋破裂。如肿瘤巨大或者术前评估难以完整切除肿瘤者，宜选择开腹手术。

总之，无瘤原则是恶性肿瘤手术中非常重要的原则，应充分认知并认真实施。术中需要手术医师和器械护士通力配合，尽可能减少医源性肿瘤播散的风险。无瘤原则更是肿瘤治疗的重要理念，这一理念不仅仅局限在手术过程中，更延伸至术前评估及准备的多个环节。伴随着新技术的不断出现，无瘤原则的内涵以及技术要点也应不断的扩展和完善。

（李宁　付佳）

第二节　妇科微创手术入路的建立

妇科微创手术方式较多，不同的手术方式对应不同的手术入路。大致可分为经腹壁腹腔镜入路和经阴道腹腔镜入路。经腹壁腹腔镜有多孔腹腔镜、经脐单孔腹腔镜和经瘢痕入路腹腔镜等；经阴道入路有前穹窿入路和后穹窿入路等。本节简要介绍妇科微创手术入路建立的准备、建立方法、技术要点及决策原则。

一、妇科微创手术入路建立的准备

妇科微创手术入路建立的常规准备包括皮肤及脐的准备、胃肠道准备、阴道准备等。必要的术前准备是手术安全和患者康复的前提。

（一）皮肤/脐准备

以往对于开腹手术或多孔腹腔镜多采取外阴部备皮，特别对于会阴部或经阴道手术，毛发会干扰手术操作。脐是单孔腹腔镜手术的唯一切口，此处有较多细菌定植，是否需特殊处理，龚瑶等进行了相应临床研究，比较经脐单孔腹腔镜是否进行术前肚脐消毒对术后切口愈合的影响，其中200例患者术前半小时碘伏擦洗，200例未做特殊处理，两组患者术后切口感染率及愈合不良发生率差异无统计学意义。因此，建议术前无须进行脐部皮肤准备。

（二）阴道准备

阴道里微生物较多，在进行经阴道手术或腹腔镜下全子宫切除术时，这些细菌可能与手术创面接触，引发术后感染。手术前的阴道准备主要目的是减少致病菌，降低术后感染率。对于手术前阴道准备方法缺少共识。手术前行白带常规检查，排除阴道炎。对于经阴道手术或者全子宫切除术者，手术麻醉后阴道碘伏充分消毒，无须术前数日即开始阴道上药准备。对于经阴道手术毛发较多可能影响手术操作的，可于术前半小时用剪刀剪去毛发。

（三）肠道准备

根据快速康复外科临床指南推荐，对于术前无胃肠道功能障碍或肠梗阻患者，术前禁食 6 小时，禁清流质食物 2 小时。术前无须机械灌肠，无须口服通便药物。对于术前评估可能术中损伤或者切除肠管的案例，可术前口服复方聚乙二醇电解质散清洗肠道。肠道准备的具体方案可在临床指南推荐的框架下根据具体场景实施。

二、多孔腹腔镜手术入路的建立

多孔腹腔镜首个穿刺孔建立气腹的方法主要分 2 种：开放式（Hasson 法）和封闭式（Veress 针法）。前者主要用于腹壁多次手术可能存在腹壁粘连或者气腹建立失败者。此法安全，但进腹和关腹时间相对较长；后者临床常用，简单方便，但损伤腹腔内组织的风险增加。

开放法为使用两把布巾钳或鼠齿钳上提皮肤，逐层切开进腹，必要时手指触摸，避免损伤腹腔内组织。穿刺时用手或布巾钳提起腹壁，可以使肠管远离腹壁，减少肠道损伤的风险。

气腹针穿刺时需判断气腹针是否安全进腹，可采用注射器抽吸法或悬滴法。悬滴法是在 Veress 针头滴一滴生理盐水，提起腹壁，若水滴被吸入，提示针在腹膜腔内。最实用的方式是观察气腹机的腹压读数。气腹针刚进腹时，读数为 0 或负数，随着充气的进行腹压缓慢上升，提示气腹针准确到位。在充入了 2~4L 气体后，腹内压应达到预设的 12~15mmHg。

trocar 穿刺时，务必谨记 trocar 是被“转”进腹腔，而不是被“刺”进腹腔。手腕的旋转，外加持续的推力，使 trocar 缓慢突破腹膜进腹，避免不可控的突然进腹。大血管的损伤往往与 trocar 失控突然进腹有关。

通过胃管行胃肠减压，可将上腹部手术视野最大化，降低穿刺风险。这并不意味着术前常规安置胃管。以下 2 种情况可考虑术中安置胃管：①首个穿刺部位在中上腹，腹胀明显，不能排除麻醉所致胃胀气，安置胃管可降低胃损伤风险；②进腹后发现胃胀气明显，推挤肠管，影响视野。安置的胃管在手术结束时即可取出。

在腹腔镜监视下进行第二或者第三个 trocar 的穿刺时，无须上提皮肤，trocar 垂直腹壁皮肤，以最短的距离进腹即可。多孔腹腔镜入路的建立见视频 4-1。

视频 4-1 多孔腹腔镜入路的建立

三、经脐单孔腹腔镜手术入路的建立

经脐单孔腹腔镜手术入路可分为单切口多筋膜通道和单切口单通道入路，单切口单通道入路以切口保护套为主要元件，可使用自制的手套 port 或者商用 port，临床常用。

（一）单切口多筋膜通道穿刺法

单切口多筋膜通道是经过单一皮肤切口，在筋膜层置入多个 trocar 进行手术。相当于是把多孔腹腔镜的不同穿刺点集中到肚脐处。在单孔腹腔镜开展的初期，由于缺乏专用单孔 port，这种穿刺法有一定的适用范围。它不需要增加特殊的耗材及设备，容易开展。该入路存在切口较大、对肚脐切口保护不佳、取标本困难等缺点，在临床的使用日益减少。

（二）切口保护套连接自制手套入路

自制单孔腹腔镜入路通道一般由 3 部分组成：器械通道、手套和切口保护套。

切口保护套是单孔腹腔镜 port 的重要元件之一，其原因在于切口保护套能发挥重要作用：①撑开切口：在经脐单孔或 vNOTES 手术中，切口保护套翻转后均能尽量撑开切口，扩大手术器械进出的空间，方便手术标本的取出；②保护切口：避免切口直接与器械接触，保护切口免受污染，同时对切缘有压迫止血作用。③维持气密性：切口保护套翻转后，外圈可紧贴皮肤，内圈可紧贴腹膜，避免漏气，维持术中良好的气腹压。根据不同的腹壁厚度或阴道长度，可相应翻转调整，灵活方便。

切口保护套的放置方法：用鼠齿钳钳夹脐部左右两侧皮肤上提，充分暴露脐。纵行切开脐孔处皮肤约 2cm，逐层切开进入腹。切开过程采用尖刀上挑的动作，结合手指探查，注意勿损伤腹腔内组织。放入切口保护套内环，向上提拉的同时向内卷曲外环，直至外环与腹部皮肤紧贴。器械通道可以是腹腔镜 trocar，也可以自行设计。剪取手套的指端，套入所需大小的 trocar，丝线固定，连接切口保护套，即可完成组装。

（三）专用 port 入路

专用 port 一般由切口保护套和专用器械通道组成。切口保护套的放置方法同上述。专用 port 的安装更方便，利于手术操作。目前市面上可选择的专用 port 较多，商用 port 品类繁多。理论上，一个优秀的 port 需要满足以下要求：①小器械通道，可增加体内器械的活动范围，提高手术操作性，即 small port 效应；②柔性 port，器械间可自由靠近，操作无障碍；③器械进出顺畅，无须扶持，有一定支撑性；port 安装和拆除顺畅，方便取标本。经脐单孔腹腔镜肚脐的切开和缝合见视频 4-2。

视频 4-2　经脐单孔腹腔镜肚脐的切开和缝合

四、经阴道单孔腹腔镜手术入路的建立

经阴道单孔腹腔镜（vNOTES）手术入路包括前穹窿入路，后穹窿入路和中间入路。前穹窿入路一般用于子宫前壁肌瘤切除，前盆腔附件包块切除等；后穹窿入路多用于子宫后壁肌瘤切除，附件疾病处理等；中间入路用于全子宫切除等。vNOTES 手术入路的建立包括阴道穹窿的切开和 port 置入。阴道穹窿的切开是手术的第一步，也是关键一步。本节主要介绍阴道前穹窿及后穹窿入路的建立。

（一）经阴道前穹窿入路的建立

手术前的评估在 vNOTES 中至关重要。评估的主要目的为明确盆腔有无粘连，能否安全切开进腹，避免直肠或膀胱损伤。病史采集时询问有无手术史、痛经史、盆腔炎病史；查体评估阴道大小、宫颈大小、病灶大小及位置、盆腔是否粘连等；麻醉后、消毒前再次三合诊，评估粘连情况。术前白带常规检查，必要时阴道上药。术前可不备皮，若影响操作可于术前剪去部分体毛。取膀胱截石位，两大腿充分分开，臀部超出床沿 5~10cm。

前穹窿入路在 vNOTES 中使用较少，原因在于：①前穹窿切开需经过膀胱宫颈间隙，距离较直肠阴道隔更大，切开耗时更久；②前穹窿切开有膀胱损伤的风险，若患者有剖宫产史，损伤风险增加；③前穹窿切开适应证更少，主要用于子宫前壁肌瘤切除，附件区病变经后穹窿多可达到。

前穹窿入路的建立主要在于切开阴道前穹窿，进入盆腔。操作步骤如下：①用鼠齿钳钳夹宫颈前唇向下、向外牵拉，阴道拉钩暴露前穹窿；②阴道黏膜注水，形成水垫；③电刀或冷刀切开阴道黏膜，逐次上推膀胱，进入膀胱宫颈间隙；④打开膀胱宫颈反折，进入盆腔；⑤放置切口保护套，安置 port，完成前穹窿入路建立。

（二）经阴道后穹窿入路的建立

经阴道后穹窿入路是 vNOTES 最常用的入路。原因有 4 点：①后穹窿切开经过的层次少，较前穹窿切开更容易；②大多数附件区病变经后穹隆都可以达到；③后盆腔空间相对较大，便于操作；④直肠子宫陷凹为盆腹腔最低处，手术时囊肿内容物等液体往外流不会污染盆腹腔。

后穹窿切开可分 3 步：一钳夹；二剪开；三分离。第一二步如图 4-3 所示，上下 2 个阴道拉钩暴露宫颈后，鼠齿钳 A 钳夹宫颈后唇，向外上充分牵拉；鼠齿钳 B 在宫颈阴道黏膜交界下方 1~1.5cm 处，横行钳夹阴道后壁，水平向外牵拉。剪刀 C 尖端朝上，全层剪开阴道黏膜，切开阴道黏膜长约 3cm。如果直肠阴道隔比较薄，剪开过程即可打开腹膜，直接进入盆腔。如果直肠阴道隔比较厚，还

需进入第三步，分离打开直肠子宫陷凹腹膜。鼠齿钳分别钳夹阴道黏膜上下切缘，置入拉钩暴露直肠阴道隔，示指钝性分离直肠阴道间隙以及腹膜凹陷。注意示指紧贴子宫后壁向上用力。部分腹膜可直接打开。如果示指不能突破腹膜，则使用弯钳钳夹提拉腹膜，剪刀剪开即可进腹。打开腹膜后，两手示指同时进入盆腔，向两侧分离，扩大切口至 3cm 左右，完成后穹窿切开。经后穹窿置入切口保护套内环，向内卷曲，安置 port，完成后穹窿入路的建立。如果进腹不顺利，及时行肛门检查，明确切开层次。如果粘连严重，反复尝试不能进腹或操作困难，要立即转为经腹壁腔镜，避免强行操作损伤直肠（见图 4-3）。经阴道后穹窿的切开和缝合见视频 4-3。

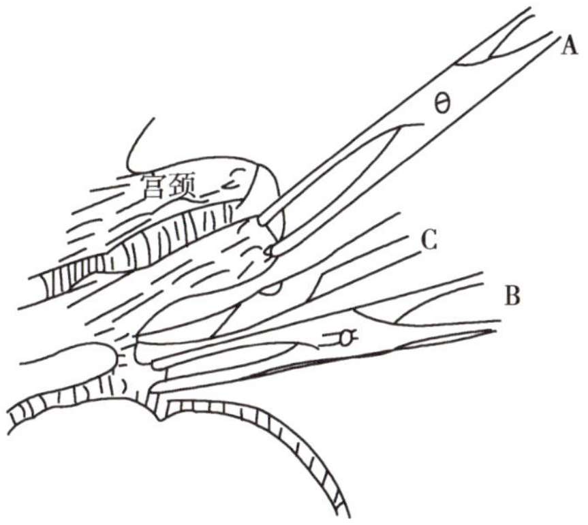

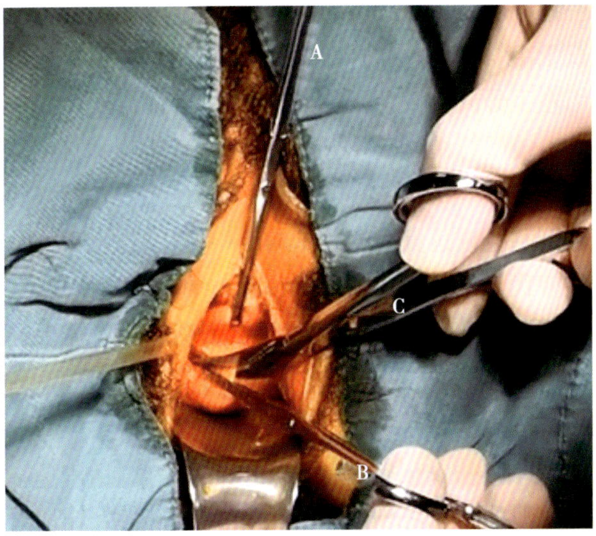

▲ 图 4-3　后穹窿切开
A、B. 鼠齿钳；C. 剪刀。

五、无气腹腹腔镜入路的建立

多孔腹腔镜、经脐单孔腹腔镜和 vNOTES 等手术方式均可在无气腹条件下进行。无气腹腹腔镜入路的建立包括操作孔道的建立和腹壁悬吊。操作孔道的建立方式与气腹腹腔镜相似。腹壁悬吊可选择的方式较多，多数采用腹壁钢针穿刺悬吊的方式。以无气腹多孔腹腔镜为例：安装腹壁悬吊装置在手术床旁，悬吊杆横跨腹白线；脐轮处或脐上做 1cm 切口，10mm trocar 穿刺进入，置入腹腔镜。提起脐耻间腹壁皮肤，在耻骨联合上约 4cm 沿腹中线两侧穿刺钢针，走形约 10cm 后从皮下穿出，钢针两端套上套管，固定在抓手上，将其吊链悬挂在横杆挂钩上，将腹壁吊起，通过吊链调节腹壁悬吊高度，完成腹壁悬吊。

视频 4-3　经阴道后穹窿的切开和缝合

六、腹腔镜手术经腹壁瘢痕入路的建立

经腹壁瘢痕做切口行腹腔镜手术，患者康复后不增加明显手术瘢痕，具有一定美容效果。根据瘢痕位置选择适合的穿刺孔进行手术。比如有剖宫产下腹部横切口病史者，在选择多孔腹腔镜手术时，可在脐轮下做一 10mm 切口作为置镜孔，于腹部瘢痕左右两端各做一 5mm 操作孔进行手术。有下腹纵切口者，在选择单孔腹腔镜时，可采用原有瘢痕切口进腹，术后不增加新的瘢痕。总体上，经腹壁瘢痕入路适应证较为局限，可作为临床操作的补充。

七、手术入路方式的决策原则

对于外科医师来说，手术决策涉及多方面的内容，手术入路方式是其中之一。以子宫全切术为例，可包括以下入路方式：开腹、多孔腹腔镜、经阴道、经脐单孔腹腔镜、免气腹多孔或单孔腹腔镜、vNOTES、机器人腹腔镜、机器人单孔腹腔镜及机器人 vNOTES 等。如此繁多的入路方式如何决策，对患者来说难以选择，对医师也需要仔细思考。

基于临床实践，笔者总结了“术式决策三角”，即术式、术者和患者构成的三角关系（图 4-4）。“术

相应的对策：①更细的器械手柄，比如把吸引器的操控器件做得更小，或者直接通过脚控装置控制冲和吸；②使用不同长度的器械。比如5mm 30°加长镜头可远离主刀手操作水平。常用的器械比如分离钳、超声刀等采用不同长度，一方面可以把水平位的干扰延长到轴向位；另一方面，轴向上加长了器械，水平位操作手间的距离也会增加；③使用光纤摄像头一体镜，减少光纤对操作手的干扰；④把入路平台的器械通道做小，可提高手术操作性。

（三）脐（阴道内）水平的“筷子效应”及对策

经脐单孔腹腔镜手术中，所有器械均经肚脐进出，脐水平是发生“筷子效应”的咽喉部位。脐水平的器械干扰原因在于：①脐切口小。使用同样管径的器械，1.5cm的脐切口必然会比3cm的切口干扰更明显，手术难度更大；②器械管径大。相应对策：①使用细小管径的器械。比如使用5mm的细镜，减少镜体占据肚脐切口的空间。使用3mm而非5mm管径的分离钳也可以减少干扰；②更大的脐切口可以减少“筷子效应”，但这势必影响术后美容效果，可能增加术后脐疝的发生率。

同样，在经阴道单孔腹腔镜中，阴道水平也是导致器械干扰的关键。其应对策略与经脐单孔类似。

（四）腹腔内水平的“筷子效应”及对策

腹腔内水平的“筷子效应”是器械干扰的终端，直接影响手术操作。其成因主要是直器械。直器械经同一孔道进入后，器械间的位置处于平行或交叉状态，而非多孔腹腔镜中的三角操作。使用打弯的器械一定程度上可缓解腹腔内水平的干扰，比如末端“L”形的分离钳。但由于操作的习惯，打弯的器械会增加操作难度。目前，直器械操作仍是单孔腹腔镜器械的主流。值得一提的是，可弯曲的镜头在降低器械干扰上具有一定优势。可弯曲的镜头移动空间更广，可避开操作手区域，减少腹腔内外的干扰。此外，在经阴道单孔腹腔镜中，可弯曲镜头视野更大，可探查区域更广，优势明显。

经脐单孔和经阴道单孔腹腔镜产生“筷子效应”的原理类似，但两者有一些差别。妇科手术多位于盆腔，经阴道单孔腹腔镜的操作目标离port位置更近，同一长度的器械在腹腔内更短，腹腔外更长，此外阴道切口更大，在3个水平上经阴道单孔的器械干扰均小于经脐单孔。因此，经阴道单孔的操作性一定程度上优于经脐单孔。

（五）“一体”的思路

3个水平的器械干扰本质上是一体的，并不孤立存在。任何水平的“筷子效应”均影响整体的操作，最终影响手术效果和患者安全。笔者看来，“一体”在外是每一个操作器械，在内是每一个术者的操作技能。比如单孔腹腔镜下的缝合操作，在外部器械改进上，可使用手柄更小、管径更细的加长持针器，但更重要的是通过反复练习，熟练掌握持针、进针和拔针等步骤，才能最终完成缝合操作。在尽量改善器械的基础上，不断练习，提高操作技巧，才是做好单孔腹腔镜最好的策略。

三、基于握筷方式的操作技术

（一）2种握筷方式

握筷方式是指在持筷取物时手与筷子的作用方式。筷子的操作需要良好的神经控制和手指的精细运动功能，尤其是拇指、示指和中指的协同。目前多数研究将握筷方式分为2种：一种是钳子手，握筷时，两筷不交叉，形似钳子；取物时一只运动，另一只相对固定，一动一静协同取物（图4-5A）。另一种是剪刀手：握筷时，两筷交叉，形似剪刀；取物时，常常是两筷同时运动夹取食物（图4-5B）。研究发现剪刀手握筷相对简单，而钳子手握筷需要使用手指的精细运动功能，不易掌握。初学者或手部精细运动障碍者更适合使用剪刀手握筷。钳子手在精确性和稳定性方面表现出色，钳子手夹取食物的绩效优于剪刀手，多数研究推崇使用钳子手握筷。同样，在单孔腹腔镜中也存在这2种操作模式。

（二）钳子手操作

采用钳子手握筷时，一支为动筷，另一支为静筷；两筷不交叉，一动一静协同夹取食物。单孔腹腔镜直器械操作时就会使用这种方式。单孔腹腔镜下，器械在腹腔内的活动空间有限，不能充分展开，常常是一手运动，进行主要操作，另一手相对静止，完成牵拉、阻挡等静态动作，一动一静完成手术。广义上来说，手术进程中的左右手操作，常采用一动一静、协同配合的操作模式，与手术入路方式无关。在传统开腹手术、阴式手术或多孔腹腔镜手术中，器械操作过程都有钳子手的痕迹。

（三）剪刀手操作

采用剪刀手握筷时，两筷交叉夹取食物。剪刀手操作模式主要运用在单孔机器人系统的设计中，即在肚脐入口水平进行器械的交叉，交叉之后左侧机械臂操作右侧手术区域，反之亦然（图 4-5C）。研究数据显示，这种方法可以显著提高机器人手术臂的操作性。目前，基于这种操作模式的达·芬奇机器人手臂已用于多种外科手术中（图 4-5D）。在一项比较机器人单孔腹腔镜手术和人手单孔腹腔镜手术的随机对照研究中，Teoh 等采用此操作模式完成猪的胆囊切除术和胃空肠造口术，术中器械在腹部内交叉，同侧手处理交叉的器械，结果显示机器人下的这一操作模式可明显降低手术难度，减轻术者疲劳感。经脐单孔腹腔镜下的筷子操作见视频 4-5。

视频 4-5 经脐单孔腹腔镜下的筷子操作

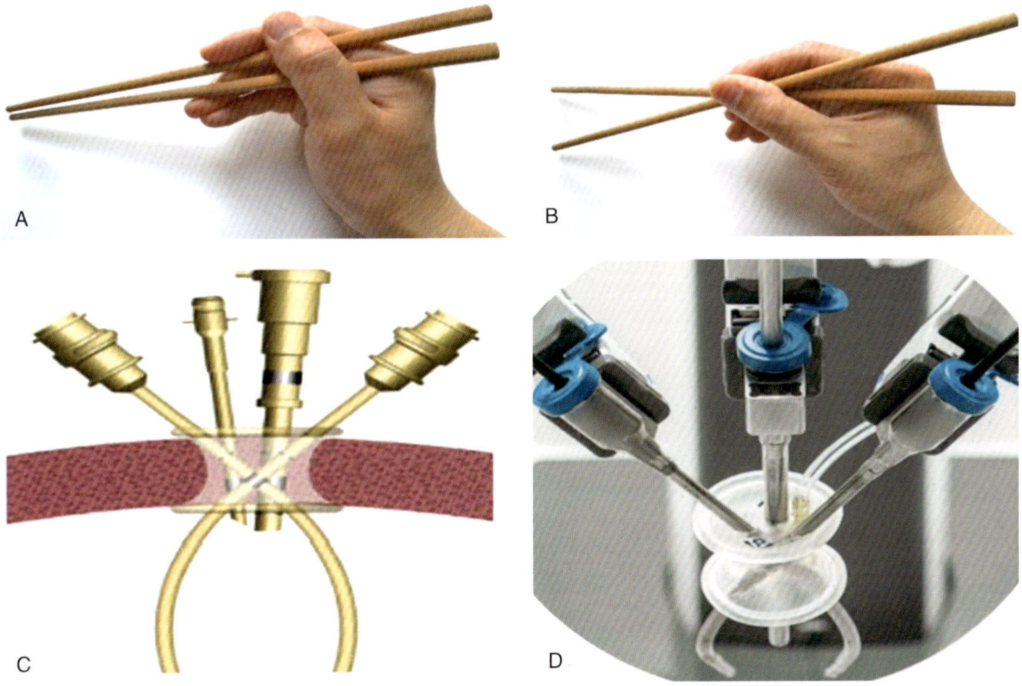

▲ 图 4-5 握筷方式与单孔腹腔镜下的操作

A. 钳子手；B. 剪刀手；C. 单孔腹腔镜机器人中的剪刀手；D. 达·芬奇机器人单孔手术。

四、基于器械间相对位置的操作技术

根据主刀医生两手器械间不同的位置关系，腔镜下的操作主要有交叉操作、三角操作和平行操作等（图 4-6）。大致说来，钳子手操作包括小三角操作和平行操作；剪刀手操作与交叉操作类似。多孔腹腔镜中以三角操作为主，交叉操作为辅，交叉操作几乎无用武之地，有经验的术者甚至避免使用交叉操作，可谓“大三角小交叉”。这种情况在单孔腹腔镜发生了改变，单孔腹腔镜中所有器械均经肚脐单一切口进入，器械远端的三角关系减弱，但并未消失，只是角度减少，即为“小三角”。同时左右器械交叉操作可提供相对广阔的操作空间，可减少器械间的打架，更适合单孔腹腔镜手术，称为“小三角大交叉”。

（一）小三角操作

小三角操作合乎操作习惯，容易掌握，在单孔腹腔镜中有重要作用。在一些精细操作中，需要小三角操作才能完成（见图 4-6A）。比如在卵巢囊肿切除术中需要分清剥离的层次时，小三角的精细操作更易完成手术（见图 4-6B）；在淋巴结清扫术中，因淋巴组织质软易碎，2 个器械必须形成小三角近距离操作；在缝合过程中，小三角操作也极具优势。

笔者团队也设计了相应的体外试验，采用 2 种大小不同的器械通道进行体外缝合操作，结果显示小的器械通道容易形成“小三角”操作，缝合耗时更短。笔者进一步分析了小三角操作的影响因素，通过“一角两边三线”的模拟图，总结了实现小三角操作的途径，比如把手术目标靠近脐，适当扩大脐切口，使用加长器械、管径更小的器械均有助于形成小三角操作。

（二）交叉操作

交叉操作包括之前所述的剪刀手操作，即发生在肚脐水平的交叉，也可表现为在腹腔内器械的交叉操作。交叉操作是单孔直器械操作时最常用的方式之一，它增加了器械的活动范围，可提高手术操作性。对于一些粗大的动作，比如剥离卵巢囊肿及大组织的切断时，交叉操作更具优势（见图 4-6C）。在使用可弯曲器械时，交叉操作技术能很好地解决操作时内外部器械碰撞的问题，重建操作三角关系，大大降低了手术难度，临床效果确切。

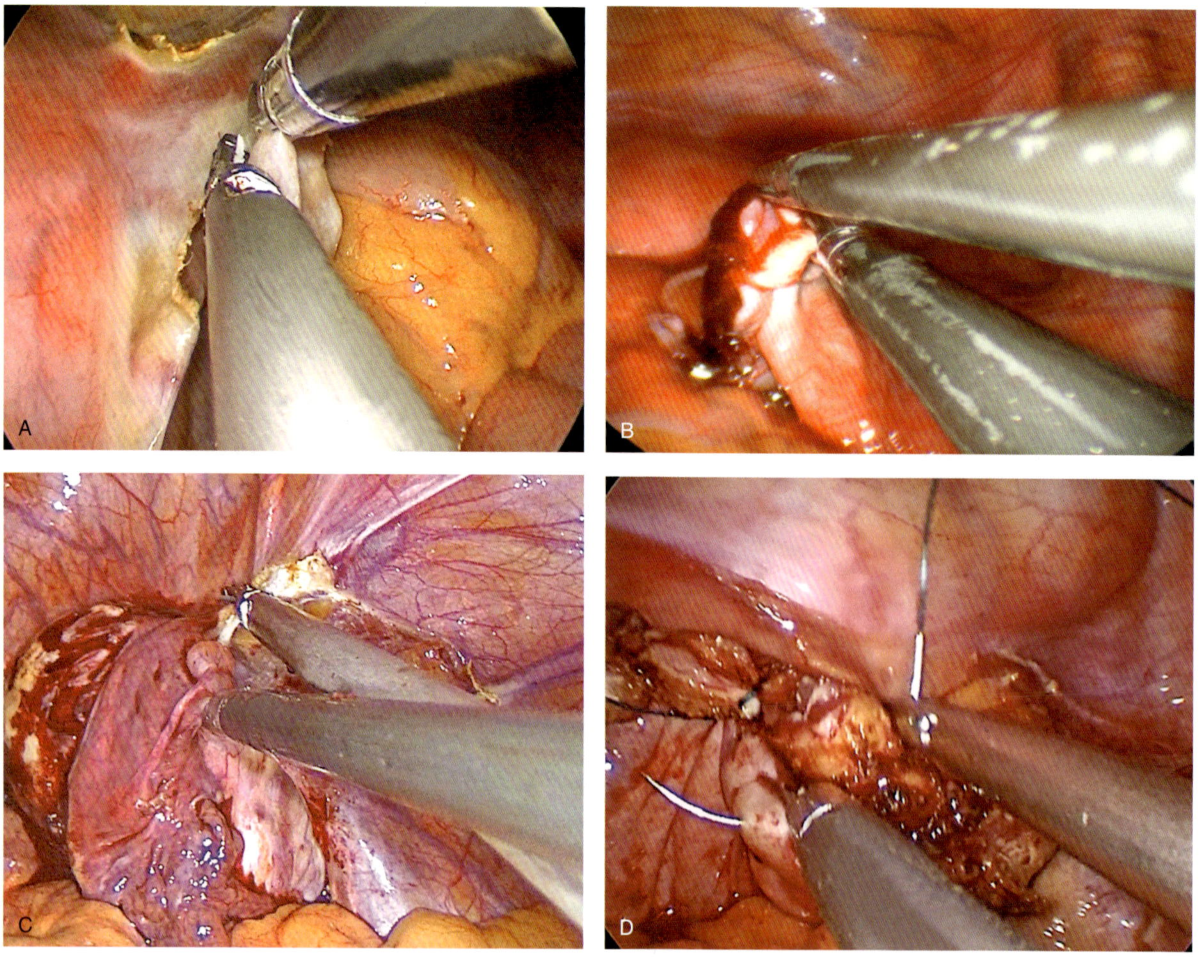

▲ 图 4-6　单孔腹腔镜下的操作模式

A. 精细操作中的小三角操作；B. 卵巢囊肿剥除中的小三角操作；C. 单孔腹腔镜交叉操作；D. 单孔腹腔镜下两器械平行持针。

（三）平行操作

平行操作是指 2 个器械以平行的关系进行操作，在多孔及单孔中均具有作用，也是常见的操作方式。平行操作可看作是钳子手操作过程中的一部分。以腔镜下的持针为例，持针动作可以单手完成，也可以 2 个器械平行或小三角完成，但很难通过器械交叉操作完成（见图 4-6D）。

单孔腹腔镜下器械的操作方式较多，需要根据不同的操作目的使用不同的方式。在不同的操作中，需要使用不同的操作模式。小三角操作、平行操作和钳子手操作源于多孔腹腔镜，符合操作习惯，容易掌握；而交叉操作或剪刀手操作在多孔中使用不多，在单孔腹腔镜下需要重新学习适应。实际手术过程是各种操作模式的综合应用，很难也没必要进行严格区分。熟练掌握各种操作模式的特点，反复练习，才能在手术中灵活应对，提高手术技巧。

五、单孔腹腔镜术中的排烟策略

单孔腹腔镜术中容易发生排烟不畅的问题。其原因在进气与排气都经过的一个通道，排出的往往不是烟雾，而是刚进入的干净气体。单孔腹腔镜下排烟效率低，类似无效呼吸，呼出的是大气道内的干净空气，小气道内的 CO_2 没有排出。多孔腹腔镜中进气和出气不是一个通道，排烟一般利用下腹部的 trocar，排烟效率高，所以多孔腹腔镜不存在排烟不畅的问题。

解决排烟问题的方法很多，最终目的是把进气和排气安置在不同位置。可以把一根塑料管道作为进气延长管置于盆腔，而从脐部排气；或者反之，脐部进气，塑料管道排气。可以把普通针头在腹腔镜监视下插入腹腔，连接负压吸引，持续排烟。如果患者腹壁太厚，或者担心针头损伤血管或肠管，气腹针或者腹穿针的外鞘都是很好的选择。在经脐单孔，可以在下腹部放置气腹针，持续吸引排烟；在经阴道单孔，在肚脐放置气腹针或腹穿针排烟；在免气腹单孔，不存在气腹问题，可以在脐部放置吸引管，持续吸引排烟。

（龚瑶）

第四节　微创手术的标本取出

一、肿瘤粉碎术的注意事项

微创手术中肿瘤粉碎术重点在于无瘤技术和理念的贯彻。无瘤技术是指在恶性肿瘤的手术操作中为减少或防止癌细胞的脱落、种植和播散而采取的一系列措施，其目的是防止癌细胞沿血液循环、淋巴系统扩散和创面种植。肿瘤粉碎术主要用于子宫及子宫肿瘤的取出，多用于腹腔镜下全子宫切除术、次全子宫切除术或子宫肌瘤剔除术。

在进行腹腔镜下子宫（肌瘤）粉碎术前，医生必须遵循以下原则：①对行腹腔镜下粉碎术的患者，术前应该经评估流程尽可能地排除子宫恶性肿瘤，粉碎术仅限用于术前诊断为子宫肌瘤行子宫肌瘤切除术或良性病变行子宫次全切除术的患者；②术中对子宫肿瘤进行再次评估，当怀疑有恶性肿瘤的可能性时，则不能实施肿瘤粉碎术，应转为开腹手术；③如果术前排除恶性肿瘤有误，当怀疑粉碎的标本组织含有恶性肿瘤成分时，即使在密闭式粉碎袋中进行的粉碎术，也应立即停止粉碎术，转为开腹手术；④在密闭式粉碎袋中进行粉碎术，应避免粉碎袋的破裂，防止标本组织外溢；⑤粉碎术中要注意避免损伤腹腔内其他器官；⑥手术结束前应用大量蒸馏水或生理盐水冲洗盆腹腔。

单孔腹腔镜手术，无论是经脐还是经阴道，由于手术入路通道更大，给术者留有足够的操作空间，一般极少采用电动粉碎器，而是直接冷刀切开减容，避免飞溅性播散。对于术前、术中可疑子宫肌瘤恶变而肿瘤较大且无法直接取出时，应果断转为开腹手术，以避免造成灾难性结局；而对于其他任何良性标本的取出，建议使用大小合适、密封的标本袋保护后取出。

二、经脐取出

为遵循“无瘤原则”，建议切除的器官或标本尽可能先装袋，理想的取物袋应选择透明、强度大的材料，以避免破裂、渗漏。也可使用医用包装用的无菌塑料袋、医用手套、无菌薄膜套等自制取物袋。将切除的标本放置入标本袋内后收紧袋口，将袋口提至脐部切口外，打开后取出或于袋内切开标本减容后分块取出。

由于单孔腹腔镜切口较常规腹腔镜单个切口更大，更便于取出标本。对于较大的附件良性囊性肿瘤，可通过脐部单孔加以保护后的减容，经脐部拉出囊肿进行剥离囊壁、缝合。对于子宫肌瘤的标本取出，则可通过“削苹果”式的冷刀粉碎，用布巾钳钳夹瘤体，用尖刀将瘤体切成一长条后取出。对于经脐切口内电动机械粉碎，由于入路平台宽度有限和同轴效应的影响，监视旋切刀头前端的视野有限，不建议在经脐单孔腹腔镜中使用。经脐取标本见视频 4-6。

视频 4-6　经脐取标本

三、经阴道取出

对于腹腔镜下子宫全切术，经阴道取出标本是最佳选择。而其他术式需要在腹腔镜下（或经阴道）做后穹窿切口。具体方法：腹腔镜下可以用杯状举宫器或纱布顶起后穹窿，沿双侧宫骶韧带之间切开后穹窿，或经阴道切开后穹窿进入腹腔；钳夹标本袋口拖出阴道切口外，在袋内取出标本或粉碎标本取出；最后经阴道或腹腔镜下缝合阴道切口。

阴道壁由于其良好的延展性，可以取出体积更大的标本，可以在腹腔镜直视下完成标本的装袋、粉碎和协助取出；当然此种方法对于无性生活史、阴道狭窄、直肠子宫陷凹粘连封闭者不适用。经阴道取标本见视频 4-7。

视频 4-7　经阴道取标本

四、其他方式取出

对于多孔腹腔镜，可以选择扩大腹壁的任一切口，将标本装袋后经扩大的切口取出。对于偏胖的患者，可使用切口保护套，撑开并保护切口，方便标本取出。对于复杂的腹腔镜下子宫肌瘤剔除术，笔者常使用多孔腹腔镜操作，扩大左下腹切口长度至 1.5~2cm，置入切口保护套撑开切口，采用“削苹果”法快速取出肌瘤组织。

（龚瑶）

第五节　腹腔镜手术的培训

任何新的手术技术都需要严格的技术培训，这是减少手术并发症，以及保障患者安全的关键。腹腔镜评估研究中心提出了 4 个阶段的建议：①体外模拟操作训练；②动物模型上的操作训练；③手术观摩；④上级医生指导微创手术。原则上，对于任一新技术的开展，4 个阶段的训练缺一不可。在实际操作过程中，需要根据各中心的条件做适当的调整，由于国内大多数医院缺乏动物模型的训练中心，因此对于初学者来说，体外模拟操作训练尤为重要。

一、简易模拟器

简易模拟器即常规的箱式模拟器，一般包括显示屏、训练箱、摄像头及简易光源。操作者可边看显示器边在箱内完成训练操作，可完成腹腔镜下手眼分离的操作，锻炼操作者镜下空间感、方向感及手眼的协调运动。多孔腹腔镜的模拟训练常使用模拟箱操作。从多孔过渡到单孔的训练，主要是适应器械干扰的筷子效应。可以改良多孔的模拟操作箱，作为单孔腹腔镜训练箱。把多孔模拟箱的肚脐入口扩大到2~3cm，在这一切口置入腹腔镜器械即可进行训练，甚至无须单孔port，即可体会单孔下器械打架的特点。对于初学者来说，这是很好的一个训练工具。笔者初始训练单孔下缝合时就采用了类似的训练方式，效果明显。缝合打结训练之外的其他腹腔镜训练，比如拾豆操作等均可在模拟箱内完成。训练者可以自行创新，设计适合自己的训练方式。

二、虚拟现实训练模拟器

近年来，随着虚拟现实技术的发展，该技术在医学培训中逐步得以应用。在腹腔镜训练中，训练者可通过感官互动进行手术操作训练。优势在于初学者可以很快且熟练地进行腹腔镜器械操作，以及适用于各种腹腔镜下操作。劣势是价格一般较高，大多为腹腔镜培训中心配备。腹腔镜虚拟现实模拟出的环境和操作与模拟训练箱相比更为接近真实情况。理想的训练可实时模拟现实中的实际操作过程，包括光学设备、操作器械及操作器械与组织器官的相互作用过程，比如组织器官的弹性变形、回缩、出血及操作者可以感受到使用器械的触觉感及力反馈，就如在真实人体上手术的感受一致。研究表明，经过专业计算机模块训练的学员在手术熟练度、技巧及手术效率上具有更大优势。

对于单孔的初学者来说，要清楚多孔腹腔镜操作是单孔技术的基础。如果在多孔下不能操作自如，到了单孔难以做到游刃有余。对于经脐单孔腹腔镜，首先需要掌握多孔腹腔镜的操作；其次，对于经阴道单孔腹腔镜，除了需要掌握经脐单孔腹腔镜技术之外，阴式操作技术也是必备的基础。研究表明，单孔腹腔镜的学习曲线在20台手术左右。单孔腹腔镜的学习曲线比多孔腹腔镜更长，需要更多的练习才能掌握。总之，持之以恒地训练操作技能，适应每一种器械在单孔下的操作特点，才是做好单孔腹腔镜手术的决定性因素。

三、机器人的培训

机器人的培训内容分为在培训中心进行的临床前期培训和在医院进行的临床期培训。临床前期培训包括网上学习、熟悉仪器、模拟器练习、术前准备练习、打孔与对接、动物实验、镜头与器械的操控以及外科操作的练习（如缝合、分离、结扎等），推荐医生和器械护士组成团队一起接受培训；临床期培训包括临床观察、担任助手和主刀进行手术。医生在通过临床前培训并考核合格后才能获得机器人手术资质证书。

机器人手术的学习曲线开始于机器人团队完成第一个病例，结束于他们的操作达到熟练时。因此，它代表了团队成员在经历“学习曲线”时完成的那些病例。为了达到熟练程度，执行的病例数量没有统一的标准，但许多学者认为，在大约150天内执行20个病例是一个合理的目标。研究表明，机器人手术的学习曲线较传统腹腔镜手术更加平缓，达到平台期所需病例数更少，这与术者在开展机器人手术之前已有的腹腔镜手术基础和经验密不可分，也与机器人手术系统放大的立体视野、良好的操作性相关。学习曲线的影响因素包括术者的经验、对解剖结构了解的程度、手术的难易程度等，操作越复杂的手术达到平台期所需的手术例数就越多。Seamon等评估了机器人子宫内膜癌全面分期手术（子宫切除术、盆腔淋巴结清扫术及腹主动脉旁淋巴结清扫术）的学习曲线，结果显示20例之后学习曲线趋于平缓。Yim等分析了机器人宫颈癌根治术＋盆腔淋巴结清扫术的学习曲线，发现需经28例的学习才能达到稳定平台期。

在学习机器人手术过程中，笔者建议：①从简单的病例开始，避免子宫过大、多次手术、病态肥胖

第五章 妇科微创手术术前评估及准备

目前，微创手术在妇科肿瘤中的应用越来越普遍。微创手术的术前评估也非常重要。但以往妇科肿瘤特别是恶性肿瘤术前评估多为评估肿瘤病灶切除是否能达到理想的减灭术效果，即术后肉眼看不到病灶（R0）。但最近越来越多的临床研究证实，预后除了手术的质量是否达到R0，也与患者本身的状态如生命质量、营养、基础疾病等相关。比如评判Ⅲ~Ⅳ期卵巢上皮性肿瘤在病理确定后是否行初次手术，还是先给予几个疗程的新辅助化疗（neoadjuvant chemotherapy，NACT）再行中间型肿瘤细胞减灭术。目前多采用打分的标准如Bristow标准、AGO标准以及Fagotti腔镜评分标准等。最近梅奥提出的综合评分标准更强调患者的状态，如符合以下三条标准的任意一条，则认为行初次肿瘤细胞减灭术所相关的发病率或死亡率为高风险：①白蛋白<3.5g/dl；②年龄≥80岁；③年龄75~79岁，且满足以下任意一条：①ECOG PS>1分（ASA评分3~4分）；②临床分期为Ⅳ期（多发肝转移或者肺转移）；③可能需要行复杂手术（切除范围不仅限于全子宫双附件+大网膜）。如果近期（<6个月）曾发生静脉栓塞或心肌梗死或放置支架或行开腹手术，可先行NACT；妇科肿瘤微创手术患者的状态评估是开展手术的前提。

妇科肿瘤微创手术患者术前的状态评估包括生命质量、营养状态、心、肝、肾功能，血糖水平、凝血及血栓栓塞等的评估及处理。

第一节 术前评估

一、生命质量的评估及处理

（一）生命质量的概念

生命质量（quality of life，QOL）是一个人在生活中所感受到的躯体、心理、社会各方面良好适应状态的一种综合测量，是一个包括生理及心理特征的广泛概念，而测得的结果是用幸福感、满意度或满足感来表示。世界卫生组织（World Health Organization，WHO）认为QOL是指不同的文化和价值体系中的个体对于他们的生活目标、期望、标准以及所关心事情有关的生活状态的体验，生命质量是一个多维结构，是对个体生理、心理、社会功能及物质状态4个方面的综合测量：躯体健康（包括生理活动是否受限、休息与睡眠是否正常）、心理健康（包括情绪紧张、刺激等）、精神健康（对生命价值的认识、宗教信仰）和社会良好状态（涉及社会交往与活动、家庭关系、社会地位等)。QOL 分为 3 个层次:①第一层次:维持生存,保持身体完好,对象是患者;②第二层次:强调生活得好,对象是一般人群,是社会医学、预防医学研究的主要内容之一;③第三层次:强调前两者,还看重自身价值的实现和社会的作用。

(二)生命质量的评估

1. 生命质量评价的内容

(1)生理状态:①活动受限:躯体活动受限、迁移受限、自我照顾能力下降;②社会角色受限:学习、工作、持家、娱乐等;③体力适度:疲劳感、无力和虚弱感。

(2)心理状态:①情绪反应:对事物的态度和行为(最敏感的部分);②认知功能:意识、机智、定向、推理及记忆力(不可缺少的内容)。

(3)社会功能状态:①社会融合;②社会接触;③亲密关系;④机会。

(4)主观判断与满意度:①自身健康和生活判断:患者对疾病、生活状态和人生价值的综合测定;②满意度与幸福感:个人需求得到满足时的良好情绪反应。满意度用来测定患者的需求满足程度,幸福感用来测定患者整个生命质量水平。

2. 生命质量评价的方法 ①临床测定指标;②线性自我评价量表;③心理学测试工具;④复合测定模式(心理测定工具、行为测定工具、功能状态测定工具、社会指标)。

3. 生命质量评价的量表 肿瘤患者生命质量评价常用的量表包括:①以美国和欧洲为代表的癌症生命质量研究组织研制的癌症治疗功能评价量表(Functional Assessment of Cancer Therapy, FACT)和欧洲癌症研究与治疗组织生命质量测定量表(European Organization for Research and Treatment of Cancer Quality of Life Questionnaire, EORTC-QLQ)评价系统,由反映肿瘤共同属性的共性量表(共性模块)和针对具体人群或病种的特异性量表(特异性模块)构成;②癌症患者生活功能指数量表(the Functional Living Index Cancer Scale, FLIC)。

(1)FACT 和 EORTC-QLQ 评价系统

1)共性模块:适合于各种癌症患者,实际上是测定癌症患者 QOL 的共性部分。其中 FACT-G 是由美国研制的癌症治疗功能评价系统的一般量表。第 4 版 FACT-G 由躯体状况、社会家庭状况、情感状况和功能状况 4 个部分,27 个条目,构成可用于各种癌症的 QLQ 评价。EORTC-QLQ-C30 是欧洲癌症研究与治疗组织的生命质量核心量表,第 3 版 EORTC-QLQ-C30 由 5 个功能子量表(躯体、角色、认知、情绪和社会功能)和 3 个症状子量表(疲劳、疼痛、恶心 / 呕吐)构成,含 30 个条目。

2)特异性模块:针对某种具体癌症的量表是由共性模块加各自的特异性模块构成。目前,FACT 和 EORTC-QLQ 已经开发应用的妇科恶性肿瘤特异性量表包括宫颈癌、卵巢癌等。

(2)FLIC 量表:Schipper 的 FLIC 量表包括 22 个条目,用于癌症患者生命质量的自我测试,也可用于鉴定特异性功能障碍的筛选工具。比较全面地描述了患者的活动能力、执行角色功能的能力、社会交往能力、情绪状态、症状和主观感受等,较适宜预后较好的癌症患者,如宫颈癌、子宫内膜癌患者。每个条目的回答均在一条 1~7 的线段上标记。目前已有正式的中文版发行。该量表 5 个领域的计分方法见表 5-1。

表 5-1 FLIC 量表各领域及其计分(粗分)方法

领域	条目数	计分方法(相应的条目得分相加)
躯体良好和能力(physical well-being and ability)	9	4+6+7+10+11+13+15+20+22
心理良好(psychological well-being)	6	1+2+3+9+18+21
因癌症造成的艰难(hardship due to cancer)	3	8+12+14
社会良好(social well-being)	2	16+19
恶心(nausea)	2	5+17
总量表	22	全部条目

（三）影响生命质量的因素

影响妇科肿瘤患者生命质量的因素很多，如婚姻状况、心理因素、疼痛、经济收入和社会地位、文化水平等都是重要的影响因素。

1. 婚姻状况　婚姻状况是影响妇科恶性肿瘤妇女生命质量的重要因素。有研究表明，已婚患者能得到配偶各方面的支持，比未婚（从未结婚和离婚）患者有更好的精神状态和生活质量，和谐、完美的婚姻对生命质量是一种保护因素，离婚或丧偶等会不同程度地影响生命质量。

2. 心理因素　肿瘤疾病不仅给患者带来躯体上的痛苦，还会使患者产生严重的负性心理反应，两者相互作用，影响患者的康复和治疗，降低生命质量。此外，性格与妇科肿瘤患者生命质量密切相关。个性抑郁、内向者，心理承受能力差，患者不能面对现实，不善于宣泄和摆脱负性情绪，不善于与外界交流获取支持，因而感到悲观无助，生命质量低。因此，在关注肿瘤疾病的同时，还要关注不同性格的患者心理需要的满足和人格尊严的完美。

3. 疼痛　疼痛是影响妇科恶性肿瘤患者生命质量的最重要原因之一。疼痛影响了个体对身体状况的感觉，限制了患者的自身活动，影响生命质量的各个方面，包括躯体、心理、社会和精神等领域，从而降低了患者的生命质量。疼痛和低的生命质量相互作用，则成为一个恶性循环。因此，消除疼痛和其他不适症状对晚期癌症患者更有意义。

4. 经济收入和社会地位　经济收入和社会地位是影响妇科肿瘤患者生命质量的重要因素。妇科恶性肿瘤的手术及术后治疗需要承担较大的经济负担。多数患者经济状况较差，不能承担医疗费用，给家庭带来经济压力，因而产生很大的心理负担，影响了患者的生命质量。

5. 文化水平　肿瘤患者的文化程度影响患者的心理状态、自身满意度及总的生命质量。在肿瘤患者中，往往因为文化程度较高者更了解自身疾病，思想压力大，心理状态一时难以到位，因此比文化程度低的患者生命质量差。

二、术前营养代谢状态的筛查、评估及处理

（一）营养状态的筛查

虽然微创手术较传统手术的实施减少了对机体的损伤，但手术本身存在一定的应激性，且要求患者手术前后控制饮食，加之患者伴随的心理不良应激反应综合致使患者围手术期出现营养消耗，并且因肿瘤患者疾病本身的消耗，促使患者围手术期存在不同程度的营养缺乏，故要求患者术前完成营养状态的筛查。

NRS2002 被推荐为住院患者营养风险筛查的首选工具（表 5-2）。由营养受损评分（包括 BMI、近期体重指数变化和膳食摄入变化）、疾病严重状态评分（包括可能接受手术类型）、年龄评分（如年龄在 70 岁以上，要在总分上加 1 分）组成；评分 ≥3 分认为存在营养风险；评分<3 分提示暂时无营养风险，可在 1 周后复查。

此外，营养筛查工具还可以选择微型营养评定简表修订版（Mini Nutritional Assessment Short Form Revised，MNA-SF）（表 5-3）、营养不良通用筛查工具（Malnutrition Universal Screening Tool，MUST），营养不良筛查工具（Malnutrition Screening Tool，MST）和营养风险指数（nutritional risk index，NRI）等。值得注意的是，NRS2002 仅为营养风险筛查工具，而 MNA-SF 既是筛查工具，又是评估工具，且项目中只有体重指数（body mass index，BMI）需要测量，通常 2 分钟内即可完成营养状况的评定，不需要进一步做侵袭性检查，被广泛用于老年体弱患者的营养筛查。

如存在营养风险，则需要制订营养治疗计划，是否需要营养治疗应经过进一步的营养评估后决定。常用的营养评估量表工具包括主观全面评定（subjective global assessment，SGA）和患者主观全面评估量表（Patient-Generated Subjective Global Assessment，PG-SGA）。推荐选用 PG-SGA 进行详细评估与监测（表 5-4）。

表 5-2　营养风险筛查评分简表（NRS2002）

一、患者资料

姓名		住院号	
性别		病区	
年龄		床号	
身高 /cm		体重 /kg	
体重指数（BMI）		白蛋白 /($g \cdot L^{-1}$)	
临床诊断			

二、疾病状态

疾病	分数	若“是”，请打√
骨盆骨折或者慢性病患者合并有以下疾病：肝硬化、慢性阻塞性肺病、长期血液透析、糖尿病、肿瘤	1	
腹部重大手术、脑卒中、重症肺炎、血液系统肿瘤	2	
颅脑损伤、骨髓抑制、加护病患（APACHE>10 分）	3	
合计		

三、营养状态

营养状况指标（单选）	分数	若“是”，请打√
正常营养状态	0	
3 个月内体重减轻>5% 或最近 1 个星期进食量（与需要量相比）减少 20%~50%	1	
2 个月内体重减轻>5% 或 BMI 18.5~20.5 或最近 1 个星期进食量（与需要量相比）减少 50%~75%	2	
1 个月内体重减轻>5% 或 BMI<18.5（或血清白蛋白<35g/L）或最近 1 个星期进食量（与需要量相比）减少 70%~100%	3	
合计		

四、年龄

年龄≥70 岁加算 1 分	1

五、营养风险筛查评估结果

营养风险筛查总分

六、处理

总分≥3.0：患者有营养不良的风险，需营养支持治疗

总分<3.0：若患者将接受重大手术，则每周重新评估其营养状况

执行者：　　　　　　　　时间：

表 5-3 微型营养评定简表修订版(MNA-SF)

指标	分值			
	0 分	1 分	2 分	3 分
近 3 个月体重丢失量 /kg	>3	不知道	1~3	无
BMI/(kg·m²)	<19	19~20	21~22	≥23
近 3 个月有应激或急性疾病	否	—	是	—
活动能力	卧床	能活动、但不愿意	外出活动	—
精神疾病	严重痴呆抑郁	轻度痴呆	没有	—
近 3 个月有食欲减退、消化不良、咀嚼吞咽困难等	食欲严重减退	食欲轻度减退	无这些症状	—

注:以上总分共计 14 分:分值>11 分,提示营养状况良好;分值≤11 分,提示营养不良。

表 5-4 患者自评主观全面评定量表(PG-SGA)

1~4 项由患者填写

1. 体重变化(两者累加)

(1)以往及目前体重情形:

我目前的体重约 _____ 公斤,我的身高约 ______ 公分

1 个月前我的体重大约 _____ 公斤;6 个月前我的体重大约 _____ 公斤

体重下降(原 – 现 / 原 ×100%)____%;分值 ____

(≥10% 4 分;≥5%~10% 3 分;≥3%~5% 2 分;≥2%~3% 1 分;≥1%~2% 0 分)

(2)在过去 2 个星期内,我的体重是呈现:

□减少(1) □没有改变(0) □增加(0)

2. 饮食情况(多选,选最高分)

(1)过去几个月以来,我吃食物的量与以往相比:

□没有改变(0) □比以前多 □比以前少(1)

(2)我现在只吃

□比正常量少的一般食物(1); □一点固体食物(2);

□只有流质饮食(3); □只有营养补充品(3);

□非常少的任何食物(4); □管灌喂食或由静脉注射营养(0)

3. 症状(多选,累计加分)

过去 2 个星期,我有下列的问题困扰,使我无法吃得足够:(请详细检查下列所有项目)

□没有饮食方面的问题(0)

□没有食欲,就是不想吃(3) □口干(1) □恶心(1) □呕吐(3) □便秘(1)

□腹泻(3) □口痛(2) □容易饱胀(1) □吞咽困难(2)

□吃起来感觉没有味道,或味道变得奇怪(1) □有怪味困扰着我(2)

□疼痛(3)何处? __________ □其他(1)____ 如:忧郁、牙齿、金钱方面等

4. 身体状况(单选,最符合项)

自我评估过去几个月来,身体状况处于:

□正常,没有任何限制(0)

□与平常的我不同,但日常生活起居还能自我料理(1)

□感觉不舒服,但躺在床上的时间不会长于半天(2)

□只能做少数活动,大多数时间躺在床上或坐在椅子上(3)

□绝大多数的时间躺在床上(3)

患者签名: A 项评分:____________

5~7 项由医生填写

5. 疾病及其与营养需求的关系(累加)

主要相关诊断:______________________________ 年龄 _____

续表

主要疾病分期(在您知道或适当等级上画圈) Ⅰ Ⅱ Ⅲ Ⅳ 其他
建议以下病情情况每项计1分:癌症、AIDS、肺源性或心源性恶液质、出现褥疮、开放伤口或瘘、存在创伤、65岁以上。
B项评分:____________

6. 代谢状态
□无应激(0) □轻度应激(1) □中度应激(2) □高度应激(3)
37.2~38.3℃ 1分;38.4~38.8℃ 2分;≥38.8℃ 3分
时间<3天1分;3天2分;>3天3分
强的松<10mg 1分;10~30mg 2分;>30mg 3分
C项评分:____________

7. 体格检查(同项不累加,以肌肉丢失为最终得分)
体格检查是对身体组成的三方面主观评价:脂肪、肌肉和水分状态。
没有异常(0)、轻度异常(1)、中度异常(2)、严重异常(3)。

脂肪储存:				
颊部脂肪垫	0	1+	2+	3+
三头肌皮褶厚度	0	1+	2+	3+
下肋脂肪厚度	0	1+	2+	3+
总体脂肪缺乏程度	0	1+	2+	3+
肌肉情况:				
颞部(颞肌)	0	1+	2+	3+
锁骨部位(胸部三角肌)	0	1+	2+	3+
肩部(三角肌)	0	1+	2+	3+
骨间肌肉	0	1+	2+	3+
肩胛部(背阔肌、斜方肌、三角肌)	0	1+	2+	3+
大腿(四头肌)	0	1+	2+	3+
总体肌肉评分				
水分情况:				
踝水肿	0	1+	2+	3+
胫骨水肿	0	1+	2+	3+
腹水	0	1+	2+	3+
总体水评分	0	1+	2+	3+

D项评分:____________
总评分(A+B+C+D):____________
整体评估
□营养状态良好(SGA-A)(0~3分) □中度或可疑营养不良(SGA-B)(4~8分) □严重营养不良(SGA-C)(≥9分)
医生签名:________ 日期:________年______月______日

(二)术前营养评估

营养不良是术后并发症发生率和死亡率高的重要危险因素,评估术前营养不良的程度以及适当地予以纠正是围手术期重要的治理措施,在促进快速康复方面具有重要意义。关于重度营养不良的判断,欧洲临床营养与代谢协会建议采用以下指标:①6个月内体重下降10%~15%或更高;②患者进食量低于推荐摄入量的60%,持续10天以上;③体重指数<18.5kg/m^2;④血清白蛋白水平<30g/L(无肝、肾功能不全)。妇科肿瘤患者营养状况除了与肿瘤状态有关,还与年龄大小、日常营养摄入、胃肠功能及本身体质等相关。

(三)围手术期的营养管理

对于接受妇科微创手术的中至重度营养不良患者,尤其是妇科恶性肿瘤手术的患者,往往建议在手术前1~2周开始接受营养治疗。营养治疗的适应证如下:①年龄70岁以下患者、BMI<20kg/m^2,或年龄70岁以上患者、BMI<22kg/m^2;②短期内患者体重下降明显,比如患者半年内体重减轻超过10%,或者3个月内体重减轻超过5%或者体

（二）心功能不全的原因

心功能不全的病因常见有：①先天性心脏病：房间隔缺损、室间隔缺损，动脉导管未闭等；②后天性心脏病：瓣膜性心脏病、冠心病、高血压性心脏病、心律不齐等。心功能衰竭的常见诱因主要有：①感染性疾病：可直接感染心肌影响心脏舒缩功能或间接影响心脏；②急性心肌梗死长期心肌缺血和各种应激状态下的冠状动脉供血不全；③严重的心律失常，如快速型房颤、室性或者室上性心动过速；④容量负荷增加：如过多过快地输液、过多摄入钠盐、贫血、甲亢等；⑤使用影响心脏收缩力的药物。除以上诱因外，手术及腹腔镜 CO_2 气腹也会加重心脏负担，诱发急性心功能衰竭。

（三）心功能不全的处理

围手术期心功能不全的处理原则：①完善相关检查，评估病情进行心功能分级；②消除诱因：对合并有感染的心脏病患者，积极抗感染，纠正水电解质紊乱，以消除引起心功能不全的因素；③术前用药调整，抗心律失常、抗高血压药物应继续应用至手术时；④一般采用强心利尿和改善心脏负荷等措施，改善心肌收缩力，降低心室射血阻力减轻肺水肿，改善氧合指数和预防严重的心律失常。同时还要注重术中及术后心功能评估。其中术中心电图、无创血压、SpO_2 检测等可用于术中心律失常、心肌缺血、血压、血氧等的监测，以维持术中血压、心率、血氧等的稳定，避免剧烈波动；保持术中供氧量，避免减少心肌供氧量；中心静脉导管既是重要的输液及给药通路，同时也便于抽血化验，中心静脉压监测可指导术中输血、输液；此外，术中还应监测血气及电解质，以便及时发现及纠正异常情况，避免加重心脏负担。必要时可给予强心、利尿、减轻肺毛细血管压力及肺淤血及稳定心率、心律的药物。术后心功能评估的核心内容是组织灌注情况与氧代谢情况。可采用多种指标来评估全身及局部组织灌注情况，必要时予以相应处理，以维持术后患者心功能稳定，避免出现心功能不全。对于心力衰竭者，病情控制 3~4 周后才可实施手术；心肌梗死者，待病情稳定 6 个月，无心绞痛发作方可实施手术。

四、术前肝脏功能的评估及处理

（一）肝功能的评估

肝脏是人体的重要器官，造成肝功能损害的最常见原因是肝炎和肝硬化，其排泄、解毒和合成功能减退，增加手术风险。手术创伤和 / 或麻醉等因素可使患者的肝功能损害进一步加重，甚至导致急性肝功能衰竭。因此，准确评估肝功能、妥善处理肝功能不全，是术前准备的要点。术前对肝功能进行评估，有助于评估患者预后，优化手术决策和时机选择，更有助于提高围手术期患者的生命质量。临床应用的肝功能评估指标要反映肝脏摄取、排泄、生物转化、合成能力及肝脏受损程度，通过对此类指标的评估来预测在手术和应激状态下肝脏的代谢、再生及创伤修复功能。目前肝功能评估主要包括实验室指标、综合评价系统、影像学检查和核医学检查等方面。

1. 实验室指标评估　通过简单的实验室检查、生化指标可以快速、简单地评估肝功能储备。①反映肝脏损伤的指标：丙氨酸转氨酶（ALT）、天冬氨酸转氨酶（AST）、乳酸脱氢酶等。②反映肝脏合成的指标：血清总蛋白、白蛋白、凝血酶原时间（prothrombin time，PT）等。白蛋白是临床上最为常用的反映肝脏合成功能的指标，术前、术后对白蛋白的监测有助于评估患者的营养状态、指导治疗。③反映肝脏转化、排泄功能指标：总胆红素、间接胆红素、直接胆红素和血氨水平等。④反映肝脏间质成分的指标：如透明质酸用于反映肝纤维化的程度，了解肝脏耐受性。但目前任何单一的实验室生化指标都不能客观、全面、精准地反映肝脏的储备功能，可联合多个指标用于术前综合预测肝脏功能及预后，如白蛋白 - 胆红素分级指标等。生化指标检查为静态评估，多不能确切地反映肝脏功能的变化，需和动态评估相结合以全面评估肝功能。

2. 综合评价系统　Child-Pugh 评分（C-P 评分）是在 Child-Turcotte 分级的基础上建立的，是目前临床上应用最广泛的评估肝功能和参与临床决策的工具之一。该评分系统是基于常规的实验室检查（血清胆红素、血清白蛋白、PT）以及有无腹水和肝性脑病，将患者肝功能分为 Child-Pugh A 级、

B 级和 C 级，可反映肝损害的已有程度和 / 或肝脏的代偿现状。临床上常用 Child-Pugh 分级评估肝功能状态，预测手术风险（表 5-7）。其中，A 级：能较好地耐受手术；B 级：手术有一定限制，充分术前准备情况下可耐受手术；C 级：无论术前准备如何，对各类手术均耐受极差，应严格限制。该评估系统简便、实用、成本低，沿用至今近 40 年，但仍存在不足之处：①同一评分等级肝功能与实际情况却不相同；②该评分系统难以对腹水与肝性脑病做出客观正确的分级；③较客观的指标如血清白蛋白、PT 由于检测方法与试剂的不同，可比性较差。而由 Wen 等提出的改良 C-P 评分将血清前白蛋白纳入 C-P 评分系统中，同时去除了腹水和肝性脑病 2 个主观指标，该评分系统简单、客观，弥补了 C-P 评分的一些缺点，主要用于肝功能储备情况的评估。

由于静态生化指标检验不能将肝细胞损伤的程度和肝功能进行实时量化，20 世纪 80 年代以来，一些学者开展了一些清除试验，可以从总体上动态了解、实时定量评估肝脏的储备功能。其原理是给予一定剂量的物质或药物连续采血和测定药物浓度，计算出肝脏对该物质的清除率。目前国际上应用较广泛的是吲哚菁绿（ICG）清除试验，术前、术中、术后持续的 ICG 检测能够较好较直接地实时评估肝功能、了解患者的病情和预后，并可指导临床治疗或手术方案的建立以及治疗效果的评判。虽然 ICG 清除试验目前被认为是预测肝功能储备较为准确的定量方法，但仍存在一定的局限性，其容易受到血清胆红素水平、胆管是否通畅、低蛋白血症和肝血流量影响，临床上需不断完善，并使其发挥更大的临床价值。

3. 影像学方法评估　超声检查通过测量肝体积、肝实质回声以及血流情况等指标，评估肝脏储备功能。肝脏纤维化的程度和进展对患者的治疗效果和预后有较大的影响。超声瞬时弹性成像是近年来一种新型的非侵入性肝纤维化评估方法，其原理是利用超声波测量肝组织中的剪切波的传播，经转化后对肝脏硬度进行推测，对肝硬化的诊断评估具有一定的应用价值。

随着计算机技术的发展，CT 三维成像技术能准确地对肝动脉、肝静脉、门静脉支配的区域进行模拟，精确地描述肿瘤与周围胆管、血管的关系，从而准确计算出局部肝切除后剩余肝体积，评估是否可行局部肝切除，对术前制订手术方案有着重要的指导作用。CT 的灌注成像通过量化肝循环血流动力学的改变来反映肝功能损伤程度及肝脏纤维化程度，可用于肝硬化患者评估肝功能损伤程度和储备水平的评估。CT 计算的肝脏体积是形态学的评估，与肝储备功能有一定相关，但并不能准确反映肝细胞实质的储备功能，临床需要联合其他肝储备评估方法来提高预测的准确性。

与 CT 相似，MRI 也能评估肝脏储备功能。它较 CT 提供了更为准确的解剖信息，尤其近年来利用钆对比剂增强的磁共振成像技术作为一种新技术不断发展，其 T_1 弛豫时间测量所得的相关参数为术前评估肝储备功能提供可靠的数据保障，能反映整个肝脏和各段肝脏的肝储备功能情况，但由于其造影剂经胆管系统及肾脏排泄，所以高胆红素或胆汁淤积、肾功能不全可能会影响其准确性。

表 5-7　肝功能分级（Child-Pugh 分级）

项目	异常程度得分		
	1 分	2 分	3 分
血清胆红素 /（$mmol \cdot L^{-1}$）	<34.2	34.2~51.3	>51.3
血清蛋白 /（$g \cdot L^{-1}$）	>35	28~35	<28
凝血酶原延长时间 /s	1~3	4~6	>6
凝血酶原比率 /%	30	30~50	<30
腹水	无	少量，易控制	中等量，难控制
肝性脑病	无	轻度	中度以上

注：5~6 分，肝功能良好（A 级）；7~9 分，中等（B 级）；10 分以上，肝功能差（C 级）。

4. 核医学评估　锝标记的去唾液酸糖蛋白类似物半乳糖化人血清清蛋白(^{99m}TC-GSA)显像通过监测 ^{99m}TC-GSA 的肝脏摄取量和血液清除率，可动态反映肝细胞表面的去唾液酸糖蛋白受体(asialoglycoprotein receptor，ASGPR)浓度，评估肝储备功能。将 ^{99m}TC-GSA 与 SPECT-CT 结合后可更为准确地评估局部区域的肝功能，还可以反映术后肝功能情况，对制订手术计划和评估预后有重要的预测价值。此外，^{99m}TC- 甲溴苯宁肝胆显像可提供功能性肝摄取和排泄信息，对术前肝功能储备的评估至关重要。

(二) 肝功能异常的处理

对于慢性肝病的患者，如肝功能正常、无感染和肾功能损害，术前无须特殊治疗。对于急性肝炎或慢性肝病引起的肝功能异常，肝脏严重程度损害(肝功能 C 级)者，立即手术可能会导致肝功能损害加重甚至肝衰竭的发生，应尽可能暂时避免手术。肝脏具有良好的代偿能力，肝脏轻度损伤经过一段时间的保肝治疗后，可以得到很大程度的改善，患者对手术的耐受力明显提高，手术的危险性也相应减少。对于术前肝功能异常者，需保肝治疗 1~2 周以改善肝功能。手术前准备注意事项：凡是有肝疾病患者，都应通过各种途径，改善患者的营养状况，应给予高碳水化物、高蛋白饮食，增加肝糖原储备量，必要时可每日应用葡萄糖胰岛素和钾盐混合液(10% 葡萄糖 1 000ml，胰岛素 20U，10% 氯化钾溶液 20ml，即 GIK 溶液)，如合并低蛋白血症者，要改善其营养状况，必要时可输注血浆及人血白蛋白制剂来纠正。如合并凝血功能障碍者，术前可补充维生素 K，必要时输注新鲜冰冻血浆、凝血酶原复合物及血小板等血制品。当血小板数量$<50\times10^9$/L，建议输注血小板，应保持血小板数量达到 75×10^9/L 以保证手术安全。术中注意监测凝血功能、缩短手术时间，术后继续护肝、对症处理，以保证患者平稳渡过围手术期。

五、术前肾脏功能的评估及处理

(一) 肾功能的评估

肾功能状态与妇科肿瘤患者的手术和预后密切相关。肾功能轻度或中度异常的患者，可能没有明显的临床症状，但麻醉、手术创伤、某些药物等都会加重肾的负担，尤其慢性肾功能不全的患者，此类患者体质差，内环境不稳定，且常合并贫血、高血压、低蛋白血症、水电解质与酸碱平衡紊乱等多器官不同程度的损害，同时伴有不同程度水钠潴留，甚至肾性高血压等病变明显，此外还存在凝血功能障碍、感染等问题，手术或麻醉可导致急性肾功能障碍甚至肾衰的风险明显增加。目前，依据 24 小时内肌酐清除率和血尿素氮测定值，可将肾功能损害分为轻、中、重三类(表 5-8)。

表 5-8　肾功能损害程度

测定法	肾功能损害		
	轻度	中度	重度
肌酐清除率 /($ml\cdot min^{-1}$)	51~80	21~50	<20
尿素氮 /($mmol\cdot L^{-1}$)	7.5~14.3	14.3~25	25~35.7

术前应常规行血电解质、血尿素氮、肌酐等实验室检查对患者的肾功能进行了解。对疑有肾脏疾病、肾功能损害的患者更应做详细的肾功能检查，术前肾功能的评估有助于治疗方案的制订、调整和预后判断。肾功能异常包括肾小球和肾小管功能异常，因此，临床上对肾脏功能的评估主要包括肾小球滤过功能评估和肾小管功能评估，包括肾小球滤过功能、肾小管重吸收和排泄功能等检查。

1. 肾小球滤过功能评估

(1) 菊粉清除率：菊粉清除率是目前国际公认的测定肾小球滤过率(glomerular filtration rate，GFR)的金标准。菊粉是一种相对分子量为 5 200D 的植物源性果糖多聚物，在人体经肾小球自由滤过，不与血浆蛋白结合，不被肾小管重吸收、分泌及代谢，是 GFR 测定理想的标志物。但因菊粉价格昂贵，且较难获得，故在临床中较少使用，目前基本只用于可行性研究。肾小球滤过型药物 ^{99m}Tc-DTPA 的生物特性与菊粉类似，成为临床 GFR 测定的重要参考标准。由于其辐射量较小、价格便宜、操作简便，是目前临床上最常用的肾脏显像剂，对预测术后肾功能、监测残余肾功能等方面均有重要价值。但需注意恶性肿瘤患者具有血液高凝状态、局部代谢旺盛等特点，因此在使用该显像剂时要注意把握其适应证和禁忌证，谨防造影剂肾病的发生。

(2) 血清肌酐：血清肌酐是目前临床应用最广泛的肾功能评价指标，适用于所有的患者，包括恶性肿瘤患者，但灵敏度不高，容易受到年龄、性别、肌肉重量、饮食中肉类的消化、蛋白质摄入的限制以及某些药物的使用等影响。临床上最常用的肾小球滤过率估算值（eGFR）公式是CKD-EPI公式，在恶性肿瘤患者中有较高的准确度。由于恶性肿瘤患者的肾脏功能情况存在特殊性，其肾功能水平的评价标准应不同于普通患者，但目前临床上均采取统一的正常值参考范围，因此还需要更具体、细致的恶性肿瘤肾功能分期标准，以便更好地指导治疗方案，提高生活质量和改善长期预后。

(3) 肌酐清除率：肌酐清除率（creatinine clearance rate，CCR）是评价肾功能比较可靠的一项指标，其测量不受个体肌肉量的影响，但受肾小管分泌的肌酐、测定时收集的24小时尿液是否符合标准的影响，储存温度过高、尿pH值偏低及储存时间过久都可影响其准确度。

(4) 血清胱抑素C：血清胱抑素C（cystatin C，Cys C）是由122个氨基酸组成的碱性非糖化蛋白质，能自由通过肾小球滤过膜，几乎完全由肾小球滤过，在近曲小管重吸收和降解，且不通过肾小管排泄，不受患者性别、年龄、饮食及代谢水平影响，是近年来发现的一种较血清肌酐（serum creatinine，Scr）更接近理想的反映肾小球滤过率的内源性标志物。Cys C是反映肾功能较灵敏和准确的指标，可预测恶性肿瘤患者早期肾脏损伤情况。

2. 肾小管功能评估　肾小管包括近端肾小管及远端肾小管，主要功能为重吸收及调节水和电解质的平衡，同时还参与尿液浓缩的调节。近端小管功能检测包括尿溶菌酶测定、β2微球蛋白测定等；远端小管功能检测主要包括尿比重、尿浓缩稀释试验、尿渗透压、尿pH值测定等。恶性肿瘤患者尿液中的某些蛋白成分，如β2微球蛋白、α1微球蛋白和N-乙酰-β-D-氨基葡萄糖苷酶可作为肾功能的评估指标。虽然特异性不高，但仍能在一定程度上反映肾功能的状态，可提供肾损伤的早期诊断、早期控制和改善预后的依据，进一步指导治疗方案的调整。

（二）肾功能异常的处理

术前准备的基本原则是保护肾功能、维持正常的肾血流、肾小球滤过率、水和电解质平衡。对于考虑肿瘤压迫双侧输尿管导致的肾功能异常，术前应请泌尿外科协助行双侧输尿管支架置入，同时加强护肾治疗。对于妇科肿瘤合并慢性肾功能不全的患者，轻、中度肾功能损害者，经适当的内科处理，通常能较好地耐受手术。对于慢性肾功能衰竭或急性肾功能衰竭导致重度肾功损害者，原则上禁忌实施择期手术，必须手术者在术前应进行血液透析使体液和电解质处于最佳状态。术前透析可使体重降低，为术中及术后输液留出充分空间。同时此类患者心功能较差，可以加强透析脱水，以减轻心脏负荷和控制血压，有利于手术。电解质方面要考虑到术后高分解可能带来的高钾、酸中毒以及术中输血对钙的消耗做出针对性处理，以保证电解质平衡。考虑到慢性肾功能不全的患者常合并凝血功能障碍，因此术前3~5天常规应用维生素K以减少术中出血。必要时输注新鲜冰冻血浆、凝血酶原复合物及血小板等血液制品以改善凝血功能，保证手术安全。只有在有效的透析疗法的保护下，多学科配合（包括外科、麻醉、肾脏内科等）做好围手术期准备工作，术前最大限度地改善肾功能，维持电解质（尤其是血钾）水平在正常范围内，才可以相对安全地耐受手术。同时术中注意监测凝血功能、缩短手术时间，术后继续护肾、对症处理，避免使用加重肾功能损害的药物，如氨基糖苷类抗生素、非甾体抗炎药和麻醉剂等，并定期血液透析。对于依赖透析的患者至少在术后24小时开始透析，其余患者应在术后72小时再透析，以减少术后出血的风险。同时术前及术后应积极纠正贫血，术后补充各种维生素、叶酸和铁，还应保证蛋白质和能量的摄入，最多可能需要1.5g/kg的蛋白和>146kJ/(kg·d)的能量。可根据肾功能情况摄入蛋白，如血液透析者蛋白应摄入1.2~1.3g/(kg·d)，第1及2期肾损伤者为0.8g/(kg·d)，第3期肾损伤者为0.6g/(kg·d)，以保证患者术后伤口愈合。

六、术前糖尿病的评估及处理

（一）糖尿病的定义和危害

糖尿病是一组因胰岛素绝对或相对分泌不足

以及靶组织细胞对胰岛素敏感性降低引起蛋白质、脂肪、水和电解质等一系列代谢紊乱的综合征，其中高血糖为主要标志，是一种严重危害人类健康的慢性、全身性疾病。糖尿病虽然不是手术的禁忌证，但此类患者整个围手术期都处于应激状态，对手术及麻醉的耐受性差，容易发生感染及术后切口愈合不良，严重者甚至可出现酮症酸中毒和昏迷等，其并发症发生率和死亡率较非糖尿病者上升50%。因此，对于妇科肿瘤合并糖尿病患者的术前评估及围手术期处理非常重要。

（二）糖尿病的评估

目前，糖尿病可以分为以下类型：① 1 型糖尿病（T_1DM，胰岛 β 细胞被破坏，常导致胰岛素绝对缺乏）；② 2 型糖尿病（T_2DM，胰岛素抵抗伴随不同程度的胰岛素分泌不足）；③妊娠中晚期诊断的糖尿病（GDM）；④其他类型糖尿病：常见的有单基因糖尿病（新生儿糖尿病及 MODY）、胰腺外分泌疾病（囊性纤维化病）、药物或化学物品引起的糖尿病（糖皮质激素、噻嗪类利尿剂、HIV 的治疗药物及器官移植后等）。其中，2 型糖尿病是最常见的糖尿病类型，占糖尿病总数的 90% 以上。

糖尿病的诊断可基于空腹血糖（fasting blood glucose，FBG），或口服葡萄糖耐量试验（oral glucose tolerance test，OGTT）后 2 小时血糖（blood glucose，BG），糖化血红蛋白（glycosylated hemoglobin，HbA1c）标准等。血糖升高是诊断糖尿病的主要根据，但应注意单纯空腹血糖正常不能排除糖尿病的可能性，应加测餐后血糖，必要时应做 OGTT。OGTT 的葡萄糖负荷量成人总量不超过 75g。服糖前及服糖后 30、60、120、180 分钟测定血糖。尿糖阳性是诊断糖尿病的重要线索，但尿糖不作为糖尿病诊断指标。根据《中国 2 型糖尿病防治指南（2020 年版）》，糖尿病的诊断标准为典型的糖尿病症状，加上随机血糖 ≥ 11.1mmol/L；或加上空腹静脉血浆葡萄糖浓度 ≥ 7.0mmol/L；或加上 OGTT 口服 75g 葡萄糖后 2 小时静脉血浆葡萄糖浓 ≥ 11.1mmol/L，以上 3 项标准中，只要有一项达到标准，即可确诊为糖尿病。无典型糖尿病症状者需在随后的一天再选择上述 3 项中的任一项重复检查且符合标准，也可诊断为糖尿病。另外，2020 年版指南将"糖化血红蛋白"首次正式纳入到糖尿病诊断标准中：在有严格质量控制的实验室，采用标准化检测方法测定的 HbA1c 可以作为糖尿病的补充诊断标准。因此，典型的糖尿病症状加上 HbA1c ≥ 6.5mmol/L 也可作为糖尿病的诊断标准。

对糖尿病患者的术前评估包括患者的糖尿病分型、用药和血糖控制情况，以及糖尿病并发症的评估。因此，术前病史采集应详细了解患者的糖尿病分型，有无低血糖、酮症酸中毒和高渗昏迷的病史，以及使用口服降糖药的种类、剂量或胰岛素的剂型、剂量等。同时还应评估糖尿病的常见并发症包括肾功能不全、感觉神经和自主神经病变、冠状动脉和外周动脉粥样硬化、缺血性心脏病等。

（三）糖尿病的处理

对糖尿病患者来说，要保证手术顺利及术后恢复良好，控制好血糖水平仍是不可忽视的环节：①行择期手术前需调整血糖，将血糖控制在轻度升高状态（5.6~11.2mmol/L）为宜，同时纠正水、电解质和酸碱平衡失调。②仅以饮食控制病情者，术前进行饮食指导，告之以低脂、低糖、清淡、半流质、高纤维素饮食为主。术前常规禁食，手术应安排在当日第一台进行，以缩短术前禁食时间，避免酮体生成。同时禁食患者要避免低血糖，必要时需静脉输注葡萄糖加胰岛素维持血糖轻度升高状态（5.6~11.2mmol/L）。③口服降糖药者，应在术前 2~3 天停用，改为正规胰岛素控制血糖，从每次 4~6U 开始，餐前 30 分钟皮下注射；禁食患者需静脉输注葡萄糖加胰岛素维持血糖轻度升高状态。使用胰岛素者，术前应以葡萄糖加胰岛素维持正常糖代谢，在手术日清晨停用胰岛素。④对有污染的手术，糖尿病患者有加重感染的风险，术前都应使用抗生素。⑤需急诊手术的患者，需要争取时间纠正酸中毒、血容量不足、电解质失衡（特别是低钾血症），同时准备手术。对血糖 > 16.6mmol/L、有明显酮症酸中毒者，需用胰岛素降糖，通常成人用正规胰岛素 4~6U/h（一般不超过 10U/h）静脉注射、肌内注射或皮下注射，使血糖水平快速下降。⑥在保证手术效果的前提下，尽量缩短手术时间。同时术中还需每 1~2 小时监测 1 次血糖。并根据血糖监测结果静脉滴注胰岛素以维持血糖水平相对稳定。

术后继续密切监测血糖，其中禁食患者每 4~6 小时监测 1 次血糖，根据血糖测定水平给予相应处理，静脉滴注胰岛素控制血糖，可按胰岛素：葡萄糖 = 1U：4~6g 的比例输注葡萄糖。恢复饮食的患者每天空腹和三餐后监测血糖，使整个围手术期的血糖控制在 7.8~10.0mmol/L。同时增加蛋白质补充，适当降低糖和脂肪的比例，待胃肠功能恢复后逐步过渡到半流质糖尿病饮食，并逐渐减少静脉补液。

由于术后低血糖的危害远超高血糖，因此，预防和及时发现低血糖症状也非常重要。低血糖反应可分为 2 类，即交感神经过度兴奋症状和中枢神经系统功能紊乱症状。前者表现为出汗、心慌、手抖、饥饿感、乏力、面色苍白等；后者包括头痛、头晕、躁动不安、嗜睡，甚至出现昏迷。术后血糖水平 ≤2.8mmol/L 视为低血糖。应立即停用胰岛素，开始升血糖处理：恢复饮食的患者，立即口服 25g 葡萄糖；禁食的患者，静脉推注 50% 葡萄糖 20~50ml 后持续静脉滴注 5% 或 10% 葡萄糖液维持血糖，每 5~10 分钟检测 1 次血糖，直至血糖 ≥6.0mmol/L，之后使血糖维持在 7.8~10.0mmol/L，以减少术后并发症的发生。

七、术前血栓栓塞评估及处理

（一）血栓栓塞发生概况

血栓栓塞性疾病常见的是静脉血栓栓塞（venous thromboembolism，VTE），是一种静脉内形成血栓后堵塞血管，引起静脉系统血流循环障碍及其相关病理生理改变的临床常见病。VTE 包括深静脉血栓形成（deep venous thrombosis，DVT）和肺血栓栓塞症（pulmonary thrombusembolism，PTE）2 个不同的病程阶段，是肿瘤患者围手术期的严重并发症，也是造成围手术期患者死亡的重要原因之一。微创手术是妇科肿瘤的主要治疗方式，而妇科恶性肿瘤微创手术后出现 VTE 的患者大约有 30%，高于其他相关的 VTE，严重影响患者术后恢复和预后。

VTE 形成原因主要有以下几个因素：血流缓慢、高凝状态和血管壁损伤。妇科恶性肿瘤患者一般年龄大、肥胖、血流缓慢，而恶性肿瘤、手术创伤、留置深静脉导管等往往使凝血功能亢进、血液处于高凝状态，因此，VTE 是妇科恶性肿瘤微创手术后常见的并发症。DVT 好发于下肢深静脉，一般无明显症状，严重者可引起患肢肿胀、疼痛、皮温及皮色改变等症状。腘静脉以上部位的近端 DVT 是 PTE 栓子的重要来源，若血栓脱落，并随血液流动通过下腔静脉回到右心房再至肺动脉及其分支，则形成 PTE，这也是术后最危险的并发症之一。患者通常起病急，病程进展快，最终造成心脏、呼吸功能衰竭，是妇科恶性肿瘤患者术后死亡的主要原因之一，大大增加了妇科恶性肿瘤术后的死亡率。有文献报道，恶性肿瘤并发的静脉血栓栓塞症已成为肿瘤患者的第二大死亡原因，另有研究表明，恶性肿瘤患者是 VTE 高危人群，其术后深静脉血栓栓塞发生率为 4%~20%，而妇科恶性肿瘤术后 VTE 发生率可高达 11%~18%，肺栓塞发生率为 1%~2%，且合并 VTE 患者的中位生存时间较未合并者明显缩短。因此，每位患者均应进行 VTE 风险评估。

（二）发生血栓栓塞的高危人群

根据血栓形成的原因，容易在妇科肿瘤围手术期发生 VTE 的高危人群主要有以下 3 类：①血流缓慢：中老年女性；肥胖（BMI ≥ 30kg/m^2）；手术卧床；腹腔镜手术时由于体位改变或者 CO_2 气腹导致静脉受压。②高凝状态：合并有基础疾病的患者，如冠状动脉粥样硬化　、糖尿病、高血压、肾病综合征、下肢静脉曲张、感染、真性红细胞增多症、阵发性睡眠性血红蛋白尿、既往有血栓病史等；长期口服避孕药的患者；肿瘤分期高、分化程度低、有淋巴结转移的患者；伴随放射治疗、化学治疗或抗血管靶向治疗等的患者；手术时间长、术中输血的患者等。③血管壁损伤：血管壁炎性改变、粥样硬化或手术导致的血管损伤，放置中心静脉导管（外周中心静脉导管及颈部深静脉导管）患者。以上 3 类高危患者都较容易在围手术期形成静脉血栓栓塞，应当予以重视。针对以上高危患者，应该采取一定的预防措施，以降低患者术后出现 DVT 甚至 PTE 的风险，提高患者的生存率和生命质量。

（三）血栓栓塞的评估方法

由于妇科恶性肿瘤导致的血液高凝状态和微创手术是血栓形成的 2 个高危因素，因此对于妇科恶性肿瘤微创手术患者的血栓栓塞评估和预防

疗效、手术风险、替代医疗方案、可能出现的并发症、术后恢复过程、输血风险，以及术后饮食、体位、引流、导尿、大小便、切口等。为了消除患者和家属术前恐惧、紧张情绪，以及对手术和预后的顾虑，医护人员应给予患者关怀和鼓励，以恰当的言语向患者和/或家属作详细介绍和解释，取得他们的信任和同意，使患者能以积极的心态配合手术和术后治疗。不宜或不能向患者说明的，应当向其近亲属说明，并取得其明确同意。术前需签署知情同意书，包括各项操作、手术、输血治疗同意书等，由患者本人或其授权委托人（或监护人）签署。为挽救患者生命而实施紧急手术等特殊情况，若患者亲属未赶到，须在病历中记录清楚，并上报备案。

病历记录除医学要求外，还是重要的法律文书，做好医学文书记录，包括住院病历、病程记录、输血同意书、手术同意书、特殊材料或特殊药物使用同意书、术前讨论、手术记录等都应及时、详细记录。在当今法治社会，人们的法治意识增强，手术医师只有做好自我保护，才能更好地、更长久地为患者服务。特别强调，手术同意书，包括记录可能发生的严重并发症等，不是风险"转嫁书"，患方签字，只能或仅表明其知情和理解，并不能完全"免责"，所以手术医师在术前、术中、术后必须做到精益求精、尽职尽责，避免不应发生的严重并发症，使患者平安顺利渡过手术。

手术者也要做好心理准备。详细询问病史及查体，检查各种检测结果，通过术前讨论认真核对手术指征、手术方式；必须熟悉每一手术部位解剖、手术步骤、术中可能发生的风险及预防措施，对手术难度有周全考虑，以免发生问题后措手不及。把困难设想得多些，是为了更好地解决困难。

2. 生理准备　针对患者生理状态及拟实施的手术，根据对其全身情况包括心、肺、肝、肾、内分泌、营养、血液系统、免疫状况等的检查情况，进行适应术后变化的锻炼，补充足够能量、蛋白质、维生素、输血、补液、预防感染以及胃肠道和膀胱等方面的准备等，使患者在较好的生理状态下，安全渡过手术和术后的治疗过程。

（1）适应性锻炼：包括呼吸功能训练、有效咳嗽训练、床上排尿/便训练、术前体位训练等，教会患者踝泵运动、穿脱弹力袜等用于预防术后深静脉血栓形成。吸烟的患者，术前2周停止吸烟。

（2）输血和补液：施行中、大型手术，估计术中出血较多者，术前应做好血型鉴定和交叉配合试验，做好输血准备。对存在水、电解质及酸碱平衡失调的患者，补液纠正。对有贫血、低蛋白血症的患者，应输血或白蛋白以纠正。

（3）预防感染：术前应评估患者是否合并感染高危因素，如血糖高、吸烟、肥胖、贫血、身体远处部位存在感染、免疫状态差、年龄大等，提前进行干预。有下列情况需预防性使用抗生素：①Ⅱ类切口；②涉及胃肠道手术；③操作时间长、创伤大的手术；④开放性创伤，创面已污染或有广泛软组织损伤；⑤恶性肿瘤手术；⑥涉及大血管的手术；⑦需要植入人工材料的手术；⑧脏器移植术。预防性使用抗生素通常在术前0.5~2小时首次给药；手术时间超过3小时或失血量>1 500ml，术中可追加第二剂；总预防用药时间一般不超过24小时，特殊情况可延长至48小时。

（4）胃肠道准备：越来越多的证据表明，肠道准备并不能改善腹腔镜手术的术野暴露、缩短手术时间、减少肠道损伤风险，反而增加了患者的不适感以及脱水、电解质紊乱。因此，普通妇科手术术前不提倡严格的肠道准备。为了促进术后快速康复，麻醉前6小时禁食淀粉类固体食物及乳制品；麻醉前3小时禁饮清饮料。术中可能损伤肠道，如卵巢癌或深部浸润型子宫内膜异位症，术前2~3日开始流质饮食；手术前一日及手术当日清晨行清洁灌肠或结肠灌洗。

（5）阴道准备：腹腔镜下全子宫切除术、宫腔镜手术等，术前应进行阴道准备。临床常规术前应用0.5%碘伏原液浸泡的棉球进行阴道擦洗2遍，阴道壁、阴道穹窿、宫颈、会阴及肛周。对于阴道炎者（如细菌性阴道病），属于宫腔镜手术禁忌，推荐术前5~7天经阴道给予甲硝唑，待白带常规正常后方可手术。

（6）手术当日晨准备：①患者如果月经来潮或出现发热等，根据具体情况决定是否更改手术时间。②阴道消毒准备。③尿管：子宫全切以下的手术不常规安置尿管。④避免在术前12小时使用镇静药物，因其可延迟术后苏醒及活动，对于严重焦虑症状的患者，可使用短效镇静药物，但需注意短效镇静药物作用时间可持续至术后4小时，也有可能影响患者早期进食及活动。

(7)其他：手术前晚口服地西泮5mg，适当镇静，以保证良好的睡眠。

二、特殊性准备

特殊性准备是针对全身情况差而重要生命器官有器质性病变的患者，如营养不良、心脑血管疾病、呼吸功能障碍、肝肾疾病、糖尿病或甲状腺功能异常等内分泌疾病、凝血障碍或血栓栓塞等血液系统疾病、肥胖、妊娠、老年患者等所做的特殊准备。这些特殊患者由于手术耐受力不强，危险性明显升高，故术前评估和处理也非常重要。除进行一般性准备外，还应根据具体情况进行相应的特殊准备，以保障患者的手术安全。具体措施详见本章第一节。

三、上台前准备

1. 体位管理　体位的维持是完成妇科微创手术的关键因素。其目的：①保持患者心肺循环的稳定，为麻醉医生提供足够的空间以完成静脉通路建立和术中监测；②充分暴露及维持手术视野，方便手术操作，保障手术的顺利实施；③保护肌肉、神经和骨骼免受压力损伤，减少与体位相关的并发症。妇科微创手术常采用头低脚高位（Trendelenburg体位）、头高脚低位（反Trendelenburg体位）或截石位等。

(1)头低脚高位（Trendelenburg体位）：常用于妇科盆腔手术（图5-1），这种姿势可将患者的腹部脏器向头侧移动，有助于外科医生查看下腹部和盆腔解剖结构。在这种姿势下，由于极度倾斜，患者可能会滑向手术床头，这种滑动会导致皮肤和神经损伤，对于这种类型的体位，可选择记忆泡沫等与皮肤接触的软性垫，帮助患者保持体位。由于其严重的头低位，眼内压会增加，应尽可能在相对短的时间内保持患者处于Trendelenburg体位，并在麻醉后用敷贴将患者上眼睑轻轻下拉使其闭合，以达到保护患者眼睛，减少因长时间的头低脚高位导致的头面部静脉血回流受阻，引发眼内压升高、眼结膜水肿、上眼睑不能闭合导致暴露性角膜炎等一系列眼部并发症。

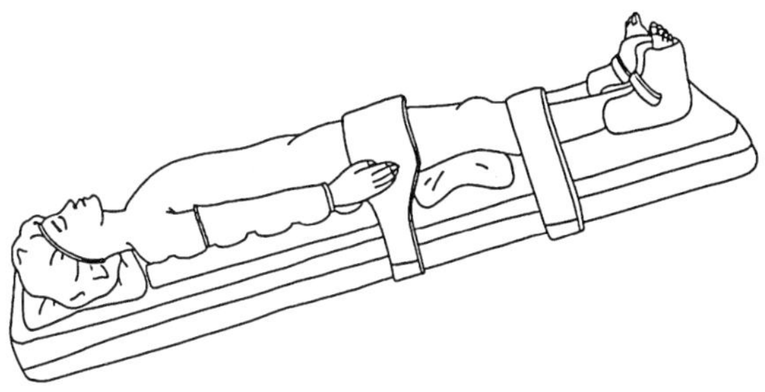

▲ 图5-1　Trendelenburg体位

(2)头高脚低位（反Trendelenburg体位）：在机器人辅助外科手术进行大网膜、腹主动脉旁淋巴结切除术等上腹部手术过程中，使用反Trendelenburg体位（图5-2），该位置将腹腔脏器向骨盆移动，提供了手术部位的足够可视性。反Trendelenburg体位有导致下肢静脉扩张的可能，有条件的医院建议术前对患者的下肢应用自动加压装置，有助于预防深静脉血栓栓塞。对于反Trendelenburg体位放置的患者，建议使用带衬垫的脚踏板来防止患者滑向床角，在患者膝盖下放置一个软垫，有助于减少背部劳损；使用2条安全带固定患者的双腿（即一条横跨大腿，一条横跨小腿）。

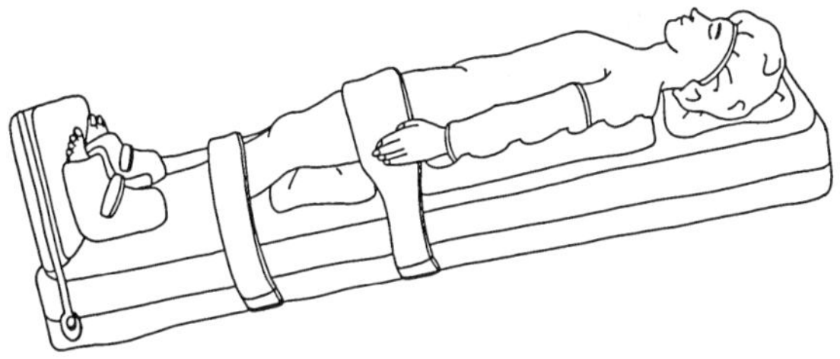

▲ 图5-2　反Trendelenburg体位

(3)半侧卧位：半侧位最常用于腹膜后高位病灶的切除，如肾动脉水平的病灶或淋巴结切除（图5-3）。床向一侧或另一侧倾斜，以提供对手术部位的最大暴露，但会使患者面临从手术床上滑落的风险；为了将患者置于半侧卧位，需将患者以仰卧位放置在手术床上，床上应覆盖防滑垫，然后使用安全带和其他定位辅助工具将患者的臀部、肩部、大腿和小腿固定在床上；当床倾斜时，应在所有压力点放置衬垫以保护患者；需注意的是，从平卧位转为侧卧位需同时转动患者的肩膀和臀部，以防止脊柱扭转；需在患者头部下方放置头枕，以确保其与脊柱对齐，建议在患者膝盖下方和两腿之间放置一个软垫，以保护骨突起并防止背部劳损，填充骨节（如在脚、脚踝、肘部、臀部和手臂下方）有助于防止组织和神经损伤，最后用安全带绕过患者的肩部、臀部和膝盖处把患者固定在床上，防止患者移动或滑动。

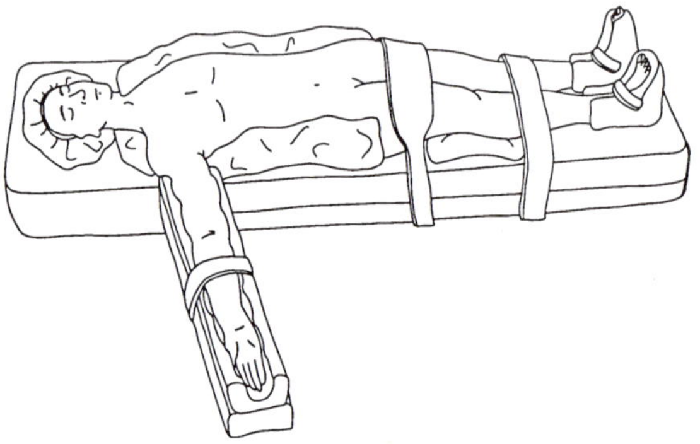

▲ 图 5-3　半侧卧位

（4）截石位：截石位是妇科常用的手术体位，可以充分暴露会阴部，实现腹股沟区的暴露等（图 5-4），术前可使用软垫正面朝下放置在手术台上，用丝带将软垫固定于患者的腰部和臀部之间；患者仰卧位躺在手术床上，使臀部的下边缘与床的下裂处齐平，并确保患者的头部、躯干和会阴均在床的同一纵轴上；臀部应位于手术台下边缘 2~4cm 处，便于置入和控制举宫器；借助腿部支撑装置的帮助，根据腿部和足部的压力点对腿部及膝关节进行固定，固定在手术台的两侧，术者需仔细检查双腿的水平面，以确保与地面的距离相等，并且彼此平行；大腿躯干角度约为 170°，膝关节屈曲限制在 90° 以下，以避免股神经损伤；患者腿部的重量着力于足部，通过改良腿部的固定方式，可以降低腿后部和侧面的压力；良好的固定有助于均匀地分散压力；手术开始前需重新检查患者的体位，以确保位置稳定。

（5）其他一般原则：患者的手臂被放置在与床呈 60° 的臂板上，并使用柔软的尼龙搭扣约束装置进行固定；软垫放置在手臂外侧和内侧的肘部和内侧上髁。在肘下放置泡沫或凝胶垫，以减轻尺神经的压力；手臂两侧都可以加衬垫，以提供额外的保护，将手臂牢牢地夹在患者的一侧；对于肥胖的患者，手臂难以固定在床上时，可以用手术手臂盾牌来进行保护，或者在手臂曲度小于 90° 的时候将手臂放置于扶手板上。

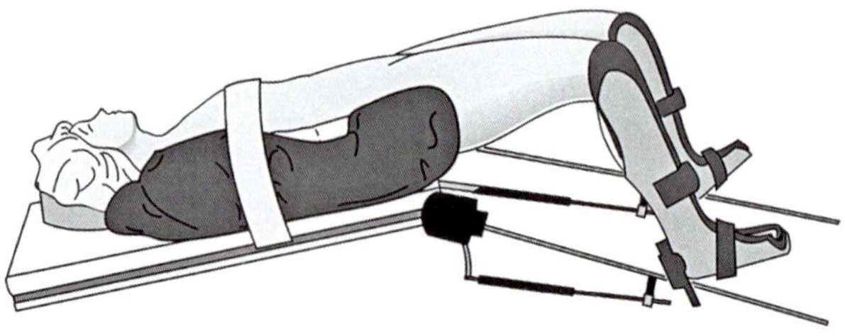

▲ 图 5-4　截石位

患者胸部的乳头线处放置软垫，然后将一个柔软的手术约束装置牢固地放置在软垫上，然后固定在床的两侧；术者应采取谨慎的预防措施，确保患者头部的位置适当，并避免在手术台或手术台移动过程中其位置发生变化，因为头部的背伸或侧向弯曲可能会损伤臂丛神经，导致意外结果，因此，头部应固定在中心位置，不要向头部外侧或背部伸展，最好使用凝胶垫或泡沫将头部固定在中线位置；在患者的面部和颈部周围放置保护塑料。

2. 穿刺孔的布局　trocar 的放置主要取决于手术部位、手术平台及术者的习惯。单纯盆腔或腹腔手术与腹盆腔联合手术在 trocar 的放置上会有较大不同，穿刺孔的布局及个数是根据患者的手术范围及体型进行调整。镜头孔距手术区域约为 10~22cm，如为良性手术或单孔手术，镜头孔多选择在脐孔。如为恶性手术，由于需要清扫淋巴结或切除大网膜等上腹部病灶，因此镜头孔选择距手术区域 20~22cm，约在脐孔上 2~3 指。穿刺成功后注入二氧化碳至气腹压力达到 12~14mmHg，建立人工气腹，置入镜头，在腔镜监视下，沿镜头孔分别排布其他操作孔。

四、机器人妇科手术前及上台前准备

（一）一般准备

机器人手术需要摆放大件设备，包括控制台、机器人辅助系统机械臂及仪器台，应考虑手术室有足够的空间来操纵机械臂，建议房间设置如图 5-5 所示。机器人辅助外科手术系统通常停靠在患者的右臂部，而仪器台位于机械臂外侧，外科医生的控制台位于离手术床2~3m处，具体可根据医院机器人手术室的情况具体布局。助手根据主刀的习惯位于患者的右侧或左侧，配合手术并调整机械臂，如需举宫则需第二助手辅助。机器人手术团队需对手术系统的工作臂、仪器更换和床边故障排除有着丰富的经验及深刻的体会，床旁助手和外科主刀医生之间应该有清晰、持续的沟通。

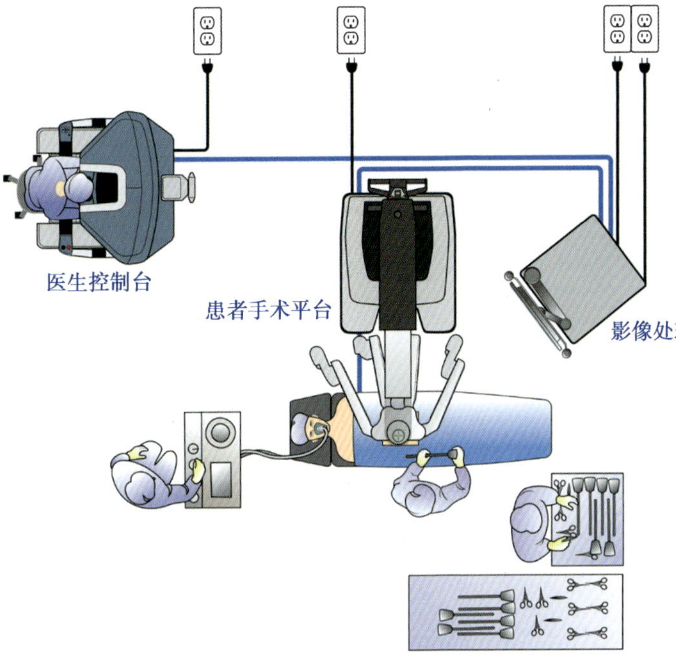

▲ 图5-5 机器人手术室布局

（二）体位管理

体位的维持是完成机器人手术的关键因素，术中通常使用极限体位来最大限度地维持手术视野。机器人手术多数患者需在头低脚高位（Trendelenburg体位）或头高脚低位（反Trendelenburg体位）状态下进行。除妇科微创手术体位管理的常规注意事项外，在机器人辅助系统操作过程中，系统手臂存在与患者接触的风险，这可能导致患者在术中受伤，因此在整个手术过程中需定期对患者的体位进行检查以确保机械臂的正确定位，并确认机械臂不会接触到患者以免造成严重损伤。如反Trendelenburg体位时建议使用泡沫头枕来保护患者的面部避免受到患者头部的机械臂的损伤；截石位时注意确保患者膝盖的高度不高于腹部，以避免与机械臂碰撞。

（三）穿刺孔的布局

机器人妇科手术穿刺孔的位置基本同普通妇科微创手术。穿刺孔包括镜头孔、机械臂孔及辅助孔。镜头孔选择距手术区域20~22cm，约在脐孔上2~3指。穿刺成功置入镜头，在腔镜监视下，沿镜头孔分别排布机械臂孔及辅助孔。

1. 机器人辅助孔排布 1臂及2臂多对称分布在镜头孔两侧，与镜头孔的垂直距离8~10cm，呈10°~15°扇形排布，术中如需应用3臂，则根据主刀医生习惯，放置在1臂或2臂的外侧，穿刺孔间距同上。防止各机械臂相互碰撞，保障所有机械臂均有足够的活动空间，然后放置相应的操作器械，1臂多为单极切割器械，单极弯剪、单极电铲或单极电钩，2臂为双极电凝器械、有孔双极镊或Maryland双极镊，3臂为辅助牵拉器械、CADIERE镊（图5-6）。

2. 达·芬奇系统辅助孔排布 镜头孔通常为3臂，2臂及4臂对称分布在镜头孔两侧，与镜头孔垂直距离8~10cm，直线排布，如术中需要牵拉臂，则将1臂置于2臂外侧，穿刺孔间距同上（若习惯牵拉臂位于右侧，则2臂为镜头孔，1臂及3臂为操作臂，4臂为牵拉臂）。防止各机械臂相互碰撞，保障所有机械臂均有足够的活动空间。然后放置相应的操作器械，同样主刀医生左手操作臂为双极电凝器械，右手操作臂为单极切割器械，牵拉臂为辅助牵拉器械、CADIERE 镊（图 5-7）。

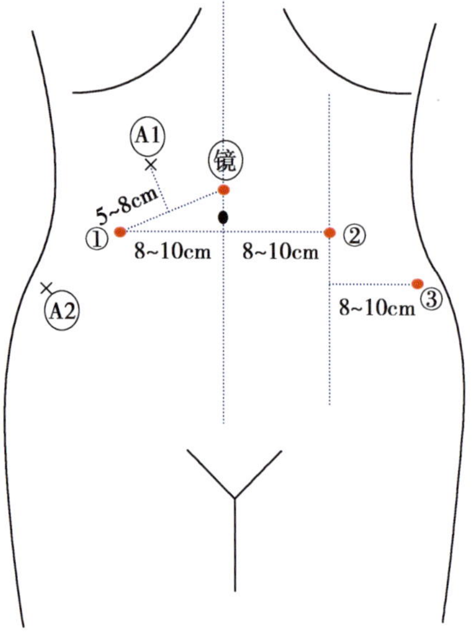

▲ 图 5-6　机器人辅助孔排布示意图

3. 助手辅助孔　根据主刀医生习惯在镜头孔的左侧或右侧，以及手术的难易程度选择辅助孔的个数，辅助孔 1 在镜头及机械臂之间，在两者的中垂线上 5~8cm，辅助孔 2 在机械臂与患者大腿之间，一般在麦氏点或反麦氏点的位置，以使触及面积最大化和手术平台器械臂干扰最小化。根据助手需要执行的操作或接触的部位，调整术中站立位置，确保助手面对目标解剖部位，同时可以触及器械臂以更换器械和术中清洁内镜，根据手术情况使用较长的腹腔镜器械以增加助手和患者手术平台器械臂之间的距离。

（四）对接

在手术开始前放置机器人辅助外科手术系统控制台、机械臂、影像系统、无菌台和麻醉机的位置，以确保高效无缝对接，一般应将患者手术平台放在麻醉机的对面，以最大限度地减少麻醉机的移动。通常将患者手术平台放在最靠近患者足部的地方，将影像处理平台放在麻醉机或患者手术平台的任一侧，笔者建议放置在麻醉器的对侧，即手术平台的同侧以便进行线缆和电缆连接。将医生控制台放到非无菌区，需确保外科医生可直视手术区域，随时可与助手交流。

将医生控制台、患者手术平台和影像处理平台上的交流电源线连接到墙上插座，为支持在出现电源故障时继续使用机器人系统，需确保备用电池被充满电；连接组件之间的线缆，将线缆接头上的红标记与匹配的插口上的红标记对齐，翻开插口盖，插入线缆接头。如果线缆连接正确，可以听到“咔嗒”声，轻轻拉动接头，确认线缆是否完全插入，将电缆连接到影像处理平台背面的辅助接头后，便可使用兼容的电刀。

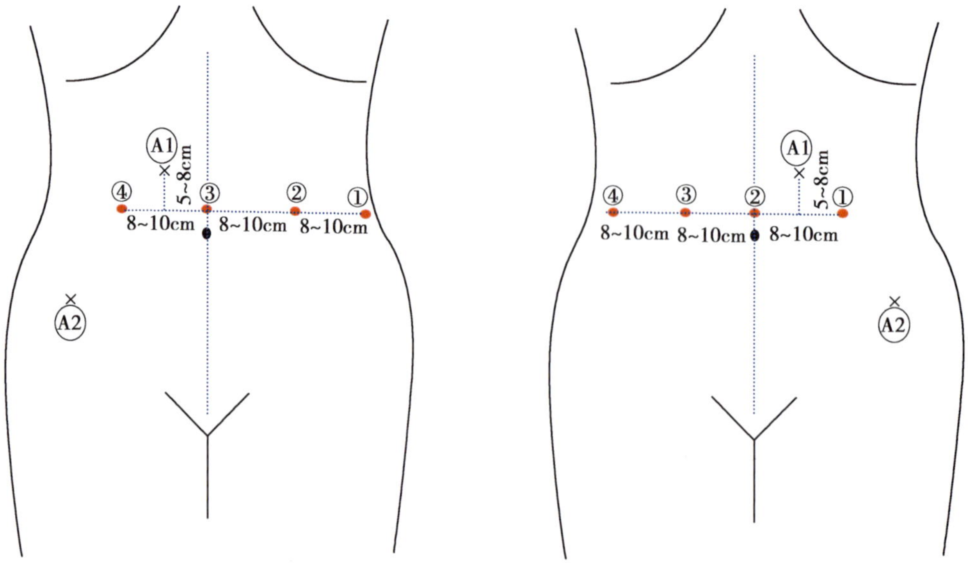

▲ 图 5-7　达·芬奇系统辅助孔排布示意图

移动手术平台前需铺无菌套，使患者手术平台保持无菌状态并适宜做手术，使用患者手术平台电动驱动装置，将患者手术平台驶入无菌区，调整平台放置位置，随后制动手术平台，一般需要两人通过操作电动驱动装置移动手术平台至患者旁的无菌区提供手术使用，其中一个人操作电动驱动装置，第二个人引导驱动装置，以确保患者手术平台臂和患者手术平台不会与任何障碍物碰撞；移动过程中确保患者和器械臂最低点之间有足够的距离。

使用器械离合和端口离合按钮手动调节对接臂件的套管，确保无菌套上的套管无菌转接头与套管卡口正确对齐，按住套管固定杆并插入套管翼；释放固定杆，将内镜端头插入套管并将内镜按到无菌转接头上，直至发出到位的“咔嗒”声，使用器械离合按钮并手动推进内镜。定位内镜，查看目标解剖部位，使用内镜时必须将其集成线缆连接到内镜控制器。系统检测到内镜已被连接时，接头旁边的 LED 亮起，表示已正确连接。将内镜安装至器械臂或在术中端口变至其他臂之前，请确保外科医生准备工作已就绪且知晓。使用前需检查内镜是否存在破损、裂缝、缺口或磨损的零件，内镜如有损坏，则请勿使用。将内镜端头插入套管，并将基座插入无菌转接头，如听到完成提示音，则表示内镜已接合。使用器械离合按钮并手动推进内镜，插入器械之前，定位内镜来查看目标解剖部位。安装内镜后或在术中变更查看模式或设置后，均应在 3D 观察窗中确认呈现的是实时图像，同时图像方向正确，必要时调整内镜方向。

使用端口离合按钮以将内镜臂件的伸缩接头调整为与目标解剖部位成直线，这使得该臂件居中，从而能够调整其余器械臂，将每个套管支架与套管对齐并连接，使用端口离合按钮将各臂件隔开一个拳头的间距，这有助于在手术期间解决和避免潜在的臂件碰撞，建议将机械臂件尽可能合拢定位，同时允许每个轴移动而不出现干扰，使用机械臂上的患者距离按钮调整机械臂角度，将角度向上调整以增加患者距离或向下调整以增加器械触及面积，先从最靠近内镜臂件的器械臂开始，使用端口离合和伸缩接头将器械臂聚拢，期间使用一只手在各臂之间量出大约一个拳头的距离，可确保有充足空间以供各臂平行工作和调整患者距离。器械臂隔开后，将患者距离接头降低，距患者或其他无菌屏障物大约一个拳头，可确保最大的器械可及范围。

手术结束后挤压机械臂基座上的两根释放杆，并将内镜或器械从器械臂上拉起，将其从患者手术平台臂件上移除，从控制器上拔下对应线缆。

（钱建华　韩沛林）

参考文献

[1] GIESINGER J M, KIEFFER J M, FAYERS P M, et al. Replication and validation of higher order models demonstrated that a summary score for the EORTC QLQ-C30is robust. J Clin Epidemiol, 2016, 69: 79-88.

[2] 朴丽, 杨蕊, 高佩红. 妇科恶性肿瘤患者营养风险及营养知识认知与需求调查. 中国妇幼保健, 2018, 33 (21): 4969-4970.

[3] 李晖, 宁艳辉, 许常娟, 等. 营养干预在围术期妇科肿瘤患者中的应用. 肿瘤代谢与营养电子杂志, 2018, 5 (4): 337-341.

[4] REBER E, SCHÖNENBERGER K A, VASILOGLOU M F, et al. Nutritional risk screening in cancer patients: the first step toward better clinical outcome. Front Nutr, 2021, 8: 603936.

[5] ARENDS J, BACHMANN P, BARACOS V, et al. ESPEN guidelines on nutrition in cancer patients. Clin Nutr, 2017, 36 (1): 11-48.

[6] GUDOWSKA M, GRUSZEWSKA E, PANASIUK A, et al. Hyaluronic acid concentration in liver diseases. Clin Exp Med, 2016, 16 (4): 523-528.

[7] WEN X, YAO M, LU Y, et al. Integration of prealbumin into child-pugh classification improves prognosis predicting accuracy in HCC patients considering curative surgery. J Clin Transl Hepatol, 2018, 6 (4): 377-384.

[8] 王宇, 脱红芳, 彭彦辉, 等. 吲哚菁绿在肝切除围手术期的临床应用. 肝胆胰外科杂志, 2020, 32 (5): 313-316.
[9] 沈英皓, 孙惠川, 周俭. 肝切除术前肝脏储备功能评估. 中华肝脏外科手术学电子杂志, 2019, 8 (6): 469-472.
[10] BOURSIER J, GUILLAUME M, LEROY V, et al. New sequential combinations of non-invasive fibrosis tests provide an accurate diagnosis of advanced fibrosis in NAFLD. J Hepatol, 2019, 71 (2): 389-396.
[11] HUANG X, CHEN Y, SHAO M, et al. The value of 99mTc-labeled galactosyl human serum albumin single-photon emission computerized tomography/computed tomography on regional liver function assessment and posthepatectomy failure prediction in patients with hilar cholangiocarcinoma. Nucl Med Commun, 2020, 41 (11): 1128-1135.
[12] CHIBA N, YOKOZUKA K, OCHIAI S, et al. The diagnostic value of 99m-Tc GSA scintigraphy for liver function and remnant liver volume in hepatic surgery: a retrospective observational cohort study in 27patients. Patient Saf Surg, 2018, 12: 15.
[13] 中华医学会糖尿病学分会. 中国 2 型糖尿病防治指南 (2020 年版). 国际内分泌代谢杂志, 2021, 41 (05): 482-548.
[14] 杨婷, 田思娟, 赵娟, 等. 妇科手术患者静脉血栓栓塞症的危险因素评估和评分简表的有效性验证. 实用妇产科杂志, 2019, 35 (5): 368-371.
[15] 高红, 王建东, 佟彤. 妇科相关静脉血栓栓塞症的风险评估流程和临床实践管理. 中国全科医学, 2019, 22 (12): 1385-1391.

第六章
妇科微创手术的麻醉处理

第一节 腹腔镜 CO_2 人工气腹对机体的影响

一、CO_2 人工气腹对呼吸系统的影响

妇科腹腔镜手术常采用截石位合并大幅度头低脚高位(Trendelenburg 体位,即头低脚高角度为 20°~30°)。与仰卧位相比,头低脚高截石位可导致患者出现一系列病理生理改变,对麻醉的管理有较大的影响。麻醉状态下建立人工气腹时,在重力和 CO_2 气腹压双重作用下,腹内压(intra-abdominal pressure,IAP)急剧升高,可使声门到气管隆突的距离减少 1cm,因此气管导管置入深度可以预先适当减少 1cm。也由此引起膈肌上抬,肺部基底段受压,肺容量减少,无效腔量增加,肺顺应性下降,气道阻力明显增加,潮气量和肺泡通气量减少,通气 - 血流比例失调,生理无效腔增加,从而影响肺通气功能,严重时甚至会发生肺不张,特别是在肥胖患者、腹部肿块或妊娠子宫的患者中这些影响更为明显。IAP 达 12~15mmHg 时可引起胸肺顺应性减小 30%~50%、气道峰压与平台压差显著升高。作为充气递质的 CO_2 在血液中溶解度较高,长时间的 CO_2 气腹可造成 CO_2 在体内持续吸收,导致呼气末二氧化碳分压(partial pressure of end-tidal carbon dioxide,$P_{ET}CO_2$)、$PaCO_2$ 进行性升高,若不能及时排出,易引发严重的高碳酸血症。术前存在呼吸功能不全的患者应慎重选择行腹腔镜手术,此类患者常合并肺顺应性明显降低、通气 - 血流比例严重失调,CO_2 气腹易导致 CO_2 潴留、严重的高碳酸血症、酸中毒等内环境紊乱。对于无心肺并存疾病的患者,在 IAP 不超过 15mmHg、头低位与地平面夹角不超过 20° 的情况下,CO_2 气腹通常对生理无效腔量和肺内分流率无显著影响。而肥胖患者可采用压力控制通气(pressure controlled ventilation,PCV)保证通气模式可降低气道阻力,提高呼吸系统顺应性,减少无效腔通气,有利于 CO_2 排出。为减少术中人工气腹对呼吸功能的影响,在 CO_2 气腹期间,应严格监测呼吸功能指标,并常规监测动脉血气分析,依据 $P_{ET}CO_2$、$PaCO_2$ 的变化调整呼吸参数,必要时适当加大潮气量并提高吸入氧浓度。

二、CO_2 人工气腹对循环系统的影响

CO_2 人工气腹建立后,因麻醉、体位、IAP 升高、CO_2 吸收、神经内分泌反应以及患者原有血容量和心肺功能状态等因素的综合影响,可导致循环功能的一系列变化,主要表现为血流动力学的变化,尤其是在 CO_2 气腹建立之初,因此应关注严重心动过缓甚至心搏骤停的发生,这可能与气腹牵拉内脏刺激迷走神经反射有关。麻醉药物有直接抑制心功能或血管扩张作用,麻醉诱导后患者心排出量与平均动脉压均受到一定的影响。CO_2 人

缺的镇静药物，在麻醉诱导时应用可减少其他镇静药物的剂量，如与瑞芬太尼合用可使瑞芬太尼中央室的分布容积减少41%，清除率减少15%。丙泊酚具有较强的循环功能抑制作用，可通过直接抑制心肌收缩和扩张外周血管双重作用引起血压明显下降，对于体弱或有效循环血量不足的患者更为显著。丙泊酚也具有一定程度的呼吸抑制作用，可引起呼吸频率减慢、潮气量降低，甚至引起呼吸暂停，尤其是大剂量推注、注射速度较快或与阿片类药物联合使用时。

依托咪酯属于非巴比妥类静脉麻醉药，具有麻醉效能强，起效快，作用时间短对呼吸循环影响轻微等特点。依托咪酯诱导与苏醒均较快，相对安全，故也是临床麻醉中常见用药。但是妇科恶性肿瘤腹腔镜手术时间较长，如果长时间持续静脉输注依托咪酯，患者术后恶心、呕吐发生率较高，且对肾上腺皮质功能具有抑制作用。

2. 吸入麻醉药物　吸入麻醉是指挥发性麻醉药，经呼吸道吸入，通过肺、脑血液循环，抑制中枢神经所产生的麻醉作用。在腹腔镜手术中，吸入麻醉药多选择七氟醚、地氟醚、异氟醚等。N_2O可使闭合空腔增大，即N_2O向可充气空间的弥散导致空腔脏器膨胀，N_2O麻醉2小时后胃、肠容积加倍，可严重影响手术视野和减小手术操作空间；此外，N_2O可使循环中的气泡溶解延迟，增加气体栓塞的风险。因此，N_2O在腹腔镜手术中应慎用。

3. 阿片类物质　阿片类物质是指能与各种阿片受体亚型结合并产生类吗啡激动作用的外源性物质。阿片类物质产生镇痛作用，但不影响机体触觉、本体感觉或意识，其作用机制是阿片类物质通过与位于中枢神经系统内（主要是脑干和脊髓）、中枢神经系统外周组织中突触前后的阿片受体结合，模拟内源性配体的作用，导致疼痛调控（抗伤害性）系统激活。芬太尼是当前临床麻醉中常用的麻醉性镇痛药，常用于麻醉诱导、麻醉维持、术后镇痛等。因其分布容积大、清除率低，长时间手术的反复追加或持续输注会产生蓄积作用，引起呼吸抑制过度延长和苏醒延迟。腹腔镜手术的术中麻醉维持常使用瑞芬太尼、舒芬太尼或阿芬太尼。瑞芬太尼在体内的代谢途径是依赖组织和血浆中非特异性酯酶迅速水解，清除率高达3 000ml/min，而且其输注即时半衰期可长时间保持不变，具有起效快、消退快的特点，目前是妇科微创手术的术中麻醉维持的首选镇痛药物。

4. 骨骼肌松弛药　骨骼肌松弛药简称肌松剂，这类药物选择性地作用于骨骼肌神经-肌肉接头，与N_2胆碱受体相结合，暂时阻断了神经肌肉间兴奋传递，从而产生肌肉松弛作用。良好的肌松效果可以增加腹部顺应性，有利于腹腔充气快速达到设定的腹腔内压力，清晰暴露手术视野。腹腔镜手术中，推荐使用中短效肌松药，或者根据手术时间来选择肌松药。妇科恶性肿瘤腹腔镜手术时间一般较长，一般选用顺式阿曲库铵、罗库溴铵维持术中肌松作用。

（林飞）

第三节　腹腔镜手术麻醉监测与管理

一、腹腔镜手术麻醉监测

妇科腹腔镜手术麻醉常规监测心电图、脉搏、无创动脉血压、吸入氧浓度、血氧饱和度、体温、呼气末二氧化碳分压（$P_{ET}CO_2$）、气道压、尿量等。对于老龄、肥胖、合并多种慢性疾病、术前常辅助放化疗的患者，如行手术时间长、操作难度大、术中易发生大出血、合并CO_2气腹的影响的妇科恶性肿瘤腹腔镜根治术，应进行中心静脉穿刺置管和动脉穿刺置管，术中连续监测中心静脉压、有创动脉血压，间断监测血气分析，必要时行心排血量监测，及时调节循环血容量。

$P_{ET}CO_2$ 监测在麻醉期间用于持续监测 CO_2 人工气腹期间的肺通气情况。需注意的是长时间 CO_2 人工气腹可造成通气 / 血流比值失调，可能引起 $P_{ET}CO_2$ 与 $PaCO_2$ 之间浓度梯度差异增加，差异程度与患者心肺功能状态、IAP 大小等因素相关。定期监测血气分析，结合 $PaCO_2$ 来及时发现高碳酸血症是必要的。对于肥胖患者、术中高气道压、低氧血症或者 $P_{ET}CO_2$ 不明原因增高等情况，也应及时行动脉血气分析。

妇科腹腔镜手术机械通气时术中监测气道压的变化有利于及时发现 IAP 过高。当 IAP 升高时，由于膈肌抬高，胸肺顺应性降低，导致气道压升高，因此，当术中气道压过高时，在排除气道梗阻、支气管痉挛等情况后，应提醒术者注意 IAP 是否过高，对气腹压进行适当的调节；而且气道压监测可能及时发现因为体位改变等引起的气管移位、打折、脱出等。

肺功能保护通气策略能够明显改善患者的肺顺应性和氧合功能，可减少术后呼吸系统并发症的发生，如潮气量为 6~8ml/kg，呼气末正压通气（positive end expiratory pressure，PEEP）为 5~8cmH$_2$O（1cmH$_2$O=0.098kPa），吸入氧浓度（fraction of inspired oxygen，FiO_2）分数<60%，维持动脉血二氧化碳分压（$PaCO_2$）为 35~45mmHg（1mmHg=0.133kPa）。使用间断肺复张性通气可有效防止肺不张。压力控制通气保证通气模式可降低气道阻力，提高呼吸系统顺应性，减少无效腔通气，有利于 CO_2 排出，尤其适用于肥胖患者的手术。

对于老年患者、手术时间长的妇科腔镜手术应常规进行麻醉深度监测，脑电双频指数（electroencephalogram bispectral index，BIS）是目前最常用的麻醉深度监测手段，可帮助麻醉医师调控麻醉过程中麻醉药剂量、维持血流动力学稳定，避免麻醉过浅导致的术中知晓，以及麻醉过深导致苏醒延迟、麻醉药物不良反应的发生率增加。维持 BIS 为 40~60，老年患者避免长时间 BIS<45。此外，患者安全指数（patient safety index，PSI）、narcotrend 指数、熵（entropy）也可以作为判断麻醉镇静深度或大脑功能状态的参考指标。其中，narcotrend 指数是近年来应用于麻醉深度监测的一种新手段，可客观、实时地反映静脉麻醉药物引起的麻醉深度变化，有效指导麻醉药物应用，与 BIS 有良好的相关性，且对意识消失有较高预测率，目前临床应用较广泛。

此外，麻醉和手术过程中，由于长时间的暴露以及体温调节障碍导致能量加速损失，易引起低体温的发生。术中需常规持续监测体温，并采取主动保温措施，保证中心体温>36℃，防止体温降低带来的药物代谢延迟、凝血功能障碍等并发症。另外，手术时间较长特别是接受肿瘤细胞减灭术的患者，可能因继发全身炎症反应出现体温过高，同样可导致术后不良结局。

二、妇科腹腔镜手术麻醉管理

手术特点决定麻醉管理要点，除遵循常规的麻醉原则外，还需针对妇科腹腔镜手术的特点注意相应的特殊问题。

（一）麻醉维持

遵循快速康复原则，合理使用麻醉药物，维持术中适宜的麻醉深度和肌松深度，保障呼吸系统、循环系统、内环境的平稳，促进术后早期苏醒、早期活动、早期出院。

（二）循环管理

建立气腹过程中常由于应激反应大，导致血压升高、心率增快，需要增加麻醉深度。由于腹膜牵拉反应和 CO_2 刺激易引起迷走神经反射，表现为心率骤然减慢，可静脉注射阿托品拮抗。当人工气腹 IAP 超过 15mmHg 时会对循环产生影响，腹内压压迫腹腔内血管可影响右心充盈使中心静脉压及心排血量降低，因此，对于伴有心肺疾病的患者，建议采用 8~10mmHg 气腹压为宜。当人工气腹头低位时，要注意由于头低位可能引起回心血量增加，前负荷增加，引起血压升高，须与麻醉深度不足相鉴别。

（三）呼吸管理

建立 CO_2 人工气腹，IAP 升高可致膈肌上抬，潮气量下降，胸肺顺应性下降，呼吸无效腔量增大，$PaCO_2$ 明显升高，加之腹腔内 CO_2 吸收，易造成高碳酸血症。全身麻醉建立人工气道行机械通气，合理调节呼吸参数，$P_{ET}CO_2$ 宜维持在 35~45mmHg。

头低脚高位摆放后应再次确定气管导管位置，避免气管导管移位。若出现不明原因的低氧血症，应首先排除气管导管移位所致。避免使用100%吸入氧浓度，以降低术中肺不张的发生率，有研究认为氧浓度为50%时对减少肺内分流最有利，有助于患者术后肺功能恢复。

（四）液体管理

术中补液首选平衡盐溶液，可减少高氯性代谢酸中毒的发生。对于妇科中、大型手术可以配合适量胶体溶液，但需警惕其潜在的出血及肾功能损伤的风险。对于妇科中、小型手术，可给予1~2L平衡盐溶液，并根据患者的血压、呼吸频率、心率和血氧饱和度调整补液量及补液速度。对于妇科大型手术，如肿瘤细胞减灭术，推荐采用“目标导向液体治疗”策略，即建立连续血流动力学监测（包括每搏输出量、心排血量、收缩压变异率、脉压变异率及每搏输出量变异率等），以1~2ml/（kg·h）平衡盐溶液为基础，动态监测和调整补液量，维持血压下降幅度≤正常的20%，心率加快幅度≤正常的20%，尿量>0.5ml/（kg·h），血乳酸≤2mmol/L，中心静脉血氧饱和度（SvO_2）>65%，每搏输出量变异度≤13%。对于硬膜外阻滞麻醉引起血管扩张导致的低血压，可以使用血管活性药物进行纠正，避免盲目补液。腹腔镜手术中的头低脚高位以及气腹压力可干扰血流动力学监测结果的判断，该类手术中补液量常少于开腹手术。

（五）苏醒期管理

手术结束时应缓慢放气，避免快速放气引起的呼吸、心血管系统的波动，如CO_2快速排除后可能导致CO_2排除综合征，使患者血压急剧下降，甚至可能导致心搏骤停。手术结束后即使已经停止了CO_2人工气腹，短期内仍然可能存在高碳酸血症，这种状态可刺激患者呼吸中枢，使患者呼吸频率增快，通气量增加，此时需适当延长机械通气时间，适当过度通气，逐渐纠正高碳酸血症，等待患者通气功能完全恢复后方可停止机械通气。

妇科手术患者发生术后恶心呕吐（postoperative nausea and vomiting，PONV）较为常见，腹腔镜手术PONV的发生率（术后恶心发生率为22%~80%，术后呕吐发生率为12%~30%）较高可能与CO_2气腹对腹膜的牵张和刺激有关。PONV的高危因素包括年龄>50岁、女性患者、妇科手术、腹腔镜手术、晕动症、既往PONV史、非吸烟者、使用吸入性麻醉剂或NO、麻醉时间长、使用阿片类药物、肥胖等。具有以上高危因素的患者在术前评估、麻醉管理、预防性用药及PONV发生后的药物治疗等方面进行预防和处理。一线止吐剂包括5-羟色胺3受体抑制剂（如昂丹司琼）、糖皮质激素；二线止吐剂包括丁酰苯类、抗组胺类药物、抗胆碱能药物以及吩噻嗪类药物。对于所有接受腹部手术以及致吐性麻醉剂或止痛药的患者，建议在术中预防性使用止吐剂，推荐2种止吐剂联合应用。PONV发生后，推荐使用5-羟色胺3受体抑制剂，如用药效果欠佳，可联合应用其他止吐剂。

（林飞）

第四节　妇科微创手术的术后镇痛处理和妇科机器人手术的麻醉处理

一、妇科微创手术的术后镇痛处理

妇科微创手术虽然相较于开腹手术具有创伤小的特点，但是部分患者术后疼痛仍然很明显。此类疼痛不单纯是手术切口疼痛，CO_2气腹造成的不适反应可能更为突出。有研究统计，腹腔镜手术后，近2/3的患者感觉到内脏性胀痛、痉挛以及CO_2对膈肌刺激导致的肩背部牵涉性酸痛。腹腔残余CO_2是术后疼痛的原因之一，术毕尽量排空腹腔内CO_2有助于减轻术后疼痛程度。术后疼痛还与气腹充气速度、压力、持续时间密切相关，充气越快、压力越高、持续时间越长，术后疼痛发生率及严重率越高；主要原因是由于 CO_2 气腹后腹膜的急性扩张，腹膜小血管撕裂、神经牵拉创伤，从而产生腹膜炎症。

术后镇痛方式有患者自控静脉镇痛（patient controlled intravenous analgesia，PCIA），患者自控硬膜外镇痛（patient controlled epidural analgesia，PCEA）、间断给予镇痛药、局部神经阻滞等。目前 PCIA 在临床中广泛应用，其优点为操作简便，通过静脉通路连接镇痛泵，即可实施静脉给药镇痛，静脉镇痛适用药物较多，如非甾体抗炎炎药（nonsteroidal anti-inflammatory drug，NSAID）、阿片类物质、布托啡诺、喷他佐辛、曲马多等。PCIA 的缺点是恶心、呕吐发生率较高，尤其需注意避免药物引起的呼吸抑制。

超前镇痛是在开始疼痛刺激之前提供的一种干预措施。有研究表明在麻醉诱导前给予氟比洛芬酯、布托啡诺、帕瑞昔布钠可以提供预防性镇痛并有助于提升术后镇痛效果。此外，局部神经阻滞（包括宫颈旁、腹横肌和阴部）对术后镇痛产生积极作用。

多模式镇痛，即结合多种镇痛方式、联合使用多种非阿片类物质，在减少阿片类物质用量的同时，可以达到理想的镇痛效果，连续硬膜外镇痛、局麻药切口浸润镇痛或连续镇痛、外周神经阻滞或联合低剂量阿片类物质 PCIA 和非甾体类抗炎可以作为妇科微创手术的镇痛方案。然而，目前尚无高质量的证据评价各种镇痛方案的效果，推荐使用以 NSAIDs 为基础的多药物、多方式的联合镇痛。

二、妇科机器人手术的麻醉处理

机器人手术因切口小、感染少、康复快、学习曲线短受到外科医生的广泛欢迎，目前已经应用到了妇科、泌尿外科、胸外科、胃肠外科等领域。在妇科领域，机器人辅助应用于子宫肌瘤、盆腔器官脱垂、子宫腺肌病、子宫内膜异位症、早期宫颈癌、子宫内膜癌，以及早期卵巢癌等妇科良、恶性疾病的手术治疗中。

妇科机器人手术的优势主要体现在术后疼痛程度轻、失血量少、住院时间短、康复快，且能克服传统腹腔镜手术视野死角、操作盲角等缺点，止血、逐层缝合更稳定，对盆腔严重粘连的患者可进行精细松解，尤其适用于老龄、肥胖、合并多种慢性疾病的患者。随着机器人手术例数的增多、术者的操作技术娴熟，更好地降低术后并发症，节约手术成本，使患者获益更多。

1. 妇科机器人手术麻醉方式的选择　妇科机器人手术同传统妇科腹腔镜手术一样，也是在人工气腹下进行手术操作，但由于盆底位置深，空间狭小，增大的子宫、双附件、肿瘤等影响手术操作，以及一些要求放大和精细缝合的手术，更适合机器人操作。为使手术视野显露良好，妇科机器人手术同样要求患者处于头低脚高的截石位，且要求极佳的肌肉松弛和减少内脏牵拉反射，所以麻醉的要求较高。

为减少人工气腹和头低脚高位对患者的影响，便于呼吸管理，满足深度的肌肉松弛和完善的镇痛，妇科机器人手术时通常采用气管插管全身麻醉的方式。全身麻醉复合区域神经阻滞可发挥协同互补效果，区域神经阻滞主要包括腹壁神经阻滞和椎管内麻醉。有研究发现全身麻醉复合硬膜外麻醉可以有效地阻滞患者子宫及韧带等相关固定组织的神经支配，从而能够迅速达到松弛患者子宫的临床目的。另一方面，也可以抑制交感 - 肾上腺髓质系统，降低手术应激反应，并维持血流动力学稳定，且术后苏醒快，最大限度地降低了麻醉相关并发症的发生率。全身麻醉联合脊髓麻醉能维持围手术期血流动力学稳定，促使盆腔韧带处于松弛状态，进一步缩短手术时间，减少术中出血。因此，对临床手术时间长、操作难度大的手术，全身麻醉复合椎管内麻醉可作为一种较好的麻醉方式选择。

2. 妇科机器人手术体位对麻醉的影响　妇科机器人手术的常用体位为大幅度头低脚高截石位。摆放患者体位时需要两人同时移动患者双脚，应妥善固定患者双踝或将双腿放置在体位架上，如果膝关节侧面压在体位架上可造成胫神经（腓总神经）损伤；下肢受压可造成隐神经损伤；如果大腿过度向腹股沟弯曲可造成闭孔神经与股神经损伤；过度屈曲大腿可拉伤坐骨神经；如果上肢摆放不当可损伤臂丛神经；如果固定不当可导致患者滑落，因此麻醉医生在管理过程中应多加关注。

同腹腔镜手术一样，机器人手术的头低脚高截石位也会对患者的病理生理产生极大的影响，主要表现在呼吸系统、循环系统、神经系统等方面，术中应加强麻醉管理，避免造成不良后果。

3. 妇科机器人手术麻醉的注意事项 机器人手术系统因其三维视野、手术区域放大、操作更精细、手震颤滤过、出血量减少、能缓解术者疲劳度以及模仿人手腕的 7 个角度仿生活动度等诸多优点而得到了广泛应用，成为微创手术里程碑式的进步。与此同时，机器人手术系统的麻醉管理也日趋精细和复杂，患者的特殊体位、气道管理、防止低氧血症及气腹导致的生理改变等一系列问题成为麻醉医生关注的要点。

由于达·芬奇机器人手术系统设备体积庞大，术前手术系统定位和组装完成后麻醉医生不便于近距离观察及管理患者，因此所有的监护线路、管路、液体通路均应预先摆放好，以免打折缠绕或因固定不牢致术中脱落或脱出而难以重置。此外，由于在撤收机械臂前无法改变患者的体位，因此术中出现严重并发症时往往延误救治，尤其是对于高危或小儿患者，手术过程中任何机器的移动均可能导致腹部撕裂或内脏、血管的穿孔，故麻醉医生防范、提早发现及处理术中的问题并协助经验丰富的外科手术团队快速撤收机械臂对处理紧急情况极为重要。

因此，针对该类手术患者的围手术期管理，体现在术前准备、术中管理、术后恢复的各个方面。

1. 术前准备

(1) 术前评估： 麻醉医师在术前应仔细询问患者病史，全面筛查患者的营养状态及术前合并症，评估手术指征以及麻醉、手术的风险，必要时请相关科室会诊并予以针对性治疗系统性疾病。

(2) 术前宣教： 麻醉医师可采用口头对围手术期麻醉过程、患者需要配合完成的步骤等内容进行麻醉术前宣教。做好术前宣教可缓解患者术前焦虑、恐惧及紧张情绪，提高患者的参与度及配合度，有助于提高患者的手术、麻醉耐受能力，有利于围手术期疼痛管理、术后早期康复等。

(3) 术前准备： 建议患者术前 4 周开始戒烟、戒酒，纠正基础疾病、贫血及营养状况。对于妇科恶性肿瘤患者，需审慎评估术前优化措施导致手术延后带来的风险。术前营养状态与围手术期结局密切相关，术前应对患者的营养状态进行全面评估，当患者合并以下任何 1 种情况时，需警惕重度营养不良：6 个月内体重下降 ≥ 10%；进食量 < 推荐摄入量的 60%，持续 > 10 天；体重指数 < 18.5kg/m^2；血清白蛋白 < 30g/L。对重度营养不良的患者进行术前营养支持，其术后并发症发生率可降低 50%。营养支持首选肠内营养，如无法满足基本营养需求时，可考虑联合肠外营养，治疗时间一般为 7~10 天。

术前禁食、禁饮准备：对于无胃肠功能紊乱（如胃排空障碍、消化道梗阻、胃食管反流或胃肠道手术史等）的非糖尿病患者，推荐术前（麻醉诱导前）6 小时禁食乳制品及淀粉类固体食物（油炸、脂肪及肉类食物需禁食 8 小时以上），术前 2 小时禁食清流质食物。术前 2 小时摄入适量清饮料（推荐 12.5% 碳水化合物饮料），饮用量应 ≤ 5ml/kg，或总量 ≤ 300ml，可选择复合碳水化合物，如含麦芽糖糊精的碳水化合物饮料，可促进胃排空，有助于缓解术前口渴、紧张及焦虑情绪，改善术前机体状态，减轻术后胰岛素抵抗，减少术后恶心与呕吐及其他并发症的发生。

2. 术中管理 与传统妇科腹腔镜手术的麻醉术中管理一样，妇科机器人手术的麻醉术中管理也要求遵循快速康复原则，根据手术需要制订合适的麻醉方案，尽量选用起效快、短效、蓄积少、代谢快的麻醉药物。

常规进行心电图、无创血压、血氧饱和度、呼气末二氧化碳、尿量等监测，危重、病情复杂的患者应进行连续有创动脉血压的监测，必要时行中心静脉压（central venous pressure，CVP）、心排血量和容量的监测。对于老年患者、手术时间长的患者应常规进行麻醉深度监测，维持 BIS 在 40~60 之间，避免长时间 BIS < 45。

术中采取肺功能保护通气策略和目标导向液体治疗策略，维持良好的呼吸功能和循环容量，并采取保温措施，预防术中低体温。

时，应遵医嘱重复给药。

(2) 术前皮肤护理：在手术日前一晚（或更早时候），宜使用肥皂或其他抗菌剂进行淋浴或全身沐浴（抗菌与否均可），腹腔镜手术患者重点对肚脐进行皮肤清洁。美国手术室注册护士协会（Association of Perioperative Registered Nurses，AORN）对备皮给出了明确的建议：备皮需在手术当天术前 2 小时内进行，而且备皮过程的执行应在手术室外完成，仅使用备皮器对妨碍手术操作的毛发部分进行备皮，备皮器可重复使用，但应消毒后才能再次使用。不备皮比剃刀剃毛更利于降低 SSI，备皮器备皮是预防 SSI 的更好的方法；对于腹部清洁伤口手术，化学脱毛剂更有利于降低 SSI。手术室选用中效以上的消毒剂消毒患者皮肤，如氯己定、乙醇等。

(3) 术前阴道准备：经阴道手术或手术后阴道残端有伤口的患者，术前遵医嘱完成阴道分泌物检测，保持会阴部清洁，阴道炎及阴道清洁度Ⅲ度及以上的患者术前 3 天应进行阴道上药治疗，术前 1 天复查阴道分泌物，手术前一晚使用 0.5% 的碘伏进行阴道擦洗。

(4) 预防低体温：术中低体温与 SSI 及心血管意外的风险增加相关。美国疾病预防控制中心建议术前调整室温为 24~26℃，年老体弱患者给予保温毯、暖风机等预保暖处理，术中及术后也应密切监测体温变化，采取主动保温措施，保持患者核心体温高于 36℃。

4. 术前疼痛护理　妇科手术时损伤皮肤、皮下组织、神经和内脏会引起患者术后急性疼痛，也是妇科术后患者最主要的症状，护理人员在疼痛管理中应担当评估者、实施者、协调者和教育者等重要角色。

(1) 术前护理人员应对患者进行疼痛宣教，患者阅读疼痛宣教材料，了解术后无痛的重要性。指导患者了解疼痛评估方法，如视觉模拟评分法（VAS）、数字等级评分法及面部表情评分等。

(2) 遵医嘱使用预防性镇痛药物，即术前给予患者口服镇痛药物，抑制中枢和外周痛觉敏化，从而预防或减轻术后疼痛，并抑制急性疼痛向慢性疼痛的转化。术前 1~2 小时口服对乙酰氨基酚、塞来昔布等镇痛药物。

5. 术前尿管护理　接入手术室前嘱患者进行自主排尿，根据手术类型，必要时留置导尿或术中间歇导尿，非恶性肿瘤患者不常规留置导尿。留置导尿期间注意会阴部清洁及液体量的补充，预防尿路感染。

（吴治敏　张玲琳）

第二节　微创手术器械的准备及灭菌

一、腹腔镜手术

近年来随着妇科手术方式的不断进步和发展，腹腔镜手术已经在妇科肿瘤领域广泛应用。腹腔镜手术在电视腹腔镜监视下，利用特殊器械通过腹壁小切口在体腔内实施手术，因此腹腔镜手术器械与普通器械相比以其管道细长、结构复杂为特点，且腹腔镜器械较普通器械精细、价格昂贵。其结构的特殊性给手术前后的器械清点和术后的清洗、消毒、灭菌、交接及管理工作带来很大的难度，因此手术室应建立规范的流程和制度，充分做好术前准备。

（一）灭菌

腹腔镜器械灭菌方法主要包括热力灭菌法和低温灭菌法。热力灭菌法主要是指高压灭菌，灭菌效果可靠有效，但高压蒸汽灭菌对光学镜头、锐器、特殊器械使用寿命有一定影响，因此在器械灭菌时应充分考虑各类器械的性能并选用合适的灭菌方法，将器械分类进行处理，不耐受高温的器械可选用低温灭菌法。国内外比较公认的观点是能耐高温的内镜及其附件首选热力灭菌法；不耐高温的内镜及其附件可选择低温灭菌法。目前国内外都在使用的低温灭菌技术包括环氧乙烷灭菌法、过氧化氢低温等离子体灭菌法；环氧乙烷灭菌法主要特点是灭菌效果可靠，适用于各种各类器械（包括各类管腔类器械）、适应各种透气性包装材料，灭菌质量监控标准化程度高，主要缺点是作用周期稍长和去残留时间也比较长，过氧化氢气体灭菌主要优点是灭菌周期短、无有害残留物，但其缺点也显而易见，如穿透性受限因而对管腔细长的器械灭菌效果存在质疑，又因为灭菌器容量较小因而灭菌器械量少，对灭菌包装材料也有特殊要求。用于腹腔镜手术器械的灭菌方法分类推荐如下。

1. 热力灭菌法　耐受高温高压灭菌的腹腔镜器械和布类敷料。

2. 低温灭菌法　适用于不能采用高温高压、不耐受潮湿的仪器、连接导线，如摄像头，单、双极电凝器、连接线等。

（二）仪器、器械准备

详见第三章妇科微创手术的器械及设备。

二、机器人手术

随着科学技术的高速发展，外科技术的不断更新，手术越来越精准，其中，以达·芬奇机器人手术系统为代表，通过微创的方法实施复杂的外科手术，在妇科肿瘤手术领域也得到了广泛的应用，其器械精密度、复杂度高，材质特殊，手术准备要求高，因此必须充分地做好术前准备。

（一）灭菌

机器人器械灭菌时，应采用合适的灭菌方法，以达到精准灭菌的效果，确保器械的灭菌质量和使用质量。所选用的灭菌方法应保证灭菌剂易于发挥灭菌作用，同时应防止不合适的灭菌方法和温度过高导致过度灭菌对器械材质及性能造成损害。主要选用的灭菌方式有 2 种：压力蒸汽灭菌和过氧化氢等离子体灭菌。压力蒸汽灭菌具有灭菌效果可靠、灭菌速度快、无毒残留和灭菌成本低等的优点，是机械臂（包括超声刀弯头钳、窗式双极电凝钳、双孔抓钳、大号针持镜头适配器）等专用器械可选择的灭菌方法。过氧化氢离子体灭菌主要优点是灭菌周期短、无有害残留物，但其缺点也显而易见，如穿透性受限因而对管腔细长的器械灭菌效果存在质疑，且成本相对较高，一般仅用于机器人内镜头、镜头光缆、单双极线缆的灭菌。

（二）仪器、器械准备

详见第三章妇科微创手术的器械及设备。

三、宫腔镜手术

（一）灭菌

灭菌方式同腹腔镜手术。

（二）仪器、器械准备

1. 仪器　摄像系统、光源系统、膨宫泵、高频电刀。

2. 宫腔镜器械　膨宫管、宫腔镜摄像头（根据手术需要准备检查镜和操作镜）、宫腔镜电切电极或宫腔镜冷刀微型剪、子宫探针。

（张玲琳　吴治敏）

第三节　术中的手术护士配合

一、巡回手术配合

（一）体温管理

1. 术前预保温　应选择合适的方法在麻醉诱导前进行主动加温，用充气式加温系统对患者进行 30~60 分钟的预加温是预防手术患者低体温的非常有效的方法。术前将充气式加温毯调节至 41℃，后续根据患者的舒适度及术中体温检测来调节充气式加温毯的温度，妇科微创手术患者因手术体位多为截石位，特别要注意双腿的遮盖及保暖，同时应注意保护好患者的隐私。

2. 术中保温　维持室温至 24~26℃，协助麻醉医师对患者进行体温持续监测，并采用主动保暖措施，保证核心体温 >36℃。在妇科全麻手术期间应持续进行核心温度监测，最理想的部位是鼻咽部。常规使用适当的主动加温装置维持体温，同时注意被动保暖；冲洗液应提前加温至 37℃，静脉补液 / 输血前应当对液体适当加温或复温后再输入。

3. 术后转运　在术后转运过程中，应当做好被动保暖和主动保暖相结合的综合保暖措施，维持患者的正常体温，保证转运时体温 >36℃，减少术后并发症的发生。

（二）术中液体管理及选择

1. 术中液体治疗是围手术期管理的重要组成部分，目的在于维持血流动力学稳定，保证器官及组织有效灌注，避免容量不足及容量负荷过多。护理人员应遵医嘱进行液体治疗，一般输液量不超过 1.2ml/（kg·h）。

2. 以平衡盐溶液为主，可有效减少术中高氯性代谢性酸中毒的发生；鉴于其潜在的出血及肾功能损伤风险，应限制胶体溶液的使用，如确有需要使用，遵医嘱使用羟乙基淀粉，其分子质量相对集中且较小，降解快，安全性更好，对凝血及肾功能的影响较小。

3. 对于妇科中小型手术，遵医嘱给予 1~2L 平衡盐溶液，并监测和记录患者的血压、呼吸频率、心率和血氧饱和度，如有异常，报告医生，调整补液量及补液速度。

4. 对于妇科恶性肿瘤大型手术，应采用“目标导向液体治疗”策略，即建立有创血流动力学监测。对于区域阻滞引起血管扩张导致的低血压，可遵医嘱使用血管活性药物进行纠正。腹腔镜微创手术中的头高脚低位以及气腹压力可干扰血流动力学监测结果的判断，该类手术补液量常少于开腹手术。

二、手术护士配合

（一）腹腔镜手术

1. 手术体位　膀胱截石位，患者取仰卧位，头部置头圈。肩部放置肩托，防止患者术中体位变化下滑，双腿分开放置于腿架上，臀部移至床沿，最大限度地暴露会阴部，避免臀部悬空。

2. 消毒铺单　消毒范围为上至剑突，下至大腿上 1/3，两侧至腋中线。铺单顺序：臀部下对折中单 1 张，腹部、会阴部切口巾 6 张，左右大腿 1/3 折中单各 1 张，从头至脚铺中单，最后铺大孔巾，保证无菌区域不少于 4 层，下垂不少于 30cm。

3. 膀胱管理　必要时留置导尿或间歇导尿，留置导尿时使用利多卡因胶浆润滑硅胶导尿管，减轻患者术后尿管异物感，避免气囊破裂，导尿后导尿者更换无菌手套。术中巡回护士应观察尿量、颜色，特别注意在分离盆腔组织时发现血尿，及时报告手术医生。间歇导尿时，选用一次性尿管，排空膀胱。

4. 连接各种管道，分别将单极电凝线、超声刀导线、双极电凝线、光源和摄像头连接并固定。

5. 建立气腹，放置鞘卡，放置弯钳、平头钳、超声刀进行游离切除病变组织或进行其他手术操作。

6. 术中手术人员应避免长时间压迫患者肢体，防止神经损伤。

7. 术中手术者需要检查输尿管、膀胱是否损伤或检查输卵管是否通畅时，应准备亚甲蓝稀释液。

8. 根据清洁、污染手术或无瘤手术要求，器械物品分区放置，经阴道使用的器械应单独放于独立的阴道操作台上，接触肿瘤组织的器械应及时更换，避免污染手术野或发生术后肿瘤细胞种植。

9. 取出手术标本，腹腔冲洗，止血，清点物品，排空 CO_2，关闭手术切口。

10. 术后妥善固定各种管道，保持管道通畅并把引流管部位标识清楚，检查患者皮肤情况，如有特殊情况立即对症处理，标本准确填写送检。

（二）机器人手术

1. 患者入室前，将床摆放到位（手术床尾朝向机器人），完成机器人开机、自检，确保相关仪器设备自检完成。手术体位：患者取仰卧截石位（头低脚高 30°），肩部放置肩托，防止患者术中下滑。双腿放置于腿架上，臀部移至床沿，最大限度地暴露会阴部。上肢包裹于身体两侧，避免触碰金属或床沿。摆放下肢时，要注意躯干与大腿呈 90°~100°，大腿与小腿呈 90°~100°，两腿之间要<90°。肩放平，手靠近身体，左腿低，防止机器人手臂压伤患者。

2. 套机器臂保护套，从左至右，或从右至左，套镜头保护套并安装连接机器人镜头，同巡回护士连接并校对镜头，调节焦距。套好保护套后收拢并抬高机器人臂。

3. 消毒铺单，消毒范围上至双乳头连线，下至大腿上 1/3，两侧至腋中线，手术医生穿好无菌手术衣，戴无菌手套，臀下垫一张治疗巾，4 张切口巾铺于切口周围，顺序为近侧 - 下侧 - 对侧 - 上侧。两张 1/3 对折中单分别铺于患者两侧大腿根部。一张中单平铺于患者头肩部，必要时进行台上留置导尿，递 12 号双腔气囊尿管，10ml 注射器，精密尿袋。最后铺大孔巾，保证无菌区域不少于 4 层，下垂不少于 30cm。

4. 连接各种管道，分别将单极电凝线、超声刀导线、双极电凝线、光源和摄像头连接并固定于患者头侧。

5. 11 号刀片在脐上 5cm 置第一个鞘卡孔，递 12mm 一次性鞘卡，置入机器人双目内镜探查盆腔后，分别传递 8mm 机器人专用金属鞘卡 2 个和一次性鞘卡 1 个，手术医生完成机器臂和辅助孔的戳孔。阴道消毒，置举宫杯。

6. 安置固定机械臂系统，主刀医生就位于手术主控台。巡回护士推机械臂系统到手术床尾端，患者两腿之间，其中心点与鞘卡观察孔的连线与患者纵轴在同一直线上，刹车固定。

7. 安置机器人手术器械，协助手术医生安装机械臂、连接超声刀并自检，检查机器人专用器械的完整性及功能良好后，递给手术医生完成与机械臂的衔接。双极电凝导线接口与 Maryland 双极电凝钳的端口连接，单级线与单极电剪连接。

8. 术中随时关注手术进展，及时更换所需要的手术器械。

9. 准备无菌标本袋，取出标本袋前后检查完整性。

10. 器械护士应密切配合手术，提醒主刀医生注意臂与臂间的位置，注意器械位置，取换器械时注意器械不能夹持组织，关节伸直。

11. 机器人系统及专用器械价格昂贵、精细、专业性强，应由接受过专业培训的人员进行规范性操作，在各个环节做好检查和保护，防止损坏。下送供应室时，器械护士必须与供应室护士进行当面清点与交接。

12. 团队配合默契，在岗在位，随时观察患者病情及手术进展，及时添加台上所需用物，监督无菌原则。一旦术中出现出血等意外情况，要协助助手医生迅速完成撤除达·芬奇机器人、中转开腹并控制出血等紧急操作，保证手术顺利进行。

13. 协助第一助手取出器械，拆除机械臂，检查器械是否完好并妥善保管，分离机器人，将机器臂举高。待器械护士取出机器人器械，助手医生分离机器人臂与鞘卡后，巡回护士将机器人推离床旁，取下收好双目内镜，拆除机器臂套，查看器械剩余使用次数，填写外科手术器械清洗交接表。

14. 整理还原，达·芬奇机器人必须保持持续充电，保证应急时能立马使用。

（三）宫腔镜手术

1. 手术体位　膀胱截石位。

2. 消毒铺单　皮肤消毒剂消毒会阴皮肤及阴道，根据具体情况选择是否消毒腹部（宫腹腔镜联合手术时需按照腹部手术联合会阴部手术进行消毒）。

3. 导尿　若手术时间较短，行间歇导尿。若手术时间较长，手术中因吸收膨宫液较多时，应留置导尿，利于病情观察。

4. 连接设备　连接光源线、连接摄像头数据线、液体膨宫泵水管、单级线。

5. 扩宫及暴露　窥阴器暴露宫颈，探针探测子宫深度和曲度，子宫探条由小到大扩张子宫颈至大于镜体外鞘直径半号。接通液体膨宫泵，设定子宫腔压力，一般为 100mmHg，排空水管内空气；边向宫腔内冲入膨宫液，边将宫腔镜插入子宫腔。冲洗子宫腔内血液至液体清亮，子宫腔扩展即可看清子宫腔和子宫颈管。

6. 观察子宫腔　先观察子宫腔全貌，子宫底、子宫腔前后壁、输卵管开口，在退出过程中观察子宫颈内口和子宫颈管。

7. 手术处理　如需进行电切操作时，更换操作镜，安装电切环，对子宫腔及子宫颈病变做出相应的处理。宫腔粘连患者多使用冷刀（微型剪）进行治疗，使用微型剪刀实施有效分离，通过宫腔镜操作孔将微型剪置入，剪除宫腔各壁内的粘连带，以便将粘连有效分离，同时可置入防粘连生物制剂，术毕根据病情放置节育环或 Cook 球囊。

8. 洗手护士应妥善放置宫腔镜镜头及器械，防止掉落。

9. 巡回护士应及时更换冲洗液，以免子宫腔内进入空气导致空气栓塞，同时严密观察患者的生命体征，如有异常，及时处理。

10. 水中毒的预防，当使用较多冲洗液时，注意观察病情变化，预防水中毒，遵医嘱使用呋塞米等利尿药。

（张玲琳　吴治敏）

第四节　术后护理

患者返回病房前病房护士要做好接收准备，并提前了解患者术中情况，全面评估患者情况，为促进患者尽早康复、预防术后并发症，制订相应的护理计划。

一、术后患者病情观察及体位护理

患者术后返回病房，护士应遵医嘱严密观察生命体征、意识、肌力、疼痛等情况，及时评估患者安全。全身麻醉清醒后的患者，术后生命体征平稳，即无须去枕平卧，根据患者舒适情况也可采取低半卧位休息；蛛网膜下腔或硬膜外麻醉术后可以根据自身需求选择垫软枕。蛛网膜下腔麻醉术后，为预防脑脊液外漏引起的头痛，术后护理常规要求患者去枕平卧 4~6 小时。但是随着蛛网膜下腔麻醉穿刺技术的提高，腰椎穿刺针的改良，麻醉医生采用独特的针内针技术，退出针头后硬膜纤维弹性复位将针孔闭合，有效阻止了脑脊液的外漏，避免了术后脑脊液外漏引起的颅内低压性头痛。同时，也有研究显示，没有证据表明蛛网膜下腔麻醉后常规的去枕平卧位休息有利于预防头痛。而有学者报道蛛网膜下腔麻醉术后患者头痛可能与穿刺前消毒液未干就进行穿刺，消毒液带入蛛网膜下腔有一定的关系。蛛网膜下腔麻醉术后护理过程中，应充分考虑患者的实际情况，采取低坡卧位并定期更换体位。麻醉术后患者生命体征平稳，肌力>4 级，氧饱和度 SpO_2>94%，术后 6 小时即可停止吸氧。肩颈疼痛的患者可以适当延长或增加间断吸氧的时间或次数。手术患者术后生命体征平稳，可持续心电监护 2~4 小时。2~4 小时后可改用间断生命体征监测或者选择无线移动监护设备，患者应尽早在床上进行足泵功能运动、及时评估患者恢复情况，指导患者尽早开始下床三部曲的锻炼，鼓励患者术后 24 小时内尽早离床活动，在保障患者安全的情况下，越早越好。护理人员应帮助患者制订合理的活动计划，记录每日累计活动时间及活动量，在医护人员的指导及家属的陪伴下，逐渐增加活动量。活动后观察伤口敷料情况，如渗血、渗液明显及时通知医生更换敷料；动态观察阴道出血及引流液的量和颜色，判断是否有活动性出血。

二、疼痛管理

理想的术后镇痛是运动相关性疼痛语言评分量表（verbal rating scale，VRS）≤3 分；减少单一阿片类药物的使用，发挥多模式镇痛效应，有效减少止痛药物使用的相关不良反应，促进患者术后肠道功能恢复及术后早期经口进食，患者也能更早下床活动。

疼痛护理包括：①疼痛评估。鼓励患者主动表达疼痛感受，根据实际情况综合选择语言评分量表、数字等级评分法以及面部表情评分等多种方法持续性动态评估、准确记录患者疼痛感受，为医生进行无痛治疗提供依据。②采用预防性、多模式镇痛方法，如口服、静脉、局部麻醉、神经阻滞、PCA，在达到理想术后镇痛的前提下，减少阿片类物质的使用，同时促进患者康复。术后遵医嘱给予患者对乙酰氨基酚、非甾体抗炎药（nonsteroidal antiinflammatory drugs，NSAIDs），如氟比洛芬酯、加巴喷丁等作为基础镇痛方案，若 VRS>3 分，可遵医嘱加用羟考酮、曲马多等，当患者 24 小时内阿片类药物给药超过 2 次，可使用 PCA，术后镇痛以口服用药为主，不推荐静脉滴注作为常规给药方式。静脉给药后 15~30 分钟和口服用药 1~2 小时后观察是否有药物不良反应，评估疼痛缓解情况。同时教会患者咳嗽时双手交叉放于腹部伤口两侧，向中间伤口方向挤压，以减轻咳嗽引起的伤口疼痛。

三、术后恶心呕吐护理

术后恶心呕吐（postoperative nausea and vomiting，PONV）是常见的术后并发症，PONV 在妇科手术患者中非常普遍，发生率约为 40%~80%，PONV 会增加患者术后疼痛，是护理人员应当关注的主要症状之一。PONV 发生的主要风险因素包括年龄>50 岁、妇科手术、腹腔镜手术、女性患者、晕动症、既往 PONV 史、非吸烟者、使用吸入性麻醉剂或一氧化氮、麻醉时间长、使用阿片类药物、肥胖等。全身麻醉腹腔镜手术患者由于术后麻醉药物的作用及人工气腹引起催吐中枢兴奋性增高，使得腹腔镜手术患者术后常出现恶心、呕吐等不适症状。可选用有效的风险评估量表，如术后恶心呕吐简化风险评估表（Simplifed Risk Score for PONV）对患者进行评估，协助医生对高风险患者采取一定的预防措施。遵医嘱采用 2 种以上的止吐药给患者进行多模式的恶心呕吐预防，目前相关指南推荐使用的止吐剂常为 5- 羟色胺 3 受体拮抗剂（昂丹司琼）、糖皮质激素等。除相应的药物治疗外，可通过按摩内关穴、足三里穴、中脘穴等无创的穴位按摩，再联合艾灸，可以减轻患者 PONV、腹胀、肩痛等症状。

四、静脉血栓栓塞症的预防

妇科肿瘤患者手术时应该采取目标导向液体治疗，减少创伤、严密止血、尽可能缩短手术时间，术后尽早下床活动，继续协助医生使用 Caprini 血栓风险评估表动态评估患者血栓风险。预防措施包括基本预防、机械预防和药物预防。静脉血栓栓塞症（venous thromboembolism，VTE）中、高危和极高危风险患者术后采用 3 种方式联合治疗。

1．机械预防　间歇充气加压装置（IPC）和逐级加压袜（GCS）均应在手术前开始应用，使用 IPC，理想的梯度压力模式为脚踝 45mmHg、小腿 40mmHg、大腿 30mmHg，在这个特定的梯度压力模式下，患者股静脉回流速度最大，长时间使用，患者也可耐受，增大压力值并不能显著提升股静脉回流速度，且有可能给患者心脏带来负担。国内外指南推荐 IPC，每天使用时间为 18 小时以上，对于完全不能活动的患者应尽量延长每天使用时间，按照指南的指导，让患者接受最合适的治疗时间，随意调整治疗时间会影响 VTE 的预防效果。同时监测静脉充盈的时间，及时调整及设定最合理的加压周期，在阶段时间内回流更多的血液。术后同时还应继续穿 GCS，在患者耐受的情况下建议日夜均穿，可间歇脱下，至术后 1~2 个月。

2．药物预防　每天联合使用低分子量肝素会增强抗凝效果；但是护士在注射时应避免拔针时药物反流而刺激皮下毛细血管引起出血，从而减少发生皮下出血的机会。有研究报道，注射后局部压迫时间>5 分钟可明显减少皮下出血发生率及缩小出血面积。妇科腹腔或盆腔恶性肿瘤术后应继续采取预防措施，对于符合美国胸科医师学会（the American College of Chest Physicians，ACCP）标准的高危患者（包括晚期卵巢癌患者），应延长低分子肝素抗凝治疗时间至术后 28 天。密切观察患者皮肤出血情况，并观察患者有无低氧血症、呼吸急促、呼吸困难、晕厥、心动过速、胸痛、血压不稳定等症状，有异常及时报告医生，遵医嘱协助治疗。妇科手术后 VTE 的发生率高，危害严重，但 VTE 可防、可治，关键要重视预防措施的落实，重视多学科合作，可有效减少 VTE 的发生。

五、饮食护理

择期妇科微创腹部手术后早期恢复经口进食

水可促进肠道功能恢复，有助于维护肠黏膜屏障，防止菌群失调和易位，从而降低术后感染发生率及缩短术后住院时间。因此，术后患者应根据耐受性尽早恢复正常饮食，当经口摄入少于正常量的60%时，应添加口服营养补充，出院后可继续口服营养补充。手术范围累及消化道，术后留置胃管的患者，遵医嘱禁食、禁水，采取静脉营养支持治疗。妇科恶性肿瘤患者术后24小时内开始饮食过渡，根据胃肠道恢复情况逐渐过渡到普食。妇科肿瘤术后营养补充应增加补充精氨酸的高蛋白饮食可改善血管舒张和组织氧合，利于机体免疫功能的恢复、抵御感染；与单纯高热量饮食相比，早期饮食中增加蛋白质补充者住院时间明显缩短。术后蛋白质补充的标准量目前尚未统一，《急症营养补充指南》中推荐术后日均蛋白质摄入量达2g/kg。

六、管道护理

1. 引流管护理　留置盆腔或腹腔引流管的患者，术后应尽早拔除。护理人员应妥善固定引流管，避免受压、打折、弯曲。留置腹腔引流管的患者应宜采取患侧卧位，留置阴道引流管的患者宜采取半卧位，以利于引流液的排出。注意观察引流液的颜色、量、性质等，准确记录24小时引流量，并每班与医生一同评估引流管保留的必要性。

2. 尿管护理　妥善固定尿管，避免受压、打折、弯曲，防止逆行感染。保持引流装置密闭、通畅和完整，及时倾倒集尿袋。留置尿管期间，应当每日清洁或冲洗尿道口，鼓励患者多饮水。宫颈癌根治手术后常规留置尿管7~14天，拔尿管自排小便后，监测残余尿量，残余尿量>100ml，重新留置尿管7~14天，重复上述过程；拔尿管后残余尿量>100ml时，患者也可以选择间歇导尿术。直至膀胱功能恢复至Ⅱ级，即残余尿≤100ml。

七、延续护理

延续护理是患者全病程管理的重要组成部分，基于人文关怀理论和整体护理理论，将患者的护理服务延伸至其出院后的持续治疗和康复中，妇科患者出院后给患者做好后续治疗及随访计划非常重要，通过云随访系统、电话回访、术后护理门诊等方式，建立“313”术后随访制度，即术后3天、术后1周、术后3周进行随访或术后在护理门诊就诊，为妇科恶性肿瘤患者制订个体化的个案护理计划，术后3周进入后续治疗及随访。延续护理主要针对出院后在恢复过程中需要进行导管护理、伤口护理、饮食指导、运动指导、心理护理等的患者。将优质的护理服务延伸到出院患者的康复中，针对患者恢复情况给予相应的专业指导，提高患者依从性，避免并发症发生，降低再住院率，有效提升患者的生活质量和幸福感。

（吴治敏　张玲琳）

第五节　术后并发症的观察和预防护理

一、预防术后腹胀及肠梗阻

1. 术后腹胀的原因　术后腹胀多因术中肠管受到激惹使肠蠕动减弱，腹腔镜建立CO_2人工气腹，术后残留的气体使腹腔内压力增高；术中使用的麻醉药使胃肠功能紊乱，抑制胃肠蠕动；患者术后呻吟、抽泣、憋气等可咽入大量不易被肠黏膜吸收的气体，加重腹胀。通常术后48小时恢复正常蠕动，一经排气，腹胀即可缓解。如果48小时肠蠕动未恢复正常，应排除麻痹性肠梗阻，麻痹性肠梗阻是影响患者术后肠功能恢复的关键因素。妇科恶性肿瘤患者术后并发肠梗阻者达30%，而在伴有肠切除的卵巢癌肿瘤细胞减灭术中甚至高达40%。阿片类药物的应用、疾病的复杂程度、手术范围、术中输血等均是影响术后肠道功能恢复的重要因素，术中应尽量减少应激，重视术后护理，减少术后腹胀及肠梗阻的发生。

2. 预防护理

(1) 患者术后清醒，尽早咀嚼口香糖 3~4 次 /d，每次平均咀嚼 10~30 分钟，可使排气恢复时间缩短 12 小时，排便恢复时间缩短 18 小时。

(2) 早进食：术毕回病房即刻开始少量进食，前 2 小时内可进食温开水或 12.5 碳水化合物 50~250ml，分 5~10 次少量口服，每次间隔 10~30 分钟；2~4 小时进食流质饮食（如温开水、稠米汤、煮果汁水、无渣果汁等）250~500ml，分 3~5 次缓慢少量口服，每次间隔 10~30 分钟。禁食牛奶、糖类、豆制品等产气食物。进食原则：流质饮食→半流质饮食→软质饮食→普通饮食，少食多餐、循序渐进、均衡搭配、促进肠道功能早期恢复。

(3) 合理补液：避免加重肠道水肿，液体治疗是围手术期治疗的重要组成部分，液体治疗能够影响手术患者的预后，既应避免因低血容量导致组织灌注不足和器官功能损害，也应注意容量负荷过重所致组织水肿。对于大型、特大型手术及危重患者提倡以目标导向的液体治疗理念，根据不同的治疗目的、疾病情况及阶段个体化制订并实施合理的液体治疗方案。一项 Meta 分析表明相比限制性补液（restrictive fluids），开放性补液患者恢复首次排便的时间延长 2 天。关注患者每日出入量，及时汇报医生调整输液量。

(4) 早期下床活动：术后生命体征平稳即可抬高床头 30°~45°，取舒适体位。术后 2 小时在床上进行健康操运动：①缩唇呼吸：缩唇 - 吸气 - 呼气。②肩颈活动：耸肩活动带动上臂活动；颈部左右摆动及过伸活动，5~10 个 / 次。③踝泵运动：患者平卧，足背背曲活动 - 过伸活动，5~10 个 / 次。④手腕活动，如手部有输液通道：由未输液的手分别握住另一只手的指头进行伸屈活动，适当带动腕部活动；如手部没有输液通道：双手交叉旋转腕关节 20~30 次。⑤协助患者行翻身活动，3~5 次 /h。术后 4 小时：自主翻身活动，4~6 次 /（组·h）；桥式活动 3~5 秒，3~5 个 /（次·h）。术后 6 小时：抬高床头 45°~60° 或取高半卧位体位，逐步过渡到下床活动。

(5) 减少阿片类药物的应用，选择多种镇痛方式、多种非阿片类药物联合使用，以达到理想的镇痛。以上干预措施，已被证实可降低术后肠梗阻的发生风险。

(6) 中医护理，可采用川芎、当归、桂枝、黄芪等药制成的中药足浴 10~15 分钟，再对双内关穴足三里穴、中脘穴进行艾灸，可有效促进术后患者的肠蠕动恢复，预防腹胀的发生，减轻患者痛苦。

二、泌尿系统损伤及并发症的护理

1. 输尿管损伤

(1) 术中配合医生经输尿管灌注亚甲蓝液体确诊或经膀胱镜放置输尿管支架管。

(2) 术后遵医嘱延长尿管留置时间，观察尿液的量及颜色，保持膀胱空虚。

2. 膀胱损伤

(1) 如果损伤部位不易发现，可通过向膀胱内灌注亚甲蓝进行确认。

(2) 如被气腹针损伤可以留置尿管行保守治疗，而较大的膀胱损伤则需要术中缝合修复。术中泌尿系统损伤，及时发现，及时修复。

术后患者回病房后护士及时查看麻醉记录和手术记录，输尿管损伤的患者查看是否有输尿管支架，留置的是内支架还是外支架，遵医嘱调整输液速度，保证有足够的尿液，防止尿管堵塞，并观察尿液颜色及量。妥善固定外导管，可以选用导管固定器进行二次加固，嘱患者及家属预防导管的脱落。

3. 尿潴留　尿潴留常见的原因有盆腔手术、会阴部手术或蛛网膜下腔麻醉后排尿反射受抑制，切口疼痛引起膀胱和后尿道括约肌反射性痉挛，以及患者不习惯床上排尿等。凡是手术后 6~8 小时尚未排尿或者虽有排尿，但尿量甚少，次数频繁，都应在下腹部耻骨上区作叩诊检查，如发现明显浊音区，即表明有尿潴留，应及时汇报医生进行处理。护士可先安慰患者情绪，如无禁忌，可协助患者如厕排尿。如无效，可在无菌条件下进行导尿。尿潴留时间过长，导尿时尿液量超过 500ml 者，应留置导尿管 1~2 天或行间歇导尿，有利于膀胱逼尿肌收缩力的恢复。有器质性病变，如骶前神经损伤等，也需要留置导尿管 4~5 天或更长时间。

4. 泌尿道感染　下泌尿道感染是最常见的获得性医院内感染。泌尿道原已存在的污染、尿潴留和各种泌尿道的操作是主要原因。短时间(<48 小时)膀胱插管的患者,约 5% 出现细菌尿,而有临床症状的仅为 1%。急性膀胱炎表现为尿频、尿急、尿痛和排尿困难,有轻度发热;急性肾盂肾炎则有高热、腰部疼痛与触痛。尿液检查有大量白细胞和脓细胞,细菌培养得以确诊。术前积极预防泌尿系统污染,预防和迅速处理尿潴留,在无菌条件下进行导尿等操作。如果出现泌尿系统感染,告知患者饮用足量的液体,膀胱彻底引流,遵医嘱针对性应用抗生素。

5. 术后出血　妇科微创肿瘤手术后患者常见出血原因有伤口渗血、腹腔内活动性出血等。促成因素可能与术中操作有关,或者与患者术前服用阿司匹林停药且时间不够、注射抗凝药物、凝血功能障碍、术后剧烈咳嗽以及血压升高等有关。妇科肿瘤微创手术患者术后切口小,注意观察伤口渗血情况,如有少量渗血可加压观察 5~10 分钟。如果渗血持续存在或通过伤口外渗,通知医生协助处理。患者术后出现腹胀、血压下降或引流液呈暗红色或鲜红色要及时通知医生,防止腹腔内活动性出血。患者咳嗽时,最好平卧或半卧位,以减轻咳嗽时横膈突然大幅度下降,使腹内压骤然升高,适当的腹部加压包扎也有一定的预防作用,会阴部手术后减少腹腔压力,避免提 2.5kg 以上的重物,保持大小便通畅,避免便秘发生,注意观察阴道出血量。

6. 淋巴水肿　妇科恶性肿瘤如宫颈癌、卵巢癌、子宫内膜癌和外阴癌等患者手术后常常继发下肢淋巴水肿。淋巴水肿是淋巴循环障碍使淋巴液在组织间隙滞留引起的进展缓慢的慢性病。患者主要出现下肢、阴部、臀部、腹部的肿胀、增粗、皮肤纤维化和脂肪沉积、组织变硬、表皮过度角化,长期发展可致关节功能障碍、行动不便,同时可并发淋巴管炎及周围组织炎症,严重影响患者日常生活。综合消肿治疗(CDT)是目前国际上应用最广、疗效最为肯定的淋巴水肿物理治疗方法,被公认为淋巴水肿的治疗“金标准”。CDT 包括皮肤护理、淋巴引流(MLD)、压力绷带包扎、功能锻炼 4 个步骤。其中 MLD 是 CDT 的主要手段。妇科恶性肿瘤患者手术后应避免高温热敷,沐浴时水温不要过高,避免暴露在炎热的气候中,防止淋巴水肿的发生及加重。每天应充分自行评估皮肤状况,避免皮肤损伤,防止感染的发生。同时,医护人员也要做到个性化的健康教育和指导,让患者控制体重、合理饮食,重视术后患者下肢及会阴部肿胀的治疗及护理。

三、呼吸系统并发症

年龄超过 60 岁的妇科恶性肿瘤患者术后死亡原因中,呼吸系统并发症占第二位。老年患者呼吸系统的顺应性差,残气容积和呼吸无效腔增加。有慢性阻塞性肺疾病(慢性支气管炎、肺气肿、哮喘、肺纤维化等)病史,更易引起呼吸系统并发症。

1. 术后肺炎　易患因素有肺不张、异物吸入和大量分泌物。腹腔感染需要长期辅助呼吸者导致术后肺炎的危险性最高。气管插管损害黏膜纤毛转运功能,给氧、肺水肿、吸入异物和应用皮质激素都影响肺泡巨噬细胞的活性。在术后死亡的患者中,约 50% 与术后肺炎直接或间接相关,50% 以上的术后肺炎系革兰氏阴性杆菌引起。

2. 肺栓塞　肺栓塞(pulmonary embolism,PE)是由内源性或外源性的栓子堵塞肺动脉主干或分支引起肺循环障碍的临床和病理生理综合征。肺栓塞的易患因素较多,例如年龄(50 岁以上)、下肢深静脉血栓形成、创伤、软组织损伤、烧伤、心肺疾病、肥胖、某些血液病和糖尿病等。主要表现为突发性呼吸困难、胸痛、咯血、晕厥;不明原因的急性右心衰竭或休克、血氧饱和度下降;肺动脉瓣区收缩期杂音、P 亢进等。肺栓塞的治疗及护理主要包括:①一般处理:重症监护,绝对卧床,适当应用镇静、止痛药物缓解患者的焦虑和惊恐症状;②呼吸支持:面罩吸氧 5L/min,气管插管机械通气;③循环支持;④溶栓、抗凝治疗等。其预后与呼吸功能不全的严重程度相关。

四、气腹相关的并发症

1. 皮下气肿的原因及处理　①套管处皮肤切口缝合过紧,而深部筋膜未缝合;②气腹针位于腹膜外间隙;③手术时间过长,气腹压力过高。主要表现为:①轻度者,套管周围皮肤肿胀,按压时有捻发感或握雪感;②重度者,皮肤肿胀更明显,范围大，沿胸腹壁上下蔓延，上达颈部、头面部，下达会阴及下肢，可导致高碳酸血症、酸中毒，甚至出现心肺功能障碍；③充入少量气体却很快达到高压力或腹部膨胀不均匀、叩诊鼓音不明显应高度怀疑气腹针位于腹膜外。预防及处理：①术中医生需确保气腹针位置正确，进入腹腔后再充气，避免在腹膜外间隙注入 CO_2，最初连接气腹时，压力 7~8mmHg 为宜；②怀疑气腹针位于腹膜外时，需立即停止充气，重新穿刺气腹针；③叩击腹部各个象限，确定为对称的鼓音；④气腹针在进入腹腔后，固定穿刺针，防止外移，并应观察气腹机流量变化；⑤缝合固定套管时，应同时缝合肌层和筋膜；⑥尽量缩短手术时间，尤其是老年人腹壁松弛，气体容易外溢；⑦心肺功能正常者，轻度皮下气肿无须处理；⑧重度皮下气肿需给予过度换气，呼吸机加压给氧，降低气腹压力（10mmHg 以下），必要时暂时中止手术。

2. 高碳酸血症的原因及处理　①气腹压力过高致膈肌活动受限，肺顺应性下降，同时静脉回流受阻，心输出量下降，最终导致通气 / 血流比例失调；②手术时间过长，致 CO_2 吸收量增加，严重而广泛的皮下气肿、气胸导致 CO_2 潴留。预防及处理：①术中检测血氧饱和度和动脉血气分析可早期发现高碳酸血症，一旦发现应给予过度换气、吸入高浓度氧以及静脉输注 5% 碳酸氢钠等；②严格把握腹腔镜手术的适应证，对心肺功能较差的患者，手术时应慎重；③气腹压力不可过高，10~15mmHg 即可；④尽量缩短手术时间，对手术时间超过 4 小时者，术中动态检测血气分析结果，必要时暂时中断气腹，排出 CO_2。

五、发热

发热是妇科恶性肿瘤术后最常见的症状，约 72% 的患者体温超过 37℃，41% 高于 38℃。非感染性发热通常比感染性发热来得早（分别平均在术后 1.4 天和 2.7 天）。术后第一个 24 小时出现高热（>39℃），如果能排除输血反应，多考虑链球菌或梭菌感染、吸入性肺炎或原已存在的感染。非感染性发热的主要原因：手术时间长（>2 小时）、广泛组织损伤、术中输血、药物过敏、麻醉剂（氟烷或安氟醚）引起的肝中毒等。如体温不超过 38℃可不给予处理。体温高于 38.5℃，患者感到不适时，可予以物理降温，对症处理，严密观察。感染性发热的危险因素包括患者体弱、高龄、营养状况差、糖尿病、吸烟、肥胖。使用免疫抑制药物或原已存在的感染病灶。拟用的预防性抗生素被忽视也是因素之一。手术因素有止血不严密、残留无效腔、组织创伤等。感染性发热除伤口和其他深部组织感染外，其他常见发热病因包括肺膨胀不全肺炎、尿路感染、化脓性或非化脓性静脉炎等。

六、低体温

轻度低体温也是一个常见的术后并发症，多因麻醉药阻断了机体的调节过程，术中输注冷的液体和库存血液。患者对轻度低体温耐受良好，除使周围血管阻力轻微增加和全身耗氧减少之外，对机体无损伤。然而明显的低体温会引起一系列的并发症：周围血管阻力明显增加、心脏收缩力减弱、心排出量减少、神经系统受抑制、由于凝血系统酶功能失常可致凝血障碍。深度低体温通常与大手术，特别是多处创伤的手术，输注大量冷的液体和库存血液有关，术中应监测体温。大量输注冷的液体和库存血液时应通过加温装置，必要时用温盐水反复灌洗体腔，术后注意保暖，可以预防术后低体温。

（吴治敏　张玲琳）

参考文献

[1] 孙媛, 雷婷婷, 曹俊辉, 等. 妇科肿瘤病人围术期快速康复护理的最佳证据总结. 循证护理, 2021, 7 (4): 461-467.

[2] 徐国才, 林仲秋. FIGO 2018 妇癌报告: 妇科肿瘤患者的术后快速康复. 中国实用妇科与产科杂志, 2019, 35 (3): 315-316.

[3] 吴治敏, 薄海欣, 王延洲, 等. 加速康复外科理念在妇科围手术期护理干预中的应用价值. 中国妇产科临床

杂志, 2018, 19 (6): 557-559.

[4] 吴治敏, 王卉, 李玲, 等. 单孔与传统腹腔镜下行宫颈癌根治手术患者围手术期对比研究. 第三军医大学学报, 2018, 40 (16): 1507-1511.

[5] 金颖, 李幸霞, 齐佳燕, 等. 加速康复外科指南在我国25个省份三级甲等医院妇科的应用情况调查. 中华护理杂志, 2018, 53 (9): 1084-1088.

[6] 王莉, 刘蕾. 实用机器人手术护理学. 重庆: 重庆出版社, 2021.

[7] 王庆梅, 曾俊. 新编手术室护理学. 北京: 军事医学科学出版社, 2014.

[8] 贺吉群. 新编手术室专科护理. 长沙: 湖南科学技术出版社, 2017.

[9] 中华人民共和国军用标准. 手术部位感染预防控制指南. 北京: 人民军医出版社, 2012.

[10] 郭莉, 钱蒨健, 陈肖敏, 等. 手术室护理实践指南. 北京: 人民卫生出版社, 2020.

[11] 赵巍, 王秀菊. 快速康复理念护理模式在妇科恶性肿瘤手术患者中的应用效果评价. 中国实用医药, 2019, 14 (7): 164-165.

[12] 曹晖, 陈亚进, 顾小萍, 等. 中国加速康复外科临床实践指南 (2021 版). 中国实用外科杂志, 2021, 41 (9): 961-992.

[13] 朱维铭, 黎介寿. 从围手术期处理到围手术期病人之家: 认识进展与展望. 中国实用外科杂志, 2021, 41 (2): 130-132.

[14] 中国医师协会麻醉学医师分会. 促进术后康复的麻醉管理专家共识. 中华麻醉学杂志, 2015, 35 (2): 141-147.

[15] 郎景和, 王辰, 瞿红, 等. 妇科手术后深静脉血栓形成及肺栓塞预防专家共识. 中华妇产科杂志, 2017, 10 (10): 649-653.

[16] 中华医学会外科学分会外科感染与重症医学学组. 中国手术部位感染预防指南. 中华胃肠外科杂志, 2019, 4 (2): 132-140.

[17] WORLD HEALTH ORGANIZATION. global guidelines for the prevention of surgical site infection. Geneva: World Health Organization, 2018.

[18] MARIANO E R, DICKERSON D M, SZOKOL J W, et al. A multisociety organizational consensus process to define guiding principles for acute perioperative pain management. Reg Anesth Pain Med, 2022, 47 (2): 118-127.

[19] 宋建申, 侯百灵, 马正良. 青少年脊柱侧弯后路矫形术术中液体管理研究进展. 国际麻醉学与复苏杂志, 2020, 42 (1): 58-63.

[20] 中华医学会麻醉学分会老年人麻醉与围术期管理学组. 老年患者围手术期多模式镇痛低阿片方案中国专家共识 (2021 版). 中华医学杂志, 2021, 101 (3): 170-184.

[21] 薄海欣, 葛莉娜, 刘霞, 等. 加速康复妇科围手术期护理中国专家共识. 中华现代护理杂志, 2019, 25 (6): 661-668.

第八章 妇科微创手术的全程管理

以宫腔镜和腹腔镜为代表的妇科微创手术，给患者带来诸多益处，如更微小的切口、更少的疼痛、更短的住院时间和更快的康复，逐渐被广大女性患者所接受。纵观其发展历程，妇科微创手术在扩大手术指征，向更难、更复杂手术迈进的同时，又要保持甚至提高其微创优势，这是妇科微创手术发展的不竭动力。随着各种微创技术和配套设备的推陈出新，妇科微创手术渗透到了妇科良恶性疾病，尤其是达·芬奇机器人手术系统辅助下的腹腔镜手术更加精准，实现了妇科微创手术的一次飞跃。然而，在实际临床工作中，妇科微创手术的术前病例选择、术中规范化操作、术后的随访过程中仍然存在诸多问题，手术并发症的防治也是一个不容忽视的问题。由此，提出以全程管理的模式为导向，通过一系列措施对妇科微创手术围手术期的管理进行优化，保证妇科微创手术规范有序地实施，促进患者康复。

第一节 妇科微创手术全程管理的必要性

21 世纪以来，随着医学模式向生物 - 心理 - 社会医学模式变革，科学技术有着突飞猛进的发展并不断应用于医学，妇科手术从以"刀剪切割"式根治疾病为目的的传统术式向微创化、功能化、智能化和个性化转变，以内镜、腔镜技术为代表的微创技术被誉为最耀眼的进展之一，是传统手术的一场深刻的技术性革命，避免了开腹手术，而且患者体表无创或微创，医生的成就感也很强。但是，腔镜器械操作技巧性强、难度大，可能会有术后感染、高碳酸血症、失血性休克等风险，甚至危及生命。所以，必须重视妇科微创手术的全程管理，包括术前准备、术中抉择、术后处理和并发症的防治等，以保证患者安全，提高治疗效果。

一、妇科微创手术现存的问题

腔镜及其配套设备的推陈出新、外科多学科的交叉融合以及医生操作技术的娴熟为微创手术的快速发展奠定了坚实的基础。自 20 世纪 90 年代以来，以宫腔镜及腹腔镜手术为代表的微创手术在普通妇科和妇科肿瘤领域的应用率一直稳步上升。其中腹腔镜手术指征已经扩展到包含深部浸润型子宫内膜异位症、盆底手术和早期妇科恶性肿瘤等绝大部分的妇科手术，更涌现出机器人辅助腹腔镜、单孔腹腔镜以及经自然孔道微创等更加微创精细的新技术。然而，新手术指征和新技术的应用带来了新的挑战和争议：①不同于传统的妇科开腹手术，腔镜手术的操作空间通常是狭小密闭的腔道或腔隙，操作难度较大，对施术者的技术要求高。②对于一些妇科恶性肿瘤的治疗，腹腔镜应用的时间尚短，其治疗效果还需进一步的临床循证。2018 年 *The New England Journal of Medicine* 发表了 2 篇高质量临床研究，其中一篇是通过随机对照试验对比腹腔镜手术和开腹手术治疗早期宫颈癌的生存结局（LACC 研究），结果显示腹腔镜手术的复发率及死亡风险均高于开腹手术。2019 年第 3 版、第 4 版肿瘤学临床实践指南（NCCN 指南）立即更新为早期宫颈癌的标准手术和经典途径是开腹。因此，合理选择手术病例，明确微创手术适应证是关键。③近年来妇科腔镜手术并发症屡见不鲜，成为一种临床上客观存在的现实。据统计，宫腔镜手术并发症发生率为 2.7%~13.6%，其中包括子宫穿孔、大出血、体液超负荷、低钠血症及空气栓塞等严重并发症；腹腔镜手术并发症发病率为 0.8%~6.7%，其中包括大血管损伤、邻近脏器损伤甚至死亡等严重并发症。对于腹腔镜下宫颈癌根治术，微创手术的确让患者短期获益，如减少失血、减少术后疼痛、缩短恢复时间以及切口相对美观。然而，根据我国宫颈癌“1538 项目”数据结果显示，相比开腹手术，腹腔镜手术更容易导致输尿管、肠管、血管等器官组织损伤，术后更容易发生输尿管阴道瘘、膀胱阴道瘘、直肠阴道瘘、乳糜漏等远期并发症。这个结果颠覆了既往“宫颈癌腹腔镜手术并发症少”的观点。因此，切实认清妇科腔镜手术并发症的发生现状及风险，纠正认识误区，加强对妇科腔镜手术的安全管理及并发症的有效防范极为重要。

以宫颈癌腹腔镜手术面临国际上的质疑为例，中国妇科医师该如何进行抉择？朗景和院士总结出的十二字指导意见“平静对待、十分重视、更好发展”是我们对待腹腔镜手术以及微创手术未来发展问题应有的态度和努力的方向。因此，目前亟须一种综合有效的管理模式，以期达到最大限度地提高微创手术质量，降低近期及远期手术并发症，提高患者预后及生命质量，实现妇科微创手术更好发展的最终目标。

二、全程管理模式的由来及必要性

1983 年美国政府为遏制医疗费用的急剧上涨，提高卫生资源利用率，进行了医疗卫生系统的改革，全程管理在此情况下应运而生。美国病例管理学会（Case Management Society of America，CMSA）成立于 1990 年，并于 1995 年建立了一整套全程管理的实施标准。它提出了全程管理定义：全程管理是一种临床医疗管理策略，是以患者为中心、多学科协作的过程，为高特异性的患者提供评估、计划、实施、协调、监督和评价等一系列医疗服务，合理应用医疗资源，以满足患者全面的健康需求，从而提高医疗服务质量，提高成本效益。全程管理强调医疗服务中的整体性、持续性和协调性，目前在国外的多个医疗专科领域广泛开展，并取得较好的效果，如糖尿病、心力衰竭、哮喘、体弱的老年患者、HIV 及慢性阻塞性肺疾病等。多项研究证明，全程管理在促进患者康复和降低医疗成本方面起到了重要作用。全程管理作为一种创新管理策略被人们所推崇，其目的是改善患者生活质量，减少住院天数，降低医疗成本及维护医疗品质，并提高患者和医疗专业人员的满意度。

然而，“全程管理”的医疗模式在中国很长一段时间内并未落到实处，仅仅停留于概念。妇科微创手术，尤其是一些难度大的恶性肿瘤手术，术前手术适应证不明确、术中操作不规范、术中及术后并发症防治不妥当，导致其远期预后甚至不及开腹手术。如何有效地利用卫生资源，最大限度地提高微创手术的质量及降低手术并发症，保证近期及远期治疗效果，是如今妇科微创手术面临的重大挑战。结合全程管理的方法，科学有效地管理妇科微创手术的实施，从疾病与患者的需求出发，多学科协作、围手术期管理、术中和术后并发症预防与处理，以期使患者获得有效的治疗效果，这是妇科微创手术未来仍需进一步努力的方向。

（夷恬进　周圣涛）

第二节　妇科微创手术全程管理的关键步骤及流程

建立全程化妇科微创手术管理模式，在严格遵守各项制度、加强医疗团队协作、遵循流程的基础上，安全、有效地开展妇科微创手术，确保医疗质量和医疗安全。

一、全程管理的关键步骤

（一）建立手术分级准入制度是前提

手术分级管理是实施医疗管理过程中的关键环节，也是国家卫生健康委员会“十八项医疗质量管理核心制度”的基本要求。为保障患者安全，对各种开放性手术、腔镜手术，依据其技术难度、复杂性和风险度，将手术分为四级，进行分级管理。

1. 医疗机构应当建立手术分级管理目录

（1）一级手术：手术过程简单、技术难度较低、风险较低的各种手术。腹腔镜一级手术包括：①了解盆、腹腔包块的性质、部位，必要时取活检；②不孕症的诊断，了解输卵管是否通畅，寻找不孕原因及可能的治疗方法；③子宫内膜异位症的病变范围及程度、疗效观察。④生殖器有无畸形，卵巢形态有无异常，有无发育不良、萎缩或多囊卵巢，卵巢组织活检；⑤对不明原因的下腹疼痛（包括绝育或其他手术后）进行盆、腹腔内检查，明确疼痛病因，必要时取活检；⑥代替二次探查手术：对恶性肿瘤手术和化学治疗后效果进行评价，目前应用很少。

（2）二级手术：手术过程不复杂、技术难度一般、风险中等的各种手术。腹腔镜二级手术包括：①异位妊娠早期的诊断，同时行输卵管切开手术或输卵管切除术；②子宫内膜异位症病灶的电凝、切除术；③不孕症粘连松解、整形术；④卵巢肿瘤切除术或附件切除术；⑤输卵管结扎术；⑥宫内节育器外游取出术；⑦盆腔脓肿切开引流术；⑧输卵管卵巢囊肿切除术等。

（3）三级手术：手术过程较复杂、技术难度较大、风险较高的各种手术。腹腔镜三级手术包括：①子宫肌瘤切除术；②子宫切除术；③输卵管吻合再通术；④子宫穿孔创面止血缝合术；⑤成熟卵子吸取术；⑥配子输卵管内移植术。

（4）四级手术：技术难度大、手术过程复杂、风险高的各种手术。腹腔镜四级手术包括：①广泛性子宫切除术；②盆腔及腹主动脉旁淋巴结切除术；③深部浸润型子宫内膜异位病灶切除术；④盆底重建术；⑤生殖道畸形整复术；⑥妇科恶性肿瘤手术。

2. 医疗机构应当建立手术分级管理机制，建立手术医师技术档案　医疗机构进行手术医师资质与授权管理是保障手术质量、患者安全的基础和必需的手段，根据国家卫生健康委办公厅于2022年对医疗机构手术分级管理办法要求，医疗机构根据科室各级人员技术情况，科学界定各级人员手术范围。手术医师资格准入与授权程序：①手术医师为本院执业医师，职业范围为妇产科；②个人申请，填写《诊疗技术资格审批表》，交给科室质量与安全管理小组；③小组负责组织专家依据医师职称、实际工作能力等进行综合评价，拟定医师的手术权限，报给医疗技术临床应用管理办公室；④医疗技术临床应用管理办公室组织相关专家进行评价，评价结果上报医疗技术临床应用管理委员会；⑤医疗技术临床应用管理委员会审核后，给予医师相应手术权限，建立个人技术档案。

3. 医疗机构应当对手术医师能力进行定期评估并实施动态管理　医疗机构每年对医院手术分级和手术医师权限进行调整、审核、再评价，根据评价结果对手术医生的手术权限进行再授权，遇有特殊情况随时进行动态管理，减少手术风险隐患，提高医疗质量。

（二）多学科协作是保障

1. 多学科协作诊疗的概念　多学科协作诊疗（multi-disciplinary treatment，MDT）起源于20世纪60年代，由美国梅奥诊所率先提出，后经MD安德森癌症中心等医疗中心不断完善和规范化，首先集中于肿瘤诊疗领域，随后在各个治疗领域全面开展。该模式是由临床多个学科的专家组成的一个比较固定的治疗团队，针对某一疾病、某个患者，在综合各学科的意见基础上，提出适合患者目前病情的最佳治疗方案，继而由主管该患者的学科单独或多学科联合执行该治疗方案，同时定期根据患者的治疗反馈不断优化和修正现有的诊疗模式，从而提高医疗效率和治疗质量。

2. MDT 在妇科的应用现状 MDT 以患者为中心，针对肿瘤或者疑难重症患者的特定某一疾病，依托多学科团队，制订综合、全面、规范、个体化的最佳治疗方案，这种模式在欧美国家实行多年，在我国逐渐兴起。MDT 被国内外肿瘤学界多数学者认同，列入 NCCN 指南里。2018—2020 年国家卫生健康委员会在全国范围开展肿瘤诊治 MDT 试点工作，通过试点医院的带动示范作用，以点带面，逐步推动 MDT 在全国推广，促进各专业协同协调发展，提升疾病综合诊疗水平，同时改善患者就医体验。MDT 已成为妇科肿瘤及妇科疑难危重病例诊疗的新模式，该模式有助于医疗资源的共享，促进不同学科间交流，加强团队凝聚力，提高医疗质量、医疗安全和治疗效果，应积极在我国推广 MDT 诊疗模式。

（三）合理选择手术病例是关键

微创手术因其入路合理和创伤微小，微创理念逐渐被医生和患者所接受，微创手术在妇科疾病治疗中得到普及应用，但是，微创手术对组织和脏器的破坏，甚至造成“巨创”的后果，给患者造成身心伤害。因此，把握手术适应证，正确选择手术病例是关键。

1. 良性妇科手术的病例选择 对于妇科良性疾病的手术路径选择，就微创手术而言，有多种选择：传统的宫腔镜、腹腔镜、近年来迅速发展的经单孔腹腔镜技术（laparoendoscopic single-site surgery，LESS）和经自然腔道内镜手术（natural orifice transluminal endoscopic surgery，NOTES），其中 LESS 是通过脐切口进入盆腹腔，NOTES 是通过阴道这一自然腔道进入盆腹腔，即 vNOTES。

首先，针对患者病情进行全面评估，以创伤最小、疗效最佳、花费最低为基本原则为患者选择适宜的手术方式。例如 0 型、1 型子宫平滑肌瘤，宫腔镜下子宫肌瘤切除术是保留患者子宫的首选治疗方式，然而经阴道或腹腔镜即使微创，并不适宜。再如，vNOTES 术式切口位于阴道后穹窿，术后无手术瘢痕，利于盆腔积液的引流，一些子宫切除术可以首选阴式手术。如果术前评估时潜在腹腔内粘连，尤其是存在直肠子宫陷凹严重粘连时或有剖宫产手术史，因膀胱粘连发生膀胱损伤的概率大，应尽量避免选择 vNOTES 手术，可选择腹腔镜手术。选择阴道宽松、盆腔粘连概率小的患者是确保 vNOTES 手术成功的重要一点。

其次，术前的准确评估。根据患者的疾病特征选择适宜的手术路径，可以降低并发症和中转其他手术方式的发生率。对于 LESS 的适应证与传统腹腔镜手术的适应证相同，只是受到目前技术的限制，2016 年发表的《妇科单孔腹腔镜手术技术的专家意见》指出适应证包括：①妇科良性肿瘤手术；②盆腔粘连分解术；③盆腔器官脱垂手术，阴道骶骨固定术；④生殖道畸形手术，人工阴道成形术；⑤妇科手术联合其他外科手术，如阑尾或胆囊切除联合子宫或附件手术。在克服镜下缝合等难题的前提下，审慎开展 LESS 下的盆底修复手术如阴道骶骨固定术等，以及机器人辅助的 LESS。如特殊部位的子宫平滑肌瘤以及子宫体积大、盆腹腔粘连较重的病例，坚持实事求是的原则，以手术安全和效果为首要目标，不能一味追求“微创”。

2. 恶性妇科手术的病例选择

（1）早期宫颈癌和子宫内膜癌：自 1989 年 Querleu 首次开展了腹腔镜下盆腔淋巴结清扫术以来，腹腔镜下妇科恶性肿瘤手术已开展了二十余年。相比具有百余年历史的宫颈癌开腹手术，宫颈癌腹腔镜手术只有短短的二十余年历史。我国宫颈癌患者数量庞大，腹腔镜技术应用于宫颈癌治疗得以迅猛发展。目前对早期宫颈癌、子宫内膜癌的腹腔镜手术已比较成熟。2018 年 *The New England Journal of Medicine* 发表了 2 篇高质量临床研究，结果显示早期宫颈癌腹腔镜手术的复发率及死亡风险均高于开腹手术。面对宫颈癌腹腔镜手术国际上遭到质疑，并不是一味地停止腹腔镜手术，而是更严格地筛选病例。目前多中心回顾性研究结果表明，对一些术前评估 FIGO 分期 ≤ ⅠB1 期、肿瘤直径 ≤2cm 的宫颈癌患者，腹腔镜手术并不是预后差的影响因素。

(2) 卵巢恶性肿瘤手术：卵巢恶性肿瘤的腹腔镜手术目前尚存在争议，关注点在于穿刺孔是否会导致肿瘤转移，CO_2 气腹是否促进肿瘤播散等。在下列情况时，早期卵巢癌可以在标准腹腔镜或机器人辅助下完成手术：①卵巢切除或囊肿切除后意外发现的卵巢癌，需行分期手术。②患者有可疑的卵巢肿物，病灶大小适于放在标本袋里，在没有破裂的情况下可以通过耻骨上横切口取出。③对于先前手术后转诊来的患者，应立即进行病理会诊，以确定肿瘤细胞类型、分级以及肿瘤是否位于卵巢表面，需回顾既往手术记录，并进行 CT 或 MRI 检查，以评估对侧卵巢、淋巴结和腹腔情况，如果会诊结果为明确的ⅠA 期、分级为 1 级或 2 级的肿瘤，则适于行腹腔镜手术。

正确选择微创手术病例时更应该严格把握手术适应证和禁忌证，避免微创导致“巨创”。降低医源性损伤及并发症的发生率，使患者真正从微创手术中获益。

（四）术前充分评估和准备是基础

由于微创手术在妇科肿瘤中的应用越来越普遍，妇科肿瘤微创手术的术前评估也非常重要。对于晚期妇科恶性肿瘤的患者，病灶常侵犯直肠、乙状结肠、膀胱、输尿管等器官，因此术前多学科评估是否能彻底手术或行新辅助化疗后手术至关重要。针对妇科恶性肿瘤或者重度子宫内膜异位症伴有直肠和 / 或乙状结肠浸润（深部浸润型子宫内膜异位症）等的患者行微创手术的 MDT 参与人员应包括妇科、胃肠外科、泌尿外科、胸外科、影像科、麻醉科、内科、心理咨询师及实验室人员等。

同时，许多临床研究也证实，患者的预后除了与手术是否能达到理想的减灭术效果即术后肉眼看不到病灶（R0）相关，也与患者本身的状态如生活质量、营养、基础疾病等相关，尤其是晚期妇科癌症患者常合并营养不良、低蛋白血症，老龄患者常合并高血压、糖尿病等。因此，妇科肿瘤微创手术患者术前状态的充分评估是开展手术的前提和基础。妇科肿瘤微创手术患者术前状态的评估包括生命质量状态、营养代谢状态、心肝肾功能、血糖、凝血及血栓栓塞等的评估及处理。对于一些全身情况差且重要生命器官有器质性病变的特殊患者，如营养不良、心脑血管疾病、呼吸功能障碍、肝肾疾病、糖尿病或甲状腺功能异常等内分泌疾病、凝血障碍或血栓栓塞等血液系统疾病、肥胖、妊娠、老年患者等，除进行一般性准备外，还应根据具体情况进行相应的特殊准备，以保障患者的手术安全。最近梅奥诊所提出的综合评分标准更强调患者的状态情况，如符合以下 3 条标准的任意一条，则认为手术并发症率或死亡率为高风险：①白蛋白 <3.5g/dl；②年龄 ≥ 80 岁；③年龄 75~79 岁。且满足以下任意一条：① ECOG PS > 1；②癌症分期为Ⅳ期；③可能需要行复杂手术（不仅仅行子宫切除术和双侧附件加大网膜切除）。如果近期（<6 个月）接受静脉栓塞治疗、心肌梗死放置支架或行开腹手术，可先行 NACT。因此，术前评估至关重要。

（五）术中谨慎操作是核心

1. 加强微创手术医师的基本功训练 手术难度是影响妇科腔镜手术并发症的因素之一，并发症发生率随着手术难度增加而上升，诊断性操作的并发症发生率低于手术操作，简单手术的并发症发生率低于复杂手术；施术医生的手术经验也是影响手术并发症的重要原因，多数严重并发症均发生在实施腹腔镜手术的初学初用阶段，而有丰富临床经验且经过严格训练的腹腔镜手术医生实施难度大的腹腔镜手术（例如广泛性子宫切除术或盆腔淋巴结清扫术），术中与手术相关的并发症发生率均较低。由此可见，腹腔镜手术的安全性高度依赖于手术医生的经验积累、专业素质以及对手术并发症的防范意识和应对能力。因此，要从根本上降低手术并发症发生率，必须加强手术医师的基本功训练，提高理论水平与操作技能。

2. 术中精细操作、减少损伤 腹腔镜手术是利用“长杆器械”在二维视觉空间完成操作，术者双手不能直接接触和感知组织脏器，而是间接通过器械感知，精细操作时仍建议更换为专用的分离钳等器械。行子宫切除术时，利用腹腔镜的放大作用，呈现出宫颈周围的细微解剖结构，最大限度地保留自主神经。术中轻柔操作，精细解剖，精心保护组织，在离断组织时逐一显露并精确处理周围的脉管结构，避免粗暴钳夹和牵拉等“野蛮”操作，减少医源性损伤、减少术中创伤与出血及缩短手术时间等，均可减轻术后炎性反应的程度。

3. 选用合适的手术操作器械 面对种类繁多、功能细化的手术器械，妇科手术医师应从临床实际需求出发，学会“化繁为简”。根据手术需求，熟悉各种微创手术器械及能量器械的优缺点。比如在选择能量器械进行盆腔或腹主动脉旁淋巴结清扫时，该操作通常在空间狭小、血管神经密集的淋巴脂肪间隙进行，应选择血管凝闭功能可靠、安全，切割效率快速、精准，对周围组织损伤轻微的器械。单极电刀侧向热损伤范围大，难以精细控制，安全性较差，且易产生大量焦痂和烟雾妨碍术野，而超声刀或集成器械手术出血少、组织层次暴露清晰，推荐用于淋巴结清扫。

4. 坚持无瘤原则与践行无瘤技术 相比传统开腹手术，腹腔镜手术的无瘤生存率较低，可能与腹腔镜手术因不当操作忽略了无瘤原则导致有关。所以，腹腔镜手术应始终遵循无瘤原则，如同无菌原则，是妇科医护人员在恶性肿瘤手术中必须遵守的基本原则。手术中采用一系列无瘤技术，贯穿于手术的全过程，目的是减少或防止肿瘤细胞的脱落，避免肿瘤细胞沿血管、淋巴管播散或在创面种植。

无瘤原则及无瘤技术可具体体现在6个方面：①不可挤压原则：切除肿瘤时不要挤压肿瘤，避免肿瘤破裂而增加肿瘤细胞种植播散风险，挤压还使肿瘤细胞随开放的血窦进入血液循环，从而发生远处转移。②不接触原则或隔离原则：腹腔镜手术中，切下的肿瘤标本应当及时放入标本袋中，而非随意置于盆腹腔。③锐性解剖原则：腹腔镜手术时切除淋巴结及肿瘤时，尽可能用超声刀锐性切割，避免钝性撕扯，减少出血，而且电器械可凝闭小的淋巴管或血管，减少肿瘤细胞进入脉管或开放血窦的机会。④避免肿瘤扩散原则：腹腔镜手术中，为了避免肿瘤组织通过血行转移，在分离肿瘤周围组织前先结扎、凝闭或离断供应肿瘤组织的血管；对于淋巴结的处理，应先处理远处淋巴结，再处理邻近淋巴结，以减少肿瘤细胞因手术操作沿淋巴管转移。⑤减少肿瘤污染原则：术中接触过肿瘤组织的器械及敷料严禁再次用于正常组织，以免将器械上的肿瘤细胞带入其他组织；重视恶性肿瘤手术野的冲洗，术毕用灭菌注射用水反复冲洗盆腔并吸净。⑥整块切除原则：术中不能切开肿瘤或将瘤体分块切除，避免出现肿瘤的医源性扩散，在明确肿瘤与周围组织及血管的关系后将肿瘤整块切除；对于清扫淋巴结，也要求各组淋巴结连成整块一起完整切除。

（六）术后快速康复是保障

加速术后康复（enhanced recovery after surgery，ERAS）也称为快速康复外科（fast-track surgery，FTS），快速康复是指通过优化围手术期处理，从而促进患者的早日康复，缩短住院时间。ERAS的开展强调以服务患者为中心的诊疗理念，主要依靠有效麻醉、微创技术及围手术期管理3个重要环节来实现，具体策略贯穿于术前宣教、功能锻炼、营养支持，术中体温控制、切口路径、引流、术后镇痛、早期进食、早期活动等诸多措施，以缓解手术创伤应激反应，从而减少手术并发症，缩短患者术后恢复时间，达到患者快速康复目的的完整治疗过程。

从临床应用角度来看，在住院时间、并发症发生率、经济效益、远期获益等各方面均已经有临床研究证实了ERAS的价值。研究表明，无论是否具有并发症，进入ERAS路径并且具有良好依从性的患者，住院时间均比接受传统诊疗的患者更短（$P<0.000\,1$），且没有因ERAS失败导致术后30天内再入院的患者，并发症发生率减少11%，再入院发生率减少8%，为每位患者节省了2 800~5 900美元（人民币2万～4万元）。也有研究数据强调了依从性的重要性，患者依从性越高，ERAS方案的有效性就越高，依从性超过70%与依从性低于70%的患者相比，死亡率下降了42%。

ERAS方案显著降低了接受开腹手术的妇科肿瘤患者的术后肠麻痹风险。与对照组相比，ERAS组（平均依从性为77%）中位住院时间从4天减少到3天（$P<0.000\,1$），缩短了31.4%（95%CI：21.7%~39.9%，$P<0.000\,1$）；在中/高复杂性手术中，中位住院时间减少了2天（$P=0.000\,5$）；出院前并发症发生率从53.3%降至36.2%（$P=0.000\,3$）；两组之间的再入院率（$P=0.615\,9$）、术后30天并发症发生率（$P=0.627\,4$）、死亡率（$P=0.361\,8$）没有显著差异；

平均每位患者净住院费用节省了 956 美元（人民币 6 900 元）（95%CI：162~1 636 美元）。

二、全程管理的流程

建立妇科微创手术围手术期多学科的全程管理体系，包括术前评估、辅助决策、术中管理、术后快速康复和随访（图 8-1）。

1. 构建高水平 MDT 团队，明确成员职责　稳定的 MDT 团队尤为重要，首先制订组织框架，包括首席专家、会议主席、讨论专家、秘书、协调员和助理等。根据患者病情选择性邀请其他相关专业的讨论专家，如结直肠、泌尿、肝胆、消化、心内、血管外科、介入、组织病理学、遗传咨询、影像学、生殖医学、营养、心理医学、麻醉等方面的专家。明确各成员职责，各有分工。

2. 多学科术前评估、辅助决策、术中管理　设立多学科术前评估门诊，根据多学科评估情况辅助决策，包括充分拟定术前准备计划、科学适宜的手术方案等。术中需要医生、护理及麻醉等充分协作、默契配合，为患者手术的顺利实施保驾护航，保障患者安全。

3. 术后快速康复、密切随访　多学科团队为患者制订术后快速康复策略，包括补液计划、疼痛管理、营养支持、重要脏器功能监测、专科护理及康复训练等，提倡尽早恢复功能锻炼，从而缩短术后住院时间，有效提高患者远期生活质量。根据患者病情制订随访计划，分别于出院后、术后 1 个月、术后 3~6 个月等进行随访，包括疾病缓解程度、专科康复情况、术后功能状态、术后并发症、术后生存结局等内容。通过认识诊治过程中的薄弱环节进行改进，形成闭环管理，及时反馈、完善现有诊治方案，从而不断提升医疗质量。

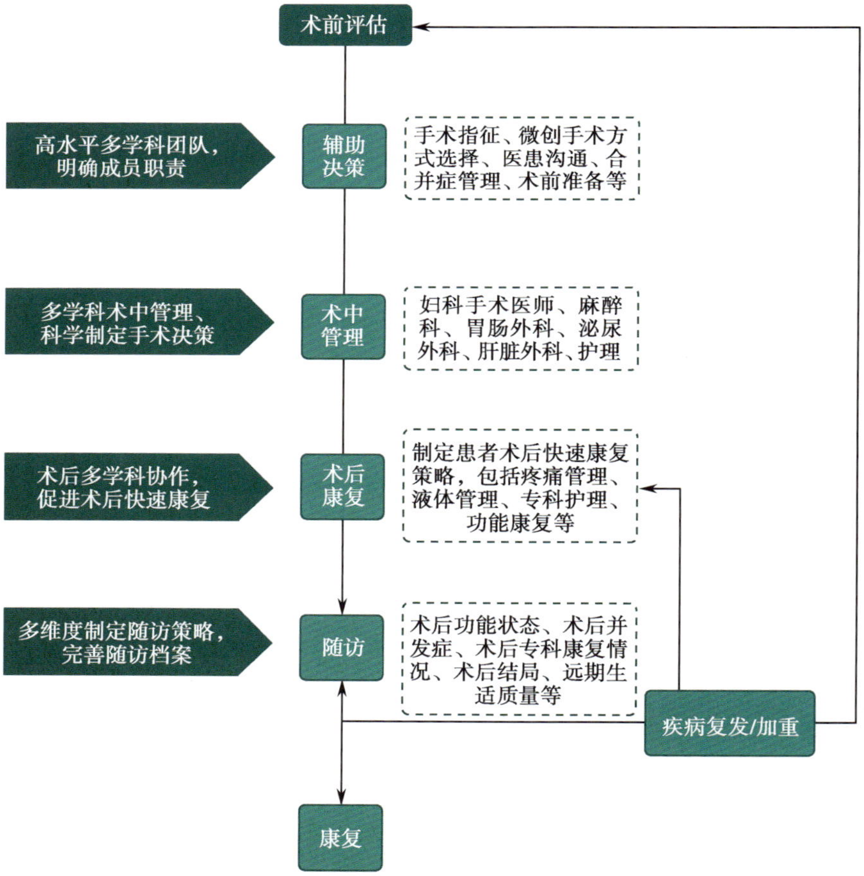

▲ 图 8-1　妇科微创手术的全程管理流程图

（夷恬进　贺红英　周圣涛）

第三节 术前、术中的准备

手术是疾病治疗的重要手段，但手术和麻醉不可避免地带来一些创伤和应激，可能加重患者的身心负担，甚至导致并发症、后遗症等不良后果的发生。术前采取各种措施，使患者具有充分的思想准备和良好的机体条件，以便更好地耐受手术创伤。术中的准备也尤为重要，包括手术体位、体液和体温管理、医护及麻醉团队密切配合等，保障手术安全有序地实施。

一、术前准备

充分而完善的术前准备，与近年来提出的加速术后康复（enhanced recovery after surgery，ERAS）理念是一致的。ERAS 是一种安全有效的围手术期管理策略，可减轻患者术后疼痛，缩短住院时间，加速患者术后康复，降低医疗费用，利于统筹医疗资源和改善医患关系等。纳入 ERAS 管理的术前准备主要内容包括术前评估、宣教、纠正贫血和营养不良、取消术前常规机械性肠道准备、术前 6 小时禁食固体食物、术前 2 小时禁食流质饮食、切开皮肤前 30~60 分钟预防性使用抗生素、术前避免使用长效镇静药物、有深静脉血栓形成高风险者建议术前预防性进行抗凝治疗、镇痛等。患者的术前评估、处理和术前准备详见第七章妇科肿瘤微创患者围手术期护理。

二、术中准备

1. 术中低体温的预防 体温是物质代谢转化为热能的产物。正常人的体温处于较小波动范围，保持恒定的体温是保证新陈代谢和生命活动正常进行的必要条件。手术对机体是一种剧烈的刺激，低体温是较为常见的术中并发症，发生率可达 50%~70%。低体温影响正常的生理指标，可引起血压上升、心率加快、颅内压升高、凝血障碍、心功能异常、出血量增加、耗氧量上升、麻醉苏醒延迟等一系列严重并发症，增加心血管不良事件发生率，给手术带来较大的安全隐患，严重者手术时死亡。因此对于任何手术而言，预防术中低体温都是围手术期重要的内容。导致术中低体温的危险因素有手术室环境温度、CO_2 气腹、麻醉时间、出血量、补液和/或输血灌注引起的冷稀释等。针对导致低体温的危险因素，术中可采取如下措施：①手术室恒温管理，室温恒定在 22~24℃；②减少患者身体暴露，尽可能减少皮肤散失热量；③术中做好保温措施，如用保温毯、预热棉被覆盖，四肢套棉套，穿戴帽子、棉袜等；④使用加温仪对静脉注射液进行适当的加温，对 CO_2 气腹、腹腔冲洗液进行加温至 37℃；⑤加强医师操作技能，提高手术精度，缩短手术时间，降低手术对组织器官和血管的损害，减少出血量。此外，也要防止术中体温过高。

2. 术中液体管理 术中液体管理是通过补充或限制某些液体的输注，维持患者组织灌注良好和生命体征稳定的重要环节。术前禁饮禁食、麻醉和手术应激因素的侵袭以及术中无感蒸发、出血、麻醉药的血管扩张作用等均会引起体液平衡发生变化，所以必须做好术中液体管理。保障术中有效循环血容量稳定、良好的组织和器官灌注以及内环境稳定，可减少患者的应激反应和术后并发症的发生，促进患者术后快速康复。液体管理的“量”与“度”、“晶”与“胶”、“快”与“慢”没有确切的定论，要根据手术患者年龄、体重、心肺肾等重要器官功能、手术大小、手术时间、术中出血、术中液体丢失等因素综合考虑，维持液体的“量”近零平衡状态、“质（体液成分）”近生理平衡状态，避免出现容量超负荷或不足、水电解质紊乱和酸碱平衡失调。

3. 医助及医护术中默契配合 手术中，助手不仅需要做好扶镜，还要做好通过辅助孔用吸引器吸引、钝性分离、牵引、抓钳等操作，不同的助手对手术时间的影响程度不同，助手的经验对于手术的顺利实施非常重要。尤其是打开输尿管隧道或盆腔淋巴结清扫时，需要助手具有较高的操作经验。同样，手术的实施离不开医护的默契配合，护理人员要避免患者身体与金属物品接触，防止电烧伤；术中关注器械使用性能，出现故障时及时维修或更换器械；维持手术操作区域整齐，避免能量线缆缠绕等，减少术中器械更换时间；为防止术中产生大量焦痂和烟雾妨碍术野观察，器械护士应及时清理和排烟；对术中使用的器械、纱布、缝线等物品做到心中有数，保证手术顺利进行。

（夷恬进　周圣涛）

第四节　补液、输血、静脉内营养支持和休克处理

围手术期妇科手术患者，因妇科疾病致机体衰退、贫血、失血性休克、感染性休克，或因禁食、手术创伤、术中出血等多种原因，需给予补液、输血、营养支持、抗休克等治疗。

一、补液

正常人体的体液容量、渗透压及电解质含量保持动态平衡。体液平衡是维持机体正常代谢、内环境稳定和各器官功能正常进行的基本保证。通常情况下，良好的机体有潜在的代偿调节能力，即使施行子宫切除等中等手术，又无合并症的患者，仍在术后 24~48 小时饮食受限或禁食，即使补液不足或稍多，在适量或开始正常饮食后，通过机体自行调节，围手术期不会出现体液失衡的问题，不至于发生严重后果。妇科患者出现水、电解质紊乱及酸碱平衡失调，多继发于其他疾病。因此，妇科手术患者手术范围大、手术时间长、术中出血多，加上晚期肿瘤、老年人，或伴有营养不良、糖尿病和心、肺、肾、肝等器质性病变等，可能出现水电解质紊乱和酸碱平衡失调，常同时或先后兼有几个类型，临床表现比较复杂。处理时除尽快控制原发病外，应重视液体治疗问题，有计划、有步骤地予以矫正。

（一）体液代谢平衡的调节

围手术期的体液平衡受神经 - 内分泌系统调节，下丘脑 - 垂体后叶 - 抗利尿激素系统维持正常的渗透压，肾素 - 血管紧张素 - 醛固酮系统维持正常的血容量。其中，肾是调节体液平衡的重要器官，这种调节作用受垂体后叶释放的抗利尿激素(antidiuretic hormone，ADH)和肾上腺皮质分泌的醛固酮所影响，调节水及钠等电解质的吸收及排泄。当术中失血较多、血容量减少时，血管内压力下降，刺激肾素 - 血管紧张素 - 醛固酮系统，使肾回收钠和水分来恢复和维持血容量，使重要生命器官的灌注得到保证。

可能影响围手术期体液平衡的高危手术包括预计 30 天病死率>1% 的大手术、预计或实际失血量>500ml 的大手术、腹腔大手术、高危患者(年龄>80 岁、左心衰竭、心肌梗死、脑血管意外或外周动脉疾病史)、未能预计的血液或体液丢失需输入液体>2 000ml、有持续性低血容量或低灌注表现(如代谢性酸中毒)。临床工作中，需注意体液状态与循环血量的变化并不平行，两者有本质区别。循环血量仅占总体重(total body weight，TBW)的 1/12，可通过容量负荷试验判断是否存在低血容量。如有必要，术前可行中心静脉置管以便术中监测中心静脉压(central venous pressure，CVP)，该指标反映心脏前负荷，是监测循环系统的重要指标之一，还可以指导低血容量性休克患者的液体复苏。在 15~20 分钟内快速输注晶体液 250~500ml(或等量胶体液)，每 10 分钟监测 CVP，若中心静脉压变化(ΔCVP)≤ 2mmHg 提示前负荷不足，ΔCVP ≥ 5mmHg 提示前负荷过多，ΔCVP 为 2~5mmHg 时可继续观察。动态评估循环血量、器官功能及治疗情况，制订合理的补液方案。

（二）体液代谢平衡失调

1. 水和钠的代谢紊乱　机体正常血清钠浓度

为 135~145mmol/L。细胞外液中水和钠的关系密切，一旦发生代谢紊乱，缺水和缺钠同时存在，但是二者在程度上会有所不同，可分为 3 种。

(1) 等渗性脱水：又称急性脱水或混合性脱水。这种脱水在临床上最为常见。特点是水和钠丢失的程度大致相当，细胞外液减少而血清钠浓度仍在正常范围。临床常见于大量呕吐、肠梗阻、腹腔感染、大面积烧伤等。表现为乏力、厌食、不口渴、眼窝凹陷、皮肤干燥，严重者出现脉速、血压下降。治疗上积极处理原发病，静脉输注平衡液或等渗盐水，快速补充血容量；平衡液是治疗等渗性脱水的理想液体，常用的为乳酸钠林格液或复方氯化钠溶液；等渗性脱水纠正后注意是否缺钾，尿量达到 40ml/h 时补充钾。

(2) 低渗性脱水：又称慢性脱水或继发性脱水。特点是缺钠多于缺水，血清钠浓度低于正常范围，细胞外液渗透压<280mOsm/L。根据缺钠程度不同分为轻度缺钠：血钠<135mmo/L，患者表现疲乏、头晕、手足麻木等；中度缺钠：血钠<130mmo/L，患者除上述症状外，还出现恶心、呕吐、脉细速、视力模糊、站立性晕倒等；重度缺钠：血钠<120mmo/L，患者出现神志不清、反射减弱或消失，出现木僵甚至昏迷。治疗首先处理致病原因，静脉输注含盐溶液或高渗盐水(一般为 5% 的高渗盐水 100~200ml)，输注高渗盐水要控制速度(每小时不超过 100~150ml)；重度缺钠应先补充血容量。补钠量(mmol)=［血钠正常值(mmol/L)－血钠测得值(mmol/L)］× 体重(kg) ×0.6(女性为 0.5)，根据钠计算量，当天补充钠量的一半，其余一半在第二天根据情况补给。

(3) 高渗性脱水：又称原发性脱水。特点是缺水多于缺钠(如高热、大量出汗)，血清钠浓度高于正常范围，细胞外液呈高渗状态，渗透压>310mOsm/L。根据脱水的程度分为轻度脱水：除口渴外，无其他症状，脱水量为体重的 2%~4%；中度脱水：极度口渴、尿少、唇舌干燥、眼窝下陷、皮肤失去弹性、烦躁、肌力增高、腱反射亢进等，脱水量为体重的 4%~6%；重度脱水：除上述症状外，出现躁狂、幻觉、谵妄、抽搐、昏迷甚至死亡，脱水量超过体重的 6%。缺水严重者有心动过速、体温上升、血压下降等症状。依据临床症状和血钠水平给予诊断。治疗为积极处理原发病，无法口服的患者，静脉输注 5% 葡萄糖液、0.9% 或 0.45% 的氯化钠溶液，补充丢失的液体。补液量的估算有 2 种：①根据临床表现，按照脱水程度，脱水量占体重的百分比，每丧失体重的 1% 补充液体 400~500ml 计算；②按照血钠浓度计算，补水量 =［血钠测得值(mmol/L)－血钠正常值(mmol/L)］× 体重(kg) × 4，计算所得液体量不宜当天补一次输入，分两天补给。另外，补液还要考虑当天的生理需要量 2 000ml。当天治疗后，次日检测患者的全身情况和血钠浓度，根据实际情况制订液体补给量。高渗性脱水实际上也缺钠，因为缺水过多才有血钠浓度升高，所以在纠正缺水的同时要适当补充钠。如果同时存在缺钾，尿量在 40ml/h 以上时补钾。如果经过上述治疗后，还存在酸中毒，酌情静脉输注碳酸氢钠进行纠正。

(4) 水中毒：各种原因导致机体摄入的水量大于排出的水量，水在体内蓄积，导致血浆渗透压降低和循环血量增多。临床上不多见，妇科手术中宫腔镜手术灌注量大时应警惕。临床表现分为急性和慢性 2 类：急性水中毒发病急，表现为头痛、嗜睡、烦躁、精神紊乱等颅内高压的神经精神症状；慢性水中毒症状被原发病所掩盖，可有恶心、呕吐、嗜睡等。实验室检查可有红细胞比容、血细胞计数、血红蛋白量下降、血浆渗透压降低等。水中毒一经诊断，立即停止水分摄入。轻度水中毒，肾功能正常，多余的水分经肾脏排出，无须治疗；重度水中毒，除停止水摄入外，需用利尿剂促进水排出，一般使用 20% 甘露醇或 25% 山梨醇 200ml 静脉快速输注(20 分钟内)，也可静脉注射袢利尿剂，如注射呋塞米等。

2. 钾的代谢异常　钾是人体重要物质之一，对维持新陈代谢、调节渗透压和酸碱平衡等起到重要作用。正常血清钾为 3.5~5.5mmol/L。钾的代谢异常有高钾血症和低钾血症。

(1) 低钾血症：血钾<3.5mmol/L 称为低钾血症。围手术期禁食、呕吐、持续胃肠减压、长期进食不足；应用呋塞米等利尿剂；给患者补液过程中长期不用含钾盐液体或钾盐补充不足等均可导致低

血钾。低钾血症常与低磷、低钙血症伴发。低钾血症临床常见，最早表现为神经肌肉系统异常，骨骼肌软弱、腱反射减弱或消失、手无握力；消化系统症状为食欲减退、恶心、呕吐、腹胀和肠麻痹；心电图 ST 段降低、QT 间期延长及伴明显 U 波，但有的低钾患者不一定出现心电图改变。临床诊断结合病史、临床表现、血钾、心电图可确诊。在实验室检查中同时测 Ca^{2+}、Mg^{2+}，因为低血钾严重而治疗困难者往往是因为低镁血症未得到控制，肾持续排钾之故，还需警惕低钾血症可引发代谢性碱中毒。治疗方面积极处理造成低钾血症的原因，轻度低钾血症通过鼓励进食或口服氯化钾可以纠正。禁食患者可通过静脉补充氯化钾，氯化钾每天补给 3~6g。静脉补充氯化钾有浓度和速度限制，只能静脉输注，且控制输液速度在 20mmol/h 以下，速度过快将有生命危险。休克患者应首先补充血容量，待尿量到达 40ml/h 后才可补钾。

(2) 高钾血症：血钾浓度 > 5.5mmol/L 即为高钾血症。可由于钾摄入过多，或静脉输入过多，尤其库存血或低钾纠正过量，或肾排钾过少，或酸中毒细胞内钾移出等原因引起。抽血标本溶血或由补钾静脉中抽血可发生假性血钾增高。临床表现乏力、肢体麻木、心慌、胸闷、心律失常等，严重的会危及生命。高钾血症最危险的是心搏骤停，一经诊断应积极治疗。首先停用一切含钾的药物和溶液，输注碳酸氢钠、葡萄糖加胰岛素液，促进钾移入细胞内，仍无法降低血钾浓度采用透析治疗（血液透析）。因钙与钾的对抗作用，静脉注射 10% 葡萄糖酸钙 20ml 以缓解 K^+ 对心肌的毒性作用，对抗心律失常。

3. 钙的代谢异常　机体内钙 99% 存在骨骼中，以结合钙的形式存在，仅占钙总量的 0.1%，在细胞外液以游离钙的形式存在，血清钙指游离钙，正常浓度为 2.25~2.75mmol/L，相当恒定。游离钙量很少，但是起着维持神经肌肉稳定性的作用。妇科患者有不同程度的钙代谢紊乱，以低钙血症多见。

(1) 低钙血症：血清钙 < 2.25mmo/L 称为低钙血症。可见于低蛋白血症时蛋白结合钙水平降低、输血 Ca^{2+} 与枸橼酸盐结合且被稀释、坏死性胰腺炎患者等。早期表现为口周麻刺感、指尖麻木与麻刺感、肌肉痉挛、腱反射亢进或手足抽搐、癫痫。诊断通过检测血清 Ca^{2+}、K^+、Mg^{2+}、血磷及碱性磷酸酶、血清白蛋白、尿素氮、肌酐等水平，目的是排除电解质紊乱及酸碱平衡失调。处理方式为纠正原发病，同时静脉注射 10% 葡萄糖酸钙 10~20ml 或 5% 氯化钙 10ml，必要时 8~12 小时后再注射。

(2) 高钙血症：血清钙 > 2.75mmol/L 称为高钙血症。可见于妇科恶性肿瘤、饮食摄入过多等。90% 以上的患者无症状，随血钙浓度升高可发生剧烈头痛、背痛和四肢疼痛等。临床表现无特殊症状，诊断主要依据实验室检查，血清白蛋白浓度正常，血清钙 > 2.75mmol/L 可确诊。治疗主要是积极处理原发病，如果是甲状旁腺功能亢进，由外科手术治疗。

（三）酸碱平衡失调

1. 代谢性酸中毒　机体内酸性物质累积或产生过多，使细胞外液 H^+ 增多或 / 和 HCO_3^- 减少，引起 pH 值下降，以血浆 HCO_3^- 减少为特征，即为代谢性酸中毒，是临床上常见的酸碱平衡失调。围手术期腹泻、肠瘘等消化液丢失可导致 HCO_3^- 丢失；败血症、低血容量、低灌注状态、静脉高营养也可引起体内酸过多。轻度代谢性酸中毒可无明显症状，重症患者可有疲乏、眩晕、嗜睡等，由于 H^+ 离子浓度增高刺激呼吸中枢，最明显的表现是呼吸深快，呼吸肌收缩明显。呼吸频率可达每分钟 40~50 次，呼出气带酮味，面颊潮红，心率加快。诊断依据病史、临床表现、动脉血气分析和血生化检查可以确诊。治疗原则是把病因治疗放在首位，只要能消除病因，通过肺、肾对酸碱平衡的调节，再辅以补充液体、纠正脱水，轻的代谢性酸中毒（血浆 HCO_3^- 为 16~18mmol/L）一般可以纠正，不需用碱性药物。低血容量性休克常伴有轻度酸中毒，常在血容量补足，休克纠正后酸中毒也随之纠正，这类患者无须过早使用碱性药物，因为过早使用碱性药物可能会导致代谢性碱中毒；轻度酸中毒，氧解离曲线右移，宜于氧从氧合血红蛋白中释放，有利于组织供氧。重症酸中毒（血清 HCO_3^- < 10mmol/L）的患者应立即输液和用碱性药物进行治疗，常用的碱性药物是碳酸氢钠溶液，5% $NaHCO_3$ 注射液每 100ml 含

Na^+ 和 HCO_3^- 各 60mmol，$NaHCO_3$ 的估算量公式：HCO_3^- 需要量(mmol)＝[HCO_3^- 正常值(mmol/L)－HCO_3^- 测得值(mmol/L)]× 体重(kg)×0.4，计算所得碳酸氢钠量，将计算所得的 1/2 在 2~4 小时内输入，2~4 小时后，检测动脉血气分析和血浆电解质浓度，根据检查结果决定是否再输入碳酸氢钠溶液。治疗酸中毒的原则：边治疗、边观察，逐步纠正。在酸中毒时，离子化的 Ca^{2+} 增多，酸中毒纠正后，离子化的 Ca^{2+} 减少，会发生手足抽搐，需静脉注射葡萄糖酸钙以控制症状。另外，因酸中毒伴有高钾血症，纠正酸中毒还会引起 K^+ 移入细胞内，出现低钾血症，同时也要注意补钾。

2. 代谢性碱中毒　是机体内碱性物质集聚或产生过多，细胞外液中 HCO_3^- 增多或和 H^+ 减少，引起 pH 值升高，以血浆 HCO_3^- 增多为特征，即为代谢性碱中毒。可因严重呕吐、长期胃肠减压等，丢失大量的 H^+ 及 Cl^-；治疗代谢性酸中毒而输入过量的碱(碳酸氢盐)而引起代谢性碱中毒；或大量输血同时输入大量的枸橼酸盐；或利尿排出 Cl^-，吸收 Na^+ 和 HCO_3^- 增多，发生低氯性碱中毒。临床表现与低钾血症、低氯血症和血容量减少相关，尤其是低钾血症。轻的代谢性碱中毒其表现被原发病所掩盖，严重者影响神经系统表现为烦躁不安、精神错乱；抑制呼吸中枢导致呼吸浅慢；影响心脏传导系统出现心律失常甚至心脏停搏。诊断根据病史可以做出初步诊断，动脉血气分析可以确诊。代谢性碱中毒时，氧解离曲线左移，氧不易从氧合血红蛋白中释放，尽管患者血氧饱和度正常，但组织仍存在缺氧，所以要认识到积极纠正碱中毒的重要性。治疗上首先积极纠正原发病，可静脉输注等渗盐水或葡萄糖盐水；碱中毒几乎同时存在低血钾，在患者尿量达到 40ml/L 时补给氯化钾；严重碱中毒(HCO_3^- 45~50mmol/L，pH>7.65)时使用稀释的盐酸溶液，具体用法：将 1mol/L 盐酸 150ml 加入 1 000ml 生理盐水或 1 000ml 5% 葡萄糖溶液中，经中心静脉缓慢滴入(25~50ml/h)，注意该溶液切忌经外周静脉滴注，一旦液体渗漏将导致皮下组织坏死。

3. 呼吸性酸中毒　因体内 CO_2 排出障碍或者生成过多，引起 pH 值下降，以血浆 H_2CO_3 原发性升高为特征。体内生成不能充分排出的 CO_2，以致血液 $PaCO_2$ 增高，引起高碳酸血症。病因方面，脑血管意外、呼吸中枢抑制、喉头水肿、气道异物堵塞等均能导致急性呼吸性酸中毒；慢性阻塞性肺疾病可引起慢性呼吸性酸中毒。临床上，急性呼吸性酸中毒表现为呼吸急促、呼吸困难等呼吸道症状和烦躁不安、谵妄、嗜睡、神志不清、最终昏迷等精神症状；慢性呼吸性酸中毒多因慢性肺部病变所致，主要表现为这些疾病的相关表现。诊断根据病史，结合上述表现，应疑有呼吸性酸中毒；动脉血气分析可以明确诊断。治疗主要是去除病因以保证氧合作用，急性呼吸性酸中毒应迅速去除引起通气障碍的原因，酌情给予机械性呼吸支持和氧疗；慢性呼吸性酸中毒通过控制感染、扩张支气管和排痰等措施改善换气功能来减轻酸中毒。

4. 呼吸性碱中毒　因肺泡过度换气，导致体内生产的 CO_2 排出过多，血液 $PaCO_2$ 降低，引起低碳酸血症，血 pH 值上升，以血浆 H_2CO_3 原发性减少为特征。常因创伤、疼痛、忧虑等导致呼吸浅快，肺泡过度通气而发生呼吸性碱中毒。患者表现为呼吸急促、心率加快；神经肌肉兴奋性增高，出现手、足、口麻木、肌肉抽搐以及神志淡漠、意识障碍等精神症状。根据病史和临床表现可以做出诊断，动脉血气分析更有助于诊断。治疗上首先积极治疗原发病，去除通气过快的原因；可吸入含 5% CO_2 的混合气体或使用纸袋罩住口鼻(相当于延长呼吸道，增加吸入气体中 CO_2 含量)，症状可以得到迅速控制；精神性换气过度给予镇静剂；机械性通气过度通过调节呼吸频率和潮气量纠正；出现抽搐使用葡萄糖酸钙治疗。

5. 混合性酸碱平衡紊乱　不是单一的原发性酸碱平衡紊乱，存在 2 种以上酸碱平衡紊乱，原因复杂，根据病史和临床症状，结合动脉血气分析得出明确诊断后，制定相应处理措施。

(四) 补液处理的基本原则

1. 临床补液应遵循的原则

(1) 详细了解病史：从患者的病史、症状和体征中获取有价值的信息，做出初步诊断。①寻找病因，了解是否存在导致水、电解质紊乱和酸碱平衡失调的原发病，如禁食、长期摄入不足、呕吐、腹泻、严重感染、败血症、休克等；②发现有意义的症状和体征，了解有无水、电解质紊乱和酸碱平衡失调的症状和体征，如面颊潮红、眼眶凹陷、皮肤干燥、尿少、呼吸深快、意识模糊、烦躁不安、腱反射亢进、四肢抽搐等。

(2) 辅助检查：及时做有关的辅助检查。①血、尿常规，血糖，肝、肾功能，血细胞比容等；②血清 K^+、Na^+、Ca^{2+}、Mg^{2+}、Cl^-、Pi（无机磷）等；③动脉血气分析；④心电图检查；⑤必要时作血、尿渗透压测定、肺功能测定等。

(3) 确定失调类型：综合病史和辅助检查结果，可确定患者存在的水、电解质紊乱和酸碱平衡失调的类型和程度。

(4) 制订治疗方案：在积极治疗原发病的同时，根据患者存在的水、电解质紊乱和酸碱平衡失调的类型和程度，制订相应的治疗方案：①去除病因；②补充血容量和电解质；③纠正酸碱平衡失调。如果同时存在多种失调，应根据轻重缓急，首先纠正威胁患者生命的严重水、电解质紊乱和酸碱平衡失调，包括：①积极恢复患者血容量，确保良好的循环状态；②纠正严重的酸中毒或碱中毒；③治疗严重高钾血症；④积极纠正缺氧。

纠正任何一种水、电解质紊乱和酸碱平衡失调，没有理想的公式可以作为补液量和用药量的依据，不可能一步到位，要密切观察病情变化和治疗反应，采取边治疗、边调整方案的做法，经过几小时乃至几日才可能将其完全纠正。切不可操之过急，因为使用液体量、药量过大就很容易引起不良反应，并带来新的失调，这是在处理水、电解质紊乱和酸碱平衡失调时要切记的事项。纠正水、电解质紊乱和酸碱失调的基本原则：①预防潜在的不平衡；②纠正现存的失衡；③预防或减轻因治疗引起的并发症。

2. 补液的基本要求

(1) 补液的目的：①纠正体液失衡：通过补充水分和电解质，纠正水、电解质紊乱及酸碱平衡失调；②改善微循环：对于大出血及休克患者，通过静脉输液能增加循环血量、改善微循环；③供给营养：对于禁食、昏迷等不进食的患者，通过静脉输入葡萄糖、脂肪乳、复方氨基酸等营养溶液，供给能量；④治疗疾病：输注抗生素控制感染，输液可稀释毒素并加速毒素排出等。

(2) 补液的适应证：①各种原因导致的脱水；②水、电解质紊乱和酸碱平衡失调；③禁食、进食不足或消化吸收障碍；④休克；⑤需要静脉给药，如治疗感染使用抗生素；⑥各种原因引起的中毒。

(3) 补液的总要求：在整个补液过程中要把握好缺什么，补什么；缺多少，补多少，以及边治疗、边观察、边调整的方针。在制订补液计划时解决好补什么液体、补多少量、怎么补 3 个基本问题。

应当着重指出：口服补液才是最安全的补液方法，静脉输液仅是万不得已时的应急措施。一旦病情好转，患者能口服且消化吸收，应减少或停止静脉输液。

（五）补液计划与实施

1. 补液量的掌握　包括生理需要量、额外丧失量和既往丢水量。

(1) 当日补液量的计算：当日的补液量 = 生理需要量 + 额外丧失量 +1/2 既往丢失量。

1) 生理需要量：为正常人每日所需要的量。不能进食的患者，每日仍有体液排出、能量消耗，可导致缺水、缺钠、缺钾等。为防止体液代谢失调，每日应补充生理需要量（包括水和电解质）。成人日生理需水量为 2 000~2 500ml、氯化钠为 4.5g、氯化钾为 3~4g。生理需要量在当日内全部补给。

2) 额外丧失量（当日全部补给）：患者入院后在治疗过程中仍有体液额外丢失，又称继续丧失量。如呕吐、腹泻、胃肠减压、肠瘘、发热、出汗等。额外丢失量在当日内全部补给。

3) 既往丢失量：是指入院前已经丧失的水和电解质量，又称已经丧失量。既往丢失量的计算方法，先按患者的临床表现、体征，推断其脱水的程度，算出失水量，并粗略确定补钠和钾的量，再根据实验室检查结果，并进行必要的运算，以确定补给量。如脱水伴代谢性酸中毒，需用碳酸氢钠溶液来纠酸，此时其钠量应从当日补钠总量中减去。既往丢失量宜在 2~3 天内补给，一般第一天输 1/2，第二、三天各输入其余的 1/4。

4) 缺钠和缺钾的补给计算公式（女性）：

补 Na^+ 量（mmol）=［血 Na^+ 正常值（mmol/L）– 血 Na^+ 测得值（mmol/L）］× 体重（kg）× 0.5。

补 K^+ 量(mmol)=[血 K^+ 正常值(mmol/L)-血 K^+ 测得值(mmol/L)]× 体重(kg)×0.5。

根据公式计算出钠、钾量,当天补充钠、钾量的1/2,其余1/2在第二天根据情况补给。

补液计算公式不能视为绝对法则,只能作为补液种类和量的参考。在治疗过程中应密切观察病情变化,及时调整补液的种类、总量及速度。

(2)特殊情况时失液量估算和补充液体。①发热失液:发热时水分丢失增加,体温每升高1℃,每千克体重应补糖水3~5ml,体温上升到40℃时,每日需多补液600~1 000ml;②出汗失液:对显性出汗患者,如中度出汗丧失液体500~1 000ml,大量出汗(湿透一身衣裤)时丧失量为1 000~1 500ml,汗液为低渗,可用5%葡萄糖液和生理盐水按2∶1比例补给;③气管切开失液:每日随呼吸蒸发的水分比正常多2~3倍,相当于800~1 200ml,可用5%葡萄糖液补充。

2. 补液的方法与程序 一般是先盐后糖、先晶后胶、先快后慢、见尿补钾、随时调整。

(1)首先提高细胞外液量:快速提高细胞外液量,使有效循环血量恢复正常,肾血流量增加,尿量增多,机体自行调节水、电解质和酸碱平衡的能力增强。故先用等渗盐水,但正常人血清中 Na^+(142mmo/L)多于 Cl^-(103mmo/L),当大量输入等渗盐水后,势必引起高氯血症;高 Cl^- 使 HCO_3^- 代偿性排出而丢失,将诱发高氯性酸中毒。因此,补充细胞外液最理想的含钠晶体液并非等渗盐水,而是乳酸钠林格液,其每升含氯化钠6g、氯化钾0.3g、氯化钙0.2g及乳酸3.2g,与细胞外液成分近似,故又称平衡盐溶液。肝功能不全或抗休克时,最好改用碳酸氢钠等渗盐水,以免乳酸在体内蓄积。

(2)恢复和维持血浆的渗透压:细胞外液量补充后,就应着手纠正血浆的高渗或低渗状况。如为高渗,则补充5%葡萄糖溶液;如为低渗,则考虑输入高渗盐水(一般输等渗盐水即可)。对于大量失血者,需补充胶体溶液,方可恢复体液的渗透压平衡,否则输入的液体将迅速流失到组织间液中去,不能很快提高有效循环血量。

(3)纠正酸碱平衡失调:当循环改善后,如仍有酸碱平衡失调,应予以纠正。常见的是代谢性酸中毒,可适当使用碱性药物,如碳酸氢钠注射液。

(4)纠正重要离子的缺失:如有 K^+、Ca^{2+}、Mg^{2+} 缺乏时,应适当补充。有低钾血症时,须见尿(40ml/h)方可补钾。如有手足抽搐,多属缺钙,应补充钙剂,若补钙后症状未改善,则应适当补镁。通常输血后也应给予钙剂。如有高钾、高钙、高镁血症,也应给予处理。

(5)营养支持:最后应考虑患者营养和治疗上的需要,在液体中加入葡萄糖液、维生素和其他药物等。正常人每日需能量为1 800kcal,由食物供给。禁食时,虽然机体的代谢率有所降低,但维持基本生理活动时仍然有能量消耗;并有其他疾病时,能量消耗必然增加,此时机体只能动用自身储备的营养物质,但体内碳水化合物的储备极为有限,肝糖原约有200g、肌糖原约有300g;禁食24小时后肝糖原即被耗尽,而肌糖原仅够肌肉本身利用,于是,体内的能量来源只有靠蛋白质糖原异生和脂肪代谢氧化酮体供给;体内蛋白质消耗将对机体的功能、结构带来影响,出现体重下降、抵抗力减弱和肌肉无力等。在禁食早期,如能每日静脉滴注葡萄糖100g,虽供给的能量有限(375kcal),但能明显地减少蛋白质糖异生,也可减少脂肪代谢所产生的酮体。因此,必须每日补充足够的能量,葡萄糖的每日供给量应为100~150g。

一般情况下,补液速度宜先快后慢,即开始补液的最初8小时输入总量的1/2,余下1/2在后16小时缓慢输入,并严密观察,必要时对输入速度及物质进行调整。同时应积极治疗原发病以有效控制体液丧失。输液的速度还应根据病情和所使用的液体而定:①休克患者起初补液速度需快,以后按患者的心肾功能和疗效不断调整;②心、脑、肺、肾功能障碍者,输液宜慢;③补钾应控制滴速;④滴入甘露醇等脱水剂利尿时则快。

3. 手术前后补液

(1)手术前补液:手术前是否补液应根据患者的具体情况而定。如患者全身情况差,存在水、电解质紊乱或酸碱平衡失调,术前即应充分补液,尽可能予以纠正,术中再作进一步调整。如遇大出血等急诊手术,则应一边手术一边纠正体液代谢失衡。

(2) 手术后早期补液：术后早期补 Na^+ 宜偏少，要重视补 K^+。择期手术患者术前可不存在体液平衡失调，但在手术后一个阶段内，不论是否发生休克，都会产生一系列神经内分泌系统的反应及全身代谢变化，加之禁食、胃肠减压、疼痛等，总有轻重不一的体液平衡紊乱。其最突出的是机体对手术创伤和麻醉的应激反应，机体保钠保水和 K^+ 排出增加，以术后第一个 24 小时为高峰，之后逐渐恢复。大多数患者于术后 2~3 天恢复进食，钾的平衡可逐渐恢复。一般患者术后禁食时即应补钾，每日补钾盐 3~4g，当有异常钾盐丧失、摄钾量不足或恢复期较长时，要重视钾的补给，避免低钾血症引发的并发症。低钾血症的纠正宜每日适当"超量"补给，逐渐完成，不能操之过急。大手术或大量输入库存血的当日，补钾是危险的。

(3) 禁食期补液：术后补液，其总量不是依据手术的大小来决定，一旦禁食即应确保患者的基本生理需要量，并根据手术创伤和麻醉对机体的影响而引起的体液代谢变化特点，结合病情（心、肺、肾功能以及引流、渗出、发热、高温等继续丧失体液情况），综合分析，拟订输液计划。还应该注意术后第 3 日开始出现的"脱复苏"，即隔绝于第三间隙的体液逐渐返回到细胞外液及血液，为避免其所导致高血容量对循环的不良影响，在术后第 3 日根据患者循环、呼吸情况及恢复进食情况，适当限制补液总量，以保证安全。

4. 安全补液

(1) 补液的注意事项：①水、电解质紊乱与酸碱平衡失调的纠正：要果断、及时，但又切忌操之过急。一般有效循环血量的调整应在 3~6 小时内完成，酸碱平衡失调可在 12~36 小时内逐步纠正，细胞内缺水和缺钾应在 3~4 天内予以解决。②避免输液并发症发生：应防止输液过多、过快和成分不当而引起心力衰竭、肺水肿或水中毒等并发症，尤其是大量、快速输液时应严密观察、监护，以确保患者安全。③注意配伍禁忌：输入液体和药物应严格按照药物使用要求科学配伍，严防配伍禁忌。

(2) 观察与监测：①观察患者生命体征及神志的变化：补液后患者生命体征平稳、口渴减轻、精神状态好转，表示体液代谢紊乱已逐渐纠正；反之，生命体征不平稳、烦躁不安、烦渴等，则表示体液严重缺乏或心脏负荷过重，应及时调整输液速度与补液量。②观察颈静脉充盈程度：颈静脉压力接近中心静脉压，当平卧时瘪陷，提示血容量不足，可以安全输液；反之，颈静脉膨胀或怒张，提示输液过多或心功能不全，应减慢或停止输入。③观察尿量：尿量为 30~40ml/h，尿比重为 1.010~1.020 时，说明输液量及速度均较恰当。④心、肺情况：有无心音改变和双肺湿啰音，如输液后肺部出现湿啰音，下肢发生凹陷性水肿，则提示细胞外液明显超量，应暂停输液，并用西地兰强心、呋塞米等利尿。⑤肾功能测定：除尿量、尿比重测定外，还可测定血清尿素氮水平，以了解肾功能情况。⑥血 K^+、Na^+、Cl^- 等电解质测定：了解电解质代谢情况，以便及时调整或补充。⑦二氧化碳结合力（CO_2CP）测定及动脉血气分析：以了解酸碱平衡情况，确定酸碱平衡失调的类型，及时纠正。⑧测定 CVP：CVP 水平取决于右心室收缩力及血容量等因素，参考值为 5~10cmH_2O，当 CVP<5cmH_2O，说明血容量不足，应加快输液；当 CVP>15cmH_2O 时，则表示补液过量或心功能不全，应控制输液。

二、输血

（一）输血适应证

1. 大量失血　因手术、严重创伤等原因导致急性大出血，输血适应证为：①失血量低于总血容量的 10%(500ml) 时，通过机体自身代偿而无须输血；②失血量达总血容量的 10%~20%(500~1 000ml) 时，输入适量晶体液、胶体液或少量血浆代用品；③失血量超过总血容量 20%(1 000ml) 时，患者出现心慌、头晕、脉速等血容量不足的症状，血红蛋白（hemoglobin，Hb）<80g/L 和/或和血细胞比容（hematocrit，HCT）下降，在输入晶体液或胶体液的基础上，输入红细胞制品，以提高携氧能力；④失血量超过总血容量的 30% 时，输全血与红细胞制品各半，同时补充晶体液、胶体液及血浆，快速补充血容量。

2. 纠正贫血　贫血的治疗原则首先是去除病因。慢性贫血的适应证为：Hb<70g/L，且有以下表现之一：①心率>100 次 /min；②乏力等精神状态改变；③有心绞痛等心肌缺血；④轻微活动即有心慌、头晕、眼花等；⑤直立性低血压。慢性贫血患者由于心率快、心输出量大，心肌负荷重，加之原有的慢性疾病，会增加麻醉和手术的风险，对该类患者应将 Hb 升至在 100g/L 再择期手术。

3. 凝血异常　根据凝血异常的原因补充相关的血液成分，如纤维蛋白原缺乏症者输纤维蛋白原制剂、血友病者输凝血因子Ⅷ、血小板减少症或血小板功能障碍者输注血小板。虽然输入新鲜全血可以预防和治疗因凝血障碍所致的出血，但是会导致血液的浪费，现已较少采用。

4. 重症感染　输血可以补充血浆蛋白，包括抗体、补体等，增强机体的抗感染和修复能力，用于败血症、脓毒症等严重感染。

根据 2022 年 1 月国家卫生健康委员会发布的《围手术期患者血液管理指南》建议：Hb>100g/L 不需要输血；Hb<70g/L 可输入浓缩红细胞；Hb 为 70~100g/L 时，应根据患者的具体情况来决定是否输血。对于可输可不输的患者应尽量不输。

（二）输血禁忌证

患者因疾病有输血指征就可输血，并无绝对禁忌证，当有以下情况，输血应当慎重。①充血性心力衰竭：输血可以加重心脏负担；②急性肺水肿、脑水肿等：原则上应脱水以减少循环血量，输血要慎重；③肾功能衰竭而出现明显氮质血症：输血特别是输全血可以增加肾脏的负担；④肝功能衰竭及各种黄疸，尤其是肝细胞性黄疸和溶血性黄疸患者：输血可能加重肝脏损害，必要时应使用血浆及血浆制品，忌用全血。

（三）输血方法

1. 输血的途径　包括静脉输血和动脉输血。所有的血液制品均应该使用带过滤器的输血器输血。

（1）静脉输血：经周围静脉穿刺是常用的输血途径，以肘前静脉或内踝前上方的大隐静脉最为常用。在急性大出血病情危重，而静脉穿刺困难者可采取中心静脉置管或静脉切开输血。

（2）动脉输血：对休克濒死的患者是一种有效措施。经大量、及时的静脉输血而休克未能缓解，心脏因缺氧而出现功能不全时，可考虑动脉输血。动脉输血常选用肱动脉、桡动脉和股动脉。

2. 输血的速度　应根据患者的病情而定。静脉输血一般情况下开始先慢（每分钟 10~20 滴），并密切观察，如无不良反应，成人一般控制在每分钟 40~50 滴；老年人、高血压或心功能不全者要调节到较低的速度（每分钟 15~20 滴），以免发生心力衰竭和肺水肿。但一次输血时间不应大于 4 小时，以免室温下引起细菌繁殖。急性大出血时可经加压输血器快速输入血液，动脉输血的输入速度一般在 2~7 分钟内输入 100~200ml。

3. 输血的温度　输血温度不宜过低，一般速度下输注 1~2L 冷藏血可不需要加热，动脉输血应加温至 35~37℃。但快速大量输血应在血袋外加预热袋（≤32℃）预热输入。

4. 注意事项

（1）严格查对：严格执行查对制度是落实医疗质量核心制度和保证输血安全的基础，输血前详细核对受血者的姓名、血型、交叉配血试验的结果、血液编号、住院号、床号等，完全符合无误后方能输血。

（2）认真检查：应检查血袋有无破损，标签是否完整、清晰，袋口密封是否严密，血浆是否透明，如有混浊、絮状物、变色、气泡者表示已有污染，不能使用。正常库存血的血浆与红细胞之间应有明显界限，如血浆呈淡红色，表明已有溶血现象，则不能使用。输注前应轻柔地转动血瓶或血袋，使血浆与红细胞充分混匀，切忌用力猛摇、猛晃，以防血细胞破坏而发生溶血。

（3）保存时间：用含 ACD-B、CPD 血液保存液的全血保存期超过 21 天，则不应使用。

（4）放置时间：从血库取出的血液应在短时间内输完，不宜在室温下放置过久，一般不得大于 4 小时，以免发生溶血或被污染。用开放法采集的血液应在 3~4 小时内输完。

（5）无菌操作：在输血的整个过程中均应严格执行无菌操作技术。

（6）严密观察：在输血治疗过程中，应认真、仔细地观察患者体温、脉率、血压、呼吸、神志、尿色及有无输血反应。有严重反应时应立即停止输血，并及时进行处理：①取血样重新鉴定血型和交叉配血；②取血袋内血做细菌学检查；③采集患者尿液检查有无游离血红蛋白；④保留剩余血液以备核查。

(7) 保留血袋：输血完毕后血袋应保留 1 天，以备必要时化验检查。

（四）输血的不良反应及其防治

输血固然是一项有效的治疗措施，但是可以发生各种不良反应和严重并发症，甚至危及患者生命。除严格掌握输血指征、遵守输血操作规程外，应积极防治并发症。

1. 发热反应　是指与输血有关，不能用其他原因解释的发热。多发生在反复接受输血者或多次妊娠的受血者；也有可能致热原污染输血、贮血器具，随血输入后引起发热反应。多发生于输血开始后 15 分钟 ~2 小时，表现为畏寒、发热、面红、头痛、恶心、呕吐、出汗等症状，血压多无明显变化，症状持续 30 分钟 ~2 小时后自行缓解。预防是严格执行无菌技术和消毒技术，对有多次输血史的患者输血前肌内注射异丙嗪 25mg。治疗首先分析发热原因，排除溶血反应、过敏反应等，对于症状轻的发热反应采取减慢输血速度，密切观察；症状重者应停止输血，并做血常规及尿常规检查，也可考虑做血培养检查；发热重者给予物理降温，肌内注射异丙嗪，并可考虑使用糖皮质激素。

2. 过敏反应　原因不明，可能是抗原抗体反应或是一种蛋白质过敏反应。多发生在输血数分钟后，也可在输血中或输血后发生。轻者表现为皮肤局限性或广泛性红斑、荨麻疹、瘙痒，重者出现哮喘、呼吸困难、神志不清，甚至出现过敏性休克等。治疗根据患者的表现，仅为局限性皮肤红斑、荨麻疹时，应暂时中止输血，口服苯海拉明、异丙嗪，并密切观察病情发展；症状严重者，立即停止输血，肌内注射肾上腺素（1∶1 000）0.5~1ml 和 / 或静脉滴注糖皮质激素（氢化可的松或地塞米松）；出现喉头水肿，呼吸困难者应作切开或气管插管以防窒息。预防：①有过敏史者，不宜献血；受血者有过敏史，输血前半小时肌内注射异丙嗪 25mg，尽量使用洗涤红细胞；在输血前半小时口服抗过敏药和静脉输注糖皮质激素。②对 IgA 水平低下或检出 IgA 抗体的患者，应输不含 IgA 的血液、血浆或血液制品。如必须输红细胞时，应输洗涤红细胞。③献血员在采血前 4 小时应禁食。

3. 溶血反应　是临床上输血最严重的并发症，可引起急性休克、急性肾功能衰竭，甚至死亡。绝大多数是因误输入了 ABO 血型不合的血液所致；少数可能由于红细胞在输入前，如血液贮存和运输不当受损、血液中加入对红细胞有损害的药物等，导致大量红细胞破坏引起非免疫性溶血。

典型临床症状为患者输入十几毫升血后，立即出现头痛、寒战、高热、心前区压迫感、腰背酸痛、胸闷、呼吸困难、烦躁不安、心率加快乃至血压下降、休克，随之出现血红蛋白尿等；术中患者出现不明原因的血压下降、手术野渗血。预防主要是加强责任心，严格执行交叉配血试验、查对制度、加强血液运输与保管，发现溶血应废弃不用，血液中不加任何药物一起输注等。

当怀疑溶血反应：①立即停止输血，核对受血者与供血者的姓名、血型；②收集供血者血袋内血和受血者输血前、后血样本，重新做血型鉴定、交叉配合试验和细菌涂片、培养，以查明原因；③抽取静脉血离心后观察血浆颜色，如为粉红色即证明有溶血；④尿潜血阳性及血红蛋白尿也有诊断意义。

治疗重点：①抗休克：静脉输入血浆、低分子右旋糖酐，输入同型新鲜全血，改善肾血流量。②保护肾功能：为防止血红蛋白在肾小管内沉积，静脉滴注 5% 碳酸氢钠 250ml，碱化尿液，促使血红蛋白结晶溶解。当血压稳定时，使用甘露醇、或呋塞米等利尿药物，以加速游离血红蛋白排出。③维持水、电解质和酸碱平衡。④防治 DIC。⑤症状重者考虑换血治疗。⑥发生尿少、无尿，或氮质血症、高钾血症时，按急性肾功能衰竭处理。

延迟性溶血性输血反应（delayed hemolytic transfusion reaction，DHTR）多发生在输血后 7~14 天，表现为原因不明的发热、贫血、黄疸和血红蛋白尿，一般症状并不严重，对症处理可以痊愈。

4. 细菌污染反应　较少见，但后果严重。原因有：①采血、贮存、输血环节中无菌技术不严，发生漏洞，使细菌污染血液所致；②献血员有化脓性感染灶；③血液在室温放置时间太长或输血时间太长等。以革兰氏阴性杆菌常见，有时也可为革兰氏阳性球菌污染。轻者临床症状仅有发热、畏寒，与发热反应不宜鉴别；重者寒战、高热、烦躁不安、呼吸困难，甚至中毒性休克、急性肾衰竭、肺水肿，致患者短期内死亡。快速诊断是将血袋内的血液离心进行涂片染色细菌检查，同时将血袋内血液和患者血液做细菌培养检查。疑为细菌污染反应，立即终止输血，采取有效措施抗感染和抗休克治疗。

预防措施为严格执行采血、贮血和输血无菌技术操作，血袋内血液出现浑浊、絮状物、较多气泡、颜色改变等应认为是细菌污染，不得使用。

5. 疾病传播　病毒和细菌性疾病可经输血途径传播，输血可能传播的疾病常见有肝炎、获得性免疫缺陷综合征（简称艾滋病）、梅毒、疟疾等，其中肝炎和疟疾多见。

（1）肝炎：当输入含有乙型、丙型肝炎病毒或其他病毒的血液制品后，可引起乙型、丙型肝炎及其他病毒性肝炎。其中以丙型肝炎为多，其潜伏期平均为60天，乙型肝炎则为30天。大多数患者主要表现为倦怠、乏力、恶心、厌食、腹泻等，病情长期迁延，出现肝硬化、肝癌等严重后果。

（2）艾滋病：为人类免疫缺陷病毒（human immuno-deficiency virus，HIV）破坏人的T细胞，损害免疫功能，继而出现一系列条件致病菌感染及恶性肿瘤，终致死亡。研究表明，HIV感染的窗口期约为45天。

（3）梅毒：由于输入梅毒患者血液而直接传播，潜伏期为60~90天。梅毒对人体的损害是全身性的，侵犯呼吸道、消化道、骨骼、眼等，破坏组织和器官，造成功能丧失；侵犯中枢神经，引起脑膜血管病变、痴呆、脊髓痨；侵犯心血管系统，导致主动脉炎、主动脉瘤、主动脉瓣损害等。严重者可致死。

（4）疟疾：输入带疟原虫者的血液而感染。疟原虫为间日疟原虫、三日疟原虫、恶性疟原虫和卵形疟原虫4种，人体感染后潜伏期一般为间日疟和卵形疟14天、恶性疟12天、三日疟30天，临床表现为周期性规律发作，畏寒、发热、多汗，长期反复发作后，可引起贫血和脾肿大，对人体健康危害很大。预防：①献血员严格进行体检；②在血液制品生产过程中，采取有效措施灭活细菌和病毒；③严格掌握输血适应证；④自体输血。

6. 大量快速输血有关并发症　大量输血指一次输血量大于2 500ml，或24小时内输血量达到或超过5 000ml。大量快速输血可出现以下并发症。

（1）循环超负荷：大量快速输血可出现循环超负荷，对于心功能不全者、老年人或低蛋白血症患者，易导致急性心力衰竭和急性肺水肿。原因为过快大量输血，血容量上升超出心脏的负荷能力；原有心功能差，对血容量增加承受能力较低等。临床表现为突发胸闷、心慌、心率加快、呼吸困难、咳血性泡沫痰，皮肤发绀，颈静脉怒张，肺部有大量湿啰音。胸片显示肺水肿影像。

处理：①立即停止输血，患者取半坐位，给予吸氧。②使用强心剂，如西地兰等。③使用利尿剂，如呋塞米等，去除过多的体液。

（2）出血倾向：表现为皮肤黏膜红斑、发绀，牙龈出血，血尿等；手术中可出现术区广泛渗血。原因是大量快速输血，造成体内血小板和各种凝血因子的紊乱。诊断应排除溶血反应和细菌污染反应。

处理：①明确出血原因，如检查血小板计数、凝血因子、凝血酶原时间及纤维蛋白原定量等。②发现凝血功能障碍时应及时补充新鲜全血或新鲜冰冻血浆；有条件的可根据凝血因子缺乏的情况，补充缺乏的凝血物质，如血小板计数减少者可补充浓缩血小板，凝血因子缺乏者补充凝血因子。③使用止血药，如氨基己酸等，抑制纤维蛋白溶解。④使用激素，减少血小板、凝血因子的破坏及毛细血管的损害。当临床上有出血倾向及DIC表现时，应及时补充新鲜冰冻血浆，必要时补充冷沉淀及浓缩血小板。

（3）枸橼酸盐中毒：输入大量含枸橼酸钠抗凝剂的血液或血浆时可发生枸橼酸中毒。原因是血液中含有枸橼酸钠，由于大量快速输血，短期内机体血中枸橼酸钠增高，血液中离子钙被过分结合导致低钙血症。临床表现为血压下降、手足抽搐，甚至心搏骤停等。处理措施是适当补充钙剂。在快速大量输血时，每输入500~1 000ml血液，静脉注射10%葡萄糖酸钙20ml，预防枸橼酸盐中毒。

（4）低体温：因输入大量冷藏血所致。低体温可损害血小板功能，导致凝血机制障碍，出现出血倾向，并加重低血钙。预防：在输血前使用血液加

血液成分制品有浓缩红细胞、洗涤红细胞、冰冻红细胞和去白细胞的红细胞制剂。

a. 浓缩红细胞：每袋浓缩红细胞含200ml全血中的全部红细胞，血细胞比容为70%~80%，具有携氧能力。适用于急性失血、慢性贫血，特别适用于患有心、肝、肾病又需输血的患者。

b. 洗涤红细胞：200ml洗涤红细胞中含红细胞170~190ml，内有少量血浆、无功能白细胞和血小板。适用于对白细胞凝集素有发热反应、肾功能不全者。

c. 冰冻红细胞：200ml冰冻红细胞中含红细胞170~190ml，内无血浆。与洗涤红细胞的适应证相同。

d. 去白细胞的红细胞：200ml全血中除去90%白细胞，残留的白细胞数为2×10^6/L左右。适用于多次输血后产生白细胞抗体、预期长期或反复输血者。

2）白细胞制剂：白细胞的主要生理功能是通过对细菌等病原体吞噬、杀灭，执行对机体的防御功能。浓缩白细胞［600ml内含$(5\sim30)\times10^9$/L白细胞］实际上是指中性粒细胞，主要用于粒细胞减少症（$<5\times10^8$/L）伴有感染，且血培养阳性，对抗生素治疗无效，需要用至感染控制或粒细胞计数$>1\times10^9$/L。

3）血小板制剂：血小板的生理功能是参与止血和凝血的过程。血小板制剂有手工制备浓缩血小板和机器单采浓缩血小板。我国规定200ml全血分离出的血小板为1个单位量（内血小板数量不少于20×10^9/L），即一个治疗量（10U）。因手工制备的浓缩血小板制品含有大量红细胞和白细胞污染，用前必须做交叉配血试验，以防止溶血反应；机器单采浓缩血小板，1个单位量含血小板$(250\sim300)\times10^9$/L，无红细胞污染，用前不做交叉配血试验。浓缩血小板主要用于血小板减少症、血小板功能障碍导致出血或有较大出血可能的患者。通常情况下，血小板在50×10^9/L以上，不必输血小板。主要适应证为：①24小时内血小板$\leqslant10\times10^9$/L，以预防出血；②24小时内血小板$\leqslant50\times10^9$/L，计划手术者；③有血小板功能障碍史，需手术者；④有微血管出血征象且血小板数量持续下降者；⑤手术患者持续输注血液10U，有出血征象者。血小板应用原则：一次大量，连续应用直至出血停止。成人每次使用1个治疗量，输注1个治疗量机采浓缩血小板可使血小板数量增加约$(20\sim30)\times10^9$/L。每日或隔日1次。

（2）血浆成分：有新鲜冰冻血浆、普通冰冻血浆和冷沉淀3种。

（3）血浆蛋白质成分：包括人血清蛋白质、免疫球蛋白及浓缩凝血因子。

三、静脉内营养支持

静脉内营养，即肠外营养（parenteral nutrition，PN）支持是通过静脉途径供应患者营养要素的营养支持方式。凡需要营养支持，但又不能或不宜接受肠内营养者都是静脉内营养支持的适应证：①肠道功能障碍或禁食者；②肠内营养不能满足机体需要。

（一）基本要求和制剂

1. 静脉内营养基本要求　要求由葡萄糖、脂肪、氨基酸、水、电解质、维生素、微量元素等基本元素组成，能够保证患者每日所需能量和各种营养物质，保持机体正常代谢。

2. 营养支持原则　尽管营养支持在临床工作中正发挥越来越明显的作用，但滥用营养支持或象征性地给一点营养只能造成浪费和增加并发症发生率，并不能达到治疗的目的。只要肠道有功能，尽量采用肠内营养。营养支持的基本原则：①肠内营养与静脉内营养两者之间首先选用肠内营养；②需较长时间的营养支持应设法应用肠内营养；③肠内营养不能满足患者营养需要时，可用静脉内营养补充；④经中心静脉肠外营养（central parenteral nutrition，CPN）与经外周静脉肠外营养（peripheral parenteral nutrition，PPN）之间应优先选用PPN，但是营养需要较高或希望短期内改善营养状况时选用CPN。

3. 静脉内营养支持计划　静脉内营养支持治疗要预先制订营养治疗计划，制订计划时需注意以下几点：①营养治疗的目的；②营养不良的种类和程度；③机体代谢亢进的程度；④需要的能量及蛋白质的量；⑤有无食欲和正常的胃肠道功能；⑥有无特殊器官功能障碍；⑦营养物质的补给途径。

4. 制剂

(1)碳水化合物：葡萄糖最符合人体生理上的要求，来源丰富，价格低廉，无配伍禁忌，是静脉内营养的主要能源物质，机体所有的组织、器官都能利用。静脉内营养葡萄糖的供给量一般为(3~3.5)g/(kg·d)，最大量不超过(7~8)g/(kg·d)，供能约占总能量的50%。

(2)脂肪乳剂：脂肪乳是一种提供能量、生物合成碳原子及必须脂肪酸的较理想静脉制剂，是静脉内营养中的一种重要能源。具有能量高、等渗、对静脉管壁无刺激可经外周静脉输入、作为脂溶性维生素的载体有利于人体吸收脂溶性维生素等优点，在静脉内营养中应用，成为不可缺少的非蛋白能源之一。脂肪乳剂供能约占总能量的30%~40%，甘油三酯剂量一般为0.7~1.3g/(kg·d)。存在高脂血症(血甘油三酯>4.6mmol/L)的患者，脂肪乳剂摄入量应减少或停用。

(3)氨基酸制剂：为静脉内营养的氮源，是机体合成蛋白质的底物。肠外营养氨基酸的供给量为1.2~2.5g/(kg·d)，严重分解代谢状态下需要量增加。由于蛋白质是由特定的氨基酸组成，所以输入的氨基酸中各种氨基酸配比要合理，才能提高氨基酸的利用率，有利于蛋白质的合成。

(4)水和电解质：水和电解质在维持体液平衡、体内环境稳定和神经、肌肉的兴奋性方面起着重要作用，在静脉内营养中必须补给生理需要的水和电解质，以维持机体的正常生理功能。

(5)维生素和微量元素：维生素和微量元素在机体中含量微少，但在维持机体正常代谢和正常生理功能方面是不可缺少的营养素。静脉内营养中需要添加维生素和微量元素。

(二) 静脉内营养液的配制

营养液不经消化道供给而是直接经静脉输入，在机体内代谢、利用，因此对静脉内营养液配制有严格的要求，包括配制的环境、无菌操作技术、配制流程、配制顺序等。为使输入的营养物质在体内获得更好的代谢和利用，减少污染等并发症的机会，主张采用全营养液混合方法(total nutrient admixture，TNA)，即将各种营养制剂混合配制后，盛放于3L塑料袋内，供静脉输注。其优点：①高浓度葡萄糖被稀释，便于外周静脉输注，使用方便；②脂肪乳剂被稀释，避免单独输注容易造成过快输入的不良反应；③全封闭输注，减少污染机会，使用安全。

(三) 静脉内营养液的输注

1. 输注途径　静脉内营养输注途径主要有中心静脉途径和外周静脉途径。

(1)中心静脉途径：适用于需长期肠外营养支持，需要高渗透压的患者。常采用经锁骨下静脉或颈内静脉途径置入导管至上腔静脉，一般首选锁骨下静脉穿刺插管。全营养混合液常在12~16小时内输完，也可以24小时连续滴注。一般情况下置入的导管可保留3个月以上。

(2)外周静脉途径：是指浅表静脉，大多数采用上肢末梢静脉。外周围静脉途径具有方便、安全性高、并发症少而轻等优点，对于一般用量不大、静脉内营养支持时间≤2周的患者，可采用外周静脉输注。

2. 输注方法　静脉内营养的输注有持续输注法和循环输注法2种。

(1)持续输注法：是指将一日的营养液在24小时内持续均匀地输入。由于各种营养素同时按比例输入体内，对机体氮源、能量及其他营养物质的供给处于持续状态，对机体的代谢及内环境的影响较少。

(2)循环输注法：是在持续输注营养液基础上缩短输注时间，将营养液放在夜间12~16小时内输注，使患者白天可以正常活动，有利于提高生活质量。此法适合于病情稳定、需长期肠外营养且肠外营养量无变化者。

对免疫功能低下及全身衰竭的患者，为了预防菌血症的发生，宜应用“终端过滤器”(1.2μm微孔过滤器)。既方便患者下床活动，又能防止输入空气，最好再加用带报警装置的输液泵。

(四) 静脉内营养支持的并发症及防治

静脉内营养并发症主要是导管相关并发症、代谢并发症、脏器功能损害等。

1. 静脉导管相关并发症　分为感染性并发症和非感染性并发症。

（1）感染性并发症：主要指外周静脉发生血栓性静脉炎、中心静脉导管相关感染。

（2）非感染性并发症（技术性并发症）：分为插管的并发症和导管留置期的并发症。插管的并发症：①插管过程中损伤胸膜可导致张力性气胸或血胸。插管后常规胸部X线检查可及时发现、处理。②动脉与静脉损伤：锁骨下动脉损伤及锁骨下静脉撕裂伤可致穿刺局部出血，应立即拔出导针或导管，局部加压5~15分钟。如导管质地较硬。③神经损伤、胸导管损伤、纵隔损伤，均应立即退出导针或导管。④栓塞：导管栓子一般需在透视定位下由带金属圈的专用器械取出。⑤导管位置异常：应在透视下重新调整，如不能纠正，应予以拔出。⑥心脏并发症：应避免导管插入过深。

导管留置期的并发症：①静脉血栓形成和空气栓塞：一旦出现，即拔出导管并行溶栓治疗；②导管堵塞：导管堵塞时常需换管，预防措施是在营养液输注后用肝素稀释液冲洗导管；③导管护理不当或拔管操作不当所致，如导管脱出、导管折断、导管堵塞等。

2. 代谢性并发症　静脉内营养提供的营养物质直接进入循环中，营养底物过量或不足容易引起或加重机体代谢紊乱和器官功能异常，产生代谢性并发症，如高血糖、低血糖、高血脂、必需脂肪酸缺乏、氨基酸代谢紊乱、电解质紊乱和酸碱平衡失调、维生素及微量元素缺乏症等。

（1）糖代谢紊乱：葡萄糖溶液输注过快，机体尚不适应，胰岛素分泌不足，糖利用率下降，均可致体内血糖过高而出现高渗性利尿、脱水甚至死亡。当血糖浓度>40mmol/L时可引起高渗性非酮症性昏迷。预防在于调节好输注速度、控制葡萄糖总量（每日摄入量<400g）、动态监测血糖和尿糖等。对原有胰岛功能低下或处于应激状态者，葡萄糖溶液中应加入胰岛素。若要停止PN，要逐渐撤除或从外周静脉输入等渗葡萄糖溶液，以防止低血糖发生。当出现高渗性非酮症性昏迷时，应立即停用葡萄糖溶液，用0.45%低渗氯化钠液以250ml/h的速度输入，降低血渗透压，并输入胰岛素10~12U/h，降低血糖水平。肝脂肪变性：易发生于长期输入葡萄糖而又缺乏脂肪酸时。要减少这种并发症，用脂肪乳剂代替部分能源，减少葡萄糖用量。

（2）氨基酸性并发症：个别患者在静脉内营养治疗后不久（2周左右）出现氨基转移酶、碱性磷酸酶和血清胆红素水平升高。引起这些改变有多方面原因，如长期应用高糖，患者对氨基酸耐受性不良；体内大量谷氨酰胺被消耗；色氨酸的分解产物、溶液中的抗氧化剂重硫酸钠对肝都有毒性作用；静脉内营养时肠屏障功能减退，肠内细菌易位和内毒素会使肝功能受损。这些异常改变通常是可逆的，静脉内营养减量或停用可使肝功能恢复。对于肝功能异常的患者，若输入芳香族氨基酸含量高的溶液，会改变血浆氨基酸谱而引起肝性脑病。对这种患者应输含支链氨基酸高的溶液。

（3）其他营养物质缺乏

1）血清电解质紊乱：静脉内营养时低钾血症和低磷血症比较常见，治疗中未规范补给是其主要原因。

2）微量元素缺乏：锌缺乏较多见，常发生于高分解状态并伴有明显腹泻者。应在肠外营养液中常规加入微量元素，可预防由于PN时间较长所产生的这些缺乏症。

3）必需脂肪酸缺乏：长期静脉内营养时如未补充脂肪乳剂，可发生必需脂肪酸缺乏症。表现为皮肤干燥、脱屑、脱发、伤口愈合延迟、肝脂肪变性和易发生血栓等。要预防此症发生，每周须补充脂肪乳剂1次。

4）维生素缺乏：维生素是机体不可缺少的营养物质，各种维生素的缺乏将导致一系列临床症状。可每日按要求补给以预防其发生。

3. 脏器功能损害　①肝脏脂肪浸润和胆汁淤积：长期肠外营养，不经口进食，十二指肠黏膜缺乏刺激而处于休眠状态，可引起缩胆囊素（cholecystokinin，CCK）分泌减少，导致胆囊弛张、胀大，胆汁淤积；同时可引起肝脏损害，主要病理改变为肝脏脂肪浸润。②肠屏障功能受损：长期禁食，肠道缺少食物刺激和体内谷氨酰胺缺乏，使肠道屏障结构受损，引发的严重后果是肠道菌群易位，引起肠源性感染。③充血性心力衰竭：有心脏病或营养不良的患者，如开始输入过快，由于能量或水分骤然增加可致充血性心力衰竭。

（五）静脉内营养支持的监测

多学科的密切配合、良好的组织管理和认真细致的临床监测，是确保静脉内营养支持取得良好疗效、避免诸多并发症发生的重要条件。

1. 静脉内营养支持的管理 营养支持应由营养主治医生全面负责，决定患者使用营养支持的时机和方式，负责中心静脉导管和肠内营养管的放置，每日查房、开医嘱，监督、指导各项工作的完成，并定期对患者进行营养评定。护士则承担从观察患者生命体征到输液运转系统等多方面工作，定时进行各项营养状态评定指标的测定和记录，了解并消除患者及亲属对营养支持的心理疑虑等。药剂师要为各位医师提供有关药物配伍禁忌、溶解度及各种营养物质之间相容性的知识等，以确保营养支持安全、有效。

2. 静脉内营养支持的监测

（1）生理和生化指标监测：①体温、脉搏、血压和体重：体温、脉搏每日测量 4 次；血压每日测量 2~3 次；体重每周称量 2~3 次，以每日增加 0.2~0.4kg 为理想状态。②出入量：须每日记录。③血糖和尿糖：最初数日每 6 小时检查一次血糖和尿糖，后改为每周检查血糖 2~3 次，尿糖每周检查 2~3 次。糖和胰岛素供量趋于稳定后，突然出现对糖不耐受，提示有新的应激情况发生，如脓毒症等，要及时处理。④血清电解质：最初数日每日检测 2 次，后改每周 2 次，必要时可增加。⑤血常规：每周检测 1~2 次，注意有无感染等。如血小板下降，除常见原因外，还要想到必需脂肪酸和 / 或铜是否缺乏。⑥血脂、肝功能：可每周或每 2 周测 1 次。但在静脉内营养输注脂肪乳时，宜于输完后 6 小时采血测血脂，以监测血脂廓清情况。⑦其他：有凝血酶原时间、血浆内脏蛋白质浓度、肾功能、微量元素和维生素等测定，均可酌情进行。

（2）输液系统监测：①中心静脉插管监测：插管要求导管尖端应达到上、下腔静脉的根部，必要时摄片检查。②对导管有关感染的监测：导管的进皮处每日须用聚维碘酮（碘伏）灭菌 2 次。最好用 1.2μm 的过滤器，定期对滤膜进行微生物培养检查。③输液系统的监护：包括进空气的除尘滤器、泵的选择滤器使用及各联系点的可靠性检查，以免发生各种事故。深静脉插管只用来输给营养液，专管专用。给药或抽血检验应另选周围静脉进行。

四、休克处理

（一）概述

休克是机体有效循环血容量减少、组织灌注不足，导致细胞缺氧、代谢紊乱和功能受损的病理生理过程。导致休克的原因很多，共同特点是有效循环血量锐减。根据休克的病因不同，将休克分为低血容量性、感染性、心源性、神经性和过敏性休克 5 类。低血容量性休克和感染性休克在妇科较为常见。

1. 病理生理 有效循环血量的锐减、组织灌流不足，由此产生炎性介质的释放是各类休克共同的病理生理基础。一方面失血、创伤、感染等引起组织灌流不足；另一方面产生炎性细胞反应，引起一系列炎症应答，又加重组织灌流的不足，从而促进休克的进展。

2. 临床表现 在休克早期（也称休克代偿期），由于有效循环血量减少机体代偿，中枢神经和交感神经兴奋，表现为兴奋或烦躁不安、心率加快、脉压小、呼吸加快、皮肤苍白、四肢厥冷、尿量减少，此时处理及时、得当，休克可较快纠正。如果病情继续发展，进入休克期（也称休克失代偿期），表现为脉搏细速、意识模糊或昏迷、血压进行性下降，甚至血压无法测出，尿少甚至无尿，皮肤、黏膜瘀斑等。

3. 诊断 根据患者病史有出血、创伤、感染等引起休克的原因，结合出现休克的临床表现，即可诊断，其中早期休克的诊断最为重要。

4. 治疗 休克的治疗原则：①尽早去除病因；②恢复有效循环血量；③纠正微循环障碍；④防止多器官功能不全的发生。

（1）紧急治疗：①积极处理导致休克的病因，如控制出血；②保证呼吸道通畅，给氧；③采取休克体位：抬高下肢 15°~20°、头和躯干抬高 20°~30° 的体位；④建立静脉通路，予以鼻管或面罩吸氧。

（2）补充血容量：积极补充血容量是抗休克的关键。补充血容量首选晶体液，现有证据表明平衡盐溶液可以引起相对少的炎症反应、免疫失调和电解质紊乱。大量液体复苏时联合运用胶体补充血容量，必要时进行成分输血。对休克患者，争取在最初的 6 小时这一黄金时段内，进行积极的液体复苏，以尽快恢复最佳心搏量、稳定循环和组织供氧。

(3) 积极处理原发病：妇科疾病如大出血、脓肿等引起的休克，需要手术处理，在尽快恢复有效循环血量后，及时手术处理；如果情况紧急，如活动性出血，经积极扩容血压仍持续下降，在积极抗休克的同时紧急手术，以免延误抢救时机。

(4) 纠正酸碱平衡失调：休克早期患者可有轻度酸中毒，酸性环境有利于氧与血红蛋白解离，从而增加组织供氧，早期不主张给予碱性药物，经补充血容量，改善微循环后多能自行纠正。休克严重者经扩充血容量后仍有酸中毒，需用碱性药物纠正。

(5) 血管活性药物的应用：血管活性药物有扩血管药和收缩血管药。种类繁多，常用的有：①多巴胺：是最常用的血管收缩药，兼具兴奋 α、β_1 和兴奋多巴胺受体作用，其药理作用与剂量有关，小剂量[$<10\mu g/(min \cdot kg)$]时，主要是 β_1 和多巴胺受体作用，可增强心肌收缩力和增加心排血量，并扩张肾和胃肠道等内脏器官血管；大剂量[$>15\mu g/(min \cdot kg)$]时则为 α 受体作用，增加外周血管阻力。抗休克时主要应用其强心和扩张内脏血管的作用，宜采取小剂量。②多巴酚丁胺：对心肌的正性肌力作用较多巴胺强，能增加心排血量，降低肺毛细血管楔压，改善心泵功能。③去甲肾上腺素：以兴奋 α 受体为主、轻度兴奋 β 受体的血管收缩剂，能兴奋心肌，收缩血管，升高血压及增加冠状动脉血流量，作用时间短。

血管活性药物还有很多，包括收缩血管药间羟胺，扩张血管药酚妥拉明、酚苄明等，抗胆碱能药山莨菪碱和东莨菪碱等，根据其药理、病情及医师用药经验选用。

强心药主要为强心苷，如西地兰，可增强心肌收缩力，减慢心率。通常在输液量已充分但动脉压仍低，而 CVP 检测提示超前负荷时使用。

休克时血管活性药物的使用，应在积极补充血容量后，血压回升慢或无回升，使用血管收缩药，并适当加用血管扩张药，可以获得较好的抗休克效果。

(6) 弥散性血管内凝血的治疗：弥散性血管内凝血（disseminated intravascular coagulation，DIC）是休克终末期的表现，纠正较为困难。一旦发生，可用肝素抗凝治疗。一般 1mg/kg，6 小时一次，成人首次可用 10 000U（1mg 相当于 125U 左右）。有时还使用抗纤溶药如氨甲苯酸、氨基己酸，抗血小板黏附和聚集的阿司匹林、低分子右旋糖酐等。

(7) 皮质类固醇类药物：多用于感染性休克和其他较严重的休克。

(8) 其他治疗：包括预防应激性溃疡、保护胃肠黏膜、加强营养支持、控制血糖以及预防深静脉血栓等治疗。

（二）失血性休克

失血性休克在妇科多见于大血管破裂（如宫外孕破裂）、手术中大血管损伤出血等。大量出血可导致有效循环血量减少，通常在迅速失血超过总血量的 20% 时可发生休克。

治疗：补充血容量、处理原发病并控制出血是治疗的关键。

1. 补充血容量　失血性休克时，快速建立补液通路非常重要，特别是建立中心静脉输液通路，必要时可建立几条通路同时补液，甚至进行加压输液。虽然失血性休克时丧失的主要是血液，但是补充血容量时，并不需要全部补充血液，关键是抓紧时间，经静脉快速输入平衡盐溶液 1 000~2 000ml，并适量输入胶体液，补充晶体液和胶体液按照 (2~3)∶1 的比例，胶体液更容易恢复血容量和维持血流动力学的稳定，并能维持较长时间胶体渗透压，但是晶体液和胶体液总量不宜超过患者血容量的 40%，以防组织水肿。若血红蛋白<70g/L 时可输红细胞，急性失血量超过总量的 30% 可输全血。输入液体的量应根据病因、尿量和血流动力学进行评估，临床上常以血压结合 CVP 测定指导补液（表 8-1）。

在休克纠正过程中应重视纠正酸中毒，适时给予碳酸氢钠，同时应防止电解质紊乱的发生。

2. 止血　对失血性休克者作积极的止血处理显然极为重要，能见效的临时止血措施有重要意义，能为彻底的手术赢得宝贵时间。对于活动性出血，手术才是解决根本，在强调积极补充血容量的同时做好手术准备，及早施行紧急手术止血。

表 8-1 中心静脉压与补液的关系

中心静脉压	血压	原因	处理原则
低	低	血容量严重不足	充分补液
低	正常	血容量不足	适当补液
高	低	心功能不全或血容量相对过多	给予强心药，纠正酸中毒，舒张血管
高	正常	容量血管过度收缩	舒张血管
正常	低	心功能不全或血容量不足	补液试验*

注：* 取等渗盐水 250ml，于 5~10 分钟内经静脉注入。如血压升高而中心静脉压不变，提示血容量不足；如血压不变而中心静脉压升高 3~5cmH_2O，则提示心功能不全。

（三）感染性休克

感染性休克在妇科常见于急性腹膜炎、盆腔脓肿等，是治疗较为困难的休克，死亡率较高。主要致病菌为革兰氏阴性杆菌，释放的内毒素成为导致休克的主要因素，故又称内毒素性休克。革兰氏阴性杆菌释放的内毒素侵入体液，与体内的补体、抗体或其他成分结合后，激活各种细胞和体液系统，刺激交感神经引起血管痉挛，损伤血管内皮细胞，促进组胺、前列腺素、激肽、溶酶体酶等炎性介质释放，引起全身炎症反应综合征（systemic inflammatory response syndrome，SIRS）。感染性休克具有 SIRS、细菌培养阳性或感染征象和休克的表现。

感染性休克患者血流动力学的变化比较复杂，心输出量、血容量和周围血管阻力 3 方面都会受累。休克早期，大多有心输出量的显著增加（可增加数倍之多），后期则均显著减少。由于体液的分布异常，患者的有效循环血量均有减少，只是在程度上有所不同。临床医师在处理时要全面地把握患者即时的血流动力学状态（包括心功能、血容量及周围血管阻力），有针对性地制订抗休克措施，以取得较好的治疗效果。“暖休克”和“冷休克”无非是反映了周围血管阻力的状态，难以由此作出病因诊断。

治疗原则：纠正休克与控制感染并重。首先是病因治疗，常常需要有效的引流（包括手术或者穿刺介入手段）。存在休克时，着重抗休克治疗，同时抗感染；在休克纠正后，则抗感染治疗是重点。

1. 补充血容量 首先输注平衡盐溶液，配合适当的胶体液（人工胶体、血浆或全血），恢复足够的循环血量。因感染性休克患者常有心、肾功能不全，需防止输液过多引起不良，故以 CVP 监测作为常规监测，根据 CVP 调节输液量和速度。

2. 控制感染 对病原体尚未确定的患者，根据经验选用广谱抗菌药，盆腔、腹腔内感染多数情况下以肠道致病菌为主，可选用第三代头孢菌素、抗厌氧菌药、碳青霉烯类抗生素等。主要措施是应用抗菌药物和处理原发感染灶。致病菌明确的情况下，按药敏试验结果指导抗菌药物的选择。特别强调，抗生素的使用时间应提前到 1 小时内。但单单靠使用抗生素是片面的，感染性休克的妇科患者都有明确的感染灶，必须尽早处理感染灶，才有助于纠正休克。

3. 纠正酸碱平衡 感染性休克早期常伴有严重的酸中毒，需及时纠正。在补充血容量的同时，经另一静脉通路滴注 5% 碳酸氢钠 200ml，1 小时后并根据血气分析结果，决定是否追加用量。

4. 心血管活性药物的应用 当补充血容量、纠正酸中毒后，休克未见好转时，应采用血管活性药物治疗。常联合应用活性药，以抵消血管收缩作用，如山莨菪碱、多巴胺联用等。

5. 糖皮质激素治疗 糖皮质激素是促炎细胞因子产生的抑制体，稳定溶酶体膜，抑制炎性介质的释放，缓解全身反应炎症。应用时应早期、大量、短期使用，用量可达标准用量的 10~20 倍，时间不超过 48 小时。

6. 其他治疗 包括营养支持，对重要器官功能不全及 DIC 等并发症的处理。

（夷恬进 周圣涛）

热损伤；热损伤的发生与术者的手术经验和技巧有关，也与手术种类及病情的复杂程度有关，如患者有手术史、盆腹腔粘连严重、解剖关系不清等增加热损伤的风险。值得注意的是，热损伤在术中不易发现，通常在术后 2~3 天，由于损伤部位缺血、坏死、穿孔等，才表现出感染、腹膜炎，甚至中毒性休克的症状，诊断与处理不及时可能危及生命。

热损伤的预防：能力器械热损伤术中难以发现，不能及时处理，预防十分重要。①术者要熟悉解剖，掌握技能，具备复杂手术的能力。②熟悉能量器械的性能、使用技巧和热效应特点，不同的能量器械用于不同的组织，对手术成败及并发症的预防也至关重要：单极电凝热辐射范围广，双极电凝较单极电凝对组织的热损伤较小，智能双极可自动调整参数有效控制电凝功率和时间，单就热损伤程度而言，电凝首选智能双极，其次是普通双极，尽量少用单极电凝，尤其是输尿管、膀胱、肠管、血管等表面的止血应尽量用双极电凝；激光的损伤主要为热损伤，CO_2 激光穿透性较差，较安全；超声刀工作温度为 70℃，热传导较少，无电流，损伤小，应用广，对于无血管的疏松组织进行分离显现出良好的优势，另外，如何使用不同的能量设备对不同的组织进行止血分离和凝固，对手术的成败及并发症的预防也至关重要，比如超声刀等不一定适合较粗血管的切割和止血。术中分离时，应尽量避免能量器械与正常组织和器官直接接触；输尿管膀胱段是宫颈癌手术分离中最易损伤的部位，使用超声刀则相对安全。③术前评估与预处理：如复杂的盆腔手术前插入输尿管导管，可以提高术中输尿管的分辨率，降低输尿管的损伤。④重视细节：仔细检查手术器械的绝缘层有无破损，使用电器械时避免与其他金属器械接触，使用后的电器械不与正常组织接触等。⑤术中预防性处理：对组织、器官表面发白、起泡、皱缩、碳化等怀疑热损伤，积极进行处理，如在膀胱，可做膀胱注水试验、膀胱镜检查，留置尿管等；如在输尿管，可做静脉靛胭脂试验、输尿管镜检查，插入双 J 管支撑输尿管。

（四）腹腔镜手术相关并发症

1. 腹壁并发症　腹壁并发症主要与戳孔有关，如戳孔感染、腹壁坏死性筋膜炎和戳孔疝等。

2. 血管损伤　根据血管损伤的部位，分为如下：①腹壁血管：由穿刺导致腹壁血管损伤；②腹腔内血管：如肠系膜和大网膜血管等，也多因穿刺导致损伤；③手术区血管：如子宫动 - 静脉、卵巢动 - 静脉、髂动 - 静脉等；④腹膜后大血管：主要由穿刺暴力导致，发生率低，但是很危险，包括腹主动脉、下腔静脉等。

3. 内脏损伤　发生内脏损伤并不少见，关键是术中不易发现，术后出现腹膜炎等，造成严重后果。根据损伤脏器的性质，分为：①机械性损伤：由器械操作不当导致，是物理性损伤；②热损伤：由使用能量器械切割、分离、止血时，对邻近的组织、器官造成热辐射损伤。根据损伤器官不同，分为空腔脏器损伤，如输尿管、膀胱、小肠、结肠等；实质性脏器损伤，如卵巢、子宫、肝脏等。

（五）泌尿系统损伤

泌尿系统与女性生殖系统的解剖关系密切，妇科微创手术损伤泌尿系统时有发生，临床上常见膀胱输尿管损伤。泌尿系统损伤需请泌尿外科医师会诊处理。

1. 输尿管损伤　输尿管损伤部位多为输尿管盆腔段和进入膀胱段，常见原因：①输尿管走向发生变异，宫颈部因肌瘤贴近输尿管；②处理子宫动脉盲目钳夹和缝扎，或反复电凝造成输尿管损伤；③盆腔粘连严重，输尿管识别不清，盲目切割、电凝造成输尿管热损伤。损伤程度表现为：①输尿管完全结扎、切断；②输尿管壁部分损伤，如输尿管包膜、肌层及输尿管壁缝扎、热损伤等，造成局部狭窄及成角畸形、漏尿。尿漏常为输尿管损伤的首要表现。术中发现尿液外渗能够及时发现输尿管损伤。如果输尿管损伤术中没有及时发现，术后的表现因损伤的程度和类型不同而表现不一。尿漏发生的时间不定，机械损伤术后短时间内发生，也有 4~5 天出现，热损伤在术后 1 周以后才出现。单侧输尿管完全被结扎，可有腰胀，也可能无症状；若双侧被结扎，表现为无尿；有尿液外渗，常有发热、腹痛；阴道漏尿提示泌尿系统有损伤。

根据手术史和漏尿等表现，基本可以确定泌尿系统损伤，明确损伤部位和损伤程度，需做如下措施：①膀胱注射亚甲蓝溶液：排除膀胱损伤；②静脉注射靛胭脂:阴道内可见蓝色液体,提示可能为输尿管阴道瘘;③ B 超:可发现上段输尿管扩张及肾盂积水,也可发现腹腔或盆腔积液;④静脉肾盂造影:可以明确损伤部位,了解肾功能;⑤膀胱镜检查:膀胱镜检及输尿管导管插管检查,如导管上行受阻,提示该局部损伤。

处理:一旦发现输尿管损伤,应及时处理,以减轻和防止损伤范围扩大。处理原则:尽快手术解除漏尿,以保护肾功能。一般先膀胱镜下输尿管插管,如能顺利插入双 J 管,保留 2~3 个月后取出,能自行愈合。损伤范围大,输尿管插管困难需手术治疗。

预防:①熟悉局部解剖,了解输尿管易损伤的部位在输尿管跨越髂血管处、输尿管与子宫动脉交叉处,还是输尿管隧道及进入膀胱处;②术中出血:先用纱布加压止血,然后边抽去纱布、边吸血,看清出血点后再用电凝止血,切勿盲目止血;③盆腔粘连:先恢复子宫及附件的解剖位置,然后再手术;④对宫颈、子宫峡部和阔韧带内肌瘤先切除再做子宫全切;⑤在难度大、手术范围大的妇科手术后,应检查两侧上段输尿管是否增粗及蠕动情况;⑥使用能量器械时,做好输尿管保护。

2. 膀胱损伤 妇科手术多涉及膀胱,手术时常需下推或分离而损伤膀胱,常见原因:①因腹腔手术、盆腔炎等,膀胱与腹膜致密粘连,切开腹膜时损伤膀胱;膀胱与宫颈粘连,分离膀胱时造成膀胱肌层撕伤甚至穿孔,电凝膀胱表面出血造成膀胱热损伤。②子宫切除术时,下推膀胱不够切开阴道前穹窿时伤及膀胱,或缝合阴道残端或子宫颈残端时穿透膀胱壁。单纯膀胱肌层损伤:黏膜完整,可无任何临床表现,组织自行修复。膀胱壁全层损伤:术野外可见尿液,尿管内可见血尿,膀胱内给予注射亚甲蓝可确定。膀胱热损伤:术中可无漏尿、血尿,不易发现,在手术后数日出现尿瘘才能发现。随着时间延长,膀胱内压力增高时,可出现膀胱瘘。由缝线穿透膀胱壁引起的膀胱阴道瘘多发生在术后 10 天左右,经阴道检查时可见到阴道顶端或前壁有尿液流出,甚至可见到瘘孔;一时看不到漏液或瘘孔者,可插入导尿管并向膀胱注入亚甲蓝,可见蓝色液体从瘘孔中流出。对于术后出现漏尿,可做膀胱内注射亚甲蓝试验、膀胱造影、静脉肾盂造影、膀胱镜检查及逆行输尿管插管检查,对确诊有重要作用。

处理:①术中发现膀胱损伤立即修补,用 2-0 可吸收缝线全层缝合膀胱裂口,术后留置尿管 7~10 天,保持尿管通畅;膀胱伤损伤较重的做膀胱造瘘,引流尿液。②术后早期发现膀胱损伤立即修补,应用抗生素预防感染,术后保留尿管 10~14 天;热损伤所致的微小膀胱瘘可通过留置尿管,期待自然愈合,较大的瘘孔需通过手术修补。③术后数月才发现的尿液外渗形成的炎性肿块,给予抗感染,择期手术切除炎性肿块和受累的膀胱壁,缝合修补膀胱。④膀胱阴道瘘,术后 3 个月再行膀胱阴道瘘修补术。

预防:①术者熟悉盆腔的局部解剖;②术前应了解病变与膀胱的关系,对疑有病变累及膀胱者,术前应行膀胱镜检查;③术中探查识别盆腔器官与病变的关系;④做子宫切除术时,推离膀胱应超过宫颈外口,缝合阴道残端不要盲目缝扎;⑤使用能力器械切割、分离、止血时须远离膀胱。

(六) 肠道损伤

妇科腔镜手术中肠管损伤并不少见,一旦发生,且未得到及时诊断及相应的处理,会导致腹膜炎等严重并发症,危及患者生命,是妇科手术最严重的并发症之一,必须引起高度重视。

1. 术中肠管损伤的发生率及相关因素 随着腹腔镜手术技术与手术技巧的不断提高,腹腔镜手术在妇科领域中的应用越来越广泛、手术越来越复杂,其手术并发症的发生率也相应升高,其中,肠管损伤发生率文献报道为 0.06%~0.65%。1990 年 Peter 等对美国进行了 37 000 例腹腔镜手术的调查,1998 年 Chapron 等对法国 29 966 例腹腔镜手术进行了回顾性分析,两个报道的肠管损伤的发生率均为 0.16%。肠管损伤发生率与手术的大小及复杂程度密切相关,手术难度大是肠管损伤的主要因素。腹腔镜检查术或小手术肠管损伤仅占 20%,而 80% 的肠管损伤均发生在较大或复杂手术中。除手术难度以外,术者的手术经验与手术技巧也与肠管损伤的发生率密切相关,具有丰富经验与手术技巧的手术医生,其肠管损伤的发生率较低。因此，对微创手术医生进行规范化培训，提高医生的手术技巧、丰富医生的手术经验，术前充分准确的病情评估、选择适当的手术方式是降低腹腔镜手术肠管损伤发生率的关键。

2. 术中肠管损伤的识别　术中及时发现肠管损伤并给予适当处理是避免造成术后严重并发症发生的关键，对于既往有手术史，盆腹腔炎症、子宫内膜异位症以及恶性肿瘤等肠管损伤高危因素的患者，应警惕肠管损伤的发生。如气腹针穿刺形成气腹或第一穿刺器置入过程中易引起肠管损伤。出现下列情况提示有气腹针损伤肠管：气腹针有肠内容物溢出或被吸出；初始腹腔压力≥8mmHg（正常腹腔压力≤8mmHg，平均压力为4mmHg，结肠内压力为10~12mmHg）；穿刺气腹针时感觉异常（无明显第二突破感，或第二突破感后气腹针活动受限）。气腹针引起的肠管损伤穿孔小，若肠道准备充分、腹腔污染轻，一般可以自愈，但损伤严重则需行肠修补术。第一穿刺器置入腹腔镜后直接看到肠腔，即明确肠管损伤。如果发现有肠管或大网膜与腹壁有粘连或疑有肠管损伤时，则可以将腹腔镜置于侧腹壁穿刺器观察脐穿刺孔处有无肠管损伤。此外，若置镜后发现肠管表面血肿或直接看到肠内容物时，提示肠管损伤。

手术操作部位的肠管损伤容易被遗漏，在疑有肠管损伤时应仔细观察识别。镜头“特写”可疑部位，发现肠管黏膜样组织或肠内容物溢出是肠管全层损伤的典型征象。无损伤肠管抓钳挤压可疑损伤部位肠管，观察有无肠内容物溢出，判断是否发生肠管损伤。疑有直肠或乙状结肠损伤，可以将盆腔充满液体，直肠充气，若有气泡产生则提示有全层损伤。

3. 术中肠管损伤的处理　术中发现有肠管损伤，应立即请有经验的腹腔镜外科医生会诊并协助处理。通常可以在腹腔镜下进行修补，不需要中转开腹。根据肠管损伤的部位及损伤程度的不同，选择不同的处理方法。

（1）小肠损伤的处理

1）机械性损伤：局限于浆肌层，黏膜层完整的非全层损伤用3-0带针丝线缝合浆肌层修补。全层损伤可以在腹腔镜下用3-0带针丝线行全层结节缝合，并褥式缝合浆肌层。若破口较大或多处损伤需要行肠切除吻合术。腹腔镜下缝合困难者，可以考虑延长穿刺孔（2~3cm），将损伤肠管提出腹腔行体外修补或部分肠管切除吻合术，然后再将肠管送回腹腔。

2）热损伤：与传统的开腹手术不同，腹腔镜手术需要应用能量器械，如单极和双极电凝等，尤其单极电凝具有“趋肤效应”，肠管最易受到热损伤，处理原则依损伤程度而不同。肠管表面非穿透性损伤表现为肠管表面变白，重者变黄。表浅的浆膜层热损伤可以观察，不给予处理，若损伤面积较大、较深则应行修补术。损伤面积大、缝合修补困难者，则应行肠切除吻合术。肠管全层电损伤，则立即行肠管修补，肠管贯穿多处损伤或损伤面积大、缝合修补困难者考虑行部分肠管切除吻合术。

（2）大肠损伤的处理

1）机械性损伤：直肠和乙状结肠位于盆腔，与生殖器官关系密切，亦是妇科疾患（子宫内膜异位症、妇科肿瘤等）容易侵犯的部位，是妇科手术最易损伤的大肠部位。浅表的浆肌层损伤与小肠损伤的处理相同。全层损伤要根据损伤的部位、程度、术前肠道准备情况、医生的经验等处理。术前肠道准备充分，一般可以在腹腔镜下行Ⅰ期修补或肠管切除吻合术。术前未行肠道准备，肠内容物腹腔污染重或病灶侵犯肠管面积大怀疑愈合困难者，则行肠造瘘分期手术，应由外科医生配合完成。

直肠阴道隔子宫内膜异位症病灶浸润直肠以及乙状结肠，子宫内膜异位症病灶切除时，为切净病灶会有意损伤（切除）部分肠壁或部分肠段，病灶小（≤2cm）的可以行病灶及部分肠壁的楔形切除，横向缝合修补肠管；病灶大（>2cm）的可以行病处肠段切除并用吻合器行断端吻合。切除病灶时尽量避免病灶残留影响术后肠管愈合。修补或吻合后应行肠管注气试验确保修补完整。

2）热损伤：非全层贯穿大肠的热损伤与小肠的热损伤的处理基本一致，全层热损伤的处理参照大肠的机械性全层损伤的处理，需要注意的是要将热损伤的肠壁部分充分切除，以免影响术后愈合，引起术后肠瘘。

4. 肠道损伤的预防　①应严格掌握腹腔镜手

术指征，疑有肠管广泛粘连者为手术禁忌证；②对于腹腔施术医生，需有一定的开腹手术基础；③有清晰的解剖概念；④经规范的腹腔镜技术培训；⑤由浅入深、由易到难，循序渐进、逐步提高腹腔镜的手术技巧；⑥腹腔镜手术对设备的要求较高，应注意不断更新设备，这是确保手术成功的另一保证。

二、术后并发症处理和管理

施行微创手术后，大多数患者可以顺利康复，但是少数患者术后可能发生并发症。术后并发症由原发病、手术或一些相关的因素引起，应掌握微创手术并发症发生的原因、临床表现及预防措施，一旦发生尽快采取有效的治疗措施。

（一）术后感染

妇科术后感染是最常见的术后并发症，主要包括腹腔或盆腔内感染、切口感染、上呼吸道及肺部感染，以及尿路感染等。术后感染可导致患者住院时间延长，医疗费用增高。

1. 感染部位 盆腔、腹腔手术部位的感染最常见，占术后感染的 50% 以上。此外，由于术后患者抵抗力较弱、病房通风不及时及探视人员较多，手术后患者发生上呼吸道感染也较常见。重症老年患者及较大的手术多采用全麻，气管插管及术后延迟拔管、术后呼吸机的应用，致使这些患者术后肺部感染概率增高。泌尿道感染与术后留置尿管时间的长短有关，宫颈癌广泛子宫全切术后由于需要长期保留尿管，泌尿道感染较常见。手术戳孔部位感染多见于肥胖、消毒不严及缝合不当导致死腔、缺血坏死、出血等的患者。

2. 病原体 术后感染绝大多数为细菌感染所致，少数由于上呼吸道病毒感染引起。在细菌感染中，随着抗生素的预防应用，溶血性链球菌和金黄色葡萄球菌等革兰氏阳性菌感染已逐渐被大肠埃希菌等革兰氏阴性菌取代。近年来，抗生素的逐步升级及滥用导致以条件致病菌（包括需氧菌、厌氧菌和真菌等）为主的混合感染在临床上越来越常见。

临床常见的病原菌包括：①球菌，如金黄色葡萄球菌、表皮葡萄球菌、链球菌、肺炎链球菌、微球菌等；②杆菌，如大肠埃希菌、阴沟肠杆菌、梭状芽孢杆菌、拟杆菌等；③厌氧菌，如无芽孢厌氧菌等；④非发酵及其他菌属，如铜绿假单胞菌。

近年来研究发现女性泌尿生殖道寄生的支原体、衣原体等可引起生殖道炎症、流产、不孕等妇科疾病，但其是否会导致术后感染仍有待进一步证实。研究发现解脲支原体是女性泌尿生殖系统中最常见、具有致病性的生殖道支原体，与子宫全切术后近期急性感染有关。

3. 危险因素 包括手术因素及患者本身的因素。

（1）手术因素：①手术时间过长：组织暴露于周围环境，而造成组织破坏，创面渗出增加，易于细菌繁殖；②手术创伤大：造成损伤组织增多，易于发生感染；③术中出血多：造成贫血，且渗出的血液是很好的细菌培养基，增加感染的概率；④阴式手术：随着微创手术的拓展，阴式妇科手术因无须开腹、腹壁无创伤、胃肠功能影响小、术后患者痛苦小而受到重视，但手术野距离肛门近，易于感染肠道的细菌，同时由于阴道寄生菌较多，手术操作也会增加逆行感染的机会。

（2）患者因素：①年龄：老年体弱患者抵抗力低、创面修复能力低均增加感染的机会；②肥胖：是切口感染最常见的危险因素，肥胖患者伤口缝合困难，容易残留死腔，脂肪液化概率高，均可增加伤口感染的机会；③贫血：术中失血可导致贫血；④营养不良和低蛋白血症：大手术后，尤其涉及胃肠道的手术后，患者胃肠功能恢复较慢，食欲减退，而恶性手术患者又可能发生腹水、恶病质或化疗打击造成的营养不良和低蛋白血症，这些也会降低患者的抵抗力，增加感染的概率；⑤糖尿病：血糖控制不达标、白细胞趋化能力减弱均可显著增加感染的概率；⑥其他：细菌性阴道炎等，可增加子宫手术后盆腔感染的可能，尤其是阴式手术。

4. 临床表现

（1）全身症状：①发热为最常见的表现。术后因组织创伤吸收热，许多患者会出现不同程度的发热，但一般低于 38.5℃，如发热持续到手术后第 4 天，且体温持续高于 38.5℃，甚至达 39℃以上，应考虑存在术后感染的可能。②胃肠道症状：患者也多出现腹胀、恶心、食欲减退等胃肠道反应以及乏力、精神状态差等症状。

(2) 局部症状：根据感染部位的不同，感染的局部表现和全身表现也不同。①手术戳孔部位的感染：多为红、肿、热、痛等表现，严重时切口和针孔可有脓性分泌物溢出，如伴有厌氧菌感染可有异味；②盆腔感染：可有下腹部压痛，伴发脓肿时可有下腹部包块，伴有腹膜刺激征时出现肌紧张；③腹腔感染：盆腔感染可波及腹腔，出现腹腔感染、脓肿形成，严重者可伴发肝下脓肿及膈下脓肿，可刺激膈肌出现肩痛、呼吸疼痛等症状；④泌尿系统感染：可出现尿急、尿频、尿痛，当感染扩散到上尿路时，可有下腹痛及腰痛的表现；⑤呼吸道感染：上呼吸道感染可出现咽痛、咳嗽，而下呼吸道感染可出现咳嗽、咳痰、呼吸困难等症状；⑥宫腔内感染：宫腔镜术后感染多表现为子宫内膜炎，可出现脓血性分泌物，分泌物可有异味。

5. 实验室检查及影像学检查

(1) 血常规：细菌感染时可有白细胞升高，主要是中性粒细胞升高，出现核左移。在病毒感染中，则可不出现白细胞的升高，分类可见淋巴细胞增多。

(2) 血清蛋白：手术应激使机体处于分解代谢状态，血清白蛋白、球蛋白降低，而C反应蛋白(C-reactive proten, CRP)会升高。若术后并发感染，机体应激反应加重，白蛋白和CRP的水平变化则更显著。

(3) X线胸片：支气管炎及肺部感染时，胸片可明确肺部感染是否存在，并可明确病变范围。对于术后发热同时有咳嗽、呼吸困难等症状的患者，尤其是老年患者应警惕肺炎的发生。

(4) 盆腔及腹腔B超：盆腔手术部位的感染可伴有渗出、血肿、脓肿形成。通过盆腔B超可了解盆腔情况。长时间卧床的患者，腹腔内感染性脓性分泌物可积聚至肝下及膈下，腹部B超也可观察到脓肿形成。

(5) 细菌培养加药敏试验：分泌物培养、血培养、尿液培养、痰培养等可提供病原学诊断依据，而药敏试验可为临床正确选择抗生素提供依据。

6. 并发症　妇科手术后感染可导致其他并发症的发生，如盆腔脓肿、菌血症和败血症、菌群失调及心内膜炎等，应尽量避免这些并发症发生，一旦发生应积极治疗。

7. 治疗　术后感染的治疗应主要针对病原体，以抗炎为主，脓肿形成要切开引流，并以提高机体抵抗力、免疫力为辅助治疗。

(1) 对症处理：包括退热，可采用物理降温、药物降温。

(2) 支持疗法：补充钾离子、维生素C及维生素B等，尽量维持水、电解质平衡，对于不能进食的患者给予静脉高营养治疗有助于患者恢复。严重感染时，患者常出现低蛋白血症和贫血，应纠正低蛋白血症，给予白蛋白、血浆，必要时输血，有助于创伤恢复和抗炎。

(3) 抗生素的应用：尽早进行病原学检查和药敏试验，根据药敏试验结果应用敏感抗生素是理想的治疗方法。但临床实践中，细菌培养及药敏试验结果往往在确立感染后几天才能确定，因此，及时正确地应用有效的广谱抗生素是治疗关键。

抗生素的应用原则是广谱、联合及足量。广谱抗生素可选用抗菌活性强的杀菌剂而非抑菌剂，一般术后盆腔感染、腹腔感染、宫腔感染和腹部伤口感染主要是由大肠埃希菌引起，因此首选对杆菌有效的抗生素，尤其是对革兰氏阴性杆菌有效的药物，如β内酰胺类抗生素，包括青霉素类(氨苄西林、阿莫西林 / 克拉维酸等)、三代头孢类(头孢曲松等)。喹诺酮类(如左氧氟沙星)抗菌谱广，尤其对革兰氏阴性杆菌具有较高的抗菌活性，是近年来常用的抗生素。但随着临床抗生素滥用等问题，耐药菌株的感染越来越常见，人们又开始关注以往其他类抗生素，如氨基糖苷类、红霉素族抗生素等。

联合用药指为获得理想的治疗目的或根据药物特点而制订的治疗方案中包含2种或以上药物，通常妇科手术由于多为Ⅱ类或Ⅱ类以上伤口，许多手术操作部位连通阴道的有菌环境，临床上常见混合感染，因此应在采用广谱抗生素治疗的同时兼顾厌氧菌治疗，临床多联用甲硝唑对抗厌氧菌感染。

足量用药指在药敏结果回报之前，临床用药为经验型用药，应遵循足量原则，并于用药后的48~72小时评价临床疗效，疗效欠佳时再考虑调整用药。避免过快、过频更换抗生素，防止发生耐药。

(4)外科处理：严重的妇科手术术后感染需行外科治疗，如脓肿形成后应进行清创并充分引流，必要时应尽快进行二次手术清除感染灶。

8. 预防措施

(1)严格无菌操作：严格执行无菌操作、隔离技术、规范的术前备皮和术野部位消毒，使用无菌的一次性器械，手术后限制探视人数，手术后医护人员在进行各种治疗操作时严守无菌操作规范，注意围手术期环境管理，可明显降低手术后感染发生率。

(2)治疗阴道炎：术前积极治疗阴道炎不只是针对经阴道手术，目前已知女性阴道和宫颈内存在大量细菌，包括需氧菌和厌氧菌，而阴道中的细菌是污染手术野并引起感染的主要来源，治疗阴道炎是预防子宫全切术、预防阴道残端感染的最有效的方法。

(3)术中精细操作：术前充分估计手术难度，严格的肠道准备能使可能涉及胃肠道的手术减少污染的机会。分离粘连预防周围脏器的损伤，而术中一旦发生脏器(如胃肠道)损伤，由于结肠、直肠中大肠埃希菌较多，可能污染手术野，采用甲硝唑浸泡及放置引流管以减少感染的发生率。彻底止血、缩短手术时间、减少创面渗血等措施可减少细菌感染的发生率。

(4)预防性应用抗生素：一般于术前30~60分钟预防性应用抗生素，可使术中创面组织的抗生素浓度维持在有效水平，减少清洁伤口的感染和污染伤口的术后感染率。对于Ⅱ类伤口、大型手术、放置生物材料的手术及感染性手术，抗生素的应用应延续到术后2~3天，度过手术后炎症高发期(同时也是手术后吸收热时期)，在体温正常并且血象正常的情况下可停止抗生素的应用，以避免滥用抗生素造成菌群失调。

(5)其他：积极改善一般情况，纠正贫血及低蛋白血症，糖尿病患者术前良好的血糖控制可减少术后恢复期的感染发生率，糖基化血红蛋白水平能够反映患者前2~3个月的血糖控制情况，对于择期手术应使其控制在低于7%的水平。

(二)静脉血栓栓塞

静脉血栓栓塞症(venous thrombusembolism，VTE)是一种静脉内形成血栓后堵塞血管，引起静脉系统血液循环障碍及其相关病理生理改变的临床常见病，包括深静脉血栓形成(deep venous thrombosis，DVT)和肺血栓栓塞症(pulmonary thrombusembolism，PTE)2个不同的病程阶段，其中DVT是妇科盆腔手术后常见的严重并发症，多发生于下肢。血栓发生后若不及时诊断和处理，可发生血栓形成后综合征(post thrombotic syndrome，PTS)，长期影响患者的生活和工作质量，如果栓子脱落，可以并发PTE危及患者生命。因此，应引起足够重视，手术后DVT的预防和早期诊治十分重要。

1. DVT的预防　血流缓慢、静脉内膜损伤及血液高凝状态是DVT形成的三大因素。故血栓的预防重点应放在消除三大因素的形成上，主要包括术后早期走动、机械性预防压迫(间断气囊压迫、循序减压弹力袜)和药物(小剂量肝素、低分子量肝素)等，详见第七章第一节术前护理。

2. DVT的治疗　DVT治疗的目标是：①减轻症状及其持续时间；②预防PTE；③减少血栓的复发；④避免或减轻PTS。对于DVT的治疗方案及治疗时间，国内外一直存在着不同的观点，尤其是对于孤立性腓肠肌静脉血栓(包括腓肠肌肌间静脉血栓、腓静脉血栓、胫前静脉血栓和胫后静脉血栓)的治疗。具体治疗方法主要包括非手术治疗、介入治疗和手术治疗。

(1)非手术疗法：主要包括急性期卧床休息、抬高患肢、局部热疗、穿弹力袜以及抗炎、抗凝、溶栓、抗血小板疗法等。

1)急性期卧床休息：目前研究认为血栓形成后，血管内皮细胞逐渐覆盖栓子，成纤维细胞及毛细血管通过血管内皮进入血栓中，使其整合到血管壁中成为致密结缔组织并附壁，此过程约需10天。所以卧床休息时间不宜过长，一般为10天，当全身症状和局部压痛消失后，即可进行轻度活动。长期卧床不仅不能预防PTE的发生及减少慢性静脉功能不全的发病率，还可能减慢静脉的血流，促进血栓在其他静脉内形成。休息过短则易导致血栓脱落继发PTE。

2)抗凝：抗凝治疗是血栓栓塞的基本治疗。

通过延长凝血时间来抑制血栓的形成、促进血栓的自溶和血管的再通，预防肺栓塞的发生。常用抗凝剂有肝素类和香豆素类 2 种。

a. 低分子量肝素：低分子量肝素是肝素类抗凝药物，主要是与抗凝血酶、Ⅹa 因子形成复合物起作用。其半衰期长，不用监测凝血功能，已逐步取代大分子肝素。低分子量肝素按体重给药，每次 100U/kg，每 12 小时 1 次，皮下注射，使用时无须监测 APTT。其不良反应有诱导血小板减少症，且经过肾代谢，对于肾功能不全患者慎用。

b. 维生素 K 拮抗剂：华法林是临床上常用的维生素 K 拮抗剂，通过抑制依赖维生素 K 的凝血因子（Ⅱ、Ⅶ、Ⅸ、Ⅹ）合成发挥抗凝作用。特点是起效慢，治疗窗窄，很难维持在治疗窗内，使用时需监测国际标准化比值（international normalized ratio，INR），根据 INR 调整药物剂量。并且华法林与食物及其他药物存在相互作用，影响抗凝效果，增加出血风险。因此，对于依从性差的患者，使用华法林具有一定的风险。使用华法林快速抗凝时，华法林开始时常与低分子量肝素联合使用，剂量为 2.5~6.0mg/d，2~3 天后开始监测 INR，当 INR 稳定在 2.0~3.0，并持续 24 小时后停用低分子量肝素，继续华法林治疗。以后每周监测 INR 2~3 次，共监测 1~2 周，稳定后监测次数逐渐减少至 4 周一次。调整剂量时需要重新监测 INR 值。

c. Ⅹa 因子抑制剂：利伐沙班是一种新型的抗凝药物，属于直接Ⅹa 因子抑制剂。利伐沙班作用靶点单一，具有高度选择性和竞争性抑制Ⅹa 因子和凝血酶原活性，同时对游离和结合的Ⅹa 因子均有作用，应用剂量恒定，不受年龄、性别和体重影响，是一种较好的口服抗凝药。有文献证明，利伐沙班单药治疗急性 DVT 与其标准治疗（低分子量肝素与华法林联合使用）疗效相当。口服利伐沙班药物的优点是服用药物期间无须监测 INR，不受其他药物及食物的影响，不会引起血小板减少症的发生，使用方便、安全。临床推荐用法：前 3 周 15mg/ 次，一天 2 次，维持剂量为 20mg/ 次，一天 1 次。

3）溶栓：目前血栓的溶栓治疗有一定争议，尚无统一的应用指南。虽然溶栓治疗能较快地解决静脉梗阻问题，恢复血管正常血流，维持组织正常的灌注，但是溶栓治疗出现出血的概率比抗凝治疗高，容易出现颅内出血而危及生命，而且溶栓治疗有一定的时间窗，一般病程不超过 72 小时。因此，对于妇科肿瘤微创手术围手术期出现血栓栓塞的患者应慎重溶栓，必要时请血管外科指导治疗。目前常用的溶栓药物有以下几种。

a. 尿激酶：尿激酶是一种纤溶酶原激活剂，为尿中提取，是目前应用较广泛的溶栓药物。它主要作用于内源性纤维蛋白溶解系统，可以催化纤溶酶原裂解成纤溶酶，降解血液循环中的纤维蛋白原、凝血因子Ⅴ和凝血因子Ⅷ等，并抑制血小板的聚集，从而发挥溶栓作用。对于新形成的血栓，尿激酶起效快、效果好、过敏反应少，但对于陈旧性血栓效果极差。纵观各项指南，到目前为止，对于溶栓的使用剂量尚无统一的应用标准。按照其药品说明书，对于急性静脉血栓，首次剂量可以为 6 万 ~ 18 万 U/d，以后改为 6 万 U/d，2 次 /d，用 7~10 天。建议首次剂量为 4 000U/kg，30 分钟内静脉注射，继以 60 万 ~120 万 U/d，维持 72~96 小时，必要时延长至 5~7 天。

b. 链激酶：是从溶血性链球菌提取而来，最初用于治疗心肌梗死，作用机制和尿激酶基本相同，但因其副作用较大，容易引起全身过敏、大出血等，并损伤心脏及肝脏功能，目前已较少应用。链激酶的初始给药剂量为 50 万 U，溶于 100ml 生理盐水或 5% 葡萄糖溶液中，于 30 分钟内滴完。维持剂量为 60 万 U，溶于 250~500ml 葡萄糖注射液中，加入氢化可的松 25~50mg 或地塞米松 1.25~2.5mg 用于预防不良反应，6 小时内滴完，每日 4 次，24 小时不间断。疗程长短视病情而定，一般为 12 小时至 5 日，治疗结束时，可用低分子右旋糖酐作为过渡，以防血栓再度形成。

c. 重组组织型纤溶酶原激活剂（rt-PA）：重组组织型纤溶酶原激活剂是第二代溶栓药，可选择性地激活血栓部位的纤溶酶原，使其转化为纤溶酶溶解血栓，且不影响整个凝血系统，所以其出血发生率低，溶栓特异性和安全性高，因其不具有抗原性，所以可重复使用，但最重要的缺点就是费用较为昂贵。重组组织型纤溶酶原激活剂主要用于肺栓塞的溶栓治疗，常规推荐使用剂量 50mg，一般与抗凝药物联合使用。

(2) 介入治疗

1) 经皮机械支除血栓装置：介入手术治疗是清除血栓的有效治疗方法，通过特殊的装置将血栓粉碎后，再通过血管鞘吸出，最好与导管直接溶栓结合使用。该方法主要用于广泛性髂股静脉血栓形成而致肢体出现股青肿时，手术可快速解除静脉梗阻。手术方式常用 Fogarty 导管经股静脉取出髂静脉血栓，用挤压驱栓或顺行取栓的方式清除股腘静脉血栓。血栓取除术的手术时间，一般在发病 72 小时内，尤以 48 小时内效果最好，手术时间越早，血栓与静脉壁粘连、炎症反应程度越轻，静脉内膜破坏越轻，继发血栓形成越少，手术取栓可越彻底，术后疗效更佳。

2) 下腔静脉滤器：下肢静脉血栓形成后脱落并随血流流到肺动脉形成肺栓塞，下腔静脉滤器能显著降低 DVT 患者发生肺栓塞的发生的概率，减少肺栓塞或肺栓塞疾病进一步的发展，对于抗凝治疗无效或不适于使用抗凝治疗或已有肺栓塞形成的患者可考虑使用腔静脉滤器置入术。但下腔静脉滤器长期应用可引起并发症，如腔静脉狭窄、梗阻或穿孔、较高的静脉血栓复发率等，所以临时性的腔静脉滤器得到了临床医生的青睐，既能有效地预防肺栓塞的发生，又能减少滤器带来的并发症。

(3) 手术治疗：包括常规切开取栓术和超声消融等微创手术，二者均适用于中央型和混合型血栓，但前者仅适用于血栓形成的早期，48~72 小时内效果最好，最长不能超过 7 天；对于超过 7 天者血栓已开始机化并与血管壁粘连，取栓时容易损伤血管壁及静脉瓣膜。导管直接溶栓术（即将导管直接插入血栓中，经导管注入溶栓药物）被认为是近年来治疗急性 DVT 的安全而有效的方法。

研究认为，在血栓形成 14 天以后，各种治疗方法均已无效，患肢将进入漫长的病程演变阶段。所以，DVT 的早期治疗很重要，其治疗方法虽多，但无论采取哪一种方法，都要充分掌握症状期和病期的关系，因为症状期往往短于实际病期，如果按照症状期来选择治疗方案与治疗时间，很可能产生严重的后果。

3. DVT 的转归　依据血液流动的快慢、凝血系统的变化、抗凝因子的强弱等各种复杂因素的消长，血栓或停止进展、吸收消散，或继续繁衍扩展。

(1) 血栓溶解和复发：血栓形成后，由于纤维蛋白溶酶的作用，血栓在几天内迅速溶解。崩解的血栓也可能成为栓子，随血流进入肺动脉。研究认为近 1/3 腓肠肌静脉血栓可以自然溶解，早期或周围型 DVT 经有效治疗 3 个月和半年，血栓完全溶解率分别为 87.5% 和 100%，1 年后血栓复发率为 2.6%；近端 DVT 经过充分治疗，半年后血栓完全溶解率仅为 38%，部分溶解率为 54%，1 年后血栓复发率为 8.4%。但不治疗或治疗不充分的下肢近端 DVT 和有症状的小腿 DVT 3 个月后分别有 47% 和 20% 的患者发生复发性 DVT。除了与治疗有关外，血栓最初形成的危险因素是否是一个瞬时因素对血栓的复发率也有显著影响。研究认为，对于首次发生 DVT 的危险因素是瞬时因素（如近期手术）的患者来说，停止抗凝治疗后发生复发性 DVT 的可能性每年大约为 3%；而对于那些存在持续性危险因素，如恶性肿瘤的患者来说，其可能性每年至少为 10%。

(2) 血栓的滋长和蔓延：血栓形成后收缩挤出血清，其内含大量的初发凝血酶，在一定条件下，就很容易有新鲜的血栓凝块沉积于正在机化、甚至已经机化的血栓上，血栓进一步扩展，堵塞静脉管腔，将会导致逆向形成与滋长。研究认为，绝大多数症状性 DVT 起源于腓肠肌静脉，如不治疗或治疗不充分，4%~28% 的腓肠肌静脉血栓会向近端静脉蔓延。然而，腓肠肌静脉血栓蔓延至近端静脉前很少出现症状。

(3) 血栓形成后综合征：又称慢性静脉功能不全，主要表现为下肢的疼痛、肿胀、皮肤变色和溃疡。其病理是静脉残余血栓阻塞和血栓机化造成瓣膜关闭不全、远端静脉血液回流不畅，静脉压力增加而产生。所以要争取在早期完全溶解原发血栓，有利于恢复血流的通畅和保持正常的瓣膜功能。

(三) 肺部并发症

肺部术后并发症与术前患者慢性气管炎、肺气肿、吸烟等相关。常见的并发症有肺炎、肺不张、急性呼吸窘迫综合征等。这些并发症约 30% 发生在术后6周之内。

1. 肺炎　主要由呼吸道感染、分泌物阻塞或吸入呕吐物所致，或发生于肺不张之后。表现为发热、咳嗽、疼痛、呼吸频率快。肺部叩诊浊音，听诊有湿啰音，胸部X线检查有助于确诊（弥漫性阴影或肺叶实变一般在有症状24小时后出现）。

治疗：呼吸困难者给氧吸入，应用有效广谱抗生素（有条件做痰细菌培养加药敏试验）。鼓励患者咳痰及练习深呼吸。极度虚弱或呼吸衰竭的患者咳嗽反射差，偶尔需气管切开以改善换气及吸痰。

术后肺炎重在预防。术前吸烟者，应戒烟；有呼吸道感染者，在感染治愈后手术；手术前各项准备较多、时间过长时，冬季应注意保暖，预防患者感冒，术中、术后也应注意保暖。对行吸入麻醉的患者，术后应取平卧位，未清醒者，头应偏向一侧，专人护理，及时擦去口中分泌物或呕吐物，防止呕吐物吸入肺内引起吸入性肺炎；患者清醒后，要鼓励勤翻身、深呼吸，在床上或下床活动，让患者知道有助于预防术后肺部并发症。术后呼吸道分泌物稍多，咳嗽、咳痰时又震动引起腹部切口疼痛，促使患者不敢咳痰，医护人员帮助用双手压迫切口两侧，于患者咳嗽时压迫腹部使之不震动，以利患者敢于用力咳痰，而且应教会家属及陪护人员这种方法，协助患者把痰咳出。痰多黏稠不宜咳出者，可给予祛痰药和/或雾化吸入；痰多无力咳出或意识不清者，可用吸痰器吸痰。

2. 吸入性肺炎　是因胃内容物吸入气管所致，可见于诱导麻醉患者。吸入性肺炎的主要腐蚀性因素是酸性吸入物，pH值低于2.5即可引发临床表现。其症状取决于吸入固体颗粒或液体，前者可阻塞支气管引起肺不张；后者可引起呼吸困难、发绀、心动过速及呼气性哮鸣音。患者可有低氧、高碳酸血症及酸中毒。胸片显示间质性肺水肿。

一般说来，误吸物量少可导致轻度肺不张及暂时性缺氧，严重误吸则导致重度低氧。故一旦发生胃内容物吸入气管，应立即将套管放入气管导管内，置入支气管吸出误入物，再用盐水冲洗。已确诊吸入性肺炎后，还可应用一种非特异性抗酸剂以增加胃内容pH值，减少对肺的损害。适当应用抗生素，注意观察急性呼吸窘迫综合征的发生。

预防：术前8小时必须禁饮食，或推迟手术时间。静脉注射甲氧氯普胺10mg，可促进胃排空。

3. 肺不张　主要是由于肺支气管被黏痰或误吸呕吐物完全阻塞所致，多发生于术后48小时内。腹部手术后仰卧位，尤其老龄体弱、膈肌功能失调而无力咳嗽或不敢咳嗽的患者易发生。术前患慢性支气管炎、哮喘、呼吸道感染或吸烟，术后不适当的深呼吸及延迟下床活动可增加发病风险。

轻度肺不张表现为术后早期发热，与肺扩张不全有关。让患者早下床活动，练习深呼吸，使分泌物排出，利于轻度肺不张消失。重度肺不张，除体温增高外，也因血氧含量不足而出现呼吸短促、呼吸困难、脉率增快、发绀等。肺部叩诊浊音或实音，听诊患侧呼吸音减弱或消失。X线检查见肺不张征象。处理同肺炎。

预防：有诱发高危因素者在术前积极处理；呼吸道感染者控制感染后再手术；术后早下床活动，练习深呼吸；术后控制疼痛。

4. 肺水肿　比较少见，主要原因为输液或输血过快、过多，使血容量突然增加，引起急性左心衰竭所致。主要症状是严重呼吸困难、发绀、咯血或咳粉红血性泡沫样痰。听诊肺部有大量水泡音。

对老年体弱者，术后应加强巡视及护理，注意输液速度与输液量。一旦发生肺水肿，应立即停止输液、输血，给予氧吸入。患者应取半坐位，静脉快速给予西地兰、氨茶碱，肌内注射哌替啶，给强利尿剂如呋塞米或利尿酸钠。强心剂应缓慢注射，不宜反复持续应用，注意防止出现低钾。

5. 急性呼吸窘迫综合征　急性呼吸窘迫综合征系严重的肺功能障碍性疾病，死亡率可达50%~60%。术后见于大量输血、败血症、休克等。临床表现为进行性呼吸窘迫、发绀，与低氧血症的程度有关。胸部X线检查在初期多无异常，随时间推移24~48小时内，由小片或弥漫性浸润逐渐发展成显著的肺泡浸润。与心源性肺水肿不同的是，急性呼吸窘迫综合征心脏大小多在正常范围，而肺水肿氧疗难以纠正（心源性肺水肿者给氧及呋塞米有效）。除此之外，还应与感染肺炎、特发性肺纤维化鉴别。

治疗：针对低氧血症、纠正酸碱平衡失调、去除诱发因素等进行支持疗法。最初给面罩或鼻管给氧。如果呼吸费力或动脉氧分压难以维持，宜行气管插管及机械通气，呼气末正压通气（气压维持在 14~20mmH_2O）对急性呼吸窘迫综合征治疗十分有用。肺动脉插管有利于液体治疗和提高心功能及指导氧疗。

（四）淋巴系统并发症

妇科恶性肿瘤施行手术治疗，区域淋巴结切除是手术的重要部分，手术后区域淋巴回流障碍可发生淋巴囊肿、淋巴水肿，是妇科恶性肿瘤术后常见的并发症之一。

1. 盆腔淋巴囊肿 可于术后 1~2 周出现。临床表现与淋巴囊肿的位置、大小、是否并发感染等有关。常见表现为下腹痛、下腹包块、下肢疼痛、下肢水肿、尿频、便秘等。若继发感染，出现发热、包块压痛、囊肿短期内迅速增大等。若囊肿增大压迫输尿管，可引起肾积水、肾功能不全，甚至肾功能衰竭；若压迫髂血管，导致血栓形成等后果。腹部触诊或双合诊检查时，可触及囊性包块，可伴有压痛。B 超、CT 或 MRI 检查对盆腔淋巴囊肿诊断率高。淋巴造影术复杂且有创，现已少用。根据患者手术史、症状、体征及影像学检查基本可以确诊。

处理：盆腔淋巴囊肿体积小、无临床症状，可以自行吸收，不需要作特殊处理。若囊肿较大、出现压迫症状，需要积极处理，通常采用超声引导下穿刺置管（保留）引流。穿刺的囊液进行常规检查、生化分析、乳糜试验、细菌培养等，以进一步确诊。继发感染若抗生素治疗效果不佳，应做切开引流术，同时继续抗感染。

预防：①术后充分的盆腔引流；②手术中开放盆底腹膜，有利于淋巴液渗入腹腔，增加淋巴液；③术中结扎淋巴管残端。

2. 下肢淋巴水肿 多发生在大腿，表现为下肢非凹陷性水肿、肢体周径增大、皮肤粗糙、质地变硬，形成橡皮肿，进一步发展可导致下肢关节活动受限。视诊和触诊即可早期诊断。辅助检查包括超声、CT、MRI 等，其中最常用和简便的是超声检查，也有助于排除下肢深静脉栓塞等情况。治疗有内科治疗和外科治疗。

内科治疗包括：①保护皮肤：对患肢皮肤局部清洁，若发生感染，给予抗生素治疗；②按摩：促进淋巴液回流；③压迫法：间断穿弹力袜控制患肢周径，并在运动过程中弹力袜产生压力促进淋巴液回流；④低频激光治疗。外科治疗虽然方法较多，但很难达到根本性治疗。

（五）胃肠道并发症

1. 麻痹性肠梗阻 腹部、盆腔手术后有可能发生某种程度的肠梗阻，多因手术后肠麻痹时间较长所致，常发生于术后 48~72 小时，也有腹膜炎继发的麻痹性肠梗阻。罕见原因有腹腔遗留纱布垫，或泌尿道损伤尿液外溢至腹腔引起持续性肠梗阻。肠梗阻以腹胀、肠鸣音缺失及腹部叩诊鼓音为特征，也可伴恶性、呕吐。腹部 X 线检查可见肠扩张充气，小肠为甚。

处理：暂禁食、静脉补液、腹部热敷、经鼻插入胃管行胃肠减压，使腹胀减轻至消除。灌肠及使用栓剂可减轻肠胀气。应用止痛药和肛管排气也是一种有效方法。

预防：术后肠蠕动恢复前禁食，鼓励患者勤翻身、早下地活动。

2. 粘连性肠梗阻 早期粘连所致的部分性或完全性肠梗阻多发于术后第 5~6 天，至 8~12 周可形成致密的纤维性粘连使肠管包绕其中，导致延期肠梗阻。部分性肠梗阻发病缓慢，腹胀、腹痛、恶心、呕吐较轻，完全性肠梗阻症状明显甚至出现绞窄性肠梗阻。查体腹部叩诊鼓音，听诊肠鸣音亢进。腹部 X 线检查显示小肠部分胀气伴液平面。处理应立即胃肠减压、纠正电解质紊乱。如胃肠减压无效，或疑小肠梗阻伴有肠缺血坏死者应立即请外科会诊处理。

3. 急性胃扩张 因空气、胃液在胃内蓄积所致。多数患者伴有恶心、呕吐、呻吟或麻痹性肠梗阻。胃扩张严重时膈肌运动受限，患者呼吸变浅、快。可插入胃管吸出胃内容物至梗阻消失。注意胃吸出物是否因胃出血变黑或呈褐色，排除胃扩张或肠梗阻。

4. 便秘、粪便嵌塞和腹泻 便秘系术后早期肠蠕动减少，进食少或发生肠梗阻所致。可行肥皂水灌肠或直肠内放置开塞露，或给予缓泻剂。腹部触诊触及肠管内硬的粪便块可确诊粪便嵌塞，多半因限制液体所致，老年患者长期卧床也常见。处理为用油剂保留灌肠，或戴无菌手套帮助患者挖出。

腹泻多因术后胃肠功能紊乱及饮食不当所致。但应警惕术后应用广谱抗生素后所发生的伪膜性肠炎，典型表现为腹泻（绿水样）、腹胀二联症。粪便镜检以有梭状芽孢杆菌为诊断依据。发现后务必及时纠正以防有致命危险。处理为纠正电解质紊乱，口服万古霉素 125mg，每 6 小时 1 次，连服 10 天；口服甲硝唑 500mg，每日 2 次，连服 10 天。有条件时饮用酸牛奶。

（六）心血管并发症

1. 心肌缺血性疾病　约 60% 的手术后心肌梗死是无症状的，可能与镇痛药应用有关，故应高度警惕，严密观察生命体征、血容量、输液种类和尿量。有症状心肌梗死的临床表现不一，即可表现轻微的充血性心力衰竭，如进行性呼吸困难及呼吸短促、呼吸频率增加等；也可表现为急性心肺功能衰竭。应及时吸氧、利尿、纠正体液平衡，同时应请心内科会诊处理。

2. 心律失常　术后静息状态下心率可增加 25%，但不属于心律失常。术后心律失常可由单一或多个因素引起。常见原因为心肌缺血、电解质紊乱、体液平衡失调、肺栓塞及药物影响。诊断需 12 导联的心电图检查明确。术后新发生的心律失常多为房性心律失常，而室性心律失常少见。室性心律失常易合并严重的症状并有发生心搏骤停的危险性。处理是给予心律失常药物和置入临时起搏器。

3. 心搏骤停　可发生于麻醉诱导期，也可发生于术中与术后。其发病因素有既往心脏疾病史、肺换气不足、气管阻塞或药物反应等。表现为血压迅速下降及脉搏不规律或触不清。心脏听诊可确诊。心搏骤停发病危急，立即进行气管插管加压供氧、胸外心脏按压（必要时电击复跳）等心肺复苏抢救。心搏骤停重在预防，且很多措施能够预防其发生。如术中维持充足的供氧，严密监测血压，一旦血压下降立即处理。

4. 血栓性静脉炎　有表浅与深部之分。

（1）表浅血栓性静脉炎：常见于下肢静脉曲张、术中静脉长时间受压的患者。常在术后几天内发现。另见于静脉输液部位的浅静脉发红、发热、肿痛。拟诊后应给予保暖、湿敷、抬高患肢及镇痛药物治疗。通常在 48 小时内允许患者活动以尽快改善症状。

（2）深部血栓性静脉炎：见前面讲述的“静脉血栓栓塞症”。

（七）肺栓塞

肺栓塞是相对多见于盆腔手术后 7~10 天的一种急性并发症，也是盆腔或下肢末端血栓性静脉炎的并发症之一，是下肢深静脉血栓脱落，顺静脉血流进入肺动脉所引起的并发症。肥胖、恶性肿瘤、既往深部静脉血栓史等是危险因素。发病突然，表现为突然发生的心肺症状：小血栓时，突然出现不明原因的胸痛干咳、痰中带血丝，听诊可闻及胸膜摩擦音；血栓较大则表现有呼吸困难、胸痛和咳血 3 大症状，严重的可出现发绀和休克；若血栓广泛，则因心肺功能障碍而导致突然死亡。病情紧急危重无法做实验室检查者，只能采取积极的心肺复苏措施，纠正酸碱平衡失调及休克，立即用肝素治疗，严密监护。如情况允许，动脉血气分析常见低氧血症，心电图显示不明原因的心动过速并伴有肺心病表现，胸部 X 线检查可正常或有肺浸润、肺不张或胸腔积液。必要时可行肺血管造影（诊断可靠，能够确定栓子部位与范围）。

（八）泌尿系统并发症

1. 少尿和无尿　少尿是指尿量 <17ml/h，通常是因血容量减少所致。术前禁饮食 6~8 小时即可轻度脱水，如果手术时间短，术中补液量受限等可致术后暂时少尿。如及时补充 5% 葡萄糖盐水即纠正。较大手术中体液丢失使水、电解质紊乱，或肾脏血流灌注量降低（心力衰竭、休克）也可导致少尿。无尿是指 <100ml/24h，经检查无尿管梗阻原因时，应想到手术并发症，即术中输尿管损伤梗阻引发的可能。

少尿和无尿时首先要检查膀胱内导尿管是否通畅，排除尿潴留，及时补充血容量，纠正电解质紊乱。在补足体液后，静脉注射呋塞米观察，仍无尿者，则考虑行膀胱镜检查逆行输尿管插管，判断有无梗阻，或行静脉肾盂造影确诊。

2. 尿潴留　术后尿潴留的原因：①术后膀胱内导尿管扭结或凝血块堵塞；②硬膜外麻醉时，所置膀胱内导尿管去除太早，膀胱麻痹未彻底恢复；③外阴、阴道手术后疼痛，而不能排尿或排尿困难（此时需放置持续导尿管）；④妇科广泛性子宫切除术时将膀胱及游离段输尿管上的神经部分去除，或将进出膀胱及尿道的副交感及交感神经随同主韧带一并切除，患者可有不同程度的膀胱功能障碍，加上术后较长时间的持续导尿致膀胱感染，使已形成的膀胱麻痹一再加重尿潴留；⑤老年女性膀胱颈梗阻，术前就存在排尿困难而致尿潴留被忽略；⑥膀胱膨出张力性尿失禁，施行膀胱颈悬吊术者拔导尿管后也能发生排尿困难而出现尿潴留等。

术后短时间内无尿为导尿管引流梗阻引起者，用 20~50ml 盐水冲洗导尿管即可解除。应根据麻醉手术范围大小、部位不同，适时拔除导尿管，避免过早拔导尿管。妇科常见广泛性子宫切除术后膀胱麻痹所致尿潴留者，术后第 5 天应行膀胱潮式引流，自行间断放尿，练习膀胱排尿功能。因腹部切口或外阴部切口疼痛不敢排尿者，在给予重插导尿管之前，先让患者温水坐浴，以流水声诱导排尿。在诱导前还可行新斯的明足三里注射，有可能避免再插导尿管。国外对延期引流尿液患者，推荐耻骨上造瘘引流小便，认为患者舒适、容易护理及感染率低。膀胱颈梗阻者需泌尿外科处理。

3. 泌尿系统感染　主要是因为反复导尿或持续导尿所引起。妇科常见于子宫颈癌根治术后，因膀胱剥离范围大，术后易发生膀胱麻痹，如持续导尿时间较长或反复插尿管，无菌操作不严就容易带进细菌造成感染。长时间持续导尿，尿管及尿道口有较多的分泌物，如擦洗不及时，尿管固定不良来回进出，加上术后机体抵抗力较低，很容易造成尿道炎、膀胱炎，重者可引起肾盂肾炎。应特别警惕老年女性手术后易发生泌尿系统感染，因为即使没有手术，65 岁以上的老年女性也有 15%~20% 的尿路感染率，这是因为老年女性免疫功能、抵抗感染的能力下降。

泌尿系统感染以下尿路感染为多，重则引起上尿路感染。常见症状是发热和膀胱刺激症，继之出现腰痛、腹痛或脓尿。应注意老年女性感染后膀胱刺激症状不典型，易并发菌血症、败血症或感染性休克。

以导尿、晨起首次中段尿或膀胱穿刺检测菌尿而确诊。白细胞酯酶检测法对预测镜下菌尿和阳性尿培养的灵敏度非常高；再结合镜下脓尿、菌尿，其特异度也很高。

治疗以清除尿路致病菌、预防复发及避免肾功能损害为原则。急性期还应控制全身症状，给予充足水分使尿量>1 500ml/d。在尿培养及药敏结果未报告之前，可根据经验用药。初发感染用复方新诺明和头孢菌素两大类药物。按疗效好、副作用少可选：①呋喃坦啶、青霉素钾盐；②磺胺甲基异噁唑（SMZ）、羧苄青霉素；③羟氨苄青霉素；④复方新诺明；⑤氨苄青霉素、氟哌酸。

预防：插导尿管时，严格执行无菌操作；选择适当的导尿管，避免尿道、膀胱黏膜损伤；术后做好尿管护理，每日尿道口用苯扎溴铵擦洗 2 次，每日更换引流管、引流袋。对宫颈癌根治术后长期放置持续导尿管者，均采取用高压消毒的密闭留尿瓶与引流橡皮管，术后第 5~7 天行膀胱潮式引流，每日 1 次，并行间断放尿，可减少术后尿路感染，有利于膀胱功能恢复。对术后放置持续导尿管者应鼓励多饮水，以起到自然冲洗尿路的作用。已进入恢复期的患者，应继续巩固治疗至彻底恢复。

（九）其他并发症

1. 戳孔疝　戳孔疝是腹腔脏器通过腹壁戳孔缺损处突出至皮下间隙所致。任何>10mm 的腹壁戳孔都可以发生这种并发症。临床表现与疝内容物及有无嵌顿发生有关。戳孔疝内容物多为大网膜、小肠、脂肪组织，可无明显不适或表现为戳孔部位可复性包块；肠道嵌顿时出现机械性肠梗阻，表现为腹部绞痛、呕吐、腹胀等；发生绞窄坏死时腹部压痛、反跳痛、肌紧张等。处理请外科会诊，进行疝手术治疗。预防措施：避免过分扩大或延伸戳孔；缝合时，在直视下用不可吸收缝线间断缝合腹壁各层。

2. 戳孔坏死性筋膜炎　戳孔坏死性筋膜炎极少见，是一种坏死性软组织感染，以皮肤、皮下组织、深浅筋膜的进行性坏疽为特征，起病凶险，如不及时诊断处理，患者往往死于败血症与毒血症。此症病情急重，处理为及时广泛切除坏死的筋膜、肌肉及组织，用大量双氧水冲洗伤口，反复清创换药，并给予广谱抗生素，根据细菌培养及药敏试验结果给予抗厌氧菌药物。纠正低蛋白血症及水、电解质紊乱，积极行呼吸和循环支持治疗等。

（夷恬进　周圣涛）

参考文献

［1］刘新民. 妇产科手术学. 3 版. 北京: 人民卫生出版社, 2003.

［2］李强, 张晓月, 汪玲, 等. 实用妇产科疾病手术学. 长春: 吉林科学技术出版社, 2019.

［3］RAMIREZ P T, FRUMOVITZ M, PAREJA R, et al. minimally invasive versus abdominal radical hysterectomy for cervical cancer. N Engl J Med, 2018, 379 (20): 1895-1904.

［4］陈春林, 郎景和, 向阳, 等. 宫颈癌腹腔镜手术治疗的中国专家共识. 中华妇产科杂志, 2020, 55 (9): 579-585.

［5］周琦, 龙行涛. 多学科团队在国内妇科恶性肿瘤中的应用与展望. 中国实用妇科与产科杂志, 2020, 36 (1): 32-35.

［6］任远, 刘海元, 孙大为. 加速康复外科在妇科手术领域的进展. 协和医学杂志, 2019, 10 (6): 621-626.

［7］赵国光, 李小莹, 王朝东, 等. 高龄患者围术期多学科协作全程管理模式探讨. 中国医院, 2018, 22 (11): 59-61.

［8］温宏武. 重视有合并症的妇科恶性肿瘤的术前处理. 中华妇产科杂志, 2016, 51 (11): 801-804.

［9］曹晖, 陈亚进, 顾小萍, 等. 中国加速康复外科临床实践指南 (2021 版). 中国实用外科杂志, 2021, 41 (9): 961-992.

［10］马君俊, 姚宏伟, 刘骞, 等. 结直肠癌手术能量器械应用中国专家共识 (2021 版). 中国实用外科杂志, 2021, 41 (10): 1090-1097.

［11］程晓东, 谢幸. 妇科恶性肿瘤手术围手术期特殊管理. 中国实用妇科与产科杂志, 2014, 30 (11): 846-849.

［12］陈孝平, 张英泽, 兰平. 外科学. 10 版. 北京: 人民卫生出版社, 2024.

第九章
附件良性肿瘤手术

第一节 术前诊断

附件良性肿瘤是妇科最常见的疾病，多来源于卵巢，其次是来源于输卵管和副中肾管组织。卵巢常见的病理类型随患者年龄不同而呈现不同的特点：青春期前及青春期，卵巢良性肿瘤多来源于生殖细胞肿瘤，如成熟性囊性畸胎瘤最常见；生育年龄女性最常见的为子宫内膜异位囊肿、成熟性囊性畸胎瘤、良性上皮性肿瘤以及单纯性囊肿等；在绝经期女性最多见的为卵巢上皮性肿瘤。来源于输卵管及副中肾管最常见的良性病变包括输卵管积水和输卵管系膜囊肿。

随着诊断水平的提高，多数盆腔肿物的性质术前即可确定，对于术前被诊断的附件良性肿瘤，除患者具有腹腔镜手术禁忌证以及肿瘤体积过大没有腹腔镜手术操作空间外，附件良性肿瘤均可采用腹腔镜手术治疗。

一、临床表现

除子宫内膜异位囊肿外，大多数卵巢来源的良性肿瘤没有明显的临床症状，多数在体检或妇科检查时发现。当囊肿增大超出盆腔时患者可自扪及下腹部包块，有时可出现膀胱压迫症状伴有尿频，或有下腹部坠胀不适。附件良性肿瘤扭转和破裂时患者可出现急性下腹痛，并伴有恶心、呕吐等症状。成熟性卵巢畸胎瘤是最常见的容易发生扭转的卵巢肿瘤。卵巢子宫内膜异位囊肿典型的临床表现为继发性痛经进行性加重和不孕；囊肿破裂也可引起急性下腹痛。此外，卵巢良性肿瘤如伴有颗粒细胞刺激则可发生激素紊乱导致异常子宫出血或绝经后出血；而卵泡膜细胞刺激可产生雄激素，患者可表现为男性化，如痤疮、多毛、月经异常、不孕等。上述症状在病史询问及查体时均应当充分重视。

二、诊断

附件包块可能因为出现症状就诊，或因妇科检查、影像学检查而被偶然诊出。附件包块术前可通过盆腔影像学检查、生物学标记物和 / 或手术探查评估来明确包块类型。

（一）影像学检查

1. 超声 盆腔超声无创、无辐射、重复性高，是附件肿瘤首选的影像学诊断方法，联合使用灰阶超声和彩色多普勒，是一种高度可靠的主观诊断方法。超声诊断时需明确肿瘤的来源、大小，并初步提示其良恶性，尤其肿瘤良恶性的判断对于附件肿瘤的诊断是非常重要的。通常提示良性肿瘤特征通常包括：①任何大小的单房囊肿；②不存在实性成分，或实性成分直径 <7mm；③存在声影；④直径 <10cm 的内壁光滑的多房性囊肿；⑤不存在较丰富的血流。提示恶性肿瘤可能的特征是：①不

均质实性肿瘤；②合并腹水；③囊内多发乳头状结节；④不规则实性多房性肿瘤，最大直径>10cm；⑤非常强的彩色低阻血流信号。

2020 年，美国放射学会提出卵巢 - 附件影像报告和数据系统（Ovarian-Adnexal Reporting and Data System，O-RADS）超声风险分层和管理指南，该指南作为风险分层和管理系统，用于帮助解读盆腔超声检查结果，其提供了一个框架来保证结果解读的一致性，以避免在评估恶性风险时出现模糊结果，为附件肿物良恶性诊断和管理提供依据。对肿瘤性质不能确定的包块需要由经验丰富的超声医生评估，或建议采用其他的检查方法。

2. 计算机断层扫描术 计算机断层扫描术（computer tomography，CT）具有检查速度快、扫描层次丰富的优势，可判断不同类型、不同位置的囊实性病变。CT 诊断盆腔附件包块性质的优势在于通过包块形态、大小、密度、实质部分强化程度、是否侵犯邻近组织器官等特征可鉴别诊断包块良恶性，安全系数高、痛苦小。良性肿瘤在 CT 影像上多表现为囊性薄壁包块，恶性肿瘤多表现为囊实性或不均匀实性包块。CT 能清晰地显示盆腔组织间及解剖面间的差异，暴露盆腔内部解剖结构，充分显现病理变化的组织形态及密度。良性附件肿瘤 CT 提示囊壁无不均质增厚、无乳头状突起、无实质性成分，而恶性肿瘤 CT 影像多表现为密度不均匀、外形不规则、边界模糊、伴腹水或腹腔淋巴结肿大等。需注意的是，对于范围较大的包块，CT 较难定性和定位，同时 CT 也不能实时、动态地反映疾病特征，因此，目前临床上多采用 MRI 评估附件肿瘤，如考虑为恶性肿瘤，再结合 CT 观察盆腹腔淋巴结情况。

3. 磁共振成像 磁共振成像（magnetic resonance imaging，MRI）检查能够显示出分辨率较高的影像信息，同时具有多方位的特点，软组织对比分辨率良好，从而可以反映卵巢肿瘤病变的组织学特征，清晰地显示出肿瘤的形状、大小、位置以及与附近组织的状态。通过参数的设置进行多序列 MRI，通过 T_1 与 T_2 图像反映组织的部分特性，结合形态学特征进行判断，为临床诊断提供依据。

近年来，功能性 MRI 在临床中得到广泛应用，可以获得有别于传统形态学的反映肿瘤组织不同特性的信息，弥散加权成像（diffusion weighted imaging，DWI）能够反映组织内水分子的扩散受限情况，恶性肿瘤在 DWI 图像上呈相对高信号，表观弥散系数（apparent diffusion coeffecient，ADC）较低，对肿瘤良恶性鉴别有特殊优势，是临床鉴别良恶性附件肿瘤最常使用的影像学检查方法。MRI 在附件肿瘤评估中的主要贡献是其特异度，对许多良性附件病变进行可靠的诊断，将附件肿瘤正确归类为良性肿瘤有积极的影响，可以减少不必要或过度手术造成的过度治疗，允许考虑微创或保留生育力的手术，改善患者关于手术后卵巢储备功能降低的风险。

（二）肿瘤标记物

1. 糖类抗原 125（carbohydrate antigen 125，CA125） CA125 是一种来源于体腔上皮细胞（包括输卵管、子宫内膜和子宫颈内膜）的大型跨膜糖蛋白，是目前附件肿瘤诊断中应用最广泛的生物标志物。CA125 单项检测鉴别附件良恶性肿瘤的灵敏度和特异度较低，CA125>35U/ml 时诊断附件恶性肿瘤的灵敏度和特异度均为 78%。ACOG 和 SOGC 将绝经前女性血清 CA125>200U/ml 作为转诊至妇科肿瘤科的标准。但需注意的是一些附件恶性肿瘤如黏液性、透明细胞和混合型苗勒管肿瘤 CA125 可能在正常范围；而一些附件良性肿瘤如子宫内膜异位囊肿及盆腔结核时却常伴有 CA125 水平升高。因此不能仅仅依靠 CA125 的数值来判定肿瘤良恶性，还需结合患者临床症状及影像学检查。

2. 人附睾蛋白 4 人附睾蛋白 4（human epididymis protein 4，HE4）是一种源于人类附睾蛋白的抗原，实验室参考值范围为 ≤150pmol/L。HE4 水平受到妊娠状态及年龄的影响，在正常组织和良性肿瘤内呈低表达，甚至无表达；在卵巢癌如浆液性癌和子宫内膜样癌中表达水平升高。

3. 癌胚抗原 癌胚抗原（carcinoembryonic antigen，CEA）是一种正常情况下存在于胚胎或胎儿组织中的蛋白质。非吸烟者 CEA 的正常上限为 3.8μg/L，分泌 CEA 的恶性肿瘤（尤其是与胃肠道或卵巢相关的黏液性癌）可能使 CEA 水平升高。在附件良性肿瘤中，CEA 多为正常范围，通常用来作为附件良恶性肿瘤鉴别的参考指标之一。

4. 肿瘤抗原 19-9 肿瘤抗原 19-9（tumor

antigen 19-9,CA19-9)是一种黏蛋白,在卵巢癌患者中表达水平可升高。在附件良性肿瘤中,血清CA19-9的表达水平与畸胎瘤关系密切,在成熟畸胎瘤中阳性率达49.1%,其表达水平和畸胎瘤大小呈正相关,且在双侧畸胎瘤中表达率明显升高。

5. 甲胎蛋白　甲胎蛋白(alpha-fetoprotein,AFP)是一种血清糖蛋白,在胚胎期由卵黄囊、胎儿肝脏合成。卵巢生殖细胞肿瘤如未成熟畸胎瘤、内胚窦瘤AFP水平高于正常,但在其他卵巢恶性肿瘤中AFP的特异度并不高。对于卵巢肿瘤,尤其是影像学检查提示畸胎瘤时,需进行AFP定量,是用来鉴别未成熟畸胎瘤的基本指标。

(三)腹腔镜检查

腹腔镜是附件良性肿瘤治疗最常使用的方法。但对一些例外的情况,如通过临床症状、体征、影像学及实验室检查对附件包块性质仍不能明确时,一些专家会建议进行诊断性腹腔镜检查,必要时行腹腔镜下活检病理检查明确病变性质。

三、病理类型

(一)卵巢良性肿物

参照WHO 2020第五版分类方法,卵巢良性肿物可分为以下类型。

1. 卵巢上皮性肿瘤　包括浆液性肿瘤、黏液性肿瘤、子宫内膜样肿瘤、透明细胞肿瘤、浆黏液性肿瘤以及卵巢交界性布伦纳瘤。

2. 生殖细胞肿瘤　最常见的为成熟性畸胎瘤;少见类型为单胚层畸胎瘤和起源于皮样囊肿的体细胞型肿瘤,如卵巢甲状腺肿等;其他类型还包括卵巢生殖细胞-性索间质肿瘤。

3. 卵巢性索间质肿瘤　①卵巢单纯性索肿瘤:包括卵巢支持细胞瘤NOS及卵巢环状小管性索肿瘤;②卵巢单纯间质肿瘤:包括卵泡膜细胞瘤、纤维瘤、黄素化卵泡膜细胞瘤,其他少见的还有硬化性间质瘤、微囊性间质瘤、卵巢印戒细胞间质瘤、卵巢间质细胞瘤NOS及类固醇细胞瘤NOS;③卵巢混合性性索间质肿瘤。

4. 卵巢杂类肿瘤　如卵巢网腺瘤、卵巢沃尔夫管肿瘤等。

5. 卵巢瘤样病变　卵巢瘤样病变是一种非赘生性肿瘤,生育期女性卵巢瘤样病变最常见的组织学类型包括黄体囊肿、卵泡黄素化囊肿、妊娠黄体瘤,其他少见的病理类型包括多发性黄素化滤泡囊肿、间质卵泡膜细胞增生、纤维瘤病和重度卵巢水肿、间质细胞增生等。

(二)输卵管肿物

参照WHO 2020第五版分类方法,输卵管良性肿物可分为以下类型。

1. 输卵管上皮性肿瘤　输卵管浆液性腺纤维瘤。

2. 输卵管瘤样病变　输卵管瘤样病变的病理类型包括输卵管旁囊肿(最常见为副中肾管囊肿)、输卵管增生、化生性乳头状病变、胎盘部位结节、黏液性化生、输卵管内膜异位症等。此外,输卵管瘤样病变还包括输卵管炎性疾病,如峡部结节性输卵管炎、输卵管卵巢脓肿等。

3. 输卵管混合性上皮-间叶肿瘤。

4. 输卵管生殖细胞肿瘤　成熟性畸胎瘤也可发生在输卵管部位。

(张颖　向阳)

第二节　适应证和禁忌证、术前评估及准备、手术入路的选择

一、手术适应证

附件良性肿瘤手术适应证需根据肿瘤及患者两方面情况决定,肿瘤方面需考虑肿瘤类型、大小、生长情况;患者方面需根据有无临床症状以及患者的年龄及生育要求、既往治疗情况等来综合判定,治疗需遵循个体化原则。

在青春期前和育龄期女性中,大多数单房囊

性、薄壁、直径<5cm、肿瘤标志物水平正常且无临床症状的囊肿多数是功能性的，这些囊肿在定期的随访监测期间无进行性增大，且多可在 6 个月内自行消退，不需手术治疗。对于成熟性畸胎瘤，虽属于生殖细胞肿瘤，但肿瘤生长缓慢，平均每年生长速度<2mm，当生育年龄女性畸胎瘤直径<5cm 时，发生肿瘤扭转的风险较小，也可以暂不手术切除，建议每 6~12 个月进行一次超声监测。

对于以下情况时，附件肿物建议手术治疗：①肿瘤直径>5cm，且随访监测过程中肿瘤不断生长；②囊肿性质无法完全排除恶性；③肿瘤出现扭转、破裂、感染等临床症状；④绝经后新出现的附件肿瘤应放宽手术指征。

二、手术禁忌证

对于有手术指征的附件良性肿瘤，其手术禁忌证主要取决于患者的状况能否耐受手术治疗，如患者合并有严重的内外科疾病或全身一般情况不能耐受腹腔镜手术，或患者同时合并全身性炎症反应急性期时，需控制炎症后再行手术治疗；如患者处于妊娠期，无明显生长、无临床症状的附件良性肿物是手术相对禁忌证。

三、术前评估及准备

1. 术前评估　术前评估包括三部分，一是对肿瘤评估，二是对患者评估，三是对医生自身技术水平及技术特长的评估，审慎评估手术指征与麻醉、手术的风险及耐受性，确定手术范围、选择手术入路及进行充分的术前准备，针对伴随疾病及可能的并发症制订相应预案。

（1）对肿瘤评估：通过妇科检查、影像学资料以及肿瘤标记物等检查，结合病史对肿瘤的性质及组学类型、肿瘤大小及部位、肿瘤与周围器官间的解剖关系、有无粘连等进行综合判断分析，初步确定肿瘤的良恶性和来源部位，确定手术入路及手术范围等。如术前评估可能涉及外科系统手术部位时，需术前做好多学科会诊的准备。

（2）对患者评估：制订手术方案时需密切结合患者年龄；全面筛查患者营养状况，明确有无肥胖及营养不良；评估患者心肺功能，有无内外科合并症及既往治疗情况，如有基础性疾病，需经相关科室会诊予以纠正及针对性治疗；因附件肿物所致的妇科急症进行手术的患者，还要注意患者的一般情况能否耐受手术，术前将患者一般情况调整至最佳状态，以降低围手术期严重并发症的发生率。

（3）对医生自身技术水平评估：除充分评估肿瘤情况及患者情况外，术者还需考虑医生自身的技术优势。附件良性肿瘤绝大多数可以通过腹腔镜手术完成，但对于特殊病例，医生需全面衡量自身技术能力能否选择腹腔镜手术，以及对可能发生的手术风险的处理能力。

2. 术前准备　随着 ERAS 的理念及其路径在我国迅速地普及和应用，通过外科、麻醉、护理、营养等多学科协作，对围手术期处理予以优化，从而减少围手术期应激反应及术后并发症，促进患者快速康复。这一优化的临床路径贯穿于住院前、手术前、手术中、手术后、出院后的完整治疗过程。从术前准备环节开始，较以往有较大的优化。

（1）术前宣教：针对不同患者，采用包括卡片、多媒体、展板等形式重点介绍麻醉、手术、术后处理等围手术期诊疗过程，缓解其焦虑、恐惧及紧张情绪，使患者知晓自己在此次治疗中所发挥的重要作用，获得患者及其家属的理解与配合，包括术后早期进食、早期下床活动等。对于吸烟、饮酒的患者术前应至少提前 2 周戒烟、戒酒。

（2）术前访视与评估：通过术前全面筛查与评估，初步确定患者是否具备进入 ERAS 相关路径的基础和条件。

（3）签署知情同意书：手术同意书应包括 5 部分：①根据选择的入路向患者告知腹腔镜手术或开腹手术相关的特有并发症。②根据拟定的手术范围向患者讲明手术能达到的效果以及可能带来的相关影响，如涉及卵巢手术可能影响卵巢储备功能的风险。③手术中可能面临的问题：在很多情况下，对于因卵巢囊肿有潜在恶性可能行卵巢囊肿切除术的患者，应告知其存在进一步卵巢恶性肿瘤分期手术的可能；术中可能并发症，如出血、周围脏器损伤等问题。④术后需要的治疗以及可能出现的问题：如子宫内膜异位症患者术后需长期管理的；术后盆腔粘连可能导致的慢性盆腔痛或肠梗阻等。

⑤如患者合并基础性疾病，手术中可能发生的风险和意外。

(4) 术前肠道准备：在 ERAS 理念下，术前机械性肠道准备对于患者是应激因素，特别是老年患者，可致脱水及电解质紊乱。不再推荐对妇科附件手术患者常规进行机械性肠道准备，以减少患者液体及电解质的丢失。术前 6 小时禁食、禁饮。但如对于术前评估可能存在广泛粘连、术中肠管损伤高风险者或手术范围会涉及肠道以及患者有严重便秘等情况下，还是应考虑肠道准备。

(5) 清洁脐孔：腹腔镜手术患者如选择脐孔穿刺进入，则进行脐部清洁。

(6) 预防性抗生素应用：附件手术一般不需常规使用抗生素，但对于存在感染的高风险人群，可术前 30 分钟使用抗生素预防感染。

(7) VTE 评分：术前进行 VTE 评分，对存在 VTE 高风险人群需术前使用抗 VTE 措施。

四、手术入路的选择

附件肿物手术前，首先是需要明确肿物的良恶性，这对于选择手术入路是非常重要的。如评估肿瘤具有恶性风险时，腹部正中垂直切口可提供一个足够大的手术视野，可以进行卵巢切除术而不发生肿瘤破裂；如果发现是恶性肿瘤也可以进行分期手术。对于巨大肿瘤超出盆腔时，腹腔镜手术空间受限，可选择开腹手术完成。

近年来随着腹腔镜技术的迅猛发展，附件良性肿瘤首选的手术方式可通过腹腔镜完成。脐孔通常作为建立气腹和置镜的穿刺点。当附件肿物超出盆腔致操作空间受限时，可以通过剑突末端和脐部连线中点位置作为穿刺点。对于既往有盆腹腔手术史者，需注意既存的手术切口位置，尤其是既往放置网片或补片的位置，行腹腔镜手术时需避开。如评估盆腔及脐部有粘连或存在脐疝，脐部不能作为穿刺置镜点的情况下，可以选择脐上或 Palmer 点，即左侧肋弓下缘 3cm 处腹直肌外缘作为穿刺点。

除了常用的经脐多孔入路方法，也有采取经脐单孔和经自然腔道内镜入路手术，其目的是利用生理性瘢痕脐孔或阴道，达到术中损伤小、出血量少、术后并发症少、恢复快、住院时间短、切口无瘢痕。但也会因手术操作空间小，易造成手术器械间的“筷子效应”，不方便止血（图 9-1）。

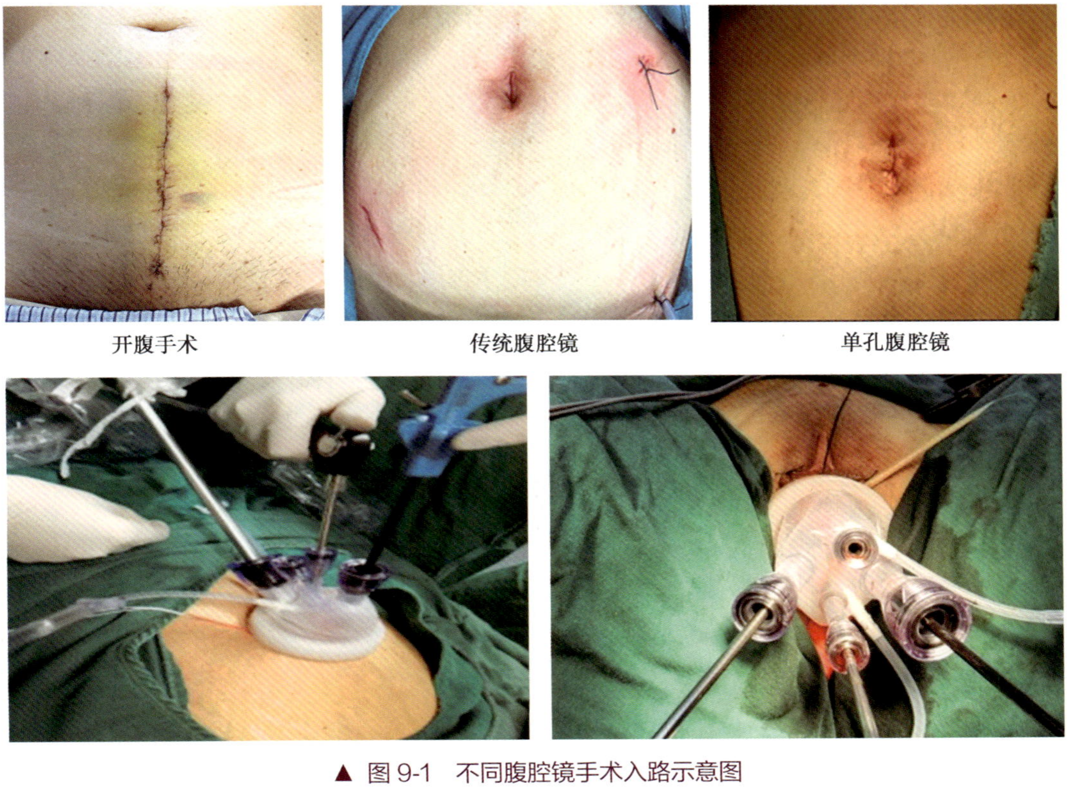

▲ 图 9-1　不同腹腔镜手术入路示意图

（张颖　向阳）

第三节　手术方法与步骤

因目前绝大多数附件良性肿瘤均可通过腹腔镜完成，手术方法和步骤按腹腔镜手术进行描述。

一、卵巢囊肿切除术

（一）手术步骤

1. 气腹形成及顺利置镜，探查盆腹腔情况，术中外观形态提示良性卵巢囊肿，依计划行卵巢囊肿切除术（图 9-2）。

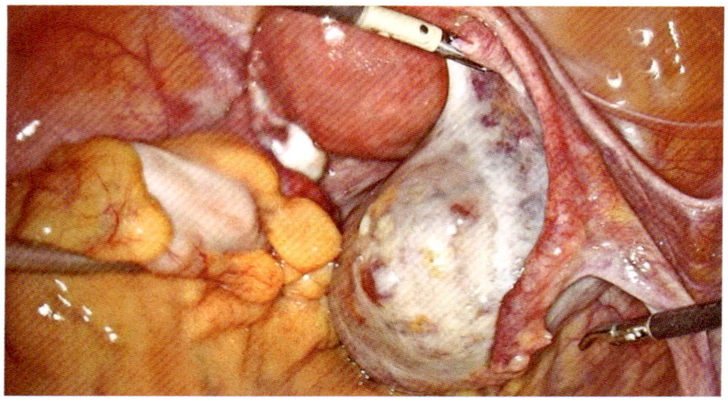

▲ 图 9-2　探查盆腔

2. 弯钳夹持骨盆漏斗韧带，固定囊肿，沿卵巢长轴打开卵巢皮质，暴露囊壁（图 9-3）。

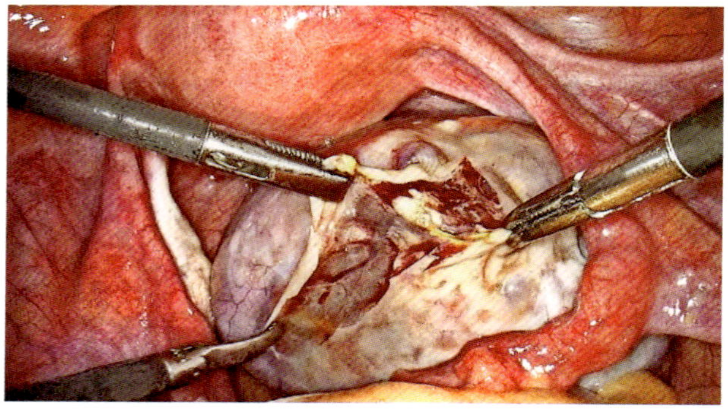

▲ 图 9-3　切开卵巢皮质

3. 逐步扩大卵巢皮质切口，辨认卵巢皮质和囊肿边界，注意切口不要过大以免损伤输卵管与卵巢系膜处血管网，逐步剥除囊肿（图 9-4）。

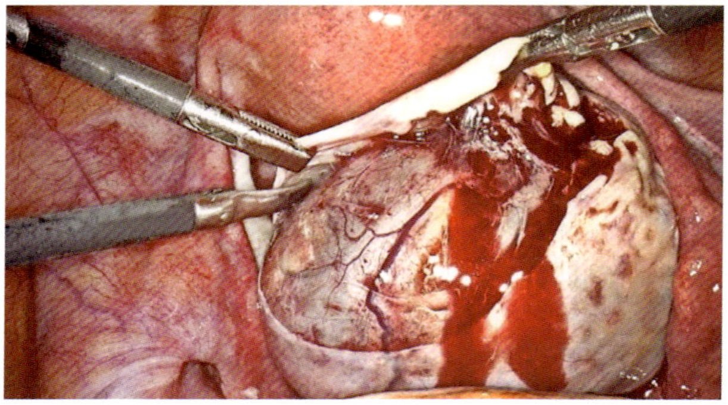

▲ 图 9-4　剔除囊肿

4. 分别钳夹住囊壁与卵巢正常皮质，钝性分离囊壁与卵巢皮质，如遇血管活跃出血，可先行双极电凝凝闭（图 9-5）。

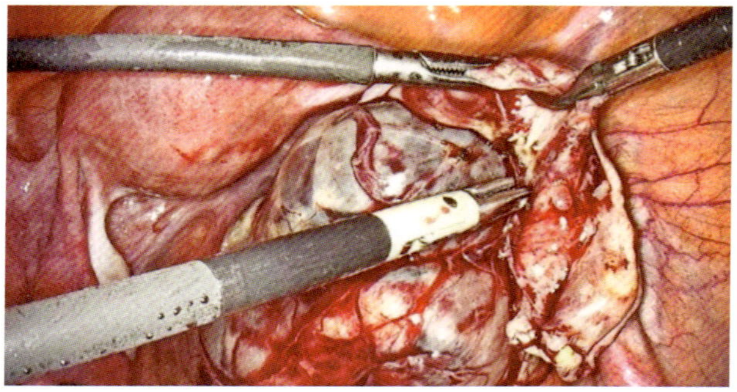

▲ 图 9-5　电凝止血

5. 将完整切除的卵巢囊肿完全置入取物袋内（图 9-6），从穿刺的 trocar 孔处取出囊肿（图 9-7）。囊肿取出后须打开囊壁，细致全面观察囊壁是否光滑，有无乳头状结节。

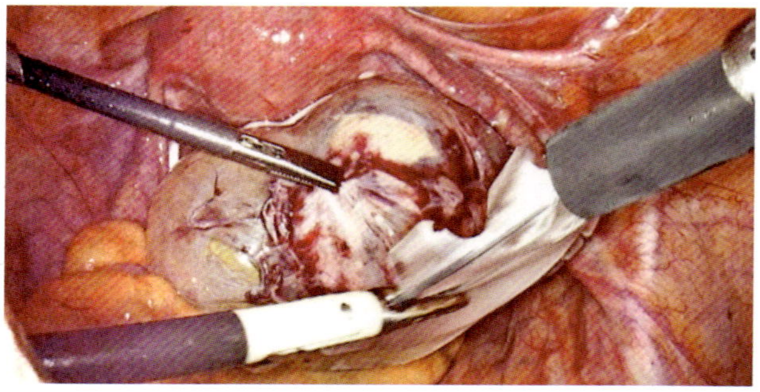

▲ 图 9-6　将囊肿装入标本袋内

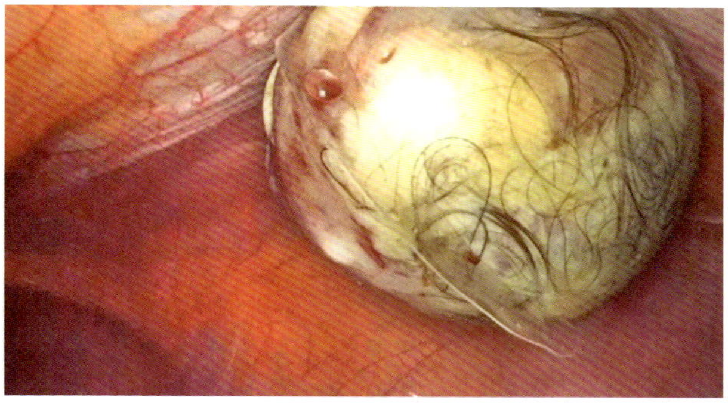

▲ 图 9-7　取出囊肿

6. 腹腔内生理盐水充分冲洗创面，观察出血情况，如为局部小出血点，则使用双极电凝止血（图 9-8）。一边止血，一边冲水降低温度，避免卵巢组织过度电凝损伤。如出血活跃或大面积渗血，须行缝合止血。2-0 可吸收线缝合卵巢创面，以达到卵巢解剖复位。

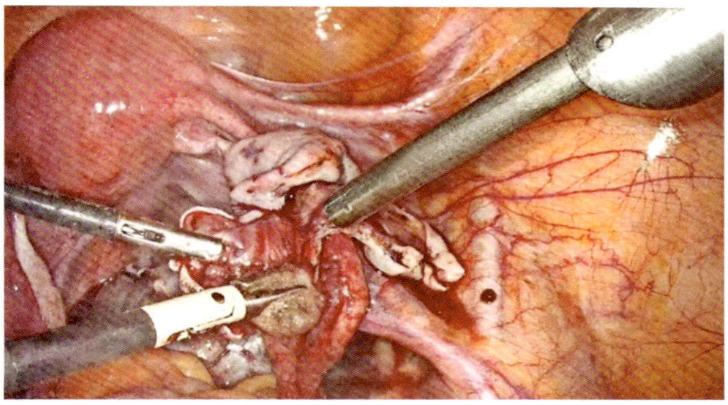

▲ 图 9-8　检查创面，电凝止血

7. 探查创面有无出血（图 9-9），缝合腹壁穿刺孔，术毕。

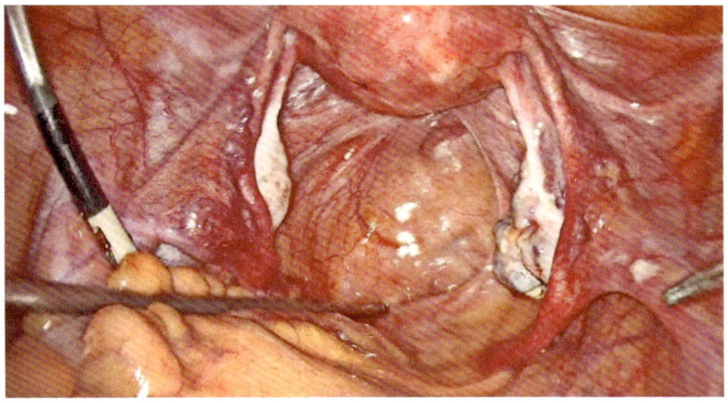

▲ 图 9-9　手术后盆腔

8. 卵巢囊肿切除术操作见视频 9-1~ 视频 9-3。

视频 9-1　卵巢囊肿剔除术

视频 9-2　经脐单孔腹腔镜下卵巢囊肿剥除术（5 岁）

视频 9-3　单孔阴式卵巢囊肿剔除术

（二）手术操作的体会与注意事项

1. 避免囊肿内容物污染腹腔　①切开卵巢皮质时应注意不应过深，以防切开卵巢囊肿壁导致囊肿破裂及囊内容物外溢；②如确定为良性卵巢囊肿，囊肿过大且囊内液清亮时，可先采用细针抽吸囊内液体，待囊肿缩小后再行剥除；③外溢的囊内容物污染盆腹腔时时须用大量生理盐水冲洗，尤其是畸胎瘤时，使用温生理盐水冲洗，将腹腔内的油脂彻底清理，防止发生化学性腹膜炎。

2. 卵巢缝合时尽量在创面内缝合，避免捆绑式缝合造成卵巢缺血，并防止缝线暴露引起术后粘连。缝合时须避免将卵巢皮质内卷。

3. 卵巢囊肿切除时须辨认清楚卵巢皮质与囊肿壁间的界限，避免损伤过多卵巢皮质造成卵巢储备功能减退。如卵巢创面出血少时可采取点电凝止血，如创面广泛活跃出血则需行缝合，避免广泛过度电凝损伤卵巢功能。

二、卵巢打孔术

（一）手术步骤

1. 建立气腹，置镜，全面探查盆腔。观察双侧卵巢大小及形态学改变，是否符合典型的多囊卵巢改变。

2. 用无损伤钳轻轻提夹卵巢固有韧带或骨盆漏斗韧带以固定并翻转卵巢，充分暴露卵巢（图 9-10）。

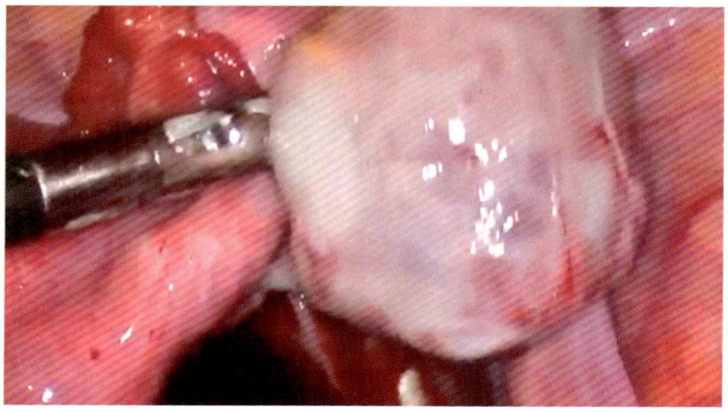

▲ 图 9-10　暴露卵巢

3. 以电针或激光打孔，用电针打孔时，调至切割模式，电极功率为 30~40W，持续时间为 3~4 秒，垂直于卵巢表面，刺穿具有多囊卵巢综合征特征性的卵泡囊肿。电针刺入的深度为 4~10mm，孔的直径为 2~4mm，每侧打孔 4~6 个，孔与孔之间距离约 1cm，使孔分布均匀（图 9-11）。

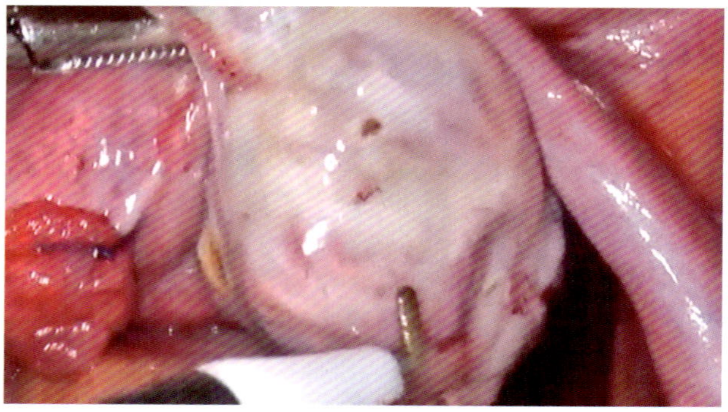

▲ 图 9-11　卵巢打孔

4. 检查创面有无出血（图 9-12）。

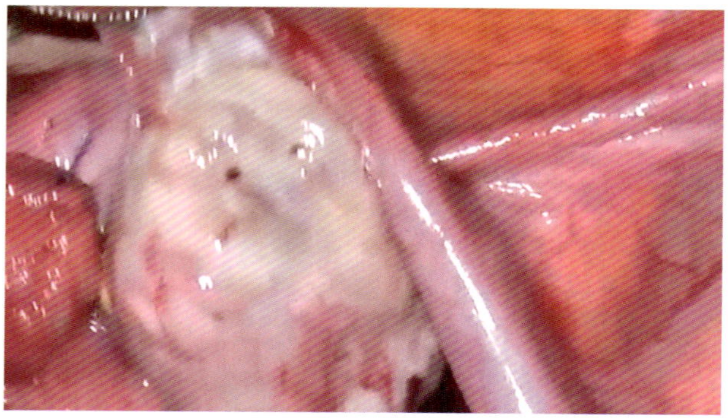

▲ 图 9-12　检查卵巢创面

5. 排净腹腔内气体，缝合腹壁切口。

6. 卵巢打孔术手术操作见视频 9-4。

视频 9-4　卵巢打孔术

（二）手术操作的体会与注意事项

1. 卵巢打孔时应避开卵巢门，防止出血。

2. 打孔不宜过多过深，电器械停留时间不宜过长，防止术后发生卵巢功能减退。

3. 打孔过程中可用生理盐水冲洗，以降低局部热损伤效应。

三、卵巢肿瘤蒂扭转手术

（一）手术步骤

1. 建立气腹，置镜，全面探查盆腔。检查子宫及双侧附件，充分暴露患侧卵巢，观察扭转的卵巢肿瘤颜色，表面有无破裂、坏死。

2. 手术方式。随着认识的提高，研究显示卵巢囊肿蒂扭转复位并不增加血栓栓塞及感染事件的发病率。即使术中发现卵巢出现缺血及坏死表现，术后 90% 以上的卵巢功能得以恢复，病理证实的卵巢坏死仅见于扭转超过 24 小时接受手术治疗的患者。因此，卵巢囊肿蒂扭转一旦诊断应尽早手术，对于年轻的患者，尤其是尚有生育功能意愿的患者术中不建议行卵巢切除术。如组织水肿严重，可暂行附件复位固定术，待血运恢复、水肿消失后适时再行囊肿切除术。如明确合并感染坏死、高度可疑恶性者，充分知情同意后选择附件切除术。

3. 取出标本后需仔细检查肿物囊壁，有无实性乳头或结节等，必要时送冰冻病理检查。

4. 生理盐水充分冲洗，检查有无出血。排净腹腔内气体，缝合腹壁切口。

5. 卵巢输卵管扭转切除术手术操作见视频 9-5。

视频 9-5　卵巢输卵管扭转切除术

（二）手术操作的体会与注意事项

1. 对于扭转的肿物需切除者，则需在扭转的蒂部下方正常组织处电凝及结扎，以防可能的血栓脱落。

2. 对扭转时间长，组织坏死并有明显炎症反应者，术中彻底冲洗以防术后感染。

四、卵巢剖视手术

（一）手术步骤

1. 建立气腹，置镜，探查盆腔，明确卵巢病变情况（图 9-13）。

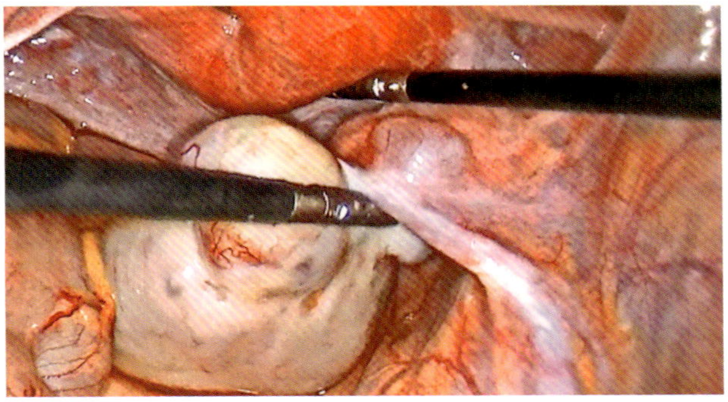

▲ 图 9-13　明确卵巢病变情况

2. 无损伤钳钳夹卵巢固有韧带翻转，使卵巢游离缘向上（图 9-14）。

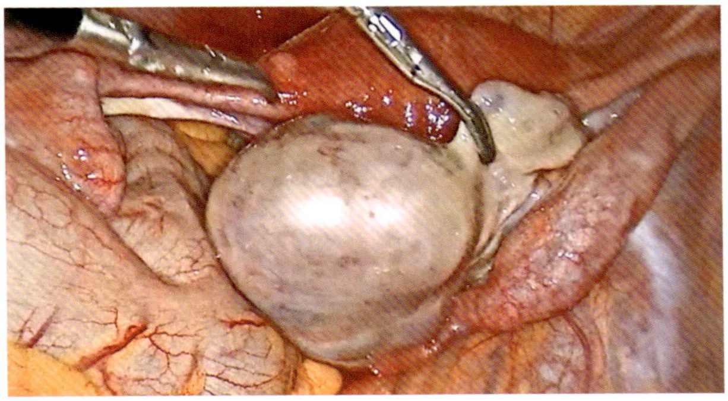

▲ 图 9-14　显露卵巢游离缘

3. 单极电钩沿纵轴方向剖开整个卵巢，深度近卵巢髓质达卵巢门处，检查卵巢内部有无肿瘤生长，如有病变予以剔除，必要时送冰冻病理检查（图 9-15）。

4. 2-0 可吸收缝合线连续缝合切口，恢复卵巢外观。

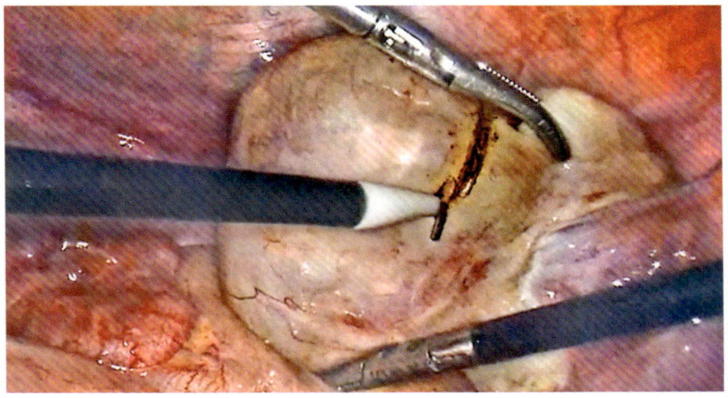

▲ 图 9-15　剖探卵巢

5. 左卵巢剖视后切除肿瘤（纤维瘤）手术操作见视频 9-6。

视频 9-6　左卵巢剖视后切除肿瘤（纤维瘤）

（二）手术操作的体会与注意事项

1. 切口选择　剖开探视应避开卵巢门部位，防止大量出血。

2. 切口深度　卵巢剖视需具备一定深度，需超越卵巢厚度一半达卵巢髓质水平，剖开卵巢后应仔细探查卵巢创面，以免遗漏小的肿瘤。

五、卵巢输卵管切除术

（一）手术步骤

1. 穿刺建立气腹，置入腹腔镜。

2. 全面探查盆腹腔，明确子宫、附件与周围脏器的关系，对性质可疑的附件肿瘤酌情留取腹腔冲洗液。如有粘连应先行分离，恢复附件正常的解剖关系（图 9-16）。

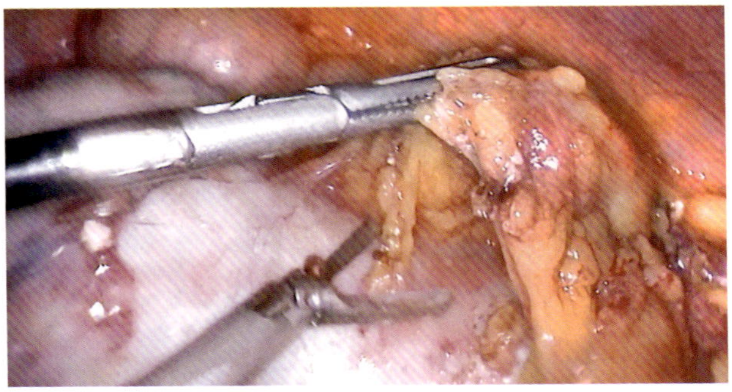

▲ 图 9-16　探查盆腔

3. 处理骨盆漏斗韧带　提起输卵管及卵巢，显露骨盆漏斗韧带，探查输尿管走行，远离输尿管双极电凝骨盆漏斗韧带后切断（图 9-17）。

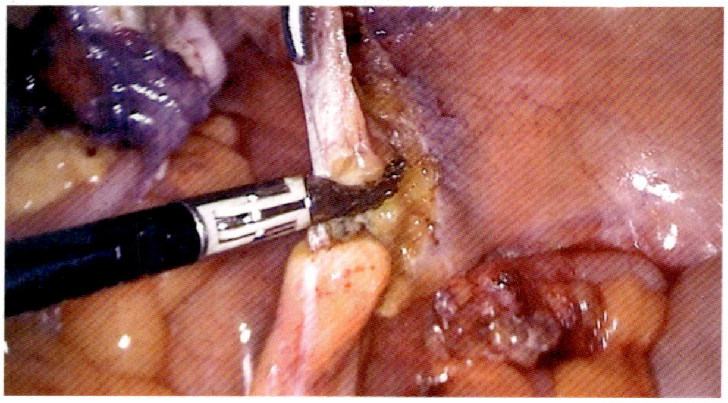

▲ 图 9-17　电凝切断骨盆漏斗韧带

4. 处理输卵管卵巢系膜　提起卵巢及输卵管，暴露其系膜，双极电凝系膜后依次切断至宫角处（图 9-18）。

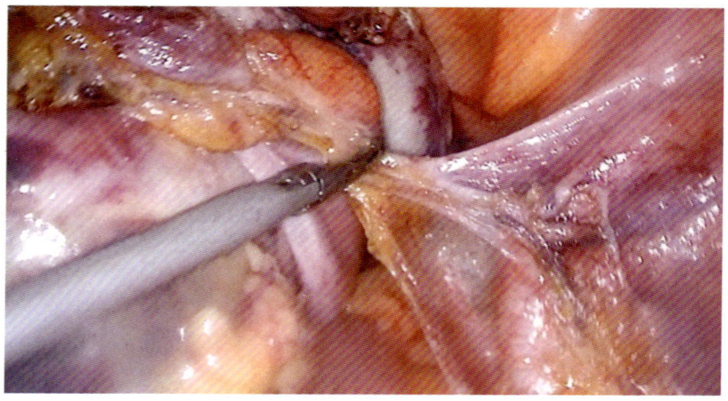

▲ 图 9-18　电凝切断输卵管及卵巢系膜

5. 处理卵巢固有韧带和输卵管　双极紧贴宫角处电凝，切断输卵管近端及卵巢固有韧带，将附件完整切除（图 9-19）。

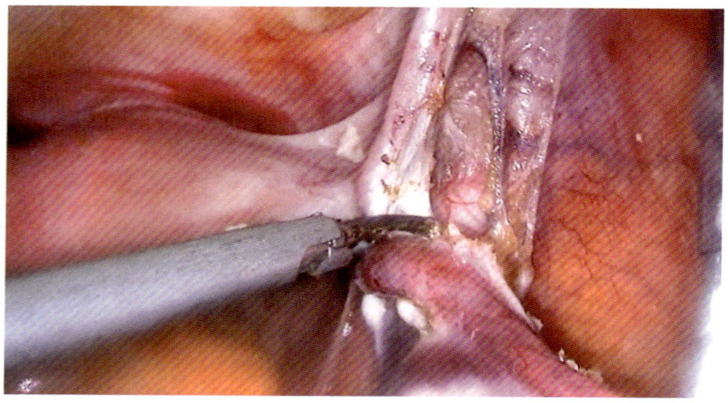

▲ 图 9-19　电凝切断输卵管及卵巢固有韧带

6. 将切除的组织标本放入取物袋内，连同取物袋一起将切除的附件从腹壁穿刺孔中取出（图 9-20）。

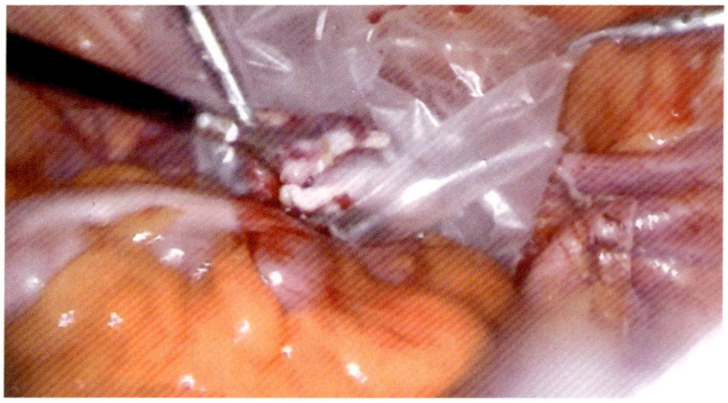

▲ 图 9-20　将附件放置于取物袋内并取出

7. 检查创面，如有出血可行电凝止血。如无异常，常规关闭腹壁切口（图 9-21）。

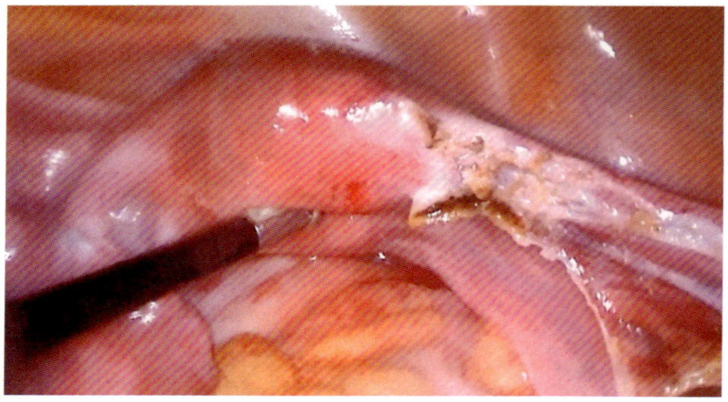

▲ 图 9-21　检查创面有无出血

8. 腹腔镜附件切除术手术操作见视频 9-7，阴式单孔腹腔镜附件切除术手术操作见视频 9-8。

视频 9-7　腹腔镜附件切除术

视频 9-8　阴式单孔腹腔镜附件切除术

（二）手术操作的体会与注意事项

1. 避免输尿管损伤是附件切除时必须注意的问题。输尿管入骨盆处与骨盆漏斗韧带紧邻，此处容易损伤输尿管。处理骨盆漏斗韧带时须看清输尿管位置，避免损伤。如行骨盆漏斗韧带高位结扎时，需打开后腹膜，在骨盆入口处暴露或游离出部分输尿管，避开输尿管后双极电凝并切断骨盆漏斗韧带。

2. 如附件肿瘤巨大、子宫内膜异位症等致附件与阔韧带后叶严重粘连，或附件脓肿局部充血水肿，切除附件时需先分离粘连，解剖复位。必要时应打开阔韧带后叶，游离输尿管后再处理骨盆漏斗韧带及输卵管卵巢系膜。

六、输卵管切除术

（一）手术步骤

1. 穿刺建立气腹，置入腹腔镜　全面探查盆腹腔，明确子宫、卵巢及输卵管的情况，明确病变侧输卵管情况（图 9-22），如有粘连应先行分离，尽量恢复附件正常的解剖关系。

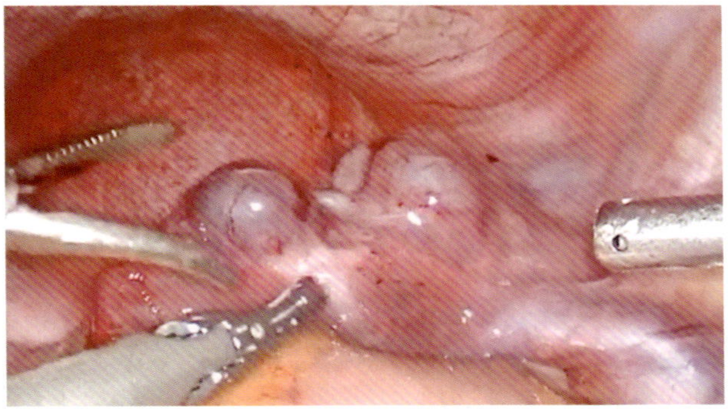

▲ 图 9-22　探查输卵管明确病变

2. 处理患侧输卵管　提起输卵管，显露输卵管系膜，自输卵管伞端起紧贴输卵管分次双极电凝（图 9-23），剪断输卵管系膜直至宫角处（图 9-24），紧贴宫角用双极电凝输卵管近端后剪断，完整切除患侧输卵管（图 9-25）。

3. 切除的输卵管放入取物袋中取出。

4. 关闭腹壁切口。

5. 输卵管切除术手术操作见视频 9-9。

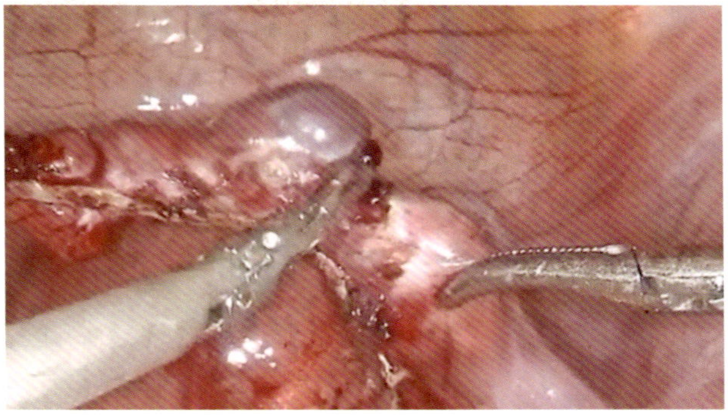

▲ 图 9-23　分次电凝输卵管系膜

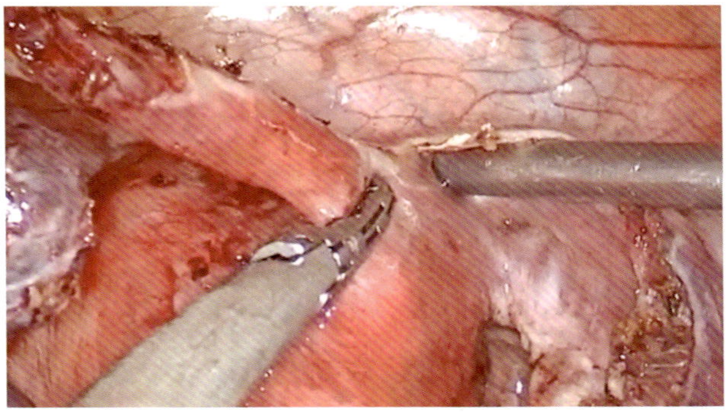

▲ 图 9-24　从宫角处切断输卵管

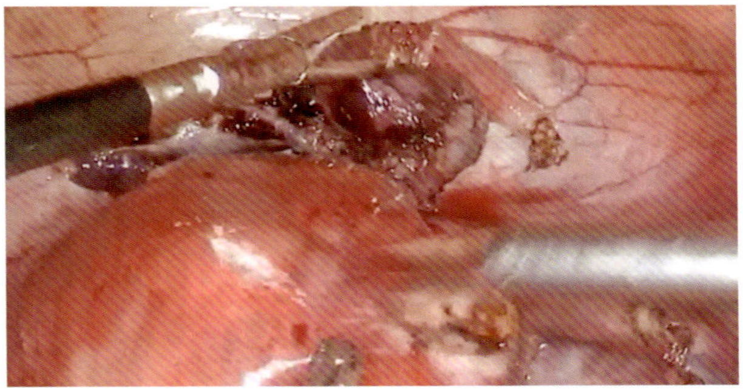

▲ 图 9-25　完整切除输卵管

视频 9-9　输卵管切除术

（二）手术操作的体会与注意事项

1. 输卵管切除时注意卵巢功能保护　绝大多数卵巢血供由子宫动脉和卵巢动脉混合供应，子宫动脉上行支供应卵巢的血管走行于输卵管系膜内，切除输卵管时应注意保护由子宫动脉上行支发出的走行于输卵管系膜内供应卵巢的动脉，以防术后卵巢功能受损。尤其对于不孕症患者因输卵管积水切除输卵管时更须保护卵巢血供，对于输卵管切除可采取抽芯式切除，即打开输卵管浆膜层，仅切除输卵管管芯，可很好地保护输卵管系膜内供应卵巢的血管。

2. 需行输卵管的完整切除　输卵管切除时需行完整切除，如不孕症或宫外孕时切除输卵管需从宫角处电凝切除整条输卵管，避免输卵管部分切除，残留输卵管峡部，避免日后行辅助生殖时形成输卵管妊娠。

七、输卵管系膜囊肿切除术

（一）手术步骤

1. 进腹　穿刺建立气腹，置入腹腔镜。

2. 探查盆腹腔　明确输卵管系膜囊肿的大小及与周围组织器官的解剖学关系（图 9-26），如有粘连应先行分离，恢复正常解剖学位置。

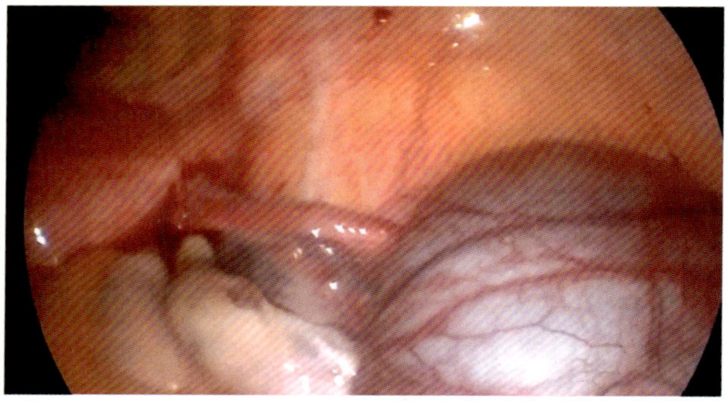

▲ 图 9-26　探查盆腔

3. 切开输卵管系膜　提起输卵管，显露系膜囊肿，于输卵管下方系膜囊肿较突出的部位距离输卵管一定距离且平行输卵管切开囊肿表面的输卵管系膜层显露系膜囊肿，长度以能剥出囊肿为宜。如囊肿位置较高，对于单孔腹腔镜可以考虑从脐孔切口处将囊提拉出腹腔（图 9-27）。

4. 剥除囊肿　钝性分离囊肿与系膜间隙，剥除囊肿壁，直至完整剥除囊肿（图 9-28）。

5. 止血　检查创腔内有无出血，酌情缝合系膜切口（图 9-29）。如果囊肿过大，可去除部分包膜。检查囊内壁有无结节及乳头状组织，必要时送冰冻病理检查。

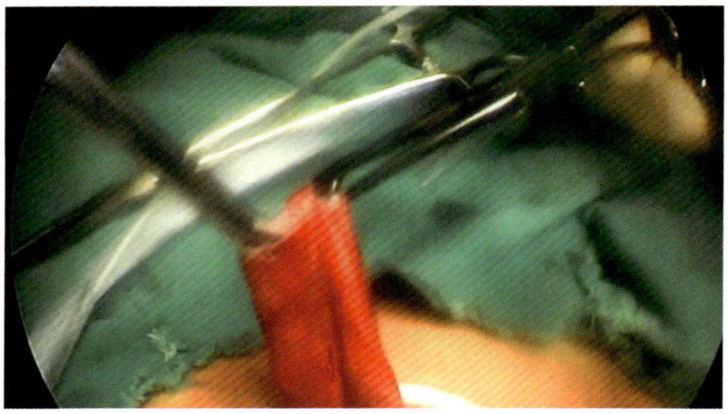

▲ 图 9-27　将囊肿提拉出腹腔

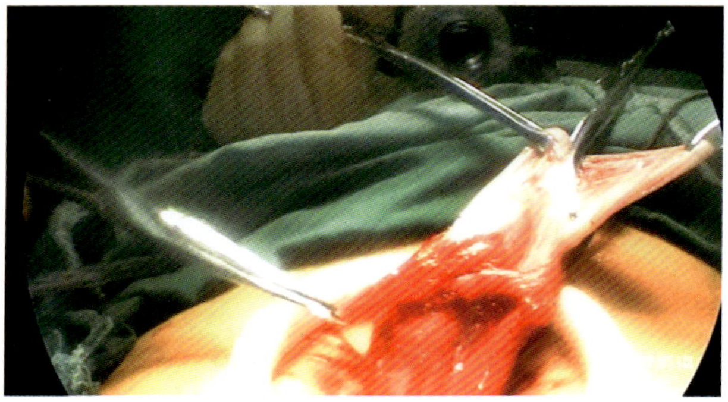

▲ 图 9-28　剔除囊肿

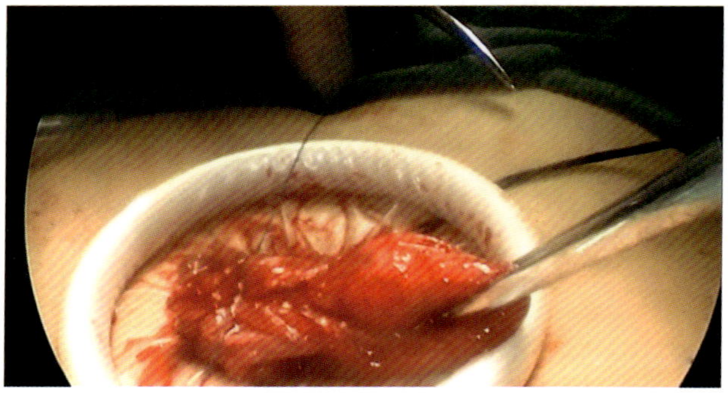

▲ 图 9-29　缝合囊肿剔除后创面

6. 关闭腹壁切口。

7. 单孔腹腔镜卵巢系膜囊肿切除术手术操作见视频 9-10。

视频 9-10　单孔腹腔镜卵巢系膜囊肿切除术

（二）手术操作体会与注意事项

1. 输卵管系膜囊肿壁一般很薄，与周围系膜间有疏松间隙，打开囊肿表面的系膜时应避免损伤到囊肿壁。

2. 囊肿过大时输卵管会被拉伸并挤压变薄，形态失常，因此需仔细辨认输卵管走行结构，选择切口时需与输卵管有一定距离，切口方向需与输卵管保持平行，囊肿剥除的过程中也需时时辨认输卵管结构，避免囊肿剔除时损伤输卵管。囊壁缝合时也需注意输卵管走行，避免缝合输卵管。

3. 囊肿基底部创面需严密止血，防止术后创面形成血肿。

八、腹腔镜全子宫 + 双侧附件切除术

（一）手术步骤

1. 气腹形成及置镜顺利，探查盆腹腔情况，术中外观形态提示右卵巢实性肿瘤及子宫平滑肌瘤，依计划行全子宫 + 双侧附件切除术（图 9-30）。

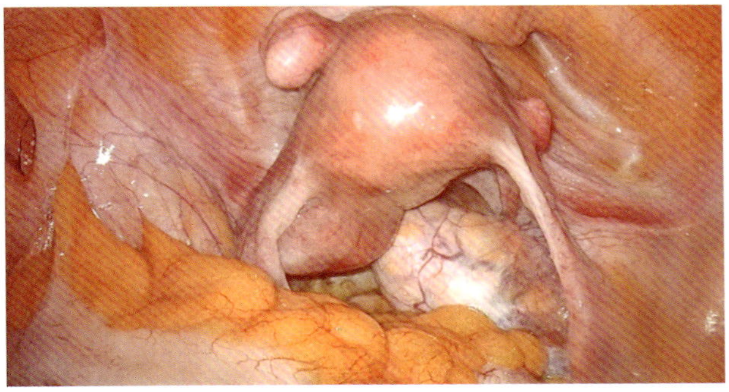

▲ 图 9-30　探查盆腔情况

2. 切断左侧骨盆漏斗韧带　钳夹、提拉左侧骨盆漏斗韧带，以超声刀沿骨盆漏斗韧带切开阔韧带前后叶（图 9-31），辨清左侧输尿管走形后，双极电凝左侧骨盆漏斗韧带，超声刀切断（图 9-32）。同法处理右侧。

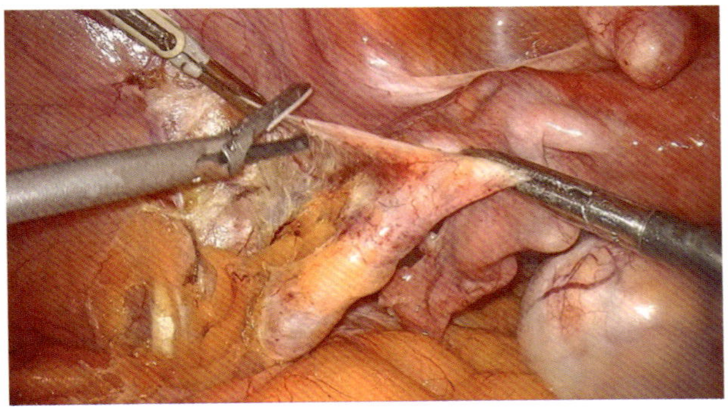

▲ 图 9-31　切开阔韧带前叶

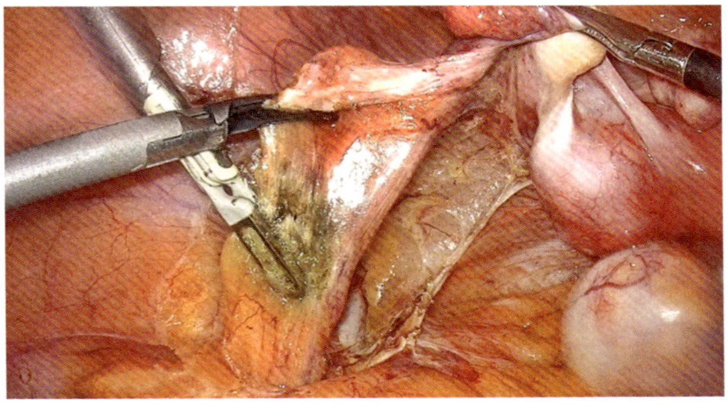

▲ 图 9-32　切断骨盆漏斗韧带

3. 切断子宫圆韧带　钳夹、提拉左侧子宫圆韧带，超声刀凝固后切断子宫圆韧带（图 9-33）。同法处理右侧。

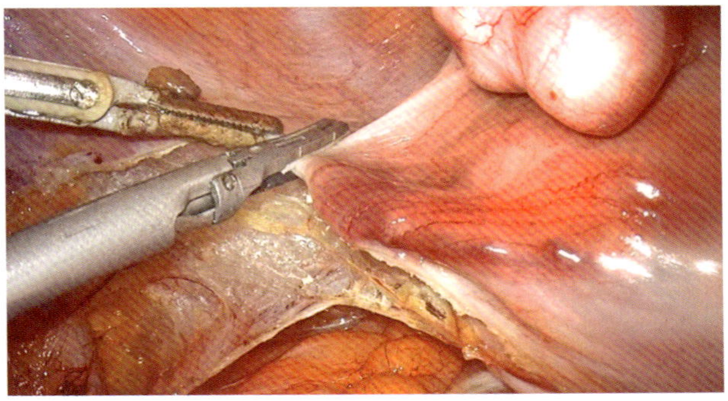

▲ 图 9-33　切断子宫圆韧带

4. 由外向内用超声刀弧形切开阔韧带前叶至膀胱腹膜反折（图 9-34），弧形切开阔韧带后叶，于疏松处分离宫旁组织（图 9-35）。

5. 分离宫颈、膀胱间隙，下推膀胱　用举宫器向患者头端方向推举子宫，钳夹并提拉子宫膀胱腹膜反折（图 9-36），分离膀胱宫颈间隙组织，使膀胱分离并下移至宫颈外口下方（图 9-37）。

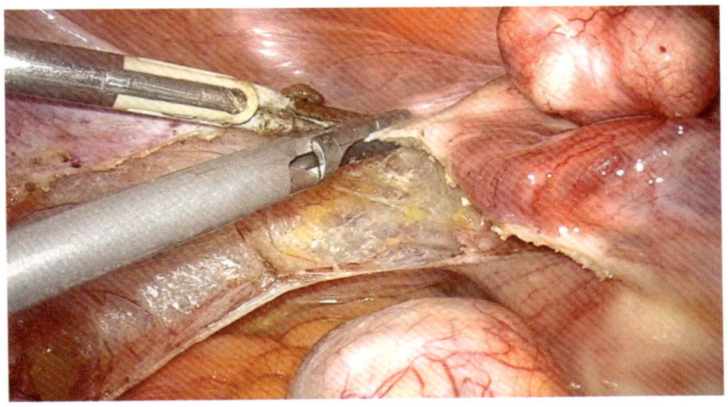

▲ 图 9-34　切开阔韧带前叶至膀胱腹膜反折

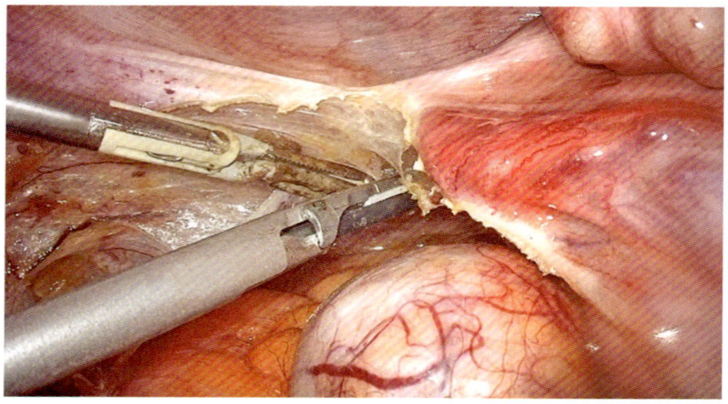

▲ 图 9-35　切开阔韧带后叶

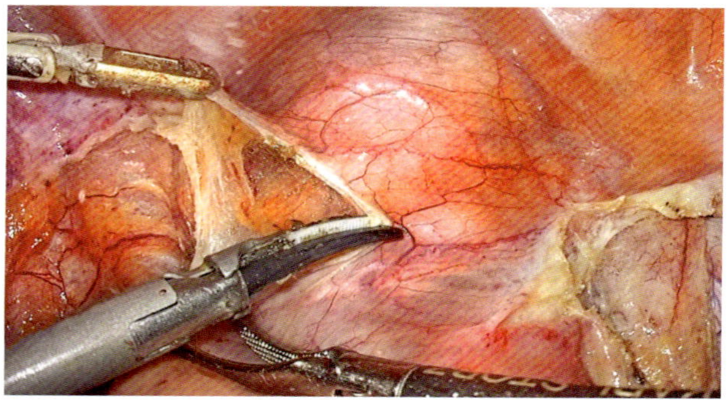

▲ 图 9-36　切开子宫膀胱腹膜反折

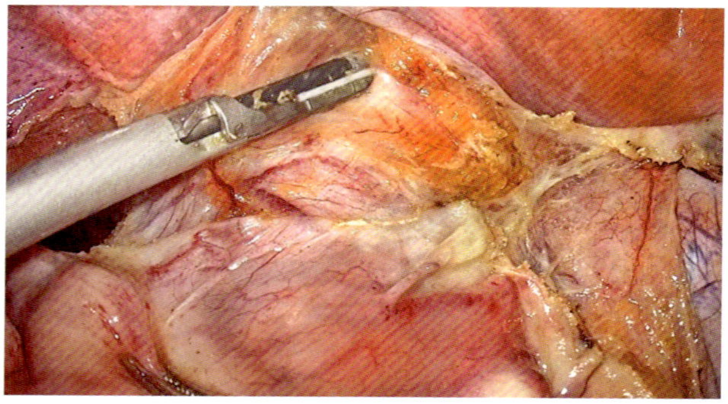

▲ 图 9-37　下推膀胱

6. 处理子宫血管　分离子宫旁疏松组织，暴露左侧子宫血管，双极电凝闭合子宫血管（图 9-38），超声刀切断（图 9-39）。同法处理右侧子宫血管。

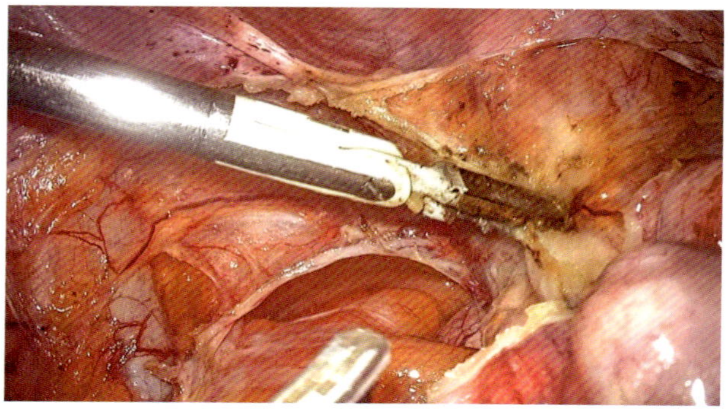

▲ 图 9-38　双极电凝子宫血管

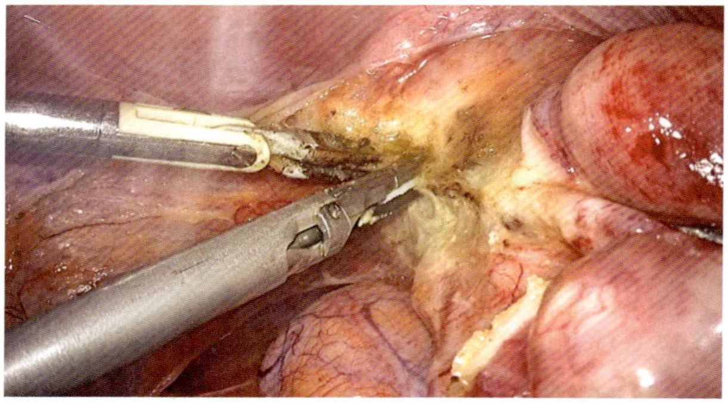

▲ 图 9-39　超声刀切断子宫血管

7. 环形切开阴道穹窿部，切除子宫　用穹窿顶举器向上顶举子宫及阴道穹窿部，充分暴露子宫主韧带及骶韧带，以单极电刀沿阴道穹窿部环形切开（图 9-40），使子宫全部游离（图 9-41），将切除的子宫及双侧附件放入腹腔镜一次性取物袋内，经阴道取出（图 9-42）。

8. 缝合阴道断端　以 1-0 可吸收线连续缝合阴道断端，缝合时将主韧带、骶韧带与阴道壁缝合在一起，以加强盆底支撑结构（图 9-43）。

9. 腹腔内用生理盐水充分冲洗创面，观察出血情况。探查创面有无出血（图 9-44），缝合腹壁穿刺孔，术毕。

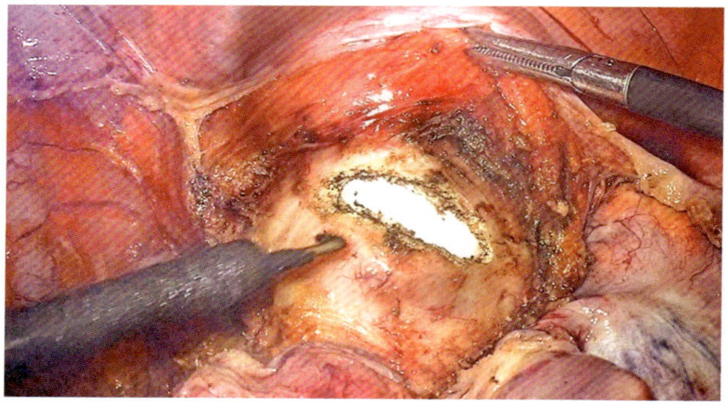

▲ 图 9-40　切开阴道穹窿部

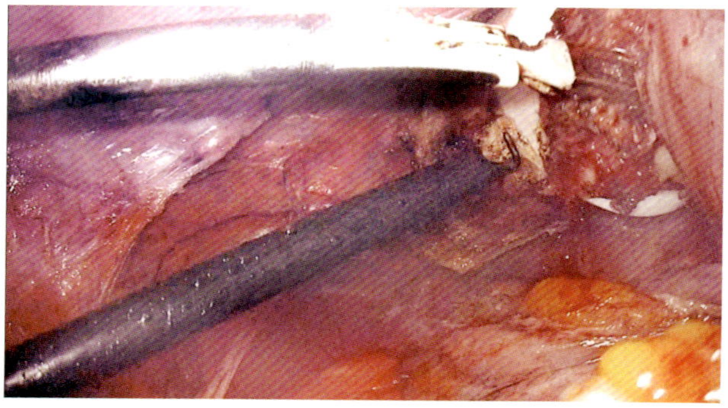

▲ 图 9-41　沿举宫杯缘环形切开阴道穹窿部

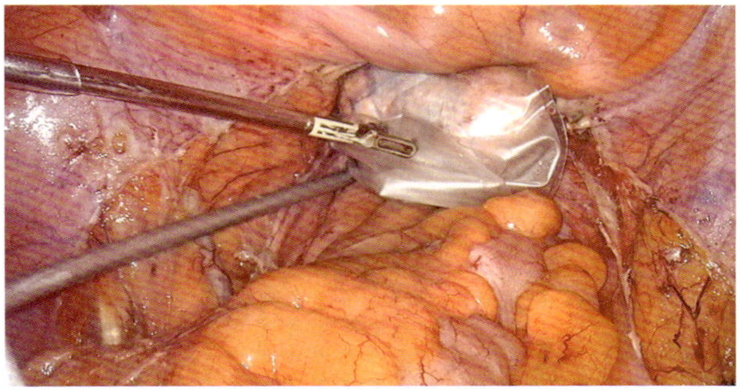

▲ 图 9-42　将标本置入取物袋中完整取出

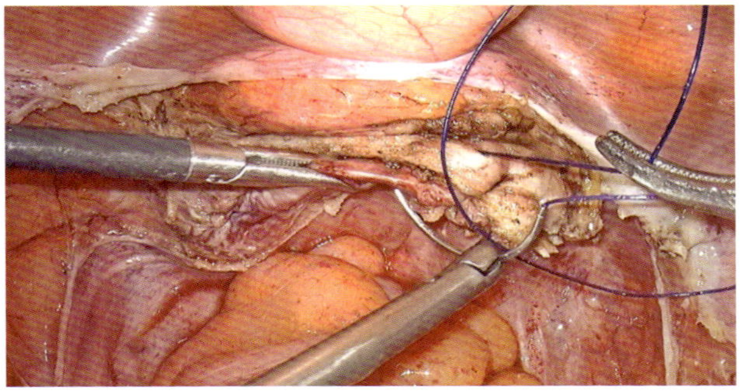

▲ 图 9-43　缝合阴道残端

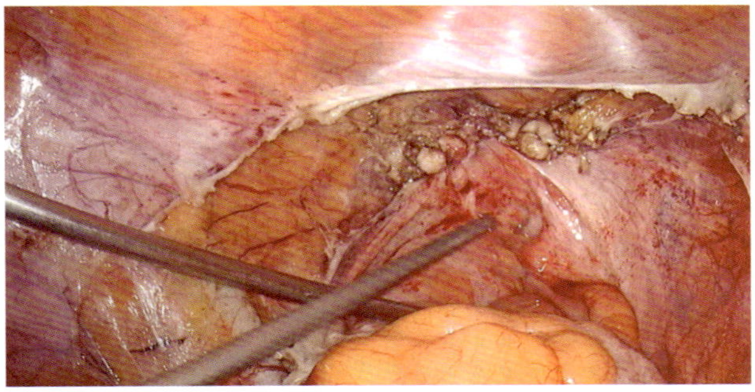

▲ 图 9-44　冲洗并探查创面

（二）手术操作的体会与注意事项

1. 骨盆漏斗韧带的处理　切断骨盆漏斗韧带时，需注意看清输尿管与骨盆漏斗韧带间关系，谨防输尿管损伤，尤其是行骨盆漏斗韧带高位结扎时，需将阔韧带后叶打开，暴露出输尿管后再凝切骨盆漏斗韧带。

2. 子宫血管的处理　子宫血管的处理是全子宫切除术中最为关键的步骤，与术中出血及输尿管损伤密切相关。①避免输尿管损伤：打开膀胱腹膜反折下推膀胱后，分离宫旁疏松组织暴露宫旁血管，助手将举宫杯向患者头端推举，这样可将子宫血管远离输尿管，在举宫杯上缘处凝切子宫血管，可有效避免输尿管损伤。②出血：在双极电凝子宫血管前，需将血管表面的组织尽量分离，双极电凝对裸化的血管凝闭效果较为确切；如血管表面组织较厚或血管与周围组织粘连时血管分离困难，在电凝不能完全奏效的情况下，也可考虑缝合血管后再凝闭血管。

3. 标本取出　因附件肿物切除子宫的患者，肿物体积不大时手术标本可以通过阴道完整取出，如果肿物体积大，估计经阴道完整取出困难或肿物经阴道取出被挤压有破裂的风险时可将肿物置入标本袋中，以免肿物破裂内容物流入盆腔内。

（张颖　杨洲　王鑫丹　向阳）

第四节　附件良性肿瘤手术并发症处理及防治

一、术后处理

1. 饮食　术后饮食管理在 ERAS 理念指导下，附件良性肿瘤手术如未涉及肠道手术，在术后 4 小时可饮水，6 小时可进食非胀气流食，术后可咀嚼口香糖以促进肠道功能恢复，术后 24 小时可正常饮食。

2. 排尿　术后补液结束即可拔出尿管，根据患者术后情况，尿管一般在术后 24 小时内拔出，鼓励患者尽快自主排尿。

3. 抗生素应用　一般情况下附件良性肿瘤手术为 I 类切口手术，不需要预防性使用抗生素，但如伴有其他易发生感染的高危因素，则需预防性使用抗生素。如附件手术为输卵管卵巢脓肿，则需抗生素治疗，且需遵循足量、足疗程、联合使用敏感抗生素的原则。

4. 腹壁穿刺口处理 皮内包埋缝合不需拆线。皮外缝合者术后3~5天拆除。

5. 活动 术后6小时可下床走动，术后1个月恢复正常工作。

6. 性生活 术后禁盆浴及性生活1个月。

二、并发症防治

腹腔镜附件良性肿瘤手术发生并发症的概率相对较低。并发症包括腹腔镜手术特有的并发症以及与疾病治疗相关的手术并发症，主要有以下几个方面。

（一）出血

1. 出血原因 与妇科恶性肿瘤手术不同，妇科附件良性肿瘤手术操作解剖中较少涉及腹膜后大血管，除腹腔镜手术穿刺过程中可能误扎腹膜后大血管发生大量出血外，妇科良性肿瘤手术操作过程中发生大量出血较少见。手术中的出血多见于以下2种原因：①骨盆漏斗韧带、输卵管卵巢系膜、子宫角和卵巢固有韧带中的血管处理不得当可导致出血；②粘连创面的渗血：多见于子宫内膜异位囊肿、附件脓肿等肿物与周围组织严重粘连，手术分离创面时会导致创面广泛渗血。

2. 出血的处理方法 ①对于明确来源于附件区血管的出血止血的方法通常为采用双极电凝，如电凝效果不佳，也可采用腹腔镜下缝合止血。②对于粘连创面渗血广泛时，可使用止血棉或浸润垂体后叶素的纱布压迫止血，通常可以奏效；当出血活跃时，可采用双极电凝活跃出血的创面，电凝时需充分注意周围组织解剖结构，尤其是和输尿管及肠管间的关系，必要时需游离出输尿管，再使用双极电凝止血。

（二）周围脏器损伤

1. 输尿管损伤

（1）原因：常为处理骨盆漏斗韧带时误伤输尿管，或盆腔子宫内膜异位症或盆腔炎症致盆腔严重粘连时可损伤输尿管。直接切割损伤较为少见，多见因出血电凝时所致的热损伤。热损伤是腹腔镜手术中最难预料的一种损伤，术中难以发现，几乎都是术后出现并发症。

（2）预防：附件手术时需熟悉解剖结构，防止输尿管发生损伤最有效的方法是明确输尿管位置，若解剖结构不清楚，必要时可打开后腹膜，解剖并游离输尿管。术中疑似热损伤时可预防性放置D-J管，防止术后输尿管瘘发生。

2. 肠管损伤

（1）原因：可发生于trocar穿刺入腹腔时，既往盆腔手术时如肠管粘连于腹壁穿刺孔处，则穿刺即可导致直接损伤；如肠管粘连于腹壁遮挡手术视野，或直接粘连于附件部位时，肠管被包裹在粘连带或大网膜中，手术分离粘连时不能很好地显示肠管可导致肠管损伤；此外，子宫内膜异位症手术时肠管与病变间的界限不清，肠管被剪刀等锐性分离造成器械损伤。

（2）预防：分离粘连时应辨认清楚解剖关系，分离时由浅入深、由疏松到致密，术中尽量使用冷刀锐、钝性分离相结合；手术医师需掌握各种能量器械的特点及使用注意事项，双极电凝作为最常用的止血方法，电凝时产生的温度可以高达300℃，容易造成热损伤。目前虽然腹腔镜手术中已有超声刀、血管闭合器等比较先进的操作器械，但这些先进的器械工作时也会产生高温，向邻近组织传导能量。手术医师需熟悉各种能量器械的特点，避免热损伤发生。术中应及时发现肠管损伤，并在镜下努力寻找损伤部位，一旦诊断术中应积极处理，请外科医师协助治疗，具体处理方法详见第七章第五节术后并发症的观察和预防护理。

3. 输卵管及卵巢损伤 对于有生育要求的患者，附件手术时需保护输卵管及卵巢，尽量避免输卵管或卵巢损伤而影响其功能。

（1）原因：输卵管损伤多发生于系膜囊肿剔除时误伤输卵管；卵巢囊肿剔除时如囊肿壁与周围正常卵巢组织边界不清，囊肿剥除时可损害周围正常卵巢组织，尤其是子宫内膜异位囊肿，由于病灶对周围组织浸润，剔除囊肿时可损伤周围卵巢组织，或剔除后创面出血，使用电凝时可导致正常卵巢的热损伤，导致功能破坏。

（2）预防：输卵管系膜囊肿剥除时需明确输卵管解剖位置。卵巢子宫内膜异位囊肿剔除时为防止损伤卵巢，辨认病变与正常组织间的界限是十分重要的。囊肿剔除后如出血可采用缝合术止血，避免大面积电凝。如有少量点状出血可采取点电凝的方法止血，电凝时可同时进行生理盐水冲洗，以降低局部电热温度，对卵巢功能具有保护作用。

（张颖　向阳）

第五节　妊娠期卵巢囊肿的手术治疗

一、概述

1. 妊娠期附件肿瘤发生率及组织学类型　随着目前产前管理的加强以及女性生育年龄的后移，妊娠期卵巢肿瘤的发生率逐渐升高，为 0.05%~5%，其中妊娠期附件肿物大部分为生理性卵巢囊肿和良性肿瘤，卵巢恶性肿瘤占 1%~6%。大多数孕早期发现的卵巢囊肿为功能性肿物，如卵巢黄体或黄体囊肿、滤泡囊肿等，约 70%~90% 可自然消退。妊娠中、晚期持续存在的卵巢肿瘤，或超声影像学有典型特异性表现时多为病理性肿瘤，依据组织病理学发生率依次为成熟性畸胎瘤、浆液性囊腺瘤、卵巢系膜囊肿、黏液性囊腺瘤、子宫内膜异位囊肿等。

2. 妊娠期附件肿瘤诊断　对于妊娠期附件肿瘤的诊断，超声检查是主要诊断方法，因其无创、方便且敏感，妊娠期可反复使用。但需注意的是，在妊娠中、晚期卵巢肿瘤常被增大的子宫遮挡，约 20% 的妊娠期卵巢肿瘤在超声检查时未能发现；另外，因附件肿瘤超声的血流参数会因妊娠而有所改变，因而超声对卵巢肿瘤良性和恶性肿瘤之间的判断需慎重。对于超声诊断不明确的附件肿瘤推荐使用非增强 MRI 检查。对于非妊娠期常用的卵巢肿瘤标志物，由于胚胎发育、胎儿器官分化等影响，在妊娠期肿瘤标志物的诊断价值受限，需连续检测。

3. 妊娠期附件肿瘤手术指征　妊娠期附件肿瘤需根据患者症状、影像学检查情况、随访观察结果综合判断处理方式。对于以下情况需手术干预：不能排除恶性肿瘤；伴发急腹症（如囊肿扭转、破裂）；肿瘤直径 >10cm 并持续存在；出现严重的并发症（如肾积水）；估计肿瘤会引起产道梗阻等。

二、妊娠期合并卵巢肿瘤手术时机问题

1. 无症状良性肿瘤手术时机　对于无临床症状的患者，且经充分地评估有无恶性肿瘤征象，具备手术指征者一般选择在妊娠 14 周后进行手术，此时胎盘已经可以提供足够的激素来维持妊娠，卵巢手术对妊娠的影响相对较小。如果在妊娠 14 周前手术，则需要补充外源性孕激素。妊娠 24 周后，随着子宫的进一步增大，手术操作空间受限，手术中发生子宫损伤，导致不良妊娠结局的风险增加，如良性肿瘤无症状，可以选择密切随诊，待剖宫产时同时治疗，如经阴道分娩，可在产后 6 周重新评估决定手术治疗方式。

2. 妊娠期卵巢囊肿出现扭转、破裂等急腹症时，一经诊断则需急诊手术探查，同时积极改善孕妇的一般情况。探查明确后需解除扭转，清除破裂的囊内容物，同时剔除囊肿。急诊手术较择期手术发生流产、早产等风险会有所增加。围手术期应加强监护及治疗。

三、妊娠期合并卵巢肿瘤手术方式的选择

手术方式的选择需根据孕周、医生经验、子宫及肿物位置情况等综合评估决定。妊娠期附件良性肿物采用开腹和腹腔镜手术治疗均可获满意疗效。腹腔镜手术对母胎有良好的安全性，与开腹手术相比并不增加母胎风险，而且腹腔镜术中出血较少、术后疼痛评分低、制动时间和住院时间较短，其不良胎儿结局、孕妇并发症发生率等同或低于开腹

手术，因而，建议由经验丰富的腹腔镜医生施行妊娠期腹腔镜手术。如果子宫增大且肿物较大已经超出盆腔时，也可采用经脐部切口无气腹腹腔镜进行手术。

四、手术实施方法

（一）术前准备

1. 评估孕妇情况 评估孕妇一般情况，如孕妇有无肥胖及妊娠期高血压、糖尿病等；如发生囊肿扭转及破裂等，需注意孕妇生命体征，术前需积极改善孕妇一般情况。

2. 评估胎儿情况 充分考虑孕周及胎儿情况，如发生囊肿扭转、破裂等急腹症时需注意有无先兆流产或早产，术前进行胎儿多普勒超声检查。如果有早产风险，根据孕周在产前使用糖皮质激素（24~35^{+6}周）促胎肺成熟和硫酸镁保护胎儿脑神经，孕33^{+6}周前早产的患者建议同时使用硫酸镁。

3. 肠道准备 对于附件良性手术一般较少涉及肠道，不推荐进行常规肠道准备。

4. 抗生素应用 择期附件良性手术可不预防性使用抗生素，如扭转破裂合并感染的患者需要使用抗生素时按妊娠期抗生素使用分级原则，选用对胎儿基本无危害的B类抗生素。

5. 术前病情沟通 术前向患者及家属进行详细的病情沟通，妊娠期手术对母胎可能的风险，如先兆流产或早产；术中穿刺损伤子宫的风险增加；由于妊娠期子宫和附件血管充盈怒张，手术可致大量出血等，在充分知情的前提下进行手术。

（二）手术通路建立及主要手术步骤

以无气腹腹腔镜为例展示主要手术方法和步骤。

1. 体位 采取头低15°~30°、左侧倾斜15°的仰卧位，使得胎盘血流速度处于最大并减少对下腔静脉的压迫。

2. 切口 选择脐孔切口，以Allis钳夹持脐缘提起，纵行切开脐部，切口长约3cm，切开进腹过程中注意保持Allis钳向上提拉防止损伤到增大的子宫及附件肿物（图9-45）。开放式进入腹腔。

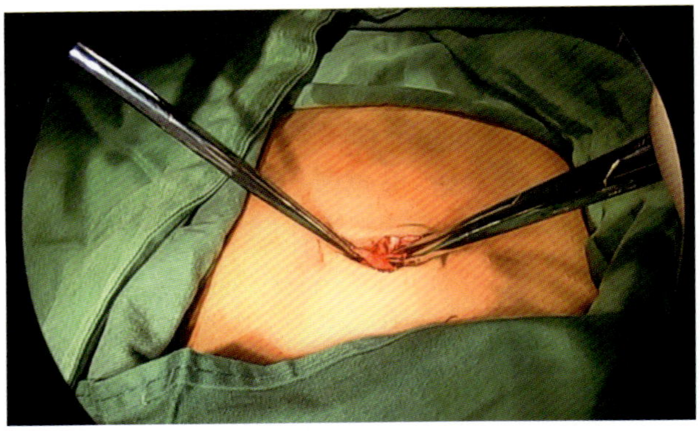

▲ 图9-45 切开脐孔

3. 放置切口保护套 根据肿物位置，酌情放置port（图9-46）。

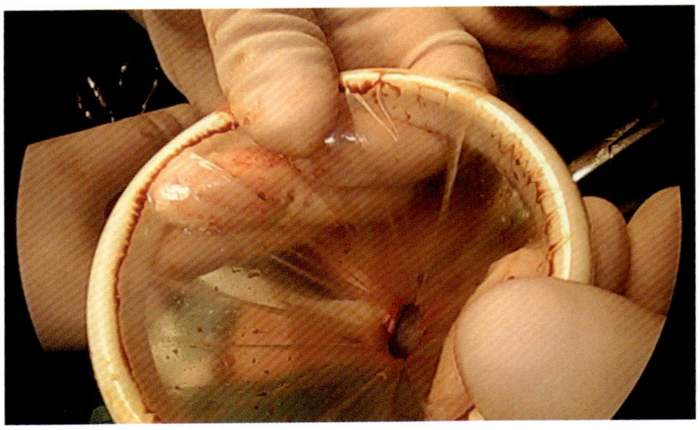

▲ 图9-46 放置port

4. 当卵巢囊肿位于子宫后方的直肠子宫陷凹时，此时需要轻轻推动子宫暴露卵巢囊肿后，以抓钳将卵巢囊肿提起放至子宫底处。如增大的子宫将卵巢囊肿推到腹腔，则从切口处可直接暴露卵巢囊肿（图9-47）。

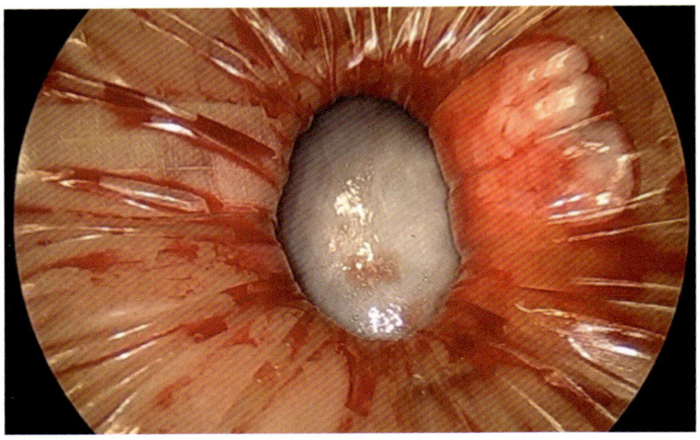

▲ 图9-47 显露囊肿

5. 如囊肿较大，则可先行肿物穿刺，吸取囊内液体，缩小囊肿体积。切开囊肿时通常在囊肿切口周围进行缝合（图 9-48），切开囊壁放入吸引器吸取囊内液（图 9-49），收紧缝线后可防止囊内液体外溢。囊内液体抽吸完毕后可将囊肿提拉出腹腔（图 9-50）。

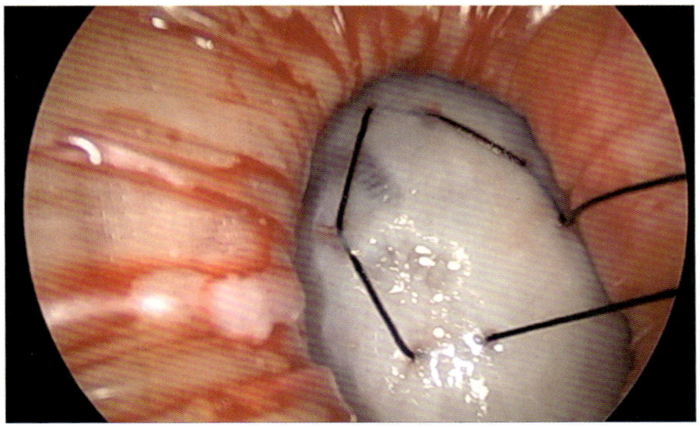

▲ 图 9-48　表浅缝合囊壁保护囊肿切口边缘

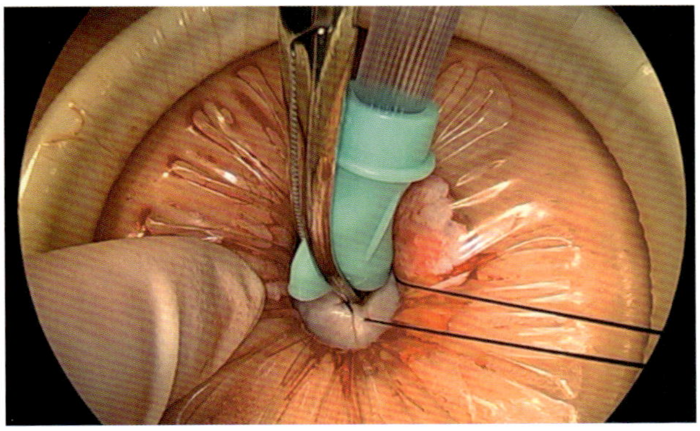

▲ 图 9-49　抽吸囊内液

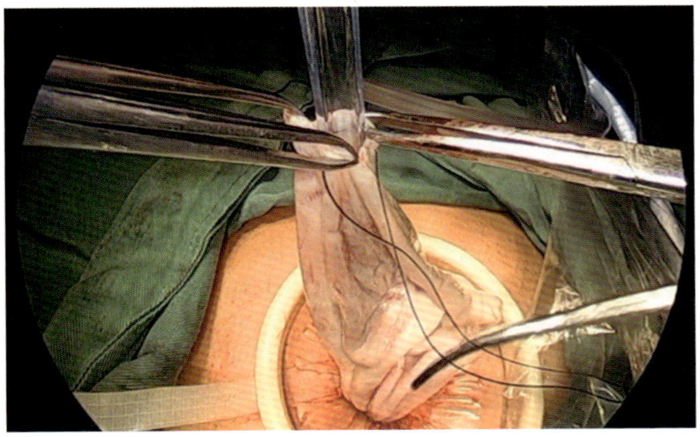

▲ 图 9-50　提拉囊肿出腹腔

6. 卵巢囊肿剥除　卵巢囊肿剥除方法与非妊娠期相同，切开卵巢，辨认正常卵巢皮质及囊肿界限，完整剔除囊肿壁（图 9-51）。

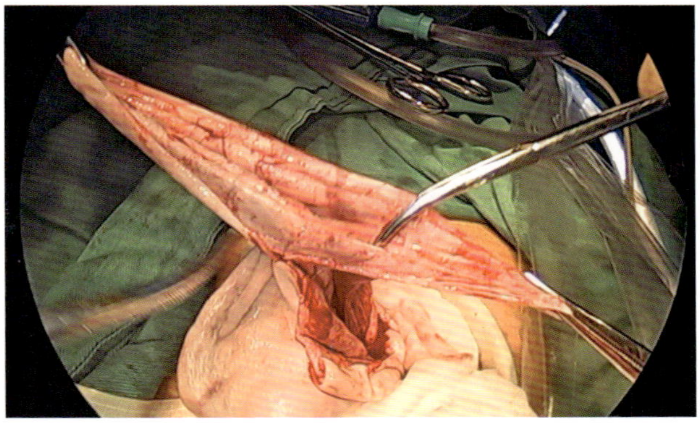

▲ 图 9-51　剔除囊肿

7. 创面止血　如创面大、出血活跃，可采用缝合止血的方法，先闭合基底部处创面（图 9-52），再对合卵巢，注意防止皮质内卷（图 9-53）。

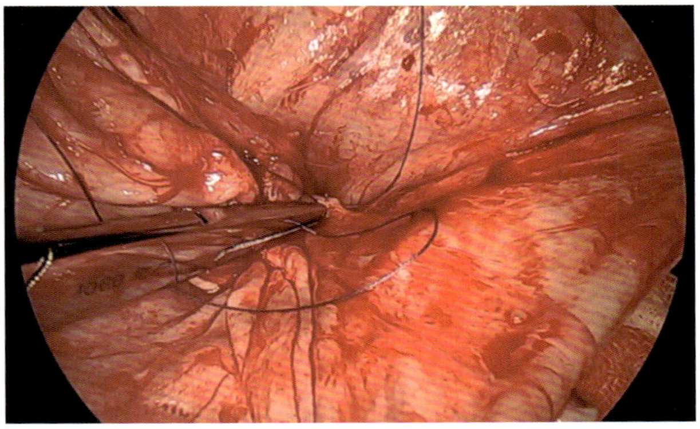

▲ 图 9-52　缝合创面基底部

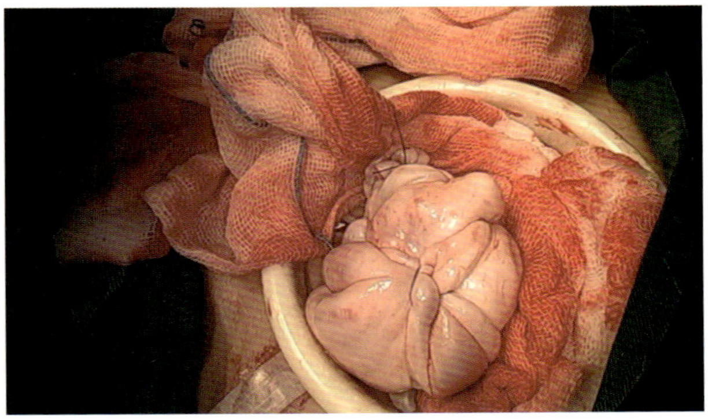

▲ 图 9-53　对合卵巢创面

8. 将卵巢放入腹腔中（图 9-54），探查对侧卵巢附件有无异常。

9. 关闭切口，逐层仔细缝合切口，成形脐孔。

10. 无气腹单孔腹腔镜下妊娠卵巢巨大囊肿切除术操作见视频 9-11。

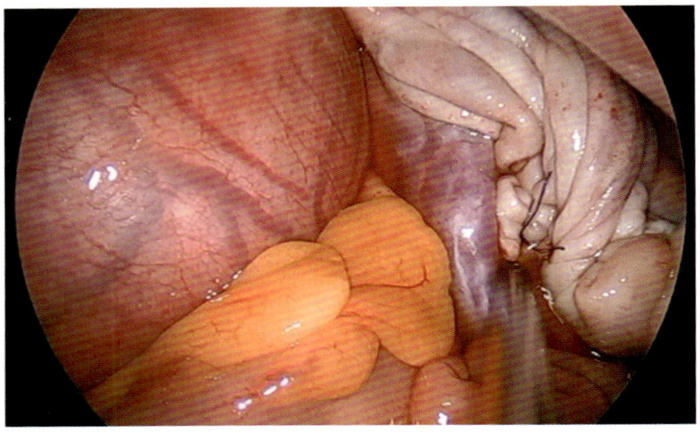

▲ 图 9-54 卵巢放回腹腔内

视频 9-11 无气腹单孔腹腔镜下妊娠卵巢巨大囊肿切除术

(三) 手术操作体会与注意事项

1. 如进行气腹腹腔镜时，腹腔镜术中气腹压力维持不高于 12mmHg。如采用多孔腹腔镜时，辅助穿刺孔的位置应根据妊娠子宫大小和病变情况，子宫较大时，为避免操作对妊娠子宫造成影响，可考虑将辅助穿刺孔设置在病变部位同侧，以避免术中操作时手术器械无法越过增大的妊娠子宫。

2. 关于能量器械的应用，在妊娠期腹腔镜手术中使用超声刀、双极和单极能量器械均是安全的。避免对卵巢组织的过度烧灼，双极电凝止血时可采用点对点电凝止血。

3. 术中应注意尽量避免囊肿破裂，以防囊液溢出导致的化学性腹膜炎对母胎的影响。如囊肿过大，在排除恶性的前提下可先行囊内液体抽吸后剥除囊肿壁。

4. 妊娠期附件良性肿物建议行卵巢囊肿剔除而非切除卵巢。对于扭转的肿物，除非卵巢已经严重坏死、切除不可避免，否则均以保留卵巢行肿物剔除为宜。

5. 由于妊娠期腹内压增高，发生腹壁切口疝的风险增加，对长度>1cm 的切口应仔细缝合穿刺孔口的筋膜层。

五、术后观察、临床处理和手术效果总结及评估

1. 孕妇生命体征监测 术后严密观察，防止孕妇低血压发生，以保证子宫胎盘血流灌注；注意孕妇有无感染等征象，早期治疗，避免发生严重感染；密切观察宫缩情况，术后肌内注射黄体酮 40mg/d，共 2~3 天，以减少子宫敏感性，如有先兆流产或早产等症状，必要时给予宫缩抑制剂。

2. 胎儿情况监测 使用多普勒监测胎心，必要时行超声检查。如有早产征象积极进行保胎治疗，根据孕周使用硫酸镁和糖皮质激素促胎肺成熟。

（陈继明）

参考文献

[1] VAN NAGELL J R J R, MILLER R W. Evaluation and management of ultrasonographically detected ovarian tumors in asymptomatic women. Obstet Gynecol, 2016, 127 (5): 848-858.

[2] TIMMERMAN D, PLANCHAMP F, BOURNE T, et al. ESGO/ISUOG/IOTA/ESGE Consensus Statement on pre-operative diagnosis of ovarian tumors. Int J Gynecol Cancer, 2021, 31 (7): 961-982.

[3] BRITO M E, BORGES A, RODRIGUES S, et al. Conservative management of asymptomatic adnexal masses classified as benign by the IOTA ADNEX model: a prospective multicenter portuguese study. Diagnostics (Basel), 2021, 11 (11): 1992.

[4] FORSTNER R, THOMASSIN-NAGGARA I, CUNHA T M, et al. ESUR recommendations for MR imaging of the sonographically indeterminate adnexal mass: an update. Eur Radiol, 2017, 27 (6): 2248-2257.

[5] THOMASSIN-NAGGARA I, PONCELET E, JALAGUIER-COUDRAY A, et al. Ovarian-adnexal reporting data system magnetic resonance imaging (O-RADS MRI) score for risk stratification of sonographically indeterminate adnexal masses. JAMA Netw Open, 2020, 3 (1): e1919896.

[6] NOLEN B, VELIKOKHATNAYA L, MARRANGONI A, et al. Serum biomarker panels for the discrimination of benign from malignant cases in patients with an adnexal mass. Gynecol Oncol, 2010, 117 (3): 440-445.

[7] 方三高, 魏建国, 陈真. WHO (2020) 女性生殖系统肿瘤分类. 诊断病理学杂志, 2021, 28 (2): 142-148

[8] 宋艳, 刘爱军. 第五版 WHO 女性生殖器官肿瘤分类解读. 诊断病理学杂志, 2021, 28 (1): 1-4.

[9] 中国优生科学协会肿瘤生殖学分会, 中国医师协会微无创医学专业委员会妇科肿瘤专业委员会. 妊娠期卵巢肿瘤诊治专家共识 (2020). 中国实用妇科与产科杂志, 2020, 36 (5): 432-440.

[10] BALL E, WATERS N, COOPER N, et al. Evidence-based guideline on laparoscopy in pregnancy: commissioned by the British Society for Gynaecological Endoscopy (BSGE) endorsed by the Royal College of Obstetricians & Gynaecologists (RCOG). Facts Views Vis Obgyn, 2019, 11 (1): 5-25.

第十章

子宫肌瘤及子宫腺肌病手术

第一节　子宫肌瘤及子宫腺肌病的术前诊断

子宫是由副中肾管发育而成，其平滑肌来自副中肾管周围的中胚叶组织，副中肾管的各部位都有发生肌瘤的可能。子宫肌瘤最常发生在肌纤维组织丰富的部位。子宫肌瘤由平滑肌和结缔组织组成，又称为子宫平滑肌瘤，是女性生殖器官中最常见的肿瘤，生育年龄女性中约 10% 罹患子宫肌瘤，在妇科住院病例中占 10%，是妇科最常见的手术适应证。尸体解剖资料显示子宫肌瘤的发生率高达 50%。子宫肌瘤的高发年龄为 41~50 岁。单个发生的子宫肌瘤称为单发性子宫肌瘤，更常见的是多个或多种类型的肌瘤同时存在，称为多发性子宫肌瘤。

子宫肌瘤的发病原因不明，最常发生于女性的性成熟期，青春期少见。雌激素与孕激素在子宫肌瘤的发生、发展中起到重要的作用，绝经后性激素水平逐渐降低，子宫肌瘤会逐渐萎缩。子宫肌瘤可以发生玻璃样变、囊性变、红色样变、钙化、肉瘤样变等变性。子宫肌瘤的恶性变主要是肉瘤样变，发生率为 0.4%~1.25%。总的来说，子宫肌瘤生长缓慢，恶性变低。

子宫腺肌病（adenomyosis，AD）是指子宫内膜（包括腺体和间质）侵入子宫肌层生长而产生的病变。主要临床症状包括月经量过多甚至导致严重贫血、严重痛经和不育，对患者的身心健康造成严重恶劣的影响，本病好发于生育年龄女性，发病率为 7%~23%。子宫腺肌病病理生理机制不明，主要的发病学说有：①子宫内膜基底部内陷与组织损伤修复假说：该学说可解释临床上本病大部分好发于已生育、多产，或有多次宫腔操作史的女性，主要内容包括子宫内膜 - 肌层结合带（junction zone，JZ）的改变与在位内膜的内陷以及高雌激素、高蠕动状态与 JZ 微损伤。②米勒管遗迹化生和成体干细胞分化学说：该学说可以解释部分本病见于年轻、无婚育史、无宫腔操作史及某些子宫浆肌层局限性病灶其周围合并存在深部浸润型子宫内膜异位症结节的患者。③炎症刺激学说：子宫腺肌病病灶中高表达炎症因子以及神经源性介质，即神经生长调节因子，两者相互作用，共同参与本病的发生与进展。该学说从某种程度上解释了子宫腺肌病的疼痛与异常出血机制，在位内膜的炎症因子表达异常升高也部分解释了子宫腺肌病继发不孕的机制。④其他可能的子宫腺肌病相关病理生理机制还有上皮 - 间质转换（epithelial-mesenchymal transition，EMT）学说、血管生成学说、遗传学说、免疫学说等。子宫腺肌病临床表现多样化。没有满意的临床分型，治疗手段有限，除子宫全切术外，保守治疗效果至今不满意，还存在诸多争议。

一、临床表现

子宫肌瘤的临床表现因肌瘤的部位、大小、数目差异较大，其中子宫肌瘤的部位与临床表现关系最大。当浆膜下肌瘤体积不大时往往没有症状，前壁下段的浆膜下肌瘤压迫膀胱时表现为尿频的症状。突向宫腔的肌壁间肌瘤和黏膜下肌瘤表现为月经量增多以及异常出血，这些症状往往是患者就诊的主述。子宫肌瘤较大时可以表现为盆腔包块和压迫症状，如排便困难，尿频或排尿困难等。部分患者可以合并不孕、白带增多、贫血、高血压、红细胞增多等。

子宫腺肌病的典型临床表现为继发性痛经且进行性加重、月经失调与子宫增大以及不孕，典型的临床表现对于临床诊断非常有价值；临床症状也可表现多样，其复杂化与不典型的临床表现值得临床医生重视。

1. 痛经　是本病的特异临床症状，患者可有典型的继发性进行性加重的痛经，但少数也有不典型的痛经症状，同时还伴有性交痛和慢性盆腔痛等临床症状。

2. 月经失调　可表现为月经过多、经期延长以及月经前后点滴出血。月经过多最常见，严重可致贫血。主要原因为子宫体积增大、子宫腔内膜面积增加以及子宫肌壁间病灶影响子宫肌纤维收缩。

3. 子宫增大　是本病的固有症状（或体征），几乎均有不同程度的子宫增大。

4. 生育能力减退　文献报道本病有 20% 以上的患者合并不孕，妊娠后出现流产、早产和死产的概率显著增高，相应的妊娠不良产科并发症包括胎膜早破、先兆子痫、胎位异常、胎盘早剥和前置胎盘的发生率也增高。

5. 其他相关症状　子宫增大可压迫邻近器官引起相关临床症状，如压迫膀胱可引起尿道症状，压迫肠道可引起肠道刺激症状，长期疼痛以及不孕引起精神心理相关的躯体障碍等。

二、诊断

1. 子宫肌瘤的诊断　临床上根据典型的病史、症状和体征诊断子宫肌瘤并不困难，再结合影像学检查，制订适宜的临床治疗方案。子宫肌瘤的影像学检查包括超声和盆腔 MRI。原则上无症状的子宫肌瘤不需要处理。

子宫肌瘤的诊断还应包括对肌瘤类型的诊断。根据子宫肌瘤生长部位可以分为子宫体肌瘤、子宫颈肌瘤和阔韧带肌瘤。

子宫体肌瘤根据肌瘤发展过程中与子宫肌壁的关系又可以分为肌壁间肌瘤、浆膜下肌瘤和黏膜下肌瘤。

2. 子宫腺肌病的诊断　患者的病史、临床症状及体征、相关的辅助检查是诊断子宫腺肌病的重要依据，但诊断的金标准仍然是病理诊断。

（1）详细询问病史：①妊娠及分娩史，宫腔操作包括人工流产、诊刮、宫腔镜手术等以及子宫手术（如子宫肌瘤切除术等）史；②生殖道畸形导致生殖道梗阻的病史；③子宫腺肌病或子宫内膜异位症家族史；④其他疾病史，如高泌乳素血症等。

（2）临床表现：①进行性加重的痛经；②月经过多和 / 或经期延长；③不孕；④妇科检查常可见子宫增大，呈球形，或有局限性结节隆起，质硬且有压痛，经期压痛更为明显。子宫常是后位，活动度差。如患者具有典型的临床表现，则临床诊断可以成立。

（3）影像学检查：主要包括超声、MRI 以及 CT 检查。

1）子宫腺肌病的超声诊断：子宫腺肌病的超声表现与其组织病理学表现密切相关。超声可较清晰地显示与子宫腺肌病病理变化相应的声像图特征，且方便、价廉、易重复，成为子宫腺肌病首选的影像检查方式。超声诊断子宫腺肌病的诊断准确率与 MRI 相近，近期文献报道经阴道超声诊断子宫腺肌病的灵敏度、特异度和准确率分别为 84%、91.9% 和 87.4%。超声检查采用经阴道及经腹部均可，不能行阴道超声者可经直肠超声，三维超声检查可加强超声对结合带的观察能力。典型的子宫腺肌病的超声表现如下：①子宫体积增大、子宫前后壁不对称性增厚，多以子宫后壁及宫底增厚为主；②子宫肌层回声明显不均匀、粗糙；③子宫受累肌层内的小囊肿或微囊肿，直径通常为 1~5mm；呈无回声或低回声影，为子宫腺肌病较为特异的超声特征；④子宫内可见很多垂直且细、呈放射状排列的扇形声影，又称百叶窗帘征或铅笔状声影等；⑤子宫内膜 - 肌层分界不清、内膜下线状、芽状或岛状高回声结节；⑥彩色多普勒血流成像（color Doppler flow imaging，CDFI）显示子宫肌层受累区域血流信号增强，血流走行为穿入血流方式；⑦三维超声显示子宫结合带增厚、不规则、中断或难以分辨。

根据病灶特点和累及范围可分为弥漫性子宫腺肌病与局灶性子宫腺肌病，局灶性子宫腺肌病包括子宫腺肌瘤、囊性腺肌瘤。

2）子宫腺肌病的 MRI 诊断：MRI 由于其图像直观、无操作者依赖性、多参数多平面成像、自身的软件和硬件快速发展等优势，已经越来越多地应用于腺肌病的诊断、分型及药物治疗后的连续监测。腺肌病的 MRI 典型表现为子宫弥漫性增大，轮廓光滑，在 T_2 加权像上病灶显示较清晰，为肌层内边界欠清的低信号病灶，与子宫内膜毗邻，与结合带分界不清。也可以表现为结合带的增粗或扭曲；肌层内病灶表现为多发点状高信号，这些点状高信号在组织病理学上对应增生的异位内膜组织，而周围的低信号区域对应于子宫肌层的平滑肌增生。T_1 加权像对病灶显示稍差，但出血的灶性组织可表现为高信号。基于 MRI 的成像优势，学者们将腺肌病 MRI 下的多种多样的表现进行了分型尝试。这些分型各有优点和不足，还没有一种界定明确、临床指导意义强，又便于推广的分型。其中报道较多的分型有为 2012 年 Kishi 等人提出的四亚型分型以及 Bazot 等人提出的更为复杂的 A 型到 K 型 11 亚型的分型。后者分型相对复杂，是目前最新和全面的一种分型。其接受度还有待更多的临床验证。

（4）实验室检查：主要是 CA125 水平升高。

（5）子宫腺肌病的确诊仍然需要组织病理学检查。

三、病理

1. 子宫肌瘤的病理　镜检时可见肌瘤呈实性，表面光滑，质地硬，压迫周围肌层形成假包膜；切面灰白色，可见旋涡状或编织状结构；镜下可见梭形平滑肌细胞；不等量纤维组织组成，肌细胞大小均匀，排列旋涡状、栅状或核杆状。一般无核分裂象。

2. 子宫腺肌病典型的病理表现　异位的子宫内膜腺体和间质在子宫肌层内形似小岛状，呈弥漫性生长，可以部分或完全累及子宫后壁和 / 或前壁，导致前后径增大，子宫体积对称或不对称增加，呈球形。子宫剖面见子宫肌壁显著增厚且质地较硬，无子宫肌瘤的旋涡状结构，在子宫肌壁中可见粗厚肌纤维带和微囊腔，腔内偶有陈旧性血液。可分为弥漫性子宫腺肌病和局灶性子宫腺肌病。局灶性子宫腺肌病（focal adenomyosis）包括子宫腺肌瘤（adenomyoma）和子宫囊性腺肌病（cystic adenomyosis），病理特征为异位的子宫内膜腺体和间质在子宫肌层内局限性生长，和正常肌层组织集结形成结节或团块，类似子宫肌壁间肌瘤，称为子宫腺肌瘤。子宫囊性腺肌病的特征为子宫肌层内出现一个或多个囊腔，囊腔内含棕褐色陈旧性血性液体，囊腔内衬上皮有子宫内膜腺体和间质成分，又称为囊性子宫腺肌瘤（cystic adenomyoma）或子宫腺肌病囊肿（intradural endometriotic cyst）。

3. 子宫腺肌病的特殊类型　①子宫内膜腺肌瘤样息肉（adenomyomatous polyp of the endometrium），或称子宫腺肌瘤样息肉（adenomyomatous polyp of the uterus）、子宫内膜息肉样腺肌瘤（polypoid adrnomyoma of the endometrium），其组织学特点是由子宫平滑肌纤维、子宫内膜腺体和子宫内膜间质交织构成。②子宫不典型息肉样腺肌瘤（atypical polypoid adenomyoma，APA）是一种较罕见的恶性潜能未定的宫腔内病变。该病细胞生长活跃，显微镜下见杂乱不规则的腺体，似子宫内膜复杂性增生，基质组成中含有大量的平滑肌细胞，而且腺体结构及细胞学形态存在不同程度的不典型性改变。

（戴毅　向阳）

第二节 适应证和禁忌证、术前评估及准备、手术入路的选择

一、子宫肌瘤手术的适应证和禁忌证

1. 子宫肌瘤手术适应证 子宫妊娠10周以上；月经量多导致继发性贫血；有膀胱、直肠压迫症状；肌瘤导致不孕或反复流产；肌瘤生长较快，怀疑有恶变；绝经后子宫肌瘤体积增大。

2. 子宫肌瘤腹腔镜手术禁忌证 高度怀疑子宫肌瘤恶变或未排除子宫颈、子宫内膜病变；急性盆腔炎；合并严重的内外科疾病，存在腹腔镜手术禁忌证；多发的肌瘤或者过大的单发肌瘤根据术者的腹腔镜手术经验预计腹腔镜手术时间较长、术中出血等风险较高或者缝合困难的病例。

二、子宫腺肌病手术的适应证和禁忌证

子宫腺肌病的手术适应证是有症状的子宫腺肌病药物治疗无效、无法耐受长期药物治疗副作用，或者存在药物治疗禁忌证的情况。根治性手术治疗是全子宫切除术，对于年轻的生育年龄的患者以及仍有生育要求的患者可以选择保留子宫的手术。

需要注意的是，子宫腺肌病常常合并盆腔的子宫内膜异位症，可能会伴有复杂的盆腔病灶。例如在外部型的局限性腺肌病研究中有学者发现患者合并盆腔内膜异位症的比例增高，包括直肠子宫陷凹封闭(96.1%)以及直肠子宫陷凹内膜异位症(92.2%)。Charpron等也发现局限性外生型腺肌瘤(focal adenomyosis located in the outer myometrium，FAOM)与深部浸润型子宫内膜异位症(deep-infiltrating endometriosis，DIE)病灶存在明显的相关性(FAOM中66.3%合并盆腔DIE)。在腹腔镜子宫切除的风险因素研究中有学者报道子宫腺肌病是腹腔镜全子宫切除术变困难手术的独立高危因素之一。在子宫腺肌病或子宫肌瘤患者阴式子宫切除术并发症的早期比较研究中，子宫腺肌病组在手术过程中膀胱损伤的风险增加。因此子宫腺肌病的全子宫切除可能会是比较困难的子宫切除术。故而，经腹的全子宫切除术在盆腔粘连严重合并DIE的子宫腺肌病患者中仍然是相对安全的经典术式。

三、术前评估及准备

1. 术前评估

(1)对子宫肌瘤和子宫腺肌病的评估：通过妇科检查、盆腔超声、必要时盆腔MRI的影像学检查以及肿瘤标记物等检查，准确判断子宫肌瘤的大小、数量、部位；腺肌病的病灶范围、子宫大小、盆腔粘连等情况，从而决定手术方式和手术入路，制订最佳的手术方案。当术前评估可能会涉及外科系统手术部位时，需术前做好多学科会诊的准备。

对于月经过多及不规则出血的患者应评估是否继发贫血及贫血的程度，不规则出血的患者术前应注意宫腔情况，必要时诊刮排除合并子宫内膜病变。对于子宫较大、肌瘤较大、特殊部位的肌瘤如子宫颈肌瘤、阔韧带肌瘤还应评估肌瘤对周围脏器可能产生的压迫情况。相应的检查应包括泌尿系统超声、肾功能评估。

(2)对患者的评估：制订手术方案时需密切结合患者年龄、生育状态、卵巢功能等；全面筛查患者营养状态，明确有无肥胖及营养不良；评估患者心肺功能，有无内外科合并症及既往治疗情况，如有基础性疾病，还需相关科室会诊予以纠正及针对性治疗。

(3)对医生自身技术水平的评估：除充分评估疾病情况及患者情况外，术者还需考虑医生自身的技术优势，能否选择腹腔镜手术，以及对可能发生的手术风险的处理能力。

2. 术前准备

(1) 术前用药：对于术前肌瘤较大、手术可能困难、特殊部位的肌瘤如子宫颈肌瘤、阔韧带肌瘤与输尿管关系密切，甚至术前肌瘤压迫输尿管产生输尿管扩张的患者、术前月经过多或肌瘤导致不规则出血而继发贫血的患者，可以给予促性腺激素释放激素激动剂(gona-dotropin-releasing hormone agonist，GnRHa) 3 针，以缩小肌瘤，纠正贫血症状。对于继发性贫血的患者还应该补充铁剂。

(2) 术前访视与评估：子宫肌瘤和子宫腺肌病都是良性疾病，恶变的风险低，术前应和患者充分沟通子宫去留的利弊。

(3) 签署知情同意书：手术同意书应包括 5 部分：①根据选择的入路向患者告知腹腔镜手术或开腹手术相关的特有并发症。②根据拟定的手术范围向患者讲明手术能达到的效果以及可能带来的相关影响，子宫保留和子宫切除的利弊，如果生育年龄的患者保留子宫，术后妊娠的相关风险及注意事项。③手术中可能面临的问题：术中可能的并发症，如出血、周围脏器损伤等问题。④术后需要的治疗以及可能出现的问题：如保留子宫的子宫腺肌病患者术后需长期管理的问题；术后盆腔粘连可能导致的慢性盆腔痛或肠梗阻等问题。⑤如患者合并基础性疾病手术中可能的风险和意外。

(4) 术前肠道准备：术前评估可能存在广泛粘连、术中肠管损伤高风险者或手术范围会涉及肠道等情况下，术前应充分肠道准备。

(5) 清洁脐孔：腹腔镜手术患者如选择脐孔穿刺进入，则进行脐部清洁。

(6) 预防性抗生素应用：附件手术一般不需常规使用抗生素，但对于存在感染高风险人群，可于术前 30 分钟使用抗生素预防感染。

(7) VTE 评分：术前进行 VTE 评分，对存在 VTE 高风险人群需术前使用抗 VTE 措施。

四、手术入路的选择

在腹腔镜肌瘤切除术、子宫切除术中脐孔通常作为建立气腹和置镜的穿刺点。当子宫较大或者肌瘤较大导致操作空间受限时，可以剑突末端和脐部连线中点位置作为穿刺点。对于既往有盆腹腔手术史，需注意既存的手术切口位置，尤其是既往放置网片或补片的位置，行腹腔镜手术时需避开。

除了常用的经脐多孔入路方法，也有采取经脐单孔和经自然腔道内镜入路手术，其目的是利用生理性瘢痕脐孔或阴道，达到术中损伤小、出血量少、术后并发症少、恢复快、住院时间短、切口无瘢痕。但也有手术操作空间小，手术器械间“打架”的弊端，需要术者有较多的临床经验。

(戴毅　向阳)

第三节　手术方法与步骤

一、腹腔镜子宫肌瘤切除术

(一) 手术步骤

1. 气腹形成及置镜顺利　探查盆腹腔情况，依计划行子宫肌瘤切除术(图 10-1)。

2. 切开肌瘤包膜　子宫肌壁间见肌瘤都有一层假包膜，注射垂体后叶素促使子宫肌层收缩，可见局部宫体变白。单极电钩或者超声刀切开肌瘤表面的浆肌层，深达瘤体，分离肌瘤与假包膜之间相对疏松的间隙，剥离肌瘤。分离过程中，可以用双极电凝对破裂的血管进行止血，但不要过多使用电凝，创面烧灼过多，可能影响术后创面的愈合。检查子宫，尽可能剔净肌瘤(图 10-2)。

3. 修复创面　如果切除的肌瘤进入了宫腔，则封闭宫腔是修复创面的第一步。可用 3-0 可吸收线从内膜前组织进针，穿过内膜外上层，腹腔镜下打结，锁扣式缝合内膜层，封闭子宫腔。如果并未进入宫腔，只是内膜向外鼓出，先把内膜压回宫

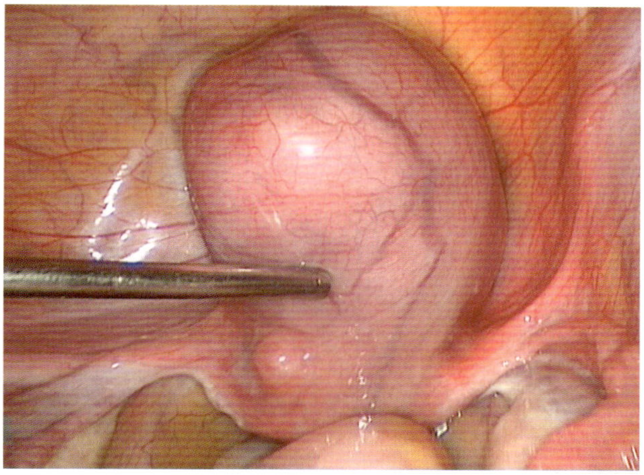

▲ 图 10-1　形成气腹及置镜

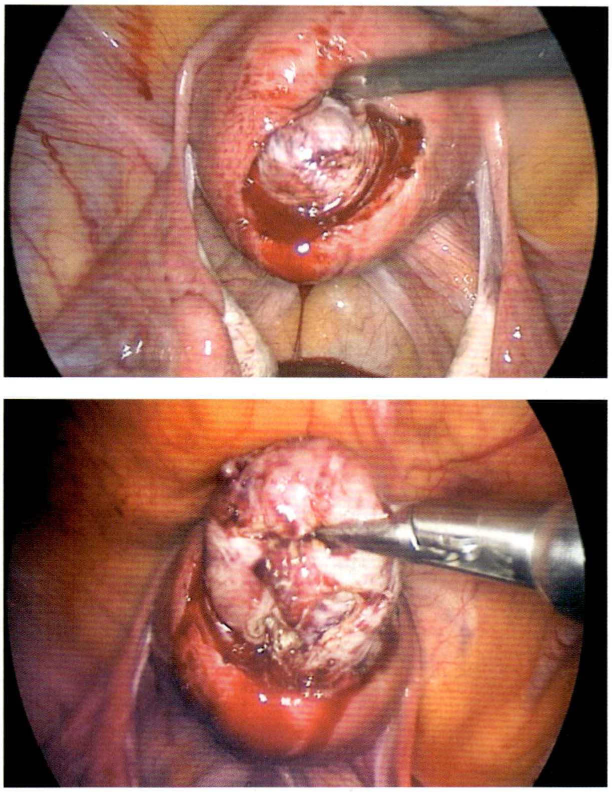

▲ 图 10-2　切开肌瘤表面的浆肌层，深达瘤体，分离肌瘤与假包膜之间相对疏松的间隙，剥离肌瘤

腔再缝合子宫内肌层。如果突向宫腔的内膜过多，为减少术后的月经量可以修剪部分内膜后再缝合关闭宫腔。

如果肌瘤切除后瘤腔较深，需要分层兜底缝合关闭瘤腔，缝合可以是间断缝合，也可以先间断缝合再连续缝合。缝线可以选用 1-0 薇乔线，倒刺线或者鱼骨线也能减少缝合的难度，增加缝线的张力。浆肌层的缝合应力求浆膜层对合良好，这样可以减少术后创面的暴露而致粘连（图 10-3）。

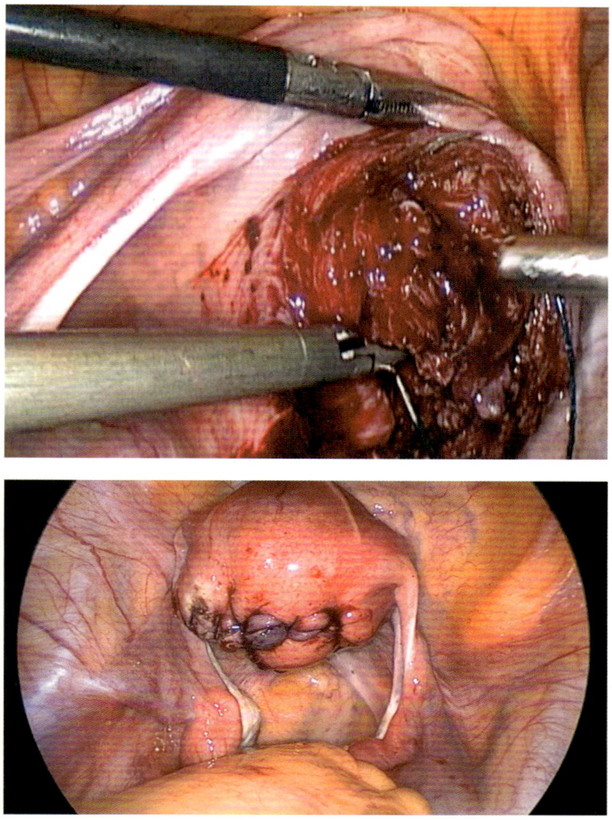

▲ 图 10-3　分层兜底缝合关闭瘤腔，缝合浆肌层

4. 取出肌瘤　直径<1cm 的肌瘤可以经 trocar 取出，>1cm 的肌瘤可以用肌瘤粉碎器取出。使用肌瘤粉碎器时，术前、术中应注意对肌瘤性质进行判断，有恶性变的情况下，肌瘤粉碎器可能造成肿瘤的盆腹腔播散，即使为良性肌瘤的情况下，临床上仍然可见使用肌瘤粉碎器后小的肌瘤组织盆腹腔内肿瘤播散的报道（图 10-4）。目前国内外都在积极地研发人工盆腹腔保护袋，在保护袋里再使用肌瘤钻旋切肌瘤，这样飞溅的肌瘤组织可以局限在保护袋内，而不会造成盆腹腔播散种植的风险（图 10-5）。此外，单孔腹腔镜下用标本袋将肌瘤收集起来，在脐部切除出直接旋切肌瘤取出也是一个很好的替代方法（图 10-6）。单孔腹腔镜的脐部切口直径为 2cm，暴露肌瘤，可以较快地旋切肌瘤，再结合标本袋对脐部切口周围有很好的保护作用。此外还有经阴道后穹窿标本袋取出肌瘤的报道。

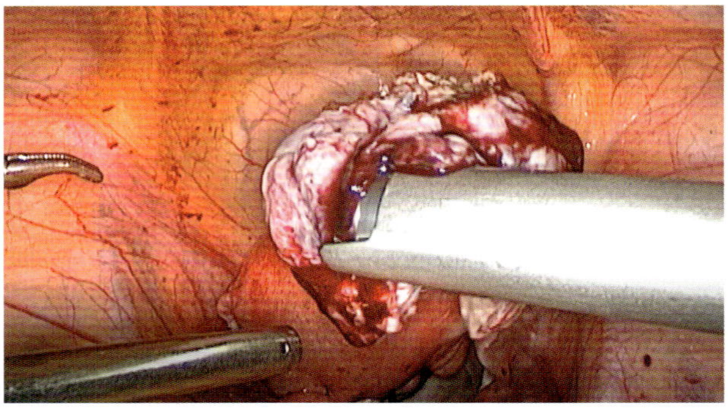

▲ 图 10-4　肌瘤粉碎器取出肌瘤

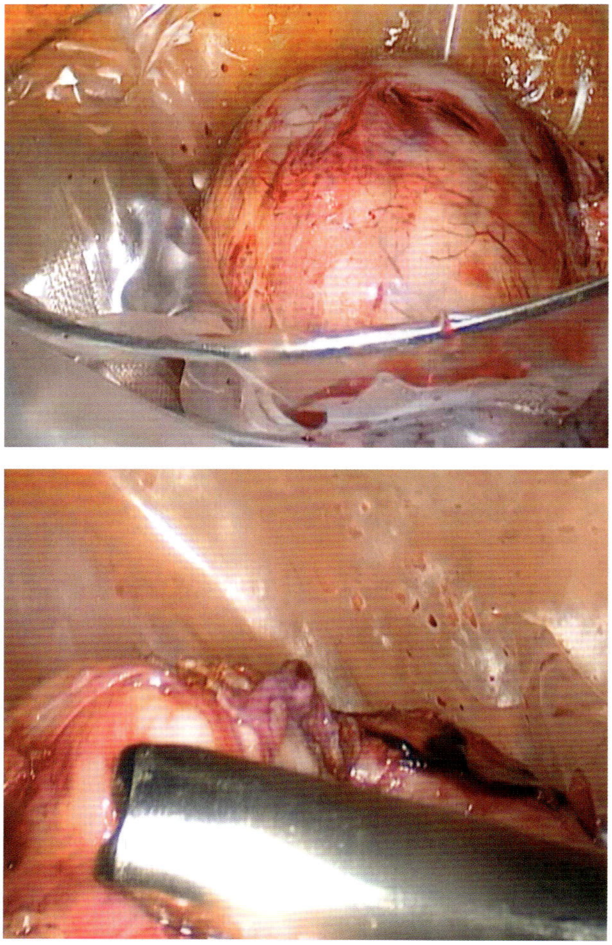

▲ 图 10-5　人工盆腹腔保护袋中粉碎肌瘤

5. 腹腔内生理盐水充分冲洗创面，观察出血情况，充分止血；同时充分冲洗盆腔可能掉落的肌瘤组织。

6. 子宫表面创面使用防粘连材料，减少术后肠道等与肌壁表面创面的粘连（图 10-7）。

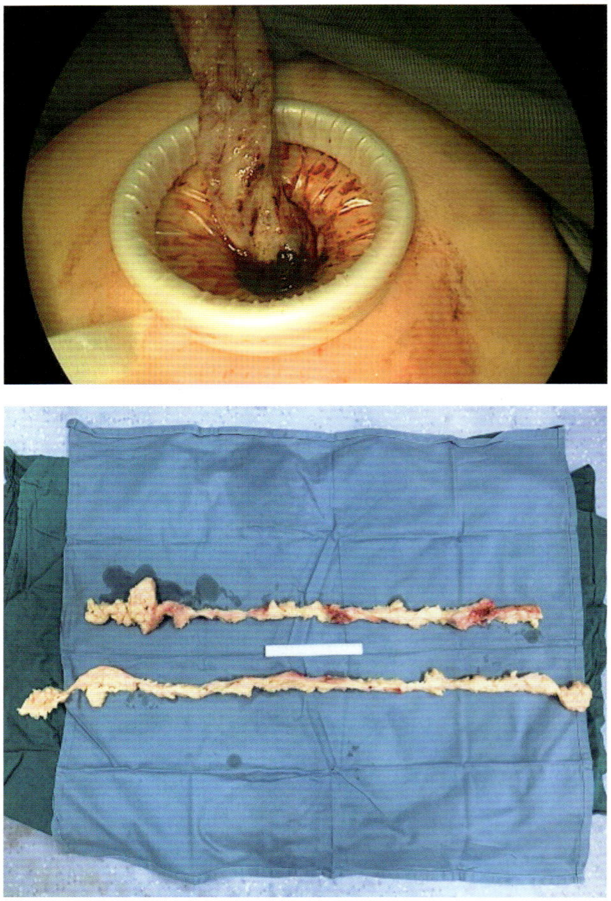

▲ 图 10-6　单孔腹腔镜经脐部切口取出肌瘤

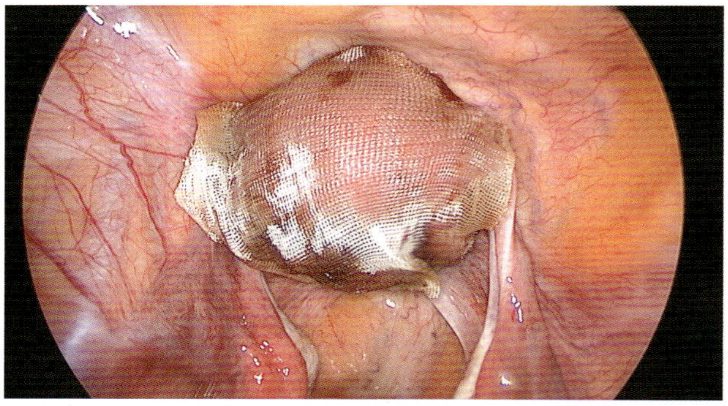

▲ 图 10-7　子宫创面置放粘连材料

7. 腹腔镜子宫肌瘤切除术　手术操作见视频 10-1~ 视频 10-5。

视频 10-1　腹腔镜肌瘤剔除＋袋内粉碎肌瘤

视频 10-2　单孔腹腔镜经脐部切口取出肌瘤

视频 10-3　腹腔镜阔韧带肌瘤剔除 + 袋内粉碎肌瘤

视频 10-4　经阴道后穹窿标本袋取出肌瘤

视频 10-5　单孔腹腔镜肌瘤剔除术

（二）术中注意事项及操作技巧

1. 子宫肌壁切口的选择　合理的切口选择是子宫肌壁间肌瘤切除术成功的第一步，也关系到后续创面缝合的难易。①对于单个肌壁间肌瘤切除的切口可以选择在肌瘤最突出的部位，切口长径约为肌瘤直径的 1/2~2/3，易于肌瘤剥出。切口一般与肌瘤长径平行，切开子宫浆膜层及浅肌层时切口应深达瘤核，这样才利于显露肌瘤假包膜的层次，借助子宫肌层的收缩作用将瘤核“挤出”。②对于巨大的肌壁间肌瘤，梭形切口会更易于剥离肌瘤，切口应选择在血管最少的部位，减少肌层切开时的出血。③对于多发性的肌瘤切除，尽可能选择同一切口，邻近的肌瘤尽可能通过同一切口切除，减少术后创面。④切除子宫角部的肌瘤时，尽量远离输卵管做切口。

2. 瘤腔缝合的技巧　肌瘤切除后的缝合是综合性的技巧，包括缝合进针、腹腔镜下打结需要一定病例数的学习。特定的缝线如倒刺线、鱼骨线等、特殊的缝法如“棒球缝法”等、机器人腹腔镜可以使这个过程更便利。无论采用何种技巧，缝合的原则永远是充分止血、消灭死腔和浆肌层对合良好。

3. 术中止血方法　子宫肌层内血供丰富，尤其当肌瘤较大时，肌瘤的血供丰富、血管增粗，肌瘤切除时瘤腔内血管随着瘤核的剥离被撕裂可以导致出血活跃，这往往是腹腔镜下肌瘤切除术中最易发生的情况，严重的出血可以导致低血容量性休克，甚至危及患者生命。腹腔镜子宫肌瘤切除术也有这些止血以及预防出血的方法。

(1) 橡皮带套扎子宫下段，暂时阻断子宫的血供：对于预计术中大出血风险较高的情况，可以在肌瘤切除之前，打开子宫下段的阔韧带，解剖双侧的子宫动静脉，橡皮带套扎子宫下段以达到减少出血的目的。这种方法操作比较复杂，目前已较少使用。

(2) 垂体后叶素：垂体后叶素是一种强烈的血管平滑肌收缩剂和子宫收缩剂，含有等量的抗利尿激素和缩宫素 2 种成分。抗利尿激素作用于血管平滑肌细胞膜上的血管升压素受体（vasopressin receptor 1，V1a），通过鸟苷酸调节蛋白激活细胞膜内磷脂酶 C，使磷脂醇二磷酸生成三磷酸肌醇，内质网释放钙离子，血管平滑肌收缩。研究表明，子宫血管平滑肌细胞膜上有大量的 V1a，可引起子宫平滑肌强烈收缩，生育期、妊娠期和绝经期女性的子宫均表达此受体。缩宫素主要与子宫平滑肌的缩宫素受体结合，直接兴奋子宫平滑肌，加强其收缩。剂量通常为垂体后叶素 6IU，加 10ml 生理盐水稀释后于子宫肌瘤表面的肌层内注射，可以有效的减少肌瘤切除中的出血。垂体后叶素的半衰期是 10~20 分钟。

需要注意的是，抗利尿激素也能收缩毛细血管和小动脉，包括肺小动脉和冠状血管，因此有减少冠脉血流、血压升高、心律失常、心肌梗死的风险。特别是注射垂体后叶素误入血管或者注射部位血流丰富，药物吸收加快的情况下，不良反应的发生风险增加。临床上可见腹腔镜肌瘤切除术中使用垂体后叶素后出现心搏骤停的个案报告。因此有高血压、冠心病、肺源性心脏病的患者禁用垂体后叶素，术中使用垂体后叶素时应和麻醉医师积极配合，给药前后密切注意生命体征的监测。

（3）催产素和垂体后叶素联合应用：垂体后叶素的半衰期为10~20分钟，作用时间短，术中不宜多次给药，可以静脉滴注10~20IU催产素维持子宫收缩，加强止血作用。

4. 粉碎肌瘤　腹腔镜子宫肌瘤切除术中，用专门设计的电动粉碎器对子宫（肌瘤）进行粉碎，目的在于使组织标本成为碎片以方便经穿刺孔取出至腹腔外完成手术。自1991年腹腔镜电动粉碎器问世以来，临床一直沿用至今。随着对行子宫肌瘤切除术后发现子宫肉瘤的病例报道增多，腹腔镜专家开始警惕肌瘤粉碎器的使用。目前的研究报道，大约每350例术前诊断为子宫肌瘤行腹腔镜手术的患者，其中1例为子宫肉瘤（0.29%），北京协和医院报道的数据为1/158（0.63%）。虽然子宫肉瘤被粉碎的概率很低，但造成的腹腔内肉瘤广泛性播散种植转移对患者的危害却很大。早期子宫肉瘤与子宫肌瘤患者在临床表现、体征以及相关检查方面很难鉴别，而粉碎后的组织碎片又会影响子宫肿瘤标本的组织病理学诊断，容易漏诊子宫肉瘤。另外，即使是子宫肌瘤也存在经粉碎术后发生腹腔内平滑肌瘤种植再生的可能性，导致腹膜播散性平滑肌瘤病的发生。2014年4月，美国食品药品监督管理局（Food and Drug Administration，FDA）发出对电动粉碎器使用的警告并停止其临床使用。2016年，*The New England Journal of Medicine* 发文质疑FDA废用腹腔镜粉碎术以及媒体对FDA处理该问题的偏见和批评。2017年欧洲妇科肿瘤学会在有关腹腔镜下子宫（肌瘤）粉碎术的共识中指出子宫肌瘤切除后应该在密闭的粉碎袋中进行隔离粉碎并取出肌瘤组织。我国于2020年发布的《实施腹腔镜下子宫（肌瘤）粉碎术的中国专家共识》中建议：①对于术前诊断为子宫肌瘤拟实施腹腔镜下子宫（肌瘤）粉碎术的患者，应充分排除子宫肉瘤的可能性，并与患者充分沟通，患者有选择手术方式的权利。②对于临床诊断怀疑子宫肉瘤的患者，不能使用腹腔镜粉碎术，应该选择开腹手术。③对于排除了子宫肉瘤，诊断为子宫肌瘤的患者，可以选择腹腔镜下子宫（肌瘤）粉碎术的手术治疗，但子宫（肌瘤）粉碎术应该在密闭式粉碎袋中进行并完成。目前国内国外的腹腔镜专家都在致力于研发有效、方便使用且又经济不贵的密闭式粉碎袋。

单孔腹腔镜的开展也拓展了腹腔镜肌瘤取出的方式，结合标本袋在脐部切口直接旋切肌瘤取出，也可以降低肌瘤播散的风险。临床中也有阴道后穹窿切开取出肌瘤的报道。

二、腹腔镜下全子宫切除术

腹腔镜全子宫切除术是一种在腹腔镜下切断所有连接子宫的血管、韧带和阴道壁等组织，使子宫完全游离后从阴道取出，并在腹腔镜下缝合阴道断端的手术方式。

1. 手术适应证　①具有手术指征的子宫多发肌瘤，患者无生育要求，要求切除子宫；②重度子宫内膜病变（复杂性增生过长，不典型增生、黏膜下肌瘤等），患者无生育要求，要求切除子宫；③重度子宫内膜异位症或子宫腺肌病须行子宫切除。

2. 手术禁忌证　①患者全身状况不能耐受腹腔镜手术；②患者有生育要求；③下肢畸形无法取膀胱截石位；④盆腹腔粘连严重，腹腔镜手术副损伤风险大。

（一）手术步骤

1. trocar 置入　一般采用4个穿刺孔，穿刺孔的置入位置同腹腔镜肌瘤切除、附件手术。

2. 处理附件

（1）保留双侧卵巢：腹腔镜下沿输卵管走形凝切输卵管系膜至输卵管根部（图10-8）；凝切卵巢的固有韧带（图10-9），离断卵巢与子宫的连接，保留卵巢，输卵管将随子宫一起切除。

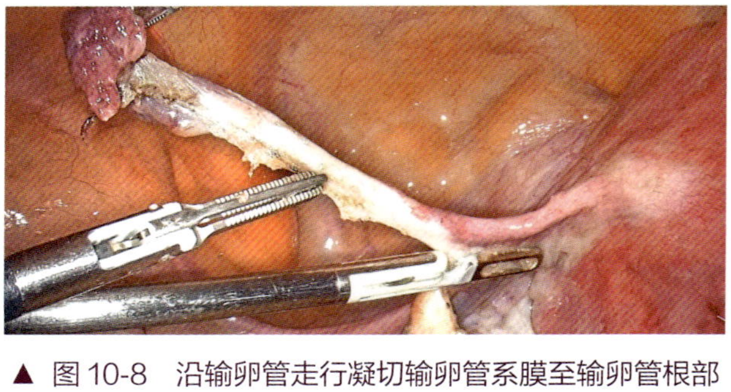

▲ 图10-8　沿输卵管走行凝切输卵管系膜至输卵管根部

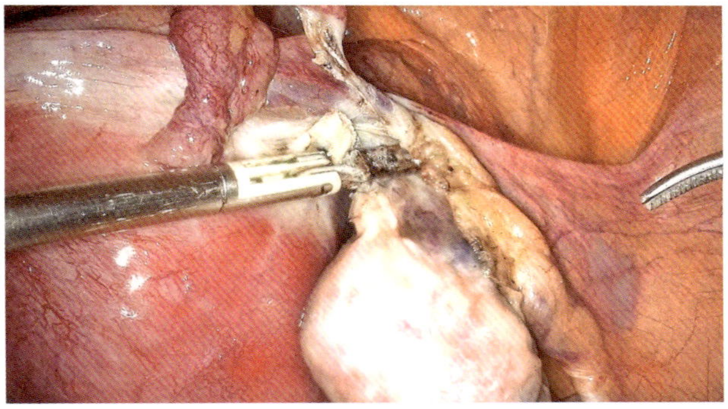

▲ 图 10-9　凝切卵巢固有韧带

(2) 切除双侧附件：腹腔镜下暴露左侧附件术野，显露并提拉左侧附件，辨清左侧输尿管的走行方向后，靠近卵巢门钳夹左侧骨盆漏斗韧带，双极电凝骨盆漏斗韧带，单极或超声刀分次切断（图 10-10）。凝切左侧圆韧带（图 10-11）。分离左侧阔韧带前后叶的间隙，紧贴宫旁凝切左侧阔韧带前后叶（图 10-12）。同法处理右侧附件。

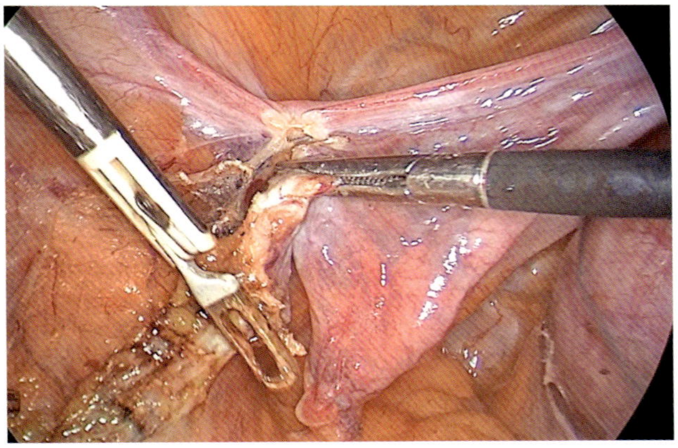

▲ 图 10-10　凝切左侧骨盆漏斗韧带

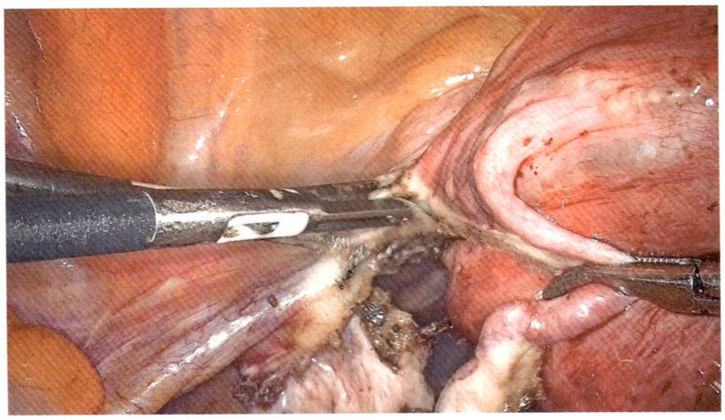

▲ 图 10-11　凝切左侧圆韧带

3. **打开膀胱腹膜反折**　提起膀胱腹膜反折边缘，单极打开膀胱腹膜反折，钝性分离膀胱宫颈间

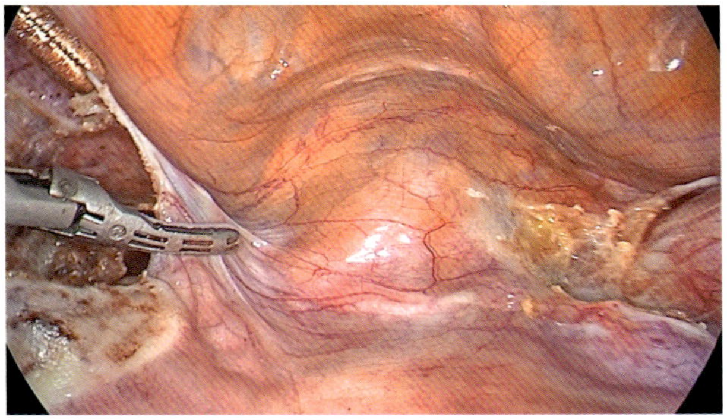

▲ 图 10-12　分离左侧阔韧带前后叶的间隙，紧贴宫旁凝切左侧阔韧带前后叶

隙，下推膀胱（图 10-13）。分离两侧的宫旁组织及两侧的阴道旁间隙，尽量把输尿管从宫旁推离，凝切两侧的宫旁组织（图 10-14）。

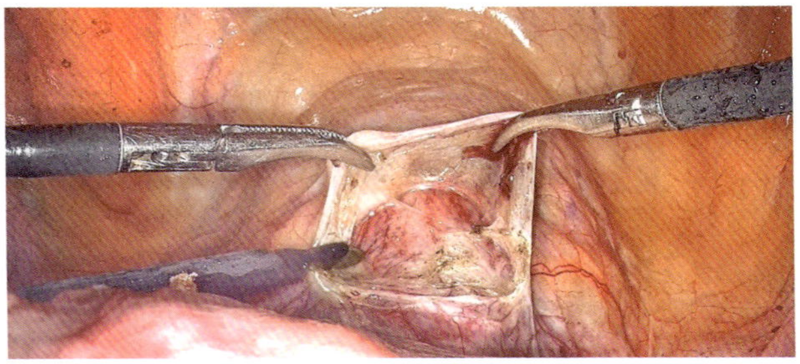

▲ 图 10-13　打开膀胱腹膜反折

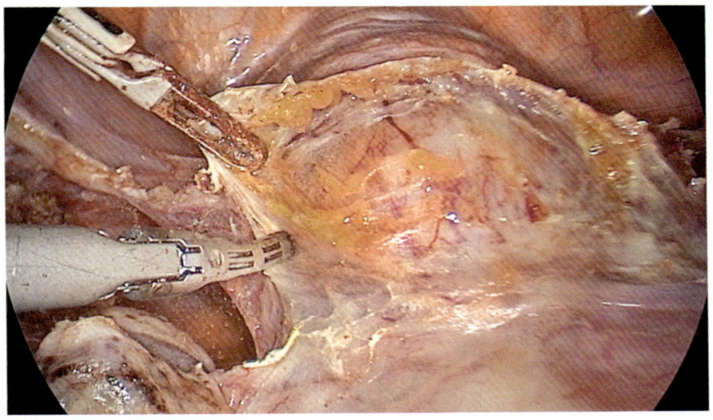

▲ 图 10-14　分离左侧的宫旁组织

4. **处理子宫血管**　处理子宫是腹腔镜全子宫切除术最关键的步骤。子宫动脉由髂内动脉发出，进入阔韧带，跨过输尿管的前方，接近子宫颈处发出阴道支至阴道，本干沿着子宫侧缘上行至子宫底，与卵巢动脉吻合。子宫静脉变异较多，有时与子宫动脉紧贴，有时并非与子宫动脉并行。处理子宫血管可以用缝扎、电外科凝切、能量器械凝切、钛夹钳夹、血管闭合器等方法（图 10-15）。

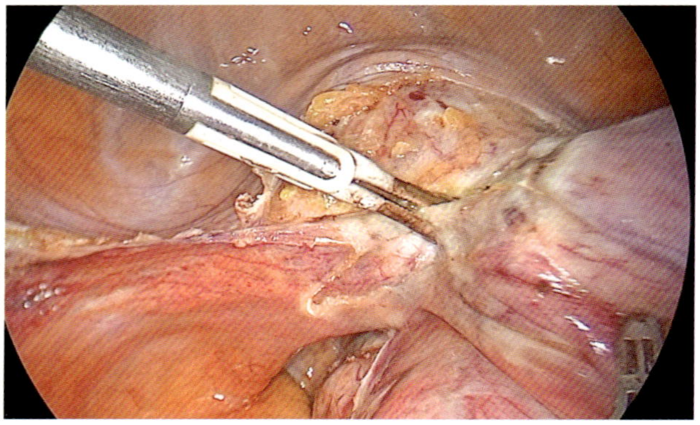

▲ 图 10-15　凝切左侧子宫动静脉

5. 离断子宫骶主韧带　离断子宫血管后，可以通过举宫杯上推子宫，帮助显露宫旁组织（图 10-16）。在血管内侧紧贴宫颈管离断子宫骶主韧带（图 10-17）。对于Ⅰ期子宫内膜癌和Ⅰa 期宫颈癌行腹腔镜全子宫切除时，不能紧贴宫颈，而是在宫颈外 5mm 处离断子宫骶主韧带（图 10-18）。

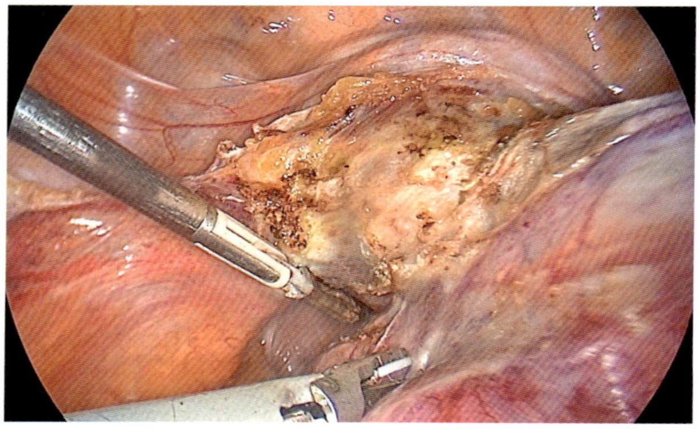

▲ 图 10-16　通过子宫杯上推子宫，帮助显露宫旁组织

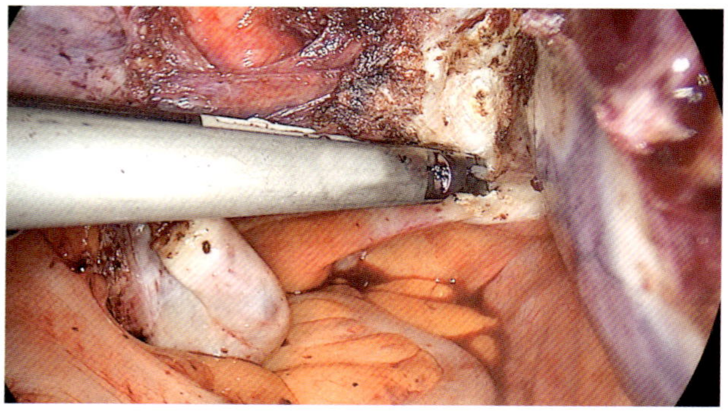

▲ 图 10-17　紧贴宫颈管离断子宫骶主韧带

6. 离断阴道穹窿，取出子宫　举宫杯上推子宫，显露阴道穹窿（图 10-19）。单极电刀或者超声

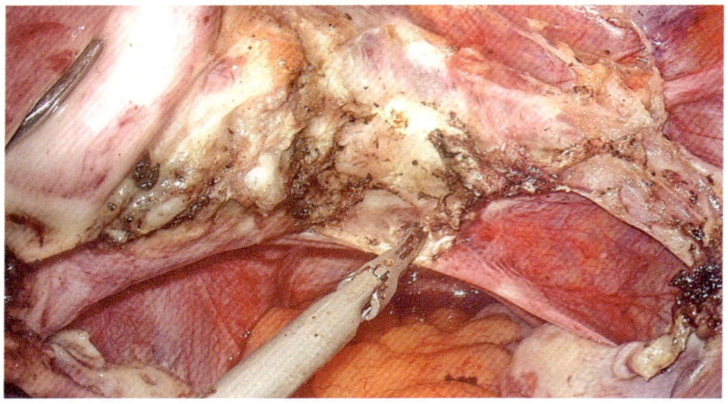

▲ 图 10-18　宫颈外 5mm 处离断子宫骶主韧带

刀通常在阴道前穹窿顶切开阴道前壁，沿阴道穹窿环形离断阴道（图 10-20），游离子宫。经阴道取出子宫，子宫较大可以经阴道旋切子宫后再取出。

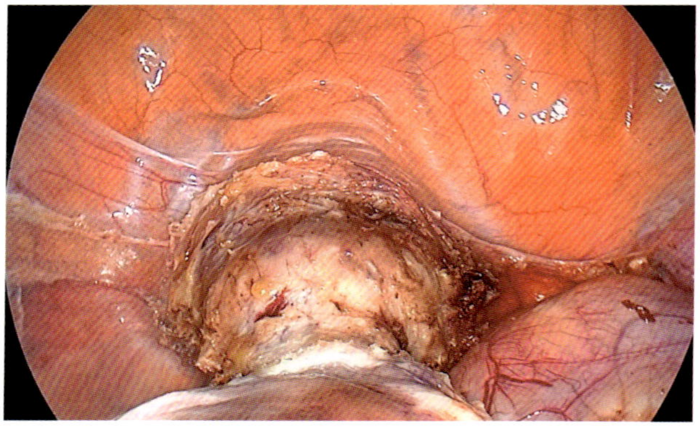

▲ 图 10-19　举宫杯上推子宫，显露阴道穹窿

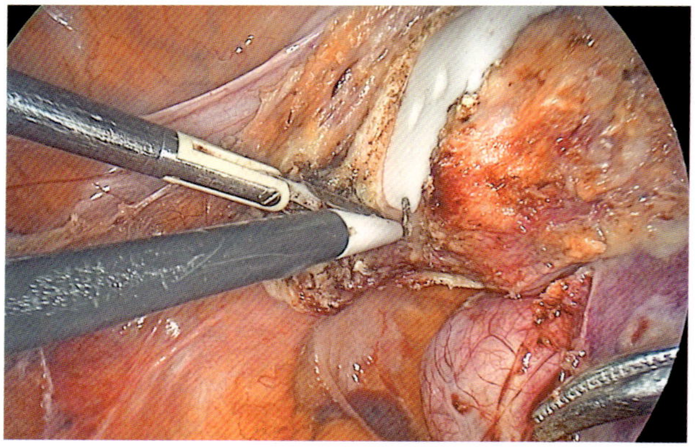

▲ 图 10-20　沿阴道穹窿环形离断阴道

7. 缝合阴道残端　可以经阴道、腹腔镜下缝合阴道断端（图 10-21）。缝合时注意阴道黏膜层的对合，以保证阴道残端面光滑，减少术后阴道残端息肉的发生（图 10-22）。

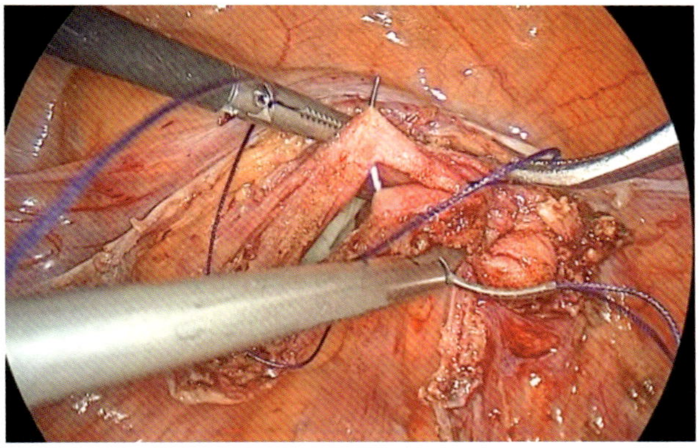

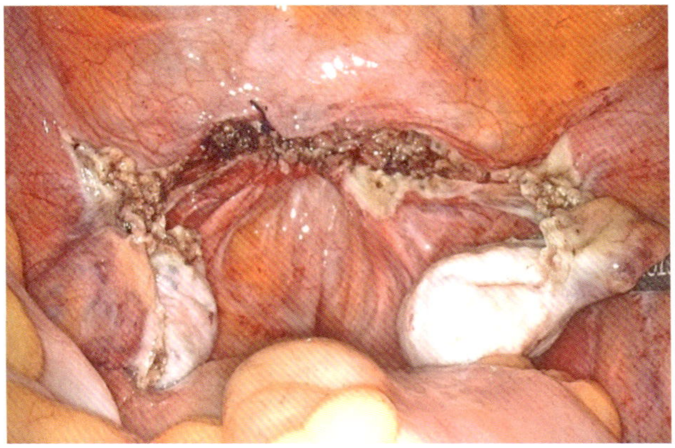

▲ 图 10-21 腹腔镜下缝合阴道断端

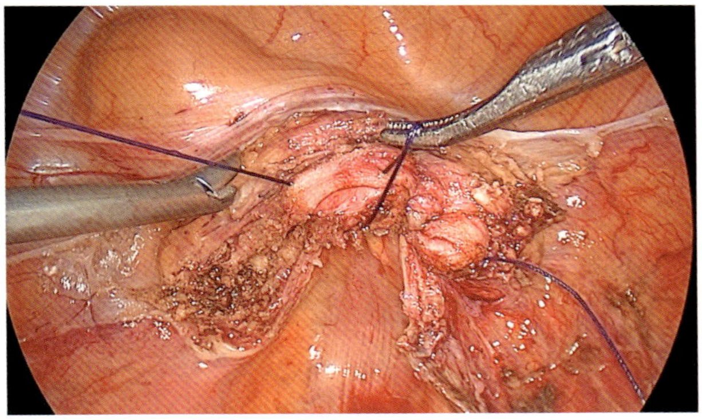

▲ 图 10-22 缝合时注意阴道黏膜层的对合

8. 腹腔镜全子宫双附件切除术手术操作见视频 10-6~ 视频 10-8。

视频 10-6 腹腔镜宫颈肌瘤全子宫双附件切除术

视频 10-7 单孔全子宫双附件切除术

视频 10-8 经阴道自然腔道内镜全子宫双附件切除术

(二) 手术中注意事项与技巧

1. 子宫血管的处理技巧 子宫血管处理方法有很多,无论何种方法,离断子宫血管必须远离输尿管。处理血管尽可能分离血管周围的疏松组织,裸化血管,才能更精准地处理血管。如果使用能量器械,先确认血管凝住后再切断。如果血管断端出血,电凝前应尽量钳夹住断端并上提,既可以钳夹止血,上提后再电凝也可以减少热传导对输尿管损伤的风险。

2. 大子宫的切除技巧 腹腔镜下大子宫切除时 trocar 的位置应较平常更高一些,以增加器械的工作区域。子宫增大会增加腹腔镜下视野暴露的困难,可以通过举宫杯的配合,一定程度上弥补视野的受限。必要时可以先切除部分肌瘤以缩小子宫,释放一定的操作空间。腹腔镜下子宫的切除需要术者积累相当的腹腔镜子宫切除的经验,手术困难应果断地转为开腹手术。

3. 直肠子宫陷凹粘连严重的全子宫切除技巧 若直肠子宫陷凹粘连、完全封闭,切除子宫前必须先分离子宫与直肠,打开直肠子宫陷凹,下推直肠,暴露宫颈后壁和阴道后穹窿。同时还应注意两侧骶韧带与输尿管的关系,打开后腹膜,游离辨清输尿管的走行,分离粘连,旁推输尿管后再行子宫骶主韧带切除。困难的粘连分离,尤其是肠道粘连,能量器械较多地使用会增加肠壁热损伤的风险;致密粘连的分离可能导致肠壁的薄弱、损伤,输尿管的损伤。术前应根据病史、症状和妇科查体注意对盆腔粘连的预判,术前肠道准备、输尿管 D-J

管置入都会降低副损伤的风险。术中发现腹腔镜手术困难及时转开腹手术并不是手术的失败，术中必要时置入 D-J 管也能降低术后输尿管漏的发生。术中留置引流管便于术后观察，及时发现出血、输尿管漏等副损伤的发生。

三、腹腔镜下子宫三角形切除术

腹腔镜下子宫三角形切除术是用腹腔镜微创的技术将子宫体中心部位组织切除，用以治疗子宫腺肌病及子宫肌瘤，切除子宫最易发生病变的部位，保留子宫体部两侧少部分子宫肌壁组织，通过整形重建塑造一个“小子宫”，切除子宫病变的同时最大限度地保留了卵巢的血供，避免因子宫切除导致卵巢功能减退，同时完整保留了正常盆底结构和阴道形态，维持了女性生理和心理平衡，减少对术后性生活质量的影响，降低盆腔脏器脱垂等并发症的发生风险（图 10-23）。

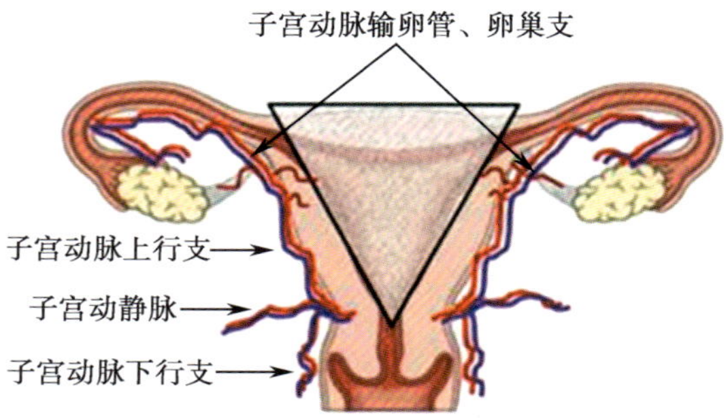

▲ 图 10-23　三角形区域为手术切除部分

（一）手术步骤

1. 根据术者习惯，常规建立气腹，做 3~4 个操作孔；子宫病变较小时可行单孔腹腔镜手术。

2. 全面检查子宫、双附件及盆腹腔等情况，并且经阴道放置举宫杯。

3. 超声刀剪开子宫膀胱腹膜反折后下推膀胱至宫颈外口水平（图 10-24、图 10-25）。

4. 宫体注射垂体后叶素 6U，用超声刀在两侧子宫角内侧 1cm 处向子宫峡部三角形方向切除子宫上段，下界在子宫膀胱腹膜反折上 0.5~1cm，保留的子宫两侧壁厚度约 1~1.5cm（图 10-26~图 10-33）。

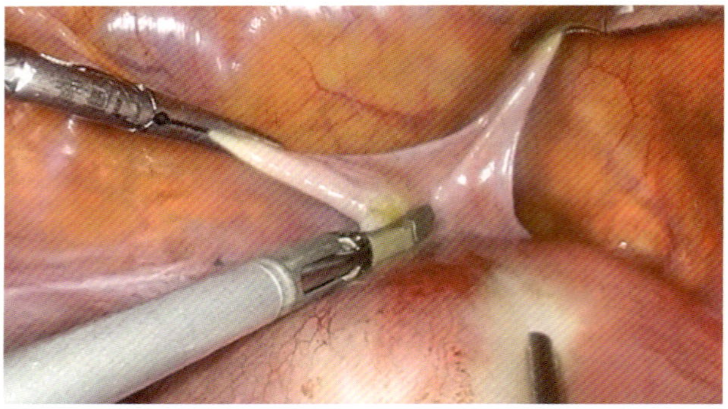

▲ 图 10-24　超声刀切开子宫膀胱腹膜反折

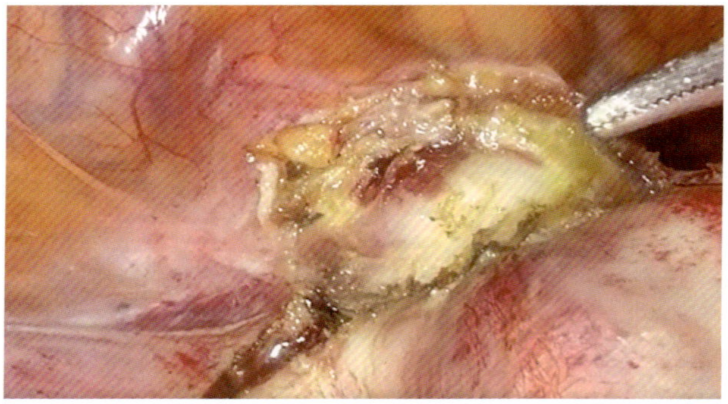

▲ 图 10-25　下推膀胱至宫颈外口水平

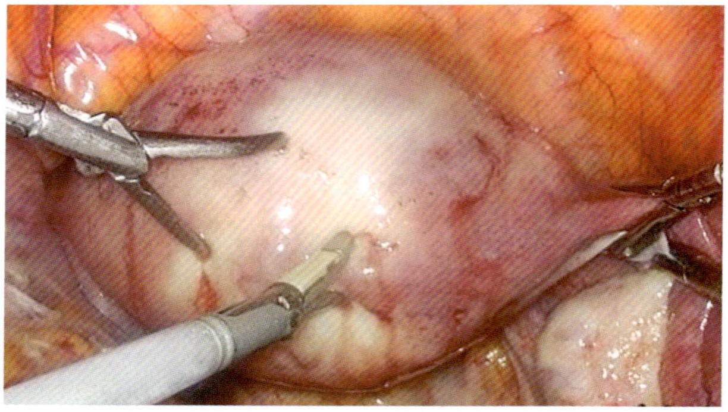

▲ 图 10-26　用超声刀在右侧子宫角内侧 1cm 处向子宫峡部方向切除子宫体内上段

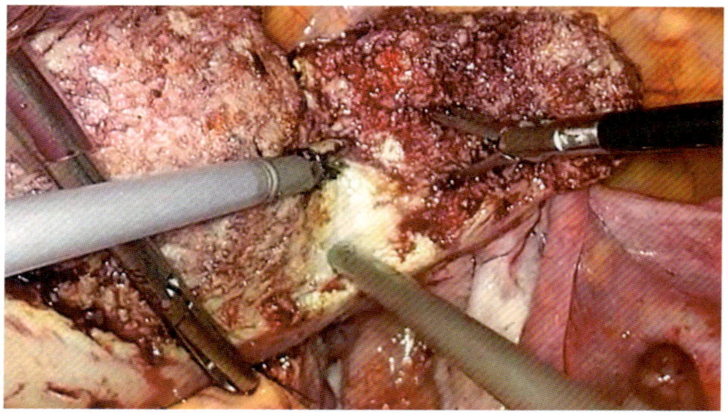

▲ 图 10-27　三角形的下界在子宫膀胱腹膜反折上 0.5~1cm，注意前后对称

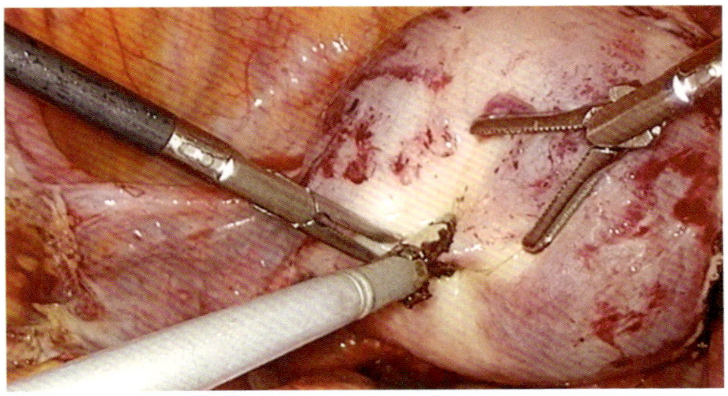

▲ 图 10-28　用超声刀在左侧子宫角内侧 1cm 处向子宫峡部方向切除子宫体内上段

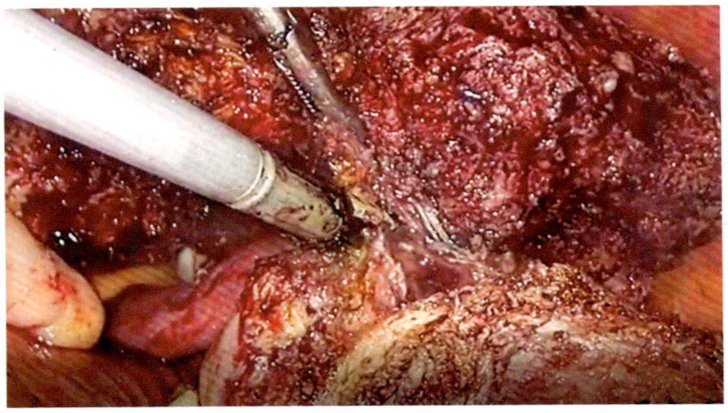

▲ 图 10-29　三角形的两边在子宫膀胱腹膜反折上 0.5~1cm 处汇合，注意左右对称

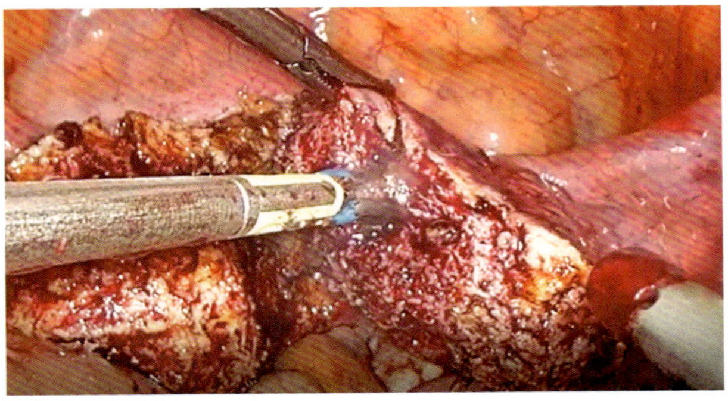

▲ 图 10-30　残留子宫右侧创面渗血处用双极电凝止血。用 2-0 可吸收线间断“U”字形贯穿缝合子宫创面全层，缝合后自然形成小子宫形状

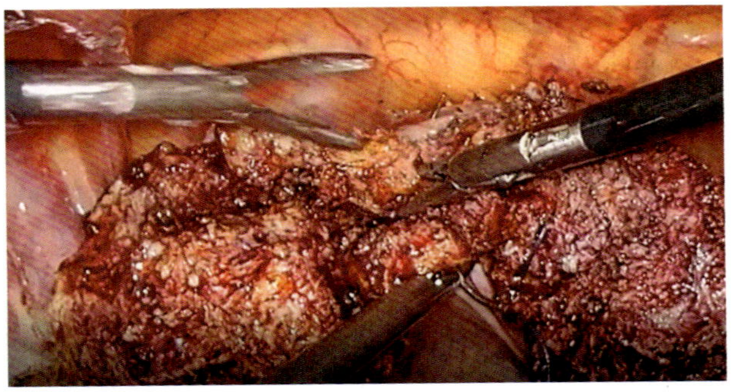

▲ 图 10-31　2-0 可吸收线自三角形底部开始间断“U”字形贯穿缝合子宫创面全层

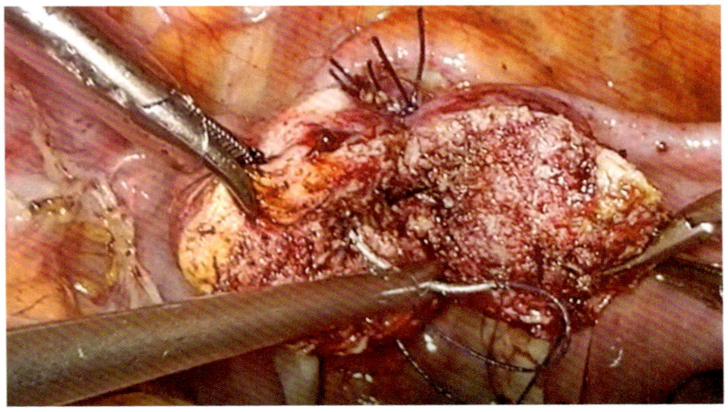

▲ 图 10-32　残留肌壁较厚时可分层进针，确保不留死腔

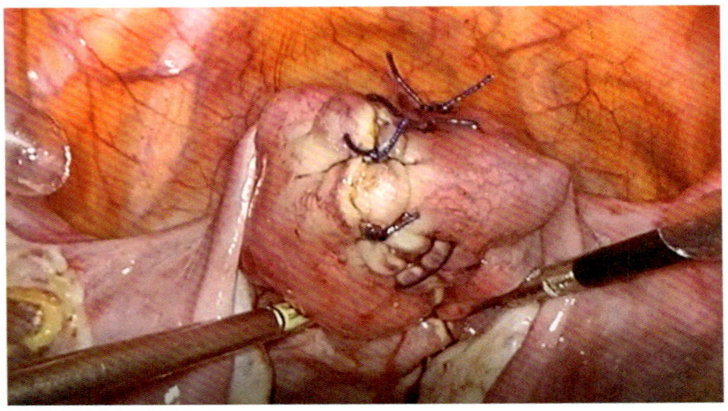

▲ 图 10-33　三角形切除部分子宫体后重塑小子宫

5. 腹腔镜下子宫三角形切除术手术操作见视频 10-9。

视频 10-9　子宫三角形切除术

（二）手术注意事项及操作技巧

1. 子宫三角形切除术保留了子宫颈和部分子宫体，存在术后肌瘤残存、复发、再生的可能，术中应仔细探查，尽可能避免小肌瘤残留。

2. 子宫肌瘤瘤体较大影响术野的暴露时，可先行肌瘤切除术缩小宫体再做三角形子宫切除。

3. 残留子宫体两侧壁组织的对称性是决定子宫重新塑形成功与否的重要因素。

4. 腹腔镜下子宫体的缝合成形需要较高的技术水平，术中单纯缝合止血可能止血效果较差，建议应用双极电凝等充分止血，必要时考虑行腹腔镜下双侧子宫动脉结扎。必要时可留置腹腔引流管，避免创面渗血导致感染、粘连。

四、腹腔镜子宫腺肌瘤楔形切除术

（一）手术步骤

1. 置入腹腔镜及 trocar。

2. 探查盆腔，腺肌病病灶楔形切除前详细探查盆腔，观察是否合并卵巢巧克力囊肿、是否合并 DIE 病灶、子宫腺肌瘤的范围、盆腔粘连情况等（图 10-34）。

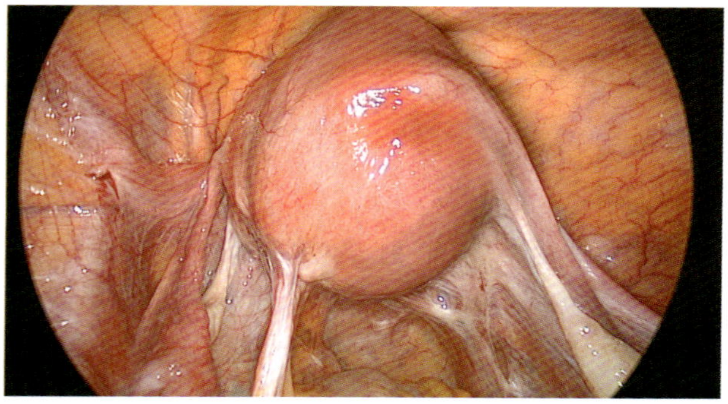

▲ 图 10-34 探查盆腔

3. 分离粘连，恢复盆腔的正常解剖，见图 10-35。

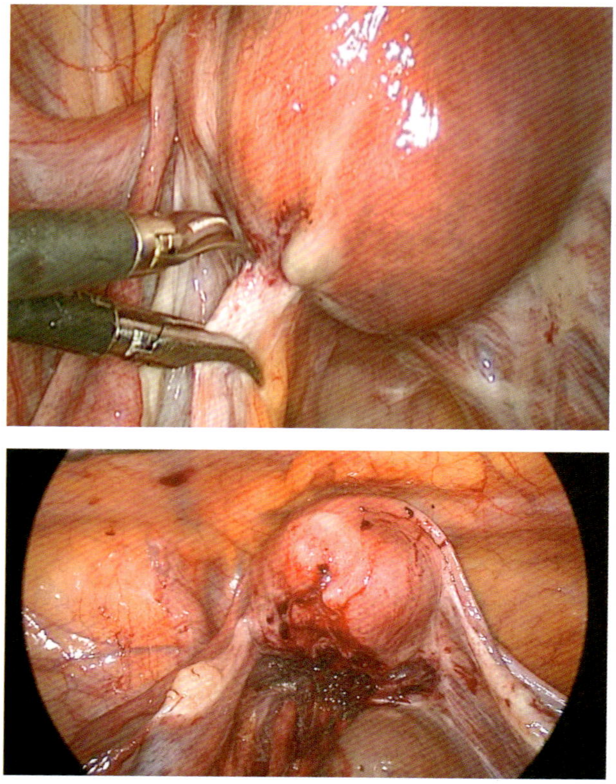

▲ 图 10-35 分离粘连

4. 腺肌瘤病灶切除，将垂体后叶素 6IU 用 40ml 生理盐水稀释后于子宫肌层肌内注射可以促进子宫收缩，减少术中的出血（图 10-36）。用单极电钩、超声刀或者腹腔镜剪刀切除病灶。可以用鼠咬钳牵拉病灶，分次逐步地切除腺肌瘤，直至周围肌层的变软（图 10-37）。腺肌瘤切除后创面往往较大，而且周围的肌层组织较硬、脆，因此腺肌瘤切除后的瘤腔缝合较为困难，最好分层缝合，缝合肌层关闭瘤腔（图 10-38）。

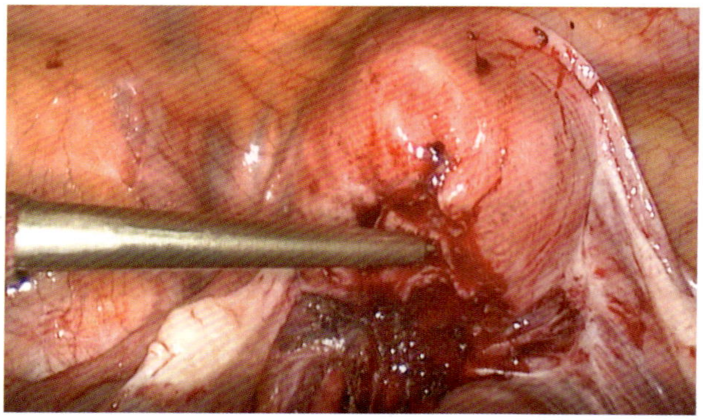

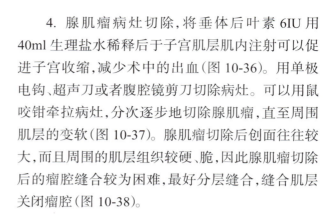

▲ 图 10-36 垂体后叶素 6IU 用 40ml 生理盐水稀释后于子宫肌层注射

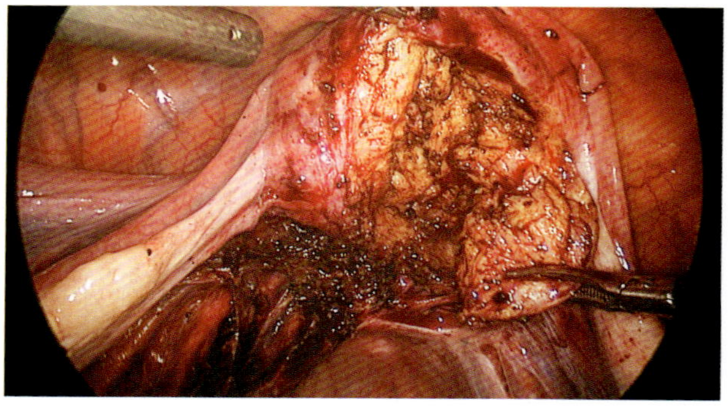

▲ 图 10-37 楔形切除腺肌瘤

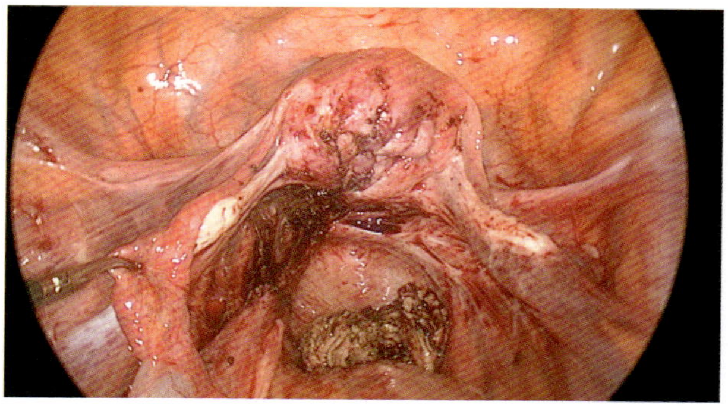

▲ 图 10-38 缝合肌层关闭瘤腔

5. 取出腺肌瘤病灶，取出的方法可以参照肌瘤的取出。

6. 生理盐水充分冲洗，检查有无出血。子宫创面防粘连的处理。腺肌瘤切除后因为瘤腔张力大，缝合困难，往往比肌瘤切除需要更多的缝线，浆肌层对合难度大，因此术后子宫肌壁的创面更容易与大网膜、肠道等形成粘连，放置防粘连材料（图 10-39）。甚至术后不全性肠梗阻的发生风险升高，术中防粘连的处理更为重要。

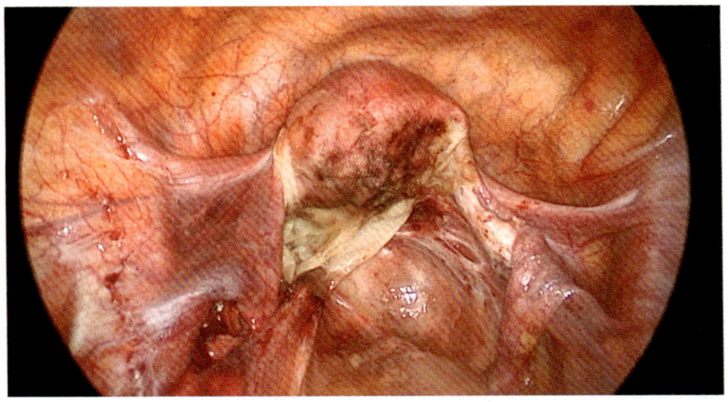

▲ 图 10-39　放置防粘连材料

7. 排净腹腔内气体，缝合腹壁切口。

8. 腹腔镜下子宫腺肌瘤切除术手术操作见视频 10-10 和视频 10-11。

视频 10-10　腹腔镜子宫囊性腺肌瘤切除术

视频 10-11　腹腔镜下子宫腺肌瘤楔形切除 + 深部浸润型子宫内膜异位症病灶切除术

（二）手术操作的体会与注意事项

从缓解症状和促进生育考虑，子宫腺肌病患者应该首先选择药物治疗；对于无法耐受长期药物治疗、药物治疗失败的生育年龄患者，有生育要求或者有保留子宫的需求，可以选择保守性的手术，即保留生育功能的手术（fertility-sparing procedures）。保守性手术的目的是切除病灶，保留子宫甚至保留子宫的生育功能。1952 年首次报道了子宫腺肌病的保守手术治疗。在 20 世纪 70 年代以前，由于最常见的缝合材料是丝绸和肠线，可能导致术后强烈异物反应，增加缝合失败等并发症的发生风险。尽管如此，腺肌瘤切除术仍在继续改进，可吸收缝线的发展大大减少了严重的组织反应；电动、超声波、高频手术刀等能量器械的发展，降低了术中出血，提高了手术的安全性。但时至今日，与子宫全切术相比，保守性手术对妇科医生和患者而言仍然是一种挑战。甚至仍有作者认为保留子宫的手术或保留生育功能的手术不能认为是子宫腺肌病的标准治疗。其原因：首先，尽管现有临床报道的术式显示出对症状改善的有效，但尚没有形成标准的术式。查阅文献发现 1990—2018 年共报告腺肌瘤切除术 2 365 例，其中 2 123 例（89.8%）是由日本学者报告，可见临床研究开展的地域性相对局限，还需要更广泛的临床研究来验证保守性手术的多重干预产生的相关问题。其次，由于子宫腺肌病的浸润模式，没有一种技术能够保证从子宫肌层内完全切除病灶。在这种手术过程中，任何术式都不能确保肌层修复良好，且不可避免会肌层缝合处瘢痕形成，从而在怀孕时增加子宫破裂以及胎盘植入、胎盘前置的发生风险。

子宫腺肌病保守性手术的种类：子宫腺肌病的保守性手术分为局灶性子宫腺肌病的腺肌瘤切除术（adenomyomectomy）、弥漫性子宫腺肌病的病灶减灭术（cytoreductive surgery）、内膜消融术或者切除术。腺肌瘤切除术：目前有经腹腔镜、开腹以及机器人腹腔镜下腺肌瘤切除术的报道。腺肌瘤切除术包括腺肌瘤的楔形切除、囊性腺肌瘤的切除等。通过楔形切除术切除部分子宫浆肌层及其下面的子宫腺肌瘤。在这种手术中，切除后的创腔相对不大，部分子宫腺肌瘤组织可能残留在切口的一侧或两侧。子宫壁的创面通过将剩余的肌层和浆膜一起缝合而修复。缝合的方法根据肌壁创腔的张力大小，可以采取连续缝合、间断缝合或者“U”形减张缝合加固，以及肌层重叠缝合填补创腔。经脐单孔腹腔镜下腺肌病病灶切除术操作见视频 10-12。

视频 10-12 经脐单孔腹腔镜下腺肌病病灶切除术

弥漫性子宫腺肌病的病灶减灭术：弥漫性子宫腺肌病的病灶减灭术是基于一种完全不同于传统手术方法的新理念。这种术式的技巧主要包括2部分：①尽量切除肌层的病灶；②修复子宫壁巨大的缺损，重建子宫壁，即子宫重建术，不同的技巧中建立子宫内膜肌瓣、子宫浆肌层肌瓣的方法略有不同，其目的均为修复子宫壁的巨大缺损，重建子宫。这种术式主要应用于弥漫性子宫腺肌病以及重度的子宫腺肌病。

不同的学者报道了不同的切除和子宫重建的技巧。日本的学者对这种术式有较大的贡献，他们探索了多种不同的切除和重建的方法。子宫壁上的切口可以是垂直的、对角的、“H”形切口，子宫重建的术式有“U”形缝合、重叠法（overlapping flaps）、三瓣法（triple flaps）等。在这些术式中为了延缓或减少术后的复发，需要尽可能多地切除腺肌瘤病灶，都有可能进入宫腔，切除病灶后子宫肌壁的重塑困难，缝合张力大，腹腔镜下缝合时间较长，因此并不适宜在腹腔镜术式下完成，更适于在开腹手术中完成。

（戴毅　向阳　曾定元　王鑫丹）

第四节　子宫肌瘤及子宫腺肌病手术并发症处理及防治

一、术后处理

1. 饮食　腹腔镜术后常规饮食。近年来在ERAS理念指导下，子宫良性肿瘤手术如未涉及肠道手术，在术后4小时可饮水，6小时可进食非胀气流食，术后可咀嚼口香糖以促进肠道功能恢复，术后24小时可正常饮食。

2. 排尿　术后输液完毕即可拔出尿管，根据患者术后情况，尿管一般在不超过术后24小时内拔出，鼓励患者尽快自主排尿。

3. 抗生素应用　术后需预防性使用抗生素治疗，48小时内体温正常可停用抗生素。

4. 腹壁穿刺口处理　皮内包埋缝合不需拆线。皮外缝合者术后3~5天拆除。

5. 活动　术后6小时可下床走动，术后1个月恢复正常工作。

6. 性生活　术后禁盆浴及性生活1个月；若行全子宫切除则术后禁盆浴和性生活3个月。

二、并发症防治

腹腔镜附件良性肿瘤手术发生并发症的几率相对较少。并发症包括腹腔镜手术特有的并发症以及与疾病治疗相关的手术并发症，主要有以下几个方面。

（一）出血

1. 出血原因　子宫良性肿瘤手术的出血多见于以下3种原因：①子宫肌瘤切除术中瘤腔或者肌瘤蒂部的出血；②由于子宫增大，血管迂曲增粗或者宫旁粘连导致子宫血管凝切时的出血；③盆腔粘连严重，手术分离创面时会导致创面广泛渗血。

2. 出血的处理方法　①术前评估非常重要，选择适合腹腔镜手术适应证的病例；②子宫肌瘤切除术中应用稀释的垂体后叶素子宫肌层肌内注射、催产素静脉可以加强子宫收缩，减少瘤腔的出血；③术中自体血回输可以降低术中失血量，降低异体输血的风险；④子宫切除术中对宫旁粘连的分离，解剖暴露、裸化子宫血管可以更精准地凝切血管，同时降低输尿管损伤的风险；⑤对于盆腔创面的渗血，恰当地应用止血材料有助于创面的大面积的非活跃出血的止血。

（二）周围脏器损伤

1. 输尿管损伤

(1)原因：常发生于处理骨盆漏斗韧带、处理子宫动静脉时，切除深部浸润性内异灶时或盆腔子宫内膜异位症或盆腔炎症致盆腔严重粘连时可损伤输尿管。直接切割损伤较为少见，多见因出血电凝时所致的热损伤。热损伤是腹腔镜手术中最难预料的一种损伤，术中难以发现，几乎都是术后出现并发症。

(2)预防：附件手术时需熟悉解剖结构，防止输尿管发生损伤最有效的方法就是明确输尿管位置，当解剖结构不清楚时必要时打开后腹膜，解剖并游离输尿管。术中可疑热损伤时可预防性放置 D-J 管，防止术后输尿管瘘发生。

2. 肠管损伤

(1)原因：trocar 置入时的穿刺伤，以及盆腔粘连严重，肠壁与附件、子宫或骶韧带致密粘连，分离粘连时不能很好地显示肠管可导致肠管损伤。

(2)预防：分离粘连时应辨认清解剖关系，分离时由浅入深、由疏松到致密，术中尽量使用冷刀锐、钝性分离相结合；手术医生需掌握各种能量器械的特点及使用注意事项，避免热损伤发生。肠管损伤时术中应及时发现，并在镜下努力寻找损伤部位，一旦诊断则术中应积极处理，请外科医生协助治疗，具体处理方法详见第八章第五节。

（戴毅　向阳）

参考文献

[1] BAZOT M, DARAÏ E. Role of transvaginal sonography and magnetic resonance imaging in the diagnosis of uterine adenomyosis. Fertil Steril, 2018, 109 (3): 389-397.

[2] SAITO A, HIRATA T, KOGA K, et al. Preoperative assessment of factors associated with difficulty in performing total laparoscopic hysterectomy. J Obstet Gynaecol Res, 2017, 43 (2): 320-329.

第十一章 阴道癌手术

阴道恶性肿瘤分为原发性和继发性两种。原发性阴道恶性肿瘤是指病灶局限在阴道壁，且无子宫颈癌、外阴癌的组织学证据，距子宫颈原位癌手术 2 年后，浸润性子宫颈癌手术治疗 5 年后或接受放疗 10 年后；比较少见，人群发病率约为 0.6/10 万，约占妇科恶性肿瘤的 2%，占阴道恶性肿瘤的 10%。原发性阴道癌中鳞状细胞癌约占 85%~95%，其次为腺癌，鳞癌多位于阴道后壁，腺癌多位于阴道前壁，恶性黑色素瘤和肉瘤非常少见。其中鳞癌和恶性黑色素瘤好发于老年和绝经后女性，阴道腺癌好发于青年女性，胚胎性横纹肌肉瘤好发于婴幼儿，葡萄状横纹肌肉瘤是胚胎性横纹肌肉瘤的变异性亚型。继发性阴道恶性肿瘤主要是由邻近器官的恶性肿瘤直接蔓延或通过血行转移和 / 或淋巴转移而来。

由于缺乏大样本前瞻性研究，尚无标准化治疗方案。依据患者年龄、疾病分期、病灶部位、组织病理学特征、肿瘤大小采用放射治疗或手术治疗，以及化学治疗等综合治疗，预后较子宫颈癌差。原则上阴道上段癌参照子宫颈癌治疗，阴道下段癌参照外阴癌治疗。Ⅰ期、Ⅳa 期及放射治疗后中央型复发患者，尤其是出现直肠阴道瘘或膀胱阴道瘘者，可考虑手术切除。Ⅰ期阴道透明细胞腺癌淋巴转移概率为 17%，因此不建议局部切除。

第一节 阴道癌术前诊断

一、诊断

根据国际妇产科联盟（International Federation of Gynecology and Obstetrics，FIGO）报道原发性阴道癌诊断需满足以下条件：子宫颈及外阴未见肿瘤；距子宫颈原位癌手术 2 年后，距浸润性子宫颈癌手术治疗 5 年后，距子宫颈癌放射治疗 10 年后；排除其他脏器恶性肿瘤转移至阴道。

1. 症状 早期表现为阴道分泌物增多或阴道排液伴异味；异常阴道出血或接触性阴道出血；晚期如果肿瘤侵犯直肠、膀胱、尿道等邻近脏器，可出现下腹部和腰骶部疼痛、排尿排便困难及疼痛、肛门坠胀、血尿、血便等。

2. 体征 妇科检查可窥见或触及阴道壁糜烂样或溃疡样病灶、结节状或菜花样肿物、阴道壁弹性变差甚至变硬，晚期患者可触及盆腹腔肿物，腹股沟、锁骨上淋巴结肿大和远处器官转移的相应体征。

3. 病理学诊断 在直视或者阴道镜辅助下活检。原发性阴道癌病灶多位于阴道壁上 1/3。常见大体病理类型为菜花状或结节状，其次为溃疡型或糜烂型。85%~95% 的原发性阴道癌为鳞癌，其次为腺癌，恶性黑色素瘤、肉瘤等罕见。须病理学检查排除子宫颈癌、外阴癌及其他脏器恶性肿瘤转移至阴道后方可确诊为原发性阴道癌。P16、Vim、ER、PR 可用于鉴别诊断原发阴道腺癌和子宫内膜腺癌转移灶。神经元特异性烯醇化酶（neuron specific enolase，NSE）可用于神经内分泌癌的诊断等。

阴道恶性黑色素瘤病灶多位于阴道壁的下 1/3。对于病灶小的患者，因部分或局部切除不利于病变厚度的测量，建议完整切除后送病理检查；如病灶过大不利于完整切除或已有远处转移，可给予局部活检，病理确诊后尽快手术或治疗。局部活检是否增加不良预后风险尚有争议。不推荐术中快速冰冻切片病理检查。特异的免疫组织化学检查指标有 S-100、SOX10、HMB-45、Vimentin、Melan-A、MITF、MSA、Demsin、Myoglobin、Myf4 等。

4. 肿瘤标志物检测 鳞状细胞癌抗原（squamous cell carcinoma antigen，SCCA）可用于阴道鳞状细胞癌的辅助诊断及病情监测；腺癌或者保留卵巢的患者可检测 CA125、CA19-9、癌胚抗原（carcinoembryonic antigen，CEA）、甲胎蛋白（alpha-fetoprotein，AFP）用于协助排除卵巢转移。

5. 影像学检查 治疗前患者均需行相关影像学检查，主要目的是评估肿瘤局部或者远处转移情况，超声、MRI、CT、泌尿系统造影等。正电子发射计算机体层显像仪（positron emission tomography and computed tomography，PET/CT）可用于评估肿瘤全身转移情况。

6. 内镜检查 阴道镜下评估病变情况，同时排除子宫颈原发癌的可能。对于晚期患者，均应行尿道 - 膀胱镜、直肠 - 乙状结肠镜检查，以排除癌细胞侵犯这些器官。

7. 其他检查 HPV-DNA、梅毒和 HIV 血清学检测、阴道微环境检测等。

二、临床分期

阴道癌主要采用临床分期，根据体格检查、病理活检及治疗前的影像学检查结果来确定，阴道恶性黑色素瘤目前尚无标准的分期，阴道癌 FIGO 分期和 AJCC 黑色素瘤分期均不完全适用于阴道恶性黑色素瘤，建议根据肿瘤大小、淋巴结转移情况等综合考虑。各分期系统对比见表 11-1。

表 11-1 阴道癌 2009 FIGO 分期与其他分期系统对比

AJCC	UICC	FIGO	肿瘤情况
ⅠA	$T_{1a}N_0M_0$	Ⅰ	肿瘤局限在阴道壁，病灶直径 ≤ 2cm，未累及邻近淋巴结（N_0）或远处转移（M_0）
ⅠB	$T_{1b}N_0M_0$	Ⅰ	肿瘤局限在阴道壁，病灶直径 >2cm，未累及邻近淋巴结（N_0）或远处转移（M_0）
ⅡA	$T_{2a}N_0M_0$	Ⅱ	肿瘤已穿透阴道壁、未达盆壁，病灶直径 ≤ 2cm，未累及邻近淋巴结（N_0）或远处转移（M_0）
ⅡB	$T_{2b}N_0M_0$	Ⅱ	肿瘤浸润阴道旁组织、未达盆壁，且病灶直径 >2cm，未累及邻近淋巴结（N_0）或远处转移（M_0）
Ⅲ	$T_{1\sim3}N_1M_0$	Ⅲ	任意大小肿瘤累及盆壁，和 / 或累及阴道下 1/3，和 / 或尿流梗阻（肾盂积水），引起肾脏并发症（T_1~T_3），转移到邻近盆腔或腹股沟淋巴结（N_1）但无远处转移（M_0）
	$T_3N_0M_0$		肿瘤累及盆壁，和 / 或累及阴道下 1/3，和 / 或尿流梗阻（肾盂积水），引起肾脏并发症（T_3），无邻近淋巴结转移（N_0）或远处转移（M_0）
ⅣA	T_4 任何 NM_0	ⅣA	肿瘤侵犯膀胱或直肠或扩散到盆腔以外（T_4）[a] 肿瘤可能扩散或未扩散到盆腔或腹股沟淋巴结（任何 N），无远处转移（M_0）
ⅣB	任何 T 任何 NM_1	ⅣB	任何大小的肿瘤转移到远处器官，如肺或骨（M_1），任意大小肿瘤可能浸润或未浸润邻近结构或组织（任何 T），肿瘤可能扩散或未扩散至邻近淋巴结（任何 N）

注：[a] 膀胱黏膜大泡样水肿不属于 T_4。

（阳志军 赵冰冰）

第二节　手术适应证和手术方式的选择、术前评估及准备

一、Ⅰ期且可以耐受手术的患者

1. 病变位于阴道上1/3的患者　按子宫颈癌的手术治疗方式，可行广泛（C1型）子宫切除和阴道上段切除＋盆腔淋巴结切除术，切缘至少距离病灶1cm。如已行全子宫切除，可行广泛阴道旁组织切除＋阴道上段切除＋盆腔淋巴结切除术。

2. 病变位于阴道中1/3的患者　可行广泛/次广泛全子宫切除＋全阴道切除＋盆腔和腹股沟淋巴结切除术。特殊病例可行局部阴道切除＋盆腔和腹股沟淋巴结切除术。

3. 病变位于阴道下1/3的患者　参照外阴癌手术，可行阴道局部广泛切除术/扩大切除（切缘距离病灶1cm）＋腹股沟淋巴结切除术，必要时切除部分尿道和外阴并做成形术。

4. 卵巢移位术　初始治疗选择放射治疗的早中期年轻患者。

5. 阴道成形术　年轻患者，特别是行全阴道切除的患者。术前须充分告知，可选择腹膜法、生物材料法、乙状结肠法等。

6. 阴道延长术　行阴道上段切除患者。

二、Ⅳa期及放疗后中央型复发患者

尤其是出现直肠阴道瘘或膀胱阴道瘘者，可行前盆、后盆或全盆脏器去除术，以及盆腔和/或腹股沟淋巴结清扫术。手术复杂，围手术期风险较高，术前应严格把握手术适应证，筛选适宜病例，充分评估患者病情，排除远处转移，术后积极康复管理。手术分为Ⅰ型（肛提肌上型）、Ⅱ型（肛提肌下型）和Ⅲ型（肛提肌下联合外阴切除术型）。

三、术前评估及准备

1. 术前评估　准确评估阴道壁肿物的位置、范围、大小、侵犯阴道壁及阴道旁组织程度、与尿道及直肠间的关系、肿瘤是否活动、盆腔内病变范围及与盆腔脏器的关系。检查腹股沟淋巴结是否增大、质地、活动度、有无压痛等，有无其他脏器转移的相关体征。

（1）全身体格检查及妇科检查。

（2）病理检查，明确组织学类型。

（3）CT、MRI、PET/CT等影像学检查。

（4）肿瘤标志物检测，包括SCCA、CA125、CA19-9、CEA、NSE等。

（5）内镜检查，如阴道镜、尿道-膀胱镜、直肠-乙状结肠镜检查。

（6）心、肺、肝、肾等重要脏器功能评估；必要时行HPV-DNA检测、梅毒和HIV血清学检测、阴道微环境检测等。

2. 术前准备

（1）外阴阴道准备：术前3天碘伏液阴道擦洗，术前1天外阴备皮。

（2）肠道准备：术前3天口服抗生素，术前1天口服肠道清洁剂。

3. 麻醉　根据手术选择全身麻醉或者硬膜外麻醉。

4. 体位　取膀胱截石位，有条件者可使用多功能腿架。

（阳志军　赵冰冰）

第三节　手术方法与步骤

一、残留阴道的部分阴道或全阴道切除术

1. 参照腹腔镜下宫颈癌根治术的手术步骤置入穿刺器，建立气腹。

2. 根据阴道宽度及松紧情况，将无菌方纱折叠后钳夹置入阴道顶部向头端举起阴道残端(图 11-1)。

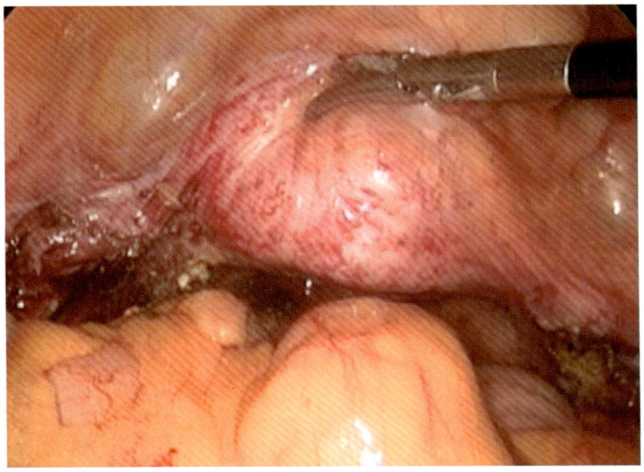

▲ 图 11-1　上举阴道残端

3. 膀胱阴道间隙分离　在阴道残端顶部腹侧部打开阴道前壁表面组织，辨别并确定膀胱阴道间隙，沿该间隙逐步向阴道口分离膀胱阴道间隙、尿道阴道间隙(图 11-2)。

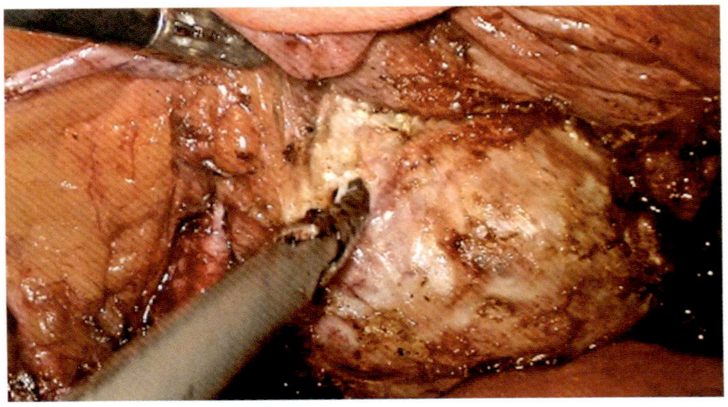

▲ 图 11-2　分离膀胱阴道间隙

4. 输尿管及子宫动脉暴露　于髂内外动脉分叉水平打开后腹膜，暴露输尿管行径及子宫动脉，分离输尿管至子宫动脉背侧(图 11-3)。

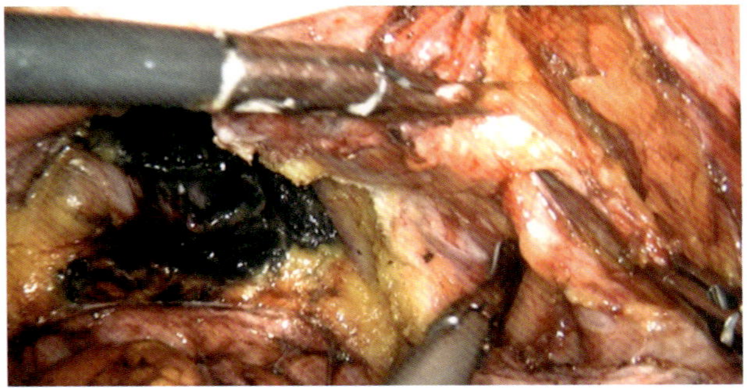

▲ 图 11-3　暴露右侧子宫动脉及输尿管

5. 膀胱宫颈韧带及主韧带处理　分离并裸化子宫动脉至阴道残端侧角，充分分离子宫动脉与输尿管间疏松组织，分离暴露、离断膀胱宫颈韧带中央部(浅层)，分离暴露膀胱阴道侧间隙(第四间隙)，分离暴露膀胱宫颈韧带外周部(深层)及主韧带，切除相应长度的主韧带及阴道旁组织(图 11-4)。

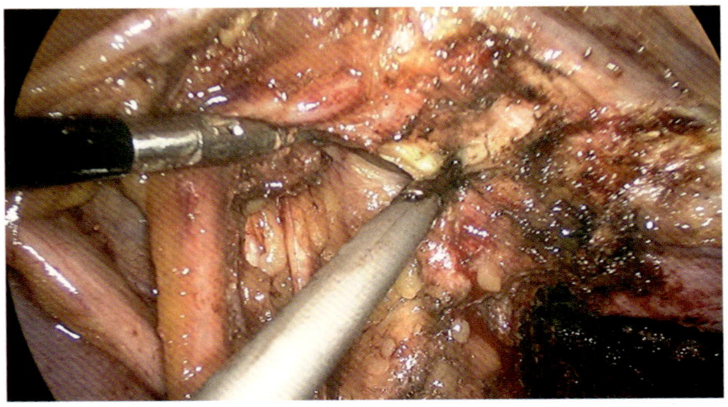

▲ 图 11-4　处理左侧膀胱宫颈韧带中央部

6. 直肠阴道间隙分离及宫骶韧带、直肠阴道韧带处理 将阴道残端向头端、腹侧部举起，提拉、切开直肠阴道腹膜反折，向阴道口方向分离直肠阴道间隙；分离直肠侧间隙，暴露并切除相应长度的子宫骶韧带、直肠和阴道的韧带（图 11-5）。

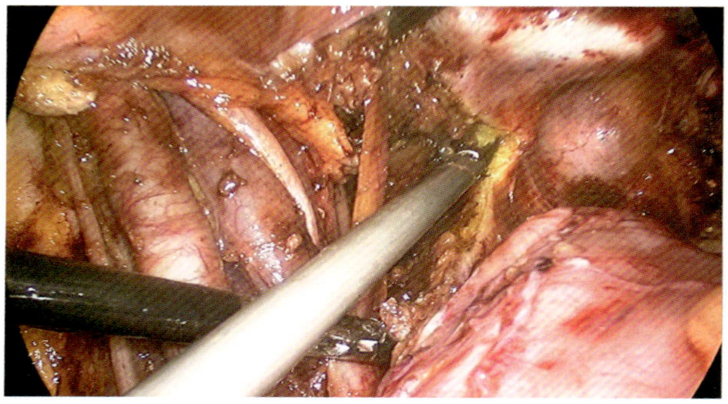

▲ 图 11-5 处理左侧子宫骶韧带

7. 充分游离阴道残端上部，继续分离膀胱 / 尿道与阴道间隙、直肠阴道间隙，切除阴道旁组织至足够切除相应长度的阴道，行全阴道切除时需分离至阴道外口水平（图 11-6）。

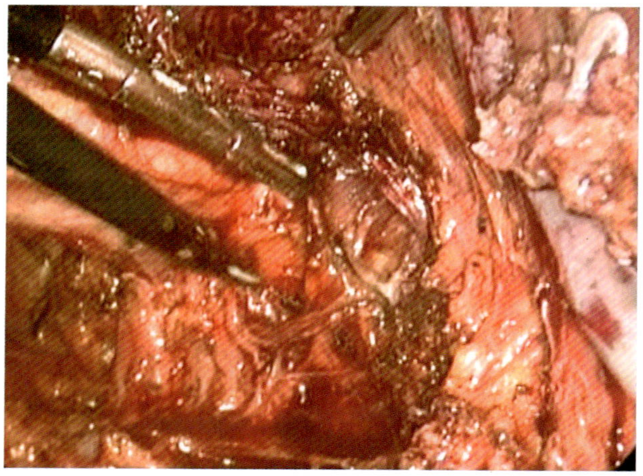

▲ 图 11-6 分离右侧阴道旁组织至盆底肛提肌上筋膜水平

8. 经会阴离断阴道 部分阴道切除时在距病灶至少 1cm 远端环形离断阴道；全阴道切除时沿阴道口黏膜与皮肤交界外环形一周注射生理盐水水垫，经会阴分离直肠阴道间隙、尿道阴道间隙，实现内外贯通，环形离断阴道；必要时切除部分会阴皮肤及皮下组织（图 11-7~ 图 11-10）。

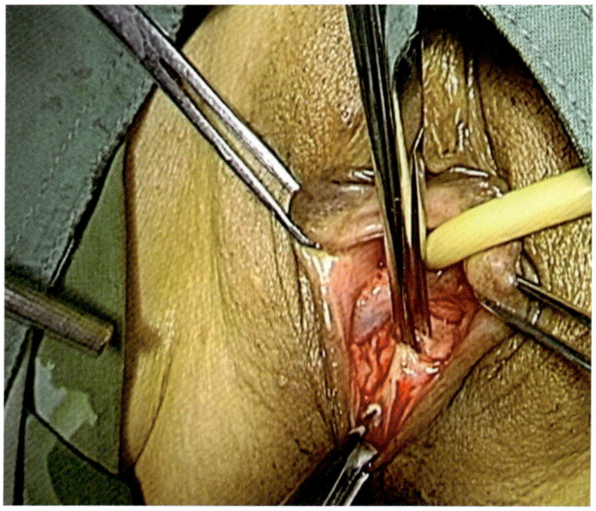

▲ 图 11-7 经阴道分离阴道直肠间隙

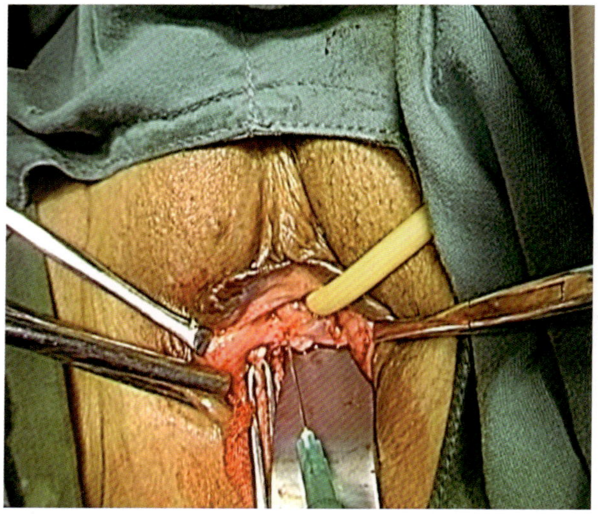

▲ 图 11-8 尿道阴道间隙及尿道旁间隙注射水垫

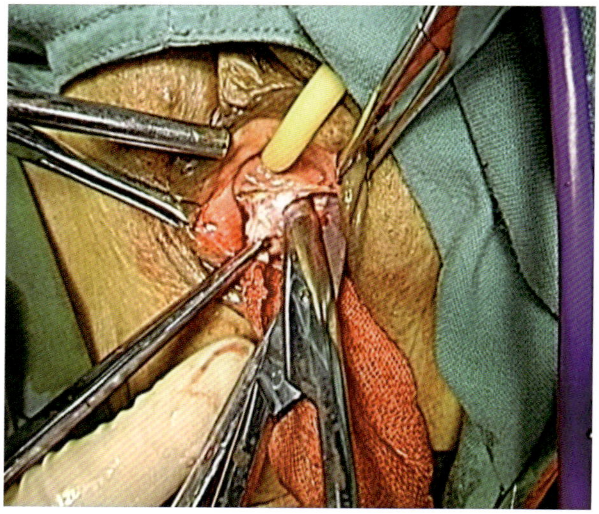

▲ 图 11-9 经阴道分离尿道阴道间隙

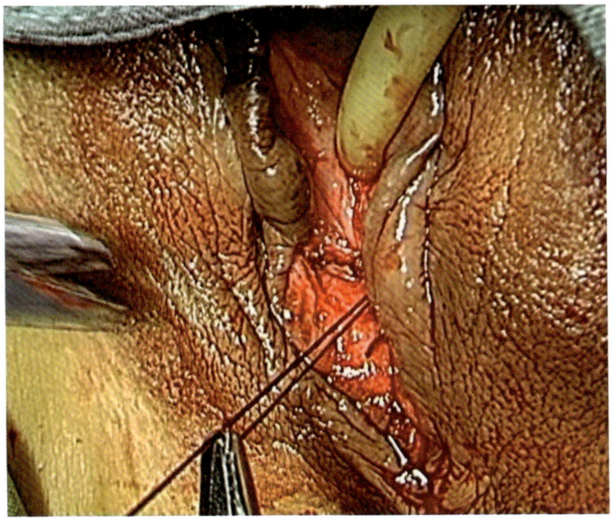

▲ 图 11-10　分层封闭阴道口

9. 手术标本检查（图 11-11、图 11-12）。

10. 腹腔镜下残余阴道癌全阴道切除术见视频 11-1。

视频 11-1　腹腔镜下残余阴道癌全阴道切除术

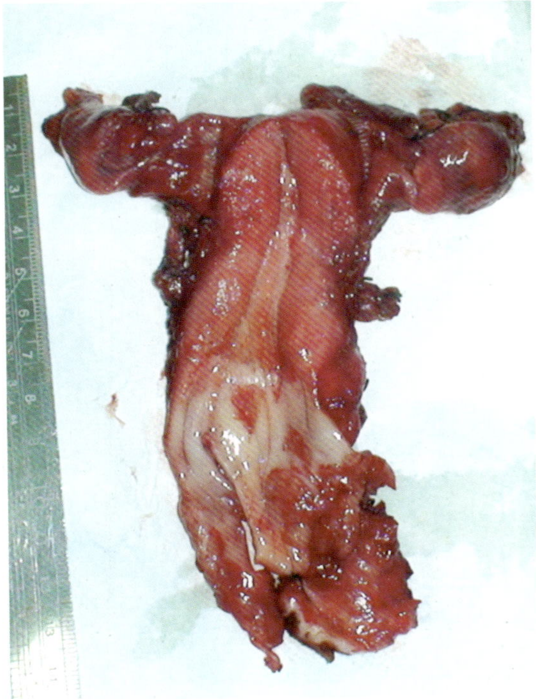

▲ 图 11-11　切除全阴道大体病理 1

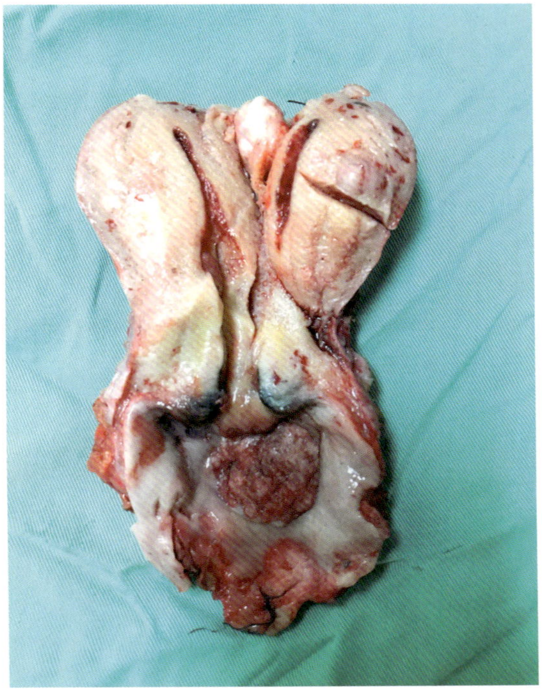

▲ 图 11-12　切除全阴道大体病理 2

二、广泛（或次广泛）子宫切除加部分阴道或全阴道切除术

1. 参照腹腔镜下宫颈癌根治术的手术步骤置入穿刺器，建立气腹（图 11-13）。

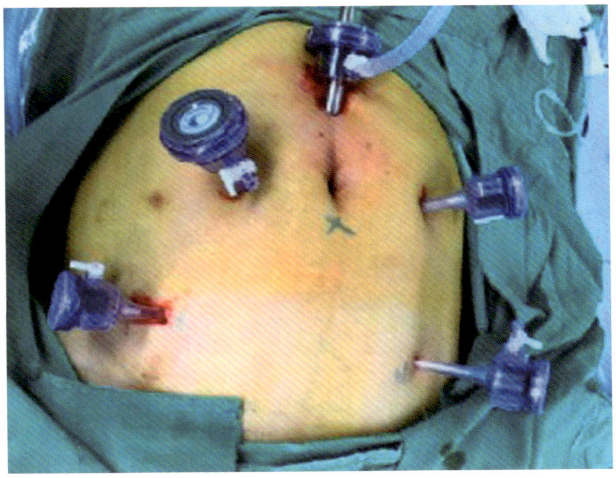

▲ 图 11-13　置入穿刺器，建立气腹

2. 按广泛（或次广泛）子宫切除手术步骤，依次处理膀胱宫颈韧带、子宫主韧带、子宫骶韧带，根据阴道病变范围，在病变远端离断阴道，保证切缘距离病变至少 1cm（图 11-14~ 图 11-16）。

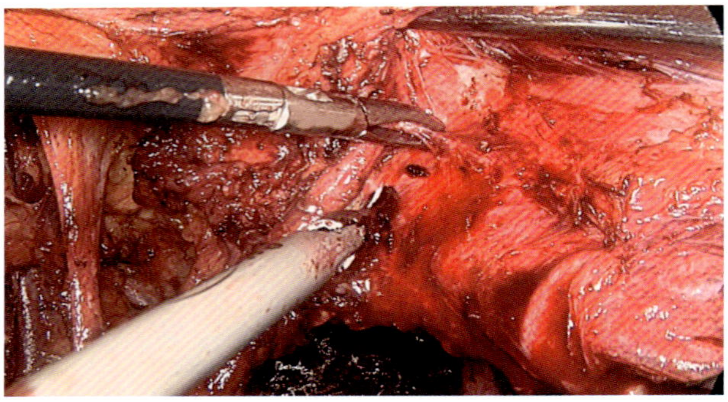

▲ 图 11-14 处理膀胱宫颈韧带

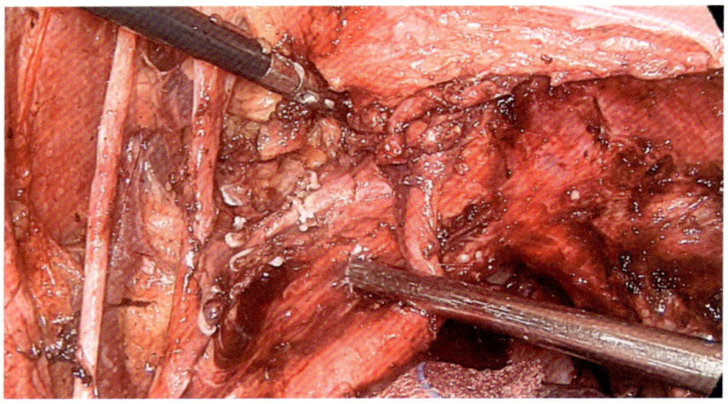

▲ 图 11-15 处理子宫主韧带

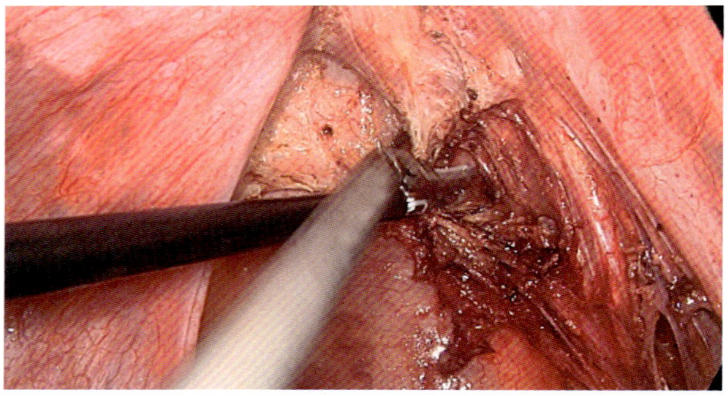

▲ 图 11-16 子宫骶韧带

3. 如需切除全阴道则按前述处理。

三、腹腔镜下腹股沟淋巴结切除术

阴道中上段淋巴引流主要到盆腔淋巴结(闭孔、髂内、髂外淋巴结等);阴道下段淋巴引流主要到腹股沟淋巴结。腹腔镜下腹股沟淋巴结切除术可经下腹部皮下入路,也可经大腿皮下入路,如需行双侧腹股沟淋巴结切除建议经下腹部皮下入路。清扫范围:上界为腹股韧带上方 2cm,内侧界为上界内侧端向足部约 10~15cm,外侧界为上界外端垂直向足侧约 15~20cm,下界为内侧界与外侧界下端连线(相当于内收肌与缝匠肌交汇点水平),表层界面为 camper 筋膜的浅层与深层交界的半透明膜性纤维组织结构,深层平面为阔筋膜表面。

1. 建立气腔 取脐轮下缘横弧形切口,长约 1cm,沿皮下脂肪层向术侧腹股沟韧带中段置入穿刺器,经穿刺套管置入 30° 腔镜,用套管及镜体钝性分离术野皮下脂肪层建立气腔(气腔压力约 12~15mmHg)。分别在脐耻连线中点、脐与髂前上棘连结中外 1/3 交界处置入 2 个 5mm 穿刺器(具体穿刺点因人而异)(图 11-17~ 图 11-19)。

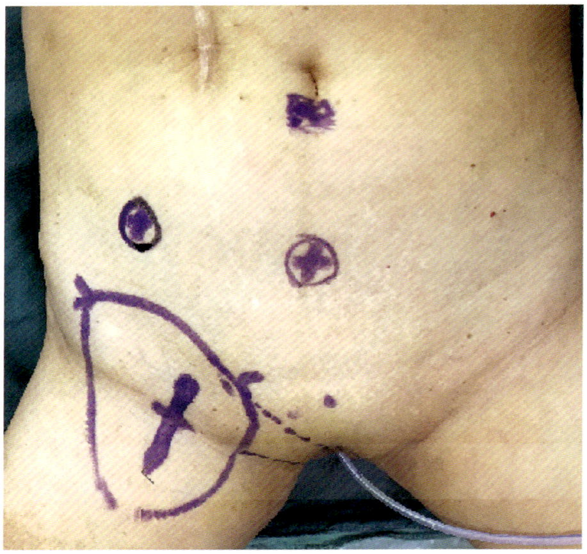

▲ 图 11-17 穿刺点选择

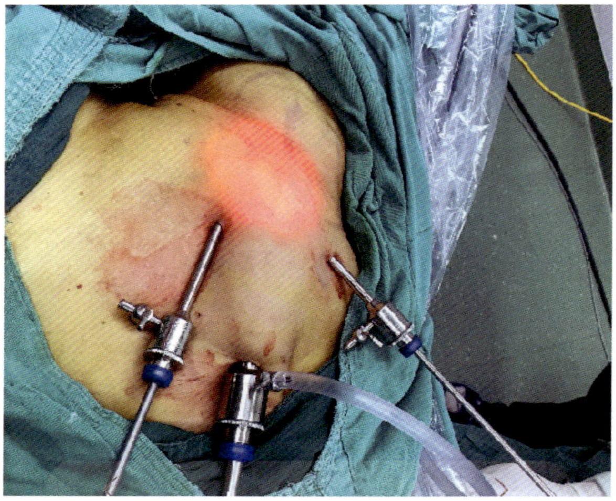

▲ 图 11-18 穿刺位置

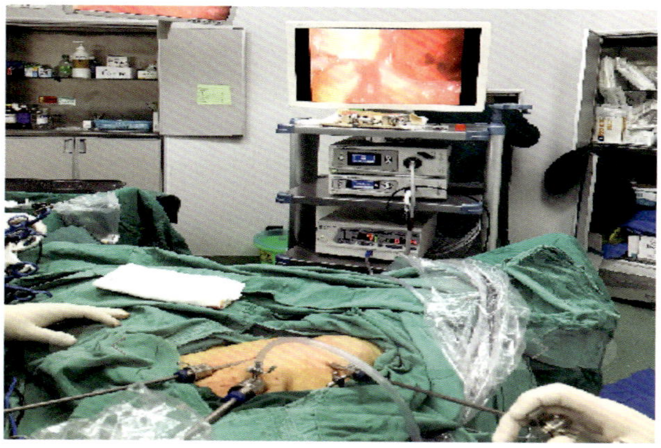

▲ 图 11-19　广泛阴道癌切除术操作位置

2. 腹股沟浅淋巴结切除　镜下用超声刀分离暴露腹股沟韧带，沿韧带向两侧分离暴露术侧髂前上棘、耻骨结节，于镜下找到并沿 camper 筋膜浅层与深层间的半透明膜性纤维组织结构，依次切除 camper 深层脂肪淋巴组织，期间仔细分离暴露并尽可能保留股动脉的 3 条分支（腹壁浅动脉、旋髂浅动脉、阴部外动脉）、暴露并保留大隐静脉（图 11-20~ 图 11-23）。

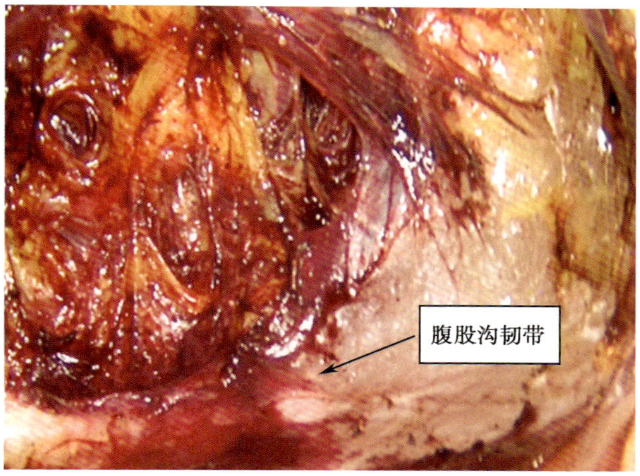

▲ 图 11-20　分离暴露腹股沟韧带

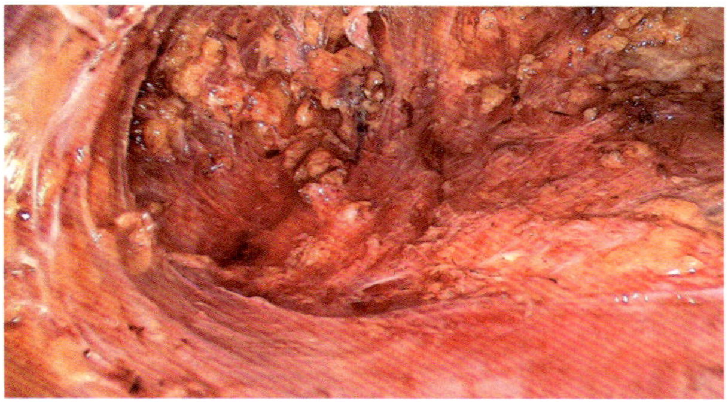

▲ 图 11-21　分离暴露术侧髂前上棘、耻骨结节

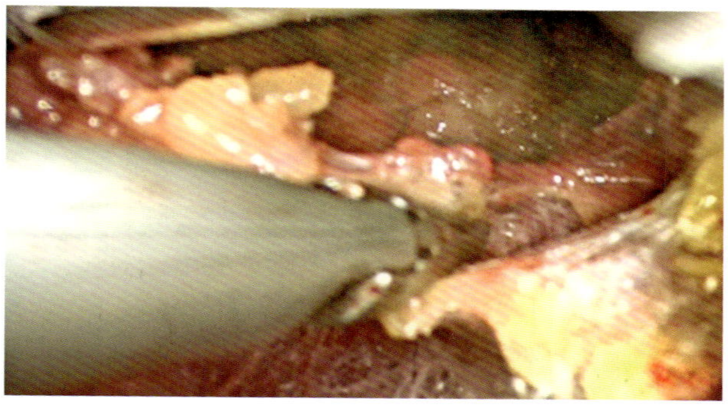

▲ 图 11-22　分离 camper 筋膜浅层与阔筋膜表面之间的脂肪淋巴团组织

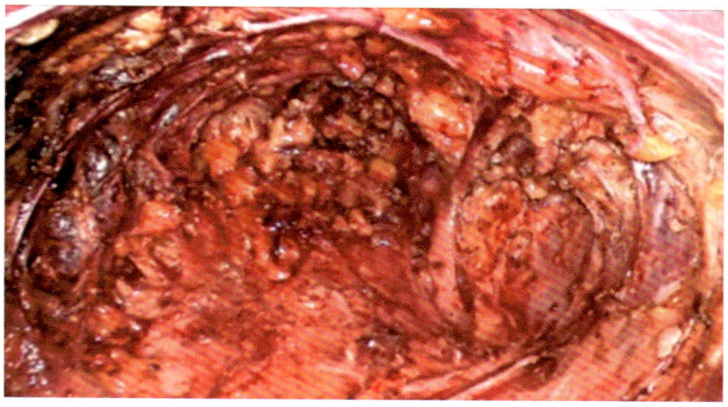

▲ 图 11-23　暴露并保留大隐静脉

3. 腹股沟深淋巴结切除　打开股鞘前方的筛筋膜，清扫股静脉内侧卵圆窝内的腹股沟深淋巴结，上界为腹股沟韧带，下界为卵圆窝远端，一般情况下股血管后方无须清扫（图 11-24~ 图 11-26）。

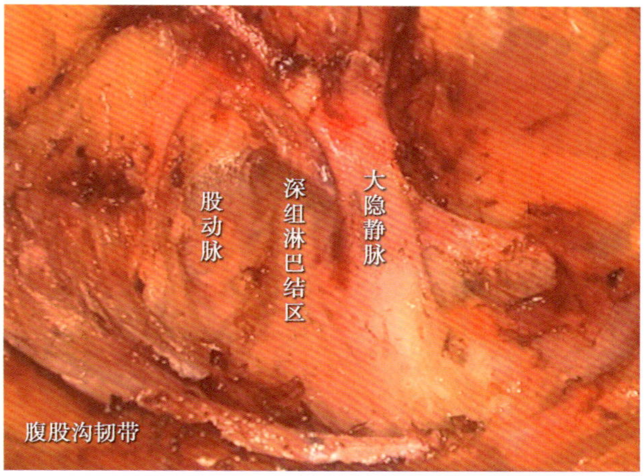

▲ 图 11-24　腹股沟深淋巴结切除

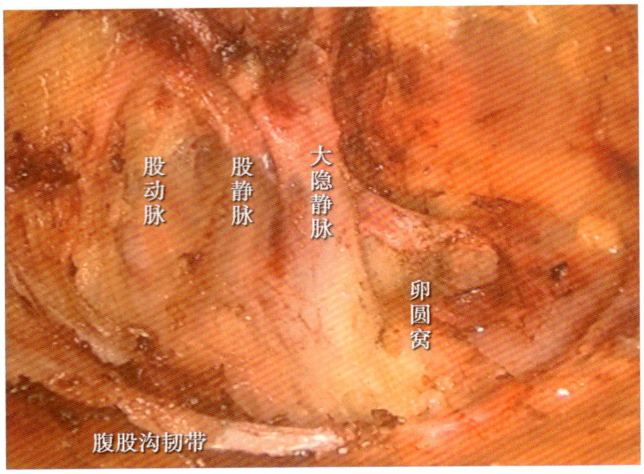

▲ 图 11-25　清扫腹股沟深淋巴结

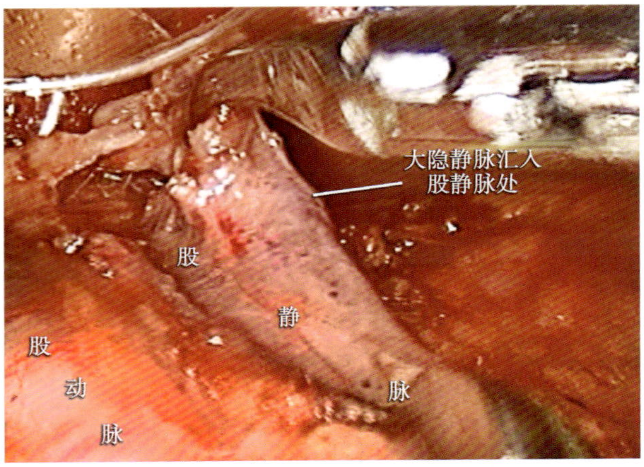

▲ 图 11-26　切除股动静脉及大隐静之间的淋巴结及纤维组织

4. 阴道癌行次广泛子宫和全阴道切除术见视频 11-2。

视频 11-2　阴道癌行次广泛子宫和全阴道切除术

四、阴道重建术

对于部分年轻的患者，行全阴道切除后可考虑行阴道重建设手术。可采用腹膜代阴道、乙状结肠代阴道、生物材料法等，最简便常用的是腹膜代阴道。适用于行全阴道切除术后不需补充盆腔放疗的 FIGO Ⅰ期患者。

1. 全阴道切除手术步骤同前。

2. 阴道切除后充分止血，可用腹腔镜下注射用长针在膀胱腹膜反折及直肠前壁腹膜下注射水垫，游离长宽约 7cm × 4cm 大小的腹膜瓣，分别用 2-0 可吸收线缝合游离腹膜瓣游离端两角并引出于阴道外口，分别缝合固定在阴道外口相应切缘处，镜下间断缝合下拉前后壁腹膜两侧形成具有光滑内壁的人工新阴道腔（图 11-27）。

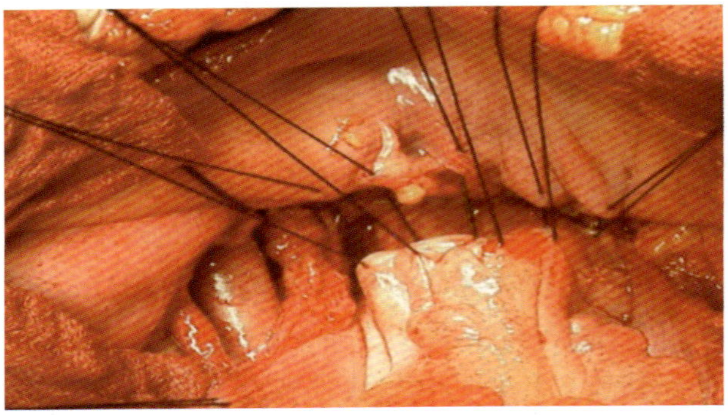

▲ 图 11-27　膀胱腹膜反折及直肠前壁腹膜间断缝合

3. 根据人工新阴道的长度需要，用 2 个 0V-LOT 线沿游离皮瓣顶端缝合膀胱浆肌层、双侧盆壁腹膜、双侧直肠旁侧壁腹膜、直肠前壁浆肌层做荷包缝合，收紧形成阴道顶端。将双侧圆韧带断端与人工阴道顶端缝合（图 11-28、图 11-29）。

4. 将避孕套制成长约 7~8cm、直径约 2cm 的阴道模具或油纱自阴道塞入，术后 5 天取出阴道模具或者油纱。

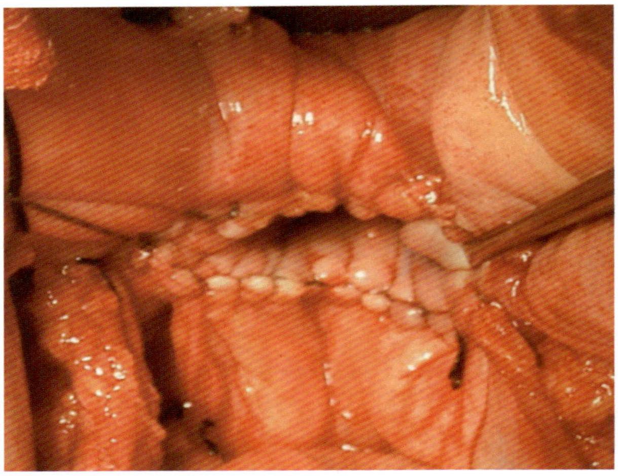

▲ 图 11-28　双侧圆韧带断端与人工阴道顶端缝合 1

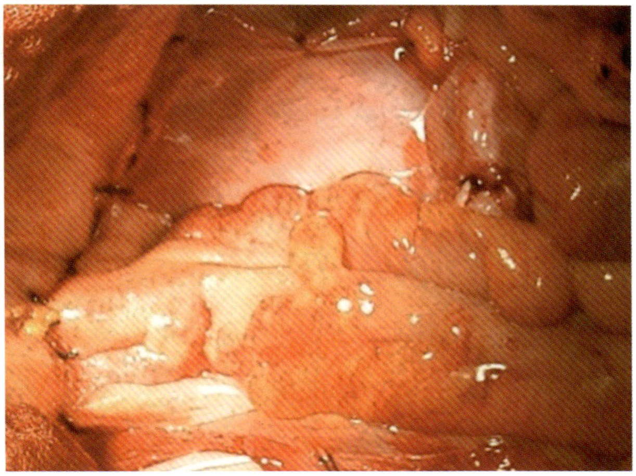

▲ 图 11-29　双侧圆韧带断端与人工阴道顶端缝合 2

五、阴道延长术

对于部分年轻的患者，行阴道上段切除后可考虑行阴道延长手术。

1. 阴道上段切除手术步骤同前。

2. 彻底止血后，腹腔镜下将膀胱腹膜反折切缘与阴道断端切缘前壁缝合，直肠前壁腹膜切缘与阴道断端切缘后壁缝合，间断缝合两侧膀胱腹膜反折侧缘与直肠旁侧腹膜。

3. 根据延长后阴道所需的长度，用 2 个 0V-LOT 线在相应的位置缝合膀胱浆肌层、双侧直肠旁侧壁腹膜、直肠前壁浆肌层做荷包缝合，收紧形成阴道顶端。将双侧圆韧带断端与人工阴道顶端缝合。

六、手术注意事项

1. 腹股沟淋巴结切除术放置穿刺器时需把术野区腹壁皮肤及皮下脂肪层提起，避免刺入腹壁肌层；钝性分离皮下组织建立术野气腔时，动作应缓和，减少小血管断裂出血，影响手术视野；切除腹股沟浅淋巴结时可以先分离阔筋膜表面部分，这样可利用气腔的压力自然地将需切除的组织向皮肤侧牵拉利于组织分离；尽可能保留腹壁浅动脉、旋髂浅动脉、阴部外动脉等股动脉分支，减少术野皮瓣的缺血坏死；保留大隐静脉，减少术后下肢淋巴回流障碍导致的下肢肿胀；切除腹股沟深淋巴结时操作应仔细、轻柔、切勿用力撕拉，避免损伤周围血管及破坏转移淋巴结包膜；术后放置负压引流管充分引流，术野局部加压，保证皮瓣与阔筋膜充分贴合，减少淋巴囊肿形成。

2. 需行人工阴道成形的患者，在分离膀胱腹膜反折及直肠阴道间隙时尽可能贴近宫颈，保留充足的膀胱腹膜反折及直肠前壁腹膜；离断圆韧带时尽可能靠近宫角部，保留足够长的圆韧带，便于与人工阴道顶端缝合固定；人工阴道成形前应彻底止血。

3. 分离阴道直肠间隙时尽可能向头端骶侧牵拉直肠伸展间隙，减少直肠壁损伤。

4. 子宫已切除的患者，膀胱阴道间隙解剖层次不清楚，准确找到间隙是减少膀胱损伤的关键，可用腹腔镜下注射用长针头沿阴道残端顶部逐层向膀胱阴道间隙注射生理盐水形成水垫，打开阴道残端前壁表面腹膜组织，辨别、分离膀胱阴道间隙时尽可能紧贴阴道前壁（可以阴道内器械作指引）减少膀胱损伤；准确分离、暴露膀胱宫颈韧带中央部（浅层）是减少输尿管损伤的关键环节，应充分裸化子宫动脉并分离子宫动脉与输尿管间隙；游离阴道至肛提肌上筋膜时，注意不要撕裂生殖裂孔周边筋膜及肛提肌，减少肛提肌出血；经会阴环形离断阴道时先在直肠阴道间隙、尿道阴道间隙注射水垫，可用腹腔镜器械做指引，便于准确内外贯通。必要时可术前放置双侧输尿管双 J 管，可起指引作用，并减少术后输尿管瘘。

七、术后处理

术后参照广泛性子宫切除术加盆腔淋巴结清扫术、外阴广泛切除术加腹股沟淋巴结清扫术及乙状结肠代阴道术后处理。

（阳志军　潘忠勉　赵冰冰）

第四节　特殊病理类型阴道癌手术的处理、阴道癌手术并发症处理及防治

一、特殊病理类型阴道癌手术的处理

1. 阴道腺癌　原发性阴道腺癌仅占原发性阴道癌的 8%~10%，可能来源于残余的中肾管、副中肾管或阴道的子宫内膜异位结节。多见于年轻女性，有研究报道阴道透明细胞癌患儿与孕 16 周前在母体宫内暴露己烯雌酚相关。阴道腺癌的手术治疗与鳞癌相似，Ⅰ期及部分病灶局限的Ⅱ期患者可选择手术切除。对于远离宫颈的小病灶（<2cm）、浸润深度<3mm 无淋巴结转移的囊管状透明细胞腺癌患者，如有需求可行肿瘤局部切除，保留子宫。

2. 葡萄状肉瘤　葡萄状肉瘤（sarcoma botryoides）又称胚胎性横纹肌肉瘤，罕见，好发于 2 岁以内的幼儿。手术是综合治疗中的重要组成部分，手术的原则是尽量保留器官的生理功能。若病变大、范围广可先辅助化疗后再手术。

3. 恶性黑色素瘤　阴道恶性黑色素瘤（malignant melanoma）罕见，约占原发性阴道恶性肿瘤的 3%，常见于绝经后女性。早期就易发生血行远处转移，尚无标准治疗方式，手术是早期患者的主要治疗方式，术后辅助化疗、免疫靶向治疗等综合治疗。手术范围综合考虑肿瘤大小、浸润深度、病灶数量、淋巴结转移等情况。手术原则：保证阴性切缘的前提下完整切除原发病灶，不推荐切除未受累的子宫及双附件；建议切除病理性增大区域淋巴结。

阴道前壁中段恶性黑色素瘤次广泛大部分阴道切除术见视频 11-3。

视频 11-3　阴道前壁中段恶性黑色素瘤次广泛大部分阴道切除术

二、阴道癌手术并发症处理及防治

1. 术中并发症及防治

（1）术中出血

1）常见出血原因及部位：腹股沟及盆腔淋巴结切除过程中如操作不慎，易导致大血管破裂或分支血管断裂出血；子宫及阴道切除过程中，膀胱宫颈韧带、主韧带、阴道旁组织、盆底尿生殖裂孔处易发生静脉丛破裂、电凝止血不彻底、盆底肌肉撕裂出血。

2）防治要点：术中解剖清晰，操作轻巧仔细、充分凝闭后再切割。

（2）脏器损伤

1）常见损伤部位：输尿管、膀胱、直肠损伤。

2）防治：熟悉掌握解剖结构，术中操作轻巧、充分暴露生理间隙；准确识别损伤部位，术中及时修补。

2. 术后并发症及防治

（1）尿瘘

1）发生部位：输尿管瘘最常见，多发生于处理膀胱宫颈韧带时电器械热损伤所致，常见于术后 7~10 天；分离膀胱宫颈 / 阴道间隙、尿道阴道间隙损伤膀胱肌层或膀胱壁电器械止血时热损伤膀胱和 / 或尿道，也见于经阴道分离尿道阴道间隙时损伤尿道。

2）防治要点：处理膀胱宫颈韧带操作轻柔、解剖准确清晰，离断组织时凝闭充分，电器械切割、止血时与输尿管保持足够的距离，膀胱剥离面出血时需准确把握电凝程度，必要时可结扎止血；分离尿道阴道间隙时可利用水垫扩大间隙并留置导尿管作指引，尽可能贴近阴道操作。

（2）粪瘘：常见于分离阴道直肠间隙损伤直肠，特别是经会阴分离时；可充分利用水垫及腹腔内器

械指引，准确分离间隙，实现内外贯通。术前做好肠道准备，发现肠壁损伤时，准确缝合，手术结束时直肠指检有无肠管破裂及缝线穿入肠腔。

(3) 腹股沟区淋巴囊肿：术中充分闭合切割组织，术后局部加压并负压引流。

(4) 双下肢淋巴水肿：保留大隐静脉，术后勿长时间坐、站，必要时抬高患肢。

(5) 手术区感染：严格无菌操作，术前肠道准备，术后加强创面、外阴擦洗及护理。

（阳志军　潘忠勉　赵冰冰）

参考文献

[1] OONK M H, VAN HEMEL B M, HOLLEMA H, et al. Size of sentinel-node metastasis and chances of non-sentinel-node involvement and survival in early stage vulvar cancer: results from GROINSS-V, a multicentre observational study. Lancet Oncol, 2010, 11 (7): 646-652.

[2] FRUMOVITZ M, PLANTE M, LEE P S, et al. Near-infrared fluorescence for detection of sentinel lymph nodes in women with cervical and uterine cancers (FILM): a randomised, phase 3, multicentre, non-inferiority trial. Lancet Oncol, 2018, 19 (10): 1394-1403.

[3] HANDGRAAF H J, VERBEEK F P, TUMMERS Q R, et al. Real-time near-infrared fluorescence guided surgery in gynecologic oncology: a review of the current state of the art. Gynecol Oncol, 2014, 135 (3): 606-613.

[4] 石一复. 外阴阴道疾病. 北京: 人民卫生出版社, 2005.

第十二章 外阴癌手术

第一节 外阴癌的术前诊断

外阴癌是指发生在外阴部位的恶性肿瘤，包括发生于外阴皮肤、黏膜及其附件组织的恶性肿瘤。外阴癌好发于45~50岁或70~75岁女性，约占所有女性生殖系统恶性肿瘤的3%~5%。近年来，随着世界范围内的人乳头状瘤病毒（human papilloma virus，HPV）感染率上升，外阴癌的平均发病年龄趋于年轻化，发生率也呈上升趋势。外阴癌发病机制尚不明确。究其原因，一方面是因为不超过50岁的女性外阴上皮内瘤变（vulval intraepithelial neoplasia，VIN）发病率呈上升趋势，VIN为外阴癌前病变，80%未治疗的VIN3患者可进展为外阴浸润癌；另一方面是因为老年女性外阴癌的发病率增加，这类外阴癌的发生可能与外阴苔藓样变等非肿瘤性上皮病变和高龄导致上皮细胞出现非典型性病变有关。同时HPV感染是外阴癌患者发病的危险因素之一，其他危险因素还包括单纯疱疹病毒Ⅱ型感染，巨细胞病毒感染，既往患有慢性外阴营养不良，既往患有淋巴肉芽肿、尖锐湿疣、淋病、梅毒等性传播疾病，性卫生不良和长期吸烟。其中，HPV感染（主要是HPV16和18型）与VIN高度相关。

一、临床表现

1. 症状 主要为长时间持续久治不愈的外阴瘙痒和各种不同形态的肿物，如结节状、菜花状、溃疡状。肿物合并感染或较晚期癌可出现疼痛、渗液和出血。

2. 体征 癌灶可生长在外阴的任何部位，但大多数发生于大阴唇，也可发生于小阴唇、阴蒂和会阴。

二、诊断及依据

1. 病史及症状结合妇科检查 早期可为外阴结节或小溃疡，晚期可累及全外阴伴溃破、出血、感染。应注意病灶大小、部位、与邻近器官关系及双侧腹股沟淋巴结有无增大。

2. 组织学检查 对一切外阴赘生物和可疑病灶均需尽早做活体组织检查，病灶取材应有足够的深度，避免误取坏死组织。活检时，为避免取材不准而发生误诊，可用1%甲苯胺蓝涂抹外阴病变皮肤，待干后用1%醋酸液擦洗脱色，在蓝染部位做活检，或用阴道镜观察外阴皮肤定位活检，以提高活检阳性率。

3. 影像学检查 B超、CT、MRI。

4. 膀胱镜检查、直肠镜检查 有助于判断是否有局部或远处转移。

三、手术病理分期

外阴癌的分期包括国际妇产科联盟（International Federation of Gynecology and Obstetrics，FIGO）的 FIGO 分期和国际抗癌联盟（Union for International Cancer Control，UICC）的 TNM 分期，目前临床多采用 FIGO 分期。1988 年 FIGO 确立了外阴癌的手术病理学分期，于 1994 年进行了修改，将Ⅰ期外阴癌按照肿瘤的浸润深度进一步分为ⅠA 期（肿瘤浸润间质深度 ≤ 1.0mm）和ⅠB 期（间质浸润深度 > 1.0mm）。2009 年和 2021 年 FIGO 对外阴癌分期再次进行了修订，此次分期取消了 0 期，除ⅠA 和ⅣB 期还保持 1994 年的 FIGO 分期标准外，其余各期均进行了更新（表 12-1）。FIGO 分期与 UICC 的 TNM 分期对照见表 12-2。

表 12-1　外阴癌的分期（FIGO，2021）

FIGO 分期	肿瘤范围
Ⅰ	肿瘤局限于外阴
ⅠA	病变 ≤ 2cm，且间质浸润 ≤ 1mm[a]
ⅠB	病变 > 2cm，或间质浸润 > 1mm[a]
Ⅱ	任何大小的肿瘤蔓延到邻近的会阴结构（尿道下 1/3、阴道下 1/3 和肛门下 1/3），且淋巴结阴性
Ⅲ	任何大小的肿瘤蔓延到邻近的会阴结构的上部，或存在任何数目的不固定、无溃疡形成的淋巴结转移
ⅢA	任何大小的肿瘤蔓延到尿道上 2/3、阴道上 2/3、膀胱黏膜、直肠黏膜或区域淋巴结转移 ≤ 5mm
ⅢB	区域淋巴结[b]转移 > 5mm
ⅢC	区域淋巴结[b]转移且扩散到淋巴结包膜外
Ⅳ	任何大小的肿瘤固定于骨质，或固定的、溃疡形成的淋巴结转移，或远处转移
ⅣA	病灶固定于骨盆，或固定的或溃疡形成的区域淋巴结转移
ⅣB	远处转移

注：[a] 浸润深度的测量是从邻近最表浅真皮乳头的皮肤 - 间质结合处至浸润的最深点；[b] 区域淋巴结指腹股沟淋巴结和股淋巴结。

表 12-2　2021 年的 FIGO 分期与 UICC 的 TNM 分期对照

FIGO 分期	T	N	M
Ⅰ	T_1	N_0	M_0
ⅠA	T_{1a}	N_0	M_0
ⅠB	T_{1b}	N_0	M_0
Ⅱ	T_2/T_3	N_0	M_0
ⅢA	T_1,T_2,T_3	N_{1a},N_{1b}	M_0
ⅢB	T_1,T_2,T_3	N_{2a},N_{2b}	M_0
ⅢC	T_1,T_2,T_3	N_{2c}	M_0
ⅣA	T_4	N_0~N_2	M_0
ⅣB	任何 T	N_3	M_1

（李力　潘忠勉）

第二节　手术的适应证和禁忌证、术前评估及准备

外阴癌前病变和外阴癌大部分需要手术治疗，但手术切除的范围和治疗的目的要根据患者的年龄、临床分期、肿瘤的大小、浸润的程度以及转移的情况等多因素来确定不同的手术适应证。

一、双侧腹股沟淋巴结及外阴病灶切除术适应证

双侧腹股沟淋巴结切除术适应证包括：①外阴鳞癌>T_{1b}；②外阴腺癌；③怀疑有淋巴结转移的黑色素瘤或癌灶厚度>0.75mm者；④恶性黑色素瘤；⑤中心性外阴癌（直径>2cm）肿瘤浸润至远端阴道壁1~2cm及尿道口和肛门者；⑥伴有子宫内膜腺癌和卵巢癌有腹股沟淋巴结转移者，同期还需行盆腔淋巴结清除。

二、单侧腹股沟淋巴结及外阴病灶切除术适应证和禁忌证

单侧腹股沟淋巴结切除术适应证包括：①外阴外侧小型癌灶（直径<2cm）；②无双侧腹股沟淋巴结转移征象和患侧腹股沟淋巴结活检病理证实无转移者；③腹股沟区仅有1~2个临床阳性淋巴结者应于放射治疗前行腹股沟淋巴结切除。禁忌证：①全身性疾病如出血性疾病、严重心脏疾病、呼吸系统疾病等，而不能耐受麻醉者；②晚期患者生活质量很差，不能耐手术者。

三、术前评估

详见第七章妇科肿瘤微创患者围手术期护理。

四、术前准备

术前准备工作具体包括术前常规检查、健康教育、配血、备皮、心理护理、患者及家属知情同意、阴道准备、肠道准备和并发症的处理等。术前完善血常规、大便常规、尿常规、肝功能、肾功能、凝血功能、血糖、血型检测、输血四项、肿瘤标志物、心电图、影像学检查，甚至是肺功能、心脏彩超、内镜等检查，有助于评估患者的身体情况，及时发现和处理潜在的影响麻醉的因素和手术并发症。患者和家属知情同意并签署手术同意书是术前准备工作中最为重要的步骤，术前对患者及家属进行心理疏导和健康教育，详细告知围手术期的注意事项、手术指征、手术方式、手术可能的获益和风险，帮助其正确认知疾病的发展和转归，有效地缓解患者围手术期恐惧和焦虑等不良情绪，避免过高的期望值及减少不必要的医疗和伦理纠纷。传统外科观念认为，肠道准备一直是盆腔手术的术前常规准备，术前进行充分的肠道准备有助于避免术中意外发生的肠管损伤造成术后肠瘘发生的风险。快速康复理念却认为，对于妇科肿瘤手术，术前常规应用机械性肠道准备是没有必要的，因为过度的术前肠道准备容易造成肠道功能紊乱和肠液大量丢失，导致水、电解质紊乱和酸碱平衡失调，影响术后肠道恢复。阴道准备是妇科肿瘤手术前准备的常规工作，术前一般使用碘伏溶液或稀释后的高锰酸钾溶液进行充分的阴道冲洗，将阴道内潜在的分泌物或坏死组织等冲洗干净，有利于降低术后不必要的盆腔感染发生风险。

五、术中准备

外阴手术术中准备包括体位的准备、腹腔镜设备的准备、麻醉管理及手术器械的准备。手术体位有2种，即平卧位和膀胱截石位。一般情况下，往往推荐膀胱截石位。腹腔镜设备包括光学系统、气腹系统和冲洗系统，这一点与常规腹腔镜手术无异。此外，还应准备切口保护套和单孔装置，可使用自制的无菌乳胶手套或获批上市使用的多通道单孔腹

腔镜手术入路装置。麻醉方式一般选择静脉吸入复合麻醉。手术器械方面大部分与传统多通道手术相同，有条件者可使用带有弧度的手术器械，以减少“筷子效应”的负面影响，提高手术操作效率。

（李力　潘忠勉）

第三节　手术的原则和方式的选择

一、手术个体化原则

外阴鳞状细胞癌是外阴癌的主要病理类型，其治疗注重个体化原则，强调以手术治疗为主。在进行手术治疗和制订总体治疗策略前，应充分考虑两个因素：原发病变和腹股沟淋巴结。随着对外阴癌生物学行为的深入了解和治疗经验的不断总结，外阴癌的手术治疗模式发生了很大的改变，对早期外阴癌病例强调个体化、人性化的治疗，而局部晚期或晚期外阴癌病例则强调多种方法相结合的综合治疗。手术治疗包括外阴肿瘤切除术和腹股沟淋巴结切除术。外阴肿瘤切除分为广泛外阴切除术、改良广泛外阴切除术和外阴扩大切除术；腹股沟淋巴结切除术分为腹股沟淋巴结根治性切除术（即腹股沟淋巴结清扫术）、腹股沟前哨淋巴结切除术和腹股沟淋巴结活检术。而对前哨淋巴结进行检查和切除，以确定是否进行腹股沟淋巴结单侧或双侧切除。

二、手术方式的选择

（一）开放性手术方式

手术包括外阴肿块切除和腹股沟淋巴结切除以及大块皮肤肿瘤切除后的整形。切口有直切口、弧形切口、三切口和蝴蝶形切口。直切口和弧形切口手术创面大，多数伤口不能一期愈合，愈合后易造成外阴变形。蝴蝶形切口可以减少手术创面，但伤口裂开率较高。三切口伤口裂开率下降，保留了阴阜部位的组织，术后伤口并发症少，外阴变形小（图 12-1）。手术体位采用平卧位。

（二）腹腔镜手术方式

即采用腹腔镜途径进行腹股沟淋巴结处理。通常需要采用膀胱截石位，在患者脐部下缘做 1cm 切口，置入 1cm 穿刺套管（trocar）至皮下脂肪层并向左右钝性分离皮下脂肪层，形成空腔，快速充入 CO_2 建立气腔，便于放置镜子，在脐耻连线中点、麦氏点及反麦氏点分别做 5mm 切口，共 4 个切口，于腹外斜肌腱鞘处分别放置 2 个 10mm 和 5mm 的 trocar，便于手术者和第一助手进行器械操作（图 12-2）。

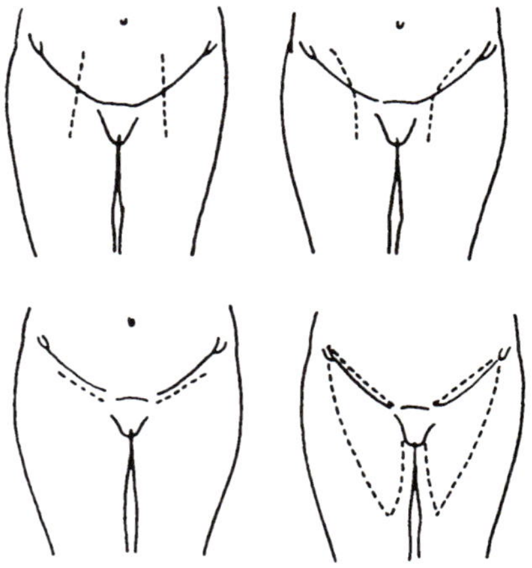

▲ 图 12-1　腹壁不同切口

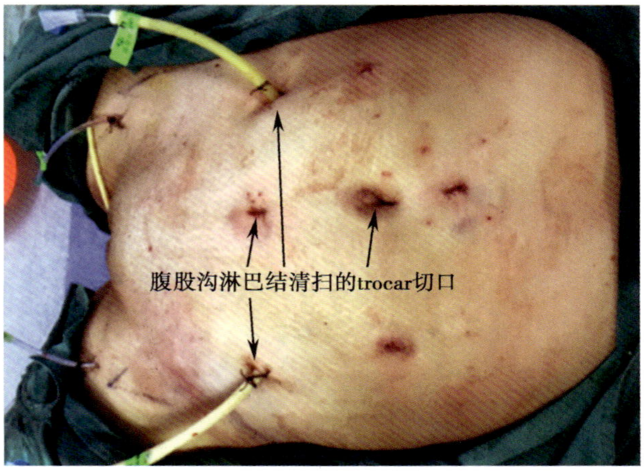

▲ 图 12-2　腹腔镜腹股沟淋巴结清扫的 trocar 切口

（李力　潘忠勉）

第四节　手术方法与步骤及手术注意事项

一、腹腔镜下腹股沟、股淋巴结的前哨淋巴结切除

外阴癌是首先应用前哨淋巴结（sentinel lymph node，SLN）定位的妇科疾病，因为 SLN 位置很浅，而且淋巴引流可预测。外阴癌淋巴转移是肿瘤细胞通过癌灶周边的淋巴管到达腹股沟区，首先到达的淋巴结称为 SLN，能够最先反映外阴癌的转移情况，因而是进行组织病理学检查最有价值的淋巴结。如果 SLN 呈阴性，腹股沟其余部位发生亚临床转移的风险非常低，则可不切除剩余的淋巴结，这样可以明显减轻手术相关并发症，提高患者生活质量。1994 年 Levenback 等首先对外阴癌的前哨淋巴结进行了研究并报道了 SLN 活检，他们证实外阴癌中的 SLN 几乎完全位于腹股沟区域，并且可以在大多数患者中发现。几项前瞻性试验和系统回顾表明腹股沟前哨淋巴结活检术（sentinel lymph node biopsy，SLNB）在检测淋巴结转移方面具有较高的灵敏度和较低的假阴性率。对于肿瘤直径<4cm、单灶性、腹股沟无可疑淋巴结的早期外阴鳞状细胞癌，前哨淋巴结切除术已作为腹股沟淋巴结清扫术（inguinal lymph node disssection，ILND）的替代方法。如今，SLN 被认为是某些早期外阴癌病例的治疗标准。

（一）淋巴结显影技术及前哨淋巴结切除

检测 SLN 的方法有染料法（亚甲蓝、专利蓝、异硫蓝）、同位素法（^{99m}Tc）以及联合法（染料法 + 核素法），其中联合法能使灵敏度增加，国外推荐使用。近年新兴的示踪剂还有纳米碳（carbon nanoparticle，CNP）和吲哚菁绿（indocyanine green，ICG）。

放射性示踪剂和蓝色染料的组合长期以来一直是外阴癌 SLN 定位的金标准。一项荟萃分析的结果表明，单独使用 ^{99m}Tc 的 SLN 检出率为 94.0%（95%*CI*：90%~96%），单独使用蓝染料的检出率为 68.7%（95%*CI*：63%~74%），而两者联合使用则为 97.7%（95%*CI*：96%~98%）。在 GOG173 研究中，仅放射性示踪剂的假阴性率为 7.8%，仅蓝色示踪剂的假阴性率为 2.0%，仅放射性示踪剂和蓝色染料的假阴性率为 1.6%。Rob 等通过美蓝联合 ^{99m}Tc 进行外阴癌 SLN 示踪，将腹股沟的淋巴结分为 4 个区域：表层内侧组，位于股静脉上方和内侧，大隐静脉内侧；表层中间组，位于隐静脉和股静脉的附近，但在其上方和侧面；浅表侧群，位于腹股沟外 1/3；深部淋巴结，位于股静脉深部内侧。浅表内侧组的 SLN 最多（49.2%），浅表中段占 34.7%，股骨深部占 16.1%。在股骨深部区域淋巴结几乎只在中央病变中被发现。同位素的使用方法：术前 1 天或手术当天早晨，在肿瘤 5~10mm 处皮下注射 4 次，共注射 0.2ml ^{99m}Tc（国外最常用的是 ^{99m}Tc 纳米胶体白蛋白），每一针约含 15~30MBq，每例患者的总注射量为 60MBq，2 天的注射量中为 110MBq，采用早期动态和延迟静态平面闪烁显影术进行淋巴显影（图 12-3）。因 ^{99m}Tc 需要特殊的同位素探测器，且试剂具有放射性，需要事先与核医学部门进行计划，需要更多的医疗人员，更长的住院时间以及最终高昂的费用，因此 ^{99m}Tc 在国外应用比较广泛，但在国内临床应用中具有一定的局限性，国内以蓝色染料的应用最为广泛。随着红外方法的日益普及，促使 ICG 在外阴癌 SLN 的鉴定中近年来得到普及。2010 年 ICG 开始应用于外阴癌 SLN 示踪后，被认为提高了 SLN 的检出率。ICG 具有高的组织穿透性和低的自荧光性，其可在术中使用荧光照相机检测到，近红外光（700~900nm）作为 SLNB 的附着物是非常有利的，因为其提供了相对于蓝色染料或低浓度 ^{99m}Tc 高的组织外显率，ICG 荧光允许经皮淋巴管成像和 SLN 检测，从而结合了放射性同位素和蓝色染料方法的优点，提高了 SLN 的检出率。2020 年 Broach 等对 160 例

的外阴癌患者进行了 SLN 示踪，发现 ICG 联合 ^{99m}Tc、示踪，SLN 的检出率可达 100%。Schaafsma 等进行了一项双盲、随机、非劣效性试验，比较 ICG 与 ICG 结合外阴癌患者中白蛋白的 SLN 定位，发现 100% 为放射性和荧光，仅 77% 为蓝染料；而 CNP 具有特殊的淋巴趋向性、颗粒弥散快、显影持久和弥散速度快的特点，但价格相对昂贵。为了增加荧光强度和分子大小，导致 ICG 在前哨淋巴结中的保留更大，Hutteman 等人将 ICG 与 20% 的白蛋白溶液（ICG：HSA）合并，发现混合物进行淋巴结识别的有效性没有差异。并且观察到所有 ICG 标记的 SLN 都可以使用荧光技术观察到。Verbeek 等将 net 同位素与 ICG 结合使用，在 12 名患者中显示了 100% 的 SLN 定位效果，此外，他们发现这种方法可以减少 ICG 消耗，并且可以在手术前长达 20 小时使用。具体的注射方法：染料法指术前 15~30 分钟在距肿瘤 5~10mm 处分 4 点（2，5，7 及 10 点钟方向）皮内注入染料 2~4ml，循着蓝染淋巴管的方向寻找蓝染的淋巴结，标识为 SLN，其在外阴原发灶相关的第 1 组淋巴结中显影短暂，约 30~60 分钟，推荐在外阴癌切除术前行 SLN 显影（见图 12-3）。

（二）手术步骤

1. 注射示踪剂　在距离外阴肿物外 0.5cm 处的 3、6、9、12 点钟分别注射 1ml 纳米碳及 2ml 吲哚菁绿，注射时间为 3 分钟，拔除针头后局部压迫防止示踪剂外溢。

2. 分离皮下间隙　在脐部做 1cm 的切口，双侧髂前上棘与脐连线中外 1/3 及耻骨联合中点上 3cm 分别做长 1.0cm、0.5cm 及 1.0cm 的切口，切开皮肤，用穿刺套管及腹腔镜沿筋膜深浅两层间隙分离，范围为沿腹外斜肌筋膜至腹股沟韧带上、下 4cm，切达深层 scape 筋膜（图 12-4、图 12-5）。

3. 切除前哨淋巴结　循着染色的淋巴管找到前哨淋巴结，分别切除（图 12-6~ 图 12-9）。

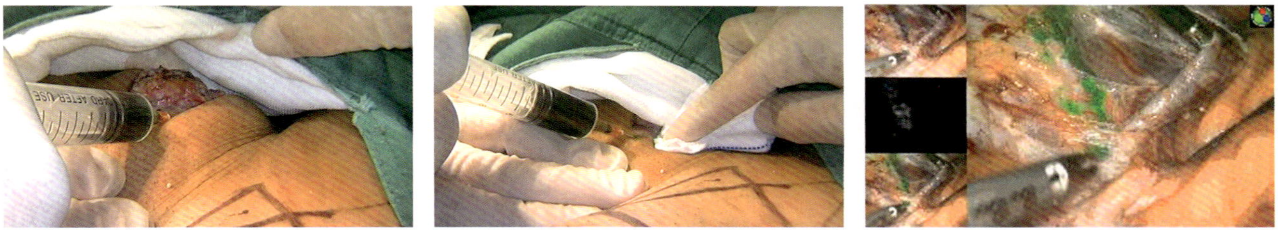

▲ 图 12-3　示踪剂注射和前哨淋巴结切除

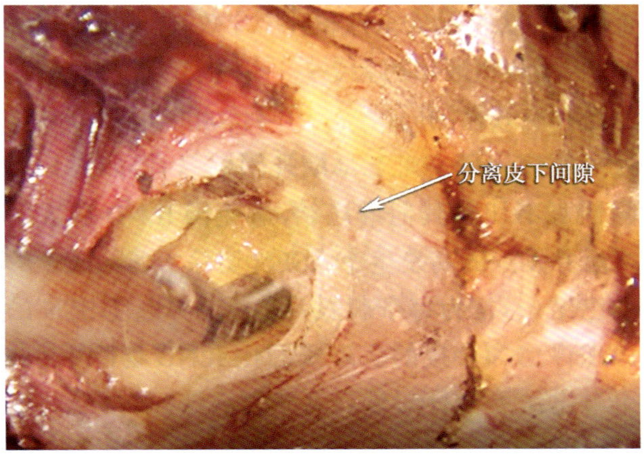

▲ 图 12-4　分离腹股沟皮下间隙

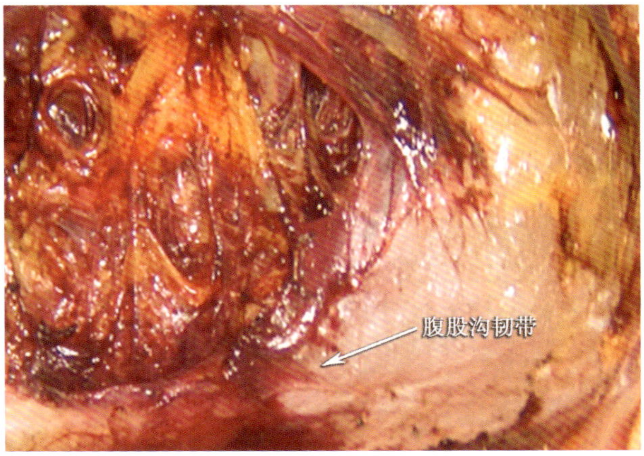

▲ 图 12-5　显示腹股沟韧带

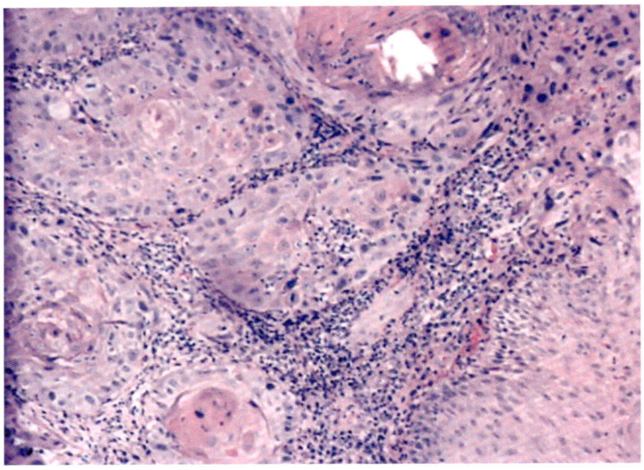

▲ 图 12-11 SLN 阴性(HE 染色)(×200)

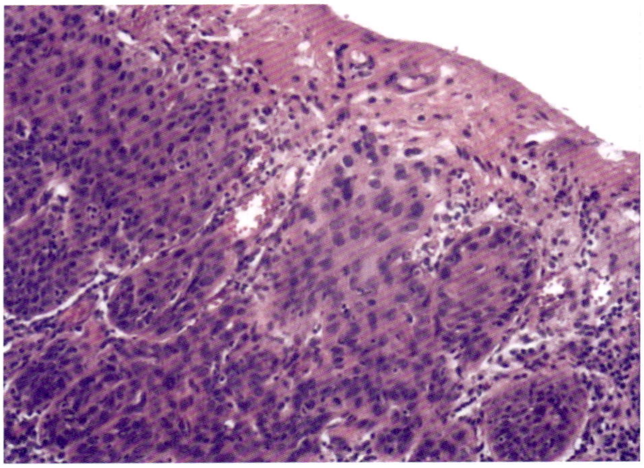

▲ 图 12-12 SLN 阴性(HE 染色)(×400)

2. 外阴癌前哨淋巴结阴性的复发风险 外阴癌的病理学检测的规范性至关重要，值得注意的是，违反病理学原则并不罕见。对 SLN 进行细致的系统病理检查非常重要。在原始的 GROINSS-V 研究报告中，8 名出现腹股沟复发的患者中有 2 名病理学检查报告在 SLN 中检测到微转移。还存在与遗漏的微小转移相关的腹股沟复发的其他报道。Schutter 报道 7 名外阴癌患者中有 56 例 SLN 活检阴性后出现腹股沟复发，其中 3 例经过再次病理检查发现有微转移，但最初并未报道。笔者的发现与这些报告一致，并提示任何大小的 SLN 转移都与腹股沟复发相关。

SLN 阴性后腹股沟复发的风险很低，但是确实会出现少许假阴性。SLN 活检作为淋巴结清扫术的替代方法在国际上越来越被接受，最近的一项系统评价估计，SLN 活检阴性后腹股沟复发的风险为 2.8%，而腹股沟淋巴结清扫阴性后为 1.4%，但是，当前一项基于人群的研究将两者进行了比较，发现淋巴结清扫术和 SLNB 的 5 年病因特异生存率和总生存率分别为 91.8%、92.9%(P=0.912) 和 77.5%、82.5%(P=0.403)。目前关于 SLN 安全性问题的讨论仍在继续，最近有 3 项最大的关于外阴癌 SLN 阴性患者复发风险的报道，其中最大宗的是 Ligita 等报道的 286 例早期外阴癌患者，在 190 例 SLN 阴性患者中，有 23 例(12.1%)有 1 次或多次复发，4 例(2.1%)术后 5~17 个月发现腹股沟单独复发。14 例(7.4%)外阴局部复发，1 例(0.5%)外阴及腹股沟复发，4 例(2.1%)远处复发。SLN 阴性患者的 3 年生存率为 84%，而复发患者的 3 年生存率为 58%。Te 等对 253 例 SLN 阴性患者的长期生存数据进行了追踪，发现 5 年和 10 年的生存率分别为 94% 和 91%。Broach 等在 169 例阴性腹股沟癌患者中，其中 50 例 SLN 阴性患者，有 2 例(4%)复发发生在手术后 25 个月和 27 个月。Nica A 等回顾性分析了 120 例 SLN 阴性的患者中 6 例同侧腹股沟复发(5%)，最近的一项关于 SLN 阴性患者孤立腹股沟复发的 meta 分析发现 SLNB 的复发率为 3.4%(1.8%~5.4%)，而 ILND 的复发率为 1.4%(0.4%~2.9%)，差异无统计学意义(P>0.05)。

在没有发现 SLN(方法失败)的情况下，必须进行腹股沟淋巴结清扫术。当发现 SLN 转移时，则应进行患侧腹股沟淋巴结切除或清扫术，或者切除阳性 SLN 随后给予同侧腹股沟区放射治疗，至于在 SLN 阳性的患者中，用放射治疗代替 ILND 的前瞻性研究尚未有结果。肿瘤累及中线时，必须进行双侧 SLN 切除。如果仅在一侧检出 SLN 阳性，对侧也应进行腹股沟淋巴结清扫。至于病理检查，指南考虑使用 SLN 冰冻切片检查以避免再次手术。但是，专家小组指出了在此过程中小心操作 SLN 的重要性。这是由于在冰冻切片分析过程中组织丢失，因此在最终病理检查中遗漏了微转移的风险。前哨淋巴结的病理学评估要求进行连续切片超分期检查。

3. 外阴前哨淋巴结示踪的灵敏度和阴性预测值 SLN 技术依赖于许多重要步骤，包括患者选择、正确的示踪剂注射技术、示踪剂的选择以及对微观淋巴结转移的病理学检测。假阴性 SLN 的报告很多，包括外阴病变较大，多灶性疾病和淋巴结肿大的女性。这些报告告知当前审核的纳入 / 排除标准。Peter S 等的研究中报道了一名女性的腹股沟 SLN 阴性，但非 SLN 却是阳性。此外，强调了手术技术和手术医生经验的重要性。GROINS-V 前瞻性Ⅱ期治疗试验招募了 403 名外阴局灶性鳞状细胞癌患者，肿瘤直径<4cm，触诊时无可疑腹股沟淋巴结。所有患者均接受 SLN 手术，如果发生转移性 SLN，则行腹股沟淋巴结清扫术。作者在中位随访 35 个月后发现，259 名 SLN 阴性的患者中，腹股沟复发率为 2.3%。最近发表的长期结果显示，作者报告 SLN 阴性的局部复发率为 36.4%。在 5 年内，SLN 阴性患者的独立腹股沟复发率为 2.5%。对于接受辅助放疗的淋巴结阳性患者，局部复发率为 46.4%，孤立腹股沟复发率为 8%。在 GOG173 的前瞻性临床研究中，所有患者均接受了 SLN，然后进行腹股沟淋巴结清扫术。发现整个研究组的 SLN 假阴性率为 8.3%，假阴性预测值为 3.7%。但是，对于肿瘤直径<4cm 的患者，假阴性预测值仅为 2%。一项回顾性探索性多中心队列研究（AGO-CaRE-1 试验的亚组分析）发现，SLN 或腹股沟淋巴结清扫术后淋巴结阴性患者的结局相当。

4. 腹股沟前哨切除后淋巴结转移的处理　早期外阴癌的转移性淋巴结在 21%~35.8% 的患者中被诊断，其中Ⅰ期的 10.7% 和Ⅱ期的 26.2%。淋巴结转移与较差的无病生存率和总体生存率有关。Mahner 等报告无病生存率为 35.2%，总生存率为 56.2%，而淋巴结阴性患者分别为 75.2% 和 90.2%。淋巴结转移临床分期为Ⅲ期。FIGO 分类不仅考虑转移淋巴结的存在和计数（≤2 和>2 个淋巴结），而且考虑淋巴结直径（<5mm 和 ≥ 5mm）。这些子分类基于 GROINS-V 试验的结果。Oonk 等表明 SLN 转移的大小与其他淋巴结的影响有关。当 SLN 中的疾病量较高时，发现非 SLN 转移淋巴结的风险增加。此外还发现 SLN 转移 ≤ 2mm 和>2mm 的患者在 2 年疾病特异性存活率方面存在差异（分别为 69.5% 和 94.4%，P=0.001）。

腹股沟淋巴结转移患者的治疗存在争议。目前的指南建议任何的 SLN 转移即行腹股沟淋巴结清扫术，并在囊外疾病或不止一个淋巴结转移的情况下使用辅助治疗。对于微转移和分离的肿瘤细胞，没有明确的建议。GROINSS-V-Ⅱ的前瞻性多中心Ⅱ期试验，纳入了直径<4cm 且在影像学检查中没有可疑淋巴结的外阴癌患者，均进行了 SLNL 手术。SLN 转移的情况下术后对腹股沟进行放射治疗，放疗剂量为 50Gy；若 SLN 为阴性，则对患者进行 ≥ 2 年的随访。最后得出结论，对于 SLN 转移>2mm 的患者，总剂量为 50Gy 的放射治疗不是安全的选择。然而，对于 SLN 转移 ≤ 2mm 的患者，辅助疗法可以作为安全的替代方法，用于代替腹股沟淋巴结清扫术，且毒性最小。另外，目前正在进行一项 GROIN-V-Ⅲ的研究，该研究主要评估化学放射在转移性 SLN 患者中的作用。

二、腹腔镜下腹股沟淋巴结清扫术

（一）腹腔镜下腹股沟淋巴结清扫术手术体位的选择

腹腔镜下切除腹股沟淋巴结在皮下空间内进行，手术空间小，如何摆放患者体位，尽可能提高手术区域的暴露程度并有利于手术操作至关重要。膀胱截石位是妇科及泌尿外科等科室手术中常用的一种手术体位，传统截石位是指根据患者身高调整托腿架的高度，使下肢呈髋关节屈曲 90°~100°，外展 45°，小腿处于水平或稍向上倾斜位，同时双上肢取外展位。改良截石位是在传统截石位摆置方法的基础上，小腿、骶尾部垫立体轮廓垫，绷带轻轻缠绕固定小腿，双上肢以自身床单包裹，床单边缘平塞于床垫下，自然固定于身体两侧，如有对患者取仰卧分腿位，角度为 20°~30°，适当抬高臀部，行腹腔镜下腹股沟淋巴结清扫术（video endoscopic inguinal lymphadenectomy，VEIL），待 VEIL 完成后变换体位为膀胱截石位，再行广泛外阴切除术。又如对患者取仰卧位，大腿外展 45°、水平略旋转，大腿处于较手术台平面向下倾斜 10°~15° 的位置，以更好地露出长收肌以内的 Scarpa 三角平面。也有采用改进截石位，即将患者取仰卧位后，两腿分开 70°~80°，髋关节屈曲 150°~160°，膝关节屈曲 140°~150°，并将传统截石位、改良截石位及改进截石位进行比较后发现，由于改良截石位使髋关节屈曲 90°~100°，使腹股沟手术操作区间的暴露受到严重限制，医生对手术操作空间满意度较低，延长了腹股沟淋巴结清扫的时间，增加了手术操作的风险。而改进截石位在最大限度地暴露腹股沟手术操作区间的同时，使患者的双下肢最大限度处于功能位，提高了患者的术后舒适度（图 12-13、图 12-14）。

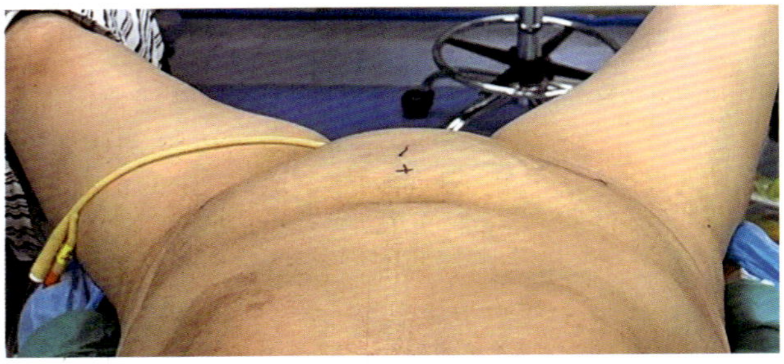

▲ 图 12-13　体表标记右侧腹股沟淋巴结清扫大致范围

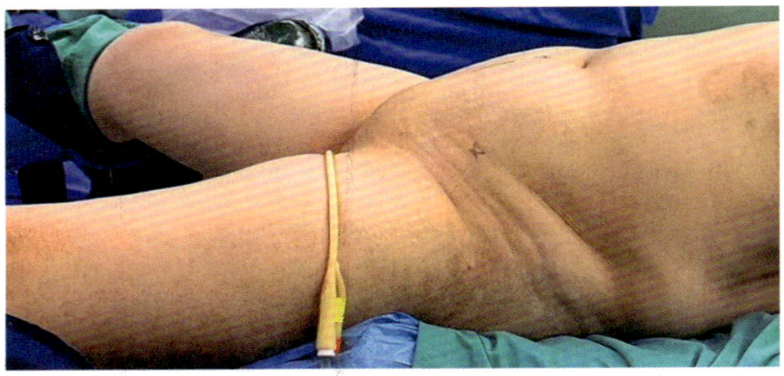

▲ 图 12-14　体表标记左侧腹股沟淋巴结清扫大致范围

（二）VEIL 手术入路

最初的 VEIL 手术是经下肢皮下通路，即下肢放置 3 个 trocar 分别用于操作和观察。通过这种经下肢皮下通路可行腹股沟浅组和深组淋巴结清扫，但对于术中腹股沟淋巴结阳性的患者需改行开放性盆腔淋巴结清除术。也有术者对下肢恶性黑色素瘤和阴茎癌患者行 VEIL 时所取的穿刺口均位于下肢，3 个穿刺点分别位于股三角尖部下方 2cm、股三角尖部外侧及内侧 6~7cm 处。选取该手术入路的方式为逆行性手术操作，其操作空间小，因为每侧下肢均需要 3 个穿刺孔，创伤较大，并且术后容易出现下肢功能障碍，而对于需同时进行盆腔淋巴结清扫者需在腹部新增穿刺口或手术切口，增加手术创伤。因此，学者对此手术入路进行了一些改进，选择在下腹壁建立穿刺口，即在脐轮下缘、脐耻连线中点及双侧髂前棘内侧建 4 个手术切口。下腹部皮下通路具有一种通路解决 2 种甚至多种手术的优势，如术中需要行盆腔淋巴结清扫术，可直接应用原穿刺口行腹腔镜下盆腔淋巴结清扫，无须增加额外手术切口，并且不需要改变体位，术后可在髂前上棘内侧的操作孔置入负压引流管，不用在股三角顶点新增切口放置引流管。有术者对 2 种皮下通路的 VEIL 进行比较后发现，2 种皮下通路均可安全施行腹股沟淋巴结清扫术，经下肢皮下通路在清扫腹股沟深组淋巴结时相对容易暴露，而下腹通路则更为微创，但手术入路长，技术难度大，手术创面大，术后引流液稍多。对于外阴癌而言，选择下腹部皮下通路更为合适。

（三）手术的方法和步骤

1. 腹腔镜腹股沟浅组淋巴结清扫　用超声刀分离皮下浅筋膜（camper 筋膜）与腹外斜肌腱膜表面的间隙，分离切断腔内的蜘蛛网样脂肪间隔、部分小血管和淋巴管，完全暴露腹股沟韧带，显示腹股沟三角，使用超声刀自腹外斜肌腱膜表面沿长收肌和缝匠肌体表投影线，由上往下逐步分离腹股沟浅淋巴结组织，采用从外周向中心法，逐步分离浅淋巴结组织直至卵圆窝，分离至股三角顶点处，顺行性整块切断水平组腹股沟浅淋巴结。沿腹股沟韧带下方紧贴阔筋膜表面向下切除皮下组织达耻骨结节下 3cm，暴露大隐静脉，于腹股沟韧带中心小心向下分离暴露卵圆窝及其中的静脉分支，尽量保留汇入大隐静脉的 5 条静脉分支（腹壁浅静脉、旋髂浅静脉、股内侧静脉、股外侧静脉、阴部外静脉），切除大隐静脉两侧垂直组及卵圆孔周围的淋巴结及脂肪组织，保留大隐静脉主干至股三角尖部水平（图 12-15~ 图 12-19）。

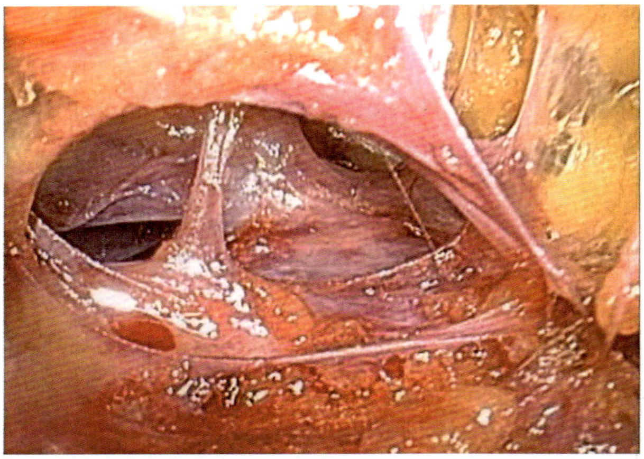

▲ 图 12-15　建立左侧腹股沟区域手术腔隙

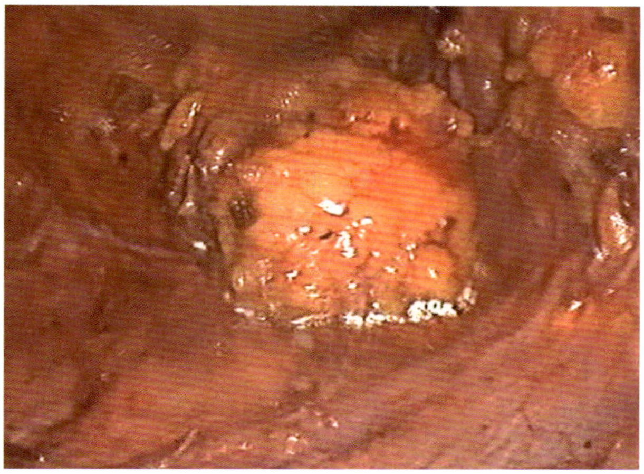

▲ 图 12-16　清扫左侧腹股沟区域淋巴结

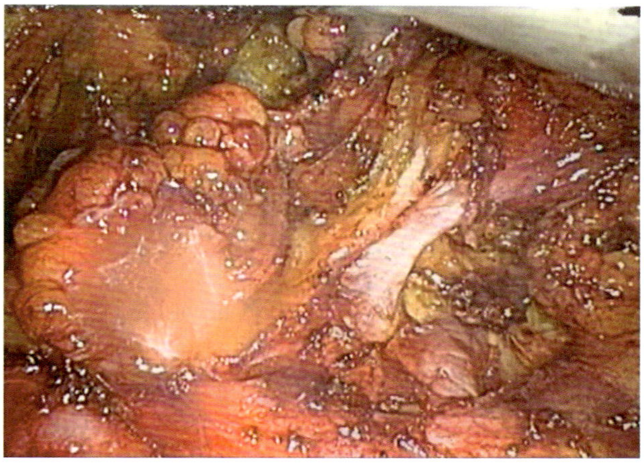

▲ 图 12-19　暴露左侧大隐静脉

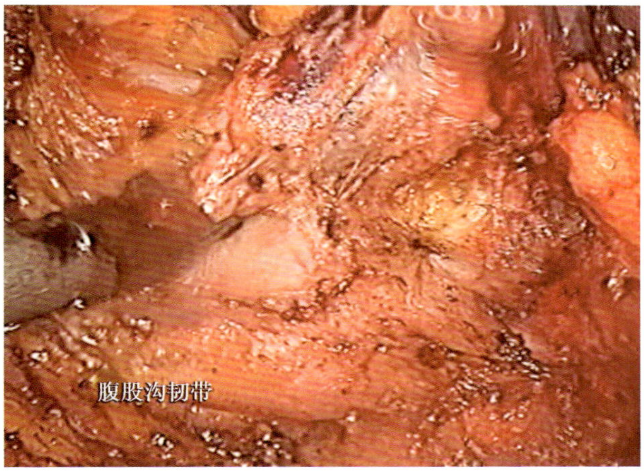

▲ 图 12-17　暴露左侧腹股沟韧带

2. 腹股沟深组淋巴结清扫　于隐静脉裂孔下方沿股血管长轴打开阔筋膜后，分别向左右分离暴露出长收肌和缝匠肌，此时完全暴露股三角：上界为腹股沟韧带，内侧界为长收肌内侧缘，外侧界为缝匠肌内侧缘。逐步分离切除位于股环附近以及髂耻窝上部及中部的上组腹股沟深淋巴结及周围脂肪组织，然后切除位于股深动脉及旋股内、外侧动脉起始部附近的下组腹股沟深淋巴结，分离过程中注意保护股深静脉及股动脉的深部分支血管。位于腹股沟韧带下方，股静脉内测的 Cloquet 淋巴结，常常作为腹股沟和盆腔的标志。用生理盐水冲洗创面，放置负压引流管，引流管的底端放置在股三角的最低点（图 12-20～图 12-23）。

3. 腹腔镜下外阴癌腹股沟淋巴结清扫术见视频 12-2。

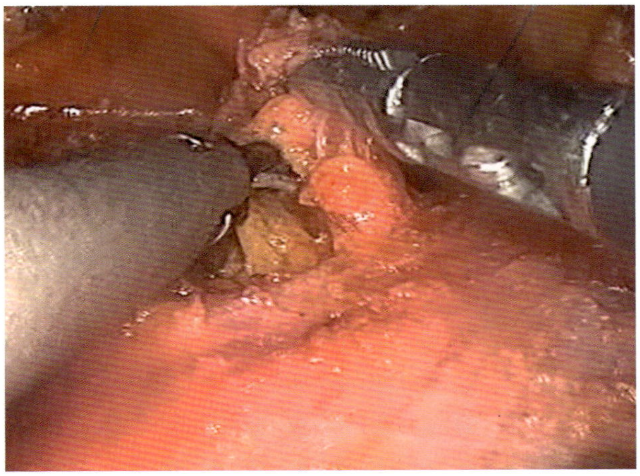

▲ 图 12-18　根部切断左侧子宫圆韧带

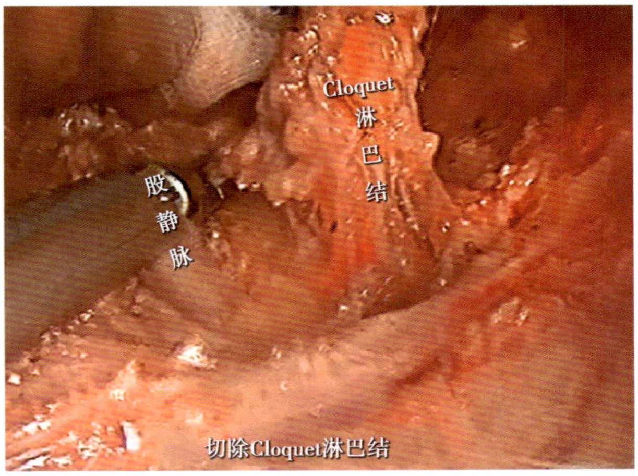

▲ 图 12-20　切除 Cloquet 淋巴结

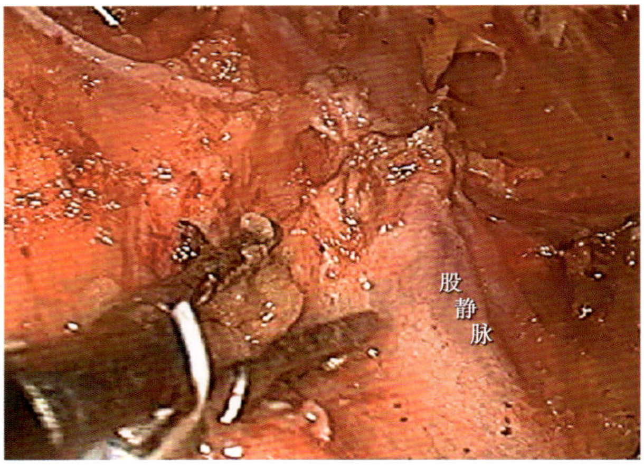

▲ 图 12-21　暴露股静脉

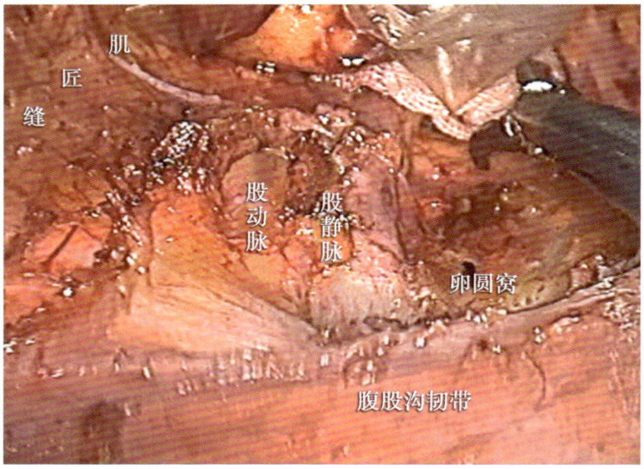

▲ 图 12-22　暴露卵圆窝

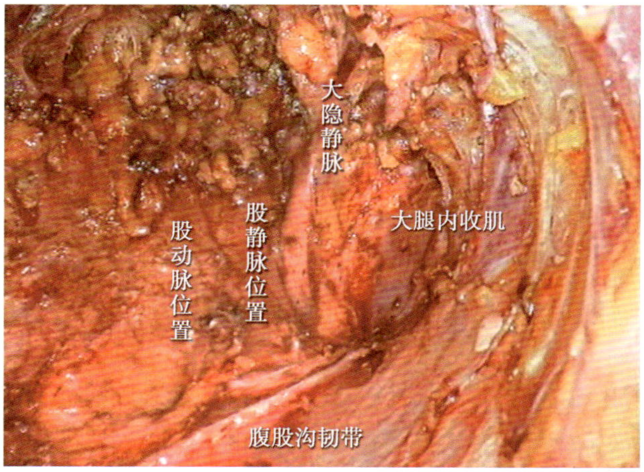

▲ 图 12-23　暴露大隐静脉汇入处

视频 12-2　腹腔镜下外阴癌腹股沟淋巴结清扫术

（四）VEIL 的手术的注意事项

1. 大隐静脉是肌三角解剖的核心　大隐静脉在卵圆孔处进入股静脉，它周围和诸多浅支连同皮下脂肪有很多淋巴结，剔除这些淋巴脂肪团是手术的主要内容。靠近腹股沟韧带下缘、股静脉内便有 Cloquet 淋巴结藏匿。在外阴癌根治术中切除 Cloquet 淋巴结是必须进行的项目。在清除这一淋巴结时，一是应注意旋髂深静脉，避免损伤出血；二是应结扎断端，以防形成淋巴囊肿。

2. 辨清腹股沟区分支动脉　在行腹股沟淋巴结清扫时，股动脉的三个分支要分清楚。接近腹股沟韧带下方，向上的分支是腹壁浅动脉，向外侧的分支是旋髂浅动脉，向下向内分支是阴部外动脉。手术尽可能避免损伤这些动脉分支。

3. 游离大隐静脉　皮肤切开后，游离皮下脂肪团的方式是从腹股沟韧带向下，从外向内，以超声刀锐性或钝性将脂肪分离剥脱至内下方。待大隐静脉游离出或切断后一并切除。

4. VEIL 术中情况　有学者报道 1 例患者在行一侧 VEIL 时术中损伤股静脉，通过在腹股沟处切开一个小切口缝合止血而不需要输血来纠正贫血；而后期文献报道的 VEIL 均未出现术中转开放性手术的情况。从发表的文献看，腹腔镜清扫术的手术时间较开放性手术长，文献报道的 VEIL 平均手术时间为 62~110 分钟，而不同文献报道的手术时间相差较大，波动为 43~150 分钟，反映了不同手术者的技术水平和经验参差不齐，在该术式探索初期手术时间较长，而手术方式的标准化和可重复性在一定程度上影响了手术时间的长短。与开放性手术相比，腹腔镜手术患者术中出血量明显减少，腹腔镜手术平均术中出血量为 5.5~22ml。笔者对国内外关于外阴癌 VEIL 相关文献进行了系统评价，该评价纳入 9 项国内外研究，发现 VEIL 与传统开放性腹股沟淋巴结清扫术（open inguinal lymphadenectomy，OIL）平均淋巴结切除数无显著差异，其中有学者报道的淋巴结切除数目最多，为 16（11~23）枚。而也有术者纳入的病例数最多（n=29），平均淋巴结切除数为 11.2 枚；随着手术技术的成熟，在其后期的数例手术中，淋巴结切除数与传统开放性手术相当，为 12~18 枚。有文献报道淋巴结切除数对术后局部复发及预后有影响，认为外阴癌术后局部复发与淋巴结切除数小于8枚有关；发现淋巴结切除数少于8枚者更易发生术后局部复发；对于腹股沟淋巴结阳性的患者而言，双侧淋巴结切除数少于12枚则预后差。

5. VEIL安全性评估及存在的问题　腹腔镜手术术中出血少、术后并发症发生率低，淋巴结切除数同开放性手术相当，这些均表明腹腔镜手术是安全可行的。而另一个评价VEIL可行性和安全性的指标就是术后肿瘤复发及患者的5年生存情况。

三、晚期外阴癌腹膜外盆腔淋巴结清扫术

（一）手术的方法与步骤

在腹腔镜下切除腹股沟淋巴结后，经过腹部的穿刺孔切除盆腔淋巴结时，手术前要掌握腹股沟和盆腔淋巴结的解剖结构（图12-24）。

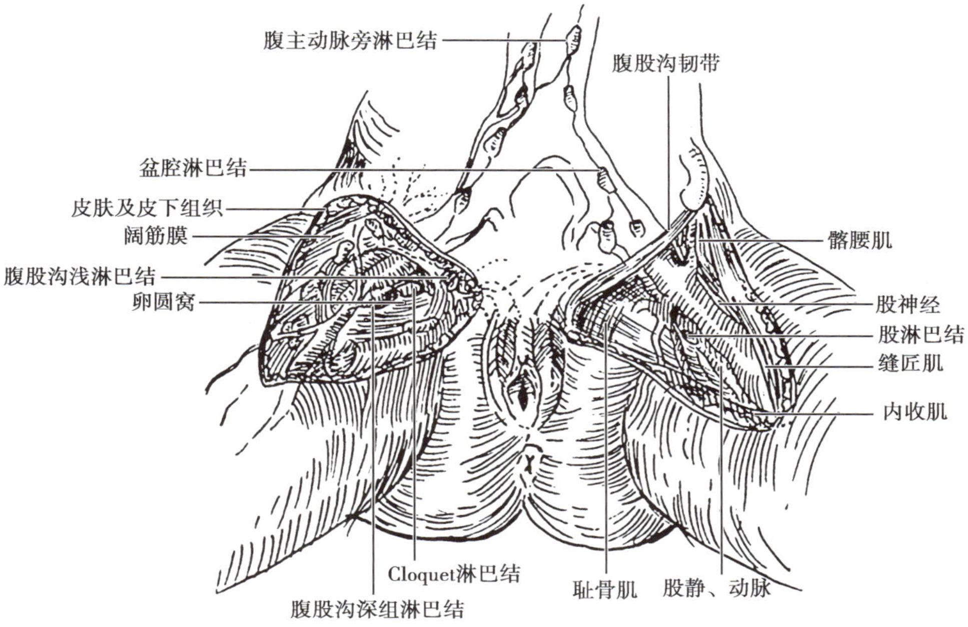

▲ 图12-24　腹股沟和盆腔淋巴结解剖结构

1. 麻醉成功后，患者取截石位，用红墨水笔标注腹股沟和腹膜外盆腔淋巴结的手术穿刺口（图12-25、图12-26），分别进行腹腔镜下腹股沟和盆腔淋巴结切除。其中清扫腹股沟淋巴结时，在脐部做1cm穿刺口，置入10mm trocar，在深浅筋膜之间，往右侧耻骨结节和髂前上棘之间分离腹股沟韧带下缘，充入CO_2，置入腹腔镜；左右髂前上棘内侧及脐耻连线中点分别置入5mm、10mm的trocar共2个，用超声刀分离腹外斜肌腱膜表面和浅筋膜下方的淋巴组织，上方达腹股沟韧带上3cm，外侧至髂前上棘，内侧至耻骨结节，显露腹股沟韧带，清扫腹股沟浅淋巴结，充分暴露大隐静脉，保留各个属支，下至股三角尖端，切开筛状筋膜，大隐静脉内侧清扫深淋巴结。

2. 切除盆腔淋巴结时用气腹针从脐孔处建立气腹，压力为13~14mmHg，分别增加脐下偏左、右4cm处做5mm的穿刺口，置入trocar，清扫盆腔淋巴结。

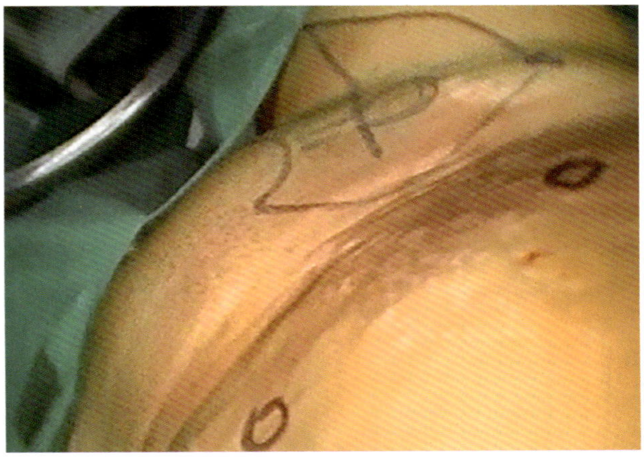

▲ 图12-25　体表标记右侧腹股沟淋巴结清扫大致范围

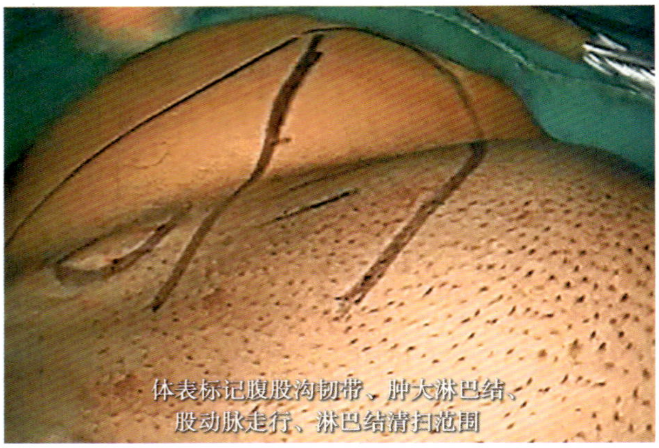

▲ 图 12-26　体表标记左侧腹股沟淋巴结清扫大致范围

3. 分离腰大肌上的脂肪结缔组织，显露其上的生殖股神经。自上而下切除淋巴结，暴露髂内动脉，在其外侧分离闭孔窝，直达盆底，显露闭孔神经；清扫的范围：下至旋髂深静脉水平，外至腰大肌中线，内至输尿管外侧，深至闭孔神经水平（图 12-27~图 12-30）。

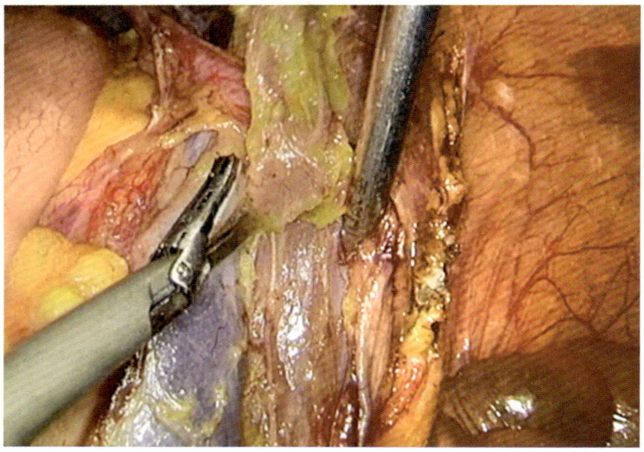

▲ 图 12-27　右髂总淋巴结清扫

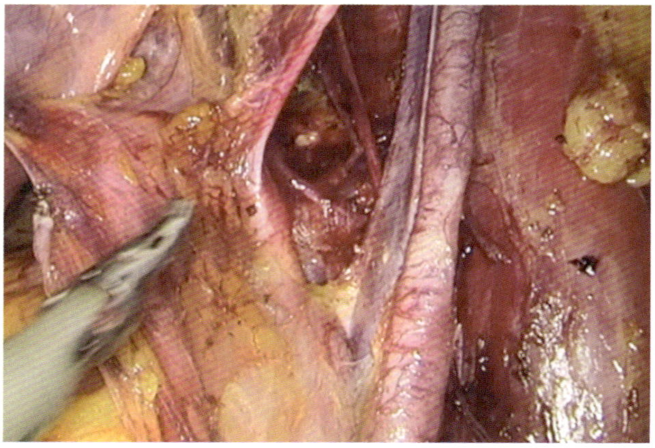

▲ 图 12-28　髂外淋巴结和髂内淋巴结切除

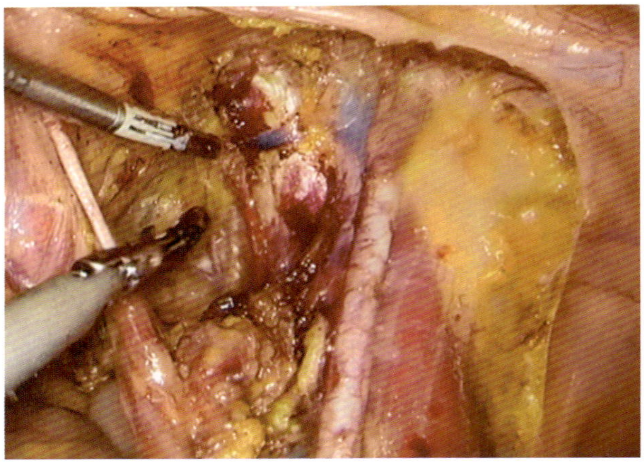

▲ 图 12-29　旋髂深静脉水平淋巴结和腹股沟深淋巴结清扫

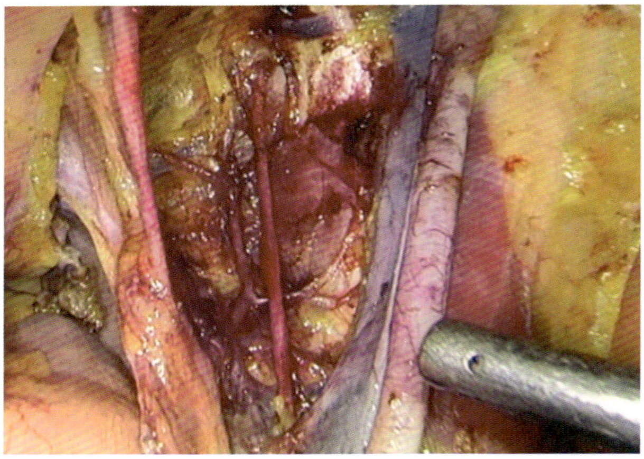

▲ 图 12-30　深至闭孔神经水平

4. 创面充分止血，放置引流管。

5. 腹腔镜下外阴癌腹股沟淋巴结清扫术 外阴局部扩大切除术见视频 12-3。

视频 12-3　腹腔镜下外阴癌腹股沟淋巴结清扫术 外阴局部扩大切除术

（二）手术注意事项

术前 CT 确定盆腔和腹股沟淋巴结病变范围。切除增大的腹股沟淋巴结，冰冻切片，淋巴结阴性则行腹股沟股淋巴结切除术，淋巴结阳性则仅切除增大的腹股沟和盆腔淋巴结，术后行腹股沟和盆腔放疗。若腹股沟淋巴结溃疡或位置固定，则在活检确诊后放射治疗。放射治疗后可考虑行淋巴结切除术。术中发现淋巴结增大、质硬、固定、易碎如烂肉状，应当警惕是“阳性”，切除这些淋巴结时，要动作轻柔，避免淋巴结破裂导致癌细胞播散，一旦发现淋巴结破裂，应该及时用蒸馏水冲洗和吸引干净。

四、外阴癌病灶的切除术

手术范围要根据肿瘤大小、肿瘤的转移浸润深浅等因素，遵循治愈疾病和最大限度保留正常组织的原则，进行个体化治疗方案设计。以期达到最大可能治愈患者和最小的治疗相关性并发症的目的（图 12-31 和图 12-32）。

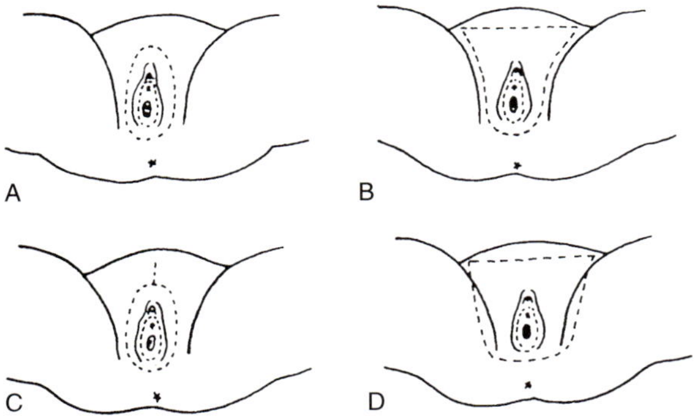

▲ 图 12-31　不同的外阴癌肿块切除范围示意图

A. 局部病灶皮肤下浅层切除；B. 扩大（广泛）的外阴癌浅层病灶切除；C. 局部病灶皮肤深层切除；D. 扩大（广泛）的外阴癌深层病灶切除。

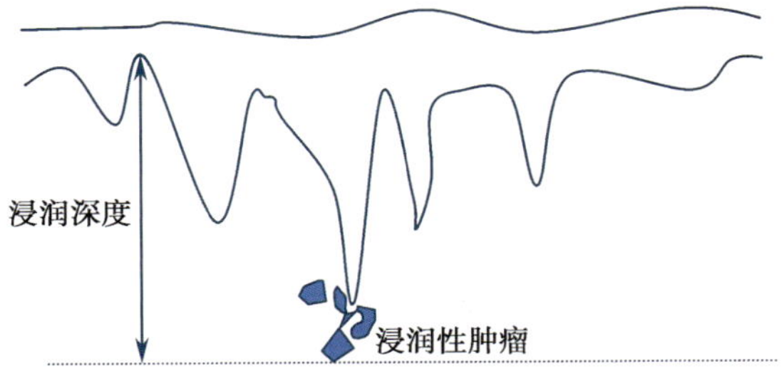

▲ 图 12-32　肿瘤浸润深度达骨质层示意图

（一）外阴癌病灶切除的相关解剖

1. 会阴　会阴区是躯干下面的一部分，为一个菱形的区域，两侧坐骨结节前缘的连线将骨盆底分为 2 个三角区：前三角区为尿生殖三角，内有尿道和阴道通过（图 12-33），向后下倾斜；后三角区为肛门三角，内有肛管通过，向后下倾斜。骨盆出口，即耻骨联合与尾骨之间的区域，区域边界前壁为耻骨联合和耻骨支；后壁为骶骨和尾骨；两侧为坐骨、坐骨棘和骶棘韧带。会阴内有 2 个筋膜层：皮肤和浅筋膜，表层包含更多的脂肪，深层与大腿的筋膜吻合。骨盆底由外向内分为 3 层，外层与外阴癌手术关系密切，包括球海绵体肌、坐骨海绵体肌、会阴浅横肌和肛门外括约肌（图 12-34）。会阴的动脉供应来自髂内动脉，主要分支来自阴部内动脉，在坐骨肛门窝分出 4 支，分别是痔下动脉（分布于直肠下端和肛门部）、会阴动脉（分布于会阴浅部）、阴唇动脉（分布于大、小阴唇）和阴蒂动脉（分布于阴蒂和前庭球）。外阴静脉与同名动脉伴行，但数目比其动脉多。该区域的运动和感觉供应基于在阴部神经的分支上，由第Ⅱ、Ⅲ、Ⅳ骶神经分支组成，其走行与阴部内动脉走行相同。在坐骨结节内侧下方分成会阴神经、阴蒂背神经及肛门神经（图 12-35），分布于会阴、阴唇及肛门周围。

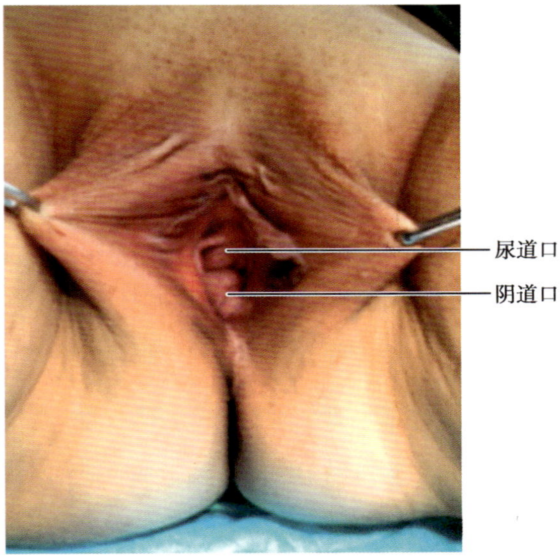

▲ 图 12-33　尿道和阴道

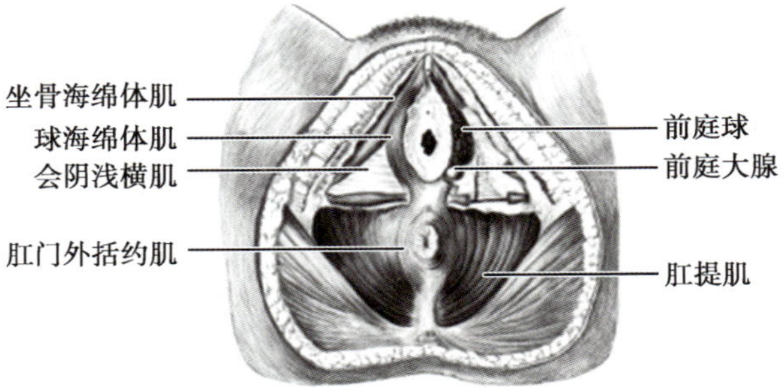

▲ 图 12-34　骨盆底示意图

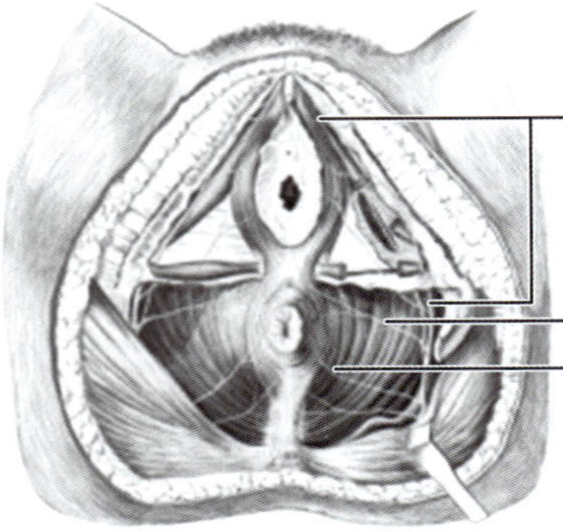

▲ 图 12-35　女性外生殖器神经

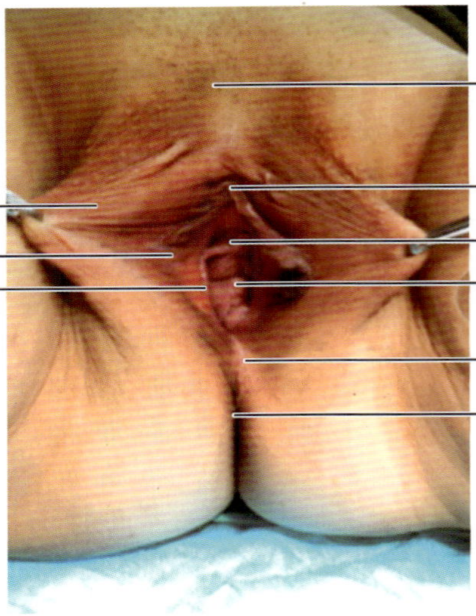

▲ 图 12-36　女性外生殖器

2. 外阴　外阴是女性生殖器外露部分，位于两股内侧，包括阴阜、大阴唇、小阴唇、阴蒂和阴道前庭（图 12-36）。阴阜是耻骨联合前面隆起的脂肪垫。大阴唇为两股内侧一对纵行隆起的皮肤和脂肪皱襞，自阴阜向下向后延伸至会阴。小阴唇为大阴唇内侧的一对薄皮肤皱襞，向前结合形成阴蒂包皮，向后形成阴蒂系带。阴蒂很小，位于两小阴唇顶端下方，为勃起器官，分为阴蒂头、阴蒂体、阴蒂脚。阴道前庭为一菱形区域，前为阴蒂，后为阴唇系带，两侧为小阴唇。阴道口与阴唇系带之间的浅窝称为舟状窝。阴道前庭包括前庭球、前庭大腺、尿道外口和阴道口（图 12-37）。该区域的供血主要来自髂内动脉前干分支的阴部内动脉。女性外生殖器淋巴结分为深浅两部分，分别是腹股沟浅淋巴结和腹股沟深淋巴结。腹股沟浅淋巴结收纳外生殖器、阴道下端、会阴及肛门部的淋巴，其输出管大部分汇入腹股沟深淋巴结，少部分汇入髂外淋巴结。腹股沟深淋巴结收纳阴蒂、腹股沟浅淋巴结，汇入髂外淋巴结及闭孔淋巴结等（图 12-38）。外生殖器主要是由阴部神经支配，分为会阴神经、阴蒂背神经和肛门神经（见图 12-35）。

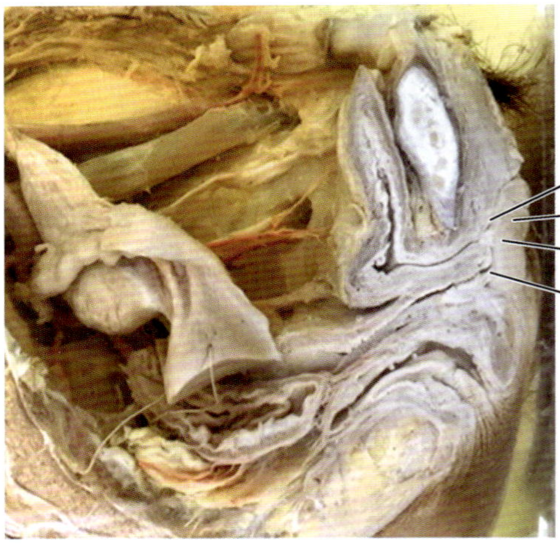

▲ 图 12-37　阴道前庭

3. 阴道　阴道是一种肌性管状结构，从外阴延伸到子宫，是性交器官，也是月经血排出和胎儿娩出的通道（图 12-39）。阴道开口位于尿道的后方，前壁长约 7~9cm，后壁长约 10~12cm，宽度约 2.5~3.5cm。阴道血供主要来自子宫动脉的分支（即阴道动脉、直肠中动脉和阴部内动脉）。阴道主要由交感神经和副交感神经支配。

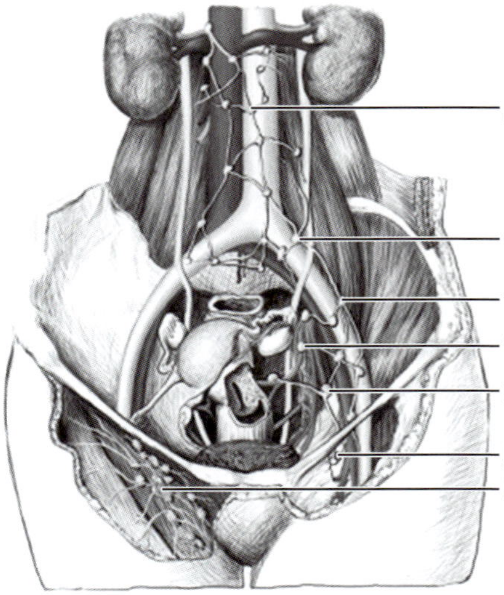

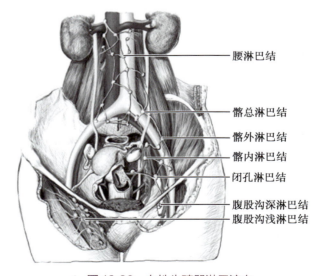

▲ 图 12-38　女性生殖器淋巴流向

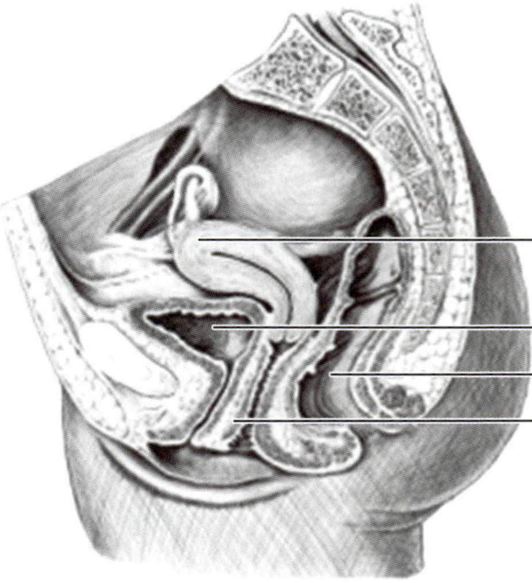

▲ 图 12-39 阴道

(二) 外阴皮肤切除术

主要适用于年轻女性、多灶性外阴上皮内瘤变(vulval intraepithelial neoplasia，VIN)和复发性 VIN 病变。这种方法切除外阴表皮层及上皮内病变，缺损的会阴浅筋膜需做游离皮瓣移植。由于此方法保留了皮下组织，从而可以较好地保留外阴的外观和功能。

单纯外阴切除术的切除范围包括外阴皮肤和部分皮下组织。老年女性的广泛外阴病变常有进展为浸润癌的趋势，因此通常采用该术式。行单纯外阴切除术时需特别注意外阴部及阴蒂血管以免出血过多，切除后可潜行足够的远端阴道与皮肤缝合，必要时行皮肤移植或皮瓣术。由于单纯外阴切除术大多影响外阴正常结构和功能，对患者造成一定的心理压力，因此，目前临床上很少采用。

(三) 外阴扩大切除术

适用于外阴癌前病变、ⅠA 期外阴癌患者，手术切缘应达病变边缘外 0.5~1.0cm。这种手术方式也称为外阴局部切除术，是局限型 VIN 治疗的金标准，同时应尽可能保留重要的解剖结构，如阴蒂、尿道和肛门。通常采用利多卡因局部浸润麻醉，切除时不应损伤真皮层。也有研究显示，切缘距病灶不应小于 8mm，切除深度一般不超过 2mm，毛发生长区需适当增加切除深度，但一般不超过 4mm。随访研究显示，局部切除手术的治愈率为 89%，复发率为 11%。也有学者认为外阴局部切除术的复发率为 40%，但鉴于病变性质为癌前病变，复发后再次手术效果好，一般认为局部切除手术治疗对普通型 VIN 效果基本满意。缝合时应尽可能恢复局部解剖关系，如张力较大可潜行游离邻近外阴皮肤，必要时行外阴皮肤移位术或皮瓣术。对于术后病理报告手术切缘阳性的患者，可以再次手术切除，也可以直接补充放射治疗。

(四) 改良广泛外阴除术

改良广泛外阴切除术是指手术切缘在肿瘤边缘外 1~2cm 处，较小的单侧肿瘤可保留对侧外阴，适用于ⅠB 期和部分Ⅱ期非中心型外阴癌。为保证切缘阴性，手术切缘距肿瘤边缘应 ≥ 1cm。该术式的手术创伤和手术范围均小于广泛外阴切除术。

(五) 广泛外阴切除术

1. 广泛外阴切除术 是指两侧外阴同时切除，其中癌旁切除的组织应 ≥ 2cm，内切缘至少 1cm，适用于ⅠB 中心型外阴癌，肿瘤位于或累及小阴唇前段以及所有Ⅱ期以上外阴癌。此为外阴毁损性手术，外阴的皮肤黏膜及皮下组织全部切除，创伤较大。手术需切至筋膜层，切口缝合张力较大，部分肿瘤巨大者需行转移皮瓣和整形手术，切口Ⅰ期愈合率较低(图 12-40~ 图 12-42)。

2. 会阴体切除范围 行广泛外阴切除术时，是否保留会阴体应视会阴体是否被癌灶累及以及阴阜切除的范围而定。若会阴体本身未被累及且阴阜切除范围不超过 1/2，应保留会阴体。已有文献报道，若外阴前半部的绝大部分被切除将影响外阴后半部的淋巴引流。因为该部位的淋巴引流首先经过阴阜进入腹股沟淋巴结。引流通道受损，使所保留的外阴后半部易出现术后淋巴水肿，严重时需再次手术切除。

3. 肿瘤切缘状态 研究显示，外阴癌总体的局部复发率高。肿瘤切缘状态被推断为外阴鳞状细胞癌复发的一个重要预测因素；然而，存在分化型外阴上皮内瘤变(differentiated-type vulvar intraepithelial neoplasia，dVIN)和硬化性苔藓也可能在肿瘤复发或新发原发癌中起着重要作用。初次手术应尽力获得足够的肉眼可见的手术边距(尽可能>1cm)。最近一些研究对传统的(8mm)

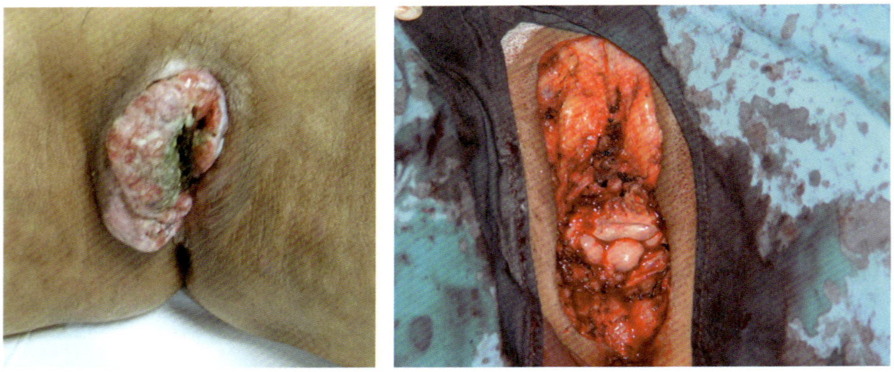

▲ 图 12-40 广泛外阴切除术 1

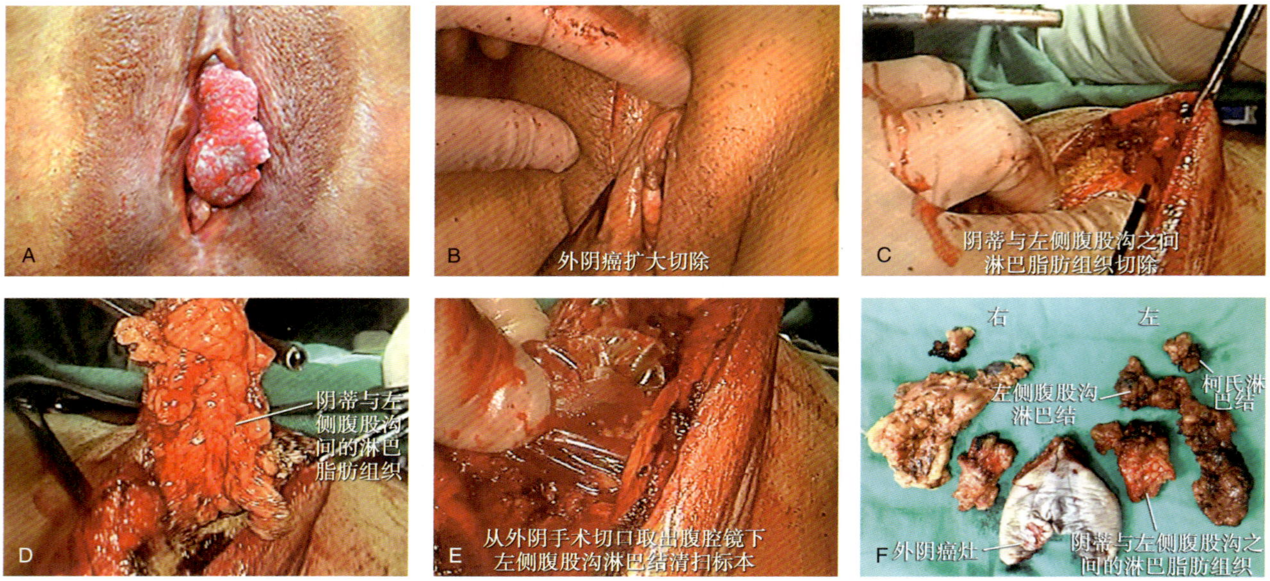

▲ 图 12-41 广泛外阴切除术 2

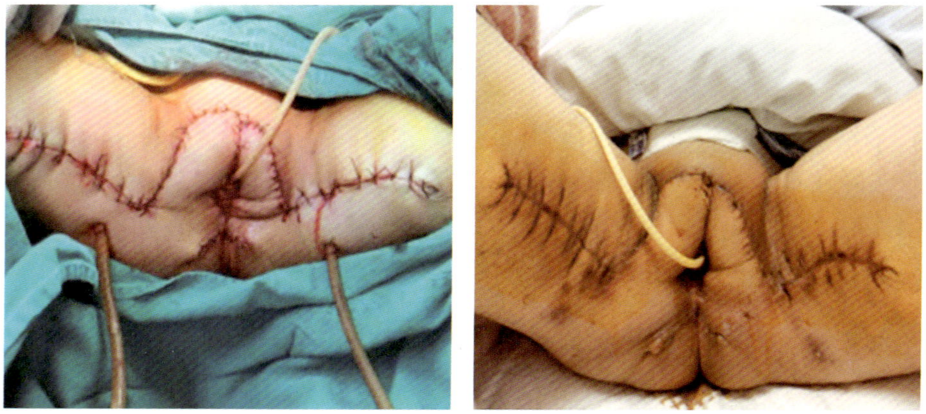

▲ 图 12-42 外阴癌广泛外阴切除术后整形

病理无瘤边距提出了质疑，并且建议较小的边距可能也是可以接受的，特别是为了保留外阴敏感区域和维持性功能。对于福尔马林固定的组织，病理学上切缘过近的定义为边距1~8mm。对于浸润癌初次切除时切缘过近的病例，进行定期随访观察是合理的。对于切缘阳性的病例，应考虑进行再次切除，辅助局部放疗是另一个替代选择。采取这些疗法时，应考虑其风险 - 获益比和并发症，并个体化用于每位患者。再次切除和辅助外阴放疗的生存优势仍尚待确定。切缘阳性，累及尿道、肛门或阴道者，手术切除时可能会发生显著的并发症和对患者的生活质量造成不良影响，因此在决定是否进行后续手术时，应考虑包括淋巴结状态在内的其他因素。对切缘过近或切缘阳性的外阴肿瘤进行再切除时，如果患者存在腹股沟淋巴结转移则需要在术后行外放射治疗（external beam radiation therapy，EBRT）± 化疗，这部分患者并无获益。

4. 晚期外阴癌腹腔镜切除腹股沟淋巴结再转做腹主动脉和盆腔淋巴结切除术见视频12-4。

视频12-4

视频12-4　晚期外阴癌腹腔镜切除腹股沟淋巴结再转做腹主动脉和盆腔淋巴结切除术

（六）外阴整形重塑

1. 皮瓣设计　重建区域包括阴道、外阴。每个区域需要独特的重建考虑。此外，之前或将来的扩张疗法和化学治疗以及癌症恶病质也会增加重建的复杂性。基于皮肤或皮瓣的外阴重建术可能有助于患者外阴伤口愈合和提高患者的生活质量。根据修复方式的不同，大致可以分为游离植皮术（free skin grafting）、局部任意皮瓣转移修复术（local random flap transfer repair）、带蒂或游离皮瓣转移修复术（repair with pedicle or free flap transfer）。

游离植皮术操作相对简单，手术时间短，是整形外科中创面修复的基础。但是游离植皮术对于修复创面的条件要求较高，存在供区的损伤，且仅能修复皮肤缺损，无法修复软组织缺损，愈合后可能出现瘢痕增生、皮片挛缩等后续问题，而且会阴区域污染风险较高，容易活动及受到摩擦，因此无法作为会阴部缺损的首选修复方案。游离植皮术在会阴部创面修复中应用很少。

局部任意皮瓣转移修复术应用于外阴病灶切除后的外阴整形与重塑较为普遍，与游离植皮术相比，可以提供皮肤及软组织的复合修复，其内含有血供，拥有抗感染能力，且术后瘢痕增生及皮瓣挛缩程度均较轻。与带蒂皮瓣转移修复相比，其手术操作相对简单，不必对血管蒂进行解剖，但是其所能提供的皮肤软组织修复量有限，且与患者自身条件，尤其是会阴部缺损的周围区域的皮肤软组织条件紧密相关，因此尚不能满足所有患者的需要。作为局部任意皮瓣的另一种形式，“V-Y”推进式皮瓣也常用于会阴部缺损的修复手术当中，其与旋转皮瓣的本质区别在于皮瓣蒂部由皮瓣一端转移至皮瓣下方，蒂部更接近皮瓣中部，但其推进距离会受到一定限制。随着各位学者对于会阴部及其周围的血管分布的研究，考虑到该区域丰富的血供，将“V-Y”皮瓣进行不断改进，达到了更好的修复效果。Lee等认为臀下褶皱区域含有丰富的阴部内动脉肌皮穿支血管，因此设计由此处为蒂的“V-Y”推进皮瓣对9例患者进行会阴部缺损的修复，皮瓣全部存活，其对于皮瓣的方向进行调整，设计为由臀股区向前上方会阴区域推进，蒂部位于臀股区。Conri等认为改良的“V-Y”推进式皮瓣修复尤其适用于年老或存在其他基础疾病患者，不适宜手术时间过长的患者的会阴部创面（图12-43~图12-45）。

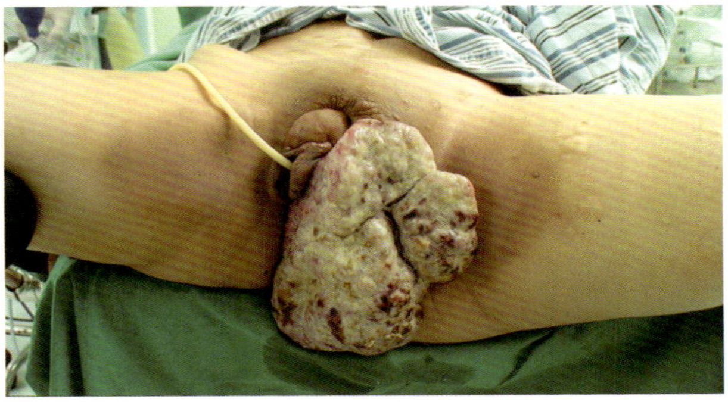

▲ 图12-43　外阴癌患者的大体外阴所见

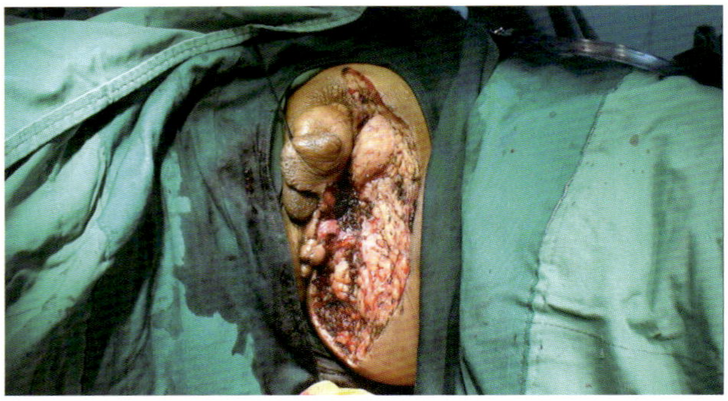

▲ 图 12-44　外阴癌手术中左侧外阴及股臀内侧创面，无法直接缝合关闭

外阴根治性局部扩大切除术中，应用局部任意皮瓣转移修复进行会阴部巨大创面的修复，操作已经较为成熟，通常还需要整形外科医生先做好术前评估、设计、术中操作、术后皮瓣的护理指导等。手术后会阴部缺损面积达到 15cm×6cm 至 18cm×10cm 大小，均应用臀股区及阴股区等局部任意皮瓣转移进行创面修复。根据患者肿瘤切除术后创面的大小、位置以及患者自身条件，如局部组织松弛程度、厚度等，进行个体化臀股区及阴股区等局部任意皮瓣的设计，以便更好地填补外阴的空缺区域。

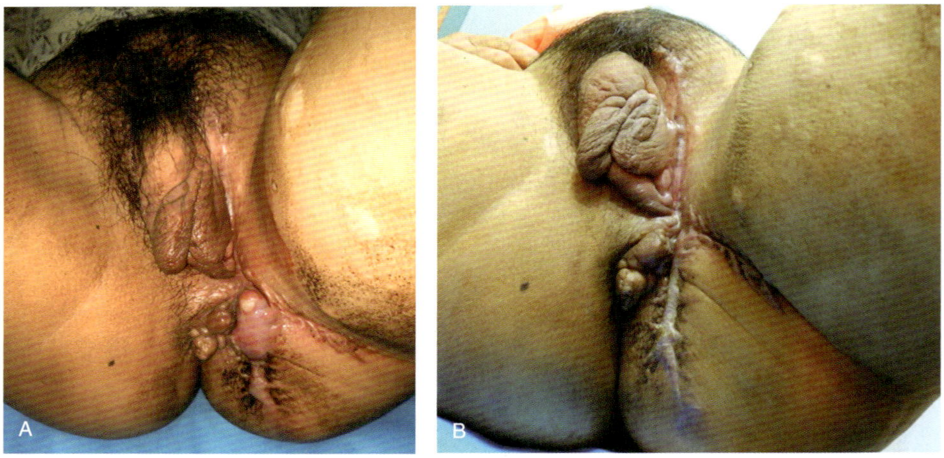

▲ 图 12-45　外阴癌手术中左侧外阴

A. 左侧外阴及股臀内侧创面；B. 经过皮瓣转移缝合，愈合良好。

2. **手术操作流程和技巧**

(1) 缺损位于阴蒂或其前方病例的成形：对于会阴部缺损位于阴蒂或其前方的病例，缺损形状往往类似圆形，无法直接关闭。设计皮瓣时选择靠近耻骨结节的腹股沟区或下腹部组织作为供区，如果缺损很大，常常需要双侧同时进行设计，使皮瓣由两侧向中央旋转固定于对侧后，联合修复创面，皮瓣游离深度为深筋膜层，设计长度与宽度比例不超过 2∶1。供区常常可直接关闭（图 12-46~图 12-50）。

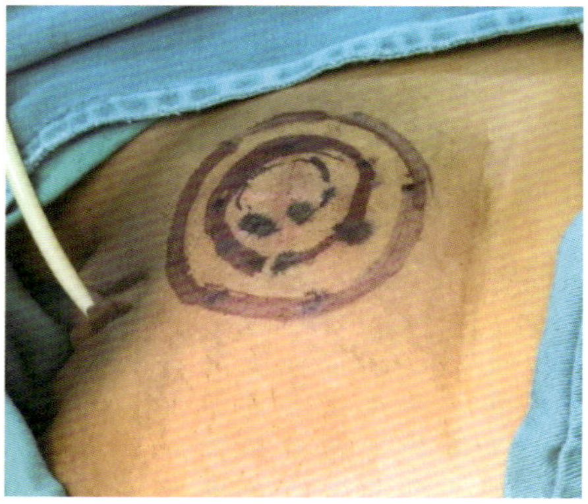

▲ 图 12-46　标识手术范围

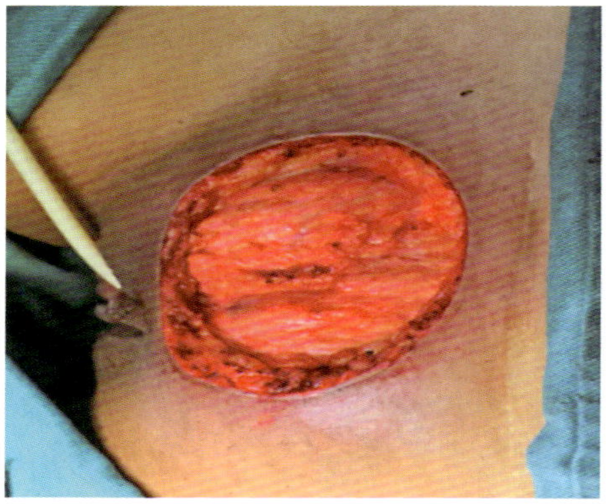

▲ 图 12-47　耻骨联合前方局部扩大切除手术后的类圆形新伤口

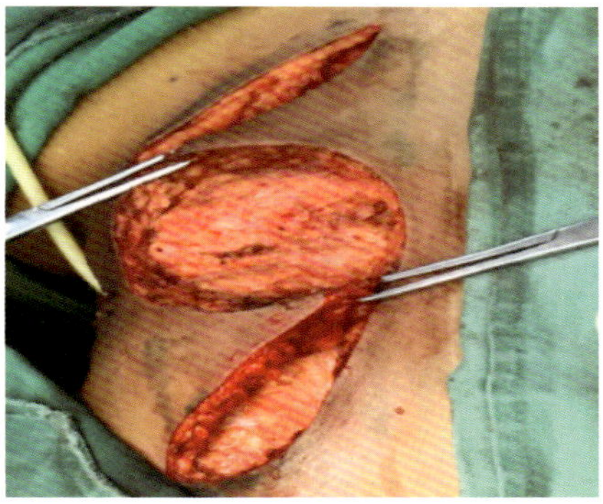

▲ 图 12-48　联合修复创面

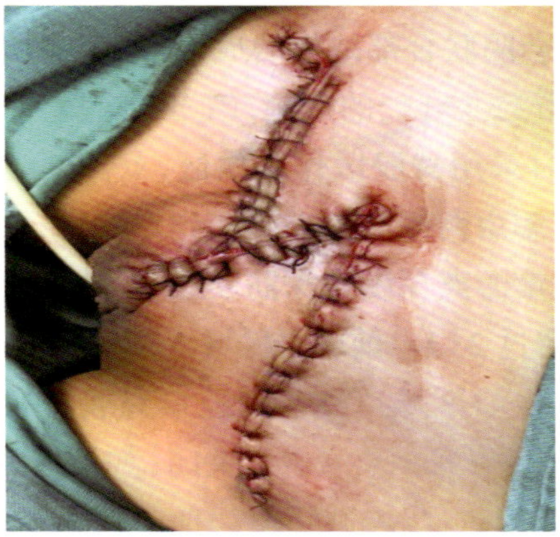

▲ 图 12-49　皮瓣修复创面后

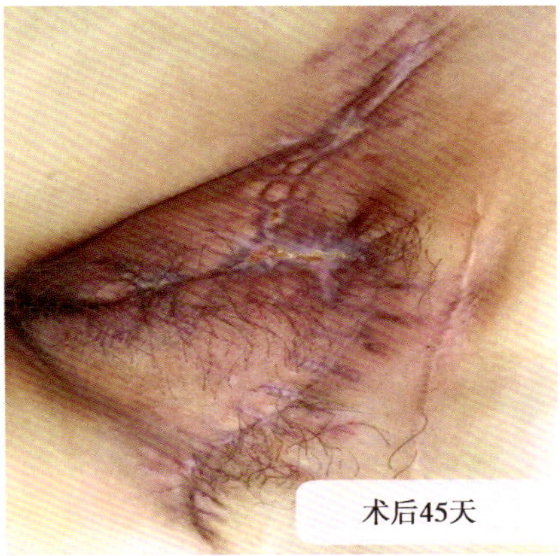

▲ 图 12-50　皮瓣修复的创面愈合

（2）缺损位于会阴中部及前部病例的成形：对于会阴部缺损位于会阴中部及前部的病例，后联合处伤口和阴道口后部的创面张力往往不大，给予直接关闭，从而导致会阴中部及前部的缺损。设计皮瓣时选择靠近阴股区的松弛皮肤及软组织作为供区，双侧同时进行设计，皮瓣方向可相同或相反，使皮瓣由两侧向中央旋转固定于对侧后，联合修复创面，皮瓣游离深度为深筋膜层，设计长度与宽度比例不超过 2∶1。供区常常可直接关闭，两侧伤口区域皮肤与阴道口黏膜直接对合缝合。如果供区无法直接关闭，可以在附近同法继续设计局部任意皮瓣转移修复（图 12-51~ 图 12-54）。

对于会阴部缺损位于会阴中部及前部的病例，有时创面缺口比较大时，常常需要多次皮瓣成形。如图 12-55~ 图 12-58 所示，为外阴 Paget 患者手术中进行多次皮瓣重建。

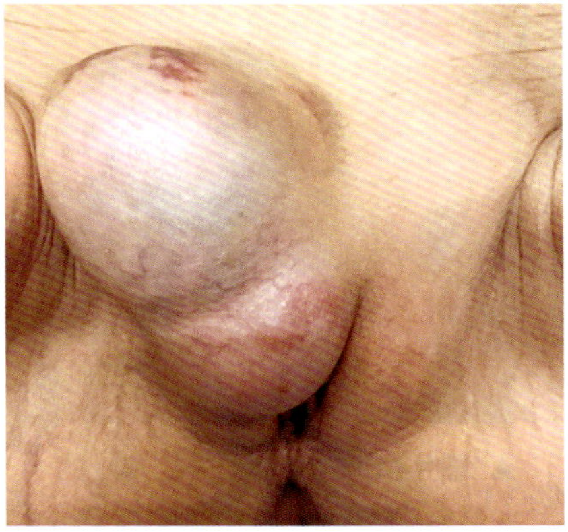

▲ 图 12-51　会阴中部及前部的外阴纤维瘤

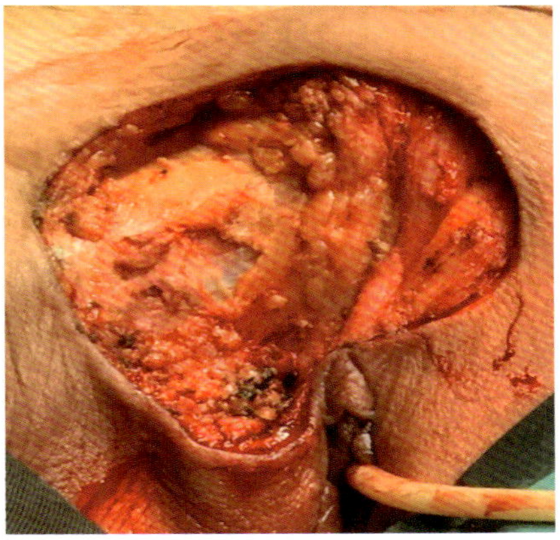

▲ 图 12-52　手术中的会阴中部及前部的缺损区

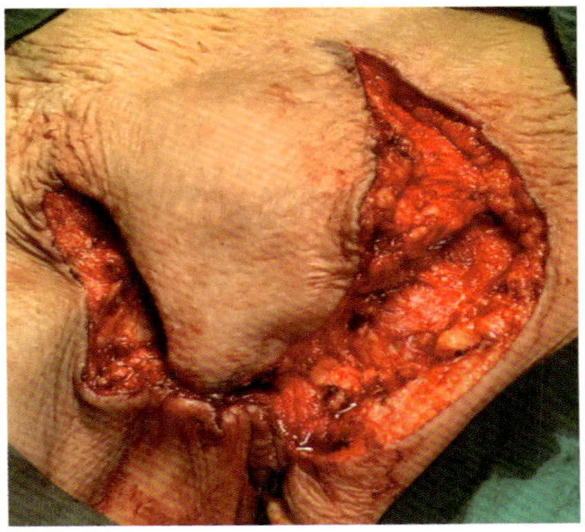

▲ 图 12-53　下腹部的带蒂和深筋膜的皮瓣

运，在无张力下转移修复外阴缺损。供区两侧沿浅筋膜下作钝性减张游离，在无张力下直接拉拢缝合，两侧移位皮瓣下各置闭式引流条一根，于48小时内拔除。

带蒂或游离皮瓣转移修复术进行会阴部创面缺损修复的研究已有较长的一段时期，常用的带蒂皮瓣均能提供充足的皮肤软组织复合组织瓣，如图12-67~图12-71所示，外阴Paget病患者术后创面较大缺损，使用下腹带蒂皮瓣进行修复，外形更接近正常，皮瓣包含血供，拥有一定的抗感染能力，且供区可以直接关闭，是理想的手术选择方式。但是皮瓣分离尤其是血管蒂的分离过程势必延长手术时间，同时手术医生需要掌握熟练的整形（显微）外科操作技术、清晰的局部解剖基础，且术后需要密切关注皮瓣血供情况，由于存在皮瓣缺血坏死等风险，因此并不适合广泛开展。早在20世纪90年代开始，Carlson等即应用腹直肌肌皮瓣（rectus abdominis myocutaneous flap）带蒂修复会阴部包括部分阴道在内的缺损，得到了满意的效果。Weikel等则报道了利用股薄肌肌皮瓣（gracilis myocutaneous flap）修复会阴部缺损。随着穿支动脉皮瓣这一理念的不断推广及创新，其对供区损伤更小，且所获得的皮瓣转移更加灵活，为会阴部创面的修复提供了新的手术方式。Maxhimer利用股前外侧穿支皮瓣（anterolateral thigh perforator flap，ALTP）血管蒂较长的特点，应用单侧或双侧ALTP皮瓣修复盆底及会阴区域的创面。Cheng等则应用腹壁下动脉穿支皮瓣（deep inferior epigastric perforator，DIEP）修复盆腔及会阴区域的巨大创面，其优点是供区组织量充足，血管蒂靠近会阴部，方便皮瓣转移。Koshima等还利用旋髂浅动脉穿支皮瓣（superficial circumflex iliac artery perforator，SCIAP）参与会阴部缺损的修复，但由于其血管蒂较短，且位置远离会阴区域，无法直接进行带蒂转移修复。

Jing B等使用股深动脉穿支的源自大腿内侧后段的皮瓣，在修复外阴阴道切除术后的大缺损中取得成功（图12-71）。

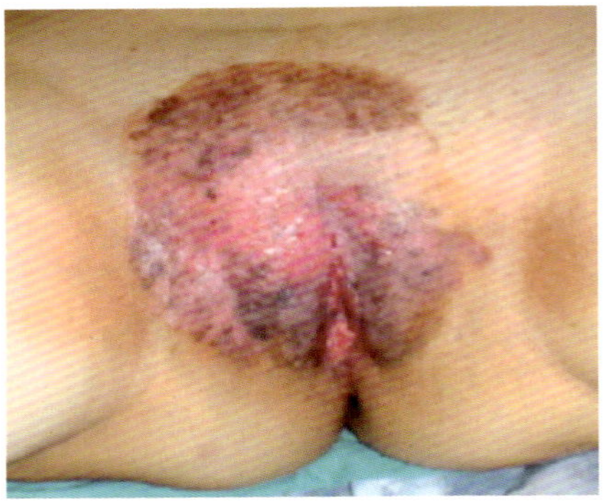

▲ 图12-67　外阴Paget病患者病灶

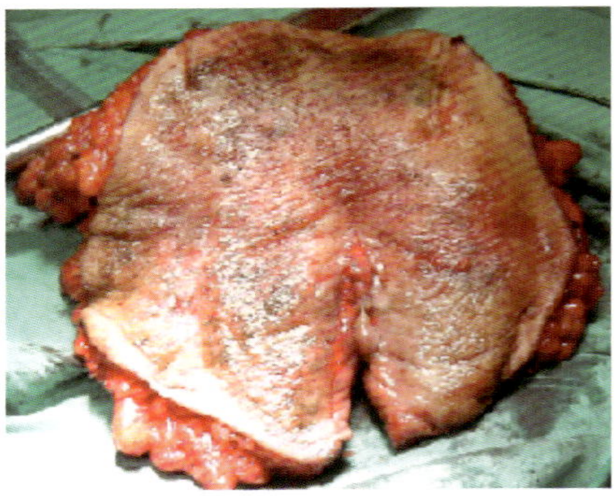

▲ 图12-68　外阴Paget病患者病灶切下的大体病理组织

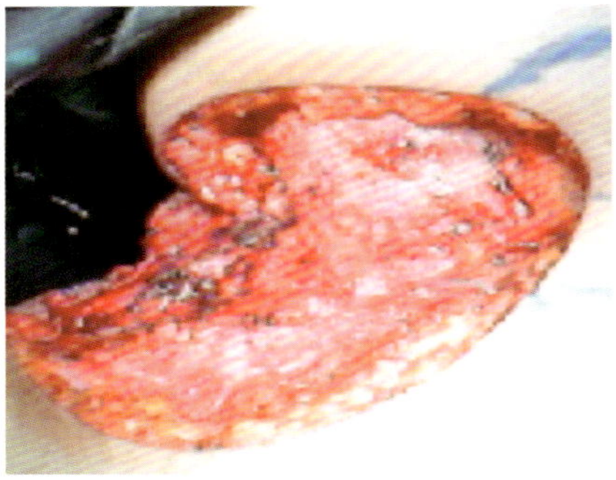

▲ 图12-69　外阴Paget病患者切下的病灶组织后的皮肤缺损

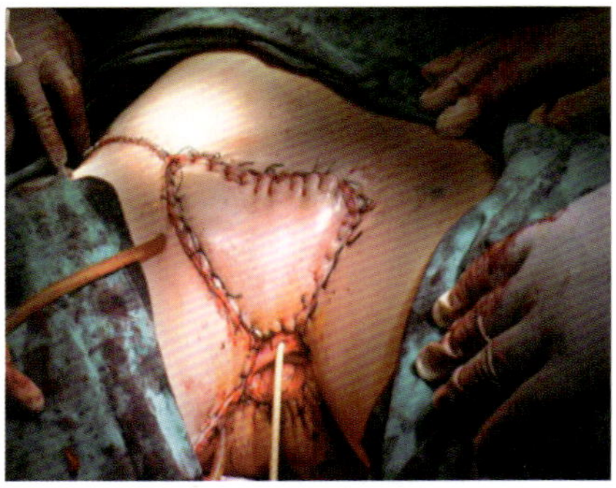

▲ 图12-70　外阴Paget病患者使用下腹带蒂皮瓣修复缝合后

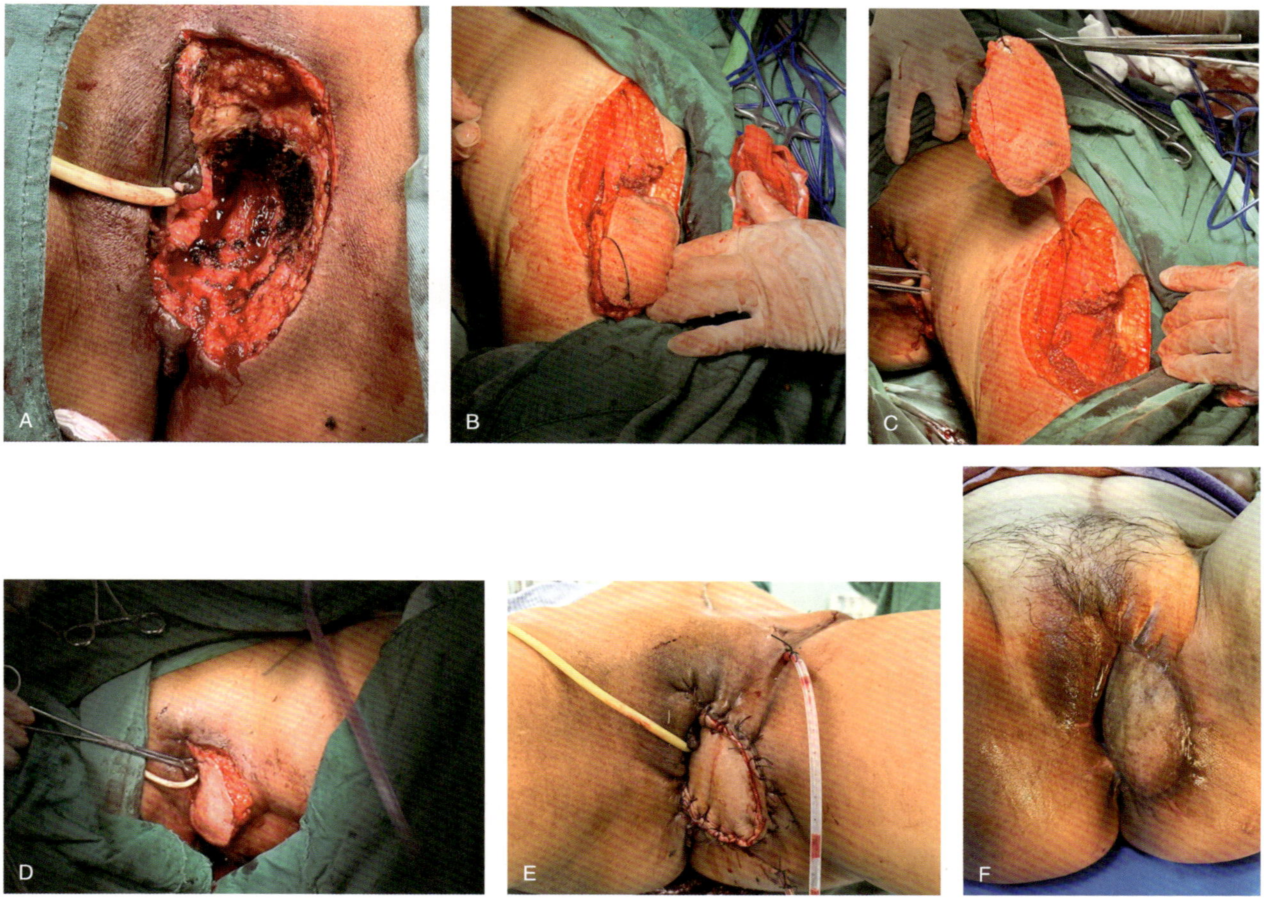

▲ 图 12-71 外阴阴道切除术后大缺损的修复

A. 术后残留缺损部分累及阴道壁；B. 股内侧皮瓣在筋膜下展开，露出明显的穿支；C. 接着穿支以获得蒂长的长度，用于皮瓣移位和无张力闭合；D. 皮瓣在皮瓣根上顺时针旋转 160°，远端尖端重建缺失的阴道壁；E. 术后即时结果；F. 手术后 3 个月。

（5）外阴皮肤缺损的 KISS 皮瓣修复：股前外侧 KISS 皮瓣修复女性外阴皮肤恶性肿瘤切除术后缺损的方法及效果，认为股前外侧 KISS 皮瓣具有供区损伤小、修复效率高、皮瓣血供可靠、术后恢复快的优点，在修复头皮及女性外阴较大面积皮肤恶性肿瘤切除术后缺损中有一定的应用价值。股前外侧 KISS 皮瓣修复女性外阴病灶切除术后缺损的操作方法（图 12-72）：①股前外侧 KISS 皮瓣解剖，检查术前设计皮瓣大小是否能覆盖创面，必要时重新设计大小。沿皮瓣内侧边缘切开至深筋膜下，检查穿支数量、大小及位置是否与术前探测一致。打开股直肌与股外侧肌间隔确定旋股外侧动脉降支位置。逆向解剖选定 2 个穿支直至旋股外侧动脉降支。尽量松解血管蒂以获取足够的旋转范围。切开皮瓣外侧缘，分离血管蒂直至皮瓣完全由血管蒂供血。观察皮瓣血运 20 分钟。②将皮瓣转移，对于会阴部缺损，制备股直肌下及腹股沟处皮下隧道。将皮瓣经隧道转移至外阴处，观察无血运障碍后，在穿支动脉间切开皮瓣使其成为由 2 个穿支分别供血的小皮瓣。缝合至外阴部缺损后留置引流。供区留置引流后直接缝合关闭，术毕。

（6）外阴癌对累及尿道的处理和成形：外阴癌病例中，如果病灶累及尿道，手术就比较困难。有研究探讨尿道下段部分切除加尿道移位成形术（transposition of urethroplasty after partial urethrectomy，TUPU）在外阴癌手术治疗中的可行性及近期临床疗效，总结 TUPU 术式的手术方法、手术效果及术后并发症等，认为该术式对外阴癌患者尿道口周围受累时是可行的、有效的、安全的，术后患者可正常排尿，是特殊类型外阴癌手术治疗中的一种有效方式。

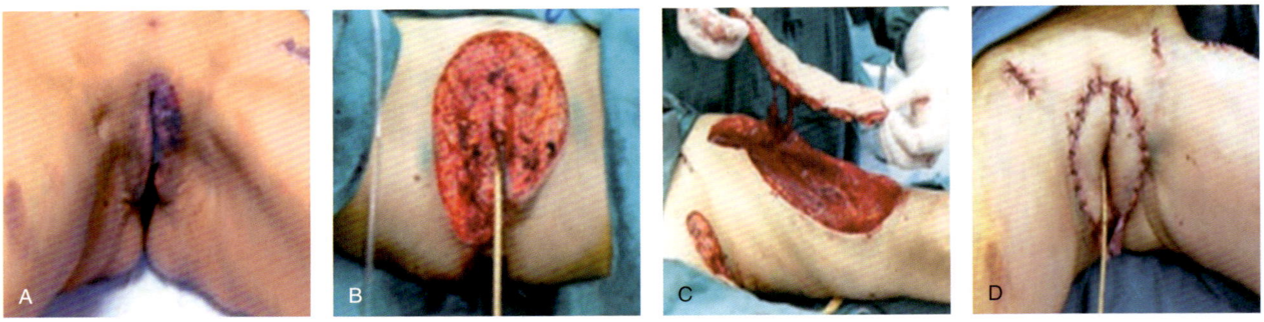

▲ 图 12-72　股前外侧 KISS 皮瓣修复女性外阴病灶切除术后缺损的操作方法

A. 外阴湿疹样癌，双侧大小阴唇、阴道口及尿道口受累；B. 外阴肿物扩大切除后即刻，冰冻切片检查切缘阴性后，截石位下缺损面积为 16cm × 13cm；C. 术前探测大腿外侧穿支 3 个，基于 2、3 穿支的股前外侧皮设计梭形皮瓣 17cm × 9cm；D. 外阴重建术后：皮瓣经股直肌下和皮下隧道转移至外阴部后，切成 2 个皮瓣以 KISS 方式对合。

尿道移位成形术的操作：①将阴道前壁黏膜沿阴道尿道间隙向上分离 3~4cm，此处注意勿损伤尿道后壁；②将游离的阴道黏膜与会阴部皮肤切口以 1 号丝线完整间断缝合；③在相当于原尿道口位置，将阴道前壁黏膜切开 1cm，作为新的尿道开口；④用金属导尿管沿新尿道开口方向寻找尿道断端；⑤将尿道断端与新尿道开口的阴道黏膜用 4-0 可吸收线间断缝合 6~8 针，形成新的尿道外口，实现尿道移位。最后留置一根硅胶导尿管连接抗反流尿袋，阴道内填塞碘仿纱布一块，无菌纱布覆盖会阴伤口。

(7) 尿道移位成形术的术后处理：①阴道内填塞碘仿纱布于术后 24~48 小时取出；②术后下肢制动并腿平卧 24 小时，同时予以预防感染等对症治疗；③常规留置尿管 2 周，每日会阴擦洗 2 次，同时观察新尿道造口处黏膜颜色和尿袋内尿液颜色及性状，其余术后处理同外阴广泛切除术后。

(8) 腹股沟淋巴结切除术后创面的整形：外阴癌手术中的腹股沟淋巴结切除术，已经从原来的纵行切口变为髂前上棘与耻骨结节外侧缘之间的切口。尽管并发症较前减少，但是术后创面渗液很多，淋巴囊肿、切口裂开和愈合不良还是比较常见。Paley 等研究发现，外阴癌腹股沟切口术后并发症较多的原因可能更多与外科手术本身及其解剖特点有关，提出在双侧腹股沟动静脉区域淋巴结清除术后的患者实施缝匠肌移位的方法，将缝匠肌切断后将其覆盖于股动、静脉表面，填补软组织缺损（具体操作：切断缝匠肌附着点，游离约 5cm，缝于腹股沟韧带中段，覆盖于股动静脉、股神经表面，逐层关闭切口，常规放置有效引流管并维持负压引流），患者腹股沟术后伤口急性并发症，如蜂窝织炎及伤口裂开等情况明显减少，但这种做法本身却因为在缝匠肌切断过程中，往往还会切断股外侧皮神经，造成股前外侧区域持久性麻痛、感觉及功能障碍，同时还损害缝匠肌的屈髋、屈膝、大腿外旋、外展、小腿内旋等作用，增加组织水肿等术后并发症，导致切口愈合不良，严重影响生活质量。

在外阴癌根治术过程中采用缝匠肌腱膜移位代替缝匠肌移位的方法，同时保留大隐静脉，为解决切口并发症及术后股部及大腿感觉障碍等问题提供一种有效途径。缝匠肌腱膜移位手术方法：患者取截石位，常规消毒、铺巾，取耻骨联合上至髂前上棘内侧对称性半弧形切口，长约 10~15cm。切开皮肤后提起一侧皮瓣，留皮瓣厚约 0.5cm。皮瓣范围上至切口顶端，下至股三角尖端，外达髂前上棘内侧，内止于耻骨结节。依次清除腹股沟浅淋巴结及皮下脂肪组织。纵行切开股管，暴露股动脉、股静脉、股神经，依次清除腹股沟深淋巴结、Cloquet 淋巴结。清除结束后打开缝匠肌上段前面腱膜，游离 4~5cm，转向并缝于腹股沟韧带中段，将其覆盖于股动脉、股静脉、股神经表面，关闭切口（图 12-73）。

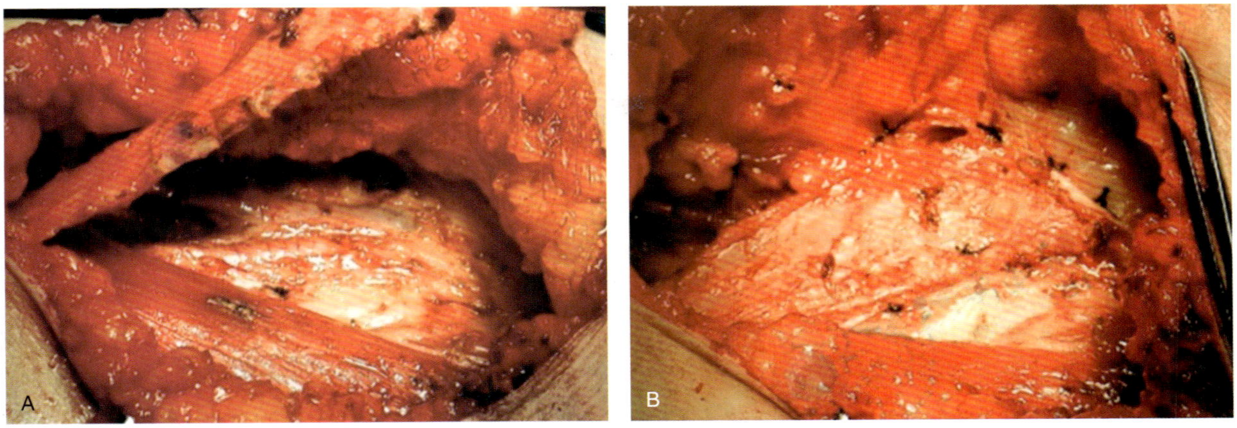

▲ 图 12-73　缝匠肌腱膜移位手术方法

A. 游离缝匠肌上段前面腱膜；B. 缝于腹股沟韧带中段。

腹股沟淋巴结切除后，常有明显渗液和术后淋巴囊肿发生，为了预防术后渗液和淋巴囊肿，给予减张缝合。实践证明，减张缝合不仅明显减少了术后腹股沟术区的渗液，缩短拔除引流管的时间，而且促进了伤口的愈合，大大缩短了住院时间。在外阴创面的皮瓣处进行减张缝合（图 12-74、图 12-75），同样可以减少创面的渗液和促进伤口的愈合。

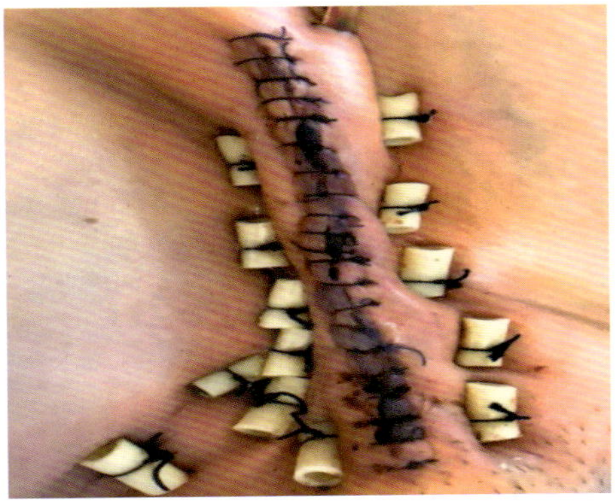

▲ 图 12-74　腹股沟淋巴结切除后行减张缝合

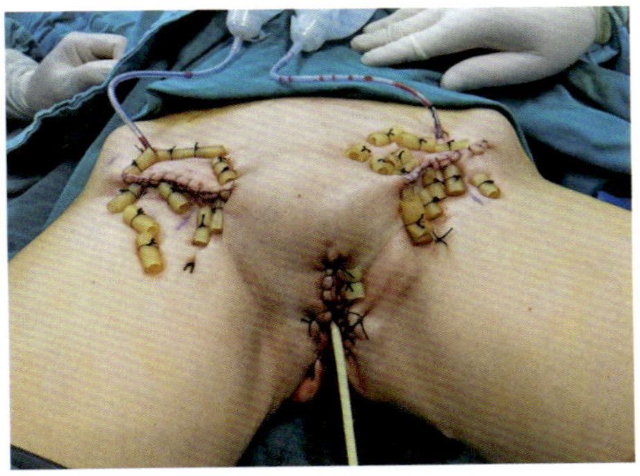

▲ 图 12-75　外阴创面的皮瓣处行减张缝合

（9）外阴病灶切除后的皮瓣移植（包括缺陷处假体植入）见视频 12-5。

视频 12-5　外阴病灶切除后的皮瓣移植（包括缺陷处假体植入）

3. 影响手术整形效果的因素　在皮瓣整复与重建的患者中，少数会发生张力性水疱及坏死，经换药后可以达到Ⅱ期愈合。部分患者移位皮瓣术后 1~2 个月均有不同程度的感觉障碍、麻木或痛觉缺失。经过皮瓣转移后，患者外阴未见瘢痕挛缩、外观变形、阴道口狭窄、性交困难等。术中注意保护皮瓣的血管血液供应，下腹部或股阴部皮瓣血供丰富，有下腹浅动脉、阴部外浅动脉、闭孔动脉前皮支、阴唇后动脉外侧支、旋股内侧动脉皮支等，抗感染力强，易存活。转移皮瓣时，要做到减张缝合切口，才能更好地提高存活率。

4. 皮瓣的护理　外阴癌患者行外阴创面修复和重塑术后，为减少术区张力，需卧床休养，留置尿管（必要时膀胱造瘘）以减少术区污染，每日术区消毒并保持伤口干燥。术后合理应用抗生素，保持外阴清洁，防止切口感染。一旦出现伤口感染，要及时对渗出液进行细菌培养和药物敏感试验，及时使用有效抗生素。伤口引流<20ml/d 可拔除伤口引流管，伤口拆线时间为术后 14~21 天，目前多数使

用可吸收线缝合。特别注意观察有无感染、出血、皮瓣坏死等并发症，根据患者具体情况，进行术后其他综合治疗。

另外，皮瓣移植手术后游离皮瓣应保持室温在25℃左右，防止血管痉挛。为避免压迫静脉回流，术后创口负压引流压力要适当，压力过大可直接压迫静脉回流，压力过小也可因积血、积液而间接压迫静脉。术后观察要点：①颜色：应与供区皮肤颜色相一致，有些病例术后1~2天颜色稍显苍白，应综合判断。②温度：皮瓣移植后多有温度下降的现象，冬季一般不低于皮温的3~6℃，必要时应保温处理。③皮纹：皮瓣表面应有正常的皮肤皱纹，如果发生血管危象，则皮纹消失，可见皮瓣肿胀。④质地：皮瓣移植后一般有轻度肿胀，较周围组织轻，但如果出现皮瓣区域的明显肿胀，质地变硬时，则及时处理。⑤针刺出血试验：对一些皮瓣颜色苍白，无法马上判断是否为动脉堵塞所致时，可采用此法。要求在无菌状态下进行，以7号针头刺入皮瓣深达0.5cm，并适当捻动针头，拔起后轻挤周围组织，如见鲜红血液流出，提示动脉血供良好，否则提示血供不良，须及时处理。

五、外阴癌手术放疗后复发全盆腔廓清术 + 外阴扩大切除术

（一）盆腔廓清术的适应证

1. 放疗后和/或盆腔中心性复发的宫颈癌、阴道癌及外阴癌。

2. 评估肿瘤大小、侵犯部位后判断可切除（国内共识建议肿瘤直径小于5cm，但随着近年来该领域的技术进步，可根据实际情况逐步扩大适应证）。

3. 患者身体状况、家庭状况、经济状况，以及内科合并症经评估可以耐受手术者。

（二）姑息性盆腔廓清术的适应证

无法根治性切除的复发或晚期宫颈癌、阴道癌及外阴癌患者，出现严重的并发症，如肠梗阻、泌尿系统瘘、消化系统瘘、肿瘤坏死继发出血等严重影响生活质量而选择的姑息性手术。

（三）盆腔廓清术的手术步骤

1. 腹腔镜探查，留取盆腔内脓性分泌物。分离粘连，先行输尿管游离及盆腔淋巴结清扫（该患者因为有放疗病史，左侧盆腔间隙完全融合，且术前MRI评估左侧无增大淋巴结，故仅行右侧盆腔淋巴结清扫）。见图12-76~图12-79。

2. 完成次广泛子宫切除（因为需要整块切除，故前方不需打开膀胱反折腹膜；后方也不需打开阴道直肠间隙，只需打开两侧直肠侧间隙、直肠骶骨间隙并贯通；两侧需游离输尿管，离断双侧子宫动脉，分离并切断主骶韧带，继续向深部分离切断阴道旁组织至盆底肌表面）。见图12-80~图12-86。

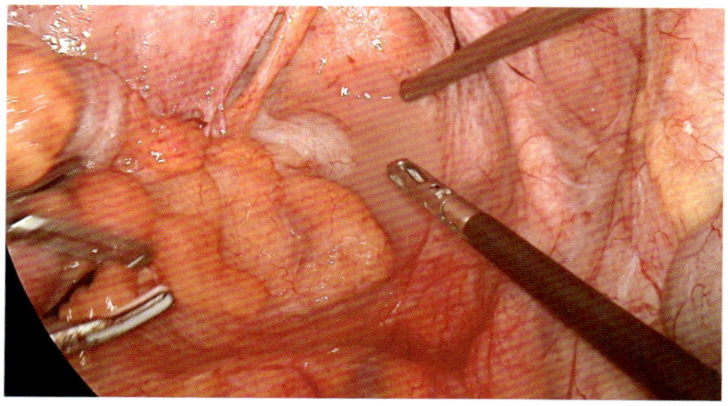

▲ 图12-76 留取盆腔脓性分泌物

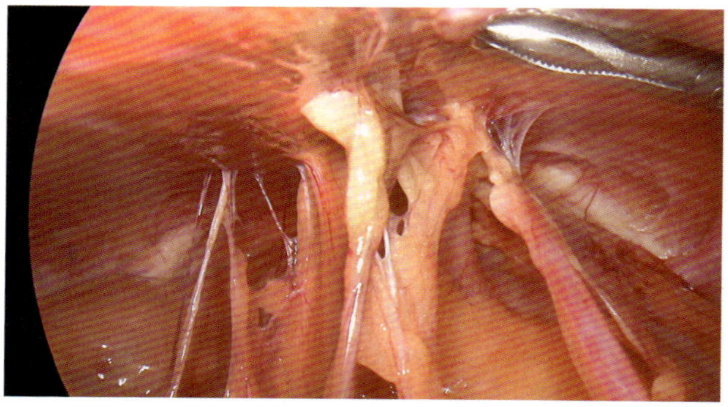

▲ 图12-77 分离盆腹腔粘连

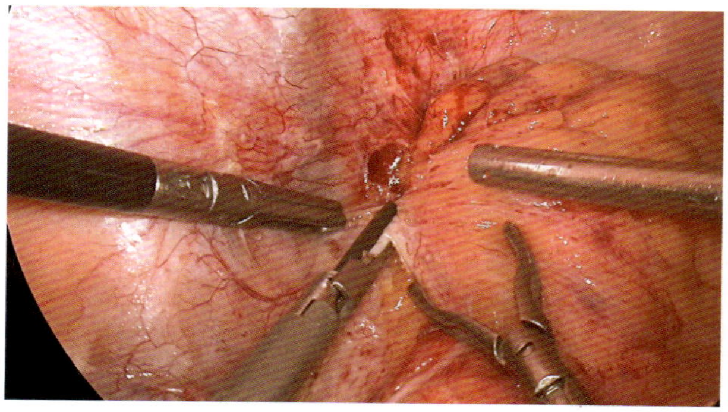

▲ 图12-78 分离乙状结肠与左侧盆壁粘连

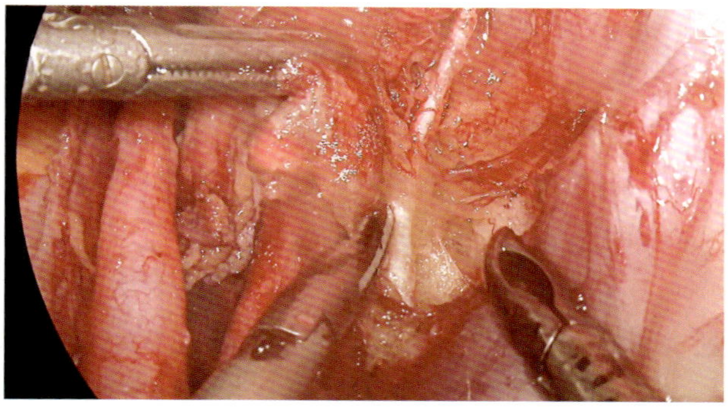

▲ 图 12-79　清扫右侧盆腔淋巴结

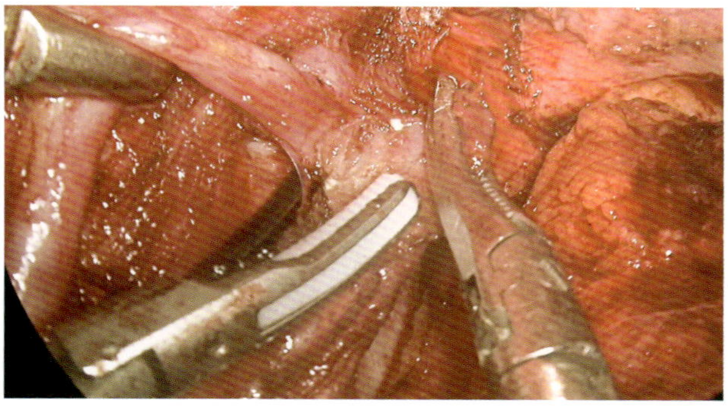

▲ 图 12-80　游离左侧输尿管

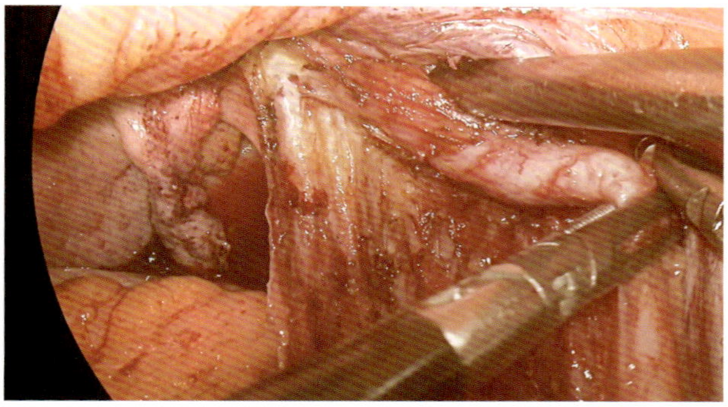

▲ 图 12-81　游离右侧输尿管

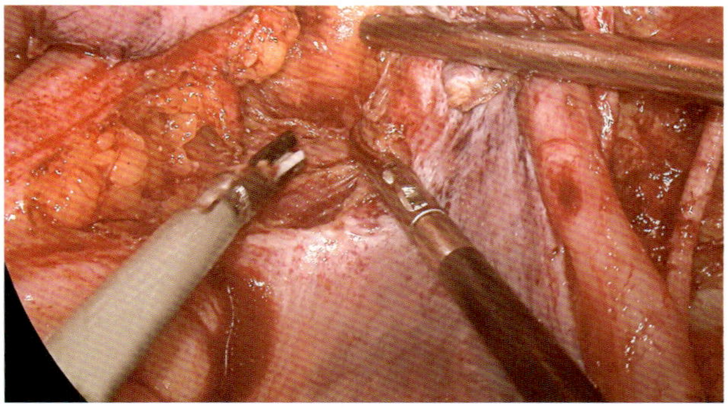

▲ 图 12-82　打开右侧直肠侧间隙

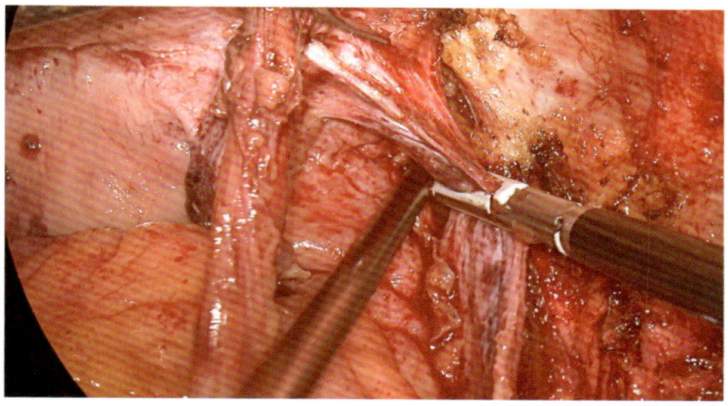

▲ 图 12-83　切断右侧骶韧带

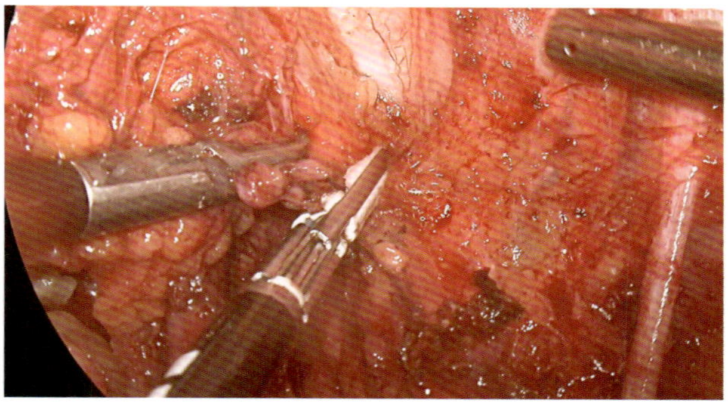

▲ 图 12-84　切断右侧主韧带

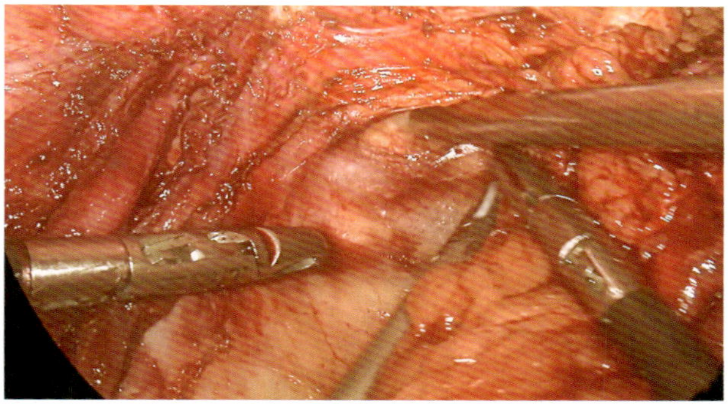

▲ 图 12-85　打开左侧直肠侧间隙

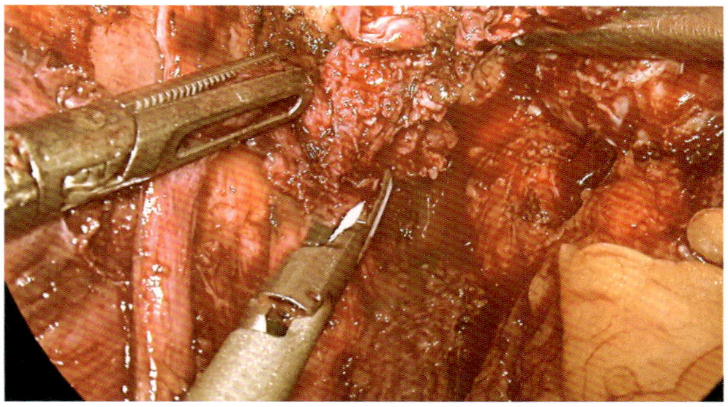

▲ 图 12-86　切断左侧主韧带

3. 紧贴耻骨联合后方打开腹膜，进入膀胱耻骨间隙（放疗后该间隙已完全融合，故该患者只能紧贴耻骨内侧面逐步切开至尿道中下段），将膀胱及尿道自耻骨内侧面完全游离，至盆底肌表面，靠近输尿管膀胱入口处闭合截断双侧输尿管，近段继续向头侧游离，尽可能游离足够长度的输尿管，该例患者将左侧输尿管经腹主动脉前方腹膜后潜行至右侧（拟于右侧腹壁作双输尿管造口）。见图 12-87、图 12-88。

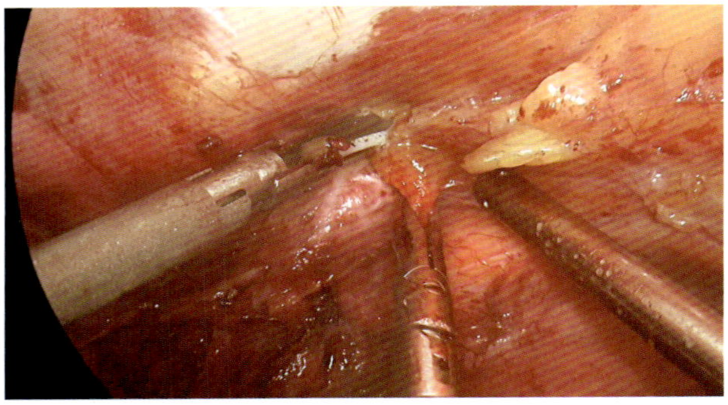

▲ 图 12-87 打开膀胱耻骨间隙

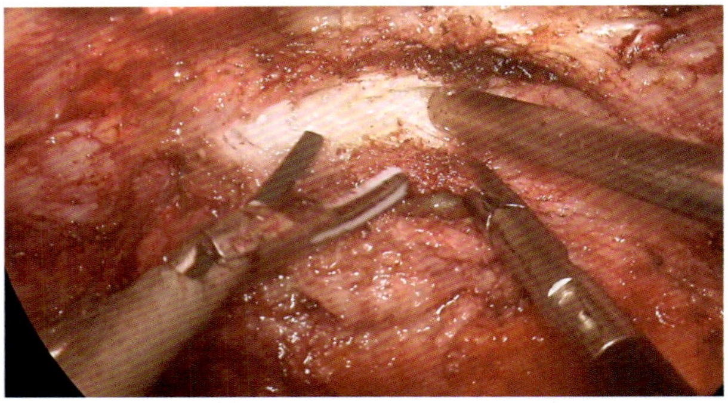

▲ 图 12-88 继续切开膀胱耻骨间隙

4. 定位切除乙状结肠长度，并打开乙状结肠肠系膜，找到直肠上动脉及伴行静脉，闭合后离断，切开结肠系膜裸化肠管，丝线双次结扎后切断肠管（或使用闭合器），近端游离出左侧腹壁造口所需长度备用，完全游离远端乙状结肠和直肠，至盆底肌表面，沿横结肠下缘切开大网膜，游离尽可能多的保留血管网的大网膜瓣备用。见图 12-89~图 12-95。

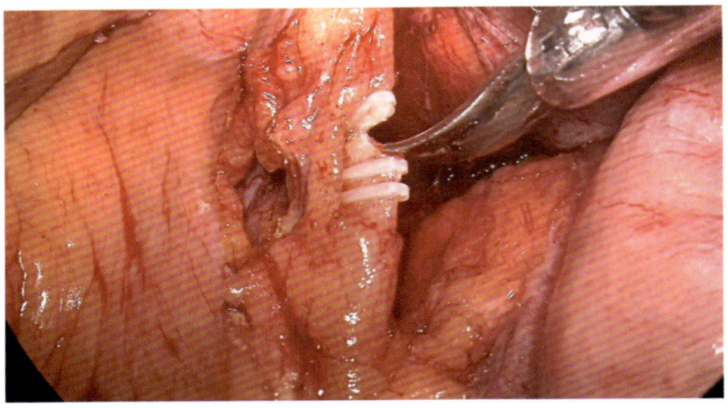

▲ 图 12-89 闭合并断开直肠上动脉

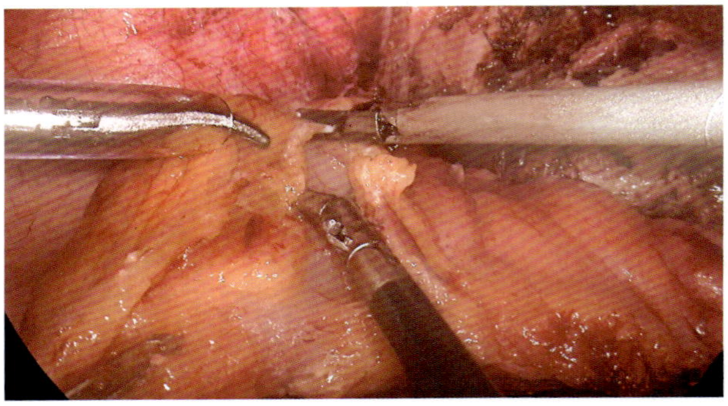

▲ 图 12-90 分离切开乙状结肠系膜

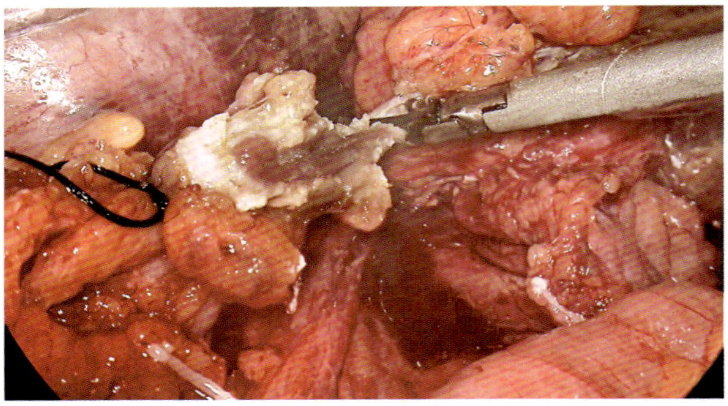

▲ 图 12-91 切断乙状结肠

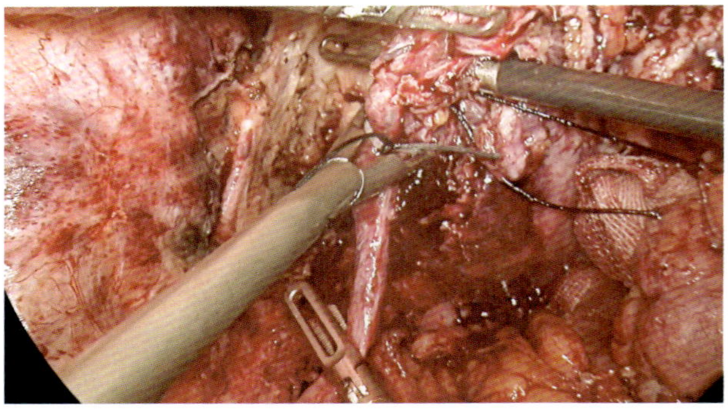

▲ 图 12-92 闭合并切断左侧输尿管

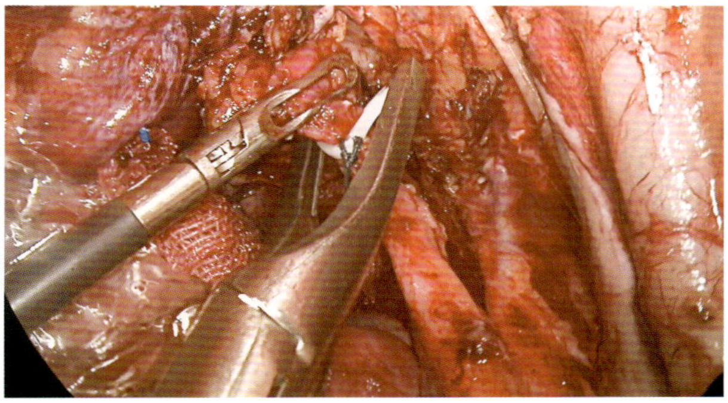

▲ 图 12-93 闭合并切断右侧输尿管

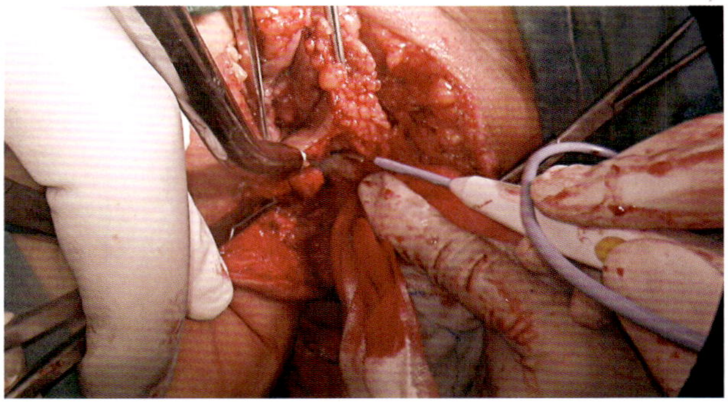

▲ 图 12-96 切开外阴至耻骨面

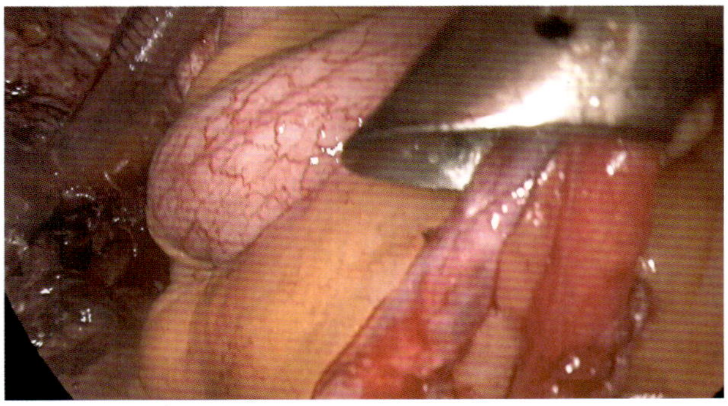

▲ 图 12-94 将双侧输尿管由右侧腹壁穿刺孔牵出腹壁外备造口

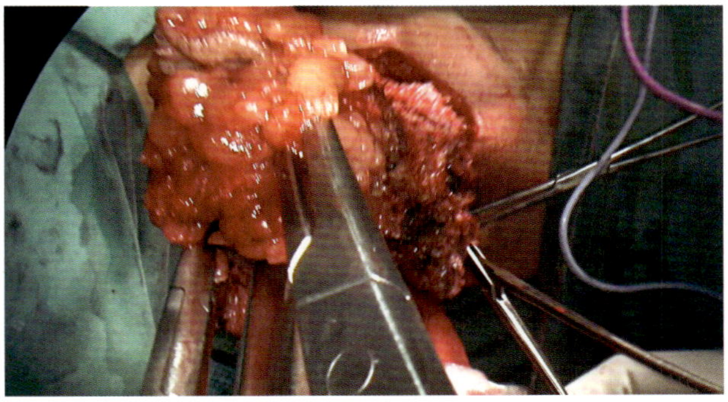

▲ 图 12-97 沿耻骨内面向头侧分离切开，与腹腔内切口会师

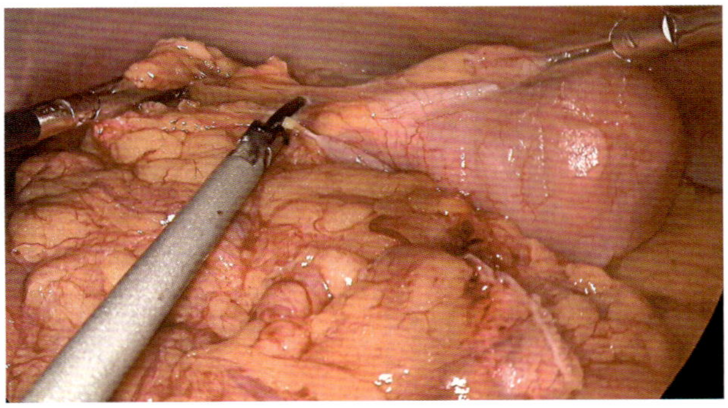

▲ 图 12-95 游离足够长度的大网膜瓣

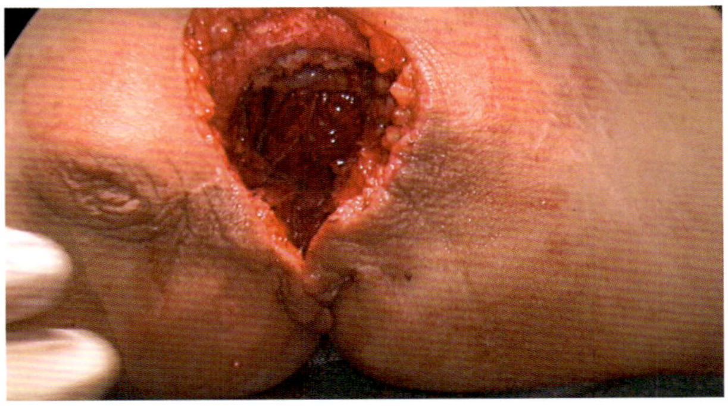

▲ 图 12-98 整块切除外阴、膀胱尿道、子宫阴道、乙状结肠及直肠、肛管

5. 行外阴扩大切除，以复发肿瘤部位为中心向外类椭圆形扩展 3~5cm 距离为切缘（该例患者需要切除全尿道、全阴道、肛门），上方及两侧切开皮肤、皮下组织达耻骨面，中部及下方达盆底肌外侧面，并继续向腹腔内方向游离尿道、阴道及肛管，直至与腹腔内游离面贯通，完整切除膀胱尿道、子宫阴道、肛门直肠乙状结肠，由会阴切口取出。见图 12-96~ 图 12-98。

6. 反复冲洗盆腔及外阴，彻底止血，将大网膜瓣铺入空虚的盆腔内，可于周边稍固定几针防止回缩，用生物网片（使用外科腹壁疝补片替代，接触肠管一侧为防粘连材质）将骨盆入口封闭，四面缝合固定在骨盆入口的腹膜或筋膜，背侧留出一较小的合适通道供大网膜瓣置入。见图 12-99~ 图 12-101。

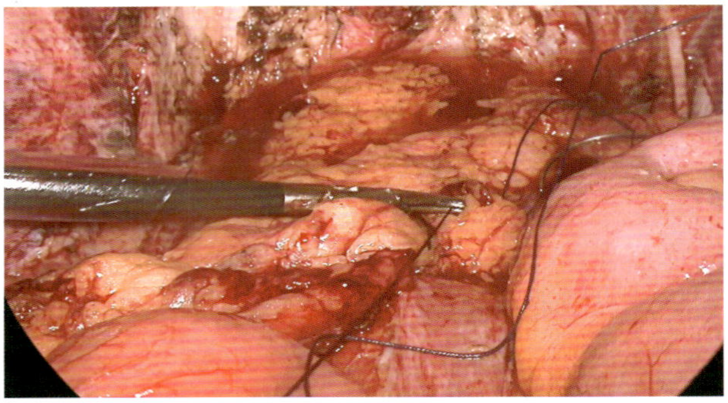

▲ 图 12-99　大网膜瓣填充骶前区域，并稍加缝合固定

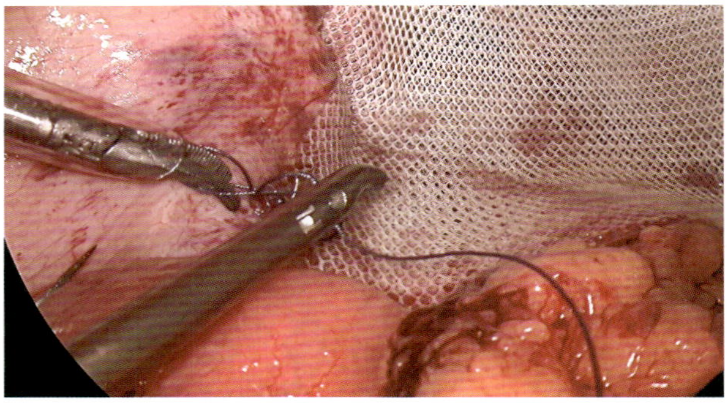

▲ 图 12-100　网片覆盖并封闭盆腔底部

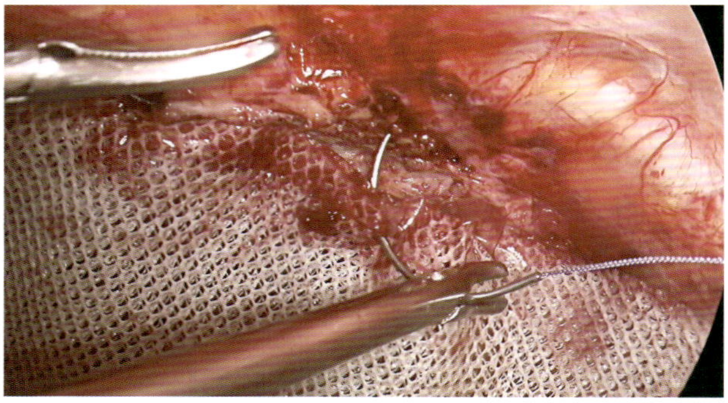

▲ 图 12-101　网片边缘与盆腔入口处腹膜周缘进行缝合固定

7. 外阴缝合整形，缝合肛门括约肌、肛提肌尽可能缩小盆膈肌缺损，如外阴切口缝合张力大可取皮瓣或肌皮瓣填充，该例患者前次手术已行外阴皮瓣移植，张力不大，故由整形外科医生直接行外阴减张缝合整形。见图 12-102、图 12-103。

8. 行双侧输尿管左侧腹壁造口。

9. 行右侧腹壁乙状结肠造口，见图 12-104、图 12-105。

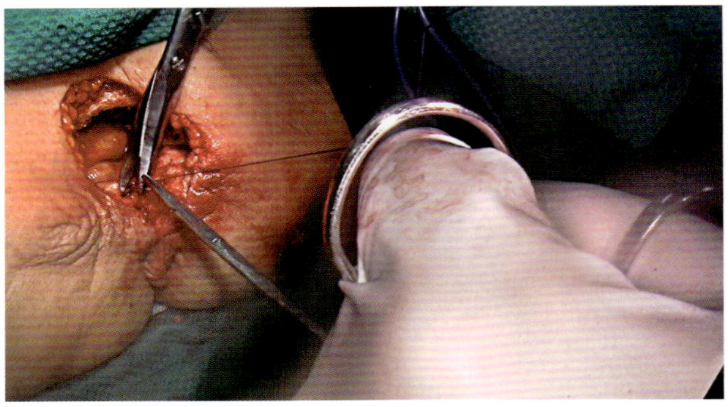

▲ 图 12-102　缝合盆底肌

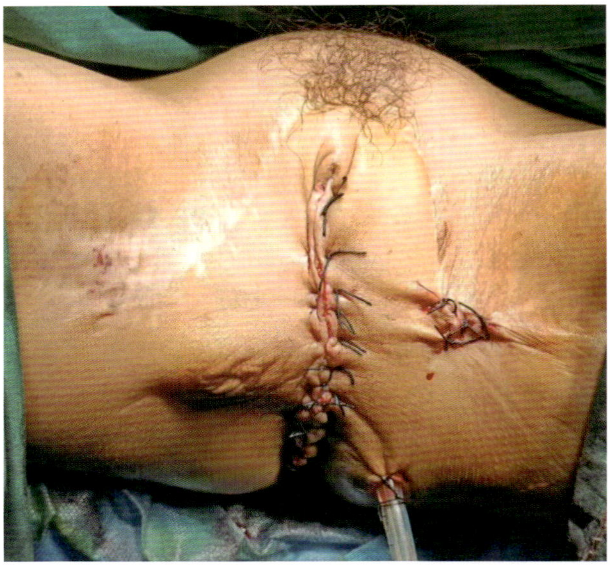

▲ 图 12-103　外阴减张缝合、放置盆腔底部引流管

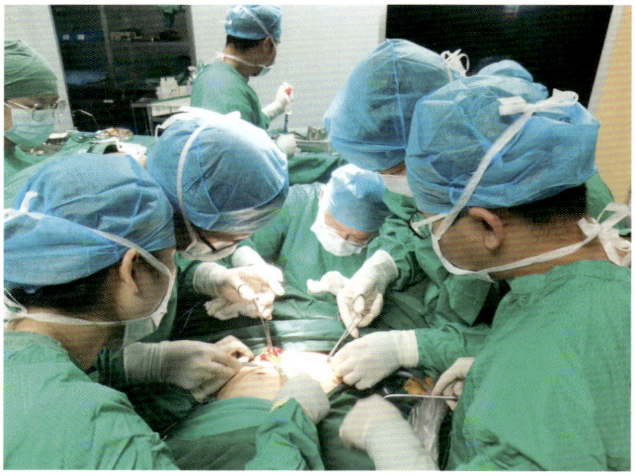

▲ 图 12-104　分别进行输尿管皮肤造口、乙状结肠单腔造口、外阴整形缝合

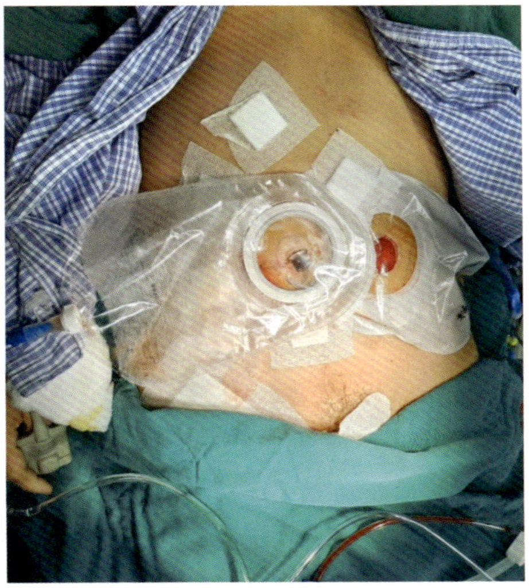

▲ 图 12-105　造口完成后

10. 由于术前 MRI 提示右侧腹股沟浅淋巴结增大，遂行右侧腹股沟浅层淋巴结切除术。

11. 引流管留置，腹腔放置引流管 1 根（带冲洗功能），置于网片的腹腔侧表面，盆腔引流管 1 根（带冲洗功能），置于骶前位置，由左侧臀部引出（外阴切口下方与盆膈肌之间也可放置引流管 1 根，由外阴切口引出）。

12. 全盆腔廓清取标本见视频 12-6，腹腔镜全盆腔廓清 + 全外阴切除术见视频 12-7。

视频 12-6　全盆腔廓清取标本

视频 12-7　腹腔镜全盆腔廓清 + 全外阴切除术

（四）恶性肿瘤廓清术的注意事项

1. 病情评估

（1）全身影像学检查：包括胸部、盆腔、腹部 CT/MRI，必要时 PET/CT 及胃肠镜的评估，为后续手术计划做依据。另外是体能营养状态的评估（KPS/PS），及血清白蛋白水平等。

（2）心理状态评估：患者及家属是否充分知晓该术式的内容，能否接受此术式可能出现的并发症，以及术后烦琐的生活护理。

（3）经济条件评估：能否承担相应的经济压力。

2. 术前准备

（1）MDT 讨论：MDT 团队包括但不限于胃肠外科、泌尿外科、肝胆外科、血管外科、整形外科、麻醉科、影像学科、病理科、重症医学科、肿瘤内科等，以对整个诊疗计划完成全面的研讨和应急预案，重点是消化系统、泌尿系统的重建方案，盆底封闭的方案，术后引流的设计等。

（2）沟通：充分与患者及家属沟通手术方式、风险、围手术期并发症，远期的并发症，术后生活护理等。

（3）术前充分的胃肠道准备。

3. 手术计划

（1）制订合理的手术计划，包括各亚专科手术团队的手术顺序、衔接，以保证手术的科学性、流畅性，提高手术效率。

（2）对于全盆腔廓清术，建议选择合适的盆底补片封闭盆底剥离面，以减少术后空盆腔综合征的发生率。

（3）对于外阴切除范围大的患者，要做好减张缝合或转移皮瓣外阴重建的准备。

（4）引流管的放置应合理，避免盆底形成死腔继发感染。

4. 术后管理

（1）由于此类手术感染风险高，建议围手术期合理加强抗菌药物的使用，重视病原学检查（引流液培养、血尿培养等）。

（2）重视术后液体及热量管理，积极纠正低蛋白血症。

（3）加强手术切口、造瘘口的护理。

（4）加强围手术期血栓预防，尽早下床活动。

5. 出院注意事项

（1）注意患者及家属造瘘口的护理知识宣教。

（2）完成患者后续治疗计划及随访管理。

（李力　潘忠勉　卢艳　陈坤　冯茜茜）

第五节　外阴癌手术并发症及防治

一、切口感染及坏死

切口感染及坏死是外阴癌术后的并发症之一，多见于阴阜、耻骨联合上。手术后数天发生应剪除坏死组织，清创换药。腹股沟淋巴结区放射治疗后有坏死应用肌皮瓣移植方可痊愈。外阴癌术后一定要注意抗炎和预防伤口感染等。

二、淋巴囊肿

外阴癌腹股沟淋巴结清扫术后，若术中淋巴管断端没有得以充分结扎或有效闭合，受损的淋巴管部分或全部开放，导致回流的淋巴液渗出并积聚在腹股沟区狭小的死腔内，从而形成淋巴囊肿。

腹股沟区淋巴囊肿的临床症状与囊肿的大小、部位、有无压迫周围组织或是否合并感染密切相关。若淋巴囊肿体积小、无明显临床症状，可以自行吸收，临床上一般无须特殊处理，定期随访即可。若淋巴囊肿体积大，压迫周围组织引起下肢回流障碍、下肢水肿，甚至合并感染，则需及时积极处理，其主要的治疗原则为穿刺抽液、解除压迫、闭合囊腔，合并感染者应积极配合抗生素治疗。

若淋巴囊肿位置较为表浅，可直接经皮穿刺引流；若淋巴囊肿位置较深，则可经超声引导下穿刺放置引流管，充分排出囊液后反复冲洗囊腔，并注入硬化剂使囊壁发生粘连、纤维化以闭合囊腔。通常采用的硬化剂为无水乙醇、50% 葡萄糖、博来霉素等。该方法处理淋巴囊肿简单有效，但复发率高，反复穿刺引流增加了感染的风险，因此淋巴囊肿的预防尤为重要，应采取相应的措施减少术后淋巴囊肿的发生。

1. 术中充分结扎和闭合淋巴管　避免使用撕脱法清扫淋巴结，对于较大的淋巴管断端进行丝线结扎或充分电凝闭合。对于较小的淋巴管断端有时难以辨认，容易遗漏，因此切除淋巴结时需仔细充分电凝后再切断，减少淋巴囊肿的发生。若为腹腔镜下腹股沟淋巴结清扫，尽量选择超声刀或双极系统电凝闭合淋巴管断端，少用甚至不用单极电刀凝切淋巴管。

2. 术后充分引流　术后注意保持引流管通畅，使渗出的淋巴液充分引流，避免淋巴液积聚，预防淋巴囊肿形成。若引流液较多，可适当给予局部加压以及延长引流管留置时间。

3. 严格把握腹股沟淋巴结清扫的手术指征　对于早期外阴癌，可行前哨淋巴结显像 + 活检术，避免不必要的淋巴结清扫，减少淋巴囊肿的发生。

三、血管损伤

腹膜后淋巴脂肪组织切除均是直接在大血管表面和周围进行，稍有不慎即有可能导致大血管损伤。因此，术者首先应熟练掌握盆腹腔重要大血管的解剖，包括其起始、走行、分支结构等。术中应充分分离、仔细操作、严密止血。正确使用各种不同的能量器械，避免误切、误凝和撕拉。一旦出现大血管损伤和出血时，首先应沉着冷静，切忌慌乱凝夹。可用吸引器吸引，充分暴露受损血管，对于较小的血管分支或可以切断的血管出血，可以再次电凝止血或结扎止血。对于需要保留的大血管则需要缝合修补，必要时请血管外科医生协助处理。

四、输尿管损伤

输尿管损伤是盆腔淋巴结切除最严重的并发症之一。当外阴癌存在盆腔淋巴结转移的情况下也需要进行盆腔淋巴结切除术。因此应该熟悉输尿管盆腔段的解剖和走行，正确使用能量器械是预防输尿管损伤的关键。输尿管盆腔段于髂总动脉分叉前后约 1.5cm 处跨越髂血管表面向外下走行，与髂内动脉伴行并逐渐转向内下，达子宫动脉下后方向前穿越主韧带上方进入输尿管隧道，在隧道内紧贴宫颈和阴道前外侧壁向下内方走行，在膀胱三角进入膀胱。因此，术者必须掌握输尿管各段走行方向及邻近组织解剖，同时注意因粘连、肿瘤等情况输尿管走行可能发生变异。术中充分暴露盆腔段输尿管和髂血管，准确使用电能器械，避免误伤输尿管。术中怀疑输尿管损伤时，应通过各种检测方法尽可能在术中发现输尿管损伤，及时处理，减少二次手术的概率。术后密切观察患者的症状和体征，尽早明确输尿管有无损伤、损伤部位和严重程度，通过膀胱镜和输尿管镜放置输尿管导管或支架，充分引流尿液，绝大多数的输尿管损伤仍然可以自行愈合。

五、神经损伤

外阴癌的患者手术时容易出现神经组织损伤并发症，通常表现为生殖股神经部分分支受损。如果出现神经损伤会影响到特定部分的正常生理功能，术后一定要注意观察身体是否存在异常，及时处理。闭孔神经是由 L_2~L_4 前支组成。在腰大肌内侧缘、髂总动脉后侧进入小骨盆，在髂内外血管之间与闭孔血管伴行直达股部，支配股部收缩肌群及股内侧皮肤感觉。该神经损伤后，大腿内收肌群瘫痪，大腿外旋无力。在清除闭孔窝淋巴结时，如不充分游离出闭孔神经，或者既往手术造成的粘连，都容易损伤闭孔神经。因此，在清除闭孔淋巴结时，最好预先分离暴露闭孔神经，在闭孔神经可视的情况下，清除闭孔神经和血管周围的淋巴脂肪组织，则可安全有效地预防闭孔神经损伤。如果术中出现闭孔神经切断，需要在术中立刻进行修复，可以进行端 - 端缝合。缝合中要注意精确对准神经鞘膜，以确保神经没有扭曲并保持无张力。

六、下肢淋巴水肿

下肢淋巴水肿即“象皮肿”，其治疗主要淋巴引流综合消肿治疗（complete decongestive therapy，CDT）包括保守治疗及手术治疗。以手法为主的保守治疗是如今应用最广泛的治疗方法，通常包括每日的手法按摩淋巴引流、低弹力绷带包扎或穿戴压力合适的弹力袜 / 裤、患肢功能锻炼以及皮肤护理。CDT 已被公认是有效的治疗方法，现普遍认为适用于各期淋巴水肿，同时还可作为基础疗法与其他治疗方法（如手术治疗）联用。但该方法需要患者长期坚持、终身穿戴弹力袜 / 裤，否则淋巴水肿容易复发，且大多不能根治。患者的依从性较差，难以坚持，影响疗效。对于重度的淋巴水肿，单纯的保守治疗效果不佳，常需联合外科手术治疗。

下肢淋巴水肿的手术治疗包括 2 个方面：缓解淋巴负荷和重建淋巴管道。缓解淋巴负荷方法主要包括病变组织切除 + 植皮、负压抽吸术等。重建淋巴管道方法包括淋巴管 - 静脉吻合、淋巴管 - 淋巴管吻合以及血管化淋巴结移植术等。

病变组织切除是指切除部分或全部水肿区域的淋巴水肿和纤维化组织，并加以植皮覆盖创面，适用于晚期重度淋巴水肿的治疗。但这种手术方法并没有从根本上改善淋巴回流，且创伤较大、易遗留严重的局部畸形，还有复发的可能。虽然是目前晚期重度淋巴水肿患者最有效的治疗方法，但实际应用不广，患者可接受度不高。负压抽吸术则是通过去除过多的皮下组织（包括病变组织和增生的脂肪组织）以减少肢体容积，适用于淋巴管功能丧失的患者，但也可能破坏尚存的正常淋巴管而使水肿加重。单纯的负压抽吸术容易复发，可与其他的手术方式结合，提高治疗的效果。

淋巴管 - 淋巴管吻合术是用功能正常的淋巴管修复缺损的淋巴管，是最符合生理解剖的手术方法，总体有效率约为 80%。但由于淋巴管管径小且管腔易塌陷、手术吻合难度大、术者手术技能要求高，且淋巴管的供体有限、术后供区淋巴回流可能受影响，导致其临床应用受限，临床应用价值存在一定争议。

血管化淋巴结移植术近来已被广泛用于淋巴水肿的治疗并取得一定的成效。它是从患者身体其他部位选取带淋巴结的自体皮瓣移植到淋巴水肿区域，改善水肿部位的淋巴管功能从而减轻淋巴水肿。下肢淋巴水肿通常选取的健康供区为腋窝，术者需要有较好的显微外科血管吻合技术，手术操作安全，短期治疗效果佳。但该手术方法仍是一项相对较新的外科手段，术后供区可能发生淋巴水肿，总体疗效需长期随访。

淋巴管 - 静脉吻合术是通过淋巴管和静脉吻合将积聚的淋巴液直接引流回静脉系统，从而促进淋巴回流，减轻淋巴水肿的严重程度。其适用于保守治疗无效的中重度淋巴水肿患者及要求手术治疗的早期患者。由于淋巴管血管吻合获得良好效果的重要前提是仍存在功能正常、通畅的淋巴管，因此在早期淋巴水肿患者中尽早采用手术干预治疗效果更佳。该手术方式与 CDT 结合，可预防及减缓淋巴水肿的进展。

七、蜂窝组织淋巴炎及淋巴管炎

外阴癌术后的患者还可能出现蜂窝组织淋巴炎及淋巴管炎，常表现为高热、头痛、寒战、皮肤发红、肿、痛等，是外阴癌手术后危险的并发症。淋巴管炎应用抗生素效果好，应注意慢性淋巴肿及反复感染发生。

八、性功能丧失

外阴癌手术后的患者还可能出现性功能丧失的并发症，这主要是由于手术引起女性的外阴损伤以及心理上的创伤，从而导致女性在手术后出现拒绝性生活的现象。

（李力　潘忠勉　卢艳）

参考文献

[1] 谢玲玲, 林荣春, 林仲秋. FIGO 2021 癌症报告: 外阴癌诊治指南解读. 中国实用妇科与产科杂志, 2022, 38 (1): 85-91.

[2] 谢玲玲, 林仲秋. 2022 NCCN 外阴鳞癌临床实践指南 (第 1 版) 解读. 中国实用妇科与产科杂志, 2021, 37 (11): 1137-1140.

[3] 陶光实. 外阴肿瘤. 北京: 人民卫生出版社, 2018.

[4] 刘继红, 黄鹤, 李玉洁, 等. 外阴癌. 北京: 人民卫生出版社, 2016.

[5] 李力. 外阴癌诊治与实践. 南宁: 广西科学技术出版社, 2021.

[6] HOANG L N, PARK K J, SOSLOW R A, et al. Squamous precursor lesions of the vulva: current classification and diagnostic challenges. Pathology, 2016, 48 (4): 291-302.

[7] LAWRIE T A, NORDIN A, CHAKRABARTI M, et al. Medical and surgical interventions for the treatment ofusual-type vulvalintraepithelial neoplasia. Cochrane Database Syst Rev, 2016, 2016 (1): CD011837.

[8] VAN DER ZEE A G, OONK M H, DE HULLU J A, et al. Sentinel node dissection is safe in the treatment of early-stage vulvar cancer. J Clin Oncol, 2008, 26 (6): 884-889.

[9] BROACH V, ABU-RUSTUM N R, SONODA Y, et al. Evolution and outcomes of sentinel lymph node mapping in vulvar cancer. Int J Gynecol Cancer, 2020, 30 (3): 383-386.

[10] FROEDING L P, HOGDALL C, KRISTENSEN E, et al. Recurrence and survival rates in node negative patients after sentinel node biopsy for early-stage vulva cancer-a nationwide study. Gynecol Oncol, 2020, 156 (1): 124-130.

[11] RODRIGUEZ-TRUJILLO A, FUSTE P, PAREDES P, et al. Long-term oncological outcomes of patients with negative sentinel lymph node in vulvar cancer. Comparative study with conventional lymphadenectomy. Acta Obstet Gynecol Scand, 2018, 97 (12): 1427-1437.

[12] 熊凌云, 郭能强, 郭亮. 股前外侧 KISS 皮瓣在头皮和女性外阴肿瘤切除修复的效果. 中华医学美学美容杂志, 2020, 26 (6): 465-468.

[13] 刘翔宇, 王沂峰, 陈高文. 尿道下段部分切除加尿道移位成形术在外阴癌手术治疗中的应用. 实用妇产科杂志, 2018, 34 (5): 361-365.

[14] 冯晓杰, 李雷. 缝匠肌腱膜移位联合保留大隐静脉及其属支在外阴癌根治术中应用. 中华肿瘤防治杂志, 2018, 25 (6): 433-436.

[15] 王鹤, 李力, 陈心秋. 外阴癌手术方式与其预后的相关因素分析. 实用妇产科杂志, 2010, 26 (5): 354-357.

[16] 王刚, 董霞. 外阴癌手术切口愈合不良的防治. 中国实用妇科与产科杂志, 2012, 28 (6): 419-423.

第十三章 宫颈癌前病变手术

第一节 宫颈癌前病变术前诊断

一、临床表现

1. 育龄期女性 多表现为阴道分泌物增多、血性阴道分泌物，不规则阴道出血或腰腹部疼痛坠胀少见，且缺乏特异性临床表现。

临床体征：宫颈糜烂样改变最多见，或偶有接触性出血，子宫骶骨韧带、直肠子宫陷凹等周围组织质软，无增厚变硬。

2. 绝经后女性 患者多无明显自觉症状，其性生活减少，接触性出血的发生率低。

临床体征：常见为宫颈外观苍白、光滑，宫颈管萎缩，原始鳞-柱交界上皮退回至宫颈管内，病变较为隐匿，难以肉眼发现病变。部分宫颈接触性出血，宫骶韧带、直肠子宫陷凹等周围组织质软，无增厚变硬。

二、诊断

（一）宫颈细胞学检查

1. 液基细胞学 液基细胞学（liquid-based cytology，LBC）是指采用薄层制片自动装置制备细胞学标本的一种新方法，是近年来在国内外细胞学检查中逐渐广泛应用的一种新技术。LBC 制片技术是首先将临床上取得的细胞学样品保存在液基保存液中，然后再通过一定的技术方法将细胞薄层均匀地转移到玻片上，再进行染色镜检的方法。相对于传统的直接巴氏涂片，LBC 的主要优点在于：①制片过程标准化、规范化；②质量稳定，可重复制片；③均匀薄层，细胞结构及背景清晰；④便于进一步进行分子病理学及免疫学检测。

2. TBS 分类法 1988 年美国国家癌症研究学会制订了贝塞斯达（The Bethesda System，TBS）分级报告系统，并分别于 1991 年、2004 年及 2014 年对该报告标准进行了 3 次改版，TBS 分类法被认为是使用巴氏涂片以来最显著的进展。

3. 2014 年版液基细胞学 TBS 分类系统报告方式

（1）涂片类型报告应指明涂片的类型：①传统涂片；②液基制片（制片方式及仪器型号）；③其他类型。

（2）总体判读结果

1）无上皮内病变或恶性肿瘤：涂片内无上皮内病变和恶性肿瘤依据，其下说明无微生物或其他非肿瘤性改变。

2）其他：主要描述 ≥45 周岁以上女性发现子宫内膜细胞（在未见鳞状上皮内病变时需要提醒）。

3）上皮细胞异常：①鳞状上皮细胞异常：A. 不典型鳞状细胞（atypical squamous cell，ASC）：无明确诊断意义的不典型鳞状细胞（atypical squamous cells of undetermined significance，ASC-US）、不能排除高级别鳞状上皮内病变的不典型鳞状细胞（atypical squamous cell-cannot exclude HSIL，ASC-H）。B. 低级别鳞状上皮内病变（low-grade squamous-intraepithelial lesion，LSIL）：包括轻度不典型增生 /CIN1。C. 高级别鳞状上皮内病变（high-grade squamous intraepithelial lesion，HSIL）：包括中度、重度不典型增生及原位癌；CIN2 和 CIN3；提示有浸润可能的特征（可疑浸润）。D. 鳞状细胞癌（squamous cell carcinoma，SCC）。②腺上皮异常：A. 不典型腺细胞（atypical glandular cell，AGC）：不典型腺细胞无具体指定（atypical glandular cell-no other specific，AGC-NOS）、来源于子宫内膜（atypical glandular cell-endometriosis，AGC-EM）；来源于宫颈管内膜（atypical glandular cell-endocervical，AGC-EC）。B. 非典型腺细胞倾向瘤变（atypical glandular cell-favor neoplasia，AGC-FN）：可提示子宫颈管来源或不能明确。C. 子宫颈管原位腺癌（adenocarcinoma in situ，AIS）。D. 腺癌（adenocarcinoma，AC）：可提示子宫颈管、内膜来源、来源不明或子宫以外的腺癌。③其他恶性肿瘤。

（二）人乳头瘤病毒检测

1. 宫颈癌初筛　2006 年，美国阴道镜和子宫颈病理学会（The American Society for Colposcopy and Cervical Pathology，ASCCP）发布指南正式推荐人乳头瘤病毒（human papilloma virus，HPV）检测联合细胞学筛查（简称“联合筛查”）作为 30 岁以上女性子宫颈癌的筛查方案。联合筛查时如果细胞学和高危型 HPV 均为阴性，5 年后复查；若细胞学为阴性，高危型 HPV 为阳性，1 年后复查；如果细胞学为 ASC-US，高危型 HPV 为阴性，3 年后复查；如果高危型 HPV 为阳性，转诊阴道镜检查；如细胞学为大于无明确诊断意义的不典型鳞状细胞（ASC-US），不论高危型 HPV 是否为阳性，均转诊阴道镜检查。

与细胞学相比，HPV DNA 初筛检测高级别 CIN 的灵敏度更高。而且，降低了筛查质量对细胞学医生的依赖，特别是 HPV 自行取样用于样本收集后，可提高宫颈癌筛查的覆盖率。2014 年，美国 FDA 批准可将 Cobas4800 检测技术用于 25 岁以上女性的子宫颈癌初筛。ASCCP（2015 年）、SGO（2015 年）及 ACOG（2016 年）、ASCCP（2019 年）推荐将 HPV 初筛作为现行子宫颈癌筛查中可供选择的方案之一，即对于 ≥25 岁的女性可选择高危型 HPV 作为初筛，阴性间隔 3 年重复检测。

2. 高级别 CIN 患者治疗后的随访　CIN3 级治疗后随访的主要目的是发现病灶残留或复发。治疗后宫颈癌前病变的复发率为 5%~10%，2019 版指南推荐随访 3 次阴性后，进入每 3 年间隔的基于 HPV 的检测，至少 25 年，即使超过 65 岁持续监测也可接受。

3. 细胞学诊断为轻度细胞学异常的高危患者的分流检测　轻度细胞学异常（ASC-US 或 LSIL）仍存在细胞学重复性低的问题，这些患者中 5%~17% 经活检被诊断为 CIN2 或 CIN3，会出现一些临床管理比较棘手的问题。阴道镜活检一直被认为是金标准，但这种方法是有创操作，需要技术娴熟的阴道镜医生操作，可能会因取样和诊断的失误而出现近 1/3 的高级别病变漏诊。由于细胞学假阳性和活检假阴性结果，鉴别宫颈高级别病变有一定难度，故高危型 HPV 检测可用于低级别细胞学异常的风险分流。

（三）阴道镜检查

阴道镜检查（colposcopy）是利用阴道镜在强光源照射下将宫颈阴道部上皮放大 6~40 倍直接观察，借以观察肉眼看不到的微小病变，指导阴道镜下活检、治疗和随访的管理。阴道镜检查通过充分照明及局部放大，进行实时可视化评估，全面观察评估下生殖道和肛周上皮、表面血管的改变，尤其是转化区（transformation zone，TZ），定位异常上皮和血管，并引导活检取材可疑部位，提高下生殖道和肛周上皮内病变和浸润性癌诊断的准确性。

1. 阴道镜检查的主要指征

（1）异常或不确定的子宫颈癌筛查结果：高危型 HPV 持续阳性的 ASC-US 或重复的 ASC-US，以及所有的 ASC-H、LSIL、HSIL、AGC、AIS 和癌。

（2）症状或体征提示可疑子宫颈癌、下生殖道异常出血、反复性交后出血或不明原因的阴道排液。

（3）下生殖道的癌前病变及癌变治疗后的随访。

（4）外阴阴道肛门 HPV 相关病变。

2. 阴道镜检查的禁忌证 阴道镜检查无绝对禁忌证。患有急性生殖道感染时应在纠正炎症后再行检查。可在月经周期的任何时间进行阴道镜检查，但无特殊情况不建议在月经期进行。

3. 阴道镜检查前的准备

(1) 受检者在阴道镜检查前至少 48 小时内避免性生活、阴道冲洗及用药。雌激素水平下降导致下生殖道上皮萎缩性改变的女性可于检查前 2~3 周阴道内局部应用雌激素以提高阴道镜检查质量。

(2) 应全面收集受检者的病史，包括首次性生活年龄、性伴侣数、妊娠史（如果阴道镜检查时处于妊娠状态，需确定孕周）、末次月经及避孕措施、有无异常阴道流血、排液和性交后出血史；既往子宫颈癌筛查史、筛查结果和是否接种了 HPV 疫苗；既往有无下生殖道的癌及癌前病变病史及治疗情况。

(3) 向受检者说明行阴道镜检查的目的、方法和过程，同时签署知情同意书。

子宫颈癌筛查结果异常及阴道镜检查会给受检者带来一定的压力，检查者及护理人员的关心是对受检者极大的安慰，另外，需注意保护受检者的隐私。

4. 阴道镜检查所需的设施 包括阴道镜、阴道窥器、长卵圆钳、解剖镊、活检钳、子宫颈管内刮匙、子宫颈钳、棉球和棉签；生理盐水、3%~5% 醋酸、复方碘溶液（Lugol's solution）及装有 4% 中性甲醛溶液的容器等。

5. 阴道镜检查过程中的两个试验

(1) 醋酸试验：3%~5% 醋酸溶液的应用在阴道镜检查中具有决定性作用。柱状上皮、未成熟化生的鳞状上皮、上皮内病变和癌等在醋酸的作用下可出现白色变化，依据醋酸变化对包括子宫颈、阴道、外阴及肛周区域上皮的生理性和病理性变化进行区分，并对病变上皮的严重程度进行分级。通常病变程度越重，醋酸白越明显（图 13-1）。

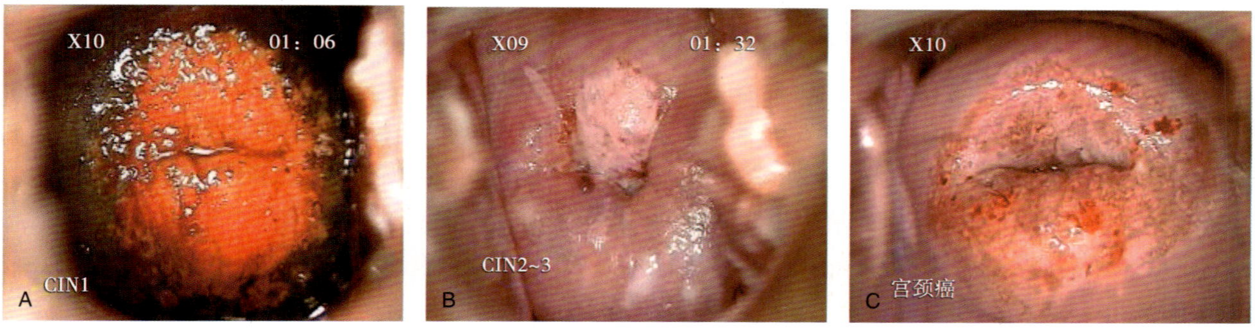

▲ 图 13-1 宫颈醋酸试验检查

A. CIN1 醋酸试验；B. CIN2、CIN3 醋酸试验；C. CIN3 可疑癌醋酸试验。

(2) 复方碘试验：复方碘试验是基于碘和糖原相互作用所产生的颜色变化进行判断。青春期后的阴道宫颈的原始鳞状上皮及成熟的化生上皮含有丰富的糖原，碘染后呈棕褐色；绝经后或雌激素缺乏的鳞状上皮、未成熟化生的鳞状上皮、柱状上皮、上皮内病变、癌及炎性病变时，碘染后上皮不着色或呈不同程度的黄色。复方碘试验有助于检出可能被遗漏的小面积高级别病变。复方碘试验为可选步骤，有碘过敏史者禁用（图 13-2）。

6. 阴道镜检查的规范操作流程 ①检查阴道镜设备及相关用品准备是否齐全。②核对患者信息及阴道镜检查指征，并签署知情同意书。③受检者取膀胱截石位，在对外阴、肛周区域检查后，置入大小合适的窥器。④观察阴道、子宫颈情况。⑤用生理盐水湿润子宫颈及阴道上皮，清除影响观察的黏液等。⑥醋酸试验：将 3%~5% 醋酸棉球完全覆盖在子宫颈阴道部及阴道穹窿，从低倍镜到高倍镜，仔细检查子宫颈及阴道上皮呈现的变化及判断转化区类型。Ⅰ、Ⅱ、Ⅲ型转化区可借助子宫颈管扩张器或其他器具观察转化区上界。检查阴道时，缓慢旋转窥器，使阴道前后壁及侧壁完全可见。检查过程中如有需要，可于 3~4 分钟后重复使用醋酸。⑦必要时可辅以复方碘试验。⑧作出阴道镜诊断。⑨阴道镜引导下对子宫颈或阴道异常区域最严重

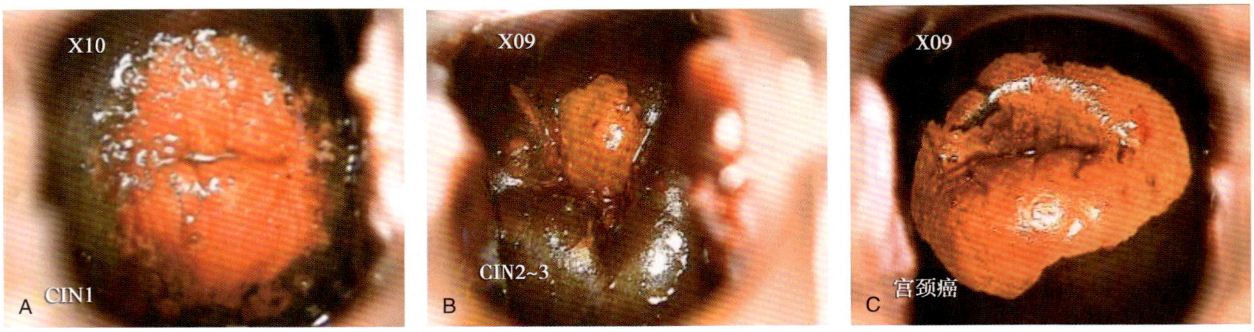

▲ 图 13-2　宫颈复方碘试验检查

A. CIN1 复方碘试验；B. CIN2、CIN3 复方碘试验；C. CIN3 可疑癌复方碘试验。

的病变部位取组织检查，必要时可行宫颈管搔刮术（endocervical curettage，ECC）（妊娠期除外）；不同部位的取材应分别标记，并放入 4% 中性甲醛溶液中固定后送病理检查。⑩给予局部止血处理，然后轻柔取下窥器。⑪记录阴道镜所见，向受检者交代病情、交代复诊时间及指导离院后的护理及注意事项。

7. 阴道镜检查的报告内容　①阴道镜检查指征；②子宫颈情况；③鳞 - 柱交界是否可见（一般指新鳞 - 柱交界）；④子宫颈转化区类型（包括Ⅰ、Ⅱ、Ⅲ型）；⑤阴道镜图像特征的描述（包括宫颈阴道病变程度、累及象限和病变边界的情况，如醋酸试验、复方碘试验情况及其他异常病变情况描述）；⑥阴道镜的诊断；⑦记录阴道镜下活检的部位、数目及是否行 ECC；⑧至少保存 1~4 张典型的阴道镜图像；⑨阴道镜检查后的建议。

三、宫颈活组织检查

宫颈活组织检查就是子宫颈的活体组织检查，即从宫颈上取一小块或几块组织做病理检查以确定诊断。多用在宫颈可疑有癌变，或是阴道脱落细胞检查可疑的癌细胞，或可疑有特异性的炎症等。宫颈活组织检查可以明确诊断，必要时联合宫颈管搔刮明确诊断，确定治疗方法。宫颈活组织检查是确诊宫颈癌最可靠的依据。无论是早期或晚期宫颈癌，都必须通过本项检查以确定癌肿的病理类型和细胞分化程度。

（一）宫颈活组织检查适应证

①临床检查怀疑子宫颈癌及宫颈上皮内瘤变或阴道脱落细胞检查及可疑癌细胞；②有不正常的阴道出血，如接触性出血或绝经后阴道出血等；③宫颈发现有溃疡、白色变、疣样增生或异常新生物，须明确诊断；④久治不愈的宫颈炎症，如重度宫颈柱状上皮异位、局部触之易出血、乳头状增生、颗粒状充血或经阴道镜检查有异常表现者；⑤复发或转移癌病灶。⑥既往曾行激光、冷冻、放射、手术及局部治疗，需定期随诊，观察疗效者。

（二）宫颈管搔刮的指征

①细胞学异常，阴道镜检查不满意；②细胞学异常，阴道镜检查满意但转化区无明确病变；③细胞学 AGC（腺上皮细胞异常）；④ LSIL，需要消融治疗，阴道镜检查不满意；⑤ HSIL，计划行消融治疗前；⑥怀疑宫颈管内病变。

（三）宫颈活组织检查禁忌证

①月经期或伴有不规则子宫出血者；②生殖器官患有急性炎症者，待治疗后方可活检；③局部溃烂、血管破裂出血不止者不宜活检，以防加重出血。

（四）宫颈活组织检查步骤

①排空膀胱，取膀胱截石位，用窥器暴露子宫颈，生理盐水拭去分泌物，涂抹 3%~5% 的醋酸及复方碘溶液，明确病变位置；②用活检钳夹取病变部位组织。

选择取材部位的原则：①碘试验指示阳性部位。②宫颈外口鳞状上皮与柱状上皮交界的部位。③于宫颈外口 3 点、6 点、9 点、12 点处取材。④必要时在阴道镜监视下选择可疑处分别取材；若钳取组织困难，可用宫颈钳或组织钳牵拉宫颈，用尖刀切割下 0.25~0.50cm 的小组织块，记录位点，放在 10% 福尔马林溶液中固定后送病理检查。⑤如疑有宫颈管内癌灶，可用宫颈刮匙刮取管内组织。

若组织少，无法作病理切片者，可涂片2~3张，送细胞学检查。如渗血可在阴道内塞入带尾线纱条压迫止血，尾部留在阴道口外，24小时内取出纱条，若仍有出血可局部使用止血海绵填压，活跃出血可缝合止血。

（五）宫颈活组织检查术后处理

①术后2周内禁性生活，阴道灌洗或坐浴；②术后如出现阴道出血增多，随时就诊，对症处理，加用抗炎、止血药物；③指定时间复诊，了解病理诊断，制订诊疗计划。

四、病理

1. **WHO女性生殖器肿瘤分类(2014)** 采用与细胞学分类相同的二级分类法(即LSIL和HSIL)，CINⅠ级和扁平湿疣统称为LSIL，CIN2和CIN3统称为HSIL。CIN2可用P16免疫组织化学染色进行分流，P16染色阴性者按LSIL处理，阳性者按HSIL处理。二级分类法简便实用，提高了病理诊断的可重复性，较好地反映了HPV相关病变的生物学过程，能更好地指导临床处理及判断预后。

2. **低级别上皮内病变** 鳞状上皮基底及副基底样细胞增生，仅占据鳞状上皮的下1/3层，细胞排列紊乱，有轻度异型性，有丝分裂象增多，核分裂象少，P16染色阴性或在上皮内散在点状阳性。

3. **高级别上皮内病变** 细胞核极性紊乱，核浆比例增加，有丝分裂象增多，不典型细胞占上皮下2/3层以上，甚至全层，P16呈弥漫阳性。

（陆安伟　周莉　骆海娟）

第二节　适应证和禁忌证、术前评估与准备

一、宫颈锥切术适应证和禁忌证

（一）适应证

1. 宫颈细胞学为HSIL、AGC-FN、AIS或癌，阴道镜检查阴性或不满意，或阴道镜指引下的宫颈活组织检查及ECC阴性。

2. 宫颈细胞学结果与阴道镜指引下的活检组织病理学诊断严重不相符。例如细胞学提示HSIL，而活检结果为CIN1或阴性。

3. 活检和/或ECC病理为HSIL须排除宫颈早期浸润癌或宫颈管内病变。

4. 活检病理为宫颈原位腺癌，须除外宫颈浸润性腺癌。

5. 阴道镜检查或阴道镜指引下活检病理怀疑早期浸润癌或宫颈原位腺癌。

6. 阴道镜病理提示宫颈HSIL(包括CIN2、CIN3)、宫颈AIS、鳞状细胞浸润癌的治疗。

7. 宫颈HSIL(包括CIN2、CIN3)、宫颈AIS、早期宫颈鳞状细胞浸润癌锥切治疗后病变持续存在、残留或复发。

（二）宫颈锥切术禁忌证

1. 生殖器官急慢性炎症，月经期。

2. 有血液病等出血倾向者。

二、宫颈消融术适应证与禁忌证

宫颈消融术(ablation)是将某些特殊的能量施加于病变组织，使该处组织细胞死亡或消失，继而达到祛除病变的目的。包括热消融和冷冻治疗。热消融是指激光、电灼等。

（一）适应证

消融治疗后无组织标本可送病理，无法进一步明确其病变性质、范围，需谨慎选择治疗方案，仅适用于术前阴道镜已排除浸润癌的其他宫颈病变。

（二）禁忌证

1. 筛查阳性，怀疑有浸润性或腺性疾病(即腺癌或原位腺癌)。

2. 阴道镜病理确诊浸润癌。

3. 转化区不是完全可见的，3型转化区或2型

转化区，但转化区上限超过探针尖端。

4. 若病灶覆盖超过子宫颈表面的 75% 或延伸超过冷冻头的使用范围，则不可使用冷冻治疗。

5. 子宫颈管取样诊断为 CIN2~3 级或 CIN 未分级。

6. 既往有 CIN2~3 级治疗史。

7. 不充分的阴道镜活检无法提供确定的组织学诊断。

三、术前评估

宫颈癌前病变治疗前，推荐先进行阴道镜评估，明确病变位置、性质，以确定选择何种更适合患者的治疗方案，争取完全祛除病灶，减少病灶残留概率，提高治疗成功率及 HPV 转阴率。另外，在术前阴道镜评估时，医生不仅要关注子宫颈本身，还要警惕阴道和外阴可能同时存在多中心的病变，以免造成治疗的不全面，导致术后 HPV 持续性感染。对于宫颈锥切术，术前应结合年龄、有无生育要求、子宫颈长度、转化区类型、病变分布区域及面积等制订拟切除子宫颈组织的范围。特别是病变位于子宫颈管内或Ⅲ型转化区的病例，子宫颈锥切术要保证其切除深度，及时发现早期或隐匿性子宫颈癌。

四、术前准备

①排除生殖道炎症；②完善相关术前检查，比如血常规、生化检查、心电图、胸片等检查；③排除麻醉禁忌证；④所有患者 72 小时内禁止阴道用药，且 24 小时内无性行为。

（陆安伟　周莉　骆海娟）

第三节　宫颈癌前病变手术的方法与步骤

一、宫颈锥切术

子宫颈锥形切除术（即宫颈锥切术）是宫颈癌前病变诊治的重要方式之一，是指由外向内锥形切除部分宫颈组织，主要切除宫颈移行带、部分或全部宫颈管组织。在切除病灶的同时，可以获得较为完整的组织标本，进一步明确组织病理学诊断，及时发现早期或隐匿性子宫颈癌，同时进行临床分期、制订治疗方案。

（一）宫颈锥切术的目的

根据手术的目的，宫颈锥切术可分为诊断性切除术、治疗性切除术。根据手术的方式可分为宫颈冷刀锥切术（cold knife conization of cervix，CKC of cervix）、宫颈环形电切术（loop electrosurgical excision procedure of cervix，LEEP of cervix）、宫颈激光锥切术（laser conization of cervix，LC of cervix）。

宫颈锥切术既是子宫颈病变的确诊方式，也是子宫颈癌前病变的治疗手段。它通过不同的手术器械切除子宫颈转化区，在祛除病灶的同时，可以获得较为完整的组织标本，进一步明确组织病理学诊断，及时发现早期或隐匿性子宫颈癌，同时进行临床分期、制订治疗方案。分为治疗性宫颈锥切术和诊断性宫颈锥切术。

1. 治疗性宫颈锥切术　①阴道镜明确诊断的 CIN2 级、3 级病变，并要求保留子宫的患者；②病理提示微浸润（Ⅰa1 期宫颈癌）或宫颈原位腺癌，需要保留生育功能的患者。

2. 诊断性宫颈锥切术　宫颈管诊刮阳性，提示病变可能位于颈管内；①不满意的阴道镜检查，指移行带不能完全暴露，多见于年龄较大患者；②病变位于颈管内，阴道镜难以明确诊断；③ TCT 结果与阴道镜下活检病理不符，如多次 HSIL 或 AGC，而阴道镜活检未予以支持。

高度怀疑有浸润癌者，妊娠期间可行宫颈锥切手术，手术的目的不是治疗，而是明确病理诊断，排除浸润癌，最佳时间为孕 14~20 周，同时行宫颈环扎术。

（二）宫颈锥切术分型

术前结合年龄、子宫颈长度、阴道镜图像、病变分布区域及面积、转化区类型等制订拟切除子宫颈组织的范围，依据国际子宫颈病理与阴道镜联盟（International Federation for Cervical Pathology and Colposcopy，IFCPC）2011 年版指南确定宫颈锥切手术分型。

1．1 型切除　是指完整切除 1 型转化区，因为 1 型转化区鳞 - 柱交接暴露在宫颈外口以外，需要切除的宫颈组织相对较表浅，提示颈管损伤小，建议切除深度为 7~10mm。

2．2 型切除　是指切除 2 型转化区。提示在切除转化区的同时切除了小部分颈管组织，切除深度为 10~15mm。

3．3 型切除　是指切除 3 型转化区。因为转化区不能全部显示，无法确定病变组织向子宫颈管内延伸的高度，故切除子宫颈管组织的深度应达 15~25mm，以减少子宫颈管切缘阳性率。由于病变累及腺体的深度通常不超过 5mm，故切除组织的厚度建议不超过 7mm。

（三）宫颈锥切术分类

目前，可选的宫颈锥切手段包括 LEEP 或者转化区大环切除术（large-loop excision of the transformation zone，LLETZ）、冷刀锥切术（cold knife conization，CKC）、激光锥切术、针状电极锥切术等。国内以 LEEP 和 CKC 两种术式最为普遍，激光切除和针状电极应用甚少，故予以略去。从治疗子宫颈病变的角度来看，各术式治疗效果相当，差异无统计学意义。

1．LEEP　宫颈环形电切术始于 20 世纪 80 年代，最初是用半圆电环丝行局部子宫颈切除活检，继而逐渐被拓展为使用不同尺寸规格、固定好形状（半圆形、三角形或 B 形）的金属丝作为载体（刀头），通电后电极接触组织使超高频电磁波转换为热能，对子宫颈进行完整切割，达到整块切除子宫颈病变组织的目的，切除组织后，电凝止血即可。相对 CKC 而言，LEEP 的优点是其可在门诊实施、局部麻醉、操作简便、安全、疗效好、出血少、痛苦小、术后并发症少、子宫颈形态恢复利于随访等优势，对年轻、未生育的宫颈高级别上皮内病变患者，可通过掌握宫颈锥形切除的深度和范围，尽可能保持宫颈的形态和宫颈的正常生理功能，以降低手术对女性妊娠及分娩产生的不良影响，因而成为目前应用最广泛的宫颈锥切方法。其缺点主要为电热效应对标本产生的热损伤会影响组织学的诊断（例如切缘状态或是否存在微小浸润癌）。此外，可能增加过大或过深的病灶或腺上皮病变的切缘阳性率，影响疗效。因此，对于可疑腺上皮病变及宫颈浸润癌，如果采用 LEEP 不能保证提供完整组织学标本进行有效病理诊断时，建议进行宫颈冷刀锥切术。

2．CKC　始于 18 世纪，迄今已有逾 200 年的历史。手术方法为在麻醉下用普通手术刀片对子宫颈进行局部切除、缝合创面、止血塑形。其标本切缘状态清晰，若切缘阳性则病灶残留风险较高。资料显示，CKC 手术切除组织的体积和重量均超过 LEEP，但手术时间长，出血多，常导致子宫颈管粘连狭窄和子宫颈功能不全，对远期生育力影响较大；另外，因术后子宫颈剩余组织少、解剖改变、随访检查不满意等，也给术后的随访、阴道镜检查、残留 / 复发再次治疗等增加了难度，目前多用于选择性病例的治疗，如微小浸润癌、原位腺癌等。

（四）宫颈锥切手术方法与步骤

1．术前准备事项　①术前需对患者进行充分评估，除了解患者宫颈病变的性质（鳞状上皮病变或腺上皮病变）、级别（LSIL、HSIL、早期浸润癌、AIS）、范围、深度（是否累及腺体）、宫颈转化区的类型、ECC 结果外，还需要了解患者既往宫颈癌筛查结果、宫颈病变治疗史、患者的年龄、生育需求、随访条件及有无合并症等。②术前需与患者充分沟通，达成对治疗方法、疗效、预后的共识，征得患者同意并签署知情同意书。③术前应再次行阴道镜评估，明确病变的位置，尽可能完整切除病灶。

2．LEEP 手术的操作规范

（1）设备、器械、药品准备：高频电波发射器及吸烟装置、手术刀笔、手术电极、负极板、LEEP 专用绝缘阴道扩张器。弯盘、持物钳、棉棒、棉球、纱布、解剖镊子、宫颈管刮匙、局部麻醉注射器。碘伏、生理盐水、5% 醋酸溶液、Lugol 碘溶液、Monsels 液、1% 利多卡因注射液。

(2) LEEP 操作的技术参数：①功率选择：LEEP 手术的目的是完整切除病变和转化区并提供组织学标本，因此功率的选择需满足 3 个条件，即保证能够顺利地完成切割、尽可能地降低对患者正常组织的损害、尽可能减少切除标本的电热损伤以利于病理诊断。一般电切的功率可设置为 40~60W，电凝的功率设置为 20~40W，切凝混合的功率可设置于 35~45W 之间。功率的选择还应结合宫颈组织的韧度、电极的大小和种类。②电极的选择：电极的种类包括多种形状和型号。环形电极、鱼钩状电极（或称 B 形电极）、三角形电极、方形电极主要用于切割；球形和针形电极多用于电凝。电极的选择需依据病变范围的大小、深度。原则上尽量选择足够大的电极一次性切除病变，如一次不能够完成可采用不同尺寸电极进行补切。需要注意的是切割次数越多对组织的热损伤越大、标本切缘的复杂性会增加组织学诊断的难度。

(3) LEEP 手术模式

1) 单步切除法：适用于病变局限者。选择合适的电极，依据病变的不同形状选择切除路线，原则上应该选择病变最严重部位外侧 5mm 作为切割的起始点，也可以自下而上从宫颈 6 点向 12 点方向，或反之自上而下切除。或从左至右自宫颈 3 点向 9 点方向，或反之自右向左切除。采用鱼钩状电极或三角形电极时，以宫颈口为支点顺时针或逆时针旋转切除病变（图 13-3~ 图 13-5）。

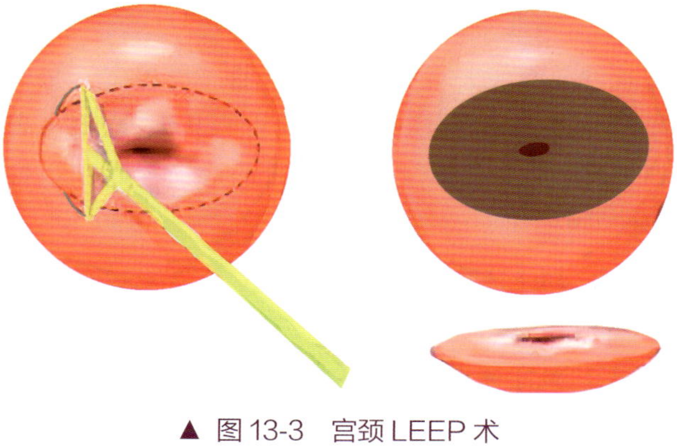

▲ 图 13-3 宫颈 LEEP 术

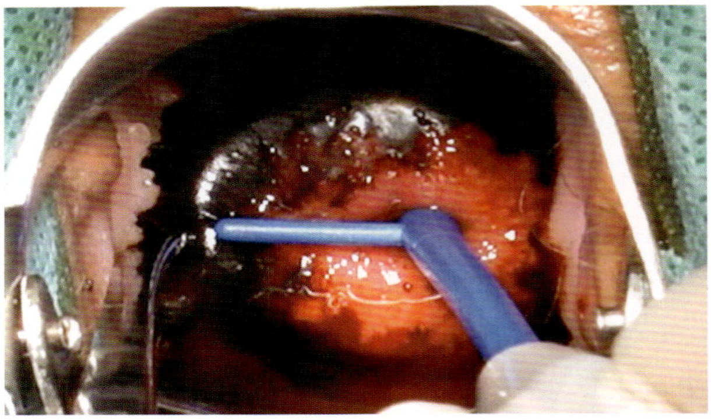

▲ 图 13-4 采用三角形电极于碘不着色区外 5mm 作为切割起点

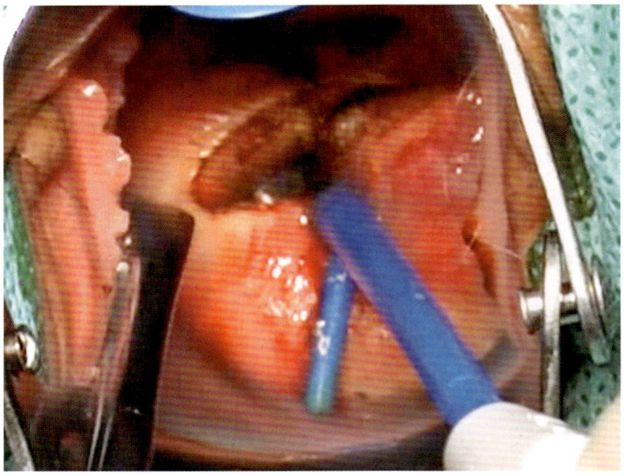

▲ 图 13-5 以宫颈口为支点自宫颈 9 点起顺时针旋转切除病灶

2) 多步切除法：适用于病变范围大，不能一次切除者。根据病变情况进行宫颈锥底部、病变外侧缘等不同部位的补切。

(4) 操作步骤：患者取膀胱截石位，将负极板贴于患者左侧大腿上 1/3 内侧，注意贴覆到位，否则易引起皮肤热损伤。常规消毒外阴铺无菌手术巾。以 LEEP 专用绝缘阴道扩张器暴露宫颈，碘伏消毒后以干棉球拭干宫颈表面，Lugol 碘溶液标记宫颈病变范围，于宫颈 3 点、9 点局部注射 1% 利多卡因麻醉，选用合适的电极进行切割。完成切割后可采用热凝或球形电极或 Monsels 液进行创面止血。有效止血后创面可填塞纱布或带尾线棉球达到进一步止血作用，告知患者保留填塞纱布或带尾线棉球，24 小时内取出（图 13-6~ 图 13-8）。

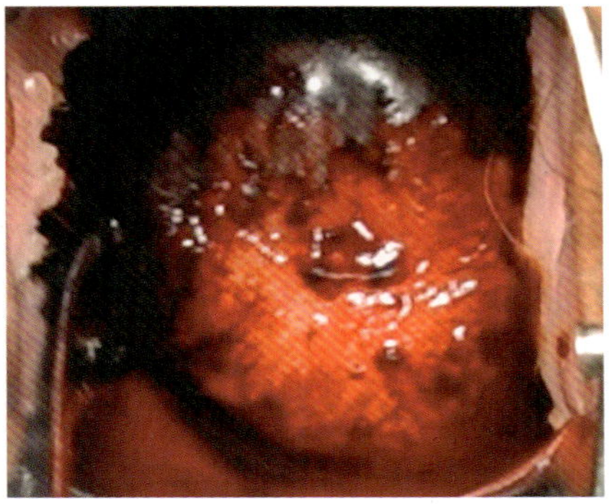

▲ 图 13-6　Lugol 碘溶液标记宫颈病变范围

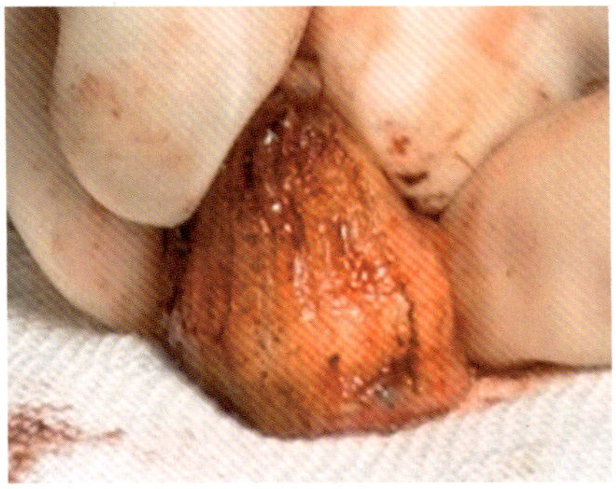

▲ 图 13-7　锥形切除宫颈组织

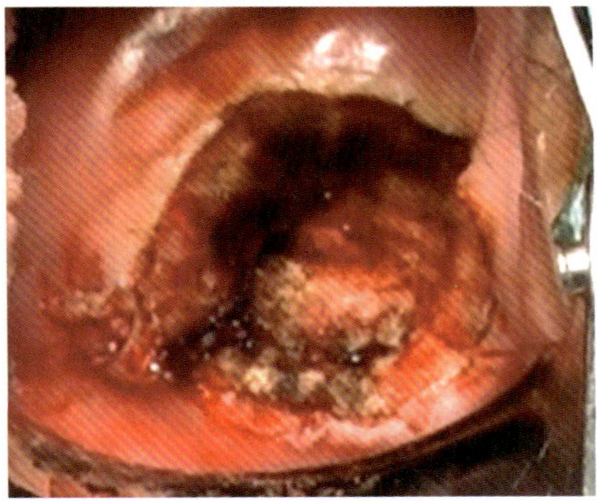

▲ 图 13-8　电凝止血创面

3. 宫颈冷刀锥切术的操作规范

(1) 器械、药品准备：手术刀、电凝球、负极板、吸引器、弯盘、持物钳、棉棒、棉球、纱布、解剖镊子、宫颈管刮匙、注射器、碘伏、生理盐水、Lugol 碘溶液、垂体后叶素等血管收缩剂、1% 利多卡因注射液。

(2) 冷刀锥切术的操作步骤

1) 麻醉成功，取膀胱截石位，常规消毒铺巾，蘸取复方碘溶液（Lugol 碘液）涂擦宫颈，明确碘不着色范围（图 13-9）。

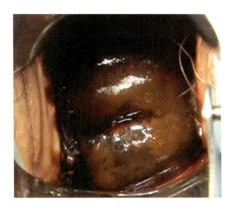

▲ 图 13-9　复方碘溶液涂抹宫颈

2) 宫颈管搔刮（图 13-10）。

3) 垂体后叶素（6U 加入 100ml 0.9%NS）或肾上腺素（1∶1 000）稀释后宫颈多点注射。

4) 两把 Allis 钳钳夹宫颈前后唇（图 13-11）。

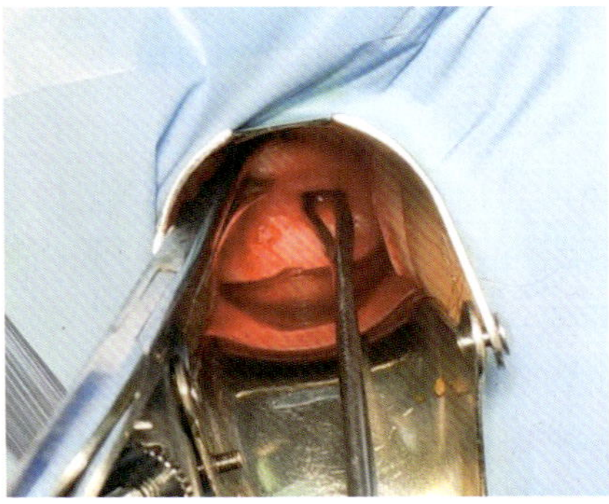

▲ 图 13-10　宫颈管搔刮

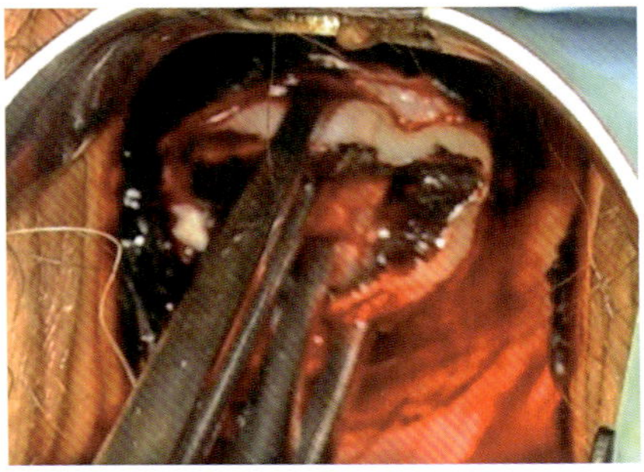

▲ 图 13-11　两把 Allis 钳钳夹宫颈前后唇

5) 对于部分宫颈萎缩的老年患者，也可采用丝线缝合，牵拉宫颈方法。

6) 阴道拉钩暴露宫颈，12 号尖刀片行宫颈锥切，于病灶外 0.5cm 下刀，保持刀片与宫颈相对垂直切开，进而刀片逐步向内倾斜 40°~60°，锥高应达 2.0~2.5cm（图 13-12）。

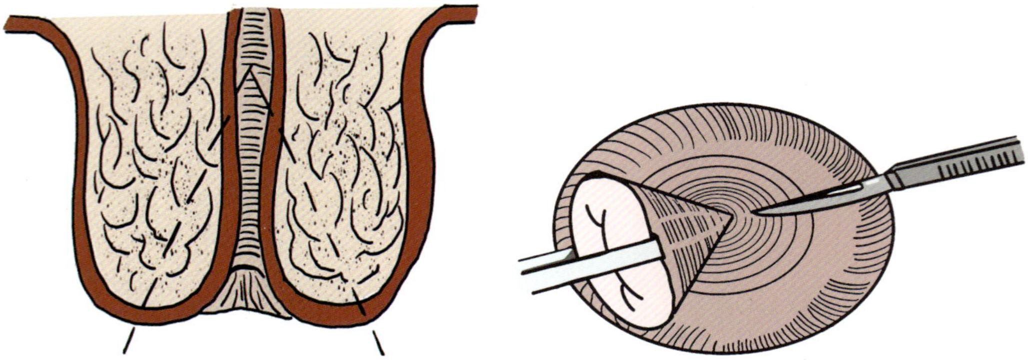

▲ 图 13-12　宫颈锥高度及锥底宽度示意图

7）缝合宫颈创面，成形宫颈，再丝线标记宫颈送病理。

（3）冷刀锥切缝合方法

1）Sturmdorf 缝合（又名“W”形缝合法）（图 13-13）。

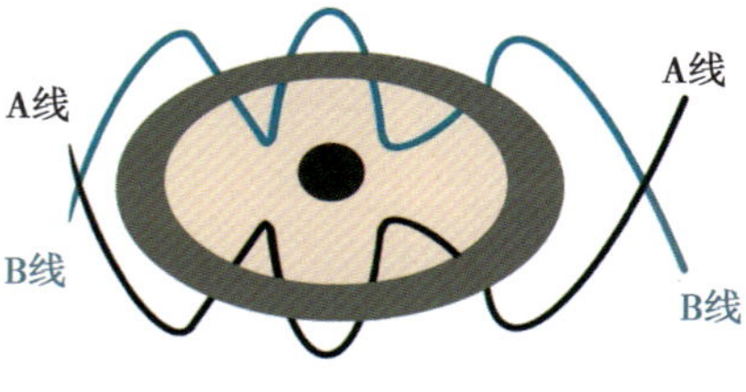

▲ 图 13-13　“W”形缝合法

2）改良 Sturmdorf 缝合：在宫颈冷刀锥切术的创面上，利用可吸收缝线由宫颈 1 点旁切缘外部位进针，将锥切创面顶端作为出针部位，随后在锥切底缘 12 点带边部位缝 2 针，将锥切创面顶端部位作为进针部位，从切缘外 11 点出针，将所有缝线进行打结。宫颈 3、6、9 点缝合点的缝合步骤与 12 点缝合点相同，利用阴道填塞碘仿纱布进行压迫止血（图 13-14）。

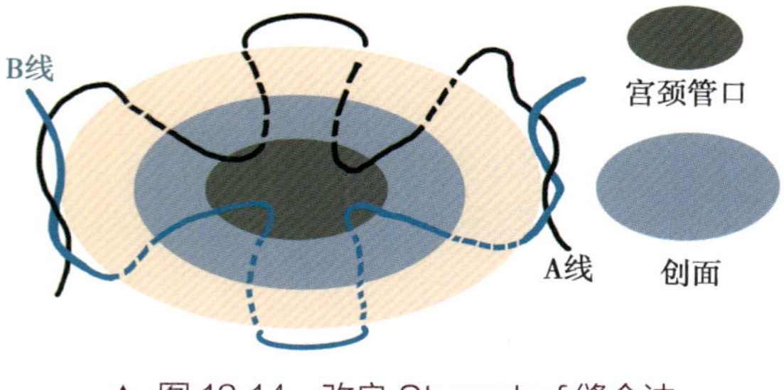

▲ 图 13-14　改良 Sturmdorf 缝合法

3）间断“8 字”缝合：采用“8”字缝合法缝合，用鼠齿钳钳夹宫颈前、后唇，自手术切缘两侧角处用 2-0 可吸收线分别行“8”字缝合，以所留置 8 号扩宫棒为中心，两侧分别缝合 2~3 针，所留宫颈口大小以留置 8 号扩宫棒能在宫颈管内自由活动为宜（图 13-15）。

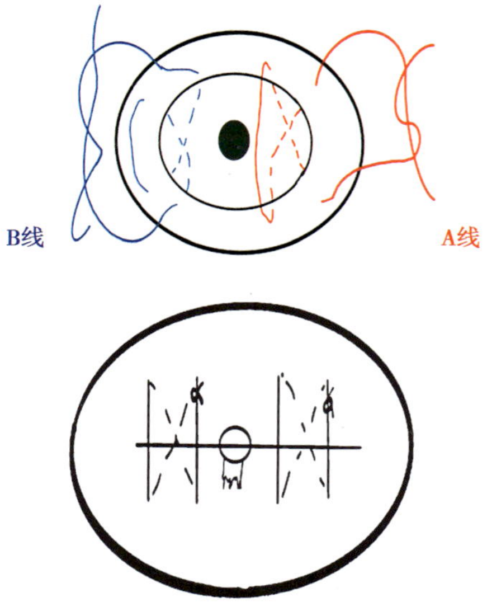

▲ 图 13-15　宫颈“8”字缝合法

4）“U”形缝合：宫颈左、右、上、下分别呈“U”形缝合 1 针，自宫颈外切缘 2 点进针至锥尖后出针，于锥尖进针 4 点黏膜面出针，11 点至 1 点、10 点至 8 点、5 点至 7 点同法呈“U”形缝合 1 针，于 12 点、9 点、6 点、3 点打结（图 13-16）。

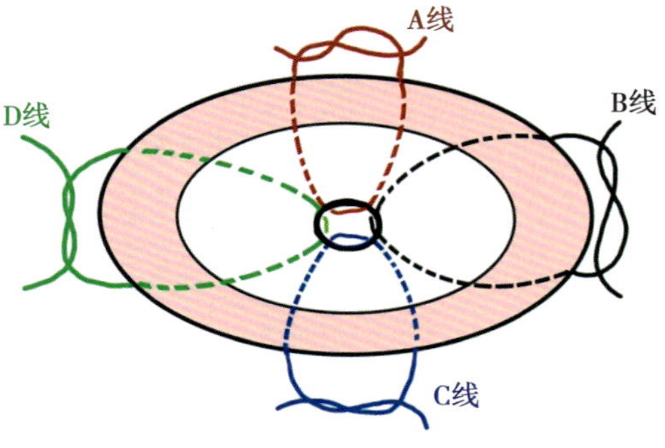

▲ 图 13-16　“U”形缝合法

5）连续褥式锁边环形缝合

第一步：用 2-0 可吸收线在宫颈 2 点至 3 点切缘外 2cm 进针，穿透宫颈管壁，自锥切创面顶端宫颈管黏膜面出针，于锥切切缘 1 点至 2 点带边缘褥式缝合 1 针，再从锥切创面顶端近宫颈管黏膜处进针，穿透宫颈管壁，于 12 点至 1 点切缘外 2cm 出针，收紧缝线，使宫颈鳞状上皮覆盖压迫锥切创面。

第二步：连续用该线跨过 12 点自宫颈 11 点至 12 点切缘外 2cm 进针，穿透宫颈管壁，自锥切创面顶端宫颈管黏膜面出针，于锥切切缘 10 点至 11 点带边缘褥式缝合 1 针，再从锥切创面顶端近宫颈管黏膜处进针，穿透宫颈管壁，于 9 点至 10 点切缘外 2cm 出针，收紧缝线，使宫颈上皮内包。

第三步：继续逆时针方向跨过 9 点自宫颈 8 点至 9 点切缘外 2cm 进针，穿透宫颈管壁，自锥切创面顶端宫颈管黏膜面出针，于锥切切缘 7 点至 8 点带边缘褥式缝合 1 针，再从锥切创面顶端近宫颈管黏膜处进针，穿透宫颈管壁，于 6 点至 7 点切缘外 2cm 出针，收紧缝线，使宫颈上皮包埋覆盖锥切创面。

第四步：继续逆时针方向跨过 6 点自宫颈 5 点至 6 点切缘外 2cm 进针，穿透宫颈管壁，自锥切创面顶端宫颈管黏膜面出针，于锥切切缘 4 点至 5 点带边缘褥式缝合 1 针，再从锥切创面顶端近宫颈管黏膜处进针，穿透宫颈管壁，最后于 3 点至 4 点切缘外 2cm 出针，收紧缝线，使整个宫颈鳞状上皮包埋覆盖锥切创面，与 2 点至 3 点进针尾线打结（图 13-17）。

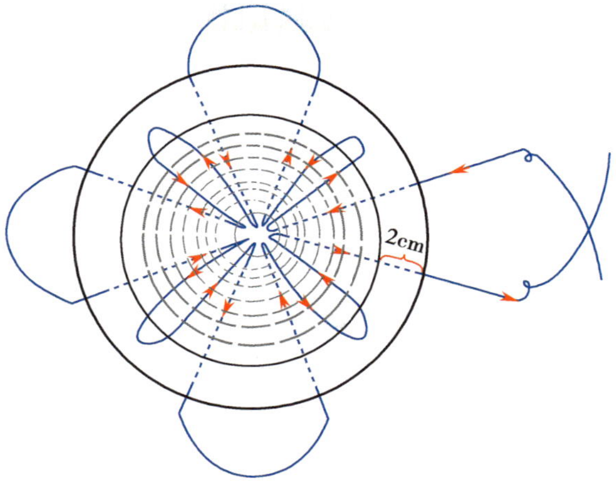

▲ 图 13-17　连续褥式锁边环形缝合法

6）宫颈冷刀锥切术见视频 13-1，宫颈环形电切术见视频 13-2。

视频 13-1　宫颈冷刀锥切术

视频 13-2　宫颈环形电切术

（五）注意事项

按照转化区的类型决定宫颈切除的类型。尽量完整切除宫颈组织，避免碎块切除。

宫颈管搔刮为选择性操作，如果进行残余宫颈管搔刮，需在宫颈锥切后，电凝止血前进行。无论采用何种手术方式，均必须完整规范性记录切除性治疗的类型（Ⅰ型、Ⅱ型、Ⅲ型），需测量并记录锥切标本的周径（切除标本的周长）、长度（从最远端 / 外界至近端 / 内界）、厚度（从宫颈间质边缘至切除标本的表面）。对于补切的标本同样需要进行测量与记录。切除标本可用缝线标记（注明几点）以便于病理医师识别，标本应能满足 12 点连续病理切片的要求。对于补切标本需要标明内侧切缘或锥底切缘，并分置于独立病理瓶中。对于拟施行再次锥切术的患者，术前除需再次阴道镜评估外，还需要复习既往的手术情况、通过妇科检查、盆腔 B 超等了解宫颈的解剖学变化和宫颈管长度，以避免或降低手术风险。妊娠期宫颈锥切术仅用于诊断或排除浸润癌，因此切除的时机（孕周）、范围、深度等需要谨慎选择。宫颈锥切术后结合病理结果综合分析各种临床信息后确定下一步诊疗方案。宫颈锥切术后禁止性生活 1 个月，避免过重体力活动，避免游泳或盆浴。宫颈锥切术后出血多发生于术后 7~10 天，一般出血量不超过月经量，持续 7~10 天，无须处理。若出血量超过月经量需及时到医院就诊处理。当术后出现宫颈狭窄和粘连时应尽早处理，时间越长则分离越困难。

二、腹腔镜或经阴道的筋膜外子宫切除术

1. 适应证　宫颈癌前病变治疗以宫颈锥切术为主，以下情况可以采取腹腔镜或经阴道的筋膜外子宫切除术：①宫颈锥切术多次术后切缘仍阳性；②年龄 45 岁或以上者，HPV 高危型别者，CIN2~3；③病理证实微小浸润且无生育要求者。

2. 腹腔镜或经阴道的筋膜外子宫切除术方法、步骤及注意事项　详见第十章筋膜外子宫切除相关内容。腹腔镜多孔筋膜外全子宫切除术见视频 13-3，单孔腹腔镜筋膜外全子宫切除术见视频 13-4，经阴道筋膜外全子宫切除术见视频 13-5。

视频 13-3　腹腔镜多孔筋膜外全子宫切除术

视频 13-4　单孔腹腔镜筋膜外全子宫切除术

视频 13-5　经阴道筋膜外全子宫切除术

（陆安伟　周莉　骆海娟）

第四节　宫颈癌前病变手术并发症处理及防治

一、宫颈锥切后并发症及防治

1. 出血　出血是最常见的并发症，锥切术中、术后均可能出血。术后出血多为宫颈创面脱痂出血，常出现在术后 1~2 周，并持续 1~2 周。若出血量少，一般不需处理，但若出血似平素月经量或多于月经量，需及时就诊，必要时阴道填塞纱布压迫止血或宫颈缝合止血。

2. 感染　锥切术后阴道出血时间相对较长，感染风险较大，术前阴道擦洗、术中消毒及严格无菌操作、术后预防性使用抗生素均会降低感染风险。若出现发热、阴道排液增多、有脓臭味时，应及时就诊。

3. 损伤　锥切术中可能损伤阴道壁、发生子宫或宫颈穿孔等，应术中小心操作避免损伤。

4. 宫颈粘连狭窄　有 1%~5% 的发生率，文献报道，宫颈粘连的发生率与患者年龄超过 50 岁及锥切深度超过 2cm 有关，患者可出现痛经、月经潴留、闭经或月经期出现棕色或黑色阴道点滴出血。宫颈粘连狭窄者可采用宫颈扩张器扩张宫颈。

5. 对妊娠的影响　在宫颈病变的手术治疗过程中存在机械性损伤，比如宫颈内口损伤、宫颈弹

力纤维及肌纤维组织的断裂及缺失，均可造成宫颈缩短、宫口松弛、宫颈承托力下降，从而引起宫颈功能不全。晚期流产、早产、胎膜早破与宫颈功能不全密切相关。

二、腹腔镜下筋膜外全子宫切除术术后并发症处理及防治

（一）阴道残端裂开

阴道残端裂开是子宫切除术后少见的并发症，主要发生于术后 2~7 个月，腹腔镜手术高于开腹，主要和缝合技术有关，其他的高危险因素有感染、营养状况差、长期便秘、咳嗽致腹压增加、过早性生活及阴道超声检查等外力作用。

主要预防措施：①腹腔镜下缝合阴道残端时要注意留有足够的宽度，一般 10mm 左右，且松紧合适；②改善营养状况，如术前术后的贫血、低蛋白血症等；③对于术后长期便秘、慢性咳嗽予以及时处理；④子宫切除术后阴道残端完全愈合时间 3 个月，避免过早性生活或性生活太过用力，以及过早阴道超声检查等外力因素。

处理：阴道残端不全裂开时予以抗炎、阴道填塞换药等保守治疗，出血多时经阴道缝合止血，对于发生在晚期的阴道残端裂开，尤其合并小肠脱出时，宜急诊手术还纳肠管，关闭残端，注意生理盐水充分清洗肠管，术后加强抗炎，经积极处理均预后良好。

（二）泌尿系统损伤

腹腔镜筋膜外子宫切除术膀胱损伤和输尿管损伤的发生率相当，除了和术者的解剖基础、操作的熟练程度有关外，剖宫产术后盆腔粘连，合并子宫内膜异位症、宫颈肌瘤、子宫腺肌病等也是导致泌尿系统损伤的高危因素。应当注重预防，一旦发生，积极处理。

1. 膀胱损伤的预防及处理　膀胱损伤易发生在分离膀胱宫颈间隙及膀胱阴道间隙部位，常见于既往有剖宫产史的患者，手术中应当注意钝、锐性结合分离，牢固树立间隙解剖的理念，切忌粗暴钝性向下推离。另外，术中出血，钳夹组织电凝止血是发生膀胱损伤的另一常见原因，应当避免使用单极电凝及双极钳夹较多组织电凝，小的出血可精准提起出血部位，超声刀或双极小心电凝，出血多时缝扎止血。对于术中发现的膀胱肌层损伤，采用 3-0 可吸收线间断缝合，膀胱全层损伤时，建议分两层缝合，第一层主要对合黏膜层，第二层间断浆肌层缝合加固，几乎均能如期愈合。

术后发生的膀胱阴道瘘，大多由于术中热损伤引起，应行膀胱镜检查，详细了解损伤的部位、大小。对于症状较轻，瘘口较小患者可采用非手术治疗，留置导尿管持续引流，加之营养支持，有自行愈合可能。如患者症状较重，瘘口较大者，应尽早行膀胱修补手术，手术分离出瘘口后，注意修剪瘘口周边的坏死组织，再分层缝合黏膜层和浆肌层，术后留置尿管 7~14 天，一般预后良好。

2. 输尿管损伤的预防及处理

（1）妇科手术输尿管损伤的部位以输尿管盆段最常见，最常发生在以下 5 个部位：跨越髂血管处、阔韧带基底部内行处、骶子宫韧带旁处、与子宫动脉交叉处和子宫颈旁入膀胱处。腹腔镜子宫切除术常发生于后 2 个部位，尤其合并有宫颈肌瘤、子宫腺肌病及子宫内膜异位症粘连时应当特别注意防范输尿管损伤。

（2）预防措施：术中处理宫旁时应充分打开阔韧后叶腹膜，并向侧方下推，使输尿管远离宫旁，并尽可能暴露子宫血管，直视下电凝切断，防止对周围组织的热损伤。如有粘连、子宫腺肌病等情况，可发生输尿管解剖部位的改变，应特别注意辨认输尿管的走行，必要时分离输尿管防止损伤。另外，术中避免使用单极电凝，尽量使用热损伤小的超声刀或“冷”刀处理输尿管周围组织。

（3）处理：①术中发现输尿管损伤需及时修补，根据损伤的部位，选择行输尿管端 - 端吻合，或者输尿管膀胱再植术。行输尿管吻合时注意黏膜和黏膜的同轴对合，一般使用 3-0 合成线，缝合 4~6 针，尽量减少尿液的渗漏，同时置入双“J”管，术后 1~2 个月取出。可疑电损伤时，应预防性置入双“J”管。②术后发现的输尿管损伤，首先考虑膀胱镜下插管，如果插管成功，可以期待愈合后拔除双“J”管。如果膀胱镜插管困难，需要手术治疗。手术入路可以选择经腹或者经腹腔镜进行输尿管吻合，如果损伤位置接近膀胱，则行输尿管膀胱植入术，同时置入

二、宫颈癌筛查、阴道镜检查及影像学诊断

宫颈癌筛查主要依靠液基薄层细胞学检查及HPV检测，2006年美国阴道镜和宫颈病理学会（ASCCP）发布的指南正式推荐HPV检测联合细胞学筛查（简称"联合筛查"）作为30岁以上女性宫颈癌的筛查方案，具体内容详见第十六章子宫内膜癌手术。

虽然某些影像学检查在已知存在恶性肿瘤的女性中可用于分期和评估，但影像学检查通常不是宫颈癌诊断的组成部分。确诊后可根据具体情况选择胸部X线检查或CT、静脉肾盂造影、膀胱镜检查、直肠镜检查、超声检查及盆腔或腹腔增强CT或MRI、PET/CT等影像学检查，协助判断病变累及的范围以及分期。

三、病理确诊

（一）浸润性鳞状细胞癌

占宫颈癌的75%~80%。

1. 巨检　微小浸润性鳞状细胞癌无明显异常，或类似子宫颈柱状上皮异位。随着病变发展可形成4种类型：①外生型：最常见，癌灶向外生长呈乳头状或菜花状，质脆，触之易出血，常累及阴道；②内生型：癌灶向宫颈深部组织浸润，宫颈表面光滑或仅有柱状上皮异位，宫颈肥大变硬，呈桶状，常累及宫旁组织；③溃疡型：上述两型癌组织继续发展合并感染坏死，脱落后形成溃疡或空洞，似火山口状；④颈管型：癌灶发生于子宫颈管内，常侵入宫颈管和子宫峡部供血层及转移至盆腔淋巴结。

2. 显微镜镜检　①微小浸润性鳞状细胞癌：指在高级别鳞状上皮内病变（high-grade squamous intraepithelial lesion，HSIL）或宫颈上皮内瘤变3级（cervical intraepithelial neoplasia grade 3，CIN3）基础上镜检发现小滴状、锯齿状癌细胞团突破基底膜，浸润间质；②浸润性鳞状细胞癌：指癌灶浸润间质范围超出微小浸润癌，多呈网状或团块状浸润间质，包括临床分期ⅠB~Ⅳ期。根据癌细胞的分化程度可分为3级：①Ⅰ级为高分化癌（角化型大细胞癌），大细胞，有明显角化珠形成，可见细胞间桥，细胞异型性较轻，无核分裂象或核分裂象<2个/高倍镜视野；②Ⅱ级为中分化癌（非角化型大细胞癌）：大细胞，少或无角化珠，细胞间桥不明显，细胞异型性明显，核分裂象2~4个/高倍镜视野；③Ⅲ级为低分化癌（小细胞癌）：多为未分化小细胞，无角化珠及细胞间桥，细胞异型性明显，核分裂象>4个/高倍镜视野。

（二）腺癌

占宫颈癌的20%~25%，近年来发生率有上升趋势。

1. 巨检　来源于子宫颈管内，浸润管壁；或由宫颈管内向宫颈外口突出生长；常可侵犯宫旁组织；癌灶向宫颈管内生长时，宫颈外观可正常，但因宫颈管膨大，形如桶状。

2. 显微镜镜检　WHO（2020）女性生殖肿瘤分类（第5版）根据2018年国际宫颈腺癌标准和分类（International Endocervical Adenocarcinoma Criteriaand Classification，IECC）提出的分类原则，将宫颈腺癌（包括其前驱病变原位腺癌）分为HPV相关（HPV-associated，HPV-A）与HPV无关（HPV-independent，HPV-Ⅰ）两大类。HPV-A包括普通型和黏液性癌，而HPV-Ⅰ包括黏液性癌、透明细胞癌、中肾癌和子宫内膜样癌。其中，HPV-A宫颈腺癌的组织学特点为低倍镜下可见显著的腔缘上皮凋亡小体及核分裂象；而HPV-Ⅰ宫颈腺癌组织学上看不到显著的腔缘上皮凋亡小体及核分裂象，其病灶广泛，发病年龄大，无病生存期短，预后差。而胃型宫颈腺癌属于黏液性癌，是HPV-Ⅰ宫颈腺癌中最常见的亚型。组织学上，癌细胞界限清楚，胞质丰富，或泡沫状，含有中性黏液，表达HIK1083及MUC6，阿尔辛蓝-过碘酸希夫染色（alcian blue and periodic acid-Schiff staining，AB-PAS）显示淡粉红色（正常宫颈内酸性黏液显示呈深紫色），形态多样，从分化良好的腺体到几乎无黏液的分化差的腺体、细胞团或单个细胞均可出现。分子特点为常见*STK11*基因突变，部分病例与黑斑息肉综合征（Peutz-Jeghers syndrome）有关。过去大家所熟知的微偏型腺癌（恶性腺瘤）是胃型腺癌分化最好的一种，现不再推荐使用。宫颈腺体不典型分叶状增生及胃型原位癌（gAIS）是其前驱

病变。

3. **Silva 系统**　WHO（2020）女性生殖肿瘤分类（第 5 版）提出以浸润模式为依据的宫颈腺癌分类方法，该分类系统能很好地预测淋巴结转移、复发的可能性及预后，是评估宫颈腺癌危险性的分层系统。共分为 3 种浸润模式，即非破坏性侵袭的模式 A（惰性肿瘤）及破坏性侵袭的模式 B、C（潜在侵袭性肿瘤）。该分类适用于 HPV 相关性宫颈腺癌，其中，模式 A 常为高、中分化腺癌，无破坏性间质浸润，无血管淋巴管侵袭；模式 B 为在模式 A 的基础上，灶性破坏性间质浸润，可能伴血管淋巴管侵袭；模式 C 为弥漫性破坏性侵袭，伴明显增殖性间质反应，可能伴血管淋巴管侵袭。模式 A、B 视为低级别，模式 C 视为高级别。根据建议所有 HPV-Ⅰ肿瘤都属于高级别。模式 A 肿瘤常为Ⅰ期，无淋巴结转移及复发；模式 B 肿瘤也常为Ⅰ期，少数淋巴结转移的病例，常有淋巴脉管侵袭；模式 C 肿瘤常为Ⅱ期或更高分期，淋巴结转移率为 22.5%，复发率为 19.7%。但需注意的是模式分类只适用于 HPV 相关的宫颈腺癌，也有研究表明所有 HPV 无关的宫颈腺癌均属模式 C。

（三）腺鳞癌

占宫颈癌的 3%~5%，是由储备细胞同时向腺细胞和鳞状细胞分化发展而形成。癌组织中含有鳞癌和腺癌 2 种成分，其结局可能较鳞癌和腺癌更差。

（四）其他

神经内分泌癌或小细胞癌可起源于女性的宫颈，但并不常见。宫颈横纹肌肉瘤罕见，通常发生在青春期女性和年轻女性。透明细胞癌、原发性宫颈淋巴瘤和宫颈肉瘤也很罕见。

四、宫颈癌综合分期

宫颈癌采用临床分期还是手术分期仍存在较大争议，近年来影像学技术不断发展，宫颈癌临床分期的准确性明显提高。虽然其准确性仍低于手术分期，但是手术分期受到手术设备、患者不能进行手术等多方条件限制。2018 年 FIGO 发布了宫颈癌的新分期系统（表 14-1），该系统结合临床分期与手术分期的相关要素已经广泛应用于临床实践，但是该分期系统也存在一些瑕疵，主要体现在ⅢA 期和ⅢB 期的患者预后差于ⅢC 期，不符合分期越晚预后越差的原则，有待于后续的优化。

表 14-1　2018 FIGO 宫颈癌分期

分期	累及范围
Ⅰ期	肿瘤局限在子宫颈（扩展至宫体将被忽略）
ⅠA	镜下浸润癌，浸润深度＜5mm
ⅠA1	间质浸润深度≤3mm
ⅠA2	间质浸润深度＞3mm 且＜5mm
ⅠB	临床癌灶局限于子宫颈，镜下最大浸润深度≥5mm
ⅠB1	浸润深度≥5mm，肉眼病灶最大径线＜2cm
ⅠB2	病灶最大径线≥2cm 且≤4cm
ⅠB3	病灶最大径线＞4cm
Ⅱ期	肿瘤超越子宫，但未达骨盆壁或未达阴道下 1/3
ⅡA	肿瘤侵犯阴道上 2/3，无明显宫旁浸润
ⅡA1	临床可见癌灶直径≤4cm
ⅡA2	临床可见癌灶直径＞4cm
ⅡB	有明显宫旁浸润，但未达到盆壁
Ⅲ期	肿瘤累及阴道下 1/3 和 / 或扩展到骨盆壁，和 / 或引起肾盂积水或肾无功能和 / 或累及盆腔和 / 或腹主动脉旁淋巴结
ⅢA	肿瘤累及阴道下 1/3，没有扩展到骨盆壁
ⅢB	肿瘤扩展到骨盆壁，或引起肾盂积水或肾无功能
ⅢC	不论肿瘤大小和扩散程度，累及盆腔和 / 或辅助动脉旁淋巴结（注明影像学或病理学证据）
ⅢC1	仅累及盆腔淋巴结
ⅢC2	主动脉旁淋巴结转移
Ⅳ期	肿瘤侵犯膀胱和 / 或直肠黏膜（活检证实）和 / 或超出了真骨盆（泡状水肿不分为Ⅳ期）
ⅣA	肿瘤侵犯邻近的盆腔器官
ⅣB	远处转移

（吴斌　卢淮武）

第二节　手术的适应证和禁忌证

对宫颈癌患者均需仔细进行整体评估，应根据临床分期、年龄、全身情况结合医院医疗技术水平和设备条件综合考虑，选择适宜的治疗方案，重视首次治疗及个体化治疗，主要方案包括手术、放射治疗以及化学治疗。手术主要用于早期宫颈癌患者。

一、手术适应证

已有组织病理学检查确诊为宫颈癌、ⅠA~ⅡA期患者，以及能够耐受手术、宫颈残端癌、阴道狭窄、不宜放射治疗的患者。手术治疗的优点在于可以为年轻的早期宫颈癌患者保留卵巢及阴道功能。在作临床决策时，采用FIGO分期系统进行分层，各期患者适应的手术方式不同，需考虑患者的生育要求和内分泌功能。

1. 保留生育功能的治疗　对于渴望生育、FIGO分期为ⅠA1~ⅠB1（多数推荐肿瘤直径≤2cm）、鳞癌或腺癌（普通腺癌并非绝对禁忌）、不存在不孕因素的患者，可行保留生育功能的治疗。术前需明确宫颈癌的病理诊断和临床分期，进行精确评估，严格掌握手术指征。手术方式可选择宫颈锥切术、宫颈切除术和广泛性宫颈切除术。术后需密切随诊。2023年NCCN指南根据Concerv研究对宫颈癌保育指南进行了修改，以LVSI作为分流，如果LVSI阴性，则可以分流至更保守的手术。

（1）ⅠA期淋巴脉管间隙浸润（lymphovascular space invasion，LVSI）阴性：如宫颈锥切术后切缘阴性（至少1mm阴性切缘），术后可随访观察；如切缘阳性，需再次行宫颈锥切或宫颈切除术。

（2）经锥切确诊的ⅠA2~ⅠB1期满足ConCerv标准：①无LVSI；②切缘阴性；③鳞癌（任何级别）或普通类型腺癌（G1或G2）；④肿瘤大小≤2cm；⑤浸润深度≤10mm；⑥影像学检查无其他部位转移。锥切阴性切缘至少达1mm者可补充盆腔淋巴结切除（或SLN）；阴性切缘未达1mm者，再次锥切达阴性切缘至少达1mm+盆腔淋巴结切除（或SLN）。

（3）ⅠA1~ⅠA2期LVSI阳性：首选根治性宫颈切除术+盆腔淋巴结切除，可考虑行SLN，次选锥切+盆腔淋巴结切除，可考虑行前哨淋巴结显影。锥切切缘至少达1mm阴性者术后随访观察。切缘阳性者，再次锥切达切缘至少1mm阴性或行宫颈切除术。

（4）不符合全部ConCerv标准的ⅠB1和选择性ⅠB2期：根治性宫颈切除术+盆腔淋巴结切除±主动脉旁淋巴结切除，可考虑行SLN。对于肿瘤直径≤2cm者，可选择经阴道、腹腔镜广泛性宫颈切除术；肿瘤直径2~4cm者，行经腹广泛性宫颈切除术，有文献报道对于肿瘤直径≥2cm的情况选择微创手术，风险增高。不保留生育功能的治疗：单纯子宫切除术（筋膜外子宫切除术）、改良广泛性子宫切除术、广泛性子宫切除术，ⅠA1期LVSI阳性及以上期别均需行盆腔淋巴结切除术±腹主动脉旁淋巴结取样。手术途径可有经腹、经阴道和腹腔镜。2018年以来，有重要的临床研究提示微创手术的总生存率低于经腹手术，因此手术方式的选择必须在术前和患者充分沟通。

（5）ⅠA期LVSI阴性：可行单纯子宫切除术；若锥切切缘阴性、存在手术禁忌证者，可观察随访。切缘阳性者（包括HSIL或癌）最好再次锥切以评估浸润深度，排除ⅠA2/ⅠB1期；不再次行锥切者，切缘为HSIL可行单纯子宫切除术，切缘为癌者可行改良广泛性子宫切除术+盆腔淋巴结切除术（或前哨淋巴结显像）。

（6）ⅠA期LVSI阳性、ⅠA2期：行改良广泛性或广泛性子宫切除术+盆腔淋巴结切除术（或前哨淋巴结显像）±主动脉旁淋巴结取样；年龄≤45岁的绝经前患者可保留卵巢。

2. ⅠB1~ⅡA2期　广泛性子宫切除术+盆腔淋巴结切除术±主动脉旁淋巴结取样或切除术，是ⅠA2~ⅠB2期及部分ⅠB3~ⅡA2期患者首选的手术方式。相比单纯性/筋膜外子宫切除术，切除了更多宫旁组织，包括部分主韧带、子宫骶韧带和阴道上段和盆腔淋巴结，必要时切除腹主动脉旁淋巴结。广泛性子宫切除术的标准术式是经腹入路。对于年龄≤45岁的早期宫颈鳞状细胞癌患者可考虑保留卵巢，而宫颈腺癌患者是否保留卵巢尚有一定的争议。

二、手术禁忌证

1. 严重的心、肺、肝、肾等疾病不能耐受全身麻醉和手术；严重脓毒血症；难以纠正的严重凝血机制障碍；全身情况不良，虽经术前积极治疗仍不能纠正或改善者。

2. 腹部严重粘连、重度肥胖、心肺功能不良者、膈疝为腹腔镜手术的相对禁忌证。

3. 晚期宫颈癌，伴有邻近或远处器官转移的患者，不适宜进行手术治疗，可选择放化疗。

4. 以往曾认为宫颈癌合并妊娠者不宜作广泛性子宫切除术，目前妊娠早期、中期并非广泛性宫颈癌手术的绝对禁忌证。

5. 高龄患者一直被认为不宜手术，随着治疗水平的提高，对于年龄超过70岁的老年宫颈癌患者也不再是手术绝对禁忌证，但需根据患者全身具体情况是否能耐受手术而决定。

（霍楚莹　卢淮武）

第三节　早期宫颈癌手术入路方式的争议与改良

一、宫颈癌2023年NCCN新版指南手术原则

早期宫颈癌以手术治疗为主，放化疗为辅，应根据手术前的FIGO分期，确定手术的范围与方式。早期宫颈癌手术包括宫颈锥切术、筋膜外全子宫切除术、次广泛性子宫切除术（B型）、广泛性子宫切除术（C型）、盆腔廓清术，盆腔淋巴结切除术、前哨淋巴结显像、腹主动脉旁淋巴结切除术等。

（一）宫颈癌手术治疗常见手术方式及其要点

1. 宫颈锥切术　由外向内呈圆锥形的形状切下一部分宫颈组织。可分为诊断性锥切或治疗性锥切。诊断性锥切可用于确诊宫颈病变，了解肿瘤浸润情况；治疗性锥切应用于宫颈癌治疗中，常用于保留生育功能的患者：①ⅠA1期+LVSI阴性；②ⅠA1期+LVSI阳性者，需加做前哨淋巴结显像。临床上常见手术方式有宫颈环形电切术（LEEP）和冷刀锥切术（CKC）。

锥切要点：①锥切切缘至少有3mm的阴性距离；②切缘阴性是指无浸润性病变或高度鳞状上皮内病变；③保留生育功能者，推荐CKC，切除深度至少为10mm，已生育者可增加到18~20mm；④如术者评估能达到足够的切缘，可采用LEEP；⑤整块切除，保持标本的完整性；⑥切除组织的形状和深度需与病灶大小、形状和病变部位相适应；⑦位于子宫颈管的可疑浸润性腺癌与原位腺癌，锥切应设计成一个窄长锥形，延伸至子宫颈内口以避免遗漏子宫颈管病变；⑧在锥顶上方钳取子宫颈管组织以评估残留病灶。

2. 单纯子宫切除术　即筋膜外全子宫切除术，是于子宫筋膜外切除全子宫。在输尿管内侧，不分离输尿管，在宫颈附着处切断子宫骶韧带和主韧带，切除阴道壁长度约为1cm。总体切除范围与A型手术（Q-M分型）相近，但A型手术为扩大的全子宫切除。适用于宫颈原位癌、不保留生育功能者：①ⅠA1期+LVSI阴性+切缘阴性；②ⅠA1期+LVSI阴性+切缘为不典型增生。

3. 次广泛子宫切除术　又称Wertheim手术或改良广泛性子宫切除术。在输尿管内侧游离输尿管，输尿管外侧仍附着于主韧带，以保存输尿管

血供，切除骶韧带浅层（深度为 1cm），子宫动脉在输尿管上方切除结扎，在输尿管内侧切除主韧带，最后切除子宫及阴道，切除阴道壁长度约 2cm，无须分离膀胱宫颈韧带，通常需行盆腔淋巴结清扫术。总体切除范围相当于 B 型手术（Q-M 分型）。适用于：①ⅠA1 期 +LVSI 阳性；②ⅠA2 期（需做淋巴结切除或前哨淋巴结显像）；③放射治疗后仅有子宫颈部分残留或复发的患者。

4. 广泛性子宫切除术加双侧盆腔淋巴结切除术或前哨淋巴结显像 是标准、典型的广泛性子宫切除术。切除子宫，靠盆壁切除主韧带、子宫骶韧带、宫旁组织，子宫动脉在髂内动脉根部结扎，打开输尿管隧道，近盆壁分离切断膀胱宫颈韧带前、后叶，继续切除阴道旁组织，切除阴道上 1/3~1/2，常规行盆腔淋巴结清扫，可疑髂总淋巴结阳性或触及腹主动脉旁肿大淋巴结，需行腹主动脉旁淋巴结清扫至肠系膜下动脉水平。总体切除范围相当于 C 型手术（Q-M 分型），该术式是ⅠB1、ⅠB2 及ⅡA1 期的首选治疗方法，其标准手术途径是开腹入路（1 类）。

子宫颈癌的腹式广泛性子宫切除术由 Wertheim 首次提出，他主张将子宫、阴道上段和宫旁组织整块切除，并被证实该术式可有效改善子宫颈癌患者的预后。Takayama 和 Okabayashi 先后提出宫旁组织切除范围更为广泛的手术方法。后来，Meigs 在对大量病例的病理研究中发现，不少患者宫旁淋巴系统中存在癌细胞的浸润，因此，在广泛性子宫切除术的基础上增加了盆腔淋巴清扫术。2017 年 Querleu 等将 2008 年 Q-M 分型与 Cibula 的宫旁组织三维（3D）切除相结合提出新的子宫切除 Q-M 分型，对各型子宫切除的宫旁组织切除程度及神经保留情况进行描述，在保证广泛性的同时，避免过度切除（详见本节“二、早期宫颈癌 Q-M 手术分型解读”）。

（二）前哨淋巴结显像

SLN 通常位于髂外血管内侧、侧脐韧带外侧或闭孔窝上部，通过淋巴管与原发肿瘤直接相连，是肿瘤细胞淋巴转移途径中最先到达的淋巴结。理论上，SLN 能代表盆腔淋巴结病理状态。但是，由于病灶周围的淋巴管分布错综复杂，可能存在多个 SLN。

研究数据显示，早期宫颈癌经术后病理诊断仅有 15%~20% 的患者发生淋巴转移。这意味着超过 80% 的早期宫颈癌患者可能接受了不必要的淋巴结切除。不少前瞻性研究结果表明，SLN 活检能使 SLN 阴性的早期宫颈癌患者避免接受不必要的淋巴结清扫术，降低手术风险及减少术后并发症的同时，提高患者术后生活质量。

虽然 SLN 显像可用于病灶直径达 4cm 的患者，但肿瘤直径<2cm 时的检测率和显影效果最好。操作时可直接在子宫颈的 3 点和 9 点或 3 点、6 点、9 点、12 点的位置注射染料、吲哚菁绿（indocyanine green，ICG）或放射性胶体 ^{99m}Tc。分别通过直接肉眼观察、荧光摄像头显影或 γ 探测器探测，从而在术中识别 SLN。

（三）腹主动脉淋巴结切除

通常限于肠系膜下动脉（inferior mesenteric artery，IMA）水平。可根据临床和影像学结果调整手术范围。主动脉旁淋巴结受累与原发肿瘤直径>2cm、转移到髂总淋巴结密切相关。GOG85、GOG120 和 GOG165 的结果显示，对于腹主动脉旁淋巴结阳性的患者来说，手术分期比影像学分期的预后更好。有研究提示，在主动脉旁淋巴结受累患者中，将放射野延伸至主动脉旁区域有益，尤其是对于小的淋巴结转移患者。比较手术分期和影像分期评估主动脉旁淋巴结受累的临床研究正在进行。专家组建议对 ≥ⅠB1 期患者进行主动脉旁淋巴结切除。

（四）盆腔廓清术

盆腔廓清术仅用于不宜盆腔放疗或既往已接受过盆腔放疗或局部晚期子宫颈癌不适合盆腔放疗的患者，术前需排除远处转移。除上述广泛性子宫切除术外，还包括切除部分输尿管和部分或全部膀胱或直肠。如复发局限于盆腔，可进行手术探查。未侵犯盆壁及淋巴结者可切除盆腔器官。根据肿瘤的位置采用前、后或全盆腔廓清术，若有足够的手术切缘，可保留盆底肌肉和肛门括约肌（表 14-2）。

表 14-2　无远处转移的复发性宫颈癌手术治疗（盆腔廓清术）

项目	肛提肌以下盆腔器官廓清术			肛提肌以上盆腔器官廓清术	
	前盆	后盆	全盆	后盆	全盆
指征	盆腔中央性局部复发和不适合放疗的选择性 IVA 期的初始治疗方案			不适合放疗的选择性 IVA 期的初始治疗方案和盆腔中央性局部复发	
目的	治疗性			治疗性	
子宫、输卵管、卵巢	如仍存在，切除				
阴道	切除				
直肠	保留	切除		切除	
肛门括约肌	保留	切除		保留，可能与结肠吻合	
泌尿系统重建方案	回肠代膀胱或可控性尿流改道	–	双腔湿性结肠造口术，回肠代膀胱或可控性尿流改道	–	双腔湿性结肠造口术，回肠代膀胱或可控性尿流改道
胃肠道重建方案	–	末端结肠造口术	双腔湿性结肠造口术、末端结肠造口术	末端结肠造口术或临时回肠造口吻合术	双腔湿性结肠造口术、末端结肠造口术
阴道重建方案	肌皮瓣（直肠、股薄肌等）或带大网膜“J”形瓣的中厚皮片移植			带大网膜“J”形瓣的中厚皮片或肌皮瓣（直肠、股薄肌等）移植	

二、早期宫颈癌 Q-M 手术分型解读

自 20 世纪 70 年代以来，Piver 等提出的手术分型应用于广泛性宫颈癌手术的评估，根据宫旁组织切除范围的不同，Piver 手术分为 5 种类型。随着宫颈癌手术治疗开始进入一个微创、精准切除、保留功能的时代，Piver 手术分型的切除范围（如要求切除 1/3~1/2 阴道）显得过大，并且分型没有考虑新技术的应用及保留神经、生育功能等要求，另外，解剖学描述尚不够准确，在术中较难确定。因此，2008 年，Querleu 和 Morrow 以 Piver 手术分型为基础，结合手术疗效和术后不良反应（如膀胱功能障碍），提出新的广泛性宫颈癌手术的分型方法，即 Q-M 分型。Q-M 分型共有 4 种类型，即 A、B、C、D 型，其中 C 型已扩展出保留盆腔自主神经的新亚型。然而，Cibula 等认为 Q-M 分型中不包括对宫旁组织切除范围的三维平面描述，且不同分型对输尿管及膀胱子宫颈韧带的解剖有不同要求，手术对盆腔自主神经的损伤也不同，因此，他们对各分型中 3 个平面的切除范围做了进一步的描述，在纵向或深部平面明确切除界限，以达到更精准地切除宫旁组织，改善子宫颈癌患者的预后。2017 年，Querleu 等对原 Q-M 分型进行了修改，修订出新的 Q-M 分型（表 14-3），该分型不仅将 2008 年 Q-M 分型（表 14-4）与 Cibula 三维平面解剖描述相结合，还对膀胱宫颈韧带进行了重新定义，将膀胱宫颈韧带前叶描述为膀胱子宫韧带，膀胱宫颈韧带后叶描述为膀胱阴道韧带，并进一步对宫旁组织切除范围进行详细描述。目前，2023 NCCN 子宫颈癌诊治指南中仍沿用 2008 年 Q-M 分型。

三、宫颈癌手术的入路和手术操作的无瘤原则处理

详见第四章第一节。

四、宫颈癌腹腔镜手术的争议与改进

（一）宫颈癌腹腔镜手术的安全性

宫颈癌微创手术与传统的宫颈癌根治术相比，具有创伤小、出血量少、术后感染率低、术后并发症少等优点，且既往回顾性研究表明 2 种术式的复发率和死亡率无明显差异。然而，2018 年发表的两项独立研究的高级别循证医学证据显示，早期宫颈癌患者施行开腹手术组的预后显著优于施行微创手术组，引起了学界的震惊和争议。

外科医生引入妇科肿瘤学的亚专科培训；②开展一项新的临床随机试验，其中包括单一病理学家审查、术前 MRI、参数测量以及有充足广泛性子宫切除术病例支持的质量指标；③任命训练有素、有资质的妇科肿瘤专家参与试验；④为低风险、早期患者提供微创手术，如肿瘤直径<2cm，侵入深度<1cm，无淋巴结转移或淋巴血管间隙侵袭，以及高度分化的病理类型；⑤为接受微创手术的患者引入预先咨询和就诊咨询。

越来越多的研究人员正在寻找新的证据来证明微创手术的可行性，也在寻找一种方法来重新确立其在宫颈癌患者中的应用地位。针对没有危险因素的早期宫颈癌患者，文献中尚无关于不同手术手段会造成显著的生存率差异的记载。此外，外科医生也正在改进他们的技术，例如在治疗中用经阴道闭合或子宫颈阴道环扎来隔离肿瘤的技术替代可能会增加肿瘤扩散风险的操作。

中山大学孙逸仙纪念医院妇科肿瘤专科自 2018 年 10 月在国内率先开始对腹腔镜广泛性子宫切除术进行改良，首创宫底“8”字缝合的方法实现免举宫，通过缝线来操纵子宫达到合适的方向以暴露视野。如何避免使用举宫器导致的不良事件发生，如何避免肿瘤暴露于腹腔内是保证“无瘤原则”的关键。目前，文献报道中常见的阻止宫颈癌腹腔镜手术中肿瘤细胞暴露的方法主要有经阴道入路离断阴道壁或闭合阴道后再切断。其中闭合阴道的方法可有以下 3 种：①肠吻合闭合器闭合阴道；②电线固定线套扎；③阴道荷包缝合环扎。中山大学孙逸仙纪念医院妇科肿瘤专科在宫颈癌腹腔镜手术中，在阴道切开前使用荷包缝合避免肿瘤细胞暴露于腹腔。该闭合阴道的方法较为经济实惠，但术者需掌握一定的缝合要点，如缝合时仅可穿透阴道壁肌层，镜下打结必须打紧，切断阴道之前使用安尔碘清洗阴道，切除阴道后再次使用蒸馏水冲洗盆腹腔并冲洗各个穿刺孔，在拔出 trocar 前先撤掉气腹，放空 CO_2，以更好地遵循无瘤原则。通过对专科内既往病例的回顾性分析，发现改良的术式可行，不增加围手术期的并发症。但是例数尚少，随访时间尚短，尚不能评价该术式对肿瘤结局的影响，有待随机对照临床试验进一步证实。

广西医科大学附属肿瘤医院于 2002 年开展腹腔镜广泛性宫颈癌切除手术，在后续与宫颈癌腹腔镜手术相关基础研究发现，CO_2 气腹组腹腔生长的肿瘤细胞较开腹组和对照组明显增加，而开腹组的肿瘤细胞与对照组无显著性变化。气腹组腹壁切口出现转移瘤、腹腔种植和播散较开腹组和对照组明显。同时 Hela-CAV1 与其他组比较侵袭能力增强（F=9.598，P=0.002；F=18.829，P=0.000）。因此，腹腔镜技术应用于恶性肿瘤患者时应采取一定措施防止 CO_2 气腹引起的肿瘤细胞种植转移。从气腹建立后，腹膜受到损伤并且部分潜在的基底层裸露。在接下来的 96 小时，肿瘤细胞附着在游离的基底层和主要在整个腹膜内形成弥漫性转移。而无气腹组中没有观察到腹膜表面的弥散性变化和弥漫性的变形，这解释了腹腔镜手术后腹腔内转移现象，气腹会引起特别的腹膜损伤，导致特定的腹膜内肿瘤生长。病理检查也发现在病灶周围正常宫颈间质区域，部分为脉管内病灶和非污染性非转移性脉管内癌灶。可见血管高度扩张、癌灶的被动性扩散和局部血管的扩张（图 14-1）。

为了避免腔镜手术可能引起肿瘤转移和种植播散，可以采用以下方法：①不使用举宫器手术：传统举宫器的使用可能违背无瘤原则，较多的妇科肿瘤专家认为举宫器的使用可能与术后复发有关。建议术中尽量不使用举宫器，逐步开展经阴道塞纱布、缝合子宫体用缝线牵拉子宫等方法，在无气腹情况下经阴道途径离断阴道和缝合。②无气腹的使用：目前认为，早期宫颈癌腹腔镜手术治疗的复发可能与 CO_2 气腹的使用有关。其原理可能为 CO_2 气腹对腹腔造成的机械压力引起肿瘤细胞在腹腔内种植，无气腹腹腔镜手术可以避免此现象。③肿瘤应整体切除。同时淋巴结清扫应遵循自上而下、由外及内、从浅到深连续整片切除，切除的淋巴结组织应立即放入标本袋中进行肿瘤隔离，避免盆腹腔种植。④阴道上段袖套式切除全子宫及宫旁组织。⑤低渗盐水或药物冲洗腹腔及阴道残端。需要强调手术的质量，包括手术的操作、手术范围及全程管理（图 14-2~ 图 14-5）。

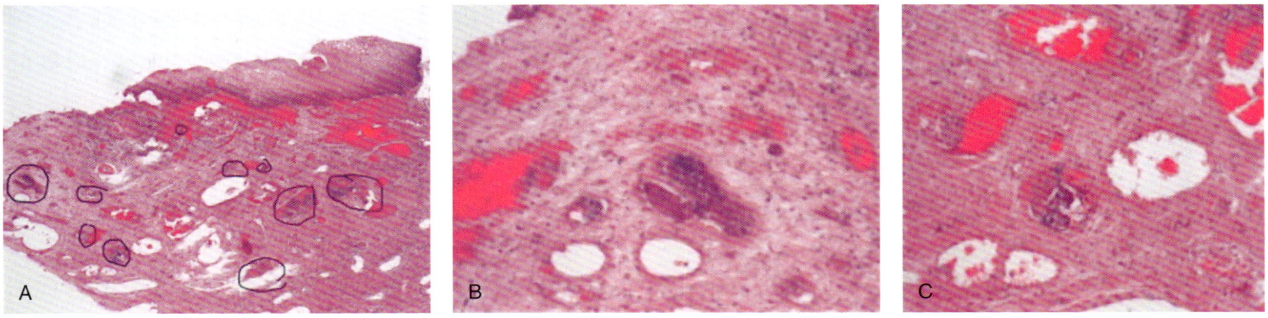

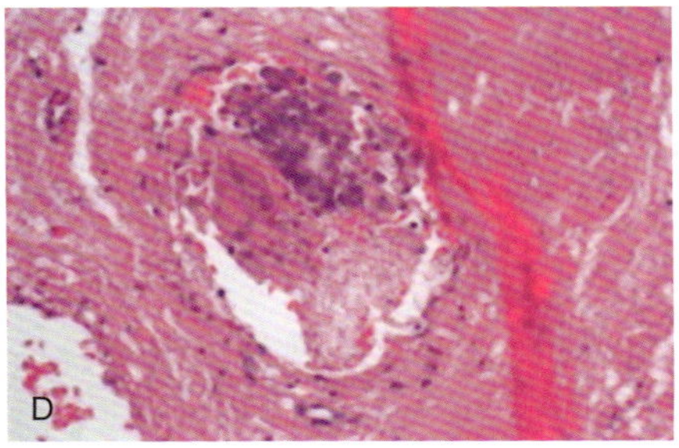

◀ 图 14-1　病灶病理检查

A. 表面鳞状上皮下淤血；B. 整个宫颈间质中血管扩张现象；C. 间质中扩张的空虚血管；D. 压力下动脉血管中有癌灶存在，形成的压力已经高于动脉压。

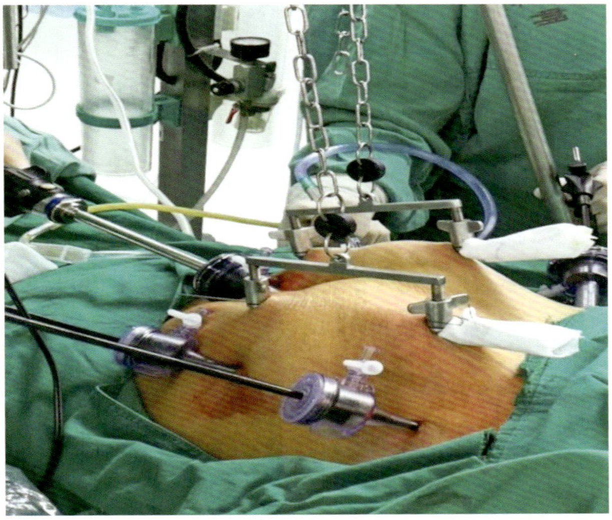

▲ 图 14-2　无气腹腔镜手术

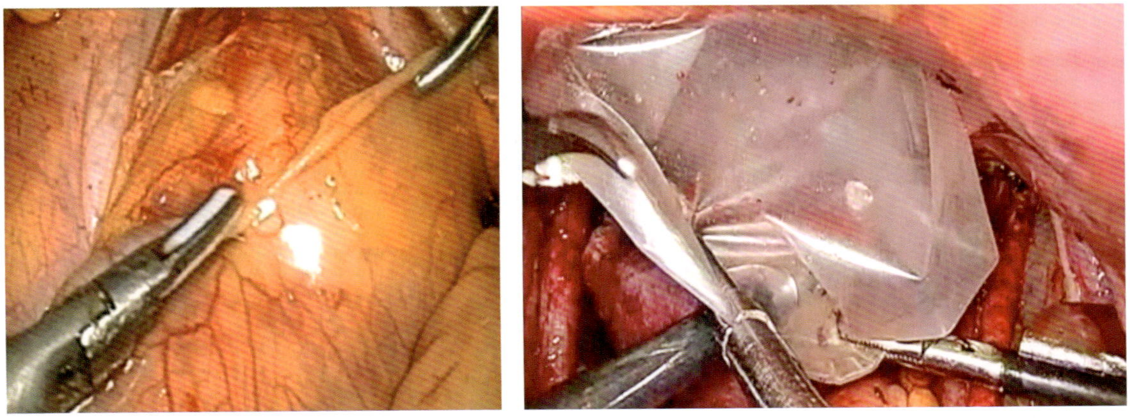

▲ 图 14-3　淋巴结整片清扫并装袋

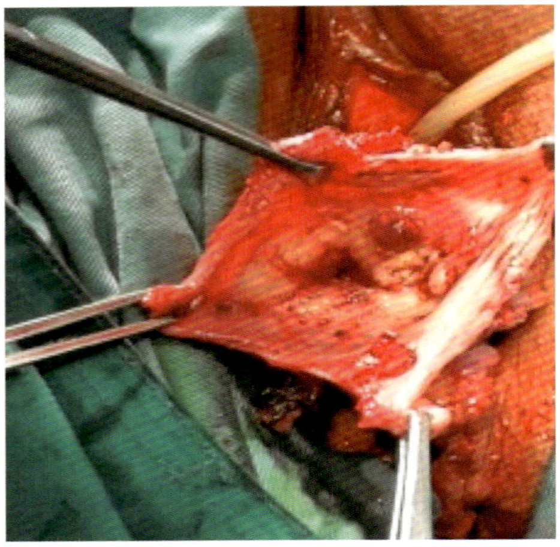

▲ 图 14-4　阴道上段袖套式切除全子宫及宫旁组织

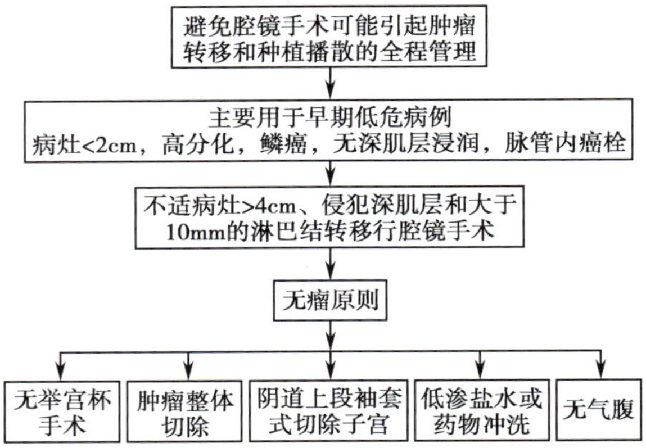

▲ 图 14-5　避免腔镜手术可能引起肿瘤转移和种植播散管理流程

国内外数十家大型或肿瘤专科医院对上千例病例进行真实世界或匹配对比研究也证实，早期低危组病例（病灶直径<2cm、高分化、鳞癌、无深肌层浸润和脉管内癌栓）采取腹腔镜手术是安全的，与同期别开腹手术的病例相比差异无统计意义。而对病灶直径>4cm、侵犯深肌层和直径>10mm 的淋巴结转移不适宜行腔镜手术。广泛全子宫切除术见视频 14-1，无气腹免举宫和袖套式宫颈残端切除宫颈癌根治术见视频 14-2。

视频 14-1　广泛全子宫切除术

视频 14-2　无气腹免举宫和袖套式宫颈残端切除宫颈癌根治术

（卢淮武　蔡志福　张洁清　李力）

第四节　术前评估、准备及手术入路的选择

大多数早期宫颈癌患者需要接受手术治疗。对于需要接受手术治疗的患者，除了严格掌握手术的适应证、禁忌证和选择合适的手术时机外，全面详细的术前评估及准备也非常重要。术者应仔细回顾患者的病史、体格检查、实验室检查、影像检查结果，明确手术方案、改善患者身体状况，并做好患者的知情同意。充分的术前评估和准备可缩短住院时间、减少术后并发症发生、提高患者满意度。对于有严重医学问题的患者，术者在与其进行深入交流和讨论，明确手术的必要性、权衡手术利弊。

一、术前评估

术前评估应识别术中及围手术期可能出现的问题，以做好术前准备、避免或处理并发症，详见第五章有关内容，特别是对性传播疾病检测和术前与病理科沟通，必要时进行术中冰冻病理检查。

影像学检查在宫颈癌术前评估中具有重要意义，可以辅助判断疾病分期，指导治疗方式、手术范围。宫颈癌治疗前后评估的影像学检查包括 B 超、CT、MRI 和 PET/CT。

1. CT 有较高的空间分辨率，较少受肠蠕动及肥胖等因素的影响，能清楚地显示盆腔肿块大小、数目和密度，且形态直观，已广泛应用于宫颈癌的诊断和治疗计划的制订。宫颈肿瘤与正常宫颈组织相比呈低强化或等强化密度，CT 扫描可为假阴性，故 CT 对宫颈癌，尤其是早期宫颈癌原发灶的显示具有局限性。阴道浸润是宫颈癌分期的重要因素，由于 CT 是横断面扫描，盆腔局部解剖复杂，子宫颈管与阴道纵轴的成角不是直角，加之部分体积效应等的影响，其诊断可靠性低，常高估或低估阴道病变。宫旁浸润也是宫颈癌分期的重要因素，是区别ⅡA 期和ⅡB 期的标准，更是选择治疗方法的重要依据。CT 检查对宫旁浸润缺乏特异性，而且宫颈癌患者合并宫旁炎症时可干扰 CT 结果。由于 CT 扫描常将宫旁血管或炎症误认为宫旁浸润，常会导致高估病变。CT 对宫旁浸润的诊断准确率仅为 30%~50%，增强扫描、薄层扫描以及螺旋 CT 可减少误诊，使得 CT 对宫旁浸润判断的准确率明显提高。由于盆腔结构复杂，CT 对于宫颈癌转移淋巴结的特异度高，但是灵敏度较差，随着 CT 技术的发展，多排螺旋 CT 扫描为淋巴结转移的评价提供了更好的分辨条件。CT 对于肿瘤复发及放化疗疗效的监测也广泛应用于临床。但因其对于软组织分辨能力有限，尤其是放化疗后宫旁组织纤维化，且对患者有电离辐射损害，一定程度上限制了 CT 在这方面的应用。

2. MRI 对软组织分辨率高是其最大的优点，直接多断面扫描可以清晰地显示宫颈、子宫体、阴道及其邻近结构，比 CT 单纯横断面扫描优越。研究表明，MRI 在宫颈癌的诊断和分期方面明显优于超声及 CT 检查，具有很高的灵敏度、特异度和准确度，是目前宫颈癌诊断及分期的最佳辅助手段，MRI 对诊断宫颈管内病变有帮助。另外，弥散加权成像具有分辨宫颈正常组织和肿瘤的能力，这更有助于 MRI 对早期宫颈癌的诊断。所以，MRI 对宫颈癌宫旁组织的诊断准确度、灵敏度和特异度明显高于 CT。MRI 对于宫颈癌淋巴结转移诊断的准确率各家报道不一，灵敏度为 28%~83%，特异度为 71.5%~100%。MRI 多断面扫描有助于显示盆腔，特别是阴道残端、膀胱、直肠的复发肿瘤，也可以显示盆壁复发的肿瘤。

3. PET/CT 从代谢角度进行诊断，从而对肿瘤的诊断、淋巴结转移、宫旁浸润等方面有着更高的优越性，但其本身空间分辨率低、解剖结构显示欠佳，主要适用于预测宫颈癌复发及淋巴结转移，目前多结合增强 CT 应用。与 CT 和 MRI 相比，PET/CT 能更精确地探测到直径超过 10mm 的淋巴结转移。对 PET/CT 检测到的孤立的、临床难以解释的病灶，如有可能，应进一步行组织学检查，以证实或排除远处转移的存在。PET-CT 兼顾了解剖学特点与功能学特点，两种图像共同分析对盆腔淋巴结是否有转移有较大参考价值，对宫颈癌具有较高的诊断率。是一种较好的无创性检查方法，但由于其价格昂贵，限制了该检查的普及。

4. 静脉肾盂造影 主要用于了解有无泌尿系统的梗阻。因双侧输尿管由子宫动脉的下方穿过而进入膀胱，与宫旁组织关系密切。宫颈癌向两侧宫旁蔓延时，可能会累及双侧输尿管，导致输尿管下段梗阻，引起中上段输尿管扩张和肾盂积水，因此，对于局部晚期的宫颈癌患者，可行静脉肾盂造影检查，以了解有无泌尿系统梗阻的存在以及输尿管的形态。

二、术前准备

术前准备的目的在于让患者了解手术的获益和风险、减少手术的风险和并发症、提高患者对手术的耐受能力、保障患者术后能顺利恢复。在手术前，术者应对患者的整体评估进行回顾、明确手术计划、完善各种有效法律文书及患者知情同意、积极纠正和治疗患者合并症，以作充分的手术准备。

（一）患者知情同意与治疗期望

术前应详细告知患者拟行手术的指征、方式、范围，其他治疗选择（包括期待治疗）以及手术利弊；对于宫颈癌患者，尤其需要明确卵巢去留、是否保留生育功能的问题。手术可能影响术后生存质量，尤其是根治性术后可能存在患者肠道功能障碍、膀胱功能障碍、性功能障碍、下肢淋巴水肿等风险，应详细向患者交代，讨论患者的期望和目的。还应说明恢复期的预期时间和要求，预先告知和指导可改善患者术后的接受度和依从性。术者应确定患者及其家属理解术前讨论内容并愿意行此手术，并签署相关文书。

（二）手术相关准备

1. 术前备血　术前必须核对患者入院血型检查结果，进行配血，对于存在困难可能需要大量用血的手术，需要提前通知血库等相关科室做好准备。告知患者输血的可能性及相关风险并签署知情同意书。

2. 手术部位感染的预防　应对手术野进行清洁消毒，包括备皮和阴道清洁以减少感染的概率。术前需进行抗生素过敏试验，并作预防性应用抗生素。

3. 术前肠道准备　术前排空肠道内容物，有利于手术暴露、便于手术操作，也利于术后肠道功能的恢复。宫颈癌手术可以在术前一日进行流质饮食并服用缓泻药，必要时术前晚灌肠一次。

4. 泌尿道准备　对于宫颈癌根治性手术，尤其是残余宫颈癌手术，存在术中输尿管损伤并发症的风险，可考虑术前放置输尿管支架管（D-J 管）以减少输尿管并发症发生。

三、手术入路的选择

手术治疗是早期宫颈癌的主要治疗手段，各期患者选择的手术方式不同，主要包括宫颈锥切术、广泛性宫颈切除术、改良广泛性子宫切除术和广泛性子宫切除术，ⅠA1 期脉管阳性及以上分期需行盆腔淋巴结切除术 ± 腹主动脉旁淋巴结取样或切除术，随着宫颈癌手术范围精细化、对术后生活质量的重视以及技术手段的进步，诸如保留盆腔自主神经的广泛性子宫切除术、前哨淋巴结显影示踪活检等方法也逐渐普遍，而此类探索得益于腔镜的应用。宫颈癌手术可经腹或者行微创手术，开腹入路是宫颈癌手术的首选。微创手术又可以根据不同的切除范围以及考虑手术安全性，选择多孔腹腔镜手术、单孔腹腔镜手术、腹腔镜联合经阴手术、机器人手术等。

1. 多孔腹腔镜手术　宫颈癌的腹腔镜根治性手术已经开展近 30 年，在临床上普遍应用，发挥腹腔镜视野清晰、解剖精细、止血彻底以及术后快速恢复等优势。在"无瘢痕"理念的流行下，且需基于保证患者安全及手术效果的前提，越来越多的临床医生尝试经自然腔道内镜手术（natural orifice transluminal endoscopic surgery，NOTES）或经单孔腹腔镜技术（laparoendoscopic single-site surgery，LESS），除了应用于简单妇科良性疾病的治疗外，也逐渐应用在包括子宫内膜癌、宫颈癌、卵巢癌等妇科恶性肿瘤手术中。然而，单孔入路的微创手术存在手术视野狭小、操作难度高、手术时间延长等问题，对术者及器械要求均较高。相对来说，多孔入路的腹腔镜手术仍然是目前临床应用最为广泛的手术方式，尤其是对于手术难度、手术风险较高、肿瘤侵犯较广、肿瘤期别较晚的恶性肿瘤手术。

在腹腔镜宫颈癌根治性手术中，可以选择三孔、四孔或者五孔。传统的进腹方法通常选择脐部进气腹针，并在此放置主孔道，在两侧下腹部放置 2 个辅助孔道，并根据患者身形、肥胖程度、术者易操作等因素适当调整孔道位置。为了避免损伤腹壁的神经或血管，尤其是髂腹股沟神经和髂腹下神经、腹壁浅动脉和腹壁下动脉，左、右下腹辅助孔道的位置应选择髂前上棘内侧 2cm 左右且与髂前上棘高度平行或更高，且位于腹直肌边缘外侧。根据具体情况，可放置第 4 个孔道，置于耻骨以上或者是侧腹壁平脐水平。合理选择主孔道和辅助孔的位置，维持器械围绕腹内的手术操作位置呈三角分布，有利于器械与镜头协同工作，利于术者有充足的操作空间。

2. 单孔腹腔镜手术　单孔腹腔镜由于切口数量的减少，也带来相应的局限。首先，操作三角的弱化明显降低单孔腹腔镜的操作性，增加手术难度，延长手术时间；其次，器械和镜头均从同一切口进入，器械干扰增加，降低手术操作性。镜头与器械在同一轴线上，镜头容易被器械干扰和遮挡，难以获得理想的视野。

大切口的局限在于术后脐疝的发生率增加。一项纳入 23 项研究 2 471 例病例的 meta 分析结果显示，多孔入路腹腔镜切口疝的发生率为 0.7%，而单孔的发生率高达 2.2%，单孔脐疝的发生率是多孔的 3 倍。

与多孔腹腔镜相比，经脐单孔腹腔镜的变化在于切口数量减少和切口变大。表 14-5 总结了与多孔腹腔镜的比较，经脐单孔腹腔镜的特点。

表 14-5　经脐单孔腹腔镜的特点（与多孔比较）

变化点	优势	局限
切口减少	疼痛轻，恢复快 美容效果好	小三角操作 筷子效应 视野局限 手术时间延长 学习曲线延长
切口变大	取标本方便 直视下操作，具有开腹优势 开放切口，避免盲穿的并发症	脐疝

3. 经阴道单孔腹腔镜手术　经阴道单孔腹腔镜结合了经脐单孔腹腔镜和阴式手术的特点，可通过不同入路方式间的比较来认识经阴道单孔腹腔镜的特点（表 14-6）。

尽管目前腹腔镜宫颈癌手术备受质疑，也有研究进行更加细化的分层分析，对于肿瘤直径<2cm的患者，微创手术也可以作为可选方案。而多孔腹腔镜手术并发症发生率低，相对经腹手术来说显然是微创的，相对单孔腹腔镜手术能降低手术难度，仍然是国内宫颈癌微创手术中的主流方式。

表 14-6　经阴道单孔腹腔镜的特点

比较项目	优势	局限
与经脐单孔腹腔镜比较	恢复快 疼痛轻 体表无切口 标本取出优势 器械干扰减少	操作空间狭小 视野局限 视角倒置 入路建立失败可能 适应证减少
与经阴道手术比较	操作范围扩展 可视化 适应证增加	气腹相关影响

（程傲霜　卢淮武　龚瑶）

第五节　早期宫颈癌宫颈冷刀锥切术

一、宫颈冷刀锥切术的指征

随着 LEEP 应用的日益广泛，目前在临床工作中，诊断性锥切已基本不采用。而在治疗性锥切中，CKC 应用的适应证：CIN2 或 CIN3、宫颈原位腺癌以及保留生育功能的宫颈癌ⅠA1 期和ⅠA2 期。不同指南对以上适应证推荐哪种手术方法有所偏向：WHO 指南推荐宫颈原位腺癌优先应用 CKC，NCCN 指南推荐对于宫颈癌ⅠA1 期和ⅠA2 期保留生育功能者应用 CKC，但在保证足够切缘、整块切除的情况下也可选择 LEEP。

二、宫颈冷刀锥切术切除范围

手术切除的范围应该包括病变在内的宫颈外口、转化区、鳞 - 柱交接及宫颈管内组织。

三、宫颈冷刀锥切术前准备

1. 对患者进行充分评估，重点了解宫颈病变的性质（鳞状上皮或腺上皮）、级别（高级别鳞状上皮内病变、早期浸润癌、宫颈原位腺癌）、范围、深度（是否累及腺体）、宫颈转化区类型、宫颈搔刮结果。此外还需注意患者的年龄、生育要求、有无合并症等。

2. 治疗前充分沟通、讲解手术、签署相关知情同意书。

3. 完善相关的术前检查，包括血常规、凝血功能、生化、传染病系列、心电图、胸部 X 线等检查。

四、宫颈冷刀锥切术步骤

1. 器械、药品准备　应按经阴道子宫切除准备器械包。重要的器械包括阴道拉钩、宫颈钳、Allis钳等。常用的药品及试剂包括碘伏溶液、卢戈氏液、生理盐水、肾上腺素、垂体后叶素等。

2. 麻醉方法 可采用硬膜外麻醉、腰硬联合麻醉或静脉麻醉。

3. 手术体位 膀胱截石位。

4. 手术步骤 麻醉成功后,常规消毒外阴铺无菌手术巾。阴道拉钩暴露宫颈,碘伏消毒后以干棉球拭干宫颈表面,卢戈氏液标记宫颈病变范围,于宫颈局部注射血管收缩剂盐溶液,笔者中心的经验是50ml生理盐水加10滴肾上腺素原液。在宫颈3点、9点用丝线缝扎子宫动脉下行支也可起到预防出血的作用。在碘不着色区外5mm用手术刀环形做“锥底”,然后刀的角度需朝向宫颈管,向上向内做“锥顶”。手术过程中可用扩宫棒放入宫颈口指示宫颈管的方向。完成切割后可采用电凝或缝合创面止血。宫颈冷刀锥切创面较大,一般需要缝合止血。Sturmdorf缝合法是宫颈冷刀锥切后常用的缝合方法,即将锥切后宫颈的前后唇各自折叠缝合,经组织加压而止血,并使锥切后宫颈近端和远端创面重合并利于愈合(图14-6)。缝合之后应用探针或中弯钳检查宫颈管是否通畅,以防缝合时将宫颈管封闭。手术中避免用电刀破坏切除标本的边缘组织,以免影响病理诊断。有效止血后创面填塞纱布止血,纱布于24小时内取出(图14-7)。

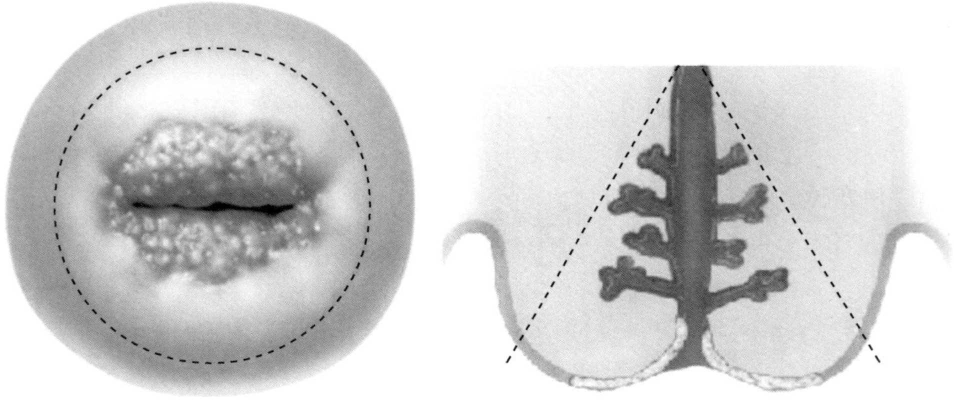

▲ 图14-6 宫颈癌病灶(碘染不着色区)外0.5m以上进行锥切术

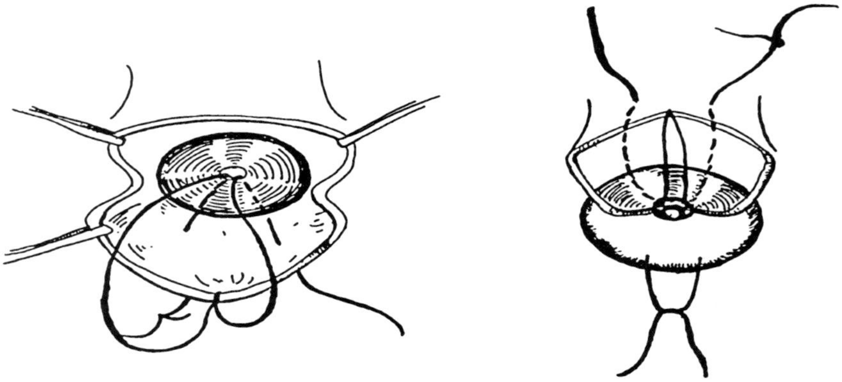

▲ 图14-7 Sturmdorf缝合法

5. 膀胱宫颈间隙的处理 如果病变范围较大,或者是宫颈原位腺癌时,此时必须扩大切除范围,必要时可以做宫颈部分切除术。应注意避免损伤膀胱,打开膀胱宫颈间隙是比较安全的做法。找对膀胱宫颈附着点很重要,术中通常用宫颈钳钳夹宫颈之后上下拉动,观察“动与不动”之间就是附着点所在的位置。如果手术技巧娴熟,明确膀胱宫颈附着点的位置,也可省去此步,在其下方5mm下刀。推开膀胱间隙的时候手指用力方向应该朝着宫颈，即朝着“硬”的方向推，一般上推 5mm 即可。如果宫颈比较小，转化区比较靠外，则一般要推开此间隙。

6. 直肠宫颈间隙的处理　直肠宫颈附着点位置一般比较靠下，损伤直肠的概率相对较小。仅在宫颈比较小的时候需要推开直肠宫颈间隙。

7. 宫颈原位癌锥切术见视频 14-3。

视频 14-3　宫颈原位癌锥切术

五、宫颈冷刀锥切术后注意事项

宫颈冷刀锥切术后应特别留意阴道流血情况，术后出血可发生于术后 1~2 周，如出血量大需再次住院治疗，进行宫颈填塞、缝合等止血操作。宫颈冷刀锥切术后为加强止血效果，通常会填塞纱布，应注意按时取出，可设立医嘱作为提醒，以免造成严重后果。

六、术后随访

术后 4 周应进行复查，主要了解子宫颈创面愈合情况和宫颈管功能状态。宫颈管粘连是宫颈冷刀锥切术后常见并发症之一，应特别注意月经来潮时经血是否顺畅、是否有经期腹痛的情况。如果确定宫颈管狭窄，严重者需宫颈扩张。此后应于术后 6 个月复查宫颈细胞学及人乳头瘤病毒（human papilloma virus，HPV）情况，若无异常，则每年 TCT 和 HPV 联合检测进行或行 HPV 检测，直到连续 3 次阴性，可回到正常的筛查流程。

七、宫颈冷刀锥切术后对妊娠的影响及再次妊娠问题

宫颈冷刀锥切术切除的宫颈组织较大，可能引起宫颈承托力异常出现宫颈功能不全。宫颈冷刀锥切术后最佳妊娠时机目前尚不确定，多数专家认为可于术后 1 年再备孕。有文献报道术后 1 年或更长间隔妊娠的妊娠结局优于 1 年内妊娠。文献报道宫颈冷刀锥切术后流产率达 26%，早产率达 23.5%，远高于 LEEP，因此部分患者可行预防性宫颈环扎术。宫颈冷刀锥切术破坏了宫颈的黏液栓，增加妊娠期间上行感染的机会。而瘢痕形成可能导致宫颈狭窄甚至粘连闭锁，造成不孕。因此在患者再次妊娠之前应确认是否有因宫颈粘连导致的不孕，评估宫颈功能不全的可能性，可以尝试先怀孕，若有流产、早产者可于孕期或孕前行宫颈环扎术。

（王东雁　卢淮武　卢艳）

第六节　宫颈癌手术前哨淋巴结的定位与切除术

手术是早期宫颈癌的主要治疗手段，手术方式为广泛性子宫切除术或广泛性宫颈切除术，同时进行盆腔淋巴结清扫术（pelvic lymphadenectomy），然而，系统性的盆腔淋巴结清扫术由于破坏了盆腔淋巴回流系统，会带来相应的并发症如淋巴囊肿、下肢淋巴水肿、血管神经损伤等，从而导致术后生活质量下降。在早期宫颈癌，只有 27% 的患者出现盆腔淋巴结转移（lymph node metastasis，LNM），这意味着约 80% 的患者经历了不必要的淋巴结清扫，尤其肿瘤直径<2cm 的鳞状细胞癌患者淋巴结转移的概率仅为 0%~6%。淋巴结转移是影响宫颈癌患者预后的独立危险因素，因此，正确判断淋巴结的状态，避免不必要的淋巴结切除，减少手术相关并发症是目前妇科肿瘤专家关注的热点。前哨淋巴结（sentinel lymph node，SLN）显像是一种较新的技术，不仅可以减少淋巴结切除的范围、缩短手术时间、减少术后并发症，还可以降低下肢淋巴水肿的发生风险，近年来的研究显示，SLN 活检技术

诊断淋巴结转移的灵敏度和阴性预测值（negative predictive value，NPV）均很高。

一、适应证

NCCN 已经推荐在选择性宫颈癌患者手术中推荐使用 SLN 显像，建议对肿瘤直径 ≤ 4cm 的患者可以进行 SLN 显像，直径 ≤ 2cm 的肿瘤可以获得最佳的检出率。NCCN 对早期宫颈癌进行 SLN 显像的策略：①切除所有显像的 SLN，如果 HE 染色阴性则进行超分期检测；②所有明显增大的淋巴结必须切除，不论其是否显像；③如果一侧的盆腔淋巴结无显像，则必须进行系统的盆腔淋巴结清扫术；④子宫的切除包括宫颈肿瘤的整块切除。

二、显像剂和注射方法

目前显像剂有染料法（包括亚甲蓝、专利蓝、靛青蓝等）、核素法（^{99m}Tc）、联合法（染料法 + 核素法）、纳米碳（carbon nanoparticle，CNP）、吲哚菁绿（ICG）。采用宫颈注射。但每种显像剂的灵敏度不同。荟萃分析显示，宫颈癌的 SLN 检出率为 89.2%~93.0%，其中蓝染料的检出率为 80.9%~87.5%，放射性核素为 87%~94.4%，放射性核素联合蓝染料为 92.3%~97%，^{99m}Tc 结合 ICG 显像能使检出率提高 5%。放射性核素结合蓝色染料显像，灵敏度为 88%~91.3%，单独使用蓝色染料灵敏度为 86.3%~87.2%，荧光成像的灵敏度较高，为 90.9%。

蓝染料是最早应用于宫颈癌的显像剂，但其 SLN 检出率不高，通常蓝色染料迅速扩散并到达 SLN 在注射后约 5~10 分钟，然后将会进入非 SLN，因此，手术开始后要尽快切除显像的 SLN。很少发生不良反应，过敏反应的发生率约为 0.6%。^{99m}Tc- 硫胶体在美国使用最多，而 ^{99m}Tc- 纳米胶体血清白蛋白在欧洲使用广泛。使用放射性胶体进行显像的不良反应目前尚未见报道。^{99m}Tc 的使用时间和剂量有 3 种方法：①长方案：在手术前 20~24 小时进行宫颈注射，注射剂量为高剂量（2~4mCi，74~148MBq）；②短方案：在手术前 2~4 小时注射，通常的剂量为 0.2~1mCi（7.4~37MBq）；③超短方案：麻醉诱导后在手术室注射 0.40~0.55mCi（14.8~20MBq）。^{99m}Tc 可与蓝染料联合提高总检出率至 70%~100%，双侧检出率可达 90%。但核素具有放射性，限制了其在临床的应用。CNP 是特异性淋巴显像剂，具有独特的高淋巴趋向性，颗粒小、显影持久，弥散速度快，注射到宫颈病灶周缘组织中，被巨噬细胞吞噬，迅速进入淋巴管，聚集滞留在引流淋巴管及淋巴结中，使淋巴结染成黑色并持久染色，实现肿瘤区域引流淋巴结的活体染色，术中切断淋巴管也不容易外漏，其显像宫颈癌 SLN 的阳性率高达 100%，假阴性率为 0，缺点是价格偏贵。CNP 在国内应用较多，国外报道不多。ICG 是水溶性的三碳菁染料，是一种荧光染料，具有较高的组织穿透性和较低的自荧光性，人眼不可见，在近红外光谱中发出荧光，可以在术中使用荧光照相机检测到。目前认为是比较有前途的显像剂，国外应用较广泛，在 SLN 显像灵敏度上显示出比蓝染料，甚至联合法更具有效性。ICG 是目前灵敏度最高的显像剂，唯一的缺点就是需要近红外显像设备，价格昂贵。

每种显像剂都各有利弊，美蓝价格低廉，可以在大部分的医院进行使用，但其检出率较低；^{99m}Tc 进行示踪价格昂贵并且耗时，并且需要具有安全处理协议的核医学单位，限制了它的使用；CNP 示踪的灵敏度高，检出率高，但价格偏高；ICG 是目前检出率最高的显像剂，在检出率、假阴性率、NPV 等方面均取得了较好的结果，虽然 ICG 价格便宜，但需要特殊的价格昂贵的荧光照相机才能识别 SLN。

三、术前评估及准备

术前病理明确诊断为宫颈癌（鳞癌、腺癌、腺鳞癌），术前进行充分评估：病史采集、体格检查及 CT 检查、盆腔 MRI 用于判断宫旁的侵犯。把握 SLN 显像的适应证，建议肿瘤直径 ≤ 4cm，并且直径 ≤ 2cm 的肿瘤可以获得最佳的检出率。排除：①影像学提示有转移的淋巴结者；②曾接受过术前化疗、放疗者；③估计盆腹腔严重粘连者；④无淋巴系统疾病。根据医院具体情况准备相应显像剂（美蓝、CNP、ICG 等），有条件者推荐使用 ICG、CNP 灵敏度高的示踪剂。

四、手术的操作步骤与流程

术前患者取截石位，在麻醉诱导成功后、刺入 trocar 前，消毒后宫颈注射示踪剂。方法：选择宫颈肿瘤原发灶周围正常组织，在 3 点、9 点分别注入，注射深度为 0.2~0.3cm，缓慢注射至少 3 分钟，注射后局部压迫防止药物外渗。从注射结束开始计时，然后术中将最先染色的淋巴结确定为 SLN。腹腔镜直视下观察染色的淋巴管走行，逐一识别染色成功的淋巴结作为 SLN 并切除，详细记录 SLN 的数目和部位，切除后单独送检。所有手术操作均由同一手术组医生实施。手术医生对 SLN 进行精细的解剖分离，计数的 SLN 与非前哨淋巴结（non-sentinel lymph node，nSLN）标本送病理科进行石蜡包埋，以标准的病理学处理。SLN 沿纵轴切开，通过石蜡包埋和切片 HE 染色，通过检测细胞角蛋白（cytokeratin，CK）进行免疫组织化学检查，nSLN 则是通过常规的 HE 染色检查。当 SLN 行常规的 HE 检测为阴性时，进行连续切片病理超分期进行 AE1/AE3 免疫组织化学检测。图 14-8 为 CNP 显像流程，图 14-9 为 SLN 切除步骤。

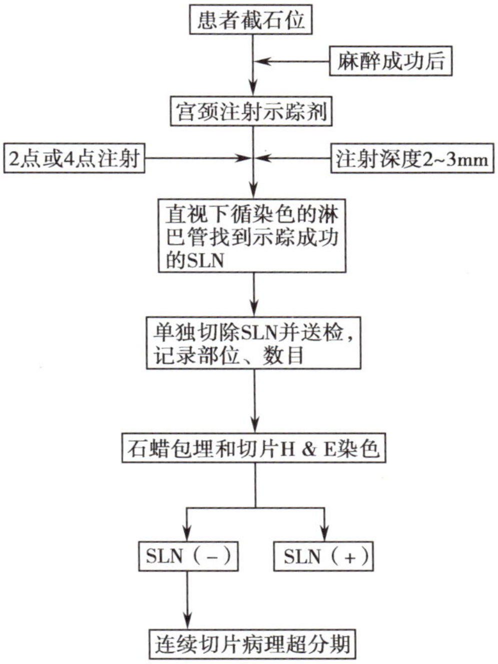

▲ 图 14-8　CNP 显像流程

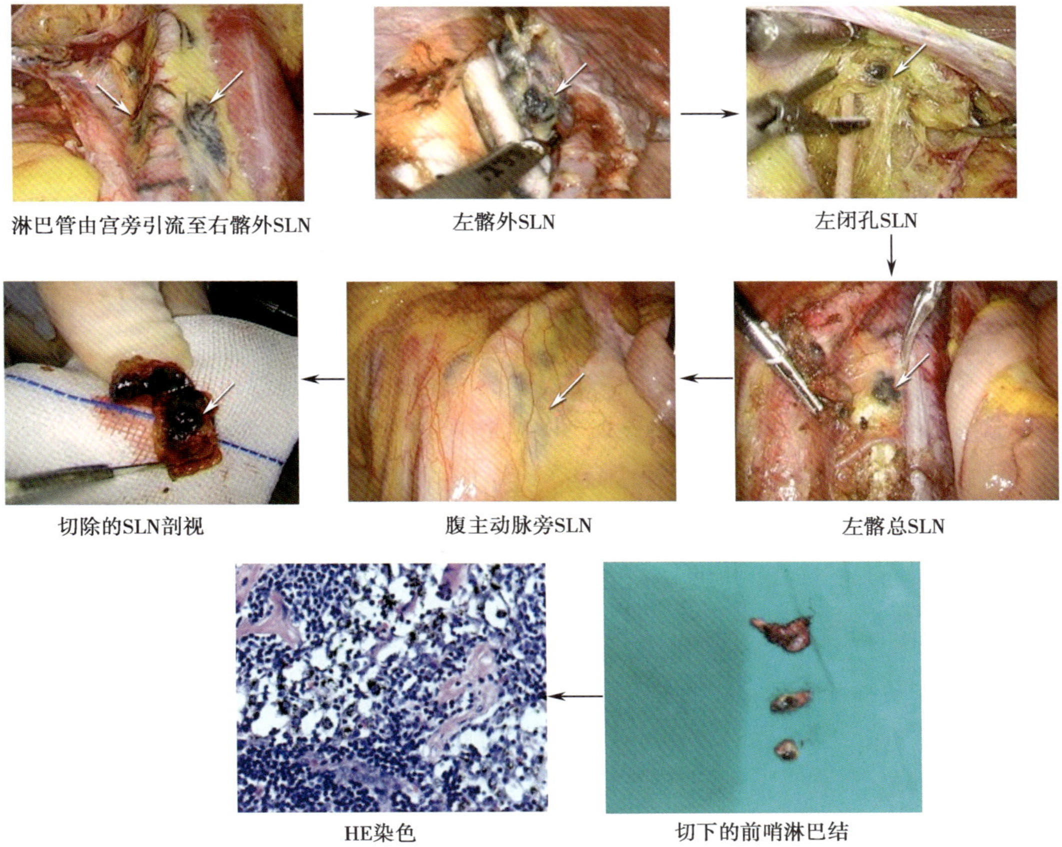

▲ 图 14-9　前哨淋巴结切除术

早期宫颈癌前哨淋巴结切除术见视频 14-4。

视频 14-4 早期宫颈癌前哨淋巴结切除术

五、手术注意事项和体会

首先对患者的入排标准严格把握，选择合适的患者入组。显像剂的选择：各种显像剂的灵敏度各异，每个医院的情况并不相同，可以根据医疗中心的具体情况，有条件者可以选择灵敏度较高的示踪剂，如 CNP 或 ICG，并有一定的学习曲线后才能获得较高的显影率和双侧显影率，降低假阴性率，提高阴性预测值。推荐选择宫颈注射，2 点或 4 点注射，均为浅注射，注射深度为 0.2~0.3cm；以往的研究表明，分期晚和肿瘤直径>2cm 的患者 SLN 的检出率和敏感性较低，但最近一些大型患者队列的研究表明，在直径>2cm 和直径 2~4cm 的肿瘤中 SLN 的检出率和灵敏度也是相当的。

宫旁淋巴结比较小，并且通常在子宫的广泛性切除的过程中被切除，在常规病理检查中也很容易忽视宫旁淋巴结，因此检测率较低。以前的研究表明，闭孔区域是髂内、髂外区域之后最常见的 LNM 区域，较少报道宫旁淋巴结转移，Benedetti-Panici 等用显微镜检查了 109 例早期宫颈癌患者术后的宫旁组织进行了全面的三维评估，结果显示宫旁淋巴结检出率高于 90%，盆腔 LNM 患者均伴有宫旁 LNM，与 Zhang 等学者报道的结论一致。这些结果表明，宫旁淋巴结状态是预测其他盆腔 LNM 存在的重要标志，应该成为临床实践的重点。

六、术中、术后并发症处理

使用显像剂进行前哨淋巴结示踪，目前相关文献报道是安全的，较少发生不良反应。Casper Tax 等对 SLN 显像的不良反应进行了系统评价，纳入的 47 项研究中有 10 项研究报道了过敏反应，发生率为 0.6%（8/1 302），这 8 例患者中，至少有 4 例患者出现了严重的过敏反应导致抢救或者是需要转 ICU 进一步治疗，3 例是温和的过敏反应，如荨麻疹，导致手术推迟进行，1 例过敏反应无法解释，终止了 SLN 显像的进行。

进行 SLN 显像的目的在于用 SLNB 替代 PLND，减少手术相关并发症，提高宫颈癌患者术后生活质量。进行 PLND 的主要并发症有淋巴囊肿（20%）、下肢淋巴水肿（10%~15%）、血管神经损伤等。Niikura 等对比了 SLNB 和 PLND 的并发症的发生情况，进行了 SLNB 的淋巴水肿的发生率为 8.7%（2/23），而 PLND 的发生率高达 42%（5/12）。Hideaki Y 等也报道了 SLNB 和 PLND 并发症的发生情况，SLNB、PLND 发生淋巴水肿的比率分别为 0% 和 68.2%（15/22），$P<0.000\ 1$；发生淋巴囊肿的比率分别为 0% 和 66.67%（4/6），$P=0.014$；发生淋巴管炎的比率为 0% 和 66.67%（4/6），$P=0.014$。而手术时间、术中 SLNB 失血量均小于 PLND，$P<0.000\ 1$。

免疫微转移（肿瘤介于 0.2~2mmlTlm）和孤立肿瘤细胞（单个肿瘤细胞或肿瘤细胞团直径<0.2mmmlT1）已被认为是宫颈癌复发的一个危险因子，但传统 HE 染色无法诊断。病理学超分期技术在传统 HE 染色的基础上，切片更薄，同时加入免疫组织化学（immunohistochemistry，IHC）技术，从而可有效诊断微转移病灶。

连续切片法（serial sectioning）通过对 SLN 的连续切片检测微转移，是最早应用于检测微转移的方法，优点是可以通过降低切片厚度而进行充分的检测，降低了假阴性率；缺点是费时费力，并且因不同学者采用的切片层面数量和切片厚度不甚一致影响了检出率。目前多与其他检测方法联合应用，以提高微转移的检出率。

免疫学法包括 IHC、免疫荧光等多种方法，以 IHC 法应用最广。IHC 法使用针对上皮或肿瘤相关抗原的单克隆抗体，利用特异性的抗原-抗体反应进行免疫细胞化学染色，区分细胞的组织起源，从而达到检测肿瘤细胞、判断转移存在的目的。可用作 IHC 法的有 CK19、20，HPV16、18 型，鳞状细胞癌抗原（squamous cell carcinoma antigen，SCCA）等。有学者采用抗角蛋白抗体 AE1 和 AE1/CAM5.2 检测了 49 例宫颈癌患者的 976 枚常规病理检测阴性的淋巴结，发现4例患者存在微转移，随访39.4个月后发现，50%(2/4)的微转移患者出现复发，而45例无微转移患者复发率仅为6.7%(3/45)。Lenz等以抗角蛋白抗体AE1和AE1/CAM5.2为标记，应用IHC法对132例早期宫颈癌患者的3 106枚常规病理检测阴性的淋巴结进行了检测，发现了19例患者的29枚淋巴结存在微转移。IHC法的优点是操作相对简便，灵敏度较高；缺点是特异度取决于所选择的单克隆抗体，易出现假阳性，且费用相对较高。

（卢艳 李力）

第七节 早期宫颈癌经阴道自然腔道筋膜外腹腔镜下全子宫切除

早期宫颈癌的常见手术途径包括开腹、微创及经阴道，其中经阴道术式腹壁无瘢痕，更加微创，但是只适合部分早期镜下浸润癌，近年来经自然腔道单孔腹腔镜手术发展得很快，有学者开始探索经阴道单孔腹腔镜下子宫切除在早期宫颈癌中的应用，发现其安全性与普通阴式全宫切除无明显差别。

一、适应证

vNOTES是阴式手术的延伸和拓展，将阴式手术的适用范围延伸到极致，使其更直观、更安全、更具有可行性。宫颈癌的vNOTES手术主要用于ⅠA1期，LVSI阴性，无生育功能患者。年龄>45岁者，可以考虑切除双侧附件。

二、禁忌证

具有内镜手术禁忌证的患者均不能进行vNOTES，包括合并有严重的内外科并发症，不能耐受全麻手术的患者；其他的禁忌证如阴道狭窄、重度子宫内膜异位症、多次盆腹腔手术史等。

三、术前准备

1. 体位 患者取膀胱截石位，两大腿充分分开、固定，取头低臀高位，臀部超出床沿5~10cm(图14-10)。

2. 建立外阴无菌手术区 再次消毒外阴及阴道，留置导尿管，排空膀胱，4号丝线将双侧小阴唇分别缝合固定于两侧大腿内侧沟，将无菌巾缝合于会阴皮肤遮盖肛门(图14-11)。

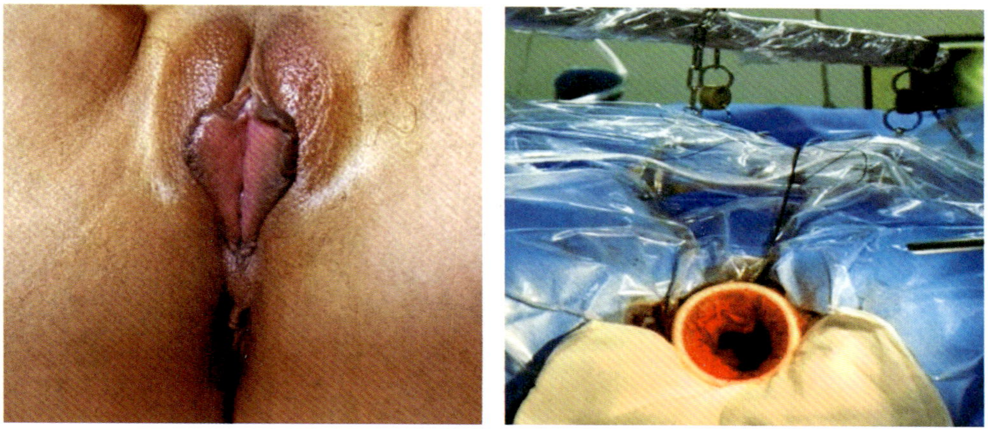

▲ 图14-10 经阴道单孔腹腔镜截石位

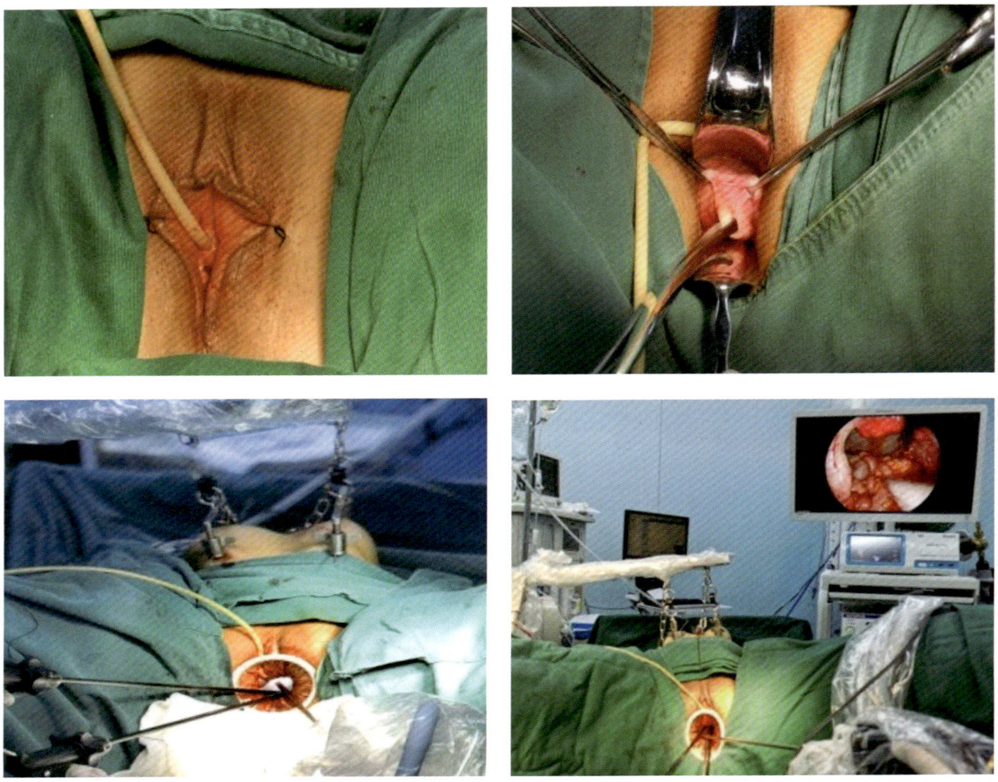

▲ 图 14-11 建立外阴手术区

3. **在免气腹条件下也可完成手术** 免气腹需使用悬吊装置，将患者腹壁向上提拉，形成手术空间。因无须向腹腔内注入 CO_2，因此可以单纯用切口保护套作为入路平台，代替 vNOTES 专用入路平台，可大大降低成本（图 14-12）。

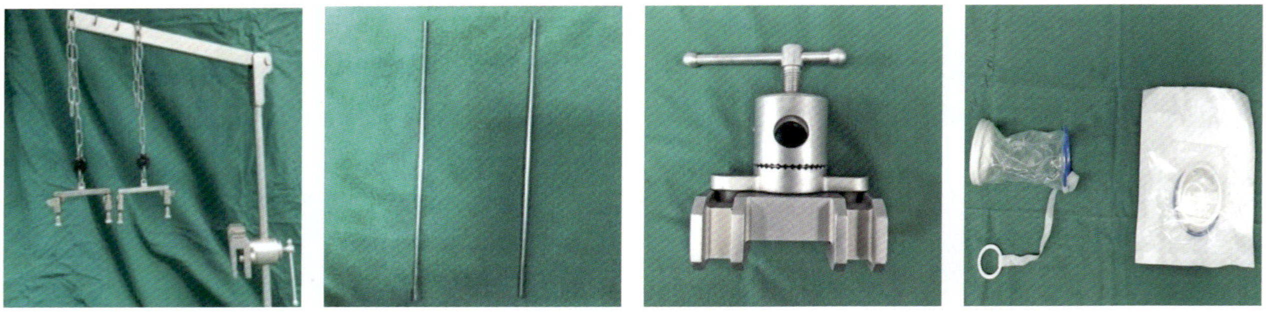

▲ 图 14-12 腹壁悬吊装置

四、手术步骤

1. 暴露宫颈，切开阴道前壁黏膜。单页阴道拉钩暴露子宫颈，宫颈钳钳夹宫颈前后唇，上下牵拉，准确辨认膀胱横沟（图 14-13）。

2. 在膀胱沟水平下约 0.5cm 处横行切开阴道黏膜全层，并向两侧弧形延长切口达宫颈两侧，深达宫颈筋膜。阴道拉钩深入切缘拉开前后壁组织，分别钳夹、断离、4 号丝线缝扎两侧膀胱宫颈韧带（图 14-14）。

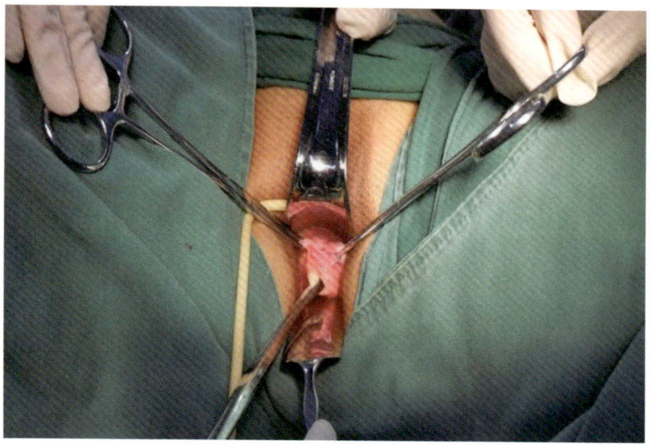

▲ 图 14-13 切开阴道前壁黏膜

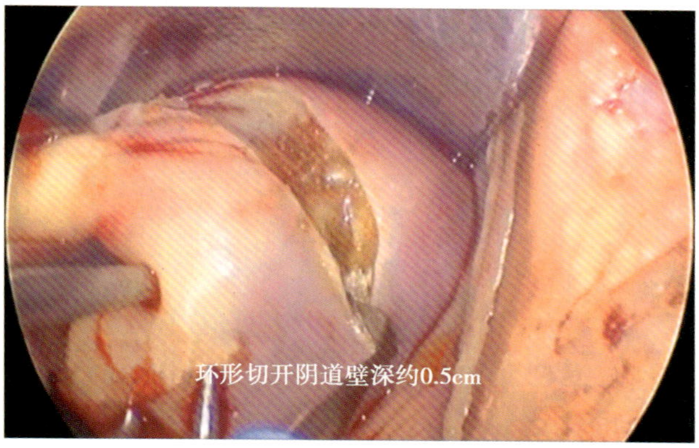

▲ 图 14-14 切开阴道黏膜全层

3. 分离子宫膀胱间隙，打开子宫前腹膜反折。Allis 钳提起阴道前壁黏膜切缘，用弯组织剪刀尖端紧贴宫颈筋膜向上推进撑开分离子宫膀胱间隙，示指上推膀胱至腹膜反折，用手触摸腹膜反折有柔滑感，剪开子宫膀胱腹膜反折，手指向两侧扩大，4 号丝线缝合阴道切缘与腹膜，留线牵引腹膜（图 14-15、图 14-16）。

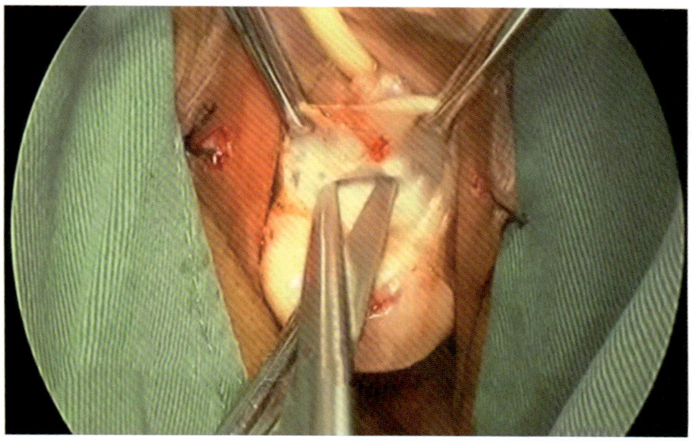

▲ 图 14-15 剪开膀胱宫颈筋膜

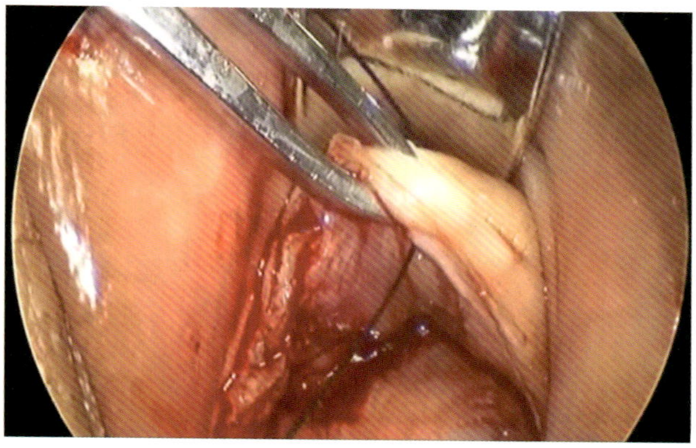

▲ 图 14-16 丝线缝合腹膜及阴道前壁

4. 切开阴道后壁黏膜，打开子宫直肠腹膜反折。向上牵拉宫颈，距宫颈外口约 2.5cm 处横行切开阴道后壁黏膜全层，并与宫颈前壁切口贯通，Allis 钳提起阴道后壁黏膜切缘，示指紧贴宫颈钝性分离扩大子宫直肠间隙，剪开腹膜反折，4 号丝线缝合腹膜及阴道后壁切缘正中一针牵引（图 14-17、图 14-18）。

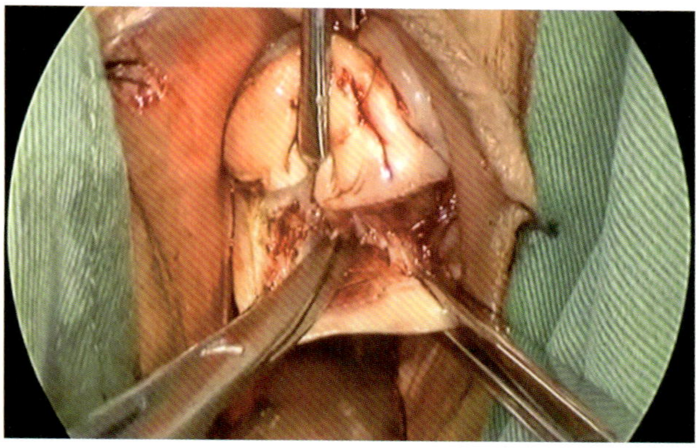

▲ 图 14-17 切开阴道后壁黏膜

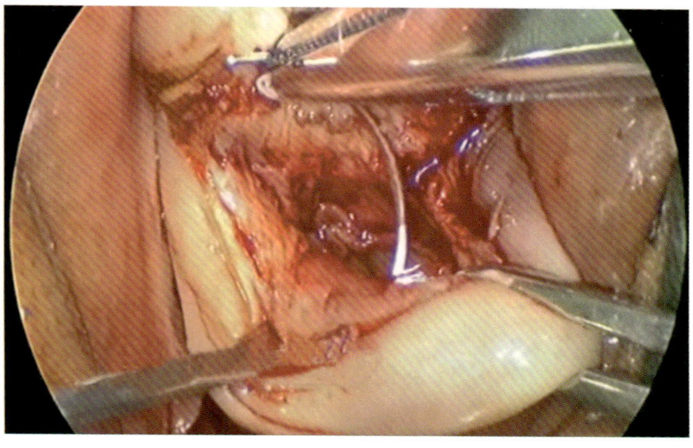

▲ 图 14-18 缝合阴道后壁及腹膜

5. 切断双侧宫骶韧带、主韧带及子宫动脉下行支。于宫颈筋膜外侧缘，分别钳夹、切断、7 号丝线双重缝扎双侧子宫骶韧带、主韧带及子宫动脉下行支（图 14-19）。

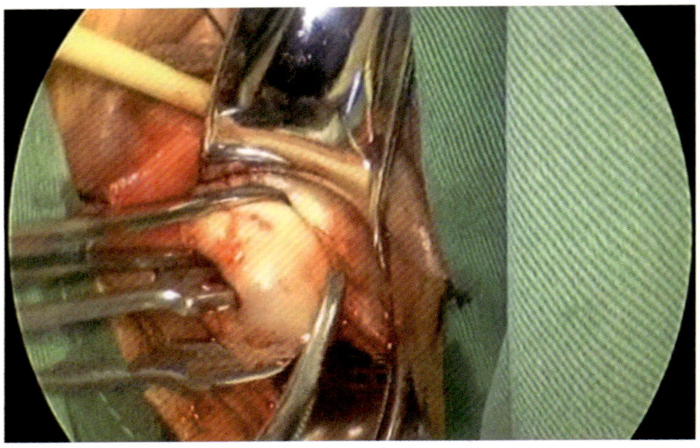

▲ 图 14-19　切断左侧主韧带

6. 在阴道穹窿放置 vNOTES 手术入路平台（无条件者也可用自制切口保护套 + 手套替代），卵圆钳协助将内环经阴道前穹窿（或后穹窿）推入盆腔，翻卷保护套外环，外环拉紧后，示指入盆腔探查一圈，确认放置位置正确，确保无肠管等组织挤压其中，盖上密封帽（帽上接充气管和吸烟管道），形成人工气腹，根据手术需要旋转密封帽调整器械入口位置，形成操作三角，克服“光源同轴、筷子效应”（图 14-20）。

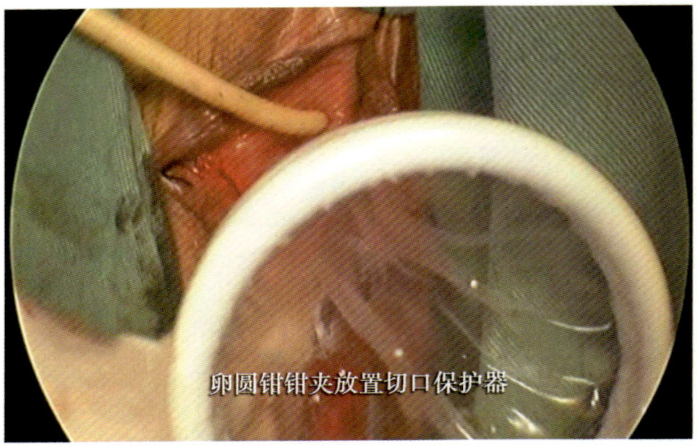

▲ 图 14-20　放置 port 建立入路平台

7. 置入腹腔镜及操作器械。先放置镜头，暴露术野，再根据手术需要，放入操作器械（如分离钳、双极电凝钳等）。根据术者所在单位条件，可选择普通型和加长版腹腔镜器械，30° 的 5mm 及 10mm 镜头等（图 14-21）。

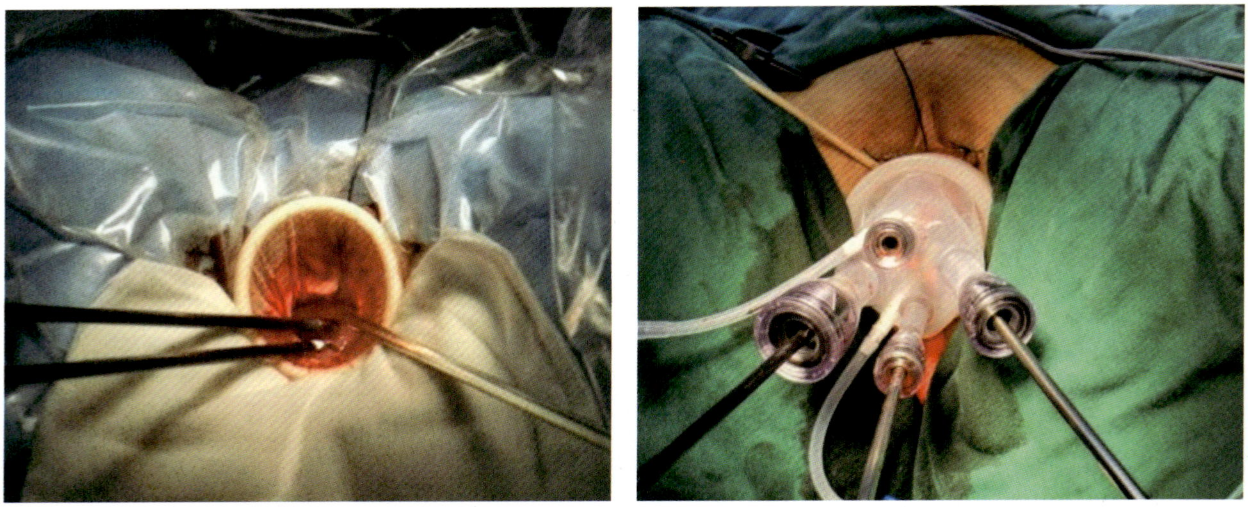

▲ 图 14-21　置入腹腔镜及操作器械

8. 进腹腔内探查腹腔内各脏器表面的情况（图 14-22~ 图 14-27）。

9. 处理子宫血管。分离钳钳夹子宫，将子宫向操作的对侧推离，使子宫尽量远离盆壁，暴露子宫动静脉，于宫颈筋膜外侧缘，双极电凝、断离右侧子宫血管。同法处理左侧（图 14-28）。

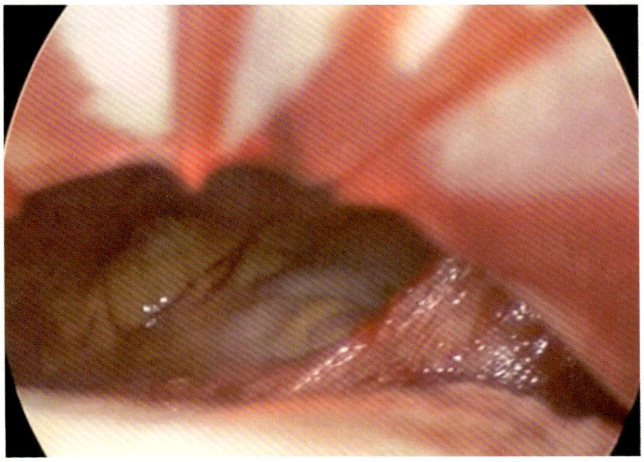

▲ 图 14-22　探查盆腹腔

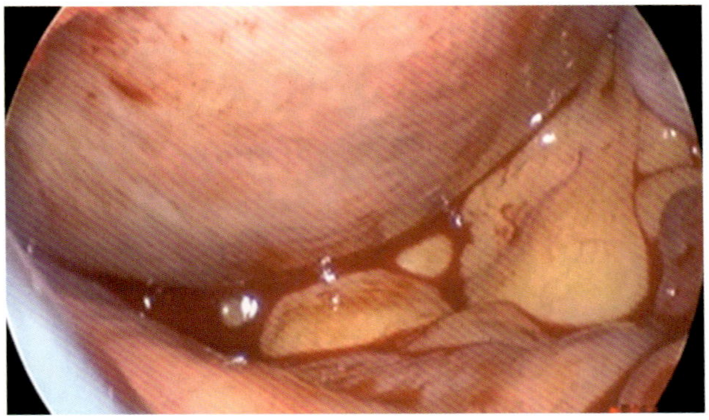

▲ 图 14-23　探查子宫大小

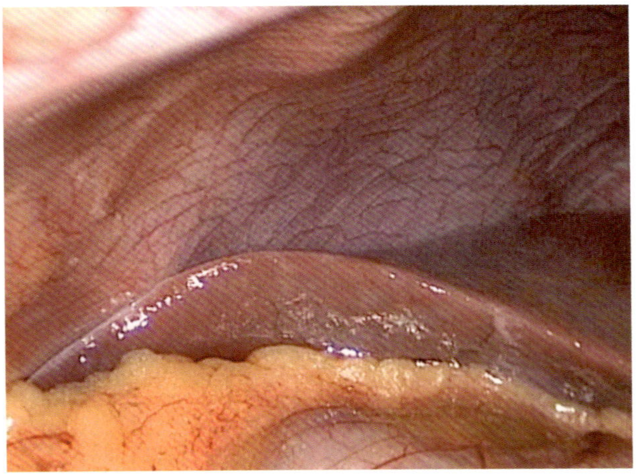

▲ 图 14-24　探查右侧上腹

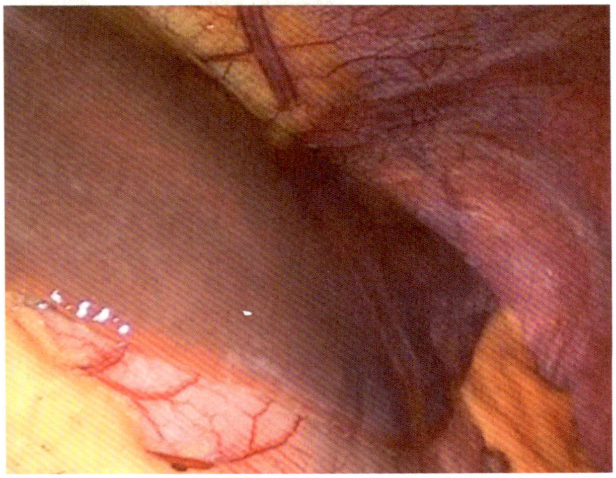

▲ 图 14-25　探查左侧上腹

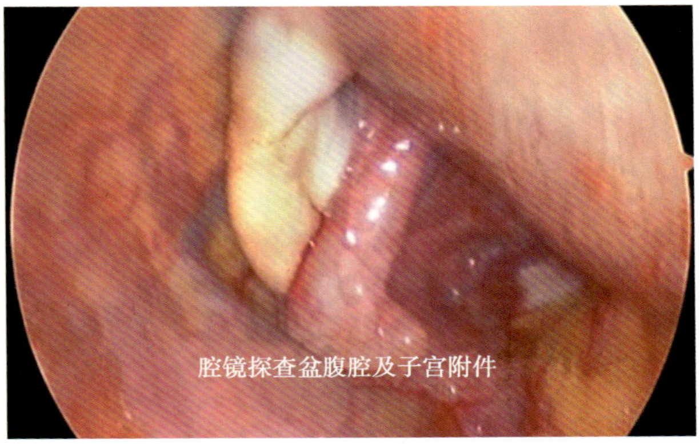

▲ 图 14-26　辨别输尿管走行

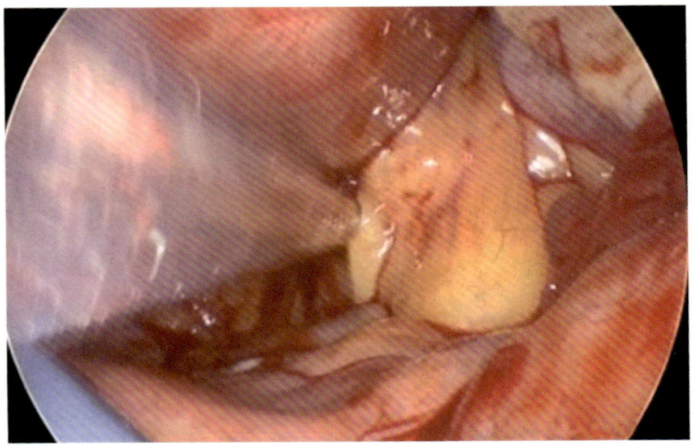

▲ 图 14-27　吸取积液做细胞学检查

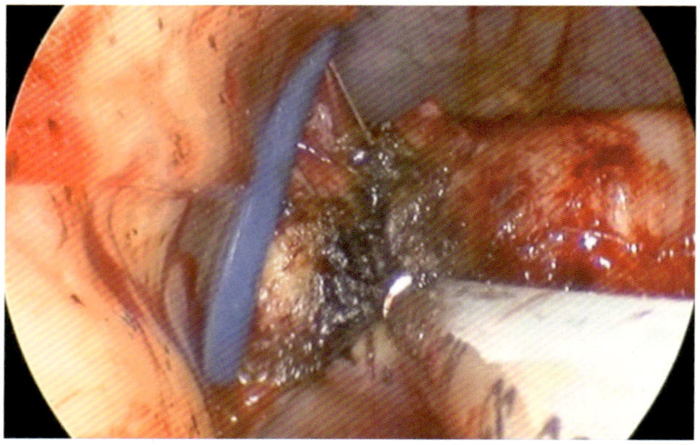

▲ 图 14-28　处理子宫血管

10. 处理卵巢固有韧带、输卵管。将子宫推向左上方，双极电凝、剪断右侧卵巢固有韧带、输卵管峡部。同法处理左侧（图 14-29）。

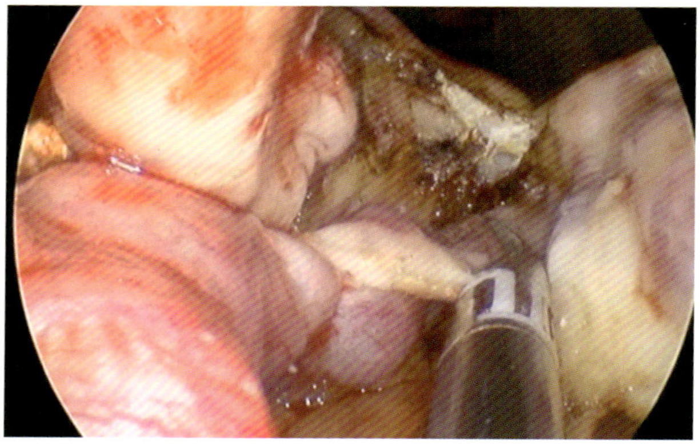

▲ 图 14-29　处理卵巢固有韧带和输卵管

11. 处理子宫圆韧带。将子宫推向左上方，距宫角 2~3cm 处双极电凝、剪断右侧子宫圆韧带。同法处理左侧。切除子宫，取开密封帽，将子宫经阴道取出（图 14-30、图 14-31）。

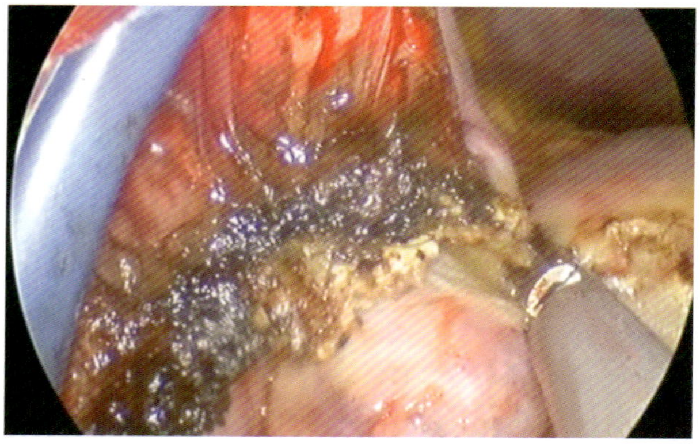

▲ 图 14-30　电凝处理子宫圆韧带

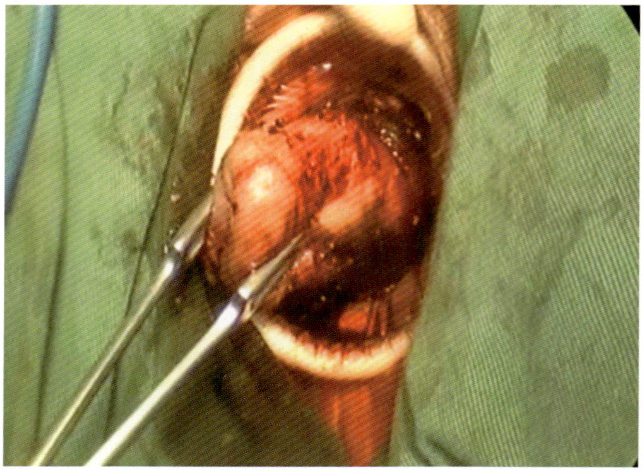

▲ 图 14-31　取出子宫

12. 取出 port 入路平台。充分冲洗清理手术创面及腹盆腔后，根据术中情况决定是否留置引流管。吸净 CO_2 气体，去除密封帽，示指勾取内环，取出 port（图 14-32）。

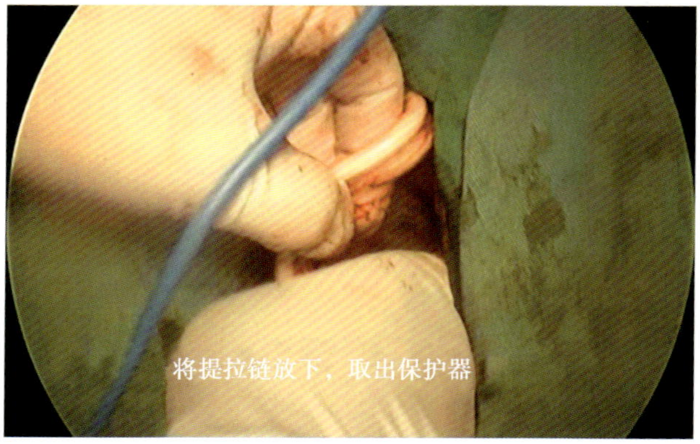

▲ 图 14-32　取出 port 入路平台

13. 缝合腹膜及阴道黏膜切口。Allis 钳钳夹腹膜及阴道黏膜切口边缘，碘伏消毒后，用 2-0 微乔线从两侧角开始连续缝合腹膜及阴道穹窿黏膜切口（图 14-33）。

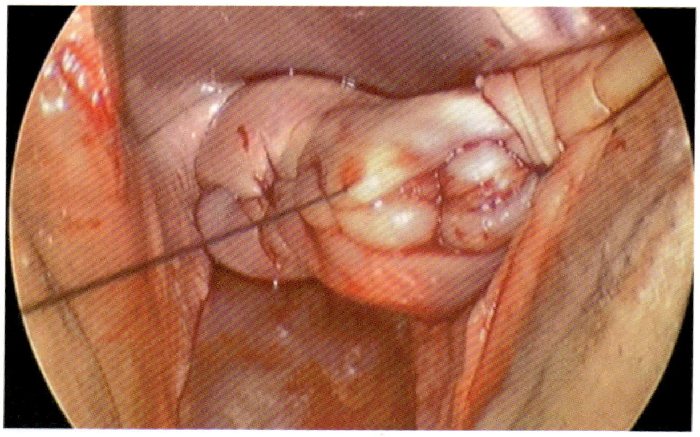

▲ 图 14-33　缝合腹膜及阴道黏膜切口

14. 宫颈癌ⅠA1v经自然腔道筋膜外切除术见视频14-5。

视频14-5 宫颈癌ⅠA1v经自然腔道筋膜外切除术

五、术中注意事项及操作技巧

1. 4号丝线分别缝合腹膜与阴道前后壁切缘，建立从阴道到腹腔的平滑通道，避免切口平台内环陷入腹膜外间隙而造成腹膜遮挡或膀胱遮挡，解决暴露不良的问题。

2. 离断子宫骶韧带、主韧带及子宫动脉均需在筋膜外侧缘进行，保证手术范围。

3. 有免气腹腔镜下手术经验的医生，可在免气腹条件下完成手术。单纯用切口保护套作为入路平台，代替vNOTES手术专用入路平台，可大大降低成本。

六、术中并发症的预防及处理

vNOTES的术中并发症主要包括肠管、膀胱、输尿管的损伤以及大出血。肠管的损伤除了分解粘连时可能存在肠浆膜层甚至是肌层的损伤，更多的情况是进入腹腔时上排肠管暴露视野时造成的损伤。在钳夹肠管时，与肠管形成锐角，直接戳破肠管。为了避免在上排肠管时所造成的损伤，应在直视下利用无损伤钳钳夹肠系膜。即使肠管出现了损伤也可及时发现并予以补救，利用3-0可吸收线间断缝合，禁食3天，一般均能愈合。在打开膀胱子宫陷凹时易损伤膀胱黏膜。有文献报道，术后常规进行膀胱镜检查来确认输尿管的通畅性和膀胱的完整性，同时留置导尿管24小时，可减少并预防下尿道并发症。与传统腹腔镜子宫切除术相比，vNOTES只有在切除子宫后才能看见输尿管的走行，所以术中在凝切子宫动脉时应贴近子宫。在处理两侧宫旁组织时有可能会损伤到输尿管，如果出现输尿管损伤，在vNOTES下是无法处理的，只能在传统腹腔镜或经脐单孔腹腔镜下进行吻合修补并置入输尿管支架。行vNOTES下全子宫切除术时宜先直视离断子宫或盆腔器官的血供，再在vNOTES下完成韧带的凝切，可减少术中出血。同时术中应避免暴力牵拉组织，防止撕裂出血。

七、手术相关的处理与注意事项

（一）视野暴露困难的处理

入路平台建立好后，置入镜体进行手术。采取头低臀高位，有助于肠管滑至上腹部，暴露盆腔术野。vNOTES时在探查盆腹腔器官时视野有限，可产生盲区。有研究者发现使用常规的5mm、30°镜头进行vNOTES子宫切除术时，不易探查到膀胱子宫陷凹、子宫阔韧带等部位。而利用可调节视的内镜（0°~110°）虽然可以改善手术视野，但仍不能探及盆腔前部及整个盆腔。经阴道机器人手术设备与vNOTES相结合，利用其多功能机器手臂，可以随意调整角度，提供良好的手术视野，为腹腔镜内探查和操作提供了极大的便利。但软式镜头不适用于vNOTES，因为软式镜头进入腹腔后缺少支点，定位和定向困难，器械镜头之间易于相互干扰，增加操作难度和损伤周围器官的风险。采用加长版（45cm）的30°硬镜有利于vNOTES的操作。术前一定要评估好患者情况，特别是影像学评估，对于膀胱子宫陷凹或后陷凹有可疑病灶的患者应谨慎进行vNOTES下手术，易造成盆腔器官的损伤且易遗漏病灶。

（二）vNOTES中的缝合

由传统的腹腔镜下三角式的布局转为vNOTES下的平行布局，这带来了技术上的难点，特别是vNOTES下的缝合。弯曲的腔镜器械、加长版的器械及加长的镜头会给术中操作带来便捷。文献报道port中两个通道可以增加器械之间的距离，将10mm镜杆放在两只操作器械之间，可以形成小的手术三角，减少“筷子效应”，有利于手术操作。vNOTES中的缝合较经脐单孔腹腔镜下操作相对容易，可采用一长一短的器械进行打结。术中使用倒刺缝合线进行单手缝合等可降低操作难度。根据笔者经验，在行阴道骶骨固定术时关闭后腹膜，可使用倒刺线，也可以使用2-0可吸收线。在使用2-0可吸收线进行缝合时，首先将整根线置入腹腔，注意不要打结，然后自上而下进行缝合，当缝合到近阴道顶端时，开始牵拉带针线端至阴道口外，以上步骤需在镜头的直视下进行，顶端的线的长度留够打结时即可。这样操作的好处在于，一方面降低了缝合难度，另一方面可使用同一根线关腹，缩短操作时间。

（三）盆腔粘连的处理

当直肠子宫陷凹严重粘连时，若从阴道后穹窿进腹有潜在的直肠损伤风险，因此重型子宫内膜异位症和直肠子宫陷凹完全封闭是 vNOTES 的手术禁忌证。既往有腹部手术史，但也不是 vNOTES 的绝对禁忌。在把握好手术的适应证及禁忌证后，临床操作过程中遇到盆腔粘连时，所有直视下的粘连都可通过超声刀或剪刀进行钝锐性分离。由于 vNOTES 下的解剖与传统腹腔镜下手术的解剖是相反倒置的，如果存在子宫膀胱腹膜反折处有粘连，vNOTES 下不容易判断是膀胱组织还是腹膜反折层，这时可以在 CO_2 气体充气的条件下进行判断，如果是腹膜反折，会出现类似“一呼一吸”的现象，那么沿着宫颈剪开是安全的；同样，如果出现了直肠子宫陷凹处的粘连，可以由上向下，逐步分离粘连。需要注意的是，上述操作应尽量贴近宫颈或子宫来完成。大多数情况下，乙状结肠与左侧盆壁粘连，妨碍肠管移至上腹部，此时须将这些粘连予以分离，以便更好地暴露盆腔。如果遇到困难无法克服，无法在 vNOTES 下完成，则需联合经脐单孔或多孔腹腔镜完成。

（四）感染的预防及处理

vNOTES 易于出现术后感染主要原因有术式的入路是阴道，非无菌；距离肛门很近，易于发生上行性感染；术中常常需要注射水垫，易污染术野；操作时间过长、感染机会增加。因此，术前阴道冲洗、围手术期预防及经验性使用抗生素以减少术后感染是有必要的。目前关于 vNOTES 感染的术后报道较少。可采取术前阴道冲洗，避免服用泻药及灌肠；术中要严格执行无菌原则：首先，在铺巾时，除了阴式的常规铺巾外，额外加铺两侧手术单，保持术野干燥，同时使用碘伏纱布填塞肛门（手术结束后取出），并将手术巾缝合固定，避免其暴露在手术视野；其次，铺巾后，加贴无菌膜；然后根据术中情况，实时加铺手术巾；最后围手术期常规预防性使用抗生素 48 小时（术前 30 分钟开始），这样处理可以显著减少患者术后发热、感染的情况。

（罗迎春　卢艳　李力）

第八节　保留生育功能的宫颈根治性手术

随着子宫颈癌筛查技术的发展和普及，宫颈癌的发生率呈现年轻化的趋势。流行病学研究表明，宫颈癌的发病率与地区经济水平相关，85% 的宫颈癌病例发生在发展中国家，与 10 年前相比，宫颈癌的平均发病年龄减少了 5~10 岁。而中国有 57.7% 的宫颈癌患者年龄<45 岁，其中 42.4% 的患者只有一个孩子或尚未生育，这部分患者有着强烈的保留生育功能的愿望。因此，宫颈癌保留生育功能的治疗逐渐受到年轻患者和妇科肿瘤专家的重视。NCCN 指南指出，广泛性宫颈切除术（radical trachelectomy，RT）是有保留生育功能愿望的早期宫颈癌患者的手术方法之一，被视为 21 世纪宫颈癌手术发展的重要标志。广泛性宫颈切除术是指对于早期浸润性宫颈癌，在不降低治愈率的前提下，广泛切除病变的宫颈和宫旁组织，同时切除双侧盆腔淋巴结，保留子宫体和附件，从而保留患者的生育功能。自从 Dargent 首次报道了经阴道广泛性宫颈切除术（VRT）后，很多学者对该术式进行改良和创新，目前已经有多种不同的手术入路，广泛性宫颈切除术 + 盆腔淋巴结切除术也成了年轻宫颈癌患者保留生育功能的标准手术。

一、手术的指征

1. 适应证　①有强烈保留生育功能愿望的年轻患者；②患者不存在不孕的因素；③组织学类型为宫颈鳞癌或腺癌；④肿瘤直径不超过 2cm；⑤经宫颈活检或锥切证实为早期浸润性宫颈癌（FIGO 2018 分期为ⅠA1 期伴淋巴管浸润、ⅠA2 期或ⅠB1 期、部分ⅠB2 期）；⑥原发病灶局限于宫颈外口，未达到宫颈管上方及内口；⑦无宫旁或宫体受累的证据；⑧无淋巴结转移。

2. 禁忌证　①无生育要求的患者；②ⅠB2 期以上的进展期宫颈癌；③转移风险高的特殊组织类型癌，如透明细胞癌、小细胞神经内分泌癌等；④存在不适宜手术的严重合并症，如凝血功能障碍等。

二、手术方式

广泛性宫颈切除术包括经阴道入路、经腹入路和腹腔镜入路（包括腹腔镜和机器人辅助腹腔镜）。经阴道入路是先经腹腔镜进行腹膜外盆腔淋巴结切除，然后转阴式入路行广泛性宫颈切除术。经腹入路则是盆腔淋巴结切除术和广泛性宫颈切除术均在开腹直视下进行。而经腹腔镜者的手术操作类似开腹，所有步骤均在腹腔镜下完成。广泛性宫颈切除手术范围：切除 80% 的宫颈、部分主韧带、子宫骶韧带、阴道旁组织及阴道上 1/3（约 2~3cm），游离输尿管，保留或结扎子宫动脉或其下行支，重建剩余宫颈及阴道残端，保留子宫体。

自 1994 年 Dargent 首先实施了腹腔镜阴式广泛性宫颈切除术（laparoscopic vaginal radical trachelectomy，LVRT）后，经过 30 余年的探索和改良，目前形成了 4 种不同的手术入路：一是 LVRT；二是腹式广泛性宫颈切除术（abdominal radical trachelectomy，ART）；三是单纯腹腔镜下广泛性宫颈切除术（pure laparoscopic radical trachelectomy，PLRT）；四是机器人辅助腹腔镜下广泛性宫颈切除术（robot-assisted laparoscopic radical trachelectomy，RLRT）。

1. 腹腔镜阴式广泛性宫颈切除术　即 Dargent 式，包括腹腔镜下盆腔淋巴结切除术（laparoscopic pelvic lymphadenectomy，LPL）和阴式广泛性宫颈切除术（vaginal radical trachelectomy，VRT）两个部分。此术式的主要特点是经腹腔镜下切除盆腔淋巴结，然后经阴道切除 80% 的宫颈和上 1/3 阴道，腹壁创伤小，术后恢复快，但比开腹手术术中损伤和出血发生率高，而且因不打开输尿管隧道而导致宫旁组织切除范围不足，尤其是输尿管外侧的宫旁组织，同时肿瘤直径>2cm 不推荐使用阴式入路。该术式对妇科肿瘤医生手术技术要求较高，学习曲线较长，而且盆腔淋巴结还需借助腹腔镜完成，因此，目前在国内仅有少数的医院开展。

2. 腹式广泛性宫颈切除术　开腹直视下完成盆腔淋巴结切除的同时，行广泛性宫颈及宫旁组织切除。其主要特点在于适用于肿瘤直径>2cm 的患者，打开输尿管隧道使得宫旁组织切除比 LVRT 更充分。开腹术式是目前比较主流的术式，文献报道，部分生育愿望强烈的患者，手术指征可以放宽至肿瘤直径<4cm，复发率和生存率并不会受到影响。

3. 单纯腹腔镜下广泛性宫颈切除术　由 Cibula 等于 2008 年首次报道，手术步骤类似于开腹术式，所有操作均在腹腔镜下完成，包括盆腔淋巴结清扫术、广泛性宫颈切除术和残端宫颈阴道吻合术。此术式的优点在于手术创伤小、术后恢复快、腹壁切口美观，切除范围无异于开腹手术，理论上腹腔镜视野下更容易识别和保留子宫动脉上行分支，也更容易分离子宫颈和阴道周围的韧带，从而降低并发症的发生率，但手术技术要求高，手术难度更大，手术学习曲线较长。腹腔镜术式有传统的多孔腹腔镜和近年比较热门的单孔术式。

4. 机器人辅助腹腔镜下广泛性宫颈切除术　近年来随着达·芬奇机器人腹腔镜技术逐渐被临床医生熟悉和掌握，机械臂操作更灵活，术中分离解剖组织更精细，此术式的优点在于术中出血更少，手术时间、术中出血比初始阶段减少，并发症发生率也明显下降。

上述 4 种手术入路各有优缺点，应根据患者个体情况和医疗机构及医生技术条件，个体化选择手术方式。Bentivegna 等的 meta 分析结果表明不同手术途径预后无明显差异，但是如果肿瘤直径>2cm，选择阴式和微创入路，复发率较开腹术式高。因此建议经阴道和微创术式限定于肿瘤直径≤2cm 的病例（即ⅠB1 期），如肿瘤直径>2cm

且≤4cm，即ⅠB2期，有强烈的生育愿望，则充分知情同意后可以考虑选择开腹术式。

三、广泛性宫颈切除术的手术步骤

广泛性宫颈切除术术中需要2次快速冰冻病理来决定下一步手术计划。第一次为盆腔淋巴结切除术后，行淋巴结的冰冻切片，若淋巴结为阳性，则转行广泛性全子宫切除术或结束手术保留子宫，术后放化疗；若淋巴结为阴性，则行广泛性宫颈切除术。第二次为广泛性宫颈切除术后，切除的宫颈组织送冰冻切片，宫颈切缘阳性或距肿瘤上缘<5mm，则改行广泛性全子宫切除术，若切缘阴性且距肿瘤上缘≥5mm，则行残端宫颈和阴道吻合术。

（一）阴式广泛性宫颈切除术（Dargent式手术）手术步骤

1. 体位　患者取膀胱截石位。

2. 淋巴结检查　先行腹腔镜下双侧盆腔淋巴结切除术，包括髂总淋巴结、髂内淋巴结、髂外淋巴结和闭孔淋巴结，将切除的淋巴结送快速冰冻切片，若淋巴结均未见转移，则转阴式行广泛性宫颈切除术。

3. 环形切开阴道壁　首先距病灶3~4cm，确定切除阴道壁的长度，用4把皮钳钳夹切开部位阴道壁的四周，于阴道黏膜下注入1‰肾上腺素生理盐水溶液，用电刀从该处环形切开阴道黏膜全层（图14-34~图14-36）。

4. 形成阴道袖套　将切开的阴道前、侧、后壁切缘下方黏膜向宫颈方向游离，形成袖口，用7号丝线缝合前、后壁断端，打结关闭袖套口，形成束状便于牵引（图14-37）。

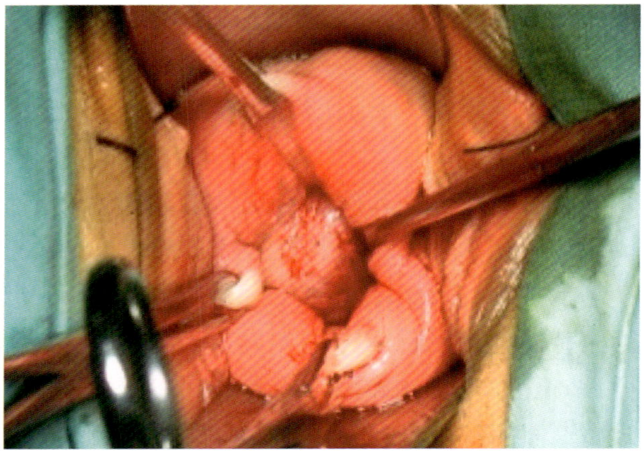

▲ 图14-34　钳夹切开部位

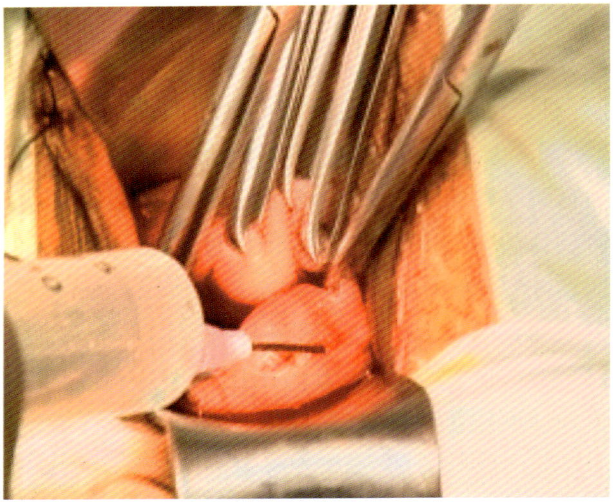

▲ 图14-35　注入1‰肾上腺素生理盐水溶液

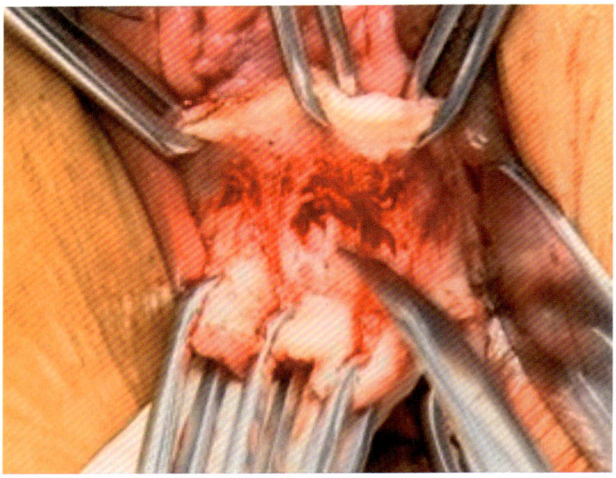

▲ 图14-36　环形切开阴道黏膜全层

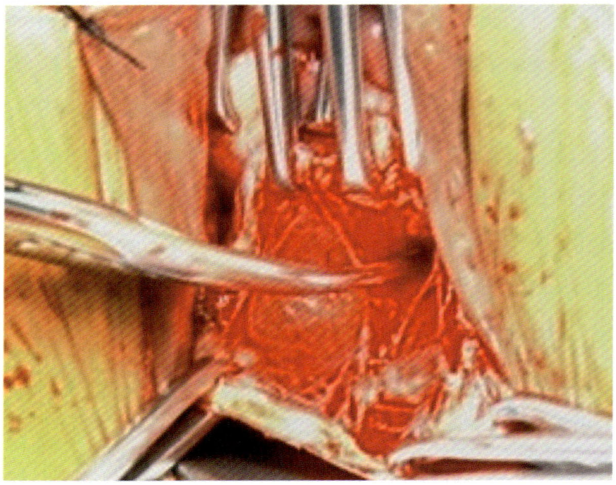

▲ 图14-37　形成阴道袖套

5. 分离膀胱宫颈间隙　紧贴宫颈处剪断阴道上隔，然后用长弯钝头剪刀紧贴宫颈筋膜分离撑开宫颈膀胱间的疏松结缔组织，打开膀胱宫颈间隙，再用手指插入向上及向两侧钝性分离扩大膀胱子宫间隙。

6. 分离直肠宫颈间隙　用长弯钝头剪刀紧贴宫颈后壁筋膜分离撑开宫颈直肠之间的疏松结缔组织，打开直肠宫颈间隙，再用手指钝性分离扩大直肠宫颈间隙。切断阴道旁组织（图 14-38）。

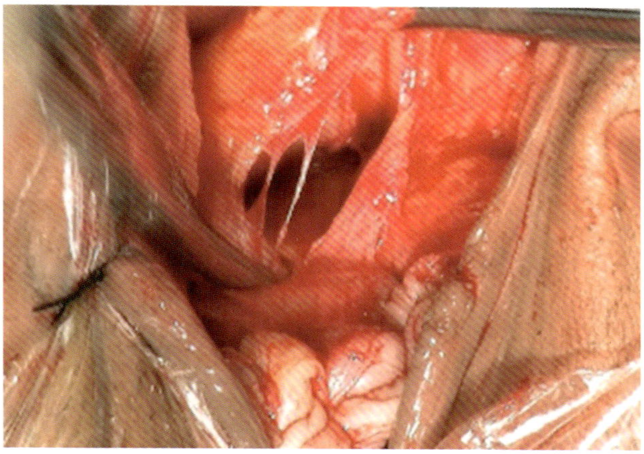

▲ 图 14-38　分离直肠宫颈间隙

7. 打开膀胱侧窝　将阴道袖口拉向对侧，用皮钳提起 1 点处阴道壁切缘，用钝头弯剪刀在膀胱宫颈韧带与左侧阴道壁切缘之间向外斜上方撑开、分离，进入膀胱侧窝，再插入示指向外上方进一步扩展膀胱侧窝。同法处理对侧（图 14-39）。

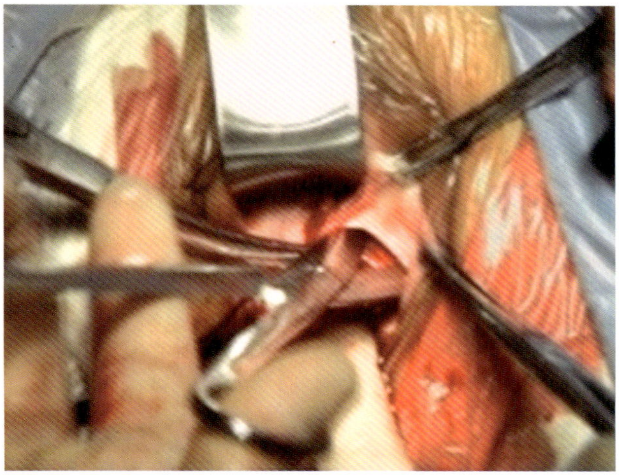

▲ 图 14-39　打开膀胱侧窝

8. 分离剪断膀胱宫颈韧带，打开输尿管隧道游离输尿管（图 14-40）。

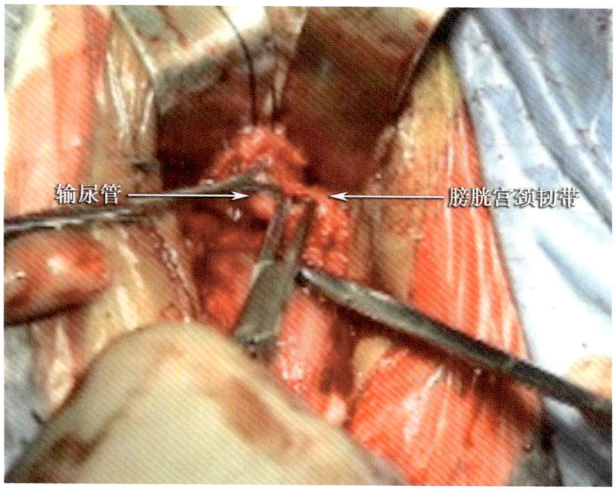

▲ 图 14-40　剪断膀胱宫颈韧带

9. 牵出已在腹腔镜下结扎切断的子宫动脉断端，将输尿管进一步向外上方推离（图 14-41）。

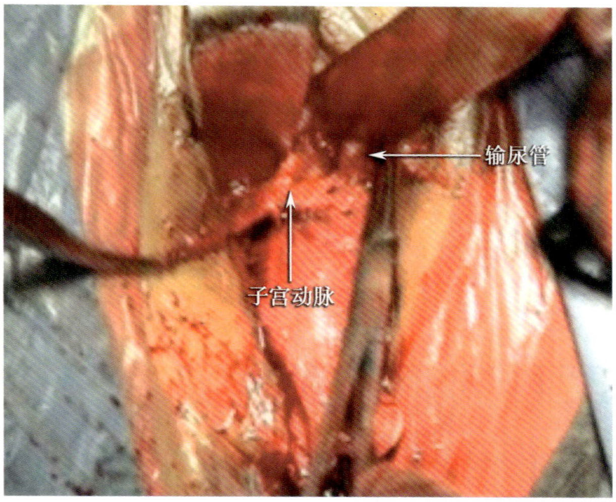

▲ 图 14-41　推离输尿管

10. 分离直肠子宫间隙和直肠旁间隙，充分暴露两间隙之间的子宫骶韧带，于靠近直肠的部位钳夹切断子宫骶韧带（图 14-42）。

11. 钳夹、切断主韧带　暴露宫颈旁的主韧带，直视下避开输尿管，尽量靠近盆壁用长弯血管钳钳夹、切断、缝扎主韧带及宫旁组织（图 14-43）。

12. 沿宫颈狭部（宫颈内口）环行离断宫颈组织（图 14-44）。

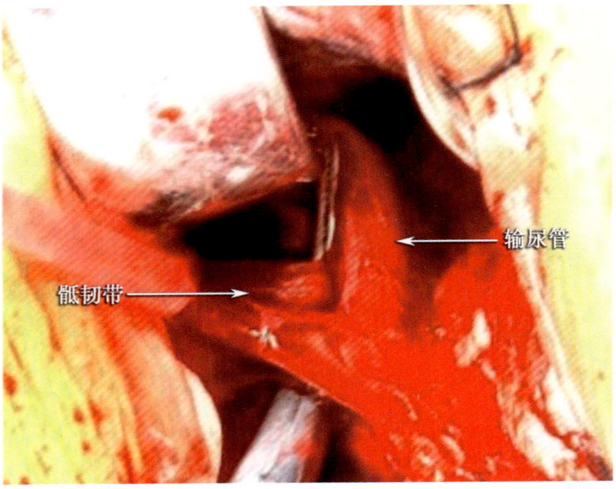

▲ 图 14-42 切断子宫骶韧带

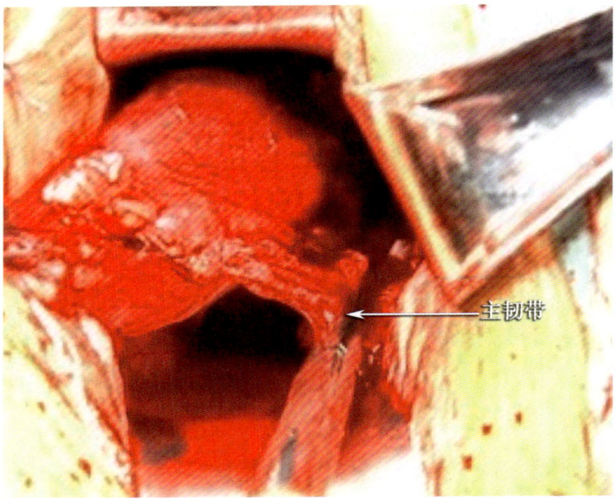

▲ 图 14-43 钳夹、切断主韧带

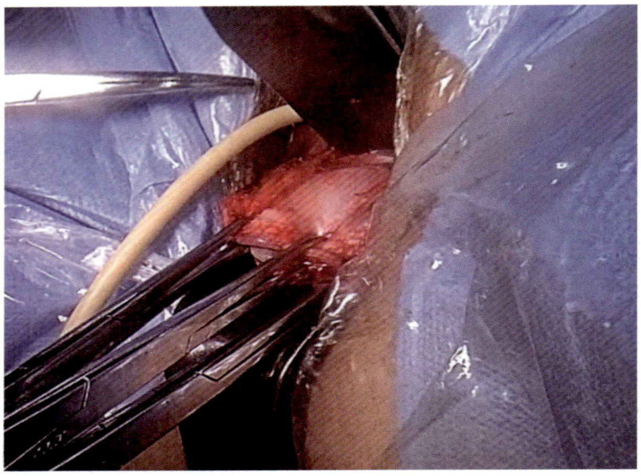
▲ 图 14-44 环行离断宫颈组织

13. 从宫颈断面沿宫颈内口处"U"形缝合止血创面，将阴道黏膜与宫颈残端缝合，并在宫颈内口处置放一碘仿纱条引流 1~2 天（图 14-45）。

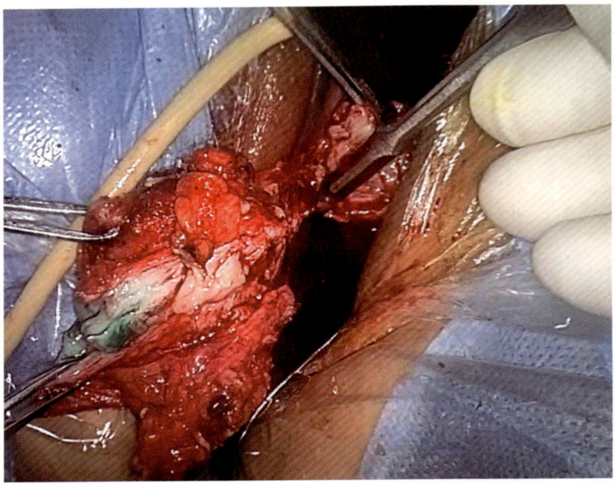
▲ 图 14-45 缝合阴道黏膜与宫颈残端

14. Dargen 式手术 - 腹腔镜扫盆腔淋巴结 + 阴式根治性宫颈切除术见视频 14-6。

视频 14-6 Dargen 式手术 - 腹腔镜扫盆腔淋巴结 + 阴式根治性宫颈切除术

（二）腹腔镜广泛性宫颈切除术手术步骤

1. 先行盆腔淋巴结清扫术，以腰大肌为外界，脐侧韧带为内界，闭孔神经为底界，旋髂深静脉为下界，髂总血管分叉上 3cm 为上界，切除髂总淋巴结、髂内淋巴结、髂外淋巴结和闭孔淋巴结，术中快速冰冻病理淋巴结阴性则行广泛性宫颈切除术。

2. 切除子宫骶韧带 提起侧腹膜，分离输尿管，打开直肠侧窝，离断子宫骶韧带浅层，随后贴着阴道打开直肠阴道间隙，切除子宫骶韧带深层（图 14-46、图 14-47）。

3. 打开膀胱腹膜反折 分离膀胱阴道间隙，下推膀胱至宫颈外口下 4cm，分离暴露输尿管隧道出口（图 14-48）。

4. 打开输尿管隧道 暴露直肠侧间隙和膀胱侧间隙，提起子宫动脉，分离子宫动脉和输尿管至输尿管入口处，打开输尿管隧道，切除膀胱宫颈韧带前后叶（图 14-49）。

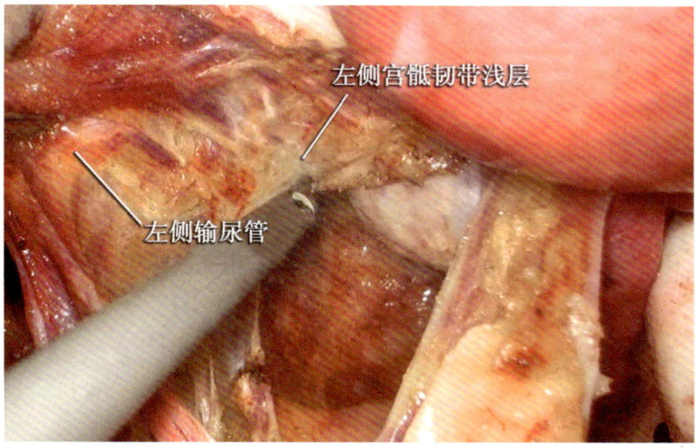

▲ 图 14-46　离断左侧子宫骶韧带浅层

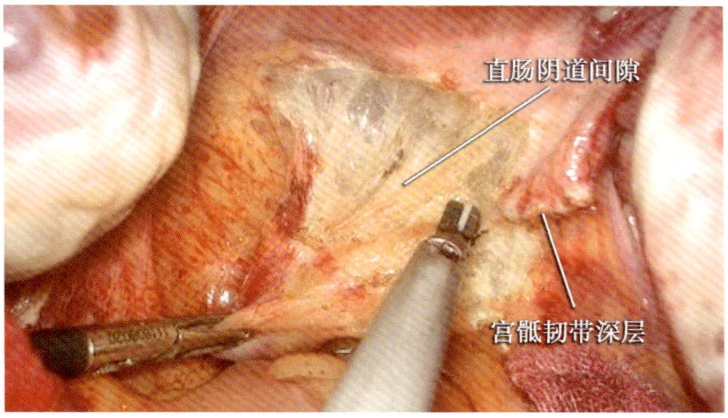

▲ 图 14-47　切除子宫骶韧带深层

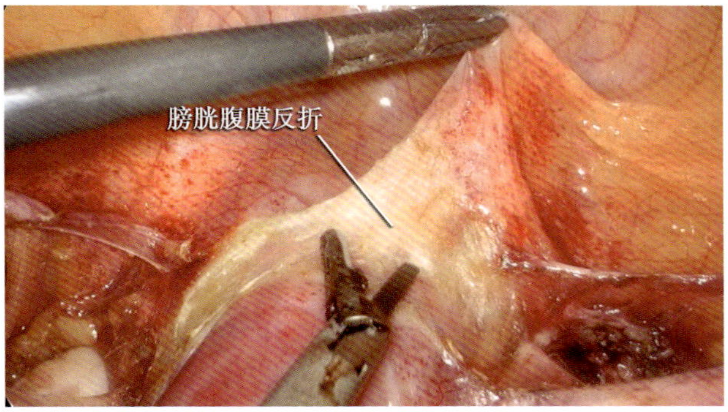

▲ 图 14-48　打开膀胱腹膜反折

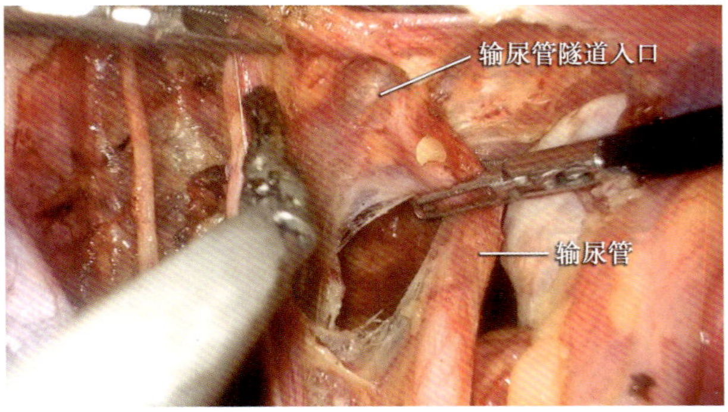

▲ 图 14-49　打开输尿管隧道

5. 切断膀胱宫颈韧带后叶，继续分离膀胱侧间隙，暴露主韧带，于子宫外 2cm 或近骨盆壁切除主韧带（图 14-50）。

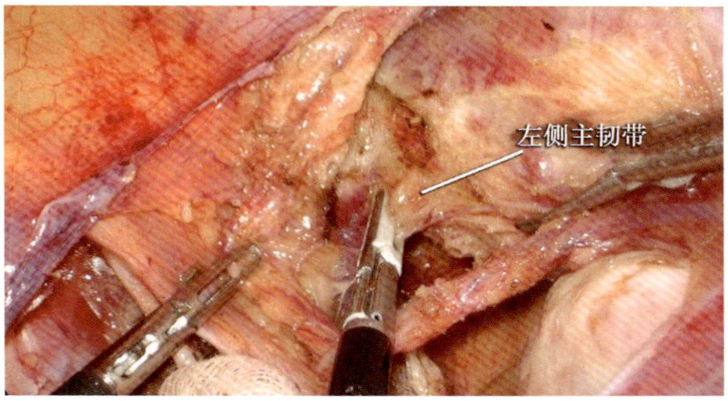

▲ 图 14-50　切除左侧主韧带

6. 分离并切除阴道旁组织，游离阴道长 3~4cm，荷包缝合环扎阴道壁（图 14-51）。

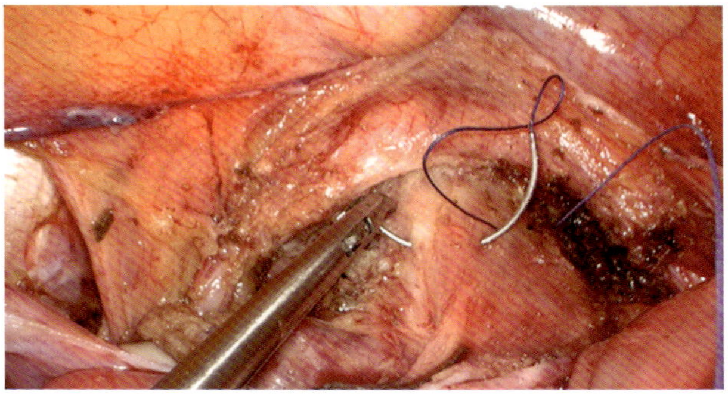

▲ 图 14-51　荷包缝合环扎阴道壁

7. 处理子宫动脉　分离子宫动脉的 3 个分支，分别为阴道支、宫颈支和宫体支，结扎子宫动脉的宫颈支和阴道支，保留宫体支（图 14-52、图 14-53）。

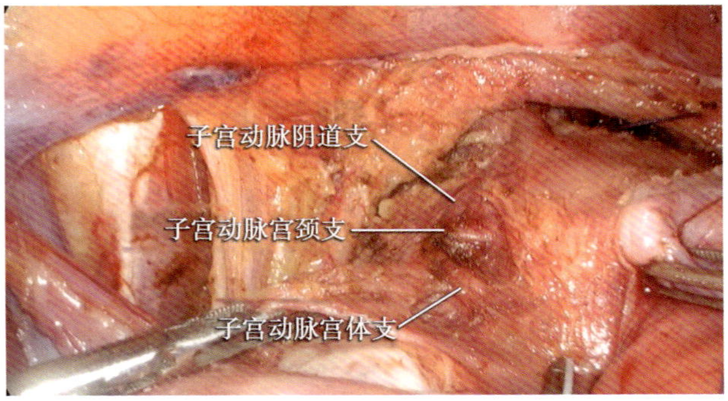

▲ 图 14-52　子宫动脉 3 个分支

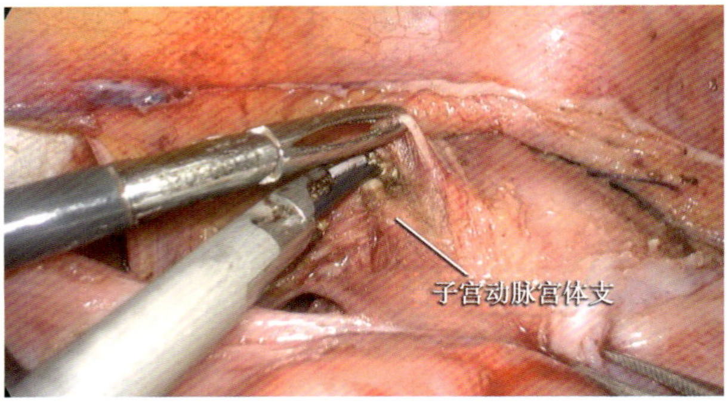

▲ 图 14-53　结扎子宫动脉宫颈支和阴道支

8. 在子宫峡部以下 5mm 的位置切断宫颈，在阴道荷包缝合线的下方切断阴道（图 14-54、图 14-55）。

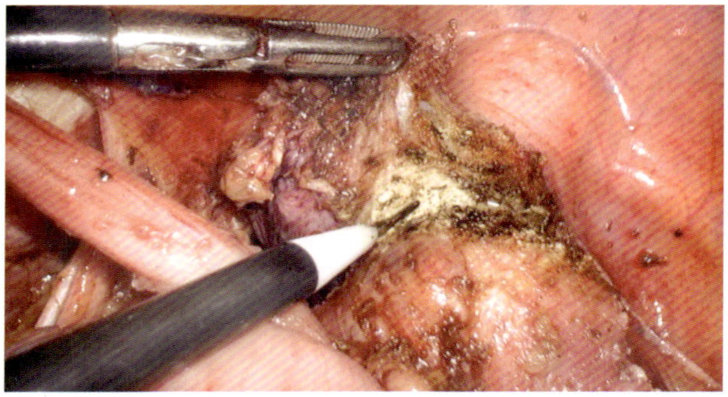

▲ 图 14-54　切断宫颈

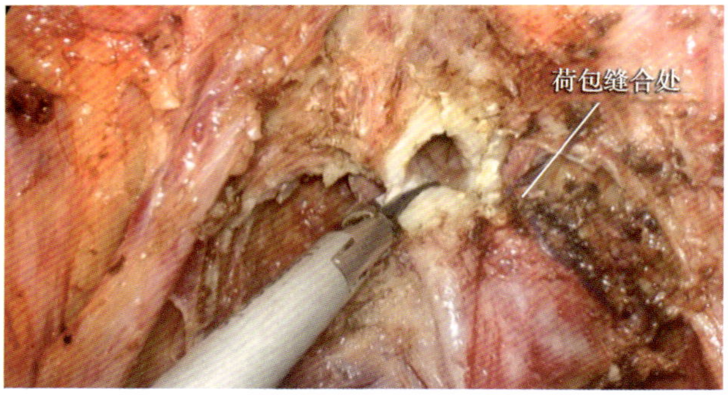

▲ 图 14-55　切断阴道

9. 将切下的标本送快速冰冻切片病理检查，确认宫颈切缘无癌组织浸润且距肿瘤上缘 5mm 以上。

10. 消毒残端后，使用 4 个“U 形袖套式”缝合残余宫颈及阴道（图 14-56）。

11. 再次冲洗盆腹腔，关闭腹膜，经阴道将预防宫颈管粘连的支架置入宫腔（图 14-57）。

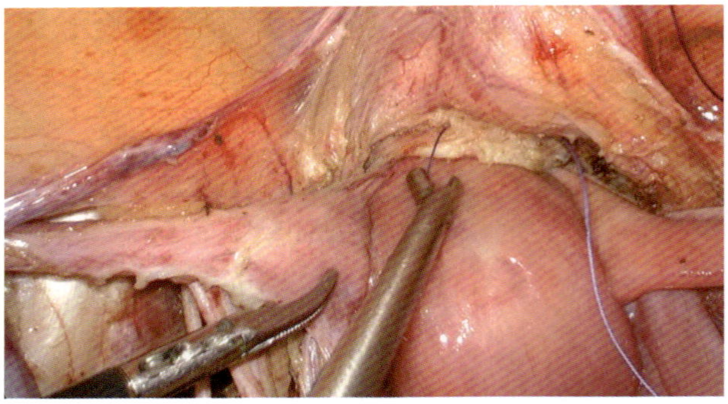

▲ 图 14-56　“袖套式”缝合残余宫颈及阴道

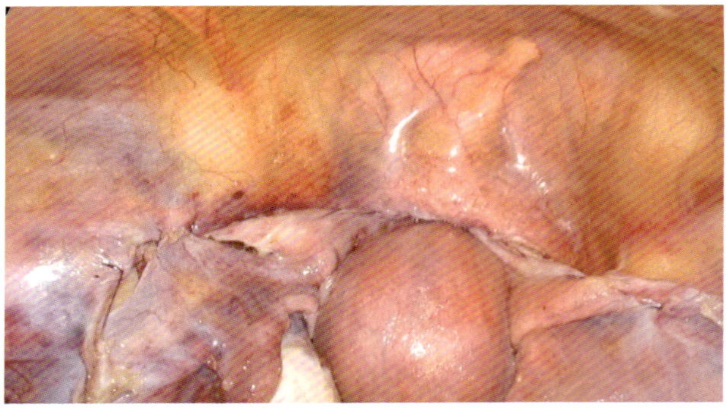

▲ 图 14-57　宫腔置入防粘连支架

12. 无举宫宫颈癌宫颈根治性切除术见视频 14-7。

视频 14-7　无举宫宫颈癌宫颈根治性切除术

四、手术的注意事项

（一）手术的安全性

Marchiole 的研究结果提示腹腔镜阴式广泛性全子宫切除术与 Dargent 式手术比较术中并发症发生率差异无统计学意义（2.5% *v.s.* 5.8%，$P>0.05$）。Beiner 等与 Pareja 等的观点也相同，认为阴式及腹式 RT 均能达到与传统的宫颈癌根治术同样彻底的效果，且二者术后并发症发生率与复发率无明显差异，又保留了患者的生育能力。因此宫颈广泛性切除术是安全可行的手术方式。

（二）术中病理评价准确性

RT 手术中需要 2 次术中快速冰冻切片对淋巴结和宫颈及宫旁情况进行判断，根据 2 次病理结果决定最终的手术方式。对于切除的淋巴结，中山大学孙逸仙纪念医院妇科肿瘤专科选择将所有切除的淋巴结全部送检，而有部分术者会将高度可疑的淋巴结送检确定是否有转移，这种病理检查方式存在漏检的风险。Du 等人采用 RT 术中切除前哨淋巴结送冰冻病理检查，所有结果与术后石蜡切片结果均一致，灵敏度及准确度均为 100%，这一研究结果对 RT 术中前哨淋巴结的应用提供了光明的前景。对切除的宫颈组织切缘进行冰冻病理评价是另一挑战，一般有 3 种情况：①如宫颈切缘有肿瘤组织浸润，则改行广泛性子宫切除术；②如宫颈切缘<5mm 内有肿瘤浸润，但切缘阴性，可改行广泛性子宫切除术，若患者强烈要求保留子宫，则需再切除残留颈管组织 3~5mm；③如宫颈组织切缘 8~10mm 内无肿瘤组织，可以认为广泛性宫颈切除术范围是足够的。

（三）对于子宫动脉的处理

有术者认为切断子宫动脉会影响子宫体的血供，进而影响子宫肌层、内膜和妊娠，建议保留子宫动脉上行支。有学者为了操作方便，先切断子宫动脉，术后再吻合。一项研究通过吲哚菁绿（ICG）在广泛性宫颈切除术中行激光血管成像，比较保留子宫动脉和不保留子宫动脉的子宫灌注情况。该研究发现保留子宫动脉组和未保留子宫动脉组的 ICG 平均荧光强度差异无统计学意义，且两组的所有患者在术后 8 周内都恢复了月经，保留子宫动脉组和未保留子宫动脉组的妊娠率分别为 40%（4/10）和 30%（3/10），从而认为在广泛性宫颈切除术中没有必要保留子宫动脉。然而，Schlaerth 等和 Martin 等的研究表明，术中损伤子宫动脉的 RT 患者术后发生明显的宫颈峡部萎缩狭窄，导致月经流出受阻，出现继发性闭经或痛经，是术后妊娠率低、流产和早产的重要原因。所以，关于子宫动脉保留与否目前尚无定论，两种做法均有人采用。

（四）手术切除范围

除保留宫体外，RT 切除范围与传统的 Q-M 分型的 C1 型广泛性子宫切除术一致，包括宫颈和宫旁组织、2cm 以上的阴道和阴道旁组织。对于临床病理特征情况较好者，如肿瘤直径<2cm，无淋巴管浸润等，发生宫旁侵犯的概率<1%，这类患者宫旁组织可按 Q-M 分型中 B 型范围切除，若评估发现宫旁累及可能性较大，包括肿瘤直径>2cm、淋巴管浸润、病理类型为腺癌等，则切除的宫旁组织和阴道旁组织要求达 2cm 以上或贴近骨盆壁。宫颈切除的长度也应适宜，若宫颈切除过长，子宫失去保护机制，妊娠时胎膜早破和宫内感染概率增加，因此，流产率和早产率升高；若切除过短，存在切除范围不足而术后复发风险高。一般在子宫峡部下方 5~10mm 处横断。

（五）术中环扎

由于 RT 术后只留下宫体和极少的子宫峡部，妊娠时子宫峡部会扩张拉长，因此，为了避免流产或早产，大部分术者会选择术中采用不可吸收线做永久性宫颈环扎；也有术者认为在经阴道广泛性宫颈切除术中行预防性宫颈环扎并不能降低术后流产概率，反而环扎线会引起宫颈狭窄、糜烂和慢性阴道分泌物，不利于妊娠，认为吻合子宫下段与阴道上段的缝合线形成的瘢痕可能具有类似环扎的效果。因此，对于 RT 是否应该进行常规性宫颈环扎术尚无统一定论，两种做法均有人采用。若选择环扎，为了避免环扎线结对膀胱的刺激，环扎线结应置于宫颈后方，在残留的子宫峡部环扎；若未行环扎，术后应经阴道放置防宫颈粘连材料。也有学者主张在患者妊娠 14 周时行宫颈环扎术。

（六）广泛性宫颈切除术治疗效果及影响预后的因素

Shepherd 等总结了 30 例行腹腔镜阴式根治性宫颈切除术的早期癌患者的术后复发率时发现，病灶直径>2cm，腺癌，肿瘤侵犯到宫旁组织和宫颈管内膜，肿瘤分化差或已侵犯血管腔者其预后要明显差于无上述情况者，因此建议对有上述情况的患者采用广泛性宫颈切除术治疗时应谨慎。Hiroshi 等则总结了 61 例早期宫颈癌行腹式广泛性宫颈切除术的病例随访资料，结果除了 1 例腺癌患者外，肿瘤直径<2cm 的均无复发，而肿瘤直径>2cm 的复发率为 8.2%（5/8），复发的 5 例患者中有 4 例患者发生脉管浸润。已有文献报道了广泛性宫颈

孕期)。

2. 放置穿刺孔,维持气腹。穿刺孔位置较非孕期更高,根据孕周不同选择不同的位置(图14-58)。气腹压力较平时更低,选择10~13mmHg为宜。

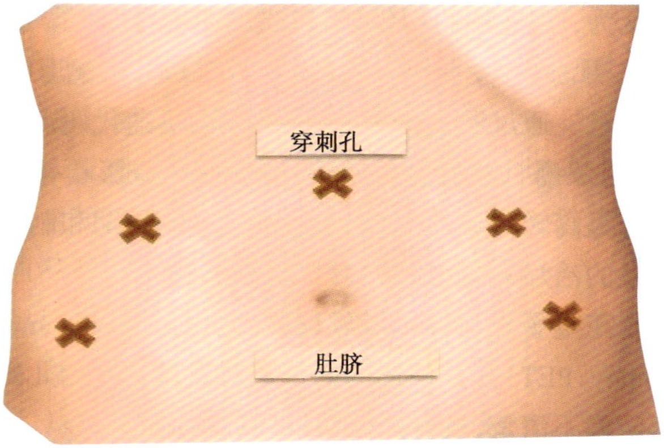

▲ 图14-58　穿刺孔位置

3. 仔细探查盆腹腔,包括输卵管、卵巢,如果有可疑病灶应切除送冰冻病理检查,排除转移。

4. 清扫盆腔淋巴结,包括髂内淋巴结、髂外淋巴结、髂总淋巴结及闭孔淋巴结(图14-59)。所有淋巴结均应送冰冻病理检查,排除肿瘤转移。如果有转移,则终止手术。

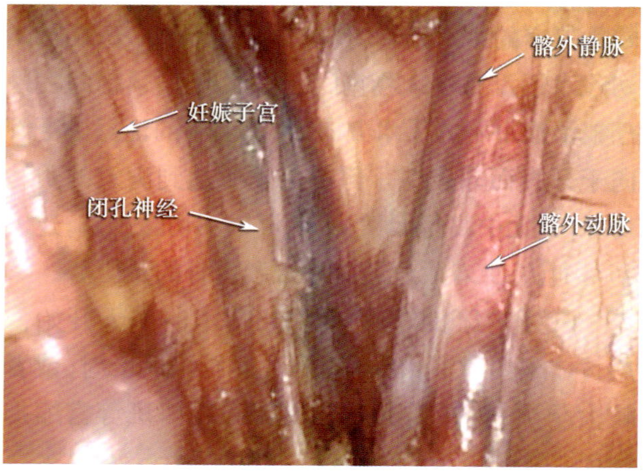

▲ 图14-59　盆腔淋巴结

5. 转阴式手术,于阴道壁3cm处,注射"水垫"后,环形切开阴道壁,形成一"袖口",袖口内可填塞少量纱布;前后缝合"袖口",以关闭肿瘤(图14-60)。

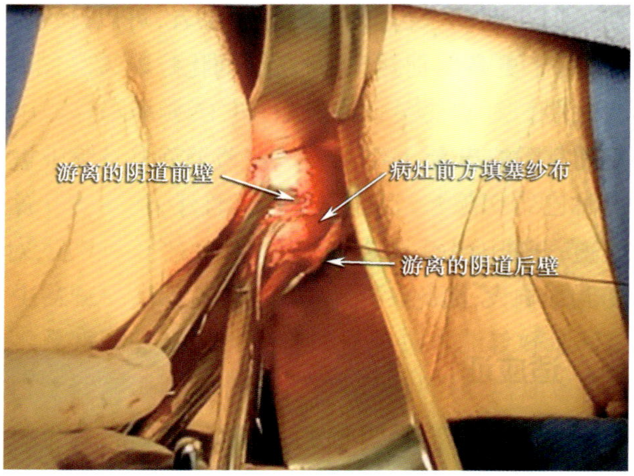

▲ 图14-60　阴式手术

6. 钝锐性打开膀胱腹膜反折,暴露阴道膀胱间隙、阴道旁间隙(图14-61)。

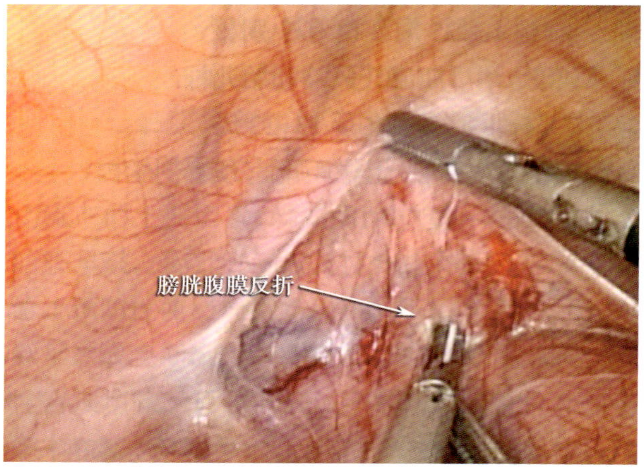

▲ 图14-61　钝锐性打开膀胱腹膜反折

7. 打开直肠阴道间隙(图14-62)。

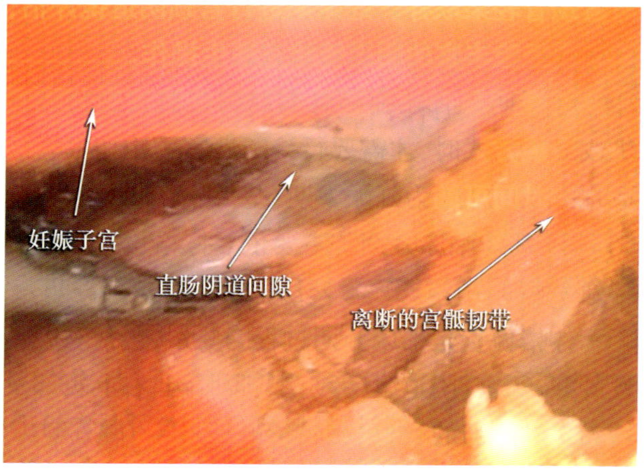

▲ 图14-62　打开直肠阴道间隙

8. 打开阔韧带前叶，暴露并分离子宫动脉与输尿管。需要完整暴露子宫动脉上行支及下行支，离断下行支，保留上行支（图 14-63）。

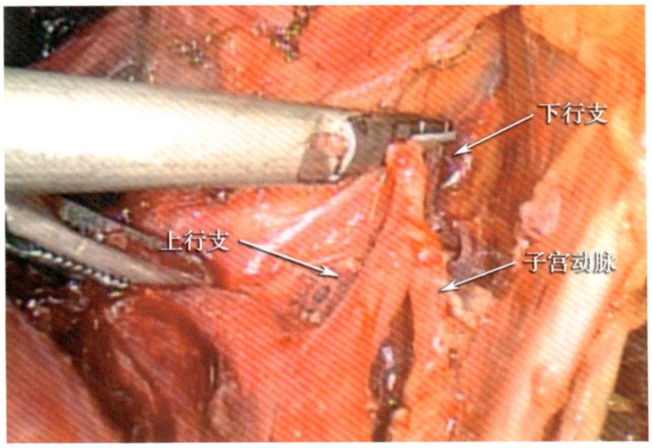

▲ 图 14-63　离断子宫动脉下行支

9. 打开膀胱侧窝和直肠侧窝（图 14-64）。

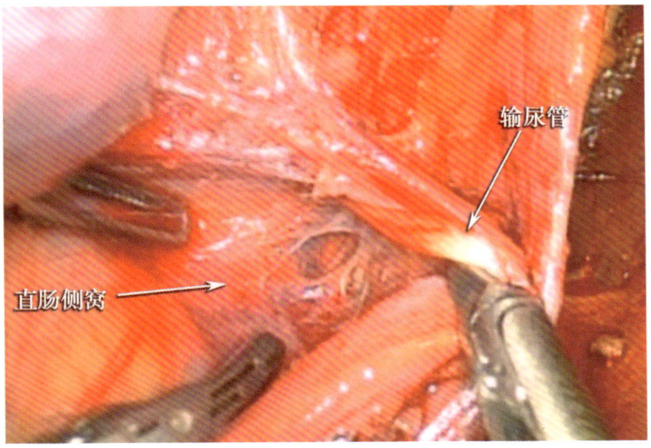

▲ 图 14-64　暴露直肠侧窝

10. 打开输尿管隧道至输尿管入膀胱处（图 16-65）。

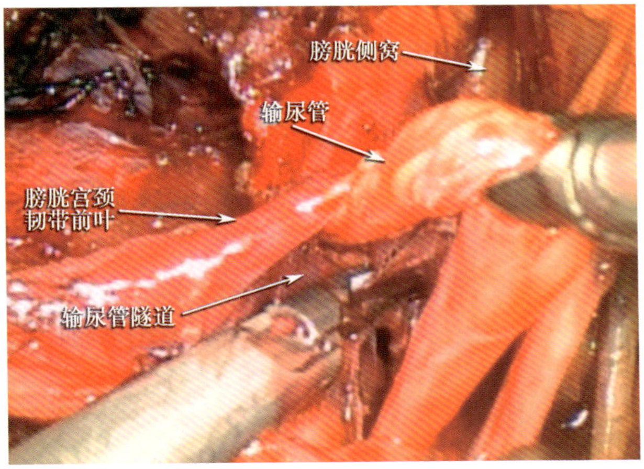

▲ 图 14-65　打开输尿管隧道

11. 在距离宫颈 3cm 处离断宫旁、阴道旁组织及子宫骶韧带、主韧带。

12. 术前评估切除宫颈处（通常在子宫峡部下方约 1cm 处）。送冰冻病理检查切缘，如果切缘阳性，或者病灶距离切缘<5mm，应当适当补切，直至病灶距离切缘>5mm。如果无法满足切缘要求，则应当考虑宫颈癌根治性手术或者试验性补充化疗，剖宫产时切除子宫（图 14-66）。

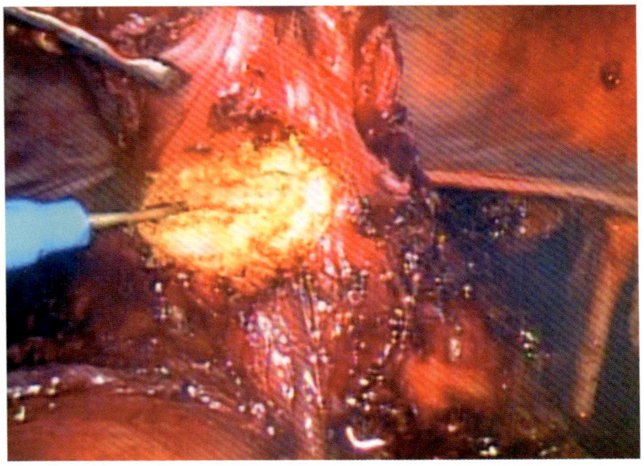

▲ 图 14-66　切除宫颈

13. 行宫颈环扎术。使用永久性不可吸收的环扎带尽可能在子宫最下缘处进行环扎，务必不能损伤胎膜。

14. 阴式间断缝合阴道及残留宫颈。

15. 腔镜下关闭前后腹膜。

16. 放置引流管至后陷凹，24 小时后拔除。

17. 妊娠合并宫颈癌手术见视频 14-8。

视频 14-8　妊娠合并宫颈癌手术

四、手术注意事项和体会

1. 整个手术过程中，动作应尽量轻柔，避免损伤子宫　由于盆腹腔可利用空间因增大的子宫而明显减少，造成手术难度增加。可以考虑患者采用侧位，方便暴露，比如进行右侧操作时，可将患者左侧倾斜 20°。另外，为了降低盆腹腔压力和流产的风险，术中气腹压力可较平时低，以 10~13mmHg 为宜。手术中可利用阴道“袖口”缝线，牵引子宫（图 14-67），进行打开输尿管隧道等操作。缝合阴道及残留宫颈时，由于增大的子宫以及无法随意翻转子宫，腔镜操作十分困难，可以转阴式手术。

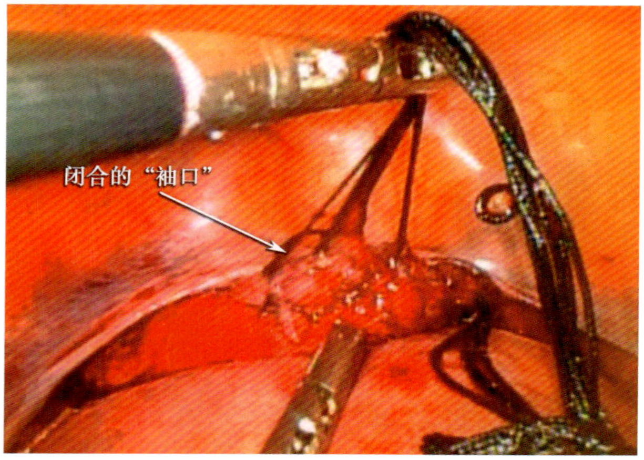

▲ 图 14-67　牵拉闭合“袖口”缝线，辅助手术

2. 术中重要解剖的保留　主要是指双侧子宫动脉上行支的保留，以保证胎儿足够血供。也有文献报道保留了一侧上行支，另一侧全部离断，术后胎儿发育也未见异常，但应尽可能保留双侧。其次是圆韧带保留，有文献指出为了方便打开阔韧带前后叶而离断圆韧带。但是考虑到其固定子宫位置的重要作用，在手术技术允许情况下，尽量保留，以避免子宫嵌顿等罕见情况发生。

3. 宫颈切除范围　术前应和放射科医师充分沟通，评估病灶累及情况。如果病灶向上累及较少，通常在峡部下方 1cm 切除宫颈。如果病灶距离解剖学内口 <0.5cm，则无法达到至少 5mm 的阴性切缘，建议放弃手术。如果病灶距离解剖学内口 0.5~1cm，为达到阴性切缘，切除广泛宫颈后几乎无宫颈剩余，无法环扎，可以考虑术后缝合子宫下段，剖宫产时切除子宫（图 14-68）。

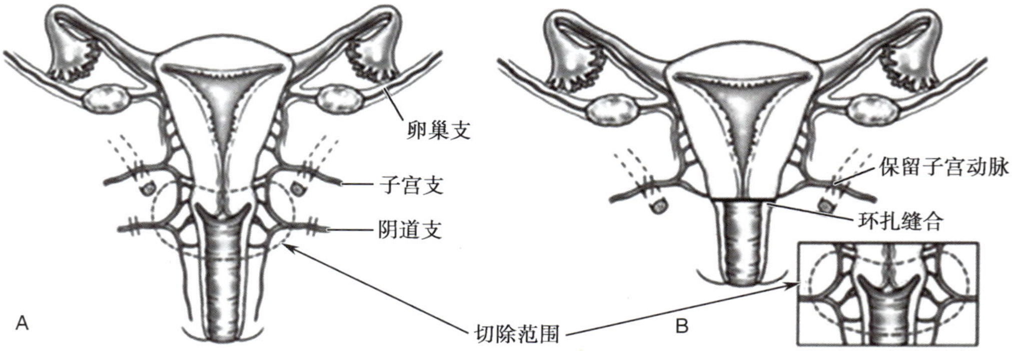

▲ 图 14-68　宫颈切除范围示意图

A. 宫颈切除部分示意图；B. 宫颈切除后缝合示意图。

4. 术中尽量保留神经　孕期女性常伴有便秘，如果并发尿路感染，容易引起流产及早产，故术中应尽量保留神经，减少术后便秘及长时间留置导尿概率。宫旁切除范围应根据病灶情况决定，2cm 也可以接受。

5. 宫颈环扎　目前多数文献支持术中同时行宫颈环扎术，环扎时应尽量在保留的子宫最低处，进针尽量靠外侧，避免损伤胎膜。

6. 终止妊娠的时机　宫颈根治术后孕晚期发生自发早产的可能性大，2018 年 ESGO 指南建议孕 32 周可以终止妊娠，国内一般在孕 34 周终止妊娠。妊娠期宫颈根治术患者因给予环扎，建议进行剖宫产，术中应仔细检查胎盘是否存在转移。如患者术后有中危因素需化学治疗，最后一个疗程到预计分娩时间，应有 3 周的间隔。妊娠合并宫颈癌的患者在终止妊娠后，如无中高危因素，有满意的阴性切缘，且有再次生育的强烈意愿，可不切除子宫，按常规宫颈根治术进行随访。根据文献，有成功再次妊娠的报道。

五、术中、术后并发症处理

腹腔镜妊娠下宫颈根治术仅有少数病例报道，

对于并发症的发生率统计及处理欠缺。术中并发症类似非妊娠期宫颈根治术，但是风险更高，处理更困难。主要包括大血管、膀胱、直肠、闭孔神经等损伤，需要术中及时发现并手术缝合，必要时中转开腹。术后手术相关并发症主要为输尿管瘘、尿潴留、肠瘘、感染（包括淋巴囊肿）等，通过放置支架、自体导尿、二次手术、抗感染治疗等给予相应处理。妊娠相关并发症主要为流产、早产，如不可避免，需要拆除环扎线，根据术中缝合部位，可尝试经阴道拆除。如拆除困难，必要时行剖宫产取胎终止妊娠。

（丁景新　华克勤）

第十节　腹腔镜下早期宫颈癌广泛性子宫切除术

腹腔镜下早期宫颈癌广泛性子宫切除术的手术范围等同于开腹广泛性子宫切除术，采用同样严格的手术原则。腹腔镜手术的前提是掌握盆腔解剖，充分暴露血管和组织，配合多种能量器械的使用，方能减少出血、损伤脏器等并发症的发生风险。

一、手术步骤

1. 麻醉和患者体位　腹腔镜手术应采用气管内全身麻醉，如加上硬膜外置管，则有利于术后镇痛。手术消毒前应再次进行盆腔检查，在麻醉状态下再次评估盆腔状态以及病变累及的范围。摆放体位的原则是患者舒适、安全，不易出现压迫、缺血等并发症，同时能充分暴露术野、方便手术。体位应采用低截石位，大腿与床平面角度约 30°，双下肢分开约 80°~90°，臀部稍突出床沿。采用头低臀高位，即手术台后仰 15°~30°，有利于减少术中肠管干扰。

2. 穿刺孔的选择　通常选取脐部上方穿刺孔，采用直径 12mm 的套管穿刺器，建立气腹后置入腹腔镜；置镜孔可以根据手术范围、子宫大小进行调整，如子宫过大（≥3 个月妊娠子宫）或需进行腹主动脉旁淋巴结切除术，可以取脐上 4~5cm 的切口。直视条件下，于左侧髂前上棘内侧、上方约 2cm 处，脐水平与左侧锁骨中线交点处，麦氏点处分别置入 5mm 套管穿刺器（图 14-69）。必要时，可于脐水平与右侧锁骨中线交点处置入 5mm 套管穿刺器，方便助手协助操作。穿刺孔位置的选择应根据子宫大小、腹壁厚度、盆腔尺寸、脐耻间距、手术瘢痕和术者习惯进行调整。

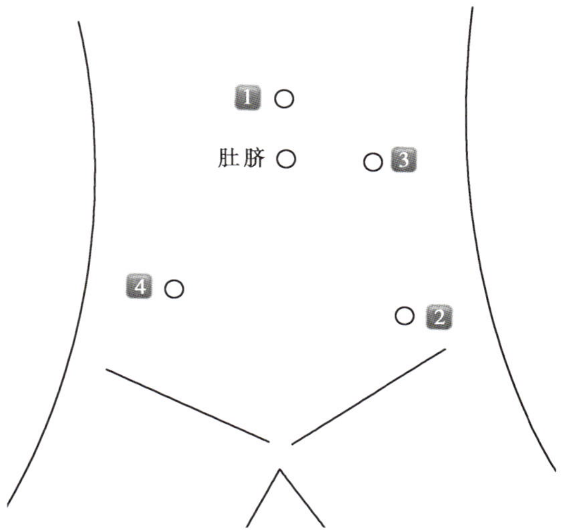

▲ 图 14-69　穿刺孔示意图

3. 探查、分离粘连　置入腹腔镜后，术者应全面探查，可疑的转移病灶都应切除或取活检。若确定存在盆腔或腹腔转移，应根据术中所见和临床状况综合分析，与患者充分沟通后决定是否继续手术。

由于多数患者的左侧骨盆漏斗韧带与乙状结肠存在生理性粘连，偶有盆腔右侧粘连，需超声刀分离粘连后，肠管才能上推至上腹部，充分暴露术野。

4. 悬吊牵拉子宫　由于使用传统举宫杯会挤压肿瘤，违反无瘤原则，理论上增加肿瘤扩散的风险，因此推荐采用免举宫的手术方式。采用 2-0 可吸收缝线，在宫底部进行 8 字缝合，然后打结制作一个 1cm 的线圈。也可采用缝合双侧圆韧带近宫角处部位，缝合时应选取无血管区域、避免损伤血管（图 14-70）。线圈的作用是减少缝线的干扰，不具有风险时可以随时撤走缝线，以免干扰手术。

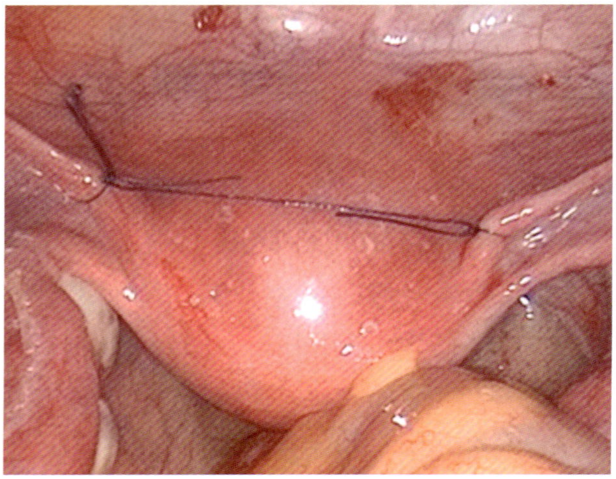

▲ 图 14-70　子宫牵拉示意图（右侧）

由双侧穿刺孔或者腹壁正上方置入牵拉线，穿过宫底部的线圈，牵拉子宫后在腹壁外使用血管钳固定牵拉线（图 14-71），手术全程保持张力。将子宫向两侧牵拉时，可进行游离对侧输尿管、切除对侧宫旁组织、切除对侧淋巴结的操作（图 14-72）；在耻骨联合上方进针，将缝线穿过线圈，将子宫向正上方牵拉后，可进行直肠阴道间隙分离、切除子宫骶韧带的操作（图 14-73）；分离膀胱宫颈间隙时，助手则提起宫底部的线圈向头侧牵拉子宫。

5. 切除圆韧带、阔韧带和骨盆漏斗韧带　向对侧牵拉子宫，在髂腰肌的上方切开阔韧带前叶至圆韧带，电凝切断圆韧带。在输尿管的上方切开阔

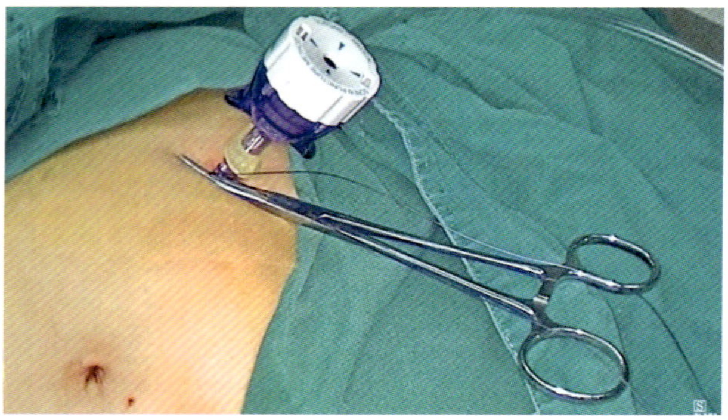

▲ 图 14-71　牵拉子宫后腹壁固定牵拉线

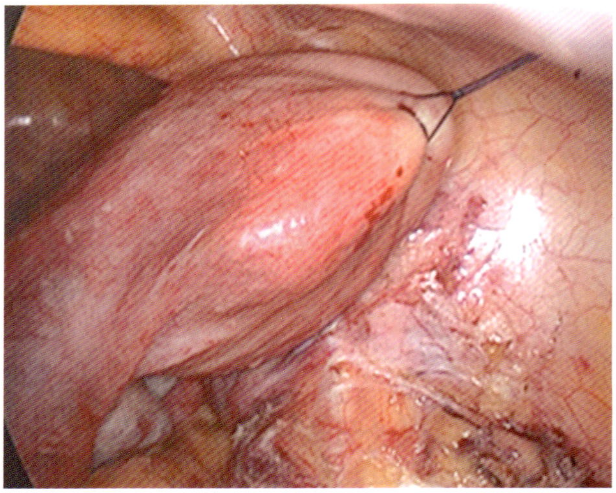

▲ 图 14-72　向一侧牵拉子宫

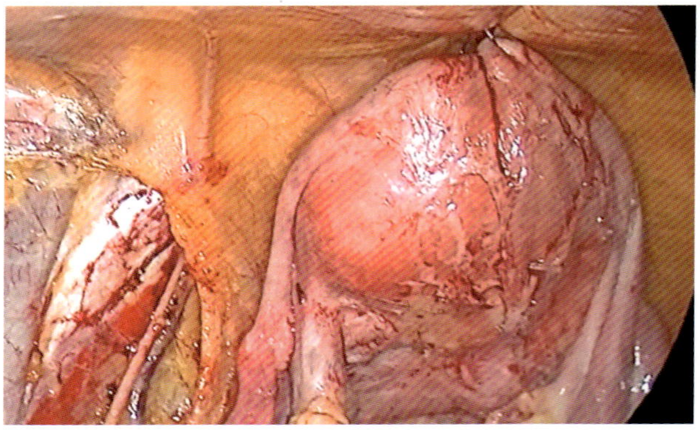

▲ 图 14-73　向正上方悬吊子宫

韧带的后叶，分离骨盆漏斗韧带，由于输尿管在骨盆入口处跨越髂血管，与骨盆漏斗韧带相贴，需充分确认输尿管、髂血管位置后，高位游离、电凝切断骨盆漏斗韧带，避免损伤输尿管。若保留卵巢，则游离输卵管至宫角处，电凝切断卵巢固有韧带后，游离骨盆漏斗韧带至骨盆入口处，游离越充分，越有利于后续切除髂总淋巴结。

6. 分离直肠侧间隙（冈林间隙）　直肠侧间隙位于两侧子宫骶韧带的外侧，此处组织较为疏松。外侧为输尿管，内侧为子宫骶韧带，由于输尿管通常有伴行的丰富血管，故宜紧贴腹膜打开直肠侧间隙，采用无损伤抓钳向外侧牵拉输尿管，并充分游离输尿管至隧道入口处（图 14-74）。分离至直肠侧间隙底部时，可见位于子宫骶韧带外侧的下腹下丛（inferior hypogastric plexus，IHP）。贴近腹膜将神经向外侧分离，助手用无损伤钳将神经和输尿管一起外推，从而保留该部分神经。分离直肠侧间隙至骨

盆壁，充分暴露子宫骶韧带外侧缘，垂直向下切开阔韧带后叶腹膜直至直肠侧方。

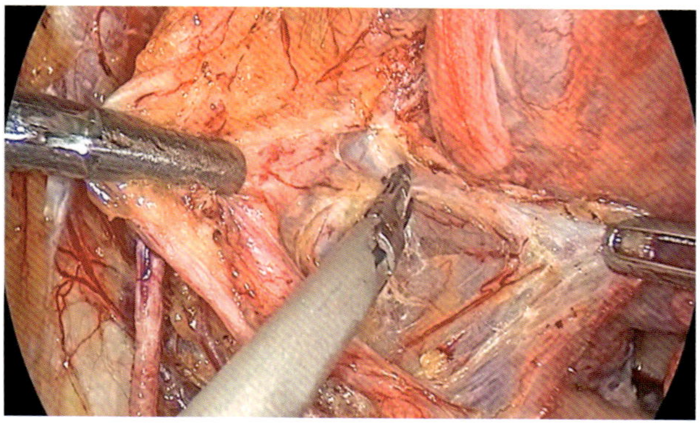

▲ 图 14-74　分离直肠侧间隙

7. 分离直肠阴道间隙　向正上方悬吊子宫，同时助手采用无损伤钳在颈体交界处向上顶起子宫，充分暴露直肠子宫陷凹（图 14-75）。牵拉直肠前壁浆肌层，上下活动，观察直肠腹膜反折附着点，向后牵拉直肠，阴道后壁与直肠前壁的转折处即为附着点。超声刀切开此处腹膜反折，打开阴道直肠间的疏松白色组织，充分下推直肠，显露双侧子宫骶韧带。

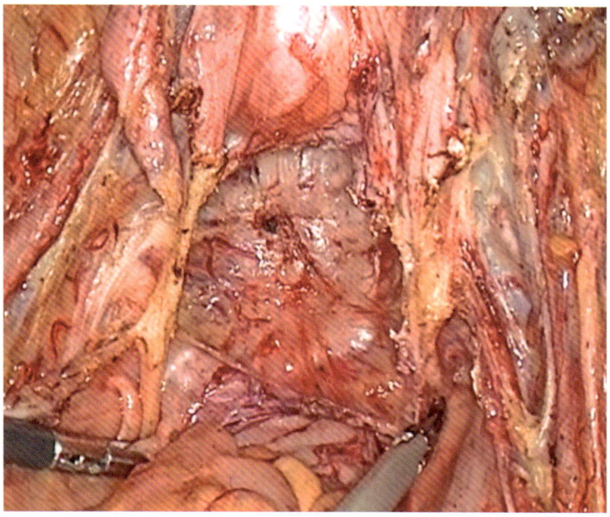

▲ 图 14-75　充分暴露直肠子宫陷凹

8. 切断子宫骶韧带　充分分离直肠侧间隙、直肠阴道间隙后，可清楚暴露子宫骶韧带内外侧缘，在近骶骨靠近直肠的平面，平行盆底电凝、离断子宫骶韧带（图 14-76）。其后更换子宫牵拉方向，同法处理对侧同名组织。

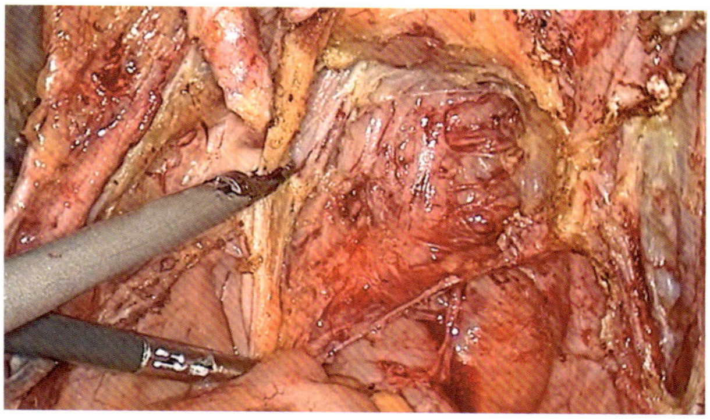

▲ 图 14-76　切断子宫骶韧带

9. 分离膀胱宫颈、阴道间隙　助手采用无损伤钳套入线圈，向头侧牵拉子宫。提起膀胱，超声刀切开膀胱腹膜反折，切断膀胱阴道间隙中的白色疏松组织，分离膀胱至宫颈外口下方约 4cm，即阴道上部（图 14-77）。分离膀胱可分两步：①分离膀胱到暴露输尿管隧道出口处稍下方；②在完全打开输尿管隧道后，再继续下推膀胱。两步分离膀胱，可充分暴露阴道上段、减少出血。

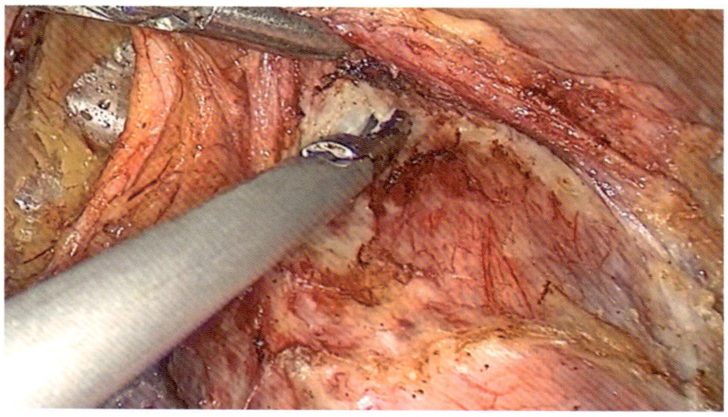

▲ 图 14-77　分离膀胱宫颈、阴道间隙

10. 结扎、游离子宫动脉　向一侧牵拉子宫，暴露对侧盆腔。分离膀胱侧间隙和直肠侧间隙，子宫动脉处于 2 个间隙之间，形成“鹰眼”结构。提起脐侧韧带，暴露子宫动脉起始部位置后，尽可能靠近髂内动脉处电凝、离断子宫动脉。提起子宫动脉起始部，紧贴子宫动脉下方，分离子宫动脉与输尿管（图 14-78），直至输尿管隧道入口处。

11. 处理输尿管隧道　膀胱宫颈韧带位于宫颈前外侧壁、阴道前壁和膀胱后壁之间，内有隧道通行输尿管，输尿管上方为前叶、下方为后叶。充分暴露、确认输尿管隧道的出口与入口后，用无损伤钳向外、向上提起膀胱宫颈韧带前叶，下推输尿管，使之与膀胱宫颈韧带前叶分离。贴近膀胱电凝、离断膀胱宫颈韧带前叶，暴露输尿管上方（图 14-79）。继续向外、向上牵拉输尿管，切断膀胱宫颈韧带的后叶，进一步打开膀胱侧间隙底部，下推膀胱，充分暴露主韧带和阴道旁组织。

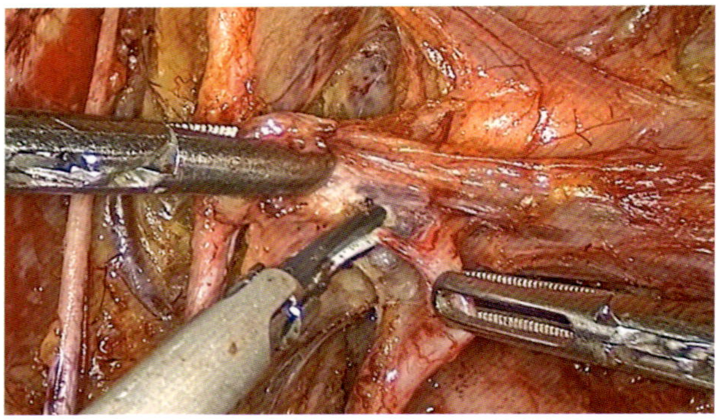

▲ 图 14-78　分离子宫动脉与输尿管

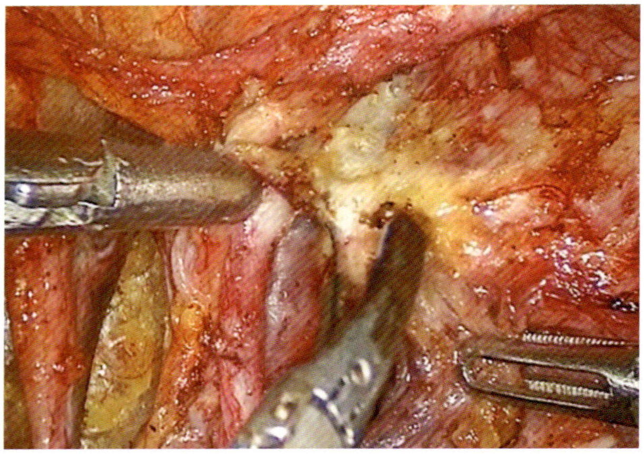

▲ 图 14-79　离断膀胱宫颈韧带前叶、后叶

12. 切断主韧带　进一步充分分离直肠侧间隙和膀胱侧间隙，两者之间的宫旁组织即为主韧带。外推输尿管，贴近盆壁电凝、离断主韧带（图 14-80）。如遇到有淋巴结，需切除单独送检。

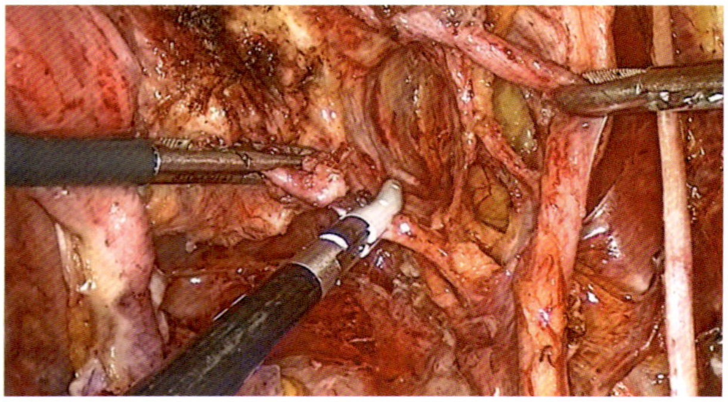

▲ 图 14-80　切断主韧带

13. 切除阴道旁组织　阴道旁组织外前方有部分膀胱壁和输尿管，后方有直肠，充分确认膀胱、输尿管和直肠均已分开后，贴近盆壁，平行耻骨方向电凝、离断阴道旁组织（图 14-81）。其后更换子宫牵拉方向，同法处理对侧同名组织。

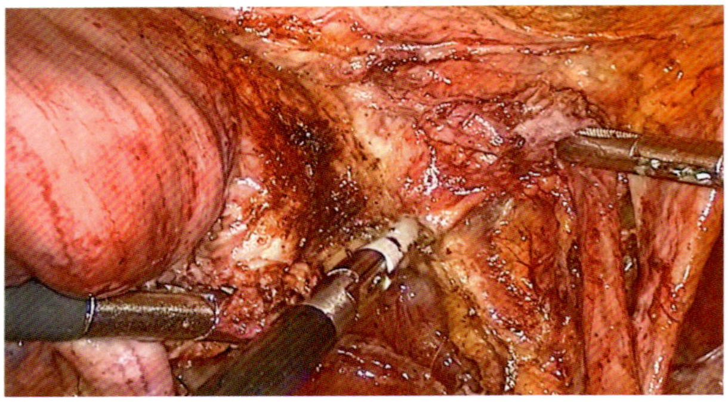

▲ 图 14-81　切除阴道旁组织

14. 闭合、切断阴道　向头侧牵拉子宫，暴露阴道上部。切断阴道前，需确认阴道顶端，即阴道前穹窿位置。腹腔镜直视下，另一助手经阴道顶起阴道前穹窿，上下活动，观察阴道顶端。如果此时膀胱分离不充分，需继续向下分离膀胱至足够的阴道切除长度。广泛性子宫切除术需切除至阴道上 1/3 或 1/2，目前通行的做法是离开肿瘤病灶 3cm 即可。采用 2-0 可吸收缝线，在肿物下方 1~2cm 处环扎阴道，即前后各三针环形荷包缝合阴道壁，并打结、闭合阴道，防止病灶暴露于腹腔。也可采用胃肠外科的切割闭合器闭合阴道。闭合阴道后，经阴道置入阴道填充物，防止切开阴道壁时腹腔气体外露。也可以经阴道离断子宫，再取出标本。

切断阴道前，需确认直肠、膀胱均已分开。自闭合缝线处下方 1cm 用超声刀切开阴道，离断全子宫。关闭气腹、吸走大部分腹腔内气体后，经阴道取出离体子宫（图 14-82）。

15. 检查子宫标本　剖视标本，判断阴道切除范围是否足够，必要时补充切除阴道。同时确认肿瘤病灶的范围、大小和宫颈间质浸润深度，帮助确定术后是否需要补充放射治疗。

16. 缝合阴道　重新置入阴道填充物、开放气腹，采用大量蒸馏水充分清洗术野。采用 2-0 可吸收线连续缝合阴道残端，也可经阴道缝合阴道残端。

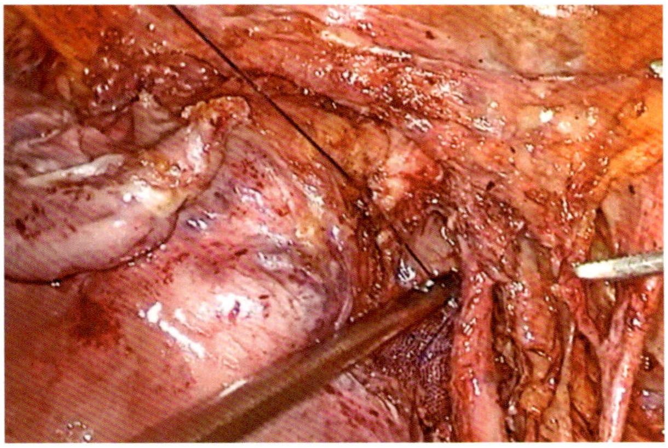

▲ 图 14-82 荷包缝合阴道壁

17. 卵巢移位 对于希望保留卵巢功能并符合保留卵巢适应证的患者，可进行卵巢移位。充分暴露侧盆壁，高位游离骨盆漏斗韧带，将卵巢固定于结肠旁沟处的侧腹膜，避免骨盆漏斗韧带扭转，出现血管并发症。采用 3-0 可吸收线连续缝合关闭侧腹膜，避免后期肠管嵌顿。

18. 检查创面 缝合阴道残端后，仔细检查创面、充分止血，再次采用大量蒸馏水充分清洗术野，必要时放置腹腔引流管、止血材料和防粘连材料。

19. 多孔宫颈鳞癌ⅠB1 根治术见视频 14-9，宫颈癌经脐单孔广泛宫颈癌根治术见视频 14-10，宫颈癌全面分期广泛全子宫切除术见视频 14-11，宫颈癌ⅠB1 单孔无气腹单孔无举宫宫颈癌根治术见视频 14-12。

视频 14-9 多孔宫颈鳞癌 IB1 根治术

视频 14-10 宫颈癌经脐单孔广泛宫颈癌根治术

视频 14-11 宫颈癌全面分期广泛全子宫切除术

视频 14-12 宫颈癌 IB1 单孔无气腹单孔无举宫宫颈癌根治术

二、手术注意事项

腹腔镜手术的切除范围等同于开腹手术，同时在不违反无瘤原则的基础上，清晰暴露盆腔血管和脏器。在此基础上，灵活运用宫底缝线充分牵拉子宫，暴露侧盆腔和子宫前后方组织，是完成腹腔镜手术的关键。

1. 免举宫腹腔镜宫颈癌根治术采用的体位仍是膀胱截石位，不需要放置和操纵举宫器，因此患者臀部与床沿同一水平即可。

2. 悬吊法免举宫腹腔镜宫颈癌根治术的关键是悬吊线的设计。为了减少更换牵拉子宫次数，可先处理一侧附件、分离直肠侧间隙、游离输尿管、切除子宫骶韧带，甚至是同期切除盆腔淋巴结后，再改变牵拉子宫方向、处理对侧同名组织，切除顺序依术者习惯调整。

3. 淋巴结切除提倡整块切除，切除后立即装袋取出。

4. 为了避免肿瘤暴露于腹腔，采用先环扎闭合、后切除阴道的方法。闭合阴道也可采用吻合器或者经阴道缝合的方式。

5. 切除子宫后，采用大量蒸馏水冲洗腹腔，减少肿瘤细胞播散的风险。一般冲洗 2 次，在取出子宫后冲洗 1 次，缝合阴道后再冲洗 1 次，每次约 500~1 000ml 的蒸馏水，还必须对各个穿刺口进行冲洗，避免穿刺口的种植转移。

6. 手术结束时，先观察各个穿刺口有无出血，有出血者予以电凝止血，无出血者，先解除气腹，再拔出 trocar，避免 CO_2 将肿瘤细胞带到穿刺口导致种植转移。

目前，免举宫腹腔镜下广泛性全子宫切除术理论上可减少肿瘤播散的风险，达到与开腹手术同样的切除范围和手术效果，手术的远期效果仍需要严谨的临床研究进一步证实。

三、手术探究与体会

腹腔镜下广泛性全子宫切除术的难点，包括分离直肠阴道间隙、阴道膀胱间隙和打开输尿管隧道，主要风险是出血和损伤脏器。如何处理好手术的难点是整个手术顺利进行的关键。以下将介绍笔者处理手术难点的一些体会。

1. **分离直肠阴道间隙** 该步骤容易出血，原因之一是为了避免损伤直肠、从而过分靠近阴道后壁，切开位置过高，分离过程中切开了血运丰富的阴道后壁。避免出血的关键点是找准解剖间隙、锐性分离白色疏松组织、避开阴道壁血管，可采用“宁低勿高”的方法，提起直肠腹膜反折，在下方5mm处切开，可以较精准地打开直肠阴道间隙，分离过程尽量紧贴直肠。

2. **分离膀胱宫颈、阴道间隙** 切开膀胱腹膜反折后，助手向头侧牵拉子宫，主刀向上提起膀胱，在有张力的情况下，间隙为发白的无血管区。超声刀锐性分离发白的无血管区，即白色疏松间隙，即可充分下推膀胱、减少出血。避免出血的关键点也是要找准解剖间隙，可采用“宁高勿低”的方法，提起膀胱腹膜反折，在其下方5mm处切开进入膀胱宫颈间隙，分离此间隙时，尽量紧贴着膀胱切断白色疏松间隙。处理输尿管隧道后分离膀胱侧间隙底部时，此间隙有膀胱静脉分支通过，可用双极电凝后再切断，避免出血。

3. **打开输尿管隧道** 该步骤是整个手术的关键所在，是初学者的手术关卡。手术步骤分为2步：第一步，提起脐侧韧带，在其内侧暴露直肠侧间隙和膀胱侧间隙，即暴露“鹰眼”，子宫动脉位于鹰眼的中央；第二步，分离子宫动脉和输尿管，切断膀胱宫颈韧带。手术有2种方法：第一种方法是“提拉法”，在脐侧韧带的起始部切断子宫动脉，向上向外提拉子宫动脉，超声刀紧贴子宫动脉下方分离输尿管直至宫旁，紧贴着宫颈切除膀胱宫颈韧带前叶，再上提输尿管，分离切断膀胱宫颈韧带的后叶，完全打开输尿管隧道；第二种方法是“推压法”，主要用于保留生育功能的广泛性宫颈切除术。在脐侧韧带的起始部分离子宫动脉，不切断，向上向外提拉子宫动脉，超声刀紧贴子宫动脉下方分离输尿管直至输尿管隧道的入口处，用超声刀非工作面在隧道入口下压输尿管，使输尿管与膀胱宫颈韧带前叶分离，最后在输尿管的上方贴膀胱壁切断膀胱宫颈韧带前叶，提起输尿管，继续分离膀胱宫颈韧带后叶，直至完全打开输尿管隧道。第一种方法处理膀胱宫颈韧带前叶为A型切除，第二种方法处理膀胱宫颈韧带为B型或C型切除。

（卢淮武 凌小婷 赵冰冰
李从铸 向阳 李力）

第十一节 经阴道广泛性子宫切除术

经阴道广泛性全子宫切除术具有微创、美观、术后恢复快等优点，越来越多的妇科肿瘤医生将腹腔镜和经阴道手术的优势相结合并探讨其安全性和可行性，使被遗忘了80余年的古老的Schauta术式重新焕发生机和活力，宫颈癌Q-M手术分型得到完善并使用。其特点是采用盆腔内清晰解剖结构作为标志来界定子宫切除范围。本节重点结合手术新分型及辅助腹腔镜来介绍经阴道宫颈癌根治术。

一、手术适应证

1. ⅠA、ⅠB1、部分ⅠB2、ⅡA1期宫颈癌（强烈推荐宫颈病灶直径≤2cm的患者）。

2. 尤其适合合并心脑血管疾病、重度肺部疾病等严重内科合并症，以及肥胖、年龄大不能耐受腹部手术时可选择经阴道手术。

3. 对放化疗不敏感的宫颈癌且不能耐受腹部手术患者。

4. 适用于ⅠA2~ⅠB1期保留生育功能的患者（2021 NCCN指南推荐）。

二、手术禁忌证

1. 既往有手术史或者盆腔子宫内膜异位症病史的患者。

2. 辅助腹腔镜探查盆腔粘连严重者。

3. 不能耐受麻醉的患者。

4. 凝血功能异常的患者。

5. 需要保留神经的C1型子宫切除术慎重选择。

三、手术步骤

（一）术前准备

术前行阴道白带常规检查，排除阴道细菌、真菌、滴虫等感染。常规阴道灌洗上药3天。术前会阴备皮；肠道准备：术前清洁灌肠。初学者可术前放置输尿管支架。

（二）手术步骤

1. 体位　取膀胱截石位，常规消毒铺巾。

2. 会阴部切开　用于经阴道广泛性子宫切除术的会阴部切开，又称会阴部辅助切开或副切开（Schuchardt会阴切开术）（图14-83）。Schuchardt会阴辅助切开的目的是扩大阴道内的手术野以便操作。一般习惯上在会阴左侧部切开。若阴道很紧，如未曾生育过的女子，或绝经期后的女性阴道萎缩，这种情况下，则会阴左、右两侧部均可切开。反之，在阴道松弛时，可不必做Schuchardt会阴切开。

3. 环形切开阴道壁　首先确定需要切除的阴道壁长度，新的Q-M宫颈癌手术分型要求C型子宫切除术阴道壁切除长度为2cm或者根据实际需要切除更长。确定切除阴道长度后，用4把Allis钳钳夹需切开部位阴道壁的四周（图14-84）。于阴

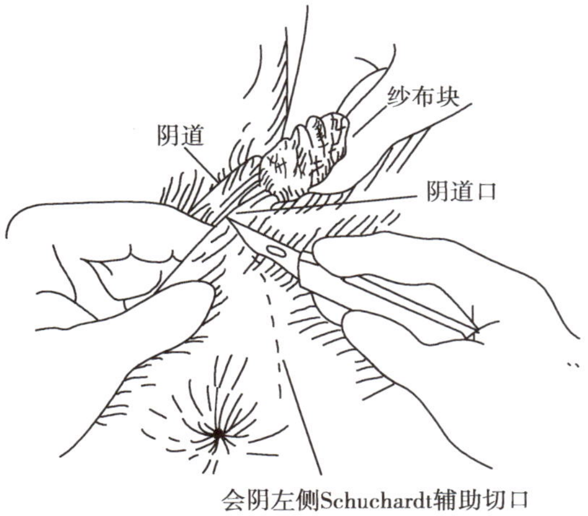

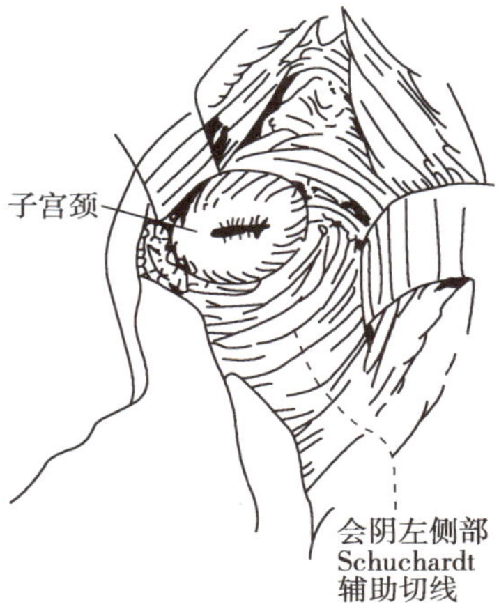

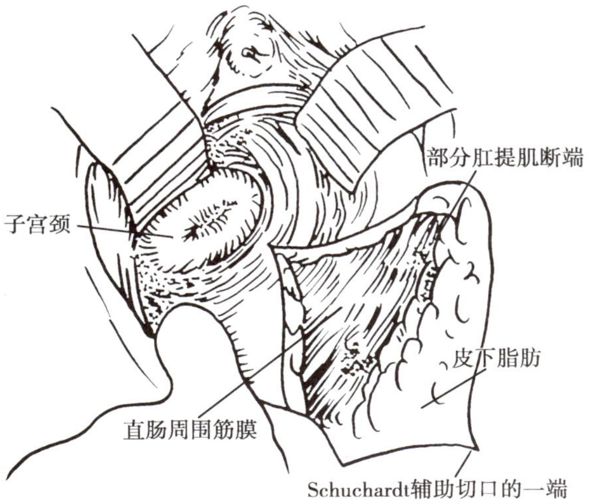

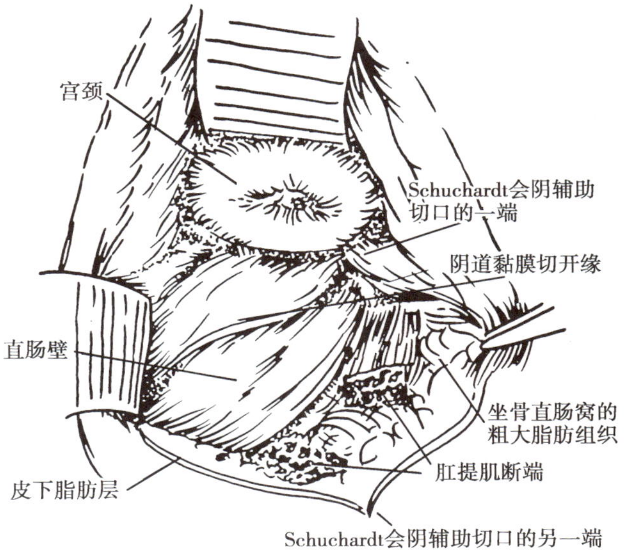

9. 经阴道牵出子宫动脉　在辅助腹腔镜下靠近髂内动脉起始部电凝并切断子宫动脉。经阴道牵出已凝断的子宫动脉，继续游离子宫动脉，将输尿管进一步向外上方推离（图 14-91）。

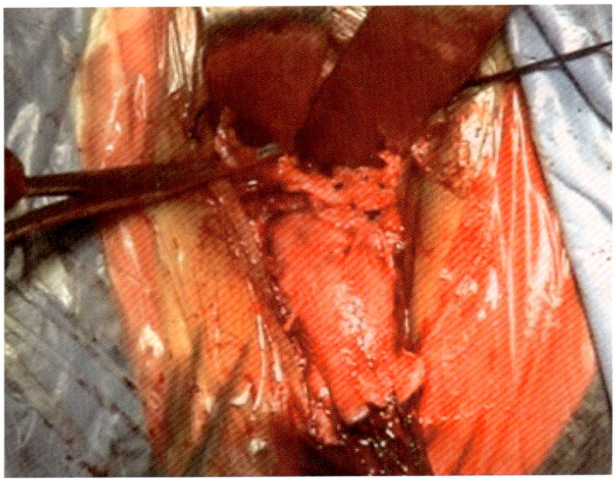

▲ 图 14-91　经阴道牵出已凝断的子宫动脉

10. 分离直肠子宫间隙和直肠侧间隙　向前牵拉阴道袖套，电刀或钝弯剪分离直肠子宫间隙和直肠侧间隙，充分暴露两间隙之间的子宫骶韧带，在靠近直肠的部位钳夹、切断子宫骶韧带，7 号丝线缝合（图 14-92）。

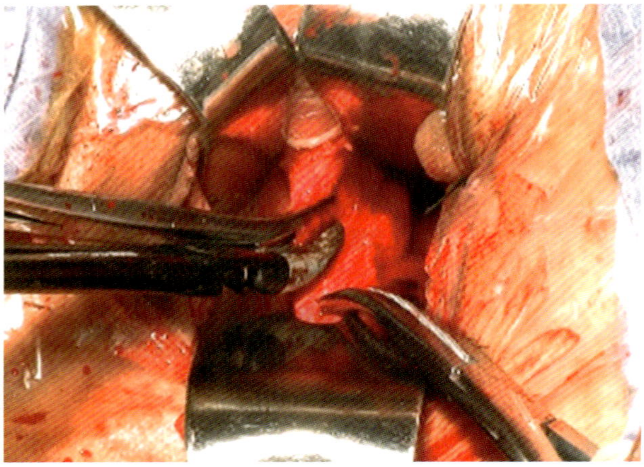

▲ 图 14-92　钳夹、切除左侧子宫骶骨韧带

11. 钳夹、切断主韧带　向右下方牵拉阴道袖套，拉钩拉开左侧输尿管，暴露左侧宫颈旁的主韧带，直视下避开输尿管，在输尿管外侧用长弯血管钳钳夹、切断左侧主韧带，7 号丝线缝扎。同法处理右侧（图 14-93）。

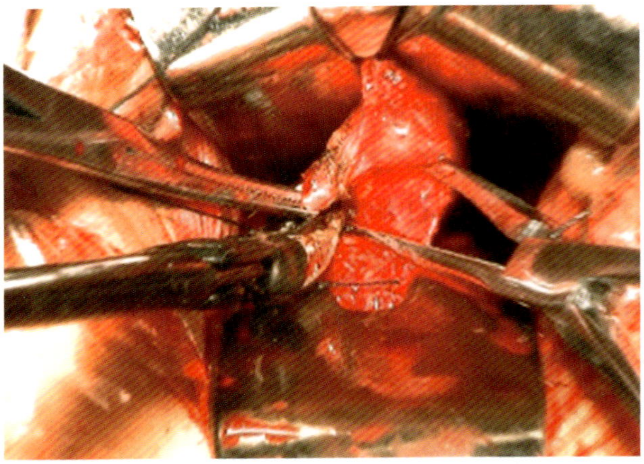

▲ 图 14-93　钳夹、切断主韧带

12. 切除骨盆漏斗韧带及子宫圆韧带　打开膀胱腹膜反折，翻出子宫底，钳夹双侧卵巢骨盆漏斗韧带，切断，7 号丝线缝扎残端。钳夹子宫圆韧带，切断，4 号丝线缝扎残端。也可选择在辅助腹腔镜下进行双侧附件切除后经阴道取出。骨盆漏斗韧带的位置较高，内有较粗的血管，操作时要细心，避免损伤而发生出血。翻出子宫后，其后上方是骨盆漏斗韧带，固定在较深的盆壁，一般是较宽厚的组织，可使用穿线器处理后断离。也可用有钩血管钳钳夹断离后结扎。

13. 取出标本后仔细检查残端有无出血　逐层缝合腹膜及阴道壁。通过阴道残端切口常规放置橡胶管引流，阴道内填塞碘仿纱卷，一般留置尿管时间为 14 天。检查术中切开标本宫颈癌病灶位置、大小，浸润子宫深度。

14. 宫颈癌阴式广泛子宫切除术见视频 14-13。

视频 14-13　宫颈癌阴式广泛子宫切除术

15. 腹腔镜辅助盆腔淋巴结切除术或者前哨淋巴结活检　Ⅰ A1 期子宫颈癌淋巴结处理：①Ⅰ A1 期不伴淋巴、血管受侵，盆腔淋巴结切除术（切缘为癌时淋巴结清扫为 2B 类证据）（或 SLN 显像）；②Ⅰ A1 期伴淋巴血管受侵，盆腔淋巴结切除术（或 SLN 显像）；③Ⅰ A2 期，盆腔淋巴结切除术

(或 SLN 显像);④ⅠB1 期、ⅠB2 期及ⅡA1 期,盆腔淋巴结切除(1 类证据)± 主动脉旁淋巴结切除(2B 类证据),可考虑行 SLN 显像。

SLN 显像在早期病例中应用可以避免系统的盆腔淋巴结切除。肿瘤直径<2cm 时检测率和显像效果最好。SLN 显像推荐用于经选择的Ⅰ期子宫颈癌患者手术。具体操作为在子宫颈 3 点和 9 点或 3 点、6 点、9 点、12 点位置注射染料或放射性胶体 ^{99m}Tc(图 14-94)。注射染料采用直观观察有色染料,注射 ^{99m}Tc 采用 γ 探测器,吲哚菁绿(ICG)采用荧光摄像。病理科医生对 SLN 进行超分期可提高微小转移的检出率。ICG 能识别出比蓝色染料更多的 SLN。

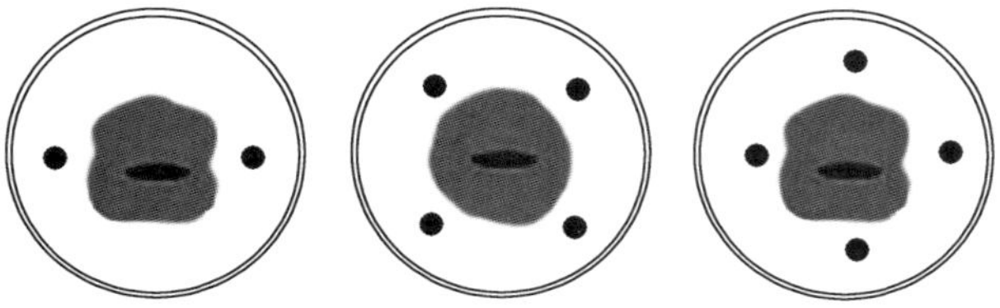

▲ 图 14-94　子宫颈染料及标记注射点示意图

四、经阴道根治性子宫切除优势及疗效

经阴道广泛性子宫切除术的优势在于直视下准确地切除宫颈和阴道壁,创伤小、恢复快,特别是针对肥胖、患有严重心脑血管疾病、不能耐受经腹手术的患者。早期,Meigs B、冈林教授推崇经腹宫颈癌根治手术,而 Bastianse、Ingilla 和 Mitra 等推崇经阴道手术。这两种手术途径各有其优缺点和适用范围,最早文献报道,经腹宫颈癌根治术 5 年生存率,Wertheim 手术为 42.4%,Bonney 手术为 39%。经阴道 Schauta 术为 39.7%,Stoeckel 手术为 50%。在过去的 20 年中,腹腔镜进行广泛性子宫切除术的普及程度大大提高。然而,与腹腔镜手术相比,经腹手术患者的肿瘤学结果(总体生存率和无病生存率)更好,这对微创手术途径提出了挑战。来自韩国的一项多中心回顾性分析了既往 10 年资料,结果显示经腹宫颈癌根治术(TARH)和腹腔镜辅助经阴道宫颈癌根治术(LARVH)组 5 年无进展生存率(progression free survival,PFS)(84.4% *v.s.* 86.6%,P=0.467)和总生存率(85.8% *v.s.* 88.0%,P=0.919)相似。在亚组分析,肿瘤大小>2cm 的亚组患者中,5 年 PFS(77.6% *v.s.* 79.0%)和总生存率(79.2% *v.s.* 81.5%,P=0.784)差异无统计学意义。LARVH 术在早期宫颈癌中显示出 PFS 和总生存率与 TARH 的显著非劣效性,表明 LARVH 的潜在肿瘤学安全性。同样,德国 Christhardt K 教授对 389 例纳入标准与 LACC 试验相同的患者。与 LACC 试验中使用的腹腔镜 / 机器人技术相反,该队列中的所有患者均接受了经阴道 - 腹腔镜联合治疗,而未使用任何举宫操作。在中位随访 99 个月(1~288 个月)后,3 年、4.5 年和 10 年无病生存率分别为 96.8%、95.8% 和 93.1%,而 3 年、4.5 年和 10 年总生存率分别为 98.5%、97.8% 和 95.8%。在 50% 的复发病例中,复发部位位于局部(n=10)。但意外情况是手术后 45%(9/20)超过 39 个月复发。腹腔镜 - 阴道联合技术进行彻底的子宫切除术,避免了溢出和肿瘤细胞的处理,为早期宫颈癌患者提供了出色的肿瘤学结局。腹腔镜阴道手术在肿瘤学上可能是安全的,但需进一步的随机试验进行验证。Aureli T 等回顾性分析了 2001 年 1 月—2018 年 12 月进行 LARVH 治疗的早期宫颈癌患者,术中采取了闭合阴道避免肿瘤播散。所有病例均进行腹腔镜 SLN 活检。在 2001—2011 年期间接受治疗的女性也进行了盆腔淋巴结清扫术。该研究总共纳入了 115 例患者,中位随访 87.8 个月(1~216 个月)后,有 7 名女性(6%)复发。3 年和 4.5 年无病生存率分别为 96.7% 和 93.5%,总生存率分别为 97.8% 和 94.8%。LARVH 被认为是一种适当的微创手术替代方法。另一项回顾性研究也证实,LARVH 与 ARH 治疗的早期宫颈癌患者比较,中位随访 58.5 个月和 48.5 个月后,复发率、无病生存期、总生存期和死亡率均无差异。但是 LARVH 组失血量更少、尿管保留时间和住院时间更短。腹腔镜辅助经阴道宫颈癌根治术可在腹腔镜完成 SLN 活检,切断圆韧带、附件等结构,经阴道闭合式切除肿瘤不仅缩短了经阴道手术时间,还限制了肿瘤扩散。

另外,对于保留生育功能早期宫颈癌同样可选择经阴道广泛性宫颈切除术加腹腔镜下淋巴结切除术(或 SLN 显像)。适用于经仔细筛选的ⅠA2

期或ⅠB1期需要保留生育功能的患者。宫旁和阴道上段的切除范围同B型广泛性子宫切除术，但保留子宫体。Marie P研究报道，病灶直径>2cm是经阴道广泛性子宫切除术后患者复发的独立危险因素。早孕、中孕期流产率分别为20%与3%，73%的患者可维持到孕晚期，75%的患者足月分娩。经腹广泛性子宫颈切除术与经阴道途径相比能切除更多的宫旁组织，适用于部分ⅠB1~ⅠB2期病例，手术范围类似C型广泛性子宫切除术。

五、手术成功的关键

经阴道途径如何把输尿管从膀胱宫颈韧带中解剖、游离出来，然后才能避开输尿管，尽量靠近盆壁钳夹和切断宫旁组织、主韧带，达到广泛性或次广泛性子宫切除的要求。小心地将膀胱宫颈韧带内、外侧叶分开、离断，才能找到输尿管膝部，由此顺着输尿管向上打开隧道，才能充分游离输尿管。经阴道广泛性子宫切除术术前放置输尿管导管，术中分离膀胱宫颈韧带时，通过手指直接触摸到膀胱宫颈韧带内的输尿管导管，明确输尿管走行及位置，此时切断膀胱宫颈韧带更加安全。

六、存在问题

1. 切除范围不足　由于经阴道手术时宫颈的位置高，术野较窄，手术野的暴露不充分，操作空间狭小；而且不是全部在可视下操作，手术难度大，其切除范围一直受到挑战。2010年，报道一项前瞻性Ⅱ期临床研究结果显示，LARVH和RAH保留尿管中位时间为4天和21天（P=0.003）；中位手术操作时间为180分钟和138分钟（P=0.05）；中位失血量为400ml和1 000ml（P=0.05），中位住院时间为5天和7天（P=0.04）。LARVH与RAH的平均切除阴道长度分别为：平均切除阴道套囊为1.26cm和2.16cm（P=0.014）；平均切除主韧带长度为1.30cm与2.79cm（P=0.013），平均切除子宫骶韧带长度为1.47cm与4.68cm（P=0.034）。该研究证实了LARVH的短期手术益处，但切除范围明显不如RAH的手术，支持严格选择患者并将手术限制为小肿瘤的必要性。所以，经阴道广泛性子宫切除术一般选择肿瘤直径≤2cm患者。

2. 普及率低　医生们阴式手术的能力及手术范围都不断提高，基础到临床已充分证实了其优越性，但这一技术尚未得到推广和普及。经腹途径仍占全球子宫切除的绝对主导地位。即使是在欧美发达国家，阴道手术普及率低，发展也不平衡。我国除少数阴道手术开展较早、较成熟的医院之外，多数医院阴道手术的比例尚不足10%。经阴道手术的普及率不高，是因为教学困难，同时初学者也具有较强的畏惧心理。实际上最主要的原因是对解剖位置的不熟练，尤其是对宫颈周围立体环逆行解剖的不熟练。

（龙行涛　黄晓斌　谢庆煌）

第十二节　广泛性宫颈癌切除术后提高生活质量手术

一、卵巢移位术

虽然目前宫颈癌有了完善的筛查体系，而且HPV疫苗也在我国慢慢普及，宫颈癌的总体发病率有下降的趋势，但是，随着人们经济水平的提高和婚育观念的改变，宫颈癌发病有年轻化的趋势，年龄<45岁的宫颈癌患者比例有升高的趋势。切除卵巢会导致围绝经期综合征，严重影响到女性的生活质量。早期宫颈癌的患者卵巢的转移率较低，可以根据患者的年龄、病理类型、疾病分期等因素，综合考虑是否保留卵巢。保留卵巢后，术中需根据患者有无中高危因素，评估术后行辅助放疗的概率，再决定是否行卵巢癌移位术。

（一）手术适应证

放射治疗是宫颈癌的主要治疗方法之一，盆腔放射治疗会导致保留在盆腔原位的卵巢功能发生不可逆的衰竭，单次放射治疗剂量为 8Gy 或总剂量为 15Gy 时，几乎任何年龄的女性都会诱发过早绝经；剂量<1.5Gy 对卵巢功能没有任何影响；剂量在 1.5~8Gy 之间对卵巢功能的影响则与患者年龄有关。因此，宫颈癌患者需在行辅助性或根治性放射治疗前进行卵巢移位术，大多数年轻女性的卵巢功能可得到维持。

卵巢移位术（卵巢固定术）是一种将卵巢转移并固定在放射野之外的外科手术，最常见的适应证包括宫颈癌、直肠癌、髓母细胞瘤和肌肉骨骼肿瘤等。文献报道宫颈鳞癌卵巢转移率分别为 0.22%（ⅠB 期）、0.75%（ⅡA 期）和 2.17%（ⅡB 期），而宫颈腺癌的卵巢转移率分别为 3.72%（ⅠB 期）、5.26%（ⅡA 期）和 9.85%（ⅡB 期），由此可见，早期子宫颈癌，尤其是宫颈鳞癌，卵巢转移率极低。因此，45 岁以下，ⅠA1~ⅠB2 期及ⅡA1 期的宫颈鳞癌患者如卵巢外观正常，术中可保留一侧或双侧卵巢，同时行卵巢移位术。如为ⅡB 期及以上的年轻患者，也可在放射治疗前行腹腔镜下卵巢移位，之后再行放射治疗。宫颈腺癌卵巢转移率较鳞癌高，因此不建议常规保留双侧卵巢。但近年来有研究发现，宫颈腺癌的卵巢平均转移率为 3.7%，且卵巢转移者均为期别较晚或存在高危因素的患者，因此，对于癌灶体积不大、分化程度较好、无淋巴结转移及宫旁浸润的早期宫颈腺癌（<ⅠB1 期）保留卵巢也是可行的，但需谨慎。

（二）操作步骤及手术注意事项

卵巢移位方法有传统的腹膜外卵巢移位术和改良卵巢移位术。

腹膜外移位术通常采用腹部皮下移位，具体方法：卵巢动静脉游离 10~15cm，在腋前线肋弓下 1~3cm 处做一长约 2~4cm 的纵向切口，分开腹外斜肌，剪开腹膜，将卵巢牵出置于皮下，最后固定卵巢并在卵巢周围放置 2~3 枚银夹定位卵巢。此方法虽然可有效保护卵巢功能，但由于皮下间隙相对较小，卵巢血管易受压及扭曲，排卵后的积液也很难吸收，会引起皮下积液、积血、疼痛等，甚至可导致组织坏死，引起严重的并发症，临床已很少采用。

目前常用的是改良卵巢移位术，即结肠旁沟移位术（lateral ovarian transposition，LOT）。关键步骤：分离骨盆漏斗韧带，切断及缝合卵巢固有韧带，卵巢标记，结肠旁沟外侧中上部腹膜处缝合固定卵巢及骨盆漏斗韧带腹膜边缘。

分离骨盆漏斗韧带时需注意完整保留卵巢动静脉表面的腹膜以保护卵巢血管不被拉断或损伤，切除输卵管时需保留输卵管卵巢血管弓，以免影响卵巢血供。卵巢固有韧带离断后给予 7 号丝线缝扎。卵巢移位固定前可用银夹标记，方便术后 X 线下进行卵巢定位（图 14-95、图 14-96）。卵巢移位术最常用的移位点是结肠旁沟外侧髂嵴水平上

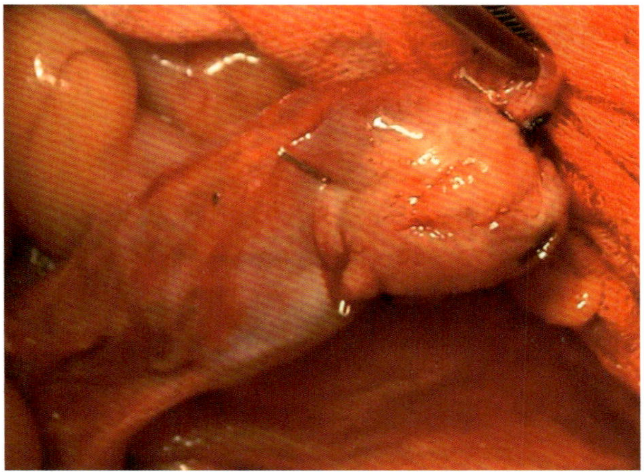

▲ 图 14-95　银夹标记卵巢

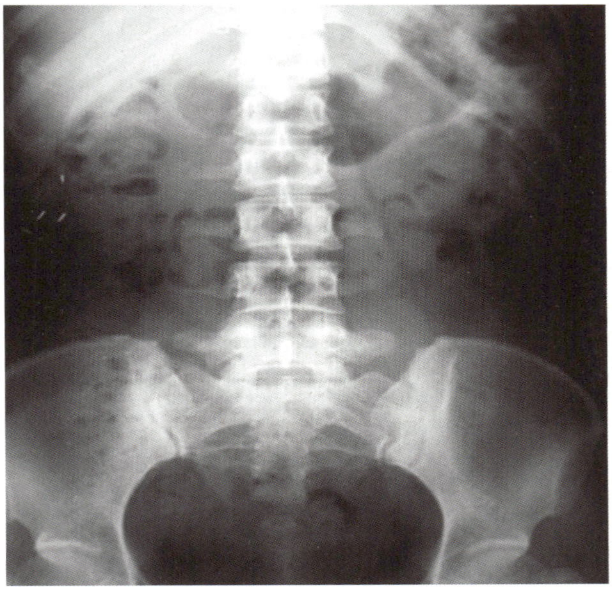

▲ 图 14-96　线定位卵巢

3~4.5cm；缝合骨盆漏斗韧带后以无张力为准；同时将骨盆漏斗韧带腹膜边缘与附着处腹膜间断缝合数针，以防术后发生肠疝。

宫颈癌卵巢移位术见视频 14-14。

视频 14-14　宫颈癌卵巢移位术

（三）卵巢移位术的并发症

卵巢移位后常见的并发症有腹痛、卵巢囊肿、卵巢功能衰退、卵巢皮下移位、卵巢复位及卵巢坏死等。

宫颈癌根治术后卵巢移位患者中卵巢囊肿发生率约为 24%，原因不清，可能与以下因素有关：①与周围粘连，移位卵巢排卵产生的卵泡液不能排入腹腔，从而形成囊肿；②移位卵巢周围炎症纤维化形成囊肿；③卵巢移位导致卵巢动静脉血流动力学改变形成囊肿；④移位卵巢发生扭转和梗阻能产生继发性混合性肿块。主要表现为卵巢移位侧出现侧腹和盆腔疼痛。移位卵巢囊肿一般会自然消退，无须进一步治疗。对于持续症状性卵巢囊肿治疗方法有口服避孕药或高剂量孕激素阻断下丘脑 - 垂体 - 卵巢轴、B 超引导下囊肿穿刺引流、注射无水乙醇、放射治疗等。移位卵巢囊肿如发生扭转，则必须再次手术恢复扭转或直接切除。

卵巢坏死较少见，原因可能在于：①腹膜外卵巢移位，卵巢血管受压或扭曲；②卵巢移位点稍高，卵巢血管张力增加；③右卵巢血管在绕回盲部转折处被腹膜压迫成角；④手术创面大，炎症反应重，术后因心理因素及卧床，血流速度减慢，加剧卵巢静脉栓塞。因此，卵巢移位时游离血管不能太短，缝合腹膜将卵巢血管置于结肠旁沟腹膜外间隙。缝合时要避免压迫卵巢血管。认真检查卵巢血管张力、是否扭转及成角等问题，固定卵巢后要观察移位卵巢色泽是否正常。

（四）临床应用价值

宫颈癌发病有年轻化的趋势，40% 的早期宫颈癌发生在生育年龄的女性。对于早期宫颈癌患者在保证治疗效果的基础上，还要尽可能提高患者的生存质量。卵巢是女性最重要的内分泌器官，宫颈癌的传统治疗方式需要切除卵巢，但切除卵巢会导致卵巢所分泌的雌、孕激素水平降低，所以卵巢去除后会引发一系列的后遗症，包括生育能力丧失、性功能障碍及其他全身症状，如围绝经期综合征、泌尿生殖道干涩、骨质疏松、心血管系统疾病等，对患者的生存质量造成了严重影响，因此保留卵巢对于宫颈癌患者具有十分重要的意义。

宫颈癌患者手术后病理结果如果存在高危或中危因素，术后需要补充放疗，超过 1.5Gy 的辐射量可导致卵巢不同程度的功能衰竭，因此，保留的卵巢在放射治疗前需要进行卵巢移位术。

影响移位卵巢功能的因素主要与患者的年龄、放疗剂量、移位卵巢离放射野边缘的距离、手术方式等密切相关。Ishii K 等对 33 例绝经前宫颈癌患者在行根治术的同时行卵巢移位，经 1~9 年随诊发现年龄 $<$40 岁的患者中仅 2.9% 出现卵巢功能早衰，而年龄 $>$40 岁的患者有 83.3% 的患者出现更年期症状。研究发现，改良式的卵巢移位手术的优势在于既可以保留卵巢的功能，又能够有效降低手术并发症的发生。卵巢移位后获得的放射治疗最大剂量直接影响放射治疗后的卵巢功能。回顾性研究发现移位卵巢低于计划靶区（planning target volume，PTV）上界，且与 PTV 的横向距离 $>$3.265cm 时，卵巢获得的最大剂量 $\leqslant$ 4Gy；当移位卵巢与 PTV 的横向距离 $>$2.391cm 时，卵巢获得的最大剂量 $\leqslant$ 5Gy。因此，建议卵巢移位高于髂嵴平面 1.12cm，以获得 PTV 以上的卵巢位置。

总之，卵巢移位术是保留卵巢功能的有效方法，年轻宫颈癌患者在符合保留卵巢指征的情况下建议在盆腔放射治疗开始前接受卵巢移位术。

二、阴道延长术

（一）手术适应证

近年来宫颈癌具有发病年龄年轻化及发病率升高的趋势，大部分早期年轻宫颈癌患者术后可长期生存，因此治疗方式尤其是手术方式除了要考虑患者预后，还要兼顾术后的生活质量，包括女性内分泌功能和性功能。女性性功能障碍（female sexual dysfunction，FSD）除了与阴道壁萎缩、黏膜变薄、阴道弹性降低、阴道干涩等有关，研究还显示，阴道长度与性生活总体满意度呈正相关。常规的宫颈癌根治术需切除3cm以上阴道壁，患者术后阴道长度明显缩短，严重影响性功能。易造成患者心理障碍，甚至影响家庭幸福，不利于疾病的康复并降低生存质量。因此，对于年轻宫颈癌患者，可在行宫颈癌根治术＋卵巢移位术的同时行阴道延长术。

（二）手术操作步骤及注意事项

阴道延长术的目的主要是解决患者性生活满意度问题，目前比较常见的术式包括腹膜阴道延长术和乙状结肠阴道延长术。

1. 腹膜阴道延长术步骤　广泛性子宫切除术后，用1-0可吸收肠线将阴道残端与周围腹膜间断锁扣式缝合数针，即将子宫直肠腹膜反折切缘与阴道后壁连续缝合，子宫膀胱腹膜反折切缘与阴道前壁切缘缝合（图14-97），阴道侧壁与同侧膀胱和直肠侧缘一并缝合，最后在阴道切缘缝合处上3cm用4号丝线将膀胱后壁浆肌层与直肠前壁浆肌层间断缝合以形成阴道顶部（图14-98、图14-99）。腹膜阴道延长术简便、手术时间短、并发症少，但手术中需充分评估盆腔，盆腔严重粘连患者需慎重选择。打开子宫前后腹膜反折时避免电刀，尽量用组织剪剪开腹膜。广泛性子宫切除术后，下推膀胱及直肠时，注意保留腹膜组织的面积及完整性。将膀胱腹膜反折、直肠浆膜层与阴道壁缝合时要注意避开输尿管、避免缝扎输尿管；谨防穿透膀胱及直肠，避免瘘管形成。缝合膀胱腹膜反折和阴道前壁及直肠腹膜反折和阴道后壁时，缝针间距约0.5cm，不宜太密，否则术后会导致阴道断端出现挛缩，影响性生活。

2. 乙状结肠阴道延长术手术步骤　游离长约6cm带血管蒂的乙状结肠肠段及乙状结肠系膜（图14-100）。乙状结肠断端行端-端吻合术，并间断缝合肠系膜的缺损部分。将充分离断的乙状结肠上端封闭，下端与阴道断端缝合，术后放置凡士林油纱填塞阴道7~10天。乙状结肠作为阴道延长替代物可以提供较为满意的阴道长度和宽度，形成的阴道壁柔软、湿润、光滑且富有弹性，术后稳定不挛缩。因此，该方法是较为理想的阴道成形方法。

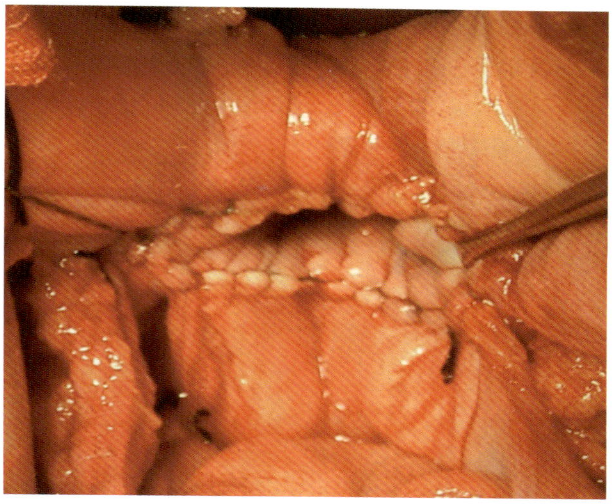

▲ 图14-97　阴道断端与周围腹膜缝合

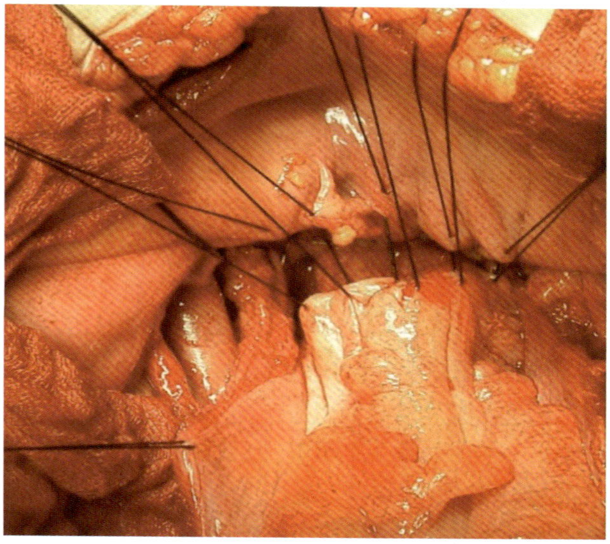

▲ 图14-98　膀胱与直肠浆肌层缝合

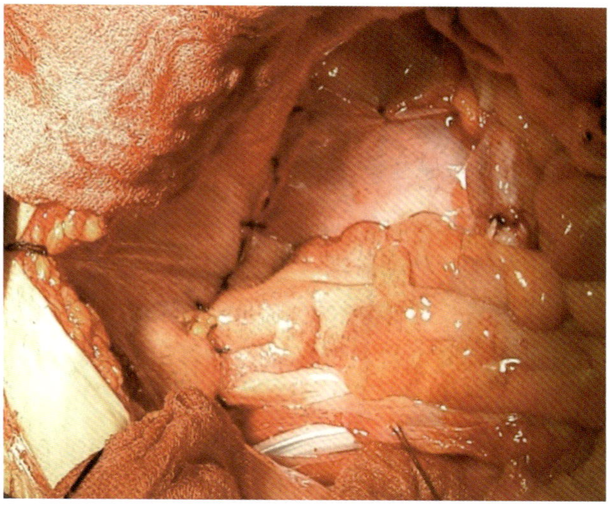

▲ 图14-99　腹膜代阴道形成的阴道顶端

但乙状结肠阴道延长术手术复杂、创伤大，术前还需要严格的肠道准备。

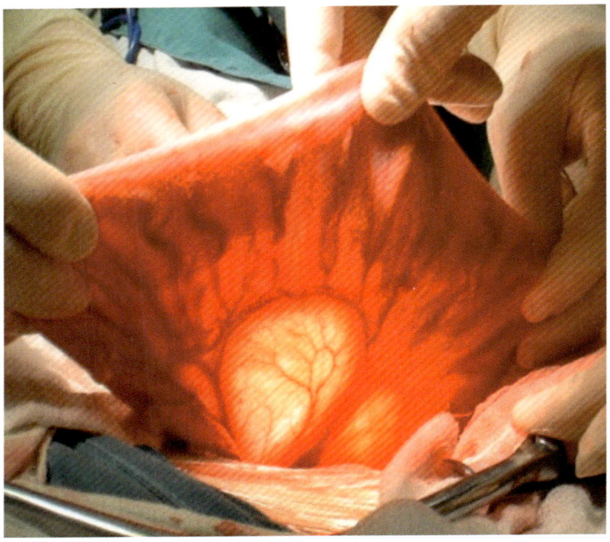

▲ 图 14-100　带血管蒂的乙状结肠

3. 阴道延长术见视频 14-15。

视频 14-15　阴道延长术

（三）手术并发症

腹膜代阴道延长术的手术并发症与传统宫颈癌根治术相比无明显增加，由于手术中需要缝合膀胱及直肠浆肌层，因此，术后发热、尿路感染、膀胱阴道瘘、直肠阴道瘘的发生风险略高。

乙状结肠代阴道手术复杂，术后有发生肠吻合口漏、肠坏死、肠梗阻、结肠炎、结肠息肉等风险。术后半年内阴道分泌物较多，偶尔伴有异味。

（四）临床应用价值

乙状结肠代阴道被认为是较理想的人工阴道，肠系膜血供较好，坏死的风险小，且无排异反应，手术成功率较高。乙状结肠肠段弹性好，肠壁较厚，不宜受外力损伤，形成的黏膜皱襞柔软，肠黏液还可以起到润滑的作用，无须人工润滑剂。乙状结肠为结肠末端，具有很好的重吸收功能，因此，肠液分泌较少，术后阴道异味持续时间不长。术后阴道深度、宽度满意，患者性生活较满意。乙状结肠延长的阴道在外观上与正常阴道相似。此外，已证实乙状结肠产生的微生物对延长的代阴道具有一定的保护作用。当然该手术方式对于乙状结肠过短者不适用，与其他手术方式相比，该手术方式时间较长，创面较大，术后患者禁食时间长，恢复慢，还有肠吻合口瘘和肠坏死的风险。因此，临床逐渐很少应用。

有学者研究显示，选用自体腹膜代阴道延长术可将膀胱及直肠的腹膜反折与阴道壁连接，从而延长阴道长度，术后无排斥反应，不易发生感染及坏死，还可防止瘢痕挛缩、减少盆腔感染，有利于改善患者预后。延长的阴道弹性好、不干燥，且无明显并发症。另外，术中出血量、手术时间、胃肠功能恢复时间、留置尿管时间及住院时间均与传统宫颈癌根治术差异无统计学意义。

腹膜代阴道延长术可使患者的阴道延长 3~4cm，降低阴道缩短对患者术后性生活质量造成的影响。研究还采用女性性功能量表（Female Sexual Function Index，FSFI）对患者术后性功能进行了评估，该量表包括性欲、性唤起、性交疼痛、阴道润滑度、性高潮、性生活满意度 6 个方面。结果显示，腹膜代阴道延长术后患者在性高潮、性生活满意度、性交痛方面明显优于传统宫颈癌根治术。

与传统的宫颈癌根治术相比，同时行腹膜阴道延长术手术难度及手术并发症未明显增加，在原有术式的基础上即能完成。因此，腹膜阴道延长术在治疗肿瘤的同时又提高了患者术后的生活质量，有很高的临床推广价值。

（饶群仙　卢淮武　林仲秋）

第十三节 其他的宫颈癌手术

一、C1 型广泛性子宫切除术

C1 型广泛性子宫切除术又称保留神经的广泛性子宫切除术（nerve-sparing radical hysterectomy，NSRH），是在宫颈癌术中通过保留盆腔神经来改善患者膀胱功能的术式。强调在 NSRH 术中不能单一地保留哪一种盆腔自主神经，而应全面系统地保留支配盆腔器官的盆腔自主神经（pelvic autonomic nerve，PAN）。包括腹下神经（hypogastric nerve，HN）、盆内脏神经（pelvic splanchnic nerve，PSN）、盆丛（pelvic plexus，PP），以及盆丛的各个分支（膀胱支、直肠支、阴道支等），而为系统保留神经的广泛性子宫切除术（systematic nerve-sparing radical hysterectomy，SNSRH）。

（一）手术适应证

NSRH 主要用于肿瘤直径<2cm、宫颈间质浸润中或深 1/3、无 LVSI 的患者，已有的研究证实满足这些条件，宫颈癌宫旁的受侵率不足 1%，发生嗜神经侵袭（perineural invasion，PNI）的概率很低。早期宫颈癌宫旁组织也可能存在 PNI，那么 NSRH 就有肿瘤残留的可能性，是肿瘤复发隐患。因此，应该排除 PNI 的高危患者，如肿瘤体积大、LVSI 阳性，均不适宜实施保留神经的手术。早期宫颈癌的 PNI 与多种高危因素相关，患者预后较差。为了使 NSRH 成为宫颈癌的标准和广泛应用的治疗方法，需要明确其肿瘤学安全性，并建立规范的手术程序和 NSRH 的适应证。

（二）NSRH 对泌尿系统的影响

膀胱与尿道自主神经支配的最终共同通路是盆腔神经丛的前部，该神经丛由自主神经 2 个部分的神经节和神经组成。节前副交感神经起源于脊髓灰质的中间外侧，主要为 S_3 和 S_4。然后作为盆神经（内脏神经）进入盆腔神经丛。这些节前神经直接可以与一根或多根节后神经分枝形成突触，也可以先到达膀胱壁内的神经节，在此再与节后神经建立突触。交感神经来自于 T_{11}~L_2，主动脉旁的交感神经节，它们在肠系膜上神经节形成突触，并在越过骶岬处进入骨盆，它们通过 IHP 进入骨盆，在盆丛形成突触，并在膀胱底特定位置到达膀胱。支配下尿路的节后交感神经纤维主要来自肠系膜下神经丛的下腹神经。目前Ⅱ~Ⅲ型全宫切除术是治疗早期宫颈癌的标准术式，能减少患者术后盆腔复发的风险。但是，传统的术式因切除范围广，对盆腔自主神经的损伤大，常造成膀胱功能障碍等术后并发症。以下 3 个步骤易损伤盆腔相关的神经：游离和切断子宫骶韧带时，易损伤腹下神经；横断主韧带时，易损伤盆内脏神经；游离和切断膀胱宫颈韧带时，易损伤 IHP 的膀胱神经支。盆腔神经的识别和尿动力学的检查存在许多困难，难以组织此类前瞻性的对照研究，并且 NSRH 技术支持膀胱功能保护的证据不足。人们普遍认为保留神经的广泛性子宫切除术与广泛性子宫切除术相比术后发病率更低，而两者的临床安全性相似。然而，比较这两种手术的围手术期及临床疗效缺乏有效的循证医学证据。Wu 对腹腔镜保留神经的广泛性子宫切除术（laparoscopic nerve-sparing radical hysterectomy，LNSRH）和腹腔镜广泛性子宫切除术（laparoscopic radical hysterectomy，LRH）的临床疗效和膀胱功能障碍率进行了系统回顾和 meta 分析，包括尿动力学评估。纳入 30 篇文章 2 743 名受试者。与 LNSRH 相比，LRH 手术时间短（*MD*=29.88 分钟，95% *CI*：11.92~47.83 分钟），住院时间长（*MD*=−1.56 天，95% *CI*：−2.27~0.84 天）。出血量及切除淋巴结数在两组间无显著性差异。然而，LNSRH 组切除宫旁组织长度（*MD*=−0.02cm，95% *CI*：−0.05~−0.00cm）和阴道残端宽度（*MD*=−0.06cm，95% *CI*：−0.09~−0.04cm）较小。LNSRH 导致更满意的排尿（*OR*=2.90，95% *CI*：2.01~4.19）、更短的尿管留置时间（*MD*=–7.20 天，95% *CI*：–8.10~–6.29 天）和更短的恢复至正常的残余尿时间（*MD*=–7.71 天，95% *CI*：–8.92~–6.50 天）。LRH 组更有可能出现其他膀胱功能障碍症状，包括尿潴留、夜尿、排尿困难、尿失禁、尿频和尿急等症状。Li 发现不同 IHP 处理方式会影响尿动力学结果，但不影响生存结果。其次，由于大多数 NSRH 手术都是由一名外科医生完成的，统一的手术步骤很可能会实现。即使是有经验的 NSRH 外科医生，粗暴的盆腔神经处理仍然会导致更严重的后遗症。为了获得前瞻性的数据，Li 进行了一项关于早期宫颈癌广泛性子宫切除术的多中心随机对照研究（NCT03739944），比较在腹腔镜 NSRH 中使用水射流和传统方法分离子宫旁肌和 IHP 的差异，目前该项研究还在进行中。Liu 回顾性分析了 298 例行腹腔镜子宫根治术患者，其中 216 例患者行 LNSRH，82 例患者行 LRH，用术后导尿的平均持续时间、问卷调查和尿动力学检查来评估膀胱功能，结果为 LNSRH 组术后平均置管时间短于 LRH 组（13 天 *v.s.* 18 天，$P<0.01$）。LNSRH 组紧张性尿失禁发生率、术后排尿时间和排尿困难症状在 6 个月后恢复到术前水平，而 LRH 组未能恢复。LNSRH 组术后 12 个月夜间排尿频率恢复至术前水平。LNSRH 组最大尿流率（maximum flow rate，MFR Qmax）和最大排尿压（MDP）优于 LRH 组（$P<0.05$）。与 LNSRH 组相比，LRH 组患者更频繁地出现紧张性尿失禁，排尿时间延长，排尿困难、尿流不畅（$P<0.05$）。LNSRH 能有效减少手术对膀胱功能的影响，但需注意周围神经的侵犯。

（三）NSRH 操作步骤

1. 盆腔自主神经解剖 盆腔自主神经结构复杂，熟悉其解剖学特点和生理功能是 C1 型手术成功实施的前提。盆腔自主神经系统由腹下神经、盆腔内脏神经、下腹下丛及其发出的直肠支、子宫支、膀胱支及阴道支组成，支配相应的脏器。腹下神经（交感神经）主干由上腹下丛汇集而成，起源于 C_{11}~L_2 的交感神经，于腹主动脉前方交织成上腹下丛，沿髂总血管向下走行至骶岬水平，发出左、右腹下神经各一束。腹下神经紧贴直肠系膜，子宫骶韧带外侧，行走于输尿管背侧，到达子宫动脉水平，与骶交感神经节的节后纤维融合，并与子宫深静脉背侧的来自第 2~4 对骶神经的盆腔内脏神经（副交感神经）汇合，形成下腹下丛。下腹下丛发出直肠支、子宫支、膀胱支及阴道支，这些分支内均含有交感神经及副交感神经成分，支配直肠、子宫、膀胱和阴道的生理功能。直肠支通过控制结直肠的活跃度和肛门内、外括约肌来控制排便；子宫支可以控制子宫收缩等生理功能；膀胱支控制膀胱括约肌及逼尿肌功能，感知膀胱容量变化，并调节储尿和排尿；阴道支控制阴道血管平滑肌的舒缩，调节性唤起阶段性阴道充血及润滑（图 14-101、图 14-102）。

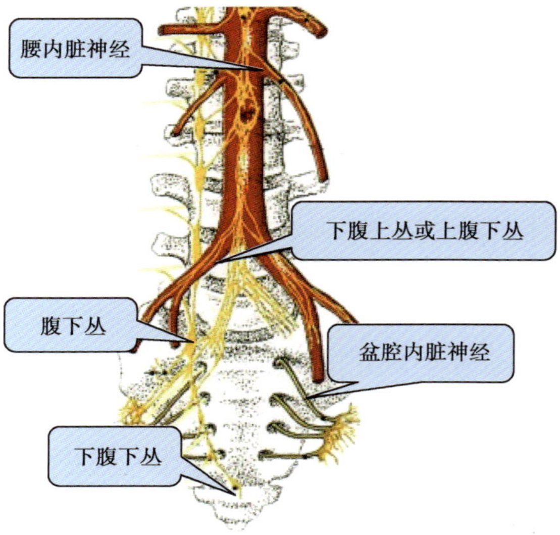

▲ 图 14-101 交感神经系统

2. 手术时充分地显示膀胱侧窝、直肠侧窝、闭孔窝，有助于神经分离（图 14-103、图 14-104）。

3. 清扫盆腔淋巴结后，分离出直肠侧窝、膀胱侧窝，主、骶韧带可清晰显露。沿子宫骶韧带的外侧分离出输尿管，可在直视下辨认出腹下神经，多在输尿管的内下方，锐性分离并保留腹下神经（图 14-105~ 图 14-110）。

4. 在子宫动脉的下方找到子宫深静脉，有膀胱中、下两条静脉汇入。钳夹、切断、结扎子宫深静脉，掀起断端，下方便为盆丛，辨认出盆丛发出的膀胱神经支和子宫神经支。通常膀胱神经支行走于膀胱下静脉的下方（图 14-111、图 14-112）。

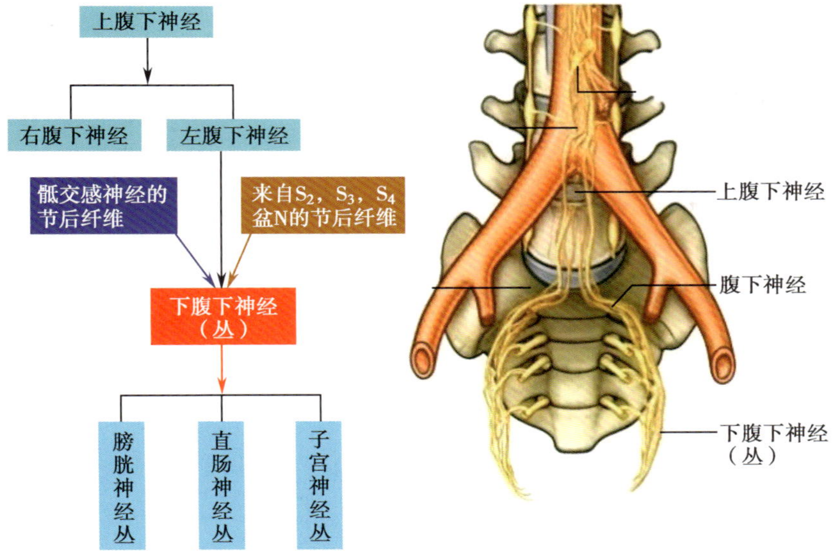

▲ 图 14-102　盆腹腔交感神经与副交感神经的神经丛

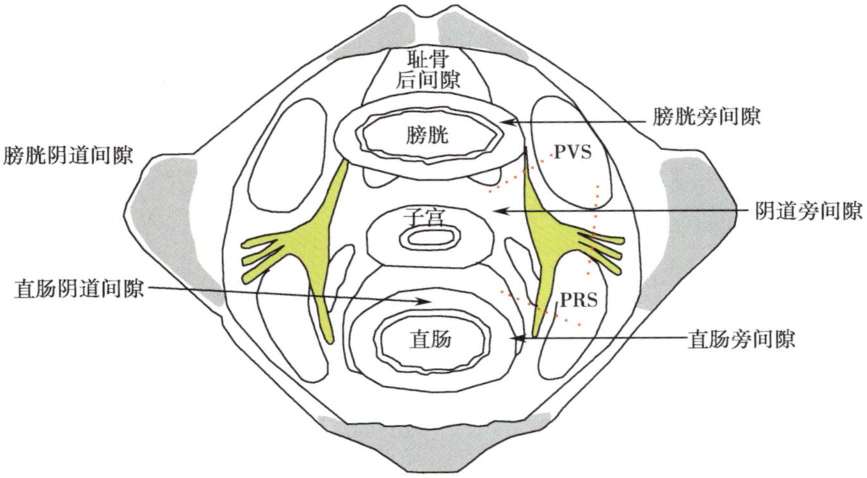

▲ 图 14-103　各侧窝示意图

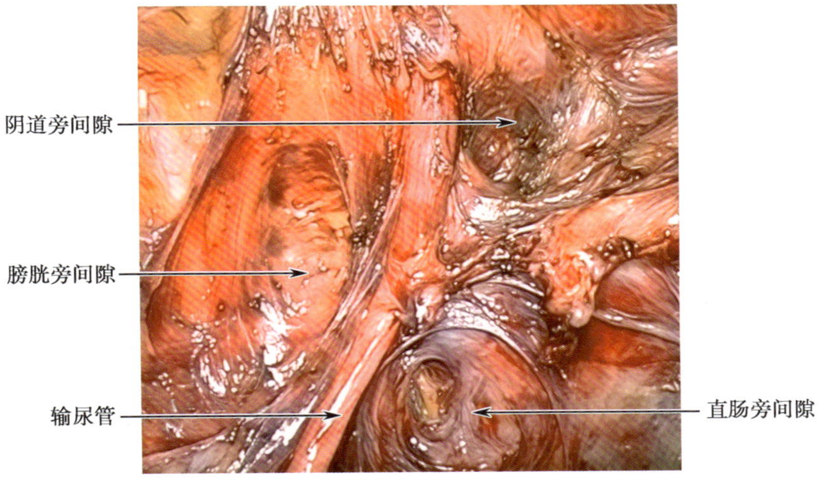

▲ 图 14-104　各侧窝手术所示

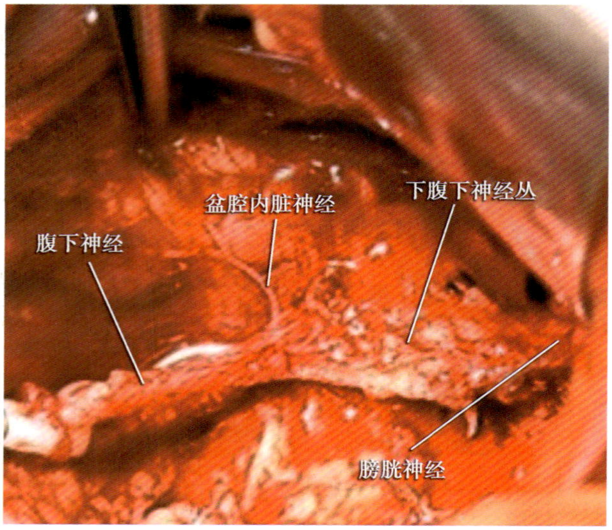

▲ 图 14-105　盆腔各神经

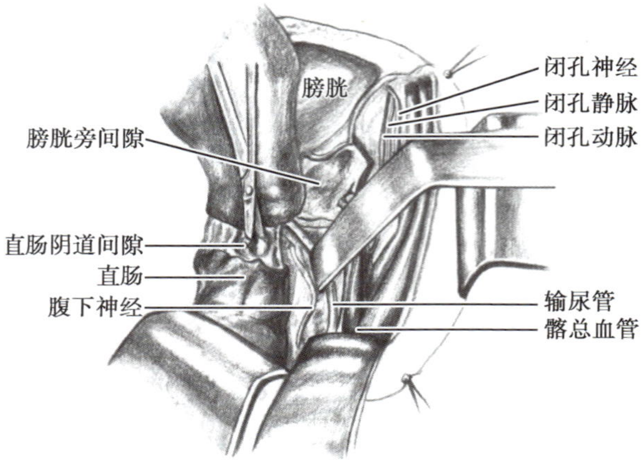

▲ 图 14-108　盆腔各侧窝示意图

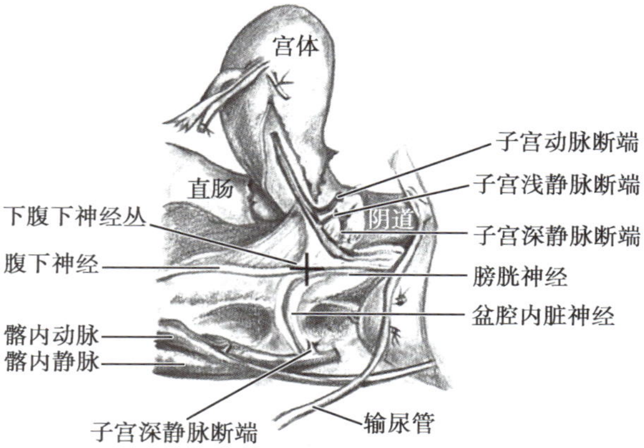

▲ 图 14-106　盆腔各神经示意图

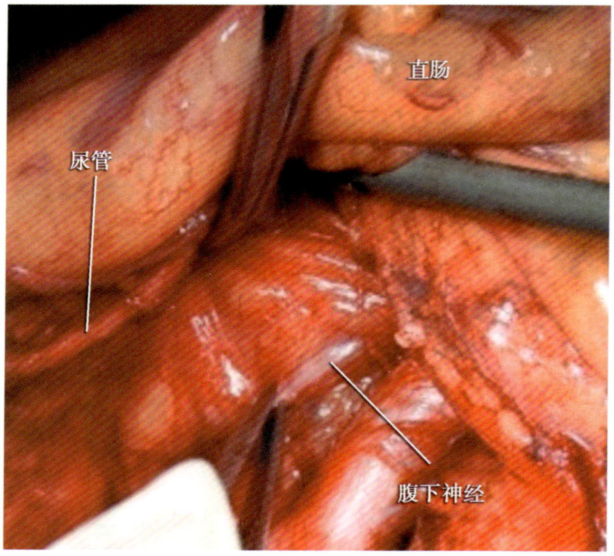

▲ 图 14-109　盆腔手术中所见血管和输尿管 1

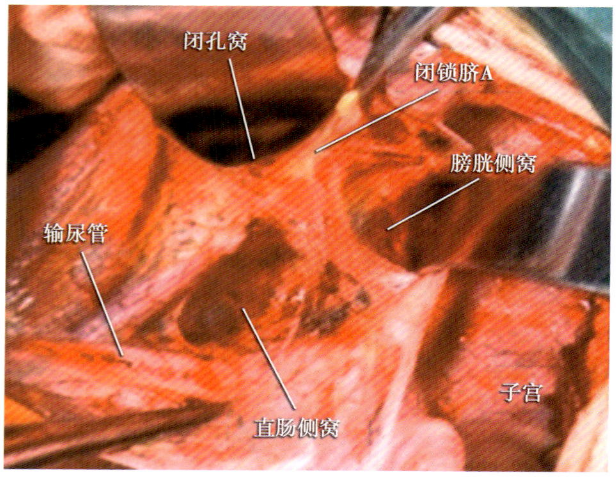

▲ 图 14-107　手术所见的侧窝

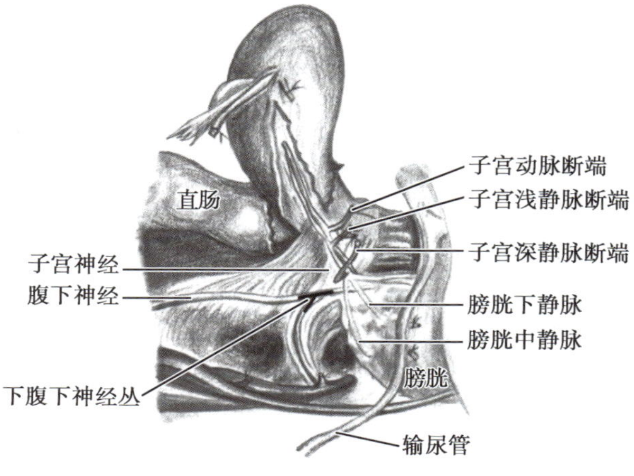

▲ 图 14-110　盆腔血管和输尿管示意图 1

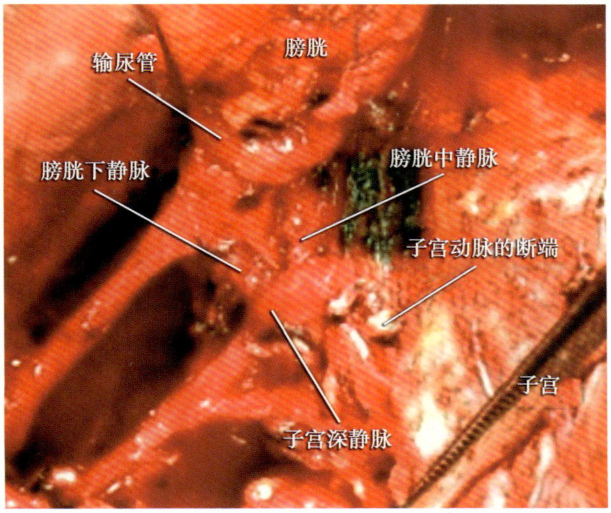

▲ 图 14-111　盆腔手术中所见血管和输尿管 2

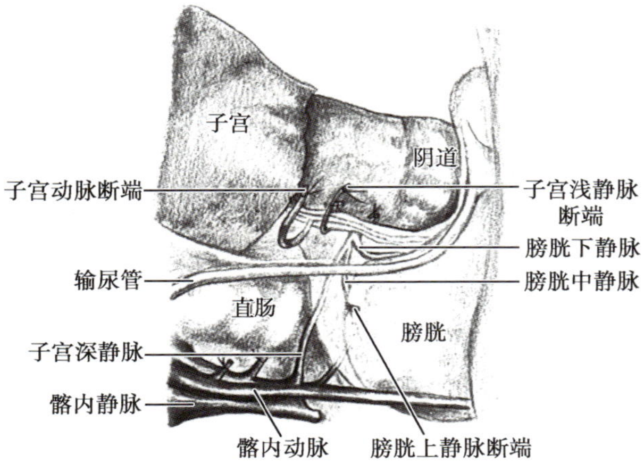

▲ 图 14-112　盆腔血管和输尿管示意图 2

5. 分离腹下神经（以左侧为例）　左侧子宫骶韧带外侧距输尿管下方平行直肠方向钝性分离韧带表面的结缔组织即可暴露被结缔组织包裹的左腹下神经，向下分离神经丛至左侧主韧带，保留输尿管周围的神经纤维组织。手术要点：分离膀胱侧间隙和直肠侧间隙，暴露主韧带，将输尿管及其下方的系膜一同与阔韧带后叶分离，在输尿管系膜内侧行钝性分离，暴露输尿管和子宫骶韧带之间的冈林间隙，于左侧子宫骶韧带外侧距输尿管下方 2cm 平行直肠的方向钝性分离韧带表面的结缔组织即可暴露被结缔组织包裹的左腹下神经（left hypogastric nerve，LHN），向下分离神经丛至左侧主韧带。在阴道直肠间隙与冈林间隙之间由根部切断子宫骶韧带，完整保留韧带外侧的输尿管系膜及其内的 LHN 结构。在子宫骶韧带外侧暴露、分离腹下神经至主、骶韧带联合，沿直肠前侧壁依次离断子宫骶韧带部及阴道直肠韧带至阴道拟离断水平（图 14-113~ 图 14-115）。

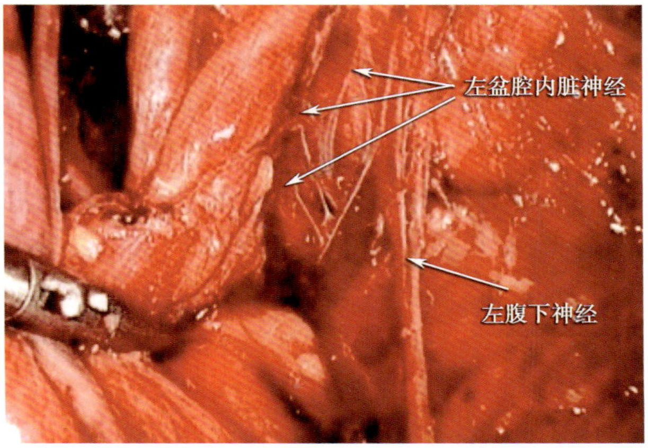

▲ 图 14-113　左腹下神经和左侧盆内脏神经

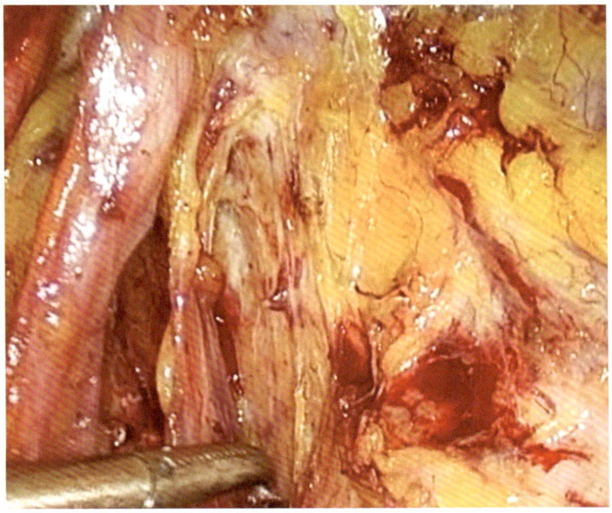

▲ 图 14-114　左腹下神经、左侧输尿管

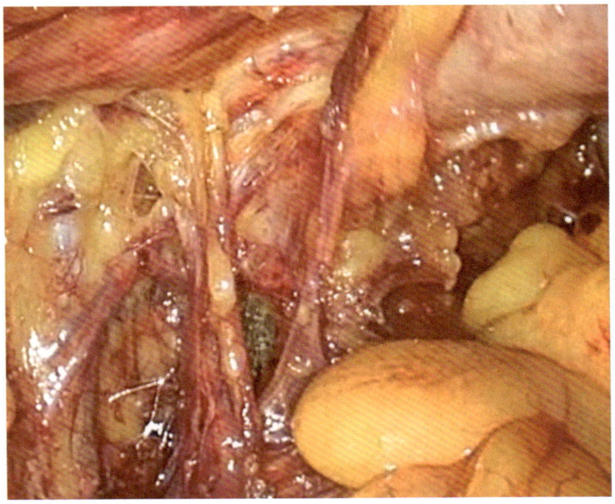

▲ 图 14-115　左侧输尿管、左腹下神经、左侧子宫骶韧带

6. 处理膀胱宫颈韧带前叶　游离子宫动脉后在其根部切断，切断膀胱浅静脉及子宫动脉的输尿管分支，将输尿管向宫颈外侧稍作推离。在直肠侧窝与膀胱侧窝之间分离出子宫深静脉，将子宫深静脉及周围脂肪组织由根部切除，完整保留其下方的盆内脏神经结构。手术要点：于髂内动脉末端开始向宫颈方向裸化并游离子宫动脉，分离子宫动脉与输尿管间隙，分离膀胱宫颈韧带内侧部（浅层），在子宫动脉起始部离断后向宫颈侧方分离子宫动脉断端，切断膀胱浅静脉及子宫动脉的输尿管分支，将输尿管向宫颈外侧稍作推离（图 14-116~图 14-121）。

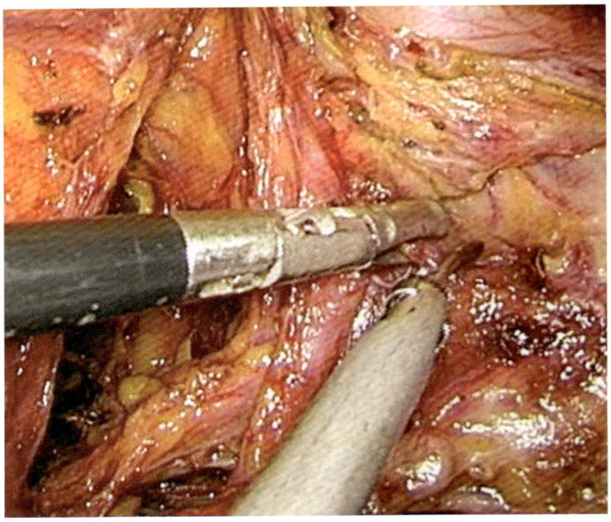

▲ 图 14-118　分离并离断膀胱宫颈韧带内侧部（浅层）

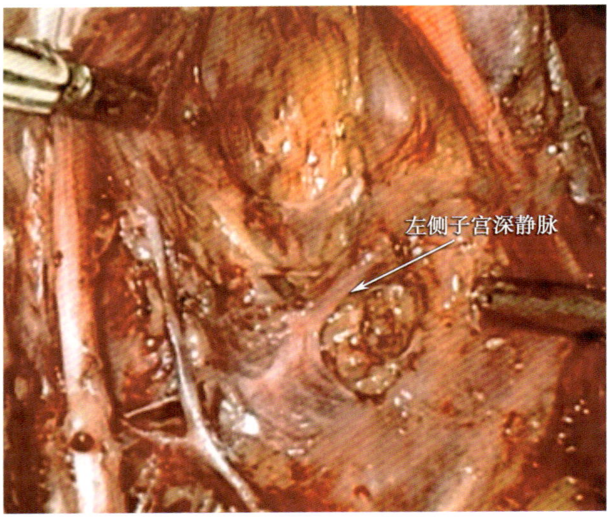

▲ 图 14-116　左侧子宫深静脉

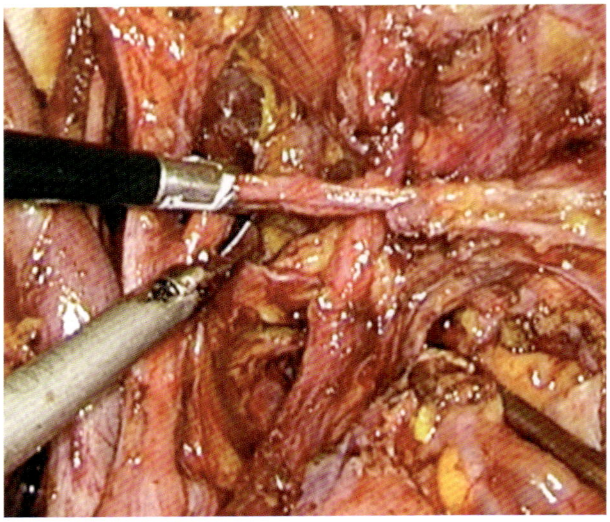

▲ 图 14-119　离断左侧子宫动脉

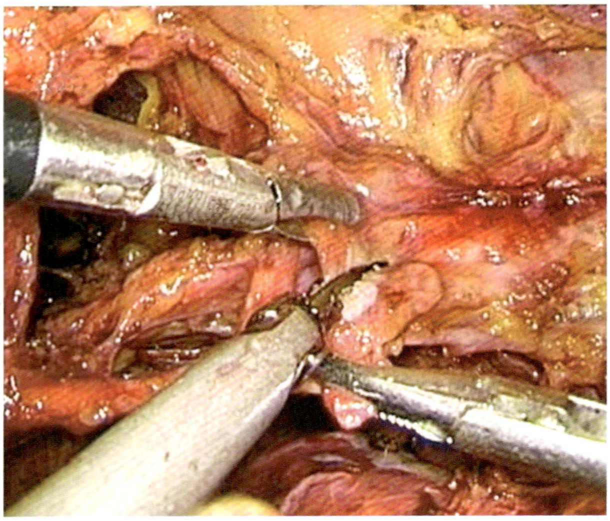

▲ 图 14-117　分离左侧子宫动脉与输尿管间隙

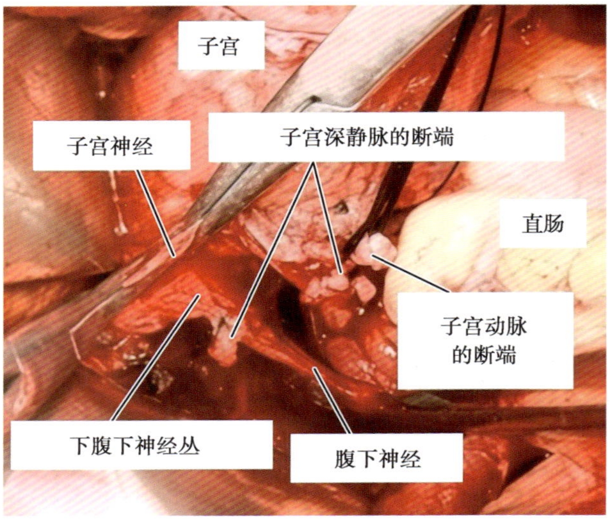

▲ 图 14-120　手术子宫深静脉神经支范围

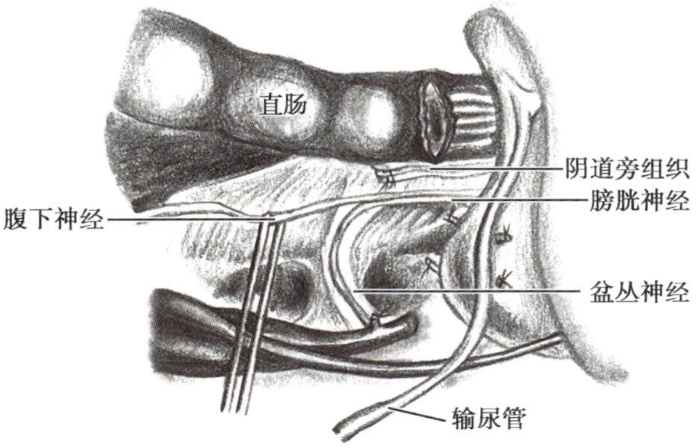

▲ 图 14-121　切断子宫神经支示意图

7. 处理膀胱宫颈韧带后叶、分离膀胱神经及切断主韧带　在输尿管隧道的顶部切断膀胱宫颈韧带内侧部(浅层),并将输尿管游离至膀胱入口处;于阴道侧前方、膀胱侧后方钝性分离第四间隙(图 14-122)。游离、暴露主韧带,紧贴髂内静脉末端离断子宫深静脉主干,并向子宫颈侧方分离,沿途离断膀胱中静脉等属支,保护子宫深静脉背侧的盆内脏神经丛、腹下神经丛与盆内脏神经丛汇合形成的下腹下丛,在直肠侧窝与膀胱侧窝之间将主韧带内分离出子宫深静脉,将子宫深静脉及周围脂肪组织由根部切除,完整保留其下方的盆内脏神经结构(图 14-123、图 14-124)。

8. 暴露神经平面　显露膀胱中静脉和膀胱下静脉,下腹下丛位于膀胱下静脉下方,在冈林间隙和第四间隙之间切断的子宫支,再将含有及膀胱支的神经平面整体外推(图 14-125)。

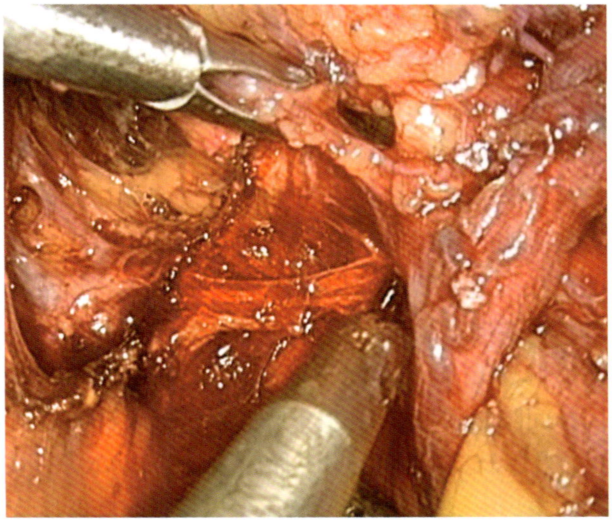

▲ 图 14-123　离断子宫深静脉主干及其分支

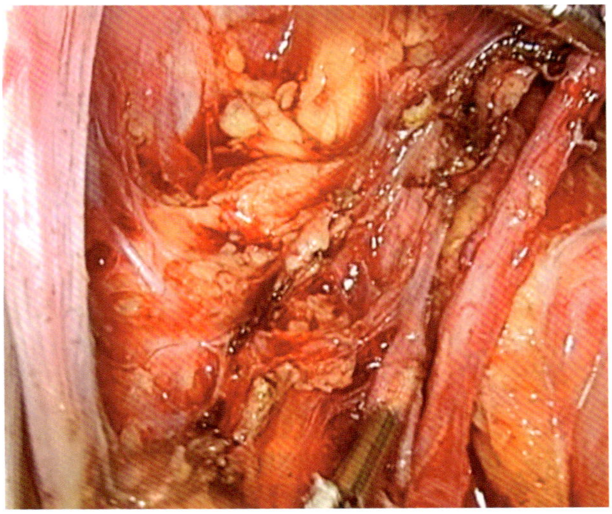

▲ 图 14-124　左侧腹下神经丛、盆内脏神经丛和下腹下丛

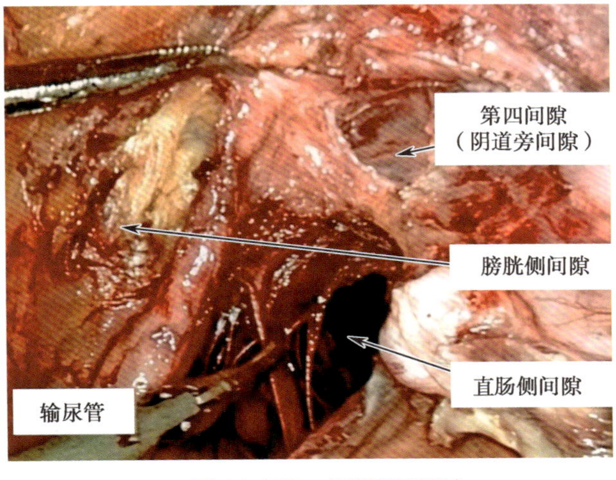

▲ 图 14-122　宫颈周围间隙

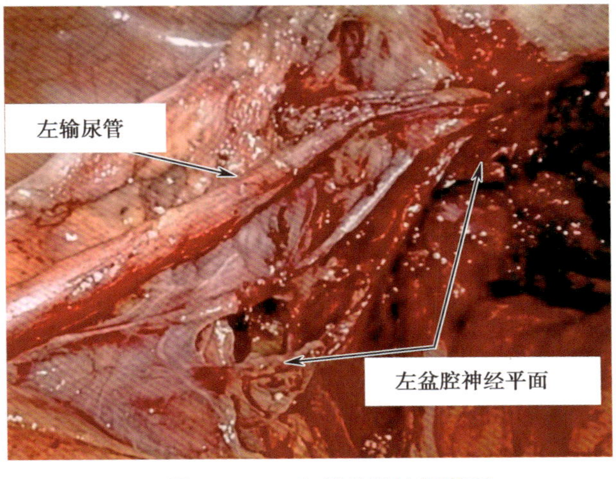

▲ 图 14-125　左侧盆腔神经平面

术后肾盂积水的发生率更低（$P=0.044$），长期尿频发生率更低（$P<0.01$），急性尿失禁发生率更低（$P<0.01$），便秘发生率更低（$P=0.029$），两组无病生存期、总生存期差异无统计学意义（$P=0.769$、$P=0.973$）。NSLRH 是一种简单、安全、可行的 C1 型手术。仍需进一步地研究来评估其对直肠功能和长期预后的益处。Paek 比较了妇科肿瘤 C1 型机器人保留神经的广泛性子宫切除术（C1-RNSRH）与 C2 型机器人广泛性子宫切除术（C2-RRH）后膀胱功能恢复及泌尿生殖系统并发症，结果发现 C1-RNSRH 组住院时间较短（0.7 天 *v.s.* 1.7 天，$P<0.001$），留置尿管时间较短（1 天 *v.s.* 28 天，$P<0.001$），约 76% 的 C1-RNSRH 组留置尿管时间少于 1 周，而 C2-RRH 组中 84% 留置尿管时间超过 1 周（54% 为>1~6 周；30% 为>6 周）。尽管术后住院时间短（95% 的 C1-RNSRH ≤1 天），但 C1-RNSRH 组中仅有 2 例患者（4.8%）因尿路感染再次入院。C1-RNSRH 仅是术后 1 周内早期膀胱功能恢复的独立预测指标。C1-RNSRH 显示早期膀胱功能恢复和可行的结果，对于需要 RH 以保持膀胱功能的妇科癌症患者，它被认为是首选的手术方式。广泛性子宫切除术可导致盆腔器官功能障碍和生活质量下降。Yamamoto 描述了神经保留手术患者的长期预后。取尿后尿残余量降至 ≤50ml 所需的中位时间，NSRH 组导尿时间为 6 天（2~20 天），RH 组导尿时间为 13.5 天（3~20 天），NSRH 组的结果明显更好（$P<0.05$）。平均随访时间为 2 456.3 天（48~4 213 天），两组间局部复发和长期生存率无显著差异。NSRH 组 5 年生存率为 86.1%，RH 组为 78.2%，10 年生存率 NSRH 组为 86.1%，RH 组为 67.9%。Dun 评价腹腔镜保留神经的广泛性子宫切除术（LNSRH）治疗早期宫颈癌的疗效和安全性，LNSRH 组术后留置导尿管时间明显短于 LRH 组（$P<0.001$），LNSRH 组术后第一次排气和排便时间较 LRH 组明显缩短，差异有统计学意义（$P<0.001$）。与 LRH 组比较，膀胱功能障碍发生率明显降低（$P<0.001$）。根据随访结果，LNSRH 组和 LRH 组 5 年生存率分别为 84.9% 和 88%，无病生存期分别为 74.0% 和 78.7%。Log-rank 检验显示，两组患者的 OS、无病生存期差异无统计学意义（$P=0.275$，$P=0.213$）。LNSRH 治疗早期宫颈癌安全有效，肿瘤复发和长期生存与 LRH 相似，但对膀胱、肠功能有更好的保护作用，值得推广应用。

二、腹腔镜下宫颈癌扩大性宫旁组织切除术

淋巴结转移是宫颈癌患者预后的重要因素，盆腔局部复发是宫颈癌治疗失败的主要原因，局部控制仍然是一个问题，肿瘤复发发生在骨盆，大多数患者死于局部复发。传统的广泛性子宫切除术对宫旁组织的切除范围有限，不能达到真正的将侧盆壁的淋巴结完全切除，盆腔内的肿瘤残留或复发是宫颈癌治疗失败致死的主要原因之一，对局部晚期宫颈癌的治疗效果不佳。因此，为了提高患者盆腔局控率和提高局部晚期宫颈癌患者的生存率和生活质量，有学者提出切除范围更广的侧向扩大性宫旁组织切除术（laterally extended parametrectomy，LEP）。其目的为彻底切除宫旁盆侧壁所有的淋巴结缔组织，提高盆腔局控率，延长患者生命。1993 年，匈牙利学者 Ungar 团队用 LEP 治疗淋巴结阳性ⅠB 期宫颈癌和所有ⅡB 期宫颈癌，称为“横向干预”，目的是去除盆腔侧壁的所有淋巴组织。该手术切除了常规Ⅲ~Ⅳ型 Wertheim 子宫切除术未切除的旁系组织，将剥离的外侧范围扩大到骨盆侧壁的真实边界，而不是髂内血管的内侧表面。

LEP 术是在 Wertheim 术式的基础上切除髂内血管及其分支，暴露出骶丛神经的分支，以达到更大范围地切除盆侧壁子宫旁组织，将盆腔侧壁淋巴结缔组织完全切除，切除线达腰骶神经丛、梨状肌及闭孔内肌的真盆侧壁。切除髂内血管及其分支，暴露出骶丛神经的分支在宫颈癌根治术中的应用最早在世纪中期由日本学者 Mibayashi 提出，由于缺乏系统临床研究和更多相关文献报道，该技术没有得到推广。此后该术式被 Ungar 等在 1993 年将此术式应用于治疗 FIGO ⅠB~ⅡA 期术中病理确诊盆腔淋巴结转移患者和ⅡB 期宫颈癌患者，并在 2003 年发表了关于接受 LEP 术治疗的患者预后和并发症等多篇文献报道，使该术式在匈牙利及全球逐步得到推广应用。

LEP 术式在技术上安全可行，更大范围地切除盆侧壁的淋巴结缔组织，在手术并发症可接受情况

下，对宫旁组织切除达到Ⅲ~Ⅳ型广泛性子宫切除所不能达到的真盆壁切除范围，该术式可为伴有盆腔淋巴结转移早期宫颈癌患者或局部浸润的中晚期宫颈癌患者提供另一种手术方式的选择。近年来国外在宫颈癌治疗中取得了较好的成果，尤其是随着手术设备越来越先进，侧向扩大性宫旁组织切除术治疗宫颈癌的系统评价与可行性已逐渐获得肯定和认同。

LEP 被设计为一种更为广泛性的外科手术，旨在从骨盆侧壁切除整个子宫旁组织。它最初的适应证是淋巴结阳性的ⅢC 期和ⅡB 期宫颈癌。目前，大多数指南建议对这些病例进行放射化疗，最初的 LEP 适应证已是有争议的。目前，LEP 主要用于盆腔清除术中涉及盆腔侧壁软结构的肿瘤，目的是获得侧向游离边缘。这扩大了分离的外侧边界，不仅扩大到髂内血管的内侧表面，而且扩大到骨盆侧壁的真实边界。在 LEP 期间，下腹壁层和内脏血管分支在骨盆的入口和出口水平被分开。因此，整个髂内系统被切除，盆腔侧壁没有结缔组织或淋巴组织残留。LEP 的主要技术挑战是结扎大口径血管（髂内动脉和静脉）的困难和骨盆侧壁静脉解剖分布的变化。

与 LEP 手术不同，侧盆廓清术（laterally extended endopelvic resection，LEER）的目的是提高盆腔肿瘤的根治性切除率，即使肿瘤已延伸及固定于盆腔侧壁。在中央型的复发患者或难治性宫颈癌患者可实行盆腔脏器切除术，切除范围包括盆腔脏器连同盆壁肌肉（耻尾肌、髂尾肌、闭孔内肌、尾骨肌、主要的血管和小骨盆）。LEER 至少是以下两种手术的结合：全直肠系膜切除术、全子宫系膜切除术和全膀胱系膜切除术。如果是侧位肿瘤固定，包括骨盆侧壁和底肌，如闭孔内肌和耻骨尾骨肌、髂尾骨肌和尾骨肌，最终包括髂内血管系统，确保了多室切除术的完整性。Hockel 报告了 100 例局部晚期（n=25）和复发（n=75）妇科肿瘤患者使用 LEER 治疗的疗效，实施的例局部晚期（25 例）与复发（100 例）的妇科肿瘤患者，76 例患者肿瘤固定于骨盆侧壁，2 例老年和严重的合并症患者在术后早期死亡。中重度与治疗相关的并发症的发生率为 70%，主要是由于放射治疗和综合手术重建引起。随访中位时间为 30 个月（1~136 个月），5 年无瘤生存率为 62%（95% CI：52%~72%），带瘤生存率为 55%（95% CI：43%~67%），Hockel 认为 LEER 对局部晚期宫颈癌或是复发的患者，包括那些传统上不考虑手术治疗的盆腔侧壁疾病患者，是一种外科挽救性的治疗手段。

（一）适应证

目前循证医学提示，腹腔镜下宫颈癌的手术要求早期宫颈癌、肿瘤直径在 2cm 以内，但是随着无气腹腹腔镜、无举宫的腹腔镜下宫颈癌手术的成功尝试，为腹腔镜下 LEP 术的开展，提供了广阔的前景。

LEP 术的适应证包括：

1. ⅠB3 和ⅡA2 期宫颈癌，伴盆腔淋巴结转移，直径＞2cm。
2. ⅠB~ⅡA 期的小细胞癌。
3. ⅡB~ⅢA 期宫颈腺癌或腺鳞癌。
4. 放射治疗不敏感的ⅢB 期宫颈癌。
5. 复发或晚期的宫颈癌，病灶局限于盆腔。

（二）术前评估及准备

宫颈癌 LEP 术手术难度大、术后并发症相对较多，术前要做好充分评估和准备。

1. 医师要对患者进行一个全面的身体检查，了解患者的全身状况能否耐受手术的过程。阴道镜检查，详细观察宫颈癌侵犯穹窿情况。行妇科三合诊，了解宫颈旁有无宫颈癌灶的转移，确定临床分期，注意膀胱尿道镜、肠镜的检查，确定 LEP 手术指征，评估手术范围。术前影像学极为重要：① MRI 能准确评估宫旁的浸润情况，其灵敏度为 82%~100%，特异度为 78%~90%，并与整体生存率和无瘤生存期具有相关性；② PET/CT 无法评估小淋巴结转移及微小腹膜病灶，难以区分纤维化的病灶或复发病灶，其准确度受限；③联合运用 MRI 和 PET/CT 可以评估淋巴结的转移（P=0.041）。提高诊断的准确度，具有生物学预测价值。

2. 主管医生和主刀医生应该详细地同患者及家属讲述手术方案，让患者及家属充分了解手术过程，了解手术的做法与风险，让患者更好的配合手术，做好心理准备，配合医生进行各种手术前准备，做好术后康复，包括术后营养补充、预防血栓和感染的措施等；医生要和患者进行充分的沟通，交代手术的风险和并发症，做最后的知情同意书的签署。

3. 术前进行血栓程度评估，填写血栓风险评估量表，根据评分结果，做好预防措施；做好术前营养评估；术前纠正各种合并症，如贫血、营养低下、糖尿病、高血压、甲状腺功能减退、甲状腺功能亢进等，请相关科室会诊，或多学科会诊，未纠正前应避免进行手术。

4. 术前积极备血，保证手术安全；手术前备皮；手术当天清晨进行灌肠；术前保留胃管，保持持续的负压引流。

（三）手术的操作流程

腹腔镜下实施 LEP 手术难度大、风险高，术者必须经过严格的肿瘤专科训练，具有扎实的妇科恶性肿瘤开腹和腹腔镜手术的基础，熟练掌握腹膜后解剖及盆腔神经血管解剖，否则难以达到理想的手术治疗效果；降低手术并发症的发生率，以免影响术后恢复进度；术中避免举宫器的使用和无保护的阴道切开；采用子宫底部缝合悬吊法代替举宫器，并采用阴道荷包缝合后再行阴道切开术。手术的操作流程如下。

1. 采用气管插管静脉复合麻醉。

2. 麻醉后取膀胱截石位、根据手术需要采用头低足高位。脐部穿刺气腹针注入 CO_2 气体建立气腹，压力为 2kPa（12mmHg），10mm 套管针（也称穿刺针或 trocar）穿刺置入腹腔镜，根据手术范围及术者习惯选取其余穿刺孔位置。分别于左侧下腹部置入第 2 个 5mm 和第 3 个 10mm trocar，第 3 个 trocar 的入路选择于左锁骨中线脐水平线下方约 2cm，于右下腹麦氏点置入第 4 个 5mm trocar（图 14-132）。

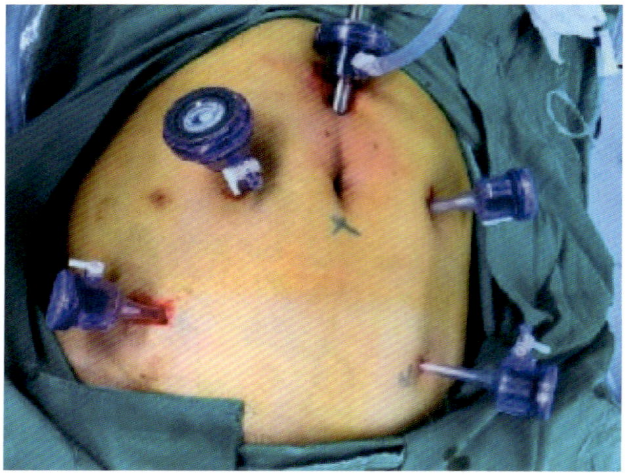

▲ 图 14-132　腹腔镜扩大性宫旁组织切除术的穿刺器位置

3. 置入腹腔镜后常规全面检查盆腹腔情况（图 14-133），查看盆腹腔有无积液，子宫及双侧附件形态、大小、有无肿物、肿物大小、表面情况，盆腹腔有无粘连，直肠子宫陷凹有无粘连和转移病灶，肝表面和膈面是否光滑和有无粘连，结肠旁沟有无肿物以及大网膜、肠系膜和肠管表面有无肿物等。对可疑部位进行活检。

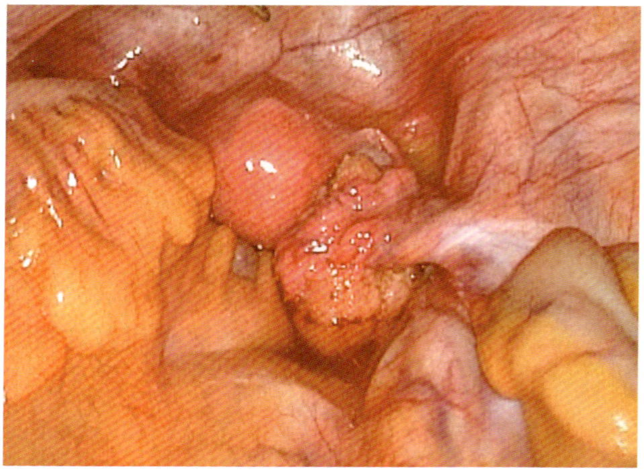

▲ 图 14-133　腹腔镜下腹腔探查

4. 对于盆腔及腹主动脉旁淋巴结切除、骶前淋巴结切除、盆腔淋巴结清扫术，淋巴结切除的范围也按照开腹手术的要求，对不同的疾病切除不同范围的淋巴结。特别是对腹主动脉旁和髂血管周围的淋巴结，均应在血管鞘内切除，切除闭孔和腹股沟深淋巴结时切除务必完整彻底，包括切除闭孔神经深层的淋巴结。

（1）腹主动脉旁淋巴结切除：对具有 LEP 术手术指征的子宫颈癌均应行腹主动脉周围淋巴结切除术。切除范围分为肠系膜下动脉水平（第三水平）、左肾静脉水平（第四水平）（图 14-134）。体位：取头低足高位以充分暴露手术视野，切除下腔静脉右侧及表面、动静脉间、动脉左侧的淋巴脂肪组织，术中操作轻柔，避免撕裂血管及损伤肠管。

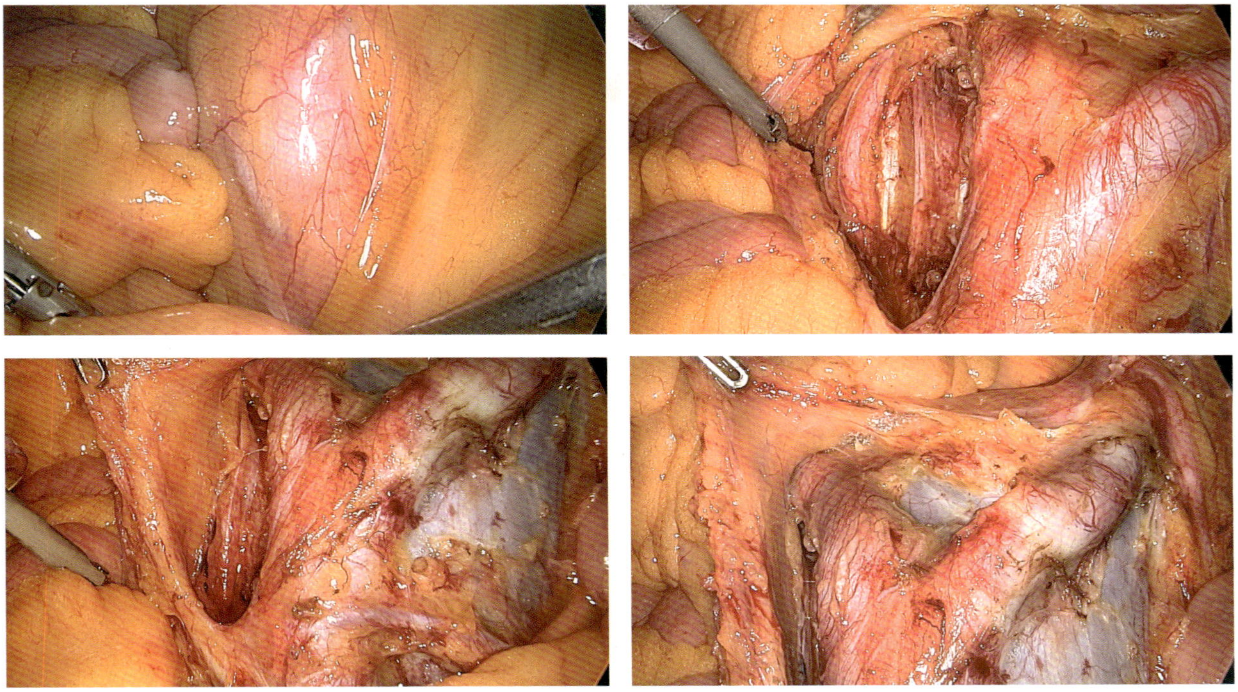

▲ 图 14-134　腹主动脉周围淋巴结切除

（2）骶前淋巴结切除：打开左、右髂总动脉分叉间的腹膜，向骶尾部延伸切除淋巴脂肪组织（图 14-135）。避免损伤骶前血管，一旦损伤处理非常困难。

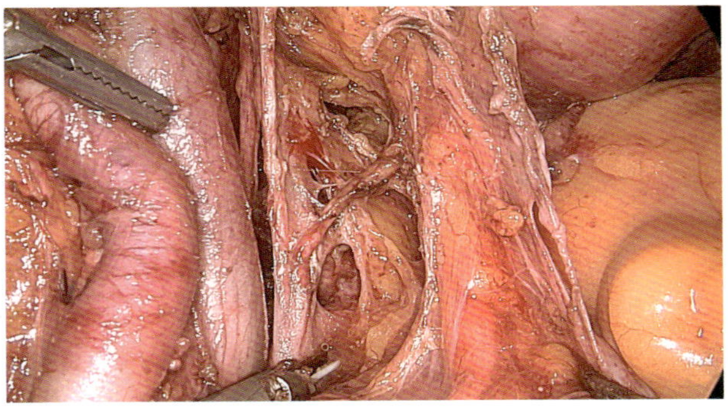

▲ 图 14-135　骶前淋巴结切除

（3）盆腔淋巴结切除：用 2-0 微乔线在子宫底部圈形缝合，把子宫体拉向耻骨联合后方的前腹壁，更好地暴露盆腔。从腰肌表面游离髂总及髂外血管，保留生殖股神经，切除髂外、髂内血管周围组织，外界达腰大肌表面，内界达髂内动脉及闭锁脐韧带，头侧界达左、右髂总动脉分叉或髂内、外动脉分叉，足端界达旋髂深静脉，背侧界达髂内动静脉血管网表面（图 14-136）。注意切除闭孔神经外侧与腰大肌间的淋巴脂肪组织。

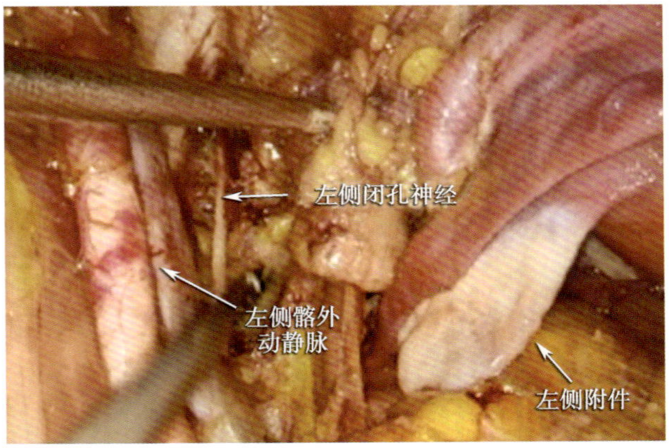

▲ 图 14-136　盆腔淋巴结切除

（4）游离子宫动脉，分离出输尿管达子宫动脉下方（即输尿管隧道入口处），分离出直肠侧间隙，剪开宫颈直肠腹膜反折，分离出宫颈直肠间隙，推开直肠留出足够空间，靠盆壁切断子宫骶韧带。

5. Ungar 作为宫颈癌 LEP 术的主要推广者，关于宫颈癌 LEP 术的步骤，他认为骨盆侧壁的分离始于细致的盆腔淋巴结切除术。切除髂外淋巴结、髂总淋巴结、闭孔淋巴结和骶前淋巴结。为了去除血管周围的所有淋巴脂肪组织，从腰大肌松动髂血管，将其移到内侧，保留生殖股神经。剥离血管之间的结缔组织，使整个髂外动脉、髂总动脉和静脉的游离。当血管从腰大肌（从髂血管到肌肉的一个小血管分支通常在这里分开）缩回时，髂总淋巴结侧部的深部淋巴结可以被解剖。实际上淋巴结包括臀上淋巴结和髂腰淋巴结。在外侧髂总淋巴结和闭孔淋巴结之间没有明确的界限。这样，髂总静脉和骶骨之间的脂肪组织也可以被切除。这部分的盆腔脂肪组织是深部或外侧髂总淋巴结和骶前淋巴结之间的桥梁。在不讨论不同淋巴结部位的解剖学术语的情况下，盆腔淋巴结切除术完成时，周围的血管完全游离暴露，闭孔神经在后可见，直到它的髂腰肌部分，闭孔神经周围的脂肪组织被切除了所以可以看到骶神经丛的上分支。LEP 的实质是使用与传统广泛性子宫切除术不同的解剖平面。不仅髂内血管的内脏分支被切断，盆壁分支也在它们离开或进入骨盆的地方被夹住并分开。因此整个下腹系统被切除，盆腔侧壁没有留下结缔组织。技术是在完成淋巴结切除术后，夹住并分离髂腰肌和臀上血管，然后剥离骶神经丛上支。在前面，闭孔血管也在闭孔内肌的表面结扎并分开。结扎并分离髂内动脉和静脉。对解剖的髂内血管进行轻微的内侧牵引，可以游离解剖骶神经丛及其分支之间和分支下的梨状肌，使用血管夹对该区域不同数量的盆腔壁血管进行分离。最后，将阴部和臀下血管从骨盆的进出处剪断并分开。在手术结束时，从前下方至后上方向可以清楚地看到骨盆壁的以下结构：提肛肌和内闭孔肌、弓状线，上面是腰肌，下面是梨状肌还有骶神经丛的汇聚分支，标为骶骨后面。达到完全盆腔廓清术的解剖层面，可根据患者盆腔受肿瘤浸润情况进行单侧或者双侧同时进行 LEP 术。

(1) 游离髂内动脉（图 14-137）；游离、切断髂内动脉（图 14-138），切除周围结缔组织达侧盆壁。

(2) 游离、切断髂内静脉的各个分支，切除周围结缔组织达侧盆壁（图 14-139）。

(3) 暴露阴道宫颈旁间隙，游离、切断输尿管、膀胱与阴道之间的静脉（图 14-140）。

(4) 盆壁骨化：切断主韧带和阴道旁组织，在髂内血管进入盆腔处切断阴部及臀下血管，暴露出肛提肌、闭孔内肌、梨状肌及骶丛汇合的分支，切除宫旁盆侧壁所有的淋巴组织及盆腔病灶，达到完全盆腔廓清术的解剖层面（图 14-141）。

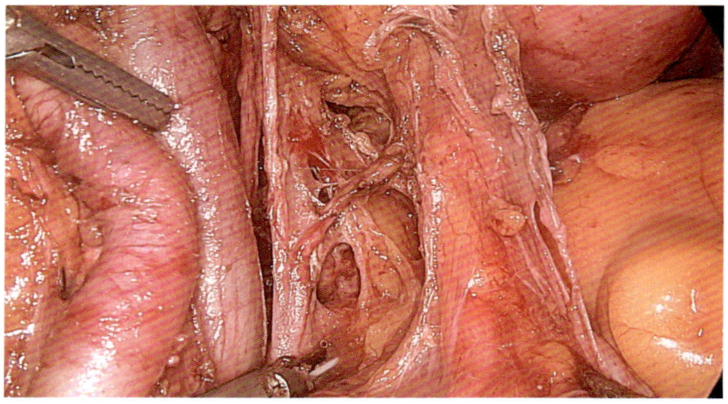

▲ 图 14-137　游离髂内动脉

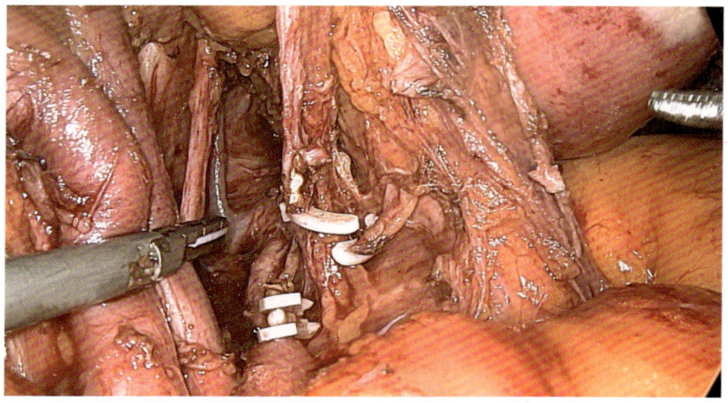

▲ 图 14-138　切断髂内动脉

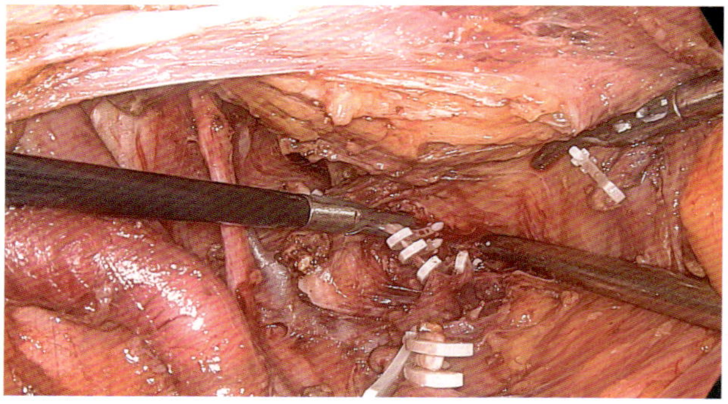

▲ 图 14-139　切断髂内静脉各分支

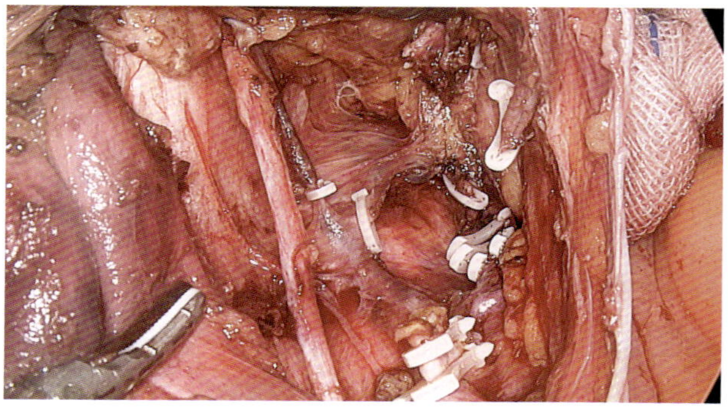

▲ 图 14-140　输尿管、膀胱与阴道之间的静脉

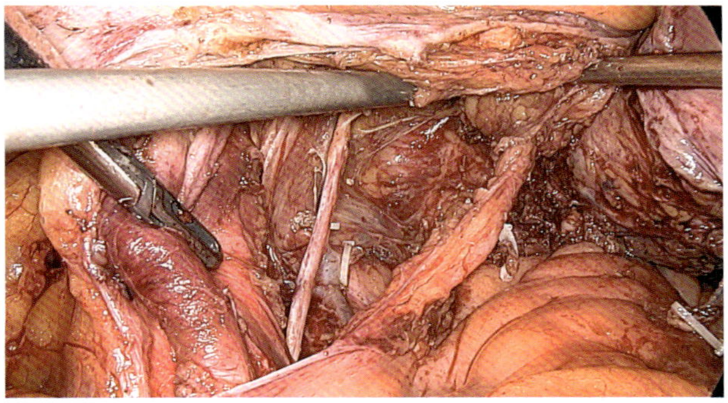

▲ 图 14-141　切除宫旁盆侧壁所有的淋巴组织及盆腔病灶

6. 宫颈神经内分泌小细胞癌Ⅰb2 期的腹腔镜下侧向扩大性宫旁组织切除术见视频 14-17。

视频 14-17　宫颈神经内分泌小细胞癌 Ib2 期的腹腔镜下侧向扩大性宫旁组织切除术

（四）手术注意事项和体会

主韧带是决定宫颈癌手术最终结局的关键；其他部位（如阴道残端）可通过放射治疗补救；主韧带的肿瘤残留和复发很难补救。宫旁淋巴结是宫颈癌淋巴转移的第一站，髂血管淋巴结及腹主动旁淋巴结切除也很重要，需要彻底清除子宫血管周围的宫旁淋巴结，需要着重清除闭孔下方的淋巴结。

实施宫颈癌 LEP 时，整个髂内系统被切除，宫旁结缔组织和淋巴组织也被清除。LEP 主要的技术挑战和技术难点是结扎大口径血管（髂内动脉和静脉）和骨盆侧壁静脉数目和口径的变化的不同解剖分布。手术的主要风险是大出血，而且由于神经丛的关系，不推荐使用电灼术。缝合、结扎或止血夹的应用对止血十分有效。Ungar 报道在一个术中大出血的病例，为了止血，用大量的纱布填塞小骨盆，术后第 4 天取出纱布，患者康复，没有发现进一步的并发症。

注意中转开腹手术的原则。在腹腔镜手术过程中，确实因出于对患者的安全考虑需行开腹手术者（包括大血管和其他重要器官损伤），或术中发现肿瘤在腹腔镜下无法达到理想切除或肿瘤切缘不充分者，应当及时中转开腹手术。

（五）术中、术后并发症处理

初期行宫颈癌 LEP 术比较容易出现术中和术后的并发症，需要及时处理。2017 年 Michael H 总结了 1994—2003 年ⅠB 期盆腔淋巴结转移的宫颈癌患者中使用 LEP 而不进行辅助治疗的初步经验，106 例 LEP 手术患者中有 70 例未使用辅助治疗，另外 36 例患者组织学显示肿瘤扩散超过了手术，术后接受辅助化疗和放疗。整个队列患者完成 5 年随访（无患者丢失），结果发现，70 例仅接受 LEP 治疗的患者，5 年生存率为 91.4%。而术后接受辅助治疗的 36 例患者，5 年生存率仅为 44%。10% 的病例出现并发症需要再次手术。除一过性尿失禁及 1 例永久性尿失禁外，无其他严重并发症。结果表明，在 2/3 的盆腔淋巴结阳性的ⅠB 期宫颈癌病例中，单独手术可以提供同等或更好的生存（没有化疗 - 放疗的毒性）。对于ⅠB 期有盆腔淋巴结转移的宫颈癌患者，LEP 可以作为一种治疗选择。

LEP 手术中常见的并发症是血管、神经、输尿管、膀胱、肠管的损伤。血管损伤主要包括髂内和髂外动静脉、髂内动脉和静脉的分支。术者需要熟悉盆腔的解剖，细心操作，谨慎使用电切电凝系统，对需要切断去除的大口径的动静脉使用血管夹牢固夹稳。术中及时评估出血量，必要时应该输血。对于损伤致断的粗大神经要及时修补缝合。术中如果遇到盆腔底部无法止血，应该及时找普通外科和血管外科医生在手术台上会诊，共同处理止血。神经损伤主要包括闭孔神经、腰骶干神经丛的损伤。如果术中出现输尿管、膀胱、肠管的损伤，要及时请求相应科室医生上台协助处理。

LEP 手术后常见的并发症是盆腹腔内出血，术后输尿管瘘、肠瘘、膀胱功能障碍，感染，输尿管梗阻。Palfalvi 等行 LEP 术 146 例，其中 14 例术中大出血，膀胱损伤 4 例；输尿管损伤 1 例；动脉栓塞 2 例。Tarmai 等行 255 例 LEP 术，其中 4 例（1.6%）发生髂 / 股动脉血栓。对于术后并发症也要相应的积极处理，特别是未及生命的术后并发症，更需要早期发现，及时处理，促进早日康复。

（六）展望

宫颈癌 LEP 术基于 3 个理论考虑：即大多数

宫颈癌的治疗失败是由于盆腔侧壁复发，淋巴结转移可以位于子宫旁的任何地方或盆腔侧壁淋巴结，在大多数妇科肿瘤中心，含有淋巴结位于髂内血管外侧的结缔组织被认为是技术上无法到达的。

过去认为，为达到肿瘤学切除边界安全性，在手术安全的前提下应该尽量扩大手术切除的范围；现在对肿瘤手术的观点已逐渐发生改变，更多的外科手术医生在保证肿瘤学安全的前提下，特别是对早期肿瘤患者应尽量减少切除范围和减轻手术损伤以保留功能、减少并发症、提高生命质量，“切除越少获益越多(less is more)”的理念在国际上受到认同；手术者根据患者自身条件及实施手术的医疗中心的实际情况采取个性化的治疗方案。因此，对于进行 LEP 术的病例选择目前仍存在争议，需更多的临床研究进一步明确 LEP 手术适应证的标准。

Ungar 等于 2003 年起在匈牙利史蒂芬医院对临床分期ⅠB 期和ⅡA 期术中快速冰冻病理证实盆腔淋巴结转移及所有期的宫颈癌患者在 Wertheim 术式的基础上进行侧向扩大性宫旁组织切除 LEP 术式治疗，同时行盆腔淋巴结清扫术和常规腹主动脉旁淋巴结切除活检术；他们认为通过扩大切除盆侧壁组织的范围可以提高盆腔的局控率，术后不主张进行辅助放化疗。有学者认为进行髂内血管系统切除所带来的盆腔脏器缺血性损伤膀胱功能障碍、肠瘘、输尿管瘘等潜在危险，对ⅠB 期和ⅡA 期的宫颈癌患者来说存在过度治疗。

总之，宫颈癌扩大性宫旁组织切除术应该包括 LEP 术和 LEER 术。LEP 术式最初是宫颈癌的一种可行的术式，现在也是骨盆侧壁复发肿瘤病灶切除技术，LEER 术要求医生的技能更高，均旨在获得无肿瘤阳性的手术切缘。

三、腹腔镜下宫颈癌腹膜外腹主动脉旁淋巴结清扫

腹主动脉旁淋巴结切除术在宫颈癌的手术治疗中起着基础性的作用。有 2 种腹腔镜入路：腹膜内(intraperitoneal，IP)和腹膜外(extraperitoneal，EP)。腹腔镜手术较开腹手术而言具有微创、视野清晰、解剖结构明确等特点，且与传统的腹腔淋巴结切除术(intransperitoneal laparoscopic lymphadenectomy，ILL)相比，腹腔镜下腹膜外淋巴结切除术(extraperitoneal laparoscopic lymphadenectomy，ELL)具有解剖暴露好、腹腔器官干扰少、术后恢复快等优势，尤其表现在肥胖、腹腔内粘连患者，术后胃肠道、输尿管等功能恢复快，不易受损伤。

(一) 手术适应证及禁忌证

NCCN 指南推荐局部晚期宫颈癌，包括ⅠB3~ⅡA2 期，以及中晚期宫颈癌，即ⅡB 期及以上分期首选同期放化疗。在行同期放化疗前需明确盆腔淋巴结，尤其是腹主动脉旁淋巴结的状态。可以行影像学检查或手术分期确诊，以确定放射治疗的范围。影像学受放射科医生水平等因素影响，存在较大的假阴性和假阳性，手术分期获得组织病理诊断仍然是金标准。2023 NCCN 指南也再次强调了手术分期的作用。对于此类分期患者可以考虑先进行手术分期，微创入路仍然是首选的手术路线。

适应证：①首次就诊，由病理学诊断为宫颈浸润癌；②局部晚期宫颈癌或者按 2009 年 FIGO 临床分期为宫颈癌ⅡB~ⅣA 期(由 2 名妇科肿瘤主任医师或副主任医师进行评估诊断)；③术前行 CT 评估淋巴结转移情况。

禁忌证：①已接受手术和/或放疗和/或化疗治疗者；②组织病理学可见有神经内分泌癌，透明细胞癌等成分；③明确诊断有远处转移者。

(二) 术前评估及准备

所有患者术前晚上进行相关术前检查，包括抽血及影像学检查，进行简单的肠道准备，并与患者/家属详细沟通手术后征得其同意并签署知情同意书。

(三) 手术的操作

1. 术者与助手都站在患者左侧，患者应在气管插管下全身麻醉后留置尿管，取平卧位。

2. 一般在左侧腋前线水平设计 3 个穿刺口。

A：左侧髂前上棘内上方 3~5cm 处取长约 1.2cm 切口；

B：头侧距 A 刺穿口约 8cm 处取长约 1cm 的切口；

C：头侧距 B 刺穿口约 8cm 处取长约 0.5cm 的切口(图 14-142)。

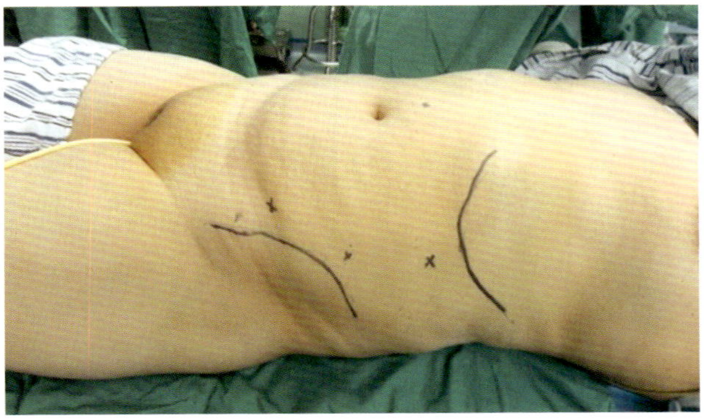

▲ 图 14-142　定位穿刺口

3. 左侧腰部稍向上抬高约 15°，在左肋弓下 3cm 腋前线处切开皮肤约 1cm，分离皮下脂肪，切开腹外斜肌腱膜至腹膜外，置入腹腔镜，注入 CO_2，将腹膜外压力调至 13~15mmHg（1mmHg=0.133kPa），分别于左侧反麦氏点上方、左髂前上棘内侧 3cm 处做 2 个切口，经腹腔镜直视下置入相应 trocar（图 14-143）。

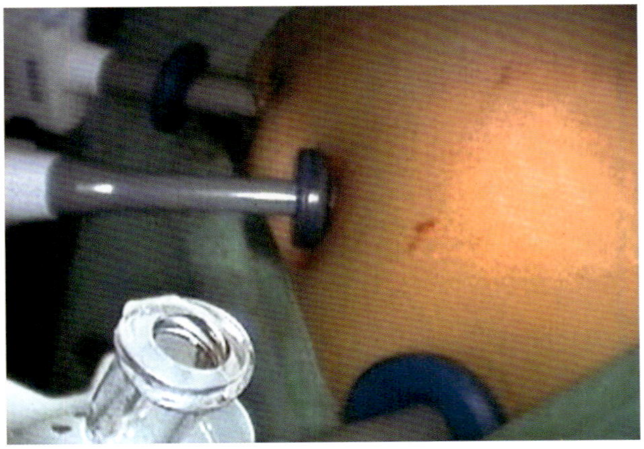

▲ 图 14-143　穿刺口选取

4. 小心地将左侧输尿管拨开，暴露腹主动脉清除范围（即从左侧肠系膜下区开始，然后依次是左侧肠系膜上区、右侧肠系膜下区、肠系膜上区和骶前区。之后，按照同样的顺序行淋巴结切除术）（图 14-144~ 图 14-156）。

5. 将切下的淋巴结放入标本袋内，从腹壁切口取出标本。冲洗创面，彻底止血，将引流胶管放置至清扫区最低处并固定于腹壁，终止气腹检查无渗血后，退镜并拔出套管，缝合皮肤切口（图 14-157）。

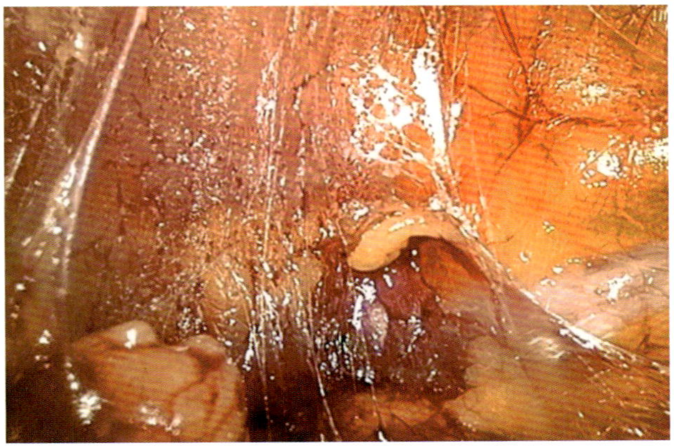

▲ 图 14-144　钝性分离腹膜外腔隙

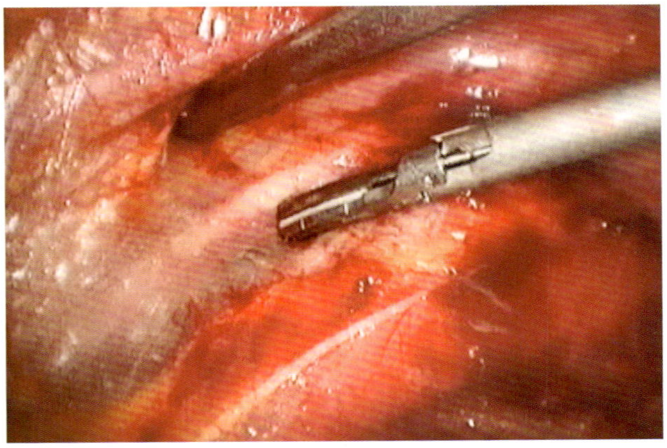

▲ 图 14-145　暴露左侧输尿管

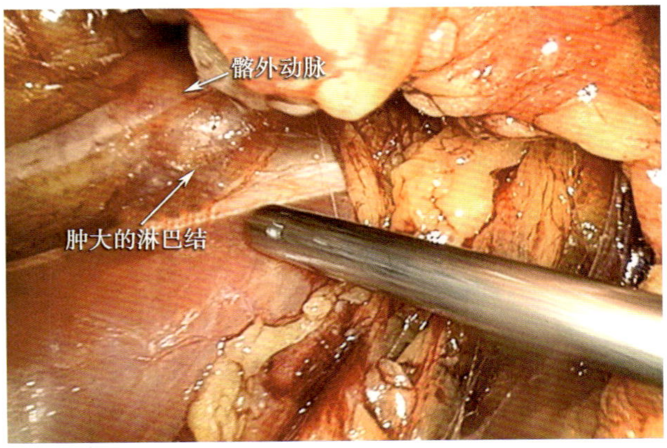

▲ 图 14-146　分离腹膜外腔隙

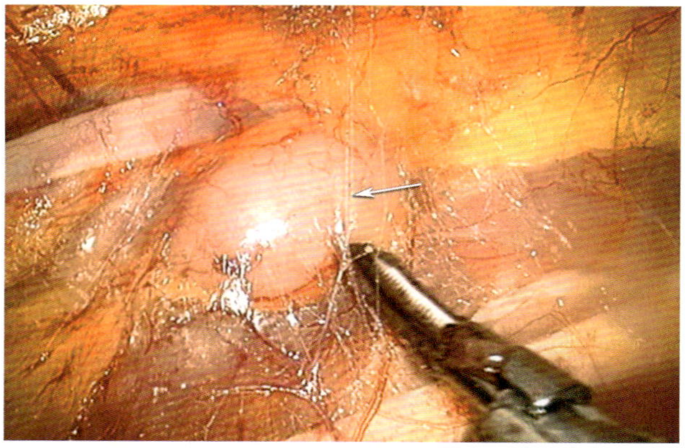

▲ 图 14-147　增大的左髂外淋巴结

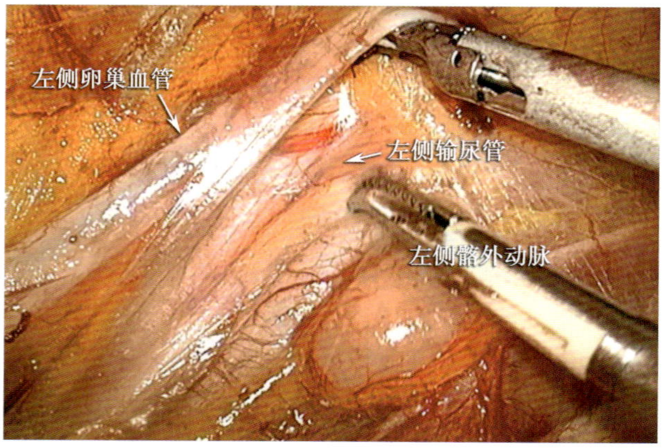

▲ 图 14-148　左侧髂外动脉、卵巢血管

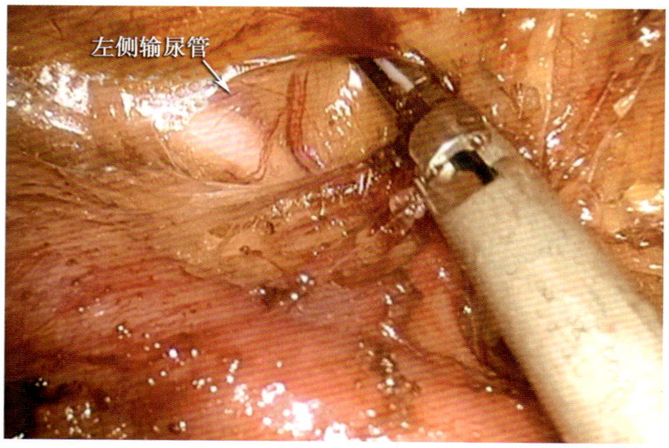

▲ 图 14-149　上推左侧输尿管

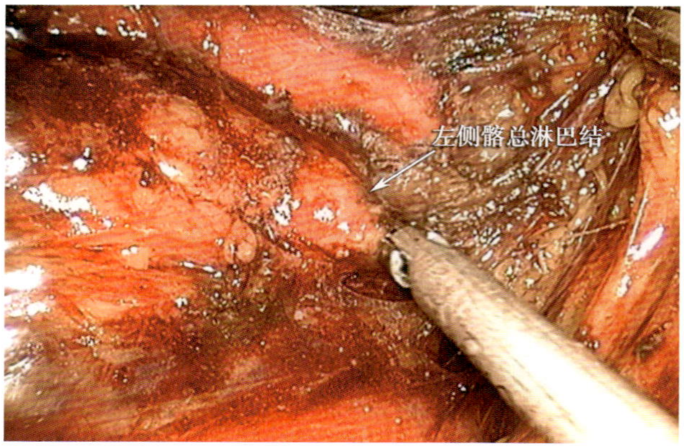

▲ 图 14-150　切除左侧髂总淋巴结

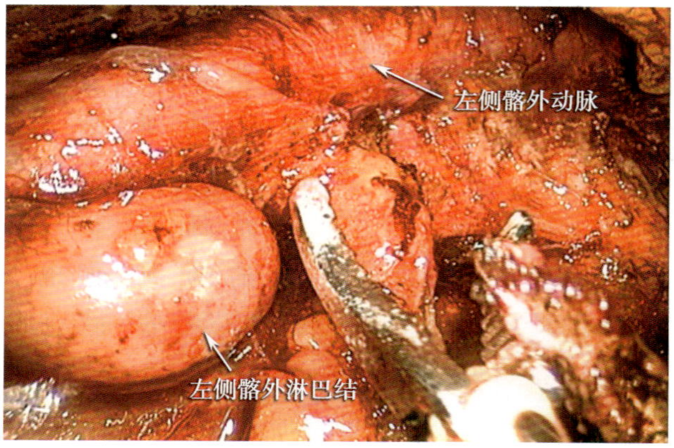

▲ 图 14-151　切除左侧髂外淋巴结

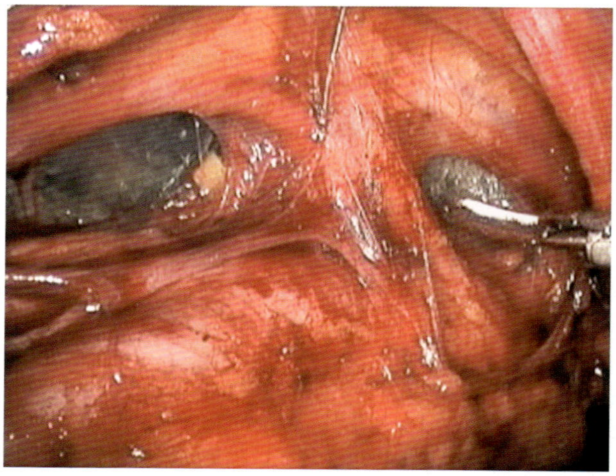

▲ 图 14-152　暴露肠系膜下动脉及腹膜外腔

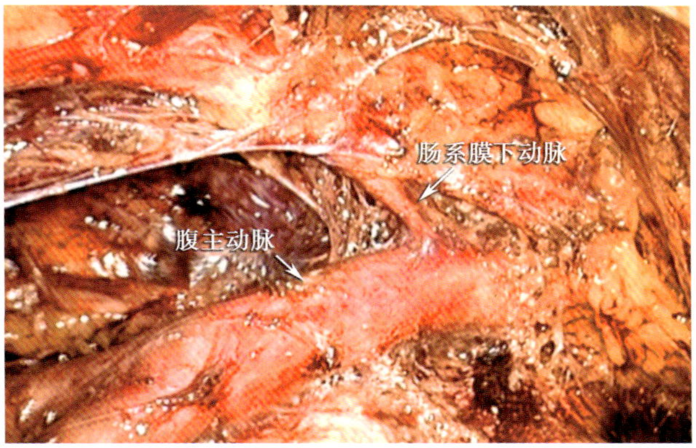

▲ 图 14-153　肠系膜下动脉

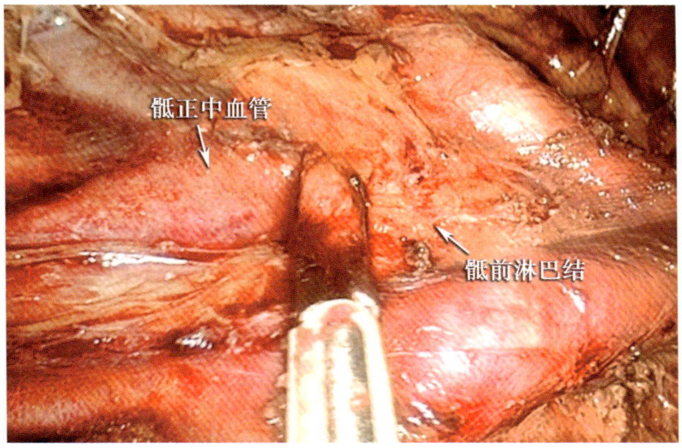

▲ 图 14-154　切除骶前淋巴结

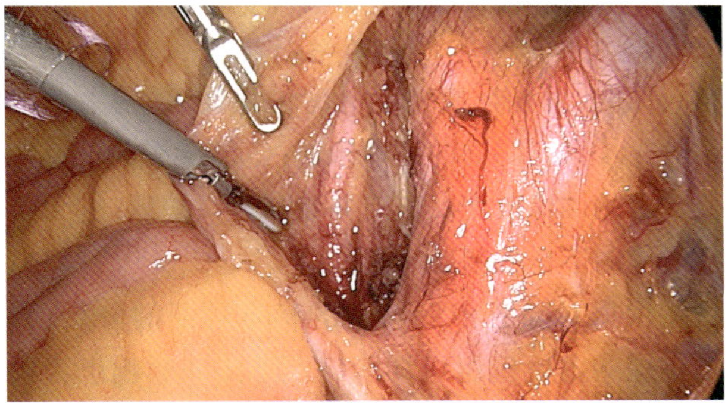

▲ 图 14-155　切除左侧腹主动脉旁淋巴结

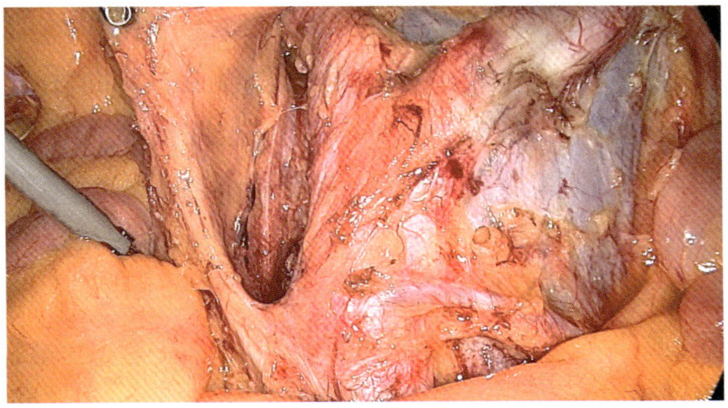

▲ 图 14-156　切除右侧腹主动脉旁淋巴结

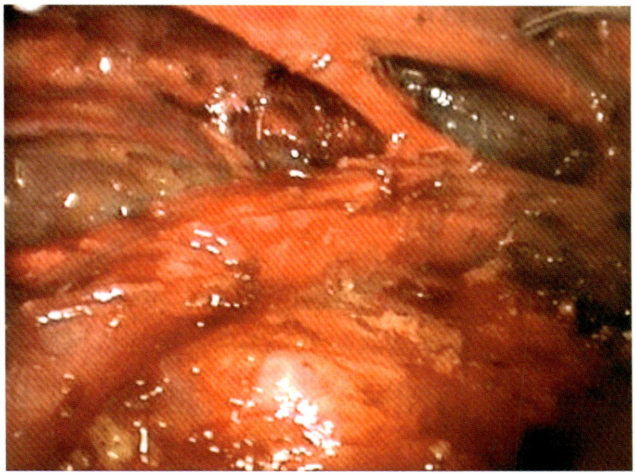

▲ 图 14-157　腹膜后解剖

6. 晚期宫颈癌腹腔镜下腹膜外腹主淋巴结切除术见视频 14-18。

视频 14-18　晚期宫颈癌腹腔镜下腹膜外腹主淋巴结切除术

（四）手术注意事项和体会

腹膜外间隙的分离和建立是手术成功的关键，在分离的过程中如果腹膜破裂就会发生漏气导致手术失败，在初学的时候可以同时在脐部置入 trocar，用腹腔镜对分离腹膜外间隙的过程进行“监控”，有利于成功地建立腹膜外间隙。成功建立腹膜外间隙后如何找到血管非常关键，一般来说常规的腹腔清扫淋巴结惯性是从上到下的方向，而 ELL 是水平方向操作，分离间隙遵循由外到内的原则，先找到腰大肌，然后向内进一步分离就可以找到腹主动脉；分离出腹主动脉后进一步找到左侧的输尿管，然后向上挑起，进一步分离，将输尿管分离出手术所需要切除的区域，避免损伤。另外就是肠系膜下动脉的识别，术前先在 CT 上定位，评估好肠系膜下动脉距离髂总动脉分叉上的距离，术中就较容易定位到准确的位置。右侧的淋巴结切除相对困难，要跨越腹主动脉来到右侧的下腔静脉旁，同样需要找到右侧的输尿管分离开后，再进行腹主动脉旁右侧的淋巴结的切除。术后需要在腹膜后放置引流管。

的患者大多合并有膀胱阴道瘘和直肠阴道瘘，存在感染高危因素，且手术时间长、范围大，术前需预防性应用三代头孢菌素。

（二）手术相关准备

1．多学科联合会诊 由于术中拟施行膀胱、直肠切除及相关功能的重建，手术较复杂且时间长，术前需请结直肠外科、泌尿外科、麻醉科等相关科室医生会诊，必要时提前联系ICU预留床位。

2．备血 大多数患者初始治疗时接受过根治性放射治疗，盆侧壁组织纤维化严重，解剖间隙不清，术中分离较困难，在进行肛提肌上/下切除时常损伤肌肉间的血管而出现大出血，术区处于盆腔深部，术野狭窄止血较为困难。根据对笔者团队治疗的42例患者临床资料的回顾分析，中位术中估计出血量为600ml（50~3 000ml），34例患者（81.0%）术中进行了输血治疗，术中中位输血量为800ml（0~4 400ml）。因此，建议术前至少申请4U悬浮红细胞。

3．器械准备 除高频电刀等常用器械外，可准备腹腔镜用智能双极、Ligasure等能量器械、血管缝线、连发钛夹等。

腹腔镜用的能量器械可进行盆腔深部狭窄术野止血。部分患者的盆腔血管在初次手术时已完全裸化，再生的腹膜与血管壁之间几乎无解剖间隙，剥离困难极易造成大出血，因此术前需提前准备好血管缝线。可在残余可疑的腹膜处放置钛夹，用于术后补充放疗定位。盆腔深部术野狭窄，可利用腹腔镜能量器械进行止血。部分患者初次手术时血管已裸化，再次手术时再生的腹膜与血管之间已无间隙，剥离困难易造成大出血，术前需准备好血管缝线以备血管修补。连发钛夹可用于盆腔去血管化切除时髂内动静脉分支和属支的结扎，也可用于标记可疑的残余病灶，有助于术后补充放疗定位。

（三）造口相关准备

帮助患者认识造口的目的，给予一定的心理支持。施行全盆腔脏器切除术时患者需接受2个造口，术前一天应请造口师会诊进行造口定位。

四、盆腔脏器廓清术手术操作

（一）减孔法前盆廓清（膀胱及内生殖器切除）

适用于肿瘤仅侵犯盆腔前部的子宫、阴道、膀胱、尿道等部位，后方结肠、直肠等无累及的患者。

图14-158中见5mm穿刺器所在位置为预计行回肠导管的术区，脐孔所用为自制简易单孔通道，辅助孔位置在回肠导管开口处。

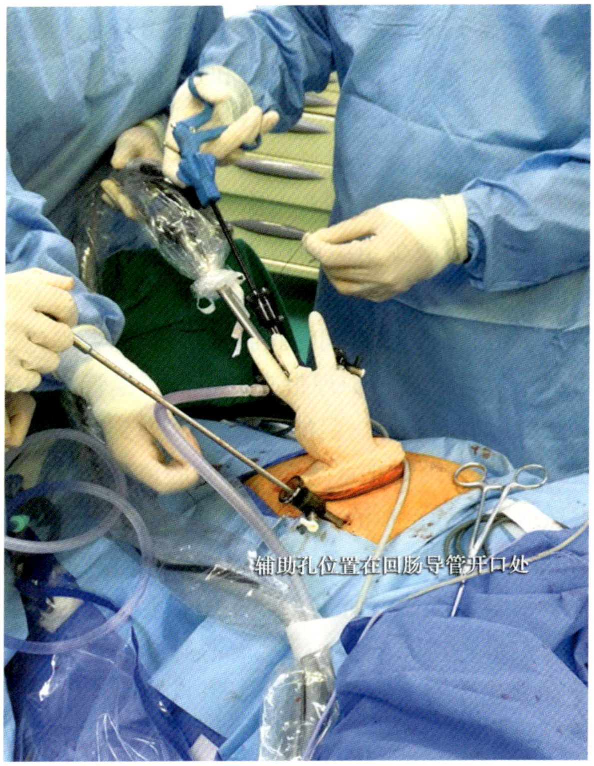

▲ 图14-158 减孔法手术操作通道的建立

1．经脐建立单孔腹腔镜的光学及操作通道，在预计进行回肠导管术的术区皮肤做一辅助操作孔。进镜后探查盆腹腔（包括肝脾等实质性脏器、腹膜表面、肠表面、腹膜后淋巴结），观察无转移肿瘤、肿瘤是否仅侵犯子宫/阴道/泌尿道，结肠/直肠有无受累。

2．在腰大肌表面纵行打开盆腔腹膜，头侧开放至髂总动脉分叉水平，尾侧至圆韧带与髂血管末段相交处。分离盆腹膜与腹膜后血管间的疏松结缔组织，注意保持输尿管附着于盆腹膜上。辨清输尿管及脐侧韧带走行后，在脐侧韧带的外侧充分开放闭孔区及膀胱侧间隙，在其内侧与盆腹膜间开放直肠侧间隙（图 14-159）。

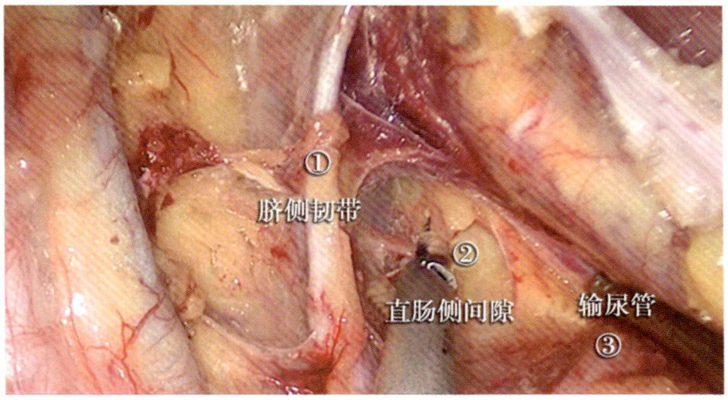

▲ 图 14-159　直肠侧间隙的开放

3. 既往未切除盆腔淋巴结者先行盆腔淋巴结切除。按常规依次切除髂总淋巴结、髂外淋巴结、腹股沟深淋巴结、闭孔淋巴结、髂内淋巴结和髂总深淋巴结，显露走行于梨状肌与腰大肌汇合处表面的腰骶神经（或 S_1）（图 14-160）；切除闭孔深淋巴结，切断闭孔血管，显露闭孔内肌（图 14-161）。

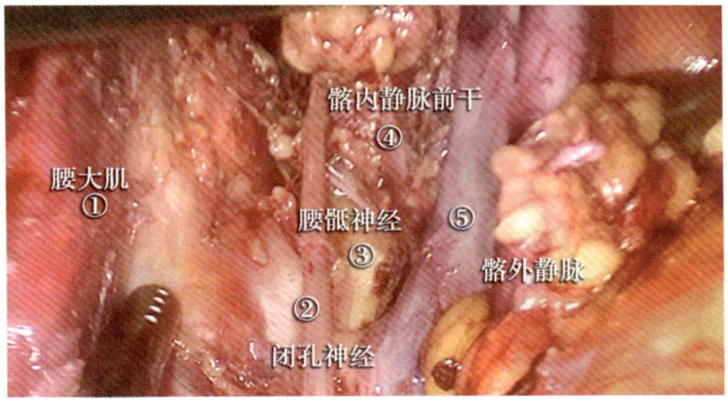

▲ 图 14-160　切除髂总深淋巴结，显露腰骶神经

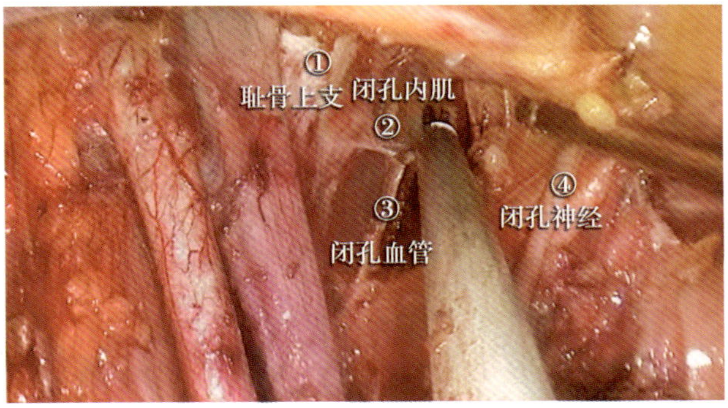

▲ 图 14-161　凝切闭孔血管

4. 在脐侧韧带内侧进一步开放直肠侧间隙（图 14-162），锐钝性切除走行于梨状肌表面的髂内静脉前干表面的淋巴脂肪组织（图 14-163）。根据此处血管是否被肿瘤累及，决定适宜的侧方切除范围，如此例，由于未见明显的肿瘤浸润，遂决定行 QM-C2 型切除。

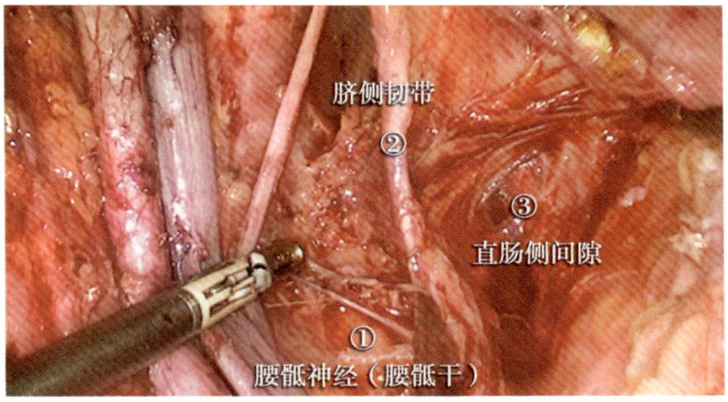

▲ 图 14-162　进一步开放直肠侧间隙

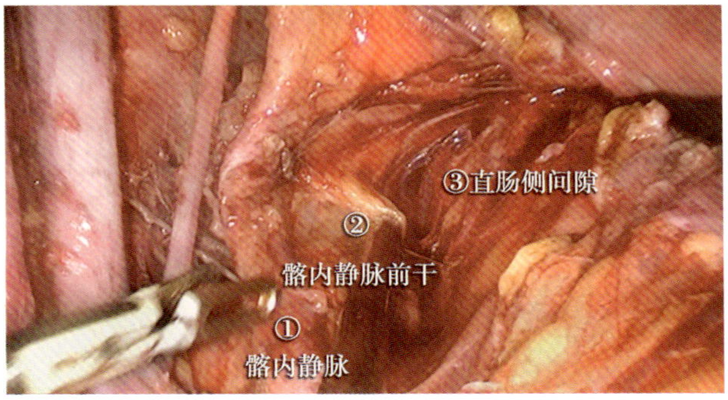

▲ 图 14-163　钝性分离切除髂内静脉前干表面淋巴脂肪组织

5. 进行侧方切除，按 QM 分型中 C2 切除的要求，凝闭、切断髂内动脉（图 14-164），将远侧血管断端拉向内侧，在其于前腹膜反折处凝切脐侧韧带，沿闭孔内肌表面将膀胱侧及子宫深静脉外侧的脂肪淋巴结组织清理至内侧（图 14-165），充分游离出子宫深静脉后，分次凝断子宫深静脉及其背侧的剩余血管及结缔组织（图 14-166），直到肛提肌表面。侧方切除完成后，可实现直肠侧间隙与膀胱侧间隙的贯通（图 14-167）。

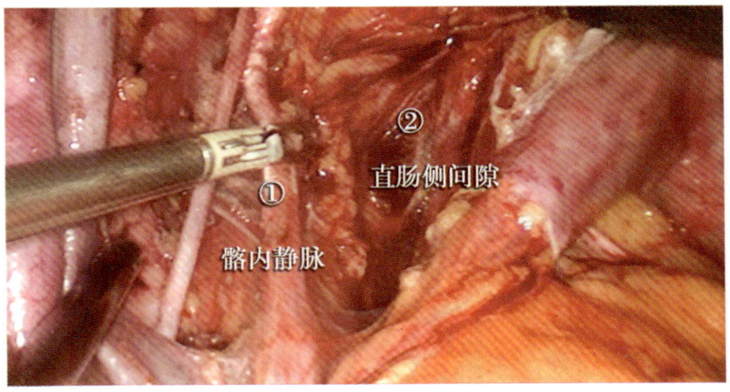

▲ 图 14-164　凝切髂内动脉

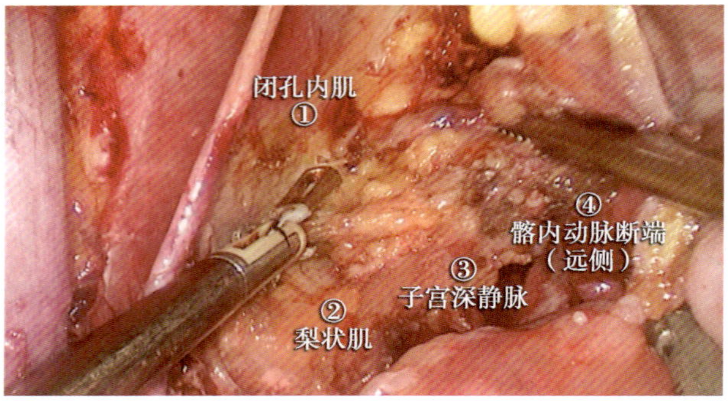

▲ 图 14-165 清理闭孔内肌与梨状肌汇合处

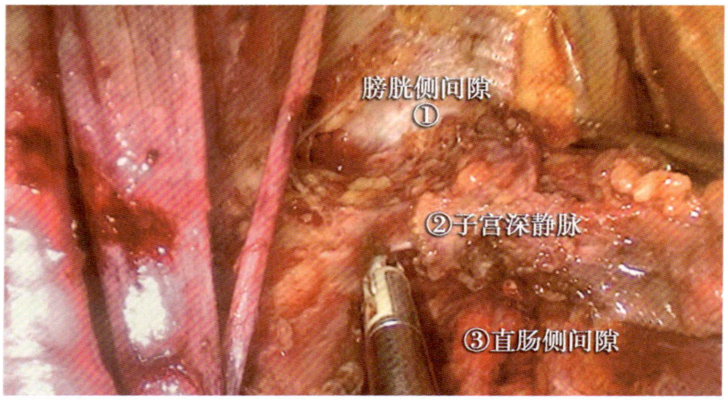

▲ 图 14-166 凝切子宫深静脉

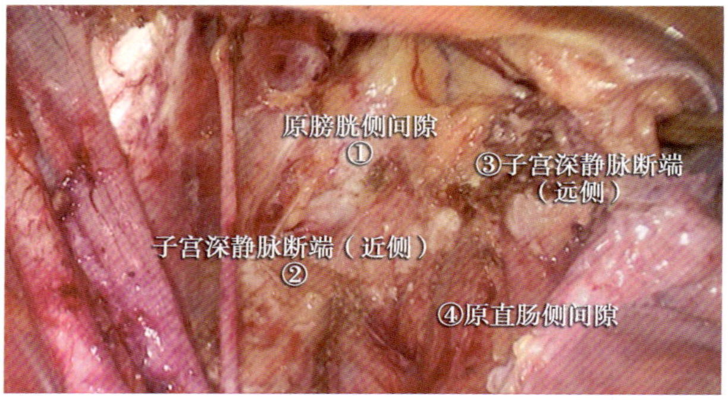

▲ 图 14-167 侧方切除完成后的盆侧壁

6. 从阔韧带后叶上将输尿管游离至与子宫血管交叉处，凝切骨盆漏斗韧带，进而凝切子宫骶韧带至阴道后壁表面（图 14-168），继续向内、水平打开直肠腹膜反折，下推直肠至阴道下 1/3 水平。

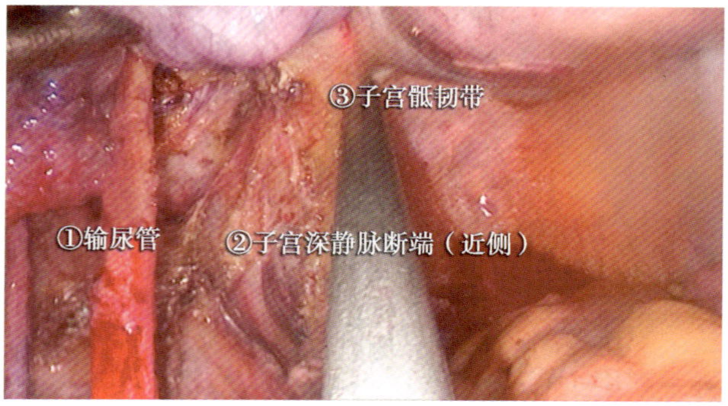

▲ 图 14-168 凝切子宫骶韧带

7. 在耻骨联合水平打开前腹壁腹膜反折，进入耻骨后间隙（Retzius 间隙）（图 14-169），并向两侧开放该间隙，显露肛提肌与膀胱颈侧壁交界处（此处富含小静脉），凝切脐侧韧带远端。向尾侧游离尿道前壁，此处可见背丛血管（图 14-170）。凝闭背丛血管后，切开并切断尿道，继续向后切开并切断阴道前壁和侧壁（图 14-171）。如病灶未累及阴道下段或肛提肌，可在肛提肌与尿道、阴道交界处切断。否则需要切除相应肌肉，保证切缘距离肿瘤至少 2cm。

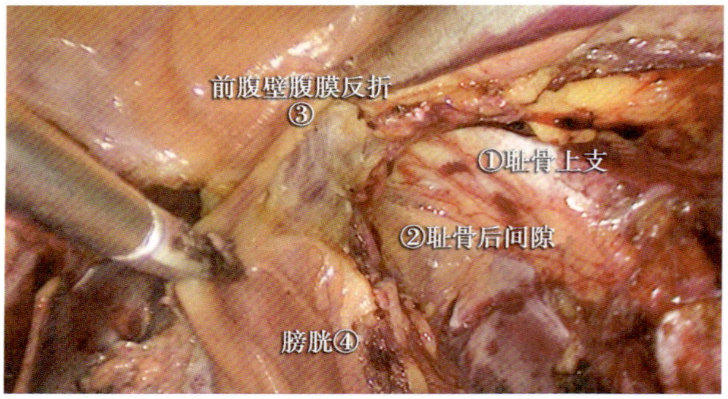

▲ 图 14-169 进入耻骨后间隙

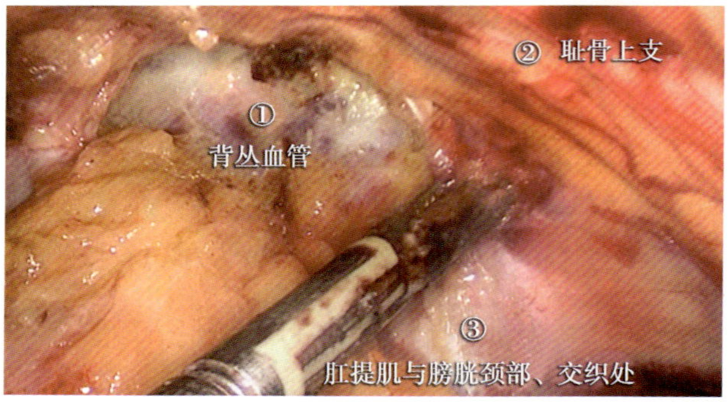

▲ 图 14-170 显露背丛血管

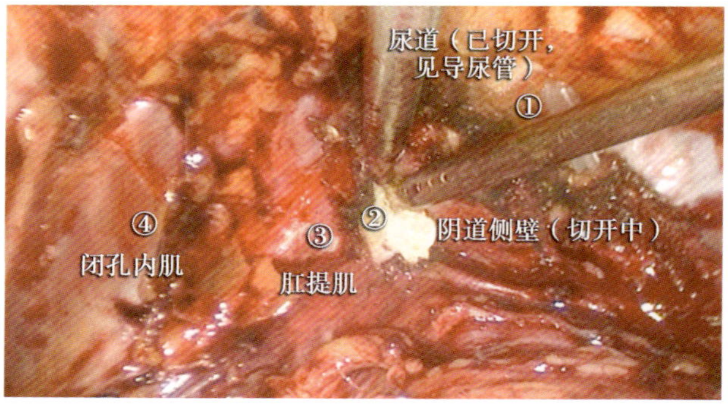

▲ 图 14-171 切开尿道及阴道

8. 由于需要保留直肠，拉起半游离的膀胱及子宫，显露阴道后壁，切断与阴道下 1/3 后外侧相连的直肠阴道韧带至肛提肌与直肠侧壁交界的水平（图 14-172），切断阴道后壁（图 14-173）。

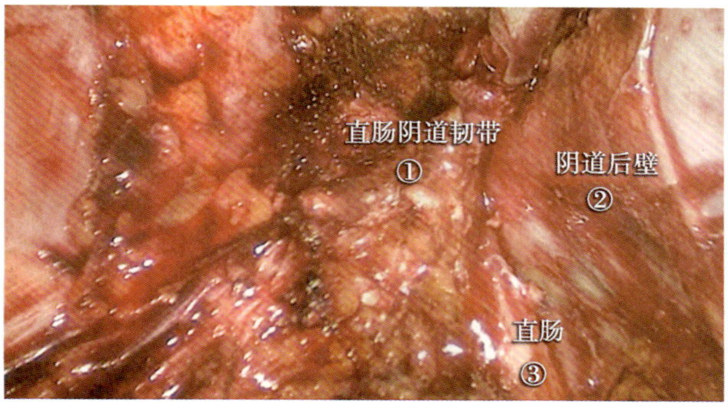

▲ 图 14-172　切断残余的直肠阴道韧带

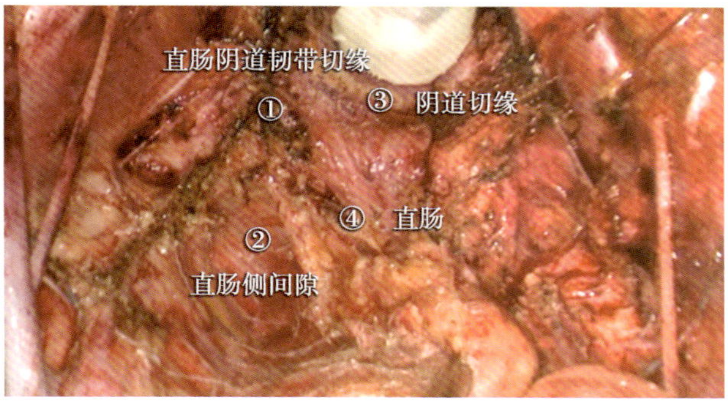

▲ 图 14-173　切断阴道后壁后盆腔所见

9. 将输尿管切断后，经阴道取出手术标本。

10. 如肿瘤侵犯位置较低（侵犯外阴或阴道下段），需行会阴部手术。按需要，距肿瘤下极至少 2cm 为切缘，切开会阴部皮肤及皮下组织，向上分离残余尿道、阴道及尿道旁、阴道旁组织，直至与盆腔部分手术分离的下缘会合，完整取出手术标本。如大、小阴唇无须切除，可缝线向外牵拉以协助暴露。向上分离过程中，助手可用手或器械在盆腔侧指引，避免交错。

11. 选取距回盲部近端约 20cm 的回肠，总长度约 12~15cm（根据残余输尿管长度、腹壁厚度确定），作为回肠代膀胱肠段。保留足够的血供，游离该段回肠肠系膜、离断回肠。游离并将左侧输尿管自肠系膜血管背侧穿至结肠系膜右侧。自双侧输尿管断端置入输尿管导管，另一端置入回肠代膀胱内，将双侧输尿管无张力、无扭曲吻合至回肠肠壁。回肠代膀胱远端外翻缝合形成乳头并吻合至腹壁，近端用可吸收线缝合封闭。

12. 逐层缝合重建盆底组织。

13. 放置盆腔引流管，逐层关腹（图 14-174）。

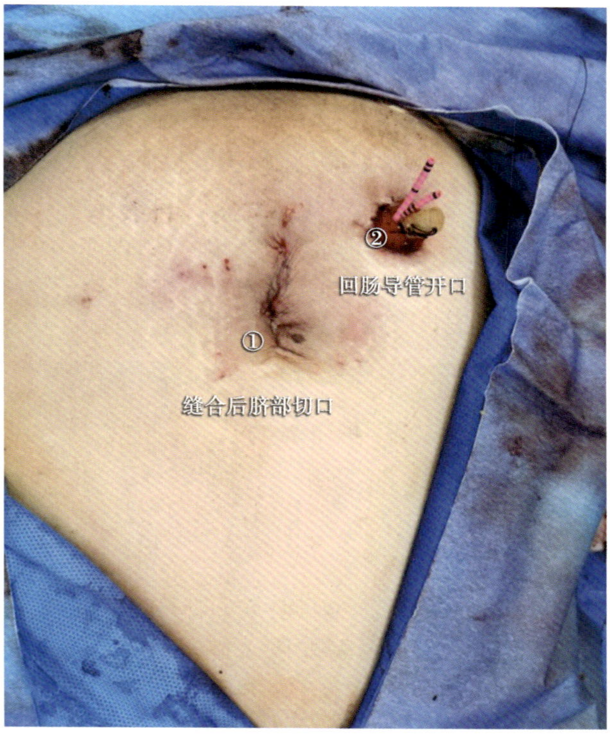

▲ 图 14-174　术毕后的腹壁外观

14. 复发宫颈癌单孔前盆廓清术见视频 14-19。

视频 14-19　复发宫颈癌单孔前盆廓清术

（二）后盆廓清（内生殖器、直肠切除）

适用于肿瘤仅侵犯盆腔后部的子宫、阴道、结肠、直肠等部位，前方膀胱、尿道、输尿管等无受累的患者。

手术具体操作可参考前述的前盆手术中侧方切除（具体见 QM-C2/D1 子宫切除）及全盆中的直肠切除部分。术中需注意输尿管的保留和膀胱的保护。

（三）全盆廓清（膀胱、内生殖器、直肠切除）

1. 复发宫颈癌腹腔镜全盆腔廓清术手术方法一

（1）探查盆腹腔其他部位（包括肝脾等实质性

脏器、腹膜表面、肠表面、腹膜后淋巴结)有无转移肿瘤。

(2)分离前方、侧方步骤可参考"前盆廓清"步骤2~7。

(3)分离直肠后间隙,沿闭孔内肌,肛提肌表面切断直肠侧韧带。在切开、离断阴道壁后,继续向后方切开直肠侧壁(如病灶距离肛提肌水平>2cm时,在肛提肌水平处切断直肠,有的病例需同时切除邻近的肛提肌及闭孔内肌)(图14-175~图14-178)。

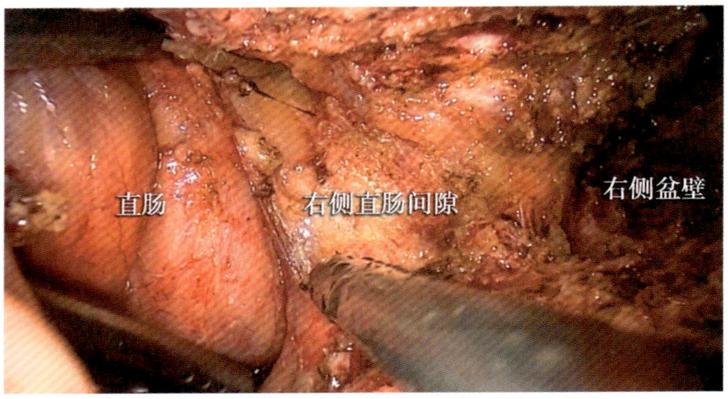

▲ 图14-175 切开直肠右侧间隙

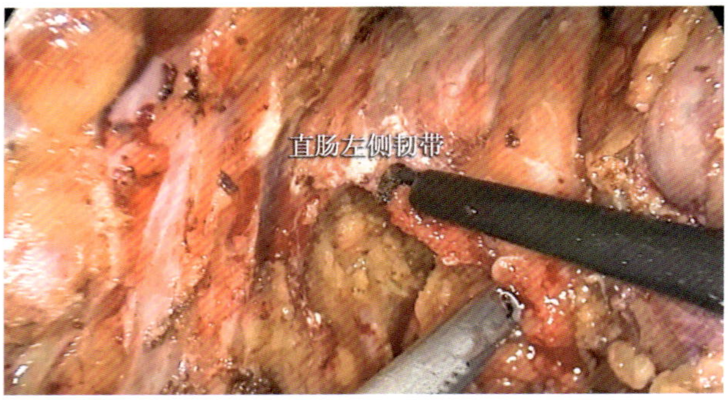

▲ 图14-176 切除直肠左侧韧带

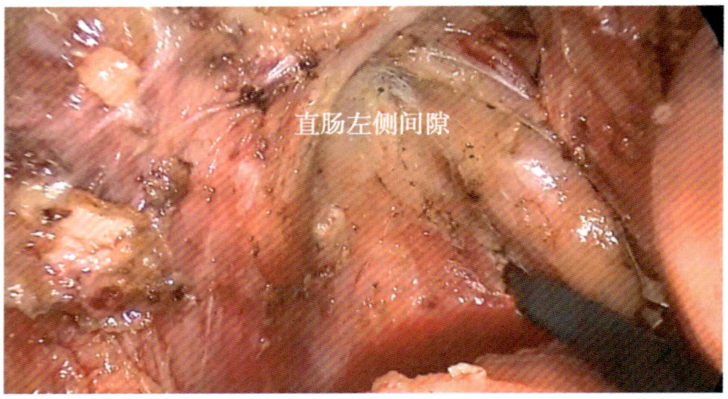

▲ 图14-177 直肠左侧间隙

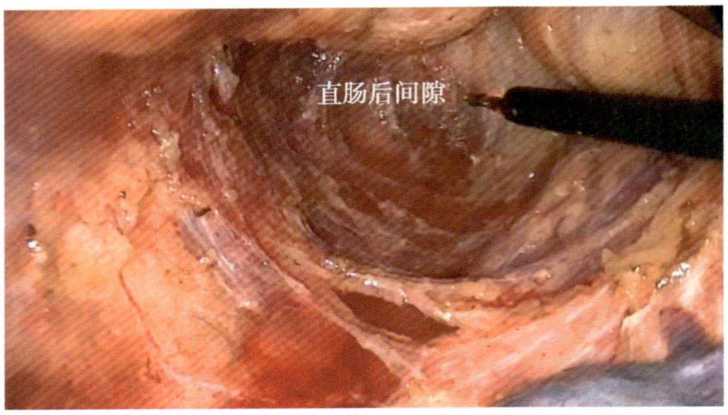

▲ 图14-178 直肠后间隙

(4)分离乙状结肠近端肠系膜,结扎系膜血管至肠壁,在肿瘤上缘至少3cm水平离断乙状结肠,缝扎封闭断端留做结肠造口用。如肿瘤侵犯位置较低(侵犯外阴或阴道下段),需同时经会阴部手术,距肿瘤下极至少1cm为切缘,切开会阴部皮肤及皮下组织,向上分离阴道、阴道旁组织和直肠旁组织,直至与盆腔部分手术分离的下界对接,完整取出切除标本(图14-179~图14-181)。

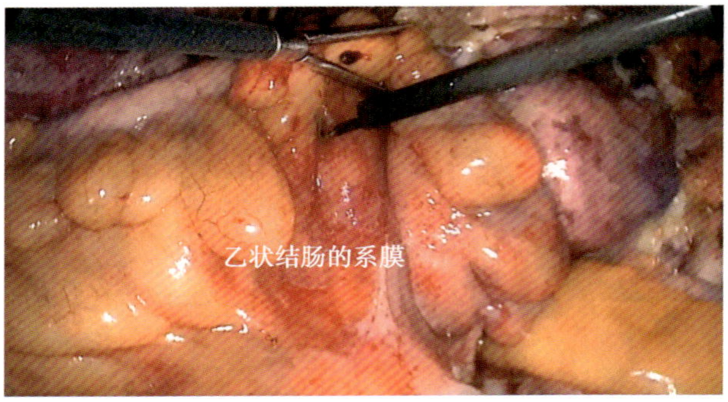

▲ 图14-179 乙状结肠系膜

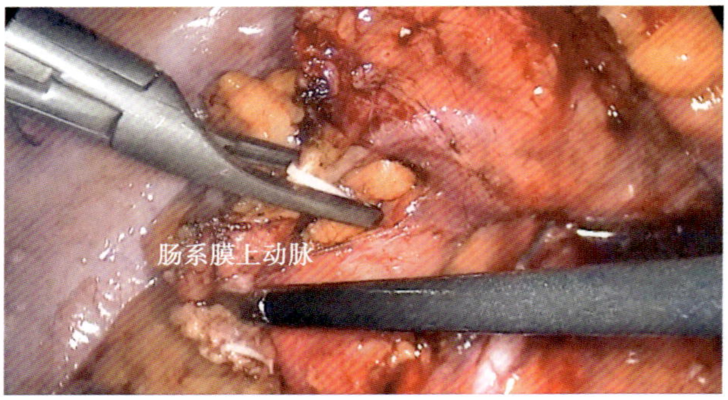

▲ 图14-180 切断乙状结肠近端的肠系膜上动脉

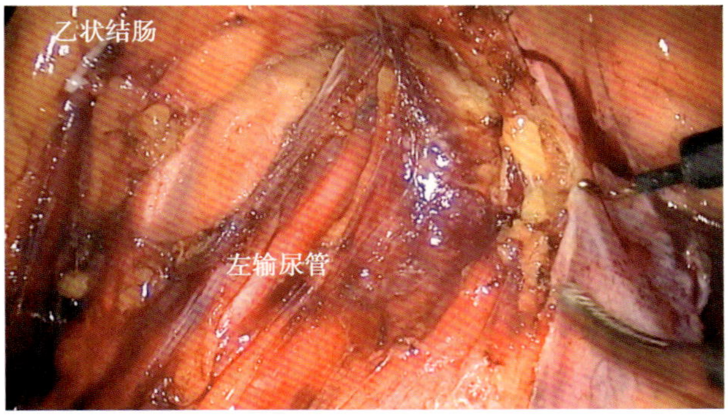

▲ 图 14-181　系膜解剖法游离乙状结肠

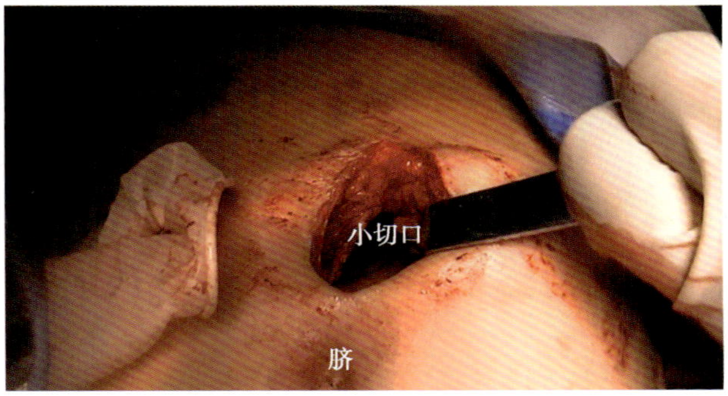

▲ 图 14-183　脐上腹壁做纵行小切口

(5)腹腔镜下游离双侧输尿管,使输尿管有足够的长度能与回肠代膀胱(回肠导管)吻合。在脐下的腹壁做纵行小切口。使用一段距回盲部约 20cm 处的末端回肠作为回肠导管,长度约 15cm。识别回肠的肠系膜血管弓后,对肠系膜进行精细的解剖,避免离断肠管时影响血供。离断肠管,进行回肠 - 回肠吻合。缝合线关闭肠系膜,以防止内部疝气发生。游离双侧输尿管后,放置输尿管导管(双 J 管),将两侧输尿管断端吻合于回肠导管壁上。在术前标记的腹壁造口部位的皮肤处做圆形切口,分离各层组织,在腹直肌前腱膜上做一个十字形切口,然后钝性分离肌肉,形成一个可容三指通过的通道,避免回肠导管狭窄或缺血,将回肠导管远端外翻缝合成乳头状,自腹壁造口拉出,将回肠导管远端分别与腱膜和皮肤间断缝合,术毕贴上造口集尿袋(图 14-182~图 14-190)。

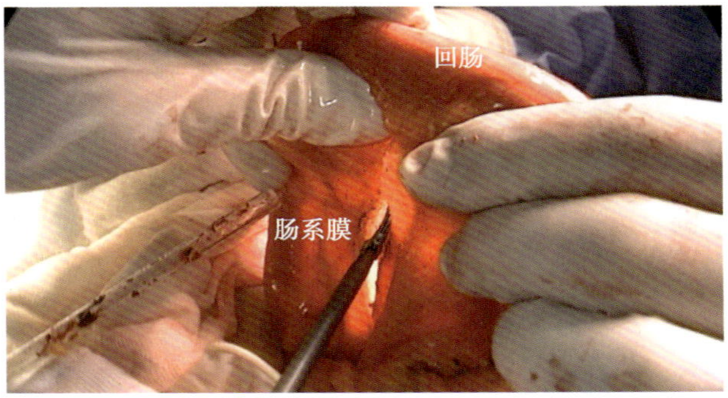

▲ 图 14-184　对肠系膜进行精细解剖

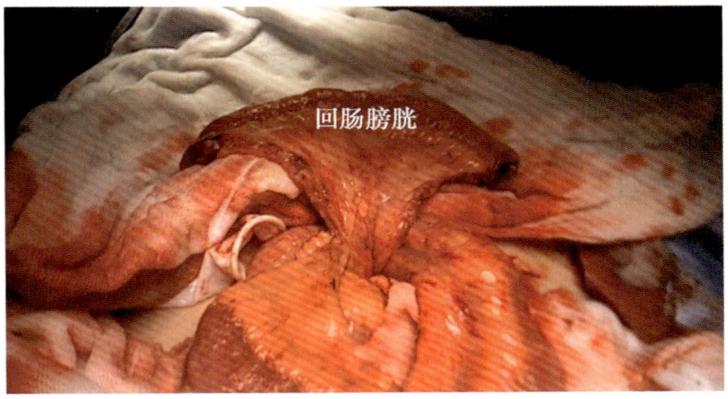

▲ 图 14-185　末端回肠作为回肠膀胱

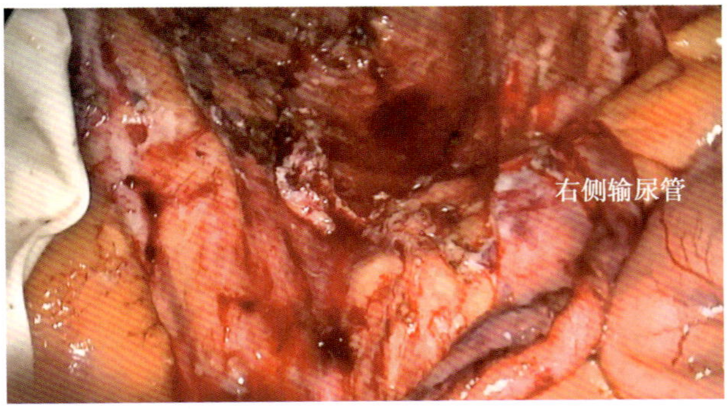

▲ 图 14-182　游离后的右侧输尿管

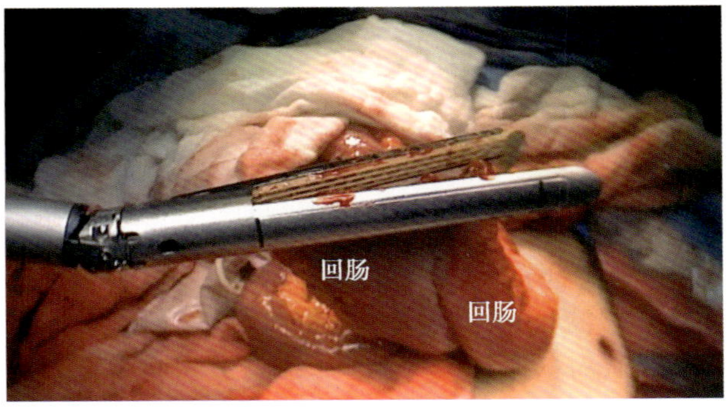

▲ 图 14-186　回肠 - 回肠吻合

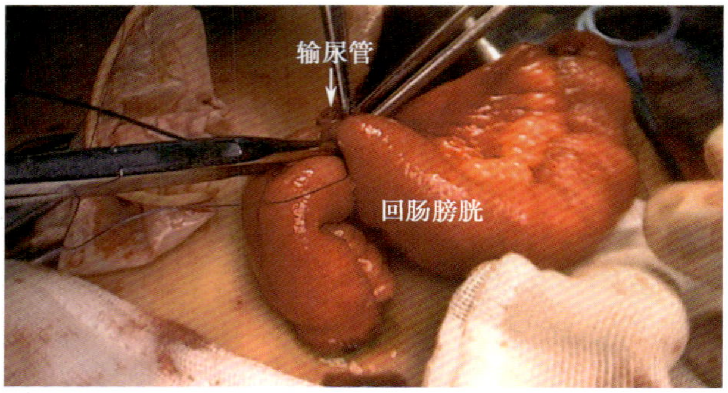

▲ 图 14-187　回肠 - 输尿管吻合

（6）检查乙状结肠切缘血运及活动度，必要时可进一步切除肠段或向上游离肠段以保证适当的长度。在腹壁术前定位处作直径适中的圆形切口，逐层垂直切开皮肤、皮下组织并切除，切开腹直肌前鞘、分离腹直肌，切开后鞘及腹膜直至进入腹腔。将乙状结肠断端自造口处拖出至腹壁外，逐层缝合固定肠造口（图 14-191、图 14-192）。

（7）逐层缝合重建盆底组织（图 14-193）。

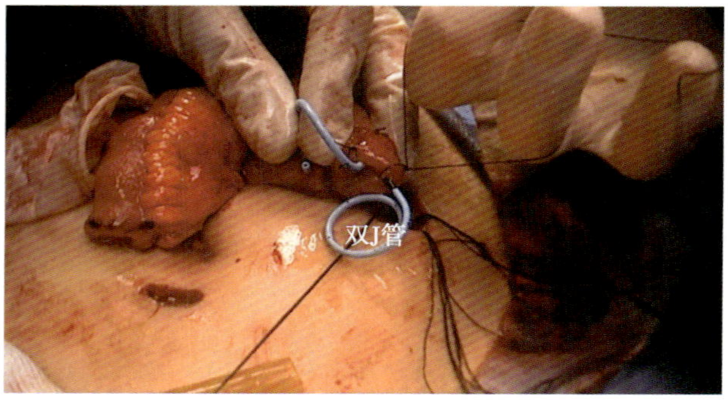

▲ 图 14-188　固定双 J 管

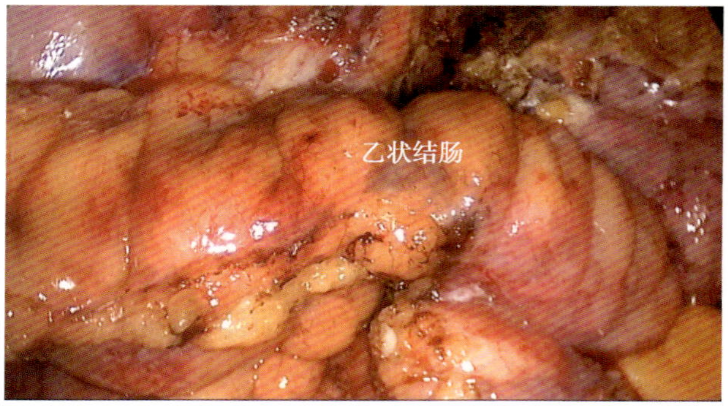

▲ 图 14-191　充分游离的乙状结肠

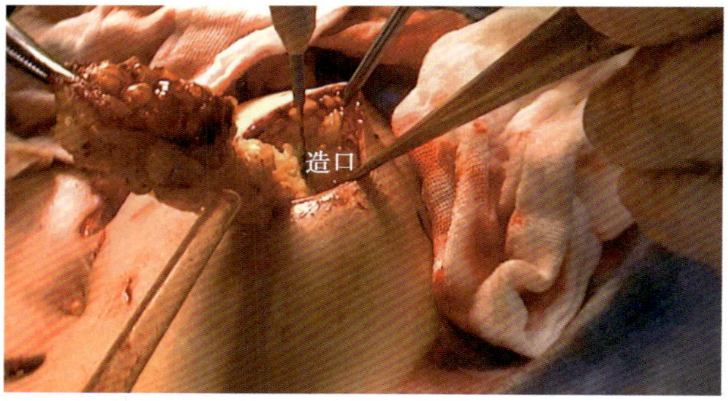

▲ 图 14-189　回肠膀胱开口的右下腹腹壁造口

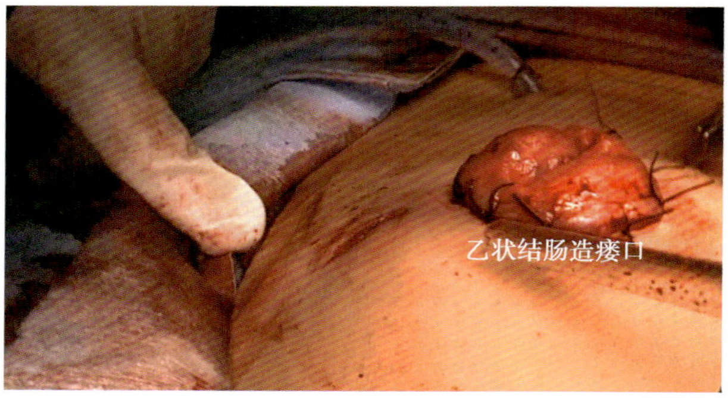

▲ 图 14-192　乙状结肠造瘘口于左下腹壁造口上

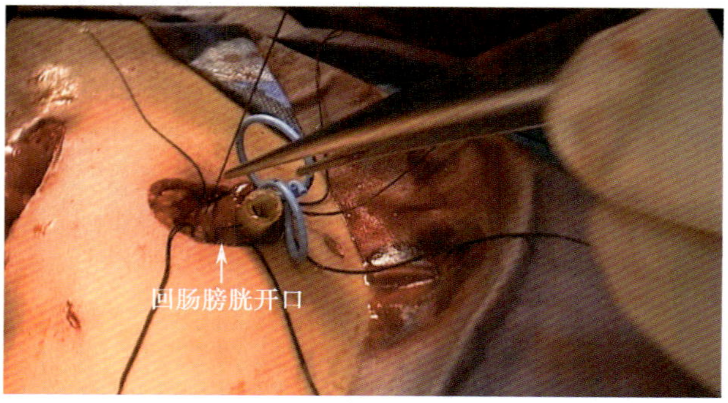

▲ 图 14-190　回肠膀胱开口固定于右下腹腹壁造口

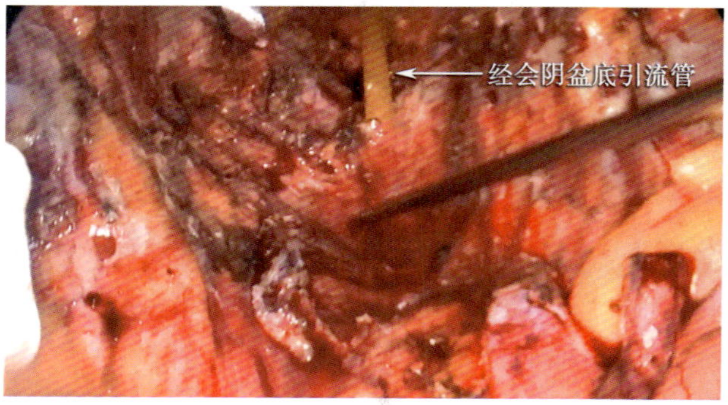

▲ 图 14-193　全盆腔廓清术后的盆底

(8)全盆腔廓清术后容易出现因盆腔软组织缺乏，盆底创面愈合不良，死腔形成，导致空盆腔脏器综合征(empty pelvis syndrome，EPS)，进而引发盆腔感染、盆腔粘连导致的肠梗阻、消化道瘘等并发症(详见“术后并发症”)。故可考虑行盆底重建预防 EPS。重建可采用腹直肌皮瓣转移、腹直肌腹膜移植、大网膜瓣转移等方式，将拟移植组织缝合固定于盆底创面。

(9)放置盆腔引流管，逐层关腹(图 14-194)。

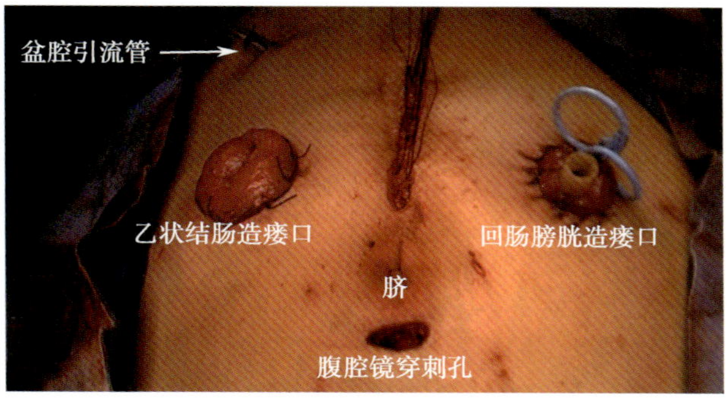

▲ 图 14-194　全盆腔廓清术后的腹壁

(10)腹腔镜下全盆廓清术(放疗后复发)见视频 14-20。

视频 14-20　腹腔镜下全盆廓清术(放疗后复发)

2. 复发宫颈癌(直肠穿孔)腹腔镜全盆腔廓清术手术方法二

(1)腹腔镜探查，分离粘连，探查肿瘤侵犯的部位。见图 14-195~ 图 14-197。

(2)由侧盆壁开始，向心性完成膀胱、尿道、子宫附件、直肠、侧盆腔淋巴脂肪组织的整块切除(因为需要整块切除，故前方不需打开膀胱反折腹膜；后方也不需打开阴道直肠间隙，只需打开两侧直肠侧间隙、直肠骶骨间隙并贯通；两侧需游离输尿管，离断双侧子宫动脉，分离并切断主骶韧带，继续向深部分离切断阴道旁组织至盆底肌表面)。见图 14-198~ 图 14-221。

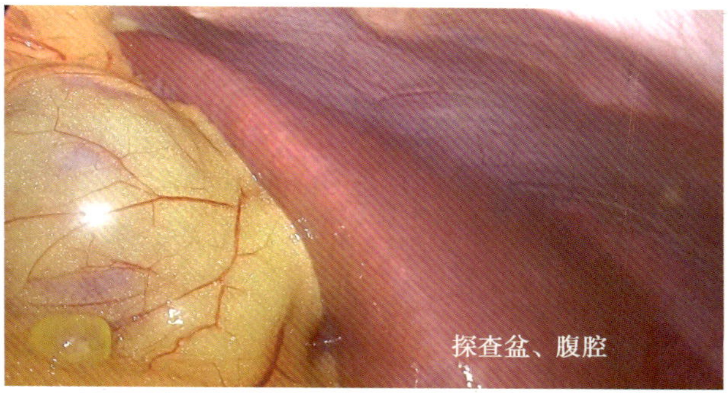

▲ 图 14-195　探查盆、腹腔

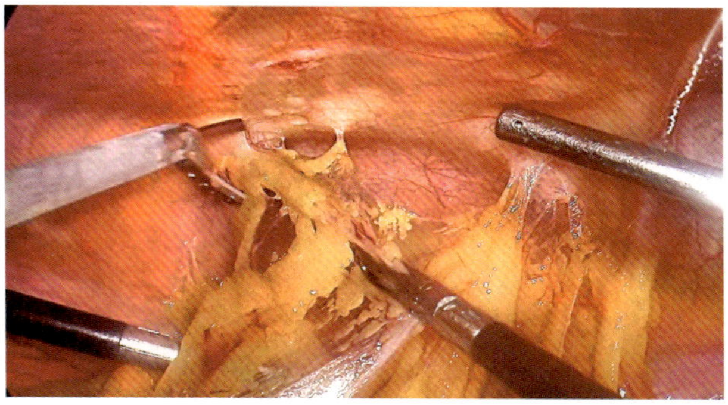

▲ 图 14-196　分离盆腹腔粘连

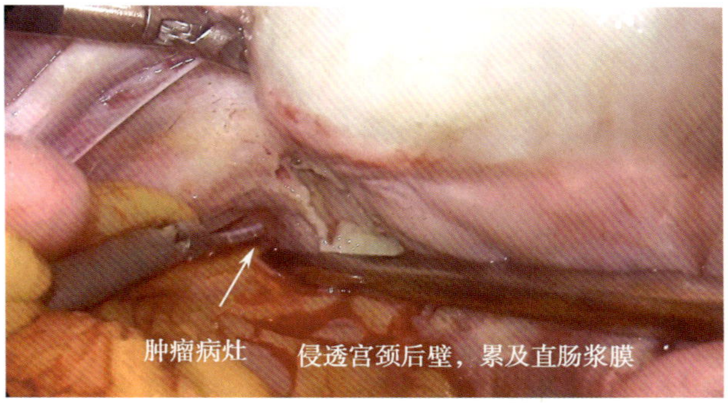

▲ 图 14-197　探查肿瘤侵犯部位

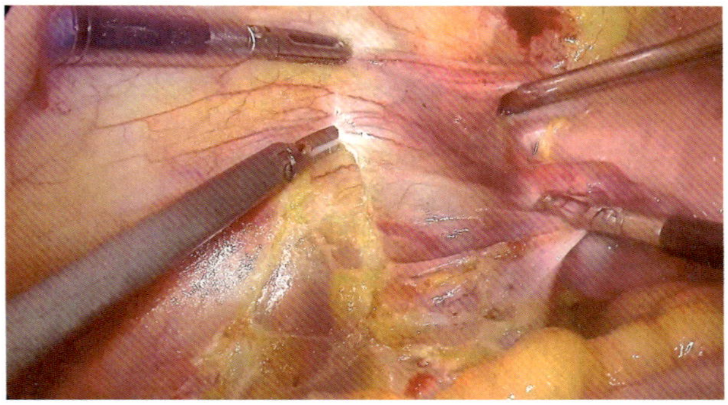

▲ 图 14-198　切开左侧盆壁腹膜

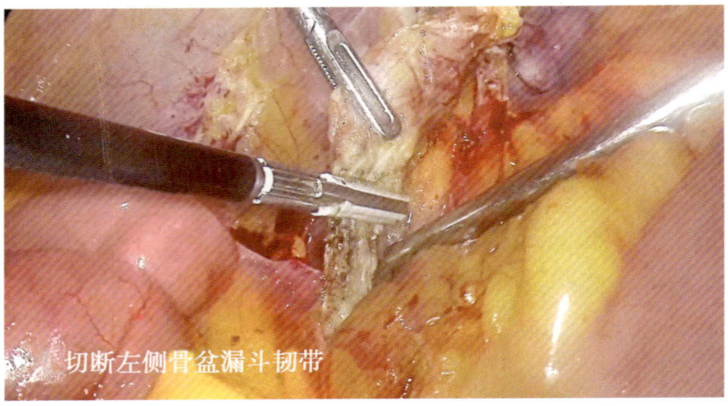

▲ 图 14-199　切断左侧骨盆漏斗韧带

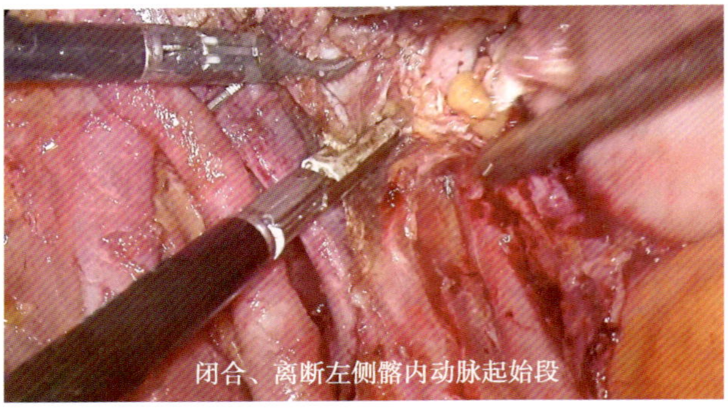

▲ 图 14-203　离断左侧髂内动脉起始段

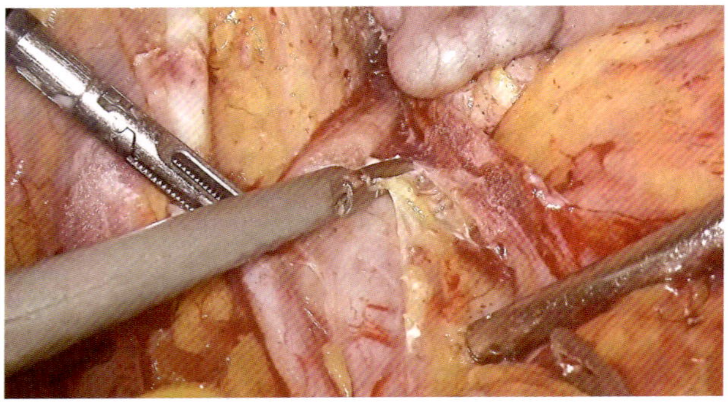

▲ 图 14-200　游离左侧输尿管

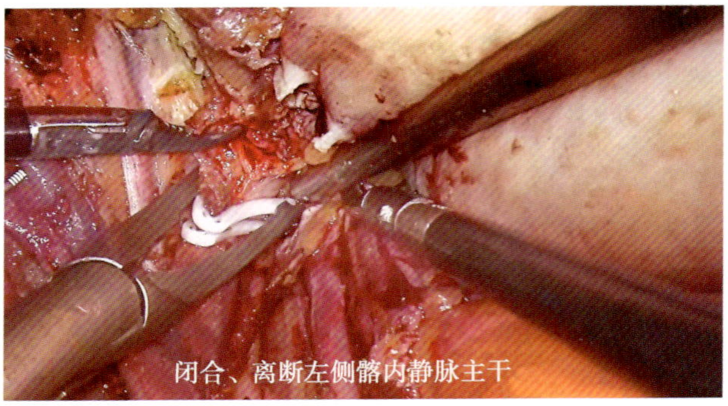

▲ 图 14-204　离断左侧髂内静脉主干

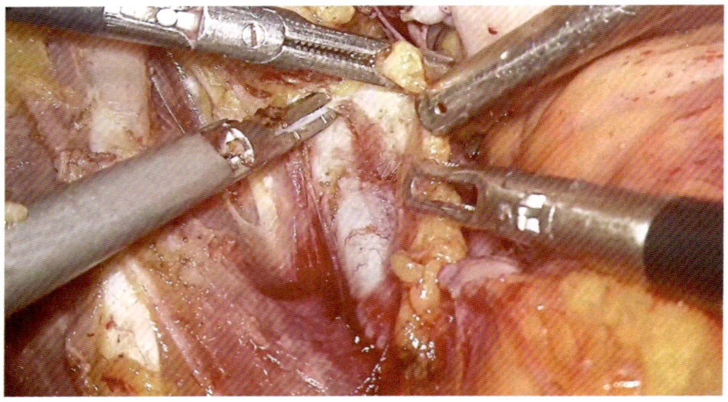

▲ 图 14-201　裸化左侧髂外血管

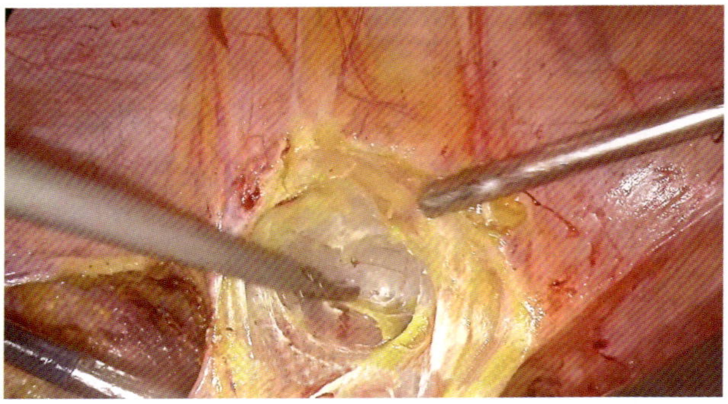

▲ 图 14-205　切开膀胱耻骨间隙

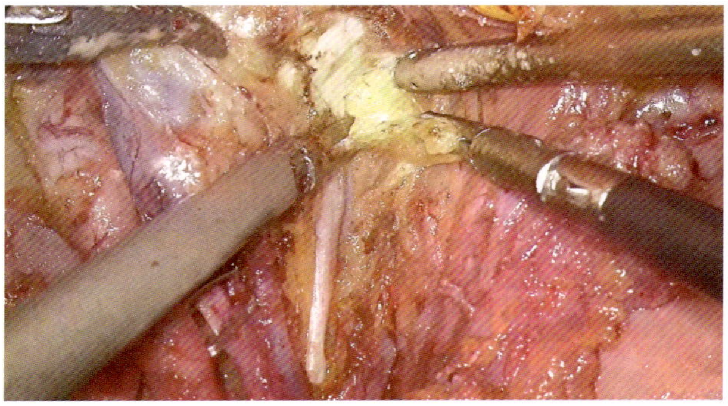

▲ 图 14-202　分离、保护左侧闭孔神经

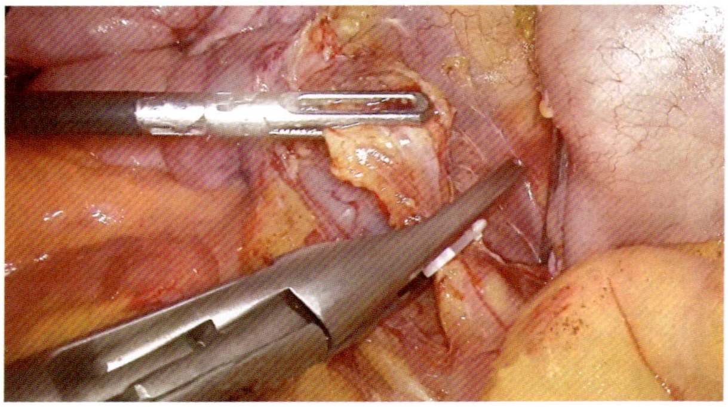

▲ 图 14-206　离断右侧骨盆漏斗韧带

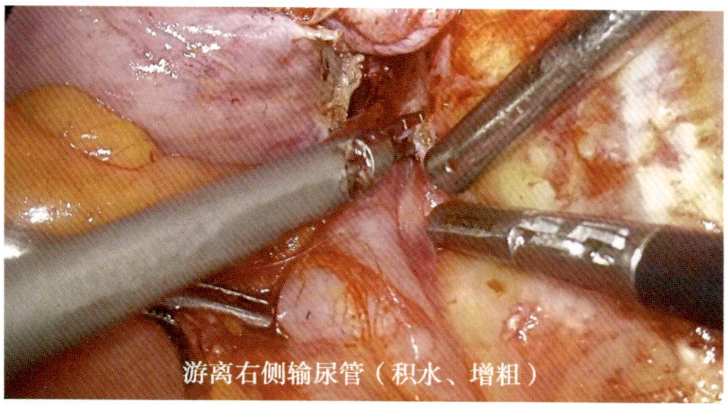

▲ 图 14-207　游离右侧输尿管

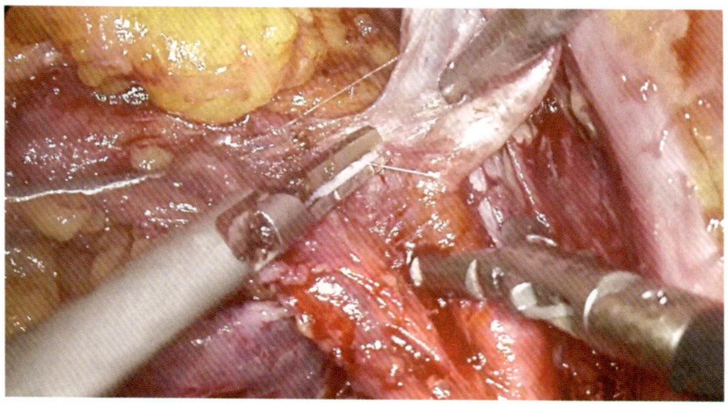

▲ 图 14-208　裸化右侧髂外血管

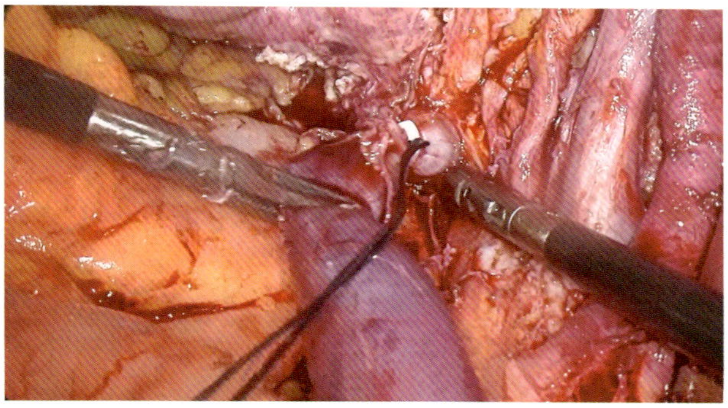

▲ 图 14-209　闭合，切断右侧输尿管

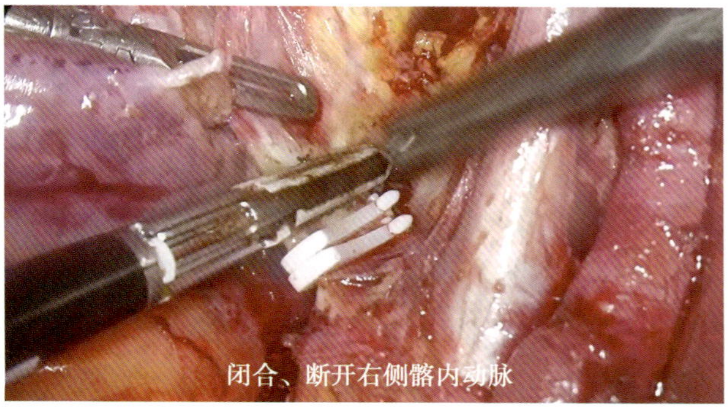

▲ 图 14-210　离断右侧髂内动脉起始段、髂内静脉主干

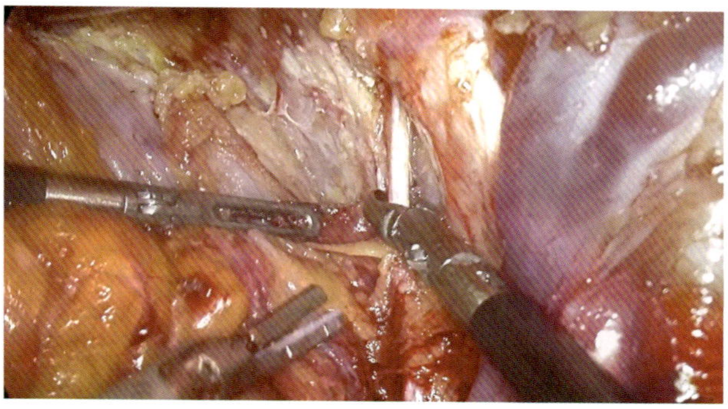

▲ 图 14-211　分离、保护右侧闭孔神经

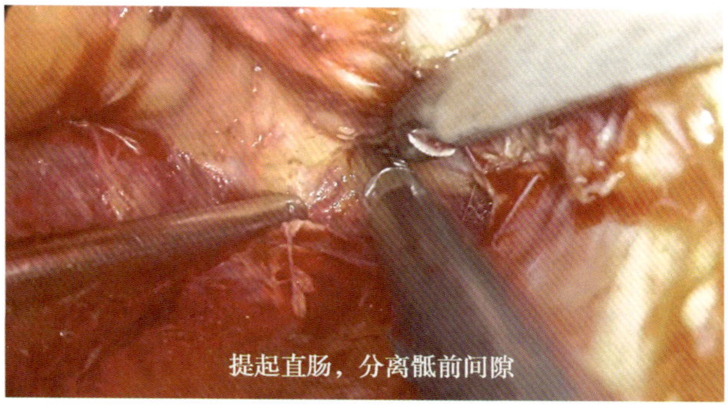

▲ 图 14-212　分离骶前间隙

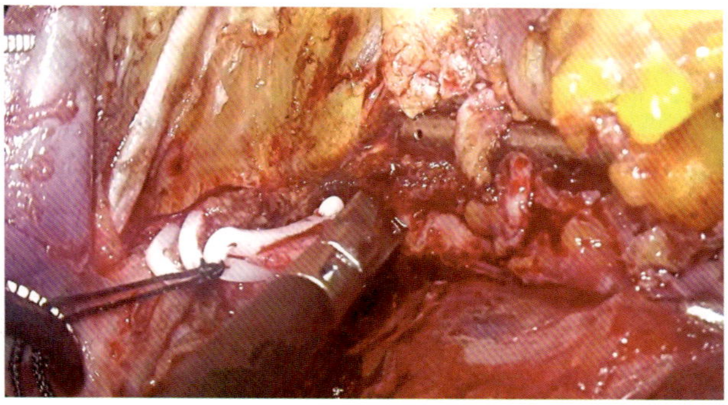

▲ 图 14-213　夹闭并切断左侧输尿管

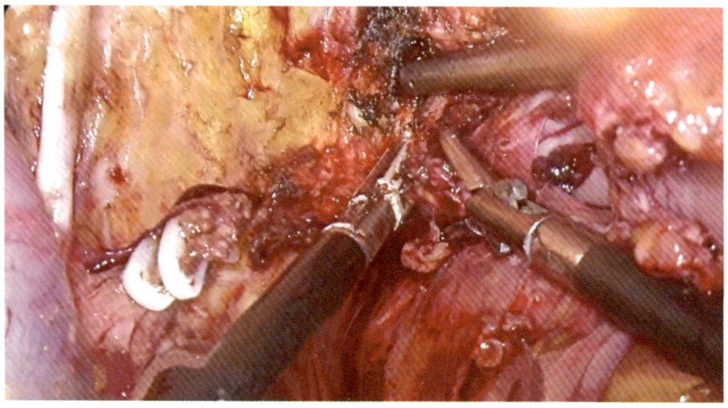

▲ 图 14-214　紧贴盆底肌筋膜断开盆侧壁组织

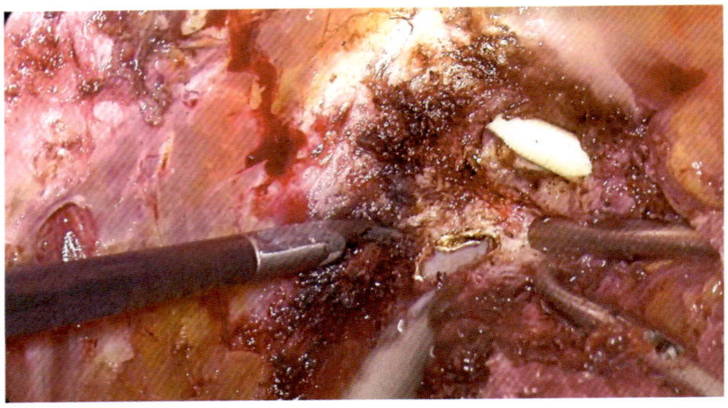

▲ 图 14-215　紧贴盆底肌筋膜层面切断尿道及阴道

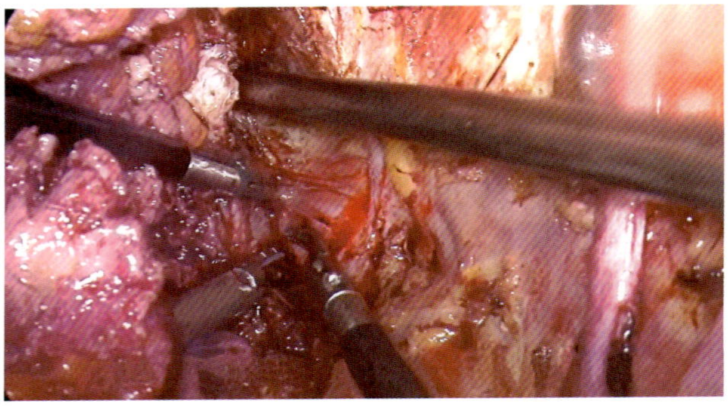

▲ 图 14-216　沿右侧盆腔肿瘤病灶与盆底肌筋膜间隙完整切除病灶

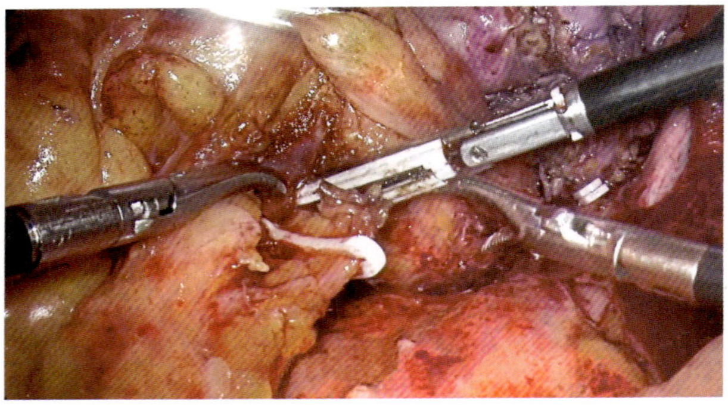

▲ 图 14-217　断开直肠上动静脉

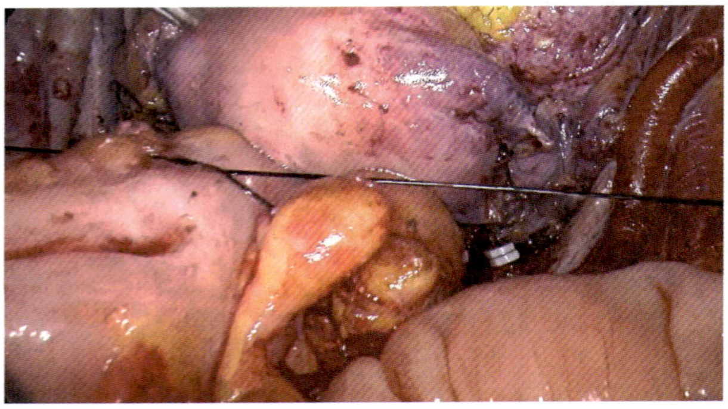

▲ 图 14-218　捆扎乙状结肠肠管、远端横断

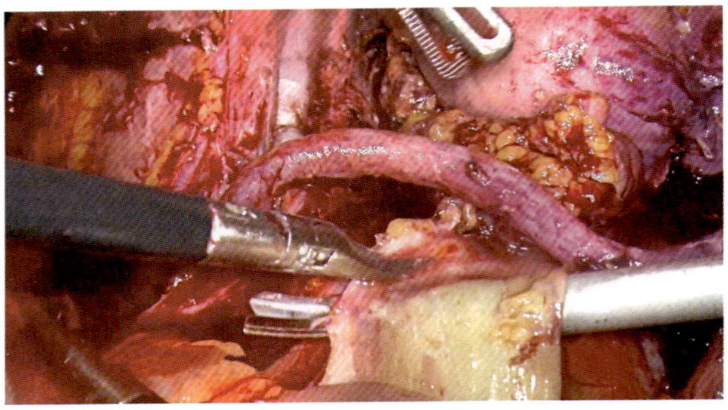

▲ 图 14-219　左侧输尿管由腹膜后间隙牵引到右侧

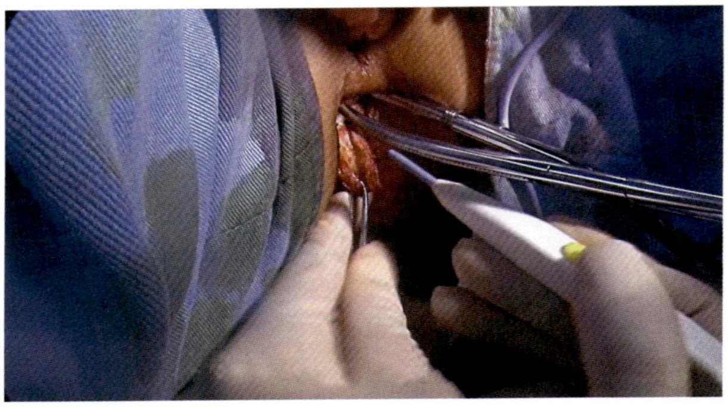

▲ 图 14-220　切除肛门、缝合括约肌封闭会阴

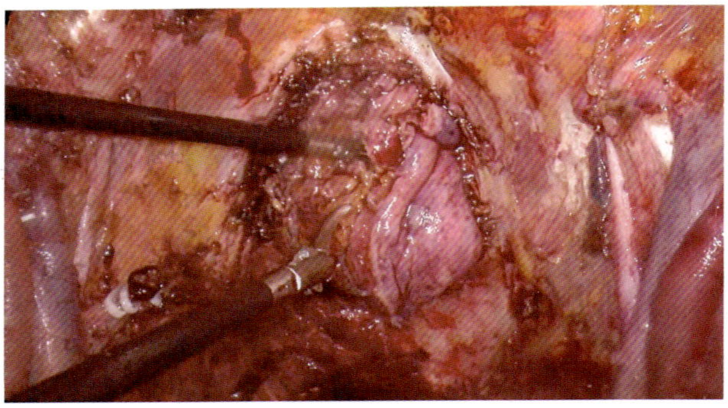

▲ 图 14-221　经阴道取出整块切除的组织

（3）检查创面、彻底止血，缝闭尿道及阴道残端，游离脾区大网膜，行成大网膜瓣，沿右侧肠系膜沟下拉大网膜瓣填充、固定于盆底，使用合成网片封闭盆腔入口；引流管留置，腹腔放置引流管 1 根，置于网片的腹腔侧表面，盆腔引流管 1 根（带冲洗功能），置于骶前位置，由左侧臀部引出。见图 14-222~ 图 14-228。

（4）胃肠外科及泌尿外科团队协助进行输尿管经皮造口、结肠经皮造口，手术完毕。见图 14-229~ 图 14-232。

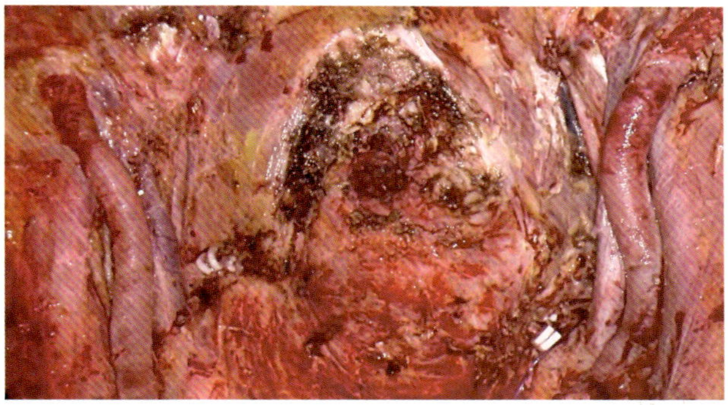

▲ 图 14-222　冲洗、检查创面

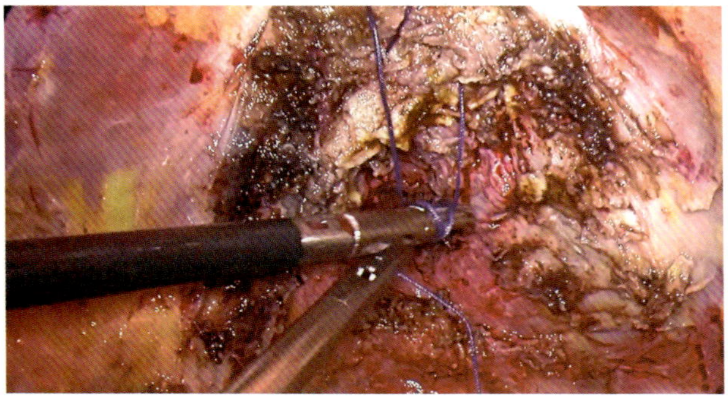

▲ 图 14-223　缝闭尿道及阴道残端

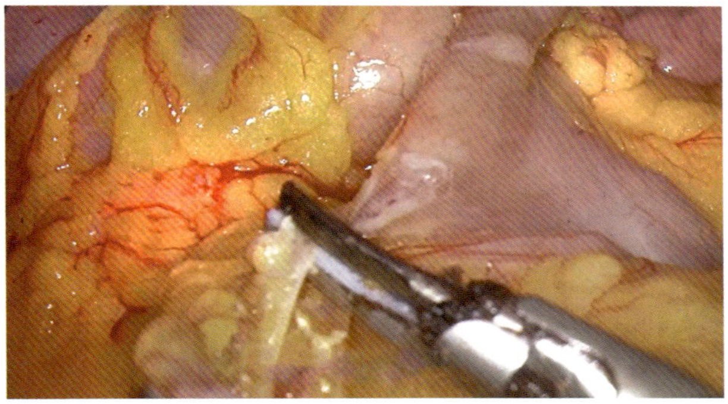

▲ 图 14-224　松解大网膜，形成大网膜瓣

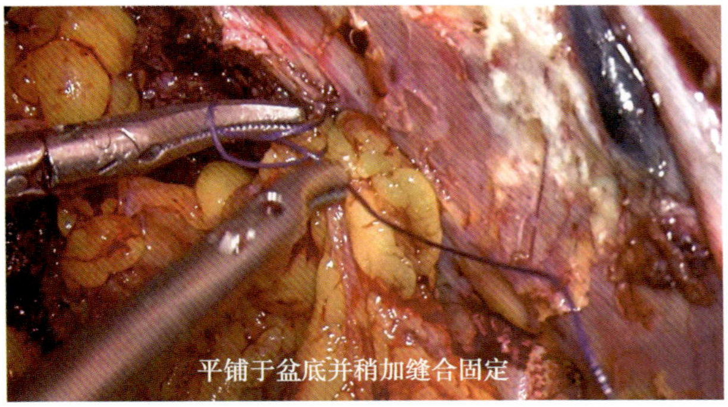

▲ 图 14-225　大网膜瓣固定在盆底

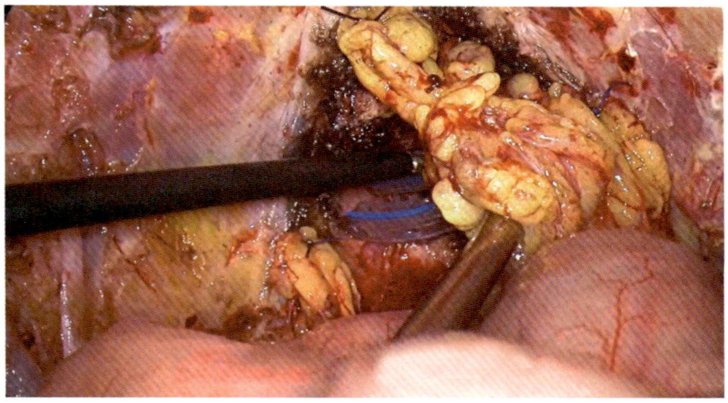

▲ 图 14-226　由会阴部放置盆底引流管

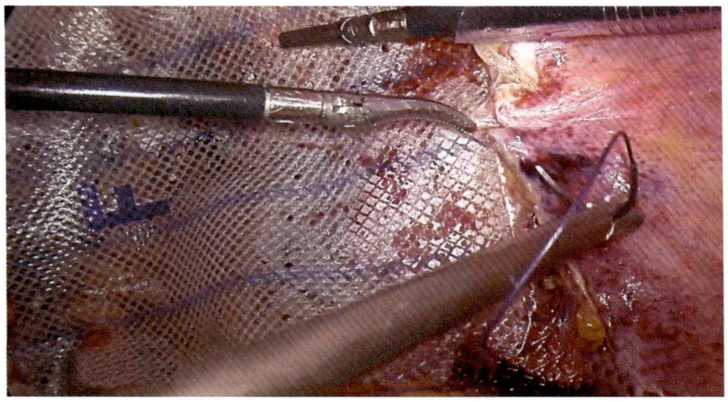

▲ 图 14-227　网片覆盖盆腔入口平面，并与腹膜缝合固定

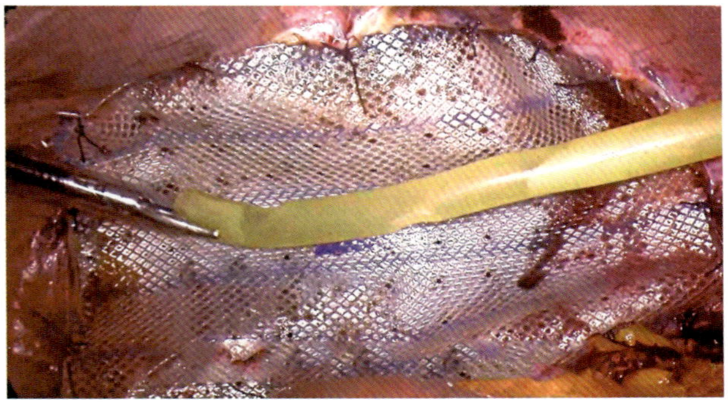

▲ 图 14-228　经腹壁穿刺孔放置腹腔引流管

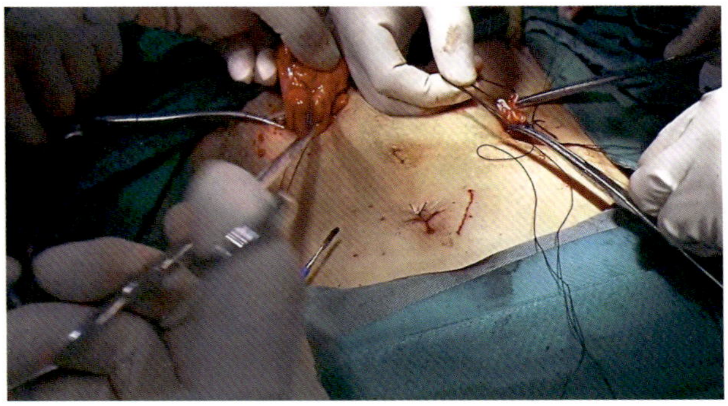

▲ 图 14-229　同时行输尿管经皮造口（右）、结肠经皮造口（左）

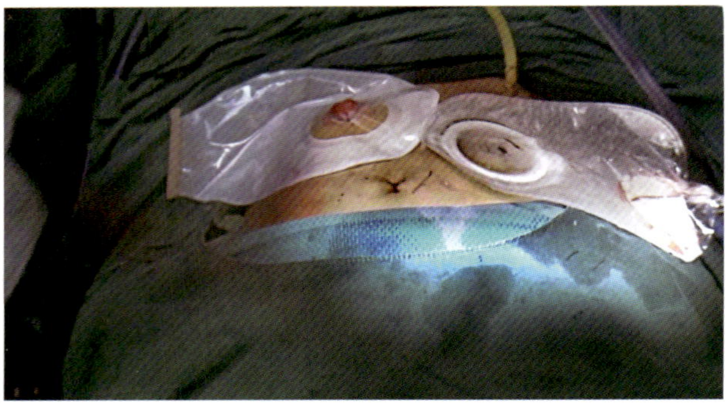

▲ 图 14-230　放置造口袋

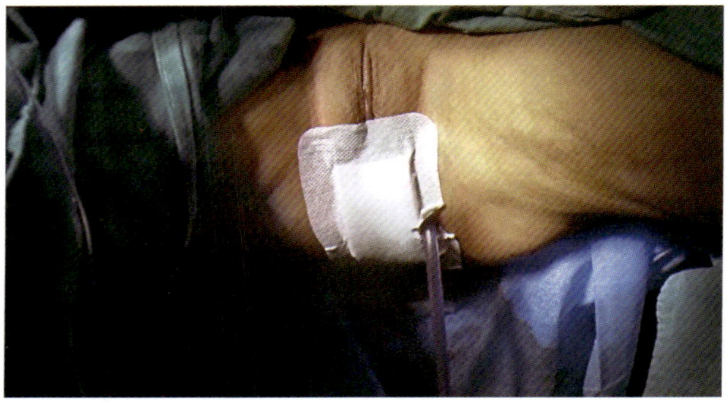

▲ 图 14-231　会阴部伤口包扎

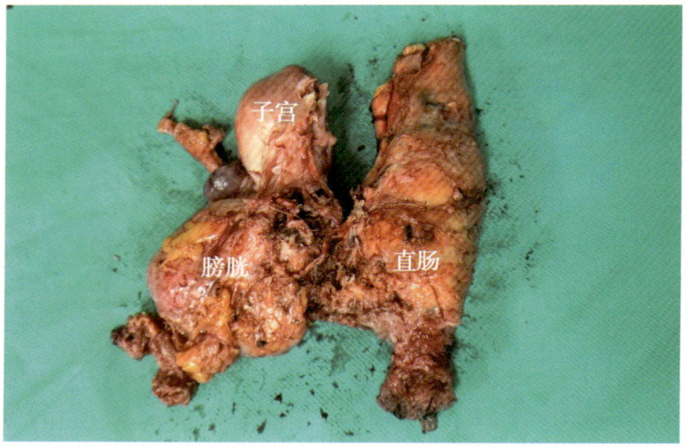

▲ 图 14-232　切除标本

(5)复发中心型晚期宫颈癌。腹腔镜下全盆廓清术(放疗后复发并直肠穿孔)见视频 14-21。

视频 14-21　腹腔镜下全盆廓清术(放疗后复发并直肠穿孔)

(四)骨部分切除

行全盆腔廓清术时,如发现构成盆壁的骨组织如耻骨、骶骨等受侵,则需行骨部分切除。

1. **耻骨**　清除骨表面的筋膜组织,分离闭孔内肌,辨认耻骨上下支,使用骨刀、剪骨钳等器械自肿瘤远端离断耻骨,完整切除肿瘤及受侵骨质。

2. **骶骨**　自髂内血管起始部切断髂内血管及其分支、属支,包括臀上、臀下血管,切除周围软组织、受累脏器(直肠、子宫等),暴露盆壁肌肉、骶神经走行。使用骨刀、骨凿切除受累的骶骨前部,以尽量获得阴性切缘。切除过程中注意保护骶神经。

五、手术注意事项和体会

1. **患者选择**　尽量选择未行盆腔淋巴结清扫术的患者,已行盆腔淋巴结清扫术的患者输尿管游离异常困难。

2. **穿刺孔的位置**　将穿刺器位置选择造口定位处,重建时可将穿刺口切除造口,达到减创的效果。

3. **无瘤原则**　术中不可让肿瘤破裂暴露于腹腔,尽量少挤压肿瘤,盆腔脏器要连续整块切除并从阴道取出。

4. **盆底的填充**　全盆脏器切除的患者,空盆明显,如大网膜条件好,可行大网膜袢填充盆底。

5. **阴道切缘**　由于行盆腔廓清术的患者多经历多次放射治疗,通常术后阴道残端难以愈合,从而导致反复的盆腔感染,术中尽量将阴道全部切除,于外阴侧缝合,该处放疗剂量通常低于阴道中段,愈合相对容易。

6. **直肠的处理**　由于患者多希望只做泌尿道造口,希望保留排便功能,因此笔者团队过去也尝试过切除直肠后行肠吻合,但是多数情况下最终出现吻合口瘘。究其原因与患者接受过盆腔放疗关系密切。因而目前笔者更推荐肠切除后行永久造瘘,或肠吻合后行近端造瘘术,后者不但可以避免吻合口瘘造成手术失败,也可以使吻合后的肠管起到填充盆腔、减少 EPS 发生的作用。

7. **泌尿道改道**　手术通常取末端回肠做回肠导管,但在肿物切除后末端乙状结肠肠管保留充足的情况下,也可用末端乙状结肠做结肠导管,这样可以减少近端肠管吻合口,术后患者可以更早地开始肠内营养,有利于术后恢复。

六、腹腔镜下盆腔廓清术围手术期并发症处理

围手术期并发症严重影响接受盆腔廓清术患者的生存及生活质量，据文献报道，盆腔廓清术的并发症发生率介于30%~82%之间，近年来随着微创手术技术的发展，有学者开始尝试通过腹腔镜、机器人系统辅助腹腔镜施行此术式，旨在降低并发症发生率及促进患者术后康复，据报道微创手术围手术期并发症发生率介于25%~75%之间。除腹腔镜手术常规并发症外，腹腔镜下盆腔廓清术围手术期常见的并发症还包括感染、吻合口瘘、切口相关并发症、肠梗阻、血栓形成、出血以及心、肺、肾等器官功能衰竭等。

（一）术中并发症

血管损伤、出血是盆腔廓清术较常见的术中并发症。盆腔廓清术中比较容易引起大出血的步骤有以下几点。

1. 侧方切除阶段　此阶段需要解剖切除髂内动脉和静脉的各分支和属支，属于QM分型中的D1型切除的范围，也称盆腔去血管化切除。需切除血管如闭锁脐动脉、闭孔动脉、直肠中动脉、阴部内动脉、闭孔静脉、子宫深静脉、阴部内静脉等。

2. 膀胱切除的"背丛"处理阶段　背丛位于膀胱颈与后尿道汇合处，具有丰富的静脉丛。

3. 肛提肌与阴道和直肠交界处　此处也富含小静脉丛。在进行以上手术步骤时，术者需要熟悉盆腔血管解剖，尽可能行精细解剖，使出血保持在可控水平。切忌大束大块组织的粗放型切除，以免造成难以控制的出血并影响切除质量。

此外，因大部分接受手术的患者既往接受盆腔放疗，盆腔的组织、器官可能会出现不同程度的纤维化、粘连以及毛细血管闭塞缺血，失去正常解剖间隙，也可能导致常规盆腔淋巴结清扫的出血风险增加。

4. 手术器械方面　双极、高频电刀等电外科器械可在离断血管时有助于更好地闭合血管，防止出血，同时也可用于止血；在瘤床创面少量渗血时，可给予可吸收止血纱、止血凝胶等覆盖，当出血点明确且出血量汹涌时，可利用纱布填塞压迫止血，进而缝合出血点。处理大出血的过程中需严密监测患者生命体征，加强补液，及时给予输注红细胞悬液、血浆等纠正贫血及凝血功能障碍。

（二）术后并发症

盆腔廓清术是复杂的系统性手术，是晚期妇科肿瘤患者有效的挽救性治疗手段，目前围手术期并发症发生率仍较高，但随着手术技巧的不断提高，包括泌尿系统、消化道重建技术的提高，以及医疗、护理技术的完善，盆腔廓清术的并发症发生率以及围手术期死亡率已经逐步降低。近年来，腹腔镜及机器人辅助腹腔镜手术的使用，有望进一步降低围手术期并发症发生率，提高患者生活质量。术前多学科的充分评估和严格筛选、手术团队的高效合作、围手术期的严密监护及精心护理有助于降低并发症发生率。

（熊樱　黄绮丹　程安然　童冲杰
刘继红　陈坤　魏彩平）

第十五节　宫颈癌手术并发症及防治

一、术中并发症及防治

（一）泌尿道损伤

1. 输尿管损伤　输尿管起始于肾盂末端，走行于腹膜后间隙，沿腰大肌前侧下行至骶髂关节，在髂外动脉的前方进入盆腔，继续在腹膜后沿髂内动脉下行，在阔韧带的基底部向前向内走行，在宫颈外侧约2cm处跨过子宫动脉向内穿越主韧带上方的输尿管隧道进入膀胱底部。输尿管易在骨盆入口处高位结扎骨盆漏斗韧带时、与髂内动脉伴行

髂外静脉主干有明显的破口，应给予缝合。可用4-0或5-0无创伤血管缝线给予8字缝合或连线缝合。

4. 下腔静脉损伤　立即用纱布填塞压迫，同时用手将下腔静脉向椎体方向按压止血。如果是小的点状出血，可用干纱布压迫10分钟，待血痂形成后可止血。如果发现破口，可让助手按压破口的两侧远端，减少出血，4-0或5-0无创伤血管缝线给予8字缝合或连线缝合。缝合后可以覆盖止血材料，可有效减少创面渗血的发生，从而有效预防术后出血。

二、术后并发症的防治

（一）输尿管瘘

由于术中热损伤或过分牵拉游离输尿管造成的缺血性损伤引起的输尿管瘘多发生在术后1~3周，迟发者可达5周。主要临床表现为术后1~2周出现反复或持续性发热、腹胀、腰痛、盆腔引流多、阴道排液。

术后盆腔引流多或阴道大量排液，可以测引流液或阴道液体肌酐数值，若肌酐接近血清肌酐，可排除尿瘘。若引流液或阴道液体肌酐接近尿液肌酐，则应考虑尿瘘。考虑尿瘘后可通过膀胱美蓝试验鉴别是否为膀胱阴道瘘。具体方法：干纱布一块填塞阴道，通过尿管导管向膀胱注射美蓝，若阴道内纱布蓝染，应考虑膀胱阴道瘘；若纱布不染色应考虑输尿管瘘可能，此时可静脉注射靛胭脂，如纱布呈粉红色，阴道残端未愈合者考虑输尿管瘘，阴道残端愈合者考虑输尿管阴道瘘。明确尿瘘后可给予静脉肾盂造影、膀胱镜、输尿管镜明确瘘口位置。

如果术后1周出现输尿管尿瘘，术中未放置输尿管导管支架，应尽快予以放置。膀胱镜或输尿管镜下逆行插入输尿管导管，能诊断损伤的部位及尿瘘的大小。如果膀胱镜能成功逆行放置双J管，输尿管瘘口多数能自行愈合，不需要另行修补术。插管后应行腹部平片检查查看双J管位置。如果膀胱镜不能逆行放置双J管，则可以考虑顺行放置，必要时经皮肾穿刺造瘘引流，促进消除输尿管水肿。

大多数输尿管瘘经放置双J管之后都能愈合，如不能放置双J管，或者输尿管破口太大甚至离断，可考虑手术修补。再次手术修补吻合输尿管时机：若术后2周内发现且无手术禁忌证，可尽快探查修补；术后2~6周发现，应在6周后炎症水肿期消退后修补；若是放射治疗后引发的尿瘘，应延迟修补。

（二）膀胱瘘

膀胱瘘多发生在术后7~10天。膀胱美蓝试验可确诊膀胱瘘。膀胱镜可明确瘘口的大小、位置和数目。直径<0.5cm的膀胱阴道瘘口留置导尿管并保持导尿管通畅4~6周，部分可以自愈。较大的膀胱阴道瘘口或术后3周以后出现的瘘口，绝大部分需要手术修补。修补可考虑发现后立即修补或3个月后再修补。术后3个月后局部组织无炎性渗出、充血水肿明显减轻，修补成功率更好。笔者经验是推荐术后3个月修补。等待修补期间，不保留导尿管，减少因长期保留导尿管继发的尿路感染和异物压迫刺激。若瘘口位置较低，可以考虑经阴道修补，瘘口位置高无法经阴道修补可经腹或经腹腔镜修补。采用腹腔镜经膀胱内入路修补法，对膀胱三角区尤其是靠近双侧输尿管入口的瘘口修补可做到直视下修补。

（三）膀胱功能障碍

术后膀胱功能障碍是宫颈癌根治术最常见的并发症。膀胱功能障碍通常表现为尿意丧失及无法完全排空膀胱，临床表现为排尿困难、残余尿过多、尿潴留。手术导致支配膀胱逼尿肌的感觉和运动神经损伤是引起膀胱功能障碍的直接原因。影响膀胱功能最重要的因素是子宫主韧带和膀胱宫颈韧带切除的范围。而阴道切除的范围（>2cm或<2cm）则间接影响膀胱功能，因阴道壁切除越多，需要分离切除的膀胱周围组织就越多，保留子宫动脉发出的膀胱阴道支及输尿管支的宫颈癌根治术，更好地保留了输尿管和膀胱的血供，从而利于膀胱功能的恢复。保留神经的宫颈癌根治术在改善宫颈癌患者术后近期膀胱功能方面有一定的优势。术后若发生膀胱功能障碍，应停留尿管并保持尿管通畅，直至膀胱功能恢复。可以使用针灸等物理治疗促进膀胱功能恢复。

（四）肠瘘

若术后引流出现粪便样成分、腹膜刺激征、发热应高度怀疑直肠瘘。应予以禁食，肠外营养，腹腔冲洗引流，抗生素治疗。若保守治疗无好转，应及时剖腹探查行直肠修补或造瘘。如果直肠瘘口较低，在盆腹腔外，一般无腹膜刺激征，仅表现为阴道内出现粪便。直肠阴道瘘中，小的瘘口可经保守治疗愈合，瘘口小未能自愈者不必常规行结肠造瘘，可等待3个月后再行修补。大的直肠阴道瘘应分期处理，先行结肠造瘘控制局部炎症，可考虑肠内放置支架引流以保证瘘口清洁，待二期修补。修补可经腹或经阴道修补。

（五）淋巴囊肿

盆腔淋巴结切除术后，腹膜后留有腔隙，淋巴回流受阻，盆腔引流不畅，形成淋巴囊肿。盆腔淋巴囊肿大部分形成于术后1周左右，可发生于一侧或者双侧，大小不等，边界清楚，囊壁薄，囊液清亮。一般囊肿直径<5cm无明显临床症状和体征；直径>5cm可压迫局部组织，如压迫肠管、输尿管、血管，从而引起肠梗阻、输尿管扩张积水、肾积水、下肢血液回流不畅继发下肢水肿或下肢静脉血栓形成；淋巴囊肿继发感染时，常有发热、腹部包块、腹部压痛，白细胞及中性粒细胞等感染指标升高的表现。结合病史、临床表现，B超可确诊。

预防：切除盆腔淋巴结过程中，充分结扎各断端的淋巴脂肪组织能有效预防和减少淋巴囊肿发生，超声刀和双极等能量器械充分凝固淋巴管断端也可能能减少淋巴囊肿发生。术后在盆腔放置引流管也有利于淋巴液的排出，减少淋巴囊肿发生。开放后腹膜、放置盆腔引流管也有利于盆底积液的引流从而减少淋巴囊肿形成。

治疗：无明显症状及并发症的淋巴囊肿可予以观察。若淋巴囊肿较大产生压迫症状可给予囊肿穿刺引流，也可在充分引流囊液后给予硬化剂向囊腔镜内注射，减少复发的机会。若淋巴囊肿继发感染，应给予足量抗生素治疗并在B超引导下穿刺引流囊液，必要时切开引流，待感染控制后在囊腔内注射硬化剂。

（六）术后出血

术后出血原因多为手术止血不充分、创面太大、血管结扎线结脱落或电凝止血处痂皮脱落和凝血功能问题。

1. 药物治疗 创面渗血，量不多，可适当给予止血药。可根据情况选用口服、肌内注射、静脉途径给药。常用的止血药有氨甲环酸、6-氨基己酸、蛇毒血凝酶注射液等。也可将止血药经腹腔引流管注入腹腔后，夹闭腹腔引流管。若保守治疗后出血量逐渐减少并停止，可予以继续观察。

2. 再次手术止血 术后短时间内出现大量出血，必须在及时补充血容量的同时手术探查止血。经保守处理后腹腔内出血仍然持续者也应考虑再次手术探查止血。探查止血应严格仔细检查手术创面，检查每一个线结有无松弛脱落。

（七）切口相关并发症

切口相关并发症包括切口愈合不良、切口感染、切口疝等，严重影响患者的生活质量。

最常见于盆腔廓清术，可能与切口相关并发症发生有关的因素很多：①盆腔廓清术术中需要切除肿瘤累积的直肠、膀胱、输尿管、侧盆壁肌肉等器官和组织，部分患者还需要切除会阴，同时行会阴重建，涉及皮瓣移植等重建手术，手术切口大，切口涉及腹部、会阴、下肢等部位，术后切口愈合不良风险高。②手术时间长，手术切口暴露时间长，感染机会增加，同时切口周围组织血运变差，影响切口愈合。③部分患者术中行肠道切除并造瘘，切口污染风险高，尤其是腹部手术切口的愈合。④肿瘤患者术前一般营养状况较差，术后所需的恢复时间较长，肠道功能恢复时间长，影响营养吸收，从而导致切口相关并发症发生率增加。⑤既往接受盆腔放疗的患者，腹壁组织存在纤维化，血运及组织愈合能力差，出现切口愈合不良风险高。还有研究显示肥胖的患者发生切口愈合不良的发生率更高，这与肥胖的患者手术难度增加，手术时间延长有关，由于肥胖患者更容易出现胰岛素抵抗，皮下脂肪层较厚，腹壁切口下更容易形成死腔，不利于切口的愈合，应避免切口开裂、感染，减少切口相关并发症的发生。

术前多学科团队的评估十分重要，通过妇科、泌尿外科、胃肠外科、整形外科、造口护理团队的充分评估，严格筛选具有合格适应证的患者，同时为患者制订合理的、个性化的诊疗方案，可以一定程度降低切口相关并发症。①术前对于一般状况较差或者合并糖尿病血糖控制不良的患者，应先调整营养状态、控制血糖；②随着术者手术经验及术中多学科团队默契增加，可缩短手术时间；术中行肠切除造口时应注意保护切口，防止污染，抗菌切口保护膜的使用也可以一定程度降低切口感染的风险；③术后应加强患者营养管理及康复治疗，腹腔镜手术的运用有助于加快患者康复，缩短肠道功能恢复时间，加强营养，有利于切口愈合；④术后切口的护理至关重要，换药时应严格遵守操作规范，严密观察切口愈合情况，出现愈合不良、感染时及时处理，必要时行清创术。

（八）感染

宫颈癌术后感染主要以盆腹腔感染（脓肿）为主，常见于盆腔廓清术患者，常表现为阴道残端或会阴愈合不良，伴发热、盆腔脓肿、阴道排脓性液等。严重时可发展为脓毒血症甚至危及生命，是临床中较棘手的并发症之一。接受此类手术的患者盆腔内的肿瘤往往已经出现坏死合并感染（尤其是合并瘘的患者），加上手术时间长，创面大，容易导致感染播散。此外泌尿系统或 / 和消化道的改道、术后停留盆腹腔引流管的时间长、术后恢复进食所需的时间较长导致机体营养状况下降等，都可能与盆腔廓清手术后感染的高发有关。另外，盆腔廓清手术后 EPS 的发生也会增加盆腹腔感染的机会。术后因盆腔器官缺失后产生的空隙会导致盆腔积液和小肠异位进入盆腔，从而增加盆腔脓肿、会阴伤口愈合不良，并增加肠梗阻的风险，这些并发症被统称为 EPS。

术前的充分评估及严格的筛选、围手术期合理的抗生素运用、术中严格的无菌操作、术后的良好护理及营养支持对预防术后感染的发生十分重要，感染发生后应引起足够重视，及时留取病原学标本送检，并请 ICU、药学部等科室医生协助制订抗感染方案，必要时转 ICU 监护治疗；有研究显示术中进行盆底重建可降低 EPS 的发生率，从而减少盆腹腔感染的发生机会，但其临床价值以及盆底重建的方式仍需进一步地研究与探索。

由于患者术后卧床时间较长，肺炎也是术后常见的并发症，术后加强翻身拍背、病情允许的情况下尽早下床活动、经口进食时加强护理避免误吸是预防术后肺炎发生的有效措施。

（九）静脉血栓

静脉血栓是宫颈癌术后常见的并发症。恶性肿瘤患者血液高凝，盆腔静脉密集壁薄，无静脉瓣，无静脉外鞘，缺乏有力的支持组织，血流缓慢；麻醉时静脉壁平滑肌松弛使内皮细胞受牵拉胶原暴露，围手术期盆腔静脉回流障碍，因而易发生血栓。

1．深静脉血栓的诊断　深静脉血栓形成以下肢最多见。下肢深静脉血栓形成可发生于下肢深静脉的任何部位。由于左侧髂总静脉回流到下腔静脉的流入角大且受髂总动脉和乙状结肠的压迫，左下肢静脉血栓的发病率是右侧的 2.5 倍。术后下肢突发肿胀、疼痛，D- 二聚体进行性升高应考虑下肢深静脉血栓可能。下肢血管依靠彩超基本可确诊。静脉造影是诊断的金标准。深静脉血栓脱落后堵塞肺动脉及其分支可造成肺栓塞，肺栓塞的临床表现可从无症状到猝死，程度变化很大，临床上若术后突发呼吸困难、胸痛、发绀、晕厥、休克，血氧饱和度下降，应考虑肺栓塞的可能。胸部 CT 肺动脉造影是确诊肺栓塞的首选方法，该方法无创、快捷、灵敏度及特异度高。

2．深静脉血栓的预防　预防应从解决血液淤滞、高凝状态、减少下肢静脉血管壁的损伤三方面采取措施。术前综合评估危险因素：既往下肢静脉曲张和血栓疾病史、老年人、肥胖、高血压、糖尿病、外源性雌孕激素使用史、动脉硬化、盆腔巨大肿物压迫盆腹腔血管。对于存在多种高危因素的患者，围手术期应及时补充血容量，纠正因肠道准备继发的脱水或术中出血、创面渗出引起的血液浓缩，必要时术前可给予低分子量肝素预防性抗凝。术中操作轻柔，减少不必要的血管损伤及机械刺激，减少出血，充分止血，缩短手术及麻醉时间，尽量避免止血药物的使用及输血。术后可主动或被动进行“踝泵运动”，即尽早让患者在床上主动进行脚踝的“过屈”和“过伸”动作，如患者无法活动，可由医务人员或家属协助患者完成上述动作。鼓励患者早期下床活动。术中止血满意，术后腹腔引流性状不红者，术后 12 小时可使用低分子量肝素预防剂量抗凝治疗，每天 1 次皮下注射，持续 7~10 天或患者正常活动为止。

3. 深静脉血栓患者的处理

(1) 制动：急性期需严格制动，预防便秘，避免按摩双腿及佩戴弹力袜。制动期间患者双踝关节仍可做主动或被动活动。非急性期时，血栓已机化，脱落风险较低，可解除制动。

(2) 抗凝：宫颈癌患者术后诊断深静脉血栓或肺栓塞，若无抗凝治疗禁忌证，应尽快进行抗凝治疗。推荐低分子量肝素单药治疗。常用用药方案：达肝素钠：第 1 个月 200U/kg，每日 1 次，皮下注射，第 2 个月开始 150U/kg；依诺肝素钠：1mg/kg，每 12 小时 1 次；利伐沙班：第 1~3 周 15mg，口服，每天 2 次，第 4 周开始 20mg，口服，每天 1 次。抗凝疗程至少 3 个月；若肿瘤处于活动状态、治疗中或持续存在复发危险因素，推荐长期抗凝治疗。

(3) 溶栓：使用溶栓药物可以直接、快速地促进血栓溶解，有助于减少远期并发症，如血栓形成后综合征。需注意的是，溶栓药物有增加出血并发症的可能。药物选择：尿激酶、链激酶、新型重组组织型纤溶酶原激活剂等，使用剂量、频率较为复杂，需血管外科专科医生会诊指导处理。对于有溶栓禁忌证的肺栓塞患者或溶栓后不稳定的患者可考虑导管吸栓或手术取栓。

(4) 植入腔静脉滤器：对于有抗凝治疗绝对禁忌证的急性下肢近端深静脉血栓或肺栓塞患者，以及对抗凝无效的肺栓塞患者、心肺功能障碍患者复发肺栓塞、有多发肺栓塞和慢性血栓栓塞性肺动脉高压患者均应考虑下腔静脉滤器放置。长期置入滤器可导致下腔静脉继发血栓阻塞和静脉破裂等远期并发症，建议首选可回收滤器或临时滤器，肺栓塞风险解除后及时取出。

(十) 重要脏器功能衰竭

最常发生于盆腔廓清术患者，因为晚期恶性肿瘤患者术前一般情况较差，盆腔廓清术是一个复杂的系统性手术，术前应充分评估患者的心、肺、肾等重要脏器功能，必要时接受内科、ICU 等科室的系统评估，待一般情况改善及基础疾病病情稳定后方可接受手术。术后由于消化道改道、肠道功能恢复慢等原因，患者接受肠外营养时间可能较长，应注意根据患者年龄、心功能情况等调整补液量，防止心功能衰竭。对于接受泌尿道重建的患者，放置输尿管支架可降低术后泌尿系统并发症的发生率，但可能会增加术后泌尿系统逆行感染的风险，甚至导致肾功能衰竭，因此应根据患者情况，适时拔除输尿管支架。同时有研究表明，医疗中心、手术团队盆腔廓清术手术量较大者，患者围手术期死亡率相对较低，原因可能在于手术量较大的医院开展复杂的大手术的例数较多，相对规模较大，大多为教学医院，医疗资源较丰富，对严重并发症（如脑卒中、败血症、呼吸衰竭）的处理能力较强，故能有效降低围手术期病死率。

（林少丹　卢淮武）

参考文献

[1] SUNG H, FERLAY J, SIEGEL R L, et al. Global cancer statistics 2020: GLOBOCAN estimates of incidence and mortality worldwide for 36 cancers in 185 countries. CA Cancer J Clin, 2021, 71 (3): 209-249.

[2] 孔北华, 马丁, 段涛. 妇产科学. 10 版. 北京: 人民卫生出版社, 2024.

[3] 徐丛剑, 华克勤. 实用妇产科学. 4 版. 北京: 人民卫生出版社, 2018.

[4] COHEN P A, JHINGRAN A, OAKNIN A, et al. Cervical cancer. Lancet, 2019, 393 (10167): 169-182.

[5] SAWAYA G F, SMITH-MCCUNE K, KUPPERMANN M. Cervical cancer screening: more choices in 2019. JAMA, 2019, 321 (20): 2018-2019.

[6] KYRGIOU M, ARBYN M, BERGERON C, et al. Cervical screening: ESGO-EFC position paper of the European Society of Gynaecologic Oncology (ESGO) and the European Federation of Colposcopy (EFC). Br J Cancer, 2020, 123 (4): 510-517.

[7] COOPER D B, GOYAL M. Colposcopy. StatPearls, 2021.

[8] NITECKI R, RAMIREZ P T, FRUMOVITZ M, et al. Survival after minimally invasive vs open radical hysterectomy for early-stage cervical cancer: a systematic review and meta-analysis. JAMA Oncol, 2020, 6 (7): 1019-1027.

[9] National Comprehensive Cancer Network. Cervical Cancer [EB/OL].2021-06-21.

[10] ODIASE O, NOAH-VERMILLION L, SIMONE B A, et al. The incorporation of immunotherapy and targeted therapy into chemoradiation for cervical cancer: a focused review. Front Oncol, 2021, 11: 663749.

[11] 林仲秋, 卢淮武, 陈勍. 妇科肿瘤诊治流程. 北京: 人民卫生出版社, 2019.

[12] WANG R, PAN W, JIN L, et al. Human papillomavirus vaccine against cervical cancer: opportunity and challenge. Cancer Lett, 2020, 471: 88-102.

[13] SWAILES A L, GOCKLEY A, PHAËTON R, et al. The Wertheim hysterectomy: development, modifications, and impact in the present day. Gynecol Oncol, 2017, 145 (1): 3-8.

[14] SALVO G, RAMIREZ P T, LEVENBACK C F, et al. Sensitivity and negative predictive value for sentinel lymph node biopsy in women with early-stage cervical cancer. Gynecol Oncol, 2017, 145 (1): 96-101.

[15] FRUMOVITZ M, QUERLEU D, GIL-MORENO A, et al. Lymphadenectomy in Locally Advanced Cervical Cancer Study (LiLACS): phase Ⅲ clinical trial comparing surgical with radiologic staging in patients with stages ⅠB2-ⅣA cervical cancer. J Minim Invasive Gynecol, 2014, 21 (1): 3-8.

[16] QUERLEU D, CIBULA D, ABU-RUSTUM N R. 2017 update on the querleu-morrow classification of radical hysterectomy. Ann Surg Oncol, 2017, 24 (11): 3406-3412.

[17] MELAMED A, MARGUL D J, CHEN L, et al. Survival after minimally invasive radical hysterectomy for early-stage cervical cancer. N Engl J Med, 2018, 379 (20): 1905-1914.

[18] KOH W J, ABU-RUSTUM N R, BEAN S, et al. Cervical cancer, version 3. 2019, NCCN clinical practice guidelines in oncology. J Natl Compr Canc Netw, 2019, 17 (1): 64-84.

[19] PMF A, PAO B, PRLC A, et al. Quality of life in patients with cervical cancer after open versus minimally invasive radical hysterectomy (LACC): a secondary outcome of a multicentre, randomised, open-label, phase 3, non-inferiority trial. Lancet Oncol, 2020, 21 (6): 851-860.

[20] MATSUO K, CHEN L, MANDELBAUM R S, et al. Trachelectomy for reproductive-aged women with early-stage cervical cancer: minimally-invasive surgery versus laparotomy. Am J Obstet Gynecol, 2019, 220 (5): 469. e1-469. e13.

[21] 中华医学会妇科肿瘤学分会. 宫颈癌微创手术的中国专家共识. 现代妇产科进展, 2019, 28 (11): 801-803.

[22] MELAMED A, MARGUL D J, CHEN L, et al. Survival after minimally invasive radical hysterectomy for early-stage cervical cancer. N Engl J Med, 2018, 379 (20): 1905-1914.

[23] RAMIREZ P T, FRUMOVITZ M, PAREJA R, et al. Minimally invasive versus abdominal radical hysterectomy for cervical cancer. N Engl J Med, 2018, 379 (20): 1895-1904.

[24] CHEN C, LIU P, NI Y, et al. Laparoscopic versus abdominal radical hysterectomy for stage ⅠB1 cervical cancer patients with tumor size ≤2cm: a case-matched control study. Int J Clin Oncol, 2020, 25 (5): 937-947.

[25] HU T W Y, HUANG Y, LI N, et al. Comparison of laparoscopic versus open radical hysterectomy in patients with early-stage cervical cancer: a multicenter study in China. Int J Gynecol Cancer, 2020, 30 (8): 1143-1150.

[26] CHEN X, ZHAO N, YE P, et al. Comparison of laparoscopic and open radical hysterectomy in cervical cancer patients with tumor size ≤2cm. Int J Gynecol Cancer, 2020, 30 (5): 564-571.

[27] PERKINS R B, GUIDO R S, CASTLE P E, et al. 2019 ASCCP risk-based management consensus guidelines for abnormal cervical cancer screening tests and cancer precursors. J Low Genit Tract Dis, 2020, 24 (2):

102-131.

[28] WANG X J, FANG F, LI Y F. Sentinel-lymph-node procedures in early stage cervical cancer: a systematic review and meta-analysis. Med Oncol, 2015, 32 (1): 385.

[29] ZHANG X, BAO B, WANG S, et al. Sentinel lymph node biopsy in early stage cervical cancer: a meta-analysis. Cancer Med, 2021, 10 (8): 2590-2600.

[30] TANAKA T, SASAKI S, TSUCHIHASHI H, et al. Which is better for predicting pelvic lymph node metastases in patients with cervical cancer: fluorodeoxyglucose-positron emission tomography/computed tomography or a sentinel node biopsy？ A retrospective observational study. Medicine (Baltimore), 2018, 97 (16): e410.

[31] KIM J H, KIM D Y, SUH D S, et al. The efficacy of sentinel lymph node mapping with indocyanine green in cervical cancer. World J Surg Oncol, 2018, 16 (1): 52.

[32] DOSTALEK L, ZIKAN M, FISCHEROVA D, et al. SLN biopsy in cervical cancer patients with tumors larger than 2cm and 4cm. Gynecol Oncol, 2018, 148 (3): 456-460.

[33] YAHATA H, KOBAYASHI H, SONODA K, et al. Prognostic outcome and complications of sentinel lymph node navigation surgery for early-stage cervical cancer. Int J Clin Oncol, 2018, 23 (6): 1167-1172.

[34] LI C B, HUA K Q. Transvaginal natural orifice transluminal endoscopic surgery (vNOTES) in gynecologic surgeries: a systematic review. Asian J Surg, 2020, 43 (1): 44-51.

[35] NULENS K, BOSTEELS J, DE ROP C, et al. vNOTES hysterectomy for large uteri: a retrospective cohort study of 114 patients. J Minim Invasive Gynecol, 2021, 28 (7): 1351-1356.

[36] HOUSMANS S, NOORI N, KAPURUBANDARA S, et al. Systematic review and meta-analysis on hysterectomy by vaginal natural orifice transluminal endoscopic surgery (vNOTES) compared to laparoscopic hysterectomy for benign indications. J Clin Med, 2020, 9 (12): 3959.

[37] 罗迎春, 于江, 莫洪敏, 等. 经脐与经阴道免气腹单孔腹腔镜妇科手术的临床效果观察. 腹腔镜外科杂志, 2020, 25 (10): 779-782.

[38] LAUTERBACH R, MATANES E, AMIT A, et al. Transvaginal natural orifice transluminal endoscopic (vNOTES) hysterectomy learning curve: feasibility in the hands of skilled gynecologists. Isr Med Assoc J, 2020, 22 (1): 13-16.

[39] 陈琳, 郑莹, 闵玲, 等. vNOTES 与 TU-LESS 行子宫全切除术的临床队列研究. 中华妇产科杂志, 2020, 55 (12): 843-847.

[40] 华克勤, 陈义松, 王晓娟. 经阴道自然腔道内镜手术在妇科手术应用中的难点及策略. 中国实用妇科与产科杂志, 2019, 35 (12): 1311-1315.

[41] SIEGEL R L, MILLER K D, JEMAL A. Cancer statistics, 2019. CA Cancer J Clin, 2019, 69 (1): 7-34.

[42] CIBULA D, PÖTTER R, PLANCHAMP F, et al. The European Society of Gynaecological Oncology/European Society for Radiotherapy and Oncology/European Society of Pathology guidelines for the management of patients with cervical cancer. Radiother Oncol, 2018, 127 (3): 404-416.

[43] 魏丽惠, 赵昀, 谢幸, 等. 妊娠合并子宫颈癌管理的专家共识. 中国妇产科临床杂志, 2018, 19 (2): 190-192.

[44] 霍楚莹, 凌小婷, 林仲秋, 等. 早期子宫颈癌子宫广泛性切除术中膀胱子宫颈韧带切除范围的研究进展. 中华妇产科杂志, 2020, 55 (8): 572-576.

[45] HUAIWU LU. Laparoendoscopic radical trachelectomy and pelvic lymphadenectomy without uterine manipulator. 2021 IGCS annual global meeting.

[46] KOHLER C, HERTEL H, HERRMANN J, et al. Laparoscopic radical hysterectomy with transvaginal closure of vaginal cuff: a multicenter analysis. Int J Gynecol Cancer. 2019, 29 (5): 845-850.

[47] BHATLA N, AOKI D, SHARMA D N, et al. Cancer of the cervix uteri. Int J Gynecol Obstet, 2018, 143 Suppl 2: 22-36.

[48] 谢庆煌, 柳晓春. 经阴道子宫系列手术图谱. 北京: 人民军医出版社, 2007.

[49] ABU-RUSTUM N R, YASHAR C M, BEAN S, et al. NCCN guidelines insights: cervical cancer, version 1. 2020. J Natl Compr Canc Netw, 2020, 18 (6): 660-666.

[50] ZHANG X, BAO B, WANG S, et al. Sentinel lymph node biopsy in early stage cervical cancer: a meta-analysis. Cancer Med, 2021, 10 (8): 2590-2600.

[51] KWON B S, ROH H J, LEE S, et al. Comparison of long-term survival of total abdominal radical hysterectomy and laparoscopy-assisted radical vaginal hysterectomy in patients with early cervical cancer: Korean multicenter, retrospective analysis. Gynecol Oncol, 2020, 159 (3): 642-648.

[52] TORNÉ A, PAHISA J, ORDI J, et al. Oncological results of laparoscopically assisted radical vaginal hysterectomy in early-stage cervical cancer: should we really abandon minimally invasive surgery?. Cancers (Basel), 2021, 13 (4): 846.

[53] WU J, YE T, LV J, et al. Laparoscopic nerve-sparing radical hysterectomy vs laparoscopic Radical hysterectomy in cervical cancer: a systematic review and meta-analysis of clinical Efficacy and bladder dysfunction. J Minim Invasive Gynecol, 2019, 26 (3): 417-426. e6.

[54] LI L, WU M. ASO author reflections: what is the future of nerve-sparing radical hysterectomy?. Ann Surg Oncol, 2019, 26 (Suppl 3): 662-663.

[55] LIU Q, LI P, SUN Y, et al. Effect of laparoscopic nerve-sparing radical hysterectomy on bladder function recovery. J Invest Surg, 2020, 33 (4): 381-386.

[56] SEKIYAMA K, ANDO Y, TAGA A, et al. Laparoscopic technique for step-by-step nerve-sparing Okabayashi radical hysterectomy. Int J Gynecol Cancer, 2020, 30 (2): 276-277.

[57] LI P, DUAN H, WANG J, et al. Neurovascular and lymphatic vessels distribution in uterine ligaments based on a 3D reconstruction of histological study: to determine the optimal plane for nerve-sparing radical hysterectomy. Arch Gynecol Obstet, 2019, 299 (5): 1459-1465.

[58] ZHAO D, LI B, WANG Y, et al. Clinical outcomes in early cervical cancer patients treated with nerve plane-sparing laparoscopic radical hysterectomy. J Minim Invasive Gynecol, 2020, 27 (3): 687-696.

[59] PAEK J, KANG E, LIM P C. Comparative analysis of genitourinary function after type C1 robotic nerve-sparing radical hysterectomy versus type C2 robotic radical hysterectomy. Surg Oncol, 2019, 30: 58-62.

[60] YAMAMOTO A, KAMOI S, IKEDA M, et al. Effectiveness and long-term outcomes of nerve-sparing radical hysterectomy for cervical cancer. J Nippon Med Sch, 2021, 88 (5): 386-397.

[61] DUAN D, LIU B, LI L. Efficacy of laparoscopic nerve-sparing radical hysterectomy in the treatment of early cervical cancer. J BUON, 2020, 25 (2): 743-749.

[62] SOZZI G, PETRILLO M, GALLOTTA V, et al. Laparoscopic laterally extended endopelvic resection procedure for gynecological malignancies. Int J Gynecol Cancer, 2020, 30 (6): 853-859.

[63] PEDONE A L, TURCO L C, BIZZARRI N, et al. How to select early-stage cervical cancer patients still suitable for laparoscopic radical hysterectomy: a propensity-matched study. Ann Surg Oncol, 2020, 27 (6): 1947-1955.

[64] BORIA A F, CABANES M, HERNANDEZ G A, et al. How to develop an appropriate extraperitoneal para-aortic space. Int J Gynecol Cancer, 2019, 29 (6): 1083.

[65] CAPOZZI V A, SOZZI G, MONFARDINI L, et al. Transperitoneal versus extraperitoneal laparoscopic aortic lymph nodal staging for locally advanced cervical cancer: A systematic review and meta-analysis. Eur J Surg Oncol, 2021, 47 (9): 2256-2264.

[66] SAWICKI L M, KIRCHNER J, GRUENEISEN J, et al. Comparison of 18F-FDG PET/MRI and MRI alone for whole-body staging and potential impact on therapeutic management of women with suspected recurrent pelvic cancer: a follow-up study. Eur J Nucl Med Mol Imaging, 2018, 45 (4): 622-629.

[67] STRAUBHAR A M, WOLF J L, ZHOU M, et al. Advanced ovarian cancer and cytoreductive surgery: independent validation of a risk calculator for perioperative adverse events. Gynecol Oncol, 2021, 160 (2):

438-444.

[68] NARASIMHULU D M, KUMAR A, WEAVER A L, et al. Lessguessing, more evidence in identifying patients least fit for cytoreductive surgery in advanced ovarian cancer: a triage algorithm to individualize surgical management. Gynecol Oncol, 2020, 157 (3): 572-577.

[69] KOVACHEV S M, KOVACHEV M S. The role of perioperative ureteral stenting for urologic complications in radical surgery of cervical cancer. Urologia, 2021, 88 (4): 348-354.

[70] 曹泽毅, 乔杰. 中华妇产科学. 4 版. 北京: 人民卫生出版社, 2024.

[71] JACOB G P, VILOS G A, TURKI F. Ureteric injury during gynaecological surgery: lessons from 20 cases in Canada. Facts Views Vis Obgyn, 2020, 12 (1): 31-42.

[72] CADISH L A, RIDGEWAY B M, SHEPHERD J P. Cystoscopy at the time of benign hysterectomy: a decision analysis. Am J Obstet Gynecol, 2019, 220 (4): 369. e1-369. e7.

[73] LUO D Y, SHEN H. Transvaginal repair of apical vesicovaginal fistula: a modified latzko technique-outcomes at a high-volume referral center. Eur Urol, 2019, 76 (1): 84-88.

[74] KIESERMAN-SHMOKLER C, SAMMARCO A G, ENGLISH E M, et al. The latzko: a high-value, versatile vesicovaginal fistula repair. Am J Obstet Gynecol, 2019, 221 (2): 160. e1-160. e4.

[75] 林蓓, 凌斌, 张师前, 等. 妇科恶性肿瘤盆腔淋巴结切除术后淋巴囊肿诊治专家共识 (2020 年版). 中国实用妇科与产科杂志, 2020, 36 (10): 959-964.

[76] TEN H A, TJIONG M Y, ZIJLSTRA I. Treatment of symptomatic postoperative pelvic lymphoceles: a systematic review. Eur J Radiol, 2021, 134: 109459.

[77] TAFUR A, DOUKETIS J.Perioperative management of anticoagulant and antiplatelet therapy.Heart, 2018, 104 (17): 1461-1467.

[78] 中国健康促进基金会血栓与血管专项基金专家委员会. 静脉血栓栓塞症机械预防中国专家共识. 中华医学杂志, 2020 (7): 484-492.

[79] 王丽娟, 彭永排. 妇科肿瘤围手术期处理. 北京: 人民卫生出版社, 2021.

[80] HORNOR M A, DUANE T M, EHLERS A P, et al. American college of surgeons'guidelines for the perioperative management of antithrombotic medication. J Am Coll Surg, 2018, 227 (5): 521-536. e1.

第十五章 子宫肉瘤手术

第一节 子宫肉瘤的术前诊断

子宫肉瘤(uterine sarcoma)发病率较低，临床上较少见，约占女性生殖道恶性肿瘤的1%，约占子宫体恶性肿瘤的3%~7%。目前病因尚不明确，长期服用他莫昔芬发病风险增加3倍，或继发于其他部位肿瘤放疗后。子宫肉瘤来源于子宫间质、结缔组织或平滑肌，也可继发于子宫平滑肌瘤，具有多种组织学形态和生物学活性，恶性程度较高，由于发病率较低，无法进行前瞻性试验，目前仍缺乏最佳治疗方案和不良预后因素的共识。

一、临床表现

(一) 症状

1. **异常阴道出血** 异常阴道流血是子宫肉瘤最常见的症状，出血量无规律。

2. **腹部肿块** 下腹肿块迅速增大。

3. **盆腹部疼痛** 肉瘤生长速度快、瘤内出血坏死或肿瘤侵犯子宫浆膜层导致破裂出血均可出现盆腹部疼痛。

4. **压迫症状** 肿瘤较大可压迫周围脏器，导致尿频、尿急、排便困难等症状。

5. **其他** 晚期可出现肿瘤恶病质症状。如发生转移，则合并转移部位的相关症状，如肺转移可出现咯血等症状。

(二) 体征

子宫肉瘤无特异性体征，可在妇科检查时发现子宫增大，外形不规则，有时可在宫颈口看到肿瘤脱出子宫颈，脱出的肿物触血阳性。晚期子宫肉瘤子宫固定，活动度差。

二、诊断

子宫肉瘤的临床表现与子宫肌瘤及其他恶性肿瘤相似，术前诊断较困难。对围绝经期女性及幼女的异常阴道流血或宫颈赘生物、短期内明显增大的子宫平滑肌瘤伴疼痛应充分考虑是否为肉瘤。确诊依据为组织病理学检查。

2020年美国国家综合癌症网络(National Comprehensive Cancer Network，NCCN)子宫肿瘤指南首次提出肉瘤的分子分析原则，可根据组织学特征、相关的分子标记及确诊试验来确诊不同病理类型的子宫肉瘤。

三、病理类型

子宫肉瘤来源于间叶组织，具有多种组织学形态和生物学活性，其病理学类型与治疗方案的选择和预后密切相关，主要包括以下几种类型。

1. **子宫平滑肌肉瘤**(uterine leiomyosarcoma，uLMS) 最常见。

2. 子宫内膜间质肉瘤(endometrial stromal sarcoma,ESS) 分三类:低级别子宫内膜间质肉瘤、高级别子宫内膜间质肉瘤和未分化子宫肉瘤。

3. 子宫癌肉瘤(uterine carcinosarcoma)

4. 其他罕见的类型 子宫腺肉瘤(uterine adenosarcoma)、子宫血管周上皮样细胞肿瘤(urterine perivascular epithelioid cell tumor,urterine PEComa)以及横纹肌肉瘤(rhabdomyosarcoma)等。

四、手术病理分期

子宫肉瘤采用国际妇产科联盟(International Federation of Gynecology and Obstetrics,FIGO)2009 年、2015 年修订的分期标准(表 15-1、表 15-2)。

表 15-1 子宫平滑肌肉瘤和子宫内膜间质肉瘤的 FIGO 分期标准(2009 年)

分期	标准
Ⅰ	肿瘤局限于子宫
ⅠA	≤5cm
ⅠB	>5cm
Ⅱ	肿瘤超出子宫但局限于盆腔
ⅡA	侵犯附件
ⅡB	侵犯其他盆腔组织
Ⅲ	肿瘤侵犯腹腔组织(并非仅凸向腹腔)
ⅢA	1 个部位
ⅢB	2 个或以上部位
ⅢC	转移至盆腔和/或腹主动脉旁淋巴结
Ⅳ	肿瘤侵犯膀胱和/或直肠,和/或远处转移
ⅣA	肿瘤侵犯膀胱和/或直肠
ⅣB	远处转移

表 15-2 子宫腺肉瘤的 FIGO 分期标准(2015 年)

分期	标准
Ⅰ	肿瘤局限于子宫
ⅠA	肿瘤局限于子宫内膜/颈管内膜,未侵及肌层
ⅠB	肌层侵犯≤1/2
ⅠC	肌层侵犯>1/2
Ⅱ	肿瘤超出子宫但局限于盆腔
ⅡA	侵犯附件
ⅡB	侵犯其他盆腔组织
Ⅲ	肿瘤侵犯腹腔组织(并非仅凸向腹腔)
ⅢA	1 个部位
ⅢB	2 个或以上部位
ⅢC	转移至盆腔和/或腹主动脉旁淋巴结
Ⅳ	肿瘤侵犯膀胱和/或直肠,和/或远处转移
ⅣA	肿瘤侵犯膀胱和/或直肠
ⅣB	远处转移

病理类型与临床治疗的关系见表 15-3。

表 15-3 病理类型与临床治疗的关系

病理类型	初始治疗	辅助治疗	预后
子宫平滑肌肉瘤	全子宫切除术,累及子宫外减瘤术 早期月经期可保留卵巢 非必要切除淋巴结	放疗可控制局部复发。晚期或复发可用阿霉素或多西他赛、吉西他滨化疗。曲贝替定有效	5 年生存率约 40%(Ⅰ期 76%,Ⅱ期 60%,Ⅲ期 45%,Ⅳ期 29%)。复发率为 53%~71%。
子宫内膜间质肉瘤			
低级别	全子宫+双附件切除术 可以不切除淋巴结	放射治疗、孕激素、芳香化酶抑制剂	好,Ⅰ期 5 年生存率为 90%
高级别	全子宫+双附件切除术	激素治疗无效加放化疗	差
未分化	全子宫+双附件切除术	放射治疗+化学治疗	很差,生存期<2 年
腺肉瘤	全子宫+双附件切除术	不需要	较好
癌肉瘤	早期:全子宫+双附件切除术+盆腔淋巴结切除术 ± 大网膜切除术 晚期:减瘤术	化学治疗、放射治疗仅能控制盆腔病灶	差,5 年生存率为 30%

(娄阁 杨畅)

壁组织，分别钳夹、离断并用4号丝线缝扎两侧膀胱宫颈韧带（图15-3~图15-5）。

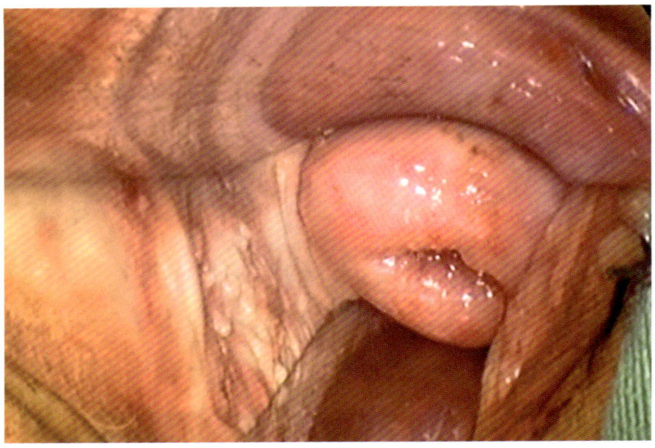

▲ 图15-3　暴露宫颈

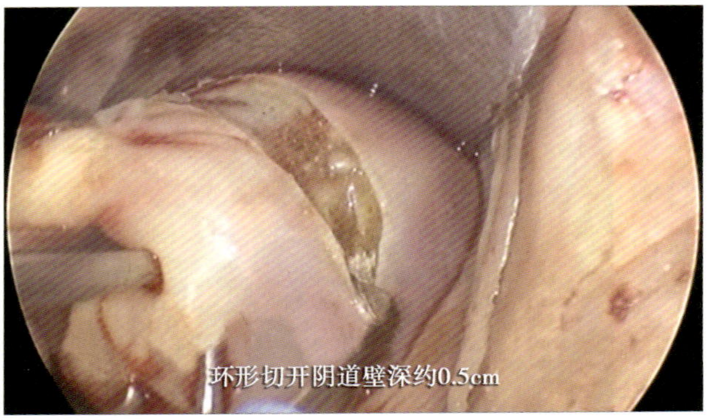

▲ 图15-4　切开阴道黏膜全层

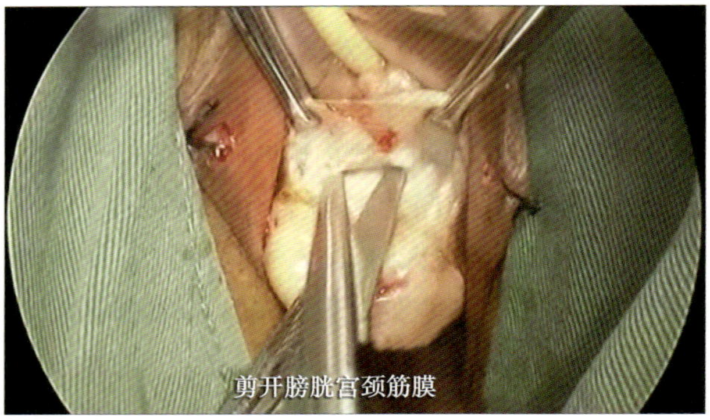

▲ 图15-5　切开深度至宫颈筋膜

（3）分离子宫膀胱间隙，打开子宫前腹膜反折：用Allis钳提起阴道前壁黏膜切缘，将弯组织剪刀尖端紧贴宫颈筋膜向上推进撑开分离子宫膀胱间隙，示指上推膀胱至腹膜反折，用手触摸腹膜反折有柔滑感，剪开子宫膀胱腹膜反折，手指向两侧扩大，用4号丝线缝合阴道切缘与腹膜，留线牵引腹膜。切开阴道后壁黏膜，打开子宫直肠腹膜反折向上牵拉宫颈，距宫颈外口约2.5cm处横行切开阴道后壁黏膜全层，并与宫颈前壁切口贯通，Allis钳提起阴道后壁黏膜切缘，示指紧贴宫颈钝性分离扩大子宫直肠间隙，剪开腹膜反折，用4号丝线缝合腹膜及阴道后壁切缘正中，一针牵引腹膜（图15-6~图15-8）。

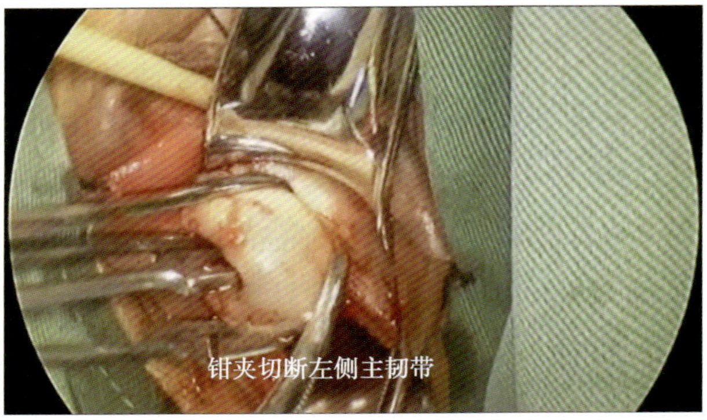

▲ 图15-6　分离子宫膀胱间隙

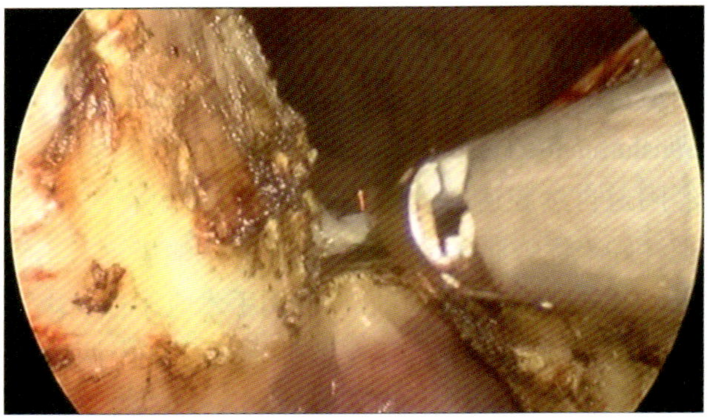

▲ 图15-7　钳夹、断离、缝扎两侧膀胱宫颈韧带

4. 筋膜外全子宫切除加或不加附件切除　手术步骤包括进入腹腔内探查盆腹腔、圆韧带的凝固与切除、打开阔韧带前后叶、识别输尿管、凝固和切除卵巢血管或子宫卵巢韧带、处理子宫骶韧带、主韧带和切除病灶子宫。具体详见腹腔镜下筋膜外全子宫切除加或不加附件切除。手术完成后的检查与冲洗。

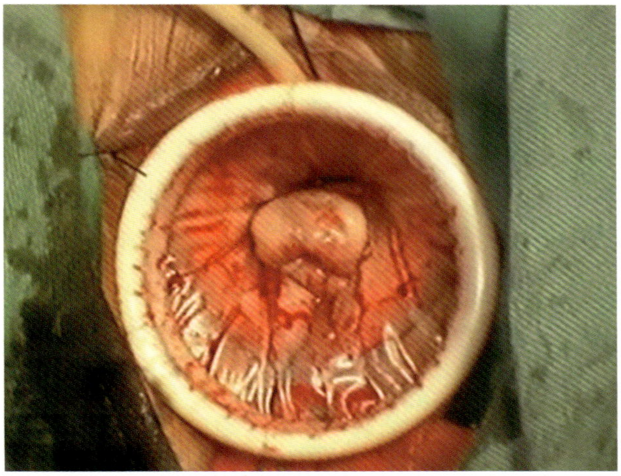

▲ 图 15-8　打开子宫前腹膜反折

5. 经阴道手术完成后取出 port（图 15-9），缝合阴道前穹窿切口，后续用丝线缝合腹膜与阴道前壁（图 15-10~ 图 15-12），术毕。

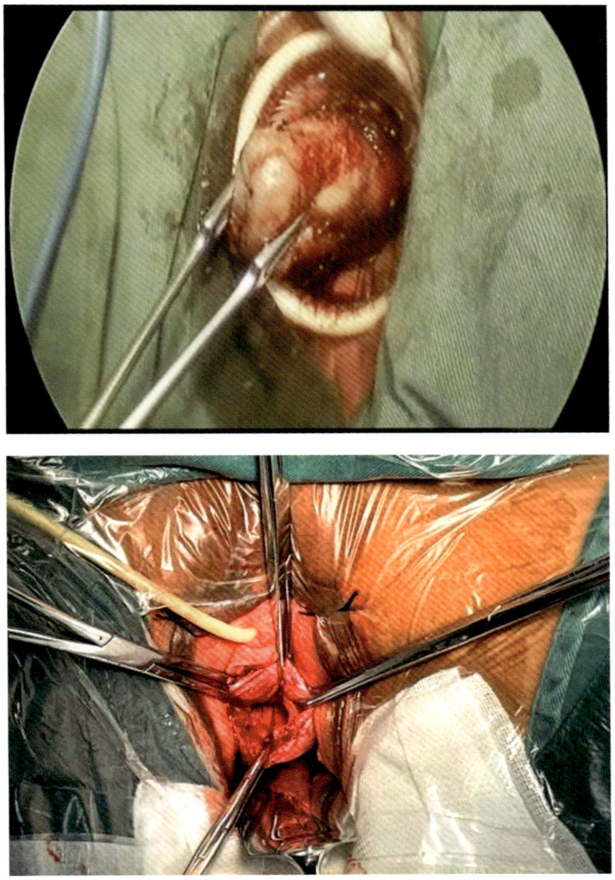

▲ 图 15-9　手术完成后取出 port

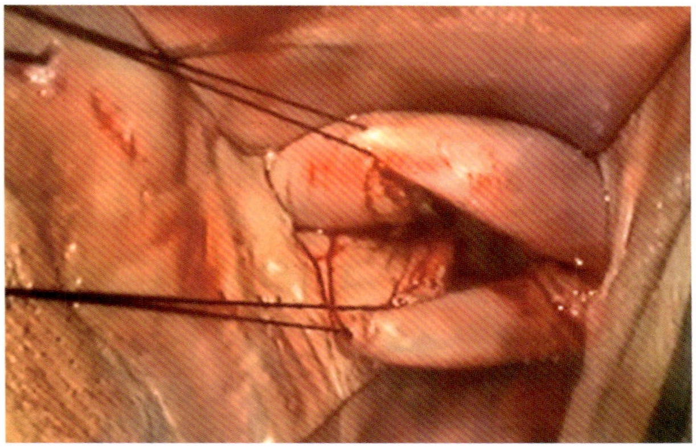

▲ 图 15-10　缝合阴道前穹窿切口

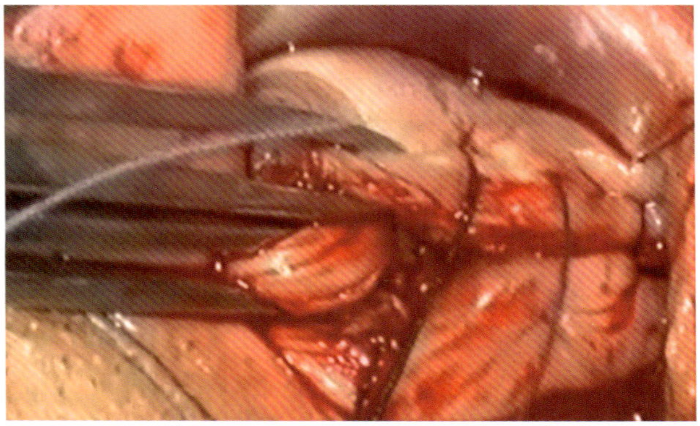

▲ 图 15-11　丝线缝合腹膜

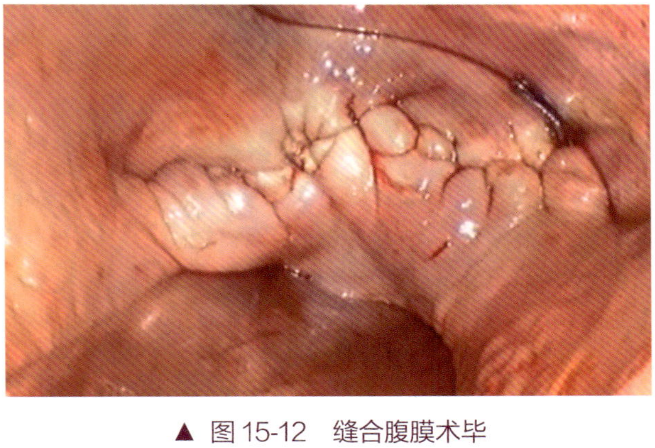

▲ 图 15-12　缝合腹膜术毕

6. 经阴道免气腹下筋膜外全子宫切除术见视频 15-1。

视频 15-1　经阴道免气腹下筋膜外全子宫切除术

二、腹腔镜下筋膜外全子宫切除加或不加附件切除，加或不加盆腔淋巴结切除

腹腔镜下筋膜外全子宫切除术几乎没有禁忌证，但应用于子宫肉瘤需完整切除子宫，应充分评估以下方面：阴道条件是否满足（如截石位限制、阴道狭窄等）；子宫大小（充分评估子宫能否从阴道完整取出）；提示严重盆腔疾病的潜在、严重的宫外危险因素（如子宫内膜异位症、附件粘连等）。

1. **常规操作**　取膀胱截石位，消毒铺单，选下腹部四孔法充气、穿刺套管，置镜。建立气腹后取头低脚高位，使肠管上移，有利于充分暴露子宫及双附件，在建立气腹的同时放置举宫器。

2. **常规探查盆腹腔**　了解子宫大小、位置、与周围脏器关系，是否存在子宫外病灶及大网膜种植等。

3. **处理圆韧带和卵巢固有韧带**　举宫器向操作对侧推举子宫，靠近子宫角处用腹腔镜左弯分离钳牵拉展开圆韧带，在2cm处用双极电凝，并用超声刀切断圆韧带，切断圆韧带后，距子宫角约1cm处凝固切断卵巢固有韧带，剪开阔韧带前叶，用超声刀向侧方平行于骨盆漏斗韧带凝切（图15-13）。

4. **下推膀胱**　自圆韧带断端向子宫颈方向切割阔韧带至膀胱子宫腹膜交界处，抓钳夹膀胱子宫腹膜反折，向腹壁方向牵拉，同时举宫杯向头端牵拉子宫，下推膀胱（图15-14）。

5. **处理子宫血管、主韧带和子宫骶韧带**　打开阔韧带后叶，分离结缔组织，暴露子宫动脉，双极电凝阻断子宫动脉，然后用超声刀凝切子宫动脉。用举宫器向头端腹壁牵拉子宫，游离直肠子宫陷凹，下推直肠，超声刀切断主韧带和子宫骶韧带（图15-15~图15-17）。

6. **打开穹窿、切除子宫**　单极电钩环切阴道穹窿，如遇到阴道动脉分支活动性出血用双极电凝止血。在子宫即将离断前将子宫放入取物袋中，离断子宫后封闭取物袋口，将其与举宫杯一起从阴道取出，避免肿瘤经阴道播散（图15-18、图15-19）。

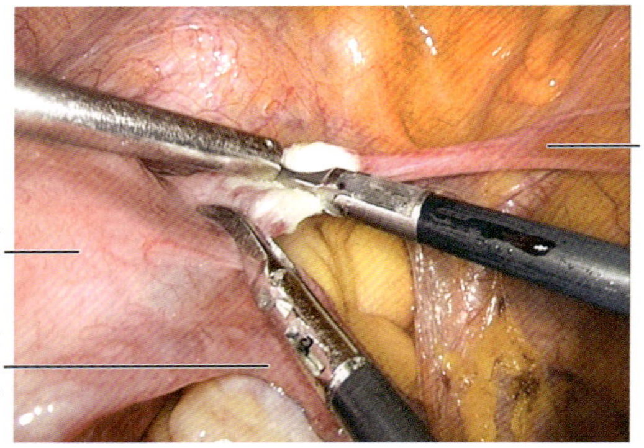

▲ 图15-13　电凝切段圆韧带

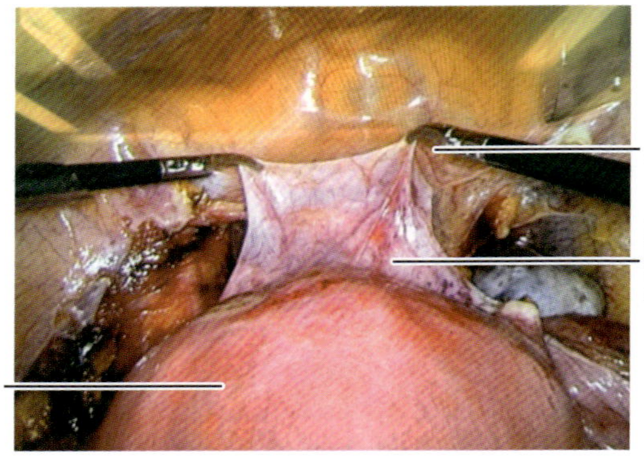

▲ 图15-14　钳夹膀胱子宫腹膜反折

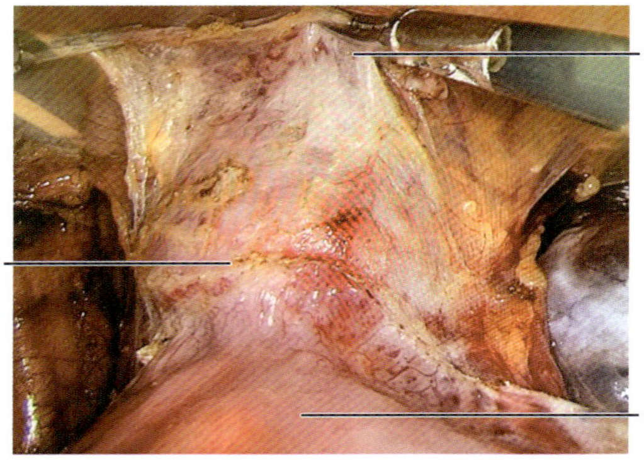

▲ 图15-15　下推膀胱

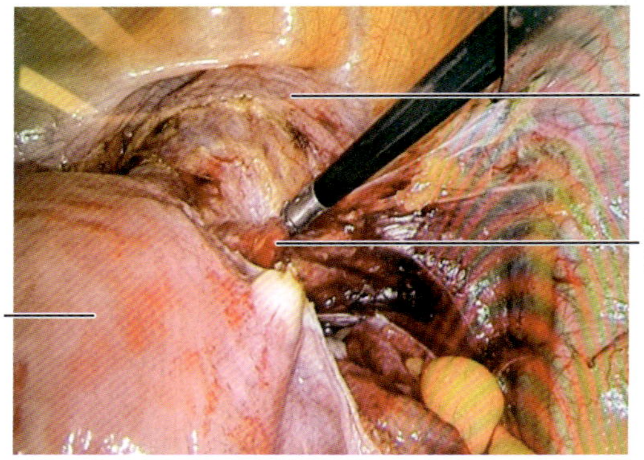

▲ 图15-16　双极电凝阻断子宫动脉

7. 双附件切除　在腰大肌表面打开侧腹膜，暴露和游离卵巢动静脉，确定尿管走行，血管夹双重夹闭卵巢动静脉，超声刀凝切卵巢血管及韧带（图 15-20）。

8. 盆腔淋巴结切除　左弯分离钳提起髂外血管表面的血管鞘，超声刀沿髂外动脉切开血管鞘至

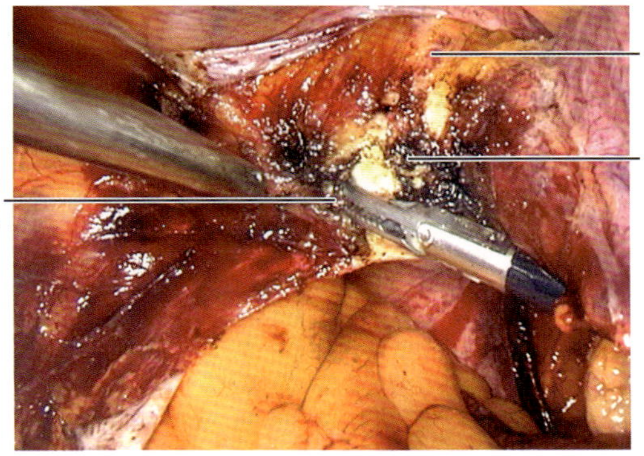

▲ 图 15-17　双极电凝切断主韧带

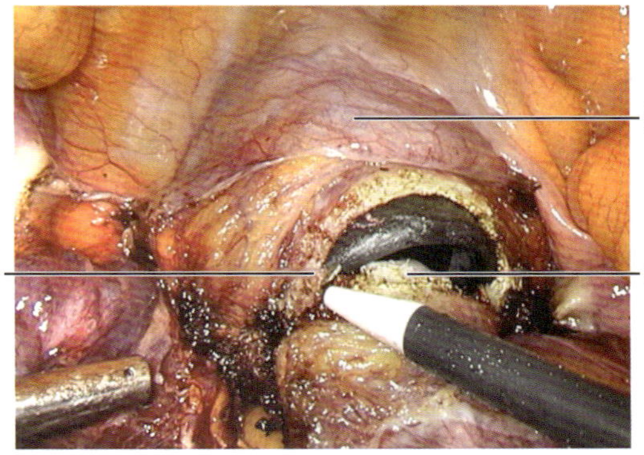

▲ 图 15-18　切开阴道穹窿

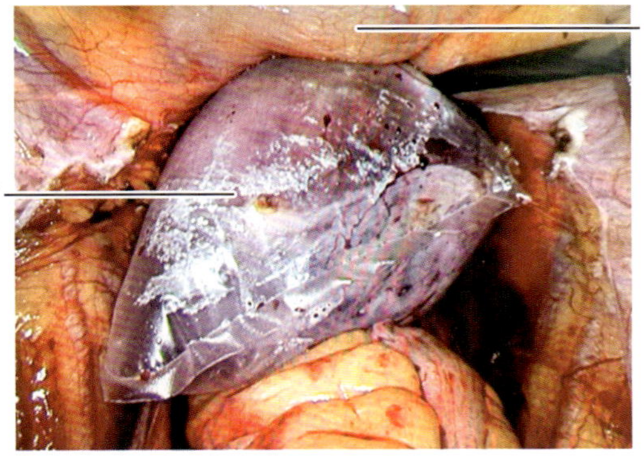

▲ 图 15-19　将子宫放入取物袋中取出

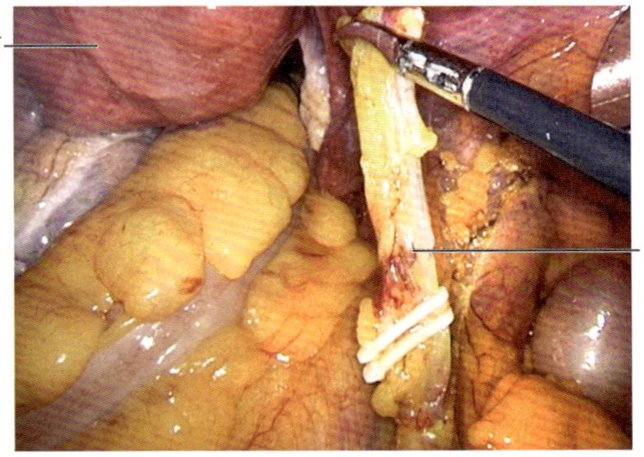

▲ 图 15-20　血管夹双重夹闭卵巢动静脉

腹股沟深淋巴结处，再用超声刀凝切髂外动静脉鞘组织及周围的淋巴组织，游离到近髂总血管分叉处，注意此处有一支营养腰大肌的血管从髂外动脉分出，用双极凝固血管后用超声刀凝切。在腰大肌表面有生殖股神经，术中误伤该神经会导致患者大腿内侧皮肤的感觉障碍及性功能障碍。推开髂内动脉，暴露闭孔窝，游离闭孔血管和神经，双极电凝后用超声刀凝切闭孔血管，注意保护闭孔神经，完整切除闭孔淋巴组织，如损伤闭孔神经，会导致下肢外旋外展障碍（图 15-21～图 15-25）。

9. 大网膜切除　分离粘连，恢复盆腹腔脏器的正常解剖位置，向下牵引横结肠，使胃横结肠间系膜紧张，超声刀沿横结肠与大网膜连接处切开网膜，从结肠中间向右切至结肠肝曲，左侧切至脾下极和结肠脾曲处。裸化分离胃网膜血管，沿胃大弯胃血管弓下切除胃网膜囊（图 15-26、图 15-27）。

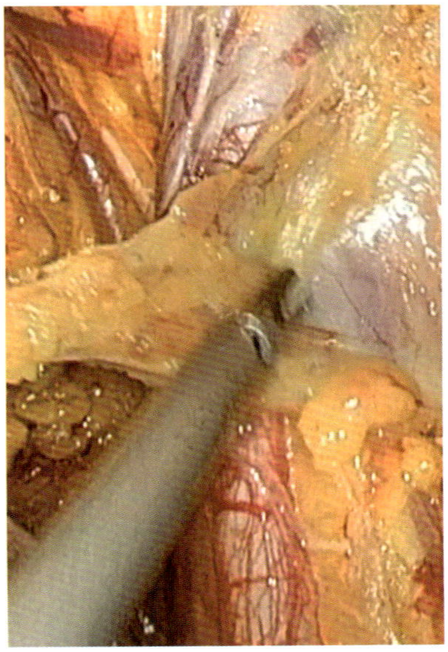
▲ 图 15-21　切除髂外动脉旁淋巴结

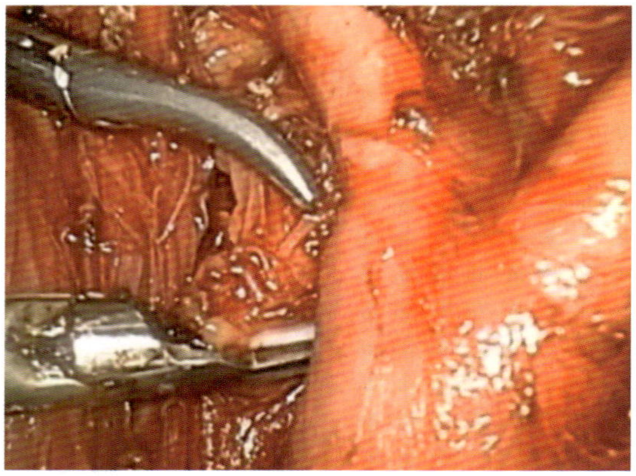

▲ 图 15-22 切除髂总血管旁淋巴结

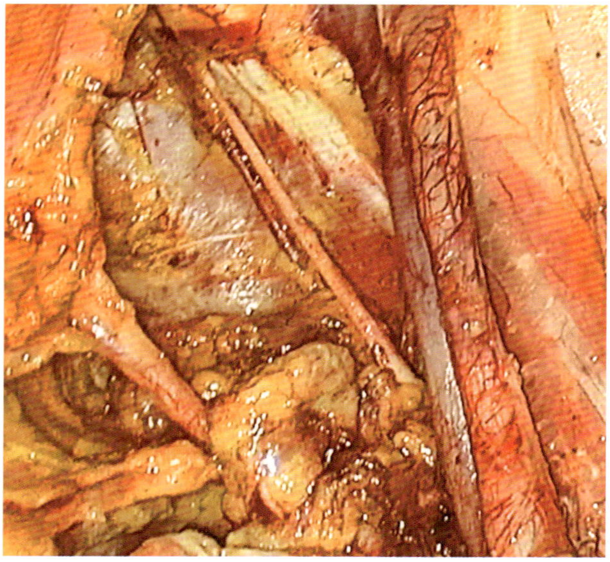

▲ 图 15-23 清扫闭孔神经下方淋巴结

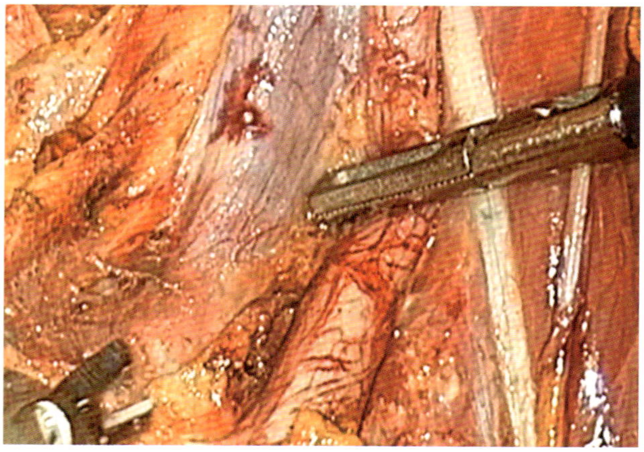

▲ 图 15-24 清扫髂外动静脉淋巴结

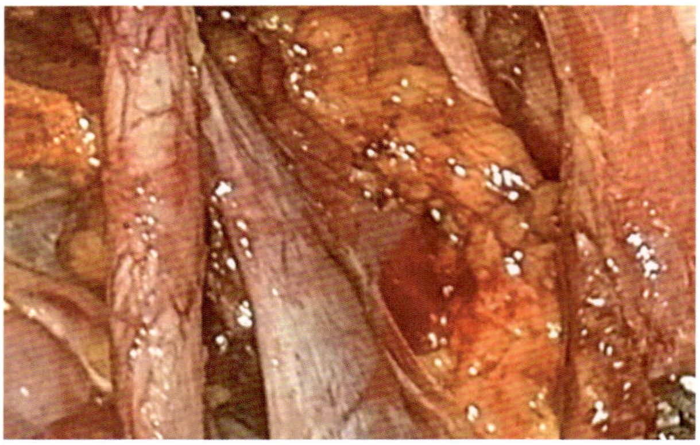

▲ 图 15-25 清扫髂内动静脉淋巴结

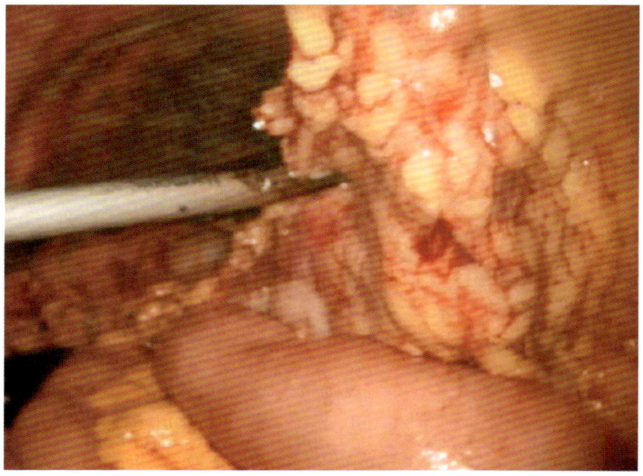

▲ 图 15-26 大网膜切除

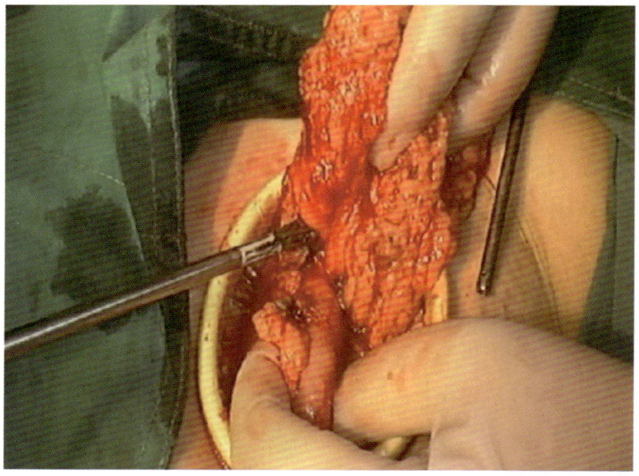

▲ 图 15-27 将切除的大网膜经脐切口取出

10. 阴道缝合 切除的子宫可经阴道取出，再重新置入纱布以防气体漏出，在镜下间断缝合阴道断端及腹膜反折。也可经阴道缝合阴道断端（图 15-28）。

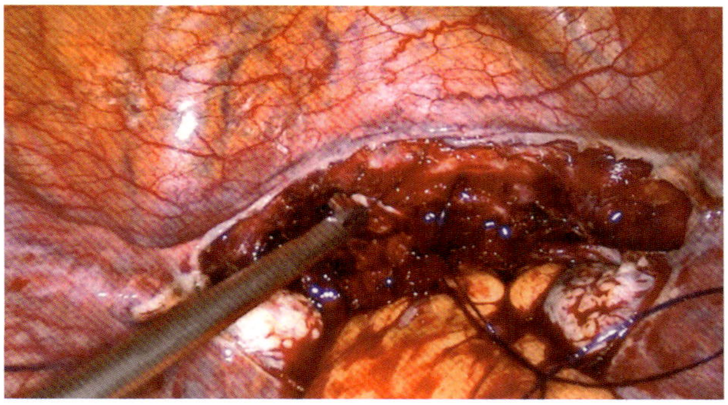

▲ 图 15-28　缝合阴道残端

11. 经脐腹腔镜下筋膜外全子宫切除术见视频 15-2。

视频 15-2　经脐腹腔镜下筋膜外全子宫切除术

三、晚期子宫肉瘤的减灭术

由于远处转移，晚期子宫肉瘤患者常常出现相应的压迫器官、侵犯器官的临床表现，如肠道和泌尿系统等梗阻、疼痛等。晚期子宫肉瘤减灭术的目的在不同临床表现的患者中有所不同，如切除远处转移病灶、解决梗阻、疼痛、出血等。术前需要多学科会诊，对患者的手术指征、安全性、可行性、预后进行全面评估（图 15-29、图 15-30）。

根据晚期子宫肉瘤的减灭术的目的，手术方法及步骤与晚期卵巢癌减灭术基本相同。术前检查如果发现有肾积水和输尿管受压迫的影像学表现，

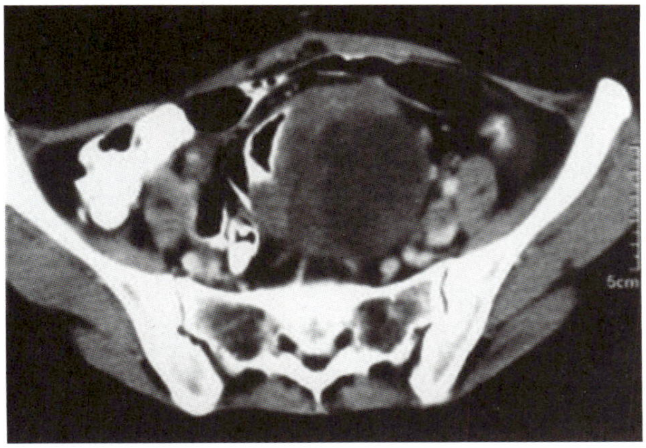

▲ 图 15-29　CT 提示子宫肉瘤与肠管的关系

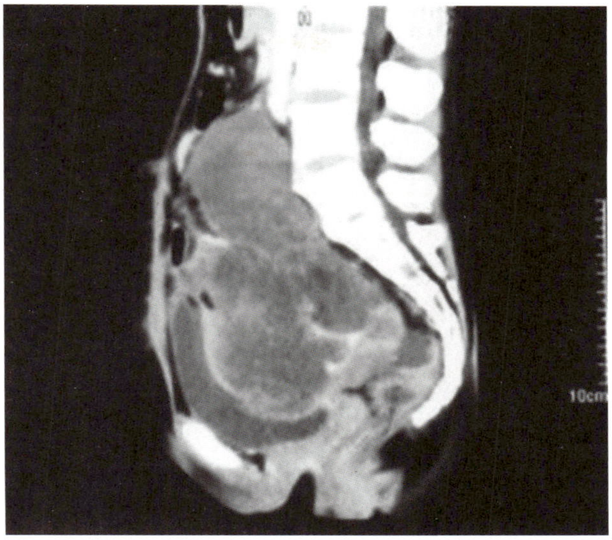

▲ 图 15-30　CT 提示子宫肉瘤与膀胱的关系

应该邀请泌尿外科医生会诊处理输尿管梗阻，如有可能，应该行膀胱镜、输尿管镜检查，输尿管内留置双 J 管。以开腹手术为例，步骤如下：

1. 取下腹正中切口，逐层开腹，进入腹腔，全面探查盆腹腔，对膈肌、肝、胃、肠管、脾脏、网膜、腹膜、盆腔进行探查（图 15-31）。

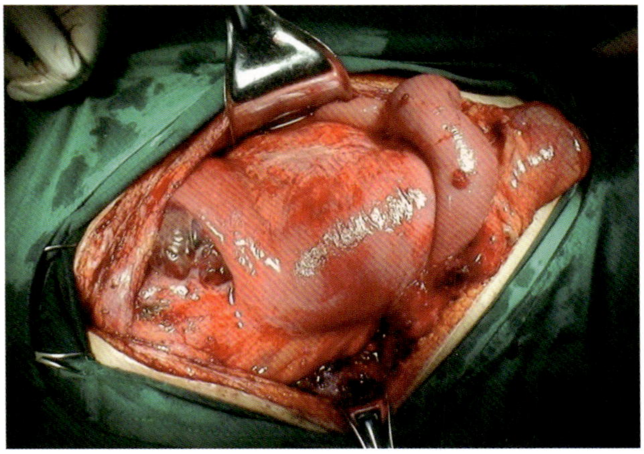

▲ 图 15-31　术中所见提示肿瘤破裂，侵犯肠管 1

2. 对子宫肉瘤的原发子宫病灶和转移病灶进行评估，最好能将转移病灶和子宫一并切除。

（1）膈肌和肝病灶的切除，需要胸外科、肝胆外科上台手术，有时术中需要对肝脏内的转移病灶进行高能聚焦消融治疗。

（2）大网膜切除、肠管的部分切除和肠吻合术、肠造瘘术、肠修补术，对于转移到肠表面、腹膜表面的肿瘤，可以剔除或电灼伤（图 15-32~ 图 15-35）。

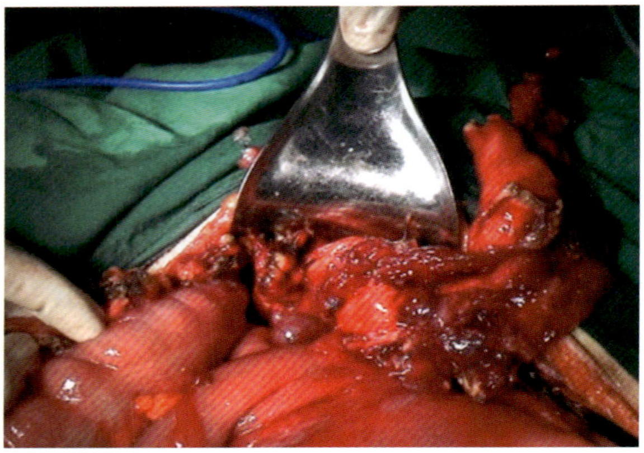

▲ 图 15-32　术中所见提示肿瘤破裂，侵犯肠管 2

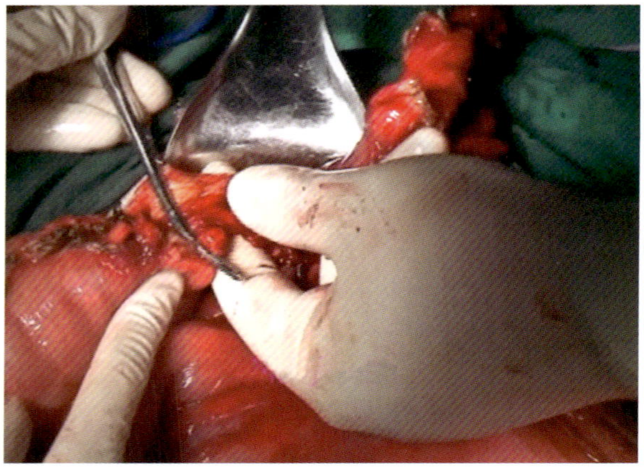

▲ 图 15-33　大网膜切除

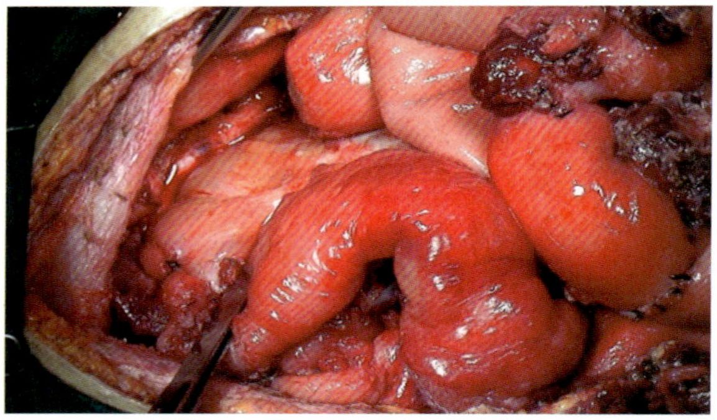

▲ 图 15-34　肿瘤侵犯肠管和小肠修补

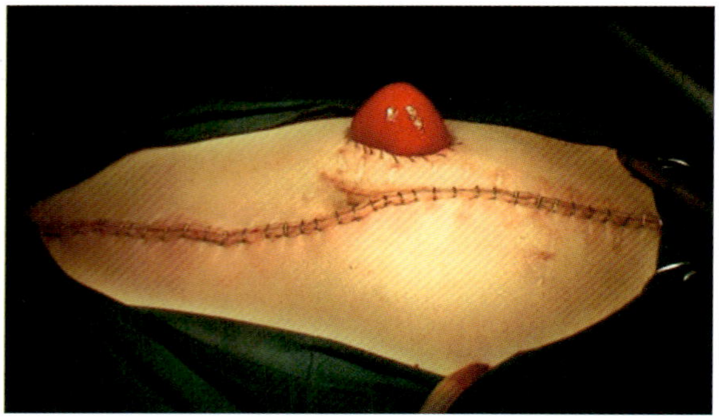

▲ 图 15-35　术中小肠造瘘

(3) 原发在子宫的病灶突出、破溃后，常常侵犯双侧附件、肠管、盆腹壁，造成子宫增大和固定，使切子宫造成困难，更为严重时，只能剜出生鱼肉状等的肿瘤组织（犹如囊内剜出肿瘤），达到减少肿瘤容量的目的（图 15-36~ 图 15-38）。

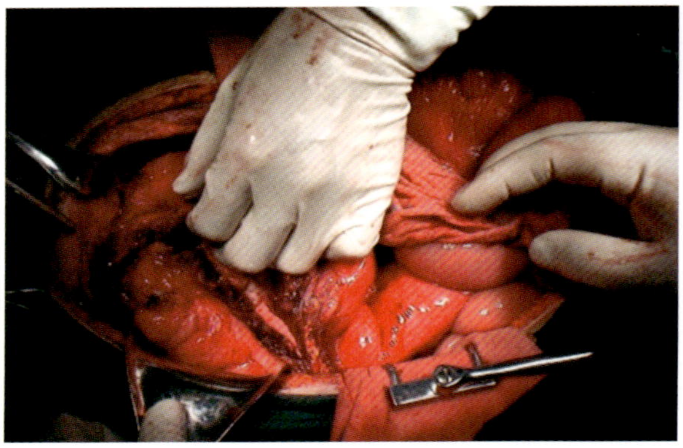

▲ 图 15-36　剜出子宫内的肿瘤

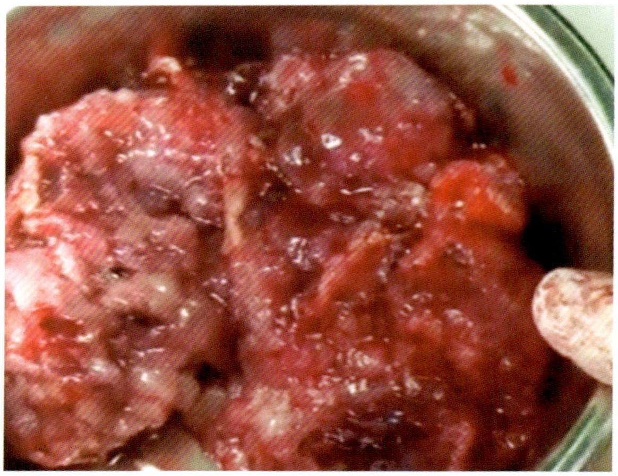

▲ 图 15-37　剜出的子宫肉瘤组织

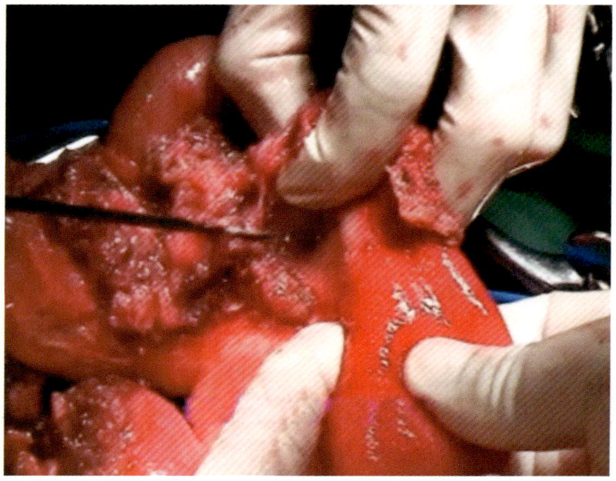

▲ 图 15-38　切除肠管表面的转移肿瘤

3. 晚期子宫肉瘤减灭术见视频 15-3。

视频 15-3　晚期子宫肉瘤减灭术

四、注意事项

在行筋膜外全子宫切除时，如果遇到盆腹腔严重粘连，或者病理情况导致的正常解剖结构改变，处理子宫各韧带前应辨认并分离输尿管；对于盆腔淋巴结清扫术，应防止血管损伤，遇到血管分支时应预先凝固，避免过度牵拉，在切除闭孔淋巴结时，应辨认清楚闭孔淋巴结的走行，再完整切除闭孔淋巴结，同时要注意防止对周围及邻近脏器的损伤；对于大网膜的切除，应熟练掌握局部解剖，网膜相关邻近脏器较多，如结肠、胰腺、脾脏等，在手术时应小心以避免这些器官损伤。

晚期子宫肉瘤减灭术：①术前评估非常重要，最好通过刮宫得到子宫病灶的病理结果，需要多学科会诊，对患者相关的系统进行全面检查，对手术指征、安全性、可行性、预后进行全面评估；②术前还要把病情同患者和家属充分交流沟通，达到诊治意见的一致性；③术前纠正贫血、术中备有足够的浓缩红细胞和血浆；④术前、术后要对血栓进行评估和采取相应的处理措施；⑤术中动作轻柔，减少正常器官的损伤，特别是肠管和膀胱等，一旦发现损伤，及时修补处理。

（娄阁　杨畅　罗迎春）

第四节　子宫肉瘤鉴别诊断与处理、手术并发症处理及防治

一、腹腔镜下子宫肉瘤与子宫肌瘤鉴别诊断与处理

目前腹腔镜手术在妇科广泛应用，子宫肉瘤的患者术前常因诊断为子宫平滑肌瘤而行子宫肌瘤切除术、子宫次全切除术或全子宫切除术，前两者术中常应用旋切器粉碎肿瘤，一旦术后病理确诊为子宫肉瘤，常导致肿瘤在盆腹腔中种植播散。尽管子宫肉瘤发生率低，但在腹腔镜手术普遍开展的情况下，需提高子宫肉瘤术前诊断的准确性。

腹腔镜术中发现肌瘤质地软、脆，甚至呈鱼肉状，高度怀疑恶性，应按照恶性肿瘤处理，按照无瘤原则进行操作，完整切除子宫后，装入取物袋中，封闭取物袋从阴道完整取出，进行快速冰冻病理检查，根据病理检查结果、患者生育要求决定是否继续手术及手术范围；术中怀疑内膜可疑病变送病理检查，确诊子宫肉瘤，根据病理类型和患者生育要求决定手术范围。

二、子宫肉瘤手术并发症处理及防治

1. 术中并发症及防治　术中常见并发症包括输尿管和膀胱损伤。术中发现膀胱损伤，可在腹腔镜下进行膀胱修补，留置尿管 2 周后拔出；术中发现输尿管损伤，可术中置入双 J 管后进行输尿管吻合，术后 3 个月方可取出双 J 管。

2. 术后并发症及防治　术后并发症主要包括电损伤导致的膀胱和输尿管瘘，常在术后 1~2 周发生。发现膀胱瘘者，应延长留置尿管时间，并择期进行修补；发现输尿管瘘，则应尽早手术修补并置入双 J 管。对于进行淋巴结清扫的患者，淋巴潴留囊肿也常有发生，较大的淋巴潴留囊肿可在超

声引导下进行介入治疗，吸出囊液、解除压迫、闭合囊腔；合并感染者，应给予抗生素治疗；对于直径较小的无症状淋巴潴留囊肿，一般无须治疗，定期随访观察，必要时可给予中药（大黄、芒硝）外敷治疗。

（娄阁　杨畅）

参考文献

[1] MBATANI N, OLAWAIYE A B, PRAT J. Uterine sarcomas. Int J Gynaecol Obstet, 2018, 143 Suppl 2: 51-58.

[2] D'ANGELO E, PRAT J. Uterine sarcomas: a review. Gynecol Oncol, 2010, 116 (1): 131-139.

[3] HENSLEY M L, BARRETTE B A, BAUMANN K, et al. Gynecologic Cancer InterGroup (GCIG) consensus review: uterine and ovarian leiomyosarcomas. Int J Gynecol Cancer, 2014, 24 (9 Suppl 3): S61-66.

[4] AMANT F, FLOQUET A, FRIEDLANDER M, et al. Gynecologic Cancer InterGroup (GCIG) consensus review for endometrial stromal sarcoma. Int J Gynecol Cancer, 2014, 24 (9 Suppl 3): S67-72.

[5] PAUTIER P, NAM E J, PROVENCHER D M, et al. Gynecologic Cancer InterGroup (GCIG) consensus review for high-grade undifferentiated sarcomas of the uterus. Int J Gynecol Cancer, 2014, 24 (9 Suppl 3): S73-77.

[6] 中国抗癌协会妇科肿瘤专业委员会. 子宫肉瘤诊断与治疗指南 (2021 年版). 中国癌症杂志, 2021, 31 (6): 513-519.

[7] FERRANDINA G, ARISTEI C, BIONDETTI P R, et al. Italian consensus conference on management of uterine sarcomas on behalf of S. I. G. O.(Societa'italiana di Ginecologia E Ostetricia). Eur J Cancer, 2020, 139: 149-168.

[8] MEINING A, FEUSSNER H, SWAIN P, et al. Natural-orifice transluminal endoscopic surgery (NOTES) in Europe: summary of the working group reports of the Euro-NOTES meeting 2010. Endoscopy, 2011, 43 (2): 140-143.

[9] TYSON M D, HUMPHREYS M R. Urological applications of natural orifice transluminal endoscopic surgery (NOTES). Nat Rev Urol, 2014, 11 (6): 324-332.

[10] 梁志清. 妇科肿瘤腹腔镜手术学. 北京: 人民军医出版社, 2012.

第十六章 子宫内膜癌手术

第一节　子宫内膜癌术前诊断

一、临床表现

（一）症状

约5%的子宫内膜癌患者在诊断时没有任何症状，绝大多数患者以阴道异常出血或排液为主要症状。

1. 阴道异常出血　主要表现为绝经后阴道异常出血，量一般不多。未绝经的患者则表现为月经异常，如经量增多、经期延长、月经紊乱。一些子宫内膜良性病变也会表现为以上症状，如子宫内膜息肉等。

2. 阴道排液　为血性液体或浆液性分泌物，合并感染可有脓血性分泌物、恶臭。

3. 腹痛或其他　若癌肿堵塞宫颈内口，可引起宫腔积脓，引起下腹胀痛、痉挛样疼痛。肿瘤压迫神经可引起腰骶部疼痛。也可有下肢肿痛、静脉血栓形成，晚期出现贫血、消瘦、恶病质等相应症状。

（二）体征

早期：妇科查体无异常，合并子宫肌瘤时子宫增大。晚期：可触及子宫增大、附件肿物，合并宫腔积脓时有明显压痛，宫颈管内偶有癌组织脱出，触之易出血，癌灶浸润时，子宫固定或宫旁增厚或扪及癌结节，也可触及阴道病灶。

妇科查体可排除阴道、宫颈病变、妇科炎症等引起的出血、排液。全身检查时注意有无贫血、淋巴结肿大、静脉血栓形成，及有无肥胖、高血压、糖尿病等其他相关危险因素的体征。

二、病理分类

2020年世界卫生组织（World Health Organization，WHO）对子宫内膜癌病理学类型进行了修订（第5版），子宫内膜癌的病理类型依然延续第4版WHO分类，增加了中肾管腺癌及中肾样腺癌两种少见的类型，并将子宫内膜神经内分泌癌归入女性生殖系统神经内分泌肿瘤。第5版分类还整合了子宫内膜癌的分子分型（即组织学分类＋分子分型）替代了原先的以形态学为基础的组织学分类。

（一）2020年第5版WHO组织学分类

1. 子宫内膜样癌（endometrioid carcinoma）非特指型（non otherwise specified，NOS）　POLE超突变型内膜样癌（POLE-ultramutated endometrioid carcinoma）、错配修复缺陷型内膜样癌（mismatch repair-deficient endometrioid carcinoma）、p53突变型内膜样癌（p53-mutated endometrioid carcinoma）、无特异性分子特征的内膜样癌（no specific molecular profile endometrioid carcinoma）。

续表

期别	肿瘤范围
Ⅲ期	肿瘤局部或区域扩散
ⅢA 期	肿瘤累及子宫浆膜层和/或附件
ⅢA1 期	扩散到卵巢或输卵管，符合ⅠA3 期标准除外
ⅢA2 期	肿瘤侵犯子宫浆膜层或通过子宫浆膜层向外扩散
ⅢB 期	肿瘤转移或直接蔓延到阴道和/或宫旁，或转移盆腔腹膜
ⅢB1 期	肿瘤转移或直接蔓延到阴道和/或宫旁
ⅢB2 期	肿瘤转移到盆腔腹膜
ⅢC 期	肿瘤转移到盆腔和/或腹主动脉淋巴结
ⅢC1 期	转移至盆腔淋巴结
ⅢC1i 期	微转移（淋巴结直径为 0.2~2.0mm）
ⅢC1ii 期	大转移（淋巴结直径>2.0mm）
ⅢC2 期	转移至腹主动脉旁淋巴结，有或无盆腔淋巴结转移
ⅢC2i 期	微转移（淋巴结直径为 0.2~2.0mm）
ⅢC2ii 期	大转移（淋巴结直径>2.0mm）
Ⅳ期	肿瘤侵犯膀胱和/或直肠黏膜和/或远处转移
ⅣA 期	肿瘤侵犯膀胱和/或直肠黏膜，或同时存在
ⅣB 期	肿瘤转移至腹腔/盆腔外腹腔内腹膜转移
ⅣC 期	远处转移，包括腹股沟淋巴结、肺、肝或骨转移

（二）分型

1. 传统分型　根据 Bokhman 于 1983 年提出的 Bokhman 分型，临床上可将子宫内膜癌分为Ⅰ型和Ⅱ型。

Ⅰ型为激素依赖型：占子宫内膜癌的 80% 左右，主要的病理类型为子宫内膜样癌和黏液腺癌，可能是在无孕激素拮抗的雌激素长期作用下，发生子宫内膜增生症（单纯型或复杂型，伴或不伴不典型增生），继而发生癌变。临床上可见于无排卵性疾病（无排卵性功能失调性子宫出血、多囊卵巢综合征）、分泌雌激素的卵巢肿瘤（颗粒细胞瘤、卵泡膜细胞瘤）、长期服用雌激素的绝经后女性以及长期服用他莫昔芬的女性。绝经前及围绝经期女性多见，合并肥胖、不孕不育、绝经延迟及合并高血糖、高血脂等代谢性疾病，多伴有子宫内膜不典型增生，高/中分化，分期早，进展慢，对孕激素治疗有反应，预后较好。

Ⅱ型为非激素依赖型：发病与雌激素无明确相关。主要包括浆液性癌、透明细胞癌、癌肉瘤等，多发生在绝经后老年体瘦的女性，与高雌激素水平无关，无内分泌代谢紊乱，在癌灶周围伴有萎缩性内膜，低分化、侵袭性强，孕激素治疗通常无反应，*p53* 基因突变和 *HER2* 基因过表达为常见的分子事件，预后较差。

2. 分子分型

（1）聚合酶 ε（polymerase epsilon，POLE）超突变型（POLE-ultramutated）：POLE 突变组及其相应的“超突变”表型是一个新发现。所占比例最少，为 5%~10%。POLE 的体细胞突变分析（外显子 9、11、13、14）可以确定。此型肿瘤 POLE 核酸外切酶区域超突变导致 DNA 复制过程中碱基突变负荷升高数百倍，约 35% 同时具有 *p53* 突变。几乎均为子宫内膜样癌，绝大部分为Ⅰ期病变，此型肿瘤预后极好，5 年生存率接近 100%。POLE 超突变型对免疫治疗敏感，研究表明，POLE 超突变型对常规放化疗（如铂类、紫杉醇、多柔比星、氟尿嘧啶、甲氨蝶呤、依托泊苷）敏感性差，但对核苷酸类似物阿糖胞苷和氟达拉滨敏感性增强，提示患者可能对传统放化疗不敏感。

（2）微卫星不稳定型/错配修复缺陷型（microsatellite instability，MSI/mismatch repair deficiency，dMMR）：占子宫内膜癌的 25%~30%，此型肿瘤的特点是具有错配修复缺陷（mismatch repair deficiency，dMMR），错配修复蛋白免疫反应性丧失。肿瘤突变负荷高，对免疫治疗敏感，预后一般。多为腺癌，与林奇综合征（Lynch syndrome，LS）密切相关，与晚期深部肌层浸润、LVSI 等也有关。

LS 是常染色体显性遗传病，主要由于错配修复基因（*MLH1*、*MSH2*、*MSH6*、*PMS2*）胚系变异导致，患者其他部位（结直肠、子宫内膜、卵巢、胃、小肠等）发生肿瘤的概率明显高于正常人。患者发病年龄较早，为 47~55 岁，与 MSI/dMMR 结直肠癌一样，大多数 MSI/dMMR 子宫内膜癌都是散发性的，与 *MLH1* 启动子中的体细胞高甲基化有关。与散发性肿瘤相比，LS 患者有更多的非子宫内膜样肿瘤（特别是透明细胞癌、罕见的浆液性癌、恶性米勒管混合瘤或癌肉瘤）和更少的黏液性分化的趋势。

（3）低拷贝型（low-copy-number）：占子宫内膜癌的 30%，保留错配修复蛋白的免疫反应性和 p53 野生型免疫反应性模式，无特异性的分子改变，肿瘤突变负荷较低，对孕激素敏感，主要包括中、低级别的子宫内膜样癌，预后较微卫星不稳定型略好。

（4）高拷贝型（high-copy-number）：占子宫内膜癌的 20%，绝大多数（>90%）具有 *p53* 突变，与卵巢浆液性癌类似，涵盖绝大多数的浆液性内膜癌、25% 的基因组不稳定，以及体细胞拷贝数变化较多的高级别子宫内膜癌，此型肿瘤多为Ⅱ型子宫内膜癌，化疗敏感，预后最差。

（5）多重组合型（同时包含上述 4 种分型的任意组合）。

（康山　李少玉　张辉　张军）

第二节　适应证和禁忌证、术前评估及准备、手术入路的选择

一、适应证

术前经组织活检病理证实为子宫内膜癌；ASA 分级为Ⅰ~Ⅱ级；患者的手术资料、术前各项检查资料完整；无手术禁忌证；充分交代手术风险及其他治疗方案及风险，取得患者知情同意。

二、禁忌证

合并内外科疾病不能耐受手术的患者（如合并严重的内科疾病，包括严重心脏病、脑血管疾病、未控制的糖尿病、未控制的高血压、不受控制的感染、活动性消化性溃疡等）；ASA 分级为Ⅲ~Ⅳ级；有强烈生育要求的极早期患者；患者及家属不愿承担手术风险，不同意手术。

三、子宫内膜癌患者术前准备

同常规腹腔镜手术的术前准备，完善术前检查、排除手术禁忌，患者术前 12 小时禁食、禁水，行肠道准备，患者管理倡导快速康复外科理念。

根据患者年龄及一般情况进行个体化的术前评估，包括但不限于病史和体格检查；血常规、凝血功能、肝肾功能（必要时检查生化全项）；心、肺功能检查；子宫内膜活检应包括肿瘤类型和分级；肿瘤的影像学评估，若胸部 X 线检查、CT 检查有助于评估转移性疾病；MRI 检查评估宫颈间质是否受累，如果受累术前手术方式应设定为广泛性子宫切除术；PET/CT 检查灵敏度较其他检查高，结合患者的经济情况进行；拟保留生育时盆腔 MRI（首选）排除肌层侵犯并评估局部疾病范围。考虑有子宫外疾病或特殊病理类型如浆液性癌、透明细胞癌、未分化/去分化癌、癌肉瘤时进行 CA125 检查。考虑家族性子宫内膜癌时应行基因检测，LS 突变携带者应考虑每年行经阴道超声监测子宫内膜，每年或每两年进行子宫内膜活检，直到子宫切除。

四、计划手术准备

1. 早期、低危患者可不切淋巴结；有中高危因素者应进行盆腔 ± 腹主动脉旁淋巴结切除，腹主动脉旁淋巴结切除术应达肾血管水平。切除腹主动脉旁淋巴结的指征：子宫内膜样癌 G3 级、特殊病理类型、术前或术中评估子宫肌层全层受累、盆腔淋巴结可疑转移、附件受侵。

2. 早期子宫内膜样癌、卵巢正常、无乳腺/卵巢癌或 LS 家族史的绝经前女性，卵巢保留可能是安全的。应切除输卵管。

3. 由于冰冻病理切片重现性差，准确性低，有

时甚至因标本处理因素造成肿瘤细胞人为地进入血管腔而影响对 LVSI 的评估，不建议行术中冰冻切片评估肌层侵犯情况。

五、手术入路的选择

早期子宫内膜癌手术治疗的途径有多种选择（如腹腔镜、机器人、阴道、腹部）。目前微创的全子宫切除术 + 双侧附件切除术（total hysterectomy and bilateral salpingo-oophorectomy，TH/BSO）和淋巴结评估广泛应用于临床。多项 my and bilateral salpingo-oo 期无差异，而患者术后住院时间更短、术后不良事件发生率更低，生活质量优于开腹手术。其中影响最广泛的是 2017 年发表于 *JAMA* 的 LACE 试验，探讨腹腔镜全子宫切除术（total laparoscopic hysterectomy，TLH）是否等同于开腹子宫切除术（total abdominal hysterectomy，TAH）对初诊子宫内膜癌患者的治疗效果。研究纳入 2005 年 10 月 7 日—2010 年 6 月 30 日来自全球 20 个三级妇科癌症中心的 27 位外科医生治疗的 760 名患有Ⅰ期子宫内膜样癌的女性，随机分配到 TAH 组（n=353）或 TLH 组（n=407），随访时间中位数为 4.5 年。679 名（89%）完成了试验，TAH 组无病生存率为 81.3%，TLH 组无病生存率为 81.6%，无病生存率差异为 0.3%（P=0.007），符合等效标准。子宫内膜癌复发率及总生存率组间差异无统计学意义。该研究得出结论：在Ⅰ期子宫内膜癌患者中，采用 TAH 与 TLH 的无病生存率相当，总体生存率无差异。

GOG-LAP2 试验是一项随机Ⅲ期试验，评估了 2 616 名临床Ⅰ期～ⅡA 期疾病的患者。患者以 2∶1 的比例随机分配至腹腔镜手术或开腹手术。结果表明，26% 的患者由于视野清晰度差、癌症转移、出血、年龄增加或体重指数增加而需要转为开腹手术。两组间术中并发症发生率、5 年生存率没有差异。然而，腹腔镜组有 8% 未切除盆腔和腹主动脉旁淋巴结，而开腹手术组有 4% 未切除盆腔和腹主动脉旁淋巴结（P<0.000 1），存在显著差异。目前微创手术已经广泛应用于临床实践，但是开腹与微创的选择还存在着争议。

2021 年西班牙的一项多中心回顾性研究评估微创手术治疗早期子宫内膜癌患者的安全性，主要目的是确定复发率，次要目的是确定无复发生存期、总生存期和复发模式，共纳入来自 15 个中心的 2 661 名女性，其中 1 756 例患者行举宫子宫切除术，905 例行未举宫子宫切除术。结果表明，举宫组复发率为 11.69%，未举宫组复发率为 7.4%（P<0.001），使用举宫器与较高的复发风险相关。且使用举宫器治疗局限于子宫的子宫内膜癌（FIGO Ⅰ～Ⅱ期）与较低的无病生存率和更高的死亡风险相关，结果均具有显著差异。文章得出结论：对于接受微创手术的病灶局限于子宫的子宫内膜癌（FIGO Ⅰ～Ⅱ期）患者，使用举宫器与更差的肿瘤预后相关。这项结果与先前的多项研究结果相冲突。作者提出两种假说对结果加以解释：①在置入举宫器（有或没有球囊）及其使用（特别是在萎缩的子宫中）时，举宫器的柄可能会削弱肌层，导致医源性子宫破裂，使肿瘤进入腹膜腔和手术视野。而子宫破裂很少被记录在手术记录中，这一点在以前的研究中没有被考虑到。②有球囊的举宫器显著增加子宫内膜腔内的压力，产生整体膨胀，而其他部位切除如结肠切除时需要通过举宫器使子宫移动进一步增加宫腔压力。这种压力的增加可能提高肿瘤细胞穿过子宫肌层屏障的能力，使肿瘤通过输卵管和淋巴脉管间隙向外扩散。这项研究表明，在子宫内膜癌（FIGO Ⅰ～Ⅱ期）患者中，使用举宫器与更差的肿瘤预后相关。无论使用的举宫器类型如何，也表现出较低的无复发生存期，但复发模式没有差异。其结果需要前瞻性试验进一步证实。

近 10 年来 NCCN 指南对于微创手术的选择描述见表 16-2。

表 16-2　NCCN 指南对于微创手术的选择

年份	描述
2012—2015 年	建议中未见 讨论部分：腹腔镜盆腔和腹主动脉旁淋巴结清扫术联合腹腔镜全子宫切除术正在许多实践中使用。然而，接受腹腔镜手术的患者应长期随访，以便与传统开腹手术的结果进行比较
2016 年	建议中未见 讨论部分增加：最近比较腹腔镜子宫切除术和开腹手术的研究数据的荟萃分析报告表明，腹腔镜手术降低了手术并发症的发生率和住院时间。在这些分析中，两种方法的生存结果通常具有可比性

续表

年份	描述
2017 年	建议：在技术上可行时，微创手术(minimally invasive surgery，MIS)是首选方法 讨论部分：同 2016 年 NCCN 指南
2018—2021 年	建议：在技术上可行时，MIS 是首选方法 讨论部分第一段修改为：在过去的十年中，实践倾向于微创的全子宫切除术(TH)/BSO 和淋巴结评估。虽然这些手术可以通过任何手术途径(如腹腔镜、机器人、阴道、腹部)进行，但对于那些病变明显局限于子宫的患者，标准是微创手术。随机试验、科克伦数据库系统回顾和基于人群的外科研究支持，微创技术手术部位感染、输血、静脉血栓栓塞率低、住院时间短、治疗成本低，且不影响肿瘤患者结局。尽管有数据显示微创手术可降低围手术期并发症发生率和护理成本，但是可以观察到微创手术护理方面获益情况的种族和地理差异

腹腔镜手术应该注意术中的无瘤原则，避免碎瘤，如果阴道取标本时有子宫破裂的风险，应采取其他措施(如小型剖腹手术使用取标本袋)，伴有子宫和宫颈外转移的肿瘤(不包括淋巴结转移)是微创手术的相对禁忌证。

机器人手术是一种微创技术，由于其比开腹手术具有潜在优势，特别是对肥胖患者，已越来越多地应用于早期子宫内膜癌的手术分期。前瞻性队列和回顾性研究表明，机器人入路与腹腔镜相似，可以改善围手术期结果。在体重较重的患者中，与腹腔镜手术相比，机器人手术可能很少转向开腹手术，但手术费用昂贵，不宜普及。

(康山　李少玉　张辉　张军)

第三节　前哨淋巴结切除术

一、注射部位

前哨淋巴结技术的应用基础是子宫的淋巴回流途径。源于宫颈的淋巴通过外侧的宫旁组织，可引流到髂外淋巴结、髂内淋巴结、直肠淋巴结和骶骨淋巴结。部分宫颈淋巴输出管可注入闭孔淋巴结和臀肌淋巴结。

源于宫体下部的淋巴沿着宫颈淋巴管走行，绝大多数引流至髂外淋巴结。

源于宫体上部、宫底和输卵管的淋巴管沿着卵巢血管走行，并与卵巢淋巴管伴行，一起注入主动脉旁淋巴结和主动脉前淋巴结，有少部分注入髂外淋巴结。输卵管峡部周围区域的淋巴沿子宫圆韧带回流到腹股沟浅淋巴结。

因为子宫的淋巴引流途径并不是单一的，因此对于目前子宫内膜癌行前哨淋巴结切除时采用单纯宫颈部位注射的方法，并不能完全准确地检测出患者的腹主动脉旁前哨淋巴结，研究表明子宫底浆膜下注射、子宫深部肌层注射、宫腔镜下瘤周注射的主动脉旁淋巴结转移检出率高于宫颈部位注射。虽然有些研究认为宫颈部位注射可以更准确地显像盆腔淋巴结，但是否为子宫内膜癌真正的淋巴结转移途径有待商榷。

二、术中切除与标本处理

术中打开后腹膜，沿淋巴引流区域寻找示踪剂标记的淋巴管，沿着示踪淋巴管寻找第一站标记的淋巴结，记录各前哨淋巴结显像的时间、切除的位置及数目。如一侧盆腔前哨淋巴结显影失败，应行该侧盆腔淋巴结系统切除。如果发现可疑转移的淋巴结，无论是否为前哨淋巴结均应切除。

前哨淋巴结的描述应包括淋巴结大小和外观的描述，包括示踪剂染色的情况。淋巴结垂直于其长轴以 2~3mm 的间隔进行切片，淋巴结周围应留一小块脂肪组织，整个淋巴结在正确编码的盒子中保存放置并提交显微镜检查。鼓励进行病理超分期检测。目前还没有通用的前哨淋巴结病理超分期检测共识。

(康山　李少玉　张辉　张军)

第四节　全面分期手术

一、手术设备

腹腔镜手术为设备依赖性手术，因此，良好的视觉设备对于腹腔镜手术而言至关重要。摄像设备有3个重要的参数需要特别关注。三晶片是目前腹腔镜摄像设备的基本要求。高清腹腔镜的显示器分辨率多为1 920×1 080P，成像比较清晰。另外，16∶9的高清显示器在视觉上更为舒适。

腹腔镜下子宫内膜癌手术使用的能量器械首推超声刀，超声刀一改电能变热能的电外科设备模式，由机械能转换成热能，因此，除了直接的热播散以外，没有任何其他的附加电损伤，比如直接耦合、间接耦合以及负极板故障等，何况超声刀的直接热播散也小于双极电刀。超声刀的切割和止血过程同时进行，因此，针对切割速度和止血程度的不同要求，需要对输出功率、组织张力和手柄握持力度做出不同的调节，输出功率越大、组织张力越高、手柄握持越紧切割速度就越快，止血程度也就越差，反之止血程度也就越好。目前普遍使用的二代超声刀采用了组织感应技术（adaptive tissue technology，ATT），使得切割速度提高了21%，侧向热播散降低了23%。良好的止血效果、快速的切割速度以及极低的侧向热播散效果，使得超声刀几乎可以贯穿腹腔镜子宫内膜癌手术的全程使用。

二、手术步骤

子宫内膜癌全面分期手术主要包括筋膜外全子宫切除术/双附件切除术以及盆腔和/或腹主动脉旁淋巴结切除术，其重点是子宫切除和大血管周围的淋巴结切除。

1. 筋膜外全子宫切除术

（1）举宫非常重要，为避免举宫导致的穿孔进而造成肿瘤播散，在举宫之前，无论是举宫器还是举宫杯，都要先调整引导探针的长度避免其穿透子宫。

（2）子宫在有腹膜覆盖的部位，包括子宫峡部和宫颈的前后都有较清楚的筋膜，而在其两侧由于有子宫血管的走行和主骶韧带的附着与筋膜交错，切割的界限实际上是介于子宫主要血管和主骶韧带与宫颈之间的间隙。因此，在切断子宫动静脉和主骶韧带时就要掌握好切割的深度和层次，过于靠近宫颈就会切掉部分宫颈组织而达不到手术的要求，而过于远离宫颈又容易损伤输尿管，尤其是接近阴道穹窿的位置，在这个位置有输尿管紧贴阴道穹窿（所谓的“输尿管膝部”）。

（3）正确的方法是在子宫峡部分别充分游离双侧子宫动脉（图16-1、图16-2）及周围的结缔组织，尽可能地裸化子宫血管（图16-3、图16-4），切断双侧子宫动脉（图16-5、图16-6），充分切除完整的子宫峡部并使宫颈部达到筋膜外。

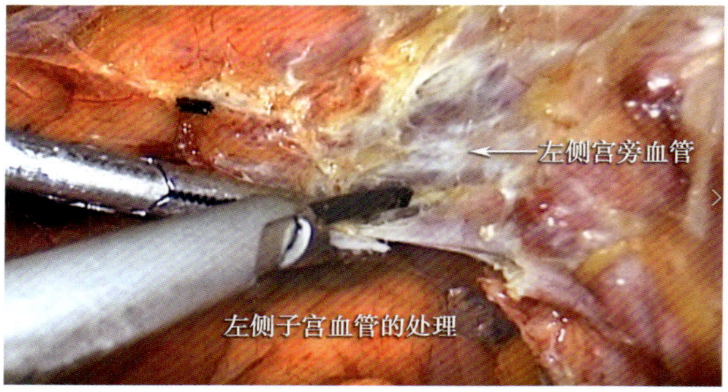

▲ 图16-1　游离左侧子宫血管

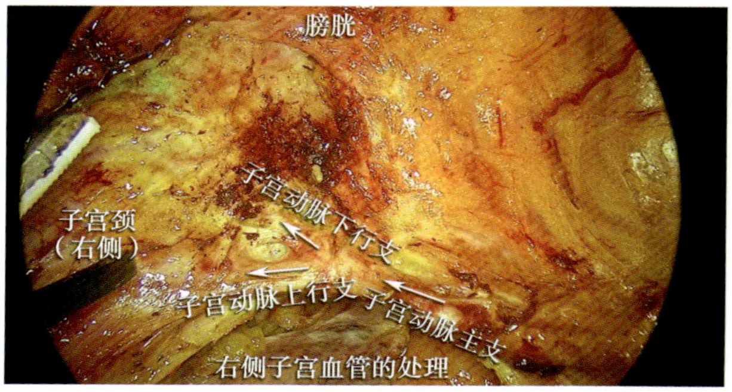

▲ 图16-2　游离右侧子宫血管

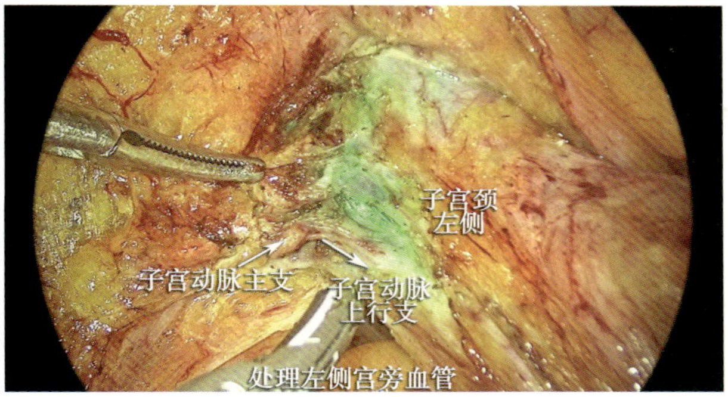

▲ 图 16-3　裸化左侧宫旁血管

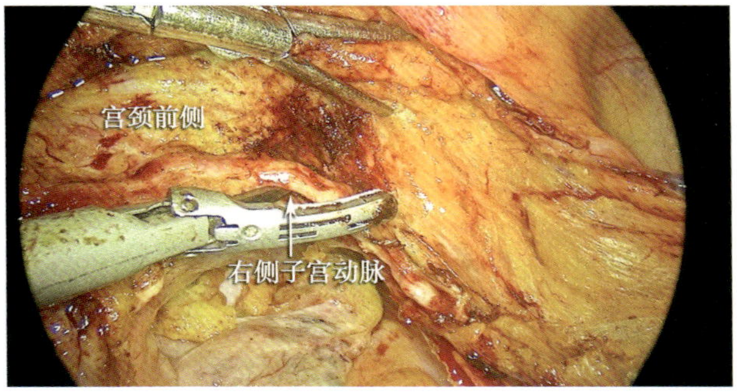

▲ 图 16-4　裸化右侧宫旁血管

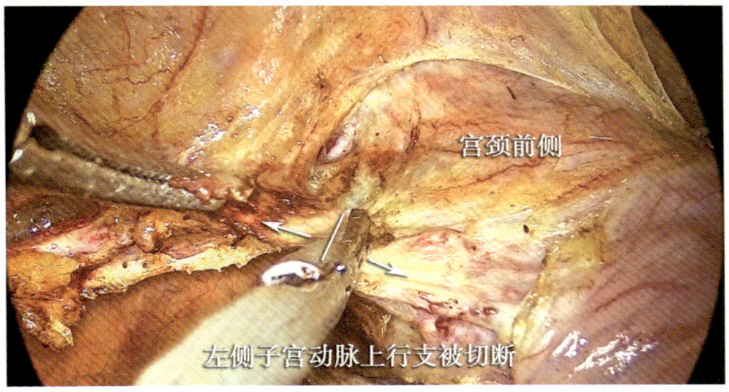

▲ 图 16-5　切断左侧子宫动脉上行支

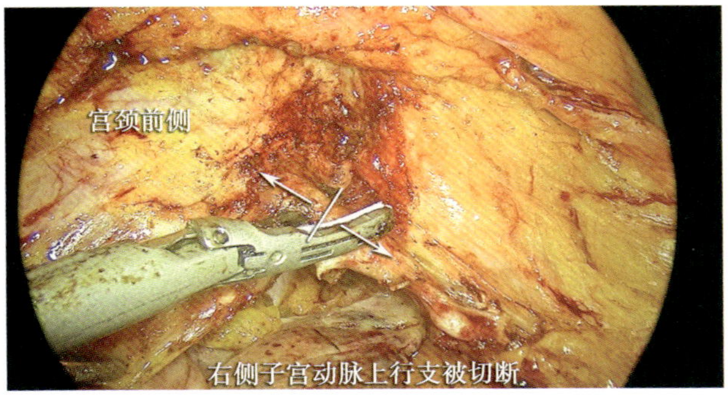

▲ 图 16-6　切断右侧子宫动脉上行支

（4）在切除主骶韧带时首先充分举起子宫，保持主骶韧带与宫颈连接处有一定的张力，此时要保持超声刀与宫颈之间尽可能小的角度，每一刀切割的组织要少，以每次钳夹 2~3mm 为宜，每一刀切断后都可以看到主骶韧带自然地向下滑脱（图 16-7），如果切断后的主骶韧带不能自然地向下滑脱说明切除了过多的宫颈组织。

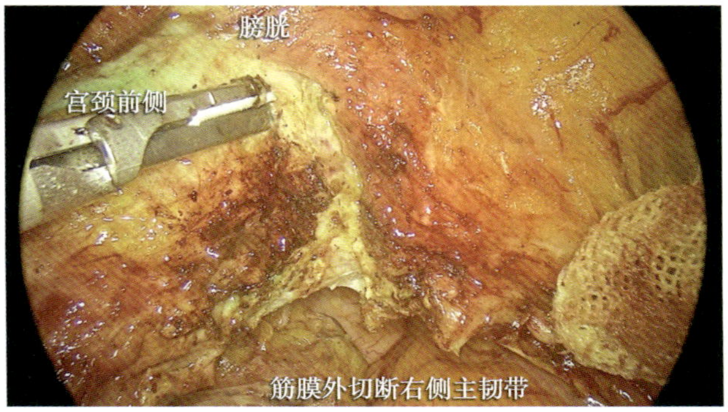

▲ 图 16-7　筋膜外切断右侧主韧带

（5）环切阴道（图 16-8）。

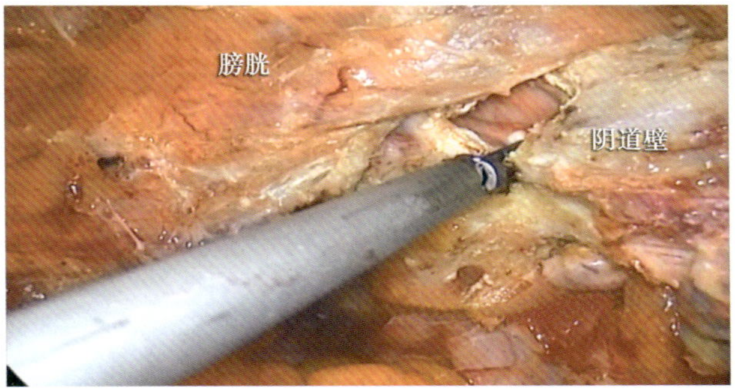

▲ 图 16-8　沿阴道穹窿环形切开阴道

（6）筋膜外子宫切除术见视频 16-1。

视频 16-1　筋膜外子宫切除术

2. 盆腔淋巴结切除术　盆腔淋巴结与大血管之间为疏松的结缔组织，如果没有良好的使用单极电钩的基础，建议使用超声刀来切除淋巴结，这样切除的淋巴结数量多、术野干净而且安全。盆腔淋巴结的切除比较容易，需要注意的是超声刀的刀头要始终与大血管保持平行，钳夹的组织要少，要在充分切断组织后再抬起刀头，不能一边切一边挑，容易导致大静脉上的小血管被拉断而导致出血。

“两区，两界，三层，六结构”是盆腔淋巴结切除术的核心内容。“两区”是指以髂内动脉前干为界将手术野分为两个区，内侧区行子宫切除术，外侧区行淋巴结切除术；“两界”是指所要切除的盆腔淋巴结的上下两个界，上界位于两侧髂总动脉的起始部，下界位于两侧的腹股沟深淋巴结；“三层”是指盆腔淋巴结切除的过程分三层，前层是髂总动脉和髂外动脉淋巴结，中层是髂内动脉淋巴结，后层是闭孔淋巴结；“六结构”是指盆腔淋巴结切除术后，从外向内应清楚看到生殖股神经、髂外动脉、髂外静脉、闭孔神经、髂内动脉前干和输尿管六个解剖结构。

（1）打开右侧髂总动脉前的腹膜（图 16-9），沿髂总动脉、髂外动脉向下继续切开后腹膜至腹股沟淋巴结处（下界）（图 16-10），此间小心绕过输尿管和骨盆漏斗韧带，提起骨盆漏斗韧带（图 16-11），切开其外周的腹膜及动静脉周围的疏松结缔组织，自远端切断血管。切断圆韧带即将进入腹股沟处（图 16-12），打开阔韧带前后叶（图 16-13）。

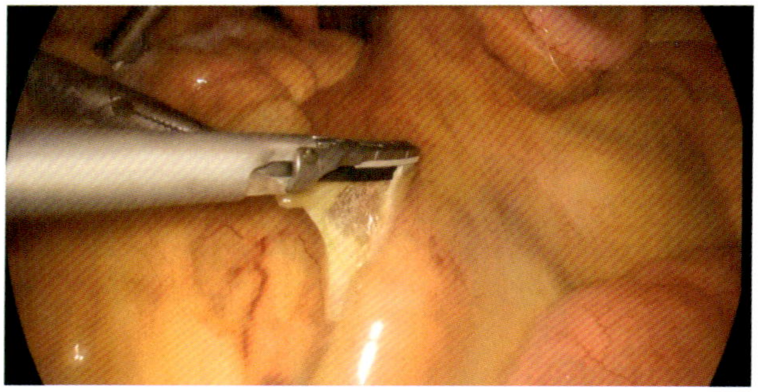

▲ 图 16-9　打开右侧髂总动脉前的腹膜

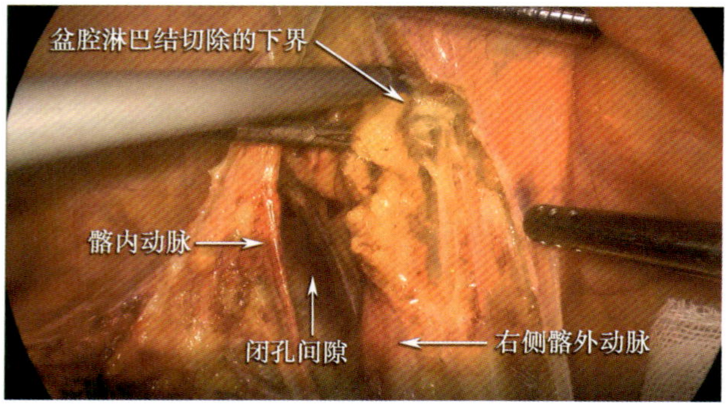

▲ 图 16-10　盆腔淋巴结切除下界

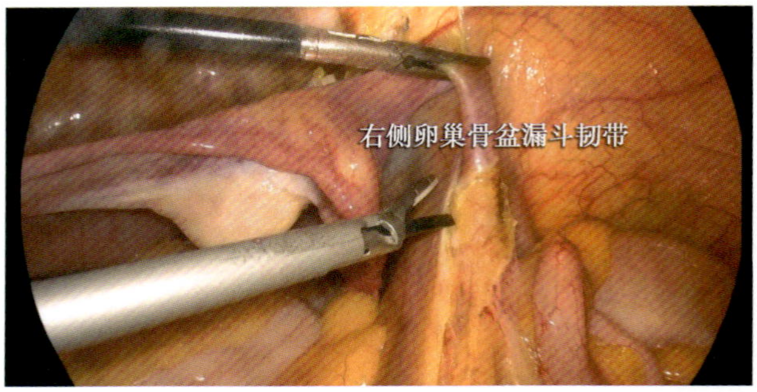

▲ 图 16-11　提起骨盆漏斗韧带

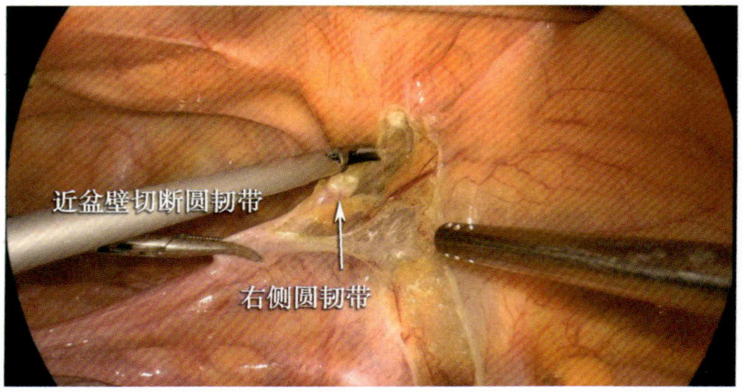

▲ 图 16-12　切断圆韧带即将进入腹股沟处

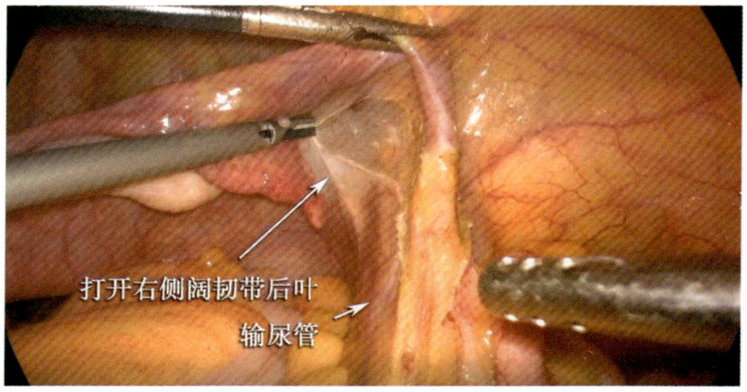

▲ 图 16-13　打开阔韧带前后叶

（2）锐性游离出髂内动脉前干（图 16-14），沿其外侧向深层锐性分离至盆壁，暴露闭孔内肌和侧盆壁，游离出膀胱侧间隙和闭孔间隙并贯通（图 16-15）。

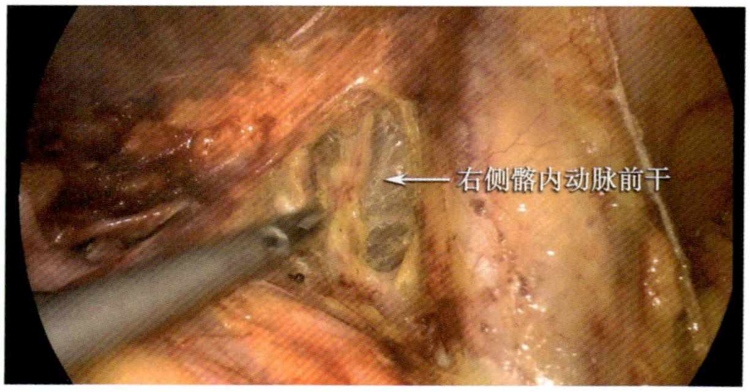

▲ 图 16-14　锐性游离髂内动脉前干

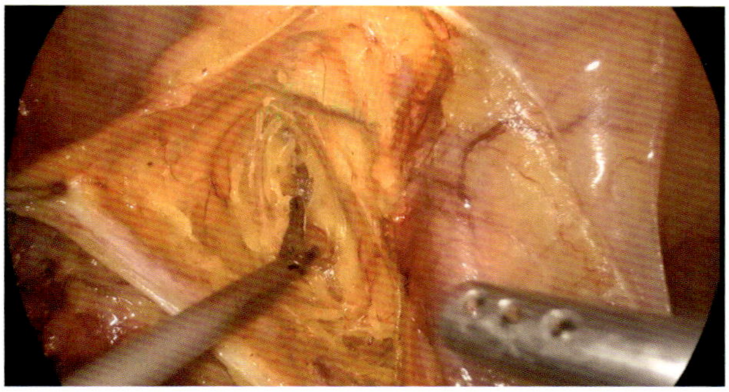

▲ 图 16-15　游离出膀胱侧间隙和闭孔间隙并贯通

(3) 自髂总动脉从腹主动脉分叉处起始(上界)(图 16-16),向下游离右侧髂总静脉前及外侧的淋巴结,从右侧输尿管后方穿过,勿断,以保证淋巴结切除的完整性(图 16-17)。

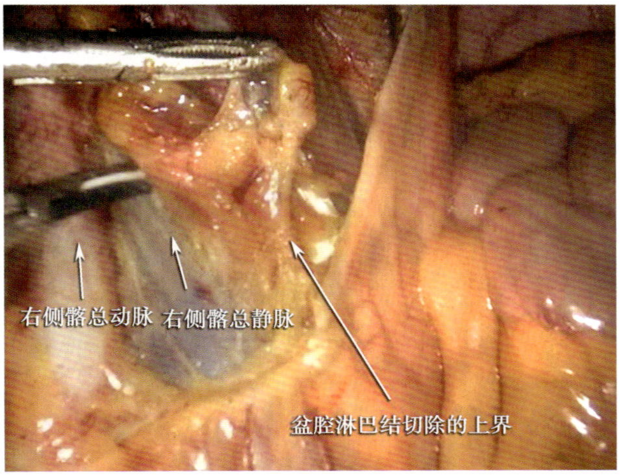

▲ 图 16-16　盆腔淋巴结切除上界

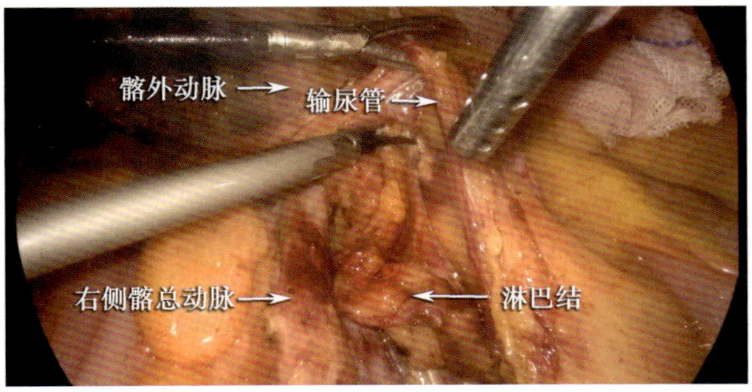

▲ 图 16-17　从右侧输尿管后方穿过

(4) 继续向下沿髂外动脉外侧切除髂外动脉淋巴结(前层淋巴结),至最下端的腹股沟深淋巴结(下界)(图 16-18),然后自下而上切除髂外静脉表面与髂内动脉之间的髂内动脉淋巴结(中层淋巴结)(图 16-19),至髂总动脉分出髂内外动脉处终止(图 16-20)。而后向下折返,在闭孔神经周围切除闭孔淋巴结(后层淋巴结)(图 16-21)。

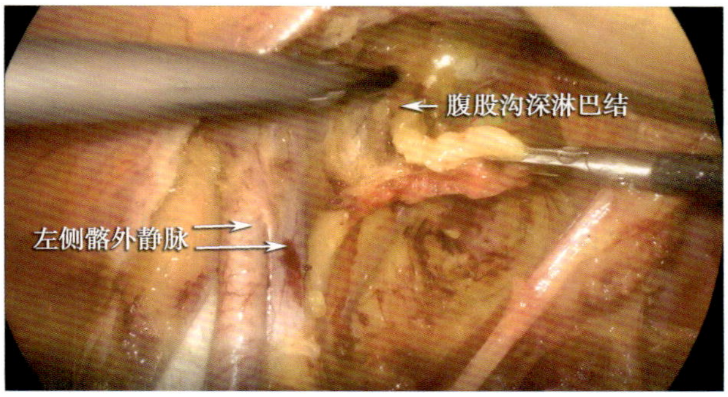

▲ 图 16-18　切除髂外动脉淋巴结至腹股沟深淋巴结

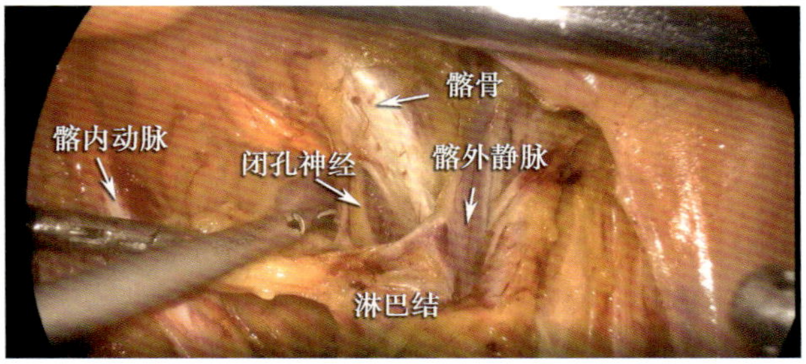

▲ 图 16-19　切除髂内动脉淋巴结

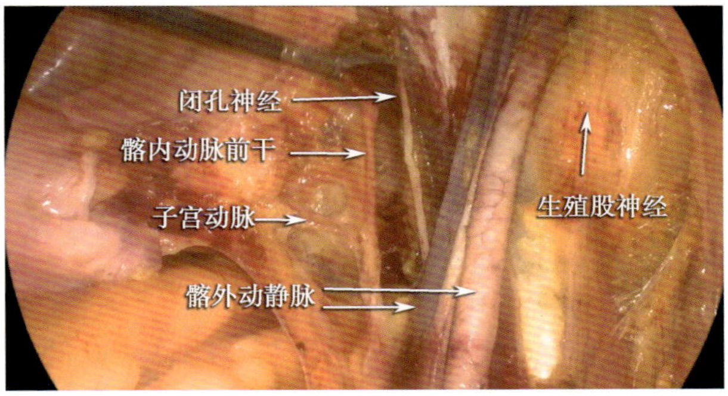

▲ 图 16-20　至髂总动脉分出髂内外动脉处终止

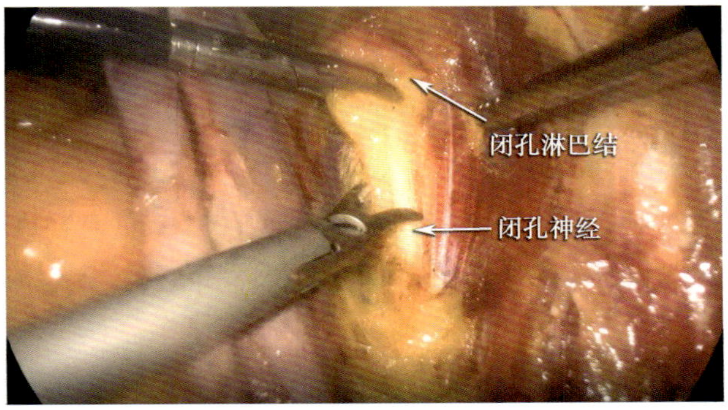

▲ 图 16-21　切除闭孔淋巴结

（5）盆腔淋巴结切除术见视频 16-2。

视频 16-2　盆腔淋巴结切除术

3. 腹主动脉旁淋巴结切除术　腹主动脉旁淋巴结的切除更具挑战性，因为此处淋巴结贴附的血管更为粗大，操作的角度也不如在盆腔有更好的舒适度。

（1）由下至上打开腹主动脉和下腔静脉前面的腹膜和疏松结缔组织（图 16-22），而后由上而下切除淋巴结。先切除腹主动脉右侧和下腔静脉前面的淋巴结，然后切除腹主动脉左侧的淋巴结。自下而上打开动静脉前面的腹膜和疏松结缔组织时，要清楚血管上的各个标志以避免损伤。

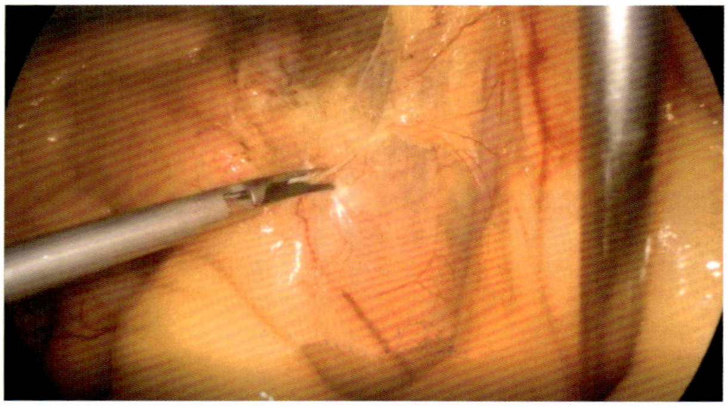

▲ 图 16-22　打开腹主动脉前腹膜

（2）起点是腹主动脉分出左右髂总动脉的分叉处（图 16-23），向上 2~3cm 偏腹主动脉的左侧有向左走行的肠系膜下动脉（图 16-24）；由此向上约 2cm 偏腹主动脉的右侧有不易察觉的向右走行的右侧卵巢动脉，此动脉较细小，往往在打开腹主动脉前面的筋膜时即被切断而未发现，保留右侧卵巢的手术要避免损伤；在此动脉上约 1cm 处可以看到右侧卵巢静脉汇入下腔静脉（图 16-25），直径约 4mm，在此水平横在腹主动脉和下腔静脉前面的是十二指肠水平部（图 16-26），在挑起十二指肠水平部切除淋巴结时要特别注意保护十二指肠，不能使用尖头的手术钳挑起，以免损伤。

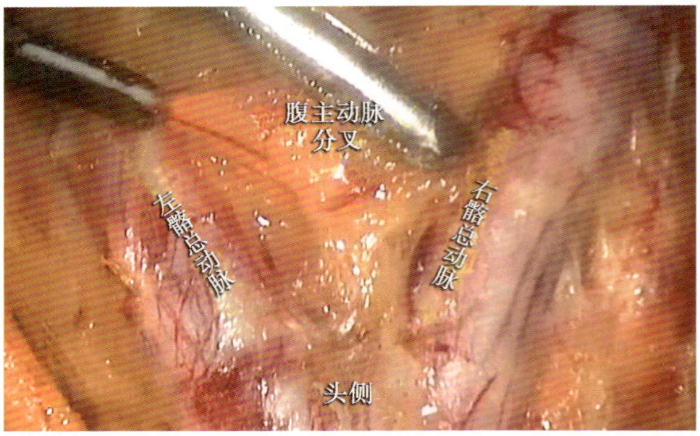

▲ 图 16-23　腹主动脉分叉处

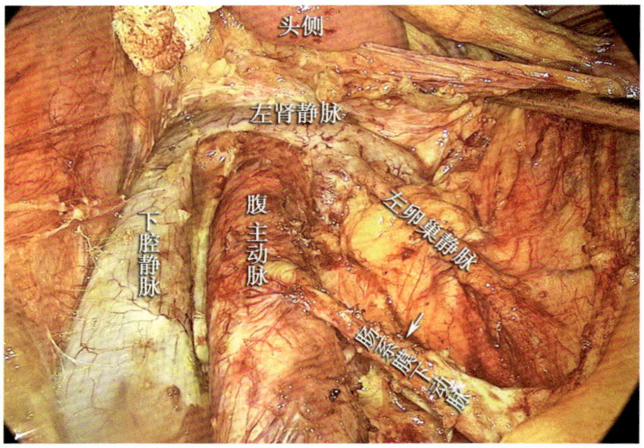

▲ 图 16-24　肠系膜下动脉

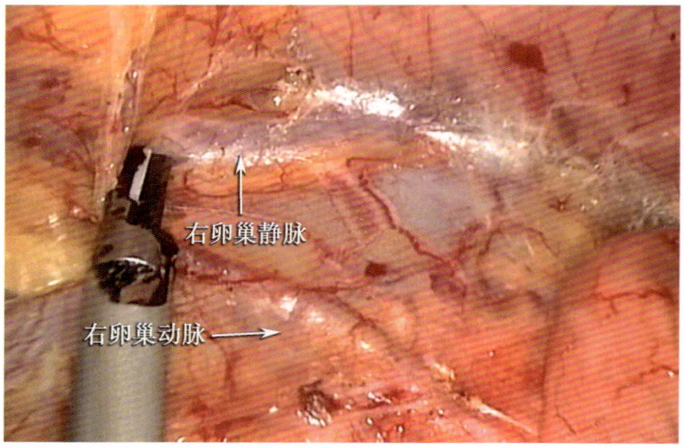

▲ 图 16-25　右侧卵巢静脉

（3）水平向上 2~3cm 处即可见到在腹主动脉前面横跨过的左侧肾静脉（图 16-27），右侧肾静脉位置比左侧稍高（图 16-28），见到任何一根肾静脉即可开始切除腹主动脉旁淋巴结。右侧腹主动脉旁淋巴结大部分位于下腔静脉前面，静脉壁较薄，在操作过程中要特别注意不能撕扯，要“安静”地

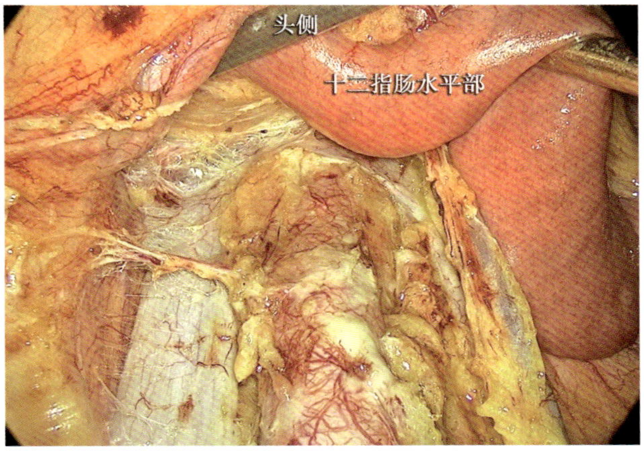

▲ 图 16-26　十二直肠水平部

切断淋巴结与下腔静脉之间的疏松结缔组织。左侧的淋巴结切除较右侧困难，若要切下完整连续的淋巴结，需要先游离出位于腹主动脉左侧的肠系膜下动脉，这样由上而下切除淋巴结时不受肠系膜下动脉的阻挡。同时要注意与淋巴结伴行的左侧卵巢静脉和左侧输尿管，让助手向外侧推开这两个结构。同样要遵循少钳夹组织的原则，循序渐进。

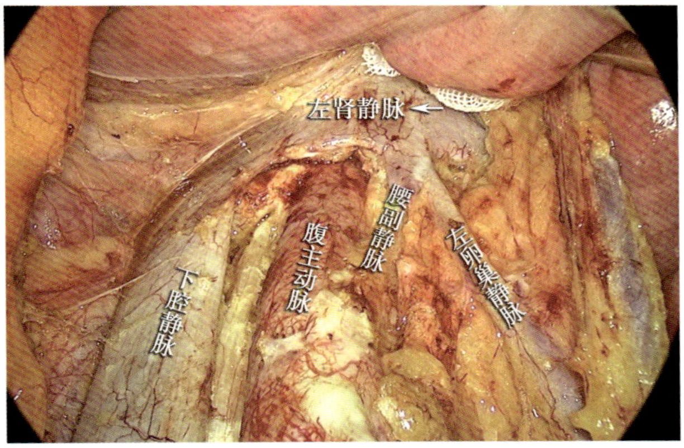

▲ 图 16-27　左肾静脉

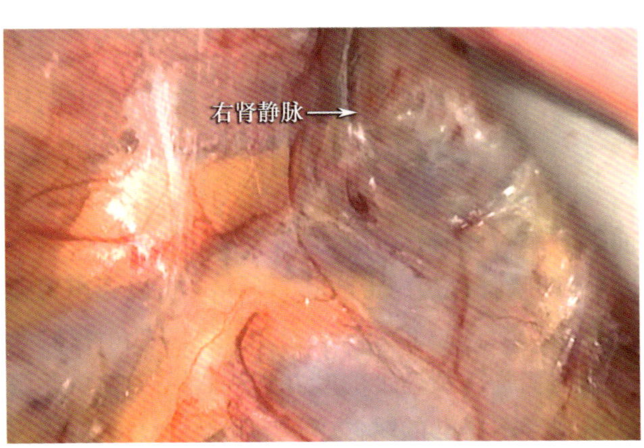

▲ 图 16-28　右肾静脉

(4) 不论是开腹手术或者是腹腔镜手术，都需要扎实的基本功并遵循无瘤原则。开展手术也必须循序渐进，先开展早期没有高危因素患者的盆腔淋巴结切除术，其手术操作难度和危险性都比较小，待盆腔淋巴结切除术熟练后再切除肠系膜下动脉以下的腹主动脉旁淋巴结，最后行肾血管水平的腹主动脉旁淋巴结切除术。

(5) 腹主动脉旁淋巴结切除术见视频 16-3。

视频 16-3　腹主动脉旁淋巴结切除术

4. 广泛性 / 改良根治性子宫切除术

(1) 沿两侧髂总动脉及髂外动脉走行向下打开后腹膜至髂外动脉最下端，并于此处切断同侧圆韧带，沿圆韧带走行向内游离至子宫，打开膀胱子宫腹膜反折，下推膀胱。游离两侧骨盆漏斗韧带外周腹膜及其内的卵巢动静脉周围疏松结缔组织，凝断卵巢动静脉并向子宫方向游离。找到髂内动脉前干，这条动脉是一条非常重要的标志，其内侧是切除子宫的区域，其外侧是切除盆腔淋巴结的区域(图 16-29)。

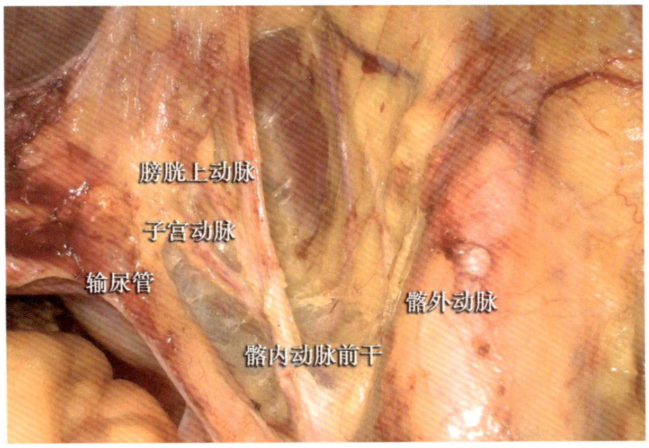

▲ 图 16-29　髂内动脉前干

(2) 在髂内动脉的中上 1/3 交界处找到子宫动脉起始部(图 16-30)，并向内侧稍微游离，看清其走向。在阔韧带后叶上找到输尿管(图 16-31)，贴阔韧带后叶游离输尿管至与子宫动脉交叉处

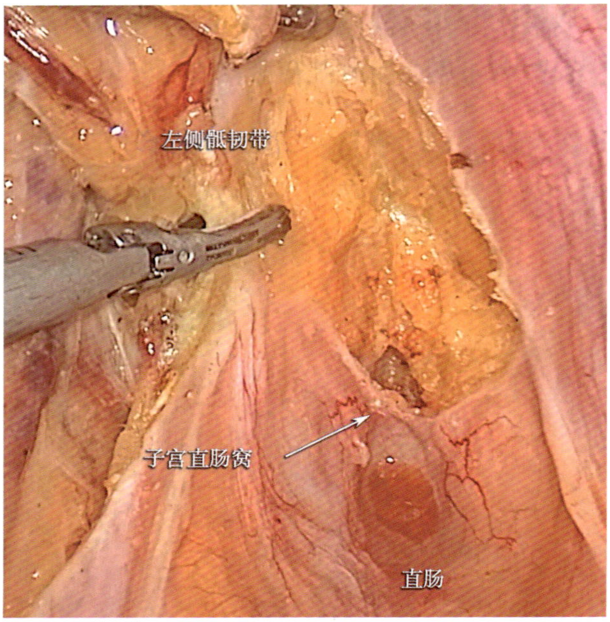

▲ 图 16-41　近直肠处切断子宫骶韧带

（6）于宫颈侧方近髂血管处的主韧带中向下游离出一根至数根子宫深静脉并切断（图 16-42、图 16-43）。

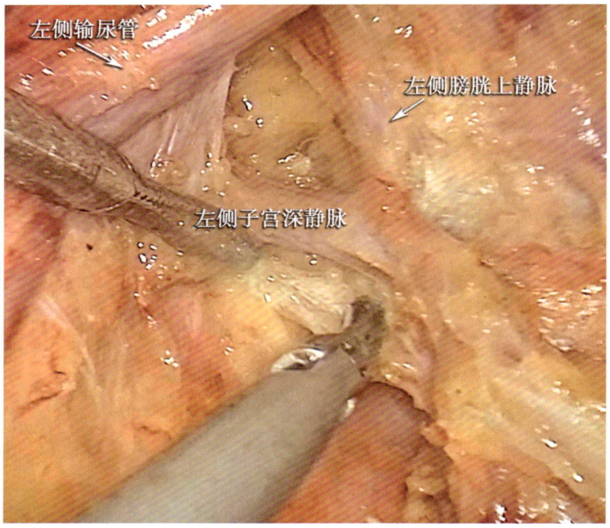

▲ 图 16-42　游离子宫深静脉

（7）转向内侧切断剩余的主韧带至阴道侧壁（图 16-44）。向阴道内塞入一块小纱布吸收其中的液体以保持无瘤。于阴道穹窿下 1~2cm 处环切阴道（图 16-45），经阴道将子宫取出。

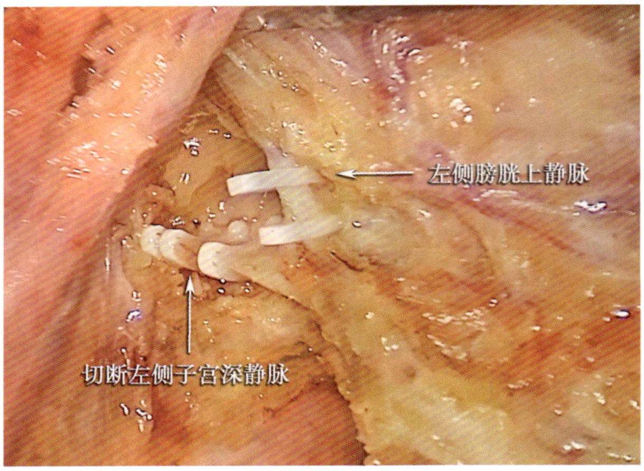

▲ 图 16-43　切断子宫深静脉

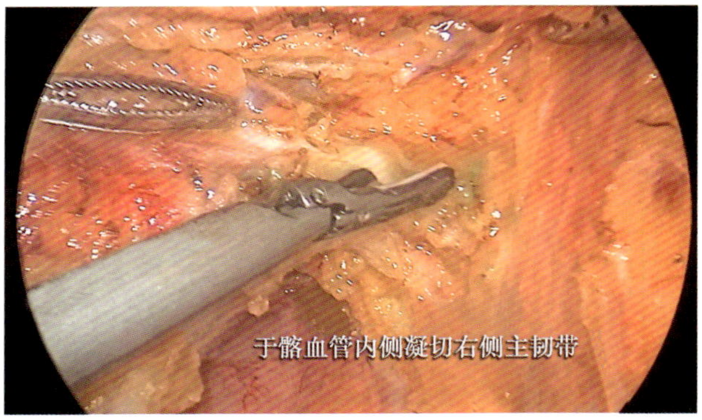

▲ 图 16-44　切除剩余主韧带

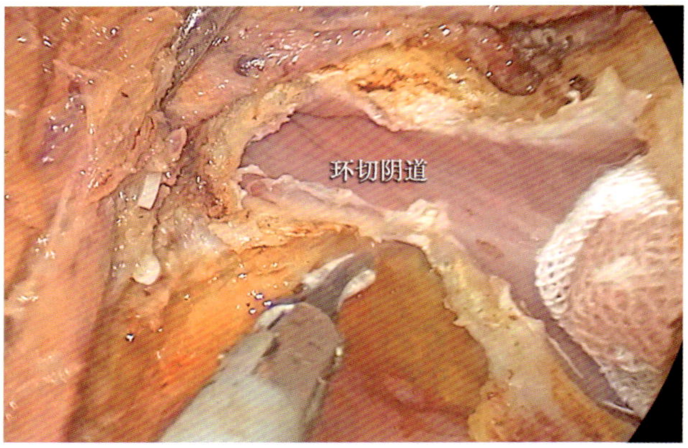

▲ 图 16-45　环切阴道

（8）筋膜外子宫切除术标本、广泛性子宫切除术标本、次广泛性子宫切除标本及盆腔 + 腹主动脉旁淋巴结切除术标本见图 16-46~ 图 16-50。

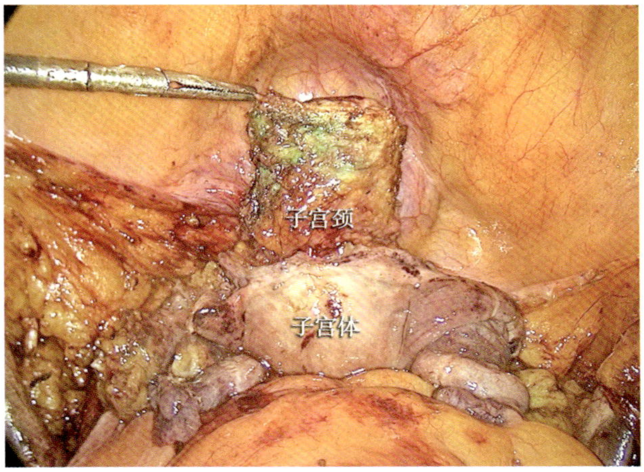

▲ 图 16-46　筋膜外子宫切除术标本

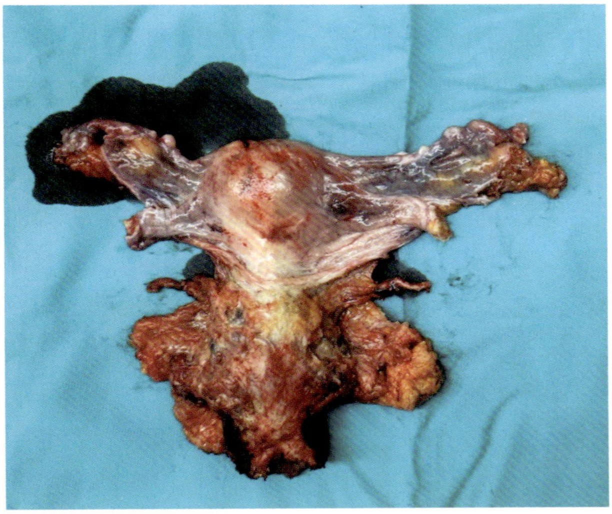

▲ 图 16-47　广泛性子宫切除术标本切开前

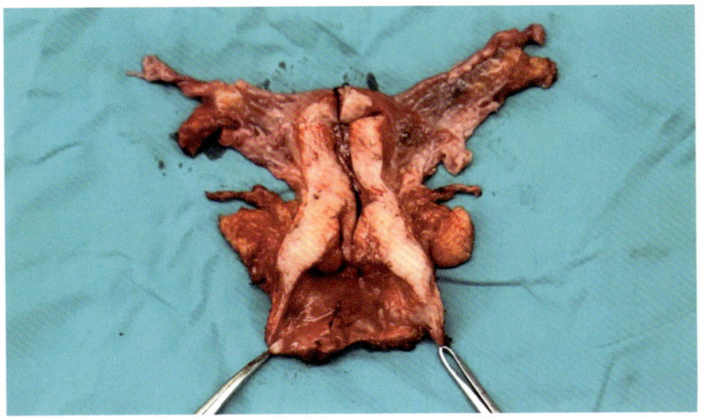

▲ 图 16-48　广泛性子宫切除术标本

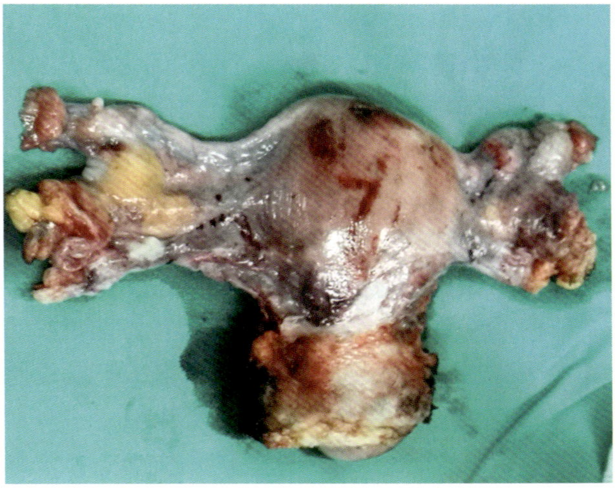

▲ 图 16-49　次广泛性子宫切除术标本

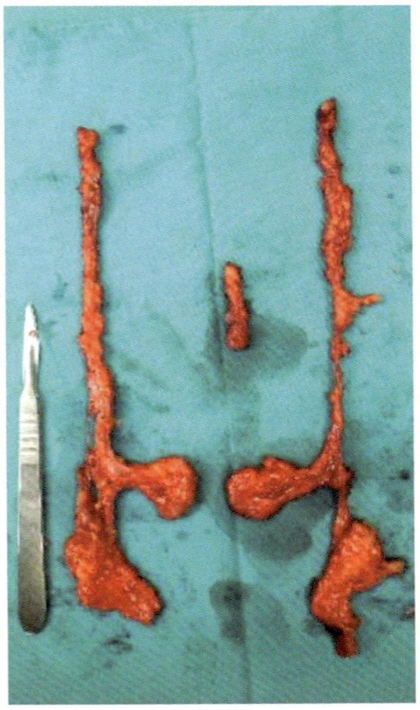

▲ 图 16-50　盆腔及腹主动脉旁淋巴结切除术标本

(9) 根治性子宫切除术见视频 16-4，次广泛子宫切除术见视频 16-5。

视频 16-4　根治性子宫切除术

视频 16-5 次广泛子宫切除术

三、手术的探究、体会和注意事项

手术是治疗决策的具体实施，是治疗全过程的关键步骤之一，手术的质量关乎决策的成败，也是后续治疗的基础。娴熟的手术技巧来源于三方面的训练以及经验的积累。首先要熟悉解剖，学习图谱要和实际观摩结合起来；其次要掌握术野暴露的技巧，需要用心观察他人的手术和实践的累积；最后要对使用的手术器械充分地理解，尤其是电外科器械，深入了解其功能和原理，在实践中用出自己的独特手法。

每一种肿瘤手术的重点是不同的，大多数的子宫内膜癌由于恶性程度低、自然病程长，以及其特有的生长部位，因此淋巴结转移是其主要的转移途径。所以子宫内膜癌的手术重点是淋巴结的切除，尤其是有高危因素的子宫内膜癌需要的高位腹主动脉旁淋巴结切除是手术的重点和难点。肾血管水平腹主动脉旁淋巴结的切除必须对各个解剖位置做到心中有数，这也是提高手术质量、加快手术速度以及避免意外损伤的重要环节。在这方面，充分熟知解剖至关重要。目前手术步骤的主流依然是由下而上进行，也即由腹主动脉分出左右两侧髂总动脉处作为起始端，向上经过偏左侧的肠系膜下动脉、偏右侧的右侧卵巢动脉、汇入下腔静脉的右侧卵巢静脉以及横跨腹主动脉和下腔静脉的十二指肠水平部，最后达到左侧肾静脉（最先看到肾血管，由腹主动脉的前方横跨过去），其次比较容易看到的是右侧肾静脉，而左侧肾动脉在同侧肾静脉的后方，位置较深，需要进一步地分离才能看到；右侧肾动脉由下腔静脉的后方向右侧穿过达到右肾，其位置更深，一般情况下不会看到。但在手术过程中并不需要见到每一根肾血管，见到标志性的左侧肾静脉即可，但对每一根血管的位置还是要了如指掌，这是避免损伤的前提，也是手术整体观的体现。由于左肾静脉从腹主动脉前跨过，被其向前顶压呈扁平状并紧贴腹主动脉，因此沿腹主动脉前向上切割游离血管鞘膜时不易辨认出左侧肾静脉而导致损伤。

以上所谈的体会和注意事项尽管非常贴近手术现场，但其所表述的都是在理想状态下的手术实施，也即是在充分暴露术野的前提下进行，如果不能充分暴露术野，以上都是空谈。

比如高位腹主动脉旁淋巴结切除术分左右两侧，右侧相对容易，左侧比较困难，其原因之一是左侧有肠系膜下动脉的阻挡，肠系膜下动脉由腹主动脉发出后，分出乙状结肠动脉和直肠上动脉供应乙状结肠和直肠的部分血运，另外还有结肠边缘动脉和直肠下动脉共同供给乙状结肠和直肠，因此术中切断肠系膜下动脉以充分暴露术野是可行的，可大大降低切除腹主动脉左侧旁淋巴结的难度。

除了高位腹主动脉旁淋巴结切除术是本手术的难点之一外，筋膜外子宫切除术也是子宫内膜癌手术颇费心思的术式之一。无论是 1974 年提出的 Piver 分型还是 2008 年推出的 Querleu-Morrow（简称 Q-M 分型），都没有对筋膜外子宫切除术的切除范围作出严格的界定和具体的描述。所谓筋膜外子宫切除术，顾名思义，就是要在子宫的筋膜外面将子宫切除，事实上，子宫体的前后以及宫颈的后部都有由间皮形成的腹膜覆盖，不存在筋膜的问题，或是其筋膜与腹膜延续而来的浆膜，能够体现出筋膜的部分只有宫颈的前部和两侧，宫颈前壁的筋膜比较完整，两侧有大量的脉管穿行其间。在宫颈的正前方打开子宫膀胱腹膜反折即可轻松将膀胱下推而显现出宫颈表面裸露的坚韧筋膜，膀胱与宫颈之间的这个间隙即筋膜外间隙。而宫颈的后面全部覆盖浆膜，无须分离，因此，筋膜外子宫切除术的重点是宫颈的两侧。在宫颈侧方筋膜外侧有子宫动静脉上行支、下行支及其分支，这些脉管分支向内穿过筋膜进入宫颈间质。从严格的意义上讲，筋膜外子宫切除术应该在子宫血管的上下行分支与筋膜之间切开宫颈与周围的连接，但由于宫颈的筋膜厚度有限，加之筋膜与子宫血管之间的间隙并不明显，因此在手术的时候极易将宫颈的筋膜切开而做成筋膜内子宫切除术。笔者的经验是利用超声刀的振动功能游离暴露宫颈旁迂曲的子宫血管，将宫颈旁的血管逐根切断，既可以避免做成筋膜内，又可以避免损伤输尿管，防止出血。

此外，子宫内膜癌的患者大多比较肥胖，因此给偏中腹部的高位腹主动脉旁淋巴结的切除带来很大的困难，如何能让肠管和大网膜避开术野是此手术能否成功的关键之一。首先要做好术前的肠道准备，以口服缓泻药及大量饮水为主，避免逆行灌肠引起肠胀气；其次要做好充分的头低脚高位准备，比如事先将肩托放置妥当，与麻醉医生沟通好避免过高的气道压；维持稳定的深度麻醉也是必不可少的。如果以上的这些措施还不足以将术野暴露清楚，可借助后腹膜来阻挡肠管以及大网膜对术野的干扰。沿腹主动脉走行充分打开后腹膜并做进一步的游离，在两侧腹膜的边缘缝上 2~3 根缝合线由腹壁牵出，将后腹膜立起来作为屏障阻挡肠管和大网膜来充分暴露手术野。这种方法虽然费时费事，但磨刀不误砍柴功。

（康山　李少玉　张辉　张军）

第五节　子宫内膜癌经自然腔道内镜手术

经自然腔道内镜手术（natural orifice transluminal endoscopic sursery，NOTES）是当前方兴未艾的妇科手术发展方向，目前已应用于输卵管结扎术、输卵管切除术、卵巢囊肿切除术及子宫切除术。NOTES 是一种新的手术理念，与传统多孔腹腔镜相比，NOTES 手术的腹部没有切口，既避免了穿透腹部肌肉和筋膜等可能的穿刺器相关并发症，又具有最佳的美容效果。理论上胃、食道、肠道、膀胱与阴道均是可利用的手术路径，但是阴道途径因具备不切破空腔脏器的优势而显示出较大的应用前景。在前期 NOTES 附件手术及子宫切除手术经验的基础上将 NOTES 手术用于早期内膜癌全面分期术。经阴道自然腔道内镜手术（vNOTES）治疗子宫内膜癌具有诸多困难，具体包括手术解剖的变化、单孔腹腔镜手术操作的困难、腹主动脉淋巴清扫的困难等。

一、手术方法

1. 麻醉方式　全身麻醉或全身联合硬膜外麻醉。

2. 手术体位　患者取功能截石位，双侧大腿屈曲、外展，有利于术者操作（图 16-51）。

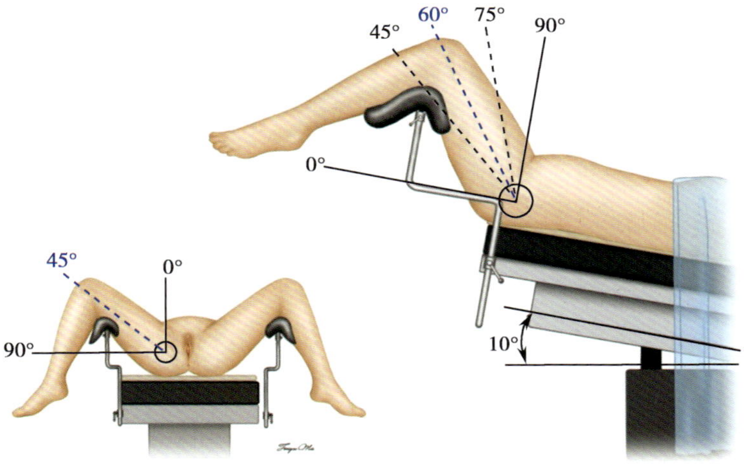

▲ 图 16-51　患者体位

3. **戳卡位置**　经阴道置入单孔腹腔镜专用器械平台，充入 CO_2（最大压力为 12mmHg），取头低脚高位，置入腹腔镜器械（图 16-52）。

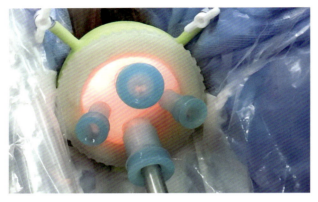

▲ 图 16-52　经阴道置入单孔腹腔镜专用器械平台

4. **术者站位**　术者与扶镜手坐于患者两腿之间，术者居右侧，助手居左侧，第二助手站位于患者左侧（图 16-53）。

二、手术操作

（一）经阴道单孔腹腔镜子宫切除术

1. 患者术前预防性使用抗生素，取截石位，全麻下手术，留置导尿。

2. 缝扎宫颈口，鼠齿钳牵拉宫颈，沿阴道穹窿环形切开阴道黏膜，分离膀胱宫颈间隙及直肠子宫间隙，缝扎子宫骶韧带和部分主韧带，置入经阴道单孔腹腔镜专用器械平台。探查盆腔，双极电凝后切断子宫动脉、阔韧带、子宫圆韧带和骨盆漏斗韧带（图 16-54~ 图 16-56）。自阴道取出子宫标本。重新置入单孔腹腔镜入路平台继续下一步手术。

（二）vNOTES 盆腔淋巴结清扫术

1. 看清双侧输尿管，沿输尿管走行切开腹膜（图 16-57），将输尿管分离至背侧，解剖闭锁脐动脉，标示盆腔淋巴结切除内侧边界（图 16-58）。

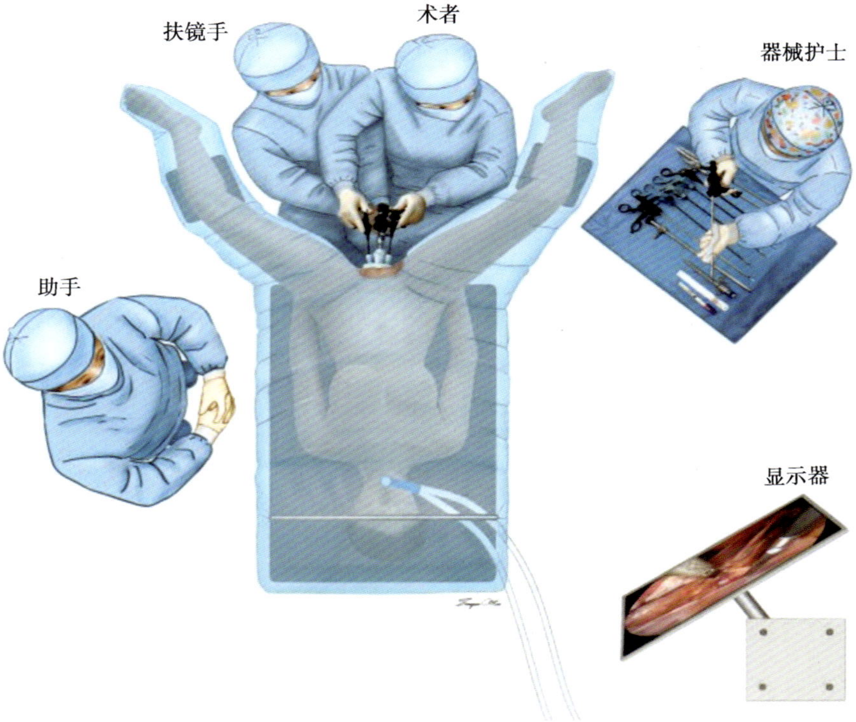

▲ 图 16-53　术者站位

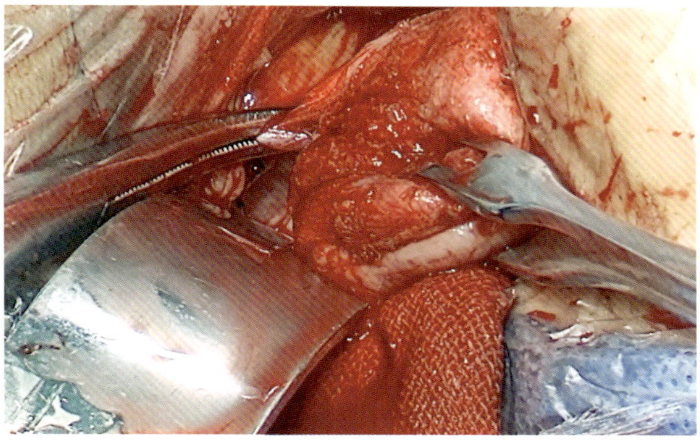

▲ 图 16-54　经阴道切除子宫骶韧带

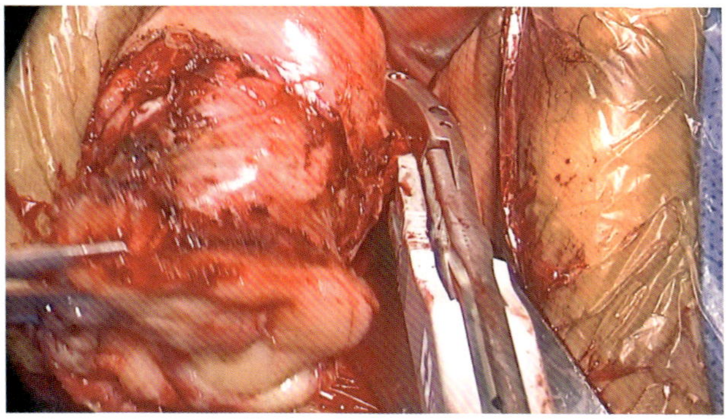

▲ 图 16-55　经阴道切除子宫

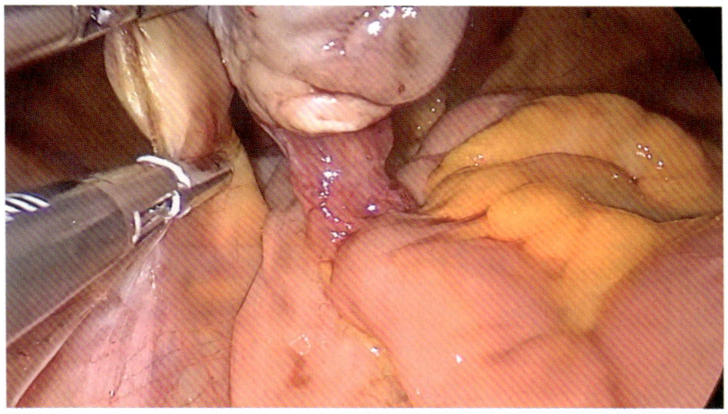

▲ 图 16-56　切除卵巢悬韧带

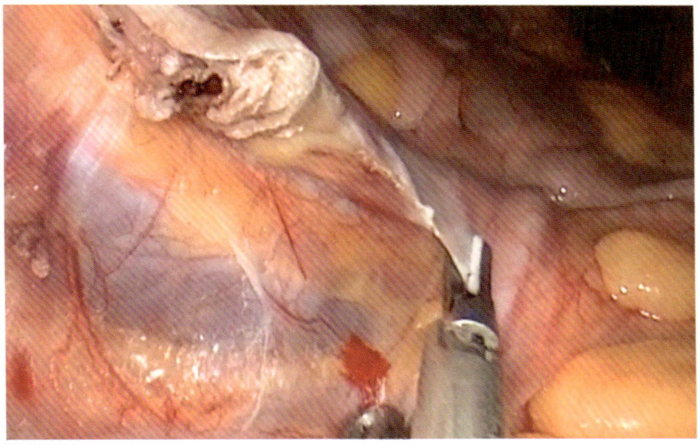

▲ 图 16-57　沿输尿管走行切开腹膜

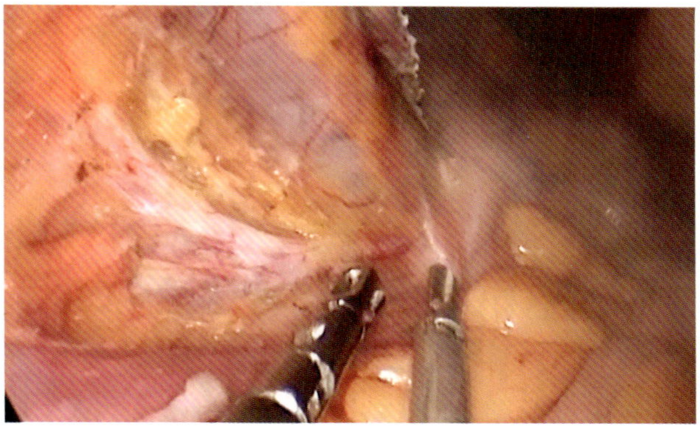

▲ 图 16-58　解剖闭锁脐动脉

2. 从髂总动脉分叉开始，切除髂外动脉周围淋巴脂肪组织至旋髂深静脉跨髂外动脉水平（图 16-59）。

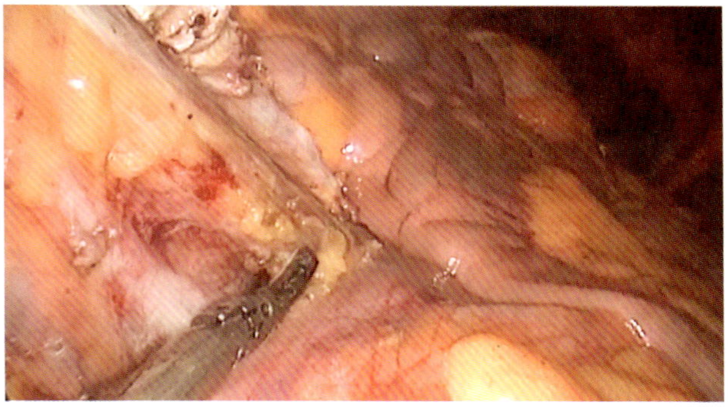

▲ 图 16-59　切除髂外动脉周围淋巴脂肪组织

3. 解剖髂外静脉尾侧缘（图 16-60），暴露闭孔内肌直至髂外静脉与髂内静脉分叉处，在此处解剖闭孔神经（图 16-61）及闭孔血管，沿闭孔神经表面切除闭孔淋巴结。

4. 至此盆腔淋巴结清扫完毕（图 16-62）。

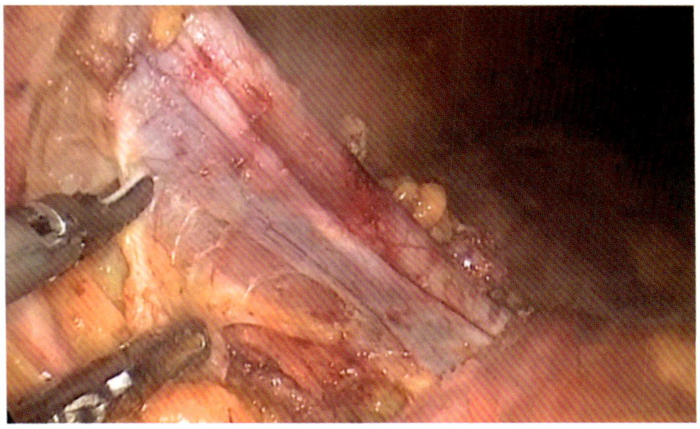

▲ 图 16-60　解剖髂外静脉

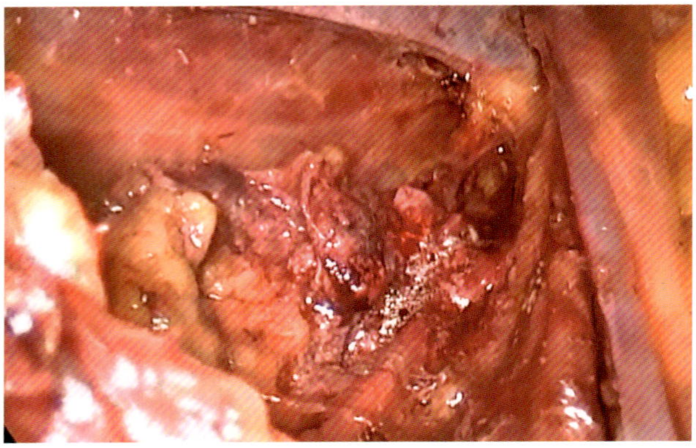

▲ 图 16-61　解剖闭孔神经

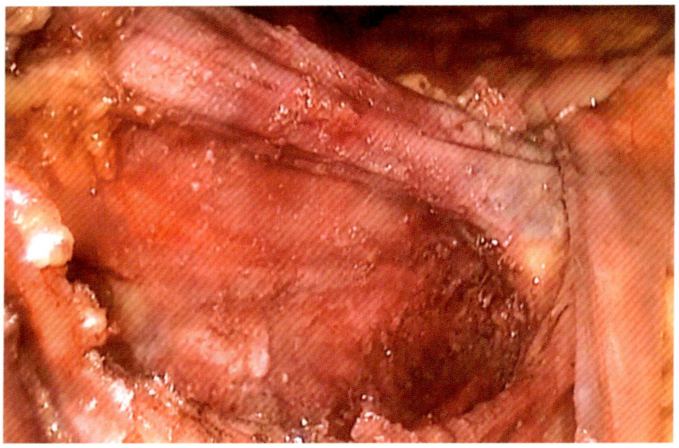

▲ 图 16-62　切除盆腔淋巴结后

（三）vNOTES 腹主动脉周围淋巴结清扫术

1. 取头低脚高位，超声刀沿髂总动脉及腹主动脉表面剪开血管鞘，标示淋巴结切除内边界（图 16-63）。

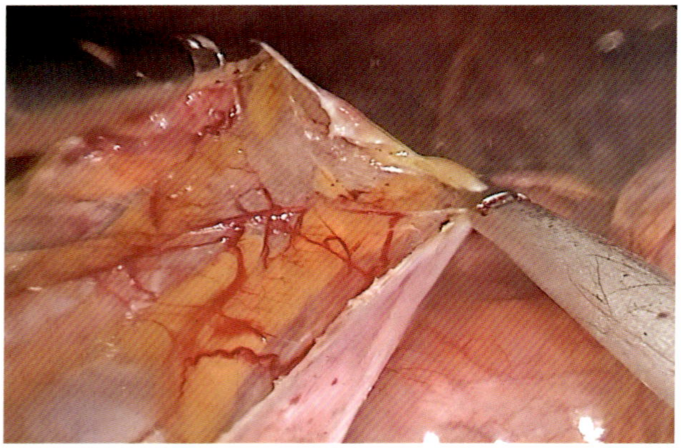

▲ 图 16-63　剪开血管鞘

2. 沿输尿管走行暴露卵巢静脉及腰大肌，标示淋巴切除外边界（图 16-64）。

3. 切除动脉、静脉周围可见的淋巴脂肪组织直至肠系膜下动脉水平（图 16-65）。

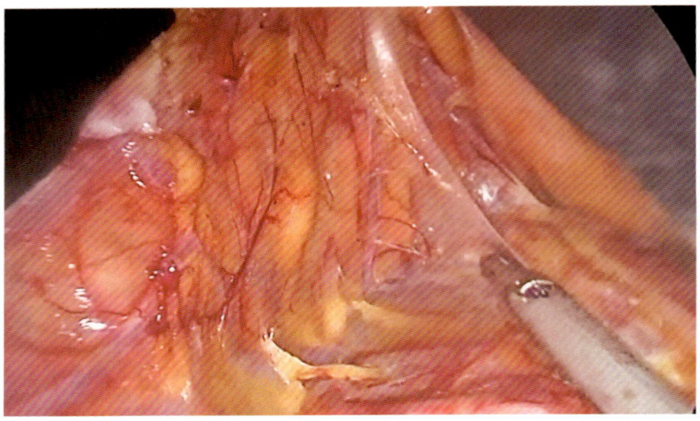

▲ 图 16-64　沿输尿管走行暴露卵巢静脉及腰大肌

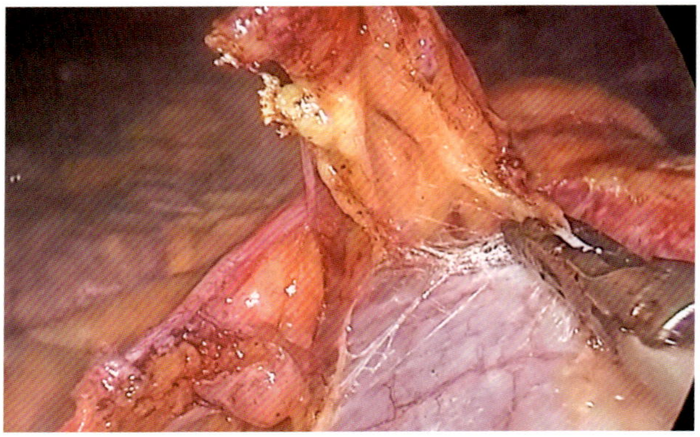

▲ 图 16-65　切除动脉、静脉周围可见的淋巴脂肪组织

4. 至此腹主动脉周围淋巴结清扫完毕（图 16-66）。

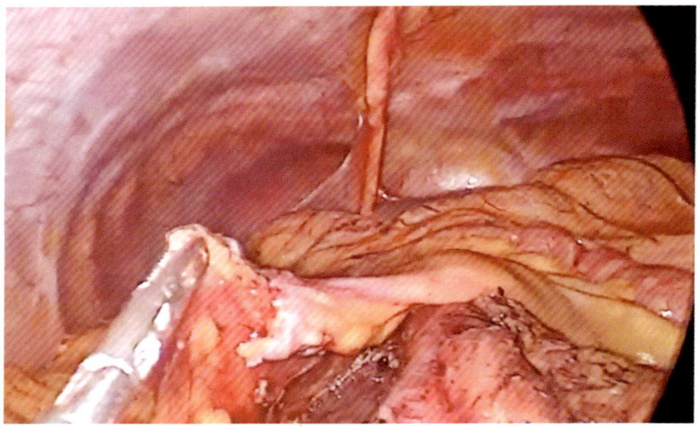

▲ 图 16-66　腹主动脉周围淋巴结切除后

5. 经自然腔道内膜癌全面分期手术见视频 16-6。

视频 16-6　经自然腔道内膜癌全面分期手术

（四）vNOTES 前哨淋巴结活检

vNOTES 前哨淋巴结活检比系统淋巴结切除更具有意义，可以平衡手术的益处和风险。

1. 手术是在注射淋巴显像剂 15~20 分钟后开始，为了让显像剂更好地扩散，vNOTES 入路是通过打开阴道前、后穹窿（图 16-67）进入；然后如常规阴道手术一样先切断子宫骶韧带和主韧带（图 16-68）。

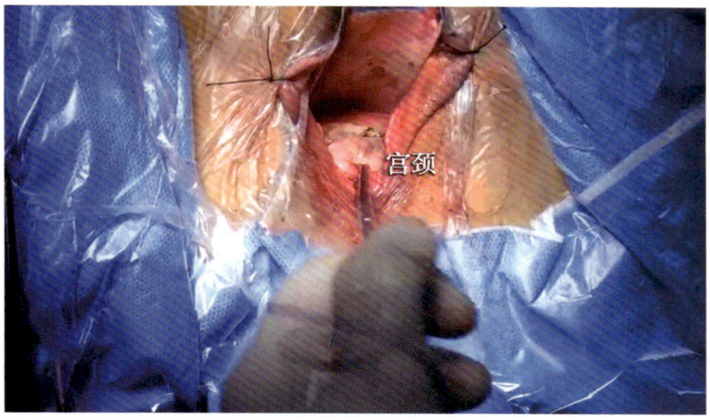

▲ 图 16-67　打开阴道前、后穹窿

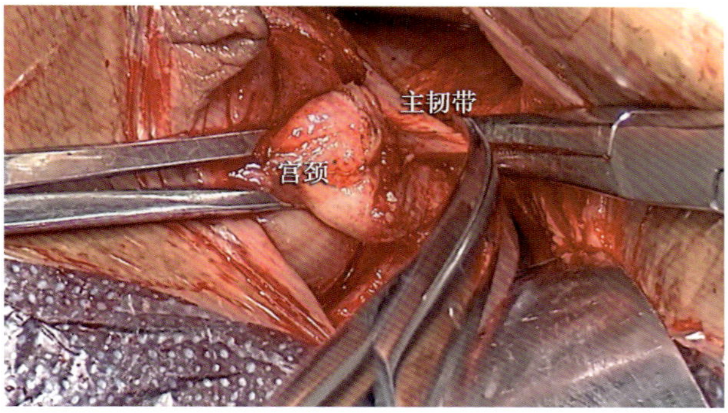

▲ 图 16-68　切断子宫骶韧带和主韧带

2. 经阴道置入一个 vNOTES port（图 16-69）并建立气腹。使用标准 10mm 30° 的腹腔镜镜头经由 1 个 trocar 放入，而其他的器械通过另 2 个 trocar 放入。

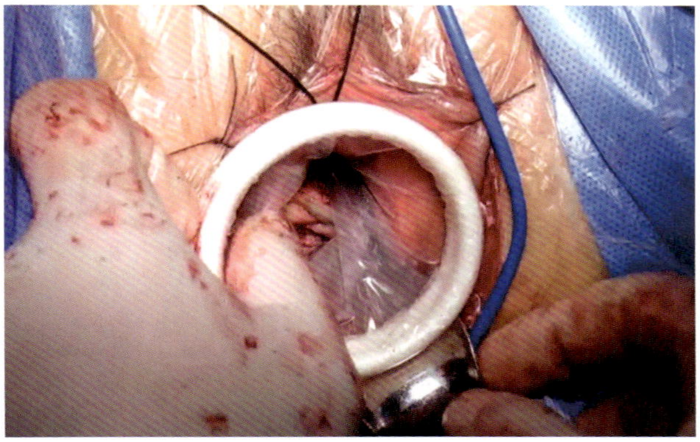

▲ 图 16-69　经阴道置入 vNOTES port

3. 先用双极凝固切断子宫动脉、卵巢悬韧带，再用超声刀切断（图 16-70）。

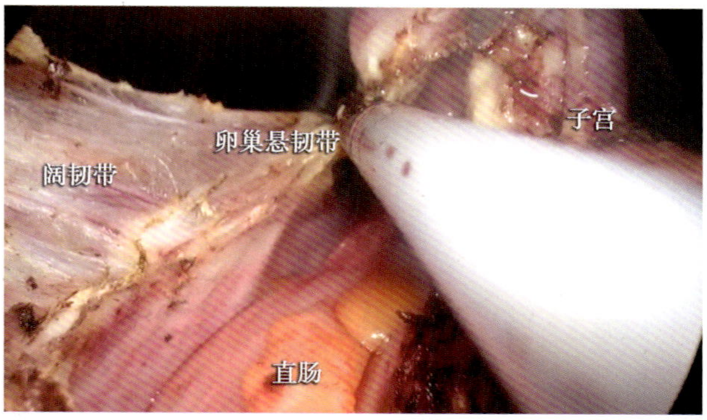

▲ 图 16-70　暴露、切断卵巢悬韧带

4. 闭孔脐动脉是一个重要的解剖学标志，可以沿着它在整个宫旁区域包括髂内外区和闭孔区，解剖和检查黑染的淋巴管和淋巴结（图 16-71、图 16-72）。

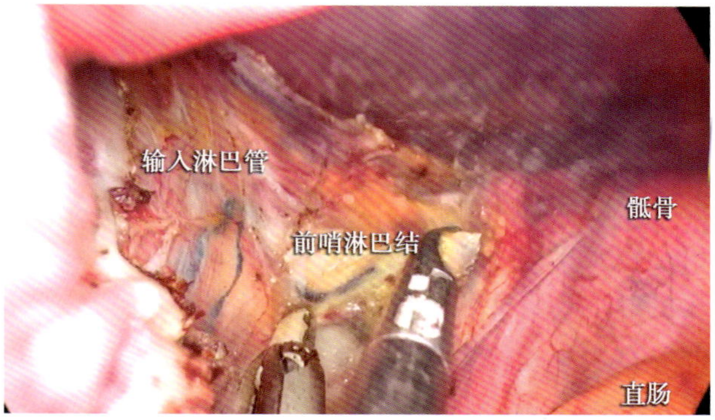

▲ 图 16-71　检查淋巴管，寻找前哨淋巴结

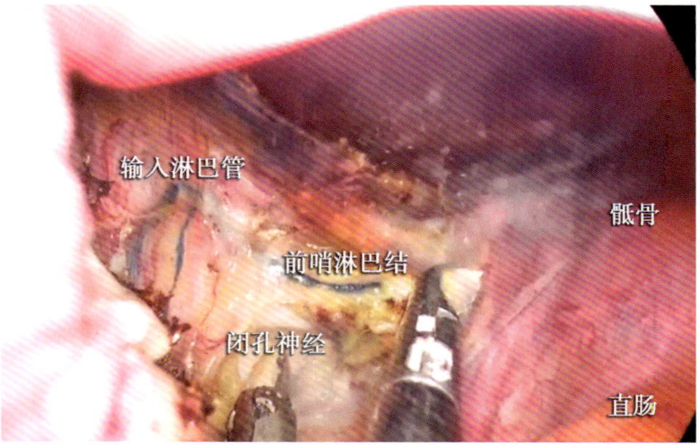

▲ 图 16-72　切除前哨淋巴结

5. 如果没有发现黑染的淋巴结，则沿着卵巢固有韧带继续解剖漏斗骨盆区域，穿过骨盆漏斗韧

带至卵巢动脉起点附近的腹主动脉旁淋巴结。若未发现黑染淋巴结或存在任何可疑、明显增大的淋巴结，则需要进行同侧的盆腔淋巴结清扫。

6. 经自然腔道筋膜外子宫切除术 + 盆腔淋巴结前哨切除术见视频 16-7。

视频 16-7　经自然腔道筋膜外子宫切除术 + 盆腔淋巴结前哨切除术

三、手术注意事项

由于 vNOTES 手术入路与腹腔镜手术不同，同一解剖结构的空间方向不同，视野也不熟悉。除了上下解剖特征之间的关系发生明显变化外，骨盆壁汇聚引起的漏斗效应常常被忽略，这给盆腔淋巴结评估带来了独特的困难。漏斗效应意味着当一个人观察漏斗时，视野是完全不同的，这取决于哪一端更近。腹腔镜检查类似于观察漏斗的宽端，可以很容易地看到漏斗的整个范围，而 vNOTES 类似于通过窄端观察，会导致视野更小、更有限。

重建的解剖学概念在 vNOTES 入路中是最重要的，它是基于腹腔镜手术的概念。在此，笔者从 vNOTES 角度描述淋巴结切除时的一些重要标志，关键的解剖标志仍然是紧贴在骨盆壁的血管和输尿管。然而，这些重要血管的外观与腹腔镜手术时看到的不同。当腹腔镜镜头由阴道进入靠近时髂外静脉看起来更粗，相对较远的髂外动脉看起来更细。值得注意的是，在镜头正前方覆盖髂总静脉分叉的闭孔淋巴结看起来像一团脂肪组织。当视角从血管的前上方转向后下方时，输尿管更明显，损伤风险更低。从上述细节可以看出，手术视角的改变导致手术方法和注意事项的改变；因此，外科医生在使用 vNOTES 时必须对相关解剖学形成新的空间概念。

在 vNOTES 下，淋巴结的显露是在紧贴骨盆壁的主要血管周围进行，因此，暴露主要血管是成功的关键。腹膜打开后，髂外静脉中、下段可完全显露，这一过程中最具挑战性的部分是髂总静脉的分叉处，如前所述，被闭孔脂肪组织遮挡。在这个时候，淋巴结的暴露和血管神经不能完全分开，在清扫闭孔淋巴结和髂内淋巴结时显露髂外静脉和闭孔神经。当髂总动脉、髂外动脉、髂外静脉和闭锁脐动脉连续显露后，可以完全探查到淋巴结的显影情况，应特别注意牵拉淋巴结的方向和张力，充分暴露淋巴结与血管之间的间隙，避免损伤血管和神经。

四、手术探究和体会

2014 年李奇龙教授对 3 例ⅠA 期子宫内膜癌患者成功实施 vNOTES，平均手术时间为 249 分钟，平均淋巴结切除数目为 10 个。所有患者术中出血均小于 50ml，无术中输血，无术中或术后并发症，无患者中转为传统腹腔镜手术或开腹手术。2016 年 Eric L 报道了 1 例 85 岁ⅠB 期子宫内膜癌患者行全子宫双附件切除术及盆腔前哨淋巴结活检的案例。实践证明，采用一系列的方法可以克服这些困难，并像传统腹腔镜手术一样完成子宫切除和盆腔淋巴结清扫。此外，笔者还进行回顾性队列研究，比较了 vNOTES 和传统腹腔镜手术在子宫内膜癌前哨淋巴结活检中的价值，发现这两种方法在识别前哨淋巴结方面是一样的。两种手术方式前哨淋巴结检出率和围手术期结局无显著差异。vNOTES 手术组住院时间较短，并发症较少。

应用于子宫内膜癌治疗的 vNOTES 是一种新的、安全可行的微创手术，有望扩大 vNOTES 的手术指征至妇科肿瘤手术。但是尚需大样本量的临床研究，甚至前瞻性随机对照临床研究，以评估其临床的可行性、安全性以及长期的肿瘤学结局。

（王延洲）

第六节　子宫内膜癌淋巴结绘图手术

一、手术目的及适应证

淋巴绘图下的腹主动脉旁淋巴结切除术（para-aortic lymphadenectomy，PAL）最主要的目的是可以精准地切除淋巴结，发现易忽视的淋巴结，同时可以明显降低术中对周围神经、血管及脏器的副损伤，减少术后并发症。目前 PAL 被推荐用于复发风险高（G3 级或有淋巴血管浸润）的ⅠB 期、Ⅱ期及以上子宫内膜样腺癌和所有组织学类型为透明细胞癌、乳头状浆液性癌和癌肉瘤的 EC 患者。

二、手术步骤

麻醉成功后，患者取膀胱截石位，常规碘伏消毒手术野皮肤及阴道，分别于宫颈 3 点及 9 点方向注射吲哚菁绿，分别在浅部（1~3mm）和深部（1~2cm）各注射 1ml。于脐孔上缘 4cm 处做第一切口，置气腹针，充 CO_2 使腹腔内压力达到 12mmHg（1mmHg=0.133kPa），置 10mm trocar 一只，插入腹腔镜，分别于左下腹置入 5mm trocar 两只，右下腹置入 5mm trocar 两只，改头低脚高位，全面探查腹腔，冲洗盆腹腔，留取冲洗液，双极电凝凝闭双侧输卵管。超声刀切开后腹膜，游离出双侧输尿管，用丝线将后腹膜悬吊（图 16-73），以方便暴露后腹膜脏器，并向上游离十二指肠；首先暴露下腔静脉表面显像的淋巴结及淋巴管（图 16-74），以腹主动脉为界，超声刀切除腹主动脉下腔静脉间、下腔静脉表面及旁侧显影淋巴结（图 16-75），发现下腔静脉后方有显像淋巴结（图 16-76），用无损伤钳提拉下腔静脉，超声刀沿下腔静脉后方与淋巴结之间的间隙锐性分离，将下腔静脉与后方淋巴组织游离之后，用纱布吊带穿过下腔静脉后方（图 16-77），使用纱布吊带将下腔静脉悬吊起来（图 16-78），然后完整切除下腔静脉后方显像淋巴结（图 16-79）。进一步游离出肠系膜下动脉，暴露左侧输尿管；超声刀切除腹主动脉表面及旁侧显像淋巴结（图 16-80），未显像淋巴结不给予切除。所有切除腹主动脉淋巴结均送冰冻检查，回报未见异常。如结果回报有阳性，需将剩余未显像淋巴结一并切除。

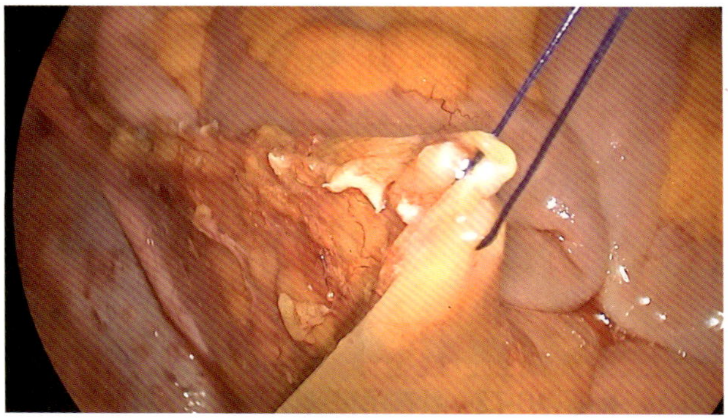

▲ 图 16-73　丝线悬吊后腹膜

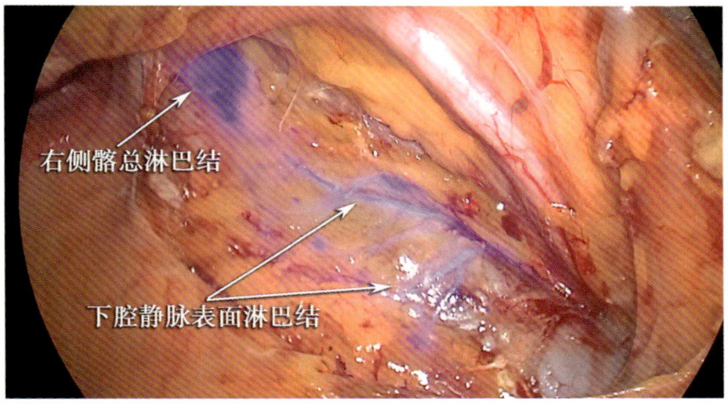

▲ 图 16-74　下腔静脉表面显像淋巴结及淋巴管

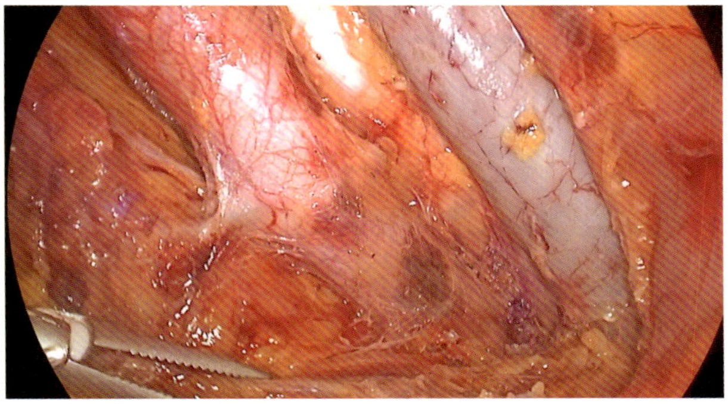

▲ 图 16-75　完整切除腹主动脉下腔静脉间、下腔静脉表面及旁侧显像淋巴结

尿管跨过髂动脉的附近和即将进入膀胱前的 2cm 附近。损伤的形式有术中直接的机械性损伤和由于热损伤导致的术后慢性缺血性坏死，如果后者未能在术中及时发现，将造成二次非计划手术。术中发生的轻微损伤，均可通过术中经膀胱镜置入“DJ”管来解决，或在置入“DJ”管的基础上稍加修补，尽可能避免输尿管的端 - 端吻合，以避免输尿管狭窄。多数损伤发生在进行筋膜外子宫切除时输尿管的末端，及时正确判断此处是否存在损伤可以避免术后的非计划二次手术。术后阴道一旦出现输尿管末端瘘应立即行腹腔镜下的输尿管膀胱植入术，不用等待输尿管损伤部位水肿的消退，因为输尿管膀胱植入术是将输尿管断端插入新鲜切开的膀胱内，将膀胱壁与输尿管侧壁缝合在一起，不存在器官之间的端 - 端吻合，血运比较好，易于愈合。

2. 膀胱损伤　术中发生的膀胱损伤较大的破口比较容易发现，小破口不易被发现，如果术中或手术即将结束时发现尿液引流袋有气体胀满，应仔细检查膀胱，发现破口。术中发现的损伤均可经过简单的连续缝合进行修补，需要注意的是缝合时避开输尿管开口，缝合结束后进行膀胱充水试验，观察缝合处是否有漏液，必要时行膀胱镜检查双侧输尿管开口处的喷尿情况。处理上较为被动的损伤依然是热损伤导致的术后缺血性坏死，这种损伤由于膀胱肌壁的水肿，短期内不能修补，最好术后 3 个月修补。采用的方法多为经阴道的修补术。

（三）其他术中并发症

1. 肠管损伤　比较少见，在改良型根治性子宫切除术时有可能遇到。由于术前均经过肠道的准备，因此，在术中进行腹腔镜下的肠道修补术是可行的，使用可吸收线间断缝合两层，术后放置盆腔引流管。

2. 穿刺孔损伤、出血　术前导尿、充分胃肠道准备避免胃肠道和膀胱过度充盈，减少损伤机会。进行第一个戳卡穿刺时助手应充分提起腹部皮肤，穿刺戳卡时有层层落空感，不可过快盲目用力，以免损伤，确定进入腹腔成功建立气腹后再倾斜 45° 置入镜头，动作轻柔不应粗暴，其余穿刺孔应在腹腔镜直视下进行。手术结束缝合穿刺孔时应分层、彻底地缝合，不留空腔，避免出血。

3. 高碳酸血症和酸中毒　人工气腹和头低脚高的手术体位增加了患者并发高碳酸血症和酸中毒的风险，因为当患者处于头低脚高位的时候，膈肌太高，肺底运动受限，肺部顺应性下降，通气功能受影响从而出现高碳酸血症和低氧血症。因此要尽量缩短手术时间，严格控制人工气腹的压力，围手术期对患者进行必要的心电监测，及时发现其血流动力学及心率的改变，使患者 $PaCO_2$ 水平维持在 50mmHg 以下。治疗高碳酸血症时给予患者高浓度吸氧，过度换气，静脉给予 5% $NaHCO_3$。

4. 皮下气肿　发生皮下气肿与患者消瘦、高龄、气腹针穿刺不到位或手术操作时套管针移动、反复穿刺、套管针脱出、术中气腹压过高等因素有关。术中预防的措施包括气腹针进入腹腔后再进行充气。

5. 神经损伤　腹腔镜手术截石位时腿架压迫腓总神经易造成腓总神经血供不足，极易造成腓总神经损伤。肩托使用不当、手术床倾斜、上肢外展过度等也可能造成臂丛神经损伤。因此术中应该避免过度牵拉肢体，避免手术时间过长。

二、术后并发症及防治

1. 阴道残端感染　患者表现为术后发热、下腹痛、腰痛等，查体可见阴道残端充血、硬结，阴道脓血性或脓性分泌物伴臭味，实验室检查白细胞及 C 反应蛋白水平异常升高。预防措施包括术前积极治疗阴道炎、糖尿病，适当增加术前阴道冲洗次数，术中注意无菌操作，术后预防性应用抗生素。阴道残端感染发生后给予阴道分泌物培养、敏感抗生素治疗，阴道冲洗上药，充分引流脓性分泌物。

2. 术后出血　术中止血不彻底、不完善，打结不牢固、术后小血管感染、消化液外渗使局部血管壁坏死、破裂进而发生术后出血。防治措施包括术中彻底止血，术后密切观察患者血象及引流管情况，积极营养支持，纠正贫血，控制感染，必要时二次手术寻找出血点止血。

3. 感染　术后全身感染、腹腔感染的发生可能由于术后免疫力下降、不恰当的医疗操作导致，患者可有高热、腹痛，恶心、呕吐、腹胀等不适，要及时进行血培养，发现致病菌并应用敏感的抗生素控制感染，保持腹腔引流通畅，同时维持好患者的水、电解质平衡，积极治疗避免感染加重。

4. 术后尿潴留　术后尿潴留是由于麻醉影响排尿中枢，且手术范围较大时，尤其盆腔手术使盆腔神经发生不同程度的损伤，膀胱麻痹，出现术后尿潴留。由于术后疼痛刺激，患者恐惧排尿，也可以出现尿潴留。术后尽早拔尿管、自主排尿。避免长时间带尿管。

5. 肠梗阻、肠粘连　术后肠粘连又称粘连性肠梗阻。术后肠麻痹及肠梗阻是影响患者术后加速康复的关键因素之一。避免术中输血和阿片类镇痛药物使用有助于术后肠道功能恢复。术后早进食、合理补液、早期下床活动可显著降低术后肠梗阻的发生风险。建议术后 24 小时内开始饮食过渡。尽早拔管有助于患者尽早下床。

6. 切口疝　其发生与切口感染、手术操作不当、腹压增高、营养不良等因素有关，一经发现应进行手术治疗，小的切口疝给予直接缝合，大切口疝需要进行修补术。预防切口疝最可靠的方法是手术结束时逐层严密缝合切口，术后避免切口感染等不利于切口愈合的因素。

7. 静脉血栓　恶性肿瘤和手术本身都是静脉血栓形成的高危因素。静脉血栓栓塞症包括深静脉血栓形成和肺栓塞，其中肺栓塞是手术后患者猝死的重要原因。术前应进行下肢静脉血栓的筛查，及时发现术前静脉血栓。术后尽早佩戴弹力袜、配合下肢加压治疗，并术后预防性应用低分子肝素钙（需排除血液系统疾病）。对于已经并发静脉血栓的患者应卧床并抬高患者，给予溶栓治疗。

8. 伤口愈合不良　患者贫血、营养不良均会使伤口出现液化、感染，愈合不良。伤口感染一般发生于术后 3~4 天，有的较晚，发生于术后 3~4 周。微创手术伤口愈合时间较开腹手术短。肥胖患者易发生脂肪液化，缝合切口时应严格执行无菌操作，术后伤口及时换药、积极控制血糖、补充营养有助于伤口愈合。

9. 影响性功能　手术损伤盆底神经导致盆底自主神经功能紊乱，激素水平下降及精神心理因素影响使患者性功能下降，防治措施包括心理健康教育、激素替代治疗、盆底康复治疗等。

（康山　李少玉　张辉　张军）

参考文献

[1] 孔北华, 马丁, 段涛. 妇产科学. 10 版. 北京: 人民卫生出版社, 2024.

[2] 中国抗癌协会妇科肿瘤专业委员会. 子宫内膜癌诊断与治疗指南 (2021 年版). 中国癌症杂志, 2021, 31 (6): 501-511.

[3] WHO classification of Tumours Editorial Board. WHO classification of tumours. Female genital tumours. 5th ed. Lyon: IARC Press, 2020.

[4] 郑晓丹, 陈光勇, 黄受方. WHO 女性生殖肿瘤分类第 5 版关于子宫体及宫颈腺癌分类的解读. 中华病理学杂志, 2021, 50 (5): 437-441.

[5] 钱智敏, 陈观豪, 姜桦. Ⅱ期子宫内膜样腺癌患者进行广泛全子宫切除术和全子宫切除术预后及生活质量的比较. 中国临床医生杂志, 2021, 49 (5): 587-589.

[6] MARIANI A, DOWDY S C, PODRATZ K C. New surgical staging of endometrial cancer: 20 years later. Int J Gynaecol Obstet, 2009, 105 (2): 110-111.

[7] 赵肖雅, 沈丹华. 子宫内膜癌的分子分型及其对治疗影响的研究进展. 中华妇产科杂志, 2021, 56 (1): 77-80.

[8] CANCER GENOME ATLAS RESEARCH NETWORK, KANDOTH C, SCHULTZ N, et al. Integrated genomic characterization of endometrial carcinoma. Nature, 2013, 497 (7447): 67-73.

[9] TALHOUK A, MCCONECHY M K, LEUNG S, et al. A clinically applicable molecular-based classification for endometrial cancers. Br J Cancer, 2015, 113 (2): 299-310.

[10] MURALI R, DELAIR D F, BEAN S M, et al. Evolving roles of histologic evaluation and molecular/genomic profiling in the management of endometrial cancer. J

Natl Compr Canc Netw, 2018, 16 (2): 201-209.

[11] LECLERC J, VERMAUT C, BUISINE M P. Diagnosis of Lynch syndrome and strategies to distinguish lynch-related tumors from sporadic MSI/dMMR Tumors, Cancers (Basel), 2021, 13 (3): 467.

[12] MCALPINE J N, CHIU D S, NOUT R A, et al. Evaluation of treatment effects in patients with endometrial cancer and POLE mutations: an individual patient dat meta-analysis. Cancer, 2021, 127 (14): 2409-2422.

[13] RAFFONE A, TRAVAGLINO A, MASCOLO M, et al. Histopathological characterization of ProMisE molecular groups of endometrial cancer. Gynecol Oncol, 2020, 157 (1): 252-259.

[14] DE LANGE N M, EZENDAM N P M, KWON J S, et al. Neoadjuvant chemotherapy followed by surgery for advanced-stage endometrial cancer. Curr Oncol, 2019, 26 (2): 226-232.

[15] CAO W, MA X, FISCHER J V, et al. Immunotherapy in endometrial cancer: rationale, practice and perspectives. Biomark Res, 2021, 9 (1): 49.

[16] JANDA M, GEBSKI V, DAVIES L C, et al. Effect of total laparoscopic hysterectomy vs total abdominal hysterectomy on disease-free survival among women with stage i endometrial cancer a randomized clinical trial. JAMA, 2017, 317 (12): 1224-1233.

[17] PADILLA-ISERTE P, LAGO V, TAUSTE C, et al. Impact of uterine manipulator on oncological outcome in endometrial cancer surgery. Am J Obstet Gynecol, 2021, 224 (1): 65. e1-65. e11.

[18] BODURTHA SMITH A J, FADER A N, TANNER E J. Sentinel lymph node assessment in endometrial cancer: a systematic review and meta-analysis. Am J Obstet Gynecol, 2017, 216 (5): 459-476. e10.

[19] 中国研究型医院学会妇产科专业委员会. 子宫内膜癌前哨淋巴结切除临床应用专家共识. 中国妇产科临床杂志, 2020, 21 (4): 438-440.

[20] RENAN U. 血管解剖学图谱. 2 版. 陶晓峰, 董生, 董伟华, 等译. 天津: 天津科技翻译出版社, 2009.

[21] DITTO A, CASARIN I, PINELLI C, et al. Hysteroscopic versus cervical injection for sentinel node detection in endometrial cancer: a multicenter prospective randomised controlled trial from the Multicenter Italian Trials in Ovarian cancer (MITO) study group. Eur J Cancer, 2020, 140: 1-10.

[22] 康山. 腹腔镜在子宫内膜癌治疗中的应用. 中国实用妇科与产科杂志, 2017, 33 (5): 454-458.

[23] 刘开江, 赵绚璇. 腹腔镜恶性肿瘤手术中无瘤技术的应用. 中华腔镜外科杂志 (电子版), 2018, 11 (1): 17-19.

[24] 张震宇, 郎景和. 妇科手术后深静脉血栓形成及肺栓塞: 必须重视的手术并发症. 中华妇产科杂志, 2017, 52 (10): 654-656.

第十七章 卵巢癌手术

第一节 卵巢癌术前诊断

国际癌症研究中心数据显示，2020 年全球卵巢癌新发病例超过 31 万，死亡病例则超过 20 万，成为女性第八大常见性和致死性癌症。鉴于卵巢特殊的解剖位置，超过 70% 的卵巢癌患者诊断时已为晚期（Ⅲ期和Ⅳ期）。晚期卵巢癌患者 5 年生存率只有 18.6%~46.7%，而早期患者可达 71.4%~89.6%。因此应该重视卵巢癌的预防和早期诊治，以使患者达到更好的生存状态。

一、临床表现

由于卵巢癌早期症状和体征不明显，多数患者中晚期才会出现相关的临床表现，故被称为“沉默的杀手”。根据病情发生的缓急，卵巢癌临床表现可分为急性和亚急性（表 17-1）。急性症状多见于晚期患者，而亚急性症状在早期和晚期患者均可出现。

表 17-1 卵巢癌常见的临床表现

临床表现	症状	体征
急性	呼吸急促 重度恶心、呕吐 明显腹痛、腹胀	腹水 / 胸腔积液 肠型和蠕动波 肠鸣音亢进、气过水音或金属音 腹部压痛、反跳痛
亚急性	食欲缺乏，易有饱腹感 腹胀 盆腔或腹部疼痛 泌尿系统症状（尿急 / 尿频） 便秘 下肢水肿	恶病质 肿大的浅表淋巴结 盆腹腔固定的包块 盆腔多发结节 冰冻骨盆

二、诊断

由于缺乏有效的筛查和早期诊断方法，卵巢癌的早期识别及诊断十分困难。临床上常常根据患者就诊时的症状、体征、肿瘤标记物和影像学检查结果进行综合分析，初步判断卵巢肿瘤的良恶性，确诊需要获得组织标本并进行病理学检查。对于有明确探查指征的患者，剖腹探查是获取组织标本的经典办法。为了实现准确的病情评估和便利的手术操作，并满足无瘤操作原则，剖腹探查一般需要在腹部正中作纵行大切口，创伤较大。部分晚期卵巢癌患者在开腹探查时发现肿瘤广泛转移，无法实施满意的肿瘤细胞减灭术而仅能实施组织活检后关腹，患者术后可能发生腹部伤口愈合不良，甚至影响后续化疗。另一方面，对于腹水来源不明、附件肿瘤恶性特征不典型的患者，这种经典的剖腹探查术也存在过度诊疗之嫌。腹腔镜技术的广泛应用和不断完善发展，为卵巢癌的诊断与鉴别诊断、瘤情评估与分流处置，以及适宜患者的微创手术治疗提供了新的思路。

作为一种用于诊断、评估和治疗盆腹腔脏器病变的现代微创外科技术，腹腔镜在卵巢肿瘤的诊断和评估方面较传统开腹手术具有明显的优势，如快速诊断、鉴别诊断、分层分流、减少创伤等。对于晚期卵巢癌患者而言，腹腔镜探查在获得腹水和组织标本的同时，还可以评估进行满意的肿瘤细胞减灭术的可行性，对于无法进行肿瘤细胞减灭术的患者，及时开展术中腹腔化疗或术后早期化疗可有效避免上述“开腹即关腹”的尴尬情形。腹腔镜下卵巢肿瘤良恶性的鉴别见表 17-2。

表 17-2　卵巢肿瘤的腹腔镜表现及良恶性的鉴别

腹腔镜表现	卵巢良性肿瘤	卵巢恶性肿瘤
腹水	多无，或为清亮腹水，细胞学阴性	多有，常为浑浊或血性腹水，细胞学阳性或阴性
腹膜	光滑、无病灶	充血、毛糙、散在或遍布瘤灶
肿瘤表面	多为光滑，无赘生物	常有破裂，见赘生物
粘连	多无，或局部疏松粘连	多有，常广泛而致密
大网膜	外观正常	皱缩、粘连、僵硬、结节、饼状
淋巴结	多无增大和粘连，质地柔软	增大、融合、粘连、质硬
实质脏器	表面光滑，质地柔软，无病灶	表面赘生物，质地僵硬

三、病理类型

根据 2020 年女性生殖器官肿瘤 WHO 分类标准，卵巢肿瘤的病理类型包括以下 6 大类：上皮 - 间叶肿瘤、性索 - 间质肿瘤、生殖细胞肿瘤、杂类肿瘤、瘤样病变和转移瘤。其中卵巢上皮性肿瘤发病率最高，占 50%~70%，其次为生殖细胞肿瘤，占 20%~40%，性索 - 间质肿瘤约占 5%~8%。通常情况下，卵巢癌是指来源于上皮组织的恶性肿瘤，主要包括浆液性癌（70%~80%）、子宫内膜样癌（10%）、透明细胞癌（10%）、黏液性癌（3%）以及其他一些少见的病理类型。

四、手术病理分期

卵巢上皮癌、输卵管癌、原发腹膜癌及其他类型卵巢恶性肿瘤采用 FIGO 于 2013 年修订的手术病理分期系统（表 17-3）。

表 17-3　卵巢癌手术病理分期（FIGO 2013）

病理分期	肿瘤部位
Ⅰ期	肿瘤局限于卵巢（单侧或双侧）或输卵管
ⅠA 期	肿瘤局限于单侧卵巢（包膜完整）或输卵管；卵巢或输卵管表面没有肿瘤；腹水或腹腔冲洗液未发现恶性细胞
ⅠB 期	肿瘤局限于双侧卵巢（包膜完整）或输卵管；卵巢或输卵管表面没有肿瘤；腹水或腹腔冲洗液未发现恶性细胞
ⅠC 期	肿瘤局限于单侧或双侧卵巢或输卵管，并伴有以下情况之一
ⅠC1 期	术中肿瘤溢出
ⅠC2 期	术前包膜破裂或卵巢或输卵管表面有肿瘤
ⅠC3 期	在腹水或腹腔冲洗液中发现恶性细胞
Ⅱ期	肿瘤累及单侧或双侧卵巢或输卵管，伴骨盆入口下方浸润，或原发性腹膜癌
ⅡA 期	浸润和 / 或种植到子宫和 / 或输卵管和 / 或卵巢
ⅡB 期	浸润和 / 或种植到其他盆腔组织
Ⅲ期	肿瘤累及单侧或双侧卵巢、输卵管或原发性腹膜癌，伴有镜下证实的盆腔外腹膜转移和 / 或转移至腹膜后淋巴结（盆腔淋巴结或主动脉旁淋巴结）
ⅢA 期	
ⅢA1 期	仅腹膜后淋巴结转移阳性（组织学证实）

续表

病理分期	肿瘤部位
ⅢA1i 期	淋巴结转移最大直径 ≤ 10mm
ⅢA1ii 期	淋巴结转移最大直径 > 10mm
ⅢA2 期	显微镜下盆腔外(骨盆入口上方)腹膜受累,伴或不伴腹膜后淋巴结转移
ⅢB 期	肉眼可见盆腔外腹膜转移,最大直径 ≤ 2cm,伴或不伴腹膜后淋巴结转移
ⅢC 期	肉眼可见盆腔外腹膜转移,最大直径 > 2cm,伴或不伴腹膜后淋巴结转移(包括肿瘤浸润至肝和脾包膜,但没有器官实质受累)
Ⅳ期	远处转移
ⅣA 期	胸腔积液且细胞学检查结果阳性
ⅣB 期	肝或脾实质转移;转移到腹部以外的器官(包括腹股沟淋巴结和腹腔外淋巴结转移;肠透壁性受累)

为卵巢癌患者实施手术的目的是诊断肿瘤性质、确定累及范围、切除可见病灶以及明确肿瘤分期。根据不同的癌症分期及既往治疗情况,卵巢癌手术方式可细分(表 17-4)。术后残留病灶最大直径或最大厚度 < 1cm,称为满意的肿瘤细胞减灭术(R1);达到无肉眼病灶残留的称为 R0 肿瘤细胞减灭术。

表 17-4　卵巢癌手术类型

癌症分期	既往治疗情况	手术名称
初发早期患者(Ⅰ期)	未经任何治疗	全面分期手术
	既往手术不完全,如只进行患者附件切除术	再分期 / 补充分期手术
	未经任何治疗,符合保留生育功能的条件	保留生育功能的分期手术
初发晚期患者(Ⅱ ~ Ⅳ期)	未经任何治疗	初次肿瘤细胞减灭术
	进行新辅助化疗后	间歇性肿瘤细胞减灭术
复发患者	手术后完成规定的化疗疗程,完全缓解 3 个月及以上,再次出现肿瘤及相关症状	再次肿瘤细胞减灭术

(王刚　陈扬平　伍玲)

第二节　适应证和禁忌证、术前评估与准备及手术入路的选择

一、手术适应证

手术适应证是一个具有相对性、历史性和个体化的概念。适应证应围绕肿瘤切得干净、手术做得安全、患者获益最大化的目的,从患者、疾病、医生和医技四个方面考虑。

(一) 患者

1. 临床诊断考虑为卵巢恶性肿瘤,需手术探查明确诊断并治疗(腹腔镜检查 ± 全面分期手术 / 初次肿瘤细胞减灭术)。

2. 术后诊断为卵巢恶性肿瘤,需再次手术完成全面手术病理分期(腹腔镜再分期 / 补充分期手术)。

3. 经新辅助化疗后的卵巢癌患者,影像学提示肿瘤缩小,可以手术切净肿瘤(腹腔镜检查 + 间歇性肿瘤细胞减灭术)。

4. 经临床评估,复发卵巢癌患者病灶局限,有机会手术切净肿瘤(腹腔镜检查 + 再次肿瘤细胞减灭术)。

5. 经过临床评估,患者身体状况可,无严重内外科合并症,能耐受手术。

6. 充分知情告知后,患者及其委托人同意接受手术治疗,患者依从性好,有条件密切随访。

(二) 疾病 / 肿瘤

1. 临床评估或腹腔镜检查,肿瘤的临床期别适合手术治疗,肿瘤病灶相对游离或孤立存在,可完全切除或残留病灶最大直径或最大厚度 < 1cm(至少达到 R1)。

与周围组织(神经、血管等)或肝、肠、脾、输尿管等重要脏器无广泛或致密的粘连,无须通过切除部分或全部受累脏器来清除病灶。如为复发病例,则应充分评估病灶是否为局限的、可切除的,以及再次肿瘤细胞减灭术的治疗价值。③良好的医疗设备和技术配备:外科具备腹腔镜下肝(部分)切除、肠切除、肠吻合,以及大血管损伤修复(镜下或开腹)等技术保障。在此前提下,适应证还有拓展空间。④术者为经验丰富的妇科肿瘤内镜医生,具备中转开腹肿瘤细胞减灭术等相关技术。⑤术前医生、患者、亲属三方充分沟通,告知腹腔镜手术诊治可能出现的结局、费用、不良反应、并发症及肿瘤转移和扩散的风险。患者及家属充分了解并愿意承担相关风险,签名并同意选择腹腔镜手术治疗。需谨记的是,微创技术是一把“双刃剑”,存在发生巨大创伤的风险,腹腔镜适时中转开腹是明智之选而绝非失败,切忌因盲目追求微创技术而放弃能切净病灶的机会。

(王刚 陈扬平 伍玲)

第三节 卵巢肿瘤的腹腔镜检查术

一、手术方法与步骤

(一) 腹壁穿刺

取脐与剑突连线中点作为第一穿刺孔和置镜孔,建立 CO_2 气腹,腹腔内压力设定为 12~15mmHg,置入 10mm 的腹腔镜。根据需要,可在下腹部两侧适宜位置置入 3~4 个 5~10mm 的手术操作套管(图 17-1)。

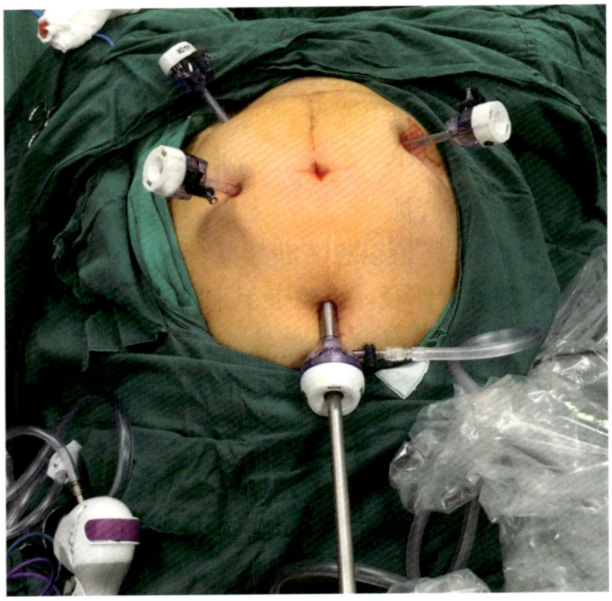

▲ 图 17-1 卵巢癌腹腔镜手术腹壁穿刺位点

(二) 全面探查并抽取腹水行细胞学检查

1. 探查内容 包括盆腹腔各脏器、盆腹壁、腹腔所有腹膜。其中子宫、输卵管、卵巢、盆腔腹膜、大小肠管、肠系膜、阑尾、胃、肝脏、胆囊、脾、大网膜、膈肌腹面、肝肾隐窝、脾肾隐窝、升降结肠旁沟等部位是重点。

注意子宫的大小、色泽以及浆膜是否光滑完整,表面有无肿瘤病灶;双侧卵巢、输卵管是否正常,卵巢肿瘤的大小、位置、质地、包膜是否完整、周围是否粘连;盆腔有否粘连、后陷凹是否封闭,盆腹膜是否光滑或有肿瘤病灶;子宫骶韧带是否增粗和缩短;盆段直肠及其系膜是否正常等。检查阑尾、升结肠及其系膜、肝、横膈、脾、胃、大网膜、横结肠、降结肠、小肠及其系膜、乙状结肠以及壁腹膜等,特别注意转移和种植肿瘤病灶的位置、大小、浸润深度、粘连情况等。当镜下看到腹膜或肠管有结节时,应与结核鉴别。卵巢癌常见腹腔镜下表现见图 17-2~ 图 17-13。

2. 探查顺序 分两步走。①不用任何器械辅助,单靠移动腹腔镜和调整患者体位,从盆腔开始,沿逆时针方向查看各脏器及腹膜表面,基本了解有无腹水、肿瘤来源、部位、大小、性质及粘连情况,腹膜表面有无肿瘤种植及病灶分布状况;②借助吸引

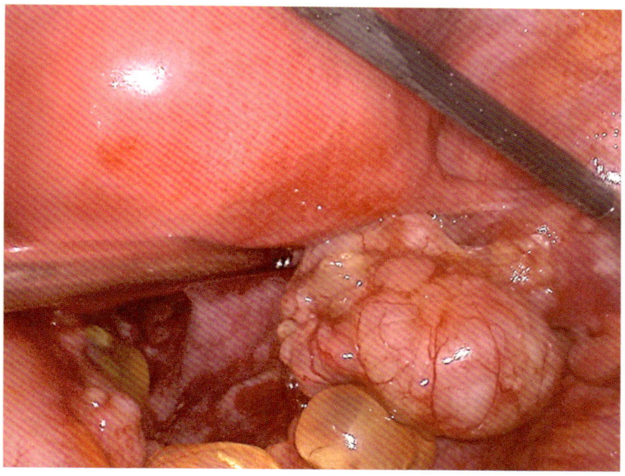

▲ 图 17-2　右侧卵巢恶性肿瘤

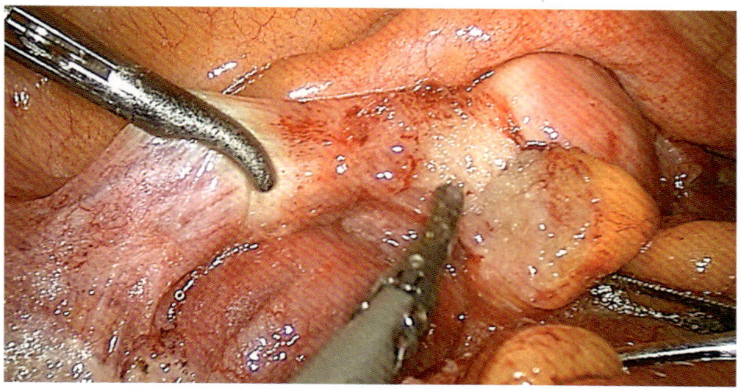

▲ 图 17-3　卵巢癌合并子宫表面种植

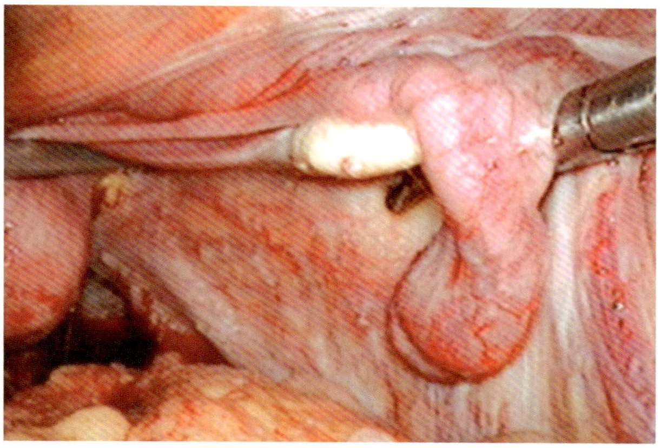

▲ 图 17-4　卵巢癌合并盆腔腹膜种植

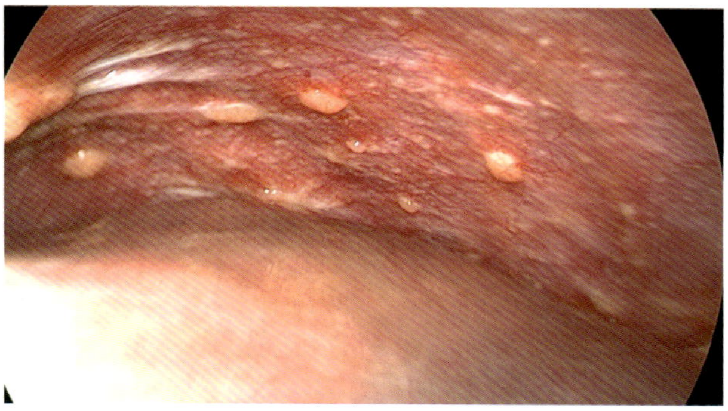

▲ 图 17-5　卵巢癌合并膈下腹膜种植

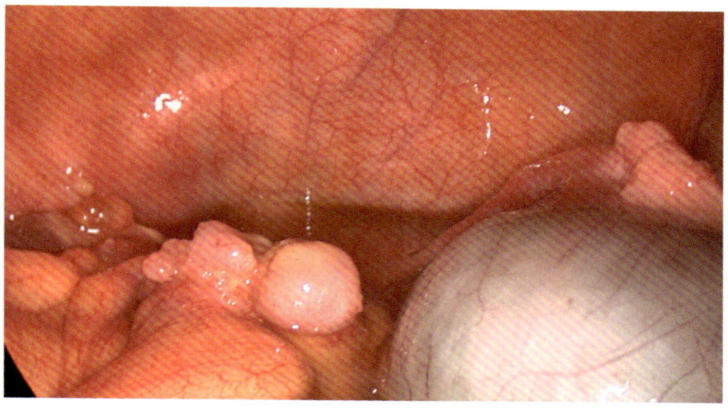

▲ 图 17-6　卵巢癌合并肠系膜及肠管表面种植

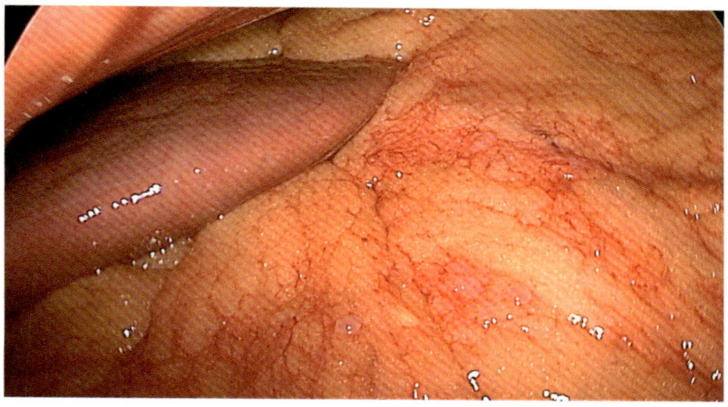

▲ 图 17-7　卵巢癌伴大网膜粟粒样种植转移

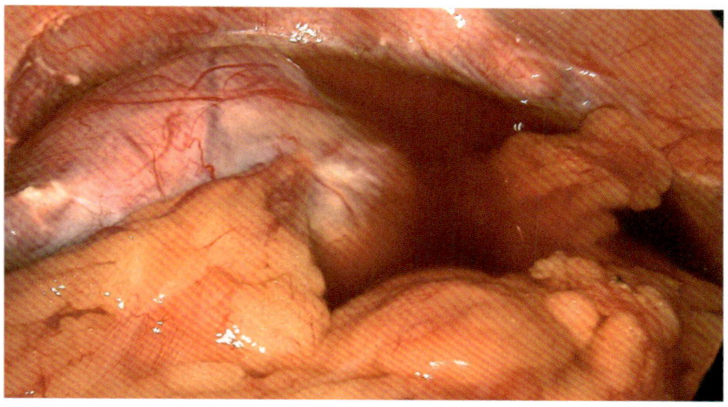

▲ 图 17-8　卵巢癌合并大量腹水

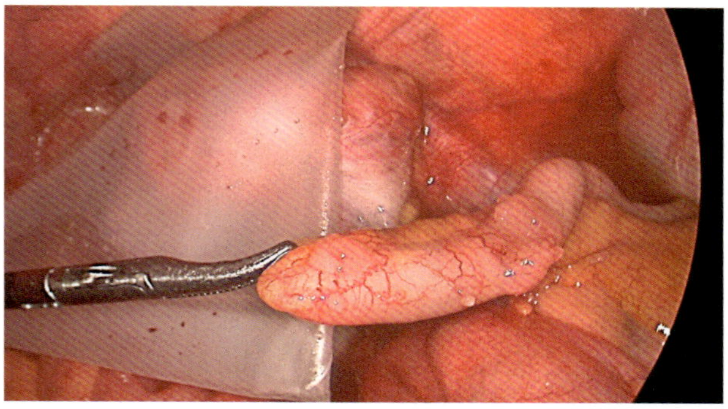

▲ 图 17-9　卵巢癌合并阑尾种植转移

器和其他辅助器械，全面仔细探查，明确肿瘤病灶的部位、大小及其与周围组织器官的关系。注意先探查肉眼无肿瘤的区域，再检查肉眼可见病变或肿

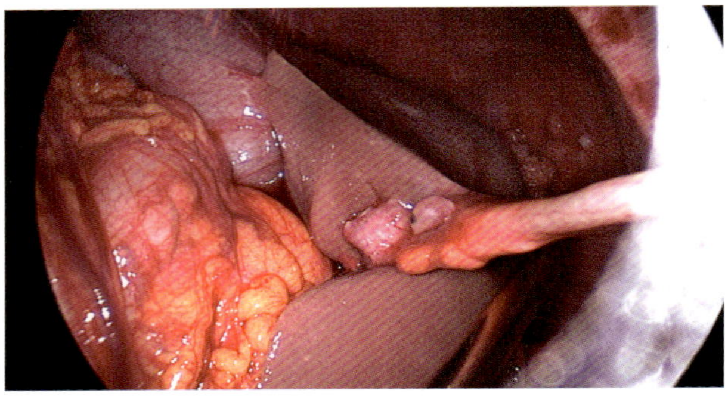

▲ 图 17-10 卵巢癌伴肝镰状韧带种植转移

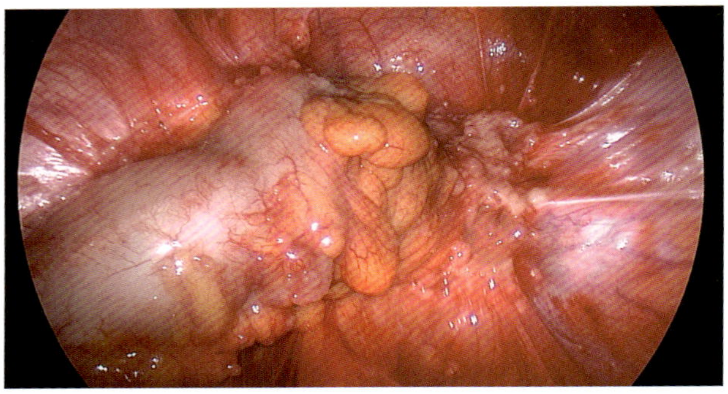

▲ 图 17-11 卵巢癌盆腔腹膜多病灶复发

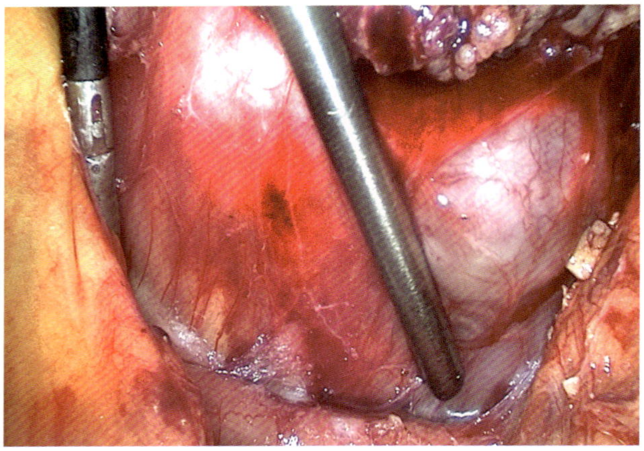

▲ 图 17-12 卵巢癌合并下腔静脉表面淋巴结增大转移

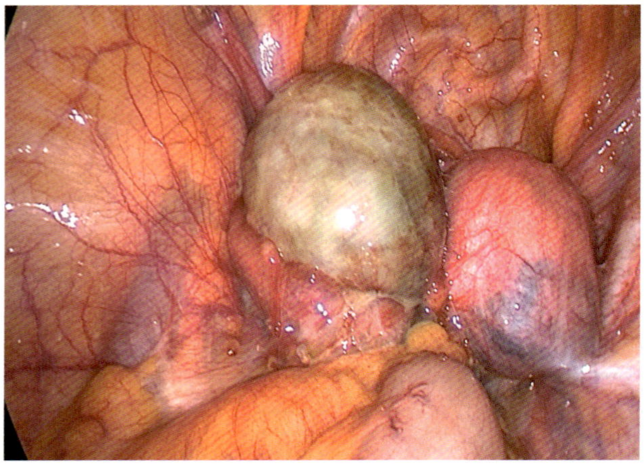

▲ 图 17-13 新辅助化疗后卵巢癌

瘤的组织脏器。对于已有中到大量腹水的患者，入镜后先收集足量腹水送细胞学检查，多余腹水尽量吸净后再探查。AOC-LA-NACT（晚期卵巢癌腹腔镜探查 + 活检 + 腹腔化疗）见视频 17-1。

视 频 17-1 AOC-LA-NACT（晚期卵巢癌腹腔镜探查 + 活检 + 腹腔化疗）

3. 腹水细胞学检查 ①肉眼可见腹水者，直接收集腹水进行细胞学检查；②如收集到的腹水量不够检查，可对重点区域如直肠子宫陷凹、结肠旁沟、肝肾隐窝、脾肾隐窝或膈下，用生理盐水冲洗并收集冲洗液一起送检；③肉眼未见明显腹水者，探查完毕后，可用 500ml 左右的生理盐水逐一冲洗盆腹腔各脏器表面，然后统一收集足量的冲洗液送检（头高脚低位）。一种简易的方法是取平卧位或者头低位，选择性地对重点区域如直肠子宫陷凹、结肠旁沟、肝肾隐窝、脾肾隐窝或膈下等进行生理盐水冲洗，边冲洗边收集冲洗液，最后汇总送检。

（三）诊断与临床分期

组织活检和术中冰冻病理学检查是目前快速诊断卵巢肿瘤性质和类型的金标准。临床上获取组织标本的方法，需要根据探查所见，分类处理。

1. 肿瘤局限于卵巢（临床 I 期） ①如术前术中评估卵巢肿瘤倾向于恶性或交界性者，建议行患侧附件切除送检。如肿瘤为双侧，先切除肿瘤较大侧送检。②如术前术中评估卵巢肿瘤可能为良性，且患者年轻需要保留生育功能，或肿瘤为双侧，可在不破坏肿瘤完整性和采取保护措施的前提下，行卵巢肿瘤剥除送检。③若卵巢肿瘤为外生型，单侧者建议行患侧附件切除送检，双侧者先切除肿瘤较大侧附件送检。卵巢肿瘤直径>10cm 者，特别是包含实性成分者，交界性或者恶性的可能性增加，而且剥除容易导致肿瘤破裂，应谨慎选择手术方式。

2. 肿瘤局限于内生殖器官和盆腔腹膜（临床 II 期） 如患侧附件游离度好，粘连少，以患侧附件切除送检为宜；如患侧附件与周围组织广泛致密粘连，建议切除孤立的种植或转移病灶送检，不建议直接在大肿瘤病灶上钳取或者切取组织，以免破坏肿瘤的完整性或引起比较难控制的出血。多数情况下，卵巢与输卵管、阔韧带后叶以及子宫后壁之间存在不同程度和不同范围的粘连，直接分离肿瘤周边粘连极易导致肿瘤破裂。对于此情况，笔者推荐先从腹膜外间隙分离整个附件和宫旁组织，显露漏斗血管、输尿管以及卵巢固有血管，凝断骨盆漏斗韧带和固有韧带后，连同粘连的后腹膜一并切除患侧附件（图 17-14~ 图 17-16）。

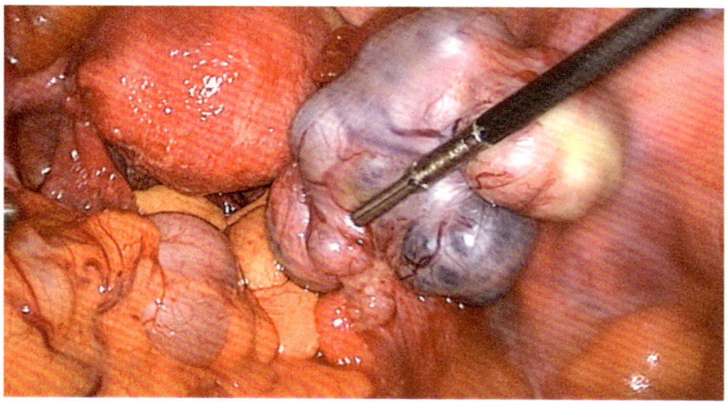

▲ 图 17-14　卵巢癌伴内生殖器及盆腹膜粘连

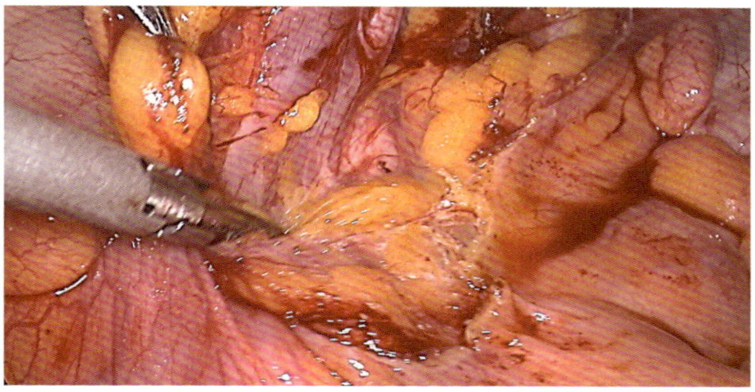

▲ 图 17-15　经腹膜外途径显露漏斗血管及输尿管

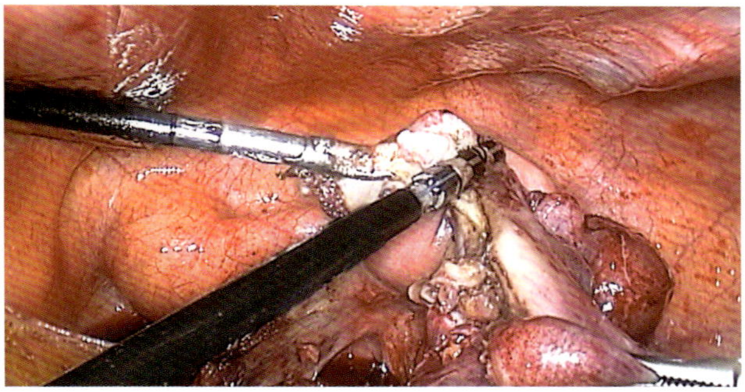

▲ 图 17-16　凝切卵巢固有韧带切除附件及腹膜（阔韧带后叶）

3. 肿瘤已超出盆腔达腹腔　如患侧附件游离度好，以患侧附件切除送检为宜；如患侧附件与周围组织广泛粘连，推荐切除相对孤立的腹膜或网膜病灶送检。不建议直接在大肿瘤病灶上钳取或者切取组织（图 17-17）。

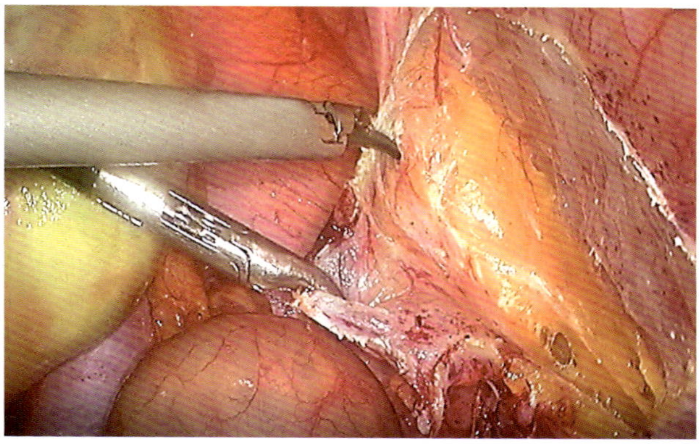

▲ 图 17-17　切除腹膜可疑病灶

无论何种方式获取的组织标本均应放入可封闭的标本袋内完整取出，严禁经穿刺套管或者腹壁穿刺孔直接取出标本。对于已有计划切除子宫的患者，可在子宫切除后经阴道取出标本。适当扩大腹壁穿刺孔，或者经阴道后穹窿切开取出标本，都是值得考虑和选用的方法，切不可盲目追求小切口而将组织标本碎烂，这样做既不利于病理学检查，又容易造成肿瘤污染切口和新鲜创面，违反无瘤原则。

（四）治疗决策与手术方案

经过上述步骤，确定了肿瘤诊断和性质，并基本明确了肿瘤转移和累及范围，对于肿瘤与正常组织器官的相互关系也已有了较为全面和准确的判断，在此基础上，要结合医疗条件和技术水平综合考虑，判断能否在腹腔镜下完成全面分期手术或者肿瘤细胞减灭术。①如评估能在腹腔镜下完成手术治疗，则按全面分期手术或肿瘤细胞减灭术（LAP-PCD）手术规范完成手术步骤；②如评估腹腔镜手术不能达到满意的手术效果但开腹手术能完成，则中转开腹并按规范和标准完成手术治疗；③如评估肿瘤累及广泛，不论腹腔镜还是开放性手术均无法完成满意的肿瘤细胞减灭术，则结束手术探查，先行新辅助化疗后再评估决定治疗方式。在结束探查手术前，可实施腹腔化疗或者热灌注化疗。临床实际中可参照以下流程图进行（图 17-18）。

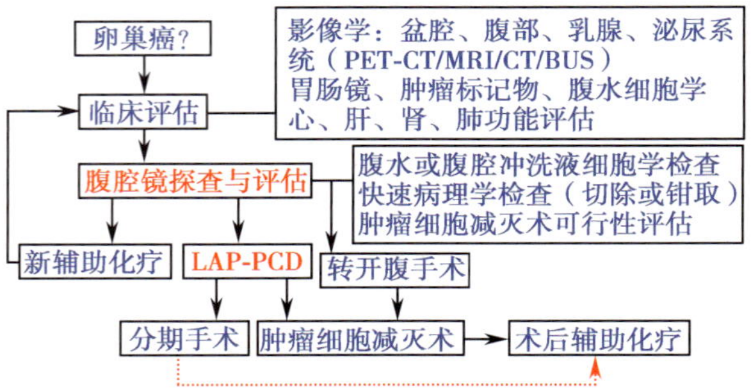

▲ 图 17-18 腹腔镜诊治卵巢癌临床决策流程图

通过腹腔镜探查评估来预测晚期卵巢癌能否达到满意的肿瘤细胞减灭术是众多学者关注和研究的热点问题。其中 Fagotti 将腹膜、膈膜、网膜、肠系膜、胃、肠、肝等 7 个部位的肿瘤根据其粘连程度和对器官实质的侵犯程度分别评为 0 分和 2 分，以 7 个部位评分之和作为结果，即为预测指数评分（predictive index value，PIV），结果发现，以 8 分为界，阳性预测值可到 100%，但假阴性可达 40% 左右，仍然不能很好地避免不必要的开腹手术。笔者认为，盆腔肿瘤的可切除性和术者判断是需要一并考虑的两个重要因素。临床可参照以下模式综合考虑和决策（图 17-19）。对于任何部位的肿瘤和手术操作，应当建立完善可行的术中多学科团队（multidisciplinary team，MDT），当妇科术者团队不能完成时，应该请相应的外科手术团队进行评估，以 MDT 团队的评估结果和建议作为是否继续手术的依据。

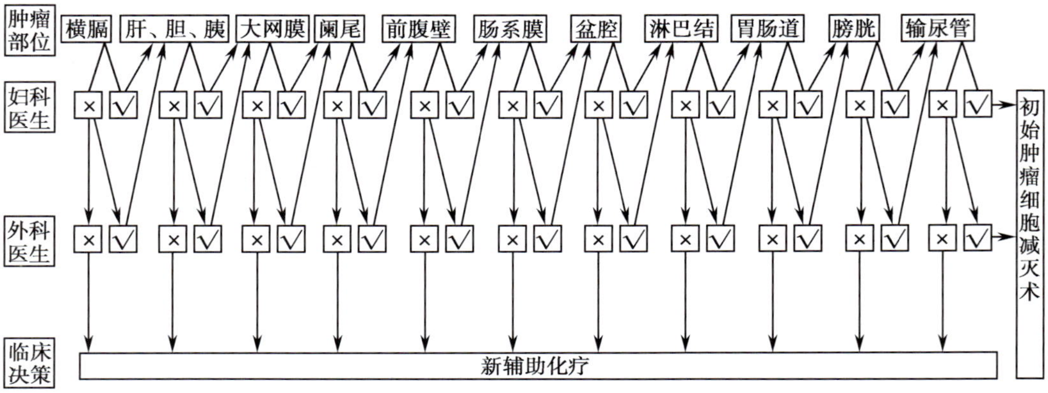

▲ 图 17-19 腹腔镜探查评估晚期卵巢癌满意的肿瘤细胞减灭术可行性流程图

（五）手术记录

手术记录必须描述以下内容：①是否存在腹水，如有则记录腹水量和性质；②盆腹腔原发肿瘤及转移病灶的具体部位及范围；③活检标本部位、获取方式及取出途径；④腹膜后淋巴结是否增大及增大淋巴结所在部位、大小、数量；⑤术中是否完整切除肿瘤和转移病灶，是否有肿瘤的破裂（自发性或医源性）；⑥是否达到满意的肿瘤细胞减灭术，如肉眼仍有病灶残留，记录残留病灶的数量、部位及大小。

二、手术注意事项

1. 因腹腔镜手术缺乏人手的触摸感，评估病情时注意盆腹腔每一个“死角”的探查，充分利用内镜的放大作用，发现如横膈、肝、胃底、脾等脏器表面的微小病灶。

2. 所有的粘连或腹膜表面不规则处均建议取样活检，因为肿瘤可能伴随炎症反应并藏匿其中。尽可能进行多点活检，提高瘤情评估的准确性。

3. 全面探查以及活检的同时，术者需同时评估是否可在腹腔镜下完成所有手术步骤。目前尚缺乏公认的腹腔镜手术量化评分系统，故术者须为经验丰富的妇科肿瘤内镜医生，具备中转开腹肿瘤细胞减灭术的相关技术。

4. 术中切除以及取出肿瘤组织时应注意严格遵从无瘤原则，避免肿瘤医源性破裂，尤其是早期患者（Ⅰ期）。估计分期≥ⅠC期或术中肿瘤医源性破裂者，建议手术结束前常规留置铂类药物腹腔化疗，并浸泡穿刺孔，最后全层缝合腹壁穿刺口以防肿瘤转移种植。

5. 如估计不能完成满意的肿瘤细胞减灭术者，应在术中或术后尽早开始新辅助化疗（共1~4个疗程），尽可能予以肿瘤细胞减灭术的机会。

6. 如发现存在网膜肿瘤，笔者建议可考虑网膜切除送冰冻检查，基于以下原因：①网膜肿瘤与周围组织粘连常较疏松（肿瘤已达根部者除外），分离粘连以及切除相对简单，得以尽早送冰冻检查；②网膜可提供足够大小的组织送冰冻检查；③标本袋一般从主操作穿刺孔取出，网膜标本取出相对较容易；④术中较早行网膜切除有助于排垫肠管，利于术野暴露和手术操作；⑤即使评估无法行初次肿瘤细胞减灭术，决定行新辅助化疗，网膜切除可以显著缩小肿瘤以及减少术后腹水产生，特别是有网膜饼形成的状况。

三、穿刺口肿瘤种植转移问题

穿刺口转移是指腹腔镜手术后，肿瘤在穿刺口处种植生长。虽有文献报道卵巢癌腹腔镜术后穿刺口种植转移的概率远高于开腹手术，但大多数文献显示，腹腔镜术后穿刺口种植转移的发生率约为1%~2%，与开腹术后切口种植转移的发生率相当。卵巢癌腹腔镜手术穿刺口种植转移通常在有腹膜转移癌或腹水细胞学阳性时发生。学界认为，期别晚、癌性腹水、手术切除不彻底、低分化肿瘤、从狭小的切口中强行取出肿瘤标本可能是卵巢癌腹腔镜术后发生穿刺口肿瘤种植转移的高危因素，而气腹环境是否促进肿瘤转移和扩散尚有争议。

临床数据显示，腹腔镜术后发生穿刺口转移实际上也并不影响肿瘤的总体治疗效果和患者的远期生存率。如只发生单独的手术穿刺口种植转移，无其他部位的肿瘤复发或种植，则行穿刺口转移病灶切除术，手术切除范围需离肿瘤边缘1~2cm。如除手术穿刺口种植转移外，还伴其他部位肿瘤复发，则评估再次肿瘤细胞减灭术的可行性，实施再次肿瘤细胞减灭术同时切除穿刺口转移病灶；如无法行满意的肿瘤细胞减灭术，则选择化疗。

笔者推荐，所有的卵巢癌腹腔镜手术结束时，应用足量（>2 000ml）注射用水浸泡和冲洗腹盆腔手术创面（15~20分钟），然后在腹腔留置含铂化疗药液（>1 500ml）。关闭腹壁穿刺孔前应使其充分浸泡于化疗药液中（3~5分钟）。有条件者可在手术结束时和术后一周内进行多次腹腔热灌注化疗。

（王刚　陈扬平　伍玲）

第四节　腹腔镜卵巢癌再分期手术

卵巢癌再分期手术（restaging surgery）实为补充分期手术，适用于术后诊断的卵巢癌病例。补充分期手术的操作内容与卵巢癌全面分期手术相同，主要包括全面探查+腹腔冲洗液细胞学检查+多部位活检+全子宫切除+双侧附件切除+盆腔淋巴结系统性切除+腹主动脉旁淋巴结切除（肾血管水平）+大网膜切除，黏液性肿瘤需切除阑尾。若需保留生育功能，则需保留外观未见肿瘤的内生殖器官（患侧输卵管建议切除）。

一、手术方法与步骤

1. 腹壁穿刺。

2. 全面探查以及腹水细胞学检查　上述2个步骤均见第五节卵巢肿瘤的腹腔镜检查术中相关内容。

3. 多部位活检及子宫和残留附件切除

（1）多部位活检：因前次手术之故，此类病例基本已无肉眼可见肿瘤，多部位活检对于准确评估肿瘤情况和手术病理分期就极为重要。活检部位包

梳表面，向上达骶髂关节表面，从而将髂总血管、髂外血管、闭孔神经、闭孔血管连同其周围的淋巴脂肪组织同盆侧壁肌肉和骨骼等深层结构分离开。在骶髂关节表面尚可解剖和暴露闭孔神经上段和腰骶干。③切除盆腔各组淋巴结。在髂总动脉和髂外动脉表面切开动脉鞘膜，由上而下，或由下而上，凝切与剥除相结合，整块切除盆腔各组淋巴组织（图 17-25）。

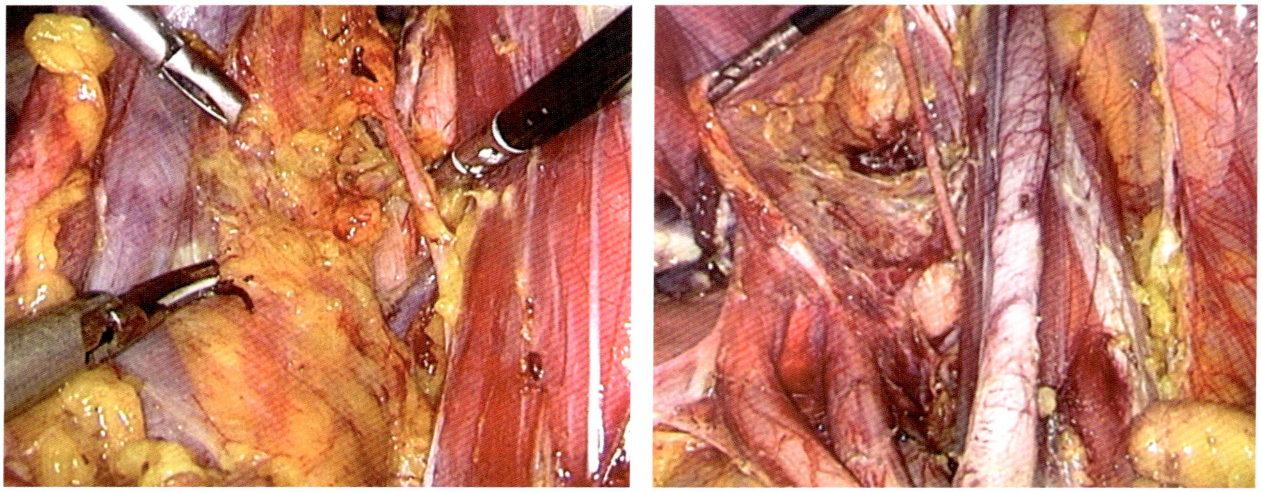

▲ 图 17-24　盆腔侧壁深层结构

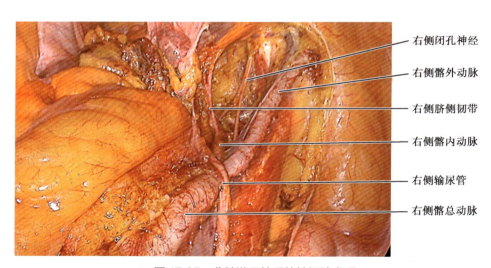

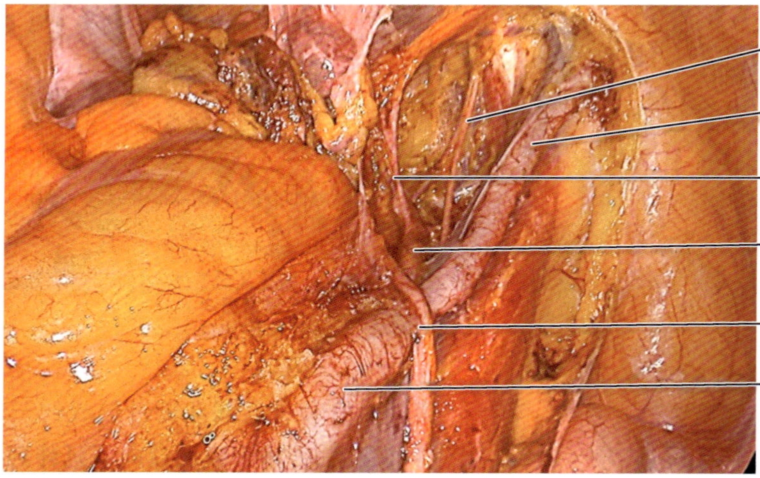

▲ 图 17-25　盆腔淋巴结系统性切除术后

右侧盆腔淋巴结切除术（有转移）见视频 17-2。

视频 17-2　右侧盆腔淋巴结切除术（有转移）

（2）腹主动脉旁淋巴结切除：腹主动脉旁淋巴结切除有分层解剖法和整块切除法。①分层解剖法：揭起浅层组织，暴露大血管前面（腹侧）；向上向下向两侧分离，找到标志性解剖，界定手术范围；分组或者整块切除大血管前、侧、间各组淋巴结。②整块切除法：沿右侧及上界肠系膜反折、肠系膜下静脉内侧缘切开腹膜，限定外界；循腹膜切口收缩向深部凝切，达大血管表面和腰大肌内侧缘；沿大血管鞘膜间隙，凝切翻转，整块切除大血管前、侧、间各组淋巴结（图 17-26）。

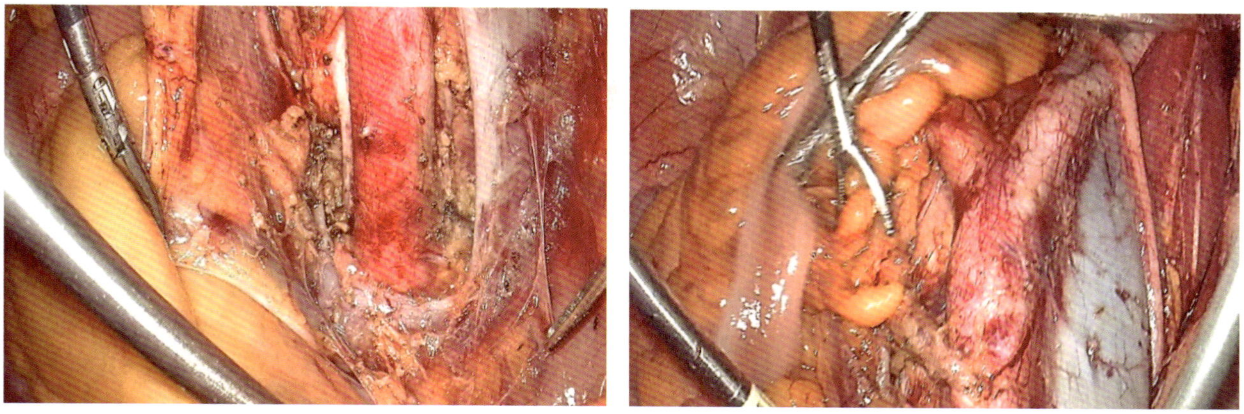

▲ 图 17-26 腹主动脉旁淋巴结切除术后

腹主及骶前淋巴结切除术(有转移)见视频 17-3。

视频 17-3 腹主及骶前淋巴结切除术(有转移)

5. 大网膜切除 卵巢癌全面分期手术要求全部切除脾曲、肝曲、横结肠、胃大弯等部位的大网膜组织送检,但实际工作中常需要根据具体情况适当调整,在满足分期和切净肿瘤的前提下,尽可能减小创伤和降低手术风险。如果肉眼可见或者怀疑肿瘤种植转移,则必须切除送检以明确或者排除转移。卵巢癌再分期手术主要用于早期病例,大网膜出现种植转移概率较小,平横结肠下缘切除大部分大网膜对于明确大网膜是否存在镜下种植转移以及完成手术病理分期已经足够,必要时可视情况全部或者部分切除胃网膜。大网膜切除可采用与传统开放式手术一样的结扎切除方法,但腹腔镜手术中更多使用能量器械,如双极电凝、PK 刀、超声刀或血管结扎束(ligasure)等。可根据大网膜肿瘤转移及其与结肠间的粘连程度等具体情况,从脾曲或肝曲开始,也可以从横结肠中段开始,向两端延伸凝切大网膜。手术操作要点如下。

(1)调整患者体位和术者站位:患者取头低(约 10°~15°)膀胱截石位,或平卧位,如果上腹腔暴露不够充分,可短时间提升气腹压力至 15mmHg 左右。为方便操作,术者可站于患者两腿之间(图 17-27),或根据需要调整至患者左侧或右侧,为减少显示器的移动和调整,以站于患者两腿之间为宜。有条件者采用有多个显示器的一体化手术间更好(图 17-28)。

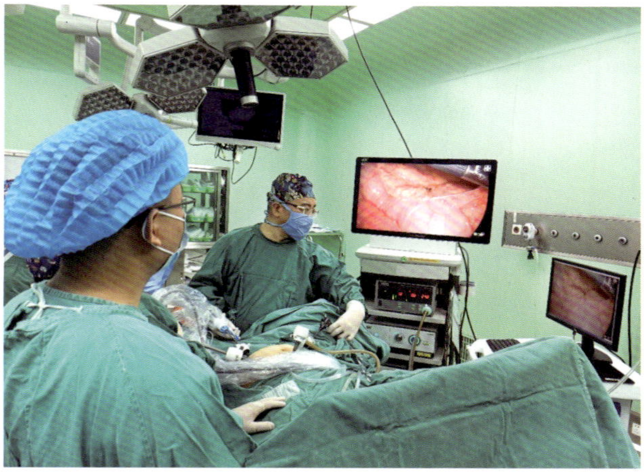

▲ 图 17-27 术者站位

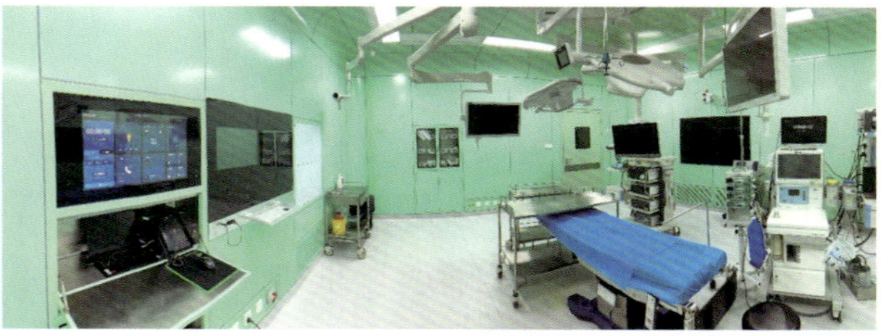

▲ 图 17-28 一体化手术间示意图

(2)探查大网膜并确定手术方案:借助无损伤肠钳,仔细检查大网膜上是否存在肉眼可见的肿瘤,大网膜与周围组织脏器有无粘连以及粘连致密程度,特别留意脾曲、肝曲、横结肠下缘、胃大弯下缘等部位。升、降结肠旁沟以及肝曲、脾曲部位，常常合并比较广泛而致密的粘连，也容易隐藏肿瘤病灶，需要仔细探查并充分分离粘连。大网膜的脂肪组织含量和体积也是影响手术暴露和操作的重要因素之一。如果暴露充分，建议从脾曲部位开始(图 17-29)，由左向右切除大网膜，如果暴露困难，或者肝曲、脾曲部位粘连较为广泛致密，则可从横结肠中段将大网膜翻向头侧，暴露大网膜横结肠附着部(图 17-30)，由中间向两侧延伸逐步切除大网膜。

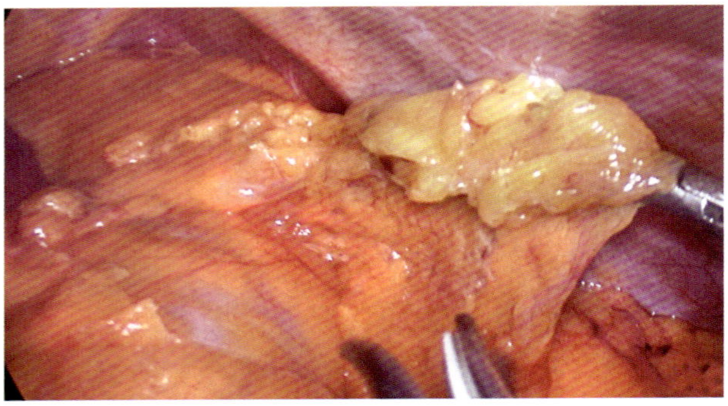

▲ 图 17-29　大网膜脾曲附着部

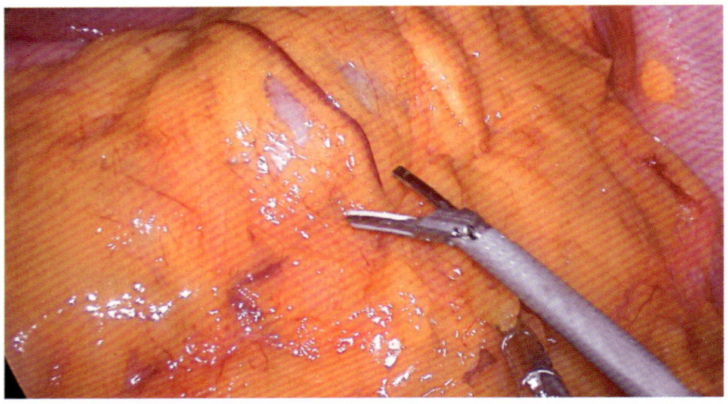

▲ 图 17-30　大网膜横结肠附着部

(3) 切除大网膜

1) 方法一：超声刀于胃大弯动脉弓外侧切开部分大网膜，进入小网膜囊，然后沿胃大弯逐步凝切大网膜前叶，两侧分别达脾曲和肝曲，即胃左右动脉起始处。距离横结肠下缘约 1cm 处切开大网膜后叶，然后沿横结肠下缘逐步凝切大网膜，两侧分别达结肠左曲和右曲，直至全部切除大网膜。此法手术范围较大，大网膜切除较彻底。如无肉眼可见或可疑肿瘤病灶，可适当远离胃大弯，尽量保留胃大弯动脉弓的完整性(图 17-31~ 图 17-35)。

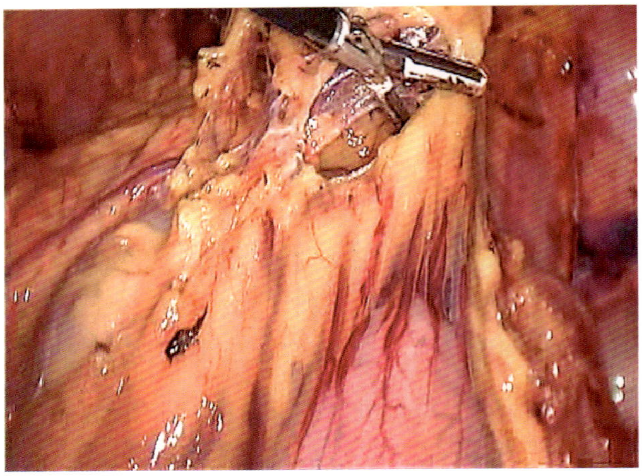

▲ 图 17-31　凝切大网膜前叶

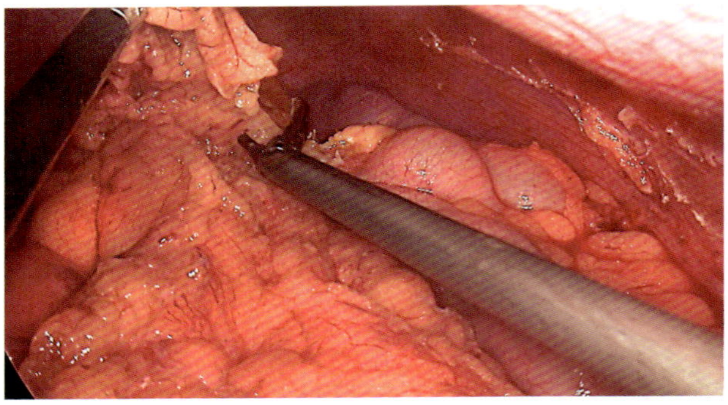

▲ 图 17-32　沿胃大弯凝切大网膜达脾曲

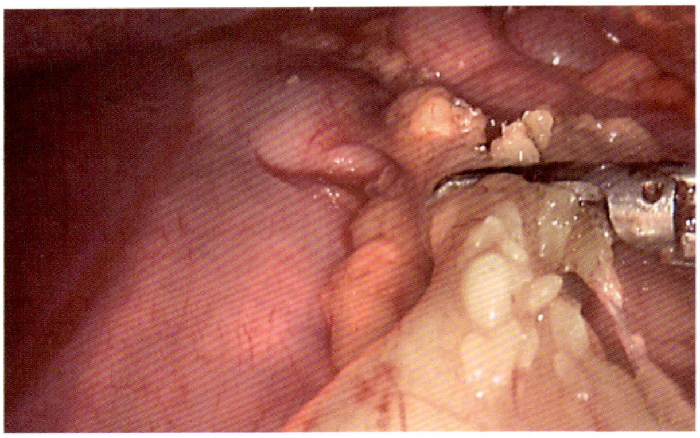

▲ 图 17-33　沿胃大弯凝切大网膜达肝曲

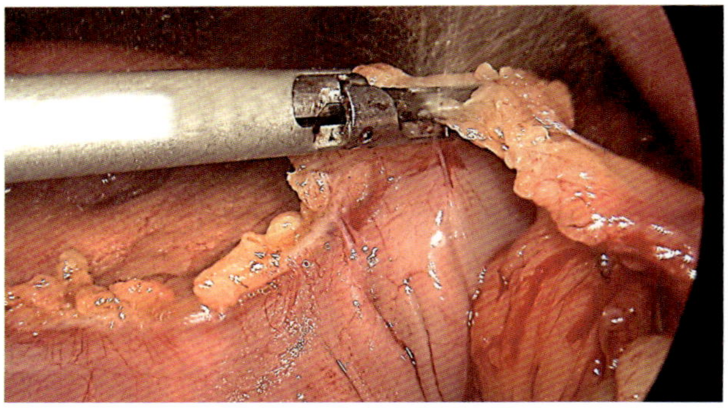

▲ 图 17-34　沿横结肠下缘凝切大网膜达左曲

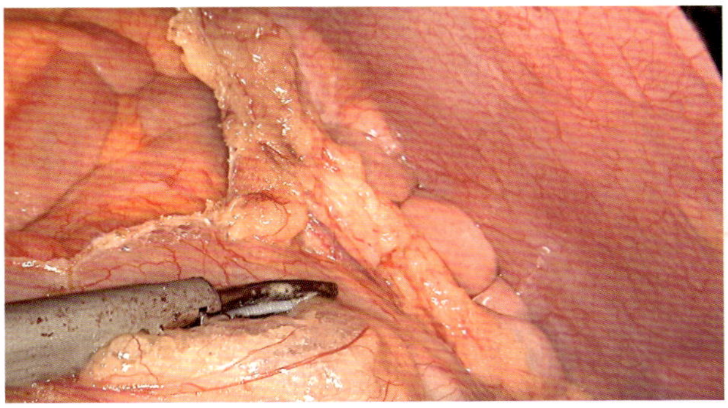

▲ 图 17-35 沿横结肠下缘凝切大网膜达右曲

2）方法二：从降结肠（或升结肠）旁沟逆行向头侧，寻找并暴露大网膜在该处的粘连附着情况，分离周围粘连，显露大网膜横结肠左曲（或右曲）附着处，距横结肠下缘约 1cm 处凝切大网膜。然后沿横结肠向对侧逐步凝切大网膜前后叶，直至完整切除大网膜，不刻意打开网膜囊。此法保留了自胃大弯至横结肠间的大网膜前叶，手术范围相对较小，损伤更小，操作更容易（图 17-36~ 图 17-39）。

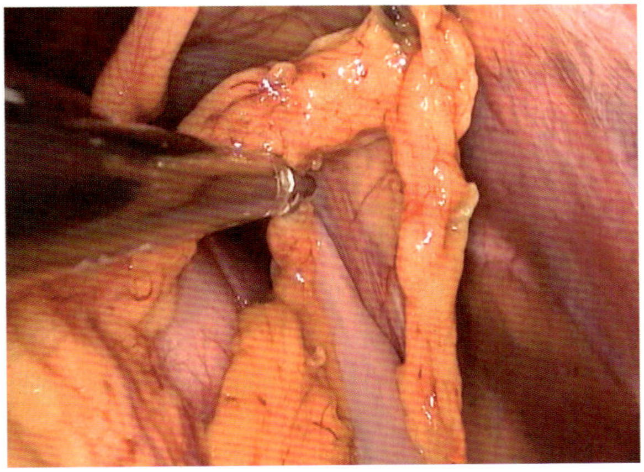

▲ 图 17-36 显露脾脏及大网膜脾曲附着处

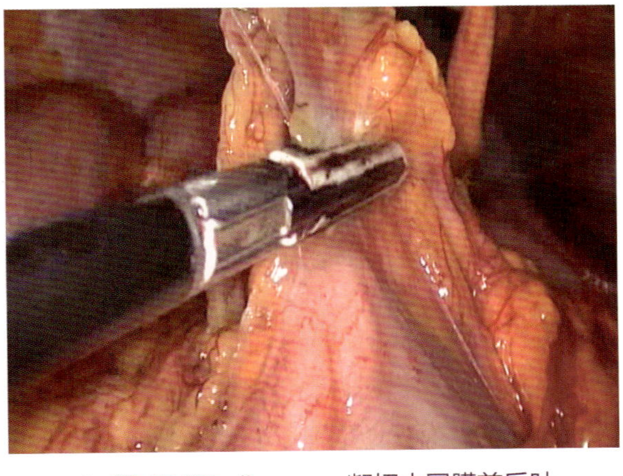

▲ 图 17-37 ligasure 凝切大网膜前后叶

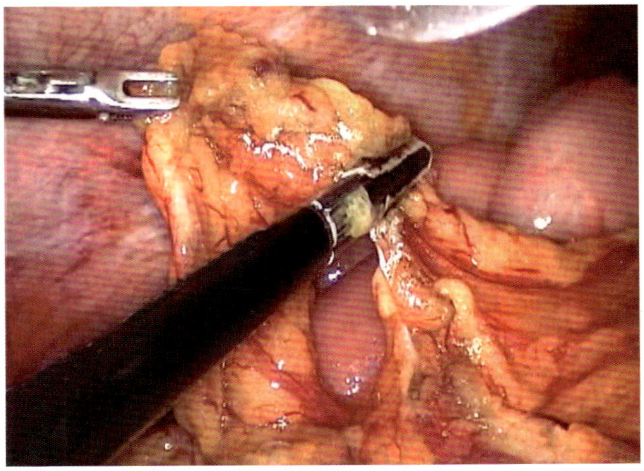

▲ 图 17-38 沿横结肠下缘凝切大网膜达右曲

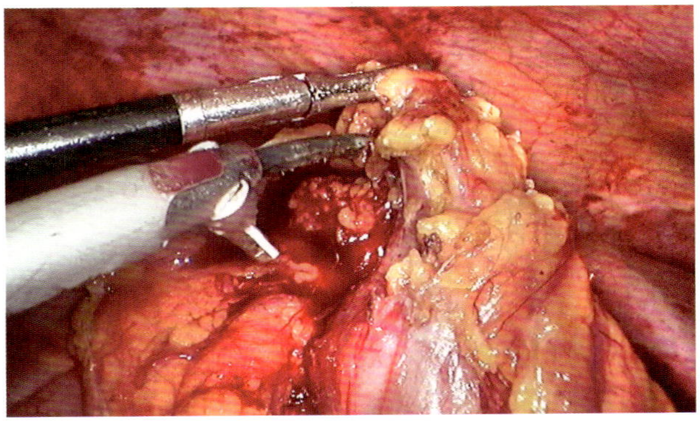

▲ 图 17-39 分离大网膜肝曲周围粘连

3）方法三：将大网膜翻向头侧，距离横结肠下缘约 1cm 处切开大网膜后叶，并于对应位置切开大网膜前叶。然后重叠前后叶切口，由此沿横结肠下缘向两边延伸，一并凝切大网膜前后叶，直达肝曲和脾曲处。此法由易到难，容易掌握，并可根据实际情况酌情调整肝曲、脾曲部位的切除程度（图 17-40、图 17-41）。

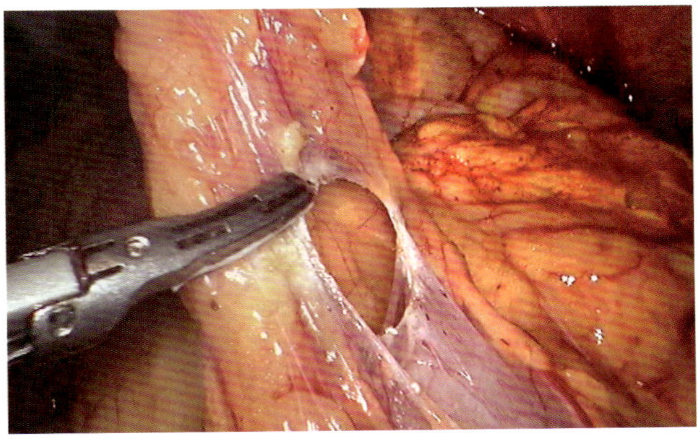

▲ 图 17-40 打通大网膜前叶

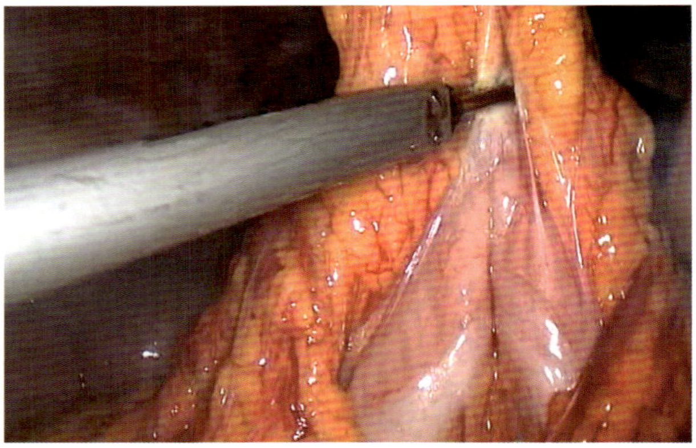

▲ 图 17-41 切开大网膜后叶

(4)腹腔镜大网膜切除术 1 见视频 17-4，腹腔镜大网膜切除术 2 见视频 17-5。

视频 17-4 腹腔镜大网膜切除术 1

视频 17-5 腹腔镜大网膜切术 2

(5)取出大网膜：切除后的大网膜放入标本袋内，待子宫切除后从阴道取出。如为保留子宫的分期手术，或者子宫已在前次的手术中切除，本次手术不宜或者无须打开阴道者，则可适当扩大腹壁穿刺孔，袋装取出大网膜标本(图 17-42、图 17-43)。

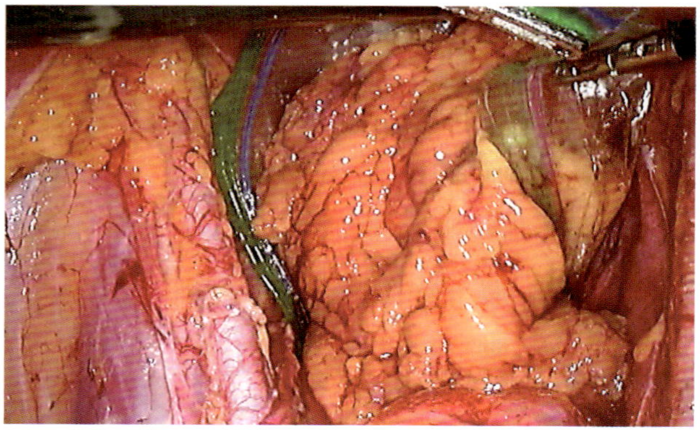

▲ 图 17-42 袋装大网膜标本

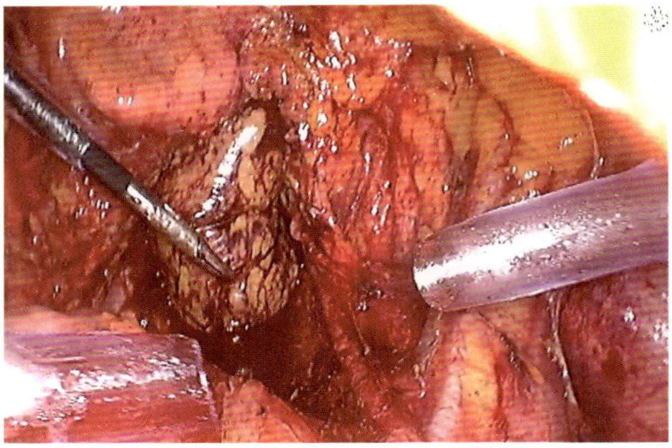

▲ 图 17-43 经阴道袋装取出大网膜标本

6. 阑尾切除 分离阑尾系膜并凝扎系膜血管后，用 2-0 可吸收线套扎阑尾根部 2 次，用超声刀或 ligasure 等在套扎线远端 0.3cm 处凝断即可，无须荷包缝合。如术中探查无阑尾转移，阑尾无须切除；或为黏液性肿瘤，多主张常规切除阑尾(图 17-44~图 17-46、视频 17-6)。

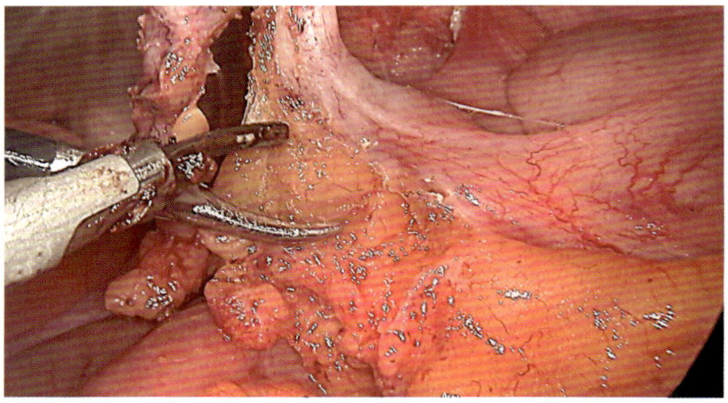

▲ 图 17-44 分离凝切阑尾系膜

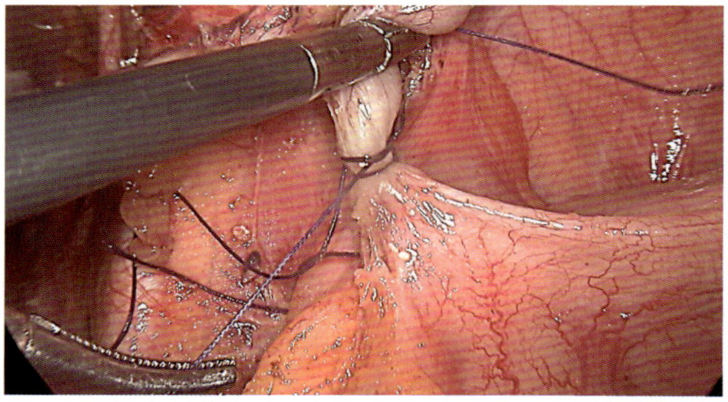

▲ 图 17-45 双重套扎阑尾根部

7. 切除肉眼可见病灶和腹膜病灶清除 争取达到切除所有肉眼可见的盆腹腔病灶，或者残留病灶最大直径不超过 1cm。散在孤立的腹膜病灶可

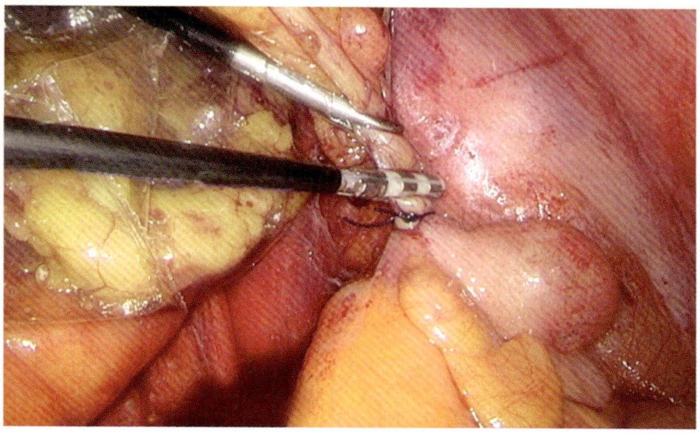

▲ 图 17-46　凝切阑尾

视频 17-6　阑尾切除术（超声刀）

采用局部腹膜剥离的方法切除肿瘤及其周围组织（图 17-47）。对于横膈、系膜等部位的粟粒状病灶，有条件者可尝试采用氩气刀（图 17-48）或双极等进行切除或病灶消融。

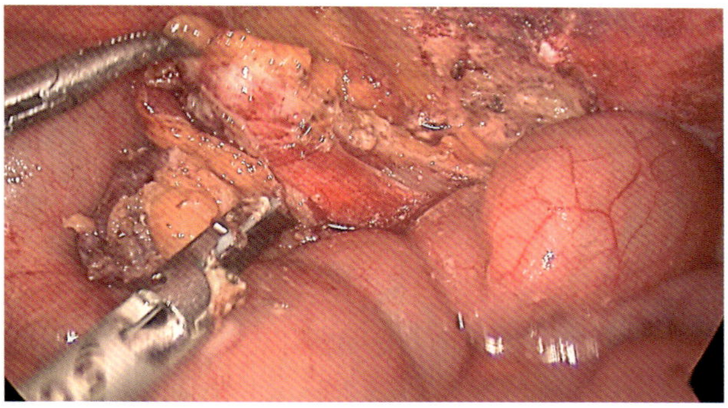

▲ 图 17-47　局部腹壁剥离切除肿瘤病灶

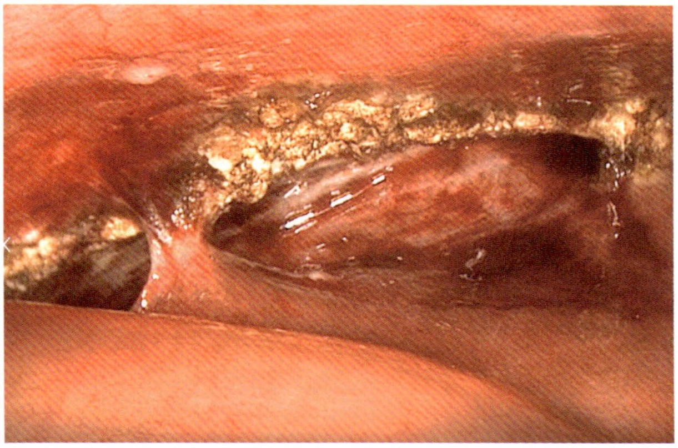

▲ 图 17-48　氩气刀消融肿瘤病灶

8. 标本取出　所有标本均装进标本袋后经阴道取出，腹腔镜下连续缝合阴道残端。若阴道未开放，可经后穹窿切开或者扩大腹部穿刺孔后取出标本。

9. 腹腔化疗　如术中评估术后有化疗指征，无化疗禁忌证，结合患者意愿，可在关腹前进行腹腔化疗。笔者方法是用 1 500~2 000ml 注射用水稀释 100mg 顺铂或 500mg 卡铂，留置腹腔化疗。有条件者可行腹腔热灌注化疗。

10. 腹壁穿刺孔冲洗和全层缝合　为预防腹壁穿刺口转移或种植的发生，大量注射用水反复冲洗或浸泡盆腹腔 15 分钟左右；同时全层缝合腹壁穿刺孔，避免新鲜创面持续暴露。如需留置腹腔化疗，则须确保化疗药物溶液充分浸泡穿刺孔。

11. 手术记录　见第五节卵巢肿瘤的腹腔镜检查术中相关内容。

二、手术注意事项

1. 对于其他类型手术后确诊的卵巢癌，或首次手术未能达到全面分期要求的早期卵巢癌患者，由于腹腔镜再分期手术相对简单和容易，与传统开腹手术相比，其并发症少、出血量少、住院时间短和住院费用少，更应该争取在首次术后 1 个月内通过腹腔镜手术来完成，避免不必要的第二次开腹手术。

2. 对于本次术中评估肿瘤分期 ≥ ⅢA2 期患者，如术前影像学检查以及术中探查未提示有增大淋巴结，则可不进行淋巴结切除。黏液性肿瘤、恶性性索间质肿瘤以及儿童 / 青春期 / 年轻的成年人（≤25 岁）早期恶性生殖细胞肿瘤患者，无须切除临床阴性淋巴结。但影像学或术中探查考虑增大、可疑转移的淋巴结，需进行该淋巴结的完整切除并送病理检查。

3. 如遇到增大、粘连的淋巴结切除，建议先从周边疏松的组织入手，往粘连致密的地方逐渐分离，同时运用间隙分离以及鞘内分离的方法，高效、安全分离。最后包膜外完整切除增大淋巴结。

4. 腹腔镜下腹主动脉旁巨大淋巴结整块切除术（卵巢癌）见视频 17-7。

视频 17-7 腹腔镜下腹主动脉旁巨大淋巴结整块切除术（卵巢癌）

5. 网膜应切除而不是活检。卵巢癌再分期手术时，大网膜是否存在肿瘤转移将明显改变分期并影响后续治疗和预后，因而切除需要更加彻底。

（王刚　陈扬平　伍玲）

第五节　早期卵巢恶性生殖细胞肿瘤保留生育功能的腹腔镜分期手术

一、手术方法与步骤

1. 腹壁穿刺。

2. 全面探查以及腹水细胞学检查。

3. 多部位活检步骤均见第五节卵巢肿瘤的腹腔镜检查术中的内容。

4. 患侧附件切除肉眼可见病灶的卵巢或输卵管，遵从无瘤原则完整切除该侧附件，放置标本袋取出后送冰冻病理检查以明确诊断。

5. 腹膜后淋巴结系统性切除。

6. 大网膜切除。

7. 切除肉眼可见的病灶并清除腹膜病灶。

8. 标本取出。

9. 腹腔化疗。

10. 腹壁穿刺孔冲洗和全层缝合。

11. 手术记录均见第六节腹腔镜卵巢癌再分期手术中的内容。

12. 右卵巢生殖细胞肿瘤行患侧附件切除术（致密粘连）见视频 17-8，左卵巢巨大未成熟畸胎瘤剥除术（9 岁）见视频 17-9，卵巢癌腹腔镜（间隙性）肿瘤细胞减灭术见视频 17-10。

视频 17-8 右卵巢生殖细胞肿瘤行患侧附件切除术（致密粘连）

视频 17-9 左卵巢巨大未成熟畸胎瘤剥除术（9 岁）

视频 17-10 卵巢癌腹腔镜（间隙性）肿瘤细胞减灭术

二、手术注意事项

1. 希望保留生育能力的卵巢恶性生殖细胞肿瘤患者，如肿瘤累及双侧卵巢，可行双侧附件切除以保留子宫，通过辅助生育技术完成生育意愿，如捐赠的卵细胞或冷冻的自身受精卵 / 卵巢组织 / 卵母细胞来妊娠。

如肿瘤累及子宫，对侧卵巢外观正常，可行单纯的子宫切除术。由于卵巢恶性生殖细胞肿瘤普遍对化疗敏感，预后较好，对于子宫表面存在肿瘤种植的患者，是否可以保留子宫，通过化疗达到治疗肿瘤并保留子宫的目的，值得深入研究。

2. 儿童、青春期和年轻成人（≤25 岁）患者的手术范围与成人不同，早期患者不需切除腹膜后淋巴结，同时大网膜可不完全切除，仅需活检。

3. 应避免对正常卵巢进行不必要的手术，甚至是活检(楔形切除活检)，因为术后的粘连很常见且会损害患者的生育力。再者，恶性生殖细胞肿瘤对化疗十分敏感，即使保留健侧卵巢有微小转移，术后可通过化疗清除肿瘤细胞。

三、腹腔镜早期卵巢恶性生殖细胞肿瘤保留生育功能手术的循证研究

多数研究表明，卵巢恶性生殖细胞肿瘤各个期别和病理类型均可行保留生育功能治疗，且预后良好，保留生育功能手术对长期生存无影响。早期非上皮性卵巢癌的治疗，因肿瘤性质坚实且体积较大，故传统的保留生育功能手术入路仍然是开腹手术。但恶性生殖细胞肿瘤多为儿童、青少年或年轻女性，其对生活质量以及自身身体有一定追求，故部分学者也在探索腹腔镜下行保留生育功能手术的应用。

2017 年韩国的一个单中心回顾性研究报告，171 例接受保留生育能力手术的恶性生殖细胞瘤患者，其中开腹手术 151 例，腹腔镜手术 20 例。中位随访时间 86 个月(9~294 个月)，开腹手术及腹腔镜手术的 5 年无病生存率分别为 90% 和 85% (P=0.715)，而 5 年总生存率分别为 100% 和 97% (P=0.431)。多因素分析显示，卵黄囊瘤、肿瘤残留、手术分期不全是无疾病生存率降低的独立危险因素，前两者同时是总生存率减低的独立危险因素。该研究中，对 124 例患者的生殖和产科结果进行了评估，其中 106 例(85.5%)患者月经正常，12 例(9.7%)月经不规律，6 例(4.8%)绝经时间提前。尝试怀孕患者 20 例，15 例患者(75%)成功怀孕 21 次，13 例患者(65%)有 20 次活产。即使经过了化学治疗的患者，该研究患者的术后生殖和产科结果均令人鼓舞，且生存结局良好。

同样是一个单中心回顾性研究发现，63 例恶性生殖细胞肿瘤患者接受手术治疗，其中 48 例行保留生育功能，12 例行非保留生育功能手术，3 例仅行肿瘤活检术。保留生育功能的患者中，15 例术后补充化疗，化疗结束后均半年内恢复月经正常，21 例仅行手术的患者月经如术前无变化，剩余 2 例患者因病情进展二次手术切除子宫。综合治疗结束后有 8 例患者有生育计划，其中自然妊娠 6 例患者，5 例足月分娩，1 例当时仍处于孕期。63 例患者中，22 例(34.9%)的 Ⅰ 期患者进行了腹腔镜手术；2 例患者腹腔镜术中发生医源性破裂，分别随访 11 个月和 36 个月，无肿瘤复发证据，其中一个是前述的处于孕期患者；1 例患者出现肿瘤复发，其余 21 例无疾病复发或死亡。

因恶性生殖细胞肿瘤发生率低，故文献报道多为例数不多的回顾性研究，目前尚无针对腹腔镜下恶性生殖细胞肿瘤保留生育功能手术的荟萃分析或随机对照研究。从现有数据中值得肯定的是，腹腔镜手术除了缩短住院时间、降低手术瘢痕影响和促进术后快速康复的优点外，腹腔镜手术还可以降低影响未来生育率的粘连形成。另外，保留生育功能术中发生医源性肿瘤破裂对术后患者生存状态的影响目前尚未明确。但术中需严格遵从无瘤原则，完整切除病灶，避免医源性肿瘤破裂，避免增加患者需术后补充化疗的情况，加重其身心负担。

(王刚　陈扬平　伍玲)

第六节　卵巢癌腹腔镜肿瘤细胞减灭术

手术切除辅以铂类为基础的联合化疗，一直是卵巢癌首选并且为最重要的治疗方法。临床早期卵巢癌以分期手术为主，晚期卵巢癌则以肿瘤细胞减灭术为主。其根本目的就是要准确了解肿瘤扩散和转移的范围，并尽可能将肉眼可见的肿瘤切除干净，为手术后的辅助治疗选择提供依据和保障。因此，对于任何一个卵巢癌患者，都应该尽可能提供一次手术机会。

为保障充分的术野暴露和足够的手术操作空间，传统的卵巢癌手术均强调腹部纵行大切口。这种手术创伤极大，无论手术是否达到满意的肿瘤细胞减灭术的效果，患者术后均需要一个较长的恢复时期，不仅严重影响患者的生活质量，而且影响术后化疗的及时跟进。特别是对于没有完成满意的肿瘤细胞减灭术的患者，术后延迟化疗尚有影响患者预后的风险。

近年来，随着腹腔镜设备的不断改进与医生镜下操作技术的不断提高，许多学者尝试将腹腔镜技术应用到卵巢癌的诊断、评估、分期手术、肿瘤细胞减灭术可行性评估与分层治疗选择。实践证明，对于部分经严格挑选的晚期卵巢癌，腹腔镜下完成满意的肿瘤细胞减灭术在技术上是可行的，近期疗效令人鼓舞，特别是在改善和提高卵巢癌患者生活质量方面优势明显。

腹腔镜技术用于卵巢癌患者诊治的主要优势包括：①有利于发现上腹部特别是膈下病灶，探查更加全面，分期更加准确；②无血探查和腹腔镜放大作用，利于识别肿瘤病灶和边界，利于精准切除；③通过微创手术路径评估满意的肿瘤细胞减灭术的可行性，利于晚期卵巢癌的分层治疗选择，避免了无价值的剖腹手术；④创伤小、恢复快，不延误术后化疗的及时实施；⑤微创手术可大大减少传统手术相关的并发症，节约医疗资源，减轻患者痛苦，提高患者生活质量。

因此，严格掌握适应证，在遵循肿瘤诊治规范化的同时，对卵巢癌患者实施个体化和人性化的诊治策略，精心挑选适宜病例，谨慎应用腹腔镜等现代微创技术，必将有助于提高卵巢癌患者的生存质量和治疗结局。

一、卵巢癌肿瘤细胞减灭术的手术方式

根据手术时机的不同，卵巢癌肿瘤细胞减灭术可分为初次肿瘤细胞减灭术（首次治疗）、间歇性肿瘤细胞减灭术（新辅助化疗后）以及再次肿瘤细胞减灭术（复发后）。因为晚期卵巢癌的肿瘤细胞减灭术越彻底，其预后越好。所以不论实施何种肿瘤细胞减灭术，均应尽力达到满意的肿瘤细胞减灭术（术后残留病灶最大直径或最大厚度＜1cm），尽可能达到切净肉眼可见的癌灶的效果。

就手术路径而言，目前多采用开腹式肿瘤细胞减灭术，但对于严格挑选的初治病例，特别是新辅助化疗后明显缓解的患者，或者是复发肿瘤病灶小而局限的卵巢癌患者，采用腹腔镜下肿瘤细胞减灭术，不仅能够彻底切除肿瘤病灶，还可以充分体现微创手术的益处，提高患者生活质量。

二、腹腔镜卵巢癌肿瘤细胞减灭术的适应证

目前，腹腔镜下卵巢癌肿瘤细胞减灭术仍处于探索阶段，尚未有公认的、统一的、标准的适应证。结合笔者实践经验和相关文献报道，符合以下所有条件者，可尝试腹腔镜下肿瘤细胞减灭术。

1. 卵巢癌诊断明确 ①初治病例：临床拟诊卵巢癌，腹腔镜探查和镜下活检，术中快速病理学检查诊断为卵巢癌；②新辅助化疗后病例：经剖腹探查或者腹腔镜探查已明确诊断为卵巢癌，新辅助化疗后临床评估肿瘤完全或部分缓解；③复发病例：卵巢癌诊断明确，治疗达完全缓解，临床诊断为盆腔或者腹腔局部复发。

2. 临床评估，肿瘤分布不超过FIGO ⅢC期范围。

3. 肿瘤和子宫大小均不超过孕12周子宫大小，没有或仅有少到中量腹水。

4. 肿瘤病灶与肝、肠、胃、脾、输尿管、膀胱、肠系膜等重要脏器组织无广泛致密粘连。

5. 患者无严重内外科合并症及腹腔镜手术禁忌证。

6. 手术医生具备腹腔镜下或者开腹肿瘤细胞减灭术的能力和经验。

7. 术中评估，能够切除原发病灶及所有转移肿瘤病灶，达到满意的肿瘤细胞减灭术效果（切净或者残留病灶直径≤1cm）。

8. 手术团队或者相关科室具备处理手术损伤或者并发症的应急能力。

9. 患者及其委托人知情同意并愿意接受腹腔镜手术治疗。

三、腹腔镜卵巢癌肿瘤细胞减灭术的禁忌证(满足任何一项)

1. 术前评估或者术中探查,肿瘤分布已达FIGO Ⅳ期范围。

2. 肿瘤侵犯肝、脾实质,或胃、肠、膀胱、输尿管等空腔脏器肌层甚至黏膜,或其间存在广泛致密粘连,不切除部分或全部受累脏器则无法切净肿瘤(如与外科合作可切除受累脏器并完成重建者除外)。

3. 膈下、肠系膜、壁层腹膜肿瘤病灶广泛并且融合成片,无法清除。

4. 肿瘤或子宫大小超过孕12周子宫大小,无法保障完整切除和取出者。

5. 术中评估认为不能在腹腔镜下完成满意的肿瘤细胞减灭术者。

6. 不具备资质和能力的手术团队。

7. 不能耐受腹腔镜或开腹手术的患者。

8. 患者及其委托人不能理解和接受腹腔镜手术者。

四、术前评估与准备

1. 病情评估

(1) 全面、准确地了解病史:注意排查影响诊断、治疗、手术的病症和病史。

(2) 规范、准确的体格检查:了解全身浅表淋巴结有无增大,盆腔或腹腔肿瘤大小,子宫大小及活动度,宫旁及主、骶韧带有无增厚、变硬、结节状改变,有无腹水,腹部包块及其大小、活动度等重要信息。

(3) 影像学检查:有条件者常规行盆腔、腹部MRI/CT检查、胸部X线或CT检查及静脉肾盂造影(intravenous pyelography,IVP),了解腹膜后淋巴结有无增大和肿瘤转移,了解肿瘤与膀胱、输尿管、直肠及腹膜后大血管之间的关系。有条件者行PET/CT检查,排除远处转移。

(4) 肿瘤标记物检测:包括血清CA125、HE4、CEA、CA199、CA153、AFP、HCG等,有助于了解肿瘤类型及有无远处转移。

(5) 内镜检查:临床拟诊卵巢癌患者,常规做肠镜和胃镜检查,了解有无相应脏器原发肿瘤或者肿瘤转移。必要时膀胱镜检查了解膀胱有无肿瘤浸润。

(6) 常规辅助检查:如心电图、胸部X线检查、上腹部彩色B超、乳腺彩色B超,必要时行心脏彩色多普勒超声检查和肺功能检查。

(7) 实验室检查:包括术前1周内血、尿、便常规,出凝血时间、肝肾功能、血清电解质、血脂、D-二聚体等,了解相关脏器有无病变和功能异常。

(8) 有腹水或者胸腔积液者,术前穿刺抽液行细胞学检查,协助诊断和评估。

2. 患者准备

(1) 知情沟通:详细告知患者本人和/或家属病情、诊疗方案、疾病预后,特别是手术风险、手术并发症及后遗症等必须讲全讲透。患者及家属必须在全面了解病情和诊疗风险的情况下自愿选择治疗方案并签署手术同意书。

(2) 合并症处理:包括积极纠正贫血,有效治疗出血倾向,控制急性感染,纠正营养不良及代谢紊乱,控制高血压及高血糖等各种内外科合并症。

(3) 适应性训练:如床上翻身、进食、排便等。

(4) 术前准备

1) 肠道准备:术前3天开始少渣饮食,术前2天开始半流质饮食,术前1天开始流质饮食,术前晚22点后禁食、禁饮。术前晚19点口服泻药:复方聚乙二醇电解质散137.15g+温开水2 000ml,每15分钟喝250ml,2小时内喝完,期间指导患者来回走动。术前晚磷酸钠盐灌肠液灌肠,晚20点及21点各一次,每次135ml。

2) 阴道准备:术前3天开始每日用1‰新洁尔灭酊或1/20碘伏进行阴道擦洗,每日1次,术中进行阴道操作前再次消毒阴道。

3) 皮肤准备:术前1天进行全身皮肤清洁,特别注意清洗脐孔内的污垢清洗。如需同时进行经阴道操作,术前晚应剪除外阴毛发。

4) 睡眠:术前晚22点口服艾司唑仑1~2mg,确保充足睡眠。

5) 配血备血:术前检测ABO及Rh血型血型,并备同型红细胞悬液800ml以上。

6) 术前用药:送手术前应用阿托品、异丙嗪

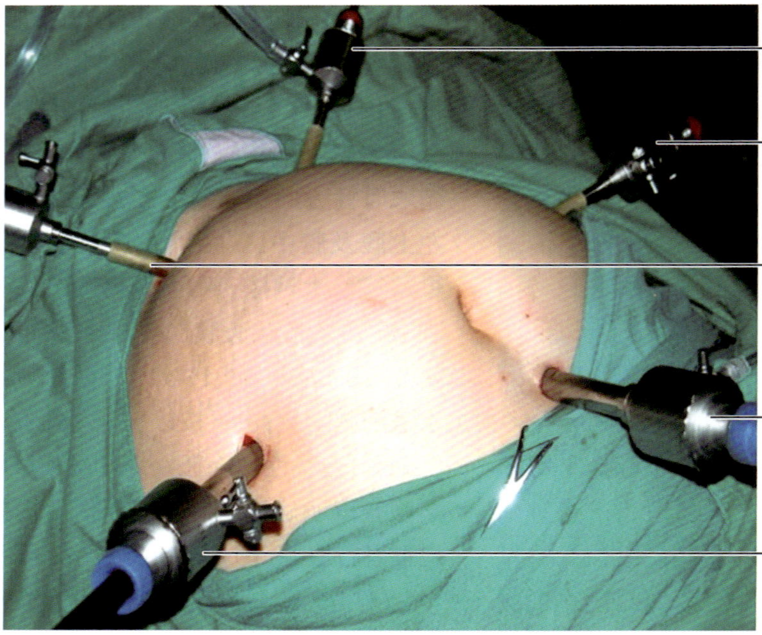

▲ 图 17-53　卵巢癌腹腔镜肿瘤细胞减灭术腹壁穿刺位点示意图

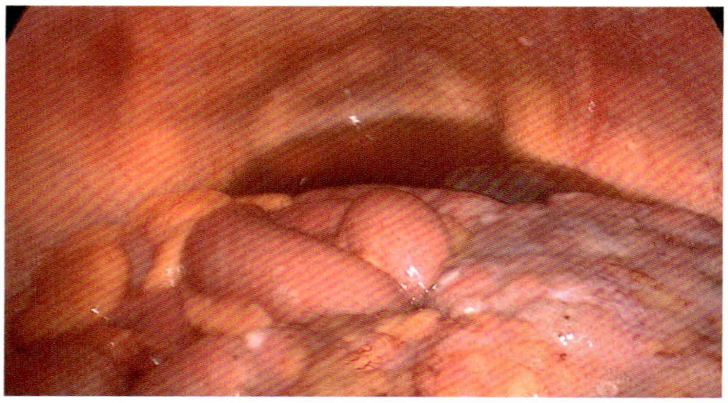

▲ 图 17-54　卵巢癌大网膜（远端）饼状转移

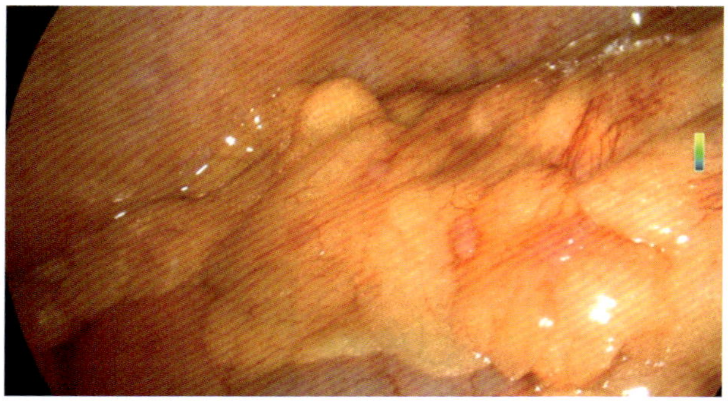

▲ 图 17-55　卵巢癌肠系膜散在小病灶种植转移

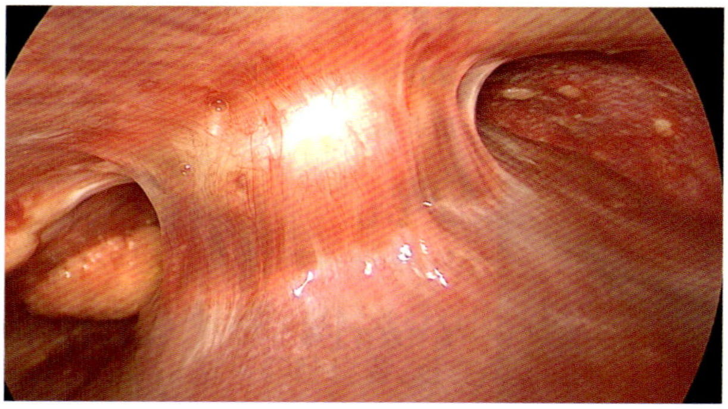

▲ 图 17-56　卵巢癌肝包膜转移

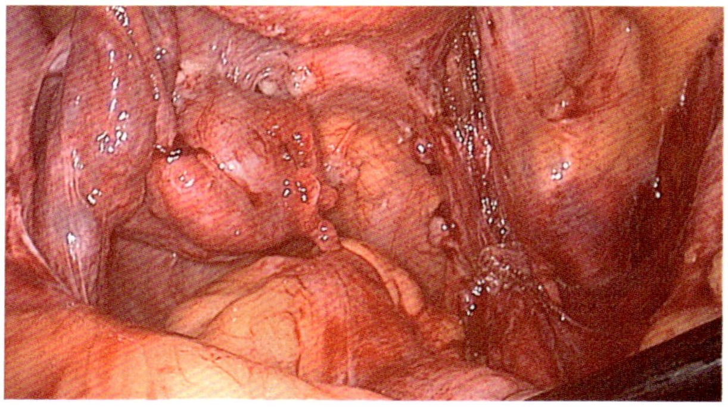

▲ 图 17-57　卵巢癌盆腔腹膜散在种植转移（右附件已切除）

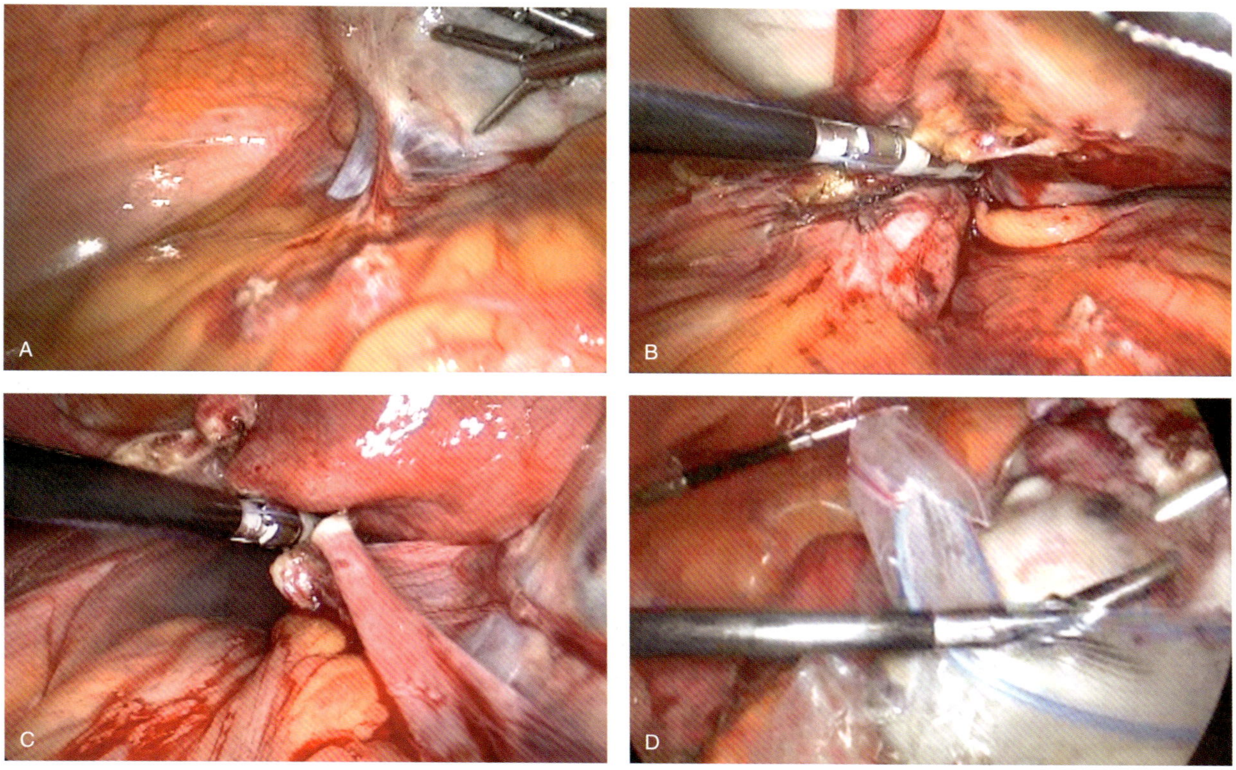

▲ 图 17-58　盆腔肿瘤切除（Ⅰ型卵巢肿瘤）

如果肿瘤与盆侧壁组织器官及腹膜粘连致密（Ⅱ型卵巢肿瘤），可经腹膜外途径显露输尿管并予以分离和保护，然后将附件肿瘤连同粘连的腹膜一并切除（图 17-59~ 图 17-64）。

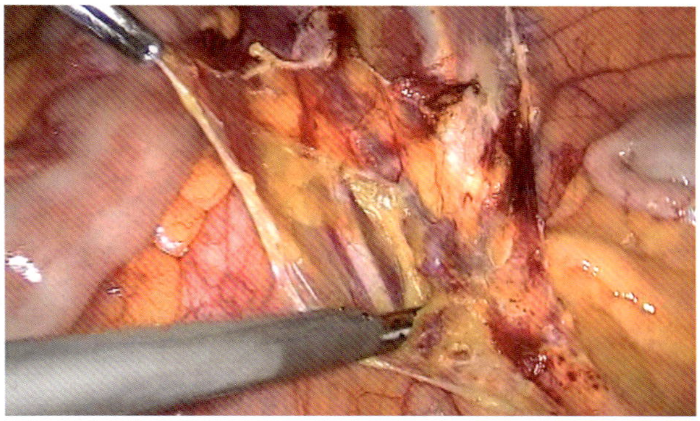

▲ 图 17-59　骨盆入口平面经腹膜外间隙显露输尿管

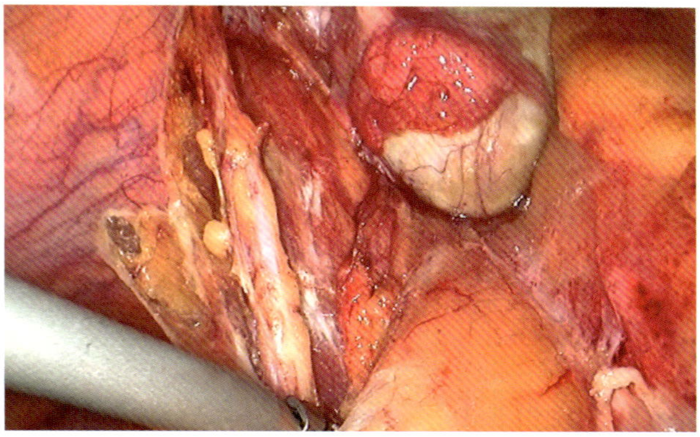

▲ 图 17-60　分离骨盆漏斗韧带及卵巢血管

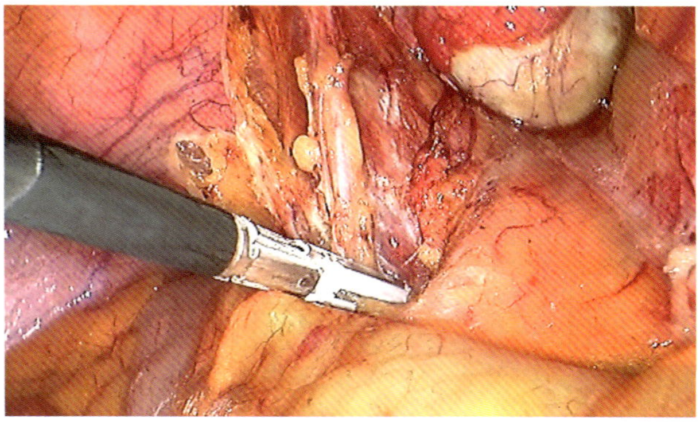

▲ 图 17-61　凝切骨盆漏斗韧带

如果盆腔腹膜表面存在肉眼可见的肿瘤病灶（Ⅲ型卵巢肿瘤），可参照Ⅱ型卵巢肿瘤手术方法切除附件及受累的腹膜，但如果肿瘤种植病灶为多发散在分布，或者因附件肿瘤较大影响视野和手术操作，为避免人为导致肿瘤破裂，可先切除附件和部

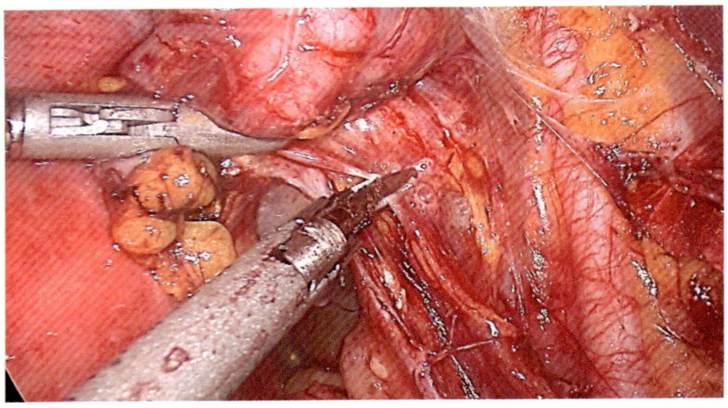

▲ 图 17-62　自后腹膜上剥离盆侧壁段输尿管

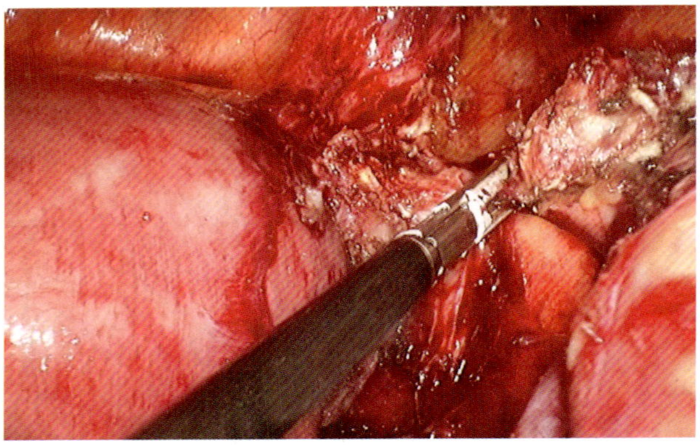

▲ 图 17-63　凝切卵巢固有韧带

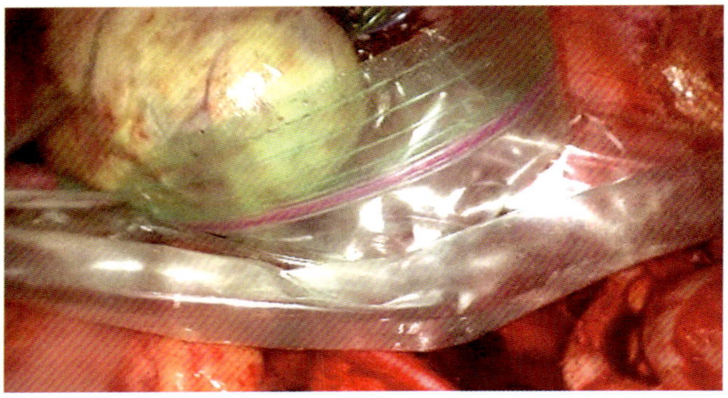

▲ 图 17-64　袋装已切除的附件

分腹膜，再彻底剥离受累的腹膜（图 17-65、图 17-66）。如肿瘤体积不大，但种植散在而广泛，可以子宫为中心，剥离受累盆腔腹膜，经腹膜外间隙完成附件及子宫切除，即所谓“卷地毯”式子宫双附件及盆腔肿瘤切除（图 17-67~ 图 17-77）。实际手术中，常常要根据具体情况灵活掌握，组合搭配，以达到完整彻底切除肿瘤同时避免医源性肿瘤破裂的目的。

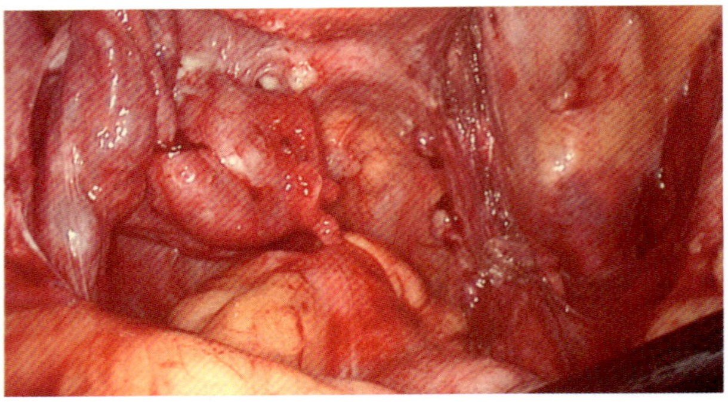

▲ 图 17-65　右附件切除后显露后腹膜多发种植癌灶

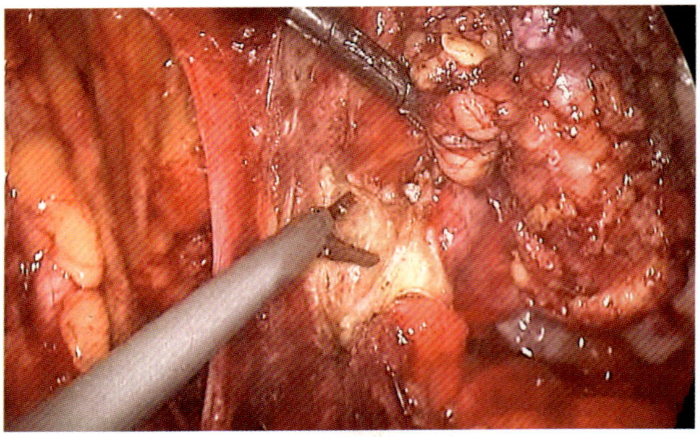

▲ 图 17-66　剥离后腹膜切除盆侧壁及阔韧带后种植癌灶

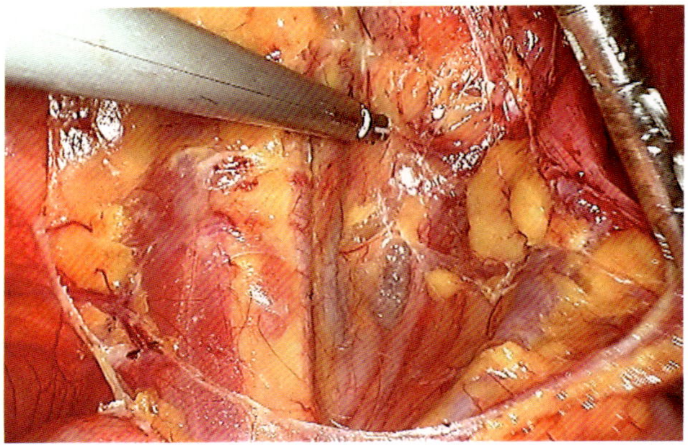

▲ 图 17-67　切开侧腹膜分离腹膜外间隙

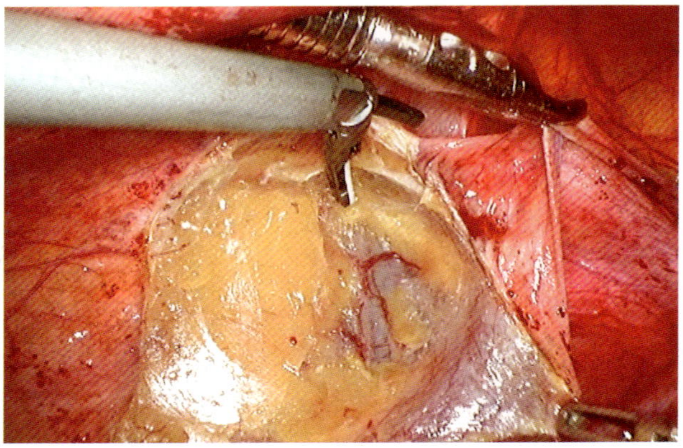

▲ 图 17-68　凝切圆韧带

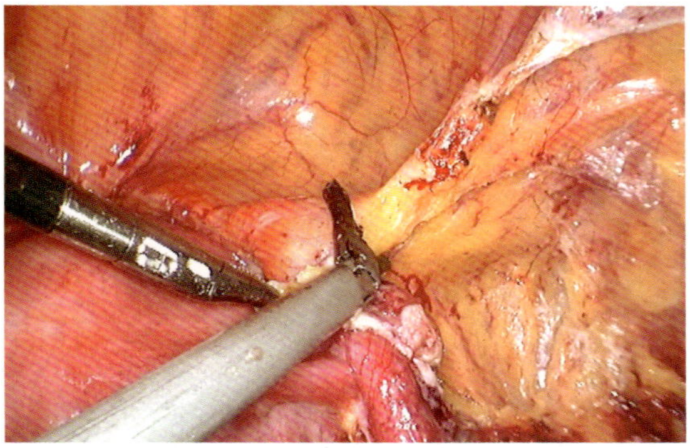

▲ 图 17-69　凝切阔韧带前叶

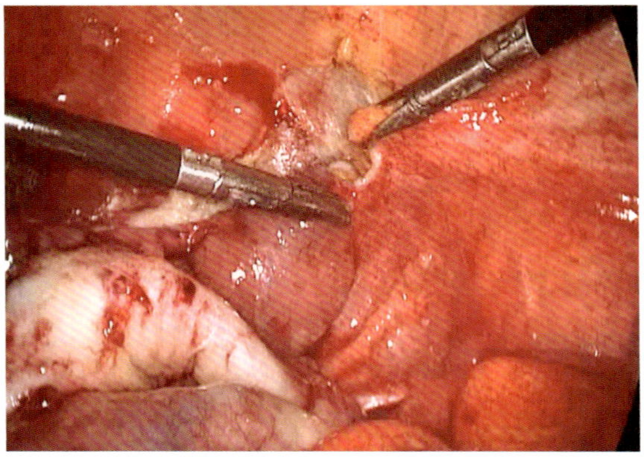

▲ 图 17-70　剥离前盆腔腹膜及其表面种植癌灶

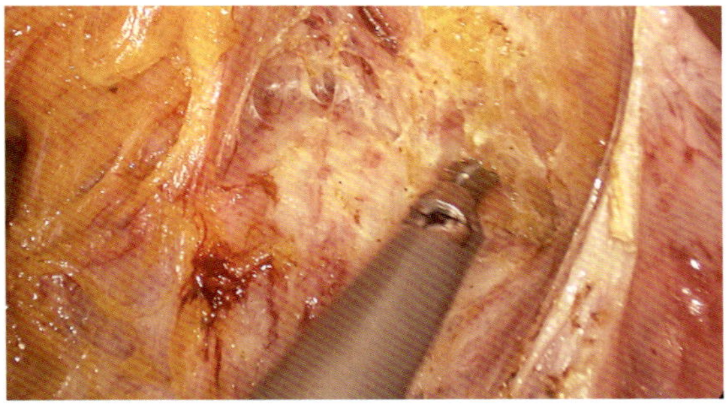

▲ 图 17-71　分离膀胱宫颈间隙

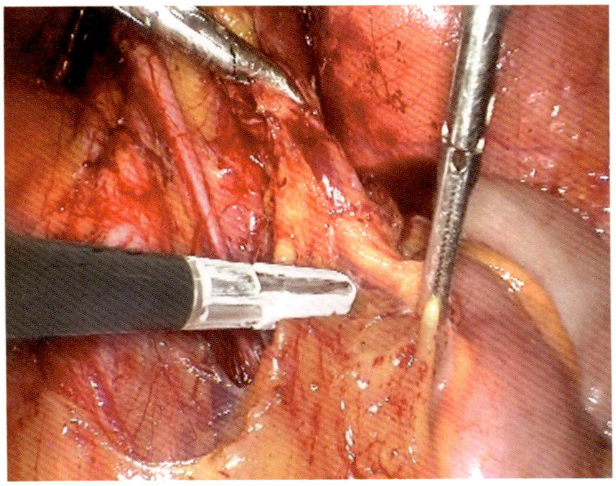

▲ 图 17-72　凝切骨盆漏斗韧带

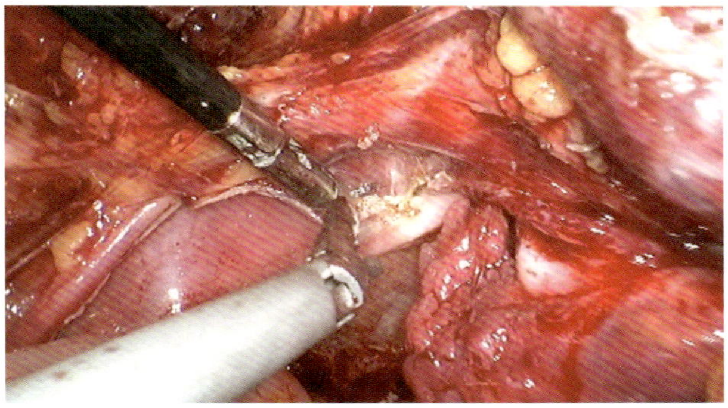

▲ 图 17-73　凝切子宫骶韧带及后腹膜

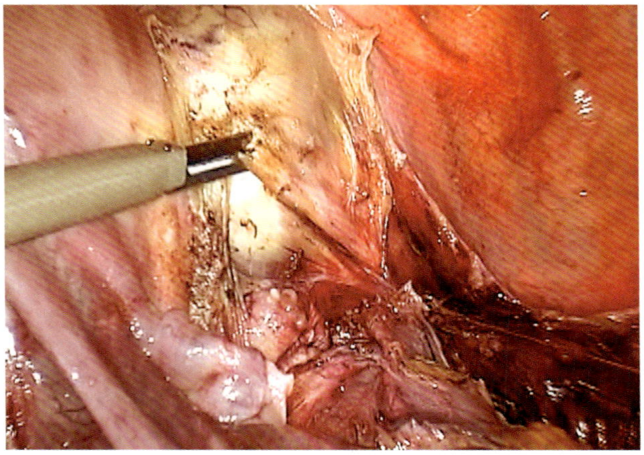

▲ 图 17-74　凝切子宫血管

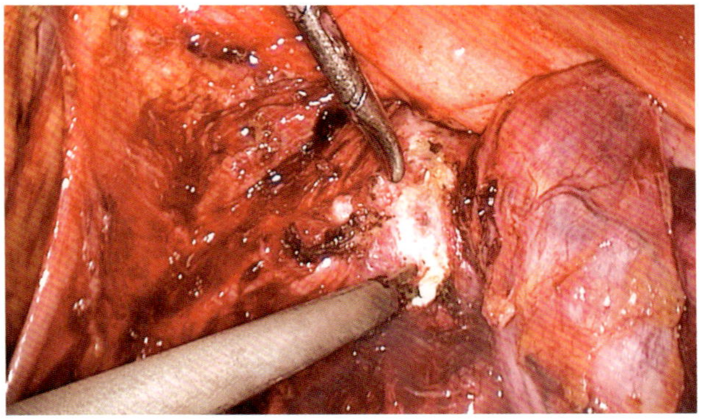

▲ 图 17-75　凝切主韧带

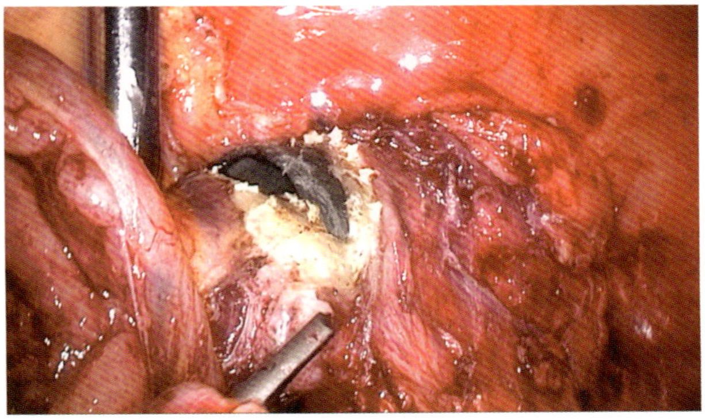

▲ 图 17-76　切开阴道壁

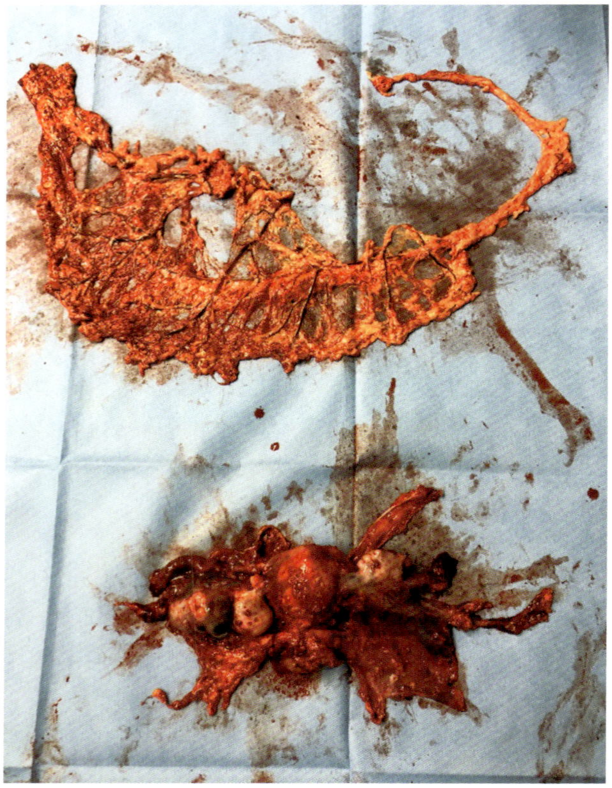

▲ 图 17-77　"卷地毯"式子宫双附件及盆腔肿瘤切除

(4) 如果肿瘤与直肠前壁和后陷凹腹膜粘连致密，可经直肠侧方间隙进入直肠阴道间隙，逆行分离后切除肿瘤（图 17-78~ 图 17-82）。也可先切除子宫，然后经阴道后壁进入直肠阴道间隙。

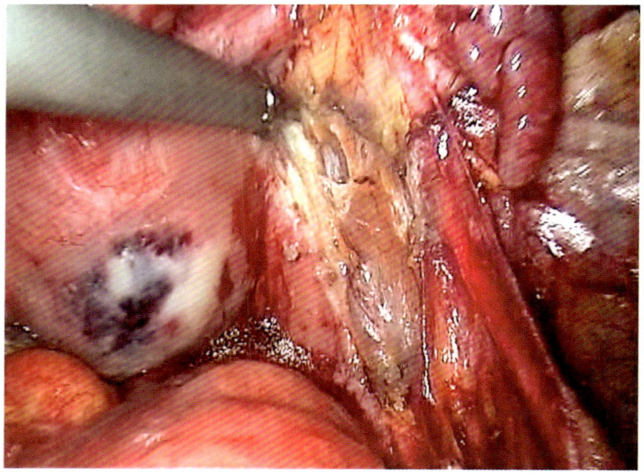

▲ 图 17-78　切断右侧子宫骶韧带并延伸分离其内侧间隙

(5) 腹膜后淋巴结切除：对于临床分期 < ⅢA2 期者采用"分层解剖法"行盆腔及腹主动脉旁淋巴结系统切除；对临床分期达ⅢA2 期及以上且同时合并腹膜后淋巴结明显增大者，则在满意的肿瘤细胞减灭术的基础上选择性切除增大的淋巴结。

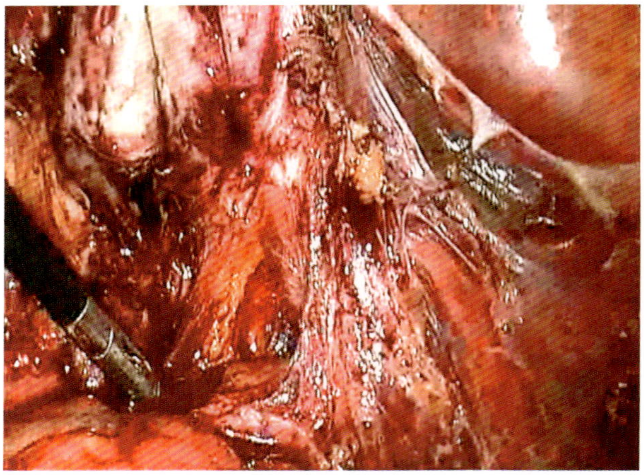

▲ 图 17-79　右侧直肠外侧间隙分离肿瘤

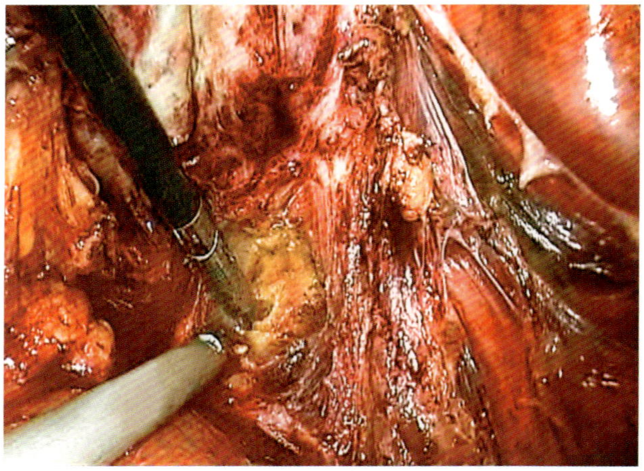

▲ 图 17-80　右侧子宫骶韧带内侧间隙分离肿瘤

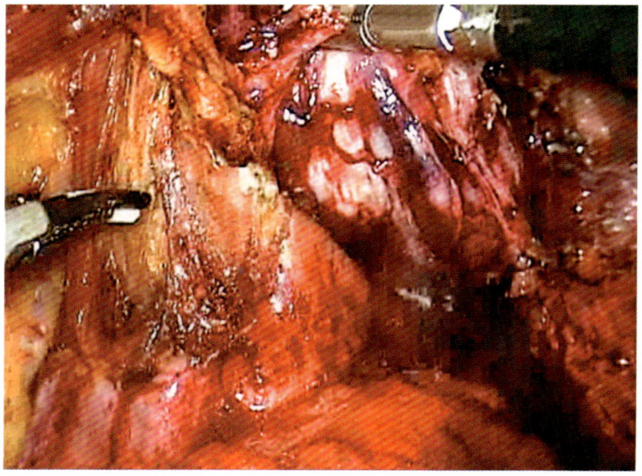

▲ 图 17-81　左侧子宫骶韧带内侧间隙分离肿瘤

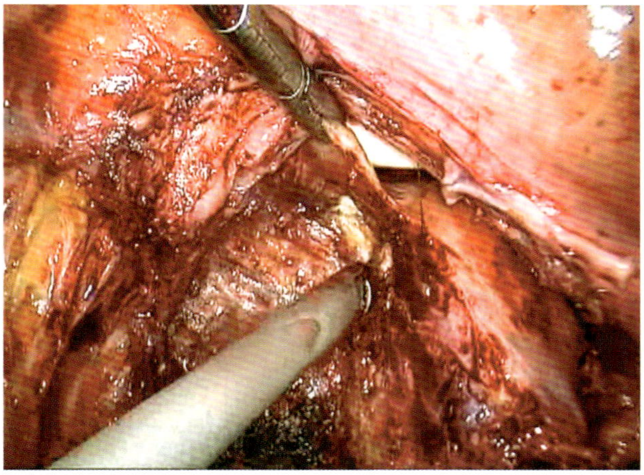

▲ 图 17-82 分离肿瘤与阴道后壁粘连

(6) 大网膜切除：患者取头高脚低位，用 PK 刀、超声刀或 ligasure 等尽量从根部切除大网膜，并必须切除肉眼可见的肿瘤(图 17-83)。可根据大网膜肿瘤转移及其与结肠间的粘连程度等具体情况，从脾曲或肝曲开始，也可以从横结肠中段开始，向两端延伸凝切大网膜根部。

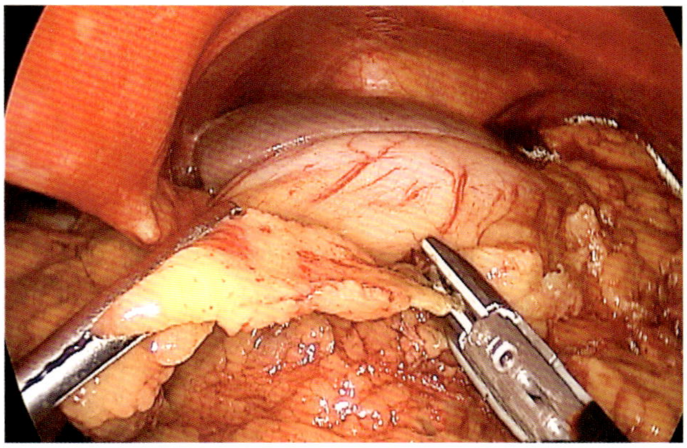

▲ 图 17-83 大网膜切除

(7) 阑尾切除：分离阑尾系膜并凝扎系膜血管后，0 号可吸收线套扎阑尾根部 2 次，用超声刀或 ligasure 等在套扎线远端 0.3cm 处凝断即可，无须荷包缝合(图 17-84)。

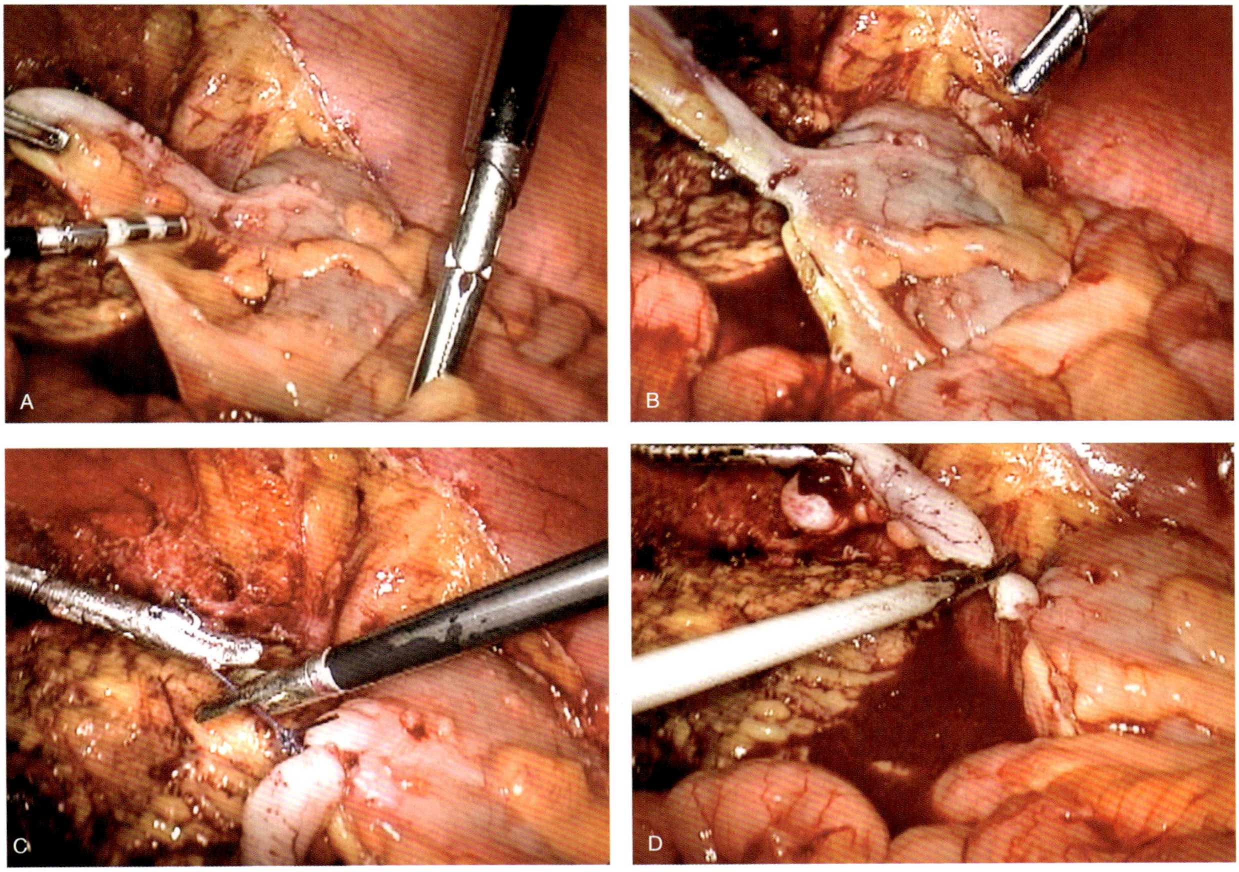

▲ 图 17-84 阑尾切除

(8) 腹膜病灶清除：腹壁、横膈、系膜等部位粟粒状病灶可行腹膜剥离，也可采用氩气刀或双极等进行切除或消融。

(9) 受累脏器切除与重建：适用于可部分或全部切除的脏器实质浸润，如脾、回盲部肠管、乙状结肠、直肠等；需要专科医生完成。

(10) 标本取出：所有标本均装进标本袋后经阴道取出，腹腔镜下连续缝合阴道残端。

(11) 腹腔化疗：大量注射用水反复冲洗盆腹腔至少 3 次，或给予注射用水 2 000ml 左右浸泡盆腹腔脏器和手术创面 15~20 分钟，检查各创面无明显出血后，以 1 000~1 500ml 注射用水稀释铂类药物留置腹腔化疗。如有化疗禁忌证，则术后限期化疗。

(12) 腹壁穿刺孔冲洗和全层缝合：用上述化疗药物稀释液冲洗各穿刺孔后予以全层缝合。

六、术后疗效

目前有关腹腔镜下晚期卵巢癌肿瘤细胞减灭术的临床资料多为国外报道。学者们认为对于精心选择的晚期卵巢癌患者，实施腹腔镜肿瘤细胞减灭术的临床效果不比传统开腹差，手术时间及并发症发生率与开腹组相比差异无统计学意义，指出腹腔镜肿瘤细胞减灭是可行、有效、安全的。

Farr 曾回顾分析对比腹腔镜肿瘤细胞减灭术和开腹肿瘤细胞减灭术的晚期卵巢癌（ⅡC 期及以上）、输卵管癌和原发性腹膜癌患者，腹腔镜组中位复发时间为 31.7 个月，开腹组为 21.5 个月，其差异无统计学意义。

目前认为，影响卵巢癌术后复发和生存率的主要因素，仍然是卵巢癌本身的临床病理因素，如肿瘤类型（浆液性癌、透明细胞癌等）、肿瘤分化程度、手术病理分期、初次手术后残存肿瘤情况、化疗敏感性、患者年龄及全身状况等。腹腔镜这一手术路径的改变，是否明显影响卵巢癌治疗效果及患者预后，尚需要设计严谨的临床研究来加以证实。

（王刚　陈扬平　伍玲）

第七节　晚期卵巢癌心膈角切除及膈肌修补

一、手术的目的

满意的肿瘤细胞减灭术，即最大限度地切除肿瘤的原发灶及转移灶以达到无肉眼残留灶（R0），对卵巢癌患者预后至关重要。研究表明，即便是Ⅳ期卵巢癌患者，达到 R0 为卵巢癌患者最重要的预后指标。因此，卵巢癌超广泛性手术理念被更多人接受，尽可能切除上腹部和盆腹腔外转移灶，以使肿瘤细胞减灭术更彻底。心膈角淋巴结（cardiophrenic lymph node，CPLN）是腹腔淋巴液向上引流的重要站点。据统计，上皮性卵巢癌患者的 CPLN 转移率为 10.5%。心膈角是一种影像学术语，多是指在正位胸片的检查中，两侧肺部的内侧与心脏形成的交角。膈角在纵隔的两侧，由心脏、膈肌和胸壁组成夹角，常被脂肪填充，心膈角的内界为心包，底部为横膈，前后界为胸壁，在中年以上的肥胖成人中左侧心膈角常有三角形低密度的心包脂肪垫影。CPLN 主要分为左、右侧，其中以右侧多见，左侧 CPLN 的转移频率约为右侧 CPLN 的 1/3。CPLN 收集来自心包、前胸腹壁、胸膜和横膈膜的淋巴液，当这些部分有病变累及时，心膈淋巴结可发生肿大。

多项研究表明，术前影像学提示 CPLN 转移的患者往往预后更差。Kengsakul 等的一项 meta 分析共纳入 15 项研究 1 708 例晚期卵巢癌患者，其中 727 例患者有 CPLN 肿大，981 例患者无 CPLN 肿大，两组的中位 *OS* 分别为 42.7 个月和 47.3 个月，有 CPLN 肿大相对于无 CPLN 肿大患者 5 年无复发风险比为 2.14（95% *CI*：1.82~2.52，$P<0.001$），死亡风险比为 1.74（95% *CI*：1.06~2.86，$P=0.029$）。

从分期上来说，盆腔或腹主动脉旁淋巴结转移属于 FIGO ⅢA 期，而心膈角淋巴结转移属于腹腔外转移，属于 FIGO ⅣB 期，有心膈角淋巴结转移的患者，肿瘤转移病灶常更广泛。

目前有关心膈角淋巴结转移的影像学阳性阈值尚没有明确的定论。根据欧洲泌尿生殖放射协会指南定义，CT 或 MRI 测量 CPLN 短径>5mm 即考虑存在转移，其术前影像学与术后病理诊断的一致率在 57.1%~94.4%。也有许多学者将 CPLNs 阳性阈值定为 7mm 或 10mm，这样得到的特异度更高。PET/CT 相对于 CT 而言能增加诊断 CPLN 转移的特异度，特别对于 CPLN 短径<10mm 的患者其诊断价值更高。

目前，没有直接的证据表明切除 CPLN 对卵巢癌患者具有生存获益，但它有助于晚期卵巢癌的准确分期和完全切除。多数学者认为在盆腹腔病灶切除达到理想肿瘤细胞减灭术时，如术前影像学考虑存在 CPLN 转移，或者 CPLN 转移作为主要复发病灶，可进行 CPLN 切除。其手术路径主要有经胸腔镜切除、经膈肌切除、经剑突下切除，选择哪一种手术路径往往与肿瘤位置及手术医生有关。经胸腔镜手术（video-assisted thoracic surgery，VATS）主要需要胸外科医生完成，主要用于 CPLN 探查或切除活检，也有卵巢肿瘤细胞减灭术联合经胸腔镜 CPLN 切除的报道。经膈肌切除是 CPLN 切除较常用的手术路径，可以直接由妇瘤科医生完成，术中不需要转变患者的体位。剑突下入路可到达位于前纵隔的心包前淋巴结。在合适的患者中，CPLN 可以通过剑突下路径切除，而无须打开膈膜，因此，在不打算切除横膈膜的情况下，特别是当计划切除包括心包前淋巴结时，首先可以选择剑突下入路切除心膈淋巴结。

二、手术的步骤

1. 经胸腔镜手术 主要由胸外科医生完成，特别适用于伴有胸腔积液和可疑胸膜侵犯的患者。

(1) 行双腔气管插管进行单肺通气麻醉。

(2) 麻醉后患者取完全侧卧位。

(3) 可在胸内病变一侧腋前线上第 5 肋间做一长约 2cm 的单切口，逐层分离进入胸腔后放置切口保护套（图 17-85），操作钳和胸腔镜进入同一切口进行操作；也可取 3 个小切口，如分别于腋中线第 8 肋间取 1cm 切口置入穿刺套管放置胸腔镜，于腋前线第 4 肋间、腋后线第 5 肋间外侧取 0.5cm、1.2cm 切口置入相应大小套管，作为操作孔（图 17-86）。

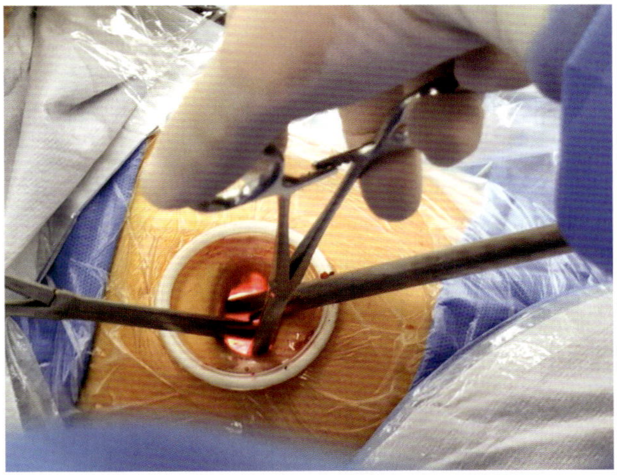

▲ 图 17-85 经肋间单切口心膈角淋巴结探查

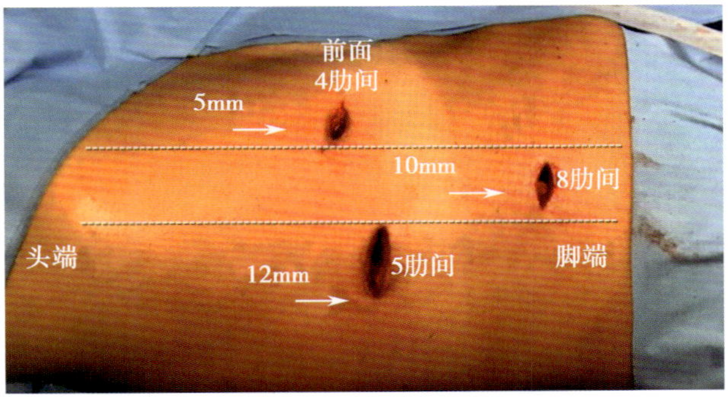

▲ 图 17-86 经肋间三穿刺孔心膈角淋巴结探查

(4) 胸腔镜下探查心膈角淋巴结（图 17-87），如有胸腔积液则先吸净积液，可用单极电钩进行操作，切除肿大淋巴结，对可疑病变的胸膜也可进行剥除。

(5) 鼓肺及胸腔负压吸气后完全缝合切口，对于有胸腔积液、胸膜病变的患者术后可放置胸腔引流管，术后行闭式引流。如患者一般情况良好，盆腹腔肿瘤预期达到满意的肿瘤细胞减灭术，则可转换体位后即由妇科医生行卵巢肿瘤细胞减灭术。晚期卵巢癌经胸腔镜手术心膈角切除及膈肌修补手术。

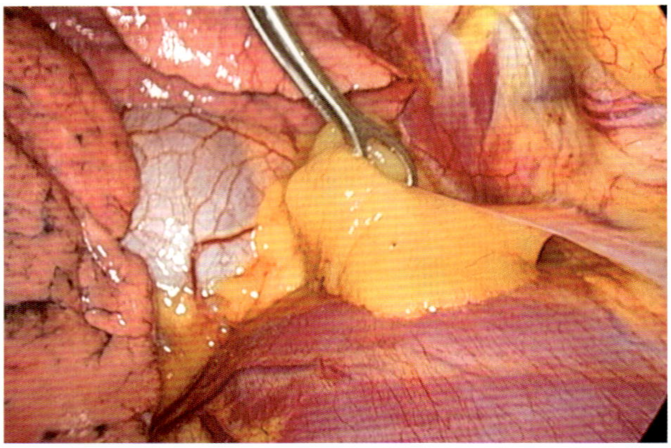

▲ 图 17-87　胸腔镜下探查右前心膈角淋巴结

2. 经膈肌入路手术　是目前心膈角淋巴结切除最常用的方法，可由有经验的妇科肿瘤医生完成手术，作为卵巢肿瘤细胞减灭术的一部分，无须术中特殊气管插管及体位更换。

(1) 取腹壁正中切口，上界达剑突下。

(2) 切断肝圆韧带，缝扎断端，切开镰状韧带，放置万向拉钩，充分暴露膈肌（图 17-88）。

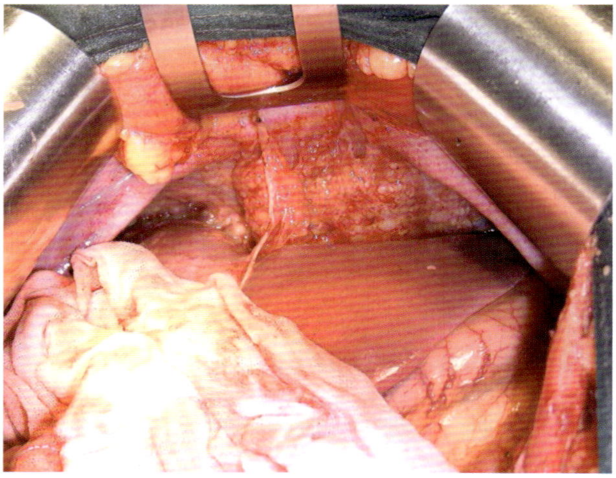

▲ 图 17-88　充分暴露膈肌

(3) 如膈肌有转移病灶，可先行膈肌病灶切除，其切除方式一般分为 2 种，一种是膈肌腹膜剥除，适用于病灶仅累及膈肌腹膜层（图 17-89）；另一种是膈肌部分切除，适用于病灶累及膈肌肌层。在行膈肌病灶切除时，应将肝向左下或右下方牵拉，切开肝冠状韧带，充分游离肝与膈肌之间的间隙（图 17-90）。

(4) 根据 CT 或 PET/CT 提示，经膈肌触摸心膈角肿大淋巴结，切开膈肌，使用卵圆钳钳夹心膈角

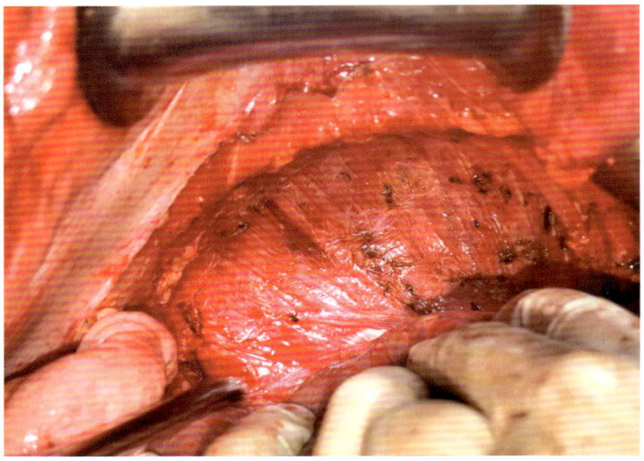

▲ 图 17-89　膈肌腹膜剥除后

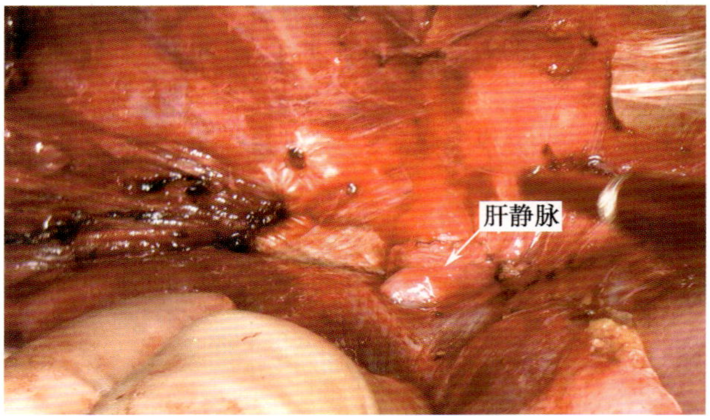

▲ 图 17-90　游离肝与膈肌间隙
游离时注意第二肝门的肝静脉。

淋巴结脂肪组织，用电刀或超声刀切除。需要进行膈肌部分切除的患者，可经膈肌切除切口进行心膈角切除（图 17-91）。

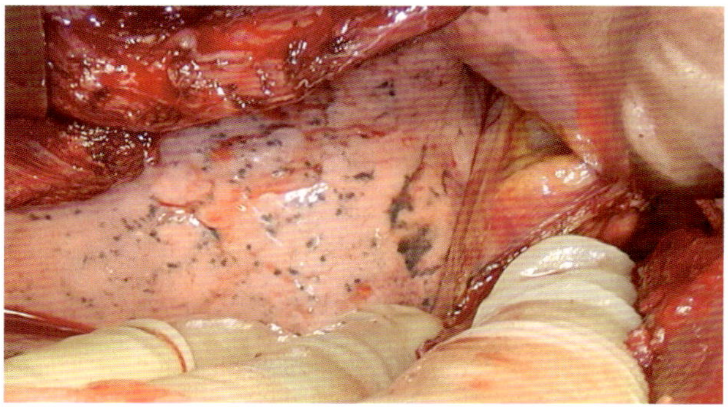

▲ 图 17-91　经膈肌切口暴露心膈角淋巴结

(5) 使用 7 号丝线时暂不拉紧缝线，放置胸腔引流管，嘱麻醉医生持续缓慢鼓肺，排出胸腔内气体后拔出胸腔引流管，拉紧缝线，再缝合打结（图 17-92）。缝合时注意无张力缝合，可充分游离肝与膈肌间隙，全层连续缝合膈肌，也可使用 PDS

可吸收缝线(吸收时间为6个月以上)缝合,缝合至切口末端如张力仍较大,可使用生物补片。缝合后进行气泡实验检测有无漏气,倒入生理盐水浸泡膈面,嘱麻醉医生鼓肺,看有无气泡冒出。晚期卵巢癌经膈肌入路心膈角切除术及膈肌修补手术。

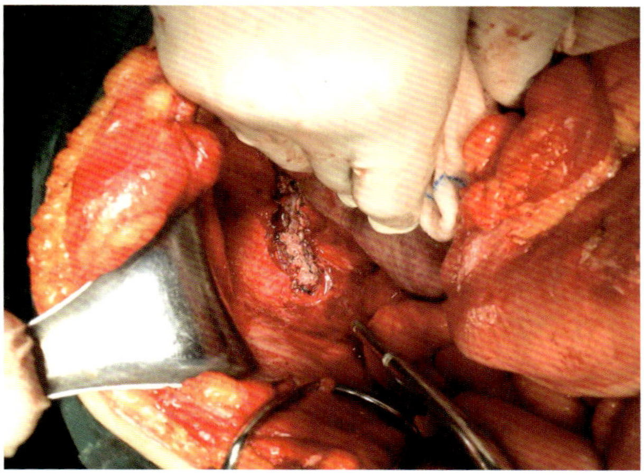

▲ 图17-92　缝合膈肌

3. 经剑突下心膈角淋巴切除　优点在于不切开膈肌,不通胸腔,比较适合用于切除前纵隔淋巴结、心包前膜淋巴结以及心膈角淋巴结前群。

(1)腹壁正中切口向上延伸至剑突。

(2)于剑突下分离壁腹膜和腹横筋膜之间的间隙,直至暴露膈肌(图17-93)。

(3)分离剑突下筋膜与膈肌间隙,探查膈前肿大淋巴结(图17-94),必要时分离胸膜、左侧心包膜与膈肌之间的潜在间隙,注意避免损伤心包,可用手指进行钝性分离。

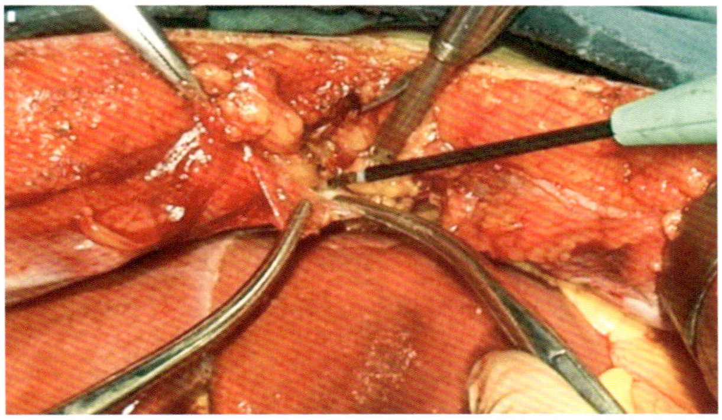

▲ 图17-93　剑突下分离壁腹膜和腹横筋膜间隙

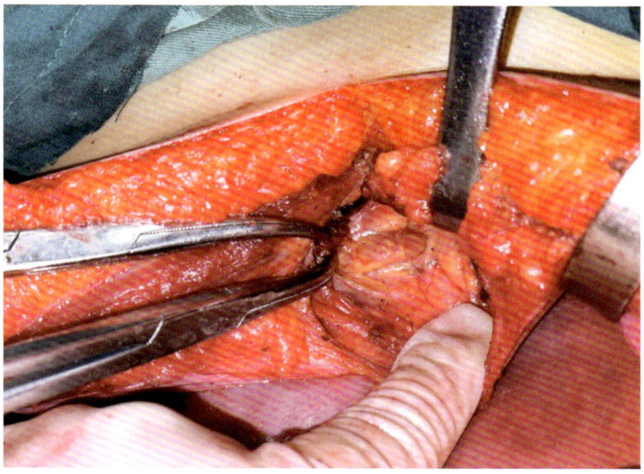

▲ 图17-94　剑突下膈前肿大淋巴结

(4)用手指触摸心膈角肿大淋巴结,使用大弯钳或卵圆钳钳夹淋巴脂肪组织,使用超声刀或电刀切除肿大淋巴结(图17-95)。

(5)切除淋巴结后注意检查是否与胸腔相通,如与胸腔相通,缝合剑突下腹膜时,注意嘱麻醉医生鼓肺,并进行气泡实验。卵癌上皮癌心膈角病灶切除。

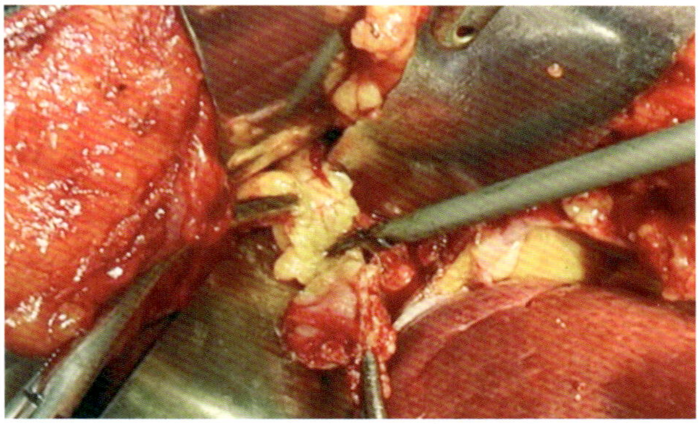

▲ 图17-95　钳夹并切除肿大的心膈角淋巴脂肪组织

卵巢上皮癌心膈角病灶切除术见视频17-11。

视频17-11　卵巢上皮癌心膈角病灶切除术

三、手术操作的注意事项

1. 当使用单极电刀靠近心脏操作时，应嘱麻醉医生注意患者心律的变化。特别对于装有心脏起搏器的患者，应在手术前了解起搏器种类、起搏模式与电极设置，植入起搏器的原发疾病，程控改变参数等，尽量避免使用单极电刀，可使用超声刀或双极进行操作。

2. 在进行心膈角淋巴结前组或左侧心膈角淋巴结切除时，应看清楚层次并小心分离，避免损伤心包膜，如不慎进入心包腔，术后容易引起心包炎或心包积液，术中应彻底止血并牢固缝合，术后注意复查心脏B超。在进行经剑突下心膈角淋巴切除时，如解剖层次欠清，更容易引起心包损伤。

3. 在经膈肌心膈角淋巴结手术中，进行膈肌缝合时，应注意无张力全层缝合，可连续缝合或间断缝合，建议使用不可吸收缝线或者延迟吸收的可吸收缝线如PDS可吸收缝线，可减少术后肝膈疝的发生。

4. 对于有胸腔积液，术中探查考虑胸膜转移的患者，或者膈肌大片转移病灶切除的患者，术后胸腔积液的概率很大，术中可同时放置胸导管，连接水封瓶，术后进行胸腔闭式引流。

四、手术的特殊并发症处理

与心膈角淋巴结切除直接相关的并发症其实并不多见。术后胸腔积液主要见于膈肌病灶切除同时行心膈角淋巴结切除的患者，特别是行广泛膈肌病灶剥除或切除的患者最为常见。周芳等报道28例卵巢癌经膈肌心膈角淋巴结切除病例，所有患者均同时接受了横膈腹膜/膈肌部分切除，有3例(10.7%)患者术中放置胸腔引流管，术后22例(78.6%)患者出现中到大量的胸腔积液，经胸腔穿刺置管引流后均得到好转，中位拔管时间为3天。

由于胸导管的解剖变化与前纵隔下部引流CPLN存在淋巴管分支，偶有CPLN切除术后存在胸乳糜瘘的报道，出现后主要以保守治疗为主，给予肠外营养、放置引流管充分引流、避免脂肪摄入、使用生长抑素等，多数经保守治疗能治愈。Leray等报道了1例经膈肌心膈角淋巴结切除术后出现胸乳糜瘘合并肝膈疝的病例，最后患者需要开胸进行再次膈肌修补，分析认为患者出现肝膈疝的原因可能是：①乳糜瘘引起的局部炎症，加速膈肌缝合可吸收缝线的溶解；②膈肌切口较长；③术后低蛋白血症。为避免类似并发症发生，建议切除心膈角淋巴结时，要注意结扎或充分电凝心膈角淋巴结周围淋巴管；缝合膈肌最好使用不可吸收缝线或延迟吸收的可吸收缝线。

急性心包炎是心膈角淋巴结术后少见的并发症，多见于心包腔被切开的患者，心电图提示弥漫性ST段抬高，而心肌酶肌钙蛋白水平正常，患者可无胸痛或心悸症状。治疗上可给予非甾体抗炎药或秋水仙碱治疗，必要时可给予激素治疗。对于B超提示心包积液较多的患者，可考虑行心包穿刺引流。

五、术后疗效

截至目前，仅少数研究探索了CPLN切除术对生存的益处，尚未得到统一定论。Cowan等报道了54例晚期卵巢癌行肿瘤细胞减灭术同时行CPLN切除的患者，其中48例行经膈肌CPLN切除，6例行经胸腔镜CPLN切除，所有患者均达到满意的肿瘤细胞减灭术(剩余病灶直径≤1cm)，其中30例(55.6%)达到肉眼无病灶残留，术后病理证实CPLN阳性的病例51例(94.4%)。结果显示中位无进展生存期17.2个月，中位总生存期是70.1个月，作者认为选择合适的患者进行CPLN切除可改善生存。Lopes等报道24例卵巢癌行心膈角淋巴结切除患者，其中10例为复发病例，14例为初治病例，所有患者均达到满意的肿瘤细胞减灭术，在初治病例中，中位PFS和中位OS分别为12个月和30个月。Kengsakul等的一项meta分析中，有9项研究提供CPLN切除术后生存分析，综合分析显示行CPLN切除的患者中位的PFS和中位OS分别是17.7个月和54.7个月，而未行CPLN切除的患者中位的PFS和中位OS分别是15.3个月和35.6个月。

Prader等的一项回顾性分析，共有350例卵巢癌初治患者纳入研究，术前影像学评估以CPLNs短径≥5mm作为CPLN阳性，CPLNs短径<5mm作为CPLN阴性，其中CPLN阳性患者217例，CPLN阴性患者133例，所有患者均行初次肿瘤细胞减灭术。结果显示，在有腹腔肉眼残留病灶的患者中（127例），CPLN阳性不影响患者的预后；在无肉眼残留病灶的患者中（223例），有CPLN阳性患者（125例）的5年OS和PFS分别为30%和13%，而CPLN阴性患者（89例）的5年OS和PFS分别为69%和41%。其中52例CPLN阳性患者行CPLN切除，在CPLN阳性但未行CPLN切除的患者中选择52例与其进行配对列队研究，结果显示两组的OS和PFS均无统计学差异。作者认为，腹腔内残留病灶比CPLN阳性对卵巢癌预后的影响更大，CPLN切除对卵巢癌预后的影响仍有待进一步研究。

（韦有生　卢淮武　姚德生）

第八节　卵巢癌腹腔镜手术并发症处理及防治

一、术中并发症及防治

1. 建立气腹或套管穿刺时脏器损伤、肿瘤医源性破裂及播散、肠管热损伤详见第八章妇科微创手术的全程管理有关内容。

2. 输尿管损伤　输尿管损伤是腹膜后淋巴结切除术较为常见和最为严重的并发症之一，由于术中较难发现，术后保守治疗成功率低而常需二次手术修复，又因症状明显而严重影响患者生活质量，因而常常成为医疗纠纷和诉讼的主要原因。熟悉输尿管盆腔段的解剖和走行，正确使用各种手术电热器械是预防输尿管损伤的关键。

盆腔段输尿管起始于骨盆边缘，于漏斗血管内后方，髂总动脉分叉前后约1~1.5cm处跨越髂血管表面向外下走行，与髂内动脉伴行并逐渐转向内下，达子宫动脉下后方向前穿越主韧带上方进入输尿管隧道，输尿管在隧道内紧贴宫颈和阴道前外侧壁向下内方向行进，在膀胱三角进入膀胱。腹膜后淋巴结切除术中输尿管常见损伤部位是骨盆漏斗韧带内后方跨越髂血管处。高位结扎骨盆漏斗韧带和切除髂总淋巴结时若分离不彻底、不充分、不正确使用电热器械等均可能造成输尿管入盆段的机械性或电热损伤，术后出现高位输尿管瘘；周围组织的瘢痕愈合与挛缩，尚可导致输尿管的扭曲、狭窄和梗阻。腹膜后淋巴结切除术中预防输尿管损伤应特别注意以下几点：①术者必须掌握输尿管各段走行方向及邻近组织解剖，同时应该熟悉盆腔病变状态如粘连、子宫内膜异位症、肿瘤等情况下输尿管走行可能发生的变异；②从圆韧带、髂外血管和骨盆漏斗韧带形成的三角区内剪开盆侧壁腹膜，通过腹膜外途径向内侧剥离侧腹膜直到完全暴露盆腔段输尿管和髂内动脉主干，是一种简便、快捷和相当安全的方法，值得效仿；③正确使用各种分离器械和电热能源，工作状态的热凝器械应注意保持与输尿管1cm以上距离，避免误伤输尿管；④术前或术后留置输尿管导管或支架，有助于术中辨别输尿管和术后输尿管隐匿性损伤的愈合，减少输尿管术中损伤和术后尿瘘形成，有条件者建议常规应用；⑤术后怀疑输尿管损伤时，应通过各种检测方法尽可能在术中发现输尿管损伤，并在专科医师的指导和协助下妥善处理输尿管损伤，尽最大努力防止、减少、减轻术后后遗症，减少再次手术概率。⑥术后严密观察相关症状和体征，尽早明确输尿管有无损伤、损伤部位和严重程度，通过膀胱镜和输尿管镜放置输尿管导管或支架，充分引流尿液，绝大多数的输尿管损伤仍然可以自行愈合，从而有效减少持续性尿漏和医疗纠纷。

输尿管常见损伤部位还包括穿越子宫动脉下方段，即所谓桥下流水段，以及隧道内段输尿管。但单纯腹膜后淋巴结切除基本不涉及后两部位的解剖和手术操作，故不赘述。

3. 大血管损伤与出血性并发症　腹膜后淋巴结切除术直接或间接涉及盆腔的诸多大血管，手术中稍有不慎，即有可能导致大血管损伤和难以控制的大出血，直接导致手术的失败甚至危及患者生命。因此，术者必须牢固掌握盆腔所有重要大血管的起止、走行、分支等解剖知识并在术中随时保持清醒的认识，遵循前文所述的手术路径和步骤，仔细操作，严密止血，避免暴力撕拉。盆腔大血管的损伤和出血以撕裂、误切、不全凝切或结扎不稳固为主要原因，正确使用各种分离和凝切器械，充分解剖和切实凝固或结扎，是防止损伤和出血的关键。当发生大血管损伤和出血时，必须沉着冷静，切不可忙乱钳夹，可用吸引器吸引血流并暴露出血点，然后尝试钳夹或压迫阻断血流。对于较小的血管或需切断的血管出血，可再次钳夹、结扎或电凝止血；对于需保留的大血管，可行缝合修补；对于难以暴露或难以控制的大出血，则需及时寻求血管外科医生的指导和协助，尽一切可能避免和减少严重并发症和医疗纠纷。

4. 闭孔神经损伤　闭孔神经由 L_2~L_4 前支组成。在腰大肌内侧缘、髂总动脉后侧入小骨盆，在髂内、外血管之间，与闭孔血管伴行进入闭膜管后到达股部，支配股部收缩肌群及股内侧下 2/3 的皮肤感觉。当该神经损伤后，大腿内收肌群瘫痪，两下肢交叉困难，大腿外旋无力。在盆腔淋巴结切除时，可通过预先暴露闭孔神经的方法避免该神经损伤。寻找和暴露闭孔神经可通过 3 条途径实现：①循腰大肌与髂外血管之间的疏松间隙往盆底方向分离，可在骶髂关节前方的脂肪组织中发现条索状白色或微黄色组织物，即为闭孔神经；②紧靠髂外静脉内后方钳夹提起静脉表面的纤维结缔组织，前开并向盆侧壁方向逐步分离，直到发现腰大肌组织，转向后内侧进一步钝性分离，即可在此脂肪组织中发现并逐步游离闭孔神经；③于髂内动脉终末支闭锁血管（脐侧韧带）外侧，分离闭孔窝内的淋巴脂肪组织直达闭孔内肌表面，并向下外达脐侧韧带跨越耻骨处，在其下缘稍作分离即可见闭孔神经和闭孔血管进入闭膜管，逆行分离即可暴露闭孔神经全程。以上任何一条途径分离和暴露闭孔神经后，在直视下分离闭孔神经和闭孔血管周围的淋巴脂肪组织，即可安全而彻底地切除闭孔淋巴结。如不慎损伤闭孔神经，可用 5-0 可吸收线缝合断端，一般不至于影响其功能或留下后遗症。

5. 空腔脏器（肠管、泌尿道）发生穿孔或瘘　鉴于卵巢肿瘤的生物学特性，晚期卵巢癌患者往往存在广泛的腹膜种植转移，腹腔脏器与肿瘤病灶间发生广泛而致密粘连，手术难度和风险都相应增加。由于腹腔镜手术缺乏人手的触摸感，分离肠管、膀胱、输尿管等脏器与肿瘤间的粘连时，容易造成相应脏器的浆肌层撕裂和电热损伤，且术中难以发现，以致术后发生肠穿孔、尿瘘等严重并发症，对此应有足够的重视和警惕。术前做好肠道准备，保证术中视野暴露清晰，有足够的手术操作空间；术中肿瘤切除或分离粘连时充分利用腹膜外 / 后间隙进行操作，特别是暴露输尿管，切除膀胱表面肿瘤时，更应小心谨慎，避免损伤；手术结束时，应仔细检视肠管、膀胱的完整性，必要时通过膀胱注入美蓝液或者直肠充气等方法排除膀胱和直肠撕裂伤和穿孔；术后严密观察患者排尿、阴道排液情况及盆腹腔不适症状，警惕穿孔和瘘的发生。

二、术后并发症及防治

主要是穿刺孔转移或种植。有效的措施可预防腹壁穿刺口转移或种植的发生，围手术期预防措施应做到以下几点。

1. 实施腹腔镜手术是通过严格选择合适病例的前提下进行的，并且遵从一系列无瘤原则操作，最大限度避免腹壁穿刺口转移或种植的发生。

2. 避免手术器械污染穿刺孔，避免肿瘤包块的医源性破裂、播散。避免从腹壁的狭小切口强行取出肿瘤标本，可选择适当扩大穿刺切口或经足够长度的阴道切口取出已放置标本的标本袋。

3. 穿刺套管固定于腹壁上以防止滑脱，使污染的手术器械接触污染穿刺孔，术毕后先排放气体再拔除穿刺套管，避免腹腔内的高压气体喷出时携带的癌细胞种植或转移在新鲜创面，引起“烟囱”效应。

4. 术毕后大量注射用水反复冲洗盆腹腔，利用低渗液体令癌细胞膨胀而死。有化疗指征的患者，可术中同时留置铂类药物行腹腔化疗，并用化疗药物稀释液冲洗各穿刺孔后予以全层缝合。一方面保证及时实施化疗，一方面令化疗药物与腹腔穿刺口充分接触，保证药物的有效分布。

5. 全层缝合腹壁穿刺孔，避免新鲜创面持续暴露。

（王刚　陈扬平　伍玲）

参考文献

[1] SUNG H, FERLAY J, SIEGEL R L, et al. Global Cancer Statistics 2020: GLOBOCAN estimates of incidence and mortality worldwide for 36 cancers in 185 countries. CA Cancer J Clin, 2021, 73 (3): 209-249.

[2] ROSSING M A, WICKLUND K G, CUSHING-HAUGEN K L, et al. Predictive value of symptoms for early detection of ovarian cancer. J Natl Cancer Inst, 2010, 102 (4): 222-229.

[3] MOORE R G, JABRE-RAUGHLEY M, BROWN A K, et al. Comparison of a novel multiple marker assay vs the risk of malignancy index for the prediction of epithelial ovarian cancer in patients with a pelvic mass. Am J Obstet Gynecol, 2010, 203 (3): 228. e1-6.

[4] MILLER R W, SMITH A, DESIMONE C P, et al. Performance of the American College of Obstetricians and Gynecologists' ovarian tumor referral guidelines with a multivariate index assay. Obstet Gynecol, 2011, 117 (6): 1298-1306.

[5] BROWN J, SOOD A K, DEAVERS M T, et al. Patterns of metastasis in sex cord-stromal tumors of the ovary: can routine staging lymphadenectomy be omitted. Gynecol Oncol, 2009, 113 (1): 86-90.

[6] ACOG practice bulletin no. 195: prevention of infection after gynecologic procedures. Obstet Gynecol, 2018, 131 (6): e172-e189.

[7] PARK J Y, BAE J, LIM M C, et al. Laparoscopic and laparotomic staging in stage I epithelial ovarian cancer: a comparison of feasibility and safety. Int J Gynecol Cancer, 2008, 18 (6): 1202-1209.

[8] 郝婷, 李萌, 熊光武, 等. 早期卵巢癌腹腔镜与开腹分期手术的对比分析. 中国微创外科杂志, 2010, 10 (3): 208-211.

[9] FAGOTTI A, FERRANDINA G, FANFANI F, et al. Prospective validation of a laparoscopic predictive model for optimal cytoreduction in advanced ovarian carcinoma. Am J Obstet Gynecol, 2008, 199 (6): 642. e1-642. e6.

[10] KRIELEN P, STOMMEL M W J, PARGMAE P, et al. Adhesion-related readmissions after open and laparoscopic surgery: a retrospective cohort study (SCAR update). Lancet, 2020, 395 (10217): 33-41.

[11] HEITZ F, OGNJENOVIC D, HARTER P, et al. Abdominal wall metastases in patients with ovarian cancer after laparoscopic surgery: incidence, riskfactors, and complications. Int J Gynecol Cancer, 2010, 20 (1): 41-46.

[12] HONG D G, PARK N Y, CHONG GO, et al. Laparoscopic second look operation for ovarian cancer: single center experiences. Minim lnvasive Ther Allied Technol, 2011, 20 (6): 346-351.

[13] WEINBERG L E, LURAIN J R, SINGH D K, et al. Survival and reproductive outcomes in women treated for malignant ovarian germ cell tumors. Gynecol Oncol, 2011, 121 (2): 285-289.

[14] TAMAUCHI S, KAJIYAMA H, YOSHIHARA M, et al. Reproductive outcomes of 105 malignant ovarian germ cell tumor survivors: a multicenter study. Am J Obstet Gynecol, 2018, 219 (4): 385. e1-385. e7.

[15] PARK J Y, KIM D Y, SUH D S, et al. Analysis of outcomes and prognostic factors after fertility-sparing surgery in malignant ovarian germ cell tumors. Gynecol Oncol, 2017, 145 (3): 513-518.

[16] JUNG U S, LEE J H, KYUNG M S, et al. Feasibility and efficacy of laparoscopic management of ovarian cancer. J Obstet Gynaecol Res, 2009, 35 (1): 113-118.

[17] PARK H J, KIM D W, YIM G W, et al. Staging laparoscopy for the management of early-stage ovarian cancer:

a metaanalysis. Am J Obstet Gynecol, 2013, 209 (1): 58. e1-8.

[18] KIM H S, AHN J H, CHUNG H H, et al. Impact of intraoperative rupture of the ovarian capsule on prognosis in patients with early-stage epithelial ovarian cancer: a meta-analysis. Eur J Surg Oncol, 2013, 39 (3): 279-289.

[19] TULUNAY G, UREYEN I, TURAN T, et al. Chylous ascites: analysis of 24 patients. Gynecol Oncol, 2012, 127 (1): 191-197.

[20] ACS M, PISO P, PRADER S. Current status of metastatic cardiophrenic lymph nodes (cplns) in patients with ovarian cancer: a review. Anticancer Res, 2022, 42 (1): 13-24.

[21] KENGSAKUL M, NIEUWENHUYZEN-DE BOER G M, BIJLEVELD A H J, et al. Survival in advanced-stage epithelial ovarian cancer patients with cardiophrenic lymphadenopathy who underwent cytoreductive surgery: a systematic review and meta-analysis. Cancers (Basel), 2021, 13 (19): 5017.

[22] PRADER S, VOLLMAR N, DU BOIS A, et al. Pattern and impact of metastatic cardiophrenic lymph nodes in advanced epithelial ovarian cancer. Gynecol Oncol, 2019, 152 (1): 76-81.

[23] 周芳, 陈烽, 潘婷, 等. 晚期上皮性卵巢癌行经膈心膈角淋巴结切除的安全性及可行性分析. 肿瘤学杂志, 2021, 27 (11): 946-951.

第十八章 妊娠滋养细胞肿瘤的手术

第一节 妊娠滋养细胞肿瘤术前诊断

妊娠滋养细胞疾病包括葡萄胎（hydatidiform mole）、侵蚀性葡萄胎（invasive mole）、绒毛膜癌（choriocarcinoma）、胎盘部位滋养细胞肿瘤（placental site trophoblastic tumor，PSTT）和上皮样滋养细胞肿瘤（epithelioid trophoblastic tumor，ETT）等。其中葡萄胎属于良性病变，后四种又称为妊娠滋养细胞肿瘤（gestational trophoblastic neoplasia，GTN）。

一、临床表现

（一）葡萄胎

葡萄胎病理特点是绒毛间质水肿变性，伴有绒毛间质中心血管消失和滋养细胞增生活跃等变化，外观呈许多水泡聚集如葡萄状，也称为水泡状胎块。根据大体标本、镜下结构、染色体核型及临床表现，可分为部分性葡萄胎（partial hydatidiform mole，PHM）和完全性葡萄胎（complete hydatidiform mole，CHM）。葡萄胎典型的临床表现包括以下几点。

1. 停经和阴道出血 是葡萄胎最早和最常见的症状，孕早期（常常在停经后 1~2 个月）出现不规则阴道出血，少数无阴道流血病史的患者主要是在人工流产中意外发现的极早期病例。出血量一般为少量，时出时止，反复发作或淋漓不尽，可导致不同程度的贫血。如果妊娠至 4 个月左右，葡萄胎自然排出时可发生大量出血，部分患者可排出水泡样、葡萄样组织物，严重者可发生休克。

2. 子宫异常增大 由于宫腔内积血以及葡萄胎生长迅速、绒毛水肿，在一部分葡萄胎患者中子宫体积会超过停经月份，造成子宫异常增大。除子宫增大外，检查时还可发现葡萄胎妊娠子宫常比正常妊娠子宫较宽且软。同时子宫即使已有妊娠 4~5 个月大小，仍不能触到胎体感，听不到胎心或胎动。

3. 妊娠剧吐 葡萄胎患者妊娠剧吐较正常妊娠发生更早，且较严重。妊娠剧吐常发生于高人绒毛膜促性腺激素（human chorionic gonadotropin，hCG）水平及子宫异常增大的患者。

4. 卵巢黄素化囊肿 葡萄胎患者中卵巢黄素化囊肿的发生率为 11.8%~46%，多为双侧、多房，内含琥珀色或淡血性液体，直径通常为 6~12cm，也有超过 20cm 者。黄素化囊肿一般无须特殊处理，可待其自然消退，恢复时间一般为 3 个月，如果囊肿占位效应引起呼吸困难或者盆腔压迫症状，也可在超声引导下穿刺减少囊内液。

5. 其他症状 腹痛并不常见，但如果子宫增大过快则可伴有下腹异常不适、发胀或隐痛。当葡萄胎自行排出时，子宫收缩可引起阵发性疼痛，此时常伴有出血增多的现象。由于长期阴道出血，葡萄胎患者常见贫血。另一方面，葡萄胎迅速生长消耗大量的叶酸影响造血功能，也可造成贫血。葡萄胎患者也可出现高血压、水肿、蛋白尿等妊娠期高血压症状以及甲状腺功能亢进的症状，甚至出现甲状腺危象。既往报道，妊娠期高血压症状在完全性葡萄胎中的发生率为12%~27%，且大部分出现在高β-hCG水平以及子宫异常增大的患者中，但子痫发生罕见。

由于超声和血清β-hCG检测的普及，葡萄胎的诊断时间已经由孕16~24周提前至孕12~13周之前，一些典型的症状体征发生率也明显降低。

（二）妊娠滋养细胞肿瘤

侵蚀性葡萄胎和绒毛膜癌是最常见的GTN。侵蚀性葡萄胎又称恶性葡萄胎（malignant mole）。其特点是病变侵入肌层或转移至邻近或远处器官。绒毛膜癌简称绒癌，是一种高度恶性的肿瘤。其特点是滋养细胞失去了原来的绒毛结构，侵入子宫肌层，不仅造成严重的局部破坏，并且转移至其他脏器。GTN主要发生于育龄妇女，是由妊娠滋养细胞恶变所致。侵蚀性葡萄胎继发于葡萄胎，而绒毛膜癌的前次妊娠可以为葡萄胎，也可以为流产（包括宫外孕、人工流产、自然流产、稽留流产）或足月产（包括早产）。

侵蚀性葡萄胎临床表现常是在葡萄胎排出后出现不规则阴道出血，检查可见子宫增大，阴道有紫蓝色结节，胸部X线检查可见肺内有小圆形转移结节，血清β-hCG水平明显上升。侵蚀性葡萄胎还可同时合并黄素化囊肿。根据北京协和医院的资料，侵蚀性葡萄胎合并黄素化囊肿的占20.8%，侵蚀性葡萄胎极易经血转移，常为阴道转移及肺转移，肺之外的远处转移少见。绒毛膜癌常见症状为葡萄胎、流产或足月产后，阴道持续不规则出血，量或多或少，有时中间会有正常月经，因而误认为流产。前次妊娠终止至发病的间隔长短不一，有研究报道妊娠开始即是绒毛膜癌，无前次妊娠史及间隔期，也有研究报道间隔可长达18年者。妇科检查时可发现阴道有暗红色分泌物，子宫增大、柔软、不规则，潜伏时间较短的患者可能触及双侧黄素化囊肿。GTN患者可合并严重贫血，大出血时可使患者休克。如子宫内肿瘤穿破浆膜层可引起腹腔内大出血导致休克，部分病例大网膜包裹破裂口在盆腹腔内形成血肿。

GTN发生转移后在不同的转移部位产生相应的症状，例如：阴道转移瘤破溃出血可发生阴道大出血，阴道检查可见有一个或数个大小不一的转移结节，以阴道前壁或尿道下为多见。肺转移患者可有咯血、胸痛及憋气等，胸部X线检查可出现转移阴影。脑转移患者可出现头痛、喷射性呕吐、抽搐、偏瘫以及昏迷等。肝脾转移患者可出现肝脾大以及上腹闷胀或黄疸等，破溃者可出现腹腔内出血。消化道转移的患者可出现呕血、便血及黑便，肾转移患者可出现血尿等。肿瘤迅速生长消耗，可使患者极度衰弱，出现恶病质。还有少部分患者以转移瘤相关症状为首发表现，如首先表现为肺部肿瘤、颅内肿瘤或肝脏肿瘤等，常被误诊为其他疾病。

二、hCG检测与诊断

人绒毛膜促性腺激素（hCG）是一种糖蛋白激素，绝大多数由合体滋养层细胞分泌，其主要功能是在早孕期维持妊娠。hCG由α亚单位和β亚单位通过非共价键结合构成，其中α亚单位为非特异性的，其结构和卵泡刺激素（follicle-stimulating hormone，FSH）、黄体生成素（luteinizing hormone，LH）及促甲状腺激素（thyroid stimulating hormone，TSH）的α亚单位结构相同，存在交叉免疫反应，但β亚单位具有激素特异性。血液中hCG多数以完全的形式存在。常见的血hCG测定方法有电化学发光免疫分析法、放射免疫分析法、酶免疫分析法、质谱免疫分析法等。尿液中起免疫反应的是hCG的代谢产物。尿hCG定性试验简单、快捷，血β-hCG水平>25mIU/ml时常呈阳性，但也受饮水、尿量等多种因素影响。

正常妊娠女性hCG呈双峰曲线，第一个高峰出现在妊娠70~80天，中位数多在10万mIU/ml以下，最高值可达20万mIU/ml，以后逐渐下降，并维持在一定水平，于孕33~36周出现第二个高峰，但明显低于第一个峰值，然后明显下降直至分娩。正常分娩后hCG水平急剧下降，一般在产后1~3周转为阴性。自然流产后血hCG完全消失时间为

2~8 周，人工流产后血 hCG 消失时间较长，异位妊娠血 hCG 恢复正常的时间为 1~5 周，hCG 转为阴性的时间与排出妊娠组织前血 hCG 浓度有关。

hCG 测定时应注意假阳性结果的可能性。嗜异染抗体的存在可能导致 hCG 假阳性，称为错觉 hCG（phantom hCG）。文献报道健康人群中嗜异染抗体的阳性率约为 3.4%。假阳性 hCG 的鉴别方法：尿 hCG 检测为阴性，稀释后血 hCG 结果不出现相应的平行变化，或通过嗜异染抗体阻滞试剂盒中和患者血清中的嗜异染抗体后再进行检测。

hCG 是诊断及监测滋养细胞疾病最常用的指标。增生的滋养细胞比正常的滋养细胞产生更多的 hCG，因此葡萄胎患者的血 hCG 测定值常远高于正常妊娠。但是由于血 hCG 在葡萄胎和正常妊娠之间有交叉，所以 hCG 诊断葡萄胎的特异度不高。葡萄胎患者血 hCG 常>20 万 mIU/ml，最高可达 240 万 mIU/ml，且持续不下降。多数葡萄胎患者在术后 8 周内即可降至正常。在葡萄胎排出 60~90 天后血 hCG 仍未降至正常范围，或持续不下降甚至上升者，提示可能已发生恶变。2021 年 FIGO 癌症报告中葡萄胎妊娠后 GTN 的诊断标准为葡萄胎清宫后每周监测血 hCG 水平，排除宫腔残留后，发生以下情况之一即可诊断：①升高的血 β-hCG 水平呈平台（±10%）达 4 次（第 1、7、14、21 天），持续 3 周或更长，平台定义为血 hCG 水平较上周波动幅度不超过 10%；②血 β-hCG 水平连续上升（>10%）达 3 次（第 1、7、14 天），持续 2 周或更长；③组织病理学诊断为绒毛膜癌。如绒毛膜癌发生脑转移，由于滋养细胞所分泌的 hCG 可直接进入脑脊液，脑脊液中的 hCG 水平常明显升高，和血 hCG 浓度比值（血：脑脊液）常<60∶1，可以作为绒毛膜癌脑转移的诊断标准，但仍需要结合影像学检查综合判断。

三、病理诊断及类型

葡萄胎分为完全性和部分性两种类型。完全性葡萄胎绝大多数是二倍体核型，大体检查见绒毛体积增大呈水泡样，镜下检查见多数绒毛水肿，水肿的绒毛间质内有中央池形成，表面见增生的滋养细胞环绕，增生的滋养细胞主要包括合体滋养细胞和中间型滋养细胞，以前者为主，无胚胎成分。葡萄胎同时伴有胎盘床滋养细胞的增生，免疫组织化学 p57 染色表达绝大多数为阴性。部分性葡萄胎大多数是三倍体核型，大体检查见不同比例的正常绒毛以及伴有滋养细胞增生的水肿绒毛，常可见胚胎成分。镜下见水肿绒毛及相对正常的绒毛，水肿绒毛的轮廓不规则，中央池发育不良，滋养细胞增生轻微，多呈小灶性。镜下可见胎囊、胚胎组织及绒毛间质的有核红细胞。免疫组织化学 p57 阳性。

侵蚀性葡萄胎是葡萄胎水肿性绒毛侵入肌层、血管或子宫以外的部位，侵蚀性葡萄胎大体表现为不同程度的侵蚀性。在宫腔、肌层和邻近的子宫外组织可见到数量不等的水泡，出血灶多见。镜下表现为肌层或血管腔中可见水肿绒毛。鉴别侵蚀性葡萄胎与绒毛膜癌的关键在于侵蚀性葡萄胎有绒毛结构存在，甚至可见于转移灶中，而绒癌缺少绒毛结构。

绒毛膜癌是由细胞滋养细胞发生恶性转化而形成的高度恶性肿瘤，由不同比例的细胞滋养细胞、中间型滋养细胞和合体滋养细胞混合构成。肿瘤最常见于子宫，偶见于胎盘内。大体检查见肿瘤呈明显出血坏死的结节，常为多发，体积较大，似血肿样或呈海绵状血管瘤样；镜下特点是突出的出血坏死和血管浸润，常见血管内癌栓，无绒毛结构。癌细胞聚集成团状或条索状，细胞混杂或有极向排列，外层为合体滋养细胞覆盖，具有双向分化的特点；病灶中无绒毛结构，有时肿瘤几乎全部为出血坏死（常见于化疗后）。免疫组织化学 hCG、人胎盘催乳素（human placental lactogen，hPL）、GATA3、HSD3B1、CD10、CD146、HLA-G 阳性。

胎盘部位滋养细胞肿瘤来源于胎盘床中间型滋养细胞。肿瘤的大体表现多样，可弥漫浸润肌壁，也可呈结节状，也可呈息肉状突入宫腔，切面棕黄色，有时伴有坏死，但出血不如绒毛膜癌明显。镜下见肿瘤由弥漫一致的单个核滋养细胞组成，肿瘤细胞排列呈实性、片状或不规则条索状，肿瘤周边的瘤细胞穿插深入子宫肌壁内的平滑肌束之间并向血管壁侵入，可见具有特征性的、似胎盘床血管样的纤维素沉积。肿瘤细胞呈 hPL 和 Mel-CAM 弥漫强阳性，而 hCG 和胎盘碱性磷酸酶（placental

展，从而导致手术后疾病进展。目前普遍认为，手术指征：①患者一般情况良好，可耐受手术；②耐药病灶局限且可切除；③术前血 β-hCG 水平尽可能低，最好 < 10IU/L。

四、手术治疗在初治 GTN 中的应用

手术治疗在初治 GTN 患者中已经退于次要地位。一些特定的初治患者中，手术仍然具有价值。向阳教授等报道了 23 例年龄偏大且无生育要求的患者，为尽可能缩短化疗疗程数，先行短疗程化疗，待血 hCG 水平稳定后再行子宫切除术。笔者认为对年龄较大且无生育要求的患者，为缩短治疗时间，经几个疗程化疗，病情稳定后，可考虑进行子宫切除术。对于子宫或肺部病灶较大，经多疗程化疗后，血 hCG 水平已正常，而病变消退不满意者，也可考虑手术切除。

五、手术在妊娠滋养细胞肿瘤的诊断及鉴别诊断

大多数 GTN 病例通过典型的病史，结合显著升高的 β-hCG 即可进行临床诊断，通常诊断后经过化疗多数病例可以治愈，因此典型 GTN 应当避免诊断性手术。也正是因为 GTN 是 FIGO 和国际妇科癌症学会（International Society of Gynecologic Cancer，IGCS）唯一认可的没有组织病理学证据就可以进行临床诊断及化疗的妇科恶性肿瘤，而且发病率较低，容易导致临床误诊误治。

停经、异常阴道流血、不同程度的血 β-hCG 水平升高是 GTN 的主要表现，但这种表现更常见于各种异常妊娠（不全流产、瘢痕妊娠、宫角妊娠、肌壁间妊娠等）。异常妊娠临床表现不特异，血清 β-hCG 水平升高的程度与不典型 GTN 相互重叠，经过清宫或甲氨蝶呤（methotrexate，MTX）药物治疗后超声表现可能为非特异的混合回声包块。此外，尽管刮宫对于妊娠相关阴道异常流血的诊断很重要，但位于特殊部位的妊娠残留物如宫角、剖宫产瘢痕、肌壁间等部位却难以刮到，临床上鉴别诊断非常困难。两类疾病的处理截然不同，异常妊娠通过手术可以治愈，但如果误诊为 GTN 并进行化疗，将造成不必要的身心伤害和经济支出。因此，对不典型 GTN 进行治疗之前，明确诊断与鉴别诊断至关重要。对于难以确诊的患者，必要时需通过腹腔镜、宫腔镜检查，甚至需开腹手术，取得组织标本，获得病理诊断后才能明确诊断。不全流产表现为占位性病变位于宫腔或一侧宫底，且与周围的子宫内膜界限清晰；宫角妊娠表现为与周围子宫内膜界限清晰的占位性病变，位于一侧输卵管开口处，且输卵管开口由于占位性病变的存在而明显膨大；GTN 则表现为子宫壁局部凸起或凹陷，表面血管扩张充盈，且子宫内膜薄。腹腔镜检查能直观准确地定位子宫表面、宫角以及盆腹腔脏器病变，不仅可以明确诊断，同时也可以进行手术治疗。对于宫腔镜难以手术清除干净的宫角妊娠，可以宫腔镜和腹腔镜联合。通过诊断性手术探查及快速冰冻病理检查，如果证实是异常妊娠，可以同时进行病灶切除术，如果术中见出血坏死肿瘤病灶，未见绒毛组织，快速病理提示有异型性的滋养细胞，考虑 GTN，术后第一天复查 β-hCG，术后第 1 天及时化疗，并不影响患者的预后。

中间型滋养细胞肿瘤（PSTT 及 ETT），临床表现为异常阴道出血，可继发于各种类型的妊娠之后，血 β-hCG 呈低水平升高，更难以与异常妊娠鉴别。可充分利用腹腔镜及宫腔镜技术，进行活检病理诊断。在宫腔镜或腹腔镜直视下观察宫腔内或盆腔内占位的形态，腔镜定位下清除占位性病变并行组织病理学检查以明确诊断。

【典型病例分析】

病例 1：患者 35 岁，G_2P_1，因“停经 10^{+5} 周，阴道出血 1 个月”就诊，停经 8 周血 β-hCG 为 65 565IU/L，超声提示左侧宫角区 3.0cm × 3.1cm 不均匀较疏松稍强回声，形态规整，边缘可见，与宫腔未见明显相通，内及周边见丰富血流信号。外院行药物流产及清宫术，病理未见绒毛，术后 β-hCG 水平上升至 93 598IU/L，超声提示左侧宫角混合回声占位 4.0cm，血流信号丰富。外院考虑可疑绒毛膜癌转诊北京协和医院，行腹腔镜探查，术中见左侧宫角明显膨大，范围约 5cm × 4cm，局部浆膜层接近穿透，行左侧宫角病灶切除术，冰冻病理见早期绒毛组织，诊断为宫角妊娠。随诊 β-hCG 术后 1 个月降至正常。病例 1 见图 18-1。

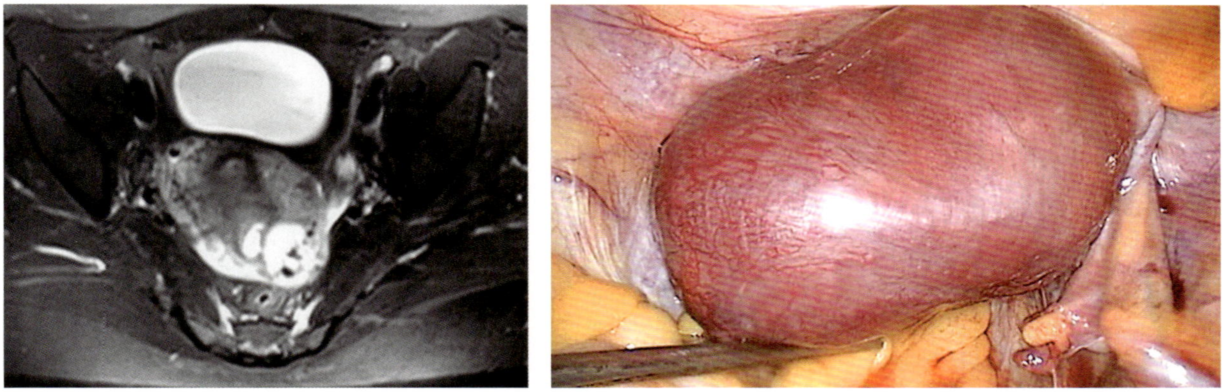

▲ 图 18-1　病例 1

病例 2：患者 25 岁，因“清宫术后 2 个月余，发现宫腔占位 1 个月余”入院。停经 46 天外院行人工流产术，术后阴道淋漓出血，复查 B 超示宫腔占位，行药物流产未见组织物排出。外院考虑滋养细胞肿瘤转入北京协和医院。连续 2 周监测血 β-hCG 水平，从 115.5IU/L 下降至 57.4IU/L 又回升至 60.6IU/L。B 超提示宫底处见 3.0cm × 1.5cm × 0.8cm 蜂窝状回声，血流丰富，肺 CT 未见异常。考虑人工流产不全不能除外，为明确诊断行宫腔镜检查。术中见宫腔内占位，行清宫术。病理为退变的绒毛及蜕膜组织。病例 2 见图 18-2。

病例 3：患者 30 岁，G_2P_1，因“剖宫产术后 8 个月，血 hCG 升高 3 个月”就诊，监测血 β-hCG 水平逐渐上升至 5 098IU/L，超声提示子宫前壁壁间等回声团 1.5cm，增强 MRI 提示宫底肌壁间 1.8cm × 1.8cm 异常信号，怀疑肌壁间妊娠。行腹腔镜探查，术中见子宫前壁偏左侧宫底处可见外凸结节，切除后送病理，提示平滑肌组织中可见异型滋养细胞浸润，伴坏死，符合绒毛膜癌。诊断绒毛膜癌Ⅰ期：5 分，行 FAV 化疗 3 个疗程，1 个疗程后 β-hCG 水平正常，巩固化疗 2 个疗程后随访无复发。病例 3 见图 18-3。滋养细胞肿瘤探查切除手术操作见视频 18-1。

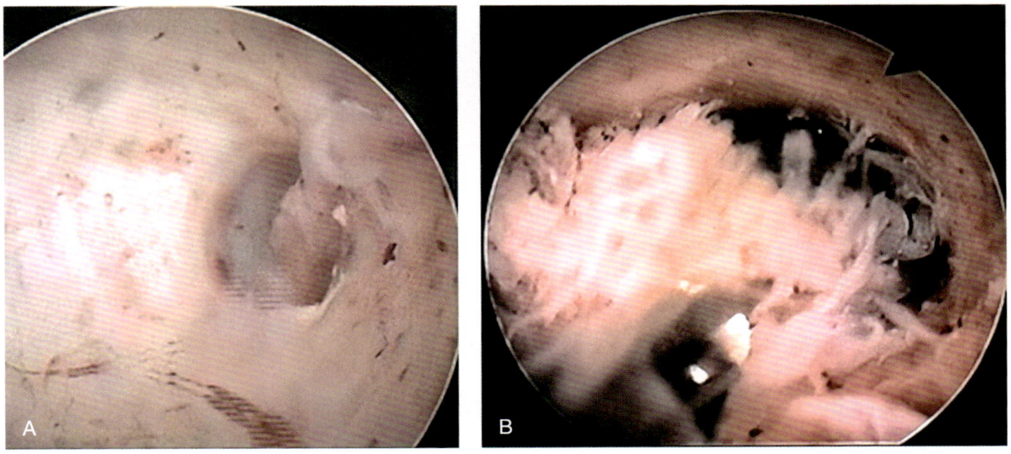

▲ 图 18-2　宫腔镜术中见左侧宫角（A）及宫腔内残留妊娠物（B）

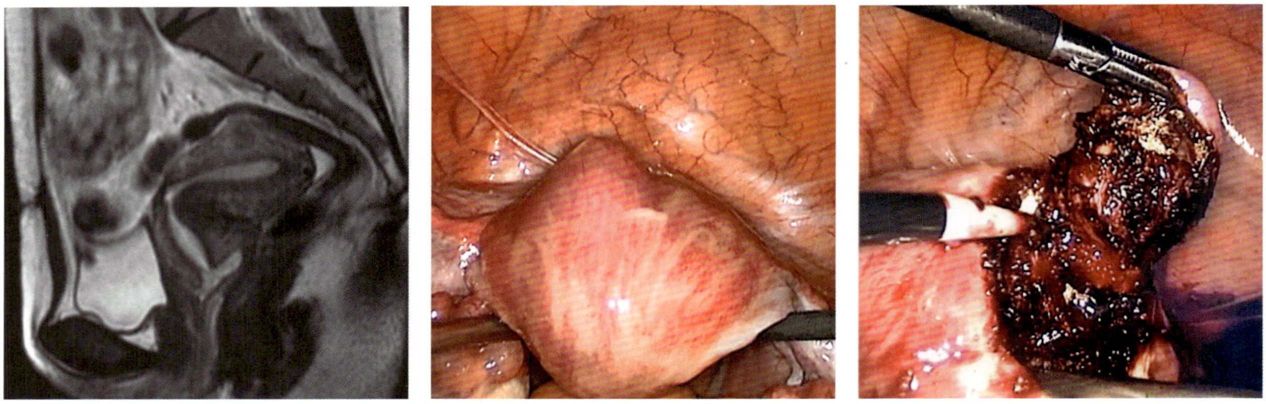

▲ 图 18-3　病例 3

视频 18-1　滋养细胞肿瘤探查切除手术操作 1

病例 4：患者 30 岁，G_2P_1，因“停经 3 个月余，阴道出血 2 个月”就诊，疑诊为异位妊娠而予以 MTX 保守治疗，β-hCG 水平缓慢上升至 577IU/L，MRI 提示直肠子宫陷凹偏左侧见不规则结节影。行腹腔镜检查，术中见盆腔肿物位于直肠窝，呈分叶状，予以切除，术后病理提示为上皮样滋养细胞肿瘤，术后予以 EMA/CO 化疗后随诊 3 年无复发，并再次妊娠足月分娩。病例 4 见图 18-4，滋养细胞肿瘤探查切除手术操作见视频 18-2。

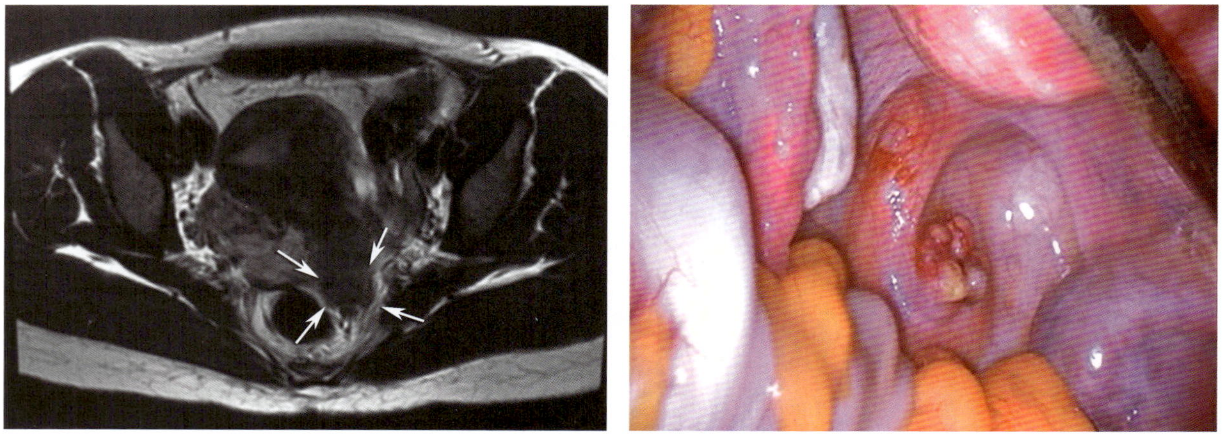

▲ 图 18-4　病例 4

视频 18-2　滋养细胞肿瘤探查切除手术操作 2

因此，GTN 是一种少见病，当临床上出现妊娠相关疾病的症状时首先应排除不全流产、异位妊娠等常见病或多发病；对于诊断困难的不典型 GTN 患者，进行宫腹腔镜探查及术中冰冻进行鉴别诊断，术后及时化疗，可减少误诊误治及化疗相关的身心伤害，并不增加肿瘤转移的可能性，是一种可供选择的诊断手段。

六、术前评估与准备

（一）葡萄胎清宫

葡萄胎清宫之前应做详细的体检，包括盆腔检查、血 β-hCG 水平测定、超声检查和胸部 X 线检查等，进行全身的体格检查和相应的血生化指标检查，以了解有无贫血、感染、甲状腺功能亢进，妊娠高血压疾病等情况。对于合并妊娠高血压疾病或心力衰竭的患者，如症状严重，需先对症治疗，待患者情况稍微好转后，再清除葡萄胎组织。但也不宜等待过久，因为葡萄胎不排出，一般情况难以完全恢复。多数情况下葡萄胎排出后妊娠高血压疾病和心力衰竭症状即迅速好转。如有发现甲状腺功能亢进，宜在葡萄胎排出前，先用 β 肾上腺阻滞剂（如普萘洛尔）以减少手术时发生甲状腺危象的可能性。由于绒毛所产生的促甲状腺激素半衰期很短，一般葡萄胎排出后 36 小时甲状腺危象即不复存在。由于葡萄胎妊娠患者子宫体积明显大于相应孕周，质软，清宫手术中出现大出血及穿孔的风险较高，可以考虑术前备血，子宫动脉栓塞者可于术中超声引导下进行清宫。

对于具有恶变高危因素，而且没有随访条件的患者，应考虑预防性化疗，以单药方案为宜。化疗尽可能在清宫术前 1~2 天或当天开始，如 1 个疗程后 hCG 水平尚未恢复正常，应重复化疗至完全正常为止，不需要巩固化疗。由于化疗的毒副作用，只要有条件进行密切随诊，可以不进行预防性化疗，预防性化疗应限制在不能进行严格随访的患者。

（二）滋养细胞肿瘤的手术

GTN 术前需要完善详细的病史、查体以及血 β-hCG 测定，根据需要完成影像学检查（超声、CT、MRI 等），明确肿瘤病灶的大小、数量、位置，并进行连续对比，分析肿瘤病灶消退与血 β-hCG 的关系。手术方案的制订需要结合患者的年龄及生育要求。

如果没有急诊情况，GTN 患者尽量在血 β-hCG 水平正常或接近正常后进行手术。为防止手术操作导致肿瘤细胞扩散，手术应与化疗联合进行。对具有手术指征的患者，在手术前 2~3 天即应开始化疗后再实施手术，手术后再继续用药至完成一个疗程。其缺点是由于化疗药物阻碍了纤维细胞的生长，因而延迟伤口的愈合，拆线过早可发生伤口裂开。随着腹腔镜技术的应用与推广，微创手术已广泛应用于滋养细胞肿瘤患者的手术治疗。

如果存在急性大出血的情况，需要积极地输血、输血浆抗休克治疗，同时准备进行血管造影及栓塞治疗，或准备手术探查止血。如果存在颅内出血、颅内压升高，有脑疝倾向时，需要积极地进行脱水降颅内压、镇静、止痛、止血等对症治疗，必要时需开颅行去骨瓣减压术。

（向阳　李源）

第三节　滋养细胞疾病的手术方式

一、葡萄胎清宫手术

葡萄胎诊断后应当尽快清宫。目前均采用吸刮宫的方法，建议在超声监测下，先吸后刮，其优点为手术时间短，出血量少，也较少手术穿孔等危险，比较安全。吸宫时的操作和处理流产时一样，但由于葡萄胎子宫极软，易发生穿孔，故在吸宫时，最好在超声监测下进行，并且手术操作要轻柔。先充分扩张宫颈管，从小号依次扩至 8.5 号以上，避免宫颈管过紧影响操作，扩张宫颈的过程如果遇到快速的子宫出血，应尽快吸宫，吸宫后出血通常明显减慢。吸管尽量选用大号（如 8 号），以免吸出物堵住管腔而影响操作。手术开始时不必探测到宫底，只要吸管在宫颈管内口以上即可，应用真空负压，将水肿的组织物吸入吸管，待组织物基本吸净后，子宫将会收缩，宫壁较厚而坚实，此时再吸宫底和双侧宫角，清除干净，不容易穿孔。吸宫时，如组织物很多，可以先用卵圆钳伸入宫腔将大部分葡萄胎组织钳出，然后再全面吸宫，可缩短手术时间，减少出血量。为防止术中发生大出血，术前应做好输血准备。出血多时可在腹部用手按摩宫底以刺激子宫收缩，也可给予催产素静脉滴注，但应在宫口已扩大，开始吸宫后使用，以免宫口未开，子宫收缩，将葡萄胎组织挤入血管。目前主张对子宫小于妊娠12周者，争取1次清净，若高度怀疑葡萄胎组织残存则须再次清宫。清宫术后的组织均应行病理检查，必要时结合免疫组织化学p57及核型分析做出诊断。清宫术后需要每周检测血β-hCG水平变化直至正常。

二、全子宫切除术

手术指征：①复发耐药病灶位于子宫；②初治患者年龄较大，无生育要求，为缩短化疗疗程；或肿瘤较大，多疗程化疗后吸收较慢者；③子宫病灶破裂腹腔内出血或阴道大出血时行急诊手术。除急诊手术之外，手术应尽量在化疗后，血β-hCG水平正常或接近正常时进行。

在有效的化疗方案广泛应用之前，主要采用全子宫及双附件切除术。后来在部分患者宫旁和卵巢静脉丛中发现明显的瘤栓，在卵巢静脉中瘤细胞主要是在靠近卵巢端比较曲折的部分，至髂总血管以上卵巢静脉比较平直的部分则很少见到其中有瘤细胞。即所谓的“改良广泛性子宫切除术”。其基本要点为以下几点：

1. 高位结扎并切除卵巢动静脉（一般达髂总血管的水平），以消除存在于卵巢静脉的瘤细胞（图18-5、图18-6）。

2. 游离输尿管至膀胱水平，然后在主韧带中间夹切，以切净宫旁静脉丛（图18-7、图18-8）。

3. 如无阴道穹窿部转移，阴道的切断则和全子宫切除一样，无须切去很多。

4. 由于很少有淋巴结转移，无须剔除淋巴结。在有效的化疗方案应用之后，手术选择在血β-hCG水平正常或接近正常时进行，此时做常规的筋膜外全子宫切除即可，手术的途径可以选择腹腔镜，术中应当注意尽量避免挤压子宫及肿瘤，造成肿瘤细胞医源性播散。

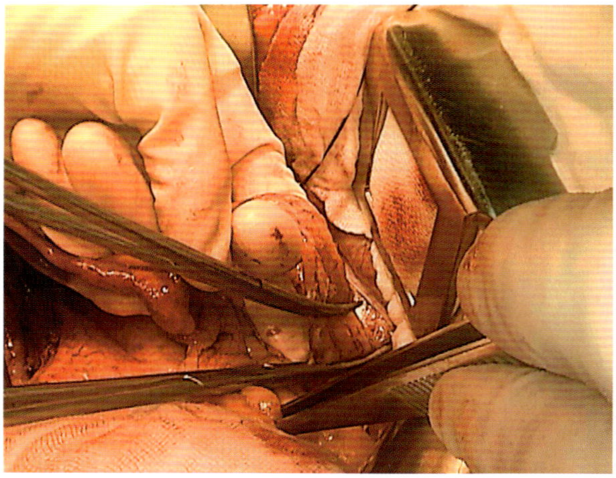

▲ 图18-5　高位结扎

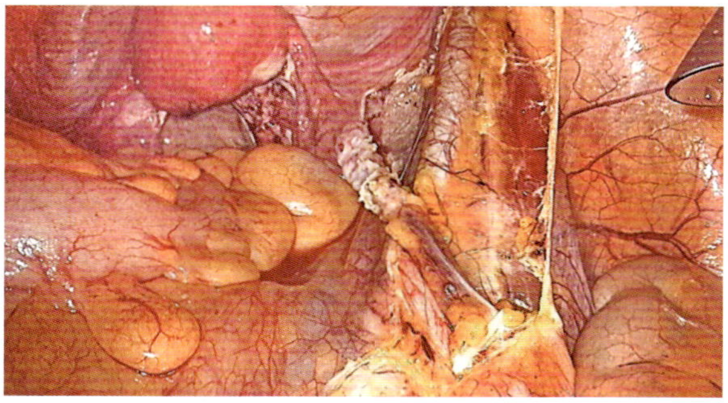

▲ 图18-6　切除卵巢动静脉

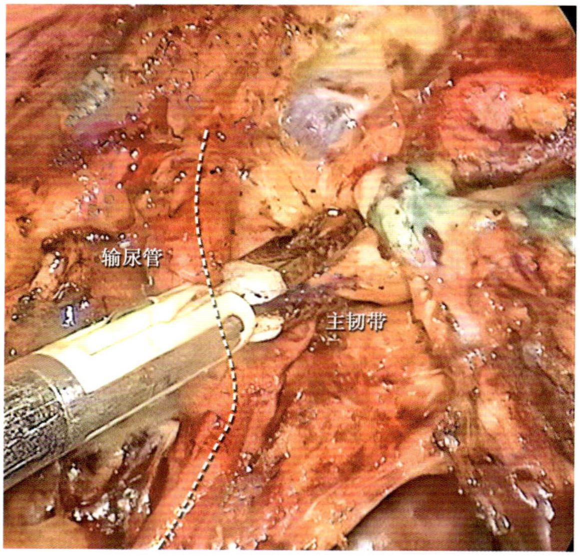

▲ 图18-7　游离输尿管至膀胱水平

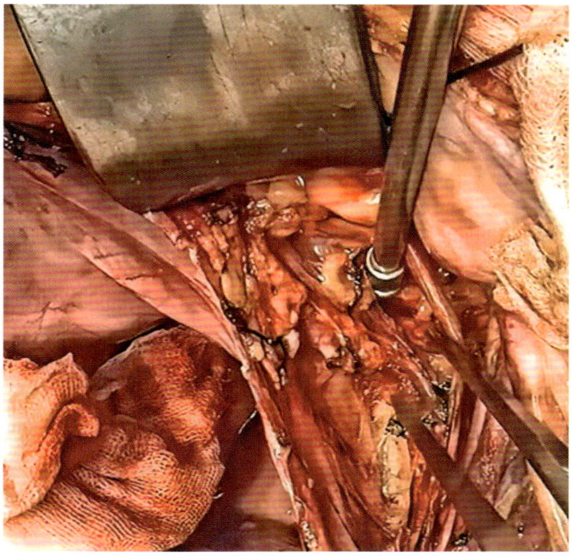

▲ 图 18-8　夹切主韧带

5. 滋养细胞肿瘤全子宫切除术见视频 18-3。

视频 18-3　滋养细胞肿瘤全子宫切除术

三、子宫病灶切除术

对于要求保留生育功能的患者，子宫动脉插管灌注化疗药物或者子宫局部病灶挖除术可以作为治疗选择。术前推荐进行增强 MRI 检查进一步确定病灶的数量及位置。行子宫病灶切除术时，应仔细探查盆腹腔脏器，再次确定病灶部位、范围、数目，以明确手术范围（图 18-9）。切口要充分，操作要轻柔，锐性分离（图 18-10、图 18-11）。切除病灶时应包括肿瘤及其周边约 0.5cm 的组织，其后在子宫肌层多点注入化疗药物（如 MTX），缝合时勿留死腔，切除病灶用标本袋取出（图 18-12~图 18-14）。化疗应与手术同时进行，术前、术中以及术后化疗可以防止术中肿瘤细胞扩散。

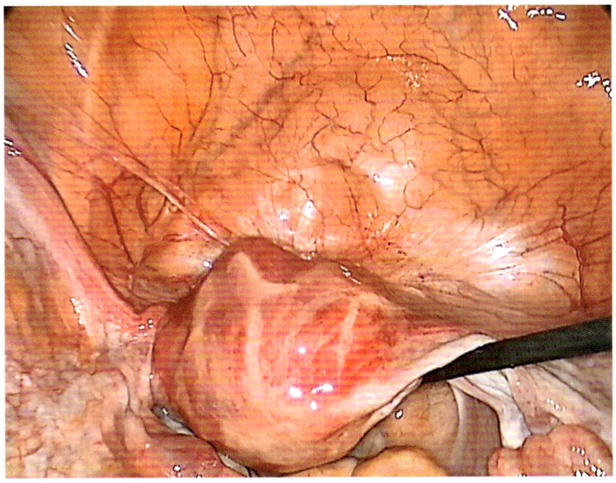

▲ 图 18-9　探查盆腹腔脏器

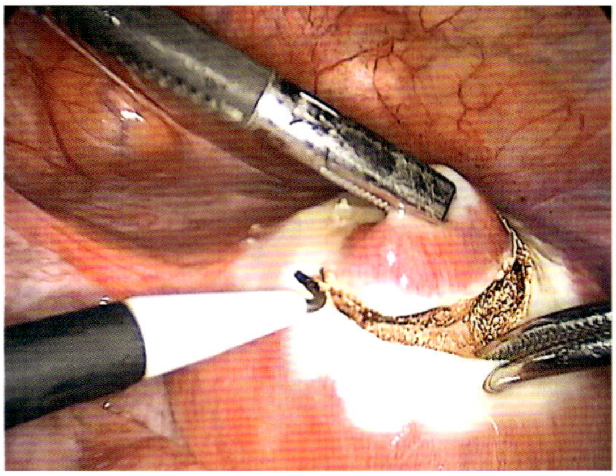

▲ 图 18-10　锐性分离并切除病灶

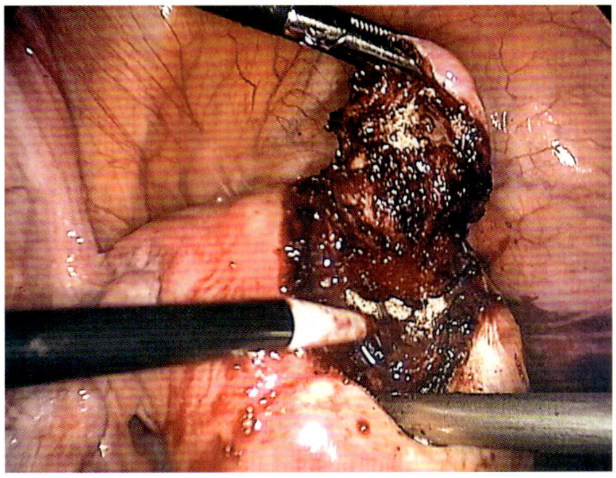

▲ 图 18-11　完全切除病灶肿瘤及周边组织

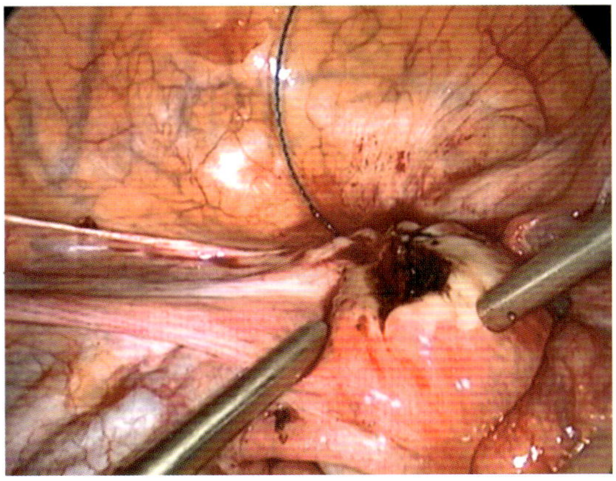

▲ 图 18-12　缝合切口

[5] FENG F, XIANG Y, LI L, et al. Clinical parameters predicting therapeutic response to surgical management in patients with chemotherapy-resistant gestational trophoblastic neoplasia. Gynecol Oncol, 2009, 113 (3): 312-315.
[6] CAO Y, XIANG Y, FENG F, et al. Surgical resection in the management of pulmonary metastatic disease of gestational trophoblastic neoplasia. Int J Gynecol Cancer, 2009, 19 (4): 798-801.
[7] WANG X, YANG J, LI J, et al. Fertility-sparing uterine lesion resection for young women with gestational trophoblastic neoplasias: single institution experience. Oncotarget, 2017, 8 (26): 43368-43375.
[8] FENG F, HU H, WU L, et al. Thoracotomy in refractory gestational trophoblastic neoplasia with lung metastasis after normalization of serum beta human chorionic gonadotropin (β-hCG) with salvage chemotherapy. Onco Targets Ther, 2014, 7: 171-176.
[9] 顾宇, 冯凤芝, 向阳, 等. 腹腔镜和/或宫腔镜在疑诊妊娠滋养细胞肿瘤患者鉴别诊断和治疗中的应用. 协和医学杂志, 2016, 7 (4): 253-258.
[10] JIANG F, XIANG Y, GUO L N. Laparoscopic diagnosis and treatment of an isolated epithelioid trophoblastic tumor in recto-uterine pouch. J Obstet Gynaecol Res, 2018, 44 (5): 960-965.

第十九章 盆腔子宫内膜异位症的手术

第一节 子宫内膜异位症的术前诊断

子宫内膜异位症(endometriosis, EMT, 以下简称内异症)是指有功能的子宫内膜(包括腺体和间质)出现在子宫腔被覆黏膜以外的部位并生长、浸润,反复出血,继而引发疼痛、不孕及结节或包块等。EMT 是生育阶段妇女的多发病、常见病。其病变广泛、形态多样、极具侵袭性和复发性,具有性激素依赖的特点。EMT 的真正患病率尚不确切。据报道,约 10% 的育龄妇女患有 EMT,即全球约有 1.76 亿女性为 EMT 患者。20%~50% 的不孕女性合并 EMT, 71%~87% 的慢性盆腔疼痛女性患有内异症。内异症是导致痛经、不孕症和慢性盆腔疼痛的主要原因之一,不仅对患者的生活质量产生负面影响,还对社会卫生资源造成重大负担。

EMT 的发生与性激素、免疫和炎症、遗传等因素有关,但其发病机制尚不明确。以 Sampson 经血逆行种植为主导理论,逆行至盆腔的子宫内膜需经黏附、侵袭、血管性形成等过程得以种植、生长、发生病变;在位内膜的特质起决定作用,即"在位内膜决定论"。其他发病机制包括体腔上皮化生、血管及淋巴转移学说以及干细胞理论。

一、子宫内膜异位症的临床表现

(一) 症状

1. 临床症状具有多样性 最典型的临床症状是盆腔疼痛,70%~80% 的患者有不同程度的盆腔疼痛,包括痛经、慢性盆腔痛(chronic pelvic pain, CPP)、性交痛、肛门坠痛等。痛经常是继发性、进行性加重。临床表现中也可有月经异常。妇科检查典型的体征是子宫骶韧带痛性结节以及附件粘连包块。

2. 侵犯特殊器官常伴有其他症状 肠道 EMT 常有消化道症状如便频、便秘、便血、排便痛或肠痉挛,严重时可出现肠梗阻。膀胱 EMT 出现经期尿频、尿急、尿痛,甚至血尿。输尿管 EMT 常发病隐匿,多以输尿管扩张或肾积水就诊,甚至出现肾萎缩、肾功能丧失。如果双侧输尿管及肾受累,可有高血压症状。

3. 不孕 40%~50% 的患者合并不孕。

4. 盆腔结节及包块 17%~44% 的患者合并盆腔包块(子宫内膜异位囊肿)。

5. 其他表现 肺及胸膜 EMT 可出现经期咯血及气胸。剖宫产术后腹壁切口、会阴切口 EMT 表现为瘢痕部位结节、与月经期密切相关的疼痛。

(二) 体征

通过妇科检查(双合诊、三合诊)可以了解盆腔情况,EMT 的典型体征为子宫后倾固定、附件可扪及囊性肿块、附件囊肿活动度欠佳;直肠子宫陷凹、子宫骶韧带痛性结节、阴道后穹窿紫蓝色结节。

二、诊断

（一）子宫内膜异位症的临床诊断

EMT 是妇科常见的慢性疾病之一，普遍存在诊断延迟的情况。诊断延迟导致病情加重，进一步影响疾病治疗及预后，增加复发风险，降低患者生存质量，因此早期诊断内异症尤为重要。临床诊断对于 EMT 的早期干预和治疗有非常重要的意义。

1. 可疑 EMT（包括 ≤ 17 岁的女性）的临床表现为以下 1 种或多种：①痛经，影响日常活动和生活；②慢性盆腔痛；③性交痛或性交后疼痛；④与经期相关的胃肠道症状，尤其是排便痛；以及泌尿系统症状，尤其是血尿或尿痛合并以上至少一种症状的不孕。

2. 有以上一种或多种临床症状，结合典型的体征和影像学检查就可以做出 EMT 的临床诊断。EMT 的典型体征为子宫后倾固定、附件可扪及囊性肿块、附件囊肿活动度欠佳；子宫直肠窝、宫骶韧带痛性结节、阴道后穹窿紫蓝色结节。妇科检查结果受医生经验及技巧影响极大，但对诊断 EMT 有重要意义，尤其是深部浸润型子宫内膜异位症（deep-infiltrating endometriosis，DIE）病灶部位多位于后盆腔，因此三合诊显得尤为必要，阴道后穹窿、直肠阴道隔痛性结节可考虑 DIE。三合诊不适用于没有性生活的患者，对于早期比较表浅的病灶也无法作出诊断。

（二）影像学诊断

影像学检查的灵敏度因 EMT 的病灶部位不同有所差异。对于卵巢子宫内膜异位囊肿和深部浸润型子宫内膜异位症的诊断，超声检查更灵敏。

1. 超声检查 首选经阴道超声。对于不适合行经阴道超声检查的女性（如无性生活史），可考虑经腹部盆腔超声或经直肠超声。经阴道超声检查与患者症状、病史和 / 或盆腔检查结果联合时能提高诊断准确率，对位于子宫骶韧带与直肠 - 乙状结肠的 EMT 病灶检查，经阴道和经直肠超声同样作为一线检查手段，两者灵敏度和特异度相似。

2. MRI 对于有临床症状或体征的疑似 EMT，不推荐首选盆腔 MRI 进行确诊；为评估累及肠管、膀胱或输尿管的 DIE 的病灶范围，基于指南专家委员会的经验和观点可考虑使用盆腔 MRI。MRI 的综合灵敏度可达到 82%，特异度为 87%。早期的 EMT 病灶影像学检查多无特殊发现，因此即使腹部或盆腔检查、超声或 MRI 检查正常，也不应排除内异症的诊断。若症状持续存在或高度怀疑内异症可能，就需要做进一步评估。

（三）血清 CA125

迄今为止，外周血及子宫内膜的许多标记物尚无一种方法能准确诊断 EMT。CA125 水平检测对早期 EMT 的诊断意义不大。CA125 水平升高更多见于重度 EMT、盆腔有明显炎症反应、合并子宫内膜异位囊肿破裂或子宫腺肌病者。

（四）子宫内膜异位症的腹腔镜诊断

腹腔镜手术是 EMT 通常的手术诊断方法。通过腹腔镜可以对病变部位及范围进行探查，并获得病变组织以进行组织学诊断。虽然组织病理学结果是确诊 EMT 的基本证据，但是临床上有一定病例的确诊未能找到组织病理学证据。EMT 的手术诊断还需包括分期、分型及生育力等情况的评估。

1. 腹腔镜手术分期 目前常用的 EMT 分期方法是美国生殖医学学会（American Society for Reproductive Medicine，ASRM）分期。ASRM 分期主要根据腹膜、卵巢病变的大小及深浅，卵巢、输卵管粘连的范围及程度，以及直肠子宫陷凹封闭的程度进行评分。共分为 4 期：Ⅰ期（微小病变）1~5 分；Ⅱ期（轻度）6~15 分；Ⅲ期（中度）16~40 分；Ⅳ期（重度）> 40 分。ASRM 分期是目前最普遍使用的 EMT 临床分期，评分方法见表 19-1。

表 19-1　美国生殖医学学会（ASRM）分期的评分表

类别	异位病灶				粘连				直肠子宫陷凹封闭程度	
	位置	大小 /cm			程度	范围				
		<1	1~3	>3		<1/3 包裹	1/3~2/3 包裹	>2/3 包裹	部分	完全
腹膜	表浅	1	2	3	—	—	—	—	—	—
	深层	2	4	6	—	—	—	—	—	—
卵巢	右侧，表浅	1	2	4	右侧，轻	1	2	4	—	—
	右侧，深层	4	16	20	右侧，重	4	8	16	—	—
	左侧，表浅	1	2	4	左侧，轻	1	2	4	—	—
	左侧，深层	4	16	20	左侧，重	4	8	16	—	—
输卵管	—	—	—	—	右侧，轻	1	2	4	—	—
	—	—	—	—	右侧，重	4	8	16	—	—
	—	—	—	—	左侧，轻	1	2	4	—	—
	—	—	—	—	左侧，重	4	8	16	—	—
直肠子宫陷凹封闭	—	—	—	—	—	—	—	—	4	40

注：如果输卵管伞端完全完全粘连，评 16 分；如果患者只残留一侧附件，其卵巢及输卵管的评分应 ×2；—：无此项。

2. 生育评估　子宫内膜异位症生育指数（endometriosis fertility index，EFI）主要用于预测 EMT 合并不孕患者腹腔镜手术分期后的自然妊娠情况，评分越高，妊娠概率越高。预测妊娠结局的前提是男方精液正常，女方卵巢储备功能良好且不合并子宫腺肌病（表 19-2）。需注意的是，对青春期及育龄期患者需在术前及术后均进行生育力评估。

表 19-2　EFI 评分表

类别	评分 / 分
病史因素	
年龄	
≤35 岁	2
36~39 岁	1
≥40 岁	0
不孕年限	
≤3 年	2
>3 年	0
原发性不孕	0
继发性不孕	1
手术因素	
LF 评分	
7~8 分	3
4~6 分	2
0~3 分	0
ASRM 评分（异位病灶评分之和）	
<16 分	1
≥16 分	0
ASRM 总分	
<71 分	1
≥71 分	0

注：LF：最低功能评分，指对单侧（左侧或右侧）输卵管、输卵管伞端、卵巢 3 个部位各自进行评分，两侧均取单侧评分最低者，两者相加即为 LF，以此纳入最后的统计。根据 3 个部位的情况，将评分分为 0~4 分，4 分：功能正常；3 分：轻度功能障碍；2 分：中度功能障碍；1 分：重度功能障碍；0 分：无功能或缺失。

LF 评分标准：①输卵管：轻度功能障碍：输卵管浆膜层轻微受损；中度功能障碍：输卵管浆膜层或肌层中度受损，活动度中度受限；重度功能障碍：输卵管纤维化或轻中度峡部结节性输卵管炎，活动度重度受限；无功能：输卵管完全阻塞，广泛纤维化或峡部结节性输卵管炎。②输卵管伞端：轻度功能障碍：伞端轻微损伤伴有轻微瘢痕；中度功能障碍：伞端中度损伤伴有中度瘢痕，伞端正常结构中度缺失伴轻度伞内纤维化；重度功能障碍：伞端重度损伤伴有重度瘢痕，伞端正常结构大量缺失伴中度伞内纤维化；无功能：伞端重度损伤伴有广泛瘢痕，伞端正常结构完全缺失伴输卵管完全性梗阻或积水。③卵巢：轻度功能障碍：卵巢体积正常或大致正常，卵巢浆膜层极小或轻度受损；中度功能障碍：卵巢体积减小 1/3~2/3，卵巢表面中度受损；重度功能障碍：卵巢体积减小 2/3 或更多，卵巢表面重度受损；无功能：卵巢缺失或完全被粘连包裹。

三、子宫内膜异位症的病理

（一）子宫内膜异位症的大体病理

子宫内膜异位症累及不同的器官，大体病理有所不同，在卵巢常表现为巧克力囊肿，在盆腔腹膜可以表现为蓝色结节、红色病灶和白色结节；在子宫骶韧带常表现为蓝色结节或纤维改变的白色结节；在直肠阴道隔常表现为直肠子宫陷凹完全封闭、浸润生长的质硬结节；在膀胱可以表现水泡样的蓝色结节；在肺部可以表现为出血性渗出性病灶。

（二）子宫内膜异位症的镜下病理

镜下可见到异位的子宫内膜上皮、间质细胞或腺样结构，周围可见伴淋巴细胞、组织细胞、成纤维细胞及含铁血黄素细胞浸润；出血区域周围结缔组织有显著的纤维化或玻璃样变性。

（三）子宫内膜异位症的分型

内异症可按解剖分布分为以下几种类型。

1. 腹膜型子宫内膜异位症（peritoneal endometriosis） 指盆腔腹膜的各种子宫内膜异位症种植病灶，主要包括红色病变（早期病变）、棕色病变（典型病变）以及白色病变（陈旧性病变）（图 19-1）。

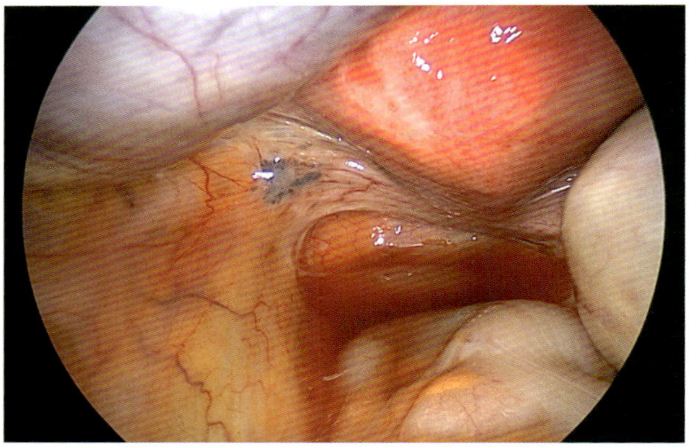

▲ 图 19-1　左侧子宫骶韧带腹膜型子宫内膜异位症病灶

2. 卵巢型子宫内膜异位症（ovarian endometriosis） 根据子宫内膜异位囊肿的大小和粘连情况又可分为Ⅰ型和Ⅱ型。

（1）Ⅰ型：囊肿直径多<2cm，囊壁多有粘连、层次不清，手术不易剥离（图 19-2）。

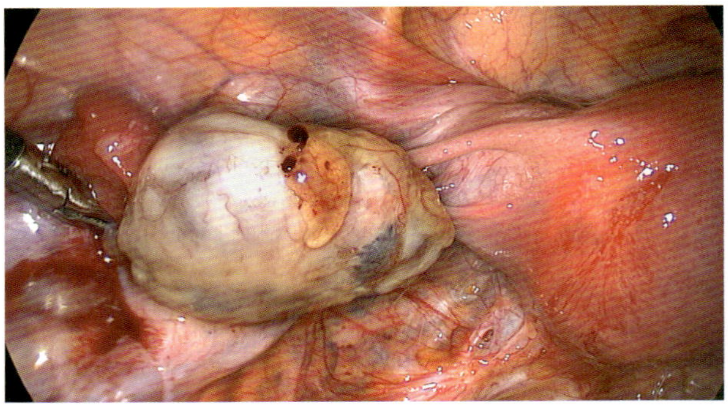

▲ 图 19-2　Ⅰ型卵巢子宫内膜异位囊肿

（2）Ⅱ型：又分为 A、B、C 3 种。

1）ⅡA 型：卵巢表面小的子宫内膜异位症种植病灶合并生理性囊肿如黄体囊肿或滤泡囊肿，手术易剥离（图 19-3）。

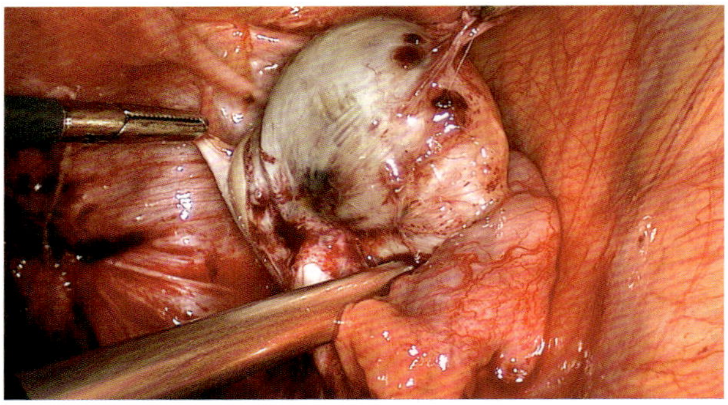

▲ 图 19-3　ⅡA 型卵巢子宫内膜异位囊肿

2）ⅡB 型：卵巢囊肿壁有轻度浸润，层次较清楚，手术较易剥离（图 19-4）。

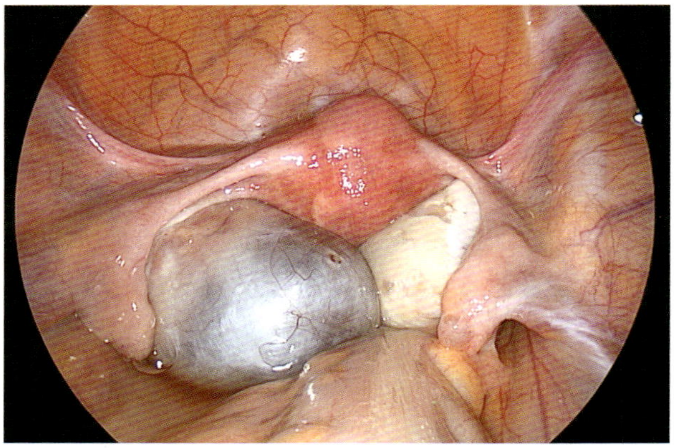

▲ 图 19-4　ⅡB 型卵巢子宫内膜异位囊肿

3）ⅡC 型：囊肿有明显浸润或多房，体积较大，手术不易剥离（图 19-5）。

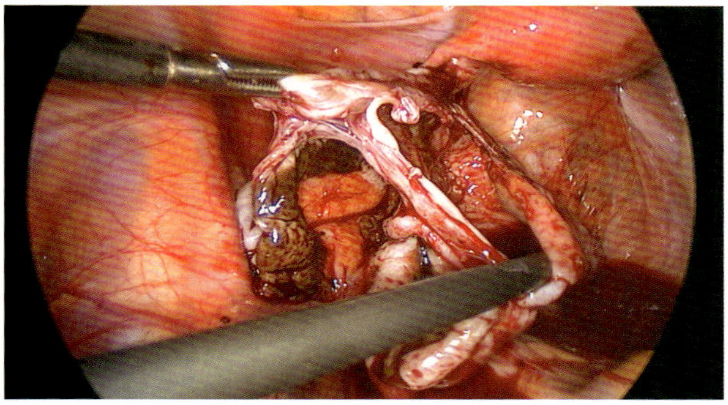

▲ 图 19-5　Ⅱ C 型卵巢子宫内膜异位囊肿

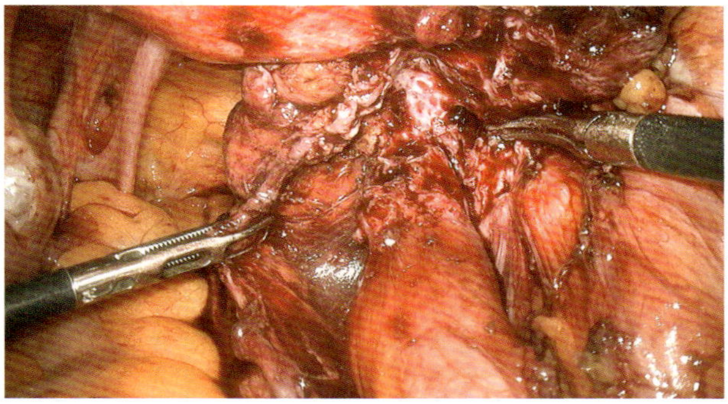

▲ 图 19-7　输尿管外子宫内膜异位症病灶压迫输尿管

3. 深部浸润型子宫内膜异位症　指病灶浸润深度≥5mm，包括子宫骶韧带、直肠子宫陷凹、阴道穹窿、直肠阴道隔、直肠或者结肠壁的子宫内膜异位症病灶，也可侵犯至膀胱壁和输尿管（图 19-6~ 图 19-8）。

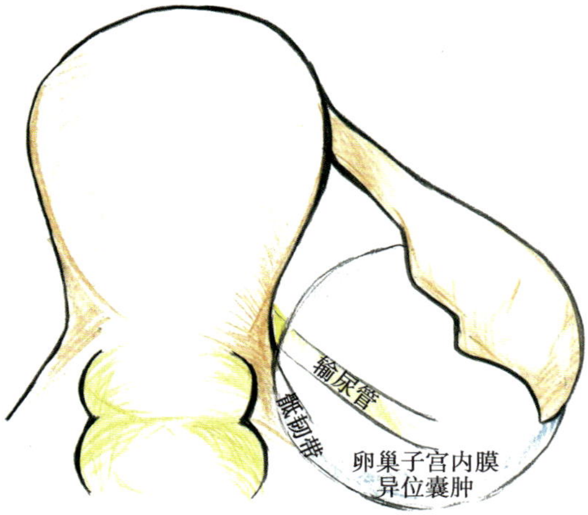

▲ 图 19-6　卵巢子宫内膜异位囊肿多粘连于同侧输尿管及子宫骶韧带表面

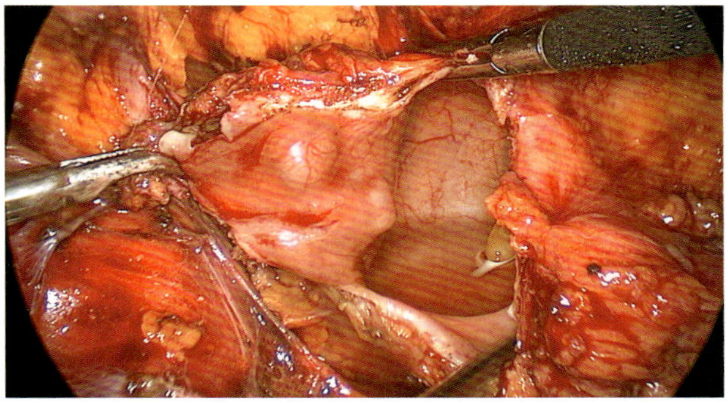

▲ 图 19-8　膀胱子宫内膜异位症

4. 其他部位的子宫内膜异位症（other endometriosis）　包括瘢痕子宫内膜异位症（腹壁切口及会阴切口）以及其他少见的远处子宫内膜异位症，如肺、胸膜等部位的子宫内膜异位症等。

（戴毅　冷金花）

第二节　适应证与禁忌证、术前评估及准备、手术入路的选择

一、子宫内膜异位症手术的适应证与禁忌证

根据《中国子宫内膜异位症诊治指南》第 3 版，不同的临床问题，子宫内膜异位症的手术指征分别为以下几点。

1. 子宫内膜异位症疼痛治疗的手术指征　①子宫内膜异位症中到重度的疼痛合并不孕或附件包块直径≥4cm 者可考虑手术治疗；②药物治疗无效可考虑手术治疗。

2. 卵巢子宫内膜异位囊肿的手术指征　①卵巢子宫内膜异位囊肿直径≥4cm；②合并不孕；③疼痛药物治疗无效。

3. 复发性子宫内膜异位症　复发性子宫内膜

异位症不主张反复手术，药物治疗失败且病情进展者，或年龄>45岁、囊肿性质可疑者，建议手术治疗。

4. 深部浸润型子宫内膜异位症的手术指征　①疼痛症状，药物治疗无效；②合并卵巢子宫内膜异位囊肿和/或不孕；③侵犯肠道、输尿管等器官致梗阻或功能障碍。

二、子宫内膜异位症手术的禁忌证

1. 严重的心肺系统疾病。
2. 弥漫性腹膜炎。
3. 阴道炎。
4. 无经验的手术者。

三、术前评估及准备

（一）术前评估

1. 术前生育力评估　卵巢子宫内膜异位囊肿剔除手术，可引起卵巢储备功能的降低。因此年轻有生育要求的卵巢囊肿患者及不孕患者腹腔镜手术前，应全面评估考虑手术对卵巢储备功能的影响，尤其是年龄超过35岁、双侧卵巢型子宫内膜异位囊肿或者复发性卵巢型子宫内膜异位囊肿者。如已合并卵巢功能减退者，不宜手术，应直接行体外受精-胚胎移植。对于复发性囊肿，不建议反复手术。

2. 对于可疑肠道DIE，术前可进行乙状结肠镜或直肠镜检查，主要目的是排除肠道肿瘤的可能。对提示盆腔粘连的患者，应进行双肾超声检查除外肾盂输尿管积水。

3. 对于膀胱内异症，术前评估包括超声、盆腔MRI以及膀胱镜检查。膀胱镜检查不仅可以取活检、明确病灶的位置，更重要的是膀胱镜可以判断病灶与膀胱三角区和双侧输尿管开口的距离。

4. 对于输尿管内异症，术前影像学检查主要用于评价输尿管肾盂积水程度和狭窄部位。泌尿系统超声检查是首选的影像学检查，静脉肾盂造影（intravenous pyelography，IVP）、CT、计算机体层成像尿路造影（computed tomography urography，CTU）、MRI、磁共振尿路成像（magnetic resonance urography，MRU）等，可提供更加清晰的影像学图像，进一步明确梗阻部位。术前肾血流图可以分别评价两侧肾功能。

（二）术前准备

1. 手术前准备

（1）充分的术前准备及对囊肿性质、卵巢储备功能的评估。

（2）充分的理解、认知和知情同意手术的风险、手术损伤特别是泌尿系统以及肠道损伤的可能性。

（3）对DIE患者，应做好充分的肠道准备。

（4）直肠阴道隔子宫内膜异位症患者，术前应行影像学检查，必要时行肠镜检查及活检以排除肠道本身的病变。有明显宫旁深部浸润病灶者，术前要常规检查输尿管、肾盂是否有积水，如果有积水，要明确积水的部位、程度以及肾功能情况。

（5）必要时进行MDT多学科诊治。

2. 术前用药　对于术前疼痛症状重，术前输尿管积水甚至肾盂积水或者预判手术困难的病例可以用促性腺激素释放激素激动剂（gona-dotropin-releasing hormone agonist，GnRH-a）3针左右，以缩小肌瘤，纠正贫血症状。对于继发性贫血患者同时还应该补充铁剂治疗。

3. 术前评估　子宫肌瘤和子宫腺肌病都是良性疾病，恶变风险低，术前应和患者充分沟通子宫去留的利弊。签署知情同意书。手术同意书应包括5部分：①根据选择的入路向患者告知腹腔镜手术或开腹手术相关的特有并发症。②根据拟定的手术范围向患者讲明手术能达到的效果以及可能带来的相关影响，子宫保留和子宫切除的利弊，如果生育年龄的患者想保留子宫，讲明术后妊娠的相关风险及注意事项。③手术中可能面临的问题：术中可能并发症，如出血、周围脏器损伤等问题。④术后需要的治疗以及可能出现的问题：如子宫腺肌病保留子宫的患者术后需长期管理的问题；术后盆腔粘连可能导致的慢性盆腔痛或肠梗阻等问题。⑤如患者合并基础性疾病手术中可能的风险和意外。

4. 术前评估　术前评估可能存在广泛粘连、术中肠管损伤高风险者，或手术范围会涉及肠道等情况下，术前应充分肠道准备。腹腔镜手术患者如选择脐孔穿刺进入，则进行脐部清洁。

5. 预防性应用抗生素　附件手术一般不需常规使用抗生素，但对于存在感染高风险的人群，可术前 30 分钟使用抗生素预防感染。

6. VET 评分　术前进行 VET 评分，对存在 VET 高风险人群需术前使用抗 VET 措施。

四、手术入路的选择

腹腔镜子宫内膜异位症病灶切除术、子宫切除术中，脐孔通常作为建立气腹和置镜的穿刺点。对于既往盆腹腔手术史，需注意既存的手术切口位置，尤其是既往放置网片或补片的位置，行腹腔镜手术时需避开。

除了常用的经脐多孔入路方法，也有采取经脐单孔和经自然腔道内镜入路手术，其目的是利用生理性瘢痕脐孔或阴道，达到术中损伤小、出血量少、术后并发症少、恢复快、住院时间短、切口可达到无瘢痕。但由于单孔腹腔镜手术操作空间小，手术器械间相互影响的弊端，对子宫内膜异位症病灶较为集中的后盆腔单孔腹腔镜手术有一定的操作困难，因此对于单孔腹腔镜操作经验不丰富的医生，较难很好地处理后盆腔的粘连并切除病灶，出于利于患者手术获益最大化的角度更建议采用多孔腹腔镜。

（戴毅　冷金花）

第三节　手术方法与步骤

一、腹腔镜卵巢子宫内膜异位囊肿剔除术

（一）手术步骤

1. 气腹形成及置镜顺利，探查盆腹腔情况（图 19-9），依计划行子宫肌瘤切除术。

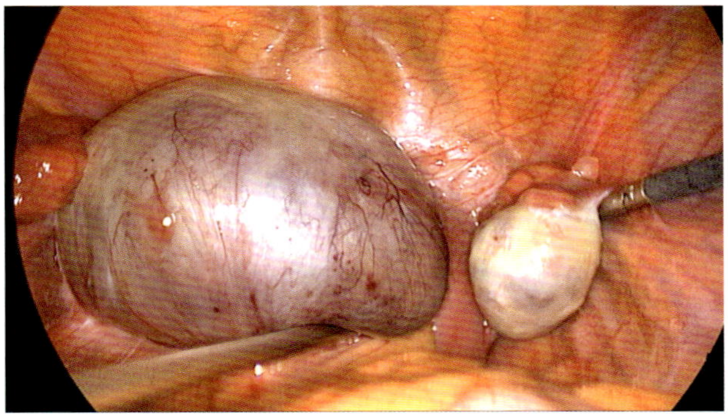

▲ 图 19-9　腹腔镜下探查盆腹腔情况

2. 镜下探查　仔细检查盆腹腔。按前腹壁腹膜 - 子宫前壁 - 圆韧带 - 乙状结肠 - 输卵管 - 卵巢 - 右侧腹壁 - 阑尾 - 输尿管 - 膈下、肝、胆囊 - 胃肠的顺序全面探查盆腹腔。

3. 分离粘连，恢复解剖　钝锐性分离卵巢囊肿与周围的粘连，恢复附件的解剖关系，尤其需要分离囊肿与后腹膜的粘连，与子宫后壁的粘连，以及与子宫骶韧带的粘连，这样才能更好地探查卵巢。分离卵巢与输卵管的粘连。分离直肠子宫陷凹的粘连，探查直肠子宫陷凹和直肠阴道隔是否有子宫内膜异位症病灶（图 19-10）。

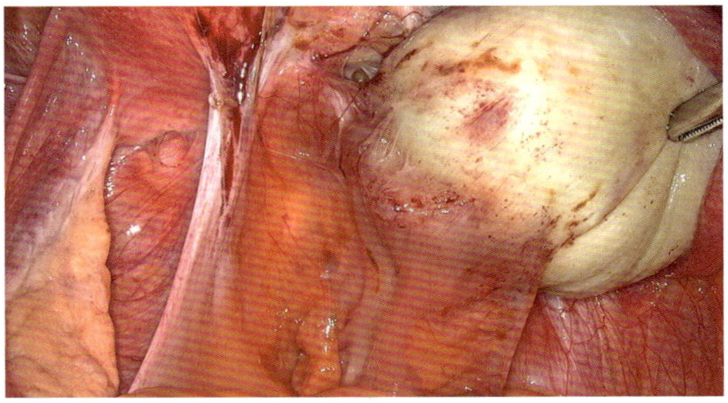

▲ 图 19-10　分离卵巢子宫内膜异位囊肿与直肠的粘连

4. 分离巧克力囊肿与直肠的粘连见视频 19-1。

视频 19-1　分离巧克力囊肿与直肠的粘连

5. 剥离囊肿　内异灶往往合并盆腔粘连，因此卵巢巧克力囊肿在分离粘连中往往会破裂，此时需要吸净盆腔的囊液，显露术野。可以扩大破口，在扩大的破口中囊肿与卵巢的层次会被撕扯出来，沿着这个层次，继续分离囊肿与卵巢的层次，逐渐剥离各房的巧克力囊肿（图 19-11、图 19-12）。

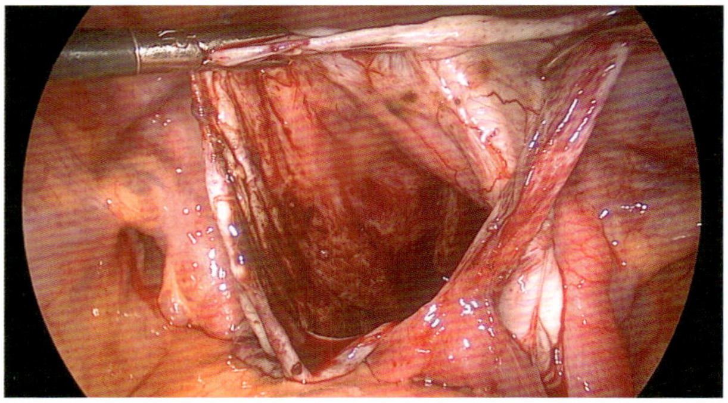

▲ 图 19-11　吸净囊内的囊液

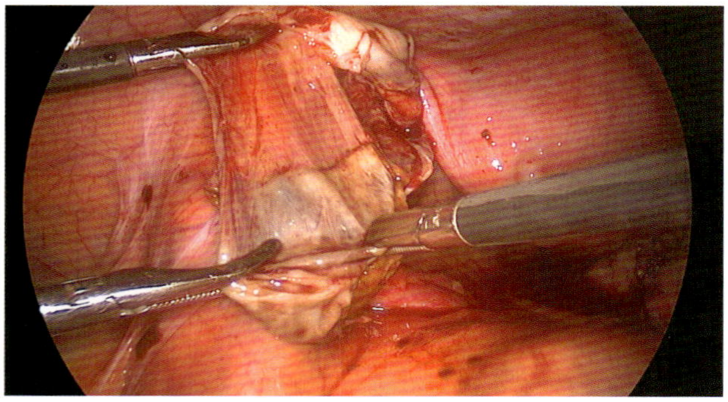

▲ 图 19-12　分离卵巢囊肿与卵巢的层次，剥离囊肿

6. 卵巢创面止血和成型（图 19-13）。

7. 冲洗盆腹腔，检查出血、清点器械、行盆腔创面预防粘连治疗，结束手术（图 19-14）。

8. 多孔腹腔镜巧克力囊肿剥除术见视频 19-2，腹腔镜卵巢囊肿剥除 + 深部浸润型子宫内膜异位症病灶切除术见视频 19-3，单孔腹腔镜巧克力囊肿剥除 + 缝合见视频 19-4。

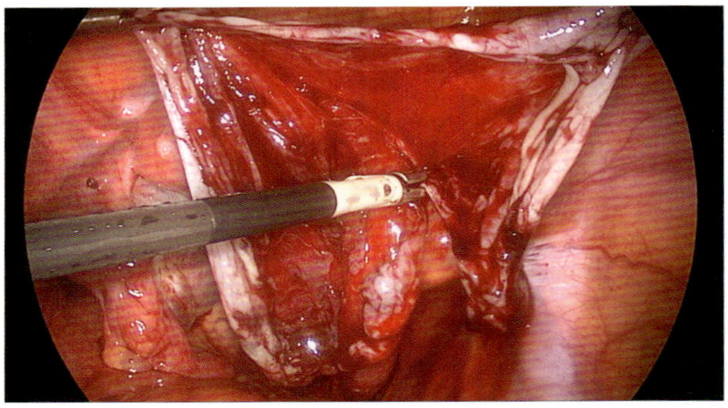

▲ 图 19-13　能量器械点状电凝止血

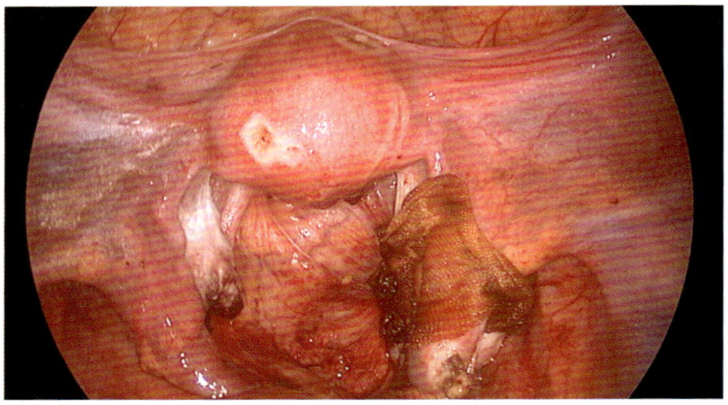

▲ 图 19-14　盆腔创面预防粘连治疗

视频 19-2　多孔腹腔镜巧克力囊肿剥除术

视频 19-3　腹腔镜卵巢囊肿剥除 + 深部浸润型子宫内膜异位症病灶切除术

视频 19-4　单孔腹腔镜巧克力囊肿剥除 + 缝合

（二）术中注意事项及操作技巧

1. 卵巢囊肿与卵巢层次的分离　卵巢囊肿剥除术后存在卵巢储备功能减退的风险，尤其是双侧卵巢巧克力囊肿剥除的患者，不仅有卵巢储备功能

减退的风险，甚至还造成不孕和早绝经。正确地分离囊肿与卵巢的层次，不仅可以减少随囊肿而剥离的卵巢组织，更重要的是，分离的层次正确，卵巢创面出血会明显减少，这样才能减少卵巢创面电凝甚至缝合止血的操作，才是最有效地保护患者的卵巢储备功能。

2. 卵巢创面的止血方法　卵巢创面的止血方法有能量器械电凝止血以及缝合止血。使用能量器械止血时，应该一边冲洗卵巢创面，看清出血点后精准止血，而不能大面积烧灼卵巢创面，这样才能减少卵巢储备功能减退的发生风险。缝合也是卵巢止血的常用方法，不仅可以缝合止血，还能通过缝合让卵巢更好地成型。但缝合也应注意尽量将打结的线头留在卵巢表面，而不要包裹在卵巢创面里，这样卵巢皮质术后的炎性反应会减少。缝合时应避免将卵巢皮质翻入到卵巢创面上。

二、腹腔镜下深部浸润型子宫内膜异位症病灶切除术

DIE 典型的临床症状如中 - 重度痛经、性交痛、排便痛和 CPP；累及结肠、直肠、输尿管及膀胱等，引起胃肠道及泌尿系统相关症状。体征：阴道后穹窿或宫颈后方触痛结节；大部分 DIE 病灶位于后盆腔，累及子宫骶韧带、直肠子宫陷凹和直肠阴道隔。

1. DIE 手术指征　①疼痛症状，药物治疗无效；②合并卵巢子宫内膜异位囊肿和 / 或不孕；③累及肠道、输尿管等器官致梗阻或功能障碍。对年轻需要保留生育功能的患者，以保守性病灶切除术为主，保留子宫和双侧附件。对年龄大、无生育要求，或者病情重特别是复发的患者，可以采取子宫切除或子宫及双侧附件切除术。

2. 手术禁忌证　①患者全身状况不能耐受腹腔镜手术；②患者有生育要求；③下肢畸形无法取膀胱截石位；④盆腹腔粘连重，腹腔镜手术副损伤风险大。

3. 手术步骤

（1）trocar 置入：一般采用 4 个穿刺孔，穿刺孔的置入位置同腹腔镜子宫肌瘤切除术、附件手术。

（2）充分暴露手术视野：如有盆腔粘连和卵巢囊肿，应首先分离盆腔粘连，剔除囊肿，以恢复解剖。

（3）输尿管 DIE：打开后腹膜，辨清患侧 DIE 的输尿管走行（图 19-15），分离输尿管与骶韧带结节等 DIE 病灶的粘连，旁推输尿管后，如果 DIE 结节与肠道粘连，继续分离 DIE 与周围肠道的粘连。对于直肠子宫陷凹部分或完全封闭的情况（图 19-16），应分离粘连，恢复正常的解剖关系之后再切除 DIE 病灶。

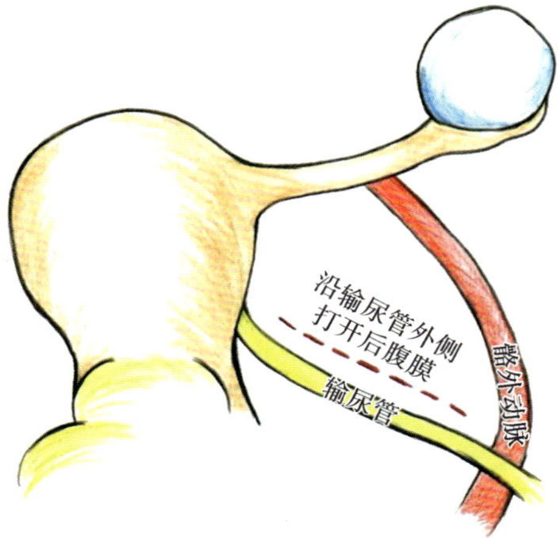

▲ 图 19-15　沿输尿管外侧打开腹膜，辨清输尿管走行

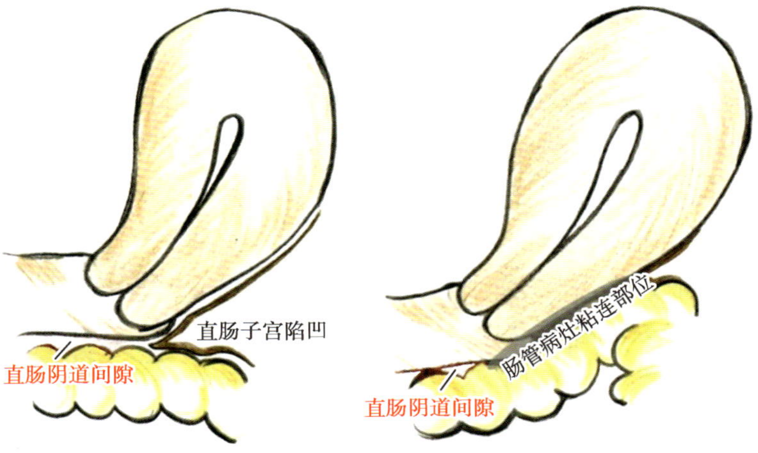

▲ 图 19-16　病灶与周围肠管粘连，直肠子宫陷凹封闭

丝绸和肠线可能导致术后强烈异物反应，增加了缝合失败等并发症的发生。尽管如此，子宫腺肌瘤切除术仍在继续改进，可吸收缝线的发展大大减少了严重的组织反应；电动、超声波、高频手术刀等能量器械的发展，降低了术中出血量，提高了手术的安全性。但时至今日，保守性手术与子宫全切术相比，对妇科医生和患者而言仍然是一种挑战。甚至仍有作者认为保留子宫的手术或保留生育功能的手术不能认为是子宫腺肌病的标准治疗。首先，尽管现有临床报道的术式显示出对症状改善有效，但尚没有形成标准的术式。查阅主要医学文献，1990—2018 年共报告子宫腺肌瘤切除术 2 365 例，其中 2 123 例(89.8%)由日本学者报告，可见临床研究开展的地域性相对局限，还需要更广泛的临床研究来验证保守性手术的多重干预产生的相关问题。其次，由于子宫腺肌病的浸润模式，没有一种技术能够保证从子宫肌层内完全切除病灶。然后，在这种手术过程中，任何术式都不能确保肌层修复良好，且不可避免会导致肌层缝合处瘢痕形成，从而在怀孕时增加子宫破裂以及胎盘植入、胎盘前置的风险。

3. 子宫腺肌瘤切除术包括腺肌瘤的楔形切除、囊性腺肌瘤的切除等。通过楔形切除术切除部分子宫浆肌层及其下面的子宫腺肌瘤。在这种手术中，切除后的创腔相对不大，部分子宫腺肌瘤组织可能残留在切口的一侧或两侧。子宫壁的创面通过将剩余的肌层和浆膜一起缝合而修复。缝合的方法根据肌壁创腔的张力大小，可以采取连续缝合、间断缝合或者是 U 型减张缝合加固，以及肌层重叠缝合填补创腔(图 19-24)。

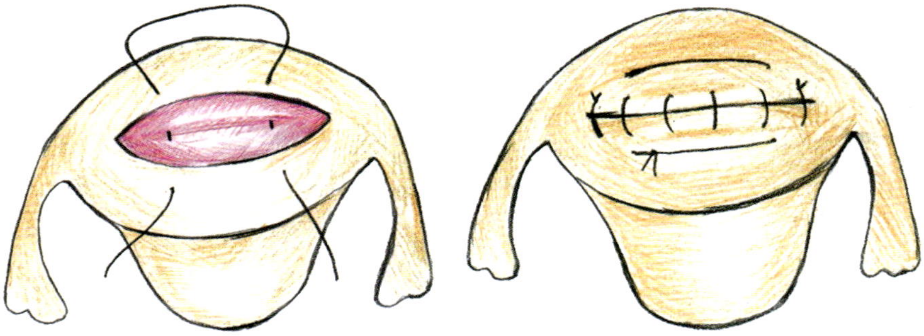

▲ 图 19-24　显示 U 型减张缝合加固关闭肌壁的创腔

囊性腺肌瘤的切除是术后疼痛症状缓解最佳的一种腺肌瘤。囊性腺肌瘤切除前术前诊断和评估非常重要。超声是首选的影像学诊断方法，但盆腔 MRI 能够提供更详细的诊断信息，包括囊肿的定位、大小和性质的判断。腹腔镜切除时需要首先判断囊性腺肌瘤的位置，电刀切开时可见囊内的囊液流出，吸净囊内液，需要切除整个囊壁，囊壁边界判断不清时可以电凝的方法烧灼破坏囊壁，以免囊壁上的异位内膜组织残余增加术后复发的风险(图 19-25~ 图 19-28)。

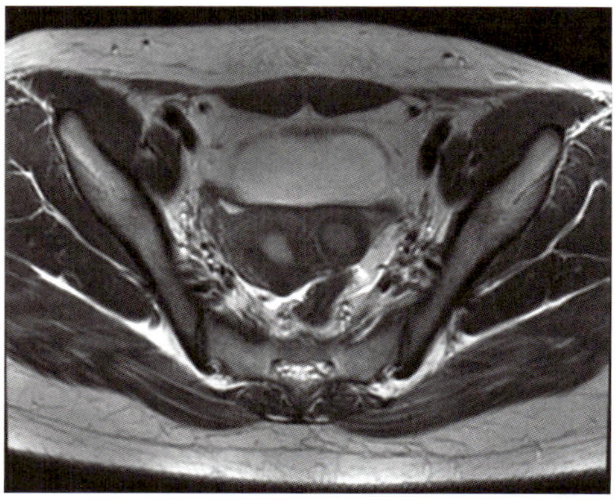

▲ 图 19-25　子宫囊性腺肌瘤

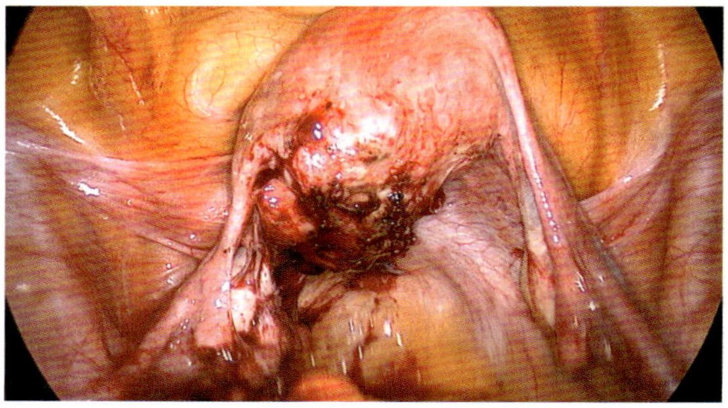

▲ 图 19-26　切开子宫囊性腺肌瘤

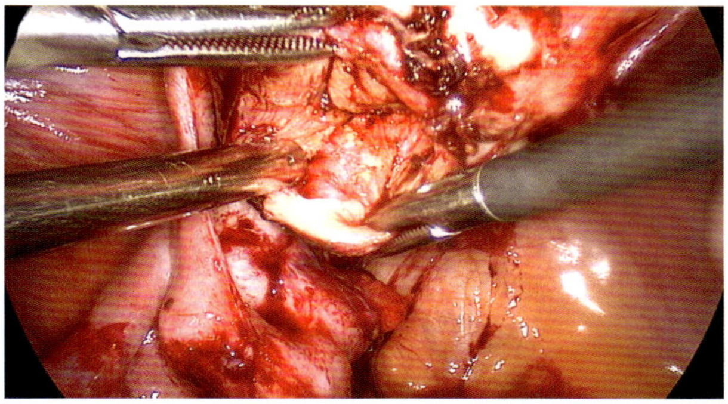

▲ 图 19-27　显示子宫囊性腺肌瘤囊内的异位内膜组织

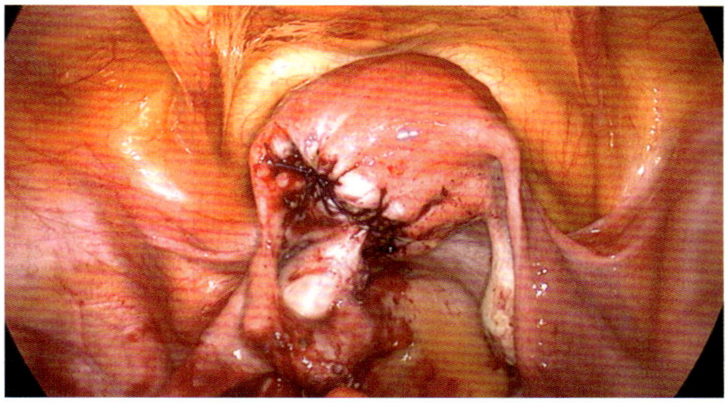

▲ 图 19-28　缝合子宫肌层，关闭瘤腔

弥漫性子宫腺肌病的病灶减灭术是基于一种完全不同于传统手术方法的新理念。这种术式的技巧主要包括 2 部分：①尽量切除肌层的病灶；②修复子宫壁巨大的缺损，重建子宫壁，即“子宫重建术”，不同的技巧中建立子宫内膜肌瓣、子宫浆肌层肌瓣的方法略有不同，其目的都是为了修复子宫壁的巨大缺损，重建子宫。这种术式主要应用于弥漫性子宫腺肌病以及重度的子宫腺肌病。

不同的学者报道了不同的切除和子宫重建的技巧。日本的学者对这种术式有较大的贡献，他们探索了多种不同的切除和重建的方法。子宫壁上的切口可以是垂直的、对角的、H 形切口，子宫重建的术式有 U 型缝合、“重叠法”(overlapping flaps)、“三瓣法”(triple flaps)(见图 19-26、图 19-29、图 19-30)。在这些术式中为了延缓或减少术后的复发，需要尽可能多地切除子宫腺肌病病灶，都有可能进入宫腔，切除病灶后子宫肌壁的重塑困难，缝合张力大，腹腔镜下缝合时间较长，因此并不适宜在腹腔镜术式下完成，更适合在开腹手术中完成。囊性腺肌瘤切除术见视频 19-8、LH+BSO+ 深部浸润型子宫内膜异位症切除术见视频 19-9。

视频 19-8　囊性腺肌瘤切除术

视频 19-9　LH+BSO+ 深部浸润型子宫内膜异位症切除术

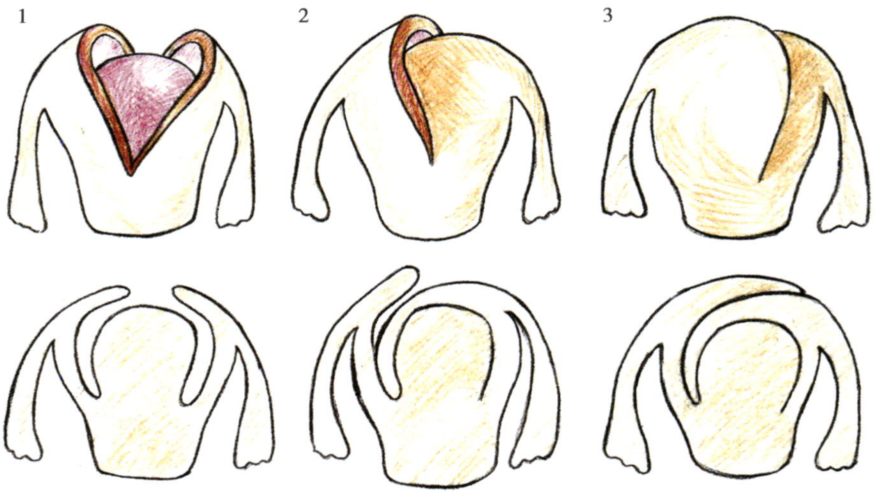

▲ 图 19-29　“重叠法”缝合子宫肌层示意图

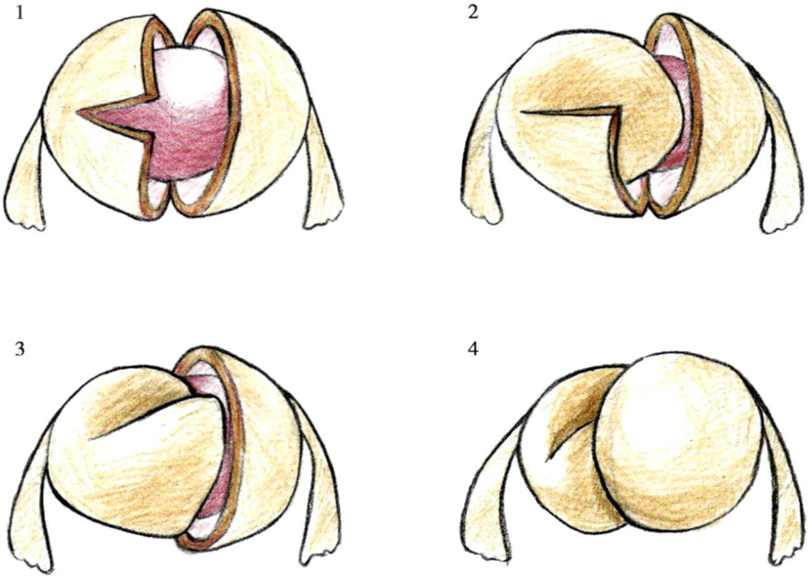

▲ 图 19-30 “三瓣法”缝合子宫肌层示意图

（戴毅 冷金花 姚书忠）

参考文献

［1］中国医师协会妇产科医师分会, 中华医学会妇产科学分会子宫内膜异位症协作组. 子宫内膜异位症诊治指南(第三版). 中华妇产科杂志, 2021, 56 (12): 812-824.

［2］郎景和. 子宫内膜异位症研究的理论和实践: 发病、诊断和治疗的“三化”. 中华妇产科杂志, 2011, 46 (11): 2.

［3］SOLIMAN A M, SURREY E, BONAFEDE M, et al. Real-world evaluation of direct and indirect economic burden among endometriosis patients in the United States. Adv Ther, 2018, 35 (3): 408-423.

［4］郎景和. 子宫内膜异位症研究的深入和发展. 中华妇产科杂志, 2010, 45 (4): 241-242.

［5］郎景和. 关于子宫内膜异位症的再认识及其意义. 中国工程科学, 2009, 11 (10): 137-142.

［6］张俊吉, 戴毅. 临床症状和妇科检查对术前诊断深部浸润型子宫内膜异位症的意义. 中华妇产科杂志, 2014, 49 (8): 599-603.

［7］SONG S Y, PARK M, LEE G W, et al. Efficacy of levonorgestrel releasing intrauterine system as a postoperative maintenance therapy of endometriosis: a meta-analysis. Eur J Obstet Gynecol Reprod Biol, 2018, 231: 85-92.

［8］CHEN Y J, HSU T F, HUANG B S, et al. Postoperative maintenance levonorgestrel-releasing intrauterine system and endometrioma recurrence: a randomized controlled study. Am J Obstet Gynecol, 2017, 216 (6): 582. e1-582. e9.

［9］ZHANG X, HE T, SHEN W. Comparison of physical examination, ultrasound techniques and magnetic resonance imaging for the diagnosis of deep infiltrating endometriosis: A systematic review and meta-analysis of diagnostic accuracy studies. Exp Ther Med, 2020, 20 (4): 3208-3220.

［10］TAYLOR H S, KOTLYAR A M, FLORES V A Endometriosis is a chronic systemic disease: clinical challenges and novel innovations. Lancet, 2021, 397 (10276): 839-852.

［11］中国医师协会妇产科医师分会子宫内膜异位症专业委员会. 子宫内膜异位症长期管理中国专家共识. 中华妇产科杂志, 2018, 53 (12): 836-841.

[12] 冷金花, 史精华. 子宫内膜异位症复发的高危因素及其防治策略. 中华妇产科杂志, 2018, 53 (9): 640-643.

[13] GRIMBIZIS G F, MIKOS T, TARLATZIS B. Uterus-sparing operative treatment for adenomyosis. Fertil Steril, 2014, 101 (2): 472-487.

[14] OLIVEIRA M A P, CRISPI C P JR, BROLLO L C, et al., Surgery in adenomyosis. Arch Gynecol Obstet, 2018, 297 (3): 581-589.

[15] OSADA H. Uterine adenomyosis and adenomyoma: the surgical approach. Fertil Steril, 2018, 109 (3): 406-417.

[16] YOUNES G, TULANDI T. Conservative surgery for adenomyosis and results: a systematic review. J Minim Invasive Gynecol, 2018, 25 (2): 265-276.

[17] CHUNG Y J, KANG S Y, CHOI M R, et al. Robot-assisted laparoscopic adenomyomectomy for patients who want to preserve fertility. Yonsei Med J, 2016, 57 (6): 1531-1534.

[18] SHIM J I, JO E H, KIM M, et al. A comparison of surgical outcomes between robot and laparoscopy-assisted adenomyomectomy. Medicine (Baltimore), 2019, 98 (18): e15466.

[19] CHONG G O, LEE Y H, HONG D G, et al. Long-term efficacy of laparoscopic or robotic adenomyomectomy with or without medical treatment for severely symptomatic adenomyosis. Gynecol Obstet Invest, 2016, 81 (4): 346-352.

[20] SAREMI A, BAHRAMI H, SALEHIAN P, et al., Treatment of adenomyomectomy in women with severe uterine adenomyosis using a novel technique. Reprod Biomed Online, 2014, 28 (6): 753-760.

第二十章

盆底功能障碍性疾病的手术

第一节　盆底功能障碍性疾病术前诊断

女性盆底功能障碍性疾病（female pelvic floor dysfunction，FPFD）是由于盆腔支持结构损伤、退化或功能缺陷而引起的一组疾病，多发于中老年女性，常表现为盆腔器官脱垂、压力性尿失禁及性功能障碍，其中以盆腔脏器脱垂和压力性尿失禁最为常见。盆腔脏器脱垂（pelvic organ prolapse，POP）主要包括子宫脱垂、阴道前壁（膀胱）膨出、阴道后壁（直肠）膨出。压力性尿失禁（stress incontinence，SI）指在膀胱逼尿肌松弛的状态下，由于腹压增加而引发的不自主漏尿。

POP 和 SI 的发病与女性盆底的解剖结构特点密切相关，女性盆腔脏器和盆底组织处于妊娠、分娩等引起腹内压力变化的复杂生物力学环境中，盆底支持结构松弛导致 POP 和 SI 的发生。

建议将 FPFD 的高危因素作如下分类：①导致盆底支持结构退行性病变的因素：包括先天性发育障碍、衰老、雌激素水平撤退等；②导致盆底支持结构机械性损伤的生物力学因素：包括妊娠、分娩、便秘、肥胖等。第一类病因更多地由个体先天性遗传背景决定，第二类病因则存在较多的后天获得性变异，基于后一类病因的研究空间相对更为广泛，均值得深入研究。

一、女性盆底功能障碍性疾病的发生原因

（一）压力传导理论

1961 年 Enhorning 最早提出关于压力性尿失禁的最初理论：在正常情况下，腹压增高时压力会同时传至膀胱、尿道和盆底支持组织，从而使膀胱颈和尿道主动收缩关闭，使膀胱出口关闭。盆底组织变薄，韧带筋膜松弛，膀胱颈尿道下移，此时，当腹内增高的压力不能均匀地传导到膀胱颈和尿道近端，而更多地传导到膀胱，使膀胱内压力超过尿道闭合压力而导致尿失禁。

尿道阻力降低保持有效的尿控需要 2 个因素：完整的尿道内部结构和足够的解剖支持。尿道内部结构的完整性取决于尿道黏膜对合和尿道闭合压二者所产生的阻力。盆底组织的松弛损伤导致尿道阻力降低。有研究发现神经肌肉的传导障碍使腹压增高时不能反射性地引起尿道内压升高。这类压力性尿失禁为尿道内括约肌障碍型。正常情况下其近侧尿道压力等于或高于膀胱内压力，在腹压增加时，由于腹压均匀传递到膀胱及尿道近侧 2/3（位于腹腔内），使尿道压力仍保持与膀胱内压相等或较高，因此不发生尿失禁。而压力性尿失禁患者由于盆底松弛导致尿道近侧 2/3 移位于腹腔

之外，在静止时尿道压力降低(仍高于膀胱内压)，但腹压增加时，压力只能传向膀胱而不能传递给尿道，使尿道阻力不足以对抗膀胱的压力，遂引起尿液外溢。这解释了膀胱颈高活动性的压力性尿失禁的发生机制。

(二)“吊床”假说

1994 年 DeLancey 提出了“吊床”假说，该理论将支持女性尿道和膀胱颈的盆筋膜腱弓和肛提肌比作吊床样结构，前方的耻骨联合、后方的骶骨、两侧的盆筋膜腱弓以及分别固定在耻骨联合上的耻骨尿道韧带和固定在骶骨上的子宫骶韧带，还有耻骨宫颈筋膜和直肠阴道筋膜共同构成了“吊床”结构。

盆筋膜韧带可被称为上悬吊系统，肛提肌群称为下支持系统。二者在整个盆底支持组织网中占据核心地位。DeLancey 有这样一个形象的比喻来形容这 2 大系统的关系：将盆腔器官比作是停泊在码头的船，肛提肌比作水面，盆筋膜韧带比作固定船只的缆绳。保持盆腔脏器的正常位置，需要水面和缆绳共同作用。如果肛提肌受损而下降，盆腔器官只有韧带固定，若韧带在超负荷下也发生破损失去其原有力量，结果会导致器官脱垂越发严重，此即“吊床”假说(hammock theory)。简言之，所谓“吊床”是指盆筋膜韧带与肛提肌群共同组成的上提平台或结构以支撑盆底脏器。

(三)整体理论

由 Petros 和 Ulmsten 在 1990 年首次提出盆底整体理论是现代妇科泌尿学的理论基础。指出不同腔室不同阴道支持轴水平共同构成了一个解剖和功能整体，盆底是一个相互关联的有机整体而非各部分的简单叠加，任何损伤都可能打破这种平衡，而由该系统其他结构代偿，超出一定的代偿范围就会引起疾病。当盆底肌、筋膜及子宫韧带因损伤而发生撕裂或其他原因导致其张力减低时，可发生子宫及其相邻的膀胱、直肠的移位，即盆腔脏器脱垂。盆底的韧带和筋膜构成盆底吊桥结构，支撑阴道、膀胱，其张力受盆底肌肉群的影响，只要其保持一定的张力，耻骨尿道韧带就不会松弛，即所谓“水”和“缆绳”的比喻。支持膀胱颈和尿道的阴道壁张力来源于几组肌群的共同作用，包括耻尾肌、支配肛门的纵肌以及肛提肌板等。如果其中一组或多组肌群松弛，就会降低闭合力，使膀胱颈开放。

整体理论从全新的视角讲述盆底解剖，立足于器官形态与功能的变化、盆底平衡与失平衡的变化，剖析其中涉及的结缔组织结构、肌肉与神经的相互关系和协调作用。骨盆的解剖包括骨骼、器官、肌肉和结缔组织。结缔组织包括韧带和筋膜，胶原是其主要组成成分。

整体理论描述了盆底有 3 种器官：膀胱(尿道)、阴道(子宫)和直肠(肛门)。9 种主要的结缔组织结构：尿道外韧带、阴道吊床、耻骨尿道韧带、盆筋膜腱弓、耻骨宫颈筋膜、子宫颈环、子宫骶韧带、直肠阴道筋膜及会阴体。为了方便临床诊断、手术解剖及选择手术方法，整体理论将盆底的悬吊韧带和相关筋膜分为 3 个部位描述：前部自尿道外 1/3 至膀胱颈，包括耻骨尿道韧带、吊床和尿道外韧带；中部自膀胱颈至子宫颈或子宫切除后阴道瘢痕处，包括耻骨宫颈筋膜、盆筋膜腱弓和子宫颈环的前面；后部自子宫颈或子宫切除后阴道瘢痕处至会阴体，包括子宫骶韧带、直肠阴道筋膜和会阴体。结缔组织损伤的类型，除了膀胱颈区域(关键弹性区)表现为紧固，其他部位均表现为松弛。3 种主要的施力肌肉：耻骨尾骨肌施加向前的力量；提肌板施加向后的力量；肛门纵肌施加向下的力量。这 3 种器官由耻骨尿道韧带、主韧带 / 子宫骶韧带、盆筋膜腱弓 3 种悬吊韧带悬吊于骨盆壁。阴道的筋膜与悬吊韧带和会阴体紧密连接在一起，筋膜是阴道的主要组成部分。3 种定向肌力通过阴道及其支持韧带传递使器官获得形状与功能。韧带、筋膜及肌肉组成盆底的肌性弹力系统，它们在神经机制的协调作用下，形成具有动力的支托结构，维持盆腔器官的稳定，塑造器官的形态和强度，执行正常功能。其中筋膜加强和支持器官，韧带悬吊器官和作为肌肉的锚定点，肌肉主动收缩调节筋膜韧带的张力，使原来没有形状的器官获得稳定的形态和功能。盆底功能与功能障碍的形成既包含机械学因素，又包含外周神经学因素，两者在动态中取得平衡。膀胱底的牵拉感受器和沿子宫骶韧带分布的无髓鞘神经是外周神经学因素，它们和机械学因素一样，同样需要强有力的结缔组织支持以防止过早激活。从而避免急迫症和盆腔疼痛。当阴道及其支持韧带中结缔组织发生损伤时，盆底的平衡被打破，功能障碍因此而发生。因此，整体理论描述的盆底解剖绝非各种结构的简单组合，它强调结缔组织结构与器官形态和功能密切相关，“形态影响功能，而功能障碍将随着形态的丧失而发生”；它还强调盆底结构相互作用的平衡与不平衡。

（四）三水平三腔室理论

在盆底整体理论的基础上，DeLancey 教授提出了关于阴道支持结构的理论。目前的解剖理论主要基于三水平三腔室理论。在水平方向上将阴道支持轴分为 3 个水平。经典的三水平理论认为：第一水平是顶端支持，由子宫骶 - 主韧带复合体垂直支持子宫、阴道上 1/3，是盆底最为主要的支持力量；第二水平是由耻骨宫颈筋膜附着于两侧腱弓形成白线和直肠阴道筋膜肛提肌中线，水平支持膀胱、阴道上 2/3 和直肠；第三水平为远端支持，耻骨宫颈筋膜和直肠阴道筋膜远端延伸融合于会阴体（perineal body，PB），支持尿道远端。其表现是生殖裂孔增大、阴道松弛及会阴体下降。

现代解剖学将女性盆底从垂直方向分为前、中、后 3 个腔室：前盆腔包括膀胱、尿道和阴道前壁；中盆腔包括子宫 / 阴道穹窿；后盆腔包括直肠、肛管和阴道后壁。此种分区模式正是临床上常遇到的 3 个部位的盆底缺陷，即前区缺陷：膀胱及阴道前壁膨出；中区缺陷：子宫及阴道穹窿脱垂；后区缺陷：阴道后壁及直肠前膨出。

DeLancey 教授在 2018 年 9 月通过尸体解剖重新诠释了第三水平的支持。指出第一水平以主骶韧带为主，而第二水平的支持中耻骨宫颈筋膜并不重要，更多的是依靠阴道旁结缔组织与主骶韧带相连。第三水平支持以会阴体和部分肛提肌为主。虽然盆底被人为划分为三个水平和三个腔室，但它们是一个相互关联的有机整体。

根据盆底支持结构的三个水平的组成及作用，可以看出第一水平缺陷与中盆腔脱垂有关，可导致子宫 / 穹窿脱垂。第一水平缺陷（子宫骶主韧带复合体）在盆底支持发挥的重要作用，可以想象盆底就是一把遮阳伞，即使伞面完好，当顶端缺陷出现时，可导致整个遮阳伞下落，就如子宫 / 穹窿发生了脱垂。

第二水平缺陷与阴道前后壁脱垂（膀胱膨出及直肠膨出）发生相关。第二水平缺陷（盆筋膜腱弓 / 直肠阴道筋膜缺陷）在盆底支持发挥的重要作用。这把遮阳伞顶端支持完好，但仍可能伞面坍塌，最终导致膀胱膨出及直肠膨出。

对于第一、第二水平缺陷已有很成熟的分类，治疗选择。其中第一水平修复中有骶棘韧带悬吊术、高位子宫骶韧带悬吊术和子宫 / 阴道骶骨固定术等。而经阴道网片植入术主要是针对第二水平缺陷的修复方法，应用广泛，被证明有较高的成功率。相比之下，对第三水平缺陷的诊断及治疗方法报道不多。专家共识第三水平缺陷主要关乎阴道松弛症及性生活满意度，似乎与子宫 / 穹窿脱垂及阴道前后壁脱垂无直接关系。

二、术前诊断

（一）临床症状

症状是术前评估中最重要的部分。当 POP 患者脱垂达到或者超过处女膜缘就会引起患者明显的不适症状。这些症状包括脱垂引起的症状和伴发症状。脱垂引起的症状包括下坠感、看到或感觉有器官脱出阴道口，伴或不伴分泌物增多、溃疡、出血等。伴发症状包括前盆腔脱垂，多有下尿路功能障碍，如尿失禁，排尿困难、尿潴留等；后盆腔脱垂，导致排便功能障碍，如用力排便、大便失禁、直肠排空不全，排便需要压迫直肠；性功能障碍，与脱垂相关的性交困难，性交失禁。

症状是进行干预的重要依据。要注意症状与体格检查程度是否相符合，结合患者症状及功能障碍，制定治疗及后续治疗方式。对于盆腔器官脱垂症状影响生活质量者（Ⅲ度以上脱垂和部分有Ⅱ度脱垂患者）、拒绝保守治疗或非手术治疗无效的患者，可选择手术治疗。

（二）专科查体

1. 妇科检查 患者取膀胱截石位后，行常规的双合诊检查，常规妇科检查如炎症、感染、器官有无畸形等。观察外阴和阴道，排除外阴炎、HPV 感染和肿瘤，然后观察脱垂阴道的上皮有无溃疡或糜烂。如溃疡可疑癌变应立即进行活检。排除盆腔肿瘤和其他妇科疾病。阴道膨出的患者需要甄别脱垂的阴道壁后边的是膀胱、囊肿或者肿瘤，后盆腔脱垂的患者需要三合诊检查判断直肠膨出还是肠疝。

2. 盆底脱垂专科检查　行 POP 评分及脱垂分度以便确定脱垂程度，评估治疗前后病情变化及复位水平。单一的脱垂很少见，更多的是两种以上脱垂，选择手术治疗时需注意以哪种脱垂为主。如阴道前壁脱垂同时有顶端脱垂的患者，恢复顶端支持以后前壁脱垂消失。其他如盆底肌力、肌张力测定、骨骼标志触诊、尿道指压试验等。

(三) 辅助检查

1. 妇科肿瘤的筛查　术前需行 TCT 检查排除宫颈病变、盆腔彩超了解有无盆腔其他病变，肝、胆、胰、脾、泌尿系统彩超及胸部 X 线检查等，认真评估排查肿瘤。对手术方式的选择有一定的参考如子宫的保留以及腹腔镜还是经阴道手术。

2. 影像学检查　盆底三维超声对盆底功能障碍性疾病有一定的临床价值，已广泛应用于临床。MRI 对于脱垂患者还没有临床指征广泛应用，主要用于科研目的。

3. 盆底肌电图检查　盆底肌肉神经检测仪进行盆底肌电位及神经反射检测，可以帮助判断有无肌源性和神经源性病变。

4. 膀胱功能与尿动力学测定　对初诊的脱垂患者均应进行初步的膀胱功能评估。内容包括尿液感染相关的检测如尿常规和尿培养、残余尿量测定、泌尿系统彩超、尿流率检测、排尿日记等。上述检查与患者的病史、症状结合起来决定下一步治疗方案。对于尿控功能障碍患者，排尿日记及尿动力学检查是必要的，有助于对各种尿控疾病进行鉴别诊断，而对于大部分脱垂的患者，尤其是没有手术指征的患者，复杂的尿流动力学检查并不是必需的。但如果对于有手术计划的患者、有复杂排尿障碍的患者需要进行尿动力学检查。尿动力学测定是在膀胱充盈和排空过程中测定表示膀胱和尿道功能的各种生理指标。可帮助区分压力性尿失禁、急迫性尿失禁和混合性尿失禁。同时还可初步判断是否合并膀胱出口梗阻、膀胱过度活动等。必要时做脱垂复位后尿失禁检测，以便确定是否同时做压力性尿失禁手术。

（王荥）

第二节　适应证和禁忌证、术前评估及准备

一、适应证和禁忌证

盆底功能障碍性疾病的手术治疗是该类疾病治疗的重要内容，且尚存在许多争论和未解决的问题。对于 POP 的手术治疗，既要达到良好的解剖复位，也要兼顾减少疼痛、出血等并发症的发生，同时需要考虑对泌尿系统和肠道功能的影响；且从盆底整体理论的角度出发，在纠正某一腔室缺陷时，也需要考虑到术式选择对其他腔室及阴道轴向带来的影响。

所以，盆底修复手术应该确保充分的个体化，经阴道或经腹腔镜、网片或自体组织都可以是治疗手段。重点在于手术方式选择的合理性，手术操作的可靠性和安全性。为确保手术的合理安全，盆底功能障碍性疾病的手术治疗有严格的手术适应证和禁忌证，对于手术入路的不同，其手术禁忌证也不同，需根据临床的具体情况而定。

不管哪种入路，关于是否需行手术治疗的适应证是统一的，具体如下：①中、重度的盆底功能障碍，严重影响患者生活质量者；②非手术治疗效果不佳或不能长期坚持、耐受非手术治疗的患者；③非网片手术治疗后再复发或评估复发风险高者。

对于合并存在泌尿生殖道感染者、严重内科合并症不能耐受手术者、生殖道癌前病变或癌、拟妊

娠或妊娠期女性等应作为手术的禁忌证,值得一提的是,盆底手术的目的是提高患者生活质量,因此对于合并症患者,需先处理合并症,病情稳定后再考虑合适时机行盆底手术。

存在以下情况时应慎重选择阴式网片置入手术:①性生活活跃及绝经前女性增加性生活不适及网片暴露风险;②有盆腔放疗史者,放疗所致局部解剖层次不清,增加损伤及网片暴露风险;③慢性盆腔痛患者;④局部疾病导致髋关节不能外展成截石位者。

二、术前评估及准备

POP患者寻求治疗是为了提高生活质量,要求程度不同,选择保守治疗和手术治疗也不同,需要综合评估患者具体情况:症状及伴发症状、生活质量受影响程度、脱垂部位及程度、治疗意愿及效果期望值、合并症(包括认知和躯体障碍)年龄、生育要求、性生活需求程度、既往盆腹腔手术史、慢性盆腔痛、所选方案的受益及风险等因素来考虑。其中生活质量影响程度可以通过如盆底不适调查表简表-20(Pelvic Floor Distress Inventory-Short Form-20,PFDI-20)、盆底功能影响问卷简表-7(Pelvic Floor Impact Questionnaire-Short Form-7,PFIQ-7)和盆腔器官脱垂及尿失禁性生活问卷-12(Pelvic Organ Prolapse-Urinary Incontinence Sexual Questionnaire-12,PISQ-12)了解。

1. 病史及查体

(1)病史:仔细询问并了解患者的基本状况。包括器官脱垂的严重程度、伴随症状,还应了解患者的精神心理状态、家庭情况、经济状况以及内外科合并症的情况,注意既往手术外伤史。看患者是否有强烈的治疗意愿,是否对疾病的治疗有正确、积极的认识,与患者本人及家属充分沟通,将相关检查、治疗方案、对以后生活的利弊、费用、并发症等问题详细告知患者。此外患者的内科合并症在决定对其器官脱垂的治疗方式上非常关键,尤其是老年人的心、脑、肺合并症。

(2)查体:应认真做妇科检查,观察外阴外形及会阴体裂伤程度,注意阴道膨出物的质地、与膀胱和直肠的关系。做POP-Q评分及脱垂分度,注意脱垂程度是否与患者描述相符合。阴道前壁脱垂可做压力实验(咳嗽、valsalva动作)了解有无隐匿性尿失禁。后壁脱垂必要时行三合诊了解膨出物。性功能障碍如阴道松弛的患者检查松弛程度等。

2. 术前检查

(1)常规检查:血常规、血型、凝血功能、肝肾功能、血糖、电解质、术前传染病全套检查(乙型肝炎病毒、丙型肝炎病毒、梅毒、HIV检测)、尿常规、心电图、胸部正侧位X线检查,肝/胆/脾、泌尿系统及盆腔彩超等。高龄患者需注意血栓问题,术前检查包括D-二聚体。

(2)特殊检查:盆腔脏器脱垂患者还要进行POP-Q评分、残余尿测定。必要时记录排尿日记及尿动力学检查。因患者多为高龄,心脑血管及呼吸系统合并症较多,必要时给予心脏彩超、肺功能测定、血气分析、冠脉造影、下肢静脉彩超(排除静脉血栓)等检查。如发现异常则请相关科室如心内科、麻醉科、内分泌科等科室会诊。准备行骶骨固定手术置入网片的盆底重建术患者需确定无严重骨质疏松及腰椎间盘突出。否则会因骨质疏松导致组织韧性及强度降低,抗力下降,可能发生撕裂,最后导致手术失败,复发。

(3)体位检查:行经阴道盆底重建术的患者必须保证髋关节活动自如,双侧大腿能弯曲并与床面成90°,双腿尽可能外展,双腿之间角度达120°。有髋关节病变、股骨头骨折、坏死、股骨骨折等导致髋关节活动受限者,闭孔区域的穿刺如TVT-O以及TVM前盆穿刺将增加闭孔神经及膀胱损伤风险,需慎重选择且与患者及家属充分沟通。

(4)阴道消毒上药:阴道清洁度需要符合手术要求。对于长期因脱垂导致阴道壁或子宫摩擦出现表面破溃、出血甚至感染,必须经阴道上药,如雌三醇栓等,待破溃痊愈后方可手术治疗。经过治疗待脱出部分组织水肿逐渐消失,破溃部分逐渐愈合,可进行下一步手术治疗。

(5)肠道准备:无须肠道准备。仅在拟行腹腔镜手术的患者,如果既往有多次腹腔手术存在盆腔粘连,需要行肠道准备。后盆重建手术的患者是否行肠道准备视个体情况。如果需要肠道准备,注意盆底功能障碍患者多半为60岁以上的老年人，多伴便秘，而又因高龄不能多次灌肠，故宜提前进行肠道准备。术前3天开始无渣半流质饮食，有便秘者可每天一次服用缓泻剂。术前1天全流食，术前一天晚上及术日清晨灌肠，灌肠次数应个体化，视患者年龄、体质、排便状态而定，原则上接近水样便为合格。

(6)麻醉准备：术前请麻醉医生查看患者，初步确定麻醉方式是硬膜外麻醉或者全麻。尤其是高龄患者，需要充分的评估和沟通。

（吴虹霆 雷丽）

第三节 手术入路的选择

盆腔脏器脱垂手术入路的选择在很大程度上取决于脱垂的部位。对于以前盆腔或后盆腔脱垂为主且顶端支撑良好的患者，大多数手术医生会选择经阴道手术；而对于以中盆腔为主同时合并前盆腔或后盆腔脱垂的患者，选择经阴道手术还是经腹部手术就成为一个需要思考的问题。

得益于腹腔镜的放大和充气作用，腹腔镜手术扩大了腹腔、骶前以及腹膜后的解剖视野，同时也更利于止血。与开腹及经阴道手术相比，腹腔镜手术减少了术后恢复时间，降低了住院费用，减少了术后疼痛，小切口也更加美观。但腹腔镜下的手术操作具有一定难度，这对于手术医生的经验有所要求。

如果患者同时存在其他需要治疗的盆腔病变，如卵巢囊肿，或者性活跃的女性之前的手术已经导致阴道容量减少，那么经腹或经腹腔镜的手术将成为首选。而在存在严重盆腹腔粘连的情况下，经阴道途径更合适。除此之外，手术医生的经验及偏好也对手术的选择产生较大影响。

对于术中是否保留子宫的问题，传统的手术方式是即使子宫无任何特定的疾病也选择切除子宫。但子宫切除是否能够增加脱垂治疗的有效性仍存在争议。子宫切除的优点是能够降低宫颈癌和子宫内膜癌的发病风险、子宫切除后进行阴道固定术相对更加容易等；保留子宫的优点包括保留子宫对盆底稳定性的作用、减少手术时间、减少术中失血、保留生育能力、避免不必要的手术步骤、保留性满意度、较低的创伤、减少术后恢复时间、保留女性性器官的个人情感以及减少网片暴露风险等，缺点主要在于之后宫颈癌和内膜癌的风险，而在脱垂手术之后进行子宫切除术可能更加困难。保留子宫的禁忌证包括绝经后出血、宫颈非典型增生、家族性癌综合征(BRCA1/BRCA2)、遗传性非息肉病性结肠癌综合征、他莫昔芬治疗、子宫肌瘤、子宫腺肌病、子宫内膜异常、异常子宫出血、宫颈异常肥大、术后难以进行妇科随访等。因此，笔者对于子宫保留与否的基本态度是在能保留的情况下，尽量保留子宫，但若有上述问题不宜保留子宫，还是会建议患者同时行子宫切除术。

一、经阴道手术

针对前盆腔脱垂，自体组织修补的术式包括阴道前壁修补术(anterior colporrhaphy)和阴道旁修补术(paravaginal repair)。传统理论认为阴道前壁脱垂是由于阴道分娩相关的阴道过度扩张与年龄、绝经相关的阴道萎缩所致的阴道壁过度拉伸与薄弱所致，阴道前壁修补术是基于这一理论的手术。另一种理论则认为是由于阴道侧壁结缔组织的损伤所导致的阴道旁缺陷，阴道旁修补术则是基于这一理论的手术。经阴道前盆腔脱垂手术的优点在于损伤小、恢复快、出血少、效果可靠，而其缺点在于手术操作较为困难，穿刺、缝合部位的准确性较难把握。

针对中盆腔脱垂，自体组织修补的术式包括阴道闭合术(colpocleisis)、曼彻斯特手术(Manchester operation)、阴式子宫切除术(vaginal hysterectomy，VH)加阴道前后壁修补、骶棘韧带固定术(sacrospinous ligament fixation，SSLF)和骶韧带

史及影像学提示内膜异常者，则术中行宫腔镜检查＋诊断性刮宫，提高内膜病变诊断准确度，若宫腔镜见内膜高度怀疑恶性病变，则停止进一步手术，等待病理结果。②宫颈部分切除：宫颈周围间隙注射稀释肾上腺素生理盐水形成水垫，沿阴道前壁膀胱沟下方环形切开宫颈，分离膀胱宫颈间隙，游离宫颈后方及周围黏膜，暴露两侧主韧带，离断并缝扎，环形横断切下宫颈。③主韧带缩短：将主韧带断端交叉缝合至宫颈断端前方，增强支撑。改良 Sturmdorf 法沿宫颈缝合一周（图 20-1），将宫颈周围黏膜完整覆盖宫颈创面。④传统阴道前后壁修补术（具体内容见前及后述）。

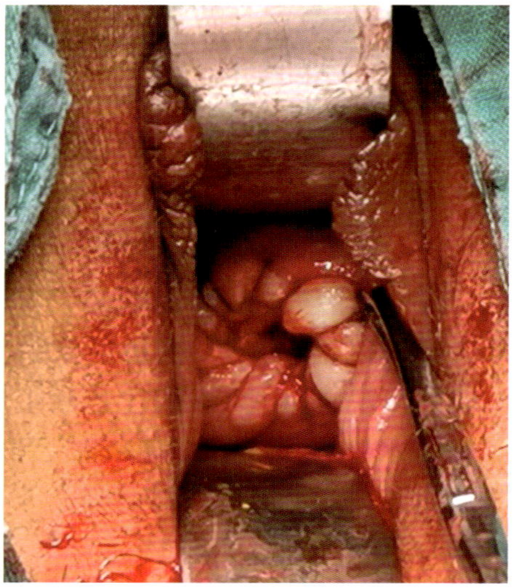

▲ 图 20-1　改良 Sturmdorf 法宫颈缝合

（3）阴道后壁修补术：针对“第二、三水平”缺陷的有效传统修补术式，重度阴道后壁膨出，尤其是合并肠疝的患者，复发率较高，可根据患者情况，加用网片的后盆底重建手术（具体内容见下述）。

手术步骤：①患者取膀胱截石位，麻醉满意后，消毒、铺巾，留置尿管；②评估会阴体长度及阴道宽度，于合适位置 Allis 钳钳夹两侧小阴唇下端，平行牵拉使两端对合后的阴道内可容两指；③阴道后壁黏膜下注入 40~60ml 生理盐水形成水垫，切除两 Allis 钳之间的阴道后壁黏膜及皮肤，钝锐性分离阴道后壁黏膜与直肠隔间隙，达膨出最凸点以上，沿中线纵行剪开分离的阴道后壁黏膜；④根据膨出程度不同，在直肠筋膜表面间断褥式或荷包缝合，加固膨出直肠；⑤分离两侧会阴体，Allis 钳钳夹两侧肛提肌断裂边缘，用 7 号丝线间断“U”形缝合肛提肌 2 针，进行修复；⑥根据阴道松弛及膨出程度，对称修剪多余的阴道后壁黏膜，一般自两侧会阴切口端斜向阴道后壁至 Allis 钳钳夹顶端，呈三角形切除，给予 2-0 可吸收线连续缝合阴道后壁。同阴道前壁修补术一样，注意避免修剪过多阴道黏膜，以免阴道狭窄，以术后阴道可容两指为宜。⑦术毕，注意进行肛查，排除直肠损伤及缝线穿透直肠黏膜。

（4）阴道封闭术：是一种古老而传统的纠正盆腔脏器脱垂的手术方式，对于高龄、无性生活需求、体弱，尤其伴有内科合并症需创伤小、短期内完成手术者，是一种有效选择方式。主要包括阴道半封闭术和阴道完全封闭术。阴道半封闭术主要用于保留子宫的患者，两侧需留孔道，以便引流子宫分泌物；而阴道完全封闭术则去除大部分阴道黏膜，不留孔道，因此更适用于阴道穹窿脱垂或同时切除子宫的患者。

手术步骤：阴道半封闭术：①紧贴阴道前、后壁黏膜分别去除一矩形黏膜，两侧预留宽约 2cm 黏膜；②间断缝合两侧阴道前后壁切口上缘黏膜，预留孔道；③由内向外，4 号丝线间断褥式缝合阴道前后壁剥离创面，使其剥离面紧贴，不留死腔；④用 2-0 可吸收线连续缝合尿道口下及阴道口内的黏膜，注意保留两侧孔道，以可放入血管钳为宜。阴道全封闭术：剥离阴道前后壁黏膜时两侧不留，完全间断褥式缝合阴道前后壁黏膜，不留孔道。其余手术步骤相同。

（5）阴式全子宫切除术加阴道前后壁修补术：阴式全子宫切除术加阴道前后壁修补术曾在子宫脱垂中应用广泛，尤其是在基层医院，因其创伤小、腹腔干扰小、恢复快、体表无瘢痕、器械要求低，目前仍是主流术式。但术后穹窿膨出发生率可高达 30%~50%，因此，针对子宫脱垂患者，建议同时行阴道顶端悬吊以降低脱垂复发风险。

手术步骤：①阴式全子宫切除术；②阴道前后壁修补术（同上述）。

（6）经阴道旁修补术：阴道旁修补治疗阴道旁缺陷所致的前壁脱垂效果确切，可以恢复阴道旁正常结构，且不影响正常性生活。手术入路主要分为：经阴道和经腹两种途径。经阴道手术操作，对肠道等腹腔器官干扰小，但阴式手术暴露相对困难，缝合位置容易发生偏差，术后疼痛可能发生率偏高。

手术步骤：①患者取膀胱截石位，在阴道前壁黏膜下注射 0.9% 生理盐水；②确定膀胱颈和阴道前穹窿位置，水垫分离后，电刀切开阴道前壁后向两侧分离至两侧闭孔内侧平尿道口耻骨降支内侧及坐骨棘；③在右侧阴道壁中点位置缝合固定在盆筋膜腱弓处，同法处理左侧阴道壁；④在阴道前壁距离尿道口 1.5cm 处再次缝合至盆筋膜腱弓处，同法处理左侧；⑤缝合阴道壁，阴道内填塞碘伏纱布。

经阴道旁修补术手术操作见视频 20-1。

视频 20-1　经阴道旁修补术

2. 经阴道网片植入的盆底重建术

(1) 经阴道前盆底重建术：阴道前壁膨出是盆底器官脱垂中最常见的类型，而传统自体筋膜的前壁修补术复发率高，尤其老年患者，增加再次住院手术风险。相对自体筋膜的盆底重建术，植入网片的前盆底重建手术可重建耻骨宫颈筋膜，同时能够纠正盆底中央缺陷和侧方缺陷，从而显著降低解剖学复发率。

手术步骤：①患者取膀胱截石位，常规消毒铺巾，留置导尿，麻醉状态下需再次评估脱垂部位及程度；②确定膀胱颈和阴道前穹窿位置，自前两者间阴道前壁中份进针，于膀胱阴道间隔内注入生理盐水 40ml，分别向两侧推送使之形成水囊(图 20-2A)，深至两侧耻骨降支；③在阴道前穹窿和膀胱颈之间电刀切开阴道前壁至水囊，沿阴道壁向两侧剪破水囊(图 20-2B、图 20-2C)，潜行分离使其能容纳网片主体，用示指分别向两侧上方探及闭孔内侧角骨缘，向两侧后方探及坐骨棘；④平尿道口水平线在双侧大腿内皱褶处各做 0.5cm 切口，于切口外 1cm、下 2cm 处做 0.5cm 切口为第二穿刺点。用特制穿刺器(图 20-2D)自上述穿刺点处穿入，分别自闭孔内侧角附近及坐骨棘上处，经闭孔通过 2-0 微乔线将网片相应支带引出皮肤外；⑤修剪聚丙烯合成网片(图 20-2E)，将网片支带收紧引出穿刺点外，置入网片调整吊带松紧使网片平铺(图 20-2F)，用 4 号丝线分别将网片固定于宫颈及尿道口下方，用稀释碘伏生理盐水(1∶10)冲洗后，用 2-0 可吸收线锁边连续缝合阴道前壁；⑥行膀胱镜检查，观察膀胱有无损伤及输尿管开口喷尿情况(若穿刺后发现尿色变红，可随时行膀胱镜检查)；⑦将宫颈回纳至阴道高处，再次收紧体外阴道前壁网片支带，松紧合适，剪除多余支带，查无出血后，阴道内纱布卷填塞，敷料贴敷皮肤切口。

经阴道前盆底重建术手术操作见视频 20-2。

视频 20-2　经阴道前盆底重建术

(2) 经阴道骶棘韧带固定术：经阴道骶棘韧带固定术(SSLF)是纠正中盆腔脱垂的新术式之一，具有创伤小、效果好、解剖复位满意等优点，已经成为中盆腔器官脱垂的重要手术方式，但仍存在复发率较高的问题。主要分为单侧悬吊和双侧悬吊两种术式。

手术准备：患者取膀胱截石位，麻醉状态下需再次评估脱垂部位及程度，评估拟定手术方式是否合适，确定最优手术方案。手术区域消毒、铺单，留置导尿。

经阴道单侧骶棘韧带固定术(unilateral sacrospinous ligament fixation，USSLF)：①生理盐水注射于阴道后壁黏膜与直肠间隙，切开阴道后壁；②分离阴道后壁与直肠间隙，暴露右侧骶棘韧带；③用 7 号丝线及 1-0 不可吸收线分别将子宫骶韧带附着处的子宫颈组织悬吊于右侧骶棘韧带中点；④用 2-0 可吸收线连续缝合阴道黏膜。按照传统手术方式均选用右侧骶棘韧带进行固定(图 20-3A)。

经阴道双侧骶棘韧带固定术(bilateral sacrospinous ligament fixation，BSSLF)：①生理盐水注射于阴道后壁黏膜与直肠间隙，切开阴道后壁；②分离阴道后壁与直肠间隙，暴露双侧骶棘韧带；③用 7 号丝线及 1-0 不可吸收线将子宫骶韧带附着处的

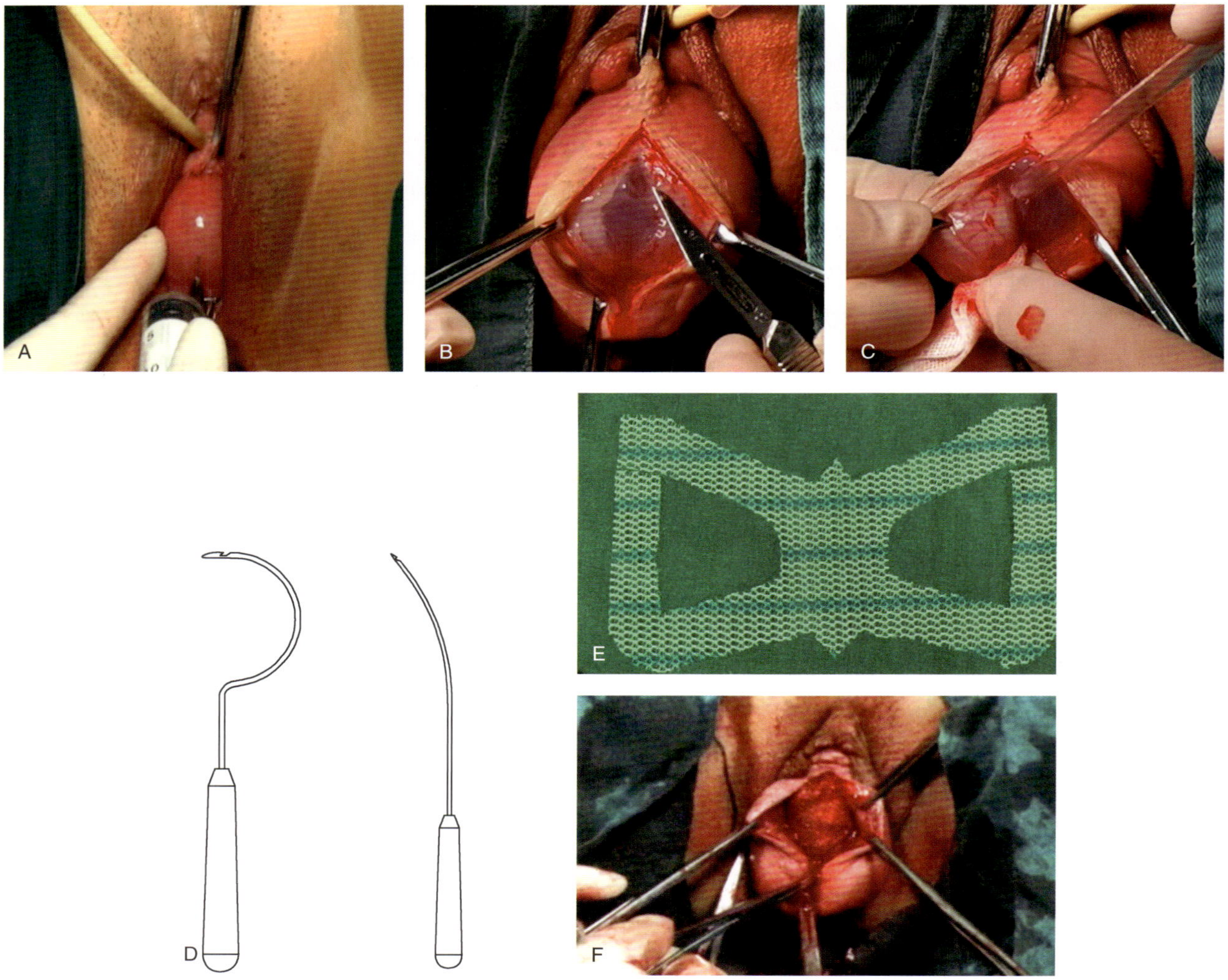

▲ 图 20-2　前盆底重建手术示意图

A. 打水垫：打胖不打白；B. 纵向切开见水囊：荔枝白；C. 阴道壁可见清晰的毛细血管；D. 特制穿刺器；E. 网片修剪形状（10cm × 15cm）；F. 网片平铺效果。

宫颈组织分别悬吊于双侧骶棘韧带中点处；④用 2-0 可吸收线连续缝合阴道黏膜（图 20-3B）。

USSLF 损伤小，手术时间短，尤其适合老年及合并症较多的患者，但存在术后阴道轴向侧偏、复发率相对较高等问题，BSSLF 可保持阴道轴向，复发率也较 USSLF 稍有下降，但其术后疼痛和大便异常等不良反应的发生率较 USSLF 显著增加。因此，为降低术后复发率，术中往往需要先经阴道切除子宫，悬吊阴道残端，以降低子宫重量带来的复发风险。同时，笔者医院采用聚丙烯合成网片的双侧骶棘韧带吊带固定术，取得良好效果，经长期随访证实，术后疼痛、复发等并发症更低，住院成本和时间更少。

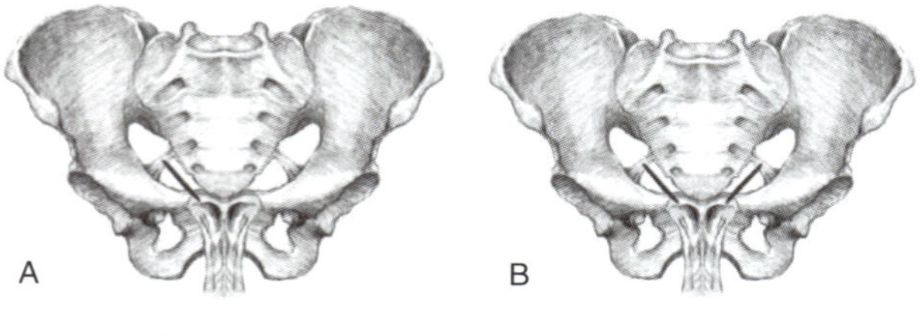

▲ 图 20-3　两种经阴道骶棘韧带固定术示意图

A. 经阴道单侧骶棘韧带固定术；
B. 经阴道双侧骶棘韧带固定术。

骶棘韧带吊带固定术手术操作见视频 20-3。

视频 20-3　骶棘韧带吊带固定术

经阴道双侧骶棘韧带吊带固定术：①生理盐水注射于阴道后壁黏膜与直肠间隙形成水垫，切开阴道后壁长约4cm，沿阴道后壁向两侧分离直肠阴道间隙，向后、向下探及坐骨棘及骶棘韧带，准确辨认骶棘韧带；②将聚丙烯合成网片裁剪成长15~20cm、宽2cm的条形吊带（图20-4A）；③在肛门外4cm、下4cm各做0.5cm切口，使用特制穿刺器（同前）深钩从切口处向盆腔内穿刺，途经肛提肌及坐骨直肠窝，手指引导穿过坐骨棘内侧骶棘韧带，将网片悬挂在骶棘韧带中点，通过2-0微乔线牵引把网片带拉出臀部皮肤，另一端用4号丝线将其固定于宫颈两侧，用2-0可吸收线连续缝合阴道后壁黏膜；④外拉臀部皮肤网片吊带，可将宫颈拉向阴道深处，调整吊带松紧程度，剪去臀部外多余的网片；⑤术毕行肛门指检，排除直肠损伤（图20-4B）。

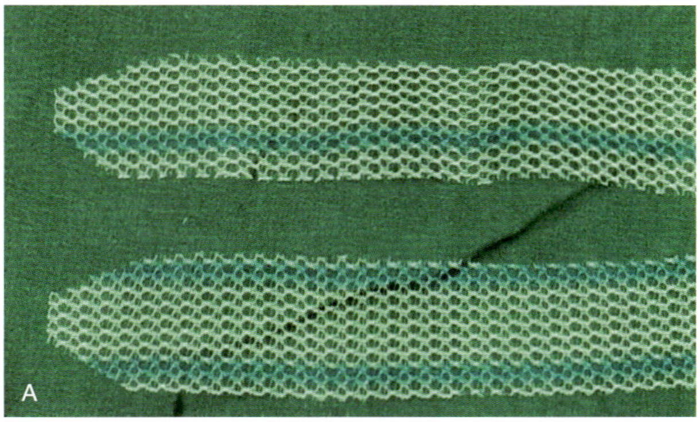

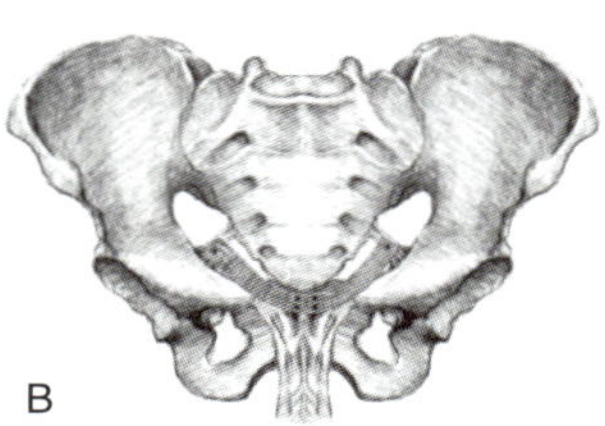

▲ 图20-4　经阴道双侧骶棘韧带吊带固定术示意图

A. 网片裁剪条带形状；B. 经阴道双侧骶棘韧带吊带固定术吊带位置。

近几年来，笔者又发现子宫脱垂患者往往存在耻骨宫颈筋膜断裂，合并部分阴道前壁上1/2膨出，而且阴道前壁较短，不适合行经典前盆底重建手术，而传统MSSLF网片只固定于宫颈后方，不能重建宫颈前方的耻骨宫颈筋膜，且容易导致宫颈前倾，效果不理想。因此，笔者结合经典前盆底重建中深支穿刺路径，又设计出经阴道前路耻骨宫颈筋膜及经后路双侧骶棘韧带吊带固定术。

手术步骤：①患者取膀胱截石位，常规消毒铺巾，留置导尿；②确定膀胱颈和阴道前穹窿位置，自前两者间阴道前壁中份进针，于膀胱阴道间隔内注入生理盐水40ml，分别向两侧推送使之形成水囊，深至两侧耻骨降支；③在阴道前穹窿和膀胱颈之间用电刀切开阴道前壁至水囊，长约4cm，沿阴道壁向两侧剪破水囊后潜行分离，用示指向两侧后方探及坐骨棘；④沿聚丙烯合成网片长轴裁剪成4条条形网片，长约15cm，前路吊带每条宽约1.5cm，前路吊带每条宽约2cm，平尿道口水平线在双侧大腿内皱褶处外1cm、下2cm处各做0.5cm切口为前路穿刺点，特制穿刺器（同前）自上述穿刺点处穿入，手指引导经闭孔穿过突破坐骨棘上方筋膜，通过2-0微乔线牵引将条形网片带分别穿出皮肤，另一端用7号丝线将其固定于宫颈前方两侧宫颈筋膜，稀释碘伏冲洗后给予2-0微乔线连续缝合阴道前壁；⑤同前述MSSLF手术步骤；⑥将宫颈回纳至阴道高处，再次收紧体外4条网片支带，松紧合适，剪除多余吊带，查无出血后，阴道内纱布卷填塞，敷料贴敷皮肤切口。

（3）经阴道后盆腔重建手术：后盆腔的支持系统包括直肠阴道筋膜、会阴体及子宫骶韧带等结构组织，如果阴道后壁顶端缺陷可表现为小肠疝或肠膨出，阴道后壁下段缺陷可表现为会阴体缺陷或低位直肠疝。手术是治疗后盆腔缺陷的主要方式，手术以修补组织缺损，消灭薄弱区，恢复盆底功能，从而达到矫正或重建的目的。包括经典的阴道后壁修补术、肛提肌加固缝合术、“桥”式缝合术以及经肛门途径的直肠部分切除术等，对于合并肠疝等重度、复杂的阴道后壁膨出来说，传统自体筋膜修补术等常规术式不能达到良好的解剖复位。而加用网片的后盆底重建术是较好的选择，在加强第二水平支持的同时能加强第一、三水平的支持，可达到良好的解剖复位及较低的术后复发率。

手术步骤：①患者取膀胱截石位，常规消毒铺巾，留置导尿；②确定阴道后穹窿位置，自阴道后壁进针向直肠阴道间隙内注入生理盐水，分别向阴道两侧推送 40ml 生理盐水形成水垫，于阴道后壁处女膜缘处及阴道顶端之间切开阴道后壁全层，切口长约 5cm，在阴道壁外膜表面向两侧分离直肠阴道间隙，向后、向下探及坐骨棘及骶棘韧带，准确辨认骶棘韧带；③若后壁膨出明显，尤其合并肠疝等复杂情况（图 20-5A、图 20-5B），可行荷包缝合直肠阴道筋膜，利于将膨出的直肠壁压回直肠方向，至直肠阴道筋膜基本平整（图 20-5C）；④将聚丙烯合成网片裁剪成 4 条牵引支的后盆腔修补网片（图 20-5D）；⑤在肛门两侧外 4cm、下 4cm 各做一小切口（图 20-5E），用特制穿刺器（同前）深钩向盆腔内穿刺，途经肛提肌及坐骨直肠窝，在手指引导下穿过两侧坐骨棘内侧骶棘韧带，将网片悬挂在骶棘韧带中点，通过 2-0 微乔线牵引将两侧深支网片带拉出臀部皮肤，另一端用 4 号丝线将其固定于宫颈 / 阴道顶端两侧；⑥肛门两侧外 4cm、上 1cm 各做一小切口（图 20-5E），深钩穿刺器经切口向肛提肌处穿刺，同法牵引拉出另外 2 条浅支，将网片底端固定在肛提肌位置，使网片平铺于阴道后壁（图 20-5F）；⑦稀释碘伏生理盐水冲洗，用 2-0 可吸收线连续缝合阴道后壁黏膜；⑧外拉臀部皮肤网片吊带，可将宫颈 / 阴道顶端拉向阴道深处，调整吊带松紧程度，剪去臀部外多余的网片，阴道填塞碘伏纱布；⑨术毕行肛门指检，排除直肠损伤。

经阴道后盆腔重建术手术操作见视频 20-4。

视频 20-4　经阴道后盆腔重建术

（4）经阴道全盆底重建术：从之前的 Prolift 盆底修复网片，到目前使用的 Tiloop 网片，主要用于前盆腔合并中盆腔缺陷所致的前中复合脱垂。为

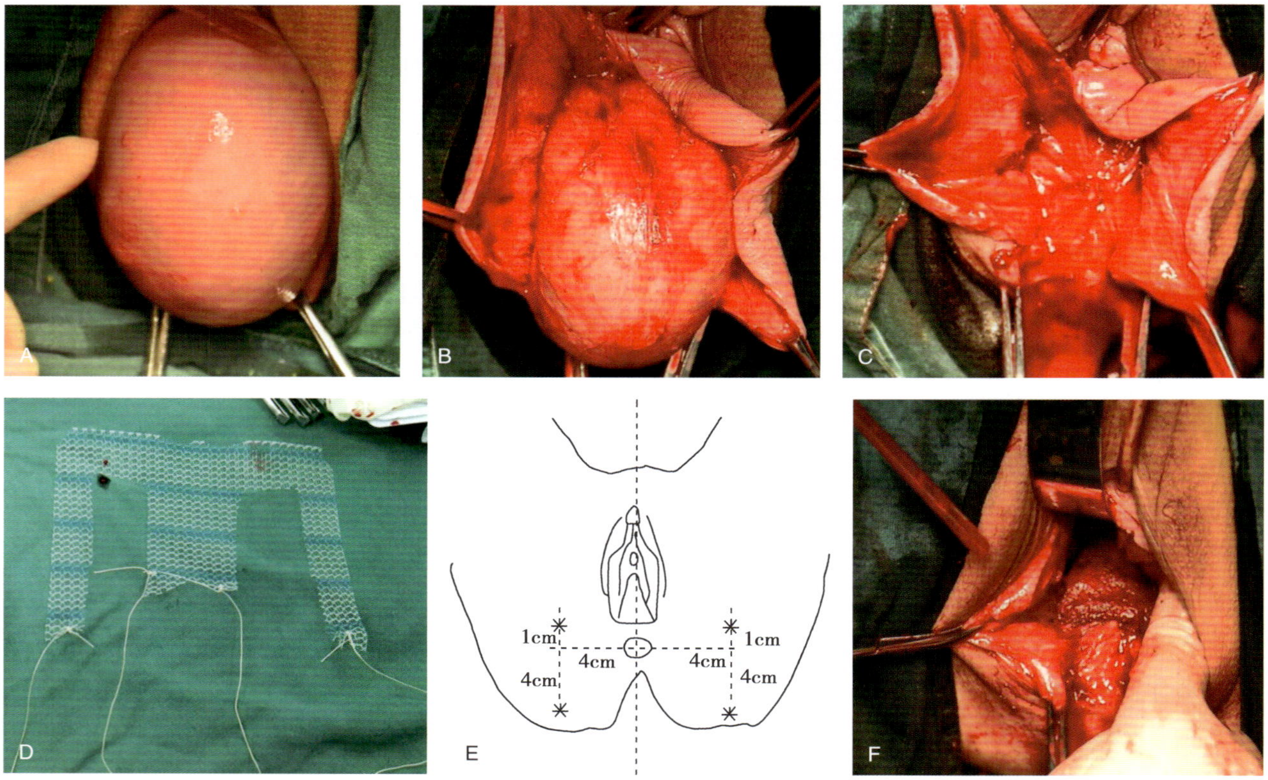

▲ 图 20-5　经阴道后盆底重建手术示意图

A. Ⅳ度阴道后壁膨出合并肠疝；B. 巨大疝囊；C. 荷包缝合至直肠阴道筋膜基本平整；D. 网片裁剪形状；E. 后盆底重建皮肤穿刺点；F. 网片平铺手术效果图。

患者节省套装费用，设计出自行裁剪“天”字网片，取得了同样的手术效果（图 20-6）。

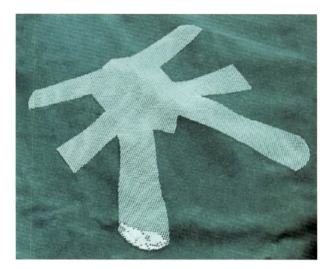

▲ 图 20-6　裁剪“天”字网片（15cm×15cm）

手术步骤：①患者取膀胱截石位，常规消毒铺巾，留置导尿；②确定膀胱颈和阴道前穹窿位置，自前两者间阴道前壁中份进针，于膀胱阴道间隔内注入生理盐水 40ml，分别向两侧推送使之形成水囊，深至两侧耻骨降支；③在阴道前穹窿和膀胱颈之间切开阴道前壁至水囊，沿阴道壁向两侧剪破水囊，潜行分离使其能容纳网片主体，用示指分别向两侧上方探及闭孔内侧角骨缘，向两侧后方探及坐骨棘和骶棘韧带；④平尿道口水平线在双侧大腿内皱褶处各做 0.5cm 切口，于切口外 1cm、下 2cm 处做 0.5cm 切口为第二穿刺点，于肛门两侧外 4cm、下 4cm 各做一小切口为第三穿刺点；⑤用特制穿刺器（同上）自上述穿刺点处穿入，分别自闭孔内侧角附近、坐骨棘上方，经闭孔通过 2-0 微乔线将网片两横臂支带引出皮肤外，4 号丝线将网片头端固定于尿道口下方；⑥用深钩穿刺器经第三穿刺点向盆腔内穿刺，途经肛提肌及坐骨直肠窝，在手指引导下穿过两侧坐骨棘内侧骶棘韧带，将网片尾端两支带悬挂在骶棘韧带中点，通过 2-0 微乔线牵引出臀部皮肤，调整吊带松紧使网片平铺，4 号丝线将网片尾端固定于宫颈前方；⑦稀释碘伏生理盐水（1：10）冲洗后，用 2-0 可吸收线锁边连续缝合阴道前壁；⑧行膀胱镜检查；⑨将宫颈回纳至阴道高处，再次收紧体外阴道网片支带，松紧合适，剪除多余支带，查无出血后，阴道内纱布卷填塞，敷料贴敷皮肤切口。

针对阴道前壁脱垂及中盆腔器官脱垂，同样可选用组合术式，即经阴道前盆底重建＋经后路双侧骶棘韧带吊带固定术，中盆腔解剖复位更满意，固定更牢靠，复发率低，手术效果确切，且使用成片裁剪网片，较套装网片极大地降低了患者的手术费用（图 20-7）。若患者前、中、后三腔室同时存在脱垂，则可选择经阴道前盆底重建＋后盆底重建术，具体手术步骤同上。

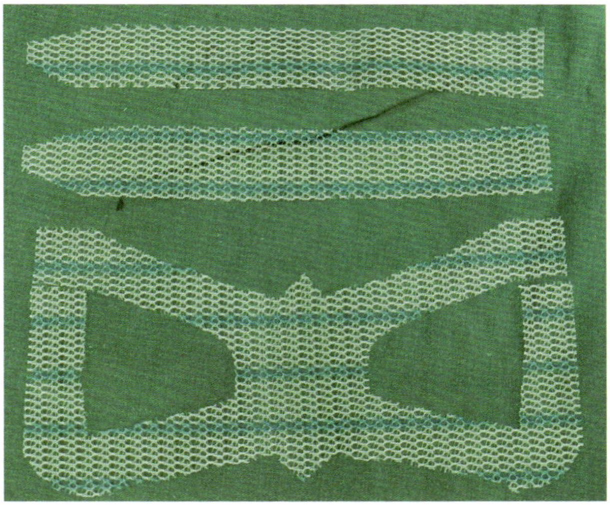

▲ 图 20-7　裁剪网片示意图

经阴道全盆底重建术手术操作见视频 20-5。

视频 20-5　经阴道全盆底重建术

（5）改良前盆底重建术：经典前盆底重建手术中，若深支穿刺不到位或固定不牢靠，容易导致深支条带移位，使网片皱缩，脱垂前壁上段复发（图 20-8A、图 20-8B），为降低这一问题，在前述经典全盆底重建手术基础上，笔者又设计出改良前盆底重建术（经阴道前路骶棘韧带固定术），纠正前壁脱垂顶端更到位，固定更牢靠，效果更理想，尤其适合存在中盆腔缺陷的患者。因经阴道前路穿刺骶棘韧带是一难点，故本术式需要有较丰富盆底重建手术经验的医生才能开展。

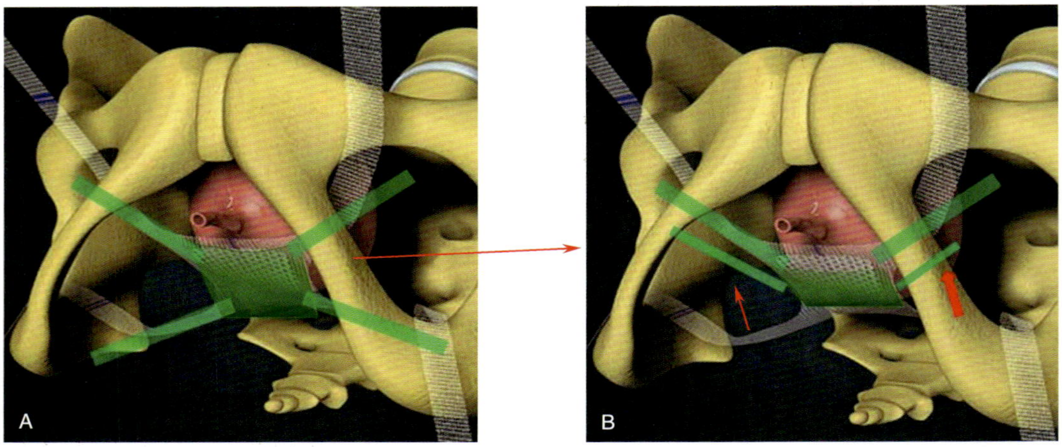

▲ 图 20-8　深支束带固定问题

A. 深支到位，网片完整平铺；B. 深支不到位或固定不牢靠滑脱，致深支条带移位，使网片皱缩，脱垂复发。

手术步骤：①前期准备同上；②平尿道口水平线在双侧大腿内皱褶处各做 0.5cm 切口，于肛门两侧外 4cm、下 4cm 各做一小切口为第二穿刺点；③自行裁剪聚丙烯合成网片（形状基本同经典前盆底重建术），用特制穿刺器（同上）自第一穿刺点处穿入，自闭孔内侧角附近，经闭孔通过 2-0 微乔线将网片上肢支带引出皮肤外，4 号丝线将网片头端固定于尿道口下方；④用深钩穿刺器经第二穿刺点向盆腔内穿刺，途经肛提肌及坐骨直肠窝，在手指引导下穿过两侧坐骨棘内侧骶棘韧带，将网片下肢两支带悬挂在骶棘韧带中点，通过 2-0 微乔线牵引出臀部皮肤，调整吊带松紧使网片平铺，4 号丝线将网片尾端固定于宫颈前方；⑤其余步骤同上。

改良前盆底重建术（前路骶棘韧带悬吊）手术操作见视频 20-6。

视频 20-6　改良前盆底重建术（前路骶棘韧带悬吊）

二、腹腔镜盆底重建

过去几十年中，腹腔镜手术在女性盆底功能障碍性疾病中的应用得到不断发展，从盆腔脏器脱垂、妇科泌尿道生殖道瘘，各种临床研究层出不穷。随着器械和设备的更新，POP 的腹腔镜入路也出现了诸多变化，包括传统腹腔镜手术、经脐单孔腹腔镜手术、机器人辅助腹腔镜手术及经阴道自然腔道内镜手术（vNOTES）盆底重建等，且还在不断发展；相对于各种腹腔镜入路的更新，具体的重建术式方法变化不大。鉴于经阴道网片植入的盆底重建术的并发症广受关注，腹腔镜途径的网片植入手术相关并发症，例如网片阴道残端暴露、网片侵蚀等问题，也受到了盆底外科医生的重视。随着对盆底理论认识的加深，腹腔镜下的自体组织修复手术逐渐得到重视。本部分将从腹腔镜自体组织修复的盆底重建术和腹腔镜网片类的重建手术两方面进行阐述。

1. 前盆腔缺陷的腹腔镜自体组织修复手术术式

（1）腹腔镜的阴道旁修补术：前盆腔缺陷包括阴道前壁和膀胱膨出，临床较为常见，手术是其治疗的主要方法。阴道前壁修补术是国内最为常见的方式，但由于此类患者的绝大部分病因系阴道旁缺陷，即耻骨宫颈筋膜从盆筋膜腱弓分离，所以，阴道前壁修补术不能真正地纠正阴道旁缺陷，导致复发率较高。1909 年和 1976 年先后报道了经阴道和经腹的阴道旁修补术，1994 年 Shull 系统描述了阴道旁修补术适合用于阴道旁缺陷型的膀胱膨出，引起广泛关注。由于其复发率低，长期疗效满意，在国内外逐步得到推广，包括开放的耻骨后术式、腹腔镜耻骨后术式和经阴道途径 3 种术式；腹腔镜阴道旁修补术具有创伤小、暴露好、恢复快、痛苦小等优点，是目前最常用的途径。

关键的手术要点包括充分游离手术间隙，避免尿道、膀胱、血管损伤；辨识盆筋膜腱弓等解剖标记；认清阴道旁缺陷的部位；正确到位的缝合。具体而言，术中充盈膀胱以辨清膀胱上缘；充分游离耻骨后间隙，暴露双侧耻骨支内侧面和闭孔内肌；推离膀胱后，术者左手于阴道示指上抬阴道壁明确缺陷部位；不吸收线穿过侧阴道沟缝合阴道壁（勿缝穿黏膜层），向坐骨棘方向牵引阴道壁，在盆筋膜腱弓相应位置进针缝合打结；缝好第一针后，约每隔 1cm 一针，缝合阴道及其上面覆盖的耻骨宫颈筋膜与盆筋膜腱弓；最背面的一针应在坐骨棘前 1cm 处，最腹侧的一针在近尿道膀胱连接处 1~2cm，一般缝合 3~4 针即可；手术需要缝合双侧。手术要求将侧上阴道沟及其上面覆盖的耻骨宫颈筋膜固定到骨盆侧壁，即恢复到盆筋膜腱弓水平（图 20-9）。

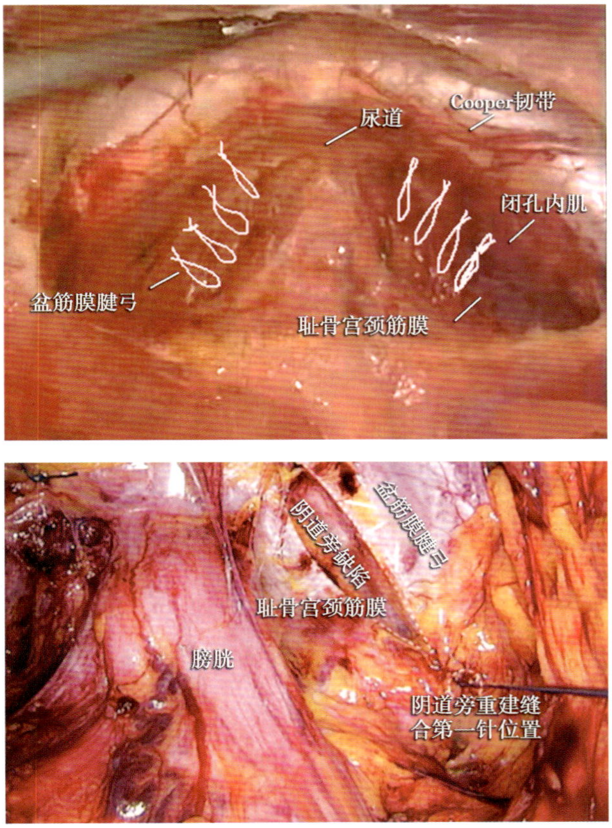

▲ 图 20-9　阴道旁修补术

该手术需注意避免出血、膀胱、尿道、闭孔血管及神经损伤，笔者中心及国内的其他单位也有将缝合固定位置选在耻骨梳韧带上，而不是盆筋膜腱弓，称为改良的阴道旁修补术，相对于经典的阴道旁修补，具有出血少、疼痛轻，效果更可靠的优点，但需注意两点：①需避免悬吊过高，达到盆筋膜腱弓水平即可，避免导致阴道前壁前倾；②为避免输尿管梗阻，缝合张力不要过紧。因此，术者对于阴道旁修补复位程度的把握是该手术难点之一。笔者认为应遵循预防大于治疗的原则，即该手术对远期前壁脱垂的预防作用优于近期对前壁脱垂的治疗作用，以此把握阴道旁修补的复位程度。腹腔镜的阴道旁修补术手术操作见视频 20-7。

视频 20-7　腹腔镜下阴道旁修补术

（2）腹腔镜下阴道前壁缩短术：国内外有学者尝试采取腹腔镜阴道前壁缩短的方式来纠正前盆缺陷，手术需要充分下推膀胱以暴露阴道前壁，达阴道前壁缺陷的下缘为最佳，再将阴道前壁缺陷下缘的正常筋膜和阴道壁连续缝合固定于宫颈前壁，以此达到折叠缩短、修复阴道前壁缺陷的目的，缝合以纵向、间断缝合为主（图 20-10），也可采取横向间断或者荷包缝合的方式。手术的难点在于充分地下推膀胱和识别缺陷的范围。对于纠正中盆腔缺陷后，前壁仍有脱垂的患者，该手术可作为补救或辅助方式之一，该技术也可作为网片类重建手术中，缩小网片覆盖面积，提高手术效果的方法。

2. 中盆腔缺陷的腹腔镜自体组织修复手术术式　中盆腔的自体组织修复手术包括高位骶韧带悬吊术、骶棘韧带固定术、髂尾肌阴道固定术等，其中髂尾肌阴道固定术等常规经阴道途径完成，而腹腔镜途径中盆腔缺陷的自体组织修复手术中，主要是指高位骶韧带悬吊术和骶棘韧带固定术，前者最为常用，后者相对较少。

（1）高位骶韧带悬吊术（high uterosacral ligament suspension，HUS）：是从骶韧带悬吊术（uterosacral ligament suspension，ULS）发展而来的，而 ULS 具有悠久的历史，原理是折叠缩短子宫骶韧带以达到提升阴道顶端的目的。早在 1927 年由 Miller 首

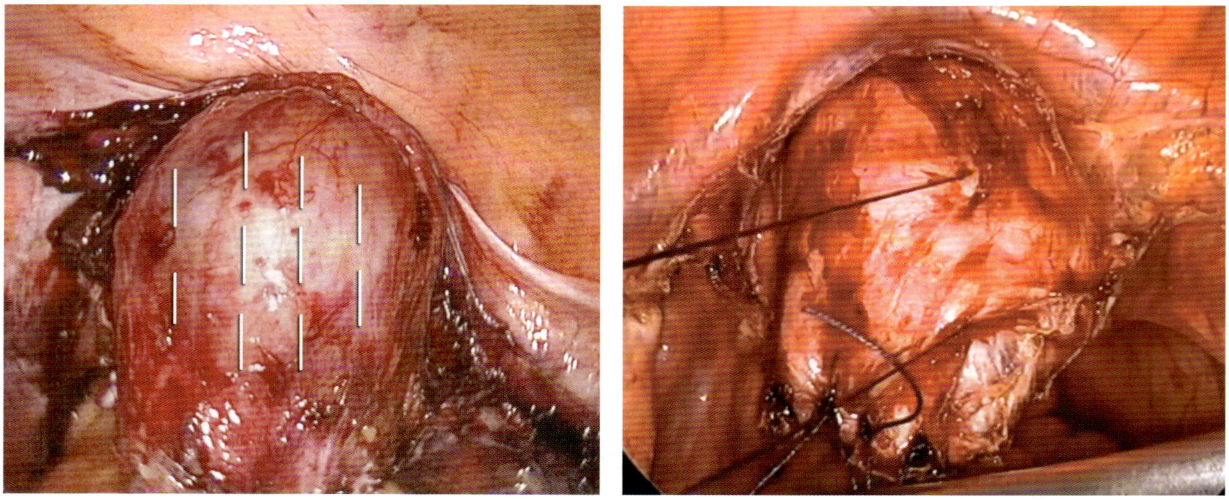

▲ 图 20-10 阴道前壁缩短的缝合方式

次报道，但其具体内容无详实记载，而在 1955 年 Richard T 描述了直肠子宫陷凹、筋膜及阴道后壁的切除，1956 年 Waters 描述了切除、关闭疝囊后，2 根缝线穿过子宫骶韧带直肠子宫陷凹缝合于折叠的子宫骶韧带上，这是最早关于骶韧带悬吊术的记载；1957 年 McCall Procedure 或者 McCall 后穹窿成形术由 Waters 术式演化而来，缝合子宫骶韧带的同时，用可吸收线缝合直肠前腹膜、阴道后壁及子宫骶韧带内侧腹膜以关闭直肠子宫陷凹；直到 Shull 进行了进一步的改进及推广，成为现在常用的方式，可以说目前所谓的高位骶韧带悬吊术就是指由 Shull 改良和推广的术式，本部分内容介绍的高位骶韧带悬吊术也代指 Shull 术式。目前可采用腹腔镜途径、开腹途径完成该手术。近来 vNOTES 手术的广泛开展为该术式提供了更加微创和可视的技术入路，值得临床借鉴。

HUS 手术步骤：①探查输尿管走行；②切开输尿管与同侧子宫骶韧带之间的腹膜，并分离二者之间的间隙，推开输尿管；③游离子宫骶韧带，约 4~5cm；④确定子宫骶韧带中点，以坐骨棘为解剖标志，坐骨棘水平的子宫骶韧带即是子宫骶韧带的中点，可经阴道检查确定后，用亚甲蓝标记；⑤用不可吸收线于每侧子宫骶韧带缝合 3 针，从腹侧到背侧缝合，以降低输尿管损伤的风险；⑥最低缝合线位于坐骨棘水平，第 2、3 针缝合线分别位于第 1 缝合线上方 1cm 和 2cm（图 20-11）；⑦每一根缝合线均进行标记，以便于正确定位；⑧将子宫骶韧带远端固定在阴道顶端两侧边缘，然后每侧依次缝合 3 针，分别打结后上抬阴道顶端，使子宫骶韧带骨盆侧到达阴道顶端中心（图 20-12）；⑨关闭阴道顶端黏膜。

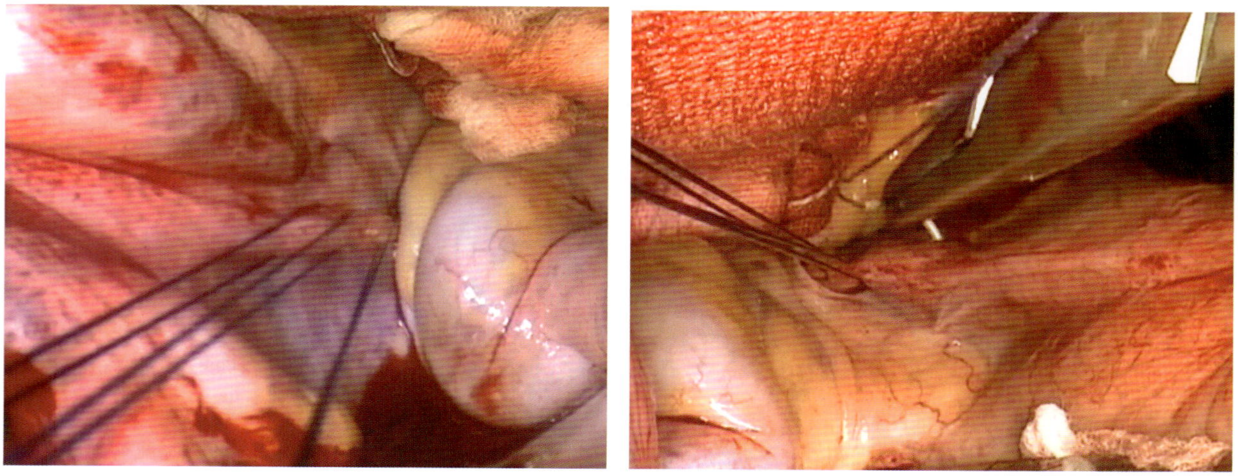

▲ 图 20-11 vNOTES 手术中左右两侧的缝线缝合子宫骶韧带

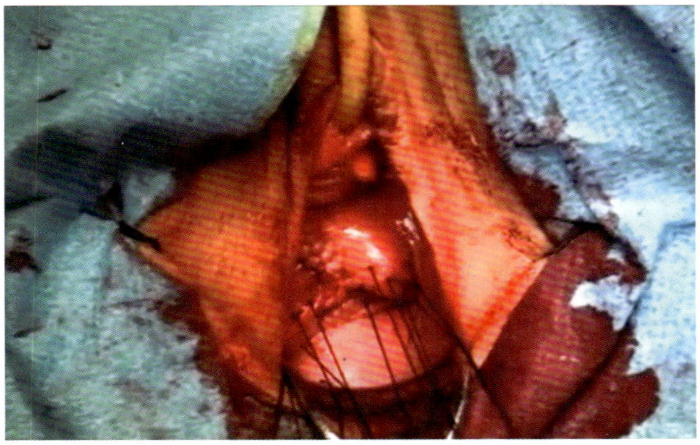

▲ 图 20-12　vNOTES 手术缝合阴道壁

高位骶韧带悬吊术手术操作见视频 20-8。

视频 20-8　腹腔镜下高位骶韧带悬吊术

临床工作中，需根据是否合并前后壁膨出，行前后壁修补术或封闭直肠陷凹；如合并小肠疝，可加做 McCall 后穹窿成形术以封闭直肠子宫陷凹，防止小肠疝出。对于合并前盆腔缺陷的患者，为了保证阴道前壁的良好悬吊固定，术中需要充分地分离膀胱阴道间隙，以便于子宫骶韧带折叠时同时悬吊阴道前壁，达到纠正前盆腔缺陷的目的。另外，HUS 术后需要常规行膀胱镜检查，以确认输尿管是否正常喷尿，可静脉推注美蓝 10mg，利于清楚地观察喷尿情况。

子宫切除或保留子宫的脱垂患者均可采用该手术，但最初仅用于阴式子宫切除后的脱垂患者，用 Allis 钳从子宫骶韧带的阴道侧上方 2~4cm 将子宫骶韧带提起，用不可吸收缝线将子宫骶韧带连续缝合 2~3 针并打结，以缩短其长度。美国 Mayo 医院对此方法进行了改进，除了缝合缩短子宫骶韧带，他们再将阴道顶端悬吊于缩短的子宫骶韧带上，故而又称阴道骶韧带悬吊术，即 Mayo McCall 术式，且缝合的位置比 McCall 更偏向于头侧和侧方。

目前多个研究肯定了 HUS 的有效性和安全性，其中 2018 年 *JAMA* 上发表的一项研究最有价值。腹腔镜途径和经阴道途径 HUS 均是 POP 最常用的有效的自体组织修复方法之一，但经阴道途径的 HUS 发生输尿管折叠、梗阻的风险较高，特别是子宫骶韧带薄弱的患者，经阴道途径不能达到良好的顶端支撑，且因为输尿管解剖位置靠近盆腔神经，术后可能出现盆腔疼痛。腹腔镜途径可在直视下分离子宫骶韧带和输尿管，避免因为子宫骶韧带缩短后输尿管位置改变导致输尿管狭窄和/或损伤，但这种子宫骶韧带和输尿管的分离是否又增加神经损伤的风险，可能也需要评估。

需要注意的是 HUS 主要是修复 DeLancey 第一水平的缺陷，对于第二、三水平没有支撑和修复作用，所以对于合并中重度的膀胱和直肠膨出的患者，需谨慎选择该术式，存在前、后盆腔新发脱垂的风险。据笔者个人观点，保留子宫的效果较差，建议行 HUS 的同时切除子宫。

(2) 腹腔镜下骶棘韧带固定术(LSSLF)：1958 年 Sederl 首次描述了骶棘韧带固定术(SSLF)，1971 年 Nichols 等详述了该手术的适应证为阴道穹窿和子宫脱垂，并逐步得到推广和认可。手术的主要原理是将阴道顶端悬吊于骶棘韧带，并将阴道上段提升至肛提肌板以上的平面。该手术的难点和重点在于对于骶棘韧带的暴露，需熟悉解剖且有较好的腹腔镜手术基础。目前骶棘韧带固定术主要采用经阴道途径，经腹和腹腔镜途径仅少许报道。

腹腔镜途径的手术步骤：①膀胱内充 200~300ml 无菌生理盐水，辨清膀胱上缘。在膀胱上缘上 2cm 处打开腹膜，两侧的腹膜打开要足够，以利于充分暴露手术视野；②充分游离膀胱前间隙，显露耻骨联合，排空膀胱以免损伤膀胱，继续向下钝性分离耻骨后筋膜，暴露双侧耻骨支内面、闭孔内肌筋膜及盆筋膜腱弓；③继续向背侧分离，直至坐骨棘，用分离钳可清楚触及，钝性分离坐骨棘旁疏松组织，从上而下可看到覆盖于骶棘韧带表面的表面髂尾肌筋膜(图 20-13)，分离推开该筋膜后可显露骶棘韧带(图 20-14)；④术者左手伸入阴道，抬高侧穹窿和阴道顶端；⑤用非吸收线穿过阴道顶端，勿缝穿黏膜层，保留子宫患者穿过子宫骶韧带的子宫颈附着处，轻轻牵引骶棘韧带，用非吸收线穿过骶棘韧带，打结，将阴道残断固定于骶棘韧带。⑥止血、关闭腹膜。

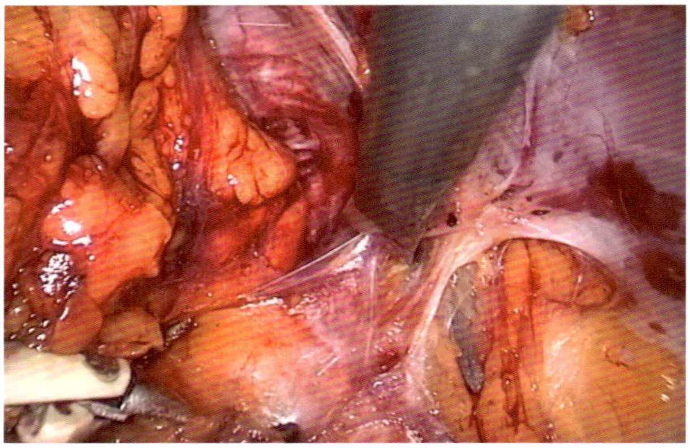

▲ 图 20-13　腹腔镜从上而下暴露骶棘韧带

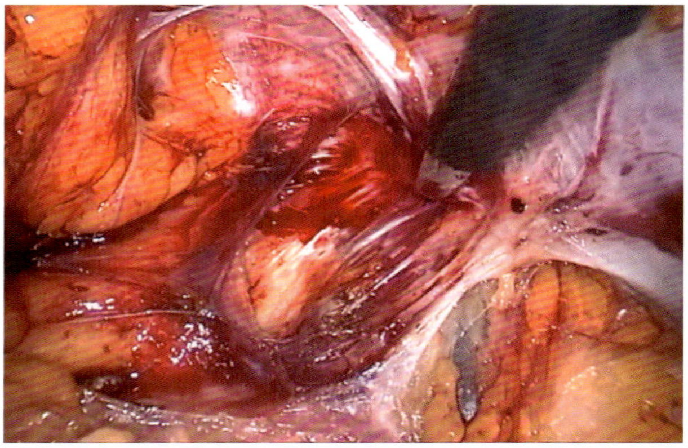

▲ 图 20-14　分离髂尾肌筋膜后可暴露骶棘韧带

对于保留子宫的患者，术中上抬侧穹窿后，非吸收线缝合穿过子宫骶韧带的子宫颈附着处，再穿过骶棘韧带，收紧打结，将子宫骶韧带及子宫颈固定于骶棘韧带。

骶棘韧带固定术治疗阴道穹窿脱垂或子宫脱垂的效果没有任何争议，是公认的治疗中盆腔缺陷的有效方法，有效率达 90% 以上，即使在 4 年后其有效率也维持在 80% 左右，经阴道途径的患者客观治愈率为 88.1%~89.7%，主观满意率为 87%~93%，经腹腔镜途径的满意度也相似。

骶棘韧带的走向为从坐骨棘走向骶骨，术中可阴道检查触摸坐骨棘，并用分离钳牵拉进一步明确。骶棘韧带从腹腔内面观，表面仍覆盖一层薄的髂尾肌筋膜，也具有一定的韧性和强度，术中可不予以分离。腹腔镜骶棘韧带固定术暴露清楚，可以在直视下缝合不易损伤坐骨神经，理论上止血容易，手术后阴道内无伤口，但术中应小心操作，避免损伤阴部内血管后发生出血或术后血肿形成。如术中血管损伤应小心暴露，精确止血，避免盲目电凝，进而伤及坐骨神经和阴部内神经，导致会阴臀部疼痛及性功能障碍。

(3) 其他术式：对于中盆腔缺陷的治疗也有很多地区开展了子宫腹前壁悬吊固定术、阴道顶端腹壁悬吊术等类似术式，严格意义上讲，此类手术也属于自体组织的修复手术。

手术步骤：①烧灼子宫前壁浆膜面；②贯穿缝合子宫，常用不可吸收线由子宫右侧由前向后贯穿缝合子宫，再从子宫左侧由后向前贯穿缝合子宫；③牵拉贯穿缝合子宫的缝线至腹壁外；④贯穿子宫缝线体外打结；⑤检查术后效果，确保子宫前壁与腹前壁紧贴。

从解剖角度看，腹直肌鞘为无血管区且质地坚韧，此处缝合不易出血，且能满足一定的张力，是悬吊固定良好的位置；但该手术是将子宫、阴道向上向前牵拉，改变阴道的生理轴向，导致阴道轴向的极度前倾，致使盆腔压力传导改变，主要作用于后盆腔，从而容易发生阴道后壁代偿性膨出，甚至导致严重的肠疝(图 20-15)。从该角度讲，需要更加系统地评估此类手术的安全性，笔者认为该术式不应作为向患者推荐的首选方式。因为笔者始终认为盆底重建手术需要从整体概念出发，不仅要纠正中盆腔缺陷，也要尽可能减少或避免对前盆腔或后盆腔带来的影响。

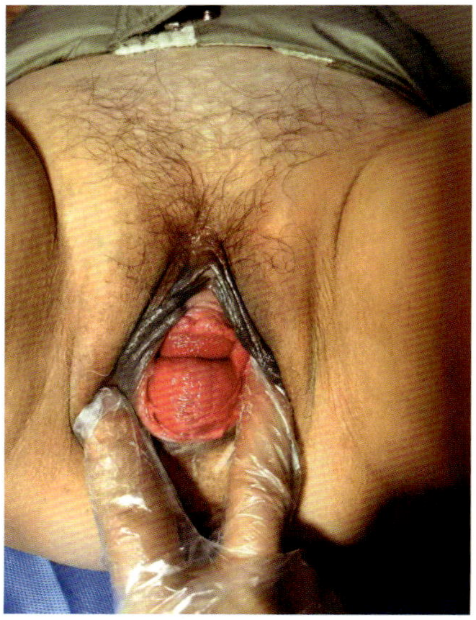

▲ 图 20-15　腹壁悬吊后继发的严重小肠疝

另外,国内也有学者尝试用不可吸收线代替聚丙烯网片进行腹腔镜骶骨固定术,并利用自身组织进行盆底重建,短期能够达到悬吊顶端的作用,但因为缝线的切割张力较大,笔者团队遇到多例复发来院就诊病例,其长期效果也待进一步评估。

3. 后盆腔缺陷的腹腔镜自体组织修复手术术式　目前关于后盆腔缺陷的自体组织修复手术,特别是腹腔镜的术式,鲜有报道。1957 年首次报的 McCall 后穹窿成形术可用于后盆腔缺陷的治疗,该术式最初以阴道途径完成,主要目的是在行经阴道子宫切除术时,于阴道中线部位折叠缝合两侧子宫骶韧带及其间的腹膜,关闭直肠子宫陷凹,以防止肠膨出,是治疗小肠疝的方式之一。

手术步骤:①对于没有切除子宫的患者,缝合线可以缝合在子宫的后壁,从而高位封闭直肠子宫陷凹。如果是经阴道途径先行子宫切除后,也是从高位缝合前膀胱腹膜和直肠浆膜层,层层往下进行荷包缝合;然后再缝合两侧主骶韧带,最后关闭阴道。②对于切除子宫的患者,先缝合两侧主骶韧带复合体,然后从疝囊的底部开始做荷包缝合,针距 1.5~2cm,可做 3~8 个荷包缝合,缝合深度可带有一定的肠壁浆膜层,以便彻底关闭疝囊和预防复发,最后缝合的荷包固定在两侧的圆韧带断端上。

目前也可采用经腹、腹腔镜途径完成该手术,笔者认为该类手术系高位骶韧带悬吊术的前身,主要的区别在于是否需要缝合腹膜以封闭直肠子宫陷凹,是否需要将穹窿悬吊,重点在于首先保证恢复第一水平支持后,再修复第二水平。

4. 全盆腔缺陷的腹腔镜自体组织修复手术术式　目前没有采用自体组织修复方式行腹腔镜全盆重建的系统资料,仅有零星报道,未得到推广。在纠正中盆腔缺陷的同时,辅以前盆腔或后盆腔的自体组织修复手术,如中盆腔缺陷合并前盆腔缺陷时,可选用高位骶韧带悬吊联合阴道旁修补术;合并阴道后壁膨出甚至盆底腹膜疝者,加用腹腔镜 McCall 术,封闭直肠子宫陷凹,可以被认为是自体组织修复的腹腔镜全盆底重建术。

三、腹腔镜网片类的盆底重建手术术式

对于腹腔镜途径的前盆的网片类重建手术较少报道,主要是指阴道旁修补术。单独纠正前盆的手术较少,因为此类手术主要在于纠正第二水平的薄弱,而对第一水平的支撑可能不足,术后发生顶端脱垂的风险会增大,故再次强调,如单纯做腹腔镜下的阴道旁修补,需充分评估顶端脱垂的情况,明确是否存在第一水平的缺陷,并注意修复第一水平的缺陷。

1. 腹腔镜中盆腔的网片类盆底重建手术术式

(1)骶骨固定术:骶骨固定术(sacrocolpopexy)是利用网片或其他移植物,将阴道顶端或子宫固定于骶骨前纵韧带的一种用于治疗盆腔器官脱垂的经典手术方式(图 20-16),包括经腹骶骨固定术(abdominal sacrocolpopexy,ASC)、腹腔镜骶骨固定术(laparoscopic sacrocolpopexy,LSC)以及近年来新兴的经阴道单孔腹腔镜骶骨固定术(transvaginal single port laparoscopic sacrocolpopexy,VLSC)。根据子宫是否去留,骶骨固定术又包括阴道顶端的骶骨固定术、保留子宫的骶骨固定术和行次全切除后的宫颈骶骨固定术;临床中常说的骶骨固定术指的是腹腔镜下子宫切除后的阴道骶骨固定术。

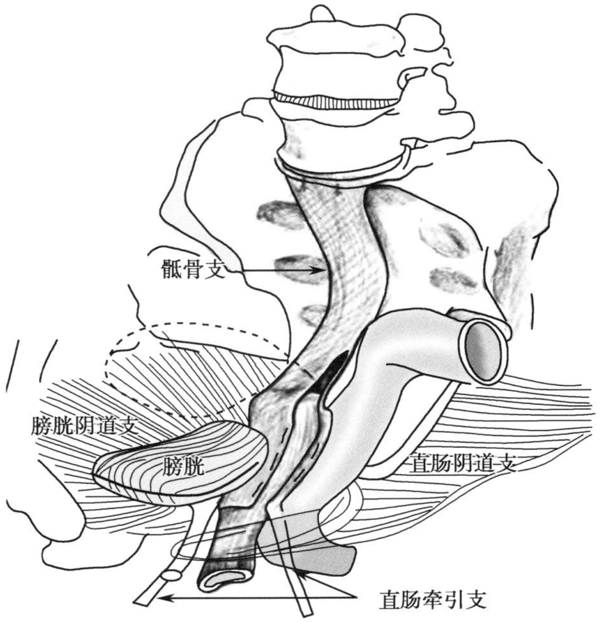

▲ 图 20-16　阴道(子宫)骶骨固定示意图

1957 年 Arthure 首次报道阴道骶骨固定术,后经历了多次的改良及完善。1994 年 Nezhat 等首次报道了 LSC,由于微创、术后恢复快、治愈率高、

并发症低等优点其在欧美国家迅速得以推广。国内开展此类手术的时间相对较晚，于2008年最早报道LSC，目前ASC基本已被LSC取代，并且各类单孔及机器人手术如雨后春笋般涌现。骶前的锚定位置也是多次调整，随着对骶前的神经、血管等解剖的认识加深（图20-17），因S_1锥体宽大，有足够的缝合位置，安全可靠，目前推荐的缝合位置为S_1表面的前纵韧带上，但前纵韧带的厚度仅为0.2cm（图20-18），术中不能缝合过深，也不能缝合过浅。骶骨固定所采用的网片，目前有成形的和自裁多种方式，针对阴道骶骨固定术，常采用Artisyn-Y型网片。

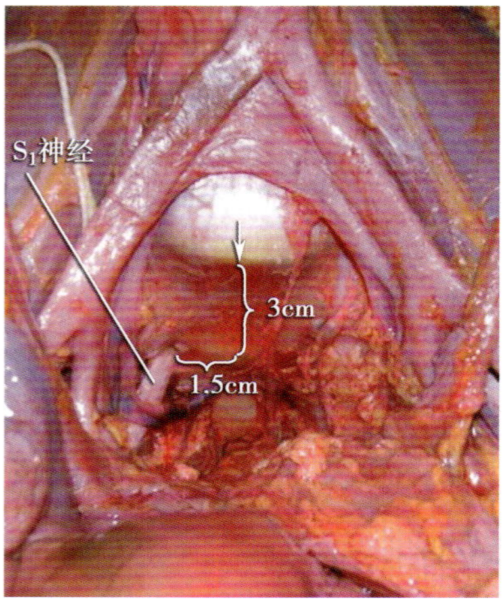

▲ 图20-17　骶前的尸体解剖

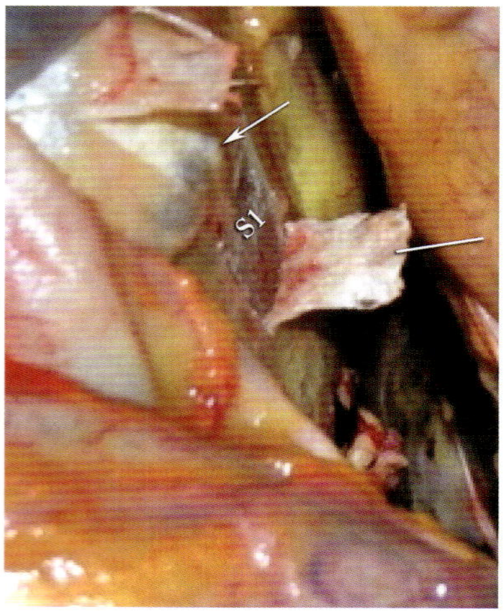

▲ 图20-18　前纵韧带（白色箭头）

腹腔镜Artisyn-Y型网片阴道骶骨固定术的步骤：①首先行腹腔镜下全子宫切除，与普通全子宫切除不同的是，下推膀胱时，需游离膀胱阴道间隙，到达膀胱颈水平，子宫后方需打开直肠阴道间隙，根据脱垂的程度分离该间隙的深度，强调网片覆盖的范围达到脱垂的下缘。②全子宫切除术后，缝合阴道残端。③于骶胛关节处打开后腹膜，进入骶前间隙，暴露前纵韧带。④沿右侧输尿管内侧直到右侧骶韧带水平打开阔韧带后叶。⑤将Artisyn-Y型网片的前后叶交汇处固定到穹窿顶端，前叶裁剪到合适大小，平整伸入到膀胱阴道间隙，并用2-0可吸收线多点固定；后叶裁剪到合适大小，平整伸入到直肠阴道间隙，直达肛提肌水平，同样需要2-0可吸收线多点固定。⑥提拉网片，将阴道顶端提拉到合适位置，将网片中央支固定到S_1~S_2椎体表面的前纵韧带上。⑦完整关闭腹膜，包裹网片于腹膜后。

Artisyn-Y型网片阴道骶前固定术效果可靠，复发率低，并发症少，是目前治疗的金标准术式，但该术式也存在一定弊端及并发症，其中最严重的并发症是阴道菌群通过阴道残端感染上行，引起骶前区感染，严重者导致脊柱炎、椎间盘炎等较为凶险的并发症。笔者中心骶骨固定术同时行子宫切除术后有2例严重感染病例的发生，1例术后出现骶前脓肿，经抗炎治疗后伴发真菌感染，后拆除网片感染控制；1例因术后盆腔急性感染治愈后继发严重的、持续性的臀部及腰骶部疼痛，拆除网片后疼痛缓解。另外，残端愈合不良导致阴道顶端网片暴露并非罕见，常需多次修剪网片，并辅助应用雌激素软膏。

针对骶骨固定术是否保留子宫的问题也存在争议，争议的原因在于同时子宫切除是否增加网片暴露、感染等风险。有报道切除子宫后的阴道骶骨固定术相较子宫骶骨固定术的网片暴露率增加14%~23%，发生暴露的平均时间为术后12~23周；也有研究认为子宫切除后并不增加网片侵蚀的发生风险。近年来保留子宫的骶骨固定术时间更短、操作更简单，且降低了感染的风险，受到广泛的关注。

子宫骶骨固定术的手术步骤：①在骶岬处打开后腹膜，分离S_1椎体前筋膜，暴露前纵韧带；②于右侧输尿管下方盆侧腹膜下分离疏松腹膜间隙，上达骶骨岬水平，下方达到右侧子宫骶韧带；③沿右子宫骶韧带打开后腹膜，直至子宫后方两侧峡部；④打开膀胱腹膜反折，下推膀胱；⑤向两侧至阔韧带无血管区，在子宫峡部两侧打洞；⑥将补片修剪成形，围绕宫颈一圈，用1-0不可吸收线缝合固定于宫颈前方，2-0可吸收线关闭膀胱腹膜反折及盆壁腹膜；⑦将长臂向上提拉，将子宫提拉到合适的位置；⑧用propolene线将补片固定于S_1椎体前纵韧带上，将子宫悬吊至合适位置，一般C点位于阴道内5点到6点位置；⑨关闭腹膜，缝合腹部切口，手术结束。

LSC相较经阴骶棘韧带固定术等TVM，具有复发率低、术后性生活影响较小及并发症少的优势，是治疗中盆腔缺陷的金标准术式，对于位于阴道上段的前、后盆腔缺陷也有部分纠正作用，对于后盆腔的纠正作用见后盆底重建术。

因为存在术前合并和术后加重或新发泌尿功能障碍症状的情况，骶骨固定术对泌尿功能的影响较难评估，且二者关系的研究较少，骶骨固定术后新发尿失禁的风险约为10%~15%。一项前瞻性观察研究表明对术前确诊压力性尿失禁的患者，同时行骶骨固定术和抗尿失禁手术，可降低术后压力性尿失禁的发生风险，且不增加并发症的发生。目前也没有足够的证据表明同时行抗尿失禁手术可以改善患者术后漏尿的症状，术后新发的尿失禁大多也是一过性，通过观察、盆底康复等处理即可缓解或好转。笔者认为对于合并存在尿失禁的患者，如症状较重，可考虑同时行抗尿失禁手术，但重在术前评估和把握手术指征，术后随访及辅助治疗等也同等重要。

另外，骶骨固定术后便秘的问题也较为常见，笔者中心总结7年的数据，发现骶骨固定术后便秘的发生率最高，约为5.04%，与Filmar等研究中便秘的发生率5.9%(17/290)相近。对于术后便秘，常以饮食调节为主，辅助乳果糖、开塞露和物理康复等治疗。有学者为减轻手术对肠功能的干扰，尝试保留神经的骶骨固定术(图20-19)，但也缺乏大规模的临床研究，而需要注意的是骶骨固定术后的肠道功能紊乱大多是暂时的、一过性的，可以自行减轻或恢复。

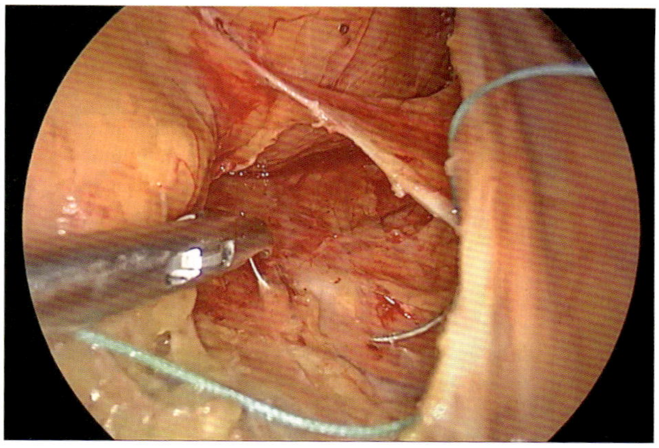

▲ 图20-19　保留神经的骶骨固定术

(2)髂耻韧带悬吊术：自1961年Burch将耻骨梳韧带用于压力性尿失禁治疗的锚定点后，其相邻内侧部分的髂耻韧带也受到妇科医生的关注并加以研究。Cosson等证明了髂耻韧带的强度强于骶棘韧带或肛提肌腱弓，最大承受重量约为17kg，且髂耻韧带的外侧部分平S_2水平，更加符合阴道生理轴向，加之该位置有足够的空间进行网片固定缝合，所以髂耻韧带被认为是良好的锚定点，进而出现了髂耻韧带悬吊术(图20-20)。

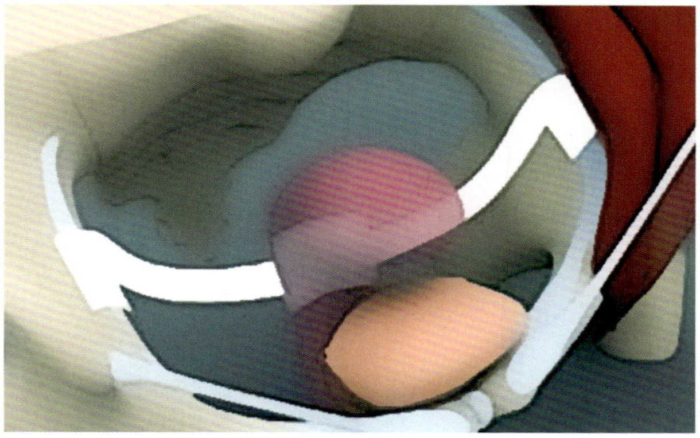

▲ 图20-20　髂耻韧带悬吊术示意图

手术步骤：①沿着子宫右侧圆韧带向右侧骨盆壁打开腹膜浅层，暴露靠近髂腰肌插入处的髂耻韧带约4cm区域(图20-21)。在此区域头侧和尾侧分别为髂外血管和闭孔神经，注意避免损伤。②钝性剥离腹膜至宫颈或阴道顶点。同样方法处理左侧(图20-22)。③使用不可吸收缝线，通过两针单纯间断缝合技术将网片末端缝合到两个髂耻韧带上(图20-23)。④阴道或宫颈残端升到预定无张力位置，将网片用 2-0 PDS 缝合线固定在阴道顶点或子宫上（图 20-24），在阴道顶点或子宫像吊床样进行固定。⑤用可吸收缝合线连续缝合网片上方的腹膜（图 20-25）。对于骼耻韧带处的网片固定缝合可选择间断多针缝合，也可选择连续缝合，二者效果相当。

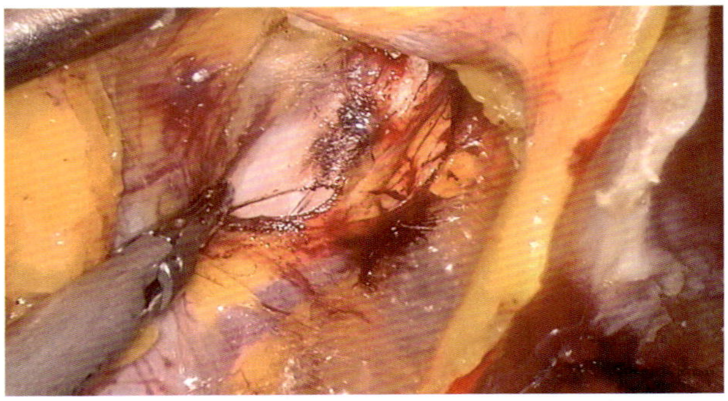

▲ 图 20-21　右侧髂耻韧带

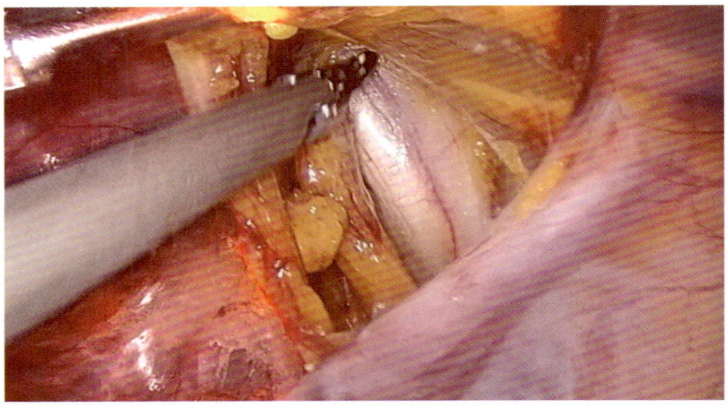

▲ 图 20-22　左侧髂耻韧带

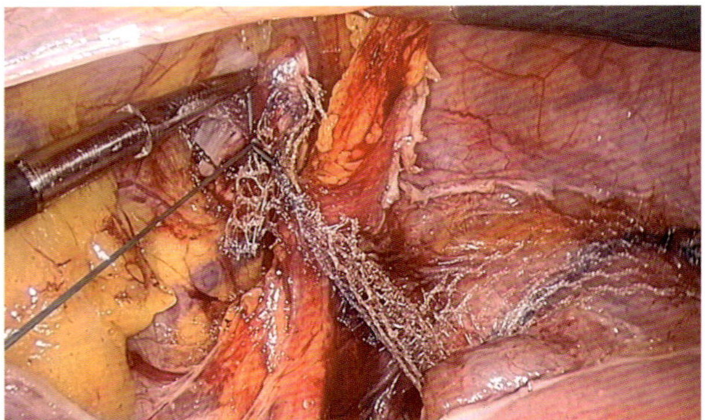

▲ 图 20-23　将网片固定于髂耻韧带

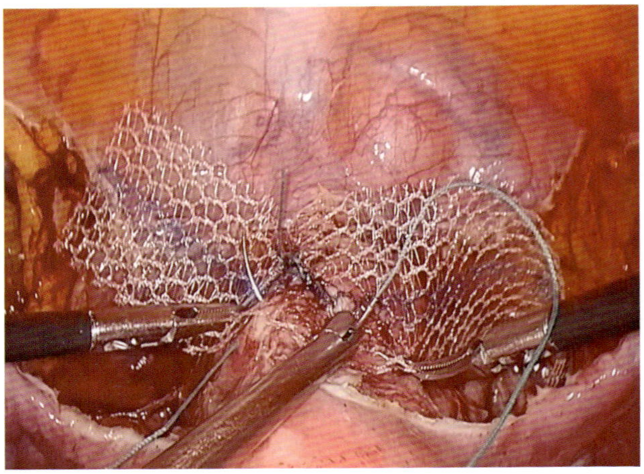

▲ 图 20-24　将网片固定于宫颈

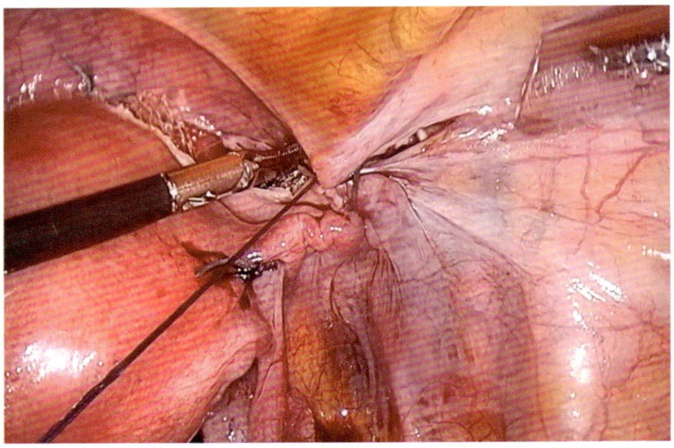

▲ 图 20-25　缝合腹膜

Banerjee 等在 2011 年首次开展了腹腔镜髂耻韧带悬吊术治疗子宫脱垂，共 12 例患者，结果显示在术后 1 年的随访中，12 例患者均未复发，也未发生肠梗阻及网片侵蚀等并发症。Noé 等将 83 例 POP 患者随机分为腹腔镜髂耻韧带悬吊术组及 LSC 组，术后进行随访显示腹腔镜髂耻韧带悬吊术在治疗 POP 上较 LSC 有明显优势，但该手术导致宫颈前倾，对后盆腔的影响需要关注，需要更长时间的观察。

（3）腹腔镜侧腹壁顶端悬吊术（Dubuisson 术式）：Kapandgji 于 1967 年首次报道了侧腹壁悬吊的技术，1988 年 Dubuisson 改良了这项技术的腹腔镜入路，以治疗顶端和前盆腔脱垂，并经过长期随访无并发症和复发的发生，效果满意。近年来该技术在机器人腹腔镜手术中也显示出了较好的临床效果。

手术步骤：①打开膀胱腹膜反折，下推膀胱暴露宫颈（图 20-26），如切除子宫的患者，再下推暴露阴道前壁残端约 2~3cm；②根据患者宫颈前部分大小裁剪蝶形网片，也称倒“T”型网片（图 20-27），并将网片送入腹腔，铺好网片，让网片中央部分刚好平铺覆盖宫颈前部，两侧稍宽的部分覆盖宫颈旁主韧带；③用不可吸收线将网片的宫颈或阴道残端部位平铺并缝合固定 2~4 针（图 20-28）；④将 T 型网片两侧张开的吊带，各沿着同侧脐韧带腹膜后从该侧 trocar 穿刺孔引出到腹腔外（图 20-29），引出点为髂前上棘上 2cm，后侧 2cm（图 20-30）；⑤关闭膀胱腹膜反折或盆腔腹膜（图 20-31）；⑥再牵拉调节吊带两端让宫颈或阴道顶端至正常解剖的位置，腹部穿刺切口缝合 1 针，同时钩住网片，将钩线上方剪除多余网片，将网片残端埋在皮下筋膜层上。

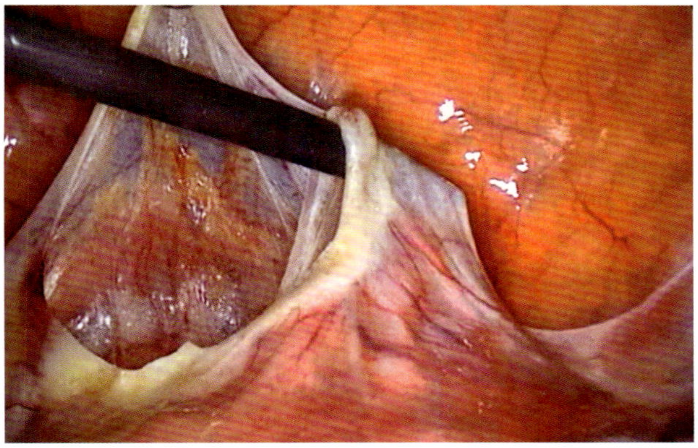

▲ 图 20-26　下推膀胱暴露宫颈

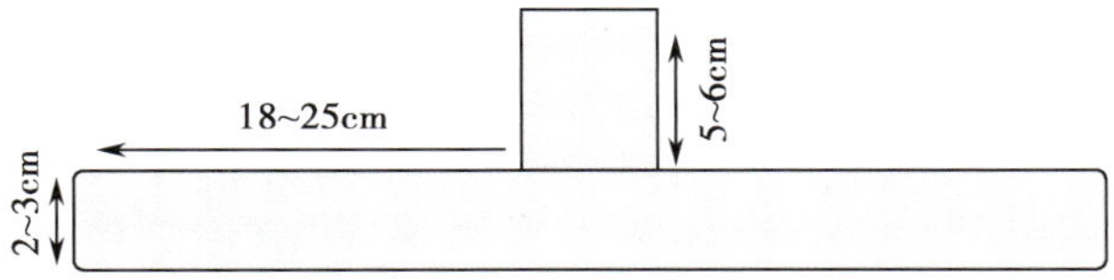

▲ 图 20-27　网片的裁剪形状

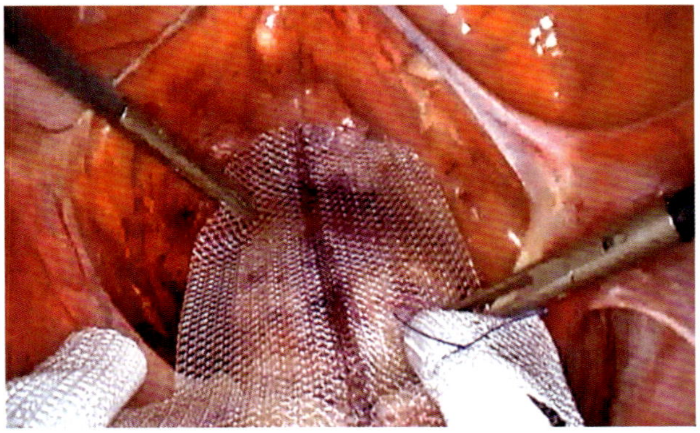

▲ 图 20-28　网片平铺并缝合固定在宫颈表面

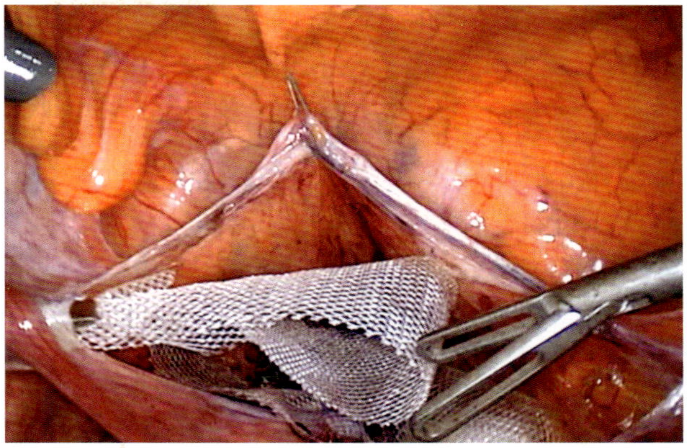

▲ 图 20-29　同侧脐韧带腹膜后引出网片

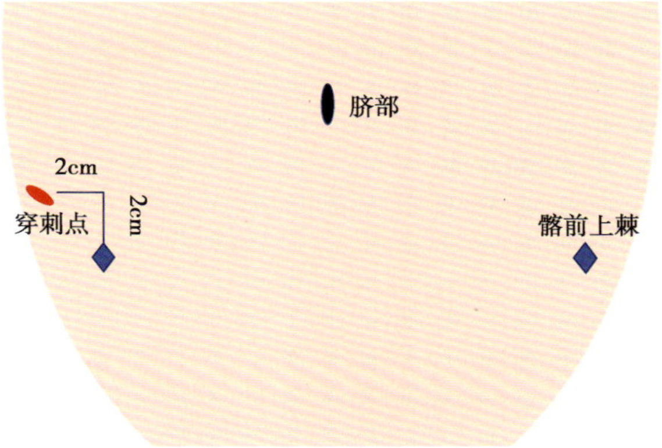

▲ 图 20-30　腹部穿刺点的部位标识

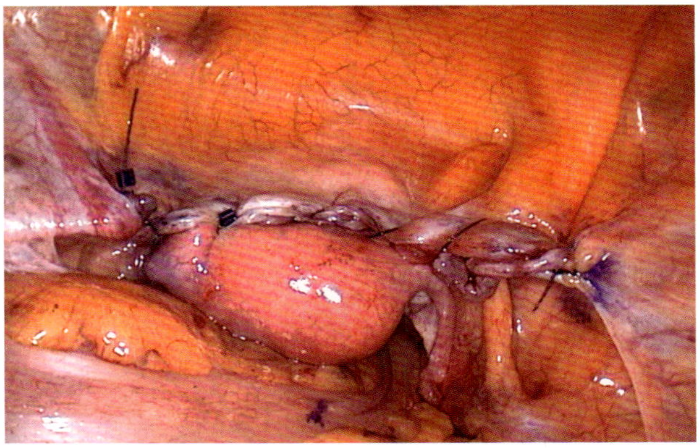

▲ 图 20-31　关闭腹膜

腹腔镜下子宫骶骨固定术手术操作见视频 20-9。

视频 20-9　腹腔镜下子宫骶骨固定术

Dubuisson 手术已在欧洲完成了临床研究证明其效果可靠，该手术能同时有效地治疗阴道顶端和阴道前壁膨出。Dubuisson 手术可用于保留子宫或切除子宫的患者，该手术网片的外侧臂在子宫外侧的腹膜后，沿着并悬挂于圆形韧带下，是比较符合生理解剖位置的顶端悬吊方式。有报道 Dubuisson 手术的平均持续时间为 104 分钟，相对短于腹腔镜骶骨阴道固定术（LSC）的手术时间，为（199 ± 46）分钟，且没有阴道轴向的向后及向侧方偏移，其优点和疗效值得关注。目前的观点认为，和保留子宫的骶骨固定术一样，保留子宫的 Dubuisson 手术可以缩短手术时间和减少围手术期的风险，也能够避免切除子宫导致的网片侵蚀等远期风险。

2. 腹腔镜后盆腔的网片类盆底重建手术方式 现有的腹腔镜网片类的后盆底重建术，都是基于中盆腔手术的改进和演化，主要是对骶骨固定术改良的尝试，而主要方式为网片的前、后叶分别深入到膀胱和直肠阴道间隙的中下段，从而达到修复筋膜缺损和治疗脱垂的作用。Y 型网片后叶的植入不仅加强了直肠阴道筋膜，还有良好的顶端支持，实际上达到了后盆底重建的目的，对于严重后盆腔脱垂的治疗，需要强调直肠阴道间隙的充分分离，且后叶网片尽可能深、平整、无张力地固定覆盖在直肠阴道间隙，才能达到良好的效果，深度需要达到肛提肌平面（图 20-32）。

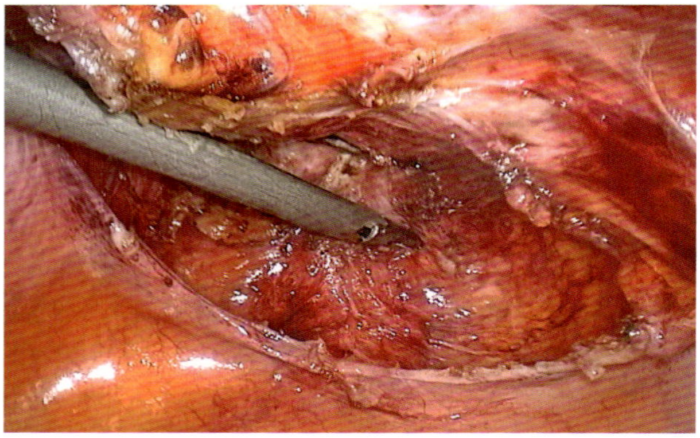

▲ 图 20-32　分离直肠阴道间隙达肛提肌平面

目前的腹腔镜后盆底网片类重建手术都是从腹腔镜中盆腔及前盆底重建术的基础上的延伸和演变，手术通过选取锚定部位，通常为骶前的前纵韧带，将网片等桥接物连接固定于阴道顶端，以此纠正第一水平，通过在直肠阴道间隙放置网片达到加固、重建第二水平的目的，达到治疗子宫、阴道顶端脱垂和直肠前突的目的。因网片完全覆盖了直肠阴道间隙，所以也能够同时防止小肠疝入直肠阴道间隙内。

笔者团队在腹腔镜后盆底重建术也进行了一系列的尝试，对 Artisyn-Y 型网片阴道骶骨固定术进行了一定改进，形成了体系完整的改良术式，称为“燕尾服式”骶骨固定术，在此予以介绍。

具体步骤：①将 Artisyn-Y 型网片修剪成形；②从网片交汇处到后叶末端中，留出足够的长度，正好等于阴道顶端到直肠阴道间隙肛提肌水平的长度，以便完全平铺于整个直肠阴道间隙；③将后叶末端多余网片部分再从中间剖开，修剪成左右两支直肠支（浅支），连接好引导线，这两个直肠支的目的是向体外牵引用，利于直肠阴道支的平铺和张力调节，但在后期的改进中，笔者缩短了两个牵引支的长度，使其仅穿过肛提肌位于坐骨直肠窝内，而不穿过臀部皮肤；④于肛门口外下 3cm 处作一 0.4cm 切口（改良前）（图 20-33），改良后的切口选择会阴后联合外的 2.5~3cm（图 20-34）；⑤用穿刺锥于切口处向盆腔内穿刺（改良后的穿刺点），途经肛提肌及坐骨直肠窝，于阴道内 2cm 左右穿出肛提肌，进入直肠阴道间隙；⑥腹腔镜下牵引出 Artisyn-Y 型网片的左、右两侧直肠支（图 20-35、图 20-36）；⑦将骶骨支向上提拉，用不可吸收缝线将骶骨支固定于 S_1 的前纵韧带上，将顶端悬吊于合适位置；⑧在体外牵拉左右两侧直肠支（图 20-37），从而使整个直肠阴道支完整平铺在直肠阴道间隙内，并达到调节覆盖在直肠阴道间隙的网片张力的目的，根据后壁的膨出程度调整两支直肠支至后壁重建达到满意的程度。

针对小肠疝合并子宫脱垂患者，行保留子宫的后盆底重建术，可将 Artisyn-Y 型网片的前叶从中间剖开成为宫颈支，术中将宫颈支从后到前，两边包绕子宫峡部，起到顶端支撑的作用（图 20-38、图 20-39），而后叶的裁剪方法及手术处理同前述。

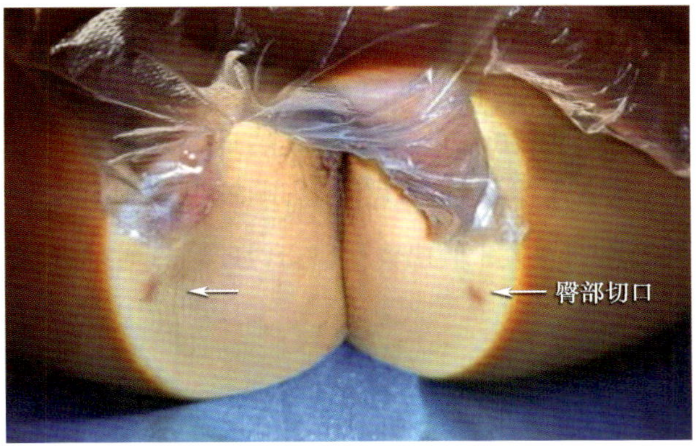

▲ 图 20-33　皮肤穿刺点的选择，肛门外、下 3cm（改良前）

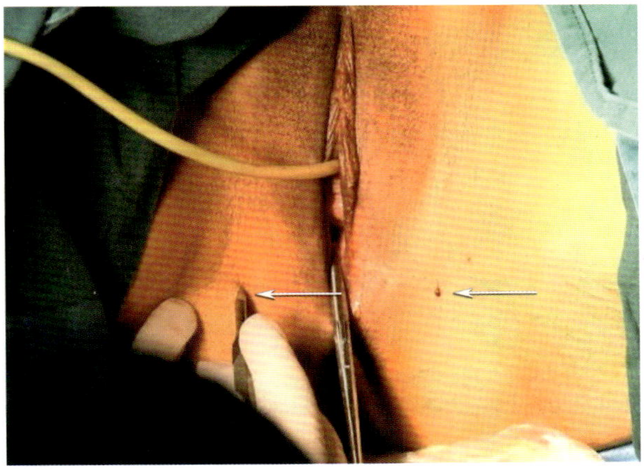

▲ 图 20-34　皮肤穿刺点的选择，会阴后联合水平外 2.5~3cm（改良后）

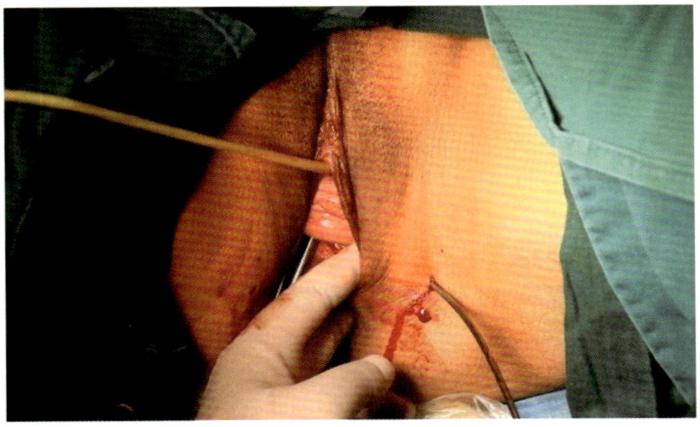

▲ 图 20-35　穿刺器从外向内穿刺

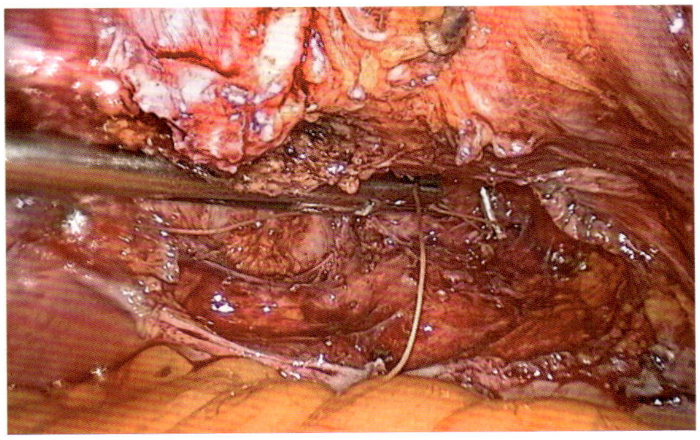

▲ 图 20-36　穿刺进入盆腔后以挂线引出网片的牵引支

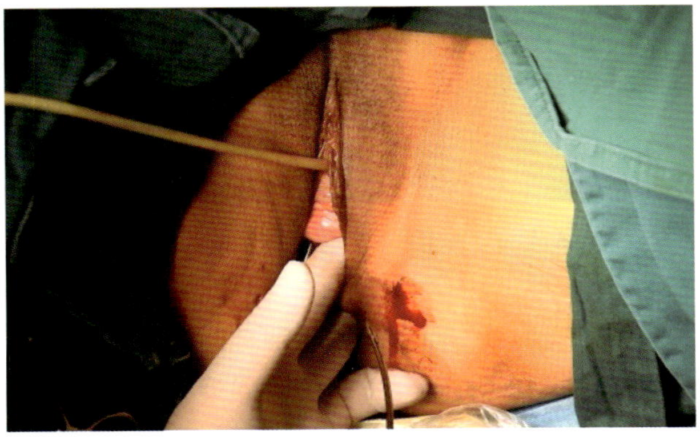

▲ 图 20-37　穿刺牵引出牵引线

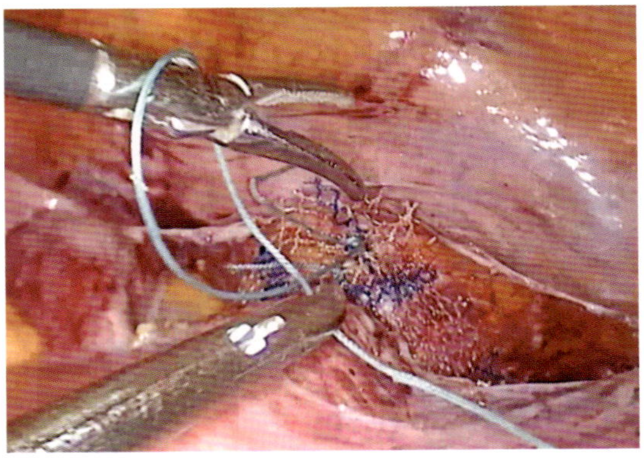

▲ 图 20-38　缝合固定网片的宫颈支（宫颈前方）

针对小肠疝合并阴道穹窿脱垂的患者，网片的裁剪与具有子宫的术式稍有差异，此时网片具有膀胱阴道支，需将膀胱阴道支置入膀胱阴道间隙，术中可根据前盆缺陷的程度分离直肠阴道间隙，脱垂越重分离越深，常需分离至膀胱颈处，直肠阴道间隙的直肠阴道支和直肠支与具有子宫的小肠疝的术式一致（图 20-40、图 20-41）。

腹腔镜燕尾服术式能够修复第一水平缺陷，其原理和手术步骤同传统的腹腔镜骶骨固定术，不同之处在于对于第二、三水平的支撑加强作用，特别是后盆的修复作用。术中需将裁剪的直肠阴道支覆盖于直肠阴道间隙，并通过两条直肠牵引支从肛

同时处理。

手术局限性：①住院时间长，术后恢复慢；②不能用该切口修复同时存在的阴道疾病；③存在相对较高的复发率。

Burch 手术适应证：中、重度解剖型压力性尿失禁。禁忌证：①尿道内括约肌障碍引起的压力性尿失禁；②未完成生育的患者；③妊娠患者；④计划要怀孕的患者。

Burch 手术具体步骤：①充分暴露耻骨后间隙、尿道膀胱交接处和膀胱颈底部（膀胱三角）外侧的阴道前壁至同侧的髂耻韧带，即 Cooper 韧带；②用延迟吸收或不可吸收缝线缝合膀胱颈 1cm 外阴道筋膜组织和同侧的 Cooper 韧带（图 20-44），每侧共缝 2~3 针，注意缝线不能穿透阴道黏膜层，打结的松紧以抬高尿道膀胱连接处且不能阻塞膀胱出口为准。一般主张使膀胱颈上抬 2cm 左右。

目前腹腔镜 Burch 手术逐渐替代了传统的开腹手术方法。腹腔镜 Burch 手术优点：①不需要腹部切开；②手术视野清晰，组织放大使分离更加精细，术后并发症如伤口感染耻骨后血肿及逼尿肌不稳定等减少，术后恢复快；③住院时间短；④同时可行其他妇科手术，解决其他妇科疾病。腹腔镜下 Burch 手术缺点：①操作技术要求高，需较长的学习期；②手术时间长；③老年女性全身一般状况差者，不能耐受较长时间的麻醉和特殊体位。

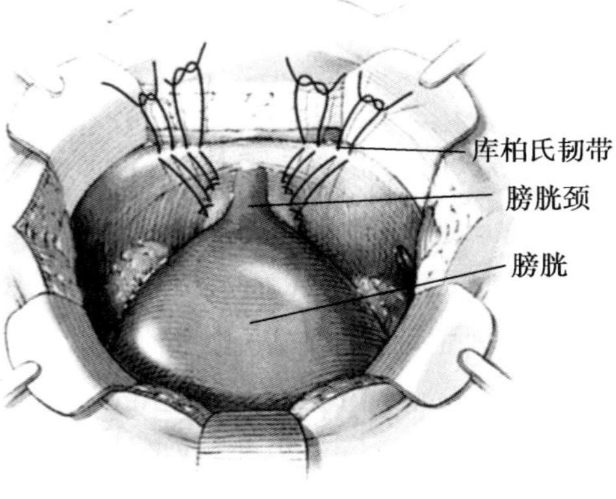

▲ 图 20-44　Burch 手术示意图

Burch 手术术后护理：①了解患者术中情况，如手术范围、术中出血、意外情况，以及术后有无特殊护理要求及注意事项。②密切监测患者生命体征变化，观察伤口有无出血、渗血及阴道出血量、颜色、性质，出现异常时及时通知医生进行处理。③排尿护理，术后常规留置尿管 24 小时，保持尿管通畅，避免打折、弯曲，防止脱出；观察尿液的量、颜色、性质变化，有问题及时通知医生处理。术后第 1 日拔除尿管，嘱患者适量饮水、观察排尿有无异常，排尿 3 次后行 B 超测量残余尿；排尿困难者，可于测量前 20 分钟肌内注射新斯的明 1mg（窦性心动过缓、哮喘等禁用）。如残余尿量 >100ml，结合患者症状和术前残余尿水平，必要时重置尿管。需重置尿管者，一般保留 3~7 天后再拔除。如果暂不重置尿管，每日测量残余尿，直到残余尿 <100ml 或小于术前残余尿水平为止，同时可辅助口服溴吡斯的明。④预防感染，严格无菌操作，每日 2 次擦洗外阴，保持腹部伤口敷料及会阴部清洁、干燥；严密观察生命体征，合理使用抗生素。

2. 尿道中段悬吊术　目前临床应用最广泛的是经阴道无张力尿道中段吊带术（mid-urethral sling，MUS）。根据手术路径可分为经耻骨后和经闭孔途径。1994 年 De L 提出了“吊床假说”，强调了重建尿道支撑对 SI 的重要性。在此基础上，1996 年瑞典的 Ulmsten 首次报道了经耻骨后穿刺的经阴道无张力吊带术（tension free vaginal tape，TVT）。2003 年 deLeval 首次报道应用经闭孔治疗女性 SI，同样也是采用“吊床样”结构支撑尿道中段，但由于穿刺是经闭孔途径而不经耻骨后，减少了膀胱损伤的概率，术中无须行膀胱镜检查，是 TVT 术的进一步发展和改良，经闭孔途径又分为由外向内穿刺的经闭孔无张力阴道吊带术（trans-obturator tape，TOT），由内向外穿刺的经闭孔无张力尿道中段悬吊带术（tension free vaginal tape-obturator，TVT-O）。与传统抗尿失禁手术相比，TVT 和 TOT、TVT-O 吊带手术更为简单、有效和微创，目前已经成为治疗张力性尿失禁的金标准术式。

循证医学理论资料证明，微创治疗 SI 的金标准术式为 Burch 手术和阴道无张力尿道中段悬吊术。以往前瞻性随机研究结果表明，TVT 术和 Burch 手术结局均良好，但 TVT 术相对 Burch 手术的伤口感染、泌尿系统感染和术后排空困难的发生率均低于 Burch 手术。由此认为 TVT 极有可能取代 Burch 手术成为治疗压力性尿失禁的金标准。2006 年国际尿控协会报告的腹腔镜下 Burch 手术与 TVT 手术比较的荟萃分析显示，TVT 手术是更好的治疗 SI 的微创术式。

3. 经耻骨后路径的尿道中段悬吊术（transobturator vaginal tape exact，TVT-E） 适应证：①解剖型压力性尿失禁；②尿道内括约肌障碍型压力性尿失禁；③合并有急迫性尿失禁的混合性尿失禁，保守治疗无效。禁忌证：①未完全发育的患者；②妊娠患者；③计划妊娠的患者。

阴道无张力尿道中段悬吊带术，尤其是用医用材料尿道悬吊术与其他手术方式相比，其优点如下：①可适用于肥胖患者；②可采取局麻方式手术，适于年老体弱、不能耐受手术者；③平均出血量少，手术时间短，术后住院时间短；④无严重并发症发生；⑤对既往手术失败的患者仍有较高的成功率。

手术器械：该手术由专业 TVT 手术套盒完成，TVT 手术套盒中包括穿刺针、网带、推进器和导引杆。网带为长 45cm、宽 1cm 的聚丙烯网带。网带两侧有特异编织的毛刺，增加其在腹壁中的摩擦力，网带具有大小适中的网眼，术后盆底结缔组织可长在网眼中，加强盆底组织。网带外边包绕中间分开的塑料套，减少网带在腹壁走行过程中的摩擦力，网带两端分别为长 30cm、直径 5mm 的穿刺针，术中穿刺针可穿过阴道前壁切口，穿过腹壁，使网带置入尿道中段下。

术前准备；①术前评估：对患者专科状况和全身伴随疾病进行充分评估，并预定应对措施。治疗并控制伴发的一些慢性疾病，排除感冒与慢性支气管炎引起的咳嗽症状，以免引起腹压增大导致漏尿，影响手术效果。②医患沟通：主动与患者进行沟通，注意患者心理的微小变化，增加医患双方的信任感。加强与患者家属的沟通，鼓励、要求家属用正确的态度对待患者，帮助患者树立信心。③完善各项术前常规检查：完善对心、肺、肝、肾功能的检查；出、凝血功能的测定，了解有无出血倾向疾病等，为诊断和治疗提供确切有效的临床依据。④专科与体格检查：阴道抬举试验、棉签试验，必要时还可给予膀胱造影和尿流动力学检查。

手术步骤（图 20-45）：①患者采用连续硬膜外或全身麻醉，取膀胱截石位。②插入 18F 球囊双腔导尿管，排空尿液，球囊内注入 15~20ml 生理盐水，以了解膀胱颈的位置和尿道长度。③于阴道前壁距尿道外口 1~1.5cm 处做一纵行切口，切开阴道黏膜层，用解剖剪锐性分离尿道两侧至耻骨下缘。④于耻骨上一横指距正中线 2cm 处各作 0.5cm 的皮肤切口。⑤排空膀胱尿液，经尿道插入导引杆，将膀胱推向左侧，并将连接了吊带的穿刺针置于阴道切口右侧，紧贴耻骨穿出耻骨上腹壁切口；同法穿出左侧吊带。⑥行膀胱镜检查，确认膀胱无损伤后拔出两侧穿刺针，从腹壁引出吊带。⑦同时向上提起吊带，调节悬吊张力，将吊带无张力地置于尿道中段下方，并嘱患者咳嗽或按压腹部至有少量尿液从尿道口漏出即可。⑧将解剖剪置于尿道和吊带之间，以避免张力过大或过松，抽出吊带外的塑料外膜，剪去多余部分吊带，关闭腹壁皮肤和阴道前壁伤口，阴道内填塞碘纺纱布，留置导尿管，于术后 2~3 天拔尿管。

经耻骨后尿道中段无张力悬吊术（TVT-E）手术操作见视频 20-11。

视频 20-11 经耻骨后尿道中段无张力悬吊术（TVT-E）

术后护理：①详细了解患者术中情况，如麻醉方式、术中出血量等。观察病情变化，根据需要监测生命体征。②严密观察阴道出血量、颜色、性质，观察穿刺点有无渗血、渗液、血肿等。③饮食的护理：无特殊医嘱要求，术后 6 小时可进食普通饮食。鼓励患者多进食蔬菜、水果等粗纤维食物，保持大便通畅，避免腹压增加影响手术效果。④排尿护理：同 Burch 手术。⑤预防感染：监测体温，每日冲洗会阴 2 次。对于排尿困难并发尿潴留者应注意泌尿系统感染发生，必要时给予抗生素对症治疗。⑥预防网片侵蚀：绝经后患者术后阴道内短

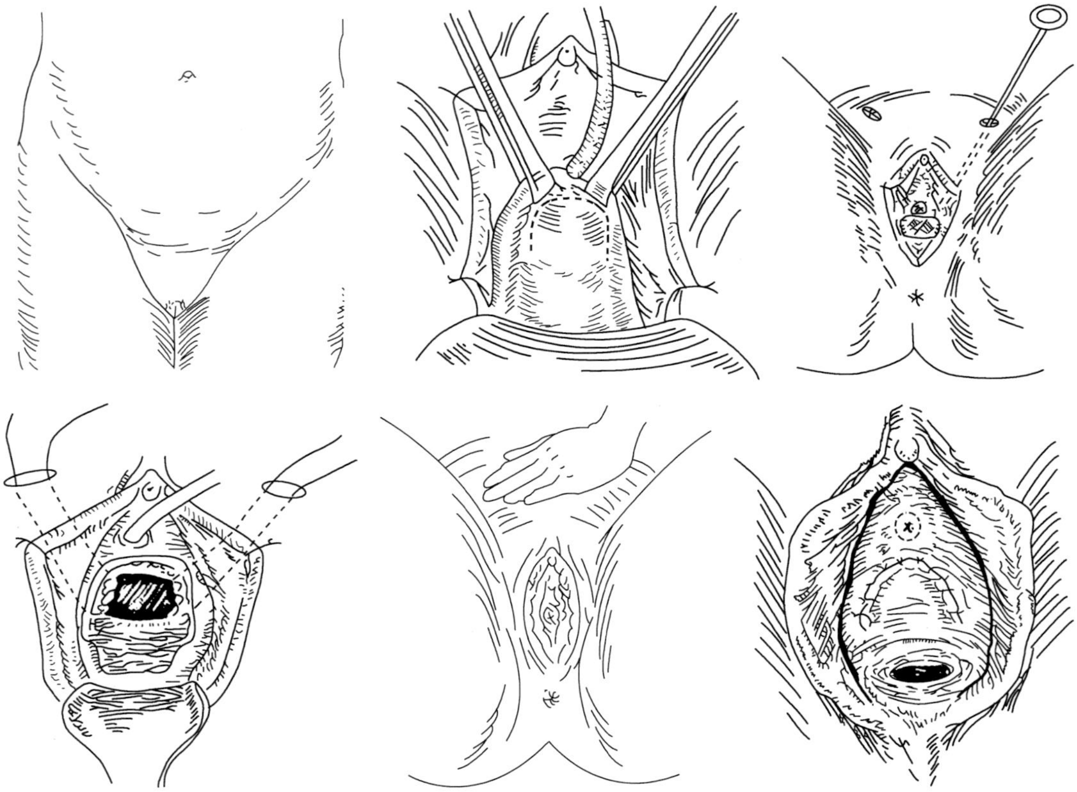

▲ 图 20-45　阴道无张力尿道中段悬吊术手术步骤示意图

期使用雌激素软膏，避免网片侵蚀，教会患者置入软膏的方法及使用的注意事项，如应在睡前置入，放置后不再活动，以避免药物脱出。⑦出院指导：指导患者加强盆底肌锻炼，术后半年不做重体力活动，同时养成良好的生活习惯，避免增加腹压的生活习惯，如长期站立、蹲位、负重、吸烟、咳嗽、便秘等。注意适当锻炼，增强体力，对于合并慢性咳嗽、便秘的患者，指导其及时治疗。患者术后禁性生活3个月。定期复查随诊。

4. 经闭孔无张力尿道中段悬吊带术（TVT-O）　适应证：①压力性尿失禁；②混合性尿失禁保守治疗效果较差者；③中重度压力性尿失禁合并肥胖、慢性肺部疾病等；④既往有手术史、耻骨后粘连、放射治疗史而不适合做 TVT 术者。

禁忌证：①急性尿路感染；②接受抗凝治疗者；③免疫系统异常；④尿道憩室；⑤逼尿肌不稳定，残余尿量>100ml，最大尿流率<12ml/s；⑥妊娠和生育并不是 TVT-O 手术的绝对禁忌证。妊娠和生育过程可能会对吊带所在的位置、张力及固定点有所影响，进一步影响吊带支撑的结构，破坏其存在的功能，引起尿失禁复发或症状加重、失效。因此这部分患者选择尿失禁治疗方式时应慎重。

手术步骤：①患者采用连续硬膜外或全身麻醉，取膀胱截石位。②事先插入 18F 球囊双腔导尿管，排空尿液，球囊内注入 15~20ml 生理盐水，以了解膀胱颈的位置和尿道的长度。③于阴道前壁距尿道外口 1~1.5cm 处做一纵行切口，切开阴道黏膜层，用解剖剪将阴道壁与尿道之间分开，置耻骨下支处。④平尿道外口下缘画第一条水平线，距此线上方 2cm 处标记第二条水平线。第二条线向两侧延长在股部皱襞交点处外侧 2cm 处分别标记出两侧 TVT-O 出口。⑤持弯剪紧贴耻骨下支，穿破闭孔膜，将翼状导引器插入被分离的路径，沿此通路置入螺旋状推针器并推入，穿过闭孔膜后，再将螺旋状推针器手柄推向中线，同时转动手柄，从先前确定的 TVT-O 出口穿出。同法穿刺对侧。⑥两侧同时牵引出吊带，确保吊带中段平放在尿道下，调节悬吊张力，将吊带无张力地置于尿道中段下方，并嘱患者咳嗽或按压腹部至有少量尿液从尿道口漏出即可。⑦将解剖剪置于尿道和吊带之间，以避免张力过大或过松，抽出吊带外的塑料外膜，剪去多余的吊带，关闭皮肤和阴道前壁伤口，阴道内填塞碘纺纱布，留置导尿管，于术后 2~3 天拔尿管（图 20-46）。

经闭孔路径的尿道中段悬吊术（TVT-O）手术操作见视频 20-12。

视频 20-12　经闭孔路径的尿道中段悬吊术（TVT-O）

术后护理：腿痛是该手术常见并发症。评估患者疼痛的部位、程度、持续时间，遵医嘱给予非甾体抗炎药对症进行止痛治疗。对持续不缓解者，可行局部麻醉药注射和肉毒素注射治疗，仍无效则拆除吊带。其他术后注意事项同 TVT-E 手术。

5. 膀胱颈旁填充剂注射　膀胱颈旁填充剂注射治疗虽然与手术相比不太可能产生治疗作用，但能减轻很多女性的症状。

膀胱颈旁填充剂注射治疗压力性尿失禁的适应证为尿道内括约肌障碍型压力性尿失禁。

明胶醛交叉连接牛胶原蛋白（collagen）及碳珠（duraspere）已被允许用于治疗压力性尿失禁，可在尿道周围或经尿道进行注射。在尿道周围组

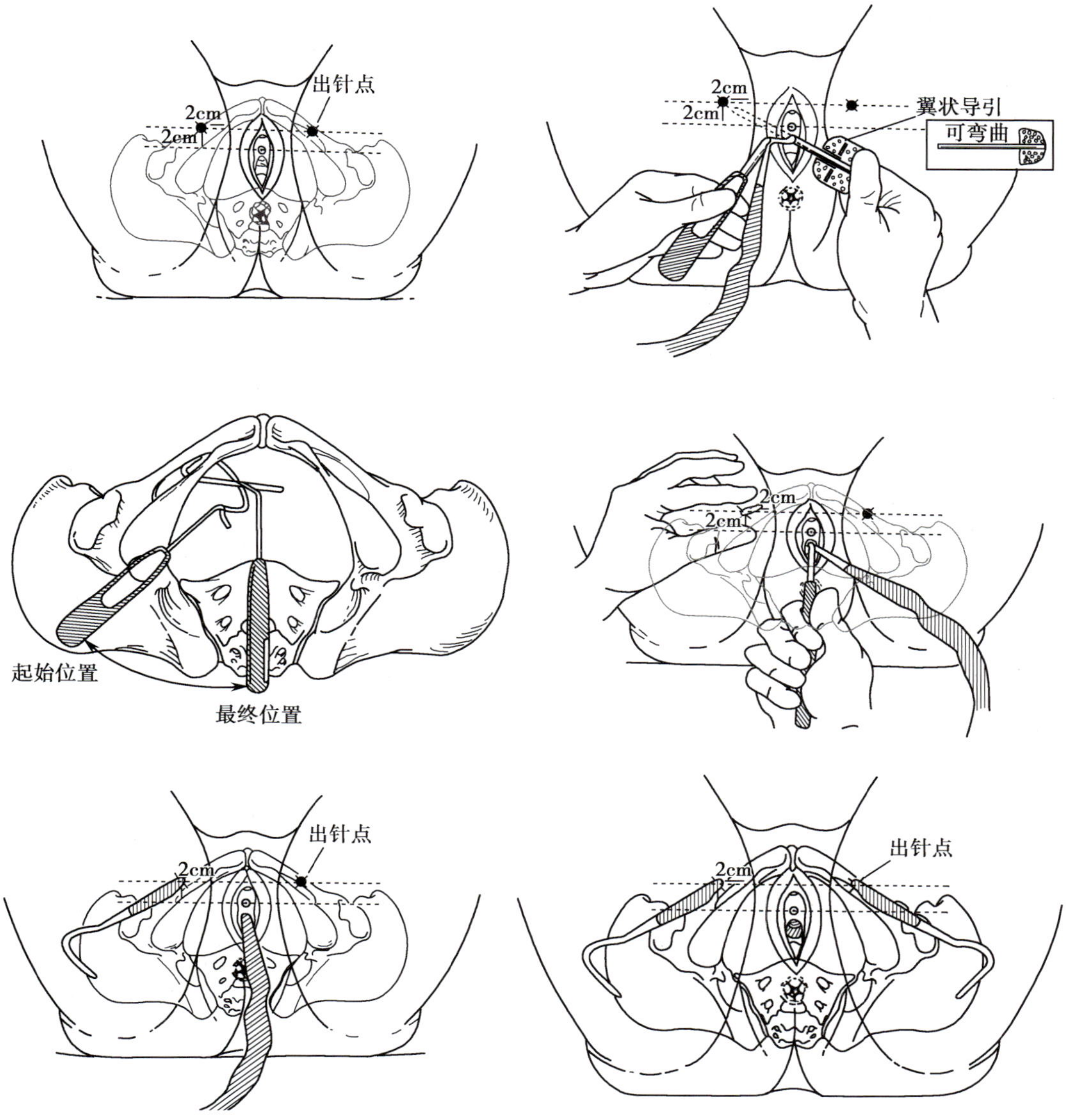

▲ 图 20-46　经闭孔无张力尿道中段悬吊带术手术示意图

织注射物质有利于在腹压增加时维持尿道的稳定。其短期治愈率或缓解率约为 75%。胶原蛋白在局麻下很容易用小孔针头注射，但要求术前检测皮肤是否有过敏现象（3%）。碳珠具有非抗原性（因此无须做皮肤检测）而且不游走。与胶原蛋白相比，碳珠似乎同样具有减少漏尿事件的作用，更易一次注射成功。膀胱颈旁填充剂注射治疗的有效率随时间下降，患者通常每 1~2 年需要进行其他治疗。

（三）手术应该注意的问题

1. 固有括约肌功能障碍（intrinsic sphincter deficiency，ISD）　ISD 是指由于一些内在因素影响了前后尿道壁正常关闭。雌激素水平降低、外生殖器萎缩、去神经化、血供减少以及瘢痕形成等皆可导致 ISD 的形成。临床遇到 70 岁以上的患者、过去行抗尿失禁手术失败者、盆底神经性病变、持续性无知觉尿失禁、混合性尿失禁、盆腔手术和放疗的患者应高度怀疑伴有 ISD 的可能。国外报道由于 ISD 导致尿失禁手术失败占总的手术失败率为 54%~75%。对于伴有 ISD 的尿失禁患者比较好的治疗方法有经耻骨后途径的尿道中段吊带术、经阴道耻骨上自体筋膜悬吊术（PV-Sling）、尿道周围凝胶注射等。

2. 膀胱过度活动症（over active bladder，OAB）　SI 常伴有 OAB，后者的症状包括尿频、尿急、夜尿次数增多以及急迫性尿失禁。根据临床经验，如术前伴有急迫性尿失禁症状且经尿流动力学检测证实为 OAB 的患者，手术后效果往往较差，甚至会出现较前更严重的急迫性尿失禁症状。SI 合并 OAB，临床可先行药物（抗胆碱能药物）治疗 2~3 个月、症状控制后再行手术治疗；如患者漏尿情况很严重且伴 ISD，虽然药物控制 OAB 的疗效不佳，也可考虑手术治疗 SI 以提高患者生活质量。OAB 是女性常见的症状，药物治疗的疗效有限。总之，对于这类 SUI，手术医生与患者都要有思想准备，手术后压力性尿失禁症状改善，而急迫性尿失禁症状没有改善或加重。

3. 盆腔脏器脱垂（pelvic organ prolapse，POP）　盆底支持组织松弛是女性压力性尿失禁患者的常见问题，而且是多因素的。纠正盆腔脏器脱垂和盆底松弛与治疗压力性尿失禁同等重要；恢复正常盆底解剖结构可以改善腹压对尿道的传递，提高手术的成功率。故临床遇到较严重盆腔脏器脱垂的患者，在行尿失禁手术的同时，还需解决盆腔松弛，纠正脱垂的盆腔脏器，但目前在盆底重建的时候是否同时行尿失禁手术尚存在争议，一种观点认为解剖决定功能，要先恢复到正常的解剖状态，再评估尿失禁功能情况，根据评估情况再行抗尿失禁手术；另外一种观点认为两种手术同时做可以减少患者创伤，节省费用。

4. 神经源性膀胱　压力性尿失禁合并低张性神经源性膀胱患者表现为膀胱残余尿量增多，尿液不自主流出。术前应通过病史、体检、残余尿测定以及尿流动力学检测等明确诊断，否则尿失禁术后反而更易形成排尿困难，甚至尿潴留的发生。如患者尿失禁症状相当严重，持续漏尿，则可采用尿道中段吊带术加自家导尿法、尿道周围凝胶注射加自家导尿法或人工尿道括约肌等方法治疗。

5. 低膀胱容量　膀胱壁的病变或神经性病变可导致膀胱的容量减少，当膀胱内压升高时可加重尿失禁的临床症状，常伴有尿频、尿急。临床可通过 24 小时排尿日记、KUB+IVP 检查和尿流动力学检测诊断。此时需按神经源性膀胱治疗原则先处理。

膀胱颈梗阻患者尿道关闭压较低，但同时伴有膀胱颈后唇抬高。临床上可先行膀胱颈部分电切术，彻底解决膀胱颈部梗阻情况后，再行抗尿失禁手术治疗。

二、膀胱出口梗阻

膀胱出口梗阻（bladder outlet obstruction，BOO）是发生于膀胱颈部及其周围任何病变导致膀胱尿液排出障碍的一种病理状态的统称。女性常表现为膀胱颈部梗阻，可发生于任何年龄，以老年患者居多，年龄越大发病率越高。

膀胱出口梗阻病因、发病机制复杂，可能为膀胱颈纤维组织增生、膀胱颈部肌肉肥厚性慢性炎症所致的硬化以及老年女性激素平衡失调导致的尿道周围腺体增生等。

（一）诊断

并非所有的膀胱颈部梗阻患者均表现出典型的排尿困难，表现为排尿迟缓和尿流缓慢者不在少数。随着病情进展，患者尿流变细，逐渐发展为排尿费力，呈滴沥状；后期出现残余尿增多、慢性尿潴留、充盈性尿失禁。

任何年龄的女性如出现尿频、尿急等下尿路症状，特别是出现进行性排尿困难应想到本病的可能，并进行下列针对性检查：①膀胱颈触诊；②残余尿量测定；③辅助检查：X 线、膀胱镜检查、尿动力学检查等。

（二）手术治疗

1. 经尿道膀胱颈电切术　适用于有明显膀胱颈梗阻及保守治疗无效者。

手术步骤：切除部位从截石位 6 点开始，先用钩形电刀切至膀胱肌层，切开狭窄的纤维环，再以此为中心半月形电切 5 点到 7 点的组织。手术过程中切除范围不要过大、过深，以长度 1~2cm 宽度 0.5~1.0cm 为宜，使后尿道与膀胱三角区在电切后接近同一平面。手术时可切除膀胱颈部的环形狭窄组织，而不可切除和损坏尿道括约肌环，否则可发生尿失禁或膀胱阴道瘘等并发症。

2. 膀胱颈楔形切除成形术　手术步骤：打开膀胱后，在膀胱颈远侧约 1cm 处的尿道前壁缝一标志，在标志近侧至膀胱前壁做倒 Y 形切口，各壁长 2~3cm，交角恰位于膀胱颈上方，将 V 形膀胱瓣与切口远端创缘缝合，再依次将膀胱颈做 V 形缝合。

三、膀胱过度活动症

膀胱过度活动症（overactive bladder，OAB）是一种以尿急症状为特征的综合征，通常伴有尿频和夜尿等症状，可以伴或不伴有急迫性尿失禁。在尿动力学检查时可表现为逼尿肌过度活动，也可为其他形式的尿道 - 膀胱功能障碍。

一般来讲，本症不包括急性尿路感染或其他形式的膀胱尿道器质性病变所导致的膀胱刺激症状。虽然大家公认 OAB 是一个人群中发病率很高的疾病，准确的流行病学调查却并不容易，这是由于人群的变异、定义的差异以及诊断方法和标准的不同所致。OAB 的发生率随年龄而增加，而在性别之间无显著差异（男性为 15.6%，女性为 17.4%）。特发性的尿频和尿急症状男女两性的发生率很接近，急迫性尿失禁在女性更为常见。

OAB 的病因主要可归纳为以下四种：①逼尿肌不稳定：由非神经源性因素所致的储尿期逼尿肌异常收缩引起的相应的临床症状；②膀胱感觉过敏：在较小的膀胱容量时即出现排尿欲；③尿道及盆底肌功能异常；④其他原因：如精神行为失常、激素代谢失调等。

（一）诊断

可通过以下检查确定诊断：①筛选性检查，询问病史（典型症状如尿频、尿急及急迫性尿失禁）；②体格检查；③实验室检查；④ KUB、IVU、尿动力学检查、泌尿系统内镜、CT 或 MRI 检查。

（二）治疗

1. 首选治疗为膀胱训练及药物治疗（图 20-47）。

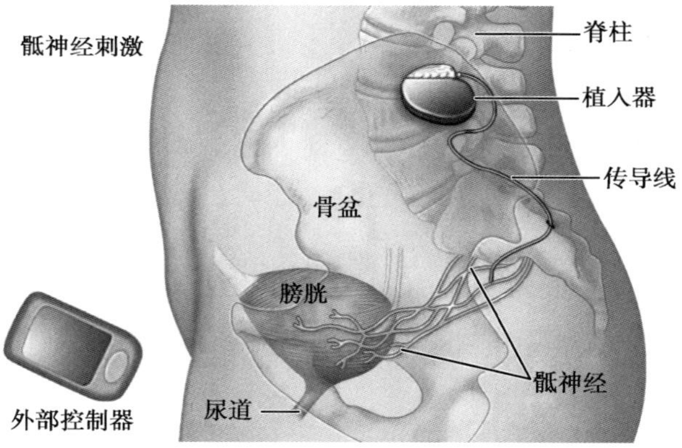

▲ 图 20-47　骶神经电调节治疗膀胱过度活动

2. 手术治疗

（1）手术指征：应严格掌握，仅适用于严重低顺应性膀胱，膀胱容量过且危害上尿路功能，经其他治疗无效者。

（2）手术方法：①逼尿肌横断术，主要通过切断膀胱逼尿肌纤维，降低膀胱收缩力发挥治疗作用。②膀胱自体扩大术，也称逼尿肌切除术，主要适用于经过抗胆碱能药物或肉毒素注射治疗无效的神经源性逼尿肌过度活动患者。建议术前膀胱测压容量成人不应低于 300ml 或同年龄正常膀胱容量的 70%，术后大多数患者须配合间歇导尿。

（3）手术步骤：手术取下腹正中切口，腹膜外分离膀胱，分离范围应超过膀胱的上半部。沿膀胱黏膜与逼尿肌之间的层面钝性与锐性分离相结合，应仔细剥除脐尿管周围膀胱顶、后壁、两侧壁大约占总量20%的逼尿肌组织，以期更完全地抑制逼尿肌过度活动。必要时术中调整膀胱充盈程度有助于保持正确的分离层面。如果术中不慎分破膀胱黏膜可应用5-0或6-0可吸收线缝合破口，一旦分破膀胱黏膜术后效果将受影响。分离完成，完整的膀胱黏膜膨出形成“人工憩室”，从而达到改善膀胱顺应性、降低储尿期膀胱内压力，保护上尿路的目的。

(4)肠道膀胱扩大术：包括主要回肠扩大术、结肠扩大术和回盲肠膀胱扩大术等手术类型，通过切开或者部分切除膀胱前壁，并提取胃肠道袢制作成补片，重新与膀胱壁吻合，发挥扩大膀胱容量的作用。

(5)尿流改道术：如回肠膀胱术，属于较复杂的手术方式，主要适用于严重低顺应性膀胱，膀胱容量过小，且危害上尿路功能，经其他治疗无效者。

四、间质性膀胱炎

间质性膀胱炎（interstitial cystitis，IC）是一种慢性非细菌性膀胱炎症，以尿频、尿急、夜尿和/或盆腔疼痛为主要临床表现，尿培养无细菌生长。间质性膀胱炎被认为是一种不知原因的综合征，在诊断上相当困难，在治疗上也常常不能完全治愈。间质性膀胱炎可能是由不同原因所产生的一个共同结果。

尽管对IC的认识已有一个世纪，但对IC的病因及发病机制仍不清楚，根据目前的研究进展，大致有以下几种假说。①隐性感染：目前大多数人认为感染可能不是IC发病的主要原因，但它可能与其他致病因素共同作用；②遗传因素：北美人IC发病率明显高于日本人，犹太女性发病率远高于其他种族，而黑种人很少患IC，提示IC可能与种族有关；③神经源性炎症反应：应激状态如寒冷、创伤、毒素、药物作用下，交感神经兴奋，释放血管活性物质，引起局部炎症和痛觉过敏；④肥大细胞活化：肥大细胞的活化与聚集是IC主要的病理生理改变。有20%~65%的患者膀胱中有肥大细胞活化；⑤自身免疫性疾病；⑥膀胱黏膜屏障破坏；⑦尿液的毒性作用。

（一）诊断

IC主要表现为严重的尿频、尿急、尿痛等膀胱刺激症状和耻骨上区疼痛，也可有尿道疼痛、会阴和阴道疼痛，60%的患者有性交痛。体格检查通常无异常发现，部分患者有耻骨上区压痛，阴道指诊膀胱有触痛。

美国消化性疾病和肾脏病的国立机构（National Institute of Diabetes and Digestive and Kidney Diseases，NIADDK）的关于IC的诊断标准（必需条件）：①膀胱区或下腹部、耻骨上疼痛伴尿频；②麻醉下水扩张后见黏膜下点状出血或Hunner溃疡（洪纳病变）。全身麻醉或硬膜外麻醉下膀胱注水至80~100cmH_2O压力，保持1~2分钟，共两次后行膀胱镜检查，发现弥漫性黏膜下点状出血，范围超过3个象限，每个象限超过10个，且不在膀胱镜经过的部位。

（二）治疗

1．综合治疗　间质性膀胱炎的治愈非常困难，应向患者说明治疗的目的只是缓解症状，提高生活质量，很难达到完全缓解和根治。每一种治疗方法并非适用于所有的患者，几种方法联合应用可取得较好的效果。治疗间质性膀胱炎应该越早越好。治疗方法有：①饮食调节。②口服药物治疗。抗组胺药物：一般用于发病初期，或是严重的急性期，可以得到迅速解除疼痛的效果。抗抑郁药物：抗抑郁药物对于膀胱放松，减少膀胱的紧张有帮助，因此患者的情绪以及膀胱炎症反应会有所缓解。钙通道阻滞剂：钙通道阻滞剂可以松弛膀胱逼尿肌及血管平滑肌，改善膀胱壁血供。此外还包括阿片受体拮抗剂、糖皮质激素类药物、抗癫痫药物、抗胆碱能药物等，可联合使用，以增加疗效。③膀胱扩张及膀胱药物灌注。

膀胱扩张：膀胱内灌注的优点有直接作用于膀胱的药物浓度较高；不易经由膀胱吸收，全身不良反应少；且不经由肝、肠胃、肾吸收或排泄，因而药物交互作用少。缺点是有导尿的并发症，如疼痛、感染等。常用药物有二甲基亚砜与肝素、羟氯生钠、卡介苗、透明质酸、辣椒素及肉毒杆菌毒素等。

2．手术治疗　如果患者已经变成慢性间质性膀胱炎同时其膀胱容量已经缩小至150ml以下，患者的下尿路症状又因为膀胱挛缩而变得十分严重时，可以考虑行膀胱切除术或肠道膀胱扩大整形术。

(1) 经尿道电切、电凝及激光治疗或膀胱部分切除术：适用于膀胱壁病变局限，特别是 Hunner 溃疡，但是这种病变比较局限的病例很少见。尽管术后症状可以得到改善，但是复发率也高。膀胱部分切除术手术步骤：患者平躺于手术台，肚脐位于手术台腰桥的位置，折曲手术台以利于盆腔的暴露。通常在下腹正中从耻骨联合至脐水平作一垂直切口，进腹膜外间隙。于脐附近找到脐尿管和闭塞的脐动脉位置，沿此向下分离至膀胱。将腹膜从膀胱上推开。开始时可先向膀胱内充入无菌水以方便膀胱侧方的分离，使最初的切口操作便利。游离膀胱侧壁后，先在膀胱上作一小切口，同时注意要保护好盆腔内其他组织以防被漏出的尿液污染。用电刀或剪刀在缝线外多切除一部分正常膀胱壁组织。双层缝合关闭膀胱。第一层为连续缝合黏膜和黏膜下层，第二层用可吸收线于肌层做连续缝合。膀胱内放置尿管，向膀胱内注入盐水以检查缝合的严密性。切口旁边单独戳口放置引流管。用 1 号可吸收线关闭筋膜。

(2) 膀胱神经切断术：起初的神经切断术包括髓交感神经链切断术、腹下神经节切除术、髓前神经切断术、髓前外侧束切断术和神经后根切断术。因这些手术常会有会阴感觉神经切除术的后果并影响括约肌的功能，而且也未产生明显效果，因而被放弃。

(3) 膀胱松解术：优于其他神经切断术，是因为不损伤膀胱底部感觉神经或括约肌功能，可以安全地应用于麻醉下能扩张膀胱到正常适当容量的患者。

(4) 膀胱扩大成形术：膀胱扩大术又称膀胱扩大成形术(augmentation cystoplasty，AC)，目前已被广泛接受用于小容量、高压力膀胱的手术治疗。AC 的目的在于增加膀胱储尿容积、降低膀胱内压、改善膀胱顺应性(bladder compliance，BC)、保护上尿路功能(upper urinary tract，UUT)、提供控尿及抗感染能力，其为自主完全排空膀胱提供了一种便捷的方法。这项技术的存在已超过 100 年，近年来可经由腹腔镜或机器人来完成。临床实践中可获得的 AC 技术包括小肠膀胱成形术(回肠)、结肠膀胱成形术(乙状结肠)、胃膀胱成形术(胃)、输尿管膀胱成形术、自体膀胱扩大术(膀胱肌层切开术)、肠浆肌层膀胱扩大术及组织工程膀胱成形术。该手术方式不仅扩大了膀胱，而且置换了大部分病变的膀胱壁，膀胱病变部分切除应充分彻底，必须紧靠三角区与膀胱颈，使剩下的边缘仅够与肠管吻合。短期治疗效果较好，但有较高的复发率，最终需行膀胱全切术。

(5) 膀胱切除加尿流改道：在其他治疗方法失败后可行膀胱全切及尿流改道术。尿流改道术常用的手术方式包括原位新膀胱术(orthotopic neobladder)、回肠通道术(ileal conduit)、输尿管皮肤造口术(cutaneous terminal ureterostomy)等。

原位新膀胱术由于患者不需要腹壁造口，保持了生活质量和自身形象，已逐渐被各大医疗中心作为根治性膀胱切除术后尿流改道的主要手术方式之一。可用于男性和女性患者。首选末段回肠去管化制作的回肠新膀胱，如 Studer 膀胱，M 形回肠膀胱等。采用原位新膀胱作为尿流改道方式应满足以下条件：①尿道完整无损和外括约肌功能良好；②术中尿道切缘肿瘤阴性；③肾功能良好者可保证电解质平衡及废物排泄；④肠道无明显病变。术前膀胱尿道镜检查明确肿瘤侵犯尿道、膀胱多发原位癌、盆腔淋巴结转移、估计肿瘤不能根治、术后盆腔局部复发可能性大、高剂量术前放疗、复杂的尿道狭窄及生活不能自理者是原位新膀胱术的禁忌证，女性患者肿瘤侵犯膀胱颈、阴道前壁也为手术禁忌证。存在膈肌裂孔疝、腹壁疝、盆底肌松弛、子宫脱垂等影响腹压的病变时应慎重选择，必要时同时处理该病变。在严格掌握适应证情况下，原位新膀胱术不影响肿瘤治疗效果。

回肠通道术是一种经典的简单、安全、有效的不可控尿流改道术式，是不可控尿流改道的首选术式，也是最常用的尿流改道方式之一。其主要缺点是需腹壁造口、终身佩戴集尿袋。术后早期并发症包括尿路感染、肾盂肾炎、输尿管回肠吻合口漏或狭窄。主要远期并发症是造口相关并发症、上尿路的功能和形态学上的改变。

输尿管皮肤造口术是一种简单的术式，并发症发生率方面，输尿管皮肤造口术要明显低于回、结肠通道术。但是输尿管皮肤造口术后出现造口狭窄和逆行泌尿系统感染的风险比回肠通道术高。因此，该术式仅建议用于预期寿命短、有远处转移、姑息性膀胱全切、肠道疾患无法利用肠管进行尿流改道或全身状态不能耐受手术的患者。

（胡畔）

第六节　泌尿生殖道瘘的手术

泌尿生殖道瘘是指泌尿系统与生殖道之间的异常通道，主要表现为阴道不自主漏尿，其发生率不高，但可给患者身心造成巨大痛苦，严重影响其生活质量。根据瘘管发生的部位泌尿生殖道瘘可分为膀胱阴道瘘、尿道阴道瘘、膀胱子宫瘘、膀胱尿道阴道瘘及输尿管阴道瘘，其中临床以膀胱阴道瘘最常见，其次为输尿管阴道瘘。

一、膀胱阴道瘘

（一）术前诊断

膀胱阴道瘘（vesicovaginal fistula，VVF）的发生多与临床操作有关，在发达国家并不常见，但在发展中国家仍然是一个较常见的问题。在发达国家，90% 的病例为医源性膀胱损伤造成，包括妇科手术、盆腔肿瘤放化疗，其中经腹子宫切除术是 VVF 最常见的原因，发生率为 1/1 800，约占 VVF 原因的 85%。在发展中国家，发生 VVF 最常见的原因与分娩有关（ >90%）。此外，妇科手术、阴道异物、晚期肿瘤侵蚀、外伤等也可导致膀胱阴道瘘的发生。

根据病因不同，VVF 有不同的分类。VVF 的分类一般可分为简单型和复杂型。简单的 VVF 通常直径 ≤ 2cm、孤立存在、非放疗引起的。复杂型 VVF 即 VVF 直径>2cm、累及输尿管、既往 VVF 修补失败或者放疗引起的 VVF。

VVF 手术治疗的最终目的是确切修补，防止术后复发，达到解剖和功能上的恢复。2018 年中华医学会泌尿外科学会女性泌尿学组《膀胱及输尿管阴道瘘诊治专家共识》建议，除手术中即刻发现的膀胱、阴道损伤推荐给予立即修复，其他医源性损伤产生的瘘一般需等待 3~6 个月，待炎症反应消退、手术瘢痕软化、损伤界线固定及没有自愈可能后，再考虑手术。如果合并有输尿管阴道瘘，则必须严密观察肾积水情况，必要时先行处理，以保证在等待时间内不会发生感染及肾功能损伤。

经腹子宫切除术后发生的 VVF 大多较小，炎症反应不重，因此目前也有学者质疑这种“等待炎症反应消退后解决”的观念。许多患者在等待期间情绪低落，社交障碍，不愿意等待较长时间行 VVF 修补；此外，许多患者有腹腔内粘连，随着等待时间的延长，粘连变得致密和纤维化，可能使手术风险增加。Nagraj 等人的一篇病例系列研究表明，13 名 VVF 患者在引起 VVF 的初次手术后 2~4 周内接受了腹腔镜下 VVF 修复，瘘口的平均大小为 18mm（14~31mm），在平均 21 个月的随访中，只有 1 例失败。Zhang 等报道了 18 例在引起 VVF 的初次手术后 10~28 天内进行腹腔镜下 VVF 修复的患者，瘘口的平均大小为 19.7mm（12~30mm），平均随访 22.7 个月（3~45 个月），所有患者均一次修补成功。因此，对于外科手术引起的瘘管患者，立即腹腔镜修复是一种可接受的治疗策略。

迄今为止，对于治疗 VVF 的最佳方法尚未达成完全共识。最近的一篇 meta 分析指出术者最常用的修补方法是经阴道途径（n=534/1 379，39%），其次分别为经腹 / 经膀胱入路（n=493/1 379；36%）和腹腔镜 / 机器人辅助入路（n=207/1 379，15%）。经阴道入路因其侵袭性小，住院时间短，出血量少，术后疼痛少，且可选择腹膜瓣、Martius 脂肪垫或股薄肌肌瓣等多种间置物而受到许多术者青睐。经腹入路适合 VVF 阴道修复失败、输尿管受累、阴道狭窄的患者，此外，这种途径可通过大网膜瓣和腹膜瓣间置，提高成功率。手术入路的选择除了取决于瘘管的特征、大小和位置外，在很大程度上也取决于外科医生的经验和偏好。在过去的20年里，腹腔镜已经成为最前沿的技术，在女性泌尿生殖系统疾病中，腹腔镜是开腹手术的替代方法，包括VVF修复。使用开腹途径进行简单的VVF修复的适应证正在减少，并被腹腔镜和机器人辅助技术所取代。

（二）手术方法

修补途径：

（1）经阴道途径：适用于有足够大的阴道容积，必要时可行会阴侧切；阴道壁柔软，血供未受损；瘘口周围有足够的正常阴道壁。放疗患者需仔细评价。经阴道途径修补术主要采用Martius皮瓣技术和Latzko阴道闭合技术（图20-48）。

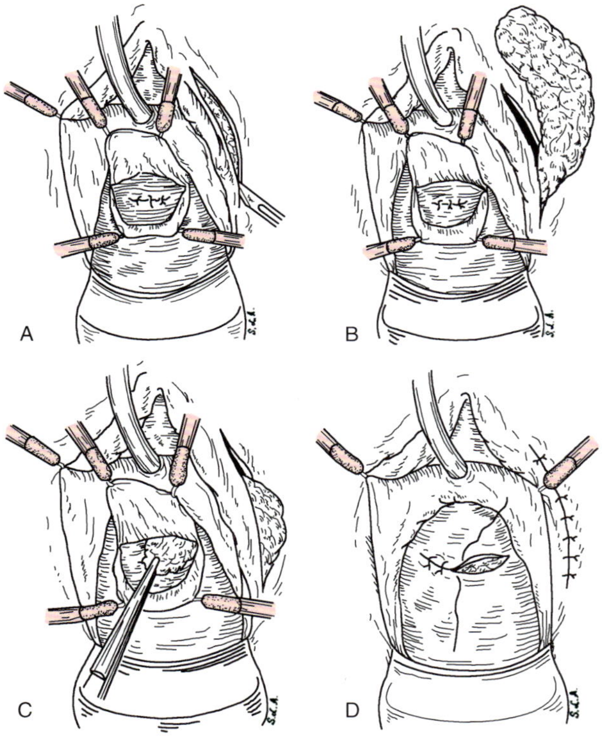

▲ 图20-48　Martius皮瓣技术

A. 在大阴唇上做纵向切口；B. 带血管的大阴唇脂肪皮瓣被“动员”；C. 在阴道壁下挖隧道，将皮瓣从大阴唇转移到阴道切口；D. 在皮瓣上方关闭阴道壁。

经阴道途径膀胱阴道瘘修补术手术操作见视频20-13。

视频20-13　经阴道途径膀胱阴道瘘修补术

（2）经腹部经膀胱途径修补术：O′Conor技术适用于阴道严重狭窄的患者；高位瘘管、瘘管位于经阴道途径难以到达的阴道穹窿、大瘘管患者；需同时行膀胱扩大成形术的患者；输尿管受累、需同时行输尿管再植术的患者；复杂性膀胱阴道瘘或合并肠瘘，以及其他需手术的腹腔内疾病；膀胱子宫瘘及经阴道修补失败的复发瘘等情况（图20-49）。

（3）经阴道联合经腹部途径：用于大的、复杂的或复发的病例，可采用经腹和经阴道联合入路。

（三）手术步骤

1. 腹腔镜下修补手术　与经腹手术相比，经腹腔镜入路的优点包括创伤小、出血少、疼痛轻、瘢痕美观、住院时间短且术后恢复快，尤其是腹腔镜可配合摄像系统放大功能，从而提高组织的可视性，充分显示和暴露盆腔结构，从而进行更加细致的游离，精准地缝合；腹腔镜气腹压力也使得组织易于分离。

该手术的基本步骤是：①建立气腹，入腹腔镜port及镜头，观察盆腹腔情况。分离盆腔粘连，暴露膀胱及周围器官。②行膀胱镜检查，在瘘管内安置输尿管导管，经阴道取出。必要时在输尿管内放置支架。③膀胱逆行灌注生理盐水，直到能充分识别膀胱阴道反折。用超声刀或内镜剪刀切开膀胱阴道间隙。在阴道内放置一个工具（如子宫托、端端吻合器等）以提供坚固的支撑，继续分离膀胱和阴道间隙，直到看到瘘管内的导管，确认瘘管的开口。④移除瘘管内的导管，在膀胱和阴道上均能看到瘘管的开口。在阴道和膀胱上均需切除该瘘管，并在该部位远端约1~2cm处继续分离，使膀胱及阴道完全分离。⑤以2-0薇乔线单层间断缝合关闭阴道。以3-0薇乔线双层8字缝合关闭膀胱壁。第一层缝合后，膀胱逆行灌注300~400ml美蓝液体，如果发现膀胱修补处渗漏，则适当缝合薄弱部位，直到没有美蓝液体漏出。之后再进行第二层缝合。

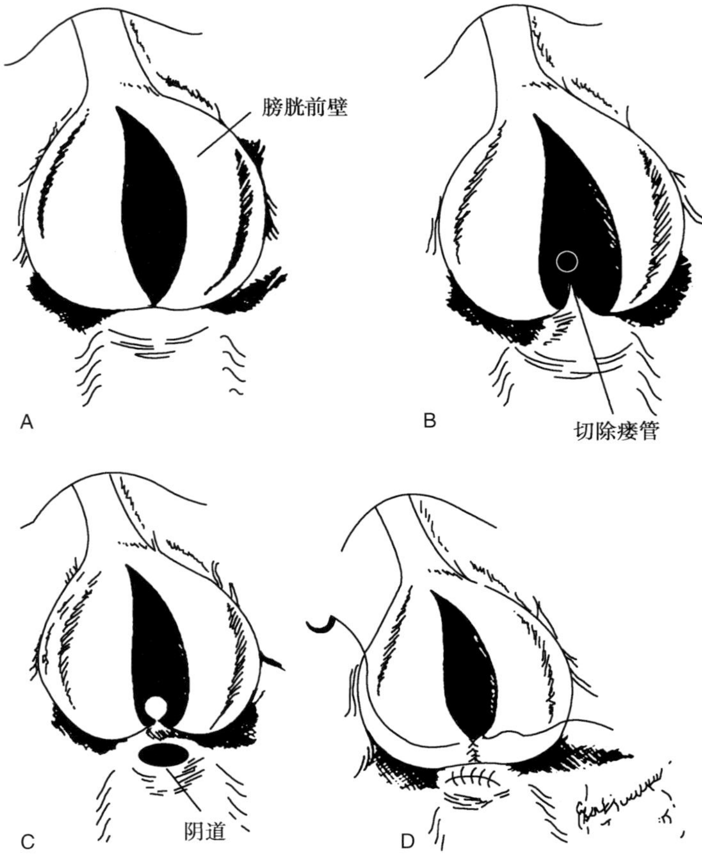

▲ 图 20-49　经腹部 O′Conor 技术

A. 沿中线切开膀胱，暴露出瘘管；B. 沿矢状轴打开后膀胱壁，并切除瘘道；C. 将膀胱与阴道壁分离开；D. 分层关闭膀胱和阴道。

2. 腹腔镜经腹经膀胱途径修补术（O′Conor 技术） 该手术的基本步骤是：①行膀胱镜检查，使用 5F 输尿管导管行双侧输尿管插管，以帮助识别和保护输尿管；使用 Foley 尿管导尿并留置尿管。将一根颜色不同的 4F 输尿管导管穿过瘘口，经阴道取出。轻柔牵引尿道 Foley 导管，机械阻断膀胱颈，防止膀胱颈漏气。②建立气腹置入腹腔镜 port 及镜头，观察盆腹腔情况。分离盆腔粘连，暴露膀胱及周围器官。③用超声刀在膀胱顶壁及后壁纵行切开膀胱。用阴道托从阴道内顶起阴道穹窿，用超声刀分离膀胱后壁与阴道前壁的间隙，找到瘘管，同时继续纵行打开膀胱后壁至瘘口处。④充分分离膀胱和阴道间隙，直到瘘管完全与阴道分离，将放置在瘘管中的输尿管导管取出。⑤进一步分离膀胱和阴道间隙，游离瘘口周围 5~10mm 组织，锐性减去膀胱及阴道瘘口周围的不新鲜组织。⑥以 2-0 可吸收线连续缝合关闭阴道瘘口，松解一段带蒂大网膜填塞并覆盖在膀胱后壁与阴道之间的间隙，并以 2-0 可吸收线固定大网膜。⑦观察膀胱切口缝合张力，如无明显张力，以 3-0 合成可吸收缝线连续缝合关闭黏膜层，以 2-0 合成可吸收缝线间断缝合关闭浆肌层和黏膜。如张力明显，可将一侧膀胱壁裁取带蒂膀胱瓣，将带蒂瓣转入切口底部，然后以上述方式关闭膀胱壁。

（四）注意事项

尽管腹腔镜经膀胱 / 膀胱外途径这两种技术存在着明显的差异，但部分文献却不承认两者的区别，而将两种腹腔镜技术混为一谈，声称所有腹腔镜技术都是“O′conor 技术的变种或改良”。很少在同一篇论文中同时讨论这两种方法，这使得理解它们的区别变得较困难。膀胱外入路不需要切开膀胱，因此并不是 O′Conor 技术的改良。

迄今为止，还没有比较腹腔镜下经膀胱和膀胱外途径 VVF 修复手术的随机对照研究。部分学者认为，膀胱外入路是一种侵入性更小，创伤更小的方法，因为它最大限度地减少了膀胱损伤，理论上修复失败的风险更小。在 O′Conor 技术中，膀胱切开手术增加了膀胱缺损的大小，从理论上讲，增加了 VVF 修复失败的机会。膀胱大切口并不会增加 VVF 修复的成功率。这个理论得到了修补瘘专家们的支持，他们认为较大的膀胱切口有更大的手术失败风险，并试图将 O′Conor 技术中膀胱切开术的尺寸最小化（<2cm）。此外，膀胱外入路的支持者认为膀胱切开术可能增加排尿功能障碍、膀胱容量减少和因出血及缝合修补时间延长而导致手术时间增加等风险。

二、输尿管阴道瘘

输尿管阴道瘘（ureterovaginal fistula，UVF）是输尿管损伤的严重并发症，临床上常见于妇产科手术损伤，约 90% 的输尿管损伤发生于全子宫切除术、盆底修复重建术和盆腔血管手术，总体统计妇科手术后 UVF 的发生率为 0.5%~2.5%，其次是盆腔肿瘤放疗。Johnson N 等人报道，腹腔镜子宫切除术后发生 UVF 的风险是开腹子宫切除术的 2.6 倍（0.4% *v.s.* 1.4%）。输尿管的下段与子宫毗邻，妇科腹腔镜手术，特别是恶性肿瘤手术，在处理血管、筋膜、韧带等组织时容易造成输尿管的电灼伤、缝合伤及断离伤，其中大多数位于输尿管下段，如子宫动脉下、子宫动脉与阴道壁连接处的远端、骨盆漏斗韧带下方及阔韧带内。由于输尿管解剖位置的隐蔽性，70% 以上的输尿管损伤术中未被发现，损伤后诊断的中位时间为 3~30 天。术后因输尿管引流不畅出现肾积水或漏尿引发急腹症时，行泌尿系统彩超或 IVP 检查方才发现。输尿管被结扎、管壁被热损伤，容易造成输尿管狭窄和闭锁。在需要清除盆腔淋巴结的手术中，输尿管过于广泛地游离可能破坏输尿管的血供，导致缺血性输尿管瘘。

目前对医源性输尿管损伤进行外科处理的时机仍有争议。部分学者认为，在输尿管损伤早期外渗的尿液会引起局部严重的充血水肿及炎性反应，而导致其愈合能力下降，会降低手术成功率，应先做尿液引流。若肾脏有明显积水可以先做造口引流，同时控制感染，在尿瘘形成 3 个月后窦道及其周围组织的充血水肿及炎性反应基本消失后再进行手术，此时术野清晰，分离瘘管及周围组织难度较小。并且部分患者输尿管瘘孔在等待二次修复手术期间有自行愈合可能，从而避免了再次进行修复手术。但是出现输尿管损伤后容易发生输尿管狭窄、梗阻，引流不畅的尿液容易反复继发感染并导致肾积水和进行性肾功能损害。此外，延迟修复可导致局部组织的严重粘连和瘢痕组织形成，延期修复输尿管时松解瘢痕组织可能会造成继发的组织缺血、吻合口瘘，最终导致修复手术失败。长期阴道漏尿还会增加患者的身心痛苦，容易造成医患纠纷。因此 2018 年中华医学会泌尿外科学会女性泌尿学组《膀胱及输尿管阴道瘘诊治专家共识》建议：手术中及时发现的输尿管损伤应立即修复。延迟发生的输尿管阴道瘘的处理时机，应尽可能越早越好，但还需考虑输尿管损伤的时间和类型、盆腔组织情况及患者一般状况，同时患者原发病情及相关后续治疗也应作为综合参考依据。

输尿管阴道瘘的治疗原则是保护患肾功能，恢复输尿管的连续性。输尿管阴道瘘最佳治疗方案取决于多种因素，包括输尿管瘘的原因、损伤的位置、类型、损伤的程度、患者的身体状态、患方的态度等。原则是在保持高治愈率前提下选择创伤尽量小的手术方式。手术方法主要包括输尿管支架置入术、输尿管吻合术、输尿管膀胱再植术、肠代输尿管术、肾脏松解术以及自体肾移植术等，其中又以输尿管插管术和输尿管膀胱再植术最为常用。

（一）经皮肾造瘘

经皮肾造瘘（percutaneous nephrostomy，PCN）治愈率低，易造成输尿管狭窄。Schmeller 等报道了一系列病例研究，其中经皮肾造口术是主要的治疗方式，而瘘持续存在率为 55%，输尿管狭窄率为 18%，考虑到肾造瘘管需持续放置 4~6 周，且该系列手术的失败率>50%，笔者认为这不是最有效的治疗方式，仅能作为暂时性尿流改道的方式，引流尿液，保护肾功能。

（二）输尿管镜置入双 J 管

该手术方式经自然腔道，无须再行腹部切口，无须游离输尿管，手术操作简单，创伤小，患者更易于接受，适用于瘘口较小、锐器损伤、冷刀损伤的患者，笔者的经验认为热刀损伤或电灼伤该手术方式患者痊愈可能性低。D-J管具有支撑及内引流的作用，可使因梗阻而受损的肾功能逐渐恢复，并且尿液外渗减少后瘘孔有自行愈合的可能，从而使部分患者避免再次手术修复；即使部分患者输尿管损伤处未能完全愈合，也可作为一期处理，充分引流以保护肾功能，尿流转路后亦可减轻瘘口附近炎症反应，为二期处理打下良好基础。因此，无绝对禁忌证的患者一经确诊就应尝试经膀胱镜或输尿管镜置入D-J管。

1984年Andriole等人最先应用输尿管支架治疗UVF。输尿管支架置入包括顺行、逆行、双镜联合的方式，但是顺行PCN技术出血风险较大，临床应用较少。Abboudi等人认为对于输尿管部分的破裂，逆行支架置入术通常是一线方法。TUS治疗UVF的报道成功率高低不一，研究显示出现输尿管损伤或瘘后支架管置入的成功率为55%~76%，继发输尿管狭窄的风险为6%~38%，故多数人认为其是治疗UVF有效的微创方法之一。潘铁军的一篇综述阐述了UVF治疗方式选择的原则，原则上可以先尝试进行输尿管支架置入，但不勉强，一旦置管失败或者置管后仍持续性漏尿，应立即行输尿管膀胱再植术。

1. 膀胱镜D-J管置入术 膀胱镜经由尿道轻柔地插入膀胱，仔细观察患者膀胱内的情况，排除膀胱阴道瘘并寻找输尿管口。再将斑马导丝通过膀胱镜送入患侧输尿管口内，并轻轻向上插入直到有较大阻力时停止；行超声定位以确保导丝到达肾盂。然后将D-J管沿斑马导丝向前推进，待D-J管的末端标记线到达输尿管开口处后固定推送杆，拔出导丝，膀胱镜确认D-J管末端盘曲在膀胱内；再次通过术中超声检查确认D-J管近端盘曲在肾盂内。术后拍摄腹部平片，并观察D-J管是否发生移位、打折或弯曲现象(图20-50)。

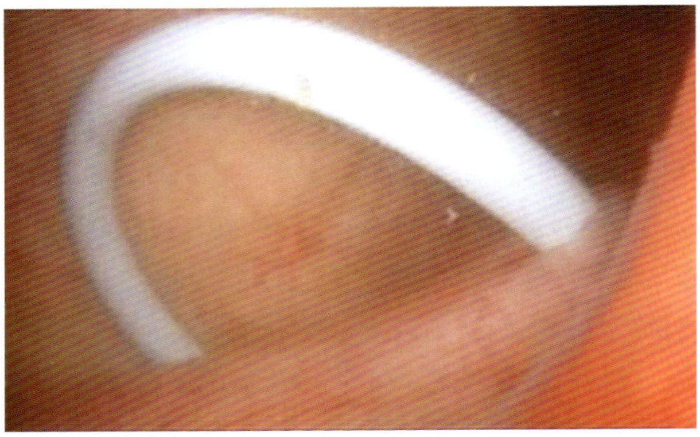

▲ 图20-50 经膀胱镜置入D-J管

2. 逆行输尿管镜D-J管置入术 将输尿管镜经由尿道直视下缓慢插入膀胱，仔细探查膀胱内情况，寻找输尿管开口，将输尿管导管置入患侧输尿管开口，镜体沿导管上行，到达损伤处后顺着残存的输尿管黏膜置入斑马导丝跨过损伤处，术中超声确认导丝头端位于肾盂内，然后沿导丝留置2~3根D-J管。再次行超声检查确认D-J管盘曲于肾盂内，输尿管镜确认D-J管远端在膀胱内盘曲良好后退镜。术后拍摄腹部平片确认D-J管位置是否移动(图20-51)。

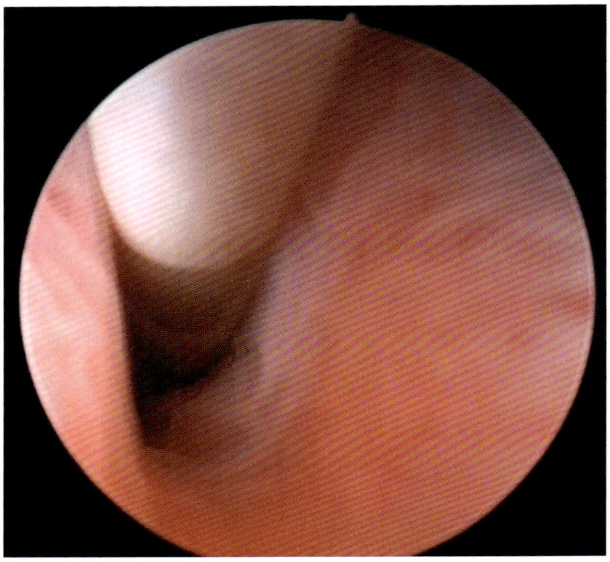

▲ 图20-51 逆行输尿管镜D-J管置入术

3. 经皮肾造瘘及双镜联合D-J管置入术 对于部分输尿管损伤重，瘘口大，部分管壁缺损、塌陷，周围组织填塞，输尿管镜及导丝均无法通过损伤处的病例，需加行经皮肾穿刺术。从经皮肾穿刺通道置入输尿管软镜及导丝沿肾盂、输尿管送至损伤处近端，并将导丝头端置入损伤处的腹膜后腔隙内。同时经尿道逆行插入输尿管硬镜至损伤处，双镜联合探查。会师成功后输尿管硬镜将导丝头端用异物钳沿着输尿管、膀胱、尿道引出体外，输尿管镜监视下沿导丝跨过瘘口放置3根D-J管，双镜直视下证实 D-J 管上端盘曲于肾盂内，下端位于膀胱内。术后留置尿管 1 周，肾盂造瘘管 2 周。术后常规复查腹部平片，查看 D-J 管位置是否良好。

然而，在导致长期损伤和狭窄的情况下，这些微创方法只能获得非常有限的长期成功率，需要外科重建手术来达到治疗目的。

（三）外科重建技术

可选择的手术类型有开放手术、腹腔镜手术和机器人辅助腹腔镜技术。无论采用何种手术途径，输尿管重建都遵循基本原则：清除坏死组织、切除输尿管断端，用可吸收缝线进行无张力吻合，内支架置入和腹腔引流。手术入路取决于损伤的位置和范围。

1. 输尿管端端吻合术　适用于输尿管中上段横断或损伤段较短（2~3cm）。通过开腹或腹腔镜途径进入腹腔后游离输尿管瘘口处两端，切除瘘口及两端瘢痕组织，斜形修整输尿管近端或纵行切开 0.5~1.0cm 形成外翻乳头，将输尿管远端做斜形修整，将两断端对齐后做端端吻合。切除修整时尽量只切除瘢痕组织而保留正常输尿管组织，避免吻合时输尿管张力过大。将输尿管吻合口后壁用微乔线缝合间断缝合后置入 D-J 管，确认 D-J 管位置良好后再间断缝合吻合口前壁。放置引流管 1 根。虽然这种方法具有保留膀胱的自然抗反流机制的优点，但它并没有得到广泛的接受，因为它与较高的并发症发生率有关，包括瘘管形成、坏死和狭窄。

2. 输尿管膀胱再植术　输尿管膀胱再植术（ureterovesical reimplant，UVR）包括经腹开放入路输尿管膀胱再植术（open ureterovesical reimplant，OUR）、腹腔镜下输尿管膀胱再植术（laparoscopic ureterovesical reimplant，LUR）和机器人辅助腹腔镜下输尿管膀胱再植术（robot-assisted laparoscopic ureterovesical reimplant，RAUR）。UVR 被认为是治疗 UVF 的金标准术式，LUR 最为常用。在早期 OUR 治疗 UVF 中，成功率较高，被认为是可行的手术。随着腹腔镜手术的开展，LUR 被用于 UVF 的治疗。1994 年 Reddy 和 Evans 报道了第一例腹腔镜输尿管膀胱再植术。Hemal 等人在 2001 年第一次报道了 LUR 治疗 UVF 的案例。LUR 具有出血量少、恢复快、术后痛苦小、效果好等优点。Singh 报道了 20 例 LUR 治疗 UVF 的案例，取得了 100% 的成功率，与开放手术成功率（96%）相比差异无统计学意义，后期随访无输尿管狭窄的发生。对于较长段输尿管缺失者，推荐采用 Boari 皮瓣和腰大肌悬吊来降低吻合口的张力。

输尿管膀胱再植术适用于病变<2cm 且距输尿管口 3~5cm 以内的患者。手术应遵循的原则是清除坏死组织，切除输尿管末端，实现黏膜间无张力吻合，输尿管支架置入和外引流。对于瘘口较大或距离输尿管口过长的患者，可以使用输尿管膀胱吻合术结合腰大肌悬吊或 Boari 肌瓣可以重建输尿管损伤，并达到无张力吻合，可以单独使用 Boari 膀胱瓣术或与腰大肌悬吊联合使用达到可以覆盖 12~15cm 的缺损。

选择经下腹部正中切口或腹腔镜方式进入腹腔，以髂血管为标志寻找输尿管，瘘口通常多发生于输尿管下段距离输尿管膀胱入口 3cm 内，无须游离太多的周围组织而造成不必要的损伤。向远端游离输尿管，水肿及炎症粘连较重处多为损伤部位，轻柔缓慢地游离输尿管，将瘢痕及炎性组织予以切除，将瘘口远端输尿管予以分离结扎，如果局部炎症粘连严重且输尿管远端无法游离，可行旷置处理。将近端输尿管纵行切开 0.5~1.0cm 或做斜形修整，把 D-J 管置入输尿管内并予以固定。纵行切开输尿管损伤侧膀胱壁约 1.0cm，将输尿管断端嵌入膀胱并在膀胱壁内潜行 1.0~1.5cm，检查输尿管以确保其无明显张力和扭转后，用薇乔线将输尿管与膀胱切口间断缝合。若输尿管和膀胱吻合处张力较大，则进行膀胱腰大肌悬吊或膀胱 boari 瓣成形术。充盈膀胱，在漏尿明显处加固缝合，以确保无明显的尿液外渗，留置腹膜后引流管 1 根。

输尿管膀胱再植术手术操作见视频 20-14。

视频 20-14　腹腔镜输尿管膀胱再植术

3. 其他术式　对于部分输尿管缺损过长、损伤处严重粘连无法分离者，还可考虑行肠代输尿管、肾脏松解以及自体肾移植术，或者仅行经皮肾造瘘以引流尿液，保护肾功能。到目前为止，已经提出了几个胃肠段，如阑尾、胃和结肠，但回肠是最常用的来源。该技术最早于 1901 年用于治疗结节狭窄，在 20 世纪 50 年代末普及，到现在已成为一种有价值的治疗方案，具有可接受的长期结果。该技术包括用 15~20cm 长的管状、带蒂的回肠段替换输尿管，该段回肠可以蠕动，以避免功能性梗阻。在广泛的双侧输尿管狭窄的情况下，回肠段甚至可以取代双侧输尿管。回肠代输尿管的并发症包括反复感染、黏液形成和阻塞时间延长、高氯酸代谢性酸中毒和狭窄。此外，在平均 (20.2 ± 10.9) 年的随访中，回肠输尿管继发性恶性肿瘤的发生率较低，为 0.8%。尽管如此，该研究提供了 >80% 的长期成功率，并且已经证明是一种可行的治疗方案。

2018 年中华医学会泌尿外科学会女性泌尿学组《膀胱及输尿管阴道瘘诊治专家共识》建议：①对于术中发现的输尿管损伤，应即刻处理，如输尿管血供相对较好，且损伤范围不大，可选择单纯输尿管损伤修补术或输尿管端端吻合术。如损伤范围较大则不建议行输尿管端端吻合术，推荐行输尿管膀胱再植术。如输尿管损伤水平较高，可行膀胱壁肌瓣输尿管吻合术。严重的高位输尿管损伤较罕见，可行回肠代输尿管或自体肾移植处理。②对于术后发现的输尿管阴道瘘，如输尿管损伤较轻，输尿管连续性较好，可通过输尿管镜置入输尿管支架，推荐留置支架时间为 3 个月，部分瘘口较小的患者可通过输尿管支架引流完全自愈。对于输尿管损伤严重如输尿管完全离断、接近离断，以及输尿管损伤段完全闭锁等情况，或输尿管支架无法置入时，推荐积极手术治疗，包括输尿管膀胱再植术、膀胱壁肌瓣输尿管吻合术、回肠代输尿管术及输尿管皮肤永久造口术。

（颜丽）

第七节　主要手术相关并发症的处理与防治

盆腔脏器脱垂是中老年女性的常见病，严重影响患者的生活质量。目前，盆底重建手术能有效治疗患者盆腔器官脱垂，但仍存在相关并发症。本节将讨论盆底手术相关并发症。

一、邻近脏器损伤

（一）泌尿系统损伤

盆腔重建术中主要发生的损伤是泌尿系统损伤，有文献报道膀胱损伤率为 0.2%~1.8%，输尿管损伤率为 0.03%~1.5%，其主要发生在经阴道盆底重建手术中。

1. 膀胱损伤　盆底重建术中，膀胱损伤的原因与术者的手术技巧及经验密切相关，主要发生在以下几种情况：①分离阴道膀胱间隙时层次不清，导致膀胱损伤；②进行前盆底重建时，穿刺针穿刺过程中，膀胱未充分分离或未加以遮挡，穿刺针损伤膀胱。

膀胱发生损伤时，主要表现为术中、术后出现血尿，术中膀胱镜检发现膀胱内有网片穿破膀胱或膀胱有破口（图 20-52）。

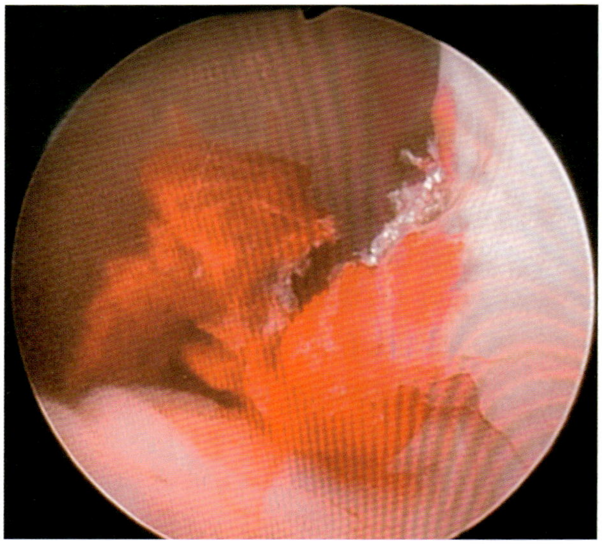

▲ 图 20-52　膀胱镜检见网片穿破膀胱

若因穿刺针造成小的膀胱损伤，可以退出穿刺针，不予以缝合，保留尿管 7~14 天。若在分离过程中引发的损伤，需要行膀胱修补术，可予以 3-0 微乔线连续缝合膀胱黏膜层及浆肌膜层，共 2 层，或直接用 3-0 微乔线连续缝合膀胱全层（图 20-53）。

对于预防膀胱损伤应注意以下几点：①分离阴道膀胱间隙时，充分的水分离和解剖层次正确是预防膀胱损伤的关键；②经阴道前盆底功能重建时，穿刺针穿刺过程中，需充分分离膀胱，必要时需遮挡膀胱，以避免损伤。

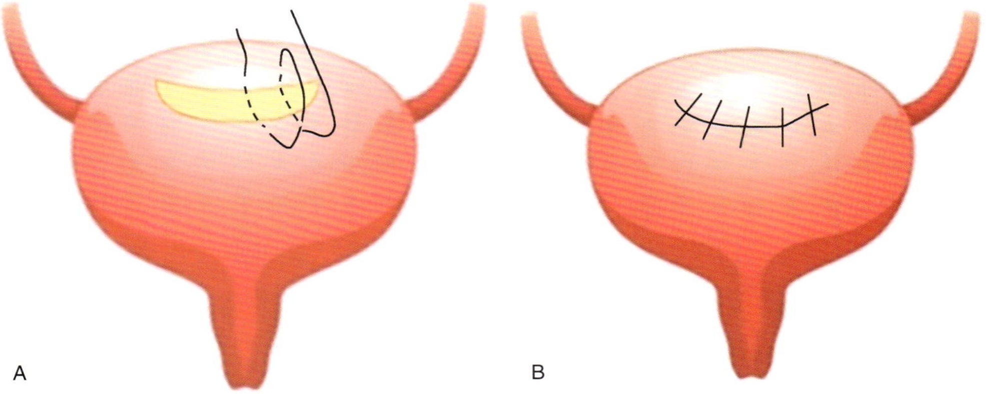

▲ 图 20-53　膀胱修补术示意图

A. 缝合膀胱全层；B. 缝合后的膀胱。

2. 输尿管损伤　输尿管的损伤原因也主要与术者的手术技巧及经验有关，通常发生在以下情况：①部分脱垂患者的输尿管可能下移，分离阴道与膀胱间隙过程中不仔细，易导致输尿管损伤；②在进行前盆底重建穿刺时，若输尿管未充分遮挡或穿刺针方向朝上，均有可能引起输尿管损伤。

出现输尿管损伤时，术中可能发现外阴穿刺孔渗液，或者膀胱镜检查时发现输尿管口喷出血尿，输尿管镜检查时发现输尿管有破口（图 20-54）；术后患者可能出现腹痛、腰痛等症状及肾区叩痛，若尿液渗入盆腹腔，还可能出现麻痹性肠梗阻的症状。

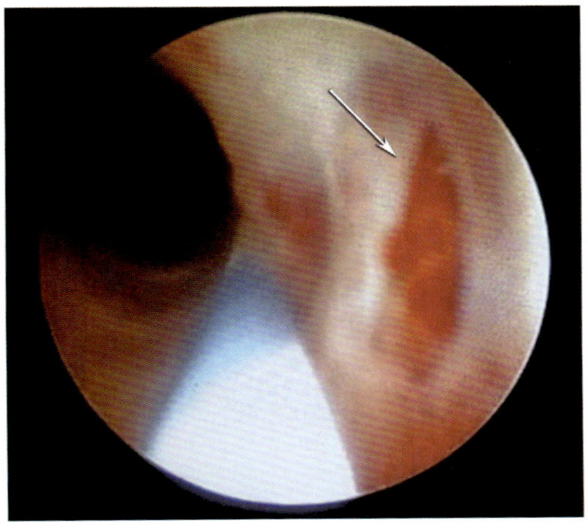

▲ 图 20-54　输尿管镜下见输尿管有破口（箭头处）

输尿管轻微损伤或一过性损伤可严密观察。若术中怀疑输尿管损伤或输尿管狭窄或损伤<5mm，可放置输尿管支架，3 个月后取出。若出现>5mm 的输尿管损伤，需行修补术，输尿管修补的手术方式需根据输尿管损伤节段的不同而存在差异，其手术方式有输尿管支架置入术、输尿管膀胱吻合术、输尿管修补术、输尿管输尿管吻合术、膀胱松解和膀胱瓣输尿管吻合术、输尿管皮肤造瘘术等（图 20-55）。

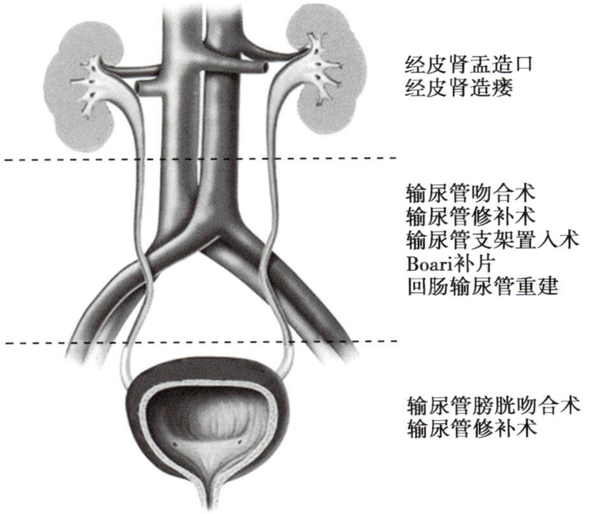

▲ 图 20-55　输尿管损伤的处理

预防输尿管损伤应注意以下几点：①经阴道前盆底功能重建穿刺时，需充分分离膀胱，且遮挡膀胱及输尿管，避免损伤；②经阴道前盆底功能重建时，穿刺针紧贴耻骨降支，且浅支穿刺时需斜向下 45°，切记穿刺针不要朝上穿刺。

（二）肠道损伤

肠道损伤主要是直肠损伤，主要发生在经阴道盆底重建术中穿刺及分离阴道直肠间隙。其一般能在术中肛查时发现。

术中发现直肠损伤时，需请外科医生进行修补，根据损伤的情况决定手术方式。若直肠损伤时，破口较小，可行直肠修补术，用 3-0 不可吸收线或微乔线间断缝合。最好用两层缝合，也有选择全层缝合。双层缝合中，内层缝合肠壁全层，外层为浆肌层缝合（图 20-56）。术后需禁食水、静脉营养 7~14 天，尽量保持直肠缝合处清洁，必要时可安置肛管。

为了预防术中肠道损伤，需注意以下 3 点：①充分分离阴道直肠间隙，避免损伤；②在后路穿刺过程中，需注意肠道走行，避免损伤；③穿刺后，一定要肛查。

（三）血管损伤（出血和血肿）

术中血管的损伤的主要是由于术者对盆腹腔内血管解剖不熟悉、手术经验不足而引起。盆腔血管较多，小的渗血有时并不容易发现，容易形成血肿；若损伤大动静脉会出现大的血肿或严重的出血。当出现血肿时，患者术后血色素下降，B 超提示盆腔内血肿，血肿较大时，还可能出现感染症状，

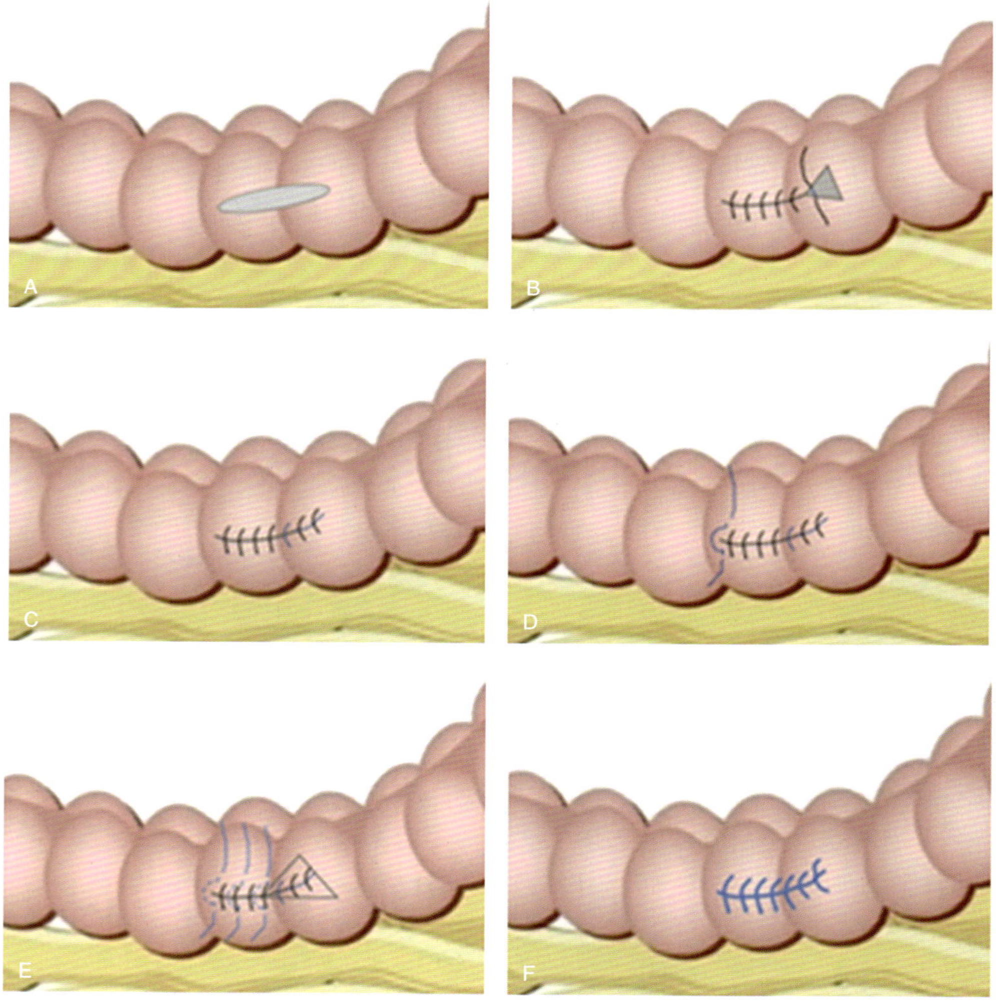

▲ 图 20-56　肠管缝合示意图

A. 损伤的肠管；B. 第一层：全层缝合；C. 第一层缝合后；D、E. 第二层浆肌层缝合；F. 第二层缝合后。

如发热等。

术中出血时，可予以压迫止血、缝合止血，若止血困难时，可行血管栓塞治疗。术后发现血肿，可予以药物止血，监测血色素及凝血功能，必要时抗感染治疗。若血色素无进行性下降，可密切随访。但若血色素进行性下降或持续感染，需再次手术清除血肿并加强抗感染，若血肿位于网片位置且伴随感染时，必要时需拆除网片。

为了减少血肿的发生，应注意以下几点：①术中精准止血，适时使用止血材料；②熟悉解剖结构，严格掌握穿刺要点，按标准路径穿刺，切勿在盆腔内任意调整穿刺角度；③术中充分冲洗，必要时安置引流管。

二、网片相关并发症

网片暴露是指网片暴露在阴道壁外（图 20-57），网片侵蚀则是指网片穿过并显露于其他器官管腔内，如网片侵蚀至膀胱、尿道或肠道内。有文献报道网片侵蚀的发生率为 0.6%~5.4%，网片的暴露率为 4%~19%。

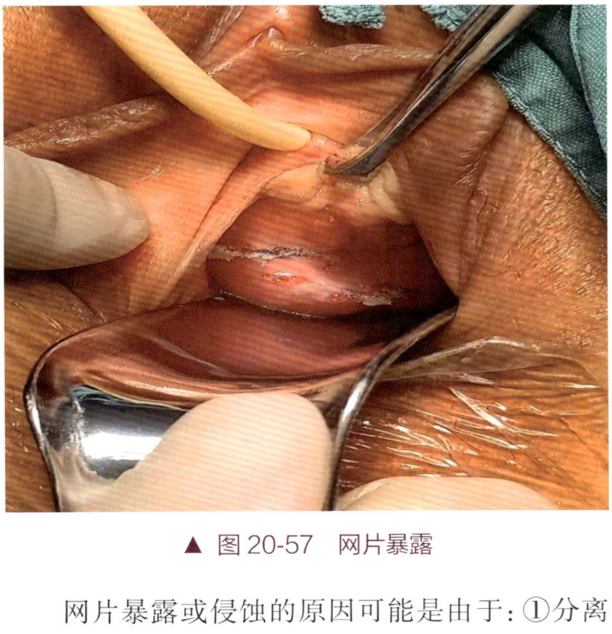

▲ 图 20-57　网片暴露

网片暴露或侵蚀的原因可能是由于：①分离阴道膀胱间隙或阴道直肠间隙不充分，分离阴道壁较薄，网片未放置于阴道全层下方；②缝合张力过大；③网片折叠；④网片的材质：小孔径、低孔隙率网片较大孔径、高孔隙率网片更易发生网片暴露；⑤术后血肿或感染；⑥有研究报道年龄>70 岁是网片暴露与侵蚀的独立因素，且性生活活跃、糖尿病也是网片侵蚀与暴露的影响因素。BMI、全子宫切除术、盆底手术史是否为网片侵蚀与暴露的影响因素目前尚存争议。

网片暴露或侵蚀根据其发生暴露的部位不同临床表现也不一样。网片暴露一般发生于阴道内，可出现阴道疼痛、性交疼痛、阴道流血、阴道分泌物增多、异味等可能。网片侵蚀多发生于膀胱、直肠等，若发生在膀胱内，可出现血尿、排尿疼痛、反复尿结石等可能。膀胱镜检查见膀胱有网片（图 20-58）。若网片侵蚀于肠腔，可能表现为便血等。

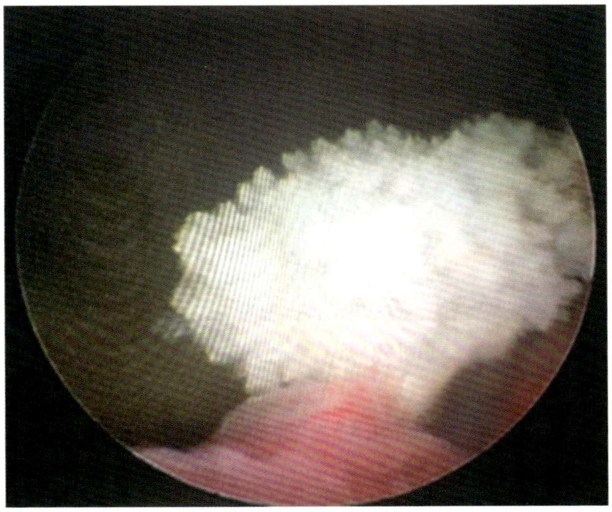

▲ 图 20-58　膀胱镜下见网片侵蚀入膀胱

对于网片侵蚀、暴露的治疗原则需根据其病变的直径、部位、症状及受累的器官选择处理方式，且需由经验丰富的盆底专科医生治疗。对于暴露直径<1cm 的患者，可裁剪网片并涂抹雌激素。而网片暴露>1cm、性交痛、反复阴道出血的患者需拆除网片并行缝合术，术后涂抹雌激素。若网片侵蚀面积过大，阴道黏膜缺损不足以无张力覆盖创面时，可采用生物补片修补缺损。若网片侵蚀入膀胱、直肠等则需行手术拆除网片并行缝合术。

为了进一步预防网片暴露和侵蚀，应注意以下几点：①充分的水分离（图 20-59），将阴道壁全层分离，并将耻骨宫颈组织保留在阴道上皮。此方式可以保留阴道壁的血供，能有效降低网片暴露的风险。②避免过度修剪阴道壁，缝合阴道壁组织无张力。③裁剪网片不要过大，减少折叠的风险。④术

复发率相对较高，为了增加强度和可靠性，就尝试悬吊双侧骶棘韧带，于2014—2015年做了30多例双侧骶棘韧带悬吊术，结果发现复发率并没有明显的下降，分析原因可能是缝线脱落、组织切割等因素未能导致很好的粘连形成，并且还出现术后疼痛加重、便秘等并发症，原因可能和缝合的张力过高有关，而降低丝线的缝合张力又不敢保证术后的重建效果。因此笔者思考为提高骶棘韧带悬吊术的可靠性，一是要保障术后组织的致密粘连贴合，二是要无张力悬吊，若要满足上述的两个要求，可以采用吊带材料来进行骶棘韧带和阴道顶端的连接。

双侧骶棘韧带吊带固定术：近5年来，有不少学者为了降低骶棘韧带悬吊的复发率而尝试用聚丙烯吊带代替缝合线进行骶棘韧带悬吊术，都取得了不错的效果，只是在手术方法和具体细节上有一定的差异，如国内戴志远、肖斌梅等教授都有很好的经验总结。刘禄斌团队主要采取穿刺的方式，吊带的一段缝合在宫颈的5点和7点，另外一段经过骶棘韧带，然后牵拉吊带，让子宫上抬，无须将骶棘韧带和吊带缝合，还可以调整张力。手术更为简便和灵活，但穿刺的风险理论上高于缝合。经过3年以上的随访观察，发现双侧骶棘韧带吊带固定的效果完全达到子宫骶骨固定的水平，复发率显著低于传统骶棘韧带悬吊，同时由于阴道轴向符合生理状态，术后发生阴道后壁代偿性膨出的比例显著低于子宫骶骨固定，并且术中未对骶前神经造成损伤，术后便秘的发生率也低于子宫骶骨固定。但该手术方式也存在相关并发症，如血肿、网片暴露等，还有1例坐骨直肠窝吊带感染引发局部脓肿行吊带切除术治愈。以上并发症的处理并不困难，但换来的手术可靠性的提升却是非常明显的，完全能达到子宫骶骨固定的可靠程度。

总之，对于骶棘韧带悬吊术的术式抉择，笔者团队完全倾向于选择保留子宫的双侧骶棘韧带吊带固定术，如果子宫存在病变，可以考虑同时切除子宫。

二、关于前盆底重建术中深带作用的体会

关于前盆底重建深带的作用向来具有争议性，争论的焦点是：深带是不是具有顶端支持的功能？一种观点是深带并不能达到良好的顶端支持，作用仅仅是将网片牵平，而顶端支持还是需要依靠骶棘韧带悬吊来完成，因此前盆底重建术只是能有效处理阴道前壁下段的膨出，而对阴道前壁上段的作用相对较弱；另一种观点则刚好相反，认为如果深带穿刺到位的话，能起到顶端支持的作用，对于有些合并Ⅰ、Ⅱ度子宫脱垂的患者，光是前盆底重建即能达到有效的顶端支持，无须再做骶棘韧带悬吊。

为了表达清楚笔者的观点，计划分两步来阐述这个问题。

第一步：深带穿刺的位置到达了坐骨棘外侧的盆筋膜腱弓的起始部了吗？标准的前盆底重建术的浅带是从耻骨降支外侧，平尿道水平穿出，深带从浅带的穿出点的下2外1cm水平穿出，但实际上在盆底深部，深支应该锚定在坐骨棘外侧盆筋膜腱弓的起始部，才能将网片展平，并取得良好的顶端支持（图20-60），如果深带未到达坐骨棘水平，则网片会皱缩于膀胱颈部，造成前穹窿空虚，顶端支持不足，今后容易发生子宫脱垂（图20-61）。因此第一步必须做到深带穿刺到正确的锚定点，否则深带完全起不到顶端支持的作用，顶端支持无从谈起。

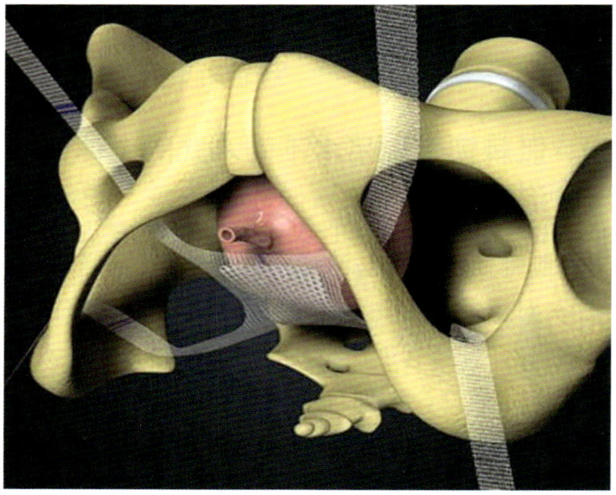

▲ 图20-60　正确的前盆网片位置

第二步：接下来思考，即使深带完全穿到了坐骨棘水平，那是否代表子宫就能复位到正常水平？笔者的答案是：非常接近正常水平，但还是不能

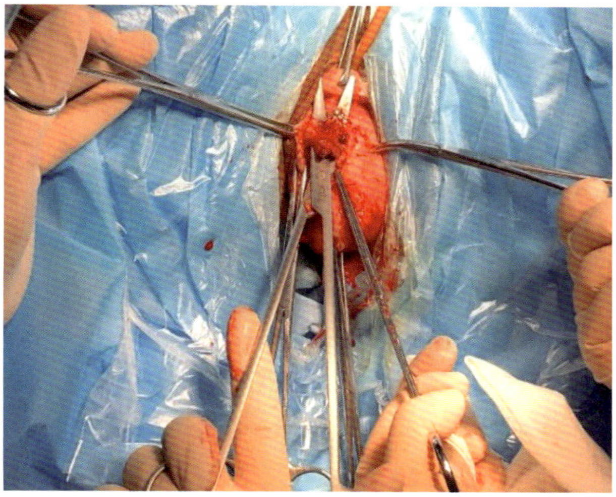

▲ 图 20-61　位于膀胱颈皱缩的网片

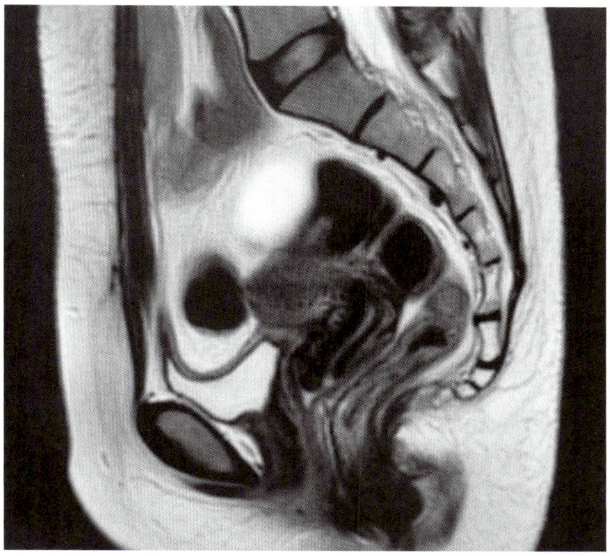

▲ 图 20-62　宫颈内口位于 S_5 水平

完全到达正常位置。依据：先来研究正常的非脱垂的子宫是位于盆底什么高度水平，由于子宫有大有小，宫颈有长有短，因此以宫颈内口高度作为子宫高度来进行量化是合理的。通过研究数十例正常大小的非脱垂子宫的 MRI 数据，发现宫颈内口高度大部分居于 S_5 水平，而坐骨棘水平通常位于尾骨末端，甚至在尾骨以下（图 20-62、图 20-63）。因此，笔者可以这样认为，即使将深带完美地锚定到了坐骨棘外侧的盆筋膜腱弓起始部，仍然不能理想地把宫颈内口恢复到 S_5 水平，因此很多时候确定是要靠骶棘韧带悬吊，才能将中盆腔恢复到理想的水平。但我们在临床应用中发现，大部分合并Ⅱ度以内子宫脱垂的阴道前壁脱垂，仅靠做到位的前盆底重建，还是能获得较为理想的中盆腔修复效果，至少 C 点能复位到 -4 以上，所以结论是：虽然深带不能将子宫拉回到完美的生理位置，但拉到坐骨棘水平已经能获得满意的治疗效果，除非患者宫颈肥大，或者合并严重的后盆腔缺陷。

最后归纳起来，深带到底有没有顶端支持的作用？结论是：深带虽然不一定能将顶端悬吊到最理想的高度，但它仍然具有顶端支持的功能，具体手术当中，还能作为骶棘韧带悬吊有益的补充，将宫颈固定到正确的位置，甚至可以纠正骶棘韧带悬吊造成的宫颈后倾。注意：深带穿刺一定要到位。

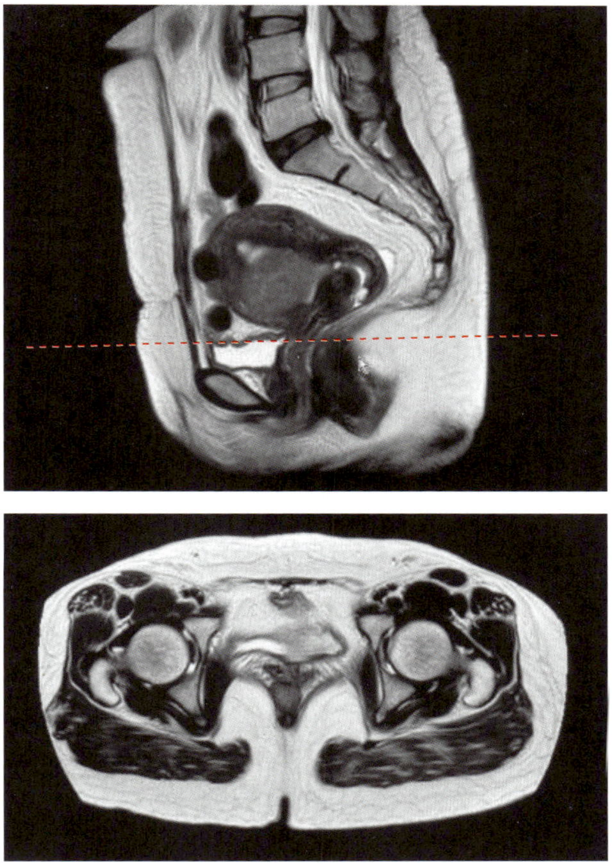

▲ 图 20-63　坐骨棘位于尾骨水平甚至尾骨下方

三、子宫 / 阴道骶骨固定术的注意问题

子宫 / 阴道骶骨固定，是目前获得大多数专家认可的治疗中盆腔缺陷的金标准，其依据主要有：①效果可靠，复发率目前最低，大部分报道均低于5% 以内；②对性生活无影响；③并发症发生率低；④对术者的盆底解剖知识要求相对较低。目前，尚没有其他的纠正中盆腔缺陷的盆底重建术式可以替代子宫 / 阴道骶骨固定。但该术式也并非绝对可靠和安全，还有以下问题值得探讨。

子宫 / 阴道骶骨固定术可以通过各种入路完成，例如经腹、经腹腔镜、经脐单孔腹腔镜、经阴道自然腔道内镜、经阴道等，各种入路有其各自的特点，这里只讨论两种最常用的具体术式，子宫骶骨固定术和切除子宫后的阴道骶骨固定术。该术式的经典方式是阴道骶骨固定术，切除子宫后，用 Y 形网片包绕阴道前壁和后壁，然后将网片主干缝合到骶前筋膜上，效果非常可靠，复发率极低，但存在以下并发症可能：①阴道残端网片暴露发生率可能高达 10%~20%，甚至高于经阴道盆底重建术，各种感染因素会导致阴道残端愈合不良，而网片的存在可能加重感染，最终导致网片暴露；②术后阴道前后壁代偿性膨出，如果术前估计存在膀胱膨出的可能，我们的处理经验是加做阴道旁修补术、或阴道前壁缩短术；而阴道后壁的代偿性膨出更为常见，通常可以加做阴道后壁修补术或阴道后壁缩短术；③术后便秘发生率甚至高达 30%，其发生原因可能是骶前固定时不可避免地损伤了骶前神经；④脊柱感染为骶骨固定术最为严重的并发症，笔者团队遇到 1 例，感染通过阴道残端上行，导致锥体或椎间盘感染，如果不及时处理，后果严重；⑤ S_1 神经损伤，也被笔者团队遇到，可能是缝合位置靠近右侧 S_1 神经，导致右侧骶部疼痛，最后于术后半年拆除网片得以缓解。

鉴于阴道骶骨固定术存在上述问题，笔者科室目前更倾向于行保留子宫的子宫骶骨固定术，理由是和阴道骶骨固定相比，完全不存在网片阴道暴露的问题，其次也未发生过严重的感染，且节省了切除子宫的手术操作，手术时间更短，损伤更轻，同时复发率也无差异，反而还具有更高的生活质量。这种处理办法也和最新的文献报道观点一致。但是，如果子宫存在肌瘤、腺肌病等病变，需要切除子宫该如何处理？事实上，更倾向于做宫颈骶骨固定，只要排除了宫颈病变，行子宫次全切，然后将宫颈残端悬吊于骶前筋膜上，这样做的好处也是完全避免了网片暴露和严重感染的问题，且保留了宫颈周围环，保障了盆底结构的完整性，网片缝合在宫颈上更为牢实可靠，即使今后发生了宫颈恶性肿瘤，也并不增加宫颈癌根治术的手术难度。以上认识亦基本符合近年来国内外学者报道的观点。

综上所述，笔者更倾向于子宫骶骨固定和宫颈骶骨固定，避免了网片暴露和感染等问题，手术更为安全，盆底结构保留完整，损伤更小。

四、阴道旁修补术的重要性及其新变化

现代成熟的阴道旁修补术报道于 1996 年，已经有 25 年的历史了，成为纠正前盆腔缺陷的经典术式之一。但笔者认为阴道旁修补是一种可取的前盆腔重建方式，理由如下：完全符合盆底吊床理论，因为阴道前壁可以看作是一副吊床，一端位于耻骨联合，另外一端连于宫颈，两边通过耻骨宫颈筋膜连于两侧盆筋膜腱弓，这 4 个方向中，除了耻骨联合这个方向较为固定外，其他 3 个方向均可能发生松弛或脱落（图 20-64A），如果阴道旁两侧发生脱离，阴道前壁也会发生脱落，以阴道前壁下段显得更为明显（图 20-64B），如果是宫颈往下脱垂，那整个阴道前壁也相应脱垂（图 20-64C、图 20-64D），因此，在纠正中盆腔缺陷后，即宫颈复位后，阴道前壁脱垂通常有一定程度好转，但如果发现阴道前壁还是有膨出，可以加行两侧的阴道旁修补术，也就是将梯形吊床的 3 个活动方向固定，能够明显地将阴道前壁做到解剖复位，效果立竿见影且可靠，笔者统计的复发率为 5% 左右，而且不用切除阴道组织，不用加用人工修复材料，完全不影响性生活，非常适合 60 岁以下性生活活跃的患者。

盆底重建的首要要求是先纠正中盆腔缺陷，在第一水平复位的状态下，再评估第二水平。因此从笔者团队的经验看来，阴道旁修补术不宜作为单独术式独立应用，如果没有子宫骶骨固定或者骶棘韧

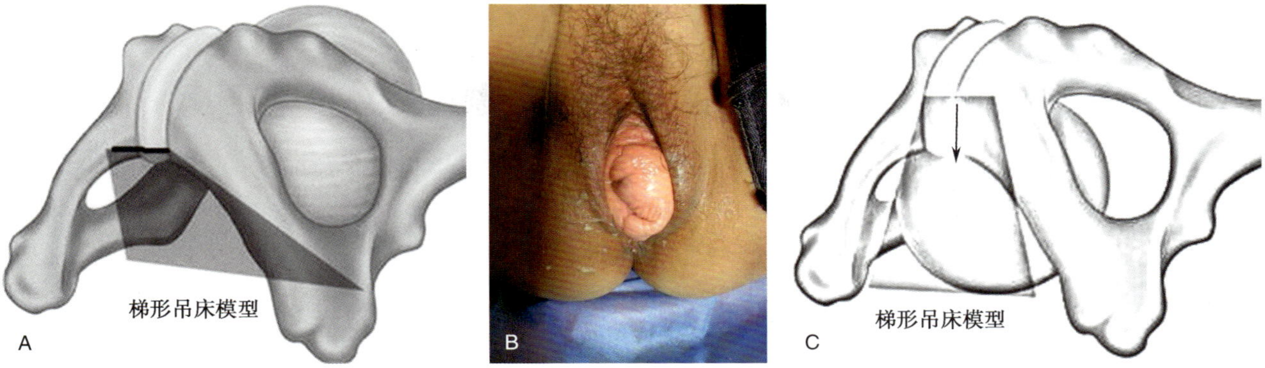

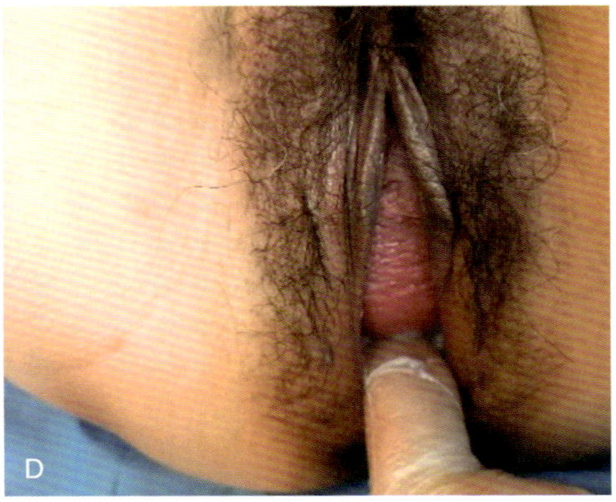

◀ 图 20-64　阴道旁修补术 1

A. 阴道前壁的梯形吊床模型，耻骨联合方向相对固定，其他 3 个方向为活动方向，均有可能脱落；B. 宫颈在 -4 位置，位于图中右侧阴道内，同时合并两侧阴道旁缺陷，左侧非常严重，阴道左前壁、左侧穹窿顶和阴道左后壁同时脱落，表现为整个左侧阴道壁脱垂；C. 梯形吊床模型的顶端脱落示意图，表现为阴道前壁脱垂；D. 顶端脱垂导致阴道前壁脱垂。

带悬吊对中盆腔良好支撑的前提下，单独应用阴道旁修补，术后一段时间，可能会再次发生子宫脱垂。分析原因如下：虽然旁修补能纠正前盆腔缺陷，同时也对阴道顶端有一定支持作用，但该术式对阴道顶端的支持可靠度有限，当前盆腔重建后，腹腔压力从膀胱方向的传导受阻，必然更多地作用于阴道顶端和阴道后壁，因此患者术后发生子宫脱垂和阴道后壁膨出的可能性增加，如果术中辅助了中盆腔的支持，则会获得更好的结局。阴道旁修补的入路可以通过经腹腔镜和经阴道完成，经阴道只能将阴道侧壁缝合到两侧盆筋膜腱弓，如果缝合到耻骨降支骨膜上并不能达到解剖复位。如果经腹腔镜，可以较为容易地将阴道壁缝合到两侧的盆筋膜腱弓，如果遇到盆筋膜腱弓薄弱病例，可以行改良的阴道旁修补术，将两侧阴道壁分别悬吊到两侧耻骨梳韧带上，悬吊的高度以盆筋膜腱弓水平为准，切记不要悬吊太高，否则可能发生输尿管折叠，导致输尿管梗阻。

总之，笔者认为，阴道旁修补术是治疗前盆底缺陷的一种有效术式，在有良好中盆腔支持的前提下，如果发现还有第二水平缺陷，行阴道旁修补术能达到满意的效果（图 20-65），但需要注意悬吊高度和张力，避免出现输尿管不全性梗阻。

五、正确认识腹壁悬吊这一大类术式

子宫腹壁悬吊术是一大类术式，最早报道于 1940 年，方式是单纯地将子宫体缝合到腹部前壁，形成粘连，防止子宫下垂，达到悬吊的目的，类似于常见的剖宫产术后导致子宫腹壁粘连，形成的子宫悬吊。近年来有学者采用子宫腹直肌鞘悬吊，更为可靠，也有一些新的术式，如将宫颈和两根聚丙烯吊带缝合在一起，将两侧聚丙烯吊带在腹壁的腹膜外牵拉上提，通过吊带的粘连达到子宫的位置上提固定，还有德国专家设计的 dubuisson 手术，均是类似原理，即使是近年来报道的髂耻韧带悬吊术，虽然是用聚丙烯材料将宫颈固定到髂耻韧带上，其方向也是往前腹壁方向牵拉，因此笔者认为可以将这些手术归为一类，即“往前腹壁方向牵引的子宫悬吊术”。

这类手术是否能够达到中盆腔重建的目的其远期效果尚待确定。此手术简单、有效，经济，并发症轻微，但缺点有哪些？笔者对这类手术存在的最大顾虑是阴道轴向的前倾带来的后续问题处理，这也常常被初学者所忽略。

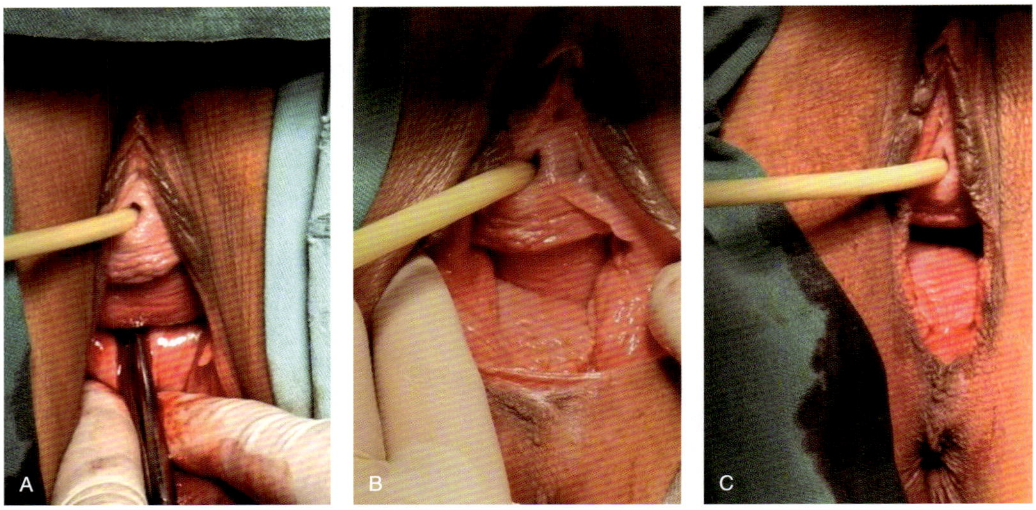

▲ 图 20-65 阴道旁修补术 2

A. 骶骨固定术后，还存在阴道前壁膨出；B. 右侧阴道旁修补后，可看见右侧旁缺陷得到纠正；C. 两侧阴道旁修补后，阴道前壁膨出得到完全纠正。

正常的阴道轴向是向上、向后的，其顶端是指向 S_3~S_4 水平（图 20-66A），阴道在这个生理轴向上，前后盆腔能达到基本的压力平衡，平衡的压力则意味着不容易发生前、后盆腔的脱垂。如果中盆腔修复后的阴道轴向偏后，前盆腔则会承受过多的压力，术后可能发生阴道前壁膨出，最常见的例子是在行骶棘韧带悬吊时，阴道顶端过于后倾，术后能观察到新发阴道前壁膨出的情况；另一方面，如果中盆腔修复后的阴道轴向靠前，则后盆腔可能承受更多压力，术后更容易发生阴道后壁的代偿性膨出，常见的例子是腹腔镜子宫骶骨固定术，通常将阴道顶端固定在 S_1 锥体表面骨膜，造成阴道轴向前倾 20°~30°（图 20-66B），后盆腔承受压力相对增大，术后有可能观察到阴道后壁的代偿性膨出。因此子宫骶骨固定造成的阴道轴向前倾是相对较轻的，若是腹壁方向的悬吊，通常会造成阴道轴向前倾 60°~90°，后盆腔承受大部分腹腔压力，即腹腔压力大部分作用在前倾的阴道后壁上，根据吊床理论，在腹腔压力下，吊床被往下推挤，造成阴道后壁膨出，甚至造成严重的新发肠疝（图 20-67）。

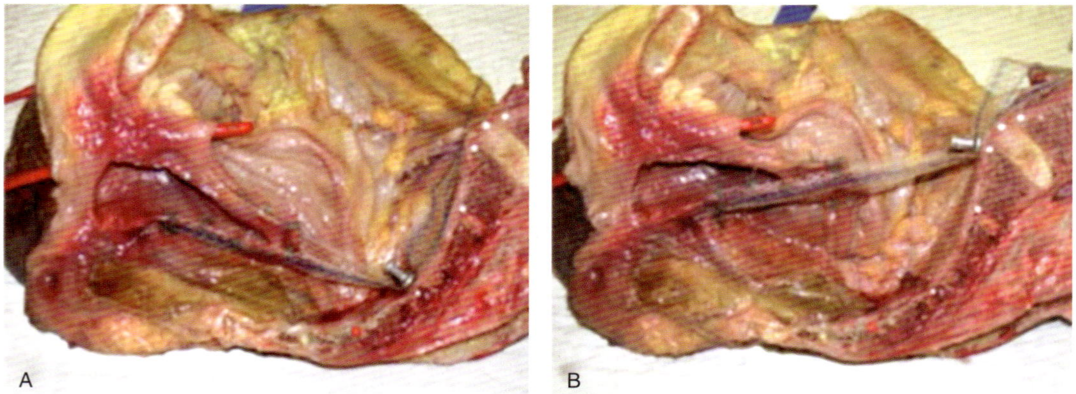

▲ 图 20-66 阴道轴指向

A. 正常阴道轴向指向 S_3~S_4 水平；B. 常规的骶骨固定阴道轴向 S_1。

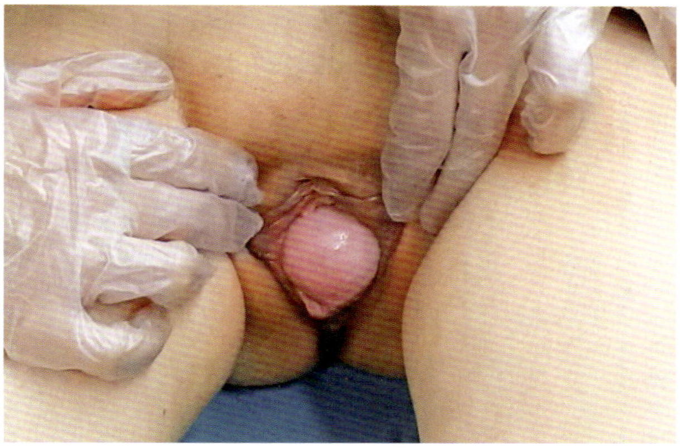

▲ 图 20-67　继发的严重的阴道后壁膨出

因此，笔者认为，理想的中盆腔重建除了要保障复发率低、并发症轻的特点外，还要尽量保留正常盆底的生理特点，正常的阴道轴向有利于盆底压力平衡，从而避免新发部位的盆腔器官脱垂，但不建议将此类手术列为首选，可作为候选手术考虑，例如准备做骶骨固定术时，发现骶前静脉丛扩张，为了避免风险，可以选用髂耻韧带悬吊，dubuisson 手术作为替代方案。

（刘禄斌）

参考文献

[1] ENHORNING G. Simultaneous recording of intravesical and intra-urethral pressure. A study on urethral closure in normal and stress incontinent women. Acta Chir Scand Suppl, 1961, Suppl 276: 1-68.

[2] DELANCEY J O. Structural support of the urethra as it relates to stress urinary incontinence: the hammock hypothesis. Am J Obstet Gynecol, 1994, 170 (6): 1713-1720.

[3] PETROS P E, ULMSTEN U I. An integral theory of female urinary incontinence. Experimental and clinical considerations. Acta Obstet Gynecol Scand Suppl, 1990, 153: 7-31.

[4] PETROS P E, WOODMAN P J. The integral theory of continence. Int Urogynecol J Pelvic Floor Dysfunct, 2008, 19 (1): 35-40.

[5] 罗来敏. 整体理论: 解决女性盆底功能障碍的新观点. 实用妇产科杂志, 2009, 25 (11): 653-655.

[6] DeLancey J O. Anatomic aspects of vaginal eversion after hysterectomy. Am J Obstet Gynecol, 1992, 166 (6 Pt 1): 1717-1724.

[7] 郎景和. 妇科泌尿学与盆底重建外科: 过去、现在与将来 (之二). 中华妇产科杂志, 2005, 40 (3): 12-15.

[8] 朱兰, 郎景和. 女性盆底学. 3 版. 北京: 人民卫生出版社, 2021.

[9] ALTMAN D, VÄYRYNEN T, ENGH M E, et al. Short-term outcome after transvaginal mesh repair of pelvic organ prolapse. Int Urogynecol J, 2008, 19 (6): 787-793.

[10] 朱兰. 女性压力性尿失禁的诊治规范. 北京: 北京大学医学出版社, 2006.

[11] HANS P D, LENOX P J, ANNEKE B S, et al. 盆底超声学图谱. 王慧芳, 谢红宁, 译. 北京: 人民卫生出版社, 2011.

[12] MARK D W, MICKEY M K. 妇科泌尿学与盆底重建外科. 4 版. 王建六, 译. 北京: 人民卫生出版社, 2017.

[13] MALANOWSKA E, SOLTES M, STARCZEWSKI A, et al. Laparoscopic approach to pelvic organ prolapse-the way to go or a blind alley？ . Wideochir Inne Tech Maloinwazyjne, 2019, 14 (4): 469-475.

[14] 赵成志, 孙玉菡, 卢深涛, 等. 腹腔镜下自裁 Artisyn-Y 型网片同时纠正中盆腔及后盆腔缺陷的术式报道. 国际妇产科学杂志, 2019, 46 (4): 392-393.

[15] CHAUDHURI S, VAITHEESWARI, J. Correlation of preoperative and intraoperative assessment of pelvic organ prolapse by pelvic organ prolapse quantification system. Int J Gynaecol Obstet. 2021, 157 (2): 466-470.

[16] HU P, ZHONG C, LU S, et al. Safety and efficiency of modified sacrospinous ligament fixation for apical prolapse long-term studies and outcomes. Int J Gynaecol Obstet, 2021, 156 (3): 566-572.

[17] 孙玉菡, 刘禄斌. 骶棘韧带悬吊术研究进展. 中国实用妇科与产科杂志, 2019, 35 (5): 604-606.

[18] 孙玉菡, 卢深涛, 雷丽, 等. 盆底重建术中 3 种骶棘韧带固定术临床效果评价. 中国实用妇科与产科杂志, 2020, 36 (12): 1192-1195.

[19] 孙玉菡, 雷丽, 赵成志, 等. 经阴道前路骶棘韧带吊带固定术治疗盆腔器官脱垂的临床效果评价. 重庆医科大学学报, 2020, 45 (10): 1474-1477.

[20] 赵成志, 孙玉菡, 雷丽, 等. 重度后壁膨出伴肠疝患者经阴后盆底重建手术 1 例手术效果分析. 中国实用妇科与产科杂志, 2019, 35 (11): 1286-1288.

[21] 徐婉婉, 赖雨程, 王瑞, 等. CY Liu 式腹腔镜下非网片盆底修复术治疗盆腔器官脱垂的疗效分析. 中国实用妇科与产科杂志, 2019, 35 (5): 579-583.

[22] DICARLO-MEACHAM A, DENGLER K, HORBACH N, et al. Outside-in: intraperitoneal anterior and posterior plication during prolapse surgery. J Minim Invasive Gynecol, 2021, 28 (8): 1447.

[23] JELOVSEK J E, BARBER M D, BRUBAKER L, et al. Effect of uterosacral ligament suspension vs sacrospinous ligament fixation with or without perioperative behavioral therapy for pelvic organ vaginal prolapse on surgical outcomes and prolapse symptoms at 5 years in the OPTIMAL randomized clinical trial. JAMA, 2018, 319 (15): 1554-1565.

[24] HOULIHAN S, KIM-FINE S, BIRCH C, et al. Uterosacral vault suspension (USLS) at the time of hysterectomy: laparoscopic versus vaginal approach. Int Urogynecol J,. 2019, 30 (4): 611-621.

[25] MERIWETHER K V, ANTOSH D D, OLIVERA C K, et al. Uterine preservation vs hysterectomy in pelvic organ prolapse surgery: a systematic review with meta-analysis and clinical practice guidelines. Am J Obstet Gynecol, 2018, 219 (2): 129-146. e2.

[26] VAN DER PLOEG J M, VAN DER STEEN A, ZWOLSMAN S, et al. Prolapse surgery with or without incontinence procedure: a systematic review and meta-analysis. BJOG, 2018, 125 (3): 289-297.

[27] CHRISTMANN-SCHMID C, BRUEHLMANN E, KOERTING I, et al. Laparoscopic sacrocolpopexy with or without midurethral sling insertion: is a two-step approach justified？ A prospective study. Eur J Obstet Gynecol Reprod Biol, 2018, 229: 98-102.

[28] MARTINELLO R, SCUTIERO G, STUTO A, et al. Correction of pelvic organ prolapse by laparoscopic lateral suspension with mesh: a clinical series. Eur J Obstet Gynecol Reprod Biol, 2019, 240: 351-356.

[29] 何家扬. 泌尿系梗阻性疾病. 上海: 上海科学技术文献出版社, 2005.

[30] 徐丛剑, 华克勤. 实用妇产科学. 4 版. 北京: 人民卫生出版社, 2018.

[31] 中华医学会泌尿外科学会女性泌尿学组. 膀胱及输尿管阴道瘘诊治专家共识. 中华泌尿外科杂志, 2018, 39 (9): 641-643.

[32] LEE D, ZIMMERN P. Vaginal approach to vesicovaginal fistula. Urol Clin North Am, 2019, 46 (1): 123-133.

[33] RAMPHAL S R. Laparoscopic approach to vesicovaginal fistulae. Best Pract Res Clin Obstet Gynaecol, 2019, 54: 49-60.

[34] KIESERMAN-SHMOKLER C, SAMMARCO A G, ENGLISH E M, et al. The latzko: a high-value, versatile vesicovaginal fistula repair. Am J Obstet Gynecol, 2019, 221 (2): 160. e161-160. e164.

[35] EL-AZAB A S, ABOLELLA H A, FAROUK M. Update on vesicovaginal fistula: a systematic review. Arab J Urol, 2019, 17 (1): 61-68.

[36] 吕佳, 全晶, 张琦, 等. 经腹腔路径腹腔镜膀胱底纵切口膀胱阴道瘘修补术: 单中心 10 年经验总结. 中华泌尿外科杂志, 2020, 41 (8): 584-589.

[37] 樊烨. 经尿道输尿管支架置入术和腹腔镜输尿管膀胱再植术治疗延迟性医源性输尿管阴道瘘的疗效分析. 南昌: 南昌大学医学部, 2020.

[38] LINDER B J, FRANK I, OCCHINO J A. Extravesical robotic ureteral reimplantation for ureterovaginal fistula. Int Urogynecol J, 2018, 29 (4): 595-597.

[39] 夏志军, 宋悦. 女性泌尿盆底疾病临床诊治. 北京: 人民卫生出版社, 2016.

[40] KARIM S S, PIETROPAOLO A, SKOLARIKOS A, et al. Role of endoscopic management in synthetic sling/mesh erosion following previous incontinence surgery: a systematic review from European Association of Urologists Young Academic Urologists (YAU) and Uro-technology (ESUT) groups. Int Urogynecol J, 2020, 31 (1): 45-53.

[41] LUO D Y, YANG T X, SHEN H. Long term follow-up

of transvaginal anatomical implant of mesh in pelvic organ prolapse. Sci Rep, 2018, 8 (1): 2829.

[42] 刘冬霞, 陈飞, 金玉茜, 等. 经阴道植入网片侵蚀与暴露原因探讨. 中国实用妇科与产科杂志, 2020, 36 (10): 938-942.

[43] 杨欣, 王建六. 盆底重建手术网片相关并发症的预防与处理. 中国妇产科临床杂志, 2017, 18 (2): 102-104.

[44] 朱兰, 梁硕. 植入合成网片盆底重建术后并发症规范化登记亟待进行. 中国实用妇科与产科杂志, 2020, 36 (1): 23-24.

[45] 高蕾, 孙秀丽. 经阴道植入网片手术与疼痛. 中国实用妇科与产科杂志, 2020, 36 (10): 935-938.

[46] GAVLIN A, KIERANS A S, CHEN J, et al. Imaging and treatment of complications of abdominal and pelvic mesh repair. Radiographics, 2020, 40 (2): 432-453.

[47] MILANI A L, DAMOISEAUX A, INT HOUT J, et al. Long-term outcome of vaginal mesh or native tissue in recurrent prolapse: a randomized controlled trial. Int Urogynecol J, 2018, 29 (6): 847-858.

[48] 黄亮, 卢丹. 盆腔器官脱垂手术后发生压力性尿失禁的研究现况. 现代妇产科进展, 2021, 30 (2): 154-155.

[49] ZHU Q, SHU H, DU G, et al. Impact of transvaginal modified sacrospinous ligament fixation with mesh for the treatment of pelvic organ prolapse-before and after studies. Int J Surg, 2018, 52: 40-43.

[50] 许晚红, 肖斌梅. 经阴道双侧骶棘韧带固定术保留子宫治疗盆腔器官脱垂的疗效. 湖南师范大学学报(医学版), 2021, 18 (3): 157-160.

[51] HU P, ZHONG C, LU S, et al. Safety and efficiency of modified sacrospinous ligament fixation for apical prolapse: long-term studies and outcomes. Int J Gynaecol Obstet, 2021, 156 (3): 566-572.

[52] ILLIANO E, GIANNITSAS K, COSTANTINI E. Comparison between laparoscopic sacrocolpopexy with hysterectomy and hysteropexy in advanced urogenital prolapse. Int Urogynecol J, 2020, 31 (10): 2069-2074.

[53] MERIWETHER K V, ANTOSH D D, OLIVERA C K, et al. Uterine preservation vs hysterectomy in pelvic organ prolapse surgery: a systematic review with meta-analysis and clinical practice guidelines. Am J Obstet Gynecol, 2018, 219 (2): 129-146.

[54] 王建六, 孙秀丽, 杨欣. 妇科泌尿学与盆底重建外科. 北京: 人民卫生出版社, 2017.

[55] U. S. Food and Drug Administration. Urogynecologic surgical mesh implants [EB/OL].2021-08-16.

第二十一章 女性子宫和阴道畸形的手术

第一节 子宫及阴道畸形的术前诊断

女性生殖道畸形是指在胚胎期副中肾管和泌尿生殖窦发育停滞或分化异常而导致的先天性生殖系统结构缺陷，属罕见病，主要包括先天性子宫阴道缺如综合征（Mayer-Rokitansky-Kuster-Hauser syndrome，MRKH syndrome）、阴道斜隔综合征（oblique vaginal septum syndrome）、阴道闭锁等。部分患者常合并泌尿系统及骨骼系统发育畸形，所以也涵盖合并泌尿、骨骼、消化系统发育畸形的其他复杂下生殖道畸形，主要表现为解剖结构异常及因此导致的功能异常。

子宫和阴道畸形是生殖道畸形中最常见的类型，严重影响生育，给患者及家庭带来伤害。随着子宫及阴道畸形的临床诊断率不断提高，误诊率逐渐降低，在治疗方面也有了长足的进步，通过各种微创手术，大大提高了患者的生活质量，并最大限度地保留了部分患者的生育功能，治疗结果良好。

一、临床表现

女性生殖道畸形多在青少年期发病，初始表现常为原发性闭经。梗阻型的生殖道畸形患者在青春期后可出现以生殖道梗阻导致的月经血流出受阻，表现为原发性闭经、周期性下腹疼痛，或者逐渐加重的继发性痛经。患者通常无法有正常的性生活，不具备生育力或生育力低下，对个人及家庭产生巨大影响。

尽管女性下生殖道畸形为罕见疾病，比例不高，但中国人口基数大，患病人群不在少数，保守估计国内有超过 10 万女性患病，需引起业界充分重视。

二、诊断

患者染色体通常是正常的 46，XX，卵巢功能正常，所以有正常的女性第二性征及外阴形态，缺陷部分位于盆腔，比较隐蔽，临床诊断有一定的难度，主要依据临床表现和影像学检查，青春期女性出现原发性闭经，伴有或不伴有周期性下腹疼痛，或者出现进行性加重的痛经，应该警惕生殖道畸形的可能。另外，子宫和阴道畸形是结构性畸形，术前 MRI、三维、四维超声检查及 3D 成像技术等对于畸形类型的精准诊断有极大的帮助。

三、影像学检查

影像学在诊断生殖道的结构性畸形上有重要作用。子宫输卵管造影（hysterosalpingography，HSG）可以显示宫腔及宫颈管形态，评估输卵管是否通畅，对评价宫腔的形态有一定的作用，但 HSG 无法显示子宫外形。B 超是目前门诊诊断生殖道畸形常用的重要辅助检查，简单易行，同时经直肠的三维彩超可以排除肠管干扰从而很好地显示器官外形和腔内情况，普遍作为患者初诊的检查项目。MRI 组织分辨率高，无辐射，生殖道解剖显示清晰，并可以进行矢状位及斜冠状位检查，因此与临床符合率高，逐渐成为女性生殖道发育异常可靠的诊断方式之一；另外，MRI 还有助于发现并发的泌尿系统畸形，对于不能行阴道彩超的患者，MRI 的诊断灵敏度和特异度明显高于腹部彩超。对于复杂的生殖道畸形，MRI 能提供更精准地显示异常结构并标识梗阻部位，对手术方式的选择有指导意义。

四、分类

对不同生殖道畸形的分类目前主要取决于结构特征和临床表现，也与胚胎发育学相联系，最具代表性的分类法包括美国生育协会（American Fertility Society，AFS）分类法（1988 年）、阴道 - 宫颈 - 子宫 - 附件 - 相关畸形（VCUAM）分类法（2005 年）和欧洲人类生殖与胚胎学会和欧洲妇科内镜学会（European Society Human Reproduction Embryology/European Society for Gynaecological Endoscopy，ESHRE/ESGE）的女性生殖道先天异常分类法（2013 年）。这些分类方法各有优势和不足，在女性生殖道发育异常的临床及影像诊断中，应该以临床需求为导向选择合适的分类法，可以以 AFS 分类为基础，必要时充分结合另外 3 种分类的优势，以做出准确全面的诊断，指导临床治疗。另外，在临床治疗上也常常根据是否合并梗阻，分为梗阻性生殖道畸形和非梗阻性生殖道畸形。

（秦成路　罗光楠）

第二节　适应证和禁忌证、术前评估及准备、手术入路的选择

一、适应证

生殖道畸形影响患者生活及身体健康均可考虑手术，无阴道的患者在青春期后可进行阴道重建，梗阻性生殖道畸形患者在出现梗阻症状时及时手术，子宫纵隔患者出现不孕或不良孕产史时进行子宫纵隔切开。

二、禁忌证

无症状的生殖道畸形患者不建议在青春期前或者成年前进行手术；但当患者有严重的共存疾病时可以考虑实施手术；其他不宜开展手术的躯体疾病和精神疾病包括未治疗的重度抑郁症或精神病、当前存在药物滥用和酗酒问题、因严重的心脏疾病而不能承受麻醉、严重的血液系统疾病等。对手术预期不符合实际、不愿承担手术潜在并发症风险、不能配合术后长期管理等可作为手术禁忌证。其他的禁忌证包括：①严重心肺功能不全；②凝血功能障碍；③肥胖患者；④盆腹腔严重粘连；⑤既往阴道成形术失败者。

三、并发症

与阴道顶压延长法相比，阴道成形术的并发症更为常见，比如膀胱或直肠穿孔、移植物坏死、含毛发的阴道壁、瘘管、转移性结肠炎、炎症性肠病和腺癌，其他常见并发症同普通妇科手术。

四、术前评估及准备

术前精准诊断和评估是成功手术及获得良好手术效果的关键，影像学检查在女性生殖道畸形的诊断中占有重要的地位，各种影像检查技术有不同的应用价值和指征，合理使用可大大提高术前评估的准确性。其中超声检查易行、价廉，是目前门诊首选的检查方法，MRI 检查软组织分辨率高，可多序列、任意平面检查，能清晰地显示女性生殖道解剖，对多种畸形的诊断有优势，特别对一些复杂的

生殖道畸形诊治起到重要作用。

1. 术前评估　梗阻性生殖道畸形术前评估的关键在于确定梗阻的位置，不同的梗阻位置意味着不同的手术方法和途径。如处女膜闭锁或近处女膜的低位阴道闭锁只需要手术切开，而位置较高的阴道闭锁需要阴道重建，合并宫颈闭锁的甚至要切除子宫。处女膜闭锁表现为阴道内大量积液，阴道积液的最低点位于阴道口，通常可见紫蓝色改变，诊断不难。但接近处女膜的低位阴道闭锁，由于积液张力过大膨隆，也可见突向阴道口，此时需结合妇科检查确诊，如观察处女膜有无膨隆、是否呈蓝紫色等进一步判断。阴道闭锁的直接征象为阴道纤维化、发育不良，间接征象主要指闭锁上方阴道、子宫积液。MRI 和超声均无法显示直接征象，但能通过积液间接提示闭锁位置。MRI 能准确测量积液最低点到阴道口的距离，便于临床了解闭锁的长度，协助制订手术方案。另外由于阴道呈低信号，为了便于测量，MRI 矢状位或冠状位用 T_2WI 不抑脂序列，通过周围脂肪高信号背景的衬托，能更清楚地显示阴道轮廓。而对于某些暂不手术的患者，临床需要抽吸阴道积液缓解临床症状，术前需要了解积液的性质和黏稠度，可通过 MRI 检查，根据积液的影像学特点来预判抽液时的难易程度。若积液为长 T_1、长 T_2 信号，信号均匀，提示积液成分接近水，比较稀薄，易于抽液；若 MRI 信号混杂，表现为不均匀短 T_1、短 T_2 信号时，提示反复出血、含铁血黄素及蛋白等沉积，此时积液较黏稠，抽吸困难。总之，梗阻性生殖道畸形会引起多种临床症状，需要积极的外科治疗，术前准确的判断有利于建立准确的手术思路。MRI 软组织分辨率高，能清晰地显示梗阻的不同位置及各种复杂畸形，测量闭锁的长度，多序列成像能提示宫腔积液的性质、鉴别附件区肿块，是梗阻性生殖道畸形的最佳检查方法，尤其适用于合并盆腔严重并发症、不能行经阴道超声检查的女性。

通过影像学检查确定畸形类型，梗阻位置，对手术方式的选择有重要的指导作用，另外还需要结合患者具体情况做个性化治疗。在手术前做好患者的心理建设，使其了解疾病情况及术后管理要求，提高围手术期及术后的依从性，有利于保持良好的手术效果。

2. 术前准备

(1) 心理支持：由于生殖道畸形疾病本身的特殊性给患者身心造成了极大的痛苦，加上多数患者缺乏对疾病的基本认识，确诊后常表现为焦虑、恐惧、悲观与绝望，同时也承受着社会、家庭的双层压力，对治疗抱有高期望值，心态复杂。因此，术前及时地对患者进行健康教育、心理建设有重要意义。通过心理支持，使患者能充分信赖医护人员，并以正确的态度对待现实，增强治疗信心，同时向患者讲解必要的疾病知识，做好术前准备，提高其心理应对能力及对手术的适应能力，使患者以最好的心理状态配合手术。

(2) 胃肠道准备：先天性无阴道患者术前需要较充分的肠道准备，而且术后 3~5 天内建议进少渣半流质或流质饮食，以减少大便污染伤口的机会。术前 3 天给予无渣流质饮食。另外，按医嘱给予术前口服抗生素 1~3 天；手术前一天禁食，适当给予静脉输液和补充电解质；手术前一天上午给予复方聚乙二醇电解质散 3 包(每包 68.56g)溶于 3 000ml 水中口服；手术前晚及手术清晨作清洁灌肠。避免术中污染，详细操作见术前灌肠。

(3) 皮肤准备：手术前一天按腹部手术常规备皮，脐部清洁，注意手法要轻柔，切忌擦破皮肤，增加感染机会。

五、手术入路的选择

妇科生殖道畸形手术涉及子宫及阴道的重建整形，常常需要经腹部及经阴道联合进行，目前随着腹腔镜、宫腔镜、膀胱镜等微创技术的发展，在腔镜辅助下经腹部及会阴联合手术是目前的主要治疗方案。在治疗上要根据畸形的部位、梗阻的严重程度、是否有合并症以及患者年龄、基础状态、心理及家庭情况选择合适的手术方法和手术入路。一般处女膜闭锁、低位的阴道闭锁Ⅰ型、阴道斜隔、阴道纵隔、纵隔子宫、阴道横隔等选择经会阴手术，必要时用宫腔镜辅助。阴道闭锁Ⅱ型、中高位阴道闭锁Ⅰ型、残角子宫及复杂的生殖道畸形选择腹腔镜及会阴联合手术，必要时同时使用宫腔镜及膀胱镜、输尿管镜，确保手术成功。

（秦成路　罗光楠）

第三节　先天性子宫阴道缺如综合征手术

先天性子宫阴道缺如综合征(Mayer-Rokitansky-Kuster-Hauser syndrome,MRKH syndrome)是女性胚胎期双侧副中肾管未发育或其尾端发育停滞而未向下延伸所致的生殖道畸形,以始基子宫、无阴道为主要临床表现的先天性疾病综合征,属于胚胎时期米勒管发育不全所致。其发病率为1/5 000~1/4 000,发病机制尚不明确。患者多因青春期原发性闭经或婚后性交困难就诊,部分患者常合并泌尿系统畸形及骨骼异常,其主要治疗方式是阴道矫治和重建,包括各种阴道成形,可分为非手术及手术阴道成形。值得注意的是,应在改善认知、充分知情和心理辅导后由患者选择治疗的开始,治疗过程中医生应重视对患者隐私的保护。

非手术治疗:主要指阴道顶压法,指直接用模具在发育较好的外阴舟状窝处向内顶压成形的方法。模具可有不同尺寸,逐号压迫,直至阴道长度和宽度合适。ACOG 推荐顶压法作为 MRKH 综合征的一线治疗方法,需在医生的指导和随诊下进行阴道顶压,并尽量为患者营造一个有利的治疗环境。

人工阴道成形术:适用于顶压法治疗失败或主动选择手术治疗的 MRKH 综合征患者。手术的基本原理是在尿道和膀胱与直肠之间分离造穴,形成一个人工穴道,应用不同的方法寻找合适的衬里或替代组织覆盖人工穴道表面从而重建阴道。阴道成形术适用于顶压治疗失败,或者不愿首选阴道顶压法,具有强烈手术意愿的患者,术后仍需要顶压阴道维持人工阴道的长度和宽度。与单纯阴道顶压法不同,术前应充分告知患者关于术后疼痛和需要坚持顶压的事宜。术后日常阴道顶压应持续到患者有规律的插入式性生活为止。手术时机取决于患者和计划的手术类型,手术通常在青春期晚期或成年早期,当患者足够成熟并提出手术要求,且术后能够坚持阴道扩张时进行。目前,人工阴道成形术有多种术式,均强调无论选择何种术式,都应由经验丰富的医生来完成,以保证首次手术的成功,因为初次手术比再次手术成功率更高。阴道成形术的并发症包括膀胱或直肠穿孔、移植物坏死、含毛发的阴道壁、瘘管、转移性结肠炎、炎症性肠病和腺癌等。

一、手术实施要点

阴道成形手术的基本原理是在尿道和膀胱与直肠之间分离造穴,形成一个人工隧道,应用不同的材料覆盖阴道隧道前后壁形成人工阴道。手术实施要点主要有:①安全分离直肠与尿道膀胱之间的间隙,形成人工阴道隧道;②采用不同材料覆盖人工阴道壁,形成人工阴道;③术后定期阴道顶压。目前,随着患者对术后美容效果的要求及微创技术快速康复理念的推广,采用自体组织如腹膜、新型生物材料组织如生物补片等覆盖阴道壁的方法是目前的主流手术方式,下面重点介绍腹膜阴道成形术(罗湖二式)。

二、经脐单孔或经腹多孔入路的腹膜阴道成形术

阴道成形术是治疗 MRKH 综合征等先天性阴道发育异常最主要的治疗方法,阴道成形的处理方法有很多种,途径和步骤不同,各有特点。腹腔镜腹膜阴道成形术(罗湖二式)是近年来行阴道成形术时较为常用的手术方法之一。可经单孔或者多孔腹腔镜完成。

(一)经脐单孔腹腔镜罗湖二式(腹膜阴道成形术)

近年来单孔腹腔镜技术逐渐应用于妇科手术,因其腹部切口的微创隐蔽,能满足患者对美的需求,特别是生殖道畸形等身体缺陷患者的欢迎,罗湖二式(腹腔镜腹膜阴道成形术)经过多年的改良,已经形成标准化手术流程。手术步骤更加简化,术野易于暴露,能够较好地克服单孔腹腔镜手术视野盲区较大,

牵引周围脏器较困难，以及因器械置入部位相对集中，难以形成操作三角，器械相互干扰等不利因素完成手术。通过单孔腹腔镜，可以使腹腔镜腹膜阴道成形术的腹部伤口更加隐蔽微创，而不影响手术效果，故非常符合此类特殊患者的美学需求。单孔罗湖二式有一定学习曲线，除需克服单孔腹腔镜操作的不利因素，还需要了解此类患者的特殊盆腔结构，熟练掌握多孔罗湖二式的手术操作，才能顺利完成。

单孔腹腔镜罗湖二式手术方法与步骤参考如下：

1. 体位　患者取膀胱截石位，气管插管，全身麻醉。

2. 腹腔镜探查盆腔　脐部纵行切开 2cm，置入切口保护套及单孔 port，头低位，探查盆腔，了解腹膜松弛程度，双附件及始基子宫情况（图 21-1）。

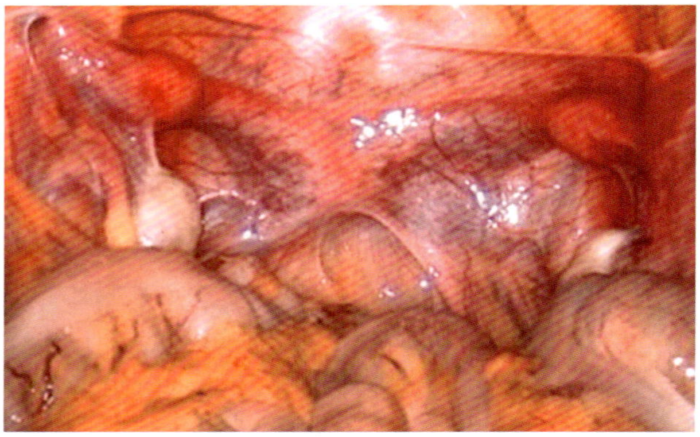

▲ 图 21-1　MRKH 患者盆腔情况

3. 留置导尿管　留置 16 号或 18 号气囊导尿管，排空膀胱。导尿管宜选用较粗的硅胶尿管，以便在打隧道造穴时可作为标记引导方向，减少损伤尿道或直肠的概率。

4. 形成水垫　以腹腔镜气腹针刺入外阴前庭正中，经尿道膀胱与直肠间隙直达直肠子宫陷凹盆底腹膜外，在腹腔镜下可见针尖位于腹膜下，不刺穿腹膜。通过气腹针注入含垂体后叶素 6U 或肾上腺素 0.1mg 的生理盐水 200~300ml，形成水垫，成功的水垫会将盆底腹膜鼓起呈白色，利用水垫可分离盆底腹膜并推开直肠前壁，便于阴道造穴，避免损伤直肠前壁，也可减少术中出血。手术中边注水边退针，使整个尿道膀胱、直肠间隙被水垫充填，此举可减少手术过程中直肠及膀胱损伤，为安全打通阴道隧道做准备（图 21-2）。

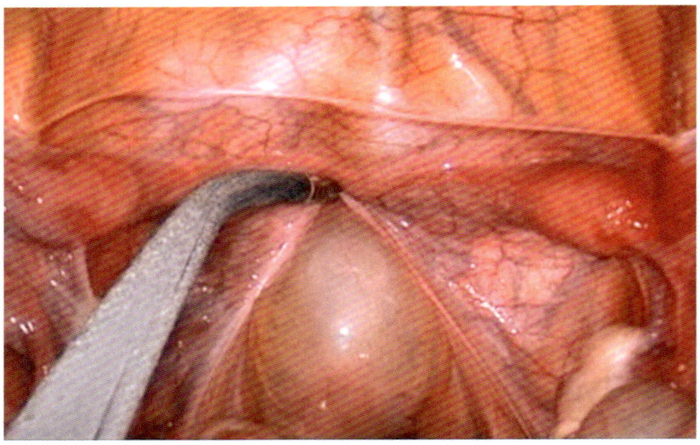

▲ 图 21-2　水垫分离膀胱直肠间隙

5. 打通隧道　在腹腔镜监视下，将穿刺针穿透膀胱直肠间隙进入盆腔（图 21-3）。吸引器套住穿刺针针头（图 21-4），在穿刺气腹针引导下由内到外钝性分离膀胱直肠间隙直到会阴前庭处女膜痕迹处，再用弯钳顶住吸引器（图 21-5），由下而上进入腹腔并依此分离膀胱直肠间隙，此时阴道已与盆底贯通。再依次将直径大小不同的手术用阴道扩张棒钝性分离膀胱直肠间隙，形成一个长约 10cm，宽约 3.5cm 的人工阴道隧道（图 21-6）。

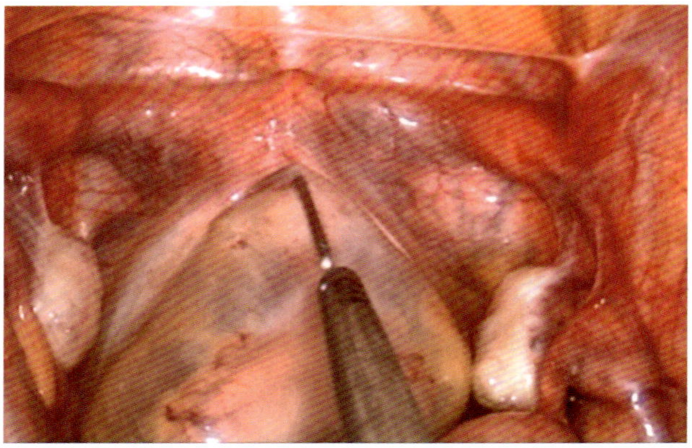

▲ 图 21-3　气腹针穿透腹膜

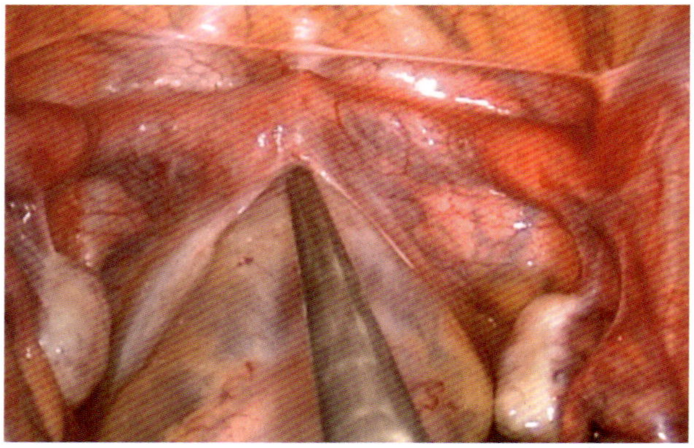

▲ 图 21-4　吸引器套入气腹针

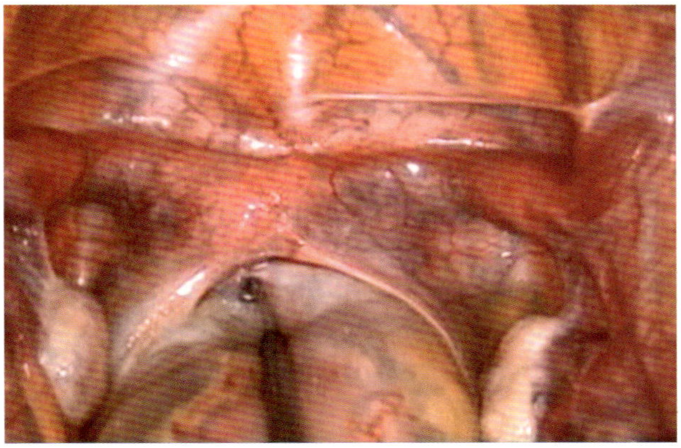

▲ 图 21-5　血管钳上顶吸引器进入盆腔

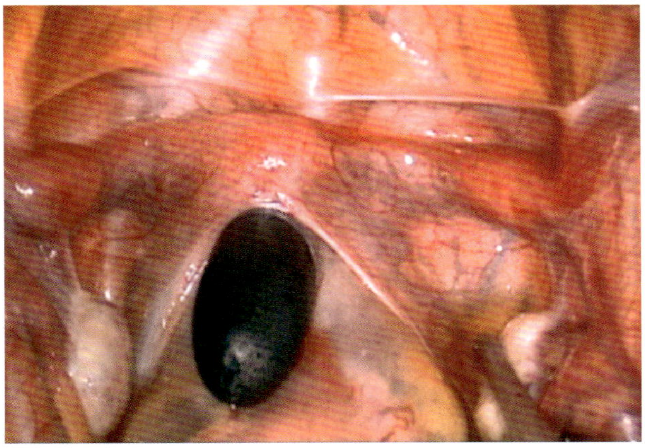

▲ 图 21-6　钝性分离膀胱直肠间隙形成阴道隧道

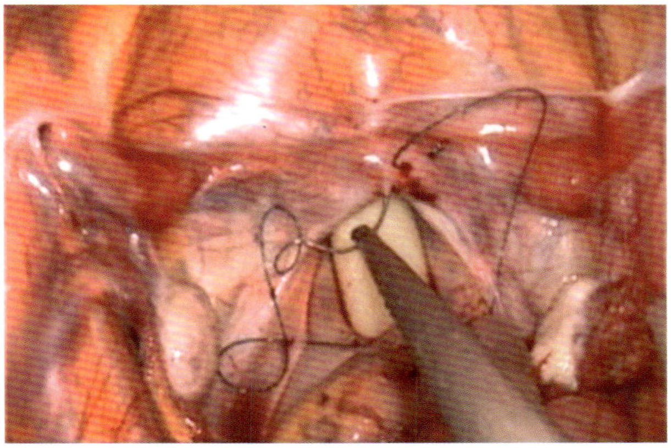

▲ 图 21-7　用可吸收线荷包缝合人工阴道顶端

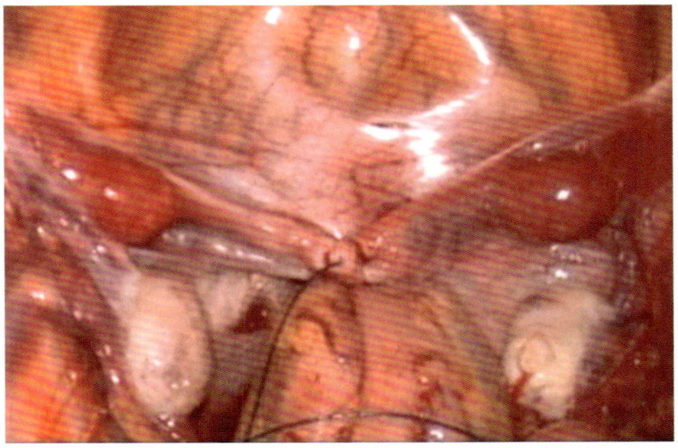

▲ 图 21-8　关闭人工阴道顶端

6. 下拉腹膜覆盖阴道隧道创面　经阴道隧道将 2-0 可吸收线送入腹腔内，在单孔腹腔镜下缝合盆底直肠子宫陷凹 12 点处的腹膜，缝合线牵拉腹膜并自隧道引出于阴道外口，同法分别用 2-0 微乔线缝合 3 点、6 点、9 点的腹膜各 1 针，并下拉至阴道外口。将下拉腹膜分别缝合固定在阴道外口相应黏膜处，使腹膜覆盖整个人工阴道隧道，形成具有光滑阴道壁的人工新阴道。

7. 将 2-0 可吸收倒刺线经人工阴道放入腹腔内，在阴道顶端沿着索状带、双侧盆壁腹膜、双侧直肠旁侧壁腹膜、直肠前壁浆肌层共 7 点做荷包缝合(图 21-7)，收紧形成阴道顶端(图 21-8)。

8. 用避孕套制成约 7~8cm 长，直径约 2cm 的阴道模具，或凡士林纱布自会阴塞入人工阴道，术后 5 天取出阴道模具或者凡士林纱布。

9. 部分患者可根据其意愿在术中同时行双侧始基子宫融合术(图 21-9~ 图 21-11)。单级电凝游离双侧始基子宫盆壁侧腹膜，再用可吸收线将双侧始基子宫创面相对缝合，在盆腔内形成一个类似子宫形状的一个实性肌性结节，可满足患者的心理需要，同时固定盆底结构，并有利于实施辅助生殖技术中卵巢取卵。有周期性腹痛的患者应注意双侧始基子宫存在功能性子宫内膜的可能，建议切除有功能性子宫内膜的始基子宫以达到治疗目的。

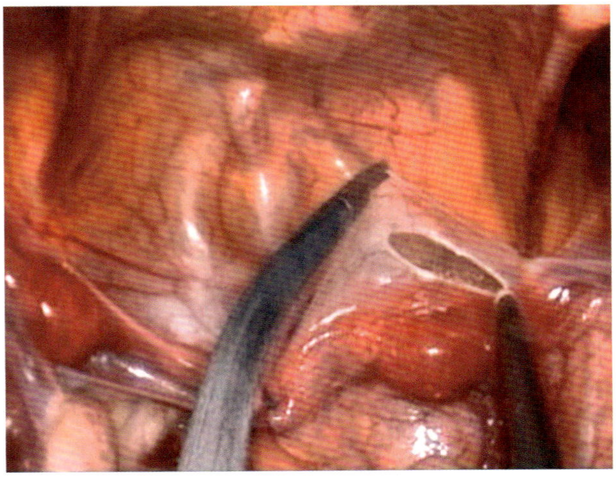

▲ 图 21-9　单极游离始基子宫腹壁侧

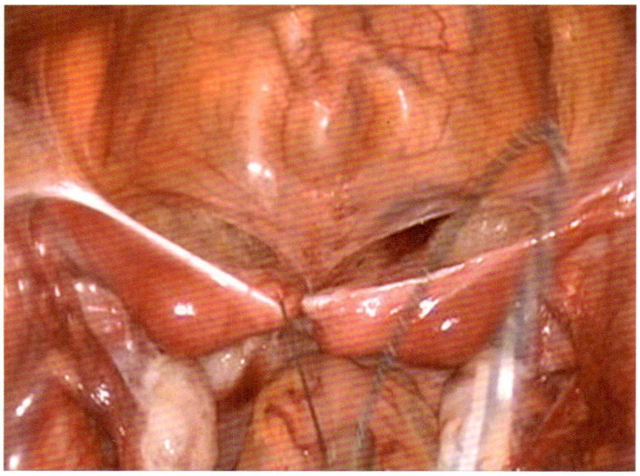

▲ 图 21-10　倒刺线缝合双侧始基子宫边缘

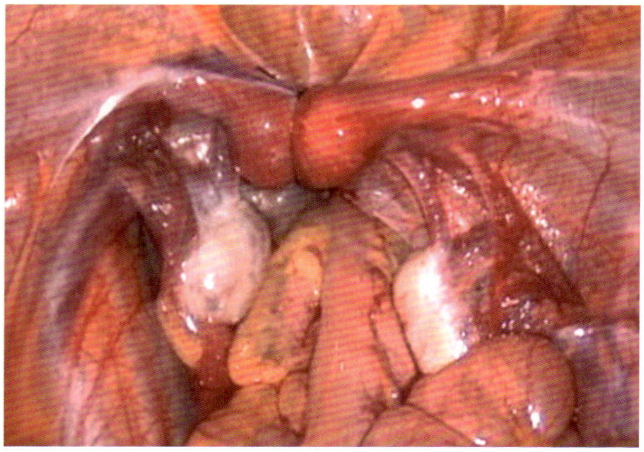

▲ 图 21-11　融合后始基子宫形态

10. 探查盆腔无异常后，停气腹，取出单孔装置及切口保护套，2-0 可吸收线缝合关闭腹膜及筋膜，并成形脐部，4-0 可吸收线皮内缝合（图 21-12、图 21-13），结束手术。

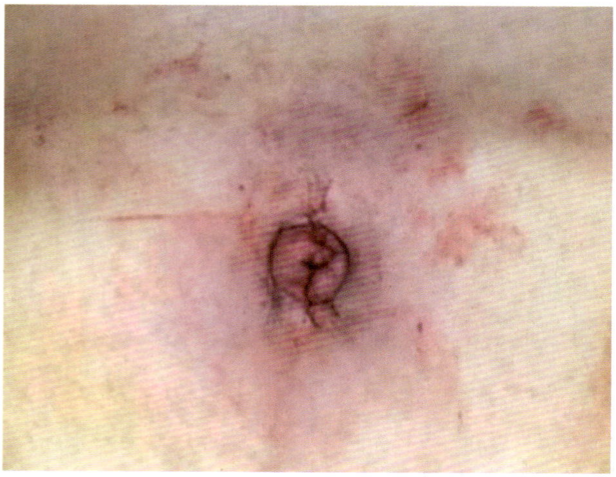

▲ 图 21-12　术后脐部切口状态

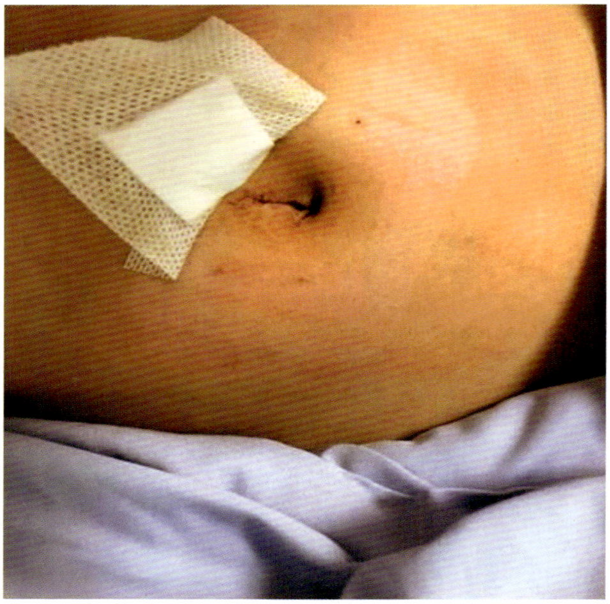

▲ 图 21-13　单孔腹腔镜术后 1 周脐部切口状态

11. 单孔腹腔镜罗湖二式和始基子宫融合术见视频 21-1。

视频 21-1　单孔腹腔镜罗湖二式和始基子宫融合术

（二）多孔腹膜阴道成形术

1. 患者采用全身麻醉，取膀胱截石位，留置尿管，排空膀胱。

2. 气腹成功后，以脐部切口放入腹腔镜，再在腹腔镜监视下于左右下腹各做一个 0.5cm 切口，放入 trocar，探查盆腔情况，辨别肠管与膀胱交界处腹膜，了解盆腔底部腹膜松弛程度，确定分离腹膜的位置和范围，辨别肠管与膀胱交界处腹膜，腹腔镜下一般可见盆腔空虚，无发育正常的子宫，双侧卵巢及输卵管发育良好。盆腔可见一个始基子宫，中间以索状带相连，双侧附件发育良好。腹腔镜监视下用输卵管钳提起索状带，用穿刺针在前庭陷凹黏膜处向盆腔内索状带膀胱直肠间隙注射加入垂体后叶素的生理盐水形成水垫（图 21-14），一般注入 200ml，水压分离后，可见直肠子宫陷凹处腹膜鼓起。

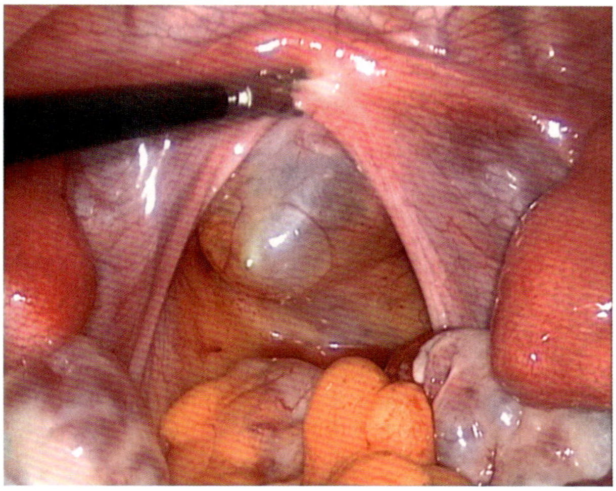

▲ 图 21-14 腹腔镜辅助下气腹针经过会阴处女膜痕迹穿刺通过盆隔，针尖直到腹膜下，不穿透腹膜，注入加入复方肾上腺素的生理盐水，形成水垫

3. 注入加入垂体后叶素 6U 或肾上腺素注射液 0.1mg 的生理盐水 200~300ml 形成水垫，再将穿刺针突破盆腔内腹膜，肛查排除直肠损伤，观察尿管无气泡出血排除膀胱损伤后，腹腔镜下用吸引器套住穿刺针（图 21-15），并在穿刺针引导下下推经膀胱直肠间隙至会阴处女膜痕迹外（图 21-16），再用弯钳在吸引器引导下通过膀胱直肠间隙进入盆腔（图 21-17、图 21-18），钝性分离膀胱直肠间隙形成人工阴道隧道，并将小号阴道扩张器沿隧道自阴道前庭陷凹向盆底推进，进一步钝性分离膀胱直肠间隙组织，在腹腔镜下可见棒头从膀胱后直肠间隙中向盆腔顶出（图 21-19），依次用笔者专门设计的一套扩张棒（直径 2.2~3.5cm）逐渐扩大切口至 3.5cm，或可轻松插入两横指，注意不损伤膀胱后壁和直肠前壁（图 21-20）。此时阴道已与盆底贯通，形成人工阴道腔道，再一次肛查排除直肠损伤。

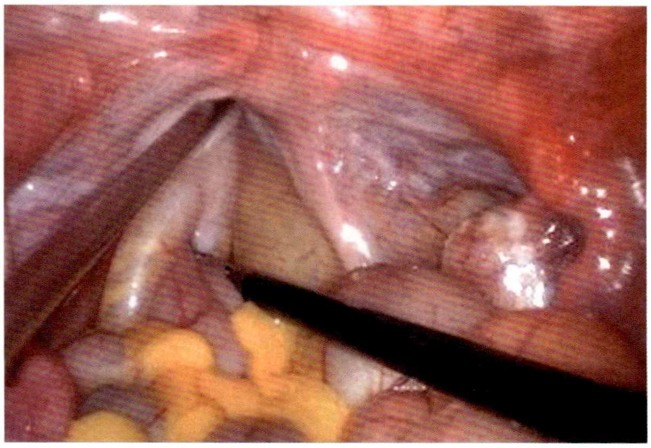

▲ 图 21-16 穿刺针引导下推吸引器打开膀胱直肠间隙

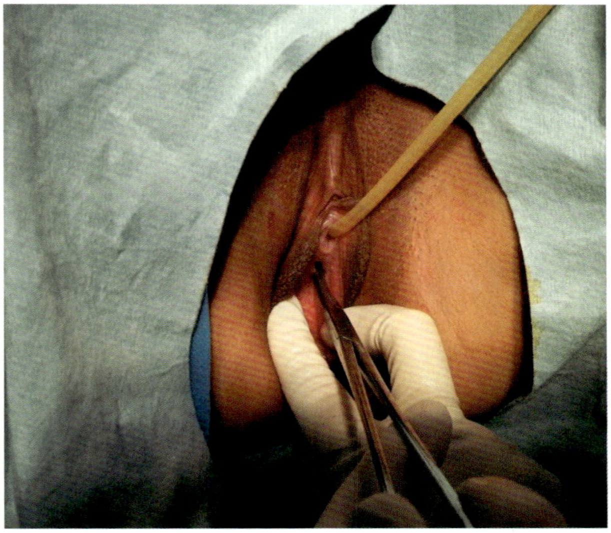

▲ 图 21-17 止血钳在吸引器引导下穿过膀胱直肠间隙

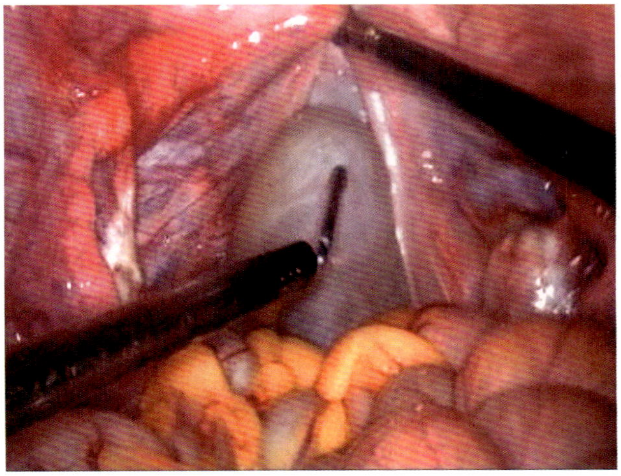

▲ 图 21-15 将吸引器套住气腹针

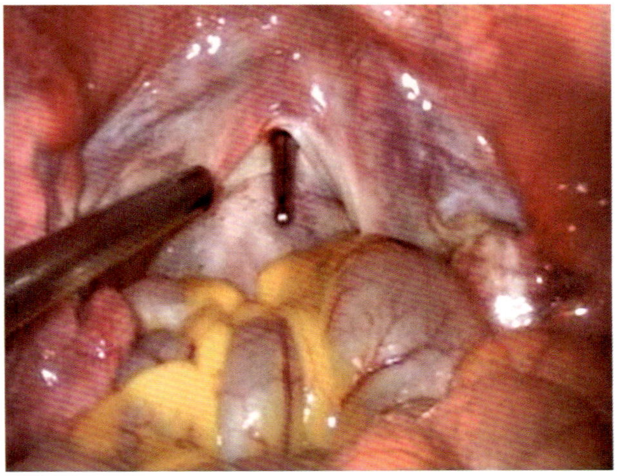

▲ 图 21-18 钝性分离膀胱直肠间隙

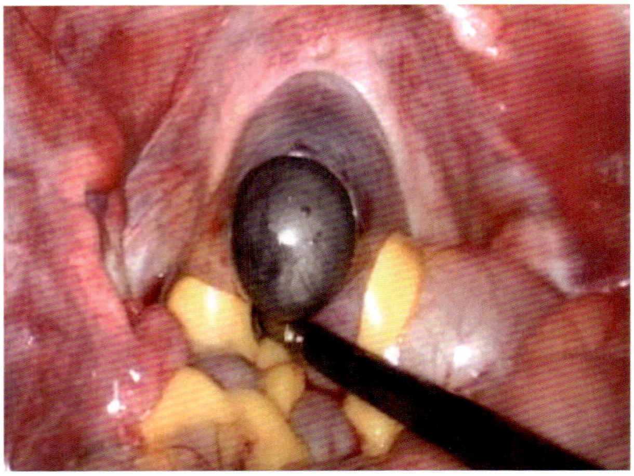

▲ 图 21-19　用特制阴道扩张棒由小及大依次扩张膀胱直肠间隙

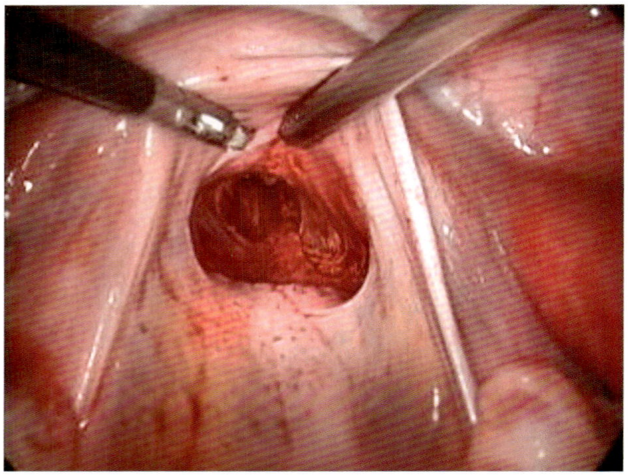

▲ 图 21-20　形成宽约 3cm，长约 10cm 的人工阴道隧道

4. 用卵圆钳经人工阴道隧道放入 2-0 可吸收微乔线，腹腔镜下用 2-0 可吸收线分别缝合阴道隧道口处盆腔腹膜 3 点、6 点、9 点、12 点的腹膜，再下拉至阴道外口相应黏膜处进行缝合固定，使盆腔腹膜覆盖人工阴道壁，形成光滑面（图 21-21、图 21-22）。经会阴在人工阴道塞入两条油纱或者自制阴道模具，填满人工阴道。

5. 用普里林线（Prolene 线）或者自扣锁可吸收线缝合关闭阴道顶端（图 21-23、图 21-24）。

6. 多孔经脐单孔腹腔镜罗湖二式（腹膜阴道成形术）见视频 21-2。

7. 患者如有要求可同时行始基子宫融合术（方法同单孔始基子宫融合术）。腹腔镜下阴道成形 + 双侧功能性始基子宫融合术（罗湖五式）见视频 21-3。

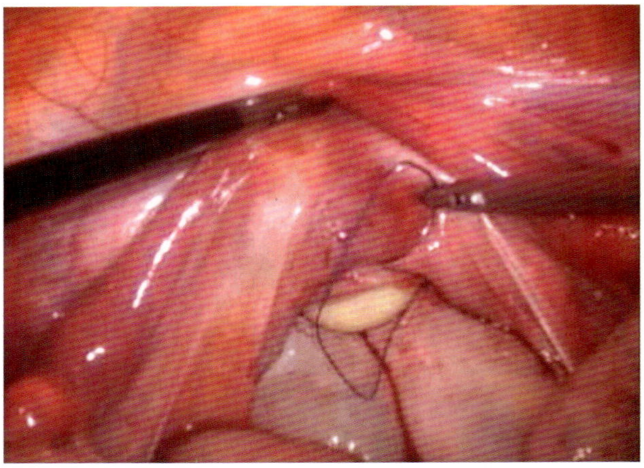

▲ 图 21-21　缝合线下拉至阴道隧道外口

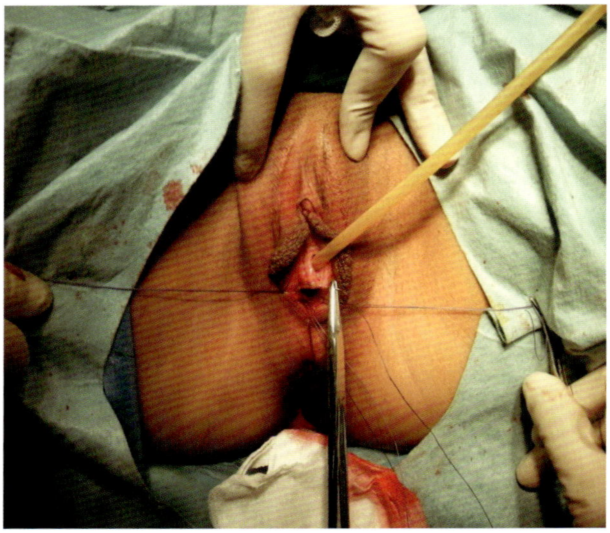

▲ 图 21-22　将腹膜下拉覆盖阴道隧道四壁，形成光滑的人工阴道

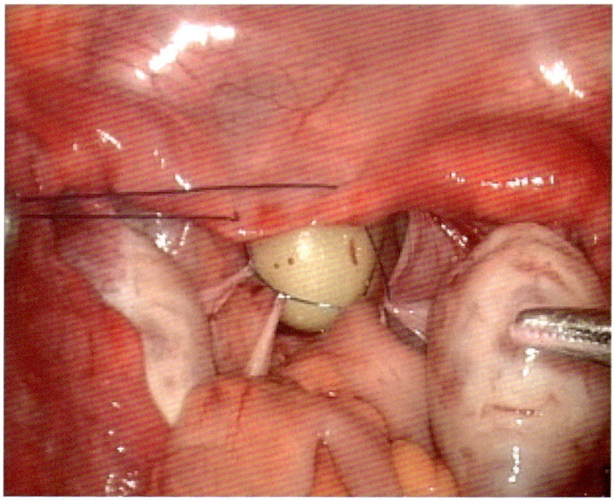

▲ 图 21-23　沿索状带、盆侧壁、直肠旁沟腹膜、直肠前壁浆肌层做荷包缝合

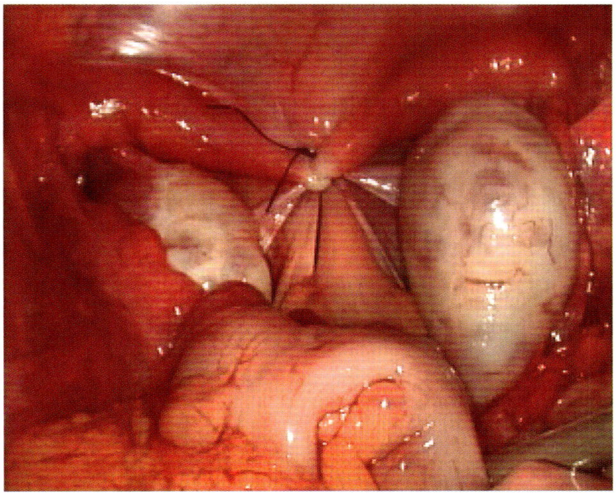

▲ 图 21-24 收紧打结形成人工阴道顶部

视频 21-2 多孔经脐单孔腹腔镜罗湖二式（腹膜阴道成形术）

视频 21-3 腹腔镜下阴道成形 + 双侧功能性始基子宫融合术（罗湖五式）

（三）术后处理

术后 6 小时可进流质，术后常规抗炎预防感染治疗。每天会阴抹洗一次，术后人工阴道放置模具或者油纱布 5 天，5 天后取出阴道填纱或者模具，坚持每天用扩张棒阴道扩张一次，初为医生帮助患者扩张阴道，患者培训学习后自行扩张，每日一次至有规律性生活。术后同时给予患者心理辅导，并嘱咐定期随访复查。

（四）手术技巧与难点

1. 充分利用水压分离膀胱直肠间隙预防并发症的发生 作为四级手术，腹腔镜腹膜阴道成形术虽然已经最大限度地简化手术步骤，降低手术难度，但分离直肠与膀胱、尿道间隙，依然有损伤周围器官的概率。术中充分用加入垂体后叶素和盐酸肾上腺素注射液的生理盐水注入膀胱直肠间隙，游离腹膜，可以减少出血及腹膜破损机会，同时使尿道膀胱与直肠间隙之间充满液体，间隙增宽，分离时减少膀胱和直肠的损伤。

2. 精准造穴减少损伤 分离直肠膀胱间隙形成人工阴道隧道过程中，除了要用生理盐水水压分离，使间隙增厚之外，在分离过程中，分离方向的导向也很重要，必须在腹腔镜的监测下，先用穿刺针在膀胱直肠间隙注水，形成水垫。穿刺针顺势通过膀胱直肠间隙进入盆腔，用吸引器套住穿刺针进入隧道直到阴道前庭外，用中号血管钳沿着间隙做钝性分离。再用特制的逐渐增大的扩张棒依次扩张隧道，直到形成直径约 4cm，长约 10cm 的人工阴道隧道，这样分离过程中方向明确，有合适指引，周围组织受力均匀，减少撕裂和血管损伤的可能，最大限度地保护周围组织和器官。

3. 术中一期处理直肠损伤 由于直肠和膀胱间隙之间的距离极小，手术过程中直肠损伤偶有发生。术中直肠损伤后建议一期缝合，理由如下：首先，此时的直肠损伤常为腹膜外损伤，不与盆腹腔相通，且术前已经进行充分的肠道准备，腹腔感染机会小，为 I 期缝合提供条件，I 期缝合直肠损伤，减少患者二次手术机会。患者如出现直肠损伤，可用 3-0 可吸收线分两层间断缝合伤口，在修补直肠后，仍可继续进行腹膜阴道成形术，将游离腹膜覆盖直肠前壁，有益于直肠伤口愈合。术后患者需加强营养和抗感染治疗，禁食 1 周。

4. 术中膀胱损伤的处理 罗湖二式术中因停留尿管和腹腔镜监测下进行，出现尿道和膀胱损伤较为少见。如果术中发现尿道和膀胱损伤，仔细检查伤口，用 3-0 可吸收线缝合封闭损伤伤口，术中分层缝合修补后，伤口阴道面覆盖腹膜，患者术后停留尿管 1 周，可 I 期愈合。

5. 术中出血处理 膀胱子宫间隙周围并无大的血管，如术中仔细操作，并使用加入垂体后叶素或复方肾上腺素的生理盐水进行水压分离，术中出血机会不多，如有创面出血，在腹膜下拉覆盖人工阴道以及阴道放置模具压迫后多可自行停止，无须

油纱保持引流通畅，预防斜隔切除部位再次粘连闭锁。Ⅲ型患者相对罕见，宫腔镜检查有助于明确诊断。手术中双子宫畸形通常无须矫治（图 21-29）。对于阴道斜隔综合征手术治疗提倡宫腔镜联合腹腔镜手术，对于明确诊断、排查是否合并盆腔子宫内膜异位症和其他盆腹腔异常大有帮助。近年来，通过宫腔镜、腹腔镜联合手术治疗阴道斜隔综合征时有报道。王文莉等报道宫腔镜、腹腔镜联合诊治的 23 例阴道斜隔综合征患者临床效果，术后阴道不规则流血及异常分泌物均消失，痛经较前减轻，4 例有生育要求患者术后 1~2 年均生育，但因样本量较少，无法进行阴道斜隔综合征分型的数据分析，仍需大样本量的临床研究证实。

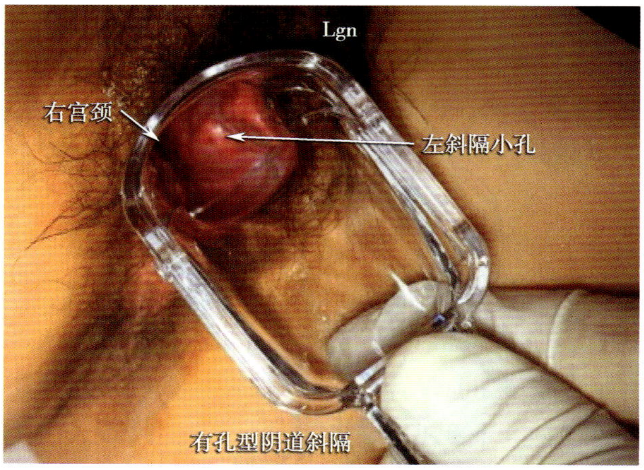

▲ 图 21-28　阴道闭锁 Ⅱ 型，斜隔有孔

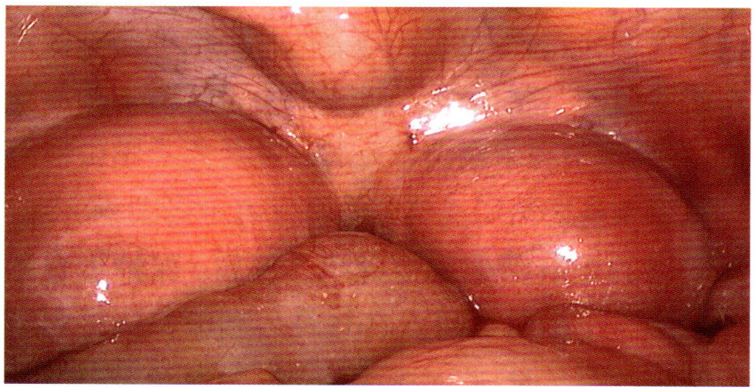

▲ 图 21-29　腹腔镜镜下见阴道斜隔患者盆腔内呈现双子宫形态

三、手术方法与步骤

手术通常经阴道进行，手术中需充分切除阴道斜隔，让经血引流通畅。宫腹腔镜检查可作为阴道斜隔综合征的确诊诊断方法，通常于手术矫治同期进行。宫腔镜可协助判断斜隔孔道的位置和大小，同时阴道斜隔切除后宫腔镜了解双侧子宫腔及宫颈情况。对于无性生活患者，为避免损伤处女膜，可用宫腔镜进行阴道内检查。腹腔镜可在直视下确定双子宫畸形并全面评估盆腔情况，确定有无粘连或异位病灶。宫腔镜、腹腔镜联合能够对阴道斜隔综合征进行全面直观的评估，同时进行相应的手术治疗。隔后腔比较小的阴道斜隔经阴道常常难以精确找到隔后腔，在腹腔镜下单极电凝钩切开患侧子宫宫腔，再找到隔后腔，减少手术失败的概率。

（一）宫腔镜下阴道斜隔切除术

宫腔镜可协助判断斜隔孔道的位置和大小，同时在阴道斜隔切除后宫腔镜了解双侧子宫腔及宫颈情况。对于无性生活患者，为避免损伤处女膜，可用宫腔镜进行阴道内检查。宫腔镜下切开隔后腔，切除隔板，引流潴留经血或者脓液。宫腔镜对年幼患者有较好的优势。宫腔镜下阴道斜隔切开术见视频 21-4。

视频 21-4　宫腔镜下阴道斜隔切开术

（二）经阴道斜隔切除术

1. 手术方法与步骤　对于已经有性生活或者斜隔比较大的患者，可以直接经阴道切除斜隔，影像学检查提示隔后腔积血较多时即可手术，若隔后腔积血不多，可待经期手术，此时隔后腔积血稍多，易于定位，可保证手术的成功率。

手术技巧：可由阴道壁囊肿小孔或阴道内包块最突出处穿刺定位，抽吸出陈旧性血液或脓液表明定位准确；定位后，沿针头纵向切开，进入隔后腔。自上而下切除斜隔组织至足够长，上至阴道穹窿，下至囊肿最低点，保持引流通畅，引流积血，充分扩大切口，以减少术后挛缩粘连机会（图 21-30~图 21-34）。

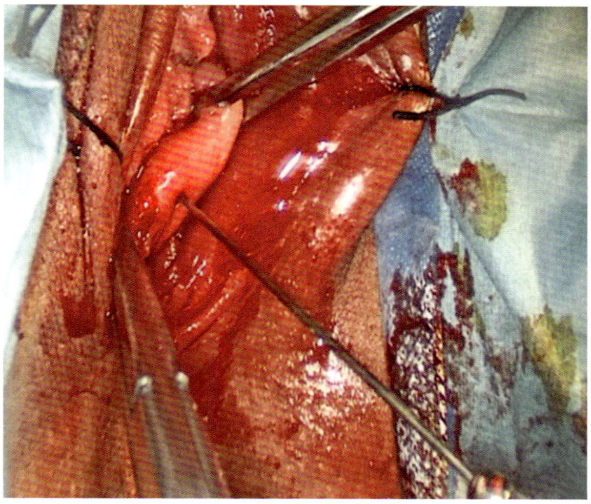

▲ 图 21-30　经阴道用穿刺针穿刺阴道斜隔隔后腔，抽出隔后腔内容物，并切开

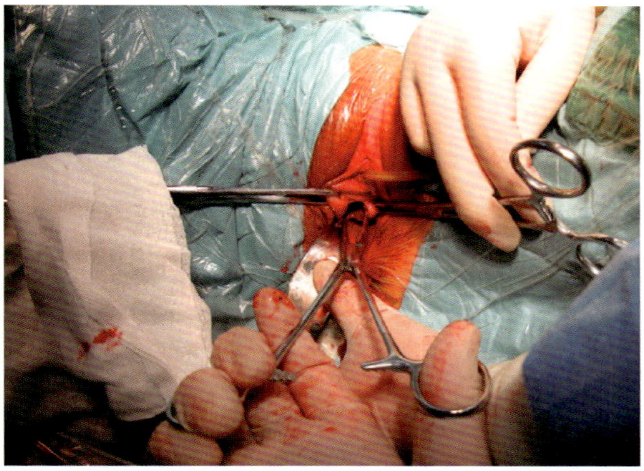

▲ 图 21-31　扩大切口

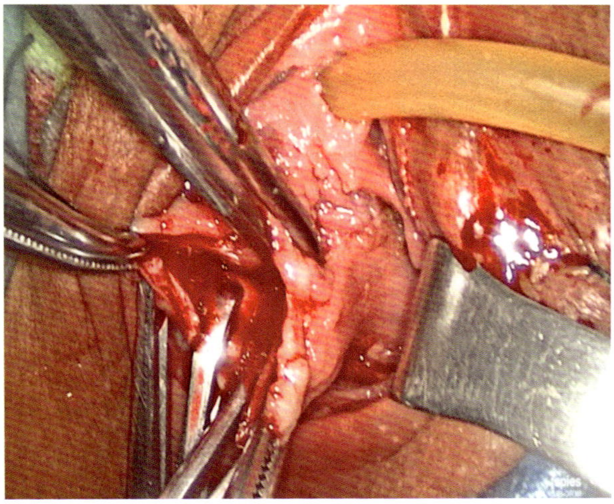

▲ 图 21-32　充分切开斜隔，暴露隔后腔

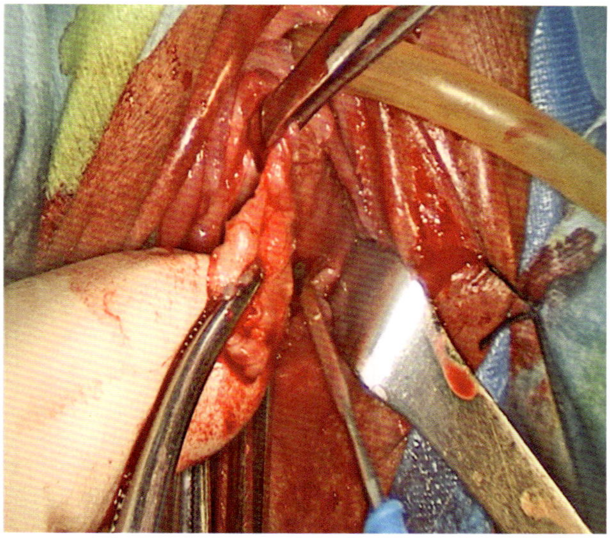

▲ 图 21-33　切除隔板

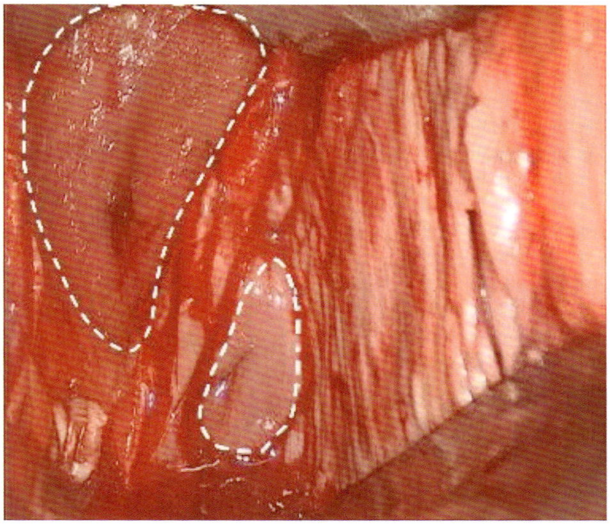

▲ 图 21-34　阴道斜隔切除后可见到斜隔侧宫颈

经阴道斜隔切除术见视频 21-5。

视频 21-5　经阴道斜隔切除术

2. 手术并发症的预防　术中可放置导尿管并行直肠指诊指示，减少泌尿道、肠道损伤等并发症的发生。对于无性生活、要求保留处女膜完整者，可行宫腔镜直视下阴道斜隔切除术。对于合并斜

隔侧子宫颈闭锁的患者，应行闭锁侧子宫切除术。或者隔后腔比较小，术后多次再次粘连闭合的患者也应建议切除患侧子宫及斜隔（图 21-35），减少术后并发症，术中应注意尽可能多地保留并保全健侧子宫体及子宫颈组织，完整切除闭锁侧子宫及隔后腔即可（图 21-36~ 图 21-38）。

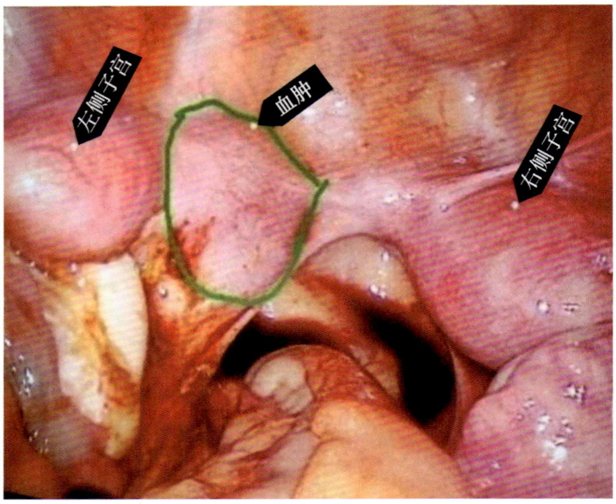

▲ 图 21-35　斜隔侧子宫经血倒流及子宫内膜异位症

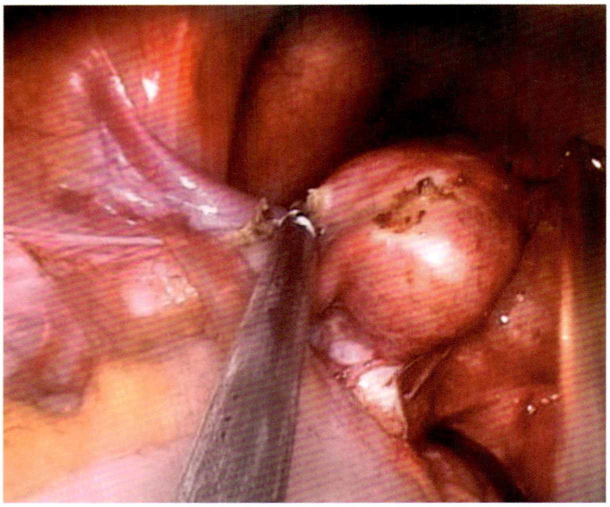

▲ 图 21-36　单孔腹腔镜下切断斜隔侧子宫圆韧带

多孔腹腔镜阴道斜隔侧子宫切除术见视频 21-6，单孔腹腔镜阴道斜隔侧子宫切除术见视频 21-7。

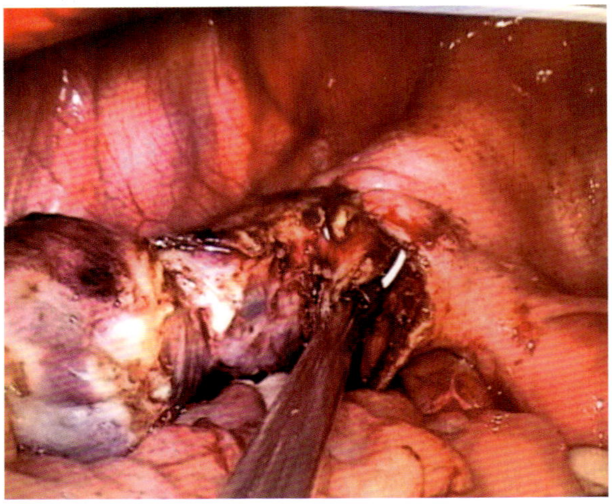

▲ 图 21-37　超声刀在腹腔镜内游离并切除斜隔隔后腔

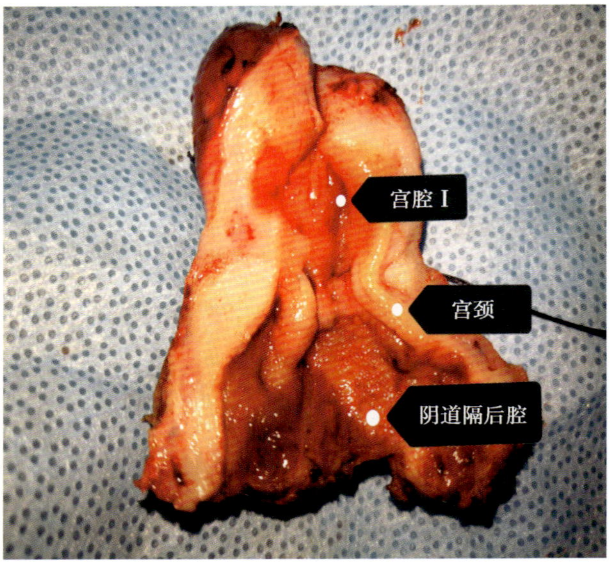

▲ 图 21-38　切除的斜隔侧子宫及隔后腔

视频 21-6　多孔腹腔镜阴道斜隔侧子宫切除术

视频 21-7　单孔腹腔镜阴道斜隔侧子宫切除术

（秦成路　罗光楠）

第五节　阴道闭锁手术

一、术前诊断

先天性阴道闭锁是一种先天性生殖道发育畸形，特指具有发育良好的子宫合并部分或完全性阴道闭锁畸形，伴或不伴宫颈发育异常。此类患者通常有功能正常的子宫内膜，子宫发育正常，阴道发育不良。根据中华医学会妇产科学分会《关于阴道斜隔综合征、MRKH 综合征和阴道闭锁诊治的中国专家共识》及北京协和医院的方法，可以分为两型。

1. 阴道下段闭锁　对应北京协和医院分型法的Ⅰ型，有发育正常的阴道上端、宫颈及子宫；临床根据闭锁的位置可分为低位阴道闭锁Ⅰ型（图 21-39）和中高位阴道闭锁Ⅰ型（图 21-40）。

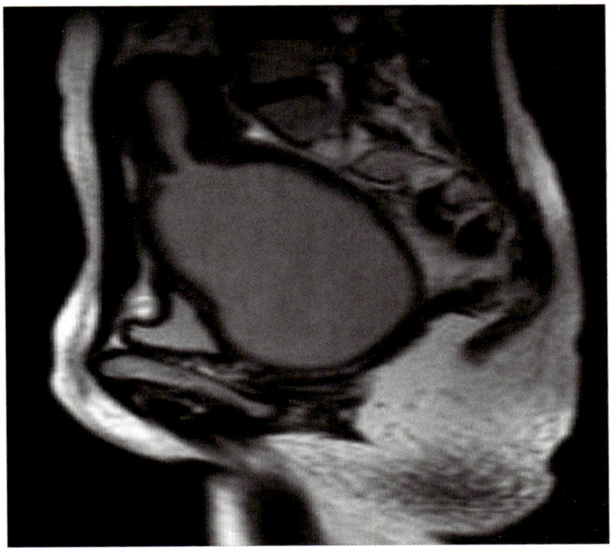

▲ 图 21-39　阴道闭锁Ⅰ型（低位）患者 MRI

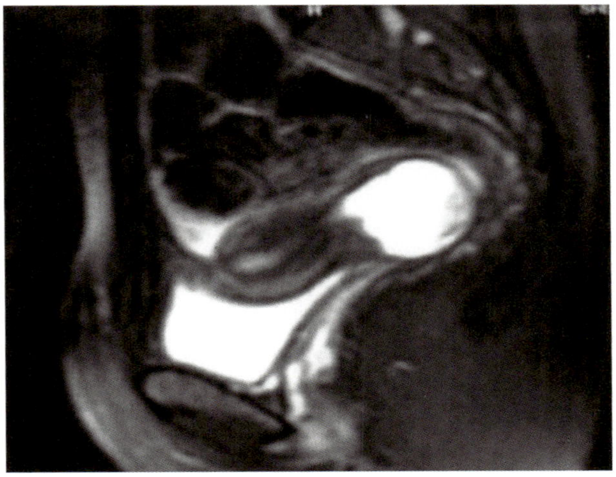

▲ 图 21-40　阴道闭锁Ⅰ型（中高位）患者 MRI

2. 阴道完全闭锁　对应北京协和医院分型法的Ⅱ型（图 21-41），此类型多合并子宫颈发育异常，宫体发育正常或虽有畸形但内膜有功能。

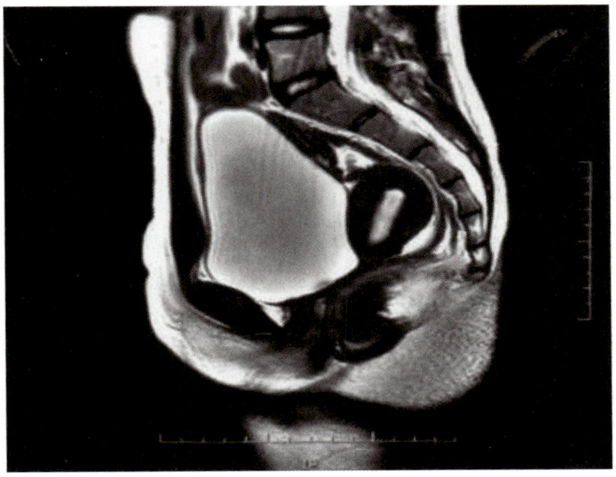

▲ 图 21-41　阴道闭锁Ⅱ型患者 MRI

这类患者通常有功能正常的子宫内膜，青春期后能够产生月经，但无法排出体外，从而导致周期性急腹痛及不同程度的盆腔子宫内膜异位症。完全性阴道闭锁患者常合并宫颈闭锁，经血倒流形成盆腔血肿或者严重的盆腔子宫黏膜异位症，而不完全性阴道闭锁的患者，陈旧性经血可淤积于未闭锁阴道段与宫颈部下缘形成大小各异的积血囊肿，血肿大小及腹痛出现时间取决于阴道闭锁长度的大小。

二、手术目的

手术治疗是先天性阴道闭锁的唯一方法，延迟治疗不但增加患者痛苦，而且会因经血倒流导致严重的盆腔子宫内膜异位症及子宫腺肌病，破坏患者的生育力。先天性阴道闭锁的治疗原则是为患者重建一个形态功能与正常女性相类似的人工阴道，将人工阴道与子宫吻合，并保持可持续的通畅性，起到引流经血的作用。先天性阴道闭锁的治疗是临床难题，主要原因有：①由于这类患者性腺发育正常，子宫和子宫内膜发育良好，青春期后月经来潮即发病，而此时患者年龄小，组织弹性差，会阴手术空间局限，不利于手术操作；②闭锁阴道分开后由于缺乏合适的材料覆盖阴道，术后容易再次粘连缩窄，最终再次闭锁，导致手术失败；③先天性阴道闭锁为罕见病，临床医生经验相对缺乏，没有标准的治疗模式，如初次手术失败，导致瘢痕增生，盆腔结构破坏，甚至出现周围器官损伤，增加下一次手术难度。因此既往对完全性阴道闭锁常常采用子宫切除术作为主要治疗方案，而部分性阴道闭锁术后常常容易出现阴道再次闭锁粘连，导致多次手术，部分患者最后也以切除子宫告终，严重影响患者生育及生活质量，也给患者家庭带来沉重负担。所以，在治疗先天性阴道闭锁患者时，强调术前准确诊断分型，建议到有一定治疗经验的医疗机构进行手术，并需要根据患者闭锁情况选择不同的治疗方法，如患者临床症状严重，首诊医院不具备手术条件，可给予注射 GNRH-a 治疗，抑制月经后再转诊。手术时间建议选择月经期积血多、症状严重的时候进行，因为此时阴道闭锁Ⅰ型患者阴道血肿体积最大，术中容易辨认，提高手术成功率。另外术前应避免妇科检查或压迫血肿，以免血肿内积血倒流至腹腔而体积变小，失去辨认标志。

深圳罗湖医院在多年治疗女性生殖道畸形疾病的基础上，不断总结经验教训和病例分析，针对患者具体情况进行精准分型，对不同的病例采取个体化的合适手术方法，取得了较好的手术效果。分别采用罗湖三式及罗湖四式（即游离闭锁阴道顶端积血囊肿壁形成带蒂皮瓣覆盖人工阴道前壁或后壁，游离腹膜覆盖人工阴道另一壁）的新方法来治疗中高位、高位阴道闭锁患者及完全性阴道闭锁，术后患者阴道通畅性保持良好，月经正常。

三、术前准备

术前完善影像学检查，判断阴道闭锁类型并选择合适的治疗方案。

四、手术方法与步骤

闭锁范围 <3cm 的低位阴道闭锁患者可选择经会阴进行阴道闭锁切开术，闭锁长度 ≥3cm 的中高位阴道闭锁患者，采用腹腔镜 + 经会阴联合手术。手术基本步骤为切开闭锁阴道，阴道成形，子宫阴道吻合。

（一）低位的阴道闭锁Ⅰ型术

闭锁距离阴道口 <3cm 的称为低位阴道闭锁，通常阴道内有多量积血，影像学可见到子宫下方有巨大血肿，张力较大，腹腔镜下见到盆腔积血及增大的子宫（图 21-42），肛查可触及血肿下缘，并判断血肿下缘与会阴距离，有时会阴处阴道前庭位置可见膨出。低位的阴道闭锁Ⅰ型由于阴道积血多，血肿下缘离会阴前庭距离短，手术比较容易，可使用血肿穿刺切开法进行。术时将手指置于直肠内，触及血肿下缘，另一手持穿刺针在处女膜痕迹处进针，在尿道膀胱及直肠间隙穿刺通过血肿下缘闭锁阴道部分，直达血肿腔，回抽见陈旧性积血（图 21-43），再用剪刀紧贴沿着穿刺针切开闭锁部分，并向 3 点和 9 点扩大切口（图 21-44），使其容纳 1~2 指，切开血肿壁后必须准确钳夹血肿壁下缘，防止形成假道，将血肿壁下缘下拉覆盖下段阴道壁，与阴道

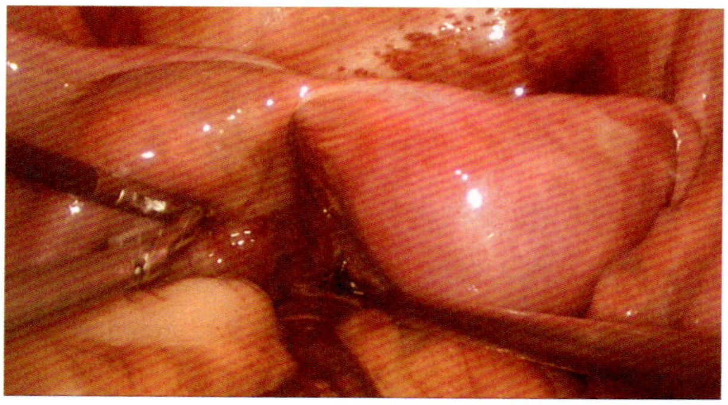

▲ 图 21-42　阴道闭锁Ⅰ型患者经血倒流至腹腔

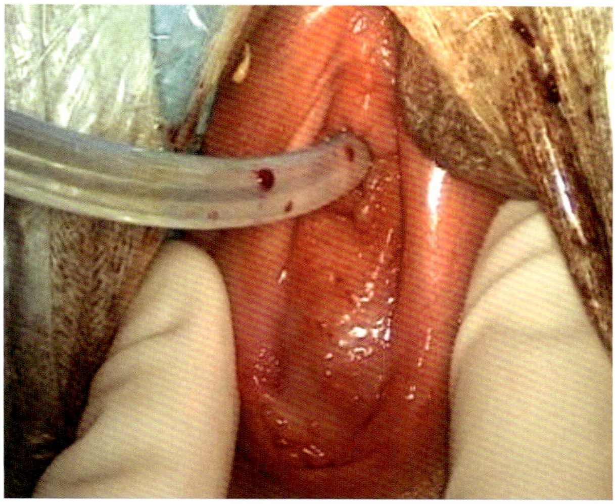

▲ 图 21-43 低位阴道闭锁的患者会阴可见膨隆鼓起

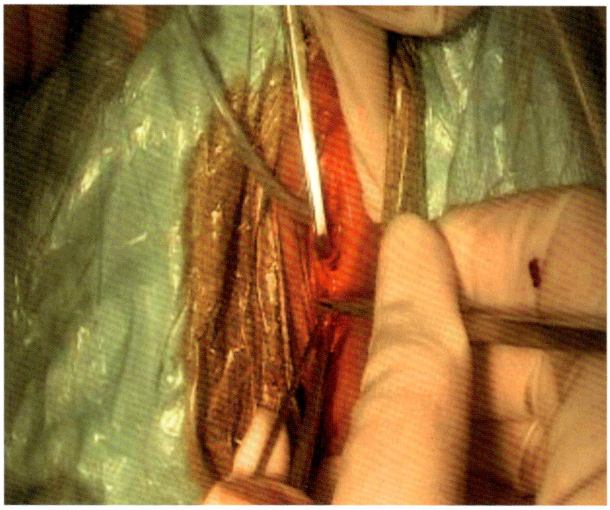

▲ 图 21-44 穿刺确定血肿腔后用刀切开闭锁阴道

前庭黏膜缝合固定，形成光滑阴道壁（图 21-45、图 21-46），吸出阴道积血后，腹腔镜下可见胀大的子宫恢复至正常大小（图 21-47）。术后阴道内放置模具或者阴道填塞油纱，并定期扩张。必须强调，即使是低位的阴道闭锁，术后的阴道扩张也非常重要，否则仍然有再次缩窄粘连的机会。

低位阴道闭锁切开术＋腹腔镜探查见视频 21-8。

视频 21-8 低位阴道闭锁切开术＋腹腔镜探查

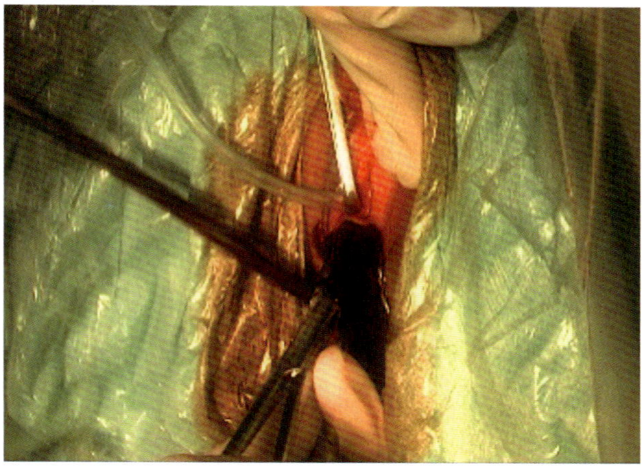

▲ 图 21-45 切开阴道闭锁后可见大量陈旧积血流出

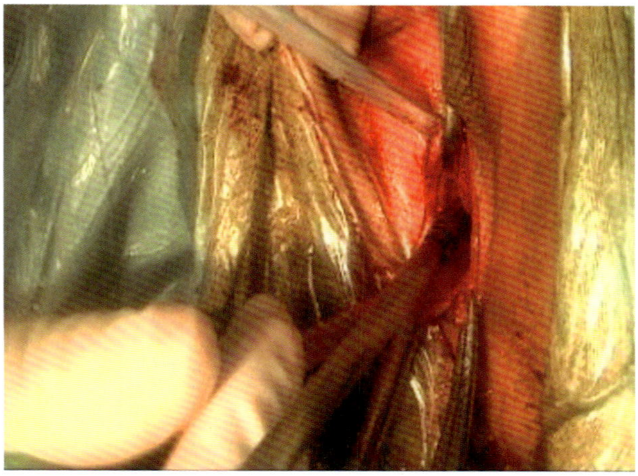

▲ 图 21-46 充分扩大切口，吸出积血，切口边缘止血

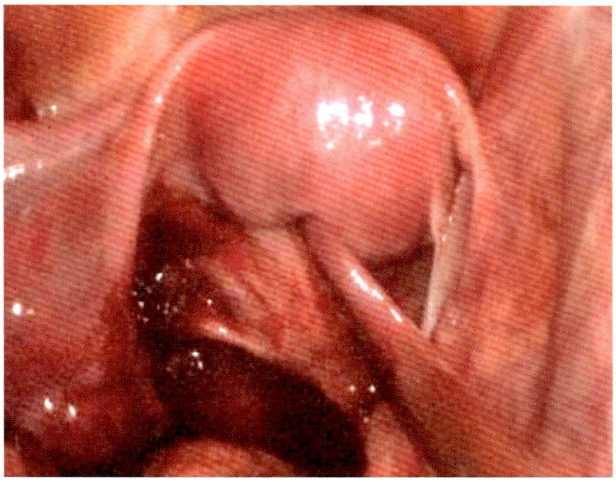

▲ 图 21-47 腹腔镜下子宫形态恢复正常

（二）中高位阴道闭锁Ⅰ型术

中高位Ⅰ型阴道闭锁的患者，单纯经会阴部贯通手术难度明显增加，如果闭锁阴道长度≥3cm，

术后并发症将明显增多。由于患者发病年龄比较小，手术空间狭小，阴道闭锁部分长。即便打开血肿下缘，将血肿壁下缘下拉覆盖阴道壁有难度，导致术后宫腔与外阴的通道由于缺乏光滑的覆盖材料，容易再次粘连闭锁，需要反复多次手术，医患均失去治疗信心。部分患者以切除功能性子宫作为最终治疗方案，患者也因而丧失生育功能。笔者医院根据多年收治先天性无阴道合并功能性子宫实施手术的经验，将阴道闭锁长度 ≥ 3cm 的先天性阴道闭锁 Ⅰ 型归类为中高位阴道闭锁（Ⅰ 型，图 21-48），自 2015 年 7 月开始采用罗湖四式的新方法治疗中高位阴道闭锁，罗湖四式在腹腔镜辅助下阴道成形，并游离闭锁阴道顶端积血囊肿壁形成带蒂皮瓣覆盖人工阴道一壁，游离腹膜覆盖人工阴道对侧壁，术后无须长期放置模具，手术可以从前路进行，打开腹膜反折，向前向下游离血肿壁直至底部，在血肿前壁上缘打开血肿壁，将血肿壁覆盖人工阴道隧道后壁，膀胱区腹膜覆盖人工阴道前壁，从而将子宫与人工阴道贯通。也可以从后路进行，腹腔镜下打开子宫直肠间隙腹膜，向后向下游离血肿直达血肿下缘，在血肿后壁上切开血肿，将血肿壁（也就是阴道壁）覆盖人工阴道隧道前壁，直肠子宫陷凹腹膜覆盖。目前已经完成近 40 例患者的治疗，术后效果满意，均有月经来潮，1 例患者术后因不洁性生活出现盆腔感染，治疗后痊愈。

罗湖四式从前路进入如图 21-49、图 21-50 所示，从后路进入如图 21-51、图 21-52 所示。

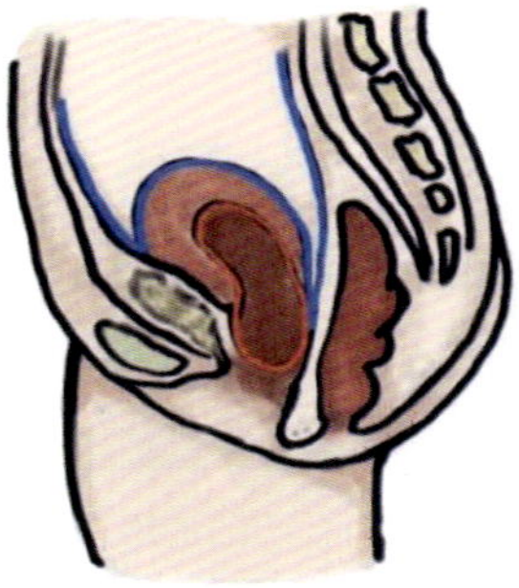

▲ 图 21-48 阴道闭锁Ⅰ型（中高位）子宫下方可见血肿

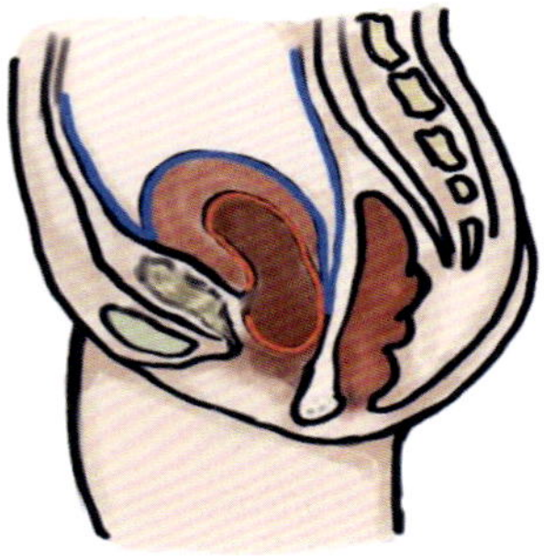

▲ 图 21-49 在腹腔镜下切开血肿前壁

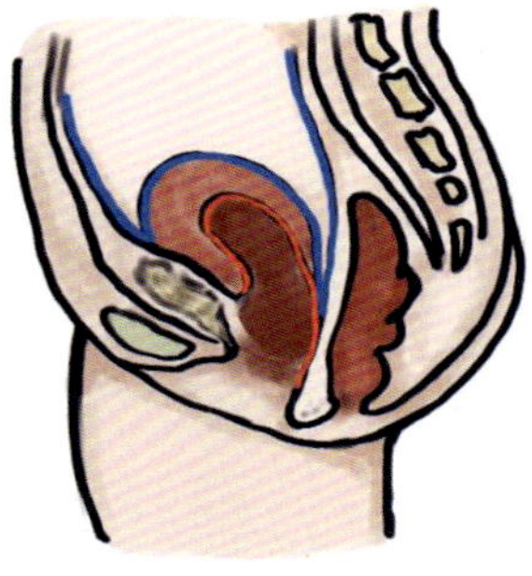

▲ 图 21-50 将血肿壁覆盖在人工阴道后壁

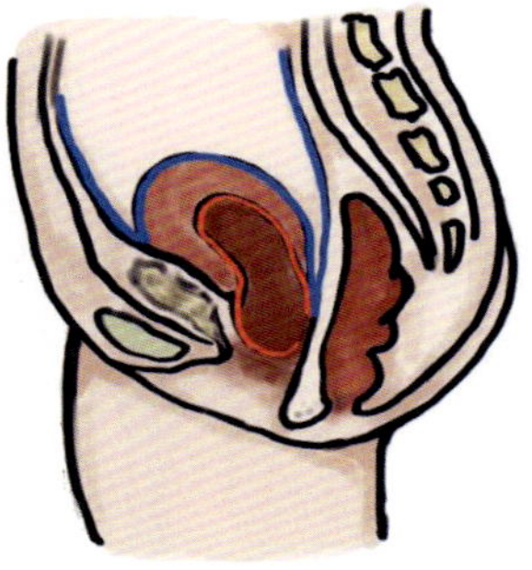

▲ 图 21-51 从直肠子宫陷凹切开血肿后壁

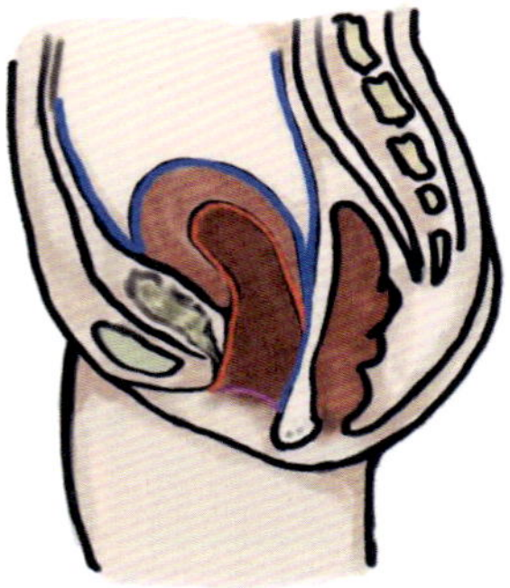

▲ 图 21-52 将游离血肿壁覆盖在人工阴道前壁

中高位阴道闭锁腹腔镜手术（罗湖四式和宫腔镜检查）见视频 21-9。

视频 21-9 中高位阴道闭锁腹腔镜手术（罗湖四式和宫腔镜检查）

（三）腹腔镜下阴道闭锁切开术步骤（以罗湖四式为例）

对于中高位的阴道闭锁，由于阴道闭锁范围大，单纯经会阴手术难度增加，损伤机会增大，故通常采用腹腔镜 + 经会阴联合手术，以罗湖四式为例介绍治疗方法。

1. 术前检查及准备 患者入院后完善各项检

查，充分评估，对于中高位阴道闭锁的患者，采用罗湖四式治疗（腹腔镜下闭锁阴道切开术 + 游离积血囊肿壁及游离腹膜阴道成形术）。术前给予禁食 1 天，口服肠道抗生素 1 次，清洁灌肠 1 次。

2. 术中所见　所有患者术中均见腹膜及子宫体有不同程度的火焰状及小水泡状子宫内膜异位病灶，子宫正常大小，宫颈下方可见一个囊性包块，大小为 2~6cm，囊肿下缘距会阴前庭处约 4~8cm，患者可合并输卵管积液、卵巢子宫内膜异位囊肿、盆腔粘连、多囊卵巢等情况。

3. 手术方法与步骤

（1）腹腔镜探查腹腔，烧灼盆腔子宫内膜异位病灶，处理盆腔异常情况，分离粘连，恢复盆腔正常解剖状态，合并卵巢囊肿的剥除卵巢囊肿，多囊卵巢给予行卵巢活检术（图 21-53）。

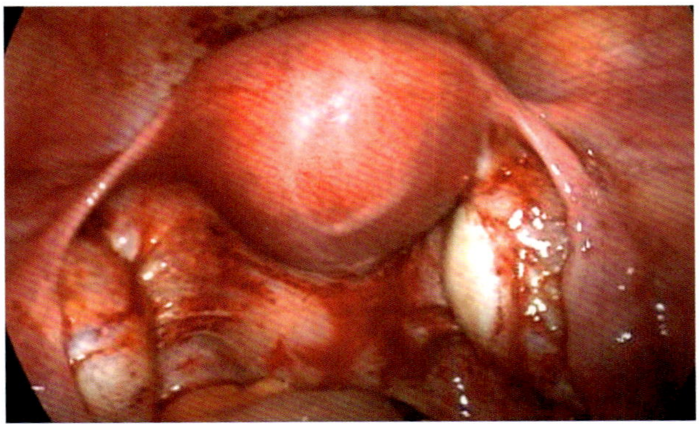

▲ 图 21-53　腹腔镜下见子宫发育良好，经血倒流及子宫内膜异位病灶

（2）游离子宫颈下缘积血囊肿壁，作为人工阴道前壁的覆盖物（可通过前后途径，前路打开膀胱腹膜反折，从前壁游离血肿，后路从直肠子宫陷凹打开血肿表面腹膜，游离血肿）。在腹腔镜辅助下，用超声刀横向切开子宫颈下缘囊肿前壁或者后壁上缘，长约 3cm，可见囊肿内为黏稠的陈旧性积血（图 21-54、图 21-55），囊肿实为经血淤积于宫颈管及阴道穹窿部扩张所致，用超声刀小心向下向前游离囊肿壁，可见积血囊壁与周围组织有一间隙，尽可能游离较多囊壁组织，使其形成带蒂皮瓣。术中同时取部分囊壁皮瓣组织送病理检查。同法游离覆盖直肠子宫陷凹表面的腹膜，作为覆盖成形阴道后壁覆盖物（图 21-56~ 图 21-58）。

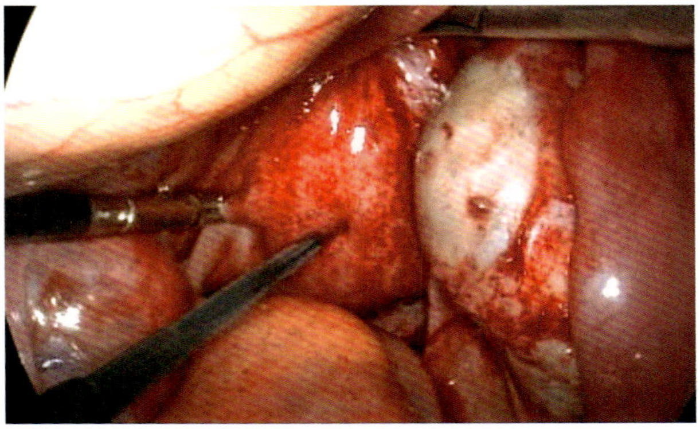

▲ 图 21-54　腹腔镜下在直肠子宫陷凹切开血肿

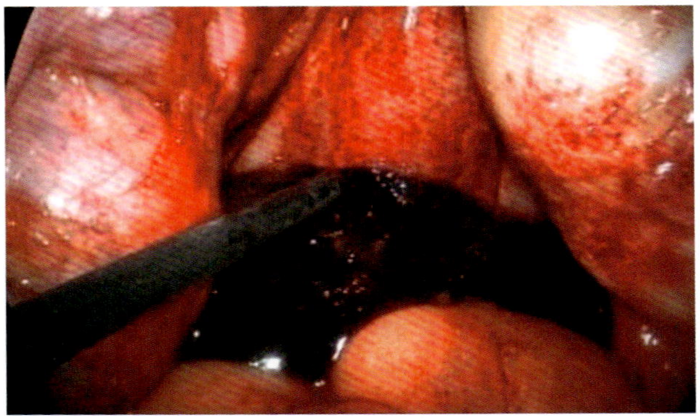

▲ 图 21-55　切开后可见陈旧积血流出

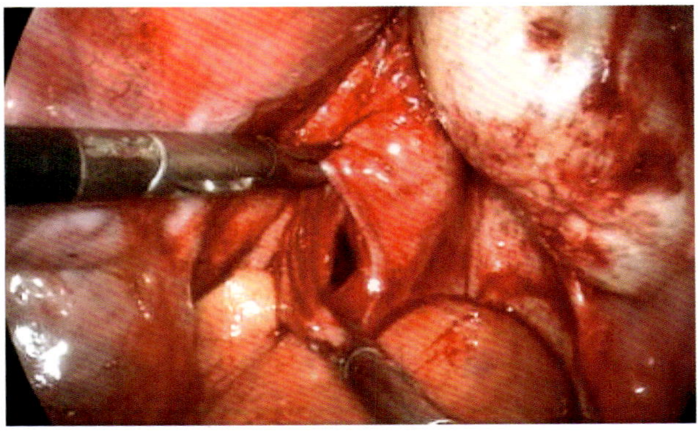

▲ 图 21-56　游离血肿壁至其底部

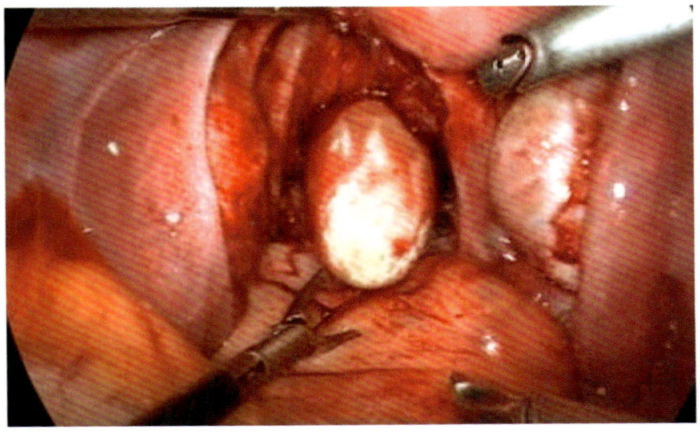

▲ 图 21-57　在血肿底部打开膀胱直肠间隙

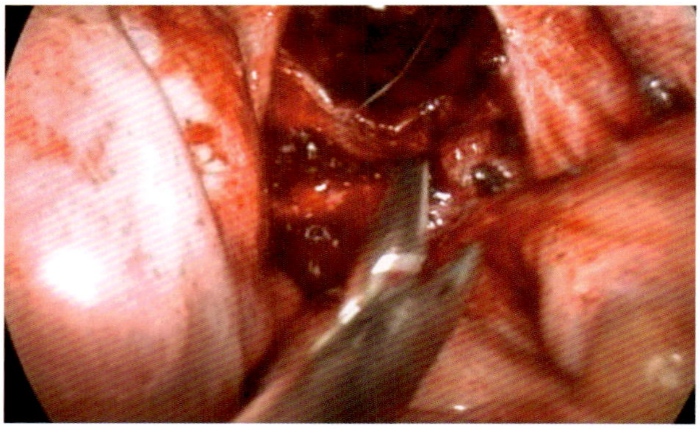

▲ 图 21-58　2-0 可吸收线缝合血肿壁，将其下拉并与阴道出口黏膜缝合固定，覆盖阴道壁

(3) 形成人工阴道隧道：水压分离膀胱及直肠间隙，在积血囊肿壁下缘分离间隙，直至与盆腔相通，使之形成一个宽约 4cm，深约 10cm 的人工阴道隧道。

(4) 将游离积血囊肿壁皮瓣下拉至阴道口，与阴道隧道口前庭黏膜缝合，覆盖隧道前壁形成人工阴道前壁，将游离直肠子宫陷凹腹膜缝合固定于阴道前庭下缘，覆盖隧道后壁形成人工阴道后壁，缝合关闭直肠子宫陷凹（图 21-59、图 21-60）。

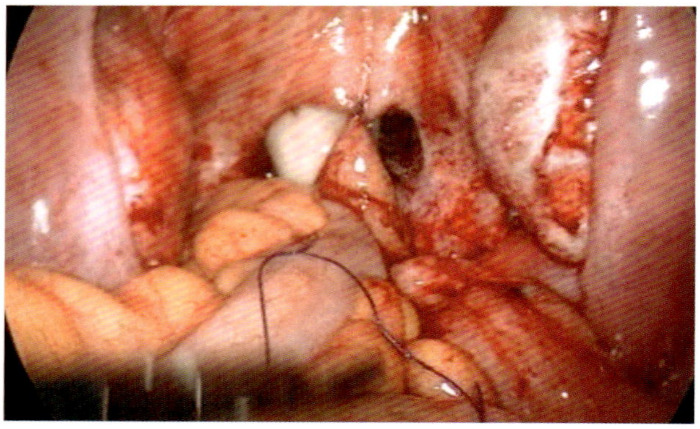

▲ 图 21-59　腹腔镜下将直肠前壁与子宫颈后壁下缘缝合，关闭后穹窿

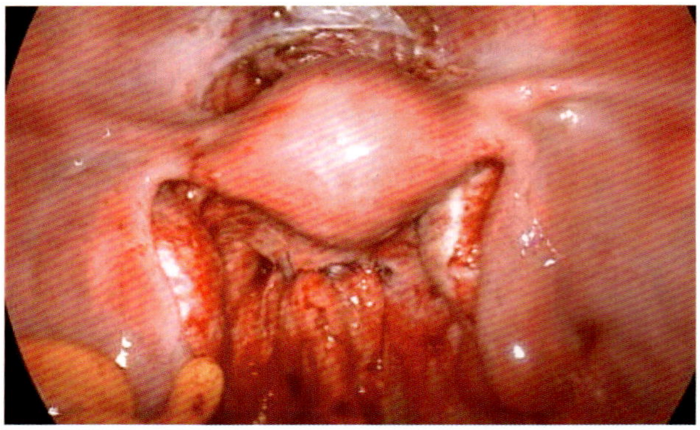

▲ 图 21-60　人工阴道内放置模具

(5) 阴道内植入 8cm 长自制模具或者纱块，术后 10 天取出。

术后 10 天 MRI 检查可见子宫及阴道连接良好（图 21-61）。

4. 术后处理　术后阴道内放置自制阴道模具或者油纱 10 天，取出后，每日扩张阴道 1 次，每次 5 分钟，术后 4 周出院。出院前完成 B 超检查及盆腔 CT 或者 MRI 检查。积血囊肿活检病理结果为囊壁表层复层鳞状上皮，提示为阴道壁。

5. 随访　术后定期电话随访，术后每 3 个月回院随访 1 次，行妇科检查及阴道镜检查，术后 4 个月患者阴道镜检查见阴道顶端子宫与阴道连接处通畅（图 21-62）。

6. 腹腔镜下完全性阴道闭锁手术（罗湖三式）见视频 21-10。

视频 21-10　腹腔镜下完全性阴道闭锁手术（罗湖三式）

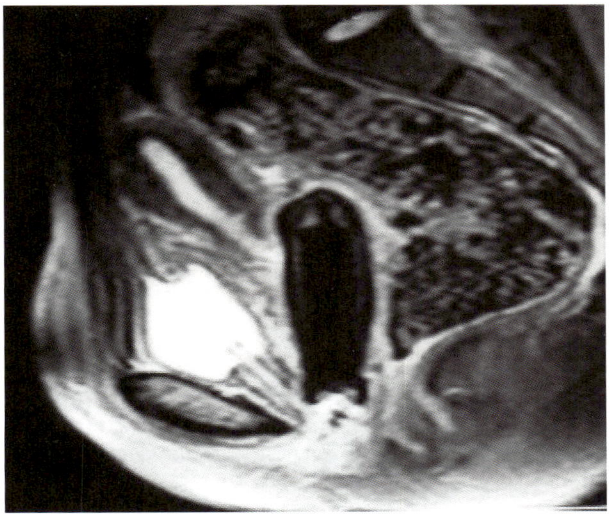

▲ 图 21-61　术后 10 天盆腔 MRI

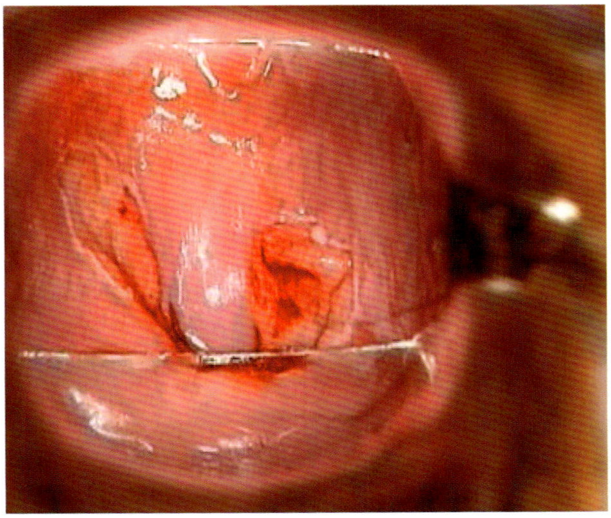

▲ 图 21-62　术后 4 个月阴道检查

（秦成路　罗光楠）

第六节　宫颈闭锁手术

一、术前诊断

先天性宫颈闭锁常常合并完全性阴道闭锁（阴道闭锁Ⅱ型），在临床治疗上极为困难，此类手术术野狭小，周围紧邻尿道、膀胱及直肠，闭锁宫颈组织坚韧且阴道全段闭锁，手术操作困难。即便成功行宫颈阴道贯通术，患者术后宫颈也非常容易再次闭锁，最后不得不以切除子宫告终。既往多主张对此类疾病进行子宫切除术，近年来，也有学者尝试用自体皮瓣、乙状结肠、生物补片等方法进行保留子宫的治疗，但术后宫颈及阴道再次粘连闭锁、术后感染、术后经血引流不畅导致盆腔子宫内膜异位症加重的情况仍然是必须面对的突出问题。近 10 年，医学界探索宫颈闭锁的治疗方法，取得一定的效果。笔者医院自 2015 年开始采用罗湖三式（腹腔镜腹膜阴道成形术 + 闭锁宫颈切除术 + 子宫阴道吻合术 + 子宫阴道支架放置术），降低了手术难度，术后效果满意（图 21-63~ 图 21-65）。

二、术前准备

术前禁食 1 天，口服替硝唑 1g，早晚各 1 次，清洁灌肠 1 次。

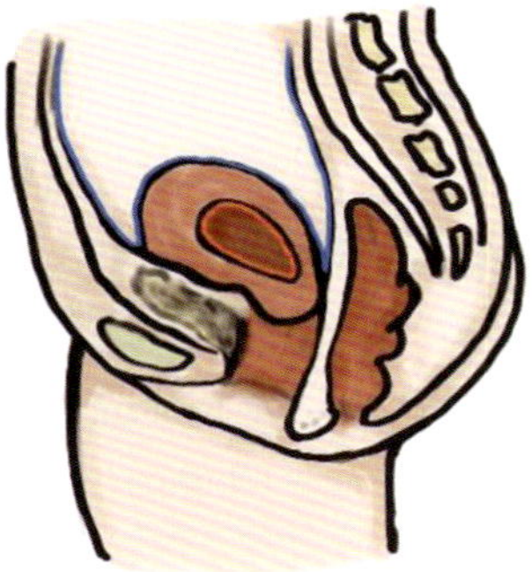

▲ 图 21-63　阴道闭锁Ⅱ型 1

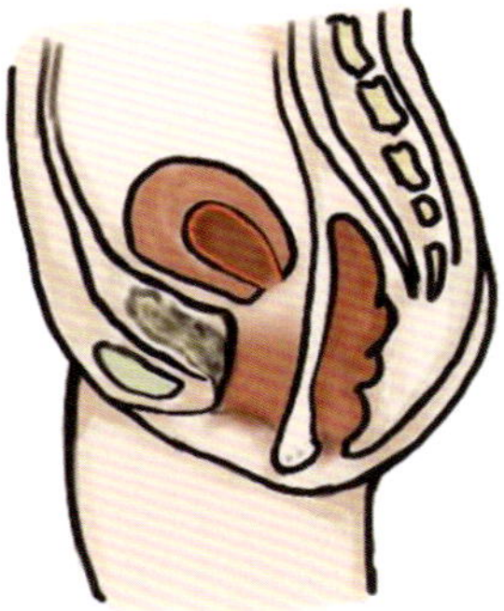

▲ 图 21-64　阴道闭锁Ⅱ型 2

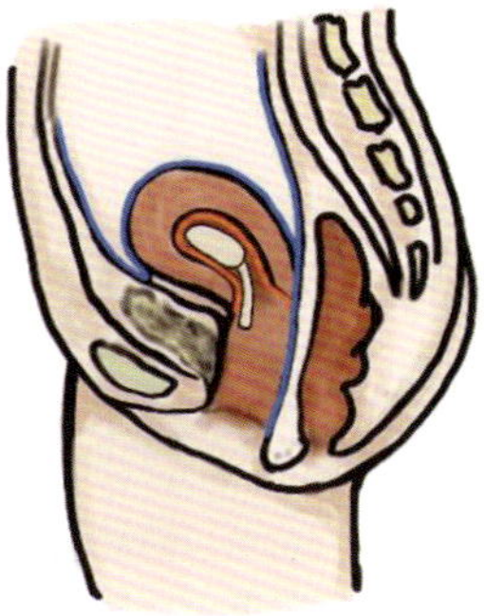

▲ 图 21-65　宫腔放置支架

三、手术思路与手术特点

首先在腹腔镜下游离闭锁的宫颈，进行腹膜阴道成形术，切除闭锁宫颈，宫腔内放入支架，人工阴道及子宫体进行吻合。罗湖三式中使用腹膜作为人工阴道壁的覆盖物，无排斥反应，术后人工阴道壁光滑，减少术后人工阴道粘连的概率。另外，腹膜游离容易，可塑性强，手术操作简单，可以很好地解决患者年龄小、手术操作区域狭小导致手术不易进行的问题，阴道成形更容易成功。再者，这一术式切除闭锁的宫颈，采用子宫下段接近闭锁处的自然管道作为子宫出口，避免了传统手术子宫宫颈造口处再次狭窄闭锁的可能性。目前随着生物材料的使用，在一些腹膜条件不理想的宫颈闭锁患者中，也可以采用生物补片代替腹膜进行手术。

四、手术方法与步骤

1. 腹膜阴道成形术　切开子宫膀胱腹膜反折，向下游离至闭锁宫颈下 3cm，经会阴闭锁阴道前庭进针，水压分离子宫直肠窝之间腹膜。切开腹膜，充分游离闭锁宫颈周围组织，使膀胱腹膜反折处切口与子宫直肠间隙腹膜切口相互贯通（图 21-66）。在腹腔镜指引下分离膀胱及直肠间隙，并与腹腔相通，形成人工阴道隧道。将已经游离的腹膜前后叶下拉至阴道隧道外口，缝合固定于阴道前庭黏膜，形成阴道前后壁（图 21-67～图 21-69）。

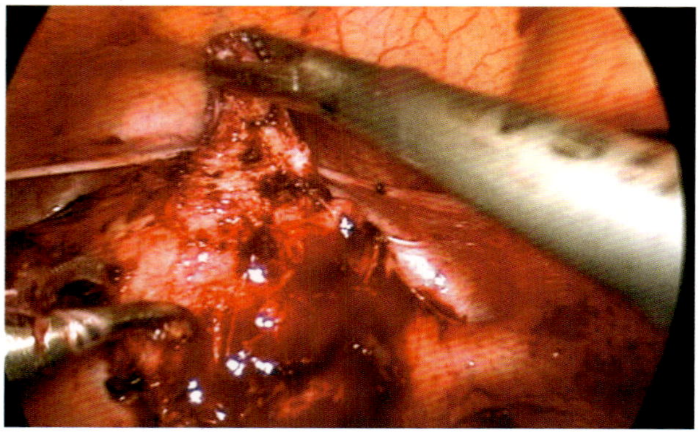

▲ 图 21-66　超声刀游离闭锁宫颈

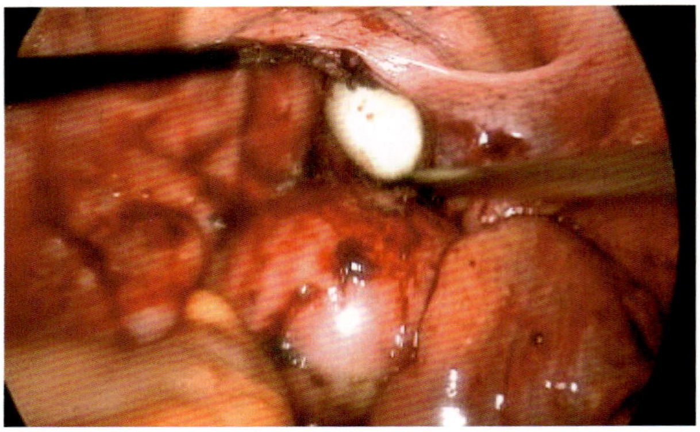

▲ 图 21-67　分离膀胱直肠间隙，并依次用扩张棒扩张

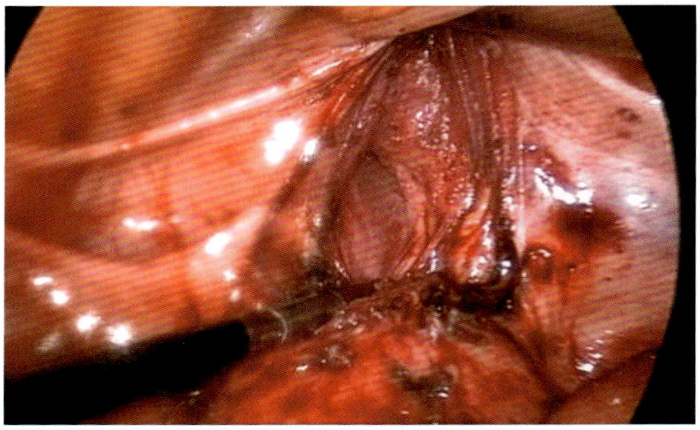

▲ 图 21-68　形成宽约 3cm，长约 10cm 的人工阴道隧道

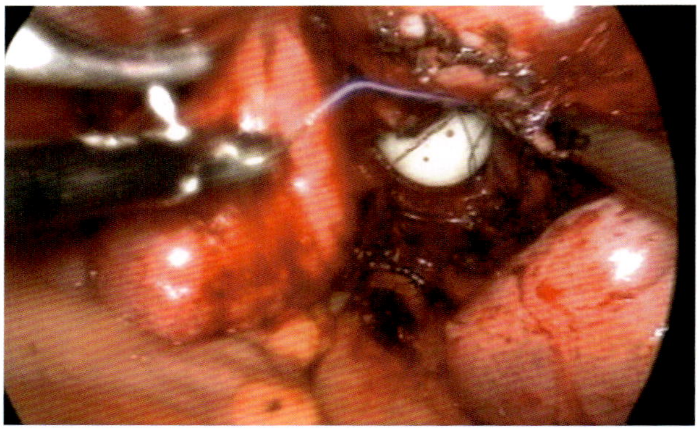

▲ 图 21-69　2-0 可吸收线缝合盆腔 6 点、12 点处腹膜各 1 针，下拉腹膜至阴道口，覆盖阴道隧道壁

2. 闭锁宫颈切除术　用超声刀游离闭锁宫颈并切除（图 21-70），在子宫下段形成一个 2cm 大小的出口。宫腔内放入自制的带有中号金属节育环的硅胶管（长约 7cm，直径 0.5cm）为支架（图 21-71），硅胶管部分位于人工阴道内，节育环位于子宫腔内。

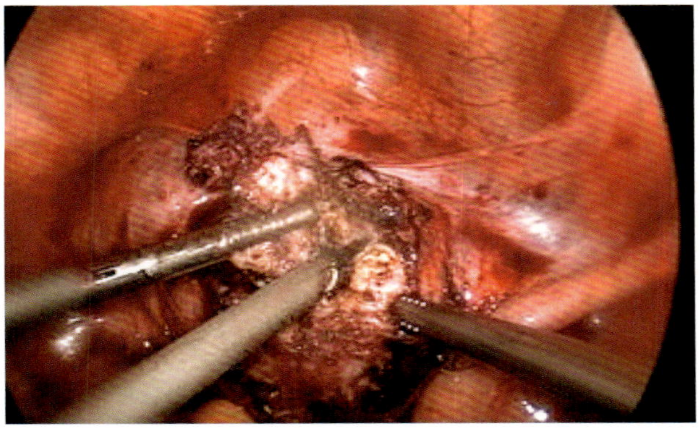

▲ 图 21-70　切除闭锁宫颈，形成子宫下段出口

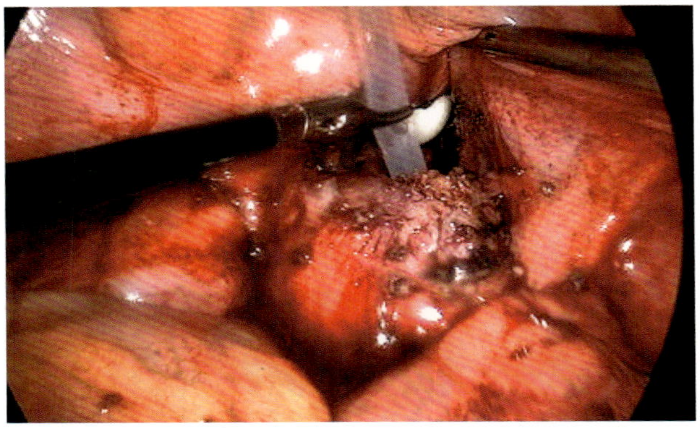

▲ 图 21-71　宫腔放置支架

3. 人工阴道及子宫体吻合术　用 3-0 可吸收线间断缝合子宫下段出口边缘与人工阴道上段处腹膜，将子宫出口固定于人工阴道顶端（图 21-72、图 21-73）。

阴道内置入自制 8cm 长模具或者纱条，术后超声检查可见支架在宫腔及阴道内，起到支撑和引流作用。扩张阴道分为三个阶段：第一阶段为术后阴道放置自制模具，5~10 天后取出；第二阶段为取出模具 1 个月内，每天用扩张棒扩张人工阴道 5 分钟；第三阶段为术后 1 个月，每周扩张 2~3 次，每次 5 分钟。

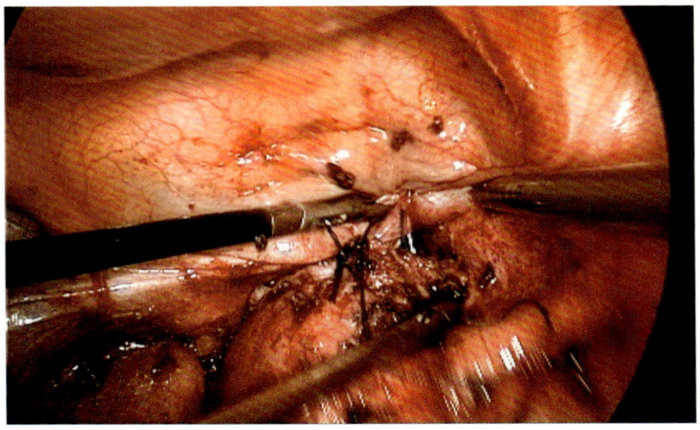

▲ 图 21-72　将子宫下段前壁与人工阴道顶端前壁吻合

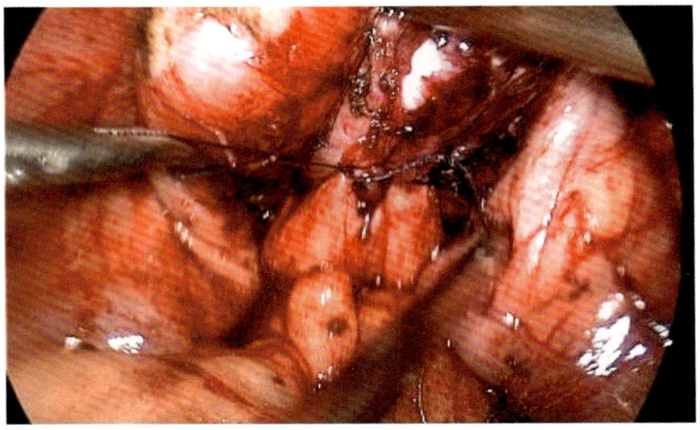

▲ 图 21-73　将子宫下段后壁与人工阴道顶端后壁吻合

4. 宫颈闭锁的腹腔镜手术治疗（罗湖三式生物补片法）见视频 21-11。

视频 21-11　宫颈闭锁的腹腔镜手术治疗（罗湖三式生物补片法）

（秦成路　罗光楠）

第七节　纵隔子宫手术

一、术前诊断

纵隔子宫是临床上最常见的子宫畸形之一。有部分纵隔子宫患者无症状，也能正常生育。有部分患者由于纵隔的原因，造成子宫腔变形，血液供应不足，由此便会造成胚胎难以着床和发育障碍，进而导致不孕、流产、早产等异常妊娠现象出现，这些患者往往妊娠结局也最差。纵隔子宫的症状不易判断，常常需要影像学检查才能确定（图 21-74、图 21-75），容易误诊、漏诊，给患者的及时治疗造成干扰。近年来随着三维超声、宫腔镜、内镜、MRI 等技术不断发展，纵隔子宫的诊断准确率和治疗效果也越来越令人满意。纵隔子宫通过有效的治疗后恢复正常宫腔形态（图 21-76），可以使妊娠结局得到改善。

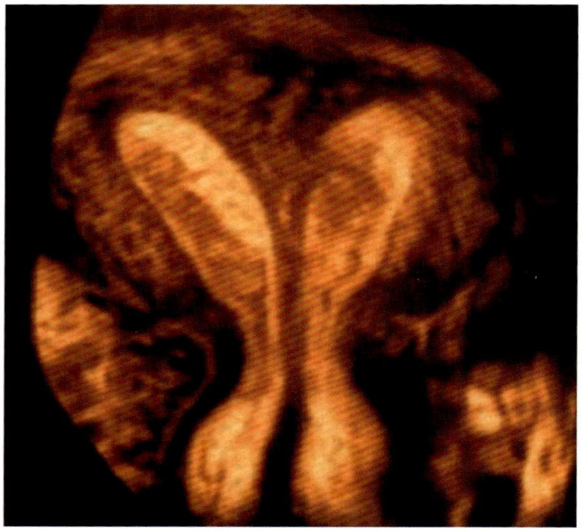

▲ 图 21-74　完全性子宫纵隔三维彩超

子宫纵隔是临床最常见的女性生殖道畸形，占子宫发育异常的 80%~90%。尽管有文献报道保守治疗适用于子宫纵隔，但手术治疗子宫纵隔仍是最有效的方法。相对于子宫不完全纵隔，子宫完全

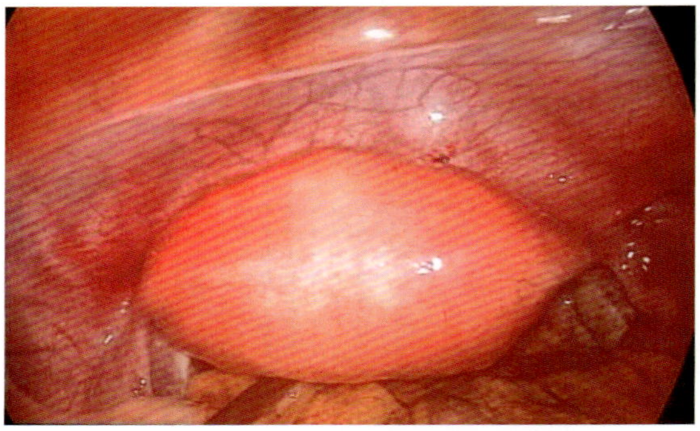

▲ 图 21-75　腹腔镜下子宫纵隔底部宽大

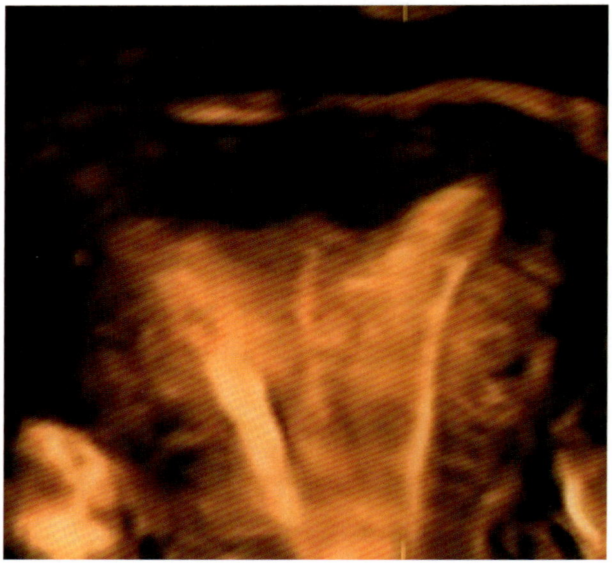

▲ 图 21-76　宫腔镜下子宫纵隔切开术后子宫腔超声形态

纵隔较为少见，且手术难度更大。近年来腹腔镜监护下或者 B 超监视下的宫腔镜下子宫纵隔切除术（transcervical resection of septum，TCRS）已经取代了传统的开腹手术。有研究表明，子宫纵隔长短不一、基底宽窄也不一。当出现纵隔较短、基底较窄时，纵隔被覆内膜面积较小，从而使受精卵在纵隔着床的概率变小，患者出现自然流产率就降低，能够正常妊娠的概率就增加。若纵隔长度较长，超

过宫腔深度的1/3，且患者的基底宽度>1cm时，相当于患者的宫腔内存在异物，会对其宫腔造成非常明显的改变，而纵隔被覆内膜面积较大，从而使受精卵在纵隔着床概率变大，导致患者自然流产率增高。有研究表明，宫腔镜技术安全、有效，而腹腔镜手术具有创伤小、并发症少、恢复快的优势，能够准确判断患者的子宫腔发育异常，全面观察患者的盆腔器官情况，并且能够对其附件进行检查，两者结合，提高了子宫纵隔的治疗效果。有研究发现，在宫腔镜的辅助下，采用子宫纵隔切除术对子宫纵隔患者进行治疗后，早产、胎儿窘迫、臀位、胎膜早破、足月低体重儿、围产儿死亡率与正常孕妇无明显差异，剖宫产率高于正常孕妇。

二、术前准备

术前充分评估，排除禁忌证，签署知情同意书。

手术指征：有生育意愿，处于备孕状态。

排除标准：处于妊娠状态的患者；伴良恶性肿瘤者；合并严重的肝、肾和心功能障碍者；合并严重的凝血功能障碍者；伴有感染性疾病者。术前一晚子宫颈管插管，放置米索前列醇0.2mg软化子宫颈或者宫颈放置扩张棒预处理。

三、手术方法与骤

1. 选用设备　选用设备宫腔镜电切系统。膨宫压力与电极设置：①选择5%葡萄糖为宫腔灌流介质，同时电极为单级电极输出，输出功率为50W；②选择等渗生理盐水为宫腔灌流介质，同时选择电极为双极电极输出，输出功率为45W。复杂的子宫纵隔切开可在腹腔镜辅助下进行，腹腔镜可全面探查子宫大小、轮廓、双侧输卵管及卵巢外形以及盆腔粘连等病变，同时行子宫输卵管通液，观察输卵管通畅情况，提高手术安全性并同时处理其他盆腔异常情况。

2. 宫腔镜下子宫纵隔切除术　将患者的宫颈扩张到10号，然后将手术宫腔镜置于患者宫腔内，观察患者的宫腔全貌，并记录中隔长度。将纵隔的尖端采用针状或环状电极进行分离、切割（图21-77、图21-78），通过宫腔镜检查完全切除纵隔组织后，进行创面止血，记录所切下的纵隔基底宽度。手术完成后，将节育器或者宫腔球囊支架放置于患者宫腔内，以预防粘连。术后当天进行人工周期治疗，帮助患者的子宫内膜修复，给予患者戊酸雌二醇2~4mg/d进行治疗，10天后加用黄体酮，也可以使用芬吗通。

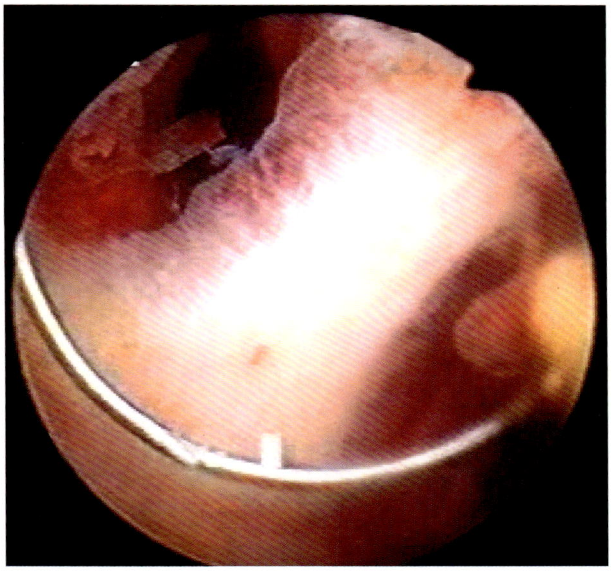

▲ 图21-77　宫腔镜下子宫纵隔切开术

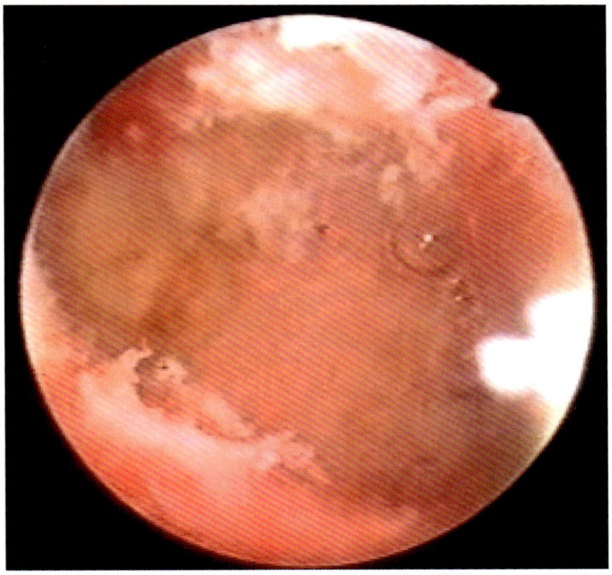

▲ 图21-78　切开子宫纵隔后子宫形态

宫腔镜下子宫纵膈切开术见视频21-12。

3. 腹腔镜下子宫纵隔切除术　由于宫腔镜技术和设备的迅猛发展，单纯子宫纵隔常常从宫腔镜下进行子宫纵隔的切开或者切除，很少经腹腔镜手术，但如果合并宫颈及阴道发育异常，可在腹腔镜下切开子宫底部，并用超声刀切开纵隔，达到宫腔融合目的。宫颈闭锁合并不全子宫纵隔在腹腔镜下子宫纵隔切开术见视频 21-13。

视频 21-12　宫腔镜下子宫纵隔切开术

视频 21-13　宫颈闭锁合并不全子宫纵隔在腹腔镜下子宫纵隔切开术

（秦成路　罗光楠）

第八节　手术相关并发症的处理与防治

一、直肠损伤及直肠阴道瘘

直肠损伤及直肠阴道瘘是人工阴道成形术中最常见的术中损伤，发生率约为 4%~5%，实际发生率可能更高，发生后应及时正确处理，注意预防。不论采取何种手术方法，人工阴道造穴并打开膀胱直肠间隙是人工阴道手术成功的基础，人工阴道造穴的位置应该在阴道外口与会阴联合前缘之间，也就是阴道前庭的正中，处女膜痕迹处。如果尿道口位置较低，则造穴的位置可偏向会阴联合的前缘，即前庭靠肛门侧。手术时，可先用硬膜外穿刺针在前庭正中刺入，然后在尿道、膀胱和直肠之间注入生理盐水混合液 100~200ml，即在 200ml 生理盐水中加入脑垂体后叶素 6U，盐酸肾上腺素注射液（0.1mg）使尿道膀胱与直肠间隙结缔组织中形成水垫。如果是腹腔镜下人工阴道成形术，则在腹腔镜监视下效果更好。形成的水垫起到分离组织和止血的作用，然后再作人工阴道造穴可减少对直肠及尿道膀胱的损伤，同时可大大减少出血。分离时，先用大弯钳在手指指引下分离，约 3~4cm 深时，创口可容两指用手指分离，两手指深入创口作上下或左右的钝性分离，分离的方向可按骨盘轴方向进行，或与尿道内导尿管方向平行分离，采用手术用阴道扩张棒替代手指分离，可使分离过程更顺畅，近年来，罗湖系列术式采用穿刺引导法进行膀胱直肠间隙分离已经大大减少直肠损伤的机会。

如果手术中一旦发现直肠损伤破裂，应立即进行修补。术者将示指伸入肛门（图 21-79），将直肠破裂口顶起，助手用拉钩将阴道造穴口拉开显露直肠破裂口，然后用 3-0 可吸收线作肌层及黏膜下层缝合，缝线不穿透肠黏膜，再用 1 号丝线进行加固包埋缝合，最后再用可吸收线将结缔组织作间断或者连续缝合（图 21-80），覆盖破口，以利于破口的修复，然后继续完成人工阴道成形术手术。

术后宜禁食 5~7 天，口服肠道消炎药及静脉用抗生素，防止感染和肠瘘形成，静脉补充营养。

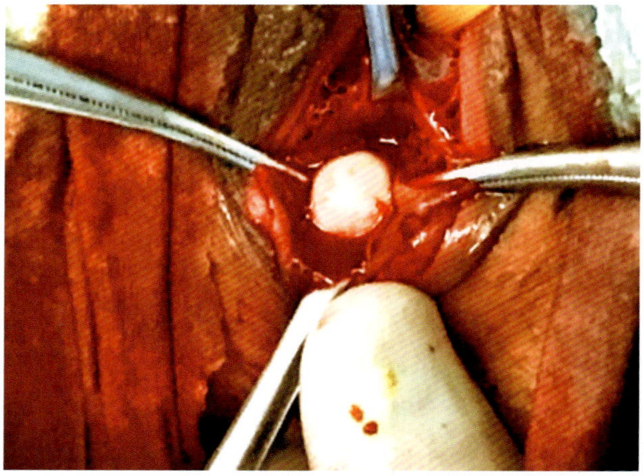

▲ 图 21-79　阴道成形术中直肠损伤

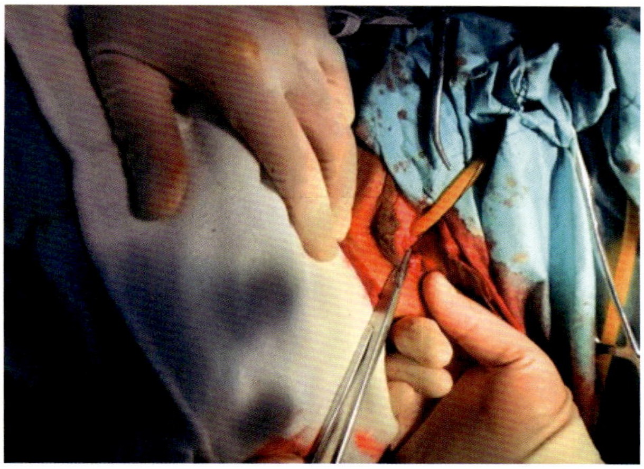

▲ 图 21-80　经会阴修补直肠损伤

如果仍形成直肠阴道瘘（图 21-81），则应等半年后再酌情行直肠阴道瘘修补术。此类手术形成的直肠阴道瘘，瘘口在阴道内，随着术后时间延长，有机会自愈，不能自愈的患者在 3~6 个月后经阴道行直肠阴道瘘修补术，无须造瘘。需注意的是，术中直肠破损，经一期修补后，仍未能愈合而形成瘘的，此时一般不要急于作修补术，因组织炎症和水肿，很难修补成功。

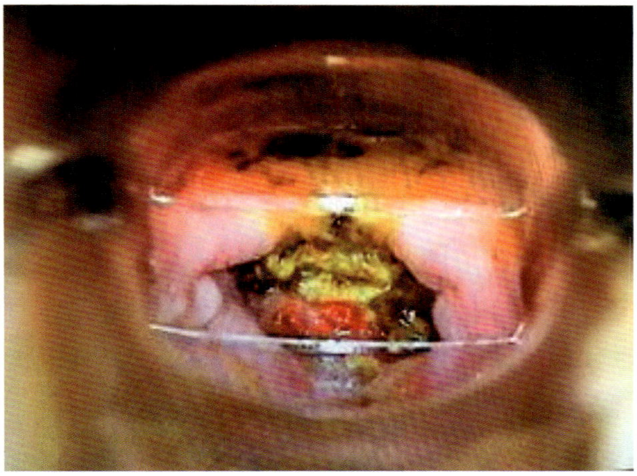

▲ 图 21-81　形成直肠阴道瘘

直肠瘘修补术（MRKH 综合征患者）见视频 21-14。

视频 21-14　直肠瘘修补术（MRKH 综合征患者）

处理方法：①抗炎治疗，以口服肠道抗生素为主；②局部用 0.1% 碘伏或 1∶5 000 高锰酸钾液冲洗阴道，同时用手指或模具扩张阴道，以免阴道挛缩；③ 3~6 个月后，瘘口处炎症水肿消退，瘘口缩小，此时可进行瘘口修补术。直肠阴道瘘的修补方法：常规肠道准备后，取膀胱截石位，术者右手示指插入肛门，将瘘口顶起，阴道拉钩拉开阴道口，显露瘘口，用剪刀距瘘口边缘 0.5~1cm 作环形切口，深达直肠黏膜下层，向心分离阴道黏膜，游离瘘口缘，瘘口边缘不切除，再沿切口作离心分离阴道黏膜，然后将游离的瘘口缘提起用 1 号丝线结扎，关闭瘘口，再用 1 号丝线间断褥垫式缝合瘘口周围之结缔组织，包埋瘘口，最后用可吸收线缝合瘘口的阴道黏膜。术后禁食 3~5 天，静脉补液或进流质饮食，禁大便 5 天。

二、尿道、膀胱损伤及膀胱阴道瘘

在人工阴道造穴时，一般对尿道和膀胱的损伤较少见，原因是在人工阴道造穴时，预先留置气囊导尿管，尿道走行方向可清楚扪及，而膀胱是处于空虚状态，故不容易损伤。为了使尿道容易扪及，留置的导尿管可稍粗，以 16 号和 18 号为宜。

如果术中发现损伤了尿道应立即进行修补。方法：显露损伤部尿道，此时一般可以看见或触及导尿管。先用 2-0/3-0 可吸收缝线间断缝合尿道破口之黏膜下层，缝针不要穿透尿道黏膜，然后再用 1 号丝线间断褥式缝合尿道肌层及肌层外筋膜层。术后保留尿管 5~7 天。

膀胱损伤处理方法：显露膀胱破口，用 2-0/3-0 可吸收线间断褥式缝合膀胱黏膜下层，缝合膀胱破口，同样应注意缝线不要穿透膀胱黏膜层，以免日后形成结石。然后仍用 1 号丝线或者可吸收线间断或连续缝合膀胱肌层，再经尿道导尿管注入稀释的美蓝液，观察修补处是否有渗漏，如有则加固缝合数针，直到不漏为止。术后用抗生素预防感染 5~7 天，留置导尿管 7 天，会阴抹洗护理。如果未能一期愈合而形成膀胱阴道瘘，可等 3~6 个月后再进行修补，部分患者可自愈。腹腔镜下罗湖四式 + 膀胱修补术见视频 21-15。

视频 21-15　腹腔镜下罗湖四式＋膀胱修补术

三、输尿管阴道瘘

复杂的生殖道畸形手术有时可形成输尿管阴道瘘，建议尽早手术治疗，可行腹腔镜下输尿管膀胱植入术。复杂生殖道畸形术中放置输尿管支架可减少输尿管损伤机会。

四、阴道出血

阴道成形术造穴是在尿道、膀胱与直肠间隙之间的结缔组织中打通隧道，由于会阴部及盆底血运丰富，静脉丛多，在打隧道过程中出血较多，术后有时形成血肿，可影响阴道壁的愈合。手术中生理盐水注入膀胱直肠间隙形成水垫可减少损伤概率，具体做法：在造穴打隧道前，用硬膜外穿刺针经前庭中央穿刺，直达盆底道格拉斯腔腹膜外，形成水垫，然后边退边注射，使整个穴道都被水垫充满，注射水垫的液体中加入血管收缩剂以减少出血，笔者用的是 200ml 生理盐水中加入垂体后叶素 6U 及肾上腺素注射液 0.1mg。如仍有渗血，可用湿纱垫压迫止血，效果亦很好。如仍有活动性较大出血，应找到出血点，钳夹后结扎止血或缝合止血。

五、阴道息肉

阴道息肉多见于腹膜阴道成形术后，常见症状为性交后阴道少量出血。窥阴器检查，可见阴道顶端有息肉形成，一般呈乳突状突起，红色。有时呈小片状红色突起，触之易出血（图 21-82）。处理方法：用弯钳将息肉夹除，病灶面用棉签沾聚甲酚磺醛阴道栓烧灼局部，呈黑色焦痂状不出血即可，也可以用 CO_2 激光烧灼处理。息肉处理术后避免性交 1 周，复查创面愈合即可，否则可再烧灼 1 次，多可愈合（图 21-83）。

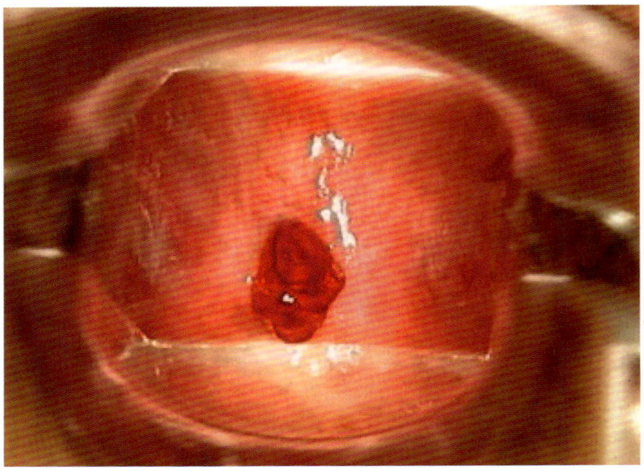

▲ 图 21-82　人工阴道顶端息肉

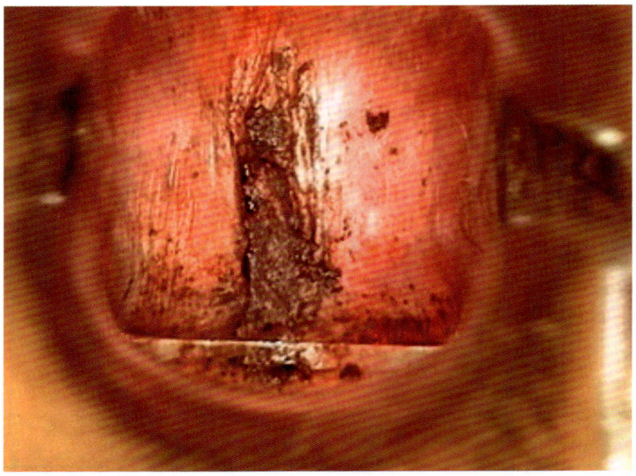

▲ 图 21-83　阴道息肉烧灼术

六、阴道瘢痕挛缩粘连

人工阴道成形术后最常见的并发症是瘢痕挛缩粘连。严重时会影响人工阴道的深度和宽度，甚至造成人工阴道手术失败。在过去，大多数术者和专家为防止瘢痕挛缩，实施人工阴道成形术时，在人工阴道内放置阴道模具，甚至让患者在术后长期放置阴道模具，短则 3~5 个月，长则 1~2 年。这种方法不仅效果不确定，且容易形成阴道息肉甚至压迫坏死形成尿瘘或粪瘘，给患者在日常生活中带来痛苦和不便。

笔者通过长期的观察和研究，认为术后人工阴道瘢痕挛缩是一个正常的病理生理过程，并把术后人工阴道的病理生理过程分为 4 个时期：

1. 人工阴道形成期　此期是手术日起至术后

15天左右。此时人工阴道已形成，覆盖在人工阴道壁上的覆盖物已与人工阴道隧道壁愈合为一体。当术后1周，撤去人工阴道内填纱时，将手指伸入人工阴道中，可以感觉人工阴道又宽又深，故此期称为人工阴道形成期。

2. 瘢痕挛缩期 此期由术后第15天左右开始，至术后30天左右。即当人工阴道内撤出纱条后，用手可感觉人工阴道在术后10~15天开始逐渐变得又窄又浅，呈圆锥状，阴道口较宽，越往阴道深处越窄。同时感觉阴道壁周围有大量瘢痕形成，阴道有紧缩感。这是一种正常的病理生理过程，因为人工阴道造穴打隧道后，组织受创，形成一管道，经过一段时期，受创的组织必须修复，而瘢痕的大量出现，就是组织的修复过程，因而引起人工阴道的挛缩狭窄。所以在这一时期的处理非常重要。过去都是安放阴道模型，被动地防止瘢痕的挛缩，许多患者在安放阴道模型一段时间后取出，模型就再也无法安放，只好放弃，结果阴道慢慢挛缩。罗光楠教授团队在总结这一现象后，将人工阴道放置阴道模具，改为用阴道模具扩张人工阴道，变被动为主动，取得了显著的效果，因为主动的扩张阴道对组织有牵拉扩张作用，恢复组织的弹性和韧性。所以，患者在术后15~30天应继续住院或在门诊由专业医生指导其扩张阴道。由于阴道挛缩得很严重，建议医生戴上手套，涂上润滑剂，用示指伸入人工阴道内，慢慢行抽动式扩张，特别是人工阴道的顶端，稍稍用力顶压，以患者能承受为度，每天扩张1次，每次5~10分钟。数天后，感觉人工阴道变宽，可改用小号及中号阴道模具戴上避孕套依次扩张，并要培训患者自己扩张。这种扩张把过去静止的阴道模具改为动态的阴道模具扩张，对人工阴道行有效的顶压、牵拉使人工阴道变深，变得有弹性，起到事半功倍的作用。同时也促进了前庭阴道黏膜向上覆盖人工阴道。

3. 瘢痕吸收期 此期为术后30~60天，此期内，瘢痕日益吸收软化，人工阴道变得较宽较深，弹性也较好。此期可用小号或中号扩张器继续扩张。小号主要是扩深度，中号是扩宽度。

4. 人工阴道成熟期 此期在手术3个月以后，此时人工阴道瘢痕进一步吸收软化，阴道宽松且深，阴道黏膜呈淡红色，开始出现皱襞和乳白色分泌物。此期可以性交，如有较规律的性生活，则可不用再扩张，如无性生活，则可每周扩1~2次，可在洗澡时将示指和中指涂上沐浴露扩张阴道，然后用清水冲洗阴道。

对阴道挛缩深度<8cm者，可用扩张法治疗，一般能有效延长阴道长度。对经扩张治疗无效，阴道深度<5cm者，应考虑重新行人工阴道再造术，但这种情况较少出现。

七、阴道口挛缩

人工阴道术后阴道口挛缩者较少见，一般出现在回肠阴道成形术后和两性畸形人工阴道成形术后。因为回肠的管腔直径较小，两性畸形患者特别是男性假两性畸形者，因无阴道前庭，其人工阴道开口处是在会阴部皮肤，会阴皮肤在术后极易形成瘢痕挛缩，治疗的方法主要是利用扩张棒进行扩张。对扩张无效者，可考虑手术治疗，将狭窄的阴道口纵形切开，横形缝合，然后再配合术后扩张治疗，但这种整形手术也要等到瘢痕软化期后再进行手术。

（秦成路　罗光楠）

参考文献

[1] CHEN N, SONG S, DUAN Y, et al. Study on depressive symptoms in patients with Mayer-Rokitansky-Küster-Hauser syndrome: an analysis of 141 cases. Orphanet J Rare Dis, 2020, 15 (1): 121.

[2] SONG S, CHEN N, DUAN Y P, et al. Anxiety symptoms in patients with Mayer-Rokitansky-Küster-Hauser syndrome: a cross-sec-tional study. Chin Med J (Engl), 2020, 133 (4): 388-394.

[3] 朱兰, 陈娜. 女性下生殖道畸形的诊治现状和发展方向. 中国实用妇科与产科杂志, 2021, 37 (1): 13-14.

[4] 邓姗. 女性生殖道畸形诊治. 中国实用妇科与产科杂志, 2018, 34 (4): 361-367.

[5] Management of acute obstructive uterovaginal anomalies: ACOG Committee Opinion No. 779. ObstetGynecol, 2019, 133 (6): e363-e371.
[6] 吴琛, 陈玲, 赵宇, 等. MR在女性梗阻性生殖道畸形中的诊断价值. 临床放射学杂志, 2018, 37 (10): 1674-1678.
[7] HERLIN M, BJRNA-M B, RASMUSSEN M, et al. Prevalence and patient characteristics of Mayer-Rokitansky-Küster-Hauser syndrome: a nationwide registry-based study. Hum Reprod, 2016, 31 (10): 2384-2390.
[8] FONTANA L, GENTILIN B, FEDELE L, et al. Genetics of Mayer-Rokitansky-Küster-Hauser (MRKH) syndrome. Clin Genet, 2017, 91 (2): 233-246.
[9] 秦成路, 张帝开. 腹腔镜腹膜阴道成形术（罗湖Ⅱ式）的手术技巧. 中国实用妇科与产科杂志, 2018, 34 (4): 381-385.
[10] 罗光楠. 阴道成形术. 北京: 人民军医出版社, 2009.
[11] QIN C, LUO G, DU M, et al. The clinical application of laparoscope-assisted peritoneal vaginoplasty for the treatment of congenital absence of vagina. Int J Gynaecol Obstet, 2016, 133 (3): 320-324.
[12] SMITH N A, LAUFER M R. Obstructed hemivagina and ipsilateral renal anomaly (OHVIRA) syndrome: management and follow-up. Fertil Steril, 2007, 87 (4): 918-922.
[13] 中华医学会妇产科学分会. 关于阴道斜隔综合征, MRKH综合征和阴道闭锁诊治的中国专家共识. 中华妇产科杂志, 2018, 54 (1): 35-42.
[14] 马晓黎, 段华. 子宫发育异常的微创手术矫治. 实用妇产科杂志, 2018, 34 (9): 643-645.
[15] 王文莉, 段华. 宫、腹腔镜联合诊治阴道斜隔综合征23例临床分析. 中国微创外科杂志, 2017, 6 (6): 498-500.
[16] 秦成路, 张可, 龚旭, 等. 罗湖四式治疗合并功能性子宫的阴道闭锁（Ⅰ型）5例报告. 中国微创外科杂志, 2016, 16 (10): 927-930.
[17] 秦成路, 罗光楠, 罗新. 先天性阴道闭锁治疗策略探讨. 中国计划生育和妇产科, 2020, 12 (3): 17-20.
[18] 刘尧芳, 鲁照明, 詹平, 等. 宫腔镜子宫中隔切除术后妊娠相关因素分析. 中国内镜杂志, 2016, 22 (2): 38-41.

第二十二章 女性不孕症手术

第一节 女性不孕症术前诊断

一、不孕症定义及临床表现

35 岁以下的女性在无保护性行为或治疗性供体人工授精后 12 个月内或 35 岁以上的女性 6 个月内未能怀孕可诊断为不孕症。主要临床表现为不避孕、规律性生活 12 个月以上未孕。不同病因导致的不孕症可能伴有相应病因的临床症状。

不孕症根据女方、男方既往有无与配偶的临床妊娠史可分为原发性和继发性不孕症；根据病因，又可分为女性因素不孕症、男性因素不孕症和原因不明不孕症。女性因素不孕症包括排卵障碍和盆腔因素两方面。大约 85% 的不孕夫妇有可确定的原因。其余 15% 的不孕夫妇患有“无法解释的不孕症”。生活方式和环境因素，如吸烟和肥胖，会对生育产生不利影响。排卵障碍约占不孕症诊断的 25%，主要表现为月经紊乱，70% 的无排卵女性患有多囊卵巢综合征（可表现为稀发排卵、月经稀发、多毛、痤疮、代谢紊乱等）。盆腔因素可表现为腹痛、痛经等。不孕症也可能是与不孕症相关的潜在慢性疾病的标志。

二、术前检查

1. 病史采集 询问婚育史、同居时间、性生活情况、避孕情况、月经史、家族史以及既往结核病病史，生殖器炎症病史及其他内分泌疾病。

2. 体格检查 一般体格检查：体格发育及营养状况，如身高、体重、体毛、体脂分布特征、嗅觉、第二性征、有无甲状腺肿大、皮肤改变等；妇科双合诊或三合诊检查：明确外阴发育情况、阴毛分布、阴蒂大小，子宫大小等。

3. 辅助检查 ①卵巢功能检查：常用方法有基础体温测定、血清内分泌激素检测、超声监测卵泡发育、排卵情况。激素检查包括卵泡刺激素（follicle-stimulating hormone，FSH）、黄体生成素（luteinizing hormone，LH）、催乳素（prolactin，P）、雌二醇（estradiol，E）、睾酮（testosterone，T）、孕酮（progesterone，P）和促甲状腺素（thyroid stimulating hormone，TSH），抗米勒管激素（anti-Müllerian hormone，AMH）。月经周期第 2~5 天的血清基础内分泌水平检测最为重要，基础 FSH 水平反映了卵巢的窦状卵泡储备；基础 LH 水平随卵巢功能减退而逐渐升高；血清 AMH ≤ 7.85pmol/L（即 1.1ng/ml）提示卵巢功能减退的风险增加。LH/FSH 比值 ≥ 2 提示多囊卵巢综合征（polycystic ovary syndrome，PCOS）的可能。②盆腔超声检查：应作为女性因素不孕症患者的常规检查。检查内容包括子宫位置、大小、形态、子宫肌层的结构、子宫内膜的厚度和分型。检测窦状卵泡数目判断卵巢储备功能。③输卵管通畅试验：首先推荐子宫输卵管碘油造影（X线）、三维实时超声子宫输卵管造影、输卵管通液术。子宫输卵管造影属于侵入性检查，不是首选检查，其适用于当男性精液常规分析、盆腔双合诊、排卵监测或治疗性诊断未能明确不孕症病因时的诊断，或拟行人工授精的不孕症患者。④腹腔镜或宫腔镜检查：腹腔镜不作为常规检查，主要适用于有阳性体征而影像学检查无法确定病因，或有其他适应证，或为确定原因不明不孕症诊断的患者。宫腔镜也不属于常规检查，而是用于影像学检查疑似或提示宫腔异常者以进一步明确诊断，可与治疗同时进行。⑤子宫内膜组织学检查：能够反映卵巢功能，发现子宫内膜病变，如子宫内膜结核、子宫内膜炎等。⑥其他影像学检查：指CT或MRI检查，适用于病史、体格检查和/或基本辅助检查提示肿瘤或占位性病变等异常的患者，以明确诊断。

（林永红）

第二节 适应证与禁忌证、术前评估及准备

一、适应证

①男方健康或经治疗可自然受孕者；②女方年龄一般为35~40岁以下有生育意愿；③输卵管造影提示伞端或末端闭锁，输卵管黏膜无明显变化者；④输卵管阻塞，如绝育术后需要再生育者；⑤子宫畸形引起的妊娠丢失或引起的痛经，排除其他原因。

二、禁忌证

①男方无生育能力者；②卵巢功能不良，无正常排卵功能者；③综合评估生殖能力下降，造口术后自然受孕机会少；④既往有输卵管手术史者，尤其输卵管成形术失败者；⑤生殖器官疾病：妇科恶性肿瘤，生殖器炎症，子宫内膜异位症或盆腔结核等致粘连较重者；⑥患有不适宜妊娠的内外科疾病。

三、术前评估及准备

（一）术前评估

1. 评估内容 导致育龄女性不孕的最常见原因为男性因素（26%）、排卵障碍（21%）和输卵管病变（14%），另外约15%育龄夫妇的不孕原因未明。因此术前评估的主要内容应包括患者及配偶可能导致不孕的所有原因。女性需评估卵巢储备功能及排卵情况、输卵管发育及通畅情况、子宫形态及宫腔状况；同时需评估男方精液质量及生殖系统发育情况，并据此进一步制订手术方案，评估手术预后。

2. 评估方法 主要依据详细的病史询问、体格检查及适宜的实验室及影像学检查。

（1）病史询问：详细的病史询问，了解患者是否合并内科疾病，平素月经情况，性生活情况，是否存在感染及炎症性疾病等。

（2）体格检查：妇科查体可初步了解患者是否存在生殖道畸形及其类型，子宫大小、位置，有无炎症性疾病及盆腔粘连等情况。同时，配偶需行相关体格检查，排除男方生殖系统发育异常。

（3）辅助检查：患者应行全身系统检查。卵巢储备功能的评估可通过性激素六项、抗米勒管激素（AMH）测定、经腹及经阴道彩超进行卵巢大小测定及窦卵泡计数。经腹盆腔超声和阴道彩超通常作为评估女性不孕症患者排卵功能和卵巢储备能力的首选影像学检查，二者可联合使用。米勒管异常（Müllerian duct abnormality，MDA）可通过经阴道彩超、三维超声及MRI进行评估。盆腔MRI检查对MDA分类的准确度为100%，是MDA影像学检查的金标准；宫腔状态可通过经阴道彩超、三维超声及子宫输卵管碘油造影进行评估。对于疑似输卵管梗阻的评估，通常采用

子宫输卵管造影(hysterosalpingography,HSG)和子宫输卵管超声造影(hysterosalpingo-contrast sonography,HyCoSy)作为首选影像学检查,HSG与经阴道彩超可互补,联合使用更好,但HyCoSy可单独使用。三维超声检查在妇科不孕症的应用价值较大,可提高宫腔内病变的检出率,也可提高先天性子宫异常分类的准确度,与宫腔镜检查相比,三维超声对宫腔粘连分级的灵敏度可达100%,能更好地指导手术者术中操作,提高手术疗效。男方需同时行精液检查,排除男方不孕的可能性。

(二)术前准备

1. 各项常规检查,血性激素六项检,AMH检查。

2. **术前皮肤准备** 经脐手术者消毒肚脐;外阴手术者无须常规备皮,如考虑影响手术操作,可局部备皮。

3. **术前肠道准备** 普通手术不需常规行肠道准备,涉及肠道手术或肠道损伤风险大者,可给予术前肠道准备(口服泻剂或清洁灌肠)。

4. 术前6小时禁食固体食物,术前2小时禁食清流质,术前2小时摄入含糖饮料。

5. 静脉血栓栓塞(venous thromboembolism,VTE)高风险患者术前预防性抗凝治疗。

6. Ⅱ类切口切皮前30~60分钟预防性使用抗生素。

7. 术中输卵管通液者,需准备“双腔管”及美蓝液体。

8. 拟行宫腔镜者,需术前进行宫颈软化。可于术前15~30分钟静脉推注间苯三酚40~80mg,或术前4小时阴道后穹窿放置米索前列醇200~400μg;也可于术前12小时在宫颈管内放置一次性扩宫棒;新型一次性扩宫棒可于术前5分钟放置,3~5分钟迅速起效。

(林永红)

第三节 手术入路的选择

近30多年来,妇科生殖外科手术大多数经腔镜完成。腹腔镜入路有多种方式,根据进入腹腔的技术可分为开放法(即Hasson法)和封闭法(如Veress针建立气腹后或直接trocar穿刺法);根据切口数目又可分为多孔入路和单孔入路。根据入路的部位又可分为经腹腹腔镜和经阴道腹腔镜。在妇科生殖外科手术中,若需要精细缝合等操作,笔者推荐多孔腹腔镜。本节主要介绍封闭式经腹壁多孔腹腔镜入路的操作技巧,鉴于单孔腹腔镜技术拥有术后更美观、恢复快、疼痛轻等优势,近年得到广泛推广,本文也简要介绍经脐及经阴道后穹窿单孔腹腔镜入路的技术特点。

一、Veress针法

即用Veress针穿过腹壁各层。Veress针最初用于为结核患者建立医源性气胸,而不损伤下方肺实质;Veress针孔径小(2mm),有装载弹簧的保护性钝性针芯,无阻力时,会回弹以遮住针尖,使Veress针进入体腔时不易损伤周围器官。脐部的皮肤与腹膜之间少有脂肪及肌肉,路径最短(图22-1),因此常常作为Veress针进针处。无气腹时脐带与腹主动脉的距离可<4cm,在体形偏瘦者甚至可<2cm,因此,在Veress针穿刺时,应充分上提腹壁,扩大肚脐部与腹主动脉间距离,降低大血管损伤风险(图22-2、图22-3)。

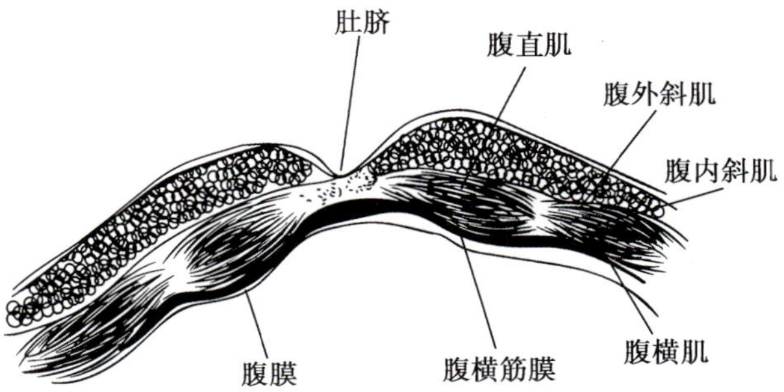

▲ 图22-1 脐部解剖结构示意图

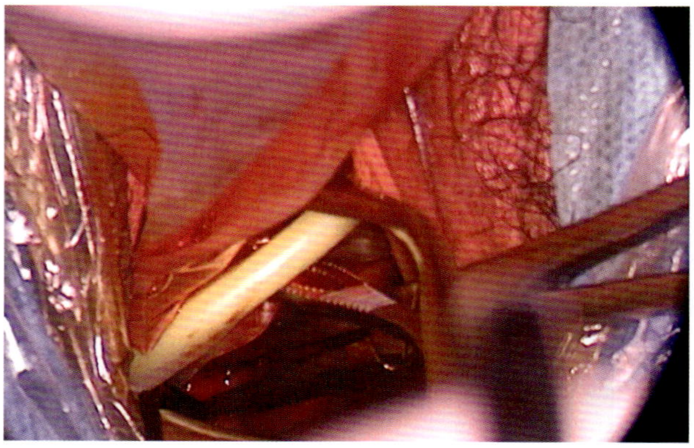

▲ 图 22-12　放置内环

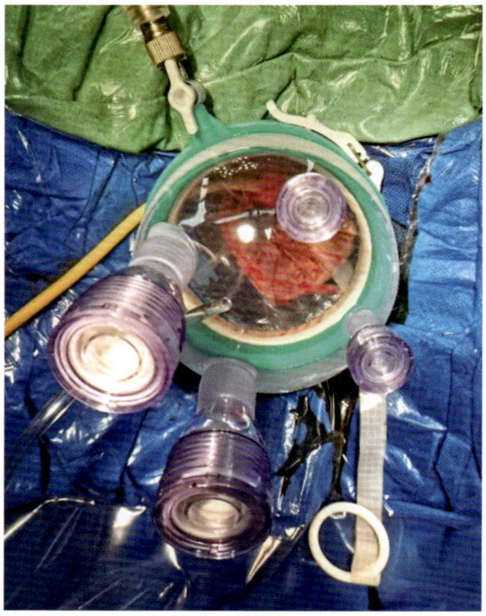

▲ 图 22-13　连接 port

（林永红）

第四节　手术的方法与步骤

一、输卵管造口成形术

输卵管造口成形术为通过手术的方式松解输卵管周围的粘连，打开封闭的输卵管伞端，恢复输卵管伞端的黏膜面，重建输卵管开口。

（一）手术步骤

1. 宫腔预置输卵管通液导管。

2. 腹腔镜下分离输卵管周围的粘连，尤其注意壶腹部及伞端周围的粘连，恢复输卵管正常解剖位置及活动度。膜状粘连可用剪刀贴近输卵管浆膜面剪除，较致密有血管形成的粘连以超声刀或双极剪分离为宜（图 22-14）。

3. 输卵管伞端造口

（1）美蓝通液：经宫腔内输卵管通液导管注入美蓝液体，当输卵管管腔内充盈美蓝液体后，观察评估液体聚集的闭锁伞端（根据管壁厚度及管腔黏膜丰富程度对输卵管进行评分，决定保留者继续以下步骤）。

（2）打开闭锁伞端：放射性打开闭锁伞端，人造伞瓣 3~4 个，充分暴露输卵管的黏膜面（壶腹部长度足够的情况下，伞瓣应尽量开大，最大限度地防止术后积水复发，图 22-15）。

（3）外翻缝合固定：5-0 可吸收线固定伞瓣于输卵管壶腹部的浆膜面，外翻伞瓣。缝合时进出针位置在输卵管伞端边缘及壶腹部浆肌层浅层（图 22-16）。

（4）再次通液评估输卵管通畅度（图 22-17）。

（5）输卵管伞端造口成形术见视频 22-3。

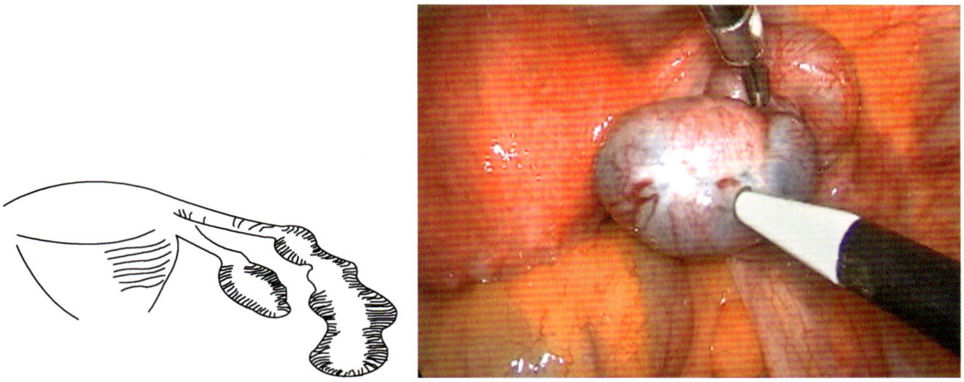

▲ 图 22-14　腹腔镜下分离输卵管周围粘连

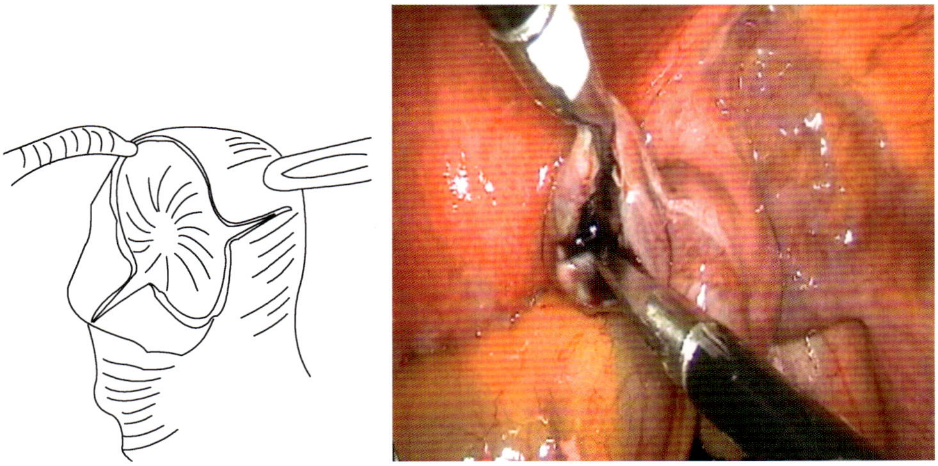

▲ 图 22-15　打开闭锁伞端

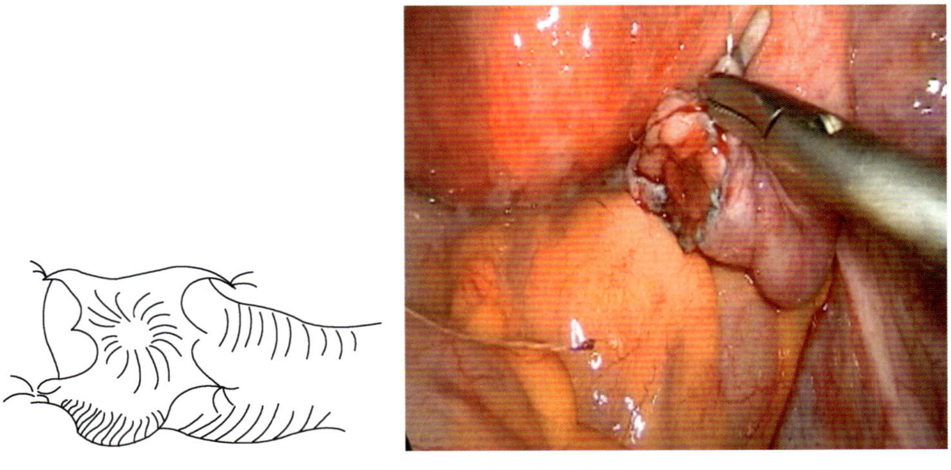

▲ 图 22-16　外翻缝合固定

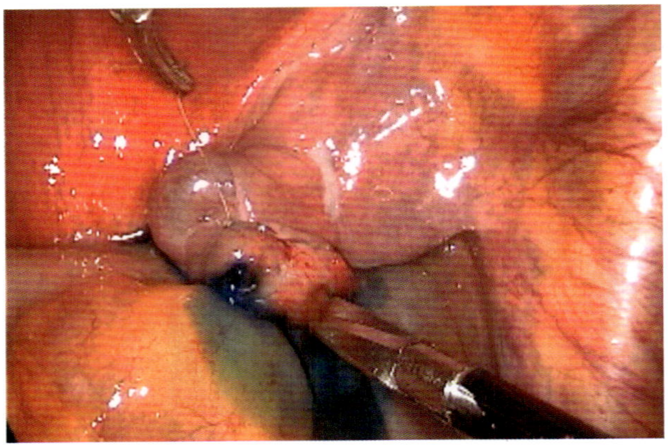

▲ 图 22-17　评估输卵管通畅度

视频 22-3　输卵管造口成形术

（二）术中注意事项及操作技巧

1. 术中注意勿损伤输卵管系膜血管，尽量避免在系膜上使用电凝，防止对输卵管血供造成影响。分离伞端与卵巢间的粘连，不要超过输卵管系膜。

2. 术中注意保留有功能的输卵管伞端黏膜面。

3. 不建议反复行输卵管整形术。

4. 术后若使用防粘连膜，不应全部包裹输卵管及卵巢，仅覆盖输卵管创面即可，尽量露出输卵管伞端。

（三）术后妊娠

1. 术后避孕时间　术中使用防粘连制品对术后避孕时间的指导和选择，当防粘连制品吸收后可开始试孕。

2. 术后 6 个月为黄金受孕时间，必要时可结合卵泡监测。

3. 术后 12 个月仍然不孕，建议指导行体外受精 - 胚胎移植（in vitro fertilization-embryo transfer, IVF-ET）。

4. 术后不建议再次行输卵管通液。

二、输卵管复通术

输卵管复通指手术切除输卵管阻塞的部位，吻合输卵管断端，重新对位正常的输卵管腔，重获输卵管通畅以恢复生育力。根据输卵管吻合的部位分为间质部 - 峡部吻合、间质部 - 壶腹部吻合、峡部 - 峡部吻合、峡部 - 壶腹部吻合、壶腹部 - 壶腹部吻合。对于年龄>40 岁或合并其他不孕因素的女性，IVF-ET 可能是一种更具成本效益的逆转绝育的替代方法。

（一）手术步骤

1. 若输卵管有粘连，先分离粘连。

2. 安置宫腔通液管，切除结扎部位的瘢痕及其下方输卵管系膜，直至输卵管管腔开放，输卵管管芯暴露（图 22-18），两端管腔开口管径大小应尽量相当。行输卵管通液，断端开口见液体流出。

3. 将硬膜外导管通过输卵管伞端向输卵管两断端置入（图 22-19）。

4. 若病理因素导致输卵管部分阻塞则需先行术中通液或插管明确阻塞部位，切除阻塞部位后再

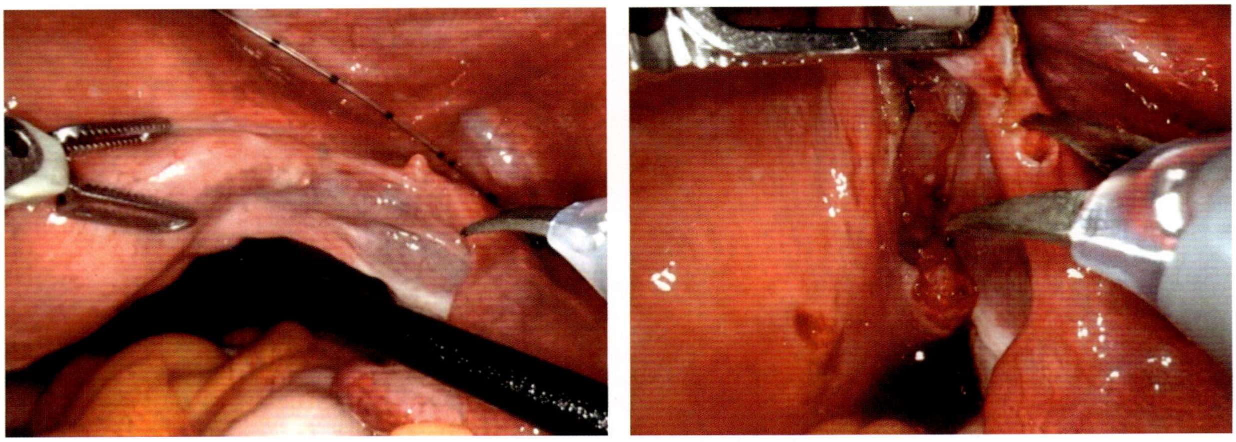

▲ 图 22-18　开放输卵管管腔

吻合断端。

5. 5-0 可吸收线于两断端输卵管系膜处对合缝合第一针（图 22-20），系膜缘对侧缝合第二针（不穿透输卵管管腔），线结均保留在输卵管外。

6. 5-0 可吸收线间断缝合吻合处输卵管的浆膜 4 针，使输卵管表面腹膜化，后间断缝合输卵管系膜（图 22-21）。

7. 再次通液，证实输卵管吻合是否成功，伞端是否有液体流出。以同法进行对侧的输卵管复通术，需检查对侧输卵管通畅情况时，应使用不损伤的器械将已复通的输卵管进行闭塞。

8. 输卵管复通术见视频 22-4。

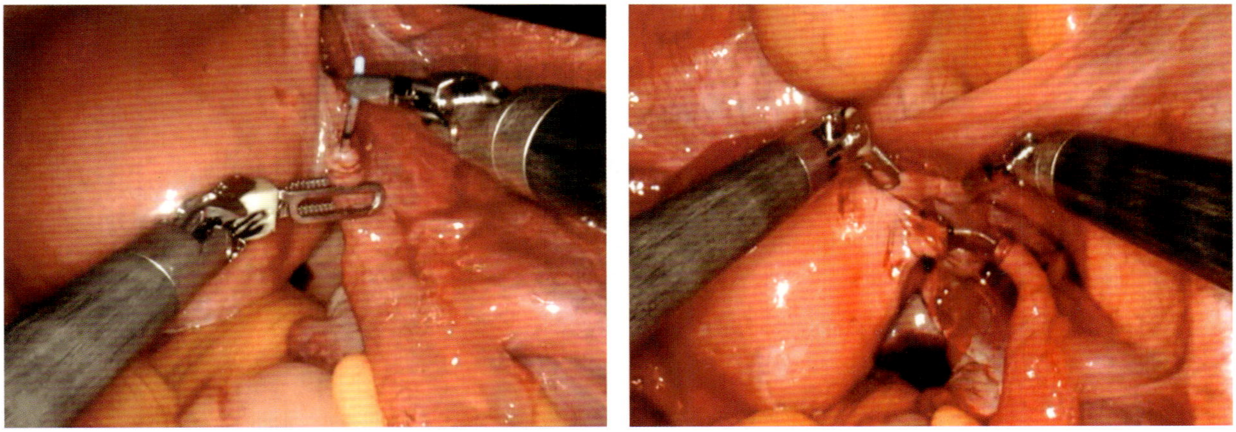

▲ 图 22-19　输卵管插管

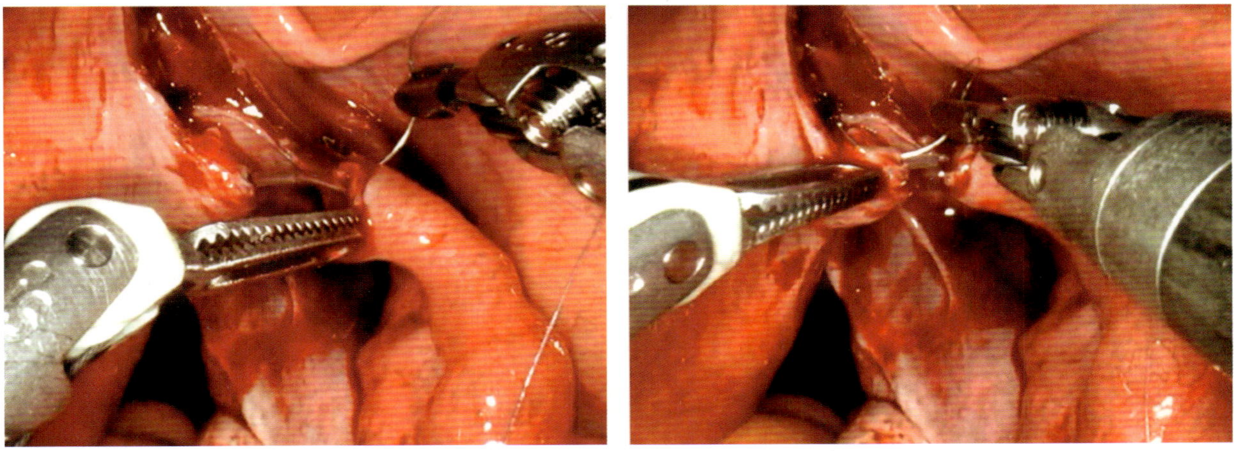

▲ 图 22-20　缝合断端输卵管肌层

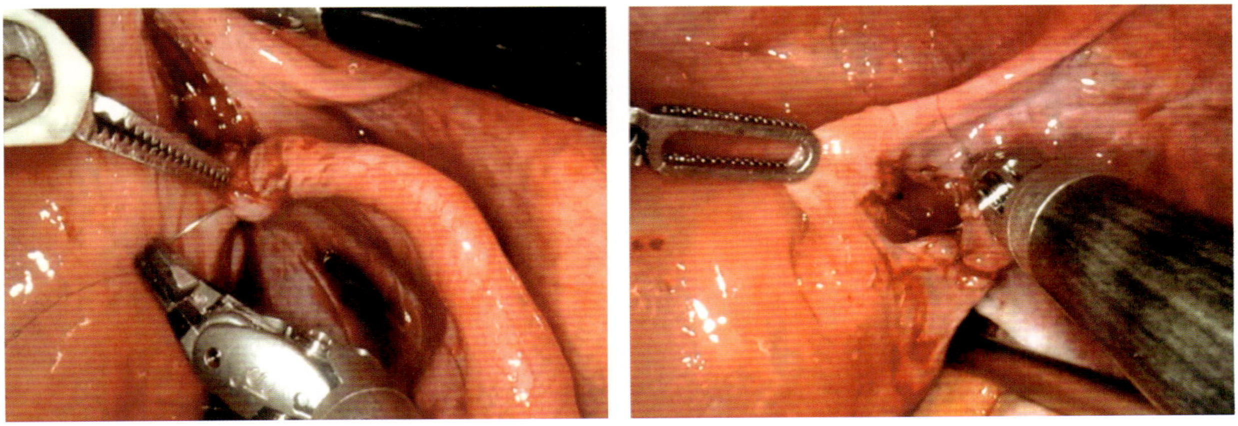

▲ 图 22-21　间断吻合输卵管浆膜层

视频 22-4　输卵管复通术

（二）术中注意事项及操作技巧

1. 输卵管复通术是精细手术，操作必须轻柔、细致，避免反复钳夹需保留的正常输卵管组织而造成挫伤。

2. 术中需将阻塞病灶切除干净，保留断端平整，同时又要避免切除过多组织导致输卵管过短，吻合后张力过大，导致术后输卵管功能障碍。输卵管长度需>4cm。

3. 术中止血尤为重要，断端浆膜层可注射稀释后的垂体后叶素促进血管收缩，减少出血，同时有利于分离浆膜层，显露管芯；双极电凝止血时需避免损伤输卵管黏膜。

4. 对于管腔较狭窄的部位，如宫角处的峡部或间质部吻合，可术中放置支架作为吻合的指引，吻合后立即取出。

（三）术后妊娠

大量研究认为患者的年龄、术后输卵管的长度（是否>4cm）与输卵管复通术后的妊娠率密切有关。目前证据显示手术路径（开腹显微外科、腹腔镜及机器人）对术后妊娠没有影响，非显微外科单纯开腹手术效果差，因国内已广泛开展腹腔镜手术，也已较少使用。

三、输卵管插管术

输卵管插管术是针对输卵管间质部至峡部阻塞的一种治疗方法。是指将输卵管导管经宫腔镜插入宫角部输卵管开口处，疏通并分离输卵管内粘连和阻塞的方法。包括X线检查、B超监视、宫腔镜及宫腹腔镜联合监视下行插管术，插管后可行输卵管通液术。

（一）手术步骤（宫腹腔镜联合监视下插管术）

1. 腹腔镜下观察盆腹腔、子宫和附件情况，评估行输卵管插管术的可行性；若有粘连，先行分离粘连，尽量恢复输卵管的正常解剖位置（图 22-22）。

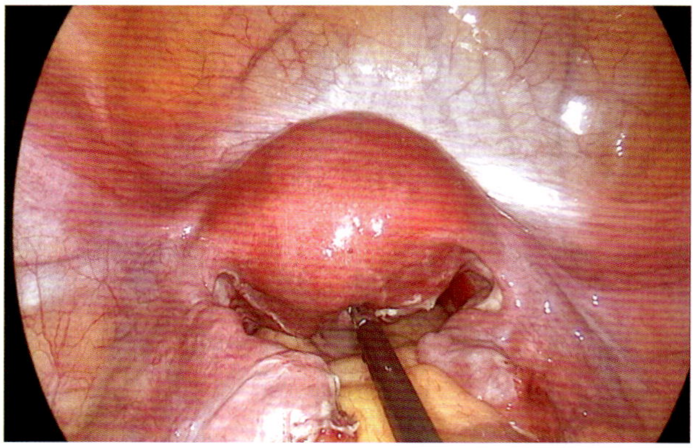

▲ 图 22-22　腹腔镜下观察盆腹腔、子宫和附件情况

2. 宫腔镜下观察宫腔形态、内膜情况、双侧输卵管开口情况，宫腔内若有息肉、不全纵隔或粘连者先行相应手术，恢复宫腔形态，暴露出双侧输卵管开口（图 22-23）。

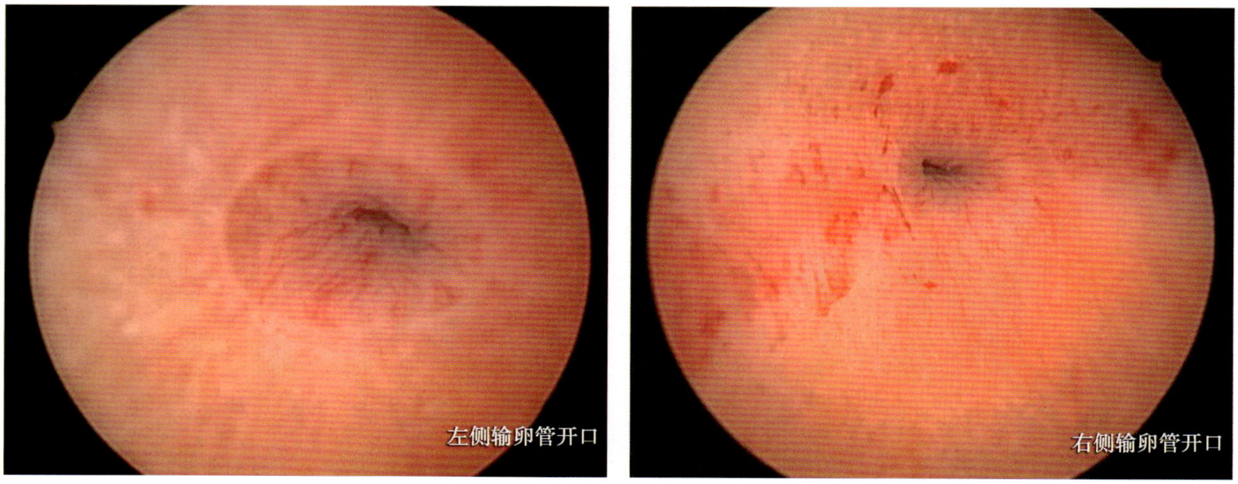

▲ 图 22-23　双侧输卵管开口情况

3. 在腹腔镜监视下经宫腔镜将输卵管导管导丝插入输卵管开口，插管方向与输卵管开口方向尽量一致，将美蓝液注入导管，同时腹腔镜下观察输卵管伞部有无蓝色液体流出（图 22-24、图 22-25）。

4. 如未观察到美蓝液从输卵管伞部溢出，需判断是否为输卵管阻塞或一过性痉挛所致。推送导管内导丝至间质部，轻柔地反复插入导丝数次，直至阻力消失，拔除导丝后再次向导管内推注美蓝液体观察疏通情况（图 22-26）。

5. 如输卵管插管疏通失败，诊断双侧输卵管近端梗阻，推荐体外受精 - 胚胎移植（IVF-ET）。

6. 宫腔镜、腹腔镜输卵管插管术见视频 22-5。

视频 22-5　宫腔镜、腹腔镜输卵管插管术

（二）术中注意事项及操作技巧

1. 输卵管插管术前应行子宫碘油造影明确梗阻部位。

2. 输卵管为精细的管状器官，各段管腔的结构及粗细差异较大。间质部及峡部近侧端短而直，肌层丰富，肌壁较厚，经管腔插入的导管导丝通过的路径短，容易到达梗阻部位，操作简便有效。而位于远侧端的输卵管迂曲、柔软、活动度大，肌壁较薄，导丝难以通过迂曲的管腔到达梗阻部位，使穿孔的危险性增加，再通成功率也随之降低。因此术中操作应轻柔，避免输卵管穿孔。

（三）术后妊娠

输卵管近端梗阻插管疏通术后的总体妊娠率为 25%~30%，异位妊娠率为 3%~5%。输卵管插管疏通术后尝试自然妊娠最佳时机为 6 个月内，超过 1 年仍不孕者，50% 应考虑再次粘连阻塞，可推荐 IVF-ET，2 年仍不孕者强烈推荐 IVF-ET。

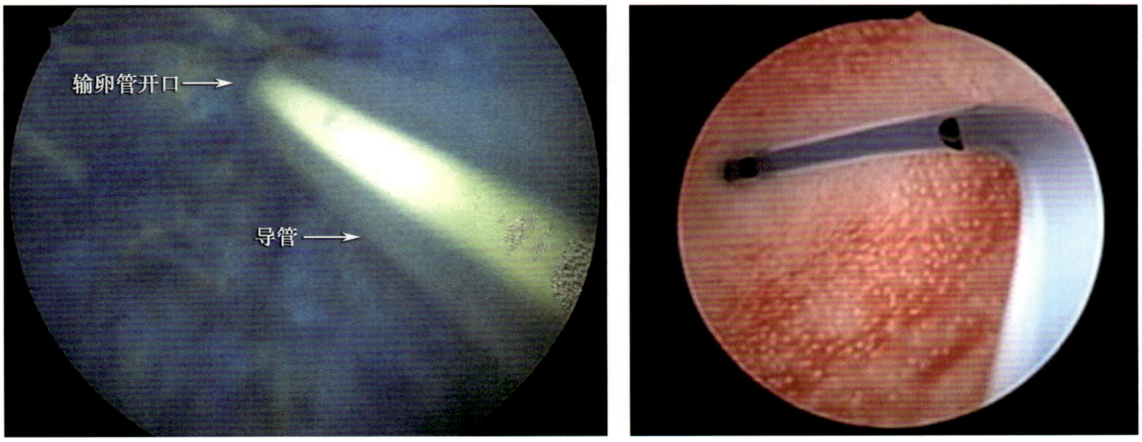

▲ 图 22-24　宫腔镜下导管导丝插入

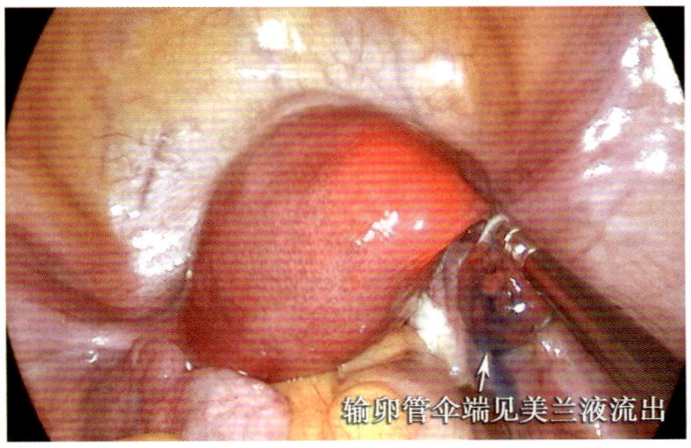

▲ 图 22-25　腹腔镜下观察输卵管伞部有无蓝色液体流出

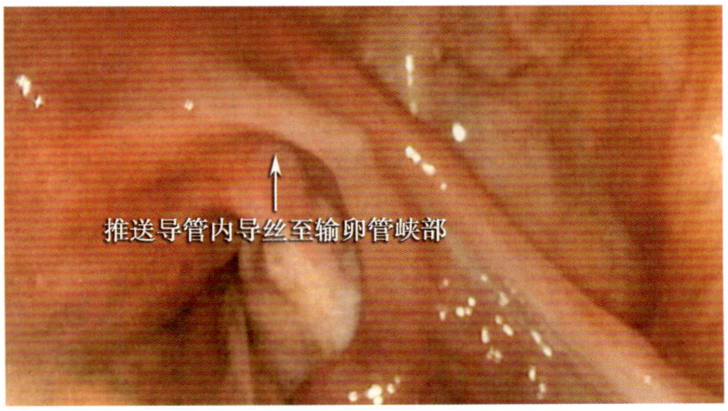

▲ 图 22-26　推送导管内导丝至间质部

四、输卵管移植术

（一）定义

适用于输卵管间质部或峡部阻塞引起的不孕而远端正常者且不愿意或因经济条件、医疗条件无法行 IVF-ET 辅助生育者。目前此术式开展较少，少有学者施行此手术。若实施，一般建议开腹手术。

（二）手术步骤

1. 患者取膀胱截石位，麻醉满意后常规消毒铺巾，逐层开腹暴露术野。

2. 检查盆腔器官，分离输卵管周围的粘连，恢复正常解剖位置。先要判断输卵管阻塞的位置，在阻塞位置的浆膜层做一个环形切口，向远端游离输卵管浆膜，暴露输卵管管芯 2cm，可用硬膜外导管自断端置入评估输卵管伞端是否通畅（图 22-27~图 22-29）。

3. 于暴露的输卵管管芯 6 点及 12 点处平行输卵管走向剪开，形成两瓣（图 22-30）。

4. 在硬膜外导管的引导下于输卵管内置入硅胶管作为支架（图 22-31）。

5. 钳夹、切断、4 号丝线缝扎宫角处输卵管系膜阻断子宫动脉上行支减少出血，将节育环与硅胶管支架绑定待置入宫腔（图 22-32）。

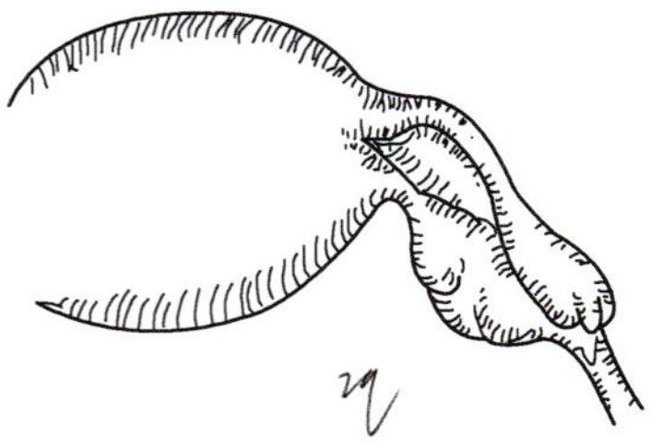

▲ 图 22-27　判断输卵管阻塞位置

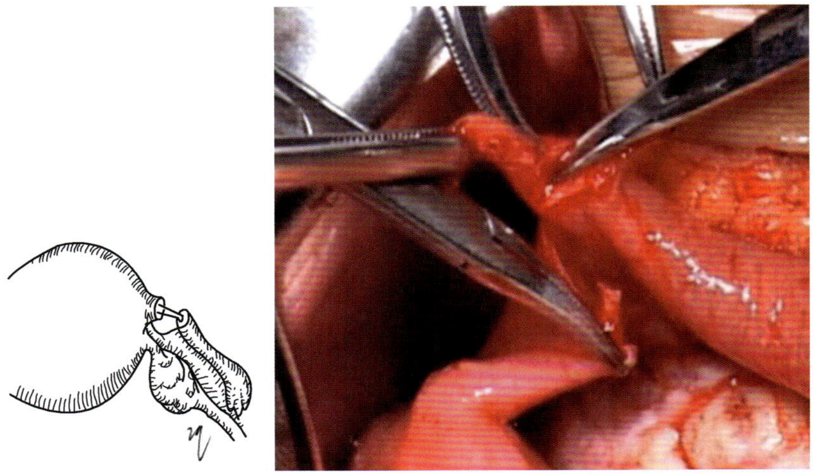

▲ 图 22-28　暴露输卵管管芯

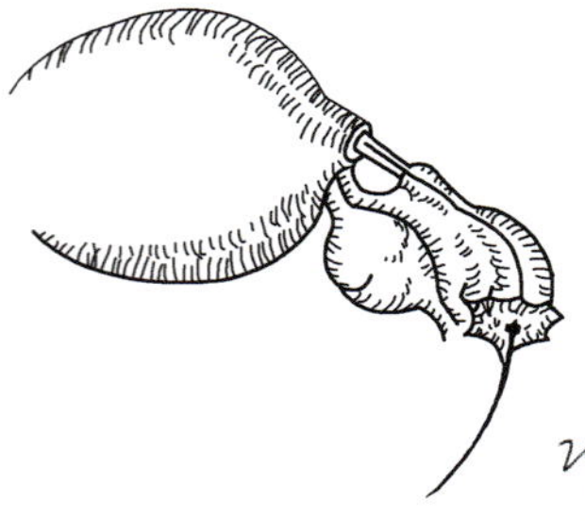

▲ 图 22-29　硬膜外导管自断端置入评估输卵管伞端是否通畅

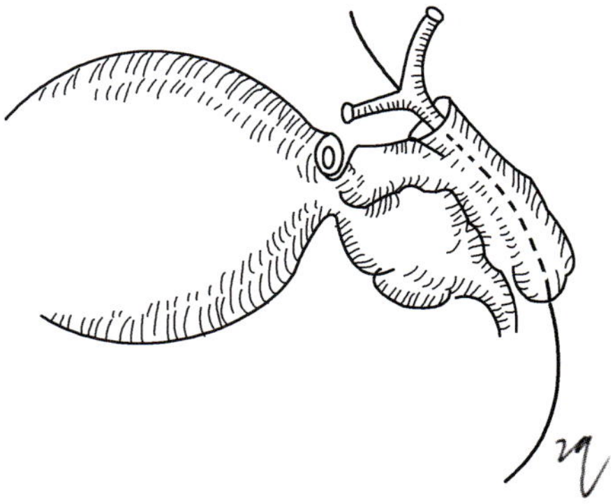

▲ 图 22-30　平行输卵管走向剪开形成两瓣

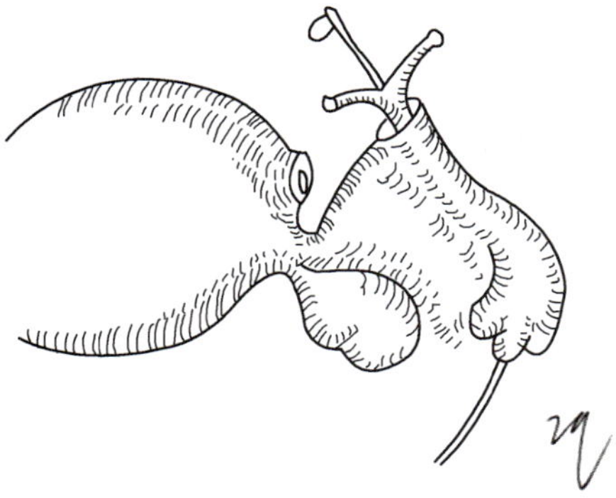

▲ 图 22-31　置入硅胶管作为支架

6. 垂体后叶素 6U 稀释后于宫角处注射，环形切开宫角部达宫腔，自宫角基底部切除近端输卵管，将绑定支架的节育环置入宫腔内（图 22-33）。

7. 分别缝合输卵管两瓣于子宫角的前后壁全层，瓣膜需缝合至宫腔内（图 22-34）。缝合加固宫角，确保宫角移植部无空隙（图 22-35）。

8. 行输卵管通液，若有渗漏须加固缝合，直至无渗漏（图 22-36）。

9. 保留支架，检查术野出血情况。

10. 逐层关腹。

（三）术中注意事项及操作技巧

1. 切开宫角（即子宫输卵管结合部）时，注意避免损伤输卵管系膜部位的动静脉弓。

2. 剪开的输卵管管芯瓣膜需分别缝合于宫角处前后壁肌层。

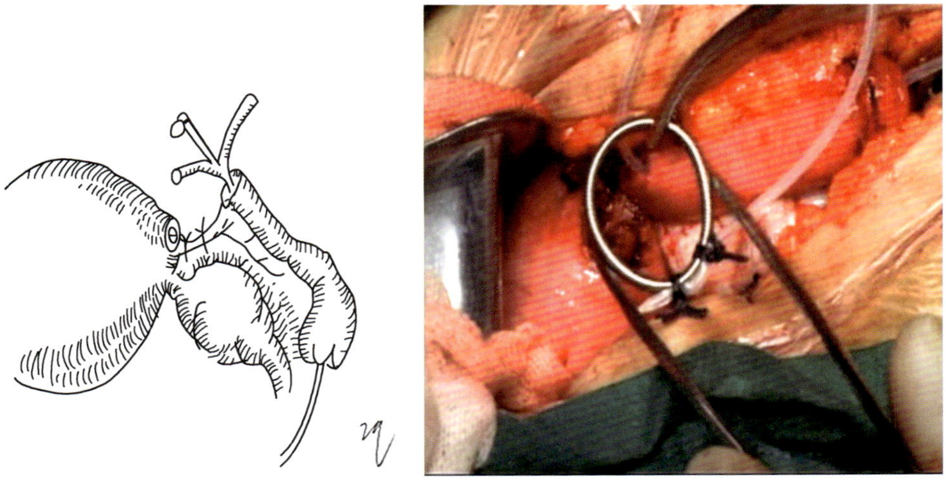

▲ 图 22-32　缝扎阻断子宫动脉上行血管，节育环与硅胶管支架绑定待置入宫腔

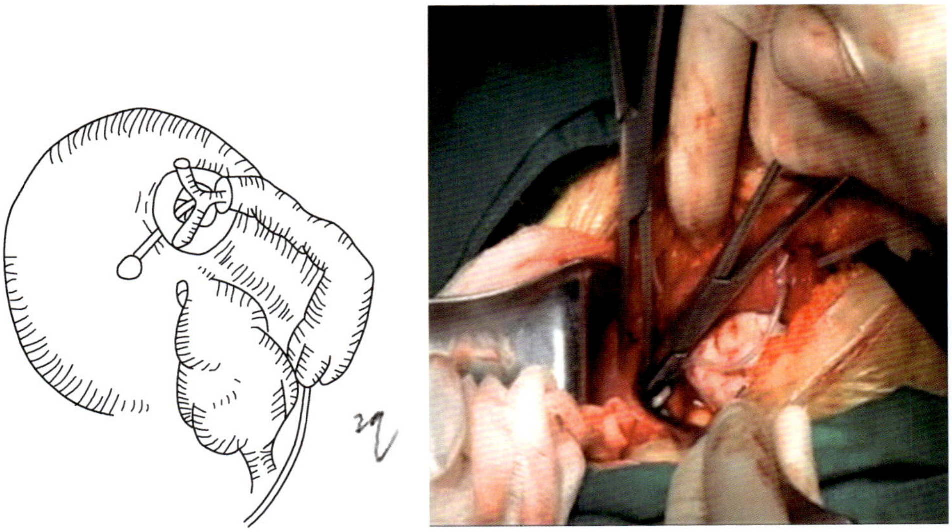

▲ 图 22-33　环形切开宫角部达宫腔，将绑定支架的节育环置入宫腔内

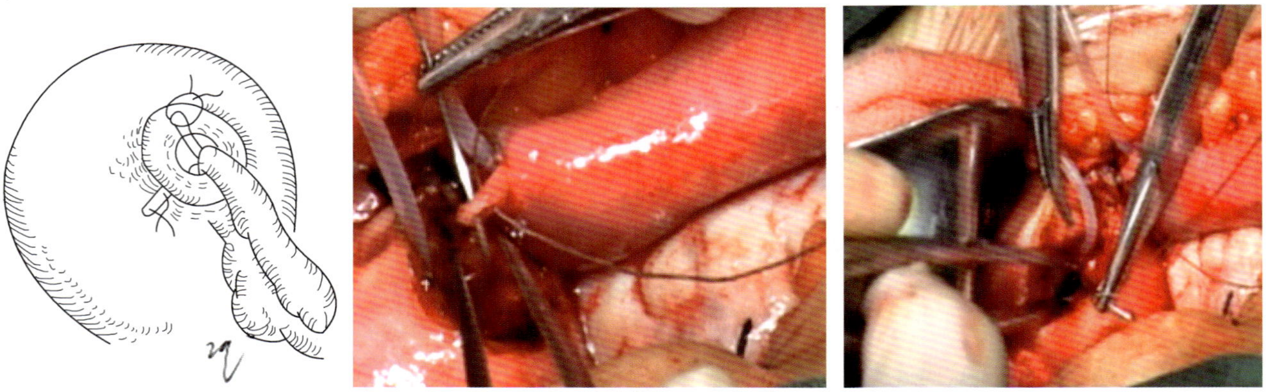

▲ 图 22-34　缝合输卵管两瓣于子宫角的前后壁全层

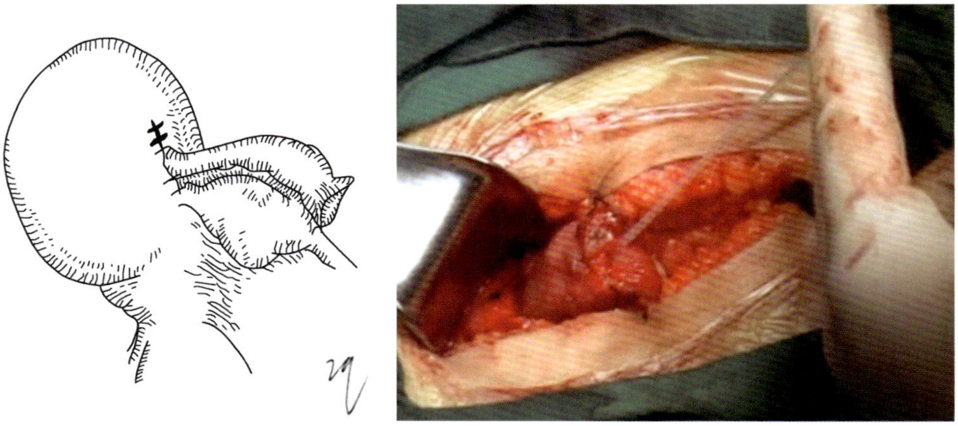

▲ 图 22-35　缝合加固宫角

3. 节育环与支架绑定目的在于固定及后续方便取出支架的作用，置入宫腔时，需尽量往宫颈方向推，方便以后取出，同时避免缝合宫角时误缝扎。

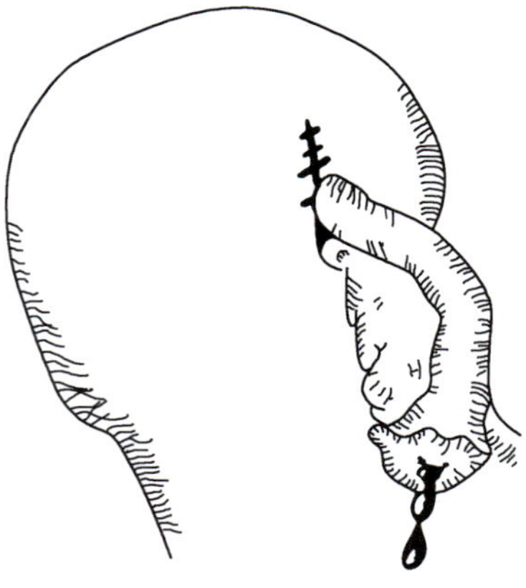

▲ 图 22-36　行输卵管通液

（四）术后妊娠

1. 围手术期需预防感染；术后 1 个月经阴道取出节育器及硅胶管支架。

2. 术后需严格避孕 1 年以上。

3. 术后指导受孕时建议行卵泡监测。

4. 备孕 6~12 个月仍然未孕时，建议行 IVF-ET。

五、多囊卵巢打孔术

多囊卵巢打孔术是一种在微创腹腔镜下使用激光束或手术针破坏卵巢组织的手术，旨在重新平衡和改善 PCOS 患者的卵巢功能。1984 年首次被 Gjoannaesss 应用于 PCOS 患者的治疗，由于手术存在术后粘连，破坏部分卵巢皮质影响卵巢功能等风险，目前该手术主要用于治疗药物促排卵失败或有药物禁忌的 PCOS 不孕患者。

（一）手术步骤

1. 腹腔镜下全面检查盆腔的情况，重点评估卵巢大小（图 22-37）。

2. 用无损伤钳钳夹子宫卵巢固有韧带，固定卵巢位置，远离脏器。

3. 打孔位置应该远离卵巢门和输卵管，电针自卵巢系膜对侧垂直卵巢表面进针，避免滑动。

4. 每侧卵巢打 4 孔，可根据卵巢大小个体化处理，原则上打孔数不宜过多；电功率为 30W；激发时间为 5 妙；孔深为 8mm，直径为 2mm。

5. 打孔后如孔眼渗血可行电凝止血，应避免反复电凝止血（图 22-38）。

6. 打孔同时建议用生理盐水冲洗卵巢表面冷却卵巢减少热损伤。

7. 充分冲洗盆腔，可酌情在卵巢表面应用抗粘连材料。

8. 卵巢打孔术见视频 22-6。

视频 22-6　卵巢打孔术

（二）术中注意事项及操作技巧

1. 避免损伤卵巢门、输卵管、肠管等，减少医源性粘连和卵巢功能损伤。

2. 术中同时评估是否存在其他不孕症原因，若有输卵管粘连、盆腔粘连、盆腔内膜异位症等，应一并处理。

3. 为了提高疗效，减少术后并发症，国内外学者在打孔器械、功率、时间和打孔数量上进行了许多研究。Turgut 等以 30W 的功率设置在 4mm 深度施加 4 秒进行打孔，并根据卵巢体积计算所需的穿刺次数。打孔数量（number of punctures，NP）根据以下公式计算：NP=［60J × 卵巢体积（cm^3）］/（30W × 4s）。例如右卵巢体积为 10cm^3，左卵巢体积为 8cm^3，对于右侧卵巢 NP=（60 × 10）/（30 × 4），NP=5；对于左侧卵巢（60 × 8）/（30 × 4），NP=4。卵巢体积 = 长（cm）× 宽（cm）× 高（cm）× 0.523 4，其研究表明在较大卵巢体积的一侧卵巢行单侧卵巢打孔术应优先于双侧卵巢打孔术，且其妊娠率高，潜在副作用较少。

（三）术后妊娠

腹腔镜多囊卵巢打孔术术后的最佳受孕时间是术后 1 年内。所以术后应尽早监测排卵，尽早怀孕。

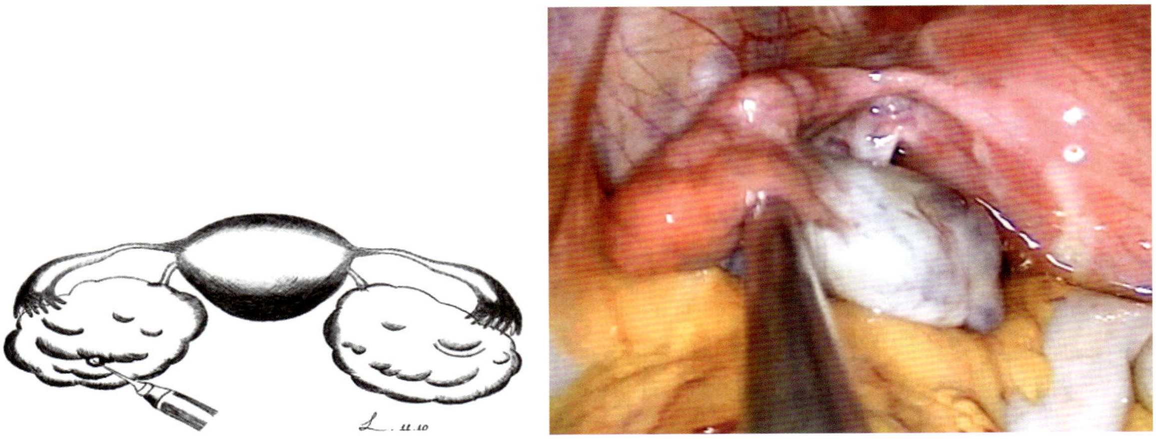

▲ 图 22-37　评估卵巢大小

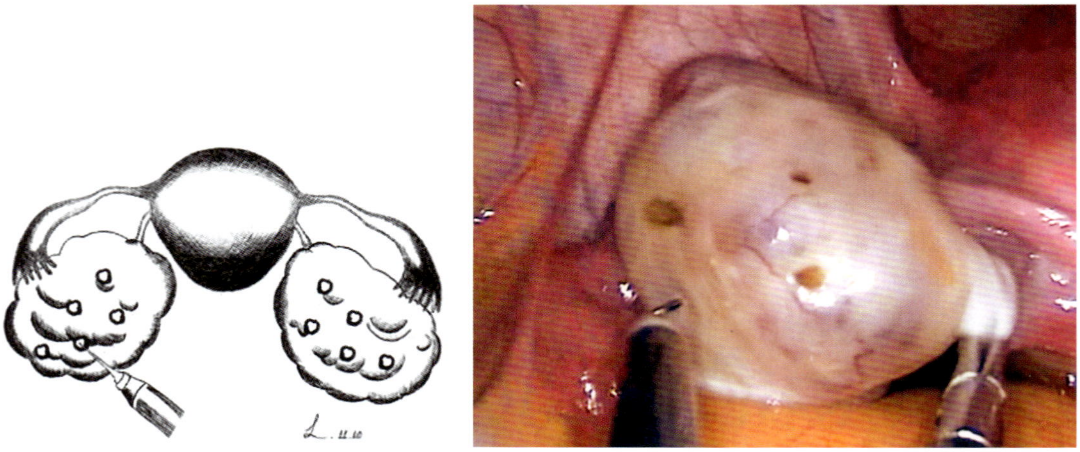

▲ 图 22-38　卵巢打孔

（林永红）

第五节　手术的并发症处理及防治、手术的探究与体会

一、输卵管复通术并发症

近期并发症主要包括感染、出血，远期并发症还包括异位妊娠、炎性输卵管堵塞等。出血是输卵管复通和输卵管成形术最常见的并发症，出血一般较少，但腔内出血机化可能引起输卵管堵塞。术中要避免损伤出血，若有出血，行双极电凝止血或缝扎止血。尽量避免纱布压迫止血以减少术后粘连风险。缝合部位的梗阻也是输卵管复通术常见的并发症，主要由有经验的医生来操作、选用合适的缝线来尽量避免。由于输卵管黏膜损伤导致输卵管通而不畅或是由于缝合部位部分阻塞可能导致异位妊娠的发生。单纯腹腔镜下或经腹输卵管手术属于Ⅰ类切口手术，感染发生可能性很小；但患者既往有盆腔炎病史，或同时行宫腔操作，围手术期建议预防性应用抗生素。

二、输卵管插管术和植入术并发症

包括出血、感染、输卵管破裂、脏器损伤、输卵管粘连，远期并发症主要是异位妊娠，其他如盆腔粘连，慢性盆腔炎少见。术中应轻柔操作，防止输卵管或周围脏器损伤，合理应用抗生素。

三、多囊卵巢打孔术的主要并发症

包括盆腔粘连、卵巢储备减少或卵巢功能下降，但风险较小。需要严格掌握手术指征，选择适宜的手术人群，加强围手术期管理。术中双侧卵巢用生理盐水冲洗冷却，或向后陷凹内注入500~1 000ml 生理盐水以冷却卵巢，可降低对邻近组织的热损伤和术后粘连形成的风险。Farquhar 等的研究显示，每侧卵巢打孔 8 个以上可能会增加术后盆腔粘连的发生率，并降低卵巢储备功能。而在 Seow 等的经验中，在 40W 功率设置下，以单极电凝每侧卵巢取 10 个穿刺点，并未增加术后卵巢早衰的风险。Seow 等还建议根据卵巢体积大小个体化选择打孔数以降低术后卵巢功能减退的风险。此外，还有研究显示，根据术中探查的卵巢的情况合理采用单侧卵巢打孔术可能降低术后卵巢储备功能受损的风险，采用经阴道注水腹腔镜检查（transvaginal hydrolaparoscopy，THL）进行打孔术后盆腔粘连的发生率为 15.5%，相对传统腹腔镜卵巢打孔术（laparoscopic ovarian drilling，LOD）组的发生率（70.2%）显著下降，但两组间术后卵巢 AMH 水平下降无显著差异。

四、手术的探究与体会

生殖外科手术的目的主要是恢复生殖道的正常解剖，以保留生育功能、改善辅助生育结局。20 世纪 80 年代中期以前，这项技术是诸如输卵管梗阻等不孕症患者自然妊娠的唯一选择。但随着体外受精（in vitro fertilization，IVF）技术的普及，IVF 有更令人满意的妊娠结局，比如，外科修复输卵管远端梗阻后的妊娠率仅为 30%，输卵管妊娠率为 5%，而 IVF 的妊娠率达 60%，输卵管妊娠率仅为 2%。业界对输卵管因素的不孕特别是输卵管积水的治疗首选 IVF 而非输卵管外科修复，使得近些年生殖外科手术呈明显减少的趋势。尽管生殖外科技术作为解决输卵管问题的作用似乎有所降低，但它的另一个重要作用却逐渐显现，即协助辅助生殖技术提高 IVF 的成功率。因为在辅助生殖治疗过程中会出现各种需要协助解决的问题，比如子宫腔异常、反复种植失败，特别是输卵管积水的处理更是胚胎移植前必须解决的问题。因此二者之间并非竞争关系而是相互依存、互为补充的关系。另外，大量的证据显示宫腔镜下处理宫腔内的病变，如宫腔息肉、宫腔粘连、子宫肌瘤等，均能明显改善 IVF 的妊娠结局。同时，生殖外科修复后的生殖功能恢复能带来不止一次的自然妊娠的可能，双胎或多胎较 IVF 明显减少且经济，所以，生殖外科技术依然在生殖医疗领域中扮演着重要的角色。

当前，生殖外科应用的范围较 20 世纪 80 年代以前明显变大了，手术的方式也从传统的开腹手术演化为更为微创的镜下手术，包括腹腔镜及宫腔镜技术。可以应用于以下 3 种情况：①作为输卵管等因素导致的不孕的首选治疗，如腹腔镜输卵管卵巢周围粘连松解术、输卵管造口术、输卵管吻合术、卵巢巧克力囊肿切除术，宫腔镜息肉切除术、肌瘤切除术、粘连松解术及子宫纵隔切除；②提高 IVF 妊娠成功率，如输卵管积水的输卵管切除手术、宫腔镜下处理息肉、肌瘤、粘连及纵隔的手术；③保留生殖功能，如卵巢移位术、卵巢深低温保存术及卵巢移植术。

镜下生殖外科手术获得的妊娠结局与开腹手术相似，经过训练，手术操作一样快捷，并且更美观、住院时间更短、肠梗阻发病率更低、恢复更快，另外，没有手套粉末对手术野的污染、出血减少、组织干燥的程度极轻微。这些因素都有助于减少术后粘连形成及其相关并发症。当然这要求生殖外科医生在手术实施过程中具有保护生殖器官功能的先进理念，同时还应该具备腹腔镜下显微外科技术的过硬本领。正如关菁关于输卵管外科的手术的理念：修复后的输卵管应必须具备伞端良好、活动自如、蠕动充分、壶腹部纤毛完整排列正常的特点。因此，与其他妇科手术不同的是，生殖手术去除赘生性组织后必须使手术创面无粘连或少粘连，这是一个最重要的前提。也是显微外科技术的基本要求，即最小的组织创伤、最少的组织干燥、彻底的组织止血和尽可能的腹膜化，目的是减少术后的粘连和得到理想的妊娠结局。

生殖腹腔镜下显微外科技术主要关注如下几点：

1. 粘连松解及输卵管伞端成形术　附件周围粘连行粘连松解术后的妊娠率更高，粘连的严重程度只能在手术时进行评估，对于有致密性盆腔粘连不太可能进行理想的粘连松解术，可能选择 IVF 更有利。所以，术前评估准确，选择适宜患者就很重要。应该根据输卵管病变的 HSG 结果，与放射影像科专家一道，评估细微的病变的范围，读出输卵管病变的严重程度，以决策是否可以通过手术的方式恢复输卵管的功能。对输卵管通畅，但伞端粘连，可进行输卵管伞端成形术。将一个腹腔镜鳄嘴钳轻轻伸进输卵管口，张开并缓慢回撤，可扩张输卵管并松解轻度的伞端粘连。输卵管造口和伞端成形可以解除与输卵管积水相关的输卵管阻塞，此手术提高生育力的疗效一般较差，但这取决于输卵管管壁的厚度、壶腹部扩张情况、有无黏膜皱襞、伞端纤毛细胞的比例，以及输卵管周围粘连情况。对于 HSG、输卵管镜或手术探查发现输卵管无损伤或损伤极轻微的薄壁输卵管积水可进行输卵管伞端造口术，妊娠率则可高达近 80%。输卵管造口和伞端成型都是将变形内聚或完全闭锁的伞端开放并整形，以形成伞端自然外翻、伞口位于管腔中心位置。外翻的伞瓣可用 5-0 单股不可吸收线缝合固定在浆膜面，防止伞口粘连再闭锁。

2. 输卵管吻合术　输卵管绝育再通术并非总能成功，却是提高生育力最成功的手术重建方法。可能影响输卵管再吻合术成功率的因素有患者年龄、距绝育术的时间及绝育技术。年龄>40 岁者，吻合后的妊娠率也可达 44%。目前，对输卵管再吻合术缝合方式还没有标准化，有些术者甚至报道单层一针的缝合方式，美国生殖医学协会推荐腹腔镜下的显微输卵管吻合应该采用与开腹吻合完全相同的方式，即分层缝合输卵管管壁与系膜。笔者的手术方式为使用 5-0 单股不可吸收缝合线，分层缝合输卵管管壁与系膜，在管壁 6 点及 12 点各缝合 1 针，浆膜 1 点、5 点 /7 点、11 点各缝合 1 针，系膜可根据情况连续缝合。手术成功的关键是残余输卵管长度应>4cm，同时保证有足够多的输卵管浆膜覆盖创面减少术后粘连形成，影响输卵管的蠕动功能。而输卵管吻合术也可采用机器人辅助腹腔镜进行，但现有研究很少，且缺少有关外科医生使用机器人的经验水平的数据。初步研究表明，相比于传统手术，机器人辅助腹腔镜下输卵管再吻合术具有与传统腹腔镜手术相近的成功率和更短的恢复时间，但手术时间更长且成本更高。需要进一步的研究来评估机器人辅助腹腔镜技术的效果。

3. 输卵管近端阻塞的手术　真性宫角阻塞的发病率较低，且输卵管宫角吻合术的成功率不高。宫角或近端输卵管阻塞的 HSG 的灵敏度和特异度分别只有 65% 和 83%。如果子宫输卵管造影未见输卵管，应进行复查以排除一过性阻塞或输卵管痉挛的可能性。如果复查结果仍然异常，则需在透视或宫腔镜控制下进行选择性输卵管插管术。输卵管插管可使 60%~80% 的患者恢复输卵管通畅，同时妊娠率可达 20%~60%，但大多数研究没有设立对照组。约有一半的妊娠发生在术后 12 个月内。

4. 输卵管宫角吻合术　根据输卵管损伤的范围和严重程度，吻合术后的宫内妊娠率为 16%~55%，异位妊娠率为 7%~30%。该手术传统上是通过开腹而非腹腔镜进行，且宫内妊娠率相对较低，所以 IVF 通常是更好的选择。

5. 腹腔镜下卵巢打孔术　多囊卵巢综合征（polycystic ovary syndrome，PCOS）相关无排卵性不孕症的一线疗法是改变生活方式，以及采用枸橼酸氯米芬、促性腺激素、促性腺激素释放激素及二甲双胍等进行药物治疗。PCOS 的传统手术治疗方法是卵巢楔形切除术。腹腔镜下卵巢打孔术是卵巢楔形切除术的一个改良方法。该手术利用激光或电烙术在卵巢表面多点打孔。手术可使血液循环中雄激素水平下降，并恢复排卵周期。术后排卵率为 80%，术后 12 个月、18 个月和 24 个月时的妊娠率分别为 54%~68%、62%~73% 和 68%~82%。随着 IVF 和体外成熟培养（in vitro maturation，IVM）的应用，目前极少再进行卵巢打孔术。

6. 输卵管积水的输卵管切除术　目前的研究发现，当输卵管存在积水时，其自然妊娠率及 IVF 的成功率都明显降低。因此目前主张在 IVF 治疗过程中有输卵管积水存在时，应果断切除或结扎病侧输卵管以提高 IVF 的成功率。在进行切除积水输卵管时，要注意靠近输卵管操作，避免对卵巢的血供构成影响。输卵管造口术可在不切除输卵管的情况下清除输卵管内积液，不影响卵巢血供，在一项小型研究中，输卵管造口术后的妊娠率与输卵管切除术后的相近。需要进一步研究来证实腹腔镜下输卵管造口术是否和输卵管切除术一样有效。

7. 卵巢移位术、卵巢深低温保存术及卵巢移植术　卵巢移位术指在计划好治疗癌症的照射野后，将卵巢转移至照射野以外可能有助于预防辐射诱发的卵巢损伤。报道的成功率差异较大，范围为 16%~90%。多种因素可导致卵巢移位术失败，如散射辐射、血供不足、辐射剂量、患者年龄以及在放疗过程中卵巢是否有防护。卵巢还可自行“迁移”回到原来的位置。

总之，正如 1983 年 Gomel 所言：在体外受精与胚胎移植技术不断进步，不孕症患者生殖结局不断提高的时代，不认为 IVF 与生殖外科是相互竞争的对立关系，而是互为补充，这才能对罹患复杂生殖问题的不孕女性有更好的治疗成功率。这个观点迄今都未过时。而当前，全球都缺少生殖外科专家，因为生殖外科手术要求精细、操作难，特别是腹腔镜下显微外科技术更难，鉴于此，应该加强对生殖外科亚专科的规范化建设，开展多中心的高质量临床研究，定期进行专业的学术研讨与经验总结及交流，提供生殖外科相关指南，对专业的生殖外科医生进行持续的培训。

（林永红）

参考文献

[1] VAN SEETERS J A H, CHUA S J, MOL B W J, et al. Tubal anastomosis after previous sterilization: a systematic review. Hum Reprod Update, 2017, 23 (3): 358-370.

[2] 林小娜, 黄国宁, 孙海翔, 等. 输卵管性不孕诊治的中国专家共识. 生殖医学杂志, 2018, 27 (11): 1048-1056.

[3] TANBO T, FEDORCSAK P. Endometriosis-associated infertility: aspects of pathophysiological mechanisms and treatment options. Acta Obstet Gynecol Scand, 2017, 96 (6): 659-667.

[4] CASADIO P, MAGNARELLI G, LA ROSA M, et al. Uterine fundus remodeling after hysteroscopic metroplasty: a prospective pilot study. J Clin Med, 2021, 10 (2): 260.

[5] 中华医学会妇产科学分会加速康复外科协作组. 妇科手术加速康复的中国专家共识. 中华妇产科杂志, 2019, 54 (2): 73-79.

[6] 郝丽君, 史小荣. 宫腔镜手术前宫颈软化的研究进展. 中国微创外科杂志, 2019, 19 (2): 178-181.

[7] CARSON S A, KALLEN A N. Diagnosis and management of infertility: a review. JAMA, 2021, 326 (1): 65-76.

[8] NG K Y B, CHEONG Y. Hydrosalpinx-salpingostomy, salpingectomy or tubal occlusion. Best Pract Res Clin Obstet Gynaecol, 2019, 59: 41-47.

[9] 林小娜, 黄国宁, 孙海翔, 等. 输卵管性不孕诊治的中国专家共识. 生殖医学杂志, 2018, 27 (11): 1048-1056.

[10] 孙莉莉, 费静. 抗米勒管激素在妇产科的应用. 中国实用妇科与产科杂志, 2020, 36 (6): 571-574.

[11] EXPERT PANEL ON WOMEN'S IMAGING, WALL DJ, REINHOLD C, et al. ACR appropriateness criteria® female infertility. J Am Coll Radiol, 2020, 17 (5S): S113-S124.

[12] JONATHAN S, BEREK, STEVEN T, 等. 妇科手术技巧生殖内分泌学与不孕症. 北京: 中国科学技术出版社, 2020.

[13] 陈子江, 刘嘉茵, 黄荷凤, 等. 不孕症诊断指南. 中华妇产科杂志, 2019, 54 (8): 505-511.

[14] PASSOS I M P E, BRITTORL. Diagnosis and treatment of Müllerian malformations. Taiwan J Obstet Gynecol, 2020, 59 (2): 183-188.

[15] FENG Y, ZHAO H, XU H, et al. Analysis of pregnancy outcome after anastomosis of oviduct and its influencing factors. BMC Pregnancy Childbirth, 2019, 19 (1): 393.

[16] GRIGOVICH M, KACHARIA V S, BHARWANII N, et al. Evaluating fallopian tube patency: what the radiologist needs to know. Radiographics, 2021, 41 (6): 1876-18961.

[17] AHMAD G, BAKER J, FINNERTY J, et al. Laparoscopic entry techniques. Cochrane Database Syst Rev, 2019, 1 (1): CD006583.

[18] AMER S A, SHAMY T T E, JAMES C, et al. The impact of laparoscopic ovarian drilling on AMH and ovarian reserve: a meta-analysis. Reproduction, 2017, 154 (1): R13-R21.

[19] BORDEWIJK E M, NG K Y B, RAKIC L, et al. Laparoscopic ovarian drilling for ovulation induction in women with anovulatory polycystic ovary syndrome. Cochrane Database Syst Rev, 2020, 2 (2): CD001122

[20] BURJOO A, ZHAO X, ZOU L, et al. The role of preoperative 3D-ultrasound in intraoperative judgement for hysteroscopic adhesiolysis. Ann Transl Med, 2020, 8 (4): 55.

[21] COHEN A, ALMOG B, TULANDI T. Sclerotherapy in the management of ovarian endometrioma: systematic review and meta-analysis. Fertil Steril, 2017, 108 (1): 117-124.

[22] GIAMPAOLINO P, MORRA I, DELLA CORTE L, et

al. Serum anti-Mullerian hormone levels after ovarian drilling for the second-line treatment of polycystic ovary syndrome: a pilot-randomized study comparing laparoscopy and transvaginal hydrolaparoscopy. Gynecol Endocrinol, 2017, 33 (1): 26-29.

[23] SEOW K M, CHANG Y W, CHEN K H, et al. Molecular mechanisms of laparoscopic ovarian drilling and its therapeutic effects in polycystic ovary syndrome. Int J Mol Sci, 2020, 21 (21): 8147.

[24] MELO P, GEORGIOU E X, JOHNSON N, et al. Surgical treatment for tubal disease in women due to undergo in vitro fertilisation. Cochrane Database Syst Rev, 2020, 10 (10): CD002125.

[25] RIKKEN J F, KOWALIK C R, EMANUEL M H, et al. Septum resection for women of reproductive age with a septate uterus. Cochrane Database Syst Rev, 2017, 1 (1): CD008576.

[26] SANTI D, SPAGGIARI G, SIMON M. Sperm DNA fragmentation index as a promising predictive tool for male infertility diagnosis and treatment management meta-analyses. Reprod Biomed Online, 2018, 37 (3): 315-326.

[27] TURGUT G D, MULAYIM B, KARADAG C, et al.. Comparison of the effects of bilateral and unilateral laparoscopic ovarian drilling on pregnancy rates in infertile patients with polycystic ovary syndrome. J Obstet Gynaecol Res, 2021, 47 (2): 778-784.

[28] 中华医学会妇产科学分会. 多囊卵巢综合征中国诊疗指南. 中华妇产科杂志, 2018, 53 (1): 2-6.

第二十三章 腹腔镜下异位妊娠手术

第一节 异位妊娠术前诊断

一、定义与概述

受精卵着床于子宫体腔以外称为异位妊娠，俗称宫外孕。可以理解为宫腔截面类似葡萄酒杯，而酒杯盛酒的区域都属于宫腔，在宫腔内妊娠都属于宫内妊娠，而宫腔以外，包括宫颈，犹如酒杯的底座，都不属于宫腔范畴，都应归于异位妊娠（图 23-1）。

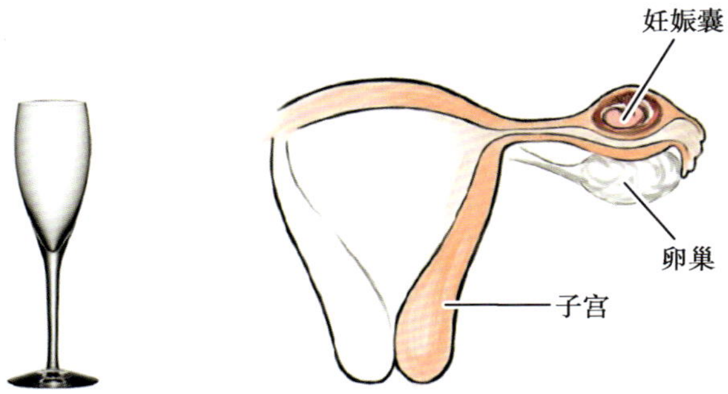

▲ 图 23-1 输卵管壶腹部妊娠
（中山大学附属第一医院 袁林静绘制）

异位妊娠约占所有妊娠的 1%~2%，在接受辅助生育技术（assisted reproductive technology，ART）的女性中，这一比例增加至 2%~5%，随着诊断及治疗水平提高，该病导致的孕产妇死亡比例已由之前的 10% 降至 6% 左右，然而在接受 ART 导致的宫外孕女性中，有报道死亡率可高达 31.9/10 万妊娠女性。

正常妊娠过程中，因精子穿过宫腔与卵子在输卵管壶腹部相遇受精，再返回子宫腔内妊娠，这一必经的路程使得 90% 以上的异位妊娠发生在输卵管（图 23-2）。

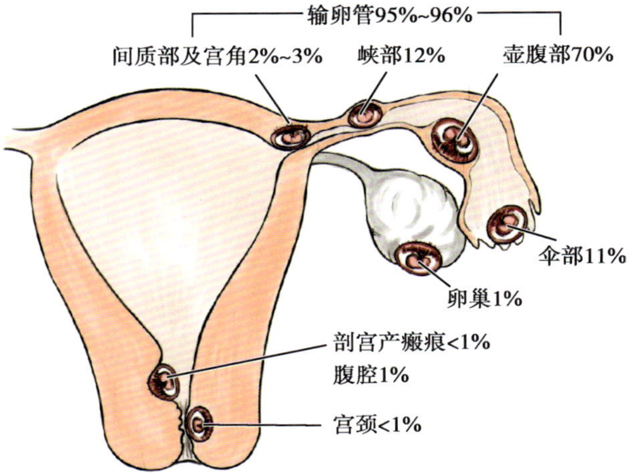

▲ 图 23-2 异位妊娠部位及比例 1
（中山大学附属第一医院 袁林静绘制）

在辅助生育的 IVF-ET 中，虽然直接将囊胚放置在宫腔内免去了经过输卵管的路径，但由于输卵管液对囊胚的化学趋化作用，使得植入子宫内膜之前的囊胚也有可能溢出到输卵管内从而导致输卵管妊娠乃至其他部位妊娠发生（图 23-3）。

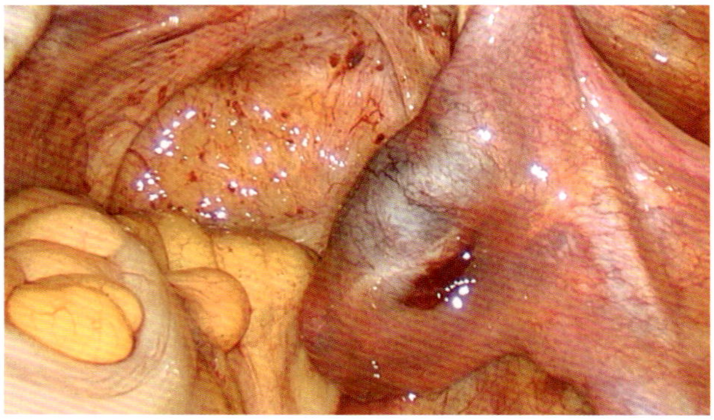

▲ 图 23-3　异位妊娠部位及比例 2

输卵管妊娠占到所有异位妊娠的 90% 以上，虽然输卵管间质部妊娠所占比例较低（2.4%），但输卵管间质部妊娠死亡率是其他部位异位妊娠的 10~15 倍。发生其他部位的妊娠也需要格外注意，除了卵巢妊娠（3.2%）、宫颈妊娠（≤ 1%）、剖宫产瘢痕妊娠（1/2 216~11/1 800）之外，腹腔妊娠虽然仅占所有异位妊娠的 1.3%，发生率约为 1∶30 万 ~1∶10 万次妊娠，往往难以早期发现，且可发生在大网膜、肝脏甚至腹膜后，因而可能会导致严重的风险及预后，腹腔妊娠孕妇死亡率为输卵管妊娠的 7.7 倍，但也有罕见的活产的报道。

异位妊娠仅占妇科急诊患者的 5.4%，但因其停经后的出血症状容易与来月经症状混淆，患者因隐私等原因隐瞒性生活史等，导致误诊从而贻误病情者并不鲜见。因此除手术治疗外，要提高对该病的警惕性，防患于未然。

二、异位妊娠术前确诊

妇科超声作为宫外孕常用的诊断手段，对于 hCG 阳性合并腹痛的患者尤其需要注意排除异位妊娠的发生。2016 年英国皇家妇产科医师学院（Royal College of Obstetricians and Gynaecologists，RCOG）的指南表明，经阴道超声检查是诊断输卵管异位妊娠最重要的手段，腹腔镜检查不再是异位妊娠诊断的金标准。

随着超声技术的进步，清晰度进一步提高，对于 hCG 水平升高，超声发现无宫内妊娠组织而又伴有明显妊娠样附件包块的病例，宫外孕的诊断并不困难。对于早期妊娠，有 50% 的妊娠无法判断是宫内还是宫外。那么过早的宫内妊娠胚胎如何与异位妊娠进行鉴别？目前文献提出将 hCG 为 2 000IU/L 作为一个截断值，如 hCG<2 000IU/L，超声无法判别宫内与异位妊娠时，建议 48 小时之后复查 hCG 及超声。如果 hCG ≥ 2 000IU/L，而超声仍未发现宫内妊娠迹象，就应注意异位妊娠的可能。

除了妇科超声容易发现的部位，如输卵管、宫颈、剖宫产瘢痕处、卵巢之外，也需排除罕见位置异位妊娠的发生，如异位至肝脏、大网膜甚至腹膜后的情况。

（刘军秀）

第二节　手术适应证和禁忌证、异位妊娠的手术治疗策略

一、手术适应证和禁忌证

手术的相对适应证首先为明确异位妊娠的诊断。绝对手术适应证包括：①生命体征不稳、血红蛋白水平下降。这种情况下及时通过绿色通道进入手术室实施手术是关键策略。②腹痛进行性加重，超声发现输卵管妊娠部位破裂。③对于合并盆腔积血进行性增多并高度怀疑异位妊娠的患者，可行腹腔镜检查术以明确诊断；对于难以判断的积液，可采取后穹窿穿刺明确积液性质，但需提醒超声科医生注意排除宫内妊娠合并黄体破裂的可能。

对于输卵管妊娠，术中根据情况采取输卵管切开取胚修补术或患侧输卵管切除术。对于输卵管完整，病灶不大，要求保留患侧输卵管的患者，可采取输卵管切开取胚修补术；切除患侧输卵管的指征为：①输卵管破裂，或难以止血；②同侧输卵管再发宫外

孕；③术中见输卵管僵硬等慢性炎症；④对于宫内宫外同时妊娠，对宫内胚胎有保留意愿，尤其是明确宫内妊娠发育良好的病例，建议采取患侧输卵管切除术，缩短手术时间减少出血，以便于宫内妊娠的安全。

随着腹腔镜器械的改良、麻醉能力及腹腔镜技术的提高，腹腔镜诊治异位妊娠已经成为首选。并且生育期女性身体条件相对较好，禁忌相对较少，但对那些有合并内科疾病，如肝肾功能衰竭、血液科疾病如特发性血小板减少性紫癜（idiopathic thrombocytopenic purpura，ITP）等的患者，需慎重考虑手术策略，在生命体征稳定的情况下建议多学科协作，做好准备，尽量避免急诊手术。

二、异位妊娠的手术治疗策略

因输卵管妊娠为异位妊娠最常见的类型，这里主要描述输卵管妊娠的手术治疗。

1914 年，Beckwith W 提出输卵管切开取胚术后，这种保留患侧输卵管的手术方式逐步被大家接受。尽管持续性异位妊娠和重复异位妊娠的风险可能增加（Rulin 报道输卵管切开取胚术，患侧输卵管有 5%~8% 的持续性宫外孕或再次宫外孕的风险），但输卵管切开取胚修补术通常被医生与患者认为优于输卵管切除术，因为保留两个输卵管被认为提供了更有利的生育前景，那么事实是否如此呢？ 2014 年发表在 *Lancet* 的 ESEP 研究用随机对照研究揭示了谜底。

该研究入组的病例均为输卵管妊娠患者，且对侧输卵管未受累（无积水、无阻塞、无粘连）的患者。进行随机对照研究后发现，输卵管切开者（215 例）术后的累计妊娠率为 60.7%；输卵管切除者（231 例）术后的累计妊娠率为 56.2%（生育率比为 1.06，95%*CI*：0.81~1.38，*P*=0.678），两组间差异无统计学意义。输卵管切开术组比输卵管切除术组更易出现持续性异位妊娠（14 例，7%），而输卵管切开术组持续性异位妊娠 1 例（<1%）；输卵管切开术组有 18 名女性（8%）术后再次怀孕时出现异位妊娠（重复性异位妊娠），输卵管切除术组有 12 例（5%）发生重复性异位妊娠。根据以上结果，ESEP 研究得出以下结论：在输卵管妊娠且对侧输卵管健康的女性患者中，与患侧输卵管切除术相比，患侧输卵管切开术并不能显著改善生育预期。而笔者从研究结果也发现，在对侧输卵管健康的情况下，与患侧输卵管切除术相比，患侧输卵管切开术并不增加重复性异位妊娠的发生率。

输卵管切除术是否影响卵巢储备功能一直存在争议，2016 年发表的一篇荟萃分析发现输卵管切除患者与未切除的患者使用促排卵药物剂量和获卵数均无显著差异，因此发表于 2018 年的《输卵管性不孕诊治的中国专家共识》认为恰当的输卵管切除术术后卵巢储备功能不受影响。

（刘军秀）

第三节 异位妊娠的腹腔镜手术方法与步骤

腹腔镜在异位妊娠的诊断与治疗中一直占据重要地位，随着腹腔镜技术及患者对美容要求的提高，腹腔镜手术及近年来出现的经单孔腹腔镜手术（*LESS*）及经阴道自然腔道内镜手术（vNOTES）逐步替代了开腹手术。

一、手术方法

患者取膀胱截石位，麻醉成功后，采用头低脚高位，严格消毒后铺巾，导尿后置入举宫器以摆动子宫协助暴露患侧输卵管，多选择脐轮上缘为目镜入路，切开皮肤置入穿刺器，连接气腹机建立人工气腹。置入其他穿刺器放置手术器械。输卵管操作前可采用垂体后叶素注射于患侧输卵管系膜或患侧子宫角部，以减少术中血，但需注意心脏病尤其冠心病患者禁用，高血压患者慎用。

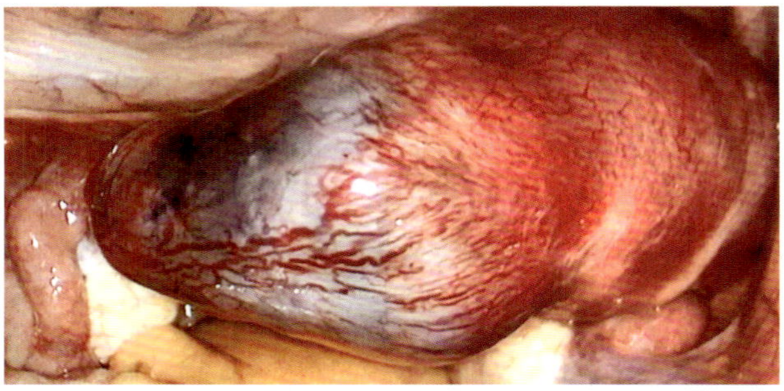

▲ 图 23-14　左侧宫角隆起

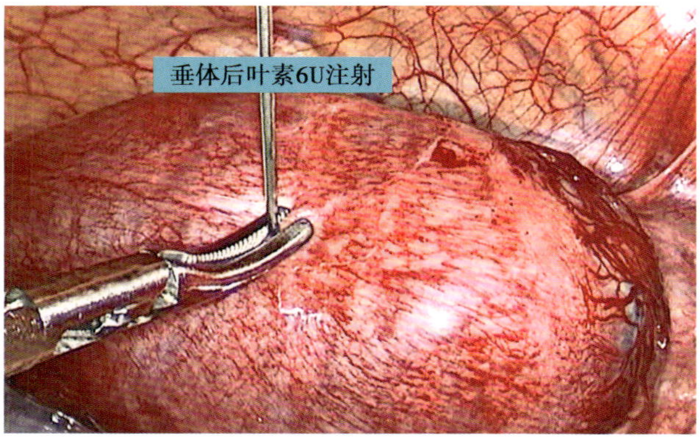

▲ 图 23-15　注射垂体后叶素

3. 切开病灶肌层　单极电钩在间质部病灶处沿长轴切开，深达妊娠囊表面，间质部病灶往往略微宽泛，切开时要注意完全暴露妊娠组织病灶（图 23-16、图 23-17）。

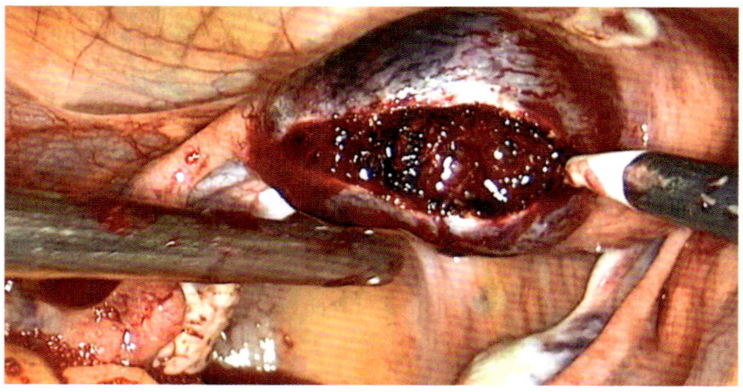

▲ 图 23-16　切开取胚

4. 妊娠组织物取出　用分离钳或勺钳取出妊娠样组织物，或水压分离带出妊娠组织，双极电凝创面出血点（图 23-18、图 23-19）。

5. 缝合关闭创面　推荐用 1-0 可吸收线，与输卵管壶腹部创面缝合不同，输卵管间质部管腔有子宫肌层包绕，血运丰富，必需可靠缝合，牢固打结。8 字缝合基底，打结止血后，间断缝合创面，此处建议反针缝合（图 23-20、图 23-21）。

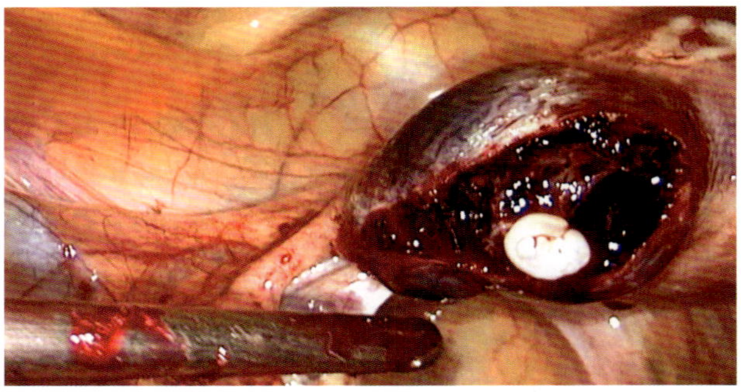

▲ 图 23-17　见成形胚胎

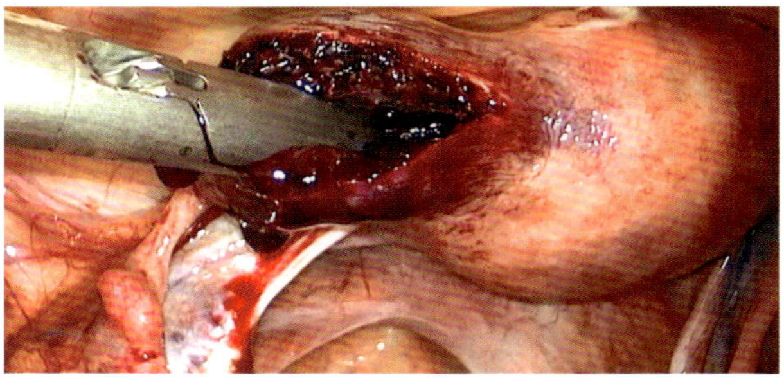

▲ 图 23-18　勺钳取出组织物

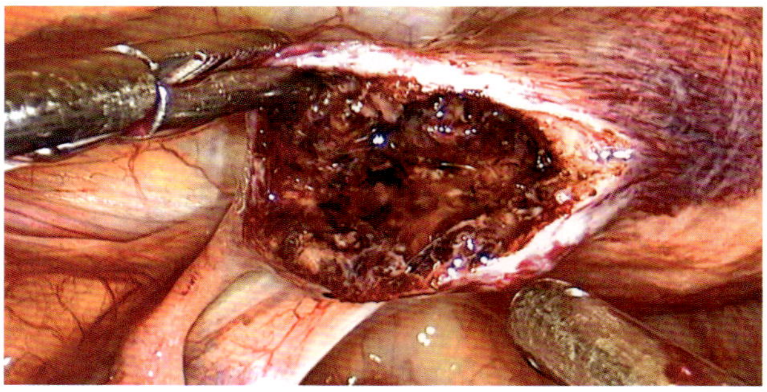

▲ 图 23-19　创面止血彻底

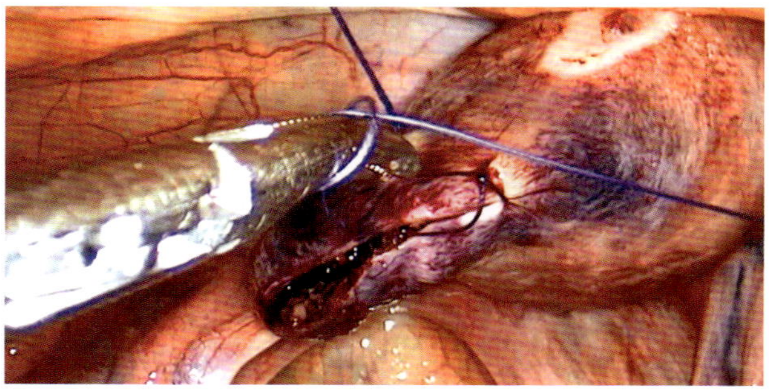

▲ 图 23-20　间断缝合创面

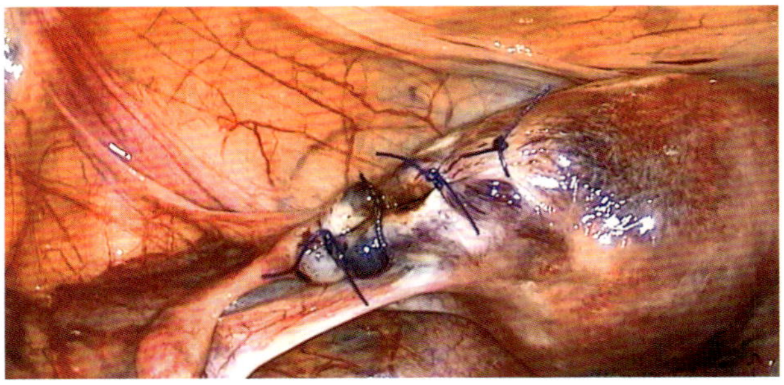

▲ 图 23-21 间断缝合关闭完成

可采取套扎基底后切除病灶方法：用推结器置入自制活结线圈套扎基底并拉紧，再打一个结剪断，在线圈上 1cm 左右处切除包块（避免组织滑脱）或同上方法纵向切开包块肌层，取出管腔内容物；电凝止血后，间断缝合创面，重建输卵管完整性。若不会用推结器自制线圈，也可以直接用普外科的阑尾套扎器，或者用 1-0 可吸收线围绕病灶做一个荷包缝合，打 3 个结，然后同上述方法切开修补（图 23-22~ 图 23-24）。

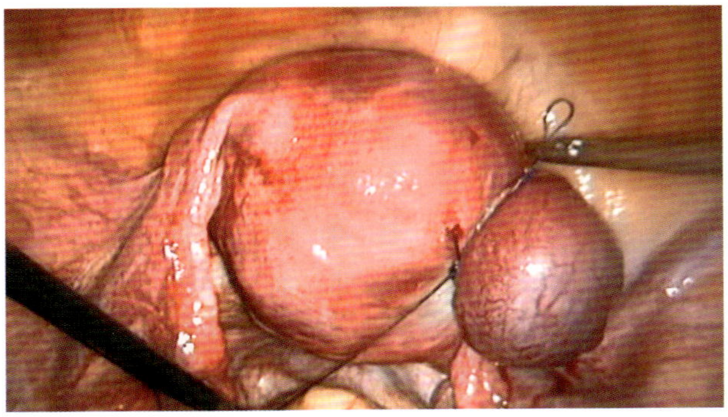

▲ 图 23-22 1-0 可吸收线套扎

6. 输卵管间质部妊娠宫腹腔镜诊治见视频 23-2。

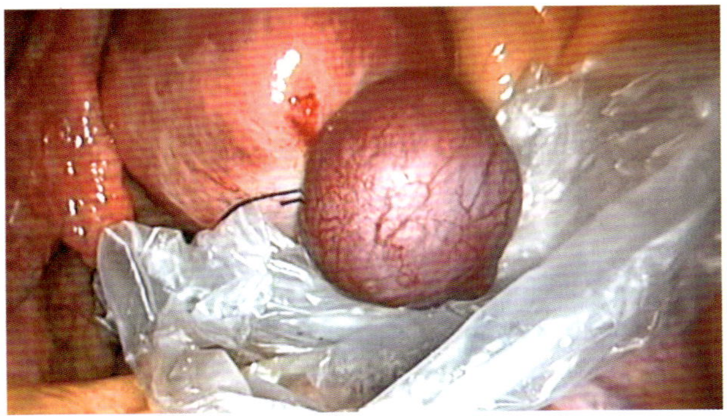

▲ 图 23-23 标本袋置于组织下方

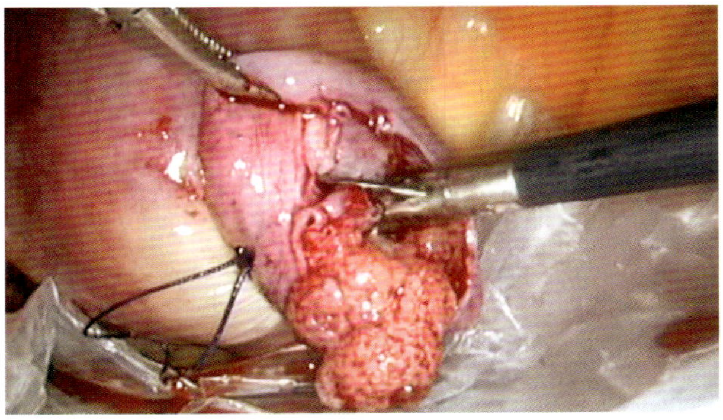

▲ 图 23-24 取出其内组织

视频 23-2 输卵管间质部妊娠宫腹腔镜诊治

7. 腹腔镜下输卵管间质部妊娠切开取胚修补术（2）见视频 23-3，腹腔镜下输卵管间质部妊娠切开取胚修补术（3）见视频 23-4，腹腔镜下输卵管间质部妊娠切开取胚修补术（4）见视频 23-5。

视频 23-3 腹腔镜下输卵管间质部妊娠切开取胚修补术（2）

视频 23-4 腹腔镜下输卵管间质部妊娠切开取胚修补术（3）

视频 23-5 腹腔镜下输卵管间质部妊娠切开取胚修补术（4）

（三）输卵管切除术

1. 输卵管切除术看似较为简单，但操作时要注意尽量紧贴输卵管，避免过多电热器械伤及卵巢，可选择双极电凝或超声刀切除患侧输卵管。由于妊娠输卵管增粗质脆，不利于牵拉，起刀部位可选择宫角处。

2. 输卵管逆行切除手术步骤。自宫角处输卵管开始电凝，电凝切断该处输卵管，再逐步电凝切断输卵管系膜至输卵管伞端，完整切除输卵管，放置标本袋取出。注意靠近宫角处的肌层较厚血运丰富，需充分电凝，免切开出血。

3. 输卵管顺行切除手术步骤。牵拉患侧输卵管伞端，自伞端开始靠近输卵管管壁切除，可用超声刀直接凝切，也可双极电凝后剪刀剪断，分次逐步电凝剪断系膜直至输卵管宫角部，完整切除输卵管，放置标本袋取出。生理盐水冲洗切除后创面，仔细检查创面是否出血，必要时再次电凝止血，或缝合止血。

具体的手术步骤见图 23-25~ 图 23-30。

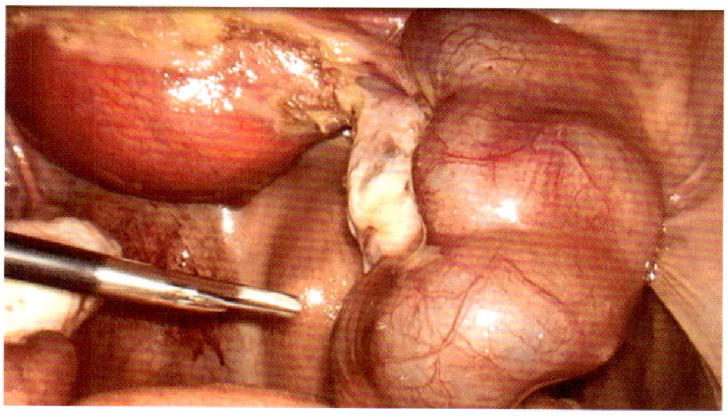

▲ 图 23-25　右侧输卵管异位病灶

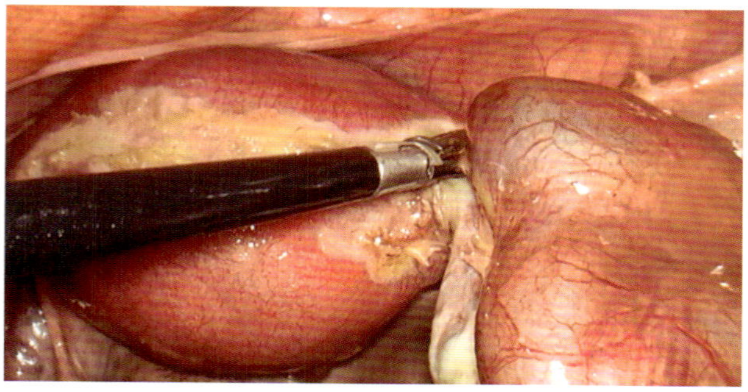

▲ 图 23-26　自宫角沿输卵管系膜根部切除输卵管

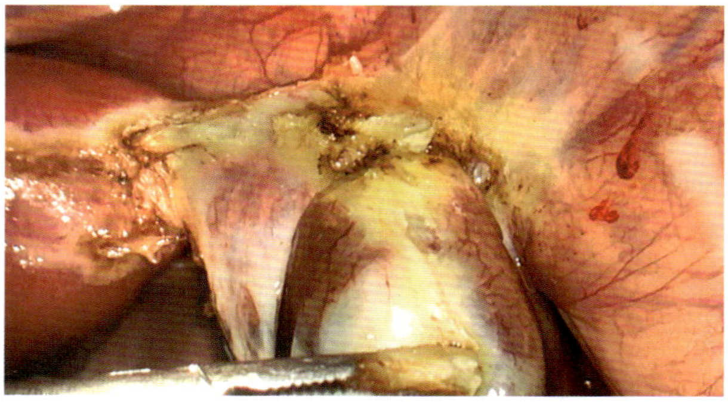

▲ 图 23-27　沿输卵管系膜根部，紧贴输卵管切除

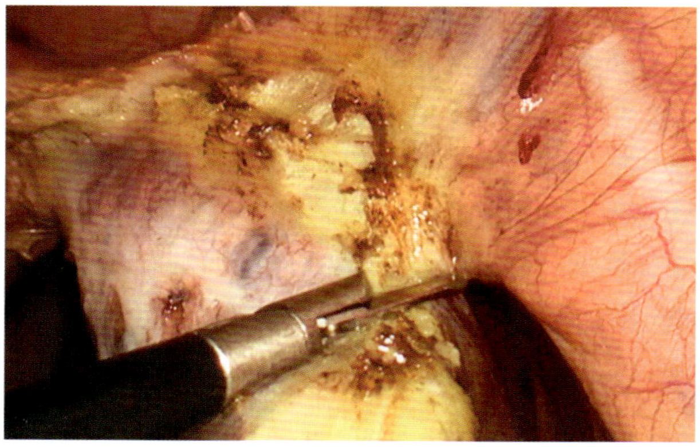

▲ 图 23-28　电凝切断输卵管伞与卵巢间阔韧带增厚处

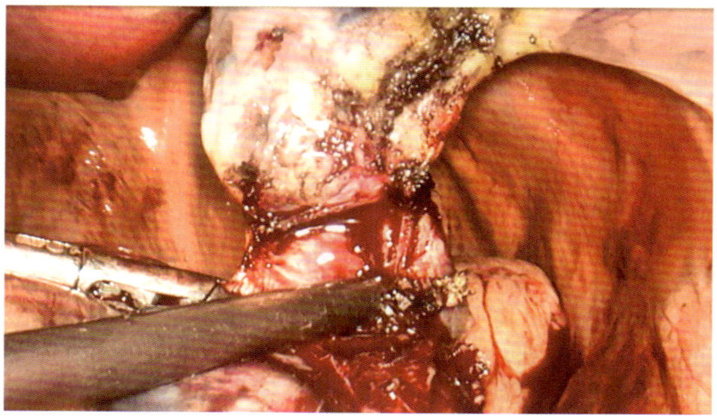

▲ 图 23-29　分离周围组织与卵巢表面粘连

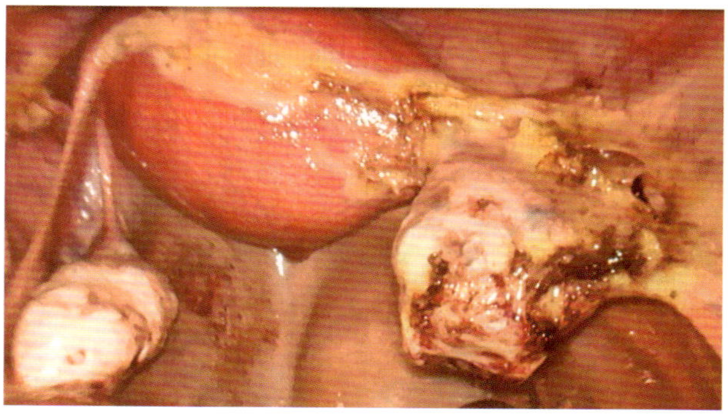

▲ 图 23-30　右侧输卵管切除后

4. 腹腔镜下腹腔妊娠清除术见视频 23-6。

视频 23-6　腹腔镜下腹腔妊娠清除术

5. 腹腔镜右侧输卵管切除术见视频 23-7。

视频 23-7　腹腔镜右侧输卵管切除术

三、手术注意事项

腹腔镜手术目前已成为异位妊娠手术的常用术式，然而并不代表这类手术容易，术中往往使用单极电钩这一危险电器械，对于经验较少的医生尤其需要注意。切开输卵管全层后，为避免组织残留，可考虑使用水压分离，即将金属冲洗管置入妊娠组织物底部冲水，有助于完整地分离妊娠组织。组织物取出可考虑钝头勺钳或放入标本袋中取出，标本袋是最佳推荐，因妊娠组织物往往较小，随意放置极易导致标本丢失；用取物钳自腹壁 trocar 取物时可能造成部分有活性的妊娠绒毛膜脱落盆腹腔造成继发性腹腔种植。输卵管切开取胚术，缝合关闭创面前首先建议止血彻底，再次要检查创面有无组织残留，尤其注意检查是否切口暴露充分，以免绒毛残留导致持续性异位妊娠的产生。

（刘军秀）

第四节　手术并发症处理及防治、手术探究与体会

一、手术并发症处理及防治

1. 盆腔内粘连导致穿刺或分离时损伤　异位妊娠的患者往往存在盆腔粘连相关情况，对于既往有手术史（如开腹阑尾切除术）的患者，穿刺孔应尽量远离原手术切口，目镜入路，不必一定在脐中线上，避免盆腹腔内肠管黏附导致穿刺时损伤。入镜后，对于粘连分离，首先把握患侧输卵管附近的分离，尤其是破裂出血的病例，尽快暴露患侧输卵管进行止血操作才是关键；对于肠管的粘连，必要时请胃肠外科协助手术。

2. 妊娠组织物残留　取出输卵管妊娠组织物时，尽量避免钳夹，可采用冲水管用水压进行钝性分离后，采用腹腔镜勺钳（钝口）钳夹取出。对于那些掉落于盆腹腔的组织物，要及时取出，避免发生医源性腹腔妊娠。因异位妊娠组织往往较小，不建议将组织放置于盆腹腔的任何部位，建议当即取出，如术中感觉操作有困难，可放置标本袋，取出妊娠组织物后及时放入标本袋中避免遗失。

二、手术探究与体会

异位妊娠属于较为常见的妇科急症，输卵管妊娠占所有异位妊娠的 90%；该手术属于较为初级的妇科腹腔镜手术，但定位初级并非代表手术容易。手术不分大小，因此需要术者谨慎，该手术的操作者大多为年轻的中级医生，手术时段也往往在夜间或急诊的情况下进行，因此要重视该手术技巧的掌握及紧急情况的把控与变通。

在腹腔镜入镜顺利建立气腹后，吸出盆腹腔积血，要全面探查上腹部，避免遗漏上腹部异常出血的情况，在拟切除患侧输卵管时，一定观察对侧输卵管的情况，避免对未生育患者造成遗憾。手术往往采用单极电外科手术器械，作为多年妇科内镜培训基地，笔者通过自己的培训经验及全国学员的反

馈，发现单极电钩实属最危险的电外科手术器械。单极电钩在经验不足的术者应用时，往往瞬间导致严重的后果：如输尿管膀胱损伤、肠管损伤甚至大血管损伤（髂外动脉等）。因而对于入腹腔后发现盆腔伴有较为复杂的粘连时，需要提请上级医生协助，不可强行分离，必要时采用更为安全高级的电外科手术器械如超声刀协助手术。对于保留输卵管的手术，尽可能暴露并取净输卵管内妊娠组织，创面可对点电凝止血，输卵管缝合时要注意因缝合针较小（往往采用 3-0 缝合针），在放置针及取出时避免缝合针丢失或断裂，在手术未结束前均不可掉以轻心，术中密切注意患者的生命体征，必要时改变手术策略（如出血难以控制时直接行患侧输卵管切除术）以保证患者安全。

（刘军秀）

参考文献

[1] PRACTICE COMMITTEE OF THE AMERICAN SOCIETY FOR REPRODUCTIVE MEDICINE. Medical treatment of ectopic pregnancy: a committee opinion. Fertil Steril, 2013, 100 (3): 638-644.

[2] PERKINS K M, BOULET S L, KISSIN D M, et al. Risk of ectopic pregnancy associated with assisted reproductive technology in the United States, 2001-2011. Obstet Gynecol, 2015, 125 (1): 70-78.

[3] JACOB L, KALDER M, KOSTEV K. Risk factors for ectopic pregnancy in Germany: a retrospective study of 100, 197 patients. Ger Med Sci. 2017, 15: Doc19.

[4] TASNIM N, MAHMUD G. Advanced abdominal pregnancy: a diagnostic and management dilemma. J Coll Physicians Surg Pak, 2005, 15 (8): 493-495.

[5] HAILU F G, YIHUNIE G T, ESSA A A, et al. Advanced abdominal pregnancy, with live fetus and severe preeclampsia, case report. BMC Pregnancy and Childbirth, 2017, 17 (1): 243.

[6] Diagnosis and management of ectopic pregnancy: green-top guideline no. 21. BJOG, 2016, 123 (13): e15-e55.

[7] KAO L Y, SCHEINFELD M H, CHERNYAK V, et al. Beyond ultrasound: CT and MRI of ectopic pregnancy. AJR Am J Roentgenol, 2014, 202 (4): 904-911.

[8] DESAI D, LU J, WYNESS S P, et al. Human chorionic gonadotropin discriminatory zone in ectopic pregnancy: does assay harmonization matter ？. Fertil Steril, 2014, 101 (6): 1671-1674.

[9] MOL F, VAN MELLO N M, STRANDELL A, et al. Salpingotomy versus salpingectomy in women with tubal pregnancy (ESEP study): an open-label, multicentre, randomised controlled trial. Lancet, 2014, 383 (9927): 1483-1489.

[10] YOON S H, LEE J Y, KIM S N, et al. Does salpingectomy have a deleterious impact on ovarian response in in vitro fertilization cycles ？ . Fertil Steril, 2016, 106 (5): 1083-1092.

[11] 中华医学会生殖医学分会第四届委员会. 输卵管性不孕诊治的中国专家共识. 生殖医学杂志, 2018, 27 (11): 1048-1056.

[12] BAEKELANDT J, VERCAMMEN J. IMELDA transvaginal approach to ectopic pregnancy: diagnosis by transvaginal hydrolaparoscopy and treatment by transvaginal natural orifice transluminal endoscopic surgery. Fertil Steril, 2017, 107 (1): e1-e2.

[13] RULIN M C. Is salpingostomy the surgical treatment of choice for unruptured tubal pregnancy ？. Obstet Gynecol, 1995, 86 (6): 1010-1013.

[14] TARAN F A, KAGAN K O, HÜBNER M, et al. The diagnosis and treatment of ectopic pregnancy. Dtsch Arztebl Int, 2015, 112 (41): 693-703.

第二十四章

腹腔镜下剖宫产瘢痕憩室修补术

第一节　术前诊断及手术适应证

剖宫产瘢痕憩室（cesarean scar defect，CSD）是一种常见的剖宫产术后远期并发症，文献报道发病率为 19.4%~88%。近年来，随着剖宫产率不断上升，CSD 发病率也逐年上升，如何进行合适的治疗引发了广泛的关注。CSD 的治疗包括药物治疗及手术治疗，不同手术方式的疗效及预后差异较大。而且，目前对于 CSD 的手术方式的选择尚无统一标准。

一、定义

CSD 是指剖宫产术后子宫下段切口由于愈合缺陷或者愈合不良引起的与宫腔相通的一个突向浆膜层的凹陷。其临床特点如下。

1. 位于前次剖宫产瘢痕处。
2. 多位于子宫内口下方、宫颈前壁。
3. 缺陷处的憩室壁是由子宫内膜与平滑肌组织构成，与宫腔相通。

二、CSD 的发病机制

任何干扰子宫瘢痕机化的因素如手术切口的位置、手术方式、切口缝合方法、机体抵抗力、产科因素、力学因素、代谢因素及创口感染，或手术缝合时将内膜带入伤口内，切口血肿形成，均可致瘢痕发生不同程度的缺陷。

1. **手术方式以及剖宫产位置的选择**　子宫下段的位置较低，血供较差，切口容易愈合不良。

2. **剖宫产的次数**　剖宫产次数增多，子宫峡部的肌层厚度变薄，瘢痕憩室发生概率升高。

3. **切口缝合的技术和方法**　术者的经验、缝合技术和采用的缝合策略与 CSD 的形成息息相关。首先，双层缝合比单层缝合更能减少 CSD 的发生；其次，缝合的松紧度也与 CSD 的发生有关。缝合过紧，切口处组织容易缺血坏死，导致 CSD 形成；如果缝合过松，又达不到缝合止血的要求。因此，术者的经验就显得尤为重要。

4. **剖宫产前是否试产及试产的程度**　剖宫产前如有试产，切口上下缘的厚度相当，缝合时切口两端对合良好，CSD 发生率会相应降低。但是，如果试产时间过长，产程时间超过 5 小时或者宫口扩张 5cm 以后再行剖宫产，CSD 发生风险会增加。

5. **切口感染**　胎膜早破、产程异常、妊娠期糖尿病等各种原因引起的切口感染，均可增加 CSD 的发生风险。

6. **其他因素**　有报道称，重度 CSD 患者更年轻（<30 岁）；除年龄外，缩宫素引产也会增加重度 CSD 的发生风险；另外，后倾后屈位的子宫可以使子宫切口的张力增加，切口愈合不良的风险增加。

三、临床表现

1. 由于憩室的存在，月经血可以积聚，排出不畅，从而导致月经期延长，淋漓不尽，但是月经周期以及总的月经量均无明显改变。

2. 长期的积血也可以导致慢性子宫内膜炎，个别患者可表现为慢性下腹隐痛或者坠痛，或者经期腹痛。

3. 憩室可以改变正常宫颈的黏液性状，增加局部炎症反应（不利于精子通过宫颈管、杀精），从而导致不孕。

4. 对于再次妊娠也产生不良的影响，包括子宫破裂以及剖宫产瘢痕妊娠。

四、诊断

一般来说应根据病史、临床表现及辅助检查等综合进行诊断，目前没有统一的诊断标准。

1. 既往有子宫下段剖宫产手术。

2. 有经期延长、月经淋漓不尽的临床表现，并且排除其他可能引起相应症状的疾病如子宫内膜息肉、黏膜下子宫肌瘤等。

3. 经阴道超声是首选的辅助诊断的无创检查，宫腔镜是明确CSD诊断的“金标准”。其他的检查方法有子宫输卵管造影术和MRI，可根据情况选择适当的检查。

五、手术适应证

CSD的治疗目前尚无统一的方案。治疗方案的制订需要综合考虑患者自身的情况，包括有无症状、症状的严重程度、有无生育需求等综合选择。主要有保守观察、药物治疗和手术治疗。手术治疗又可以分为开腹手术治疗、腹腔镜手术治疗、宫腔镜治疗、宫腹腔镜联合治疗、经阴道瘢痕憩室切除修补术。但是每一种方法均有其优势和劣势，如何把握每一种方法适应证，是临床医生所面临的困难和挑战。

CSD目前尚无明确的手术指征，应以患者的临床症状的严重程度为主要考虑对象，同时结合憩室顶部残余肌层的厚度综合选择。临床症状严重的患者，即使肌层较厚，也可以考虑行手术治疗。目前CSD的手术治疗有腹腔镜手术、经腹手术、宫腔镜手术、经阴道手术等方式，不同手术方式的临床疗效还在探索之中。

（梁炎春）

第二节　手术方法及步骤

一、腹腔镜下手术

腹腔镜直视下通过阴道探针明确切口憩室位置，切除憩室并缝合子宫肌层。腹腔镜手术属于微创手术，可在直视下修补憩室，视野清晰；可安全下推膀胱，减少膀胱的损伤风险；患者术后恢复快，住院时间短。而且，现在常联合宫腔镜检查，术前评估憩室的位置、大小和范围，术后也用于评估腹腔镜修补的效果。腹腔镜手术效果明确，对于大部分患者适用。

手术步骤：

1. 常规消毒铺巾，留置尿管导尿。

2. **宫腔镜检查**　评估憩室的位置、大小和范围，同时检查宫腔的形态、子宫内膜的厚度以及是否合并子宫内膜息肉等赘生性病变，必要时行子宫内膜活检术或者赘生物摘除术（图24-1）。对于有生育需求的患者，子宫内膜可以同时进行CD138检查，因为长期的异常阴道流血可增加慢性子宫内膜炎（chronic endometritis，CE）的发生概率。如术后确诊CE，则建议进行规范的抗生素治疗一周期，治愈率可达90%以上。

3. **腹腔镜探查**　置入腹腔镜进行探查。直视下了解盆腔情况，如果盆腔组织器官的解剖结构有异常改变（如粘连、挛缩等），需先分离粘连，恢复解剖结构（图 24-2、图 24-3）。这些患者均有剖宫产，粘连往往发生于子宫前壁、瘢痕憩室所在部位的宫颈前方，肠管、大网膜等与子宫粘连也非常常见，部分患者甚至表现为子宫前壁与前腹壁呈大片的致密粘连。因此，在分离时需注意保护重要的器官，如肠管和膀胱。

4. 打开膀胱腹膜反折，暴露 CSD　有两种方法。一种是从侧方入路，在圆韧带的下方打开阔韧带前叶，向宫颈表面方向逐步打开膀胱腹膜反折；另外一种方法是直接从宫颈的正中表面打开膀胱腹膜反折，向两侧延伸，下推膀胱。打开前可置入举宫杯，类似于做全子宫切除时下推膀胱的方法（图 24-4）。

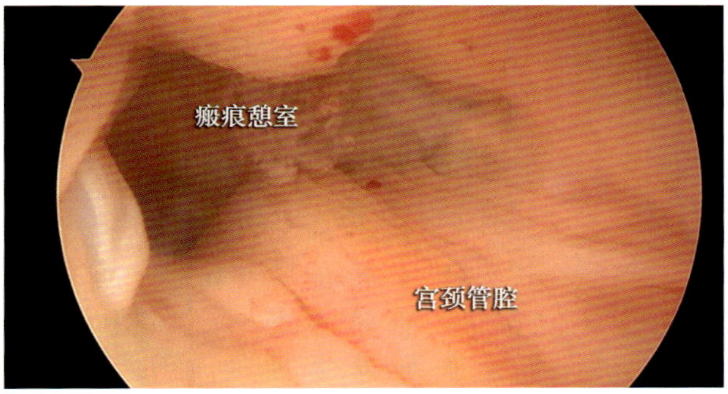

▲ 图 24-1　宫腔镜检查

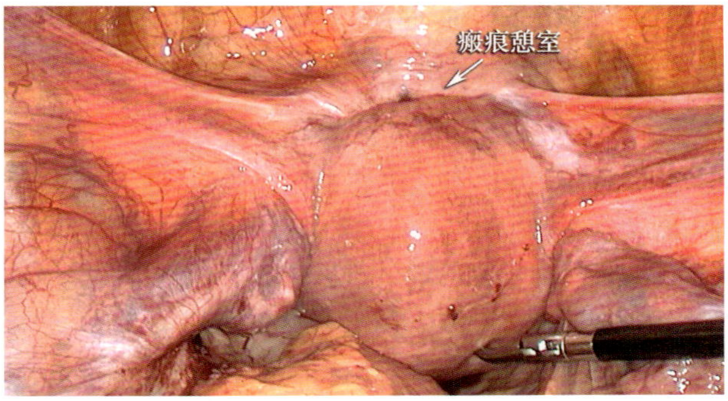

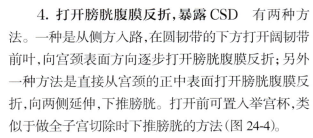

▲ 图 24-2　腹腔镜探查（盆腔无明显粘连）

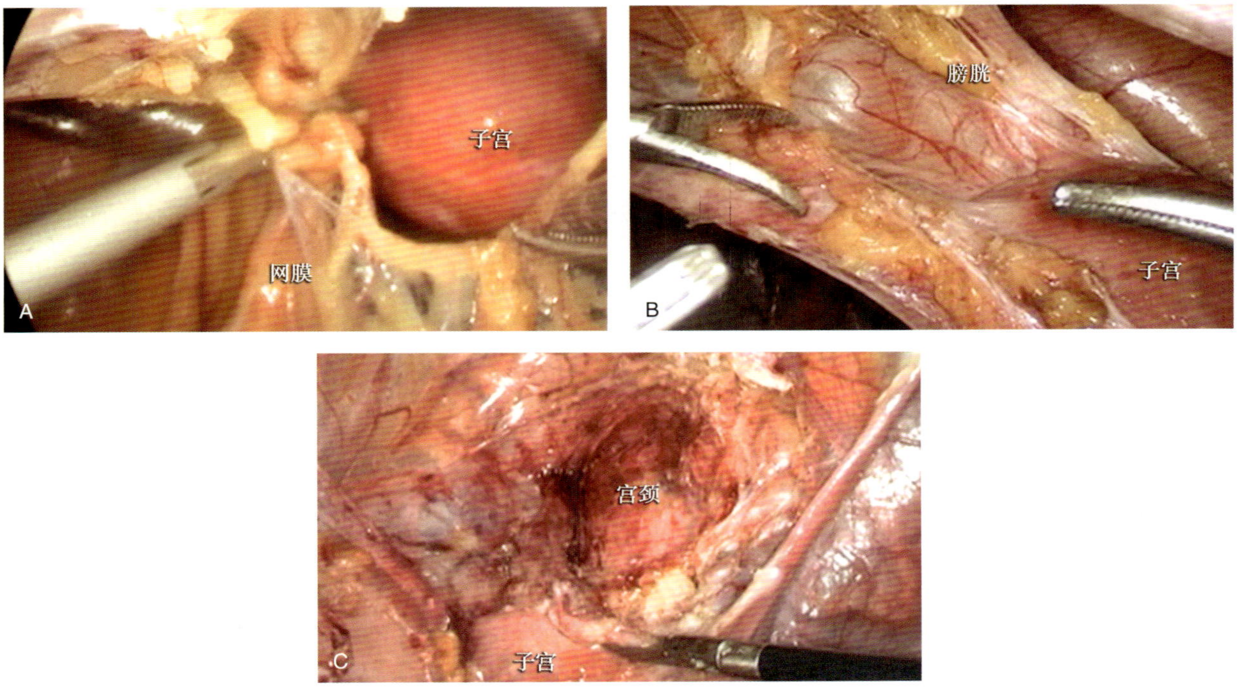

▲ 图 24-3　腹腔镜探查（盆腔显著粘连）

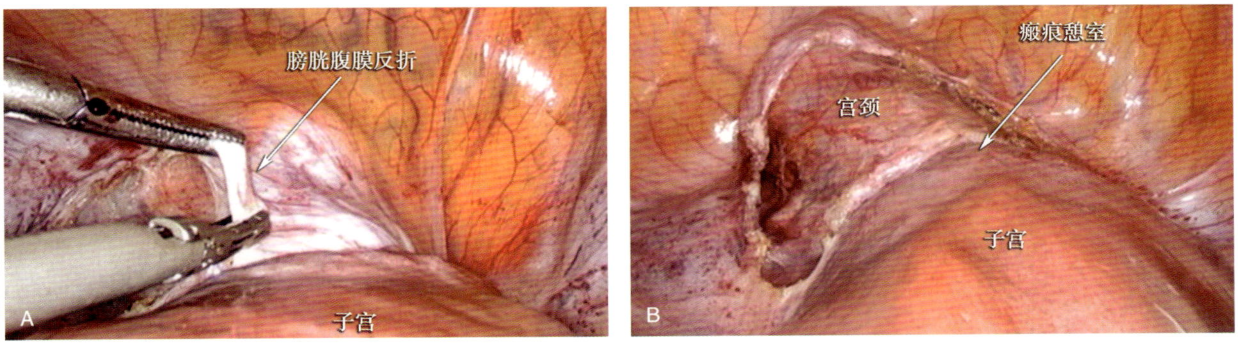

▲ 图 24-4　打开膀胱腹膜反折，暴露 CSD

5. 辨认憩室位置　取出举宫杯，用金属探条自宫底向子宫颈方向滑动（探条的弯度朝向前方），有落空感的位置即为憩室的位置（图 24-5）。

6. 冷刀切除憩室　用勾剪或者组织剪进行操作，保证创面新鲜。手术技巧：左手持剪刀（左侧的腹壁穿刺口应尽量靠近髂骨，有利于左手操作），上下整齐修剪创面，必要时助手在右侧协助修剪。修剪憩室上缘时，先让助手帮助保持子宫后倾位置（助手用宫颈钳钳夹宫颈前唇，向腹腔方向顶），主刀左手拿抓钳，右手持剪刀，助手拿吸引管清理出血帮助暴露术野（图 24-6、图 24-7）。

7. 缝合修补憩室　用 0 号肥仔针（弯度大，容易转弯和出针，用可吸收缝线）全层缝合，间断缝合 3~5 针。手术技巧：先让助手帮助维持子宫后倾位置，同时用吸引管帮助清洁术野，主刀医生进行上下两端新鲜切口的对合缝合，保证切口两端缝合确切。每缝合一针，先不要打结，留到缝合结束后，再分别打结。打结时，可以采用两个持针器打结，保证所有线结彻底打紧（图 24-8~ 图 24-11）。

8. 褥式缝合加固切口　用 0 号肥仔针或者 2-0 可吸收线或者 2-0 倒刺线连续褥式内翻缝合，加厚切口（图 24-12）。

9. 关闭膀胱腹膜反折　采用 2-0 可吸收线连续缝合，腹膜化切口（图 24-13）。

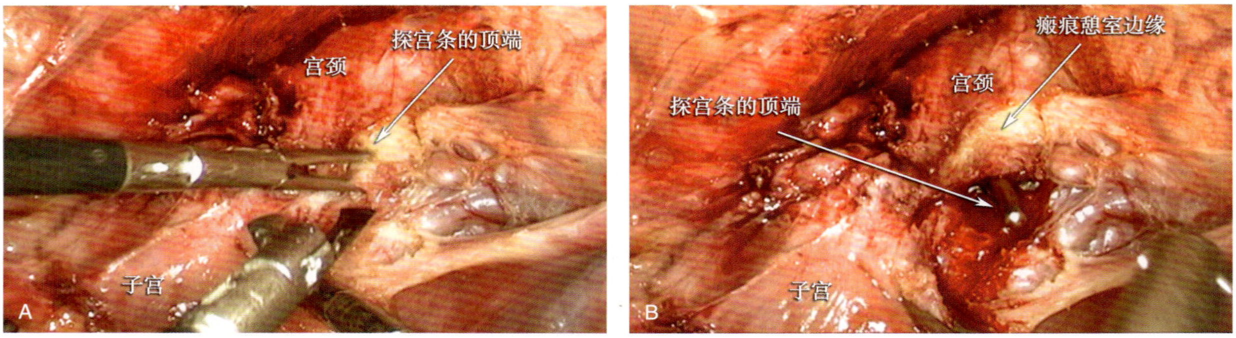

▲ 图 24-5　辨认憩室位置

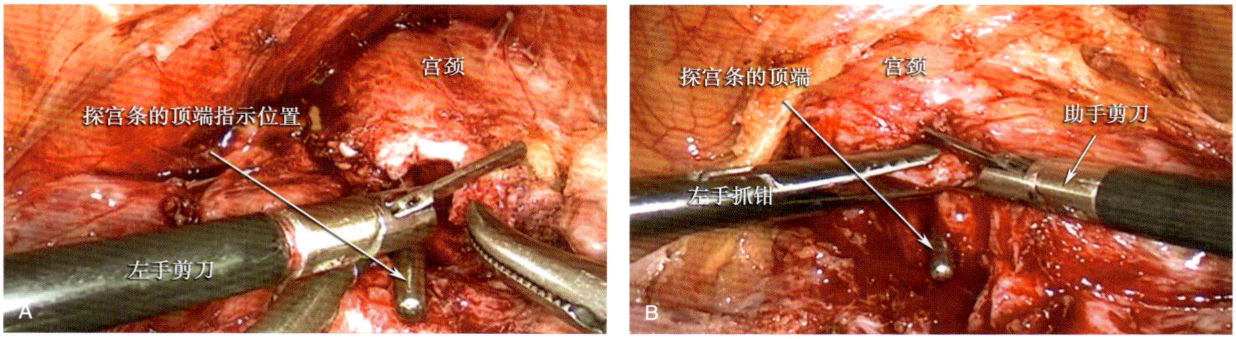

▲ 图 24-6　冷刀剪除憩室下缘

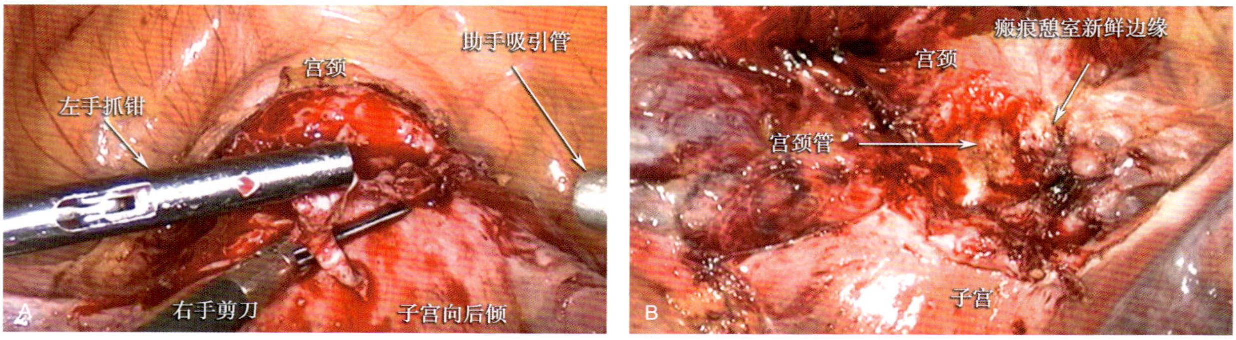

▲ 图 24-7　冷刀剪除憩室上缘

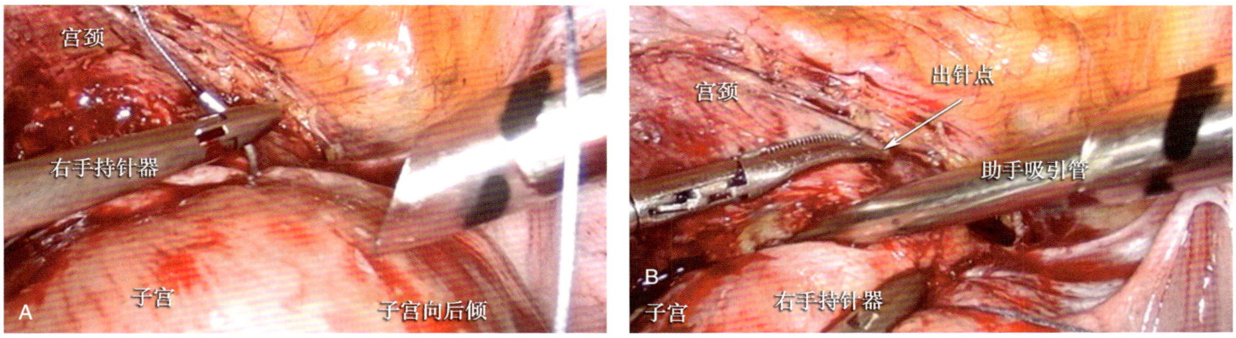

▲ 图 24-8　缝合憩室切缘右侧顶端

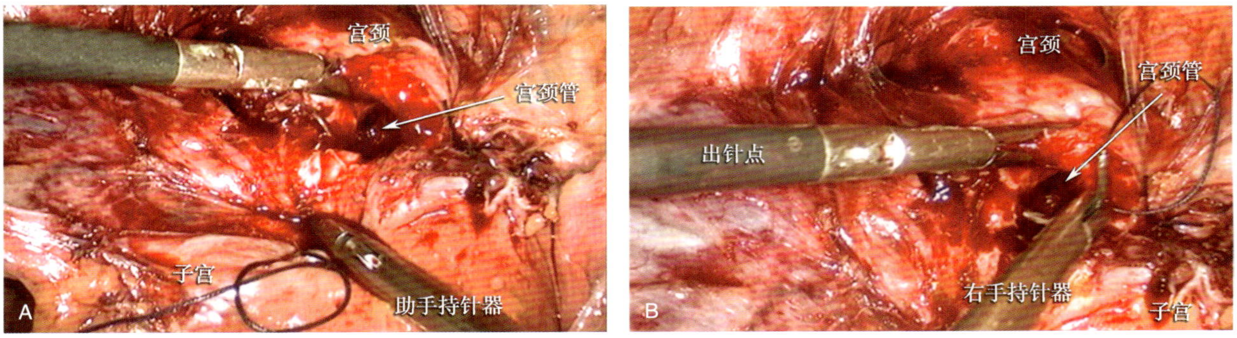

▲ 图 24-9　缝合憩室切缘左侧顶端

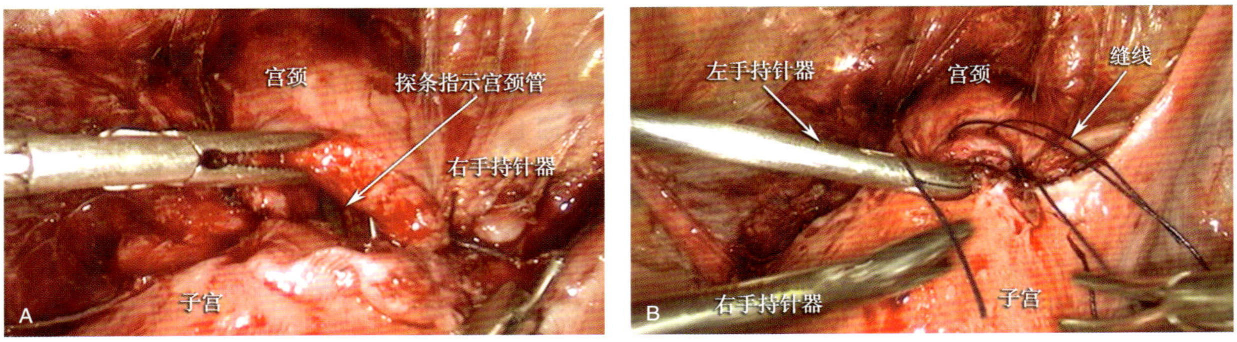

▲ 图 24-10　全层缝合憩室

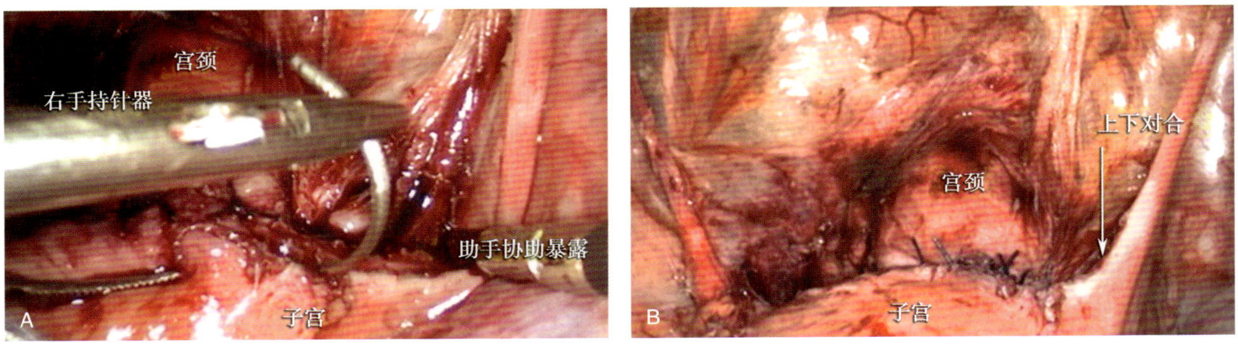

▲ 图 24-11　加固缝合

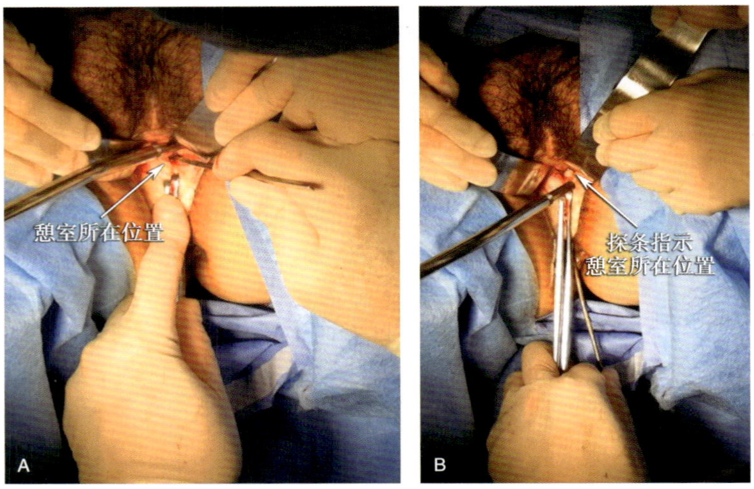

▲ 图 24-19　冷刀切开憩室

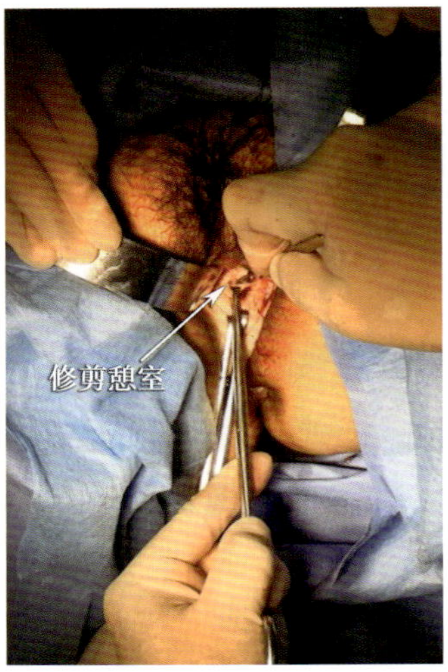

▲ 图 24-20　对合缝合憩室上下新鲜切缘

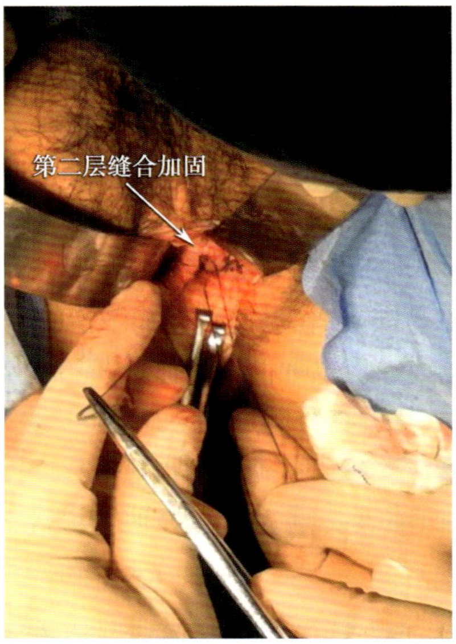

▲ 图 24-21　第二层连续缝合

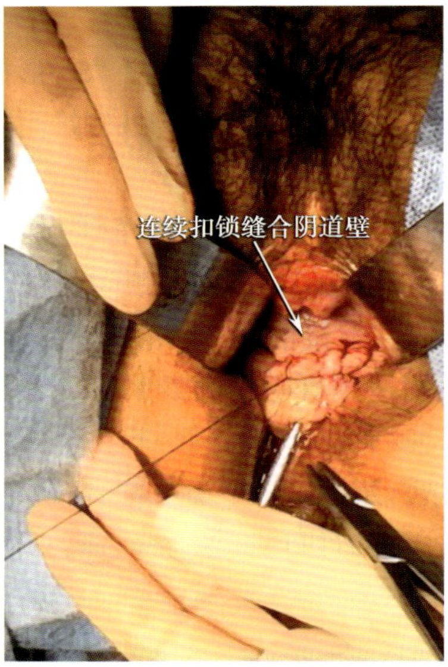

▲ 图 24-22　连续扣锁缝合阴道壁

48 小时拔除）。

研究表明，经阴道进行 CSD 切除修补，其修复率及症状缓解率可达 92.9%。

11. 阴式剖宫产瘢痕憩室切除修补术见视频 24-2。

视频 24-2　阴式剖宫产瘢痕憩室切除修补术

三、宫腔镜手术

宫腔镜手术的目的以改善症状为主，并不能真正去除憩室本身。对于憩室顶部肌层仍有一定厚度的患者是一个不错的选择。通过宫腔镜切除憩室上下两侧及底部纤维变性组织，电凝底部扩张的毛细血管床及异位的子宫内膜，重塑憩室周围结构，减少憩室内分泌物形成，促进经血及憩室积聚物流出，改善月经淋漓不尽、腹痛等临床症状。Cho 等报道，宫腔镜手术对于憩室较小，肌层缺损不超过 80% 的 CSD

患者疗效确切。通过宫腔镜整复缺陷，改善症状的有效率为59.6%~100%不等，其治疗的有效性和可行性已被证实。但是，对于憩室顶部肌层厚度<2mm的患者，明确不建议宫腔镜治疗，因为宫腔镜下电灼有发生子宫破裂和损伤膀胱等周围脏器的风险。宫腔镜手术并未达到对憩室的真正修补，虽去除了憩室，缓解了异常阴道流血的症状，但同时也扩大了子宫肌层薄弱处的面积，可能会导致远期不良影响。因此，宫腔镜在临床治疗上仍有一定的局限性。

宫腔镜剖宫产术后子宫切口瘢痕缺陷修补术手术操作见视频27-10。

四、子宫切除术

对于年龄较大无生育要求且临床症状重、药物控制无效、经济情况差、随访依从性较差的女性可以考虑行子宫切除术，达到根治瘢痕憩室，完全消除临床症状的目的。手术可以经阴道、经腹腔镜或者经腹入路完成。

（梁炎春）

第三节 手术的注意事项、并发症防治及处理

一、手术的注意事项

手术是CSD的主要治疗方法，但如何选择手术方式，并无统一标准。笔者认为，应根据患者的需求（缓解症状、要求生育等）、手术医生对于病情的评估以及术者擅长的手术方式进行综合考虑后选择。

经阴道手术是传统的、经典的手术方式，对于具有阴式手术基础的医生更加容易掌握。而且，经阴道手术的手术方式又有了一些改良的缝合修补方式。开展首例阴式手术的中山大学附属第一医院谢洪哲教授在其原来的上下对合缝合的基础上，进行了调整和改良。首次引入叠瓦式缝合的概念，进一步加厚修剪后的肌层厚度。在暴露和切开憩室之后，用冷刀修剪憩室的上缘，暴露新鲜创面，憩室下缘不进行修剪，直接将经修剪过的上缘与下缘进行重叠缝合，进一步增加肌层的厚度，达到更好的修补效果。

腹腔镜手术可以安全、清晰地下推膀胱，对于一些子宫前壁与膀胱或者前腹壁致密粘连的患者尤为适合。手术的难度在于暴露憩室之后，如何完整修剪憩室的上下缘。另外，要达到很好的缝合修补效果，要求术者要具有很好的腹腔镜缝合技术。技术上有几个注意事项：①腹壁穿刺口要选择更低的位置，有利于修剪和缝合；②间断缝合，最后再一起打结；③需进行第二层的加固缝合，褥式缝合增加肌层厚度；④助手配合，向头侧顶起阴道前唇，第一助手帮助维持子宫后倾位置，更有利于主刀缝合。

另外，也有学者在腹腔镜下采用不打开憩室直接重叠缝合憩室的方式来进行治疗。这种方式可以在保留子宫瘢痕完整性的基础上修复憩室，可缩短术后避孕时间，适用于年龄较大且生育要求迫切的患者。但是，该手术方式的效果有待进一步探究和证实。

二、手术并发症防治及处理

CSD手术治疗最重要的步骤之一就是推开膀胱，暴露CSD。相对于经阴道手术来说，腹腔镜手术的视野显得更为清晰，推开膀胱会更加安全。如果经阴道手术中怀疑膀胱损伤，可进行膀胱美蓝试验，了解损伤的位置，及时进行经阴道修补。如果遇到特别困难的情况（如视野暴露困难），可以联合腹腔镜手术，在腹腔镜下进行修补。同样地，腹腔镜手术遇到可疑的膀胱损伤，术中也考虑行膀胱美蓝试验，寻找损伤的位置，并进行修补。修补后，可再次行膀胱美蓝试验，检查修补的效果。术后需留置尿管3周，保证伤口充分愈合。其他手术并发症还有术中出血，可由于解剖结构不清晰引起的子宫动脉等重要血

管损伤引起，一般经过电凝或缝扎止血可处理好。术后感染是经阴道手术常见的术后并发症，一般经过抗感染治疗、经阴道消毒抹洗可得到有效控制。

（梁炎春）

参考文献

[1] UPPAL T, LANZARONE V, MONGELLI M. Sonographically detected caesarean section scar defects and menstrual irregularity. J Obstet Gynaecol, 2011, 31 (5): 413-416.

[2] BORGES L M, SCAPINELLI A, DE BAPTISTA DEPES D, et al. Findings in patients with postmenstrual spotting with prior cesarean section. J Minim Invasive Gynecol, 2010, 17 (3): 361-364.

[3] OFILI-YEBOVI D, BEN-NAGI J, SAWYER E, et al. Deficient lower-segment cesarean section scars: prevalence and risk factors. Ultrasound Obstet Gynecol, 2008, 31 (1): 72-77.

[4] TOWER A M, FRISHMAN G N. Cesarean scar defects: an underrecognized cause of abnormal uterine bleeding and other gynecologic complications. J Minim Invasive Gynecol, 2013, 20 (5): 562-572.

[5] VIKHAREVA OSSER O, VALENTIN L. Risk factors for incomplete healing of the uterine incision after caesarean section. BJOG, 2010, 117 (9): 1119-1126.

[6] TAHARA M, SHIMIZU T, SHIMOURA H. Preliminary report of treatment with oral contraceptive pills for intermenstrual vaginal bleeding secondary to a cesarean section scar. Fertil Steril, 2006, 86 (2): 477-479.

[7] FABRES C, AVILES G, DE LA JARA C, et al. The cesarean delivery scar pouch: clinical implications and diagnostic correlation between transvaginal sonography and hysteroscopy. J Ultrasound Med, 2003, 22 (7): 695-700.

[8] ARMSTRONG V, HANSEN W F, VAN VOORHIS B J, et al. Detection of cesarean scars by transvaginal ultrasound. Obstet Gynecol, 2003, 101 (1): 61-65.

[9] THURMOND A S, HARVEY W J, SMITH S A. Cesarean section scar as a cause of abnormal vaginal bleeding: diagnosis by sonohysterography. J Ultrasound Med, 1999, 18 (1): 13-16.

[10] ERICKSON S S, VAN VOORHIS B J. Intermenstrual bleeding secondary to cesarean scar diverticuli: report of three cases. Obstet Gynecol, 1999, 93 (5 Pt 2): 802-805.

[11] IRVINE G A, CAMPBELL-BROWN M B, LUMSDEN M A, et al. Randomised comparative trial of the levonorgestrel intrauterine system and norethisterone for treatment of idiopathic menorrhagia. Br J Obstet Gynaecol, 1998, 105 (6): 592-598.

[12] CHO C E, NORMAN M. Cesarean section and development of the immune system in the offspring. Am J Obstet Gynecol, 2013, 208 (4): 249-254.

[13] DIAZ-GARCIA C, ESTELLÉS J G, ESCRIVÁ A M, et al. Scar abscess six years after cesarean section: laparoscopic and hysteroscopic management. J Minim Invasive Gynecol, 2009, 16 (6): 785-788.

[14] CHANG Y, TSAI E M, LONG C Y, et al. Resectoscopic treatment combined with sonohysterographic evaluation of women with postmenstrual bleeding as a result of previous cesarean delivery scar defects. Am J Obstet Gynecol, 2009, 200 (4): 370. e1-4.

[15] FABRES C, ARRIAGADA P, FERNÁNDEZ C, et al. Surgical treatment and follow-up of women with intermenstrual bleeding due to cesarean section scar defect. J Minim Invasive Gynecol, 2005, 12 (1): 25-28.

[16] 谢清. 剖宫产切口憩室的诊断与治疗现状分析. 基层医学论坛, 2016, 20 (23): 2.

[17] FAVERO G, CHIANTERA V, OLESZCZUK A, et al. Invasive cervical cancer during pregnancy: laparoscopic nodal evaluation before oncologic treatment delay. Gynecol Oncol, 2010, 118 (2): 123-127.

[18] CHEN H, WANG H, ZHOU J, et al. Vaginal repair of cesarean section scar diverticula diagnosed in non-pregnant women. J Minim Invasive Gynecol, 2019, 26 (3): 526-534.

第二十五章

盆腔炎性疾病手术

第一节　术前诊断、手术适应证和手术入路的选择

一、术前诊断

盆腔炎性疾病(pelvic inflammatory disease，PID)是女性上生殖道感染性疾病，包括子宫内膜炎、输卵管炎、输卵管卵巢脓肿以及盆腔腹膜炎等。PID对育龄期女性的性生殖健康可造成重大危害，导致不孕、异位妊娠及慢性盆腔疼痛等。

PID的临床表现可因炎症轻重及范围大小而不同。常见症状包括下腹痛、发热、阴道分泌物增多等。体征可有较大差异，轻者仅发现宫颈、宫体或附件区压痛。严重者可表现为急性病容，生命体征不平稳，下腹部压痛、反跳痛及肌紧张。妇科检查阴道可有脓性分泌物；宫颈充血、举痛；宫体压痛，活动受限；子宫两侧压痛明显。若为输卵管积脓或输卵管卵巢脓肿，则可触及包块。

由于PID症状、体征个体差异较大，明确诊断较困难，诊断PID依靠临床最低诊断标准，同时考虑附加标准。PID诊断最低标准：性活跃女性及有性传播感染风险者，排除其他病因且满足以下任一条件者：①子宫压痛；②附件压痛；③宫颈举痛。如合并下生殖道感染，诊断PID可能性增加。PID诊断附加标准：①口腔温度≥38.3℃；②宫颈或阴道脓性分泌物；③阴道分泌物显微镜检白细胞增多；④红细胞沉降率升高；⑤C反应蛋白升高；⑥宫颈淋病奈瑟球菌或沙眼衣原体感染。PID需和异位妊娠、卵巢囊肿扭转及破裂、急性阑尾炎、子宫内膜异位症及炎性肠病等相鉴别。

二、手术适应证和手术入路的选择

手术治疗在PID的应用相对局限，多用于合并盆腔肿块患者。手术指征包括：①药物治疗无效，肿块持续存在；②可疑脓肿破裂；③出现腹膜炎甚至感染性休克。手术可根据患者情况选择开腹或腹腔镜手术，以切除病灶为主，年龄较大且附件受累严重者，可考虑全子宫加双附件切除术。

PID手术入路可选择开腹、多孔腹腔镜、经脐单孔腹腔镜等。是否选择微创手术取决于患者病情、医生经验、器械设备条件等。以下情况建议选择开腹手术：①已有感染性休克征象、腹胀明显难以建立气腹；②脓肿病灶大，估计腔镜下操作困难；③病变时间较长，病灶与周围组织已形成致密粘连，甚至粘连肠管的盆腔脓肿。

与开腹手术相比，腹腔镜在PID的治疗中优势明显：①术中出血少，损伤小，术后胃肠道功能恢复快，住院时间缩短；②术野暴露充分、清晰，且具有放大效应，可彻底分离粘连、冲洗脓苔，发现较隐蔽的病灶，手术更精确彻底，术后再粘连及吸收热的发生率明显降低；③保护输卵管功能，对于未育患

者，早期腹腔镜手术可最大限度地减少盆腔粘连，降低不孕症发生率，为术后生育提供基础与保证。

经脐单孔腹腔镜在盆腔炎性疾病中具有一定作用。在腹腔镜建立手术入路时，要考虑到盆腹腔粘连可能导致穿刺损伤的风险。如果肠管与腹壁粘连，在选择多孔手术建立第一个 trocar 时，可能损伤肠管。单孔腹腔镜采用开放切口进入，可避免盲穿，减少对腹腔内组织的副损伤。同时切口保护套对切口的保护隔离作用可降低切口污染和愈合不良的风险。

阴式手术一般用于切开阴道后穹窿，引流脓液，但临床上较少采用。

（龚瑶）

第二节　手术方法与步骤

一、盆腔粘连松解术

进腹后，充分探查盆腹腔。对于盆腔严重粘连者，可在镜下行粘连松解术，恢复盆腔器官正常解剖结构（图 25-1）。盆腹腔的粘连松解是妇科手术的重要组成部分。分离技术的关键在于找到分离间隙，明确解剖结构，避免重要脏器损伤。①分离膀胱周围粘连时，尽量避免从膀胱顶部开始分离。因为粘连，膀胱顶的位置很难分清膀胱边界，容易损伤膀胱。可从膀胱侧方贴着宫颈进入膀胱宫颈间隙，显露宫颈后，继续向头侧分离膀胱。②分离暴露输尿管时，可从盆侧壁进入腹膜，显露髂血管后继续暴露输尿管，可避免肠管粘连对解剖的干扰。③若肠管与子宫后壁粘连，封闭直肠子宫陷凹，可经肛门置入纱布指示解剖间隙，从肠管侧方进入，紧贴子宫下段后方进行分离。

在分离粘连时，需要重视左手的作用。操作过程中，左手牵拉形成张力，为右手的切开提供空间。分离粘连可采用钝性和锐性相结合，根据术中情况灵活使用。钝性分离可使用吸引器、分离钳操作。吸引器分离粘连适用于粘连疏松、渗出较多时。分离粘连的同时吸走渗液，可看清组织间隙，便于暴露（图 25-2）。锐性分离使用单极电钩、剪刀或超声刀，一般用于致密粘连（图 25-3）。

腹腔镜下盆腔粘连松解术见视频 25-1。

视频 25-1　腹腔镜下盆腔粘连松解术

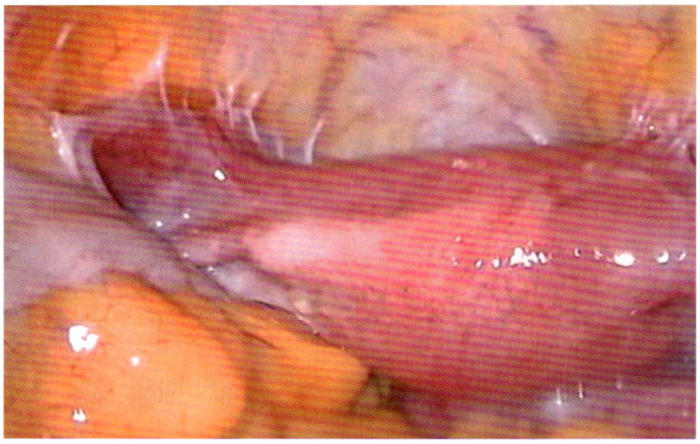

▲ 图 25-1　炎症导致盆腔粘连

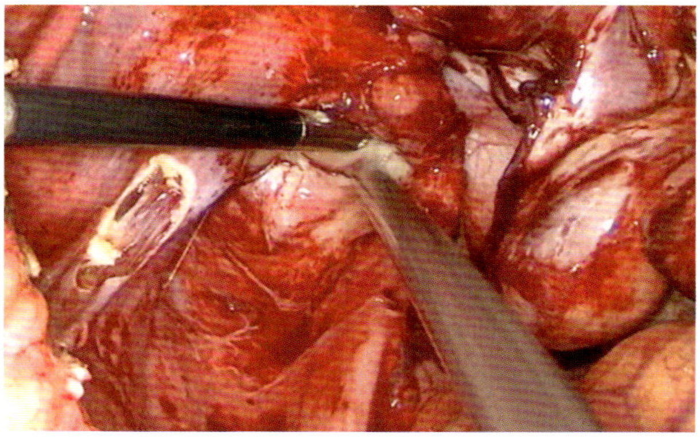

▲ 图 25-2　吸引器钝性分离粘连

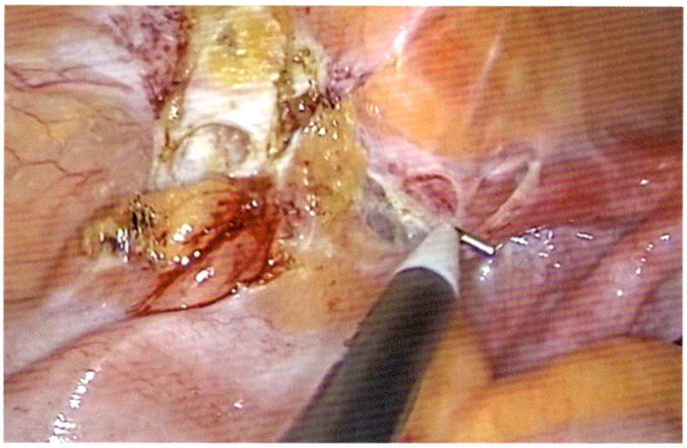

▲ 图 25-3　电钩锐性分离粘连

二、盆腔脓肿手术

对于盆腔脓肿，根据病灶破坏程度、脓肿部位及患者有无生育要求决定手术方式，如脓肿的穿刺和抽吸或脓肿病灶的切除等（图 25-4~ 图 25-6）。暴露脓肿，切开脓肿包膜，也可用长穿刺针穿刺脓肿，吸出脓液进行培养和药物敏感试验。同时取出脓苔及坏死组织，于脓肿波动感最明显处用单极电钩沿输卵管纵轴切开管壁达脓腔，充分吸尽脓液，清除脓肿。

经脐单孔腹腔镜输卵管脓肿手术见视频 25-2。

视频 25-2　经脐单孔腹腔镜输卵管脓肿手术

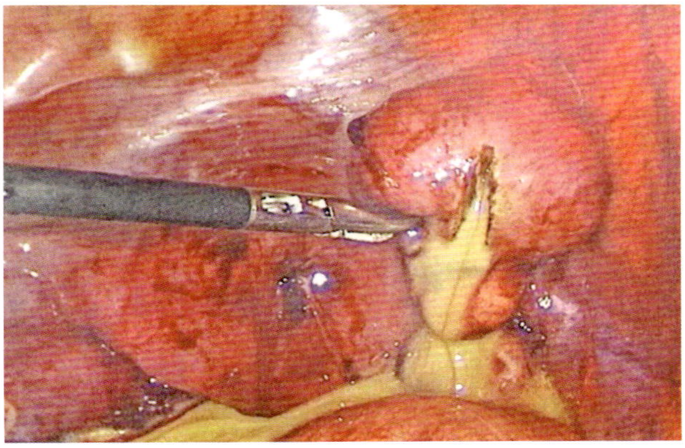

▲ 图 25-4　脓肿切开

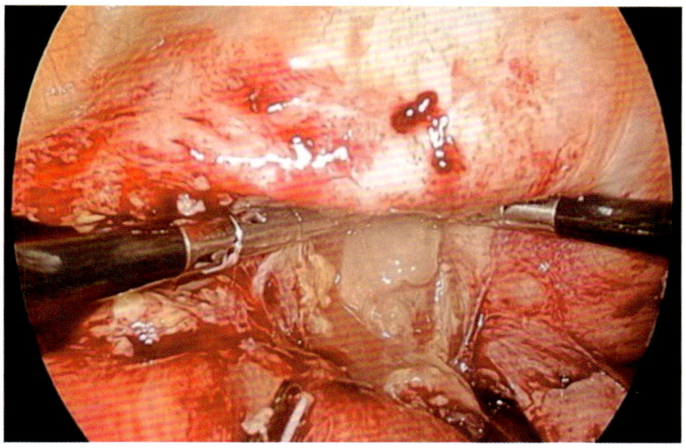

▲ 图 25-5　盆腔内脓液

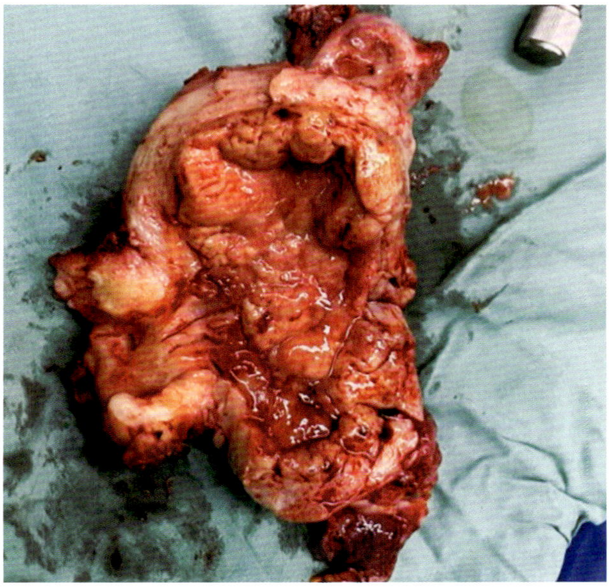

▲ 图 25-6　子宫体脓肿

三、输卵管伞端造口术

输卵管伞端造口术适用于年轻未生育的患者。若脓肿位于输卵管伞端致伞端闭锁，可行输卵管伞端造口术。于伞端闭锁处十字切开输卵管，清除脓液及脓苔，尽量扩大切口。外翻切开处输卵管黏膜，再造输卵管伞，可避免再次粘连闭锁。外翻造口有两种方法：一种为电凝法，单极或双极电凝伞端处浆膜，浆膜收缩，使黏膜外翻（图 25-7）；另一种为缝合法。使用 3-0 薇乔线缝合浆膜及黏膜，达到外翻效果（图 25-8）。文献报道，缝合法较电凝法效果更好。

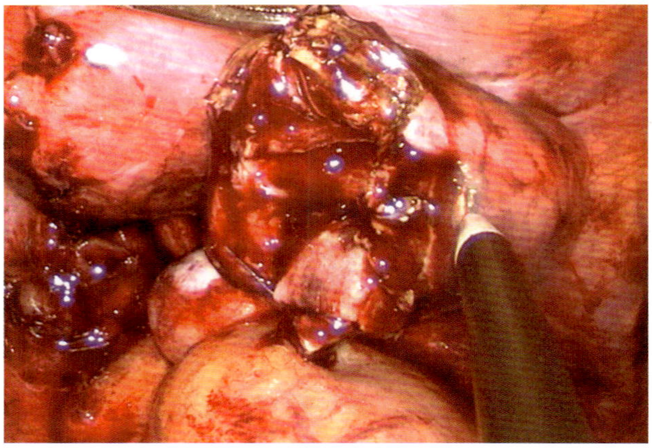

▲ 图 25-7　电凝法造口

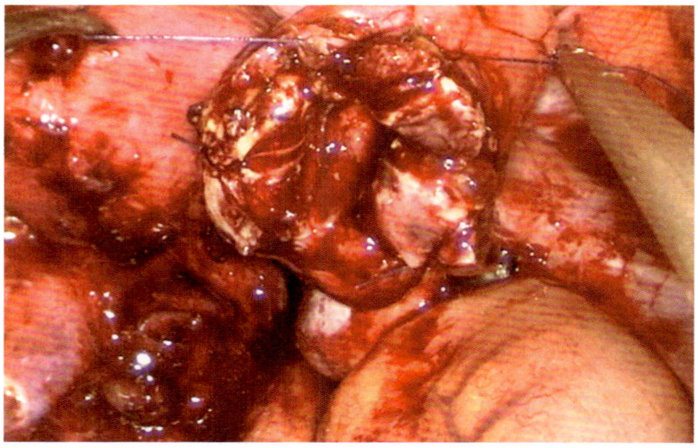

▲ 图 25-8　缝合法造口

腹腔镜下双侧输卵管造口通液术见视频 25-3。

视频 25-3　腹腔镜下双侧输卵管造口通液术

四、输卵管或附件切除术

手术可采取单孔腹腔镜或经自然腔道内镜手术，若患者无生育要求，且粘连较为严重，可直接行输卵管切除术；若已形成较大输卵管卵巢脓肿，且患者无生育要求，可同时行输卵管卵巢切除术。术后使用生理盐水反复冲洗盆腹腔，盆腔可留置 0.5% 甲硝唑溶液 250~500ml，放置引流管，结束手术。

输卵管切除术：进入腹腔后仔细探查。在操作前辨清输卵管走向，明确系膜位置，由宫角直至伞端探查输卵管及系膜。分离粘连，钳夹并提起输卵管，双极电凝系膜止血，剪刀剪断，逐次向子宫角部处理，切除输卵管。

附件切除术：暴露卵巢悬韧带，双极电凝卵巢悬韧带近卵巢处，注意避开输尿管。彻底凝闭悬韧带，剪刀离断。逐次电凝切断直至宫角。电凝宫角处输卵管峡部、卵巢固有韧带，剪刀剪断，完整切除附件。若解剖关系不清，必要时打开悬韧带表面腹膜，暴露悬韧带内血管，再进行凝闭（图 25-9）。

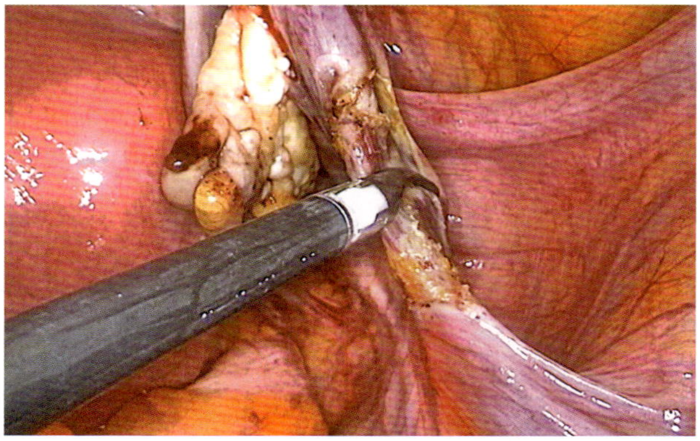

▲ 图 25-9　附件切除术

输卵管切除术见视频 25-4。

视频 25-4　输卵管切除术

（龚瑶　杨洲）

第三节　手术的注意事项、手术的并发症处理及防治、探究与体会

一、手术的注意事项

可疑严重粘连行腹腔镜手术，在放置第一个trocar时，可选择开放式进入。此时选择经脐单孔腹腔镜具有一定优势，可避免盲穿损伤腹腔内组织。

手术操作动作轻柔，分离粘连先易后难，先疏松后致密。进行输卵管及伞端分离时，注意勿损伤输卵管系膜和管壁，以免造成出血及管壁损伤。对膀胱、输尿管、肠管区域进行手术操作时，务必明确解剖层次，避免器官损伤。术中如因病情需要切除输卵管或卵巢时，必须再次向委托人讲明，重新签署知情同意书，避免医患纠纷。

对有脓液的手术，术毕应充分冲洗，避免脓液污染上腹及其他脏器。必要时取头高脚低位进行冲洗，术毕常规放置引流管。若粘连广泛，组织充血水肿严重，估计分离易造成重要器官损伤时，可仅放置引流管进行脓液引流，术后积极抗感染治疗。

术毕为防止再次粘连，除盆腔局部应用抗生素外，可使用透明质酸、几丁糖等预防粘连。

二、手术的并发症处理及防治

与PID手术相关的主要并发症包括邻近器官的损伤、出血、肠梗阻、切口感染等。

器官损伤随手术难度和范围增加而增加，腹腔镜下的电损伤明显多于经腹手术。由于女性内生殖器官和泌尿系统器官解剖关系密切，输尿管和膀胱损伤的概率更高，易发生在有严重粘连的手术中。腹腔镜手术中肠管损伤较泌尿系统损伤少见，但处理更为棘手。手术致肠道损伤发生的主要原因包括机械性损伤和电凝性损伤。腹腔镜操作困难时建议中转开腹，比如术中盆腹腔严重粘连，尤其附件与肠管粘连包裹形成时，肠道损伤风险极大，开腹手术触感更明显，相对更安全。

出血是手术最常见的并发症。术中出血是导致患者死亡和中转开腹的主要原因。致死性出血常与套管穿刺有关。PID手术很少切除子宫，不涉及大血管，一般出血可控，极少发生大出血。

肠道梗阻是腹部手术常见的并发症之一，主要有器械性损伤导致的机械性肠梗阻和炎性刺激引起的动力性肠梗阻。PID常伴有严重粘连，术后容易发生肠梗阻。由于腹腔镜手术切口更微创，术后患者下床活动更早，腹腔镜手术患者一般较开腹手术患者发生肠梗阻的风险更低。

预防手术并发症的基本策略包括：①术前充分医患沟通，让患者理解手术目的和手术风险；②完善和加强医生培训制度，降低因经验缺乏所致的并发症，提高腹腔镜手术医生预防和处理并发症的能力；③制订适宜的手术决策，选择适合的手术入路。若腹腔镜下操作困难，必要时转为开腹手术。

三、探究与体会

PID手术的决策至关重要，包括手术方式和手术时机的决策。在炎症急性期及慢性病变的急性发作期，纤维化粘连尚未形成，炎性渗出尚未机化，粘连较易分离，脓肿较易清除，可缩短手术时间，更容易恢复盆腔脏器的正常解剖结构。盆腔脓肿一经确诊，应及时行腹腔镜探查术，尤其有生育要求的患者。腹腔镜下早期引流、分离粘连、充分清洗盆腔及灌注抗菌药物，不仅能促进炎症消退，而且可明显改善、恢复输卵管功能，预后较好。因此，一旦确诊为盆腔脓肿应立即予以广谱、足量、联合抗生素治疗，同时做好准备行急诊腹腔镜手术。

（龚瑶）

参 考 文 献

[1] 张展, 刘朝晖. 盆腔炎性疾病的诊治进展. 中国实用妇科与产科杂志, 2019, 35 (4): 473-477.

[2] BRUNHAM R C, GOTTLIEB S L, PAAVONEN J. Pelvic inflammatory disease. N Engl J Med, 2015, 372 (21): 2039-2048.

[3] 刘晓娟, 范爱萍, 薛凤霞.《2015 年美国疾病控制和预防中心关于盆腔炎性疾病的诊治规范》解读. 国际妇产科学杂志, 2015, 42 (6): 674-675.

[4] 中华医学会妇产科学分会感染性疾病协作组. 盆腔炎性疾病诊治规范 (修订版). 中华妇产科杂志, 2014, 49 (6): 401-403.

第二十六章 慢性盆腔痛手术

第一节 术前诊断

女性慢性盆腔痛（chronic pelvic pain，CPP）是一种涉及多系统、多学科的常见疾病，近年来，由于其发病率上升，慢性盆腔痛已成为一个社会公共健康问题。目前对慢性盆腔痛的定义缺乏统一概念。ACOG 将慢性盆腔痛定义为源自盆腔器官或结构的疼痛，且持续时间超过 6 个月。疼痛通常与消极的认知行为、性行为和负面情感相关，也可与下尿道、生殖系统、胃肠道、盆底肌筋膜或性功能障碍有关。若痛经以及排卵痛等周期性盆腔痛伴发消极的认知行为、性生活以及负面情感等不良结局，则也被认为是慢性盆腔痛的一种形式。

一、临床表现

慢性盆腔痛作为一个综合征，涉及的疾病十分广泛，包括内脏器官疾病、神经肌肉骨骼疾病以及社会心理疾病等，可因疼痛程度轻重及涉及范围大小而有不同的临床表现。盆腔作为腹腔最低部分，盆腔内脏器和盆底神经肌肉等引起的疼痛主要表现在下腹部，故临床上又将盆腔痛称为下腹痛（图 26-1）。

内脏器官疼痛包括女性生殖系统、胃肠道和泌尿系统的疼痛。常见的女性生殖系统疾病引起的盆腔痛主要有子宫腺肌病、子宫内膜异位症、慢性盆腔炎症、慢性子宫内膜炎、子宫平滑肌瘤、卵巢残留综合征、盆腔粘连、外阴炎、会阴部病变、生殖道肿瘤、盆腹部手术史等。与慢性盆腔痛相关的非妇科疾病包括胃肠道系统的克罗恩病、肠易激综合征，泌尿系统疾病如复杂性尿路感染、间质性膀胱炎以及尿道憩室等。神经肌肉骨骼疾病如肌筋膜疼痛综合征也是导致 CPP 的疾病之一。此外，社会心理因素也发挥着一部分作用，并影响着疾病的恢复和预后。

二、诊断

（一）病史采集

详细的病史采集包括患者的基本信息、症状变化、既往治疗手段和效果。了解发病情况、疼痛部位、放射部位、疼痛程度、持续时间、加重或缓解因素，以此来评估疼痛的程度，便于疼痛程度的对比；其次了解患者月经周期、活动强度以及社会心理情况。病史应包括疼痛的具体时间、触发因素和治疗或缓解方法，以及所有医疗诊断、外科手术流程、产科细节、药物和过敏情况等。社会心理因素也很重要，可能会影响治疗方法的选择。以前尝试治疗的疗效也可能具有指导意义。

（二）体格检查

体格检查的目的是识别再现患者疼痛症状的皮肤、组织、神经、肌肉和器官，以确定潜在原因。尤其是腹部和骨盆的神经肌肉骨骼检查，推荐用于慢性盆腔痛的评估（图 26-2）。

第三节　手术方法与步骤

慢性盆腔疼痛的患者临床表现差异巨大，临床疗效也存在不确定性。深度地了解慢性盆腔疼痛的病理、社会和心理因素，有助于临床评估及治疗方案的确定。治疗上包括非手术干预和手术治疗，非手术干预形式包括药物、心理、认知、行为、补充替代治疗和物理治疗等；腹腔镜因损伤小、出血少、恢复快等优点，现作为慢性盆腔疼痛的主要手术治疗手段。常见的手术治疗方法有腹腔镜探查、子宫内膜异位病灶切除术、粘连松解术、神经去除术等方式。

一、腹腔镜探查

慢性盆腔疼痛作为妇科常见的疾病，具有病因复杂、诊断及治疗困难等特点。以往临床上主要通过病史采集、体格检查以及影像学检查来明确诊断。但其准确率较低，误诊率和漏诊率较高。而腹腔镜技术的发展为慢性盆腔痛的诊治提供了新的方向。有研究报道，50% 的 CPP 盆腔查体无明显异常，患者可在腹腔镜下找到异常。腹腔镜可直观地显示机体内盆腔组织及器官的改变情况，并可取活体组织行病理学检查，增加了诊断的可靠性以及准确度。同时，通过腹腔镜探查明确诊断后，实施相应的治疗，极大地提升了疾病的有效治疗率。将腹腔镜应用于慢性盆腔痛的诊疗中可取得显著的效果，从根本上解决了疼痛发生的原因，达到理想的治疗效果。

手术步骤：麻醉满意后，常规消毒铺单，助手保留导尿管，放置简易举宫器操控子宫以配合术者手术，切开脐孔，veress 针穿刺脐孔，进入腹腔，滴水试验阳性，连接气腹平台，充入 CO_2 气体，直至形成满意气腹并保持腹腔内压力约 12~13mmHg（1mmHg=0.133kPa）。10mm trocar 穿刺脐孔进入腹腔，置入 30° 腹腔镜，在右下、左下腹部及耻骨联合上缘上 2cm 常规置入 3 个操作孔，置入操作器械进行手术。重点探查子宫、双侧附件、双侧子宫骶韧带、盆腔腹膜、阑尾等部位，观察有无子宫内膜异位症、盆腔粘连、输卵管积水等，如有病变进行相应处理或活检。

二、腹腔镜子宫内膜异位病灶切除术

在妇科慢性盆腔痛中，最常见的病因为子宫内膜异位症，约有 80% 的子宫内膜异位症患者伴有不同程度的盆腔疼痛。目前，子宫内膜异位症引起 CPP 的发生机制尚不明确，子宫内膜异位症病灶对周围组织的压迫、疼痛刺激因子的分泌以及炎性因子的作用都可能参与其发生过程。此外，异位的子宫内膜反复出血也可导致周围组织纤维化以及粘连，致使盆腔脏器受机械性牵拉，运动受限而引起疼痛。研究发现，子宫内膜异位症引起的盆腔粘连程度与盆腔疼痛的发生率显著相关。深部子宫内膜异位症病灶引起疼痛的发生概率明显高于其他部位，而且保守治疗效果差。此外，腹膜型子宫内膜异位症病灶中的神经纤维密度与子宫内膜异位症相关疼痛症状也呈正相关。另有研究指出，随着卵巢子宫内膜异位囊肿的增大，造成卵巢皮质扩张，从而引起不同程度的盆腔深部不适以及疼痛。腹腔镜技术在子宫内膜异位症的诊断和治疗中占有重要地位。手术切除病灶如卵巢囊肿、盆腹膜型子宫内膜异位症、深部子宫内膜异位症及肠道子宫内膜异位症等病灶可有效地改善症状、缓解疼痛、减少复发。对于盆腹膜浅表型子宫内膜异位症病灶，可采用烧灼法，即通过双极或激光等能量器械破坏病灶，但需注意烧灼的程度，过浅达不到去除病灶的目的，过深则容易因双极电凝时产生的热效应损伤周围组织。而对于深部子宫内膜异位症病灶如直肠子宫陷凹及子宫骶韧带的病灶，单纯电凝往往达不到满意效果，应尽量完全切除病灶，可采用剪刀或超声刀等器械实施操作。术中注意保护

病灶周围的盆腔脏器，必要时充分游离病灶后再行手术治疗。

腹腔镜子宫内膜异位骶神经病灶切除术见视频 26-1。

视频 26-1　腹腔镜子宫内膜异位骶神经病灶切除术

三、腹腔镜粘连松解术

盆腔粘连也是引起女性慢性盆腔疼痛的主要原因之一。虽然研究发现粘连的程度与疼痛的轻重并不呈恒定的比例关系，但若粘连限制了盆腔器官的自由活动，如导致肠管狭窄的肠粘连和致密的子宫粘连等情况，采用粘连松解术或许能起到较好的疗效。也有研究表明，炎症后输卵管、卵巢及盆腔的形态、结构异常也会导致慢性疼痛的发生。因此，切除异常的病灶，恢复盆腔的正常解剖结构是粘连松解术的意义。粘连松解术后 CPP 可有大幅度、短期的改善，但缺乏长期有益的证据。而且粘连松解过程中的二次创伤有可能再次诱发粘连，术中合理地使用防粘连材料也是减少粘连复发的有效手段之一。腹腔镜分离粘连时也应注意腹壁穿刺点尽可能避开可能粘连的部分，在分离肠管周围粘连时，应尽可能钝锐性分离，避免电能或激光等。其次，致密的粘连分离时一定要注意周围的解剖关系，如血管、尿管的走行等，必要时分层分离，避免出血以及损伤。

四、神经去除术

女性的盆腔神经丛主要由骶前神经丛的交感神经、S_2~S_4 的副交感神经（含少量交感神经）、脊髓神经的阴部神经分出的小部分副交感神经组成。研究发现，输卵管和子宫等内生殖器的支配神经主要经胸下段及腰神经自腹主动脉前神经丛分出而进入盆腔，并于子宫颈旁阔韧带底部形成盆腔神经丛，而近输卵管、子宫及宫颈的交感神经与痛觉神经并行，经主韧带及宫底韧带而进入盆腔神经丛，其向心端纤维在骶岬上方先后形成腹壁下、中、上神经丛，腹壁上神经丛即为骶前神经。对于一些难治性、顽固性慢性盆腔疼痛，选择切断神经传导通路完成疼痛缓解作用的手术方式就成了临床研究的重点问题。临床上，所采用的神经去除术包括腹腔镜下子宫神经消融术（laparoscopic uterine nerve ablation，LUNA），也称为腹腔镜下宫骶韧带切断术和腹腔镜下骶前神经切除术（laparoscopic presacral neorectomy，LPSN）。从理论上来说，切断骶前神经与子宫骶韧带（图 26-3）。

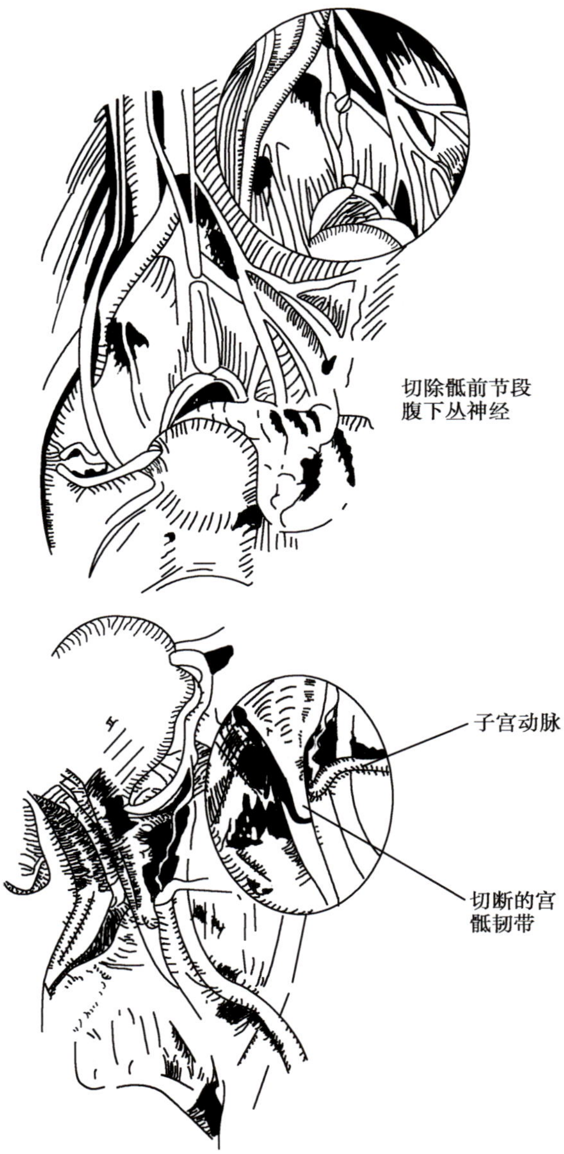

▲ 图 26-3　骶前神经切除术

主要是阻断来自盆腔的神经纤维传导通路以阻断疼痛信号的传导，不涉及腹壁下神经丛，并不影响膀胱、直肠等脏器功能。LUNA 主要适用于来源于盆腔中部的疼痛，不过，此术式对于盆腔疼痛缓解率不高，患者生活质量从手术创伤中获得的提高程度不大，术后疼痛复发率也比较高。而且，由于切断子宫骶韧带的范围是有限的，LUNA 手术的疗效也受到一定限制。因此，临床上不作为手术治疗慢性盆腔疼痛的首选术式。而腹腔镜骶前神经切除术则尽可能多地将支配子宫的神经切断，对缓解疼痛的治疗更为有效。研究发现，行 CPP 保守手术的基础上同时行 LPSN，大部分患者的术后疼痛评分明显降低，且患者远期获益率更高，显著高于单纯行保守性手术者。也有研究指出，骶前神经切除术对于子宫内膜异位症以及慢性盆腔炎导致的盆腔疼痛有明显的缓解作用。然而，LPSN 的适应证主要为经系统性内科治疗无效的顽固性盆腔中部疼痛，来自盆腔侧方或其他组织的慢性疼痛难以由此获得缓解，因此应做好充分的术前评估，再考虑行此术式。

LUNA 具体步骤：分离粘连、去除病灶后，上举子宫，暴露子宫骶韧带的解剖结构以及输尿管走行，剪开子宫骶韧带外上方的阔韧带后叶腹膜，暴露韧带外侧的直肠旁区，游离子宫骶韧带上端，电刀或超声刀切断，如有子宫骶韧带结节或者子宫骶韧带明显增粗、挛缩者，建议同时切除子宫骶韧带至宫颈后方。切除深度达 0.5~1cm，切除过浅达不到治疗目的，切除过深容易损伤输尿管、直肠和子宫血管及阴道壁。

LPSN 具体步骤：

1. 上举子宫，推开肠管，充分暴露骶骨岬。

2. 提起骶骨岬表面腹膜，超声刀纵向切开，使腹膜与脂肪组织间隙分离，上至腹主动脉分叉上 2cm，下至骶岬，同时向双侧分离显露骶前神经。

3. 将腹主动脉前方脂肪组织牵拉提起，用分离钳钝性分离到腹主动脉血管鞘前即可找到骶前神经干，沿着骶前神经干向下分离至骶岬，超声刀切除一段骶前神经。

4. 腹膜及创面予以电凝止血。LPSN 常见的并发症有肠蠕动减弱、便秘、尿潴留、出血、其他脏器损伤，术中操作要轻柔，渗出血时可用纱布压迫止血（图 26-4）。

5. 骶神经切除术见视频 26-2。

视频 26-2　骶神经切除术

由于骶前神经的解剖位置，术中特别应注意腹主动脉分叉处及左髂总静脉，骶骨前方的骶前静脉丛；术中应明辨输尿管走行，防止损伤。手术后应注意肠蠕动情况，若出现肠蠕动差和腹胀时，可行胃肠减压。

五、其他

在美国，CPP 也是子宫切除的常见指征。尽管治疗 CPP 的方法很多，但仍有少部分患者不得不最终行子宫切除术。对于子宫源性的 CPP 如子宫腺肌病、盆腔静脉淤血综合征等，切除子宫有着显著的疗效。对于难治性的 CPP，术中同时行双侧附件切除术，则对疼痛的治疗效果更佳。此外，盆腔器官脱垂的患者也可合并 CPP。脱垂的脏器其韧带筋膜有牵拉，可出现不同程度的腰骶部酸痛或下坠感。也有学者提出，女性严重的慢性盆腔疼痛可能是由于后穹窿的子宫骶韧带松弛所致。对于要求保留子宫及附件的患者，腹腔镜下子宫圆韧带悬吊术、腹腔镜子宫骶韧带高位悬吊术或可成为盆腔脏器脱垂合并 CPP 的一线治疗方案。

腹腔镜技术的发展为盆腔痛的诊治开辟了新的方向，并且在慢性盆腔痛的诊疗中取得了显著的效果，值得在 CPP 的诊治中优先考虑应用。但由于引起 CPP 的病因繁多，手术治疗的方法也比较多样，对妇科医生来说，无疑也是一项挑战，需要其具有充分的解剖知识，熟练的技能操作，才能达到理想的治疗效果。

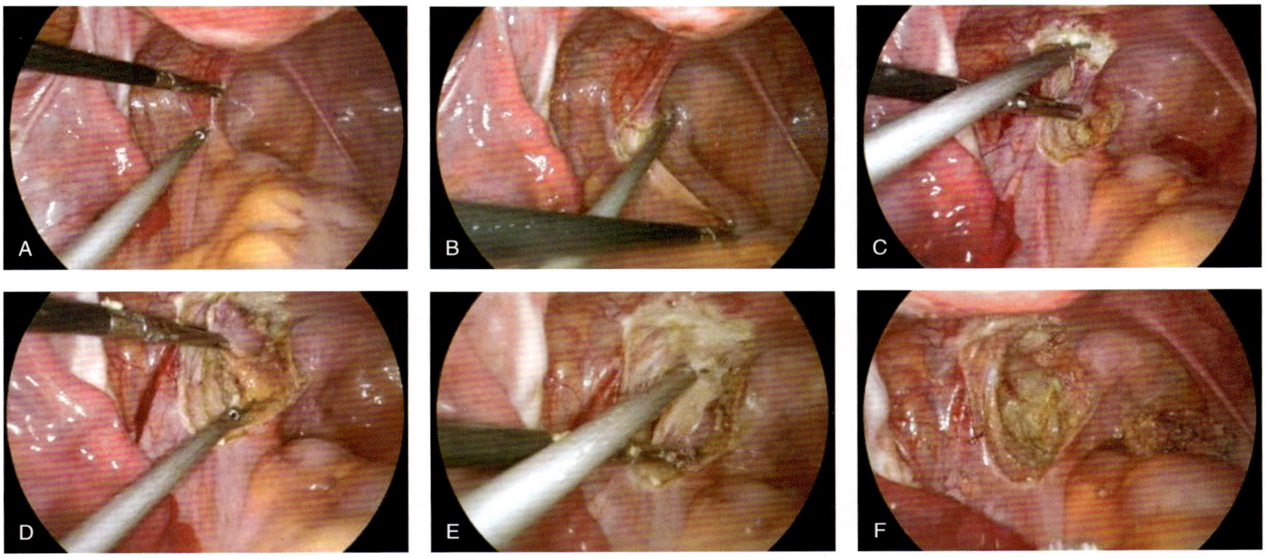

▲ 图 26-4 腹腔镜下骶前神经切除术术中表现

A. 腹腔镜下盆腔结构视图；B. 超声刀分离骶韧带和直肠间侧腹膜；C. 离断子宫骶韧带上缘；D. 离断子宫骶韧带下缘；E. 切除病灶；F. 手术后盆腔视图。

（徐惠成）

参考文献

[1] Chronic pelvic pain: ACOG practice bulletin, number 218. Obstet Gynecol, 2020, 135 (3): e98-e109.

[2] 王健, 张师前, 刘玉光, 等. 女性慢性盆腔疼痛临床管理的专家共识 (2021 年版). 北京医学, 2021, 43 (7): 650-659.

[3] LAMVU G, CARRILLO J, OUYANG C, et al. Chronic pelvic pain in women: a review. JAMA, 2021, 325 (23): 2381-2391.

[4] 龚柳英. 腹腔镜治疗慢性盆腔痛患者的临床效果. 医疗装备, 2019, 32 (20): 143-144.

[5] JANSSEN E B, RIJKERS A C, HOPPENBROUWERS K, et al. Prevalence of endometriosis diagnosed by laparoscopy in adolescents with dysmenorrhea or chronic pelvic pain: a systematic review. Hum Reprod Update, 2013, 19 (5): 570-582.

[6] 李晓丽. 腹腔镜在子宫内膜异位症相关性慢性盆腔痛诊治中的应用. 中国医学创新, 2012, 9 (21): 152-153.

[7] VAN DEN BEUKEL B, DE REE R, VAN GOOR H, et al. Analgesia in patients with adhesion-related chronic abdominal and pelvic pain after surgery: a systematic review. Acta Chir Belg, 2022, 122 (5): 303-311.

[8] LIU K J, CUI L Q, HUANG Q, et al. Effectiveness and safety of laparoscopic presacral neurectomy in treating endometriosis-associated pain. Zhongguo Yi Xue Ke Xue Yuan Xue Bao, 2011, 33 (5): 485-488.

[9] 王婧, 王爱敏. 腹腔镜骶前神经切断术对子宫内膜异位症患者性生活质量的影响. 中国性科学, 2017, 26 (6): 47-50.

[10] DANIELS J, GRAY R, HILLS R K, et al. Laparoscopic uterosacral nerve ablation for alleviating chronic pelvic pain: a randomized controlled trial. JAMA, 2009, 302 (9): 955-961.

[11] 刘开江, 崔莉青, 黄倩, 等. 腹腔镜骶前神经切断术治疗子宫内膜异位症疼痛有效性和安全性分析. 中国医学科学院学报, 2011, 33 (5): 485-488.

[12] LAMVU G. Role of hysterectomy in the treatment of chronic pelvic pain. Obstet Gynecol, 2011.

[13] WALLACE S L, MILLER L D, MISHRA K. Pelvic floor physical therapy in the treatment of pelvic floor dysfunction in women. Curr Opin Obstet Gynecol, 2019, 31 (6): 485-493.

第二十七章 宫腔镜下妇科手术

第一节 宫腔镜宫腔粘连分离术

一、概述

宫腔镜冷刀犁田式宫腔粘连分离术(hysteroscopic adhesiolysis using cold scissors with ploughing technique)主要包括2方面内容。

1. 该术一般选用外径<5mm的无创头端设计的诊断治疗一体化的宫腔镜；用单关节锐头硬性剪刀(一般选择5Fr)沿宫腔原有的解剖层次分离宫腔粘连(没有使用能量器械)。

2. 分离的创面往往覆盖瘢痕，用同样的剪刀将片状的瘢痕组织纵向"犁"开，深度达到瘢痕和子宫肌层之间，以扩大宫腔容量，防止瘢痕挛缩导致粘连复发，改善宫腔表面的血运等。

二、术前准备

1. 强调需要行经阴道三维超声检查(3-dimensional transvaginal ultrasonography，3D-TVUS)评估宫腔，以了解子宫整体形态及宫腔每个部位的情况，有利于术中的判断和对预后的评估。

2. 由于使用了微型宫腔镜和器械，一般不需要行宫颈准备等特殊的术前准备，甚至可以在门诊手术室开展此类手术。

3. 对于近期做了宫腔镜检查或者分离手术者，需要警惕已经存在子宫穿孔的可能，对于疑似子宫穿孔者，建议再次的宫腔镜手术不要安排在一个月之内。

三、主要手术步骤

1. 宫腔镜在直视下进入宫颈管，同时观察其情况。在进入宫腔的过程中如发现粘连，仔细辨别解剖层次，再以"摆动法"(通过镜体侧入后摆动)和/或"撑开法"(镜下5Fr器械直接撑开，一般是双关节勺钳，经验丰富者也可使用单关节剪刀)分离粘连，进入宫腔。注意不可在进入宫腔镜前进行探宫和扩宫操作(图27-1)。

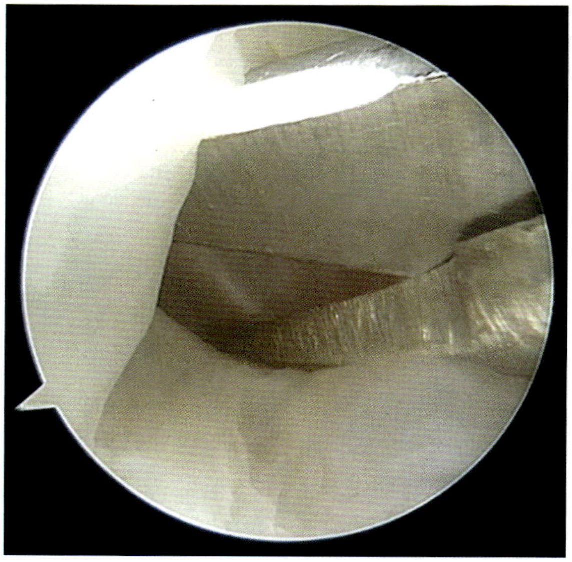

▲ 图27-1 "撑开法"分离粘连

2. 进入宫腔后找到两侧宫角及输卵管口，观察宫腔粘连的位置、面积、粘连组织的性质以及宫腔内有无合并其他病变（图 27-2、图 27-3）。

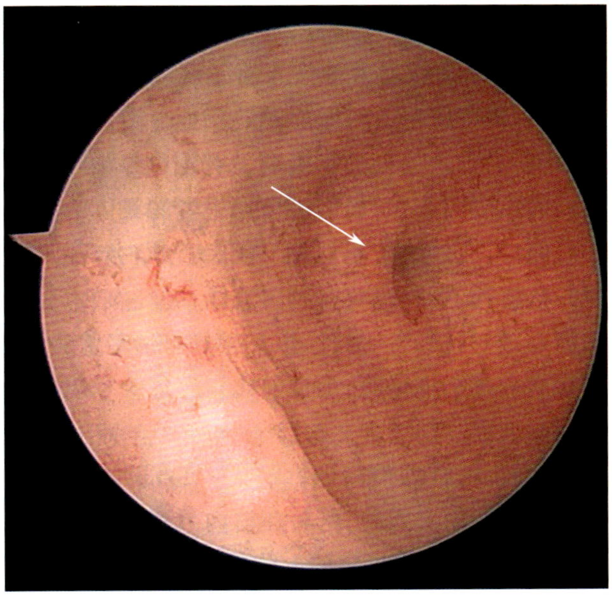

▲ 图 27-2　左侧宫角及输卵管口

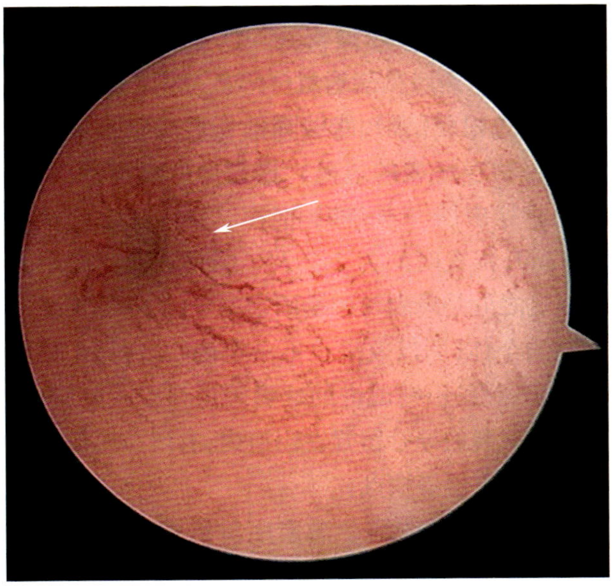

▲ 图 27-3　右侧宫角及输卵管口

3. 使用单关节剪刀纵向“犁”断粘连，直至双侧宫角及输卵管口显露，宫腔形态基本正常（图 27-4）。

4. 宫腔镜（微型）冷刀犁田式宫腔粘连分离术见视频 27-1。

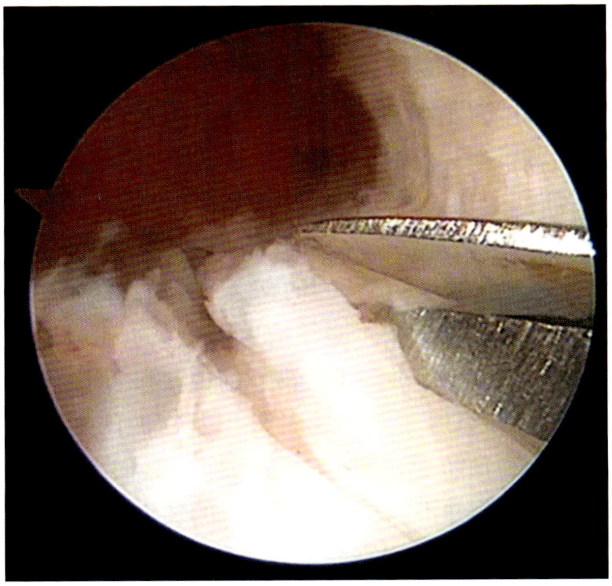

▲ 图 27-4　以犁田法纵向犁断粘连

视频 27-1　宫腔镜（微型）冷刀犁田式宫腔粘连分离术

四、术中注意事项

1. 在宫腔粘连分离术中，尤其是对于重度粘连者子宫穿孔、不全穿孔、水中毒发生的概率较大。当使用冷刀分离粘连时，如果误入子宫肌层则可在镜下清晰地看到粉红色和网格状的肌层结构，同时可以看到明显的血管，这些特征有助于术者及时发现分离层次的错误而避免进一步发生子宫穿孔的可能。

2. 术中对宫腔内解剖层次的判断非常重要，术者需结合术前的三维超声和术中超声监护综合判断。“撑开法”对宫腔粘连的分离和解剖层次的寻找有重要作用。如果术中无法看到典型的输卵管口且不能确定分离的层次是否正确时，一定不要盲目分离而导致子宫穿孔和宫壁假腔的可能。当宫腔粘连非常严重且估计预后非常差者，要考虑放弃宫腔粘连的治疗。

三维超声是确定纵隔子宫宫底外形的可靠方法。

2. 由于使用了微型宫腔镜和器械，一般不需要宫颈准备等特殊的术前准备。

三、主要手术步骤

1. 在宫腔镜直视下进入宫颈管及宫腔，观察宫颈、宫腔形态及是否合并其他病变（图 27-5）。

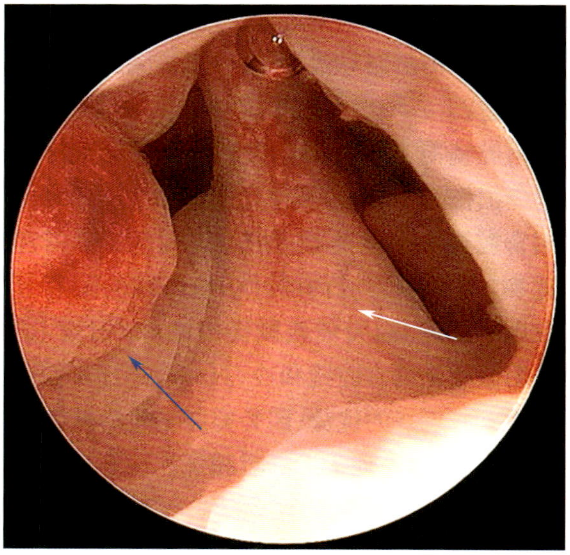

▲ 图 27-5　宫颈及宫腔形态

注：白色箭头指完全性子宫纵隔达宫颈内口；蓝色箭头指宫腔中下段多发子宫内膜息肉。

2. 找到双侧宫角及输卵管口，在宫底的左右侧纵隔切除需要终止的位置剪开一刀作为最终结束手术的标记（图 27-6）。

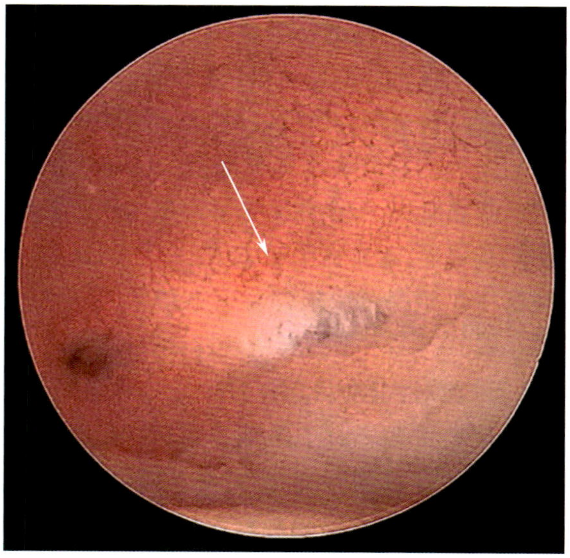

▲ 图 27-6　在右侧宫腔宫底部纵隔切除需要终止的位置剪开

3. 自纵隔下端开始，以剪刀横向在双侧输卵管口连线水平切开纵隔直至宫底部，对于有明显出血者以电凝棒电凝止血（图 27-7）。

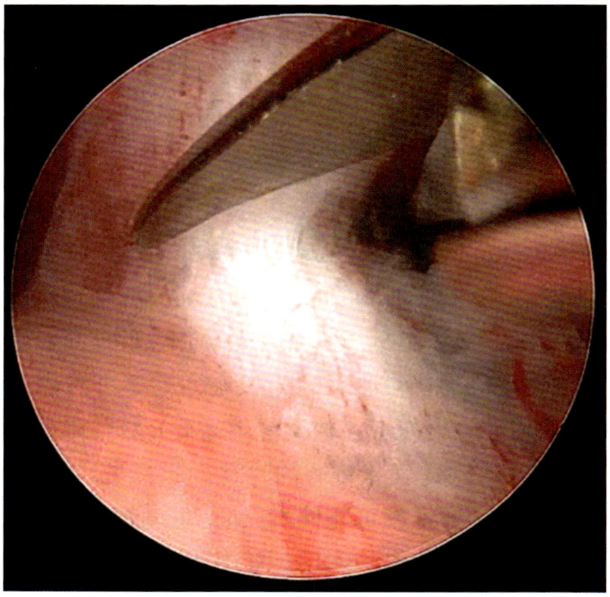

▲ 图 27-7　在两侧输卵管口连线上继续切开纵隔

4. 冷刀（微型）重复子宫纵隔切开术见视频 27-2。

视频 27-2　冷刀（微型）重复子宫纵隔切开术

四、术中注意事项

1. 在临床实践中，经宫颈子宫纵隔切开术（transcervical incision of septum，TCIS）术后纵隔残留是比较常见的现象。<5mm 的纵隔残留可能不需要进一步行宫腔镜手术处理，若残留纵隔的深度>5mm，甚至大于 8mm~1cm，则可能需要再次手术切除。在行 TCIS 时，何时可以认为子宫纵隔已经完全切开须参考以下 4 点：①当宫底外形正常时，宫腔镜下切开纵隔至宫腔内宫底形态与正常宫腔形态相同即可。即宫底的内轮廓呈稍弧形凸向宫腔，其最凸向宫腔的部分大约低于双侧输卵管口连线水平不大于 0.5cm。②当宫底外形不像正常宫底呈弧形稍凸向宫腔外，而是呈平的，此时宫腔镜纵隔切除应当于宫底呈弧形凸向宫腔最明显处在双侧输卵管口连线水平不大于 1cm 处停止手术（即保证宫底肌层厚度不小于 1cm）。③当宫底外形凹陷向宫腔方向，宫腔镜下纵隔切除应当于宫底内轮廓呈弧形凸向宫腔最明显处在双侧输卵管口连线水平下［1cm+ 宫底外形凹向宫腔的深度（cm）］停止手术，例如宫底外形凹陷深度为 0.4cm，则宫腔镜下纵隔切除应当在双侧输卵管口连线水平下 1.4cm 处停止手术（即保证宫底肌层厚度不小于 1cm）。④纵隔组织致密且基本不含血管，而宫底的肌层呈网格状、粉红色且含有血管，该特点在宫腔镜术中也可协助判断纵隔是否已经完全切除或者是否已经切除过深且达到宫底肌层。总之，在无法判断纵隔是否完全切除时，宁可残留部分纵隔（可以术后用三维彩超评估），待术后随访（也称“二探”）时行宫腔镜检查再次切除，也不要切除过深而损伤宫底部肌层（可能导致妊娠期子宫破裂）。

2. TCIS 中，若发现左右侧壁明显凸向宫腔，如果该畸形子宫的外形是正常的，那么宫腔形态的矫形应该参考正常宫腔的形态。即应同时行左右侧壁的矫形手术，术后为了预防左右侧壁术后创面粘连，建议放置宫腔支架等方法以减少术后宫腔粘连，并再次复查宫腔镜。

3. 术中监护问题　目前比较常用的术中监护方式是经腹超声监护，术中超声监护最大的任务是再次判断宫底外形情况并判断切除纵隔后宫底纵中线处的肌层厚度不小于 1cm。当纵隔子宫合并宫腔粘连时，手术难度增大，术中超声监护要警惕探宫和扩宫时子宫穿孔。但是当纵隔子宫诊断还不明确时，比如不能排除是否是单角子宫合并有功能的残角子宫，或者宫底外形不正常且影像学检查不能够提供可靠的判断，可以采用腹腔镜监护。腹腔镜检查和手术也可以发现和处理合并存在的盆腔病变（如腹膜型子宫内膜异位症）。

4. 并发症防治

（1）出血：TCIS 术后子宫出血量较大时，要分析其原因。多数情况是创面出血所致，这种情况的术后出血一般不需要再次宫腔镜电凝止血，多数可以通过加强子宫收缩，去除影响子宫收缩的原因即可（若宫腔内留置了球囊，应当取出）。如果出血多且一般的促进宫缩方法无效，可以在按摩子宫后，用 30ml 生理盐水 +6U 垂体后叶素，通过 10ml 的注射器分别在 9 点或 3 点靠近宫颈外膜的部位行宫颈注射，注射深度约 2.5cm，注射前一定要回抽，避免直接注射入血管内。也可尝试应用卡前列素氨丁三醇治疗子宫出血。

（2）子宫穿孔：术中对纵隔穿孔的识别包括 B 超见浆膜下血肿，灌流液溢入腹腔；宫腔镜进入腹腔，可见腹腔组织与器官等。一旦出现子宫穿孔，要根据是否合并有盆腔器官损伤和穿孔处出血情况而决定是否需要腹腔镜等。

五、术后注意事项

1. 术后是否放置宫内节育器　关于 TCIS 术后是否需要放置节育器，学术界争议颇多，但是多数研究认为，是否放置节育器没有显著区别。不过，如果纵隔子宫同时合并了宫腔粘连或者同时对左右侧壁凸向宫腔的部分进行了矫形手术，则需要按照宫腔粘连的原则处理。

2. 术后是否需口服雌激素　TCIS 术后是否需要雌激素治疗也是一个认识不统一的问题。实际上答案应该是个体化的，对于纵隔子宫不伴有内膜损伤的患者，特别是伴有多发宫内膜局灶增生的患者，术后不需要给予雌激素治疗；而对于伴有宫内膜损伤的患者（如宫腔镜下见宫内膜腺体密度较正常稀少或者既往有多次宫腔操作病史及月经量减少者），可建议术后给予雌激素治疗促进宫内膜生长，最近的临床研究认为中医治疗也有帮助。

3. 术后是否需要宫腔镜复查　TCIS 术后需要宫腔镜复查（又称宫腔镜二探）是比较公认的观点。但是仍然有医生认为术后不需要“二探”或者认为超声检查可以代替“二探”。“二探”的必要性在于其可以精确地了解 TCIS 术后宫腔的情况，如术后有无宫腔粘连、有无残留的纵隔、内膜情况等。TCIS 术中切割过深而损伤宫底肌层的危害性大于纵隔残留的危害性，且纵隔残留可以在宫腔镜“二探”时轻松地处理。笔者认为术后 2~3 个月需要宫腔镜复查了解宫腔形态，并处理可能残留的纵隔。未来高质量的术后影像评估有可能代替部分宫腔镜复查的需求。

六、手术技术前景

子宫纵隔的传统手术治疗方式为开腹子宫整形术，因其创伤大目前已基本不用。而宫腔镜下子宫纵隔切除术因其术中出血少，恢复快，无须切开子宫等优点已成为纵隔子宫的最佳手术治疗方法。宫腔镜下经宫颈可使用不同的器械进行宫腔内手术，这些器械包括机械性微型剪刀、电极、激光束等。使用能量器械进行纵隔切除有电热损伤子宫内膜的风险，尤其是对于纵隔子宫因复发性流产需要手术矫形者，在本身合并宫腔粘连的情况下，若因纵隔电切而进一步电热损伤其残余内膜，则易导致粘连反复影响生殖预后。使用微型宫腔镜和5Fr器械机械性切除子宫纵隔则避免了这种风险。并且，使用微型宫腔镜无须行宫颈等术前准备，患者的舒适度和接受度更高，手术也更加简单和快捷，值得推广应用。

（徐大宝　周曾梓）

第三节　冷刀不完全子宫纵隔切开术

一、概述

同本章第二节。

二、术前准备

同本章第二节。

三、主要手术步骤

1. 进入宫腔见不完全子宫纵隔（图27-8）。

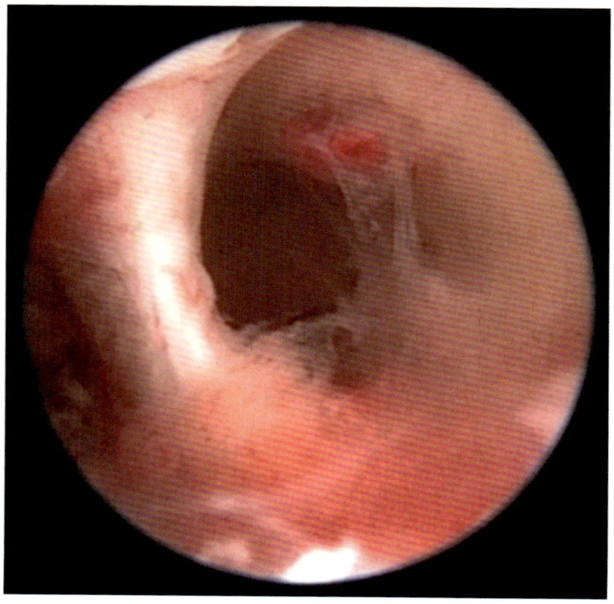

▲ 图27-8　不完全子宫纵隔

2. 用单关节锐头剪刀在右侧宫腔宫底部纵隔切除需要终止的位置剪开一刀作为最终结束手术的标记，同法处理对侧（图27-9）。

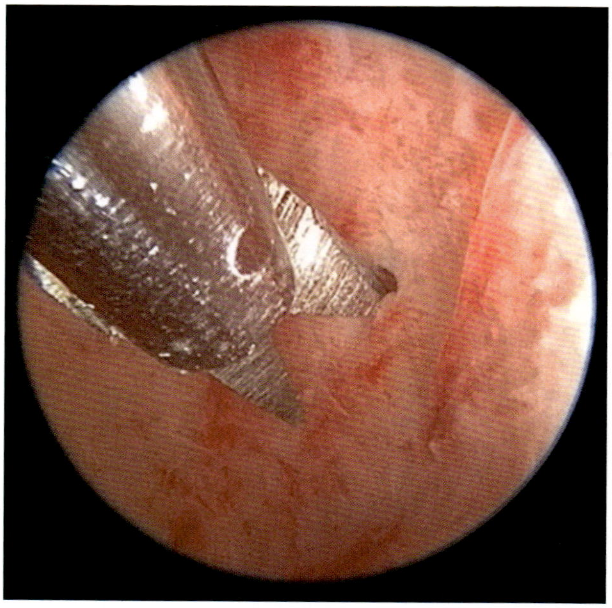

▲ 图27-9　在右侧宫腔宫底部纵隔切除需要终止的位置剪开

3. 宫底出血点用5Fr电凝棒电凝止血（图27-10）。

4. 冷刀（微型）不全子宫纵隔切开术见视频27-3。

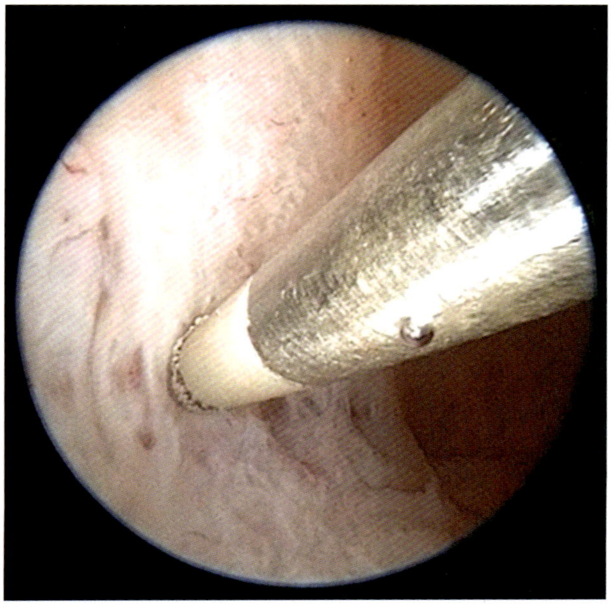

▲ 图 27-10　电凝止血

视频 27-3　冷刀(微型)不全子宫纵隔切开术

四、术中注意事项

同本章第二节。

五、术后注意事项

同本章第二节。

六、手术技术前景

同本章第二节。

（徐大宝　周曾梓）

第四节　子宫内膜息肉切除术

一、概述

本节主要介绍利用外径 7mm 的 Z 型宫腔镜，以直径 3mm 的勺型双关节钳从息肉的根部钳夹切除。勺型双关节钳子比有齿钳或者活检钳更加容易钳住息肉且容易在镜下把钳持的组织放下，以便去钳持其他息肉。相比宫腔镜 5Fr 或者 7Fr 的勺型双关节钳纤细难以受力导致息肉切除困难，3mm 直径勺型双关节钳更易操作。对于直径小于 1cm 的宫内膜息肉，宫腔镜下采用 5Fr 或者 7Fr 的勺型双关节钳切除一般是可行的。

二、术前准备

1. 术前需要确定宫内膜息肉手术的适应证，对于无症状且比较小的超声检查下可疑的息肉，需要在月经干净 2~3 天再次复查超声，以排除黄体期的假性息肉。

2. 除非需要宫腔电切镜手术，一般的宫内膜息肉不需要特殊的术前准备。但是息肉的高复发率需要在术前谈话时告知。

三、主要手术步骤

1. 先用诊断治疗一体镜检查宫腔，然后扩宫至 8 号，置入具有 3mm 器械通道的宫腔镜，在直视下进入宫颈管及宫腔，观察了解宫内膜息肉的位置、类型（单发或多发，有蒂或无蒂）、大小以及宫腔内是否合并其他病变（图 27-11）。

2. 利用宫腔镜下直径 3mm 的勺型双关节钳，从息肉的根部钳夹摘除，当息肉与宫壁连结紧密且难以摘除时，可用钳子钳住部分息肉根部后主动往宫底方向推双关节钳，如果息肉根部较大，可以一部分一部分地钳住息肉推动钳子拔掉根部，然后完整地摘除息肉，而不是把息肉摘除为多个小碎片（图 27-12、图 27-13）。

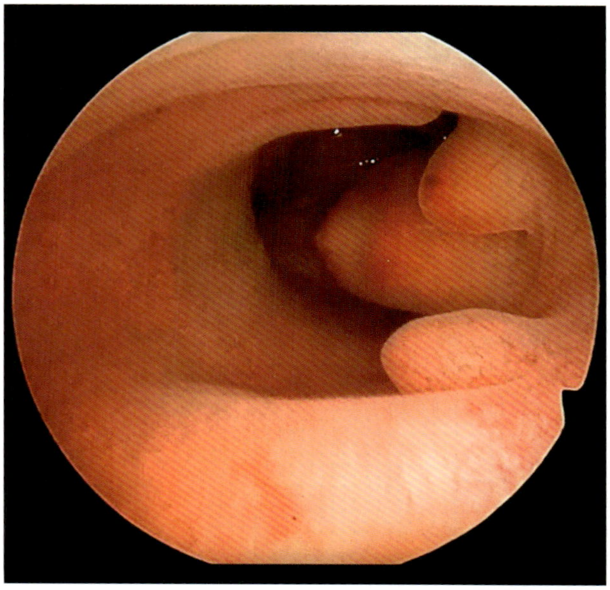

▲ 图 27-11　宫腔左侧壁多发息肉

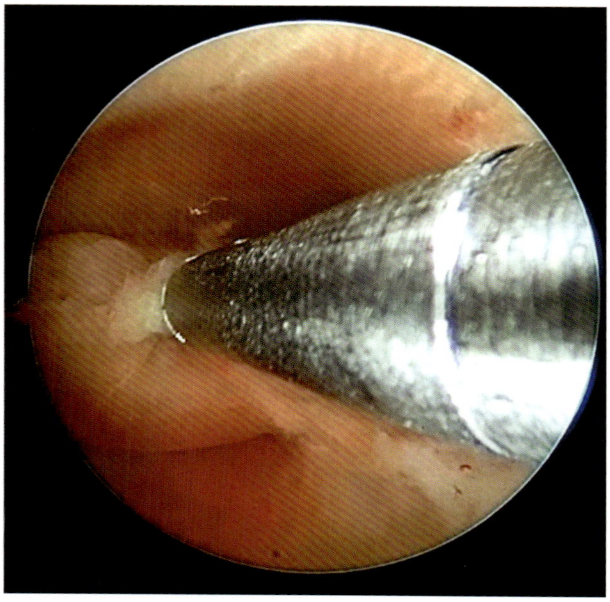

▲ 图 27-12　从息肉的根部钳夹切除

3. 子宫内膜息肉摘除 3mm 见视频 27-4，子宫内膜息肉摘除术见视频 27-5。

视频 27-4　子宫内膜息肉摘除 3mm

视频 27-5　子宫内膜息肉摘除术

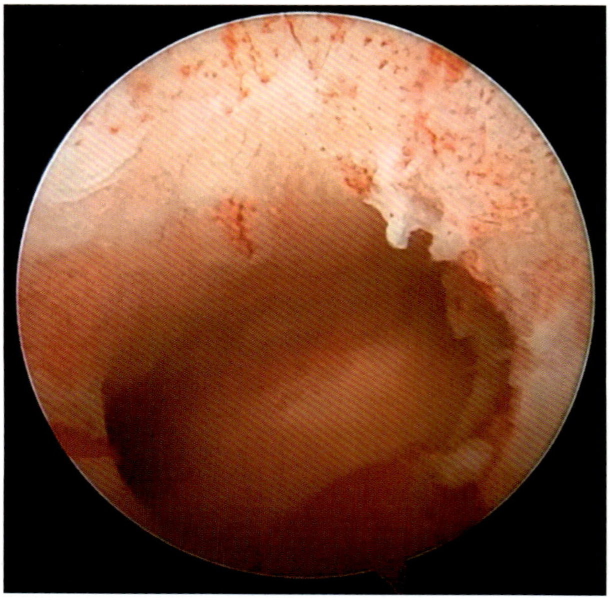

▲ 图 27-13　术毕镜下无明显残留

四、术中注意事项

1. 息肉容易和黏膜下肌瘤混淆，宫腔镜下主要的鉴别点是息肉柔软，可以随着膨宫液的流动而摆动，而黏膜下肌瘤则硬且不随膨宫液的流动而摆动；将宫腔镜镜体头部轻轻插入可以进入息肉内而不能插入到黏膜下肌瘤内。

2. 当膨宫压力不足时，容易把凸向宫腔的宫内膜误判为多发的宫内膜息肉，这时改善膨宫效果，这种现象随即消失。

3. 需要和其他宫内膜增生性的病变鉴别，比如息肉样增生的宫内膜癌、内膜不典型增生等。

4. 对于多发的息肉，术中切除时需要注意保护子宫内膜，特别是对于需要生育者。

5. 并发症防治　①宫内膜息肉手术的并发症非常少见，特别是严重的并发症。但是还是有宫腔镜宫内膜息肉切除术中患者死亡的事件发生。这个导致死亡的并发症主要是水中毒和气体栓塞，当然也需要警惕合并的疾病导致的死亡。②另一个术后的并发症是宫腔粘连，对于需要生育者，宫腔粘连比宫内膜息肉更加损害生育功能。

五、术后注意事项

对于有宫腔粘连风险的患者，建议术后利用宫腔内留置球囊和注射透明质酸钠凝胶的方法，以减少术后的宫腔粘连。对于没有孕激素禁忌证的患者，术后建议使用孕激素治疗，控制息肉的复发，对于口服孕激素副作用大者，也可以考虑使用阴道内上药的黄体酮制剂。很多有宫内膜息肉的患者就诊时的主诉是异常的阴道流血，这样的患者要警惕是否合并子宫内膜增生症，如果合并子宫内膜增生症，建议采用短效避孕药调经和止血治疗，同时也可以减少术后宫内膜息肉复发的可能。

六、手术技术前景

宫内膜息肉切除术的方式包括宫腔镜下钳夹摘除、宫腔镜下剪刀剪除（一般不建议这样做）、宫腔镜下组织粉碎系统切除、宫腔镜下环状电极电切除等。对于不需要生育且宫内膜息肉反复复发的患者，可以用环状电极电切除息肉，在切除息肉的同时电热破坏了息肉所在的宫内膜基底层，理论上可降低原位复发率。

对于有生育要求的患者，宫腔镜下钳夹摘除和宫腔镜下组织粉碎系统切除没有使用能量器械，因此对子宫内膜的保护更好，且更为快捷有效，更为推荐。其中宫腔镜下组织粉碎系统有一定的经济成本，宫腔镜下钳夹摘除则相对更为经济便捷。在宫腔镜下钳夹摘除术中，如使用一般的 5Fr 或者 7Fr 的钳子，由于其抓持力量有限往往造成息肉摘除时间较长，不易完整摘除等。而使用直径 3mm 的勺型双关节钳，由于有强大的抓持力量，其摘除息肉更为快捷有效，且操作相对简单，经济成本较低，值得临床推广。

（徐大宝　周曾梓）

第五节　T 型子宫畸形矫形术

一、概述

1. 使用宫腔镜冷刀“犁田”技术对畸形子宫左右侧壁的未融合组织进行分离，有利于释放更多的空间，减少术后组织收缩引起宫腔再狭窄的发生风险。同时，使用冷刀“犁田”技术分离瘢痕样组织，为子宫内膜生长提供表面和更多的血供。宫腔镜冷刀技术避免能量使用对子宫内膜的损伤。

2. 使用宫腔镜“撑开法”分离合并的宫腔粘连，明确正确解剖层次，找到宫腔，避免假道形成。

3. 使用带有 5Fr 通道的一体式宫腔镜进行宫腔镜下子宫矫形术，无须预先扩张宫颈和更换宫腔镜，可一步完成宫腔镜下诊疗，减少盲目扩张宫颈引起子宫穿孔的风险。

二、术前准备

1. 强调需要 3D-TVUS 评估子宫整体形态及宫腔每个部位的情况，有利于术中的判断和对预后的评估。

2. 对于近期做了宫腔镜检查或者分离手术者，需要警惕已经发生了不全或者完全子宫穿孔的可能，对于可疑者，建议不要在 1 个月内再次进行宫腔镜手术。

三、主要手术步骤

1. 宫腔镜在直视下进入宫颈管及宫腔并观察其情况，观察两侧宫角及输卵管口（图 27-14）。

2. 向左侧输卵管口的方向，用 5Fr 剪刀对子宫左侧壁进行矫形。T 型子宫矫形的切面与子宫

大小以及宫腔内是否合并其他病变（图 27-17）。

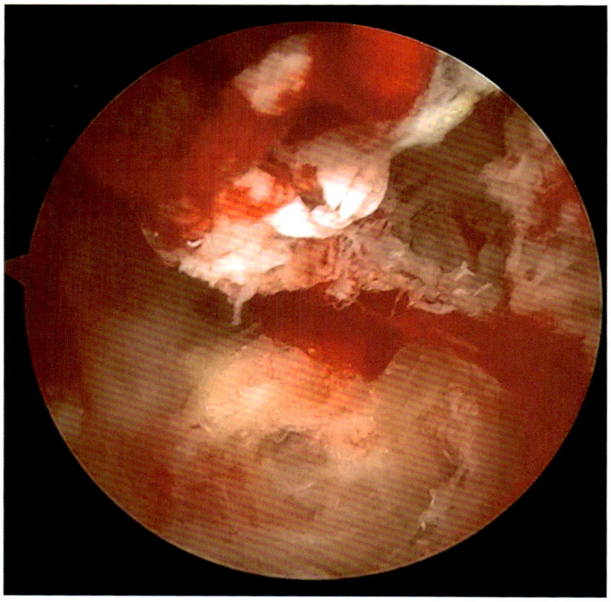

▲ 图 27-17　宫腔左侧壁可见残留妊娠组织

2. 宫腔镜直视下精准地用外径 4mm 双关节勺钳摘除妊娠物和取出妊娠物。不建议采用吸宫和刮宫的方法清除妊娠物，因为这些方法导致宫内膜的损伤较大；但是对于宫腔内妊娠物较大不适合直接在宫腔镜下摘除者，可以在松解部分妊娠物和宫壁的连接的情况下，采用卵圆钳钳夹摘除妊娠物或者在妊娠物基本游离于宫腔后用吸管吸住妊娠物后随吸管一起带出宫腔（图 27-18），注意不要用吸管吸住宫壁。除非患者已经没有生育要求，一般不建议用环状电极电切清除宫腔内妊娠物（图 27-19）。

3. 早孕不全流产残留妊娠物摘除术见视频 27-7。

视频 27-7　早孕不全流产残留妊娠物摘除术

四、术中注意事项

术中需要注意对子宫内膜的保护，避免和减少术后的宫腔粘连，对于已经存在的宫腔粘连，除非是陈旧的不全流产且血 β-hCG 和子宫大小均已经正常者，否则一般不处理对清除妊娠物无益的宫腔粘连，因为此时处理宫腔粘连，术后再次粘连的可能性大于非妊娠期。术中的处理要结合具体患者的具体情况而定，以手术安全为主，兼顾生育力的保护。

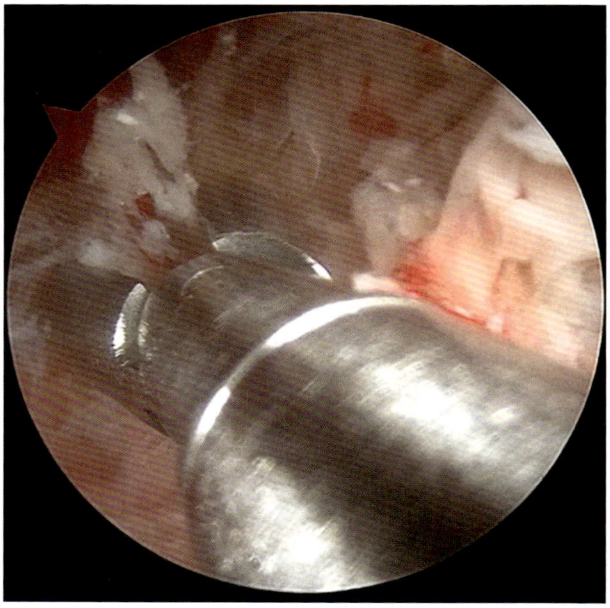

▲ 图 27-18　宫腔镜直视下摘除妊娠物并取出

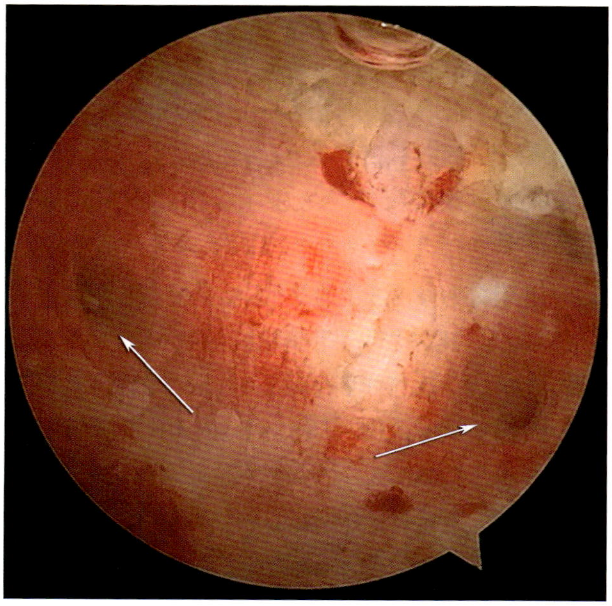

▲ 图 27-19　双侧宫角及输卵管口，镜下未见明显残留

并发症防治：相对而言早孕不全流产宫腔镜手术的并发症很少，但是偶有术中死亡者，专家分析多数病因是气体栓塞和水中毒。在置入宫腔

镜前一定要确定所有膨宫管内的气体已经排出，且使用的是规范和宫腔镜专用的液体膨宫机及2 000~3 000ml/袋的密闭式膨宫液袋。其他并发症如子宫穿孔和术后感染等在此不再赘述。

五、术后注意事项

需预防宫腔粘连，详见本章第一节。

六、手术技术前景

对于没有宫腔镜检查和手术禁忌证者，理论上所有早孕不全流产者，特别是经过非手术处理不成功者，都是宫腔镜手术的适应证；对于需要生育的不全流产者，理想的处理是利用宫腔镜技术"精准打击妊娠物（即清除妊娠物）"而避免宫壁和宫内膜的损伤。使用具有大器械通道（直径 ≥3mm）的Z型宫腔镜，可在直视下用抓持力量强大的3mm或者4mm双关节勺钳摘除妊娠物，实现"精准手术治疗"的目的。清除效率大大提高，并且对宫内膜组织的保护更加有利，值得推广应用。

（徐大宝　周曾梓）

第七节　宫腔镜宫角妊娠物残留摘除术

一、概述

1. 使用外径8.8mm的Z型宫腔镜，在直视下以4mm双关节勺钳摘除妊娠物可以大大提高手术的效率、安全性和一次性清除宫腔内妊娠物的概率，同时对宫内膜的保护更加有利。

2. 当宫腔太大时，不宜立即行宫腔镜手术；宫颈管有胎盘组织堵塞时，需要钳夹摘除宫颈管组织以避免其增加宫腔内感染的可能。当宫腔过大，但是有明显出血和感染时，需要在超声引导下酌情摘除宫腔内胎盘组织，不建议使用吸宫和刮宫的方法，这样更加容易损伤宫内膜或加重已经存在的感染；不要强求一次性清除干净而导致子宫内膜的损伤增加日后宫腔粘连机会，对于无法清除的胎盘组织，特别是没有大块的胎盘残留时，可以等待一段时间并加强子宫收缩，警惕感染，预防大出血，以便创造宫腔镜手术条件并同时降低宫腔镜手术的风险。

二、术前准备

术前要充分评估具体患者宫腔镜手术的时机和条件是否恰当、术前准备是否充分、患者是否有生育要求、是否已经存在宫腔粘连或者子宫畸形的合并症、是否有胎盘植入、术中是否需要腹腔镜监护等，这些评估对于术中的指导和判断非常重要，建议术前常规三维超声和/或MRI检查。如果估计术中需要利用卵圆钳钳夹术，则宫颈准备也要考虑。

三、主要手术步骤

1. 宫腔镜在直视下进入宫颈管及宫腔，观察宫腔形态，了解宫角妊娠残留组织的情况以及宫腔内是否合并其他病变。在处理宫角妊娠时一定要参考对侧正常的宫角和输卵管口的深度来判断患侧宫角深度和风险，做到术者心中有数（图27-20、图27-21）。

2. 由于宫角妊娠残留组织多数粘连在宫壁上，一般不建议用吸宫方法。在宫腔镜检查明确残留组织的位置大小及宫腔情况后，如果残留组织不大，可以在宫腔镜下分离宫壁和胎盘的连接，等大部分连接已经分离后，可以用卵圆钳钳夹摘除，也可以在宫腔镜下直接摘除；如果胎盘较大，交替采用宫腔镜分离胎盘与宫壁的连接和卵圆钳钳夹的方法，可以逐渐减小妊娠残留组织的体积，同时也可以减少水中毒的风险；如果有水中毒风险时，可以主动停止手术，等待3~4周后再次行宫腔镜手术

（图 27-22、图 27-23）。

3. 宫腔镜宫角妊娠残留摘除术见视频 27-8。

视频 27-8　宫腔镜宫角妊娠残留摘除术

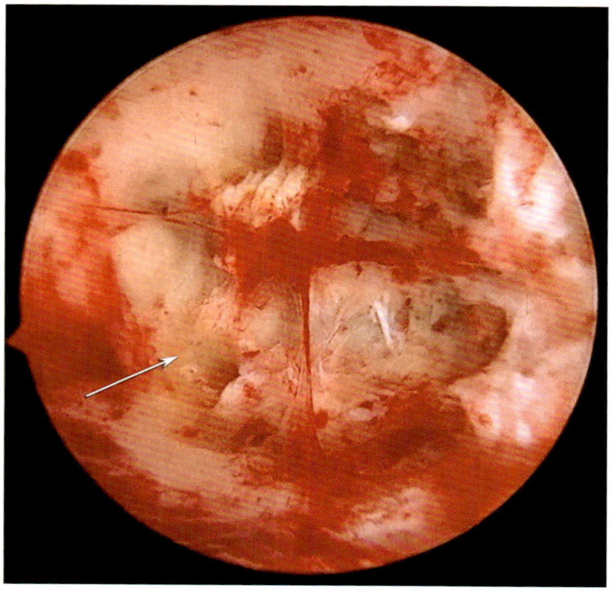

▲ 图 27-20　左侧宫角残留妊娠组织

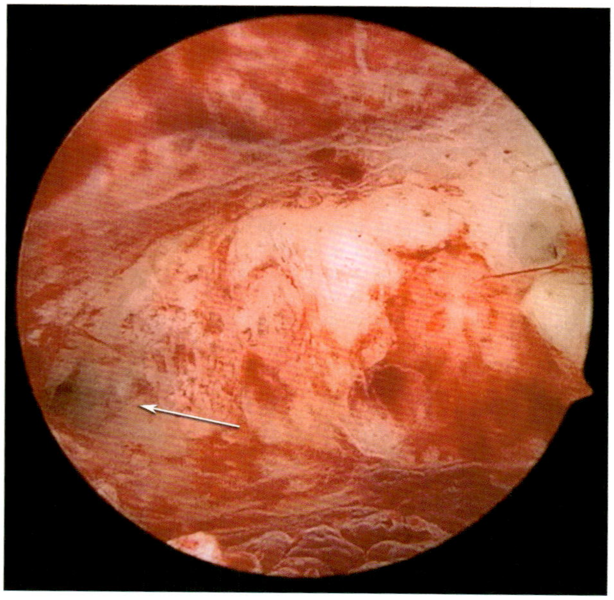

▲ 图 27-21　右侧宫角及输卵管口

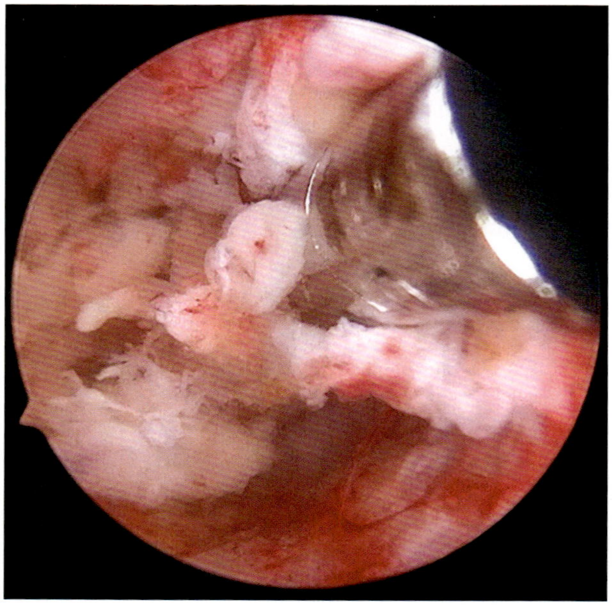

▲ 图 27-22　宫腔镜直视下以 4mm 双关节勺钳精准摘除妊娠物并取出

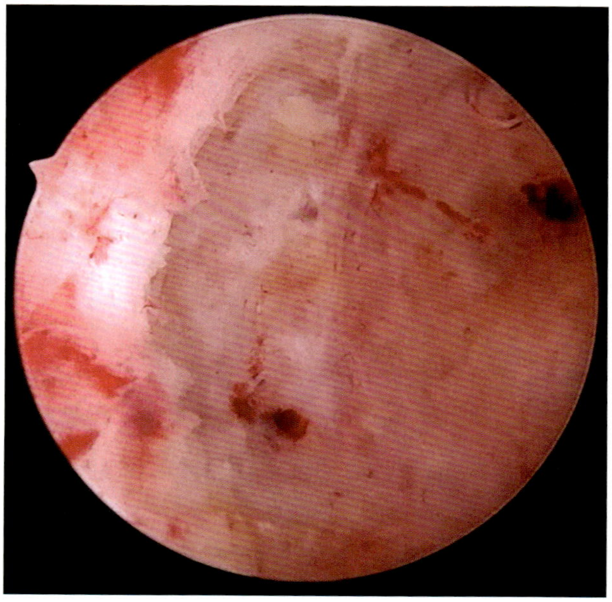

▲ 图 27-23　镜下未见明显残留

四、术中注意事项

由于宫角妊娠位置深，容易发生子宫穿孔，术中除了宫腔镜下判断手术的深度，建议也结合术前资料和术中超声监护来综合判断。术中需要加强子宫收缩和警惕水中毒。对于没有生育要求者，如果宫腔镜下手术非常困难或者发生水中毒风险大，也可以考虑在腹腔镜下（或者开腹）行切开宫角清除妊娠物的术式，但是对于需要妊娠者，一般宁愿再次宫腔镜手术，而尽量避免切开宫角清除妊娠物的术式。如果确定有胎盘植入，一般植入肌层的胎盘不需要处理以免危害子宫壁的完整性及子宫穿孔风险，植入肌层的胎盘组织如果活性不随时间推移后明显下降，可以考虑使用甲氨蝶呤治疗。

并发症防治：①术中子宫穿孔和水中毒风险相对较大，在此不再赘述。②术后宫角粘连甚至完全宫角封闭：预防的要点是术中要避免损伤宫角处内膜，能够直视下操作者尽量在直视下操作，避免使用环状电极电切除宫角的妊娠物，术后用大剂量雌激素治疗并宫腔内留置透明质酸钠凝胶减少粘连发生，术后必要时早期复查宫腔镜（术后1周至1个月）发现和处理早期的粘连。如果已经发生宫角部宫腔粘连，则按照宫腔粘连处理。另外，如果腹腔镜切开宫角，不要用电凝宫角处宫内膜。

五、术后注意事项

如果宫腔镜手术已经将宫角妊娠物清除干净了，一般术后没有特殊处理。如果有残留，建议每周查血β-hCG水平至正常为止，建议加强子宫收缩、适当等待数周后再次评估是否仍然有残留，术后随着子宫的收缩和宫角变浅，残留的少量妊娠物有可能自行排出；即使数周后仍然有残留则再次行宫腔镜手术的难度和风险会显著下降。对于有生育要求者，术后促进宫内膜生长和预防宫腔粘连是非常重要的（详见本章第一节）。

六、手术技术前景

宫角妊娠者流产或者分娩后发生胎盘残留可能比正常妊娠风险大，由于宫角的特殊解剖导致手术清除妊娠物难度增大。使用外径8.8mm的Z型宫腔镜及所配备的4mm双关节勺钳，因其具有强大的抓持能力使妊娠物的摘除更为便捷，大大提高了手术效率、安全性和一次性清除宫腔内妊娠物的概率，极有利于保护子宫内膜和日后的生育力，值得推广应用。

（徐大宝　周曾梓）

第八节　宫颈管息肉切除术

一、概述

1. 使用诊治一体化宫腔镜和双关节勺钳（5Fr或者7Fr）可以方便快捷地摘除息肉，其配备的5Fr双极电凝棒必要时能在镜下精确止血。

2. 如果宫颈管息肉比较大且脱出到宫颈外口，可以用血管钳夹持宫颈管息肉，向同一个方向扭转血管钳而扭断息肉，然后用宫腔镜下勺型钳摘除蒂部。

二、术前准备

术前常规超声检查评估息肉大小及数目。如果估计术中需要利用卵圆钳，则宫颈准备也要考虑。对于无症状的小息肉、没有外露到宫颈管外口的宫颈管息肉可以不处理。

三、主要手术步骤

1. 宫腔镜在直视下进入宫颈管，观察息肉的位置、类型、大小、数目以及宫颈管是否合并其他病变（图27-24）。

2. 用5Fr双关节勺钳钳夹息肉的根部，一般情况下夹持住蒂部后如果往回牵拉蒂部，很容易夹持不住而脱落，因此用的常规宫腔镜器械一般需要在夹持蒂部后往前轻轻地推动息肉根部而逐渐拔除息肉（图27-25）。

3. 如果摘除息肉后根部有明显的出血，可以5Fr双极电凝棒止血（图27-26）。

4. 宫颈管息肉摘除术见视频27-9。

视频 27-9　宫颈管息肉摘除术

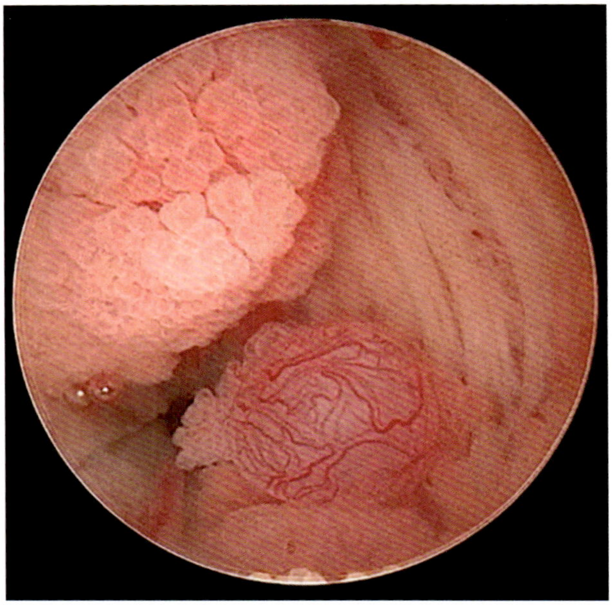

▲ 图 27-24　宫颈前后壁多发息肉

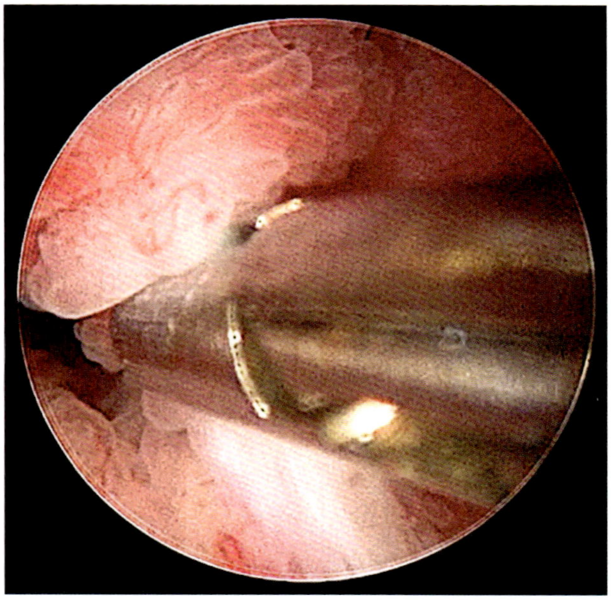

▲ 图 27-25　分离息肉与颈管壁之间的连接

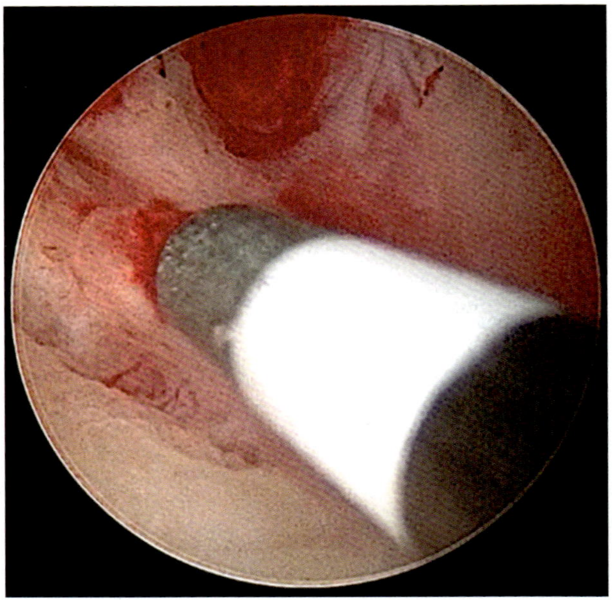

▲ 图 27-26　使用双极电凝棒电凝止血

四、术中注意事项

1. 宫颈管膨宫效果不佳　主要是宫颈管外口膨宫液外溢量大所致，用宫颈钳夹持外口可以提高宫腔镜下视野清晰度。

2. 如果摘除息肉后蒂部出血明显建议电凝止血，以免出现术后大量出血。

3. 并发症的防治　①宫颈管穿孔：非常少见，以往宫颈息肉电切深度太深可能出现，本节所讨论的微型勺钳摘除，适时配合电凝止血通常不会出现这类并发症，但术中仍需注意。②宫颈管粘连：预防主要是避免对宫颈管黏膜的损伤和避免创面“对吻”情况的出现，对于高危粘连者，可以通过留置宫腔内 Foley 球囊管的方法以减少其发生；另外，也可以通过术后第一次月经干净后宫腔镜检查及时发现宫颈管粘连并及时处理。③术后创面出血：多数是术中没有电凝止血或者术后电凝创面脱痂所致，一般情况下通过宫颈注射 20~30ml 稀释的垂体后叶素液体（生理盐水 30ml+ 垂体后叶素 6U）或者配合宫颈管内填塞止血材料而止血。必要时再次宫腔镜下电凝止血。

五、术后注意事项

宫颈管息肉切除术后基本没有特殊处理。一般需要禁止性生活 2~4 周。

六、手术技术前景

以往宫颈管息肉使用电切，尤其是多发息肉时，电切宫颈管前后壁对应部位的息肉，可能导致创面“对吻”粘连、宫颈管粘连，导致患者术后出现月经改变，且电切过深时可能造成子宫穿孔。而采用冷切割(比如用剪刀、宫腔镜或者 IBS 宫内刨削系统)息肉蒂部，比用血管钳或者宫腔镜下勺型钳摘除息肉更加容易导致术后根部出血。使用诊治一体化宫腔镜双关节勺钳能在宫腔镜直视下摘除颈管息肉，手术操作简便快捷，避免电切造成的能量损伤。当发现蒂部有出血时，能在宫腔镜下精确止血，减少术后并发症的发生，值得推广应用。

（徐大宝　周曾梓）

第九节　宫腔镜辅助腹腔镜下剖宫产后子宫切口瘢痕缺陷修补术

一、概述

宫腔镜辅助腹腔镜下剖宫产子宫切口瘢痕缺陷修补术的目的都是为了矫治缺损。手术基于宫腔镜透光试验引导，在腹腔镜下打开缺陷部位，切除憩室边缘的纤维组织，电凝破坏憩室内异位内膜，再用缝线关闭缺损以达到闭合缺损的目的。一般适用于剖宫产子宫下段切口分离很大且残余的肌层很薄者。

二、术前准备

1. 超声检查　经阴道或者经肛门超声可以发现子宫下段剖宫产切口部位一个假腔，并且可以测量假腔的大小和残留子宫肌层的厚度以及切口下缘有无活瓣样结构，同时超声检查也可以作为剖宫产瘢痕憩室宫腔镜术后的随访手段之一。

2. MRI　由于 MRI 可以留取大量的图片供妇科医生阅片，因此，越来越多的妇科医生选择 MRI 协助诊断剖宫产瘢痕憩室，在矢状位时可以非常直观地了解切口假腔的大小，残留肌层厚度及下缘活瓣情况。

3. 手术时机　由于剖宫产瘢痕憩室患者往往是经期过长，因此手术时机一般是患者月经来潮的第 9~13 天内，而不是一定要在月经干净的 2~7 天内手术。

4. 术前医患谈话需要告知的事项　①术后切口愈合受多种因素影响，若切口愈合不良有再次形成憩室并出现异常出血等可能，必要时需药物或再次手术治疗等；②憩室修补术后一般需避孕 1 年，妊娠及流产过程中有发生子宫破裂可能；③术后颈管粘连、宫腔粘连、宫腔积血可能；④虽然没有明确的研究表明会术后宫颈功能不全的风险，但有必要告知相关风险。

三、主要手术步骤

1. 定位剖宫产瘢痕憩室并打开膀胱腹膜反折。暴露双侧子宫血管，以免损伤。下推分离膀胱至切口下方近 1cm。此步骤是为了将膀胱与子宫前壁及宫颈分开，暴露出憩室部的宫颈和子宫下段以及为后续缝合暴露视野(图 27-27)。

2. 使用宫腔镜定位剖宫产瘢痕憩室，在腹腔镜下观察透光区域定位憩室最薄区域用电凝钩切开(图 27-28)。

3. 将举宫棒推至宫颈管内憩室下缘，下压子宫体，充分暴露憩室范围，继续电凝钩切开憩室。举宫棒应稍伸出作为宫颈管的标志。进一步修剪切口的上下缘以便吻合切口，电凝破坏憩室的异位内膜(图 27-29、图 27-30)。

4. 用免打结线连续缝合全层，注意不要缝到后壁。侧壁缝合时需要兜底，切勿留有死腔。逐一拉紧缝线对合切口。再将浆肌层加固缝合。最后关闭腹膜反折（图 27-31）。

5. 宫、腹腔镜剖宫产子宫切口瘢痕缺陷修补术见视频 27-10。

视频 27-10　宫、腹腔镜剖宫产子宫切口瘢痕缺陷修补术

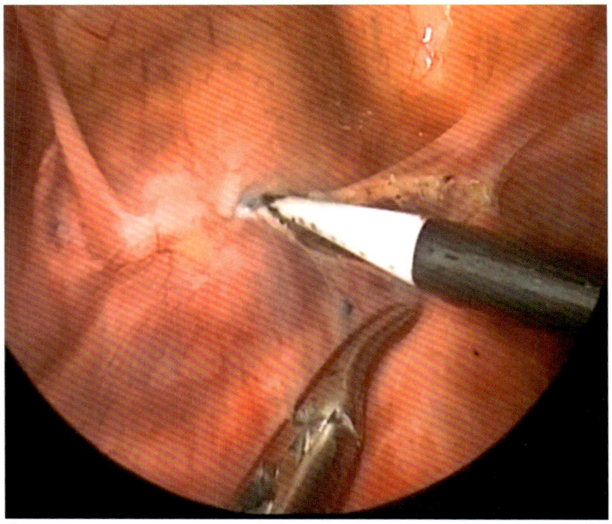

▲ 图 27-27　打开膀胱腹膜反折

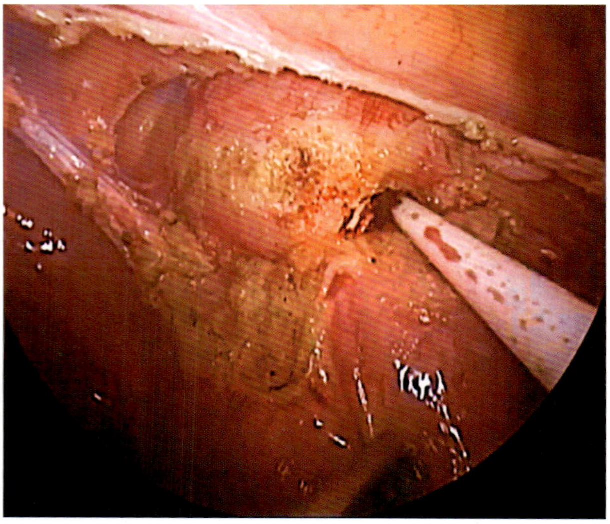

▲ 图 27-28　宫腔镜引导定位憩室最薄弱区域

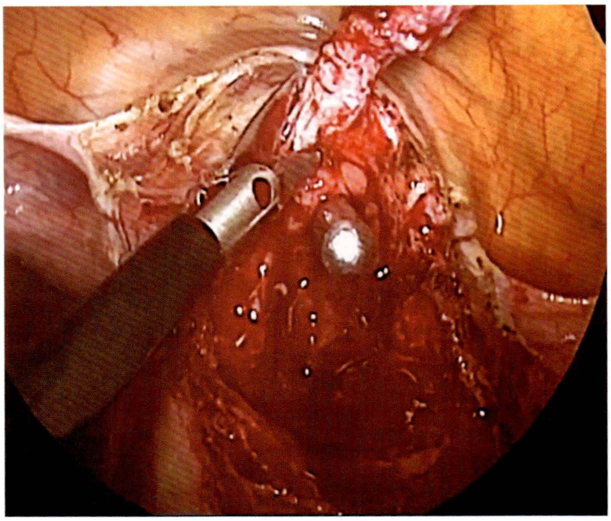

▲ 图 27-29　剪刀沿边缘剔除憩室

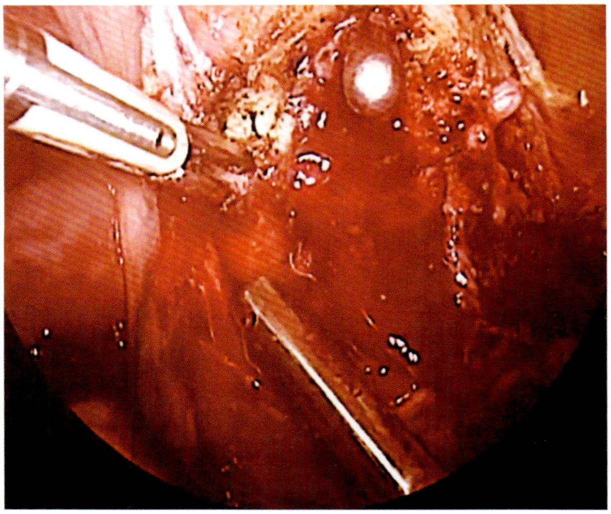

▲ 图 27-30　止血，电凝破坏憩室异位内膜

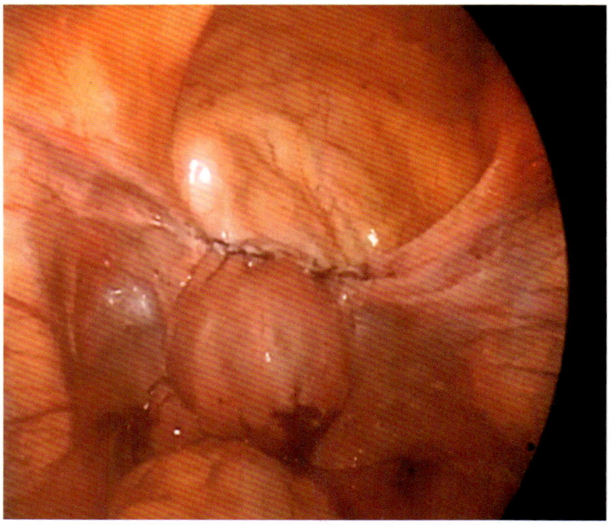

▲ 图 27-31　关闭腹膜反折

四、术中注意事项

1. 在腹腔镜直视下，插入宫腔镜进入宫腔，以透光试验判断憩室的具体部位、大小，根据光线长度切开膀胱腹膜反折，分离膀胱宫颈间隙，暴露憩室部位的菲薄肌层。

2. 切开憩室前的瘢痕组织，暴露憩室并与宫腔相通，修剪憩室周围组织。注意从阴道通过宫颈上举宫棒应稍伸出以作为宫颈管的标志。

3. 电凝破坏憩室内异位内膜，尤其是左右侧壁靠后壁的子宫假腔内异位内膜，造成新鲜的创面以利于愈合。但一定要保护后壁内膜，以防子宫腔下段粘连。

4. 侧壁缝合时需兜底，切勿留有死腔。

五、术后注意事项

术后定期随访，如有异常出血等视情况予以处理。如患者有生育要求，术后需严格避孕至少一年，具体避孕时间应结合术前评估、术中具体情况及术后复查局部肌层恢复情况而定。

六、手术技术前景

治疗剖宫产瘢痕憩室的手术可分为修补缺损并缓解症状或单纯缓解症状。目前对于残余子宫肌层<3mm 且切口分离较大时选择腹腔镜手术修补已达成共识。宫腔镜辅助腹腔镜下修补术主要是通过腹腔镜下宫腔镜透光试验引导、切开缺损，并将宫体向后方折叠，使得腹腔镜下可以很好地看到宫颈管的创面和宫体部的切口上缘创面，腹腔镜下修补术是解剖性修复，疗效比宫腔镜剖宫产子宫切口矫形更好且微创。

（徐大宝　周曾梓）

第十节　宫腔镜输卵管插管通液术

一、概述

宫腔镜下输卵管插管通液是应用半硬质空心塑料导管，经宫腔镜的操作孔道，将尖端插入输卵管开口，通过推注美蓝液，观察阻力与反流情况，来判断输卵管是否通畅。

二、术前准备

1. 术前准备好一次性输卵管导管、美蓝液、20ml 注射器，宫腔镜手术前常规术前准备。

2. 该手术应选择患者于月经干净后 3~7 天内进行，以防止子宫内膜过厚，影响宫腔镜观察及插管通液操作。

3. 有盆腔炎性疾病史的患者进行该手术时，术中及术后均应使用抗生素预防感染。

三、主要手术步骤

1. 先用宫腔镜检查宫腔情况及明确输卵管开口位置（图 27-32）。

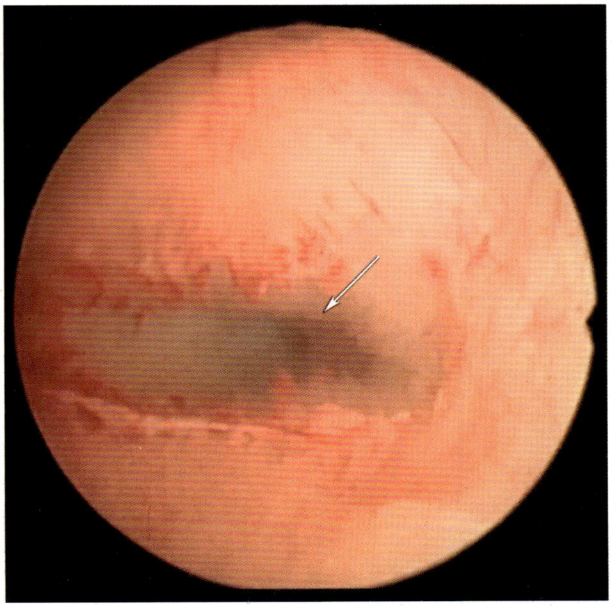

▲ 图 27-32　右侧输卵管口

2. 应用半硬质空心塑料导管，经宫腔镜的操作孔道，将尖端插入输卵管开口。插管时注意顺着输卵管的同轴方向（图 27-33、图 27-34）。

3. 推注美蓝液，感觉有无阻力，宫腔镜下观察有无反流，若无阻力无反流提示输卵管通畅；若有阻力，无反流，提示输卵管通而不畅；若有阻力有反流，提示输卵管不通（图 27-35、图 27-36）。

4. 稍加压向内推进，疏通间质部阻塞，导管进入 0.5~1cm 即可（行间质部疏通最好应用有导丝的插管），然后注入稀释的美蓝液，根据注水的压力、速度、有无液体外溢及停注后有无反流等，判断输卵管通畅度。若同时联合腹腔镜检查，则可根据输卵管伞端美蓝液排出情况进行判断（图 27-37、图 27-38）。

5. 宫腔镜下双侧输卵管插管通液术（1）见视频 27-11，宫腔镜下双侧输卵管插管通液术（2）见视频 27-12。

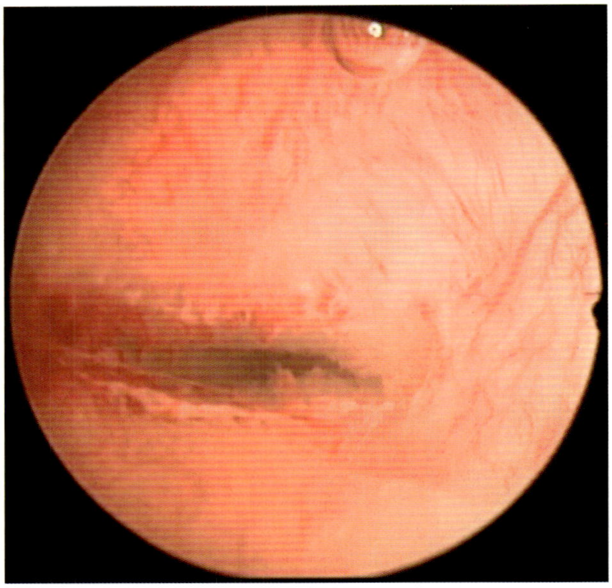

▲ 图 27-33　宫角和输卵管口显露后再插管

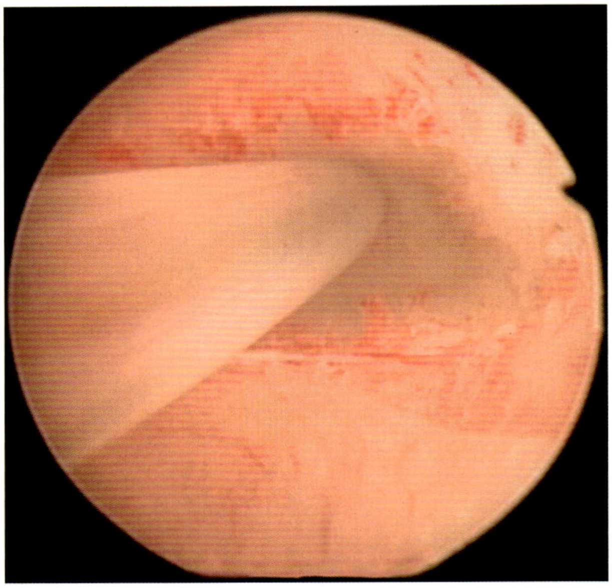

▲ 图 27-34　应用半硬质空心塑料导管，将尖端插入输卵管开口

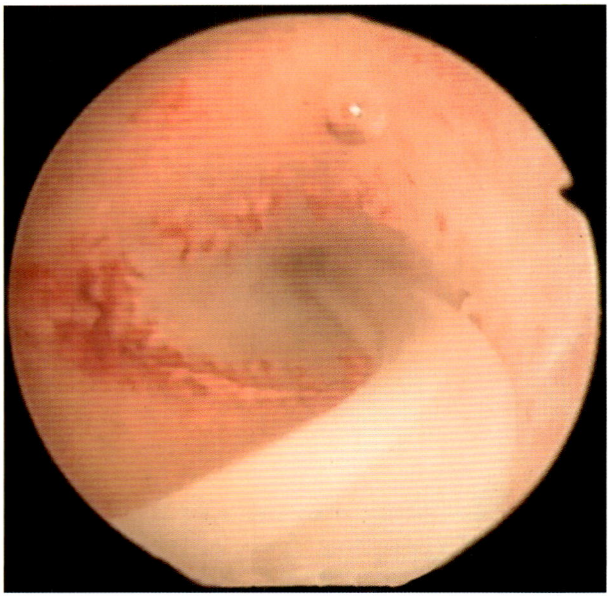

▲ 图 27-35　导管顺着输卵管同轴方向插入输卵管开口

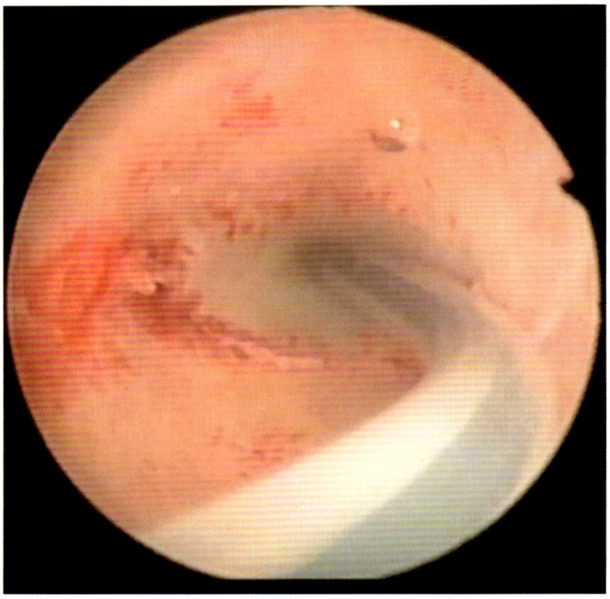

▲ 图 27-36　推注美蓝液

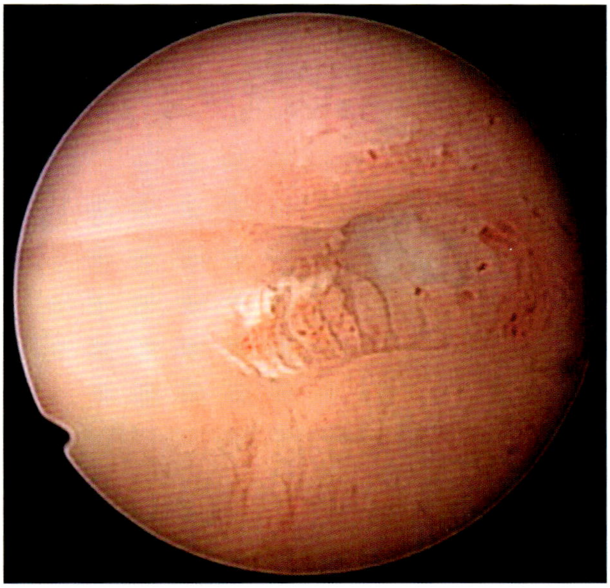

▲ 图 27-37　左侧宫角可见，左侧输卵管口显示不清

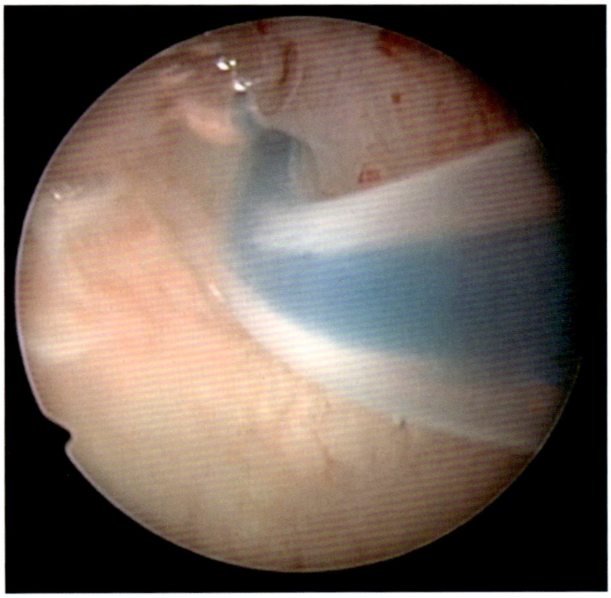

▲ 图 27-38　注入稀释美蓝液

视频 27-11　宫腔镜下双侧输卵管插管通液术（1）

视频 27-12　宫腔镜下输卵管插管通液术（2）

四、术中注意事项

1. 找准双侧输卵管口，避开漂浮的内膜，对准宫角输卵管口方向插管是该手术成功的关键点，手术过程中操作必须准确、精细。

2. 并发症防治。宫腔镜下输卵管插管并发症少，输卵管插管时不能暴力操作，以免损伤输卵管壁。阴道、宫颈的细菌可能污染宫腔，并随膨宫液从输卵管进入腹腔，因此，合并生殖道急性炎症为手术禁忌证。术中注意无菌操作，以免引起上行性感染。术后应使用抗生素预防感染。

五、手术技术前景

宫腔镜下输卵管插管通液可了解输卵管的通畅情况，特别是输卵管近端的通畅性，联合腹腔镜或超声检查可了解输卵管远端的通畅性。

（徐大宝　周曾梓）

第十一节　宫腔镜巨型冷刀黏膜下肌瘤切除术

一、概述

1. 一般选用外径 8.8mm 的 Z 型宫腔镜，配备的 4mm 抓钳张开角度和抓持力量均较大，在黏膜下肌瘤的切除手术中，其强大的钳夹、抓持、拖拉肌瘤的能力是其他宫腔镜器械不可替代的。

2. 该手术为冷刀切除肌瘤，能尽可能地保留黏膜下肌瘤表面的子宫内膜且没有电热损伤宫内膜的风险，对于需要保留生育功能者，尤其是多发黏膜下肌瘤需要保留生育者具有非常重要的意义。

二、术前准备

1. 术前需要宫颈准备，否则术中扩宫困难。如术中需结合卵圆钳钳夹取出肌瘤者，当未进行宫颈准备时则卵圆钳难以进入宫腔或者进入宫腔后难以张开钳口。宫颈准备可以采用米索前列醇 0.4mg，放置到阴道后穹窿或者直肠内，b.i.d.，共 1~2 天（但是要注意米索前列醇的超处方用药问题）。对于宫颈非常难以扩张者，可以采用高分子亲水宫颈扩张棒。不建议用海藻棒，因为其容易断裂在宫颈内。

2. 对于Ⅰ型或者Ⅱ型的黏膜下肌瘤，术前应用米索前列醇等可以进一步将肌瘤向宫腔内排挤而有利于宫腔镜手术。部分没有应用宫缩剂时宫腔镜检查发现肌瘤是Ⅱ型的患者，在经过术前的宫缩剂处理后，再次宫腔镜检查和手术时可表现为Ⅰ型。

3. 术前进行影像学检查评估肌瘤的数量、位置、肌瘤和宫内膜的关系对手术决策非常必要，否则在宫腔镜术中术者将非常盲目和被动。影像学检查最好采用 MRI 或者 3D-TVUS 检查，这些检查可以提供非常直观的信息。同时 MRI 对于肌瘤的变性、肉瘤变等有一定的术前诊断价值；MRI 也非常有助于术前鉴别子宫腺肌瘤。

4. 术前谈话的特殊关注点。如果是多发黏膜下肌瘤且需要生育者，有可能主动采取分次切除的方法以减少术后宫腔粘连的风险；也有可能术中为避免水中毒而主动采取分次手术的策略；术中也可能需要腹腔镜监护或者协助；有可能是子宫腺肌瘤而非肌瘤等。

5. 要强调在月经干净 2~7 天内手术以避免宫内膜增厚导致的手术难度增大。

6. 对于临床表现和影像学均符合典型子宫黏膜下肌瘤者，术前不一定需要另行宫腔镜检查明确诊断和评估是否可以经宫腔镜手术切除，可以考虑检查与手术同时进行，但需要和患者充分术前沟通利弊。

7. 如果术前宫腔镜检查评估黏膜下肌瘤凸向宫腔的多少，膨宫压力一般不大。如果膨宫压力过大，由于膨宫压力导致部分凸向宫腔的肌瘤被压回宫壁间，甚至在宫腔镜下看不到黏膜下肌瘤。建议压力在 85~100mmHg 之间，宫腔镜电切时也一般采用这样的压力。

三、主要手术步骤

1. 宫腔镜检查明确肌瘤情况（图 27-39）。

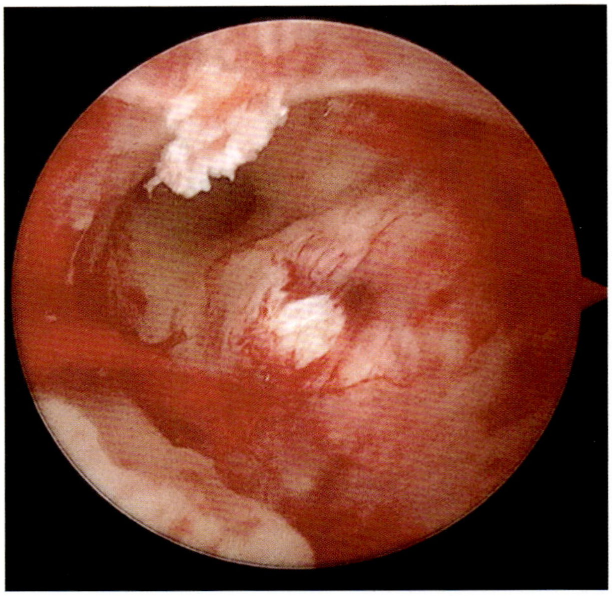

▲ 图 27-39　宫底见Ⅱ型肌瘤

2. 探宫和扩张宫颈至 10 号扩宫棒（图 27-40）。

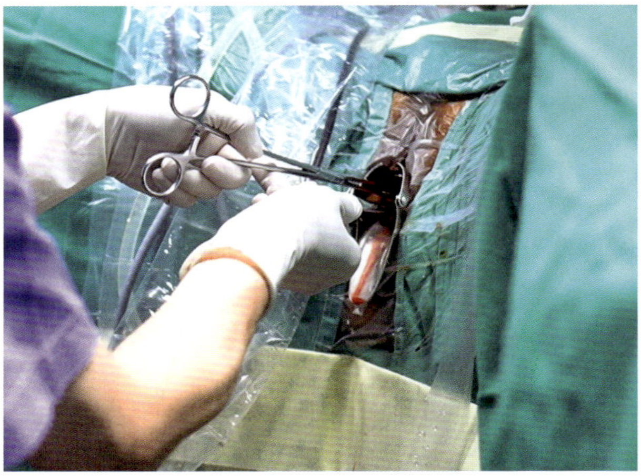

▲ 图 27-40　使用金属扩宫棒扩张宫颈

3. 将 Z 型宫腔镜在直视下置入宫颈管和宫腔（图 27-41）。

4. 用外径 4mm 的单关节锐头剪刀纵向剪开肌瘤表面的内膜和包膜，长度约等于肌瘤的直径（图 27-42、图 27-43）。

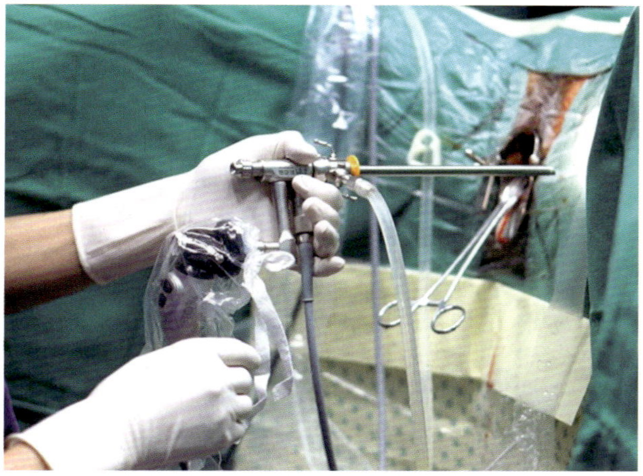

▲ 图 27-41　置入 Z 型宫腔镜

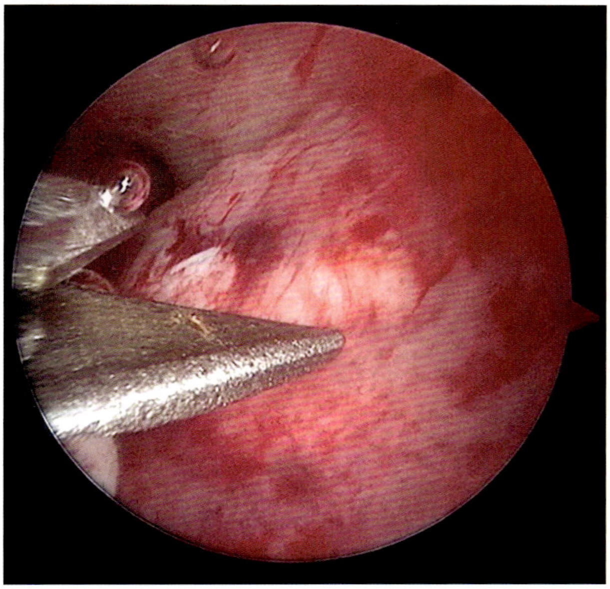

▲ 图 27-42　用 4mm 锐头剪刀切开肌瘤表面

5. 继续用单关节锐头剪刀把肌瘤纵向剪开（一分为二），尽可能达到肌瘤深处的包膜，但是不要损伤肌瘤深处的包膜甚至子宫肌层，以免出现明显的出血（图 27-44、图 27-45）。

6. 适当等待约 5 分钟并加强子宫收缩（如宫颈注射高度稀释的垂体后叶素液体等），等待肌层中的肌瘤随子宫收缩而被挤压向宫腔内，如果肌瘤直径<2cm，可以直接用 4mm 抓钳分别夹持一半的肌瘤，缓缓牵拉肌瘤，从瘤床取出；如果肌瘤较大，需要再次用单关节剪刀把肌瘤再次剪成 1/4 块，随后把残留在瘤床深处的肌瘤用 4mm 抓钳抓持取出；一般情况下瘤床不需要电凝止血（图 27-46、图 27-47）。

7. 冷刀（巨型）黏膜下肌瘤切除术见视频 27-13。

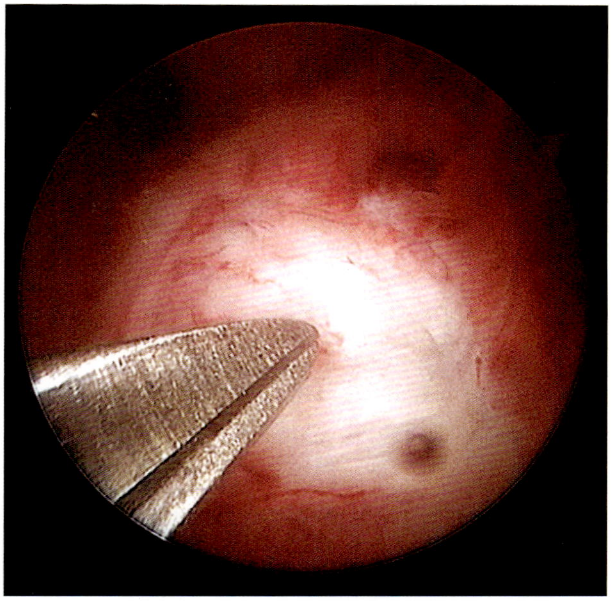

▲ 图 27-43　切开长度约等于肌瘤的直径

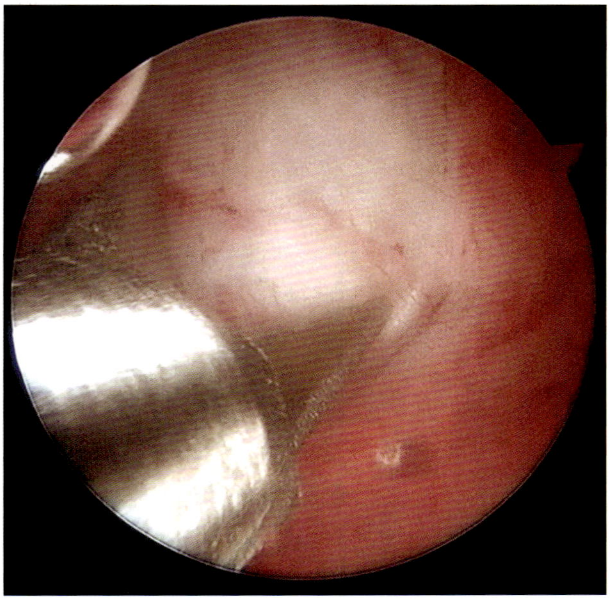

▲ 图 27-44　用单关节锐头剪刀把肌瘤剪开

视频 27-13　冷刀（巨型）黏膜下肌瘤切除术

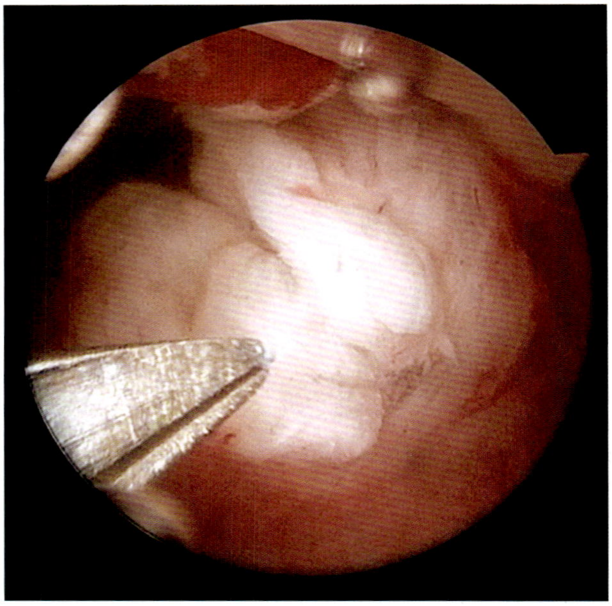

▲ 图 27-45　尽可能达到肌瘤深处的包膜

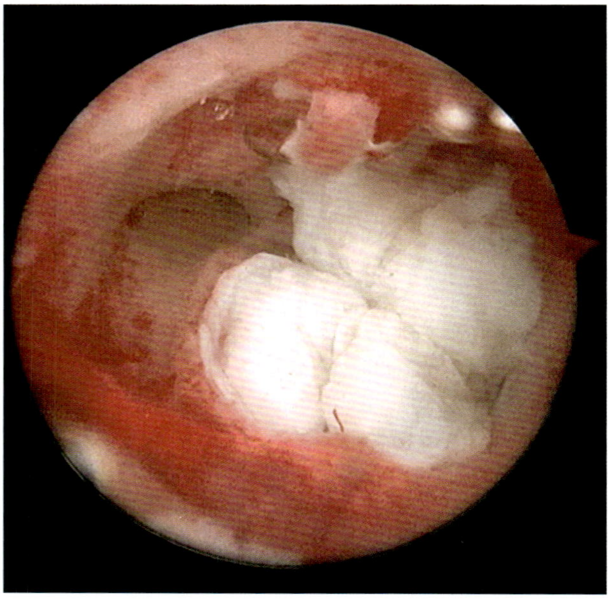

▲ 图 27-46　肌瘤较大时用单关节剪刀把肌瘤剪成 1/4 块

四、术中注意事项

1. 对于 0 型者，一般分块取出即可，如果太大，可以配合电切，并且对于 0 型者，Z 型宫腔镜对内膜保护作用不是非常重要，因为这类肌瘤的切除本身对于宫壁和宫内膜的影响较小；对于Ⅰ型或Ⅱ型，如果有生育要求者，建议保留部分或全部肌瘤表面的内膜（特别是患者年龄大且内膜不佳者），为了让位于肌层的肌瘤可以向宫腔方向排出到宫腔，必须切开肌瘤的包膜且切口直径要达到肌瘤的直径为佳。

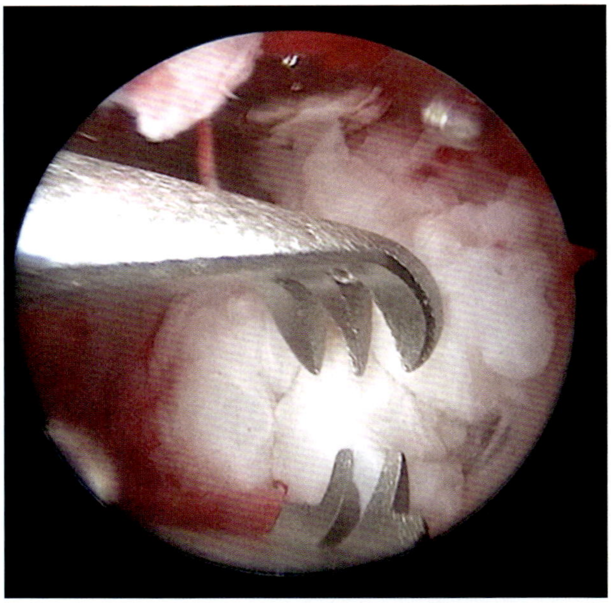

▲ 图 27-47　使用 4mm 抓钳牵拉肌瘤从瘤床取出

2. 将肌瘤一分为二，有利于肌瘤向宫腔内排出。用 4mm 抓钳抓持肌瘤时最好夹持在肌瘤较大的部位，这样更加有抓持力。

3. 对于非 0 型的黏膜下肌瘤者，术中在包膜完全剪开后，可以适当应用宫颈注射缩宫素或者高度稀释的垂体后叶素的方法，并在注射后适当等约 5 分钟后再行宫腔镜手术，以利于肌瘤向宫腔内突出。

4. 术中保持子宫的良好收缩状态是非常重要的，必要时可以用 30ml 生理盐水 + 垂体后叶素 6U 宫颈注射（分次注射）。

5. 如果有水中毒的风险，应该暂时停止手术，监测血钾和血常规中的血红蛋白和血细胞比容、听诊肺部是否有湿啰音等以判断是否存在明显的水中毒。如果没有明显的水中毒，可以适当利尿后继续手术。

6. 对于术前没有 MRI 评估且术中肌瘤解剖结构不清者，为安全起见，可以停止手术，日后评估后再择期手术。术中创面如果有明显的动脉出血，可用双极电凝棒止血。

7. 并发症防治　①子宫穿孔：如果肌瘤大，大部分没有切除干净，这时可在腹腔镜下剥除残余的肌瘤同时修复子宫；如果只有少量的肌瘤没有切除干净，可在腹腔镜下严密缝合穿孔处后，在腹腔镜下子宫肌层注射垂体后叶素液体（50ml 生理盐水 +6U 垂体后叶素）至子宫表面变白后，继续在宫腔镜下切除残余的肌瘤；如果肌瘤已经切除干净，且穿孔处无明显出血且可排除子宫外器官的损伤可能，可在加强子宫收缩情况下保守处理，密切观察是否有大量子宫出血或者腹腔内出血。②术后宫腔粘连：特别是多发性子宫黏膜下肌瘤的患者容易发生，预防主要是采取适当保留非 0 型肌瘤表面的宫内膜、术后宫腔内球囊留置 1~3 天、宫腔内注射透明质酸钠凝胶、分次切除前后的肌瘤避免创面“对吻”以及术后早期复查宫腔镜发现和分离可能存在的宫腔粘连等。

五、术后注意事项

一般肌瘤术后无特殊处理，主要是术后短时间内要加强子宫收缩以减少子宫出血。对于肌瘤没有切除干净者，术后宫腔内留置球囊导尿管的时间不宜太长，以免引起宫腔内感染。如果计划分次手术者，第二次手术一般安排在至少 1 个月后。

六、手术技术前景

传统宫腔镜子宫黏膜下肌瘤电切除术使用环状电切逐渐切除黏膜下肌瘤。其电切能量分为单极和等离子（水中双极电切技术）两种，等离子电切由于采用生理盐水膨宫、没有单极的趋附损伤可能、切割效率更高等，已逐渐取代单极宫腔镜电切技术。但黏膜下肌瘤电切除术仍具有电热损伤子宫内膜的风险，尤其是对于Ⅰ、Ⅱ型肌瘤表面的子宫内膜。而对于多发黏膜下肌瘤需要保留生育者，冷刀切除术可以更好地保留肌瘤表面的子宫内膜且没有电热损伤的风险，值得推广应用。

（徐大宝　周曾梓）

第十二节　宫腔镜子宫囊性腺肌病开窗术

一、概述

通过电切环首先切入向宫腔内突出的病灶，对于瘤体难以剥除者，为尽可能保留其生育力，用环状电极切除囊性腺肌瘤囊壁突向宫腔的部分，从而使“假腔”变为“真腔”，将腔内的异位内膜变为在位内膜。

二、术前准备

1. 按照常规的宫腔镜电切手术做术前准备。

2. 术前医患谈话需要告知的事项。宫腔镜术中如果不符合子宫腺肌病的定义，可能需要行其他治疗方法，即使是典型的子宫腺肌病患者，宫腔镜手术治疗的疗效也非 100% 有效；术前需要充分地分析临床症状是否是由非子宫腺肌病的因素所致，或者是子宫腺肌病同时合并其他引起临床症状的原因，如合并子宫肌瘤、子宫内膜异位症等。

三、主要手术步骤

1. 宫腔镜在直视下进入宫颈管及宫腔，观察了解囊性腺肌病的位置、大小以及宫腔内是否合并其他病变。手术过程中需正确辨别宫腔解剖结构，以双侧宫角及输卵管口为参照（图 27-48）。

2. 使用电切环切入突向宫腔的病灶，切除囊性腺肌瘤囊壁突向宫腔的部分，将囊腔壁与宫腔壁交界处切至平整，使“假腔”和真腔融合变为宫腔的一部分，将囊腔内的异位内膜变为在位内膜（图 27-49、图 27-50）。

3. 囊性腺肌瘤腔内含较多小孔通向子宫肌层，因此水中毒风险增高，应尽量缩短手术时间（图 27-51）。

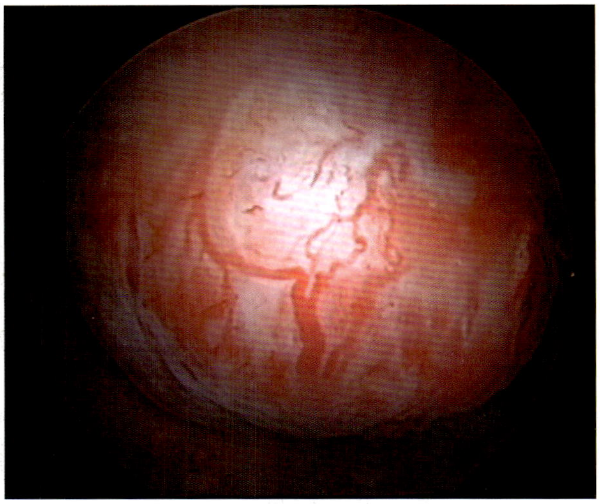

▲ 图 27-48　宫腔前壁囊性腺肌瘤

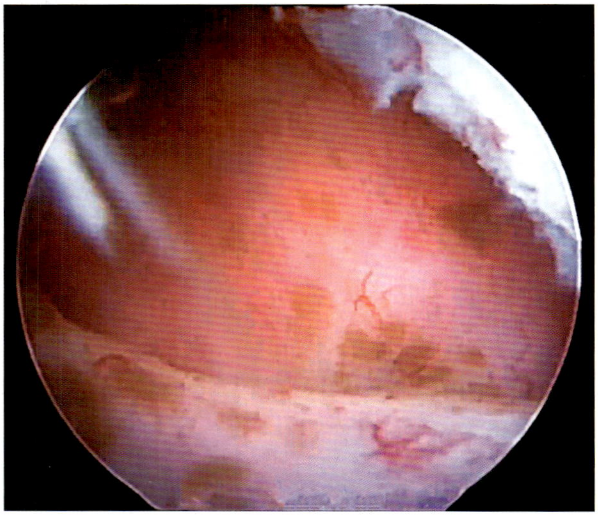

▲ 图 27-49　剪开后可见一囊腔，腔内可见内膜组织

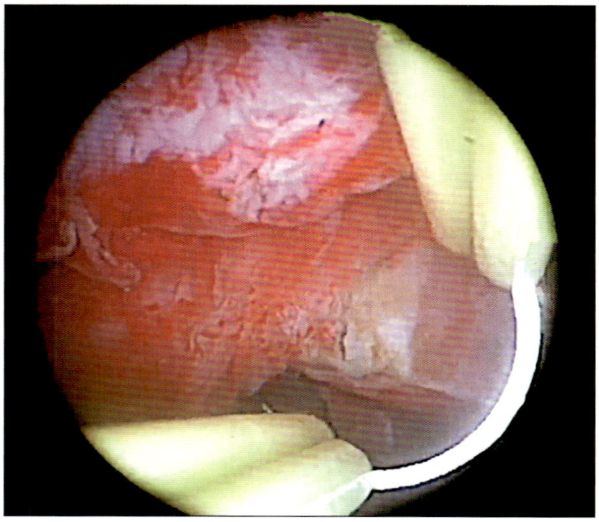

▲ 图 27-50　用环状电极切除囊性腺肌瘤囊壁突向宫腔的部分

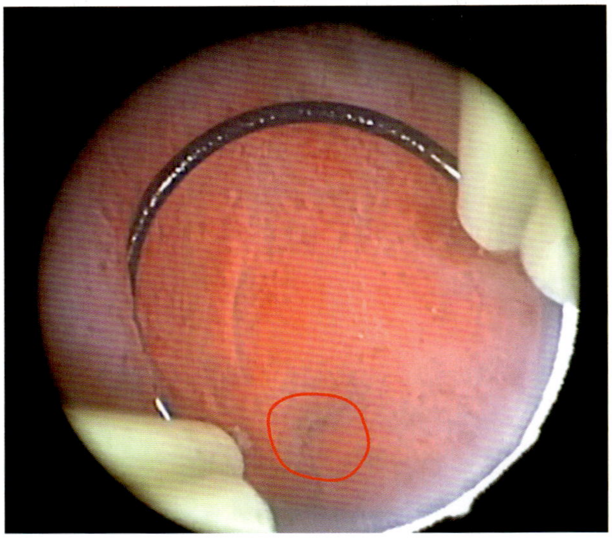

▲ 图 27-51　囊性腺肌瘤腔内含较多小孔通向子宫肌层

注：红圈所示为通向肌层的小孔。

4. 宫腔镜下囊性腺肌瘤开窗术见视频 27-14。

视频 27-14　宫腔镜下囊性腺肌瘤开窗术

四、术中注意事项

1. 在开始宫腔镜电切前，建议术者用小直径的诊断性宫腔镜先行宫腔镜检查，全面评估宫颈管、切口、宫腔情况，进一步排除其他病变、了解宫腔的走行，减少术中在盲目探宫和扩张宫颈管时导致的子宫穿孔。

2. 要明确囊性腺肌瘤的囊腔至子宫浆膜面的距离，如果这个距离太小，要更加小心。并且对于需要生育者，如果囊腔太大和距离子宫浆膜面太近，要慎重选择该术式。

五、术后注意事项

这类腺肌瘤部分切除和开窗后容易再次闭合而导致囊性腺肌瘤再次复发，因此如果需要生育者，建议术后 3 个月尽快怀孕。

六、技术前景

靠近宫内膜的子宫囊性腺肌瘤的保守性手

术中宫腔镜下切除凸向宫腔的囊性腺肌瘤并开窗囊肿是微创的治疗方法之一，对于患者生育力的保护有重要意义，同时也是不需要生育者的选择之一。

（徐大宝　周曾梓）

第十三节　宫腔镜子宫内膜不典型增生病灶切除术

一、概述

子宫内膜上皮内瘤变（endometrial intraepithelial neoplasia，EIN）的宫腔镜手术主要是宫腔镜下 EIN 病灶切除术，是 EIN 保守治疗的一部分。

1. 切除 EIN 病灶深度可以达到肌层表面但是不要切除肌层组织，避免对非 EIN 部位内膜的损伤。如果同时合并纵隔子宫或者宫腔粘连者，术中也可同时行宫腔镜下子宫纵隔切除术（transcervical resection of septum，TCRS）或者宫腔粘连分离术，为了预防术后宫腔粘连复发，宫腔内可以同时放置一个宫腔支架和一个左炔诺孕酮宫内缓释节育系统，这样的组合放置属于临床研究性治疗，需要患者知情同意；另外，对于合并宫腔粘连者也可以先处理 EIN，待日后 EIN 逆转后再处理宫腔粘连。

2. 术后一般每 3 个月复查宫腔镜并对可疑部位定位活检评估 EIN 是否消退或者进展，但是如果合并宫腔粘连者也需要兼顾宫腔粘连的宫腔镜随访要求。

二、术前准备

无特殊。对于 EIN 保守治疗者主要是充分的术前谈话，告知治疗失败甚至进展或者治疗后复发的风险。因为需要宫腔镜电切，一般需要做宫颈准备。

三、主要手术步骤

1. 宫腔镜直视下进入宫颈管并仔细观察其情况（图 27-52）。

2. 进入宫腔后观察病变情况，子宫内膜不典型增生者宫腔镜下可见多个息肉样突起，但其表面呈灰白色，不是典型的子宫内膜息肉的形状，表面的腺体开口不清晰，表面可见较丰富血管，大量新生血管形成、血管形态及功能的异常改变。有时与子宫内膜癌不易鉴别（图 27-53）。

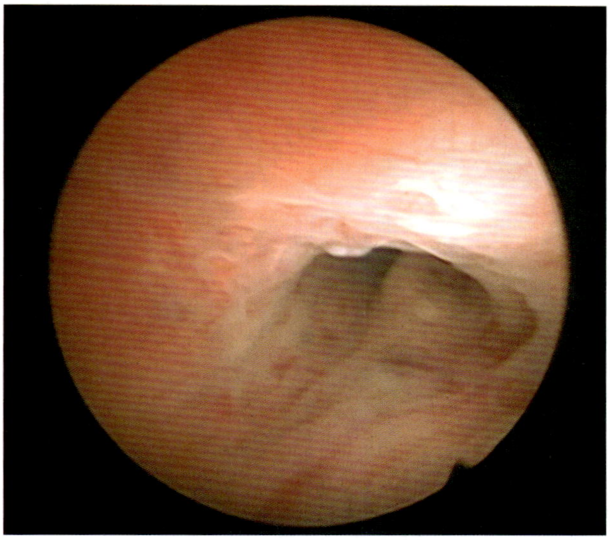

▲ 图 27-52　进入宫颈管

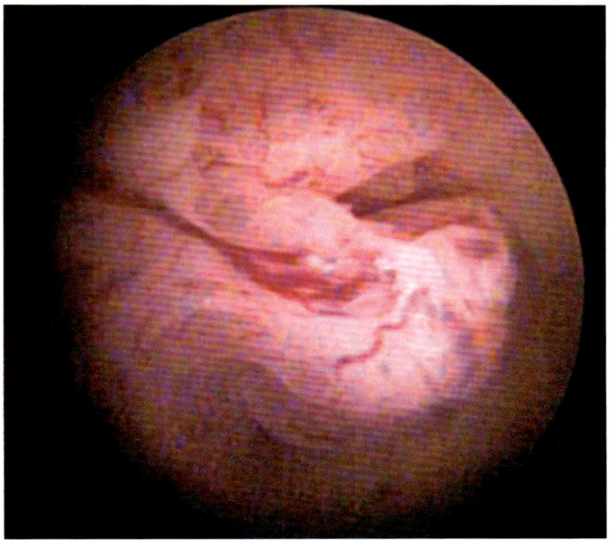

▲ 图 27-53　子宫内膜不典型增生

3. 镜下用环状电极切除 EIN 病灶，深度可以达到肌层表面但是不要切除肌层组织，且电极在原位停留时间不要过长，避免对非 EIN 的部位内膜的损伤(图 27-54、图 27-55)。

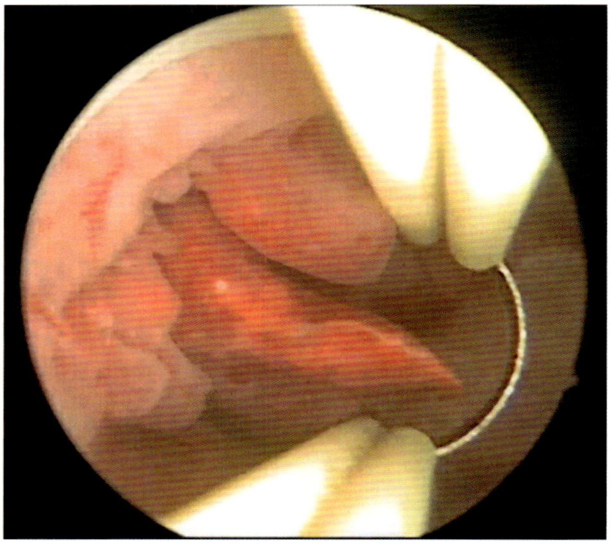

▲ 图 27-54 镜下用环状电极切除 EIN 病灶

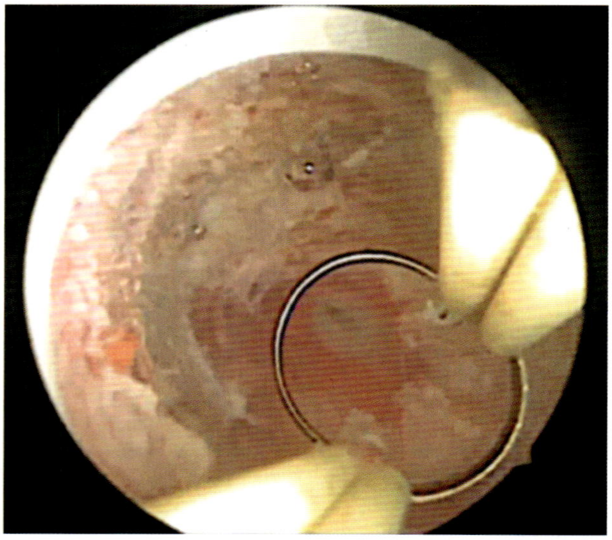

▲ 图 27-55 深度可以达到肌层表面但是不要切除肌层组织

4. 如果同时合并纵隔子宫或者宫腔粘连，术中也可同时性 TCRS 或者宫腔粘连分离术，为了预防术后宫腔粘连复发，宫腔内可以同时放置一个宫腔支架预防粘连复发和一个左炔诺孕酮宫内缓释节育系统(图 27-56)。

5. 宫内膜非典型增生病灶电切术见视频 27-15。

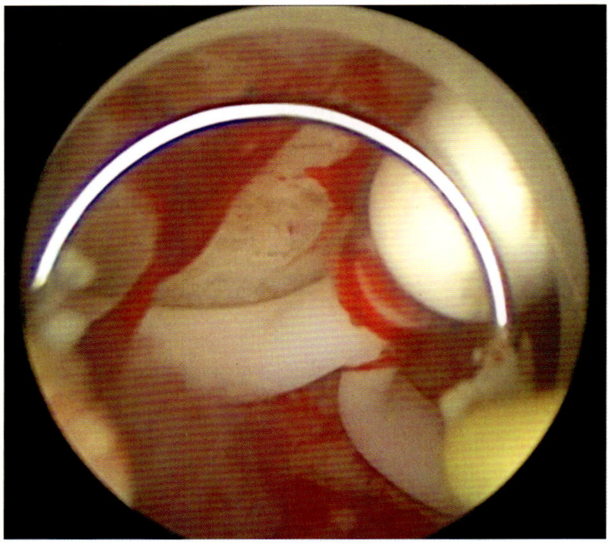

▲ 图 27-56 放置左炔诺孕酮宫内缓释节育系统

视频 27-15 宫内膜非典型增生病灶电切术

四、术中注意事项

EIN 选择保守治疗的患者多有生育要求，因此宫腔镜术中需要同时注意宫腔内有无影响生育的其他异常，如宫腔粘连、纵隔子宫等。术中不要切除过深或者损伤宫腔其他非 EIN 病灶处的宫内膜，以免影响日后的生育能力。如果怀疑已经存在宫内膜癌者，电切时可以适当深达浅肌层，以方便病理判断肌层是否受累。如果估计术后宫腔粘连的发生可能性大者，需要做相关预防粘连的处理，如术后早期复查宫腔镜、宫腔内留置透明质酸钠凝胶等。

五、术后注意事项

EIN 保守治疗者术后需要结合其他综合治疗方案，术后一般是每 3 个月宫腔镜评估宫腔情况一次直至 EIN 逆转(连续 2 次评估均没有 EIN 存在)。如果已放置左炔诺孕酮宫内缓释节育系统，需要定期超声检测其位置是否正常或者脱落。

六、技术前景

EIN是子宫内膜癌的癌前病变，子宫内膜活检+病理是诊断金标准，包括子宫内膜取样器、诊断性刮宫检查+病理检查、宫腔镜检查+病理检查等。子宫内膜不典型增生者部分患者可能已合并内膜癌而可能漏诊宫内膜癌。宫腔镜下病灶切除或宫腔镜下活检优于盲视诊刮，其符合率和灵敏度优于单纯诊断性刮宫，能够降低漏诊率。对于EIN保守治疗的患者，宫腔镜术中可同时处理宫腔内可能影响生育的其他病变，对其生育力的保护更加有利。本手术仅适合EIN病灶局限者，对于病灶广泛者，可以考虑用Z型宫腔镜配套的3mm或者4mm的勺型钳摘除大部分病灶（减少病灶负荷）后再药物治疗。

（徐大宝　周曾梓）

第十四节　宫腔镜宫颈管癌病灶切除术

一、概述

对于宫颈管癌，特别是癌组织深在宫颈管肌层内，或者宫颈微偏腺癌（minimal deviation adenocarcinoma，MDA）需要大块组织送病理检查时，宫腔镜下环状电极电切大块的癌组织送病理检查可以大大提高诊断的阳性率。对于这样的患者，术前MRI影像的分析对于术中取样的部位和深度非常重要。

二、术前准备

1. 术前完善宫颈癌的常规筛查（妇科检查、TCT和HPV检测）、阴道镜检查和宫颈管诊断性搔刮、鳞状细胞癌抗原检测和影像学检查（特别是MRI）等。需要提醒的是，对于有性交后出血者，阴道镜检查宫颈的转化区不满意的（即一部分转化区位于宫颈管内者）一定要宫颈管搔刮，有条件者进行宫腔镜检查宫颈管情况。确诊仍然是活检组织送病理学检查。

2. 在宫腔镜检查前不要探宫和扩张宫颈管，保持宫腔镜检查时宫颈管的原始状态，可以提高诊断的阳性率。

三、主要手术步骤

1. 注意不可在进入宫腔镜前进行探宫和扩宫操作，因该操作可能导致宫颈部位的出血和创伤，影响镜下的诊断。

2. 宫腔镜直视下进入宫颈管，仔细观察宫颈管壁，正常宫颈管可见粉红色、斜纹状的宫颈黏膜，异常时则该典型结构消失（图27-57、图27-58）。

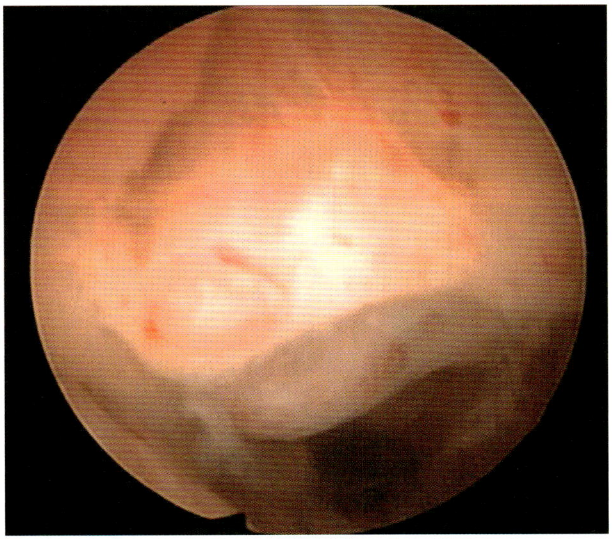

▲ 图27-57　宫颈管典型粉红色、斜纹状结构消失

3. 镜下以环状电极电切取样送病理检查（图27-59、图27-60）。

4. 宫颈管癌的宫腔镜诊断见视频27-16，宫颈微偏腺癌的宫腔镜下电切取样见视频27-17。

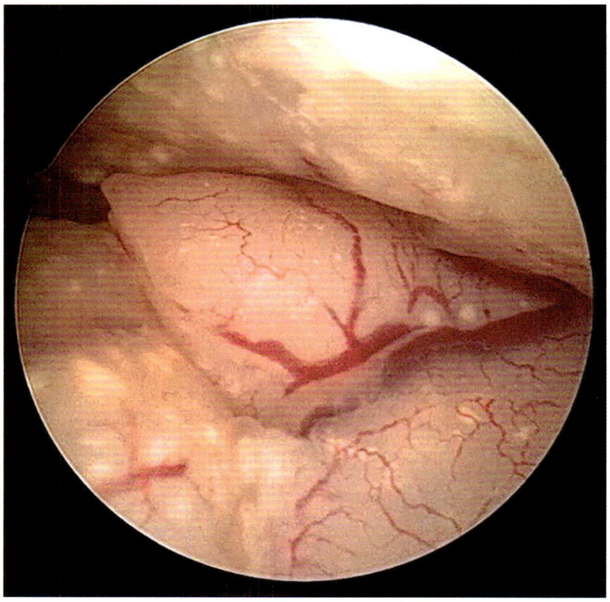

▲ 图 27-63　赘生物表面血管丰富

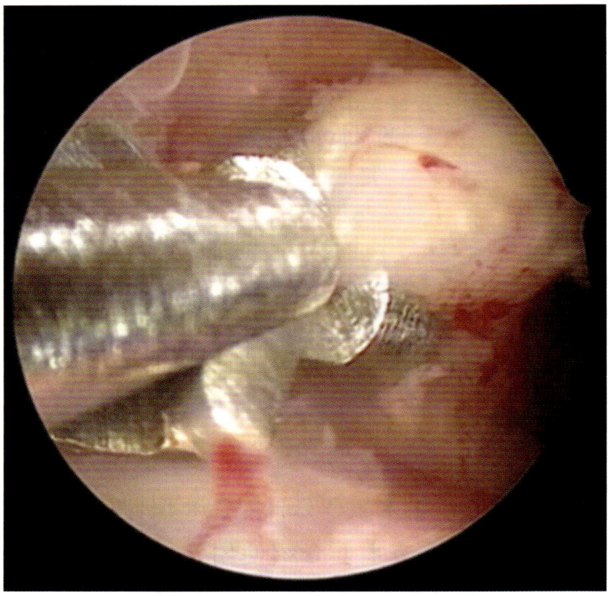

▲ 图 27-64　使用 4mm 勺型钳钳夹赘生物根部

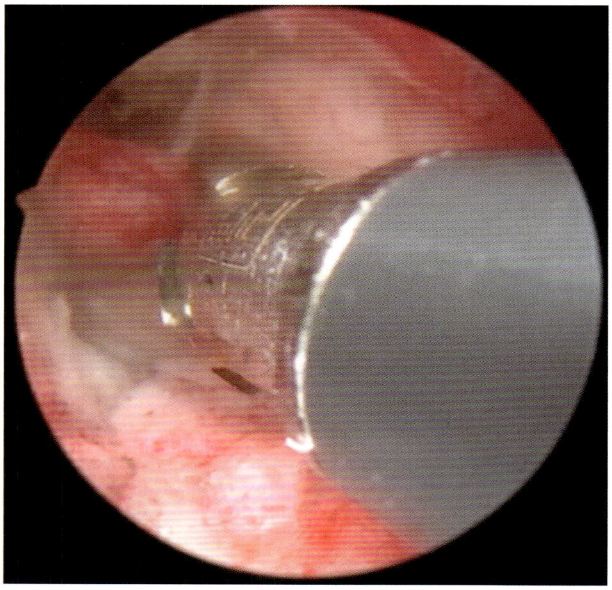

▲ 图 27-65　摘除宫腔内赘生物

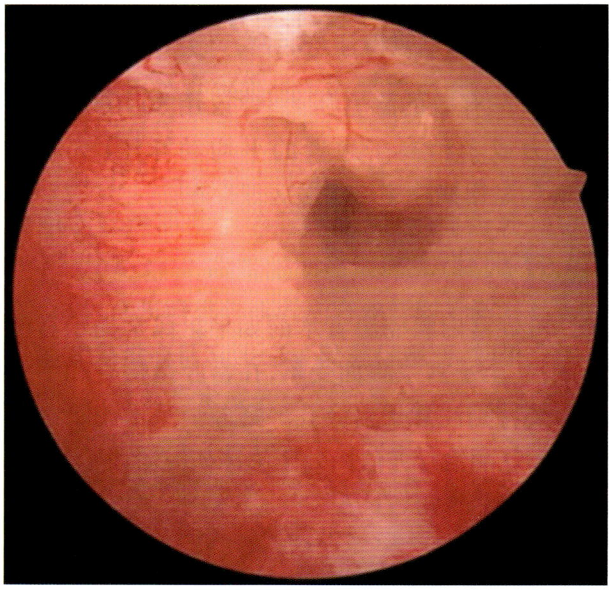

▲ 图 27-66　摘除赘生物至镜下无明显残留

4. 宫腔镜下宫内膜癌组织摘除术见视频 27-18，宫内膜癌宫腔镜典型手术视频 27-19，子宫内膜癌宫腔镜检（1）见视频 27-20，子宫内膜癌宫腔镜检（2）见视频 27-21。

视频 27-18　宫腔镜下宫内膜癌组织摘除术

视频 27-19　宫内膜癌宫腔镜典型手术

视频 27-20　子宫内膜癌宫腔镜检（1）

视频 27-21　子宫内膜癌宫腔镜检(2)

四、术中注意事项

1. 宫腔镜检查时要充分发挥宫腔镜下定位活检的功能，提高宫内膜癌的诊断率，需要特别注意的是取样一定要足够且有一定的深度。

2. 宫腔镜检查时要特别注意宫颈管是否受累，与分段诊刮的原则一样，先用宫腔镜检查宫颈管后取宫颈管组织，然后宫腔镜再进入宫腔取宫腔内组织。

3. 宫腔镜检查时要注意是不是原发于子宫峡部的癌变，或者癌变是否累及了子宫峡部，因为这种情况下往往需要行广泛性或者次广泛性子宫切除术。

4. 需要注意癌变占据宫腔的面积，是否大于1/2 宫腔面积；行宫内膜癌宫腔镜保守手术切除时，不要切除太深，以免损伤肌层而导致日后妊娠子宫破裂。

5. 主要的并发症是子宫穿孔、术中大出血、癌细胞经过输卵管流出到盆腔等。

五、术后注意事项

如果是宫内膜癌的保守手术，术后仍然需要相关的治疗，如高效孕激素治疗、宫腔内放置左炔诺孕酮宫内缓释节育系统等，一般需要术后 3 个月复查宫腔镜。如果仅仅是宫腔镜检查，术后没有特殊注意事项，主要是警惕术后癌性子宫出血。

六、手术技术前景

随着早期诊断和早期发现癌前病变观念的兴起，宫腔镜技术在早期发现和诊断子宫内膜癌及癌前病变中的应用越来越得到重视，逐渐成为实现早期诊断不可缺少的一环。宫腔镜检查的同时也能在镜下评估宫颈管是否受累。并且，宫腔镜直视能更加直观地发现子宫峡部内膜癌，对其诊断也有重要价值。目前宫腔镜检查被认为可作为可疑宫内膜癌患者的首选检查手段。对于要求保留生育功能的患者，使用外径 8.8mm 的 Z 型宫腔镜，以 4mm 勺型钳夹取癌组织送病理检查后，可同时置入左炔诺孕酮宫内缓释节育系统。已有大量研究证实，宫内膜癌的宫腔镜保守手术联合左炔诺孕酮宫内缓释节育系统治疗可使年轻的早期子宫内膜癌患者获得比较满意的缓解率和生育率，提示这种治疗方式可能是这类患者保留生育功能的一种有效方法，但并非标准治疗方案，患者需在治疗前得到充分详细的沟通后慎重决定。

（徐大宝　周曾梓）

参考文献

[1] AMERICAN ASSOCIATION OF GYNECOLOGIC LAPAROSCOPISTS. AAGL practice report: practice guidelines for the diagnosis and management of endometrial polyps. J Minim Invasive Gynecol, 2012, 19 (1): 3-10.

[2] ALONSO PACHECO L, LAGANÀ A S, GARZON S, et al. Hysteroscopic outpatient metroplasty for T-shaped uterus in women with reproductive failure: results from a large prospective cohort study. Eur J Obstet Gynecol Reprod Biol, 2019, 243: 173-178.

[3] AMERICAN ASSOCIATION OF GYNECOLOGIC LAPAROSCOPISTS (AAGL): ADVANCING MINIMALLY INVASIVE GYNECOLOGY WORLDWIDE. AAGL practice report: practice guidelines for the diagnosis and management of submucous leiomyomas. J Minim Invasive Gynecol, 2012, 19 (2): 152-171.

[4] DONNEZ O, DONNEZ J, ORELLANA R, et al. Gynecological and obstetrical outcomes after laparoscopic repair of a cesarean scar defect in a series of 38 women. Fertil Steril, 2017, 107 (1): 289-296. e2.

[5] DUEHOLM M, LUNDORF E, HANSEN E S, et al. Evaluation of the uterine cavity with magnetic resonance

imaging, transvaginal sonography, hysterosonographic examination, and diagnostic hysteroscopy. Fertil Steril, 2001, 76 (2): 350-357.

[6] FABRES C, ARRIAGADA P, FERNÁNDEZ C, et al. Surgical treatment and follow-up of women with intermenstrual bleeding due to cesarean section scar defect. J Minim Invasive Gynecol, 2005, 12 (1): 25-28.

[7] FERNANDEZ H, GARBIN O, CASTAIGNE V, et al. Surgical approach to and reproductive outcome after surgical correction of a T-shaped uterus. Hum Reprod, 2011, 26 (7): 1730-1734.

[8] GIACOMUCCI E, BELLAVIA E, SANDRI F, et al. Term delivery rate after hysteroscopic metroplasty in patients with recurrent spontaneous abortion and T-shaped, arcuate and septate uterus. Gynecol Obstet Invest, 2011, 71 (3): 183-188.

[9] GRIMBIZIS G F, GORDTS S, DI SPIEZIO SARDO A, et al. The ESHRE/ESGE consensus on the classification of female genital tract congenital anomalies. Hum Reprod, 2013, 28 (8): 2032-2044.

[10] HUANG H, XU B, CHENG C, et al. A novel intrauterine stent for prevention of intrauterine adhesions. Ann Transl Med, 2020, 8 (4): 61.

[11] HUANG H, ZOU L, ZHANG A, et al. A preliminary study on a patented intrauterine stent in the treatment of recurrent intrauterine adhesions with poor prognosis. Ann Transl Med, 2020, 8 (4): 57.

[12] LEVY R A, KUMARAPELI A R, SPENCER H J, et al. Cervical polyps: is histologic evaluation necessary？. Pathol Res Pract, 2016, 212 (9): 800-803.

[13] MAROTTA M L, DONNEZ J, SQUIFFLET J, et al. Laparoscopic repair of post-cesarean section uterine scar defects diagnosed in nonpregnant women. J Minim Invasive Gynecol, 2013, 20 (3): 386-391.

[14] NELSON A L, PAPA R R, RITCHIE J J. Asymptomatic cervical polyps: can we just let them be？. Womens Health (Lond), 2015, 11 (2): 121-126.

[15] QUAAS J, REICH O, FREY TIRRI B, et al. Explanation and use of the colposcopy terminology of the IFCPC (International Federation for Cervical Pathology and Colposcopy) Rio 2011. Geburtshilfe Frauenheilkd, 2013, 73 (9): 904-907.

[16] ZHANG A, JAMAIL G, XUE M, et al. Hysteroscopic intrauterine adhesiolysis using the "ploughing" technique with cold scissors. J Minim Invasive Gynecol, 2015, 22 (6): 934-935.

[17] ZHAO X, ZHANG A, GAO B, et al. Cold scissors ploughing technique in hysteroscopic adhesiolysis: a comparative study. Ann Transl Med, 2020, 8 (4): 50.

[18] ZOU L, HUANG H, ZHANG A, et al. Hysteroscopic metroplasty of a T-shape uterus with intrauterine adhesions using blunt spreading dissection and ploughing techniques. Ann Transl Med, 2020, 8 (4): 60.

[19] 孙红梅, 邹凌霄, 黄欢, 等. 2013 年 ESHRE/ESGE 关于纵隔子宫分类共识的临床实践解读. 国际妇产科学杂志, 2017, 44 (3): 268-270.

[20] 徐大宝, 冯力民. 宫腔镜手术技巧及并发症防治. 北京: 人民卫生出版社, 2019.

[21] 徐大宝, 薛敏, 万亚军, 等. 宫腔镜诊治重复子宫 26 例临床分析. 实用妇产科杂志, 2009, 25 (8): 498-499.

[22] 杨益民, 黄欢, 冯力民, 等. 纵隔子宫诊断与治疗相关临床问题解析. 国际妇产科学杂志, 2017, 44 (3): 248-251.

[23] 薛敏, 肖松舒. 妇科腔镜操作手册. 北京: 人民卫生出版社, 2015.

[24] KURMAN R J, CARCANGIU M L, HERRINGTON C S, et al. WHO classification of tumours of female reproductive organs. 4th ed. Lyon: International Agency for Research on Cancer, 2014.

[25] ELYASHIV O, SAGIV R, KERNER R, et al. Hysterscopic resection of premalignant and malignant endometrial polyps: is it a safe alternative to hysterectomy？. J Minim Invasive Gynecol, 2017, 24 (7): 1200-1203.

[26] 全国卫生产业企业管理协会妇幼健康产业分会生殖内分泌学组. 中国子宫内膜增生诊疗共识. 生殖医学杂志, 2017, 26 (10): 957-960.

[27] Laurelli G, Di Vagno G, Scaffa C, et al. Conservative treatment of early endometrial cancer: preliminary results of a pilot study. Gynecol Oncol, 2011, 120 (1): 43-46.

[28] 夏恩兰. 宫腔镜检查在诊断子宫内膜癌中的价值. 中国实用妇科与产科杂志, 2002, 18 (4): 199-201.

第二十八章 机器人妇科手术

第一节 机器人子宫内膜异位症手术

子宫内膜异位症治疗的目的是减灭和消除病灶、减轻和消除疼痛、改善和促进生育、减少和避免复发。主要的治疗方法包括手术治疗、药物治疗、介入治疗、中药治疗及辅助治疗(如辅助生殖技术治疗)等。手术的主要目标是切除病灶、恢复解剖结构。

腹腔镜检查仍是子宫内膜异位症诊断的“金标准”,随着腹腔镜设备的发展,其手术视野也得到了极大的改善,能够实现多角度、高清晰、多倍放大的术野。手术器械的局限性是传统腹腔镜手术的主要缺点,对术者自身的要求也较高。

机器人手术则兼具腹腔镜手术创伤小、视野清晰的优点,同时还有灵活的“内腕”系统,操作更加精细,能够更好地处理困难手术,进一步克服了传统腹腔镜手术的不足,尤其是在深部浸润型子宫内膜异位症的治疗上,能够更好地显露深层次病灶,恢复正常解剖结构。但是目前机器人手术成本仍然较高。

一、机器人子宫内膜异位症手术治疗的适应证与禁忌证

详见第十九章第二节内容。

二、机器人卵巢子宫内膜异位囊肿剥除术

(一) 术前准备

常规术前备腹部、会阴部皮肤,胃肠道准备同腹腔镜手术,手术日期需避开月经期。

(二) 手术方法与步骤

1. 麻醉与体位 麻醉方式一般采用气管插管全身麻醉,保证手术顺利进行。体位建议选用头低脚高 30° 截石位,可根据设备适当降低双腿,避免机器人设备与患者发生碰撞。外阴需超出手术台下缘 10cm 以便于必要时举宫。

2. 打孔和装机(以达·芬奇机器人为例) 常规消毒铺巾,建立人工气腹。取脐上 5cm 置入镜头穿刺器,脐水平线与左侧腋前线交点置入 1 号机械臂穿刺器,镜头孔与 1 号机械臂连线中点置入助手穿刺器。脐水平线与右侧腋前线交点置入 3 号机械臂穿刺器,镜头孔与 3 号机械臂连线中点置入 2 号机械臂穿刺器。

机械臂车自臀侧靠近患者,依次展开机械臂并与穿刺器连接,置入镜头与机械臂。

3. 镜下探查 仔细观察盆腹腔,避免漏诊。上腹部器官和腹膜可以在连接机械臂车前先用镜头探查。探查盆腔时可先吸净盆腔积液,然后探查腹壁腹膜、子宫表面、输卵管、卵巢、直肠、乙状结肠、阑尾、输尿管,明确病灶的部位、大小、粘连程度(尤其是输卵管的粘连程度),做好记录并进行分期。探查过程中,可剥除浅表的腹膜型子宫内膜异位症病灶。

4. 分离粘连 卵巢子宫内膜异位囊肿几乎都

与盆壁存在一定程度上的粘连，分离过程一般从卵巢的背侧开始，以钝性分离为主，以钝锐性分离相结合的方式逐步恢复解剖结构。

5. 剥除囊肿　在远离卵巢门的位置剪开小口，助手持吸引器立即伸入囊腔，吸净囊液，吸净囊液后冲洗囊腔及卵巢周围，避免囊液浸泡盆腔脏器。沿卵巢纵轴剪开囊壁，探查囊壁内是否有乳头、结节，将单极弯剪切换至 cadiere 镊，配合有孔双极镊，分别夹住卵巢皮质和囊壁，逐步剥离囊壁，剥离过程中如遇卵巢实质出血，则及时点状电凝止血，直至完全剥离囊壁。用生理盐水反复冲洗创面，彻底电凝创面止血。

6. 取出标本　因囊液已排出，将囊壁装至取物袋内取出，注意避免标本污染穿刺孔道，防止医源性腹壁子宫内膜异位症的发生。

7. 冲洗术野和再次探查　手术结束后最重要的是需用大量生理盐水反复冲洗术野，确保盆腹腔内没有溅落的囊液或病灶残渣。

再次探查创面有无出血、盆腹腔脏器有无意外损伤，粘连严重时有必要再次探查输尿管，可以在创面放置防粘连材料。依据手术范围酌情放置引流管，取出器械臂，断开机械臂与穿刺器连接，排出腹腔内气体，手术结束。

（三）术中注意事项

1. 打孔和装机注意事项　①注意各穿刺点横向间应保证 8~10cm 的间距，以避免术中机械臂之间的碰撞；②左右最外侧穿刺孔不应超过腋前线范围，否则会影响该侧机械臂向同侧活动的范围；③如果肿瘤较大，可以适当地将所有穿刺孔上移以便于操作；④置入镜头和机械臂后可以向上抬起各机械臂，以增加器械活动空间，改善视野。

2. 术中操作的注意事项　①松解粘连时，要充分利用机械臂力量大、活动灵活的优势钝性分离；②遇到周围组织复杂的粘连时，单极弯剪也可以冷刀剪开粘连，避免电流对周围组织的损伤；③可以尝试完整剥离囊肿，但绝大多数子宫内膜异位囊肿在剥离过程中都会破裂；④为避免囊液污染其他器官，切开囊壁前可以用纱布包裹卵巢周围；⑤剥除囊肿时一定要边剥离边止血，否则可能因为组织内卷而不利于找到出血点，增加出血量；⑥冲洗时要检查各个穿刺器正下方的组织表面，进出器械时容易夹带囊液或组织残渣。

（四）术后注意事项

1. 术后第 1 天拔除尿管，鼓励患者尽早下地活动，促进消化功能恢复，减轻粘连。

2. 有生育要求的患者建议其尽早备孕，重症者可尽早行辅助生殖技术。

3. 无生育要求者术<40 岁者后可辅以口服避孕药或>40 岁者可用地诺孕素等药物治疗。

三、机器人直肠子宫内膜异位症手术

（一）术前准备

常规术前备腹部、会阴部皮肤，如怀疑病灶累及消化道，则应进行更充分的肠道准备，手术日期需避开月经期。

（二）手术方法与步骤

1. 麻醉与体位　麻醉方式仍采用气管插管全身麻醉，保证手术顺利；体位建议选用头低脚高 30° 截石位，可根据设备适当降低双腿，避免机器人设备与患者发生碰撞；外阴需超出手术台下缘 10cm，便于举宫和吻合肠管。

2. 打孔和装机　同前。

3. 镜下探查及处理　同前，直肠子宫陷凹处的病灶经常导致直肠子宫陷凹封闭，无法在探查时明确病灶具体范围和深浅，需结合术前影像。

4. 分离粘连　直肠子宫内膜异位症的粘连不是孤立的，几乎都会将子宫后壁、直肠前壁、两侧盆壁以及附件粘连在一起，通常应该首先游离双侧输尿管。

自输尿管骑跨髂血管的位置打开腹膜，仔细辨认输尿管的走行，向下游离输尿管直至宫颈，如合并附件粘连，此时可按照前述方法游离粘连的附件。打开直肠旁间隙，钝锐性分离直肠旁的疏松结缔组织，游离直肠侧壁，暴露双侧子宫骶韧带，此时再处理直肠前壁与子宫后壁或宫颈的粘连，紧贴子宫表面向下钝锐性分离粘连，直至露出柔软的正常直肠组织，此时直肠前病灶即可完整暴露出来。

5. 剥除病灶　针对未累及直肠黏膜的浅表病灶，可自外向内环形剥除病灶，剥离过程一般从两侧向中间，钝锐性分离相结合，如果剥离后显露出

柔软的正常肠壁，可不行肠切除。可吸收线纵向缝合加固薄弱的浆肌层。

6. 切除病灶、吻合肠管　针对深达黏膜的直肠病灶有两种切除方式，一是直接切除病灶后缝合缺损的肠壁，但此种方法会增加术后肠瘘的发生风险；二是切除整段受累肠管再行吻合，本文主要讨论这种手术方式。

请肛肠外科医生上台协助手术，进一步游离直肠，打开直肠后间隙（图 28-1），自病灶向两端至少游离出 5cm 以上的肠管，距病灶 2cm 处用切割闭合器完整切除受累肠管，吻合器吻合肠管（图 28-2）。

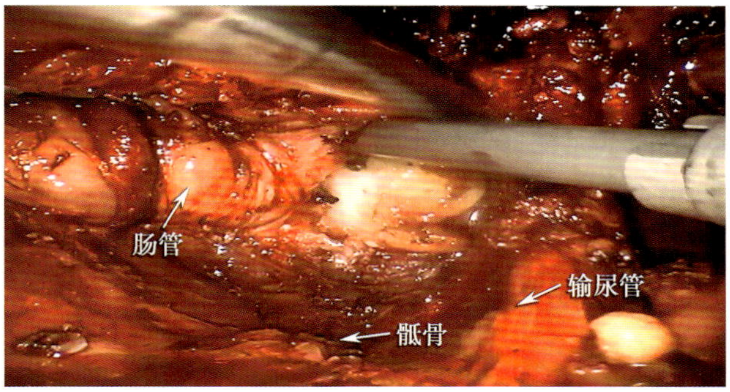

▲ 图 28-1　游离直肠

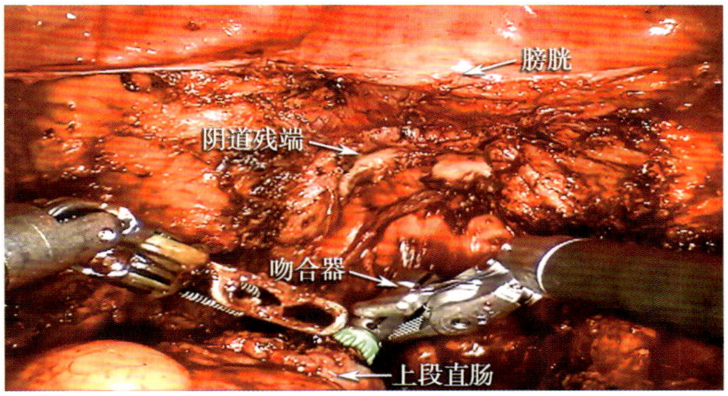

▲ 图 28-2　肠管吻合

7. 冲洗术野和再次探查　手术结束后，大量生理盐水反复冲洗术野，确保盆腹腔内没有病灶残渣。

8. 肠切除术 + 吻合术见视频 28-1。

视频 28-1　肠切除术 + 吻合术

（三）术中注意事项

1. 游离输尿管一般从输尿管骑跨髂血管的高度开始，这个位置输尿管走行清晰容易辨认，不易损伤周围神经、血管。同时子宫内膜异位症病灶浸润该位置的情况比较罕见。

2. 直肠侧间隙是疏松的无血管区，十分容易辨认，如远端粘连严重，可沿骶骨侧方向下分离。

3. 分离直肠前壁与子宫粘连时，如果界限清晰，则沿界限分离粘连；如果粘连致密，则宁可贴近子宫一侧而不要贴近直肠一侧，直肠前壁缺乏脂肪层，稍有不慎容易损伤肠壁。

4. 加固直肠前壁时应纵向缝合，即令肠管“变短而不是变窄”，降低术后肠梗阻的发生风险。

5. 切除肠管后，如先前手术已切除子宫，可自阴道取出病灶并行吻合术，更符合微创理念；如手术未切除子宫，则需经腹做纵行切口取出标本，同时行肠吻合术。

6. 防粘连材料可放置于直肠创面前方，减少直肠瘘、直肠阴道瘘的发生风险。

7. 引流管应放置于直肠后间隙，以期彻底引流。

（四）术后注意事项

1. 鼓励患者尽早下地活动，促进消化功能恢复，减轻粘连。

2. 排气后可逐渐过渡至正常饮食，术后 10~14 天为肠瘘发生风险最高的时间，应注意随访。

3. 有生育要求的患者建议其尽早备孕，重症者可尽早行辅助生殖技术。

4. 无生育要求<40 岁者术后可辅以口服避孕药或>40 岁者可用地诺孕素等药物治疗。

四、机器人输尿管子宫内膜异位症手术

（一）术前准备

常规术前备腹部、会阴部皮肤，常规肠道准备，手术日期需避开月经期。患侧输尿管需尝试置入双 J 管以指示输尿管走行，同时保护输尿管。

（二）手术方法与步骤

1. 麻醉与体位　麻醉方式仍采用气管插管全身麻醉，保证手术顺利。体位建议选用头低脚高 30° 截石位，可根据设备适当降低双腿，避免机器

（四）术后注意事项

术后2周拔出尿管，术后3个月取出双J管；排气后可逐渐过渡至正常饮食；有生育要求的患者建议其尽早备孕，重症者可尽早行辅助生殖技术；无生育要求<40岁者术后可辅以口服避孕药或>40岁者可用地诺孕素等药物治疗。

六、机器人子宫腺肌病的手术

（一）术前准备

常规术前备腹部、会阴部皮肤，常规肠道准备。手术日期需避开月经期。

（二）手术方法与步骤

1. 麻醉与体位 麻醉方式仍采用气管插管全身麻醉，保证手术顺利。体位建议选用头低脚高30°截石位，可根据设备适当降低双腿，避免机器人设备与患者发生碰撞。外阴需超出手术台下缘10cm。子宫腺肌病患者子宫体积常增大，切除子宫后可能需要经阴道取出标本，可适当外展双腿，便于经阴道的操作。

2. 打孔和装机 同前。

3. 镜下探查 同前。

4. 分离粘连 子宫腺肌病患者可不合并粘连。其他位置的粘连可参考前述方法逐步分离粘连，恢复解剖结构。

5. 切除子宫 子宫腺肌病的患者病灶无明显界限，剔除病灶会造成大量的出血，且创面僵硬，不利于缝合和术后恢复，本文仅重点讨论子宫及双侧输卵管切除手术的技巧。

将子宫摆向左侧，辅助臂cadiere镊提起右侧输卵管，紧贴输卵管一侧单极弯剪切断输卵管系膜，有孔双极镊电凝，单极弯剪切断卵巢固有韧带、子宫圆韧带。辅助臂cadiere镊提起膀胱腹膜反折，向下打开阔韧带前叶，下推膀胱。将子宫举向膀胱，打开阔韧带后叶，宫颈内口水平有孔双极镊电凝，单极弯剪切断子宫动静脉，切断子宫骶韧带。同法处理左侧输卵管、子宫韧带、子宫动静脉。沿阴道穹窿环形切开阴道壁，自阴道取出子宫，如子宫较大，则转阴式手术。置入阴道拉钩，宫颈钳牵拉宫颈，沿子宫体环形剖开子宫，自阴道取出标本，可吸收线连续缝合阴道残端。

6. 冲洗术野和再次探查 手术结束后，用大量生理盐水反复冲洗术野；再次探查创面有无出血，盆腹腔脏器有无意外损伤。根据手术范围评估是否放置引流管，取出器械臂，断开机械臂与穿刺器连接，排出腹腔内气体，手术结束。

（三）术中注意事项

1. 子宫腺肌病患者常子宫体积增大，容易阻碍视野，打孔时可适当向头侧上移各穿刺孔1~2cm，以利于观察。

2. 松解粘连过程中，可以将子宫举向患者头侧，以充分暴露子宫下段及宫颈位置的粘连及病灶。

（四）术后注意事项

1. 术后2天拔出尿管。

2. 排气后可逐渐过渡至正常饮食。

七、机器人子宫内膜异位症手术并发症的识别和处置

（一）卵巢功能损伤

无论是卵巢囊肿剥除还是松解粘连，电器械的操作对卵巢功能造成一定程度的损伤在所难免，但卵巢有强大的自我恢复能力，只要操作得当则可保留卵巢正常的生理功能。

对卵巢功能影响最大的操作就是损伤卵巢动脉，预防的方法首先是选择正确的开口位置，打开卵巢位置应远离卵巢门，沿着卵巢纵轴的方向，能够降低损伤血管的概率。损伤卵巢髓质内的血管后，一定要充分利用机械臂的优势，看清出血点，电凝止血，避免更大的创伤，也可以一边冲洗一边电凝，尽可能保留正常组织；如果遇到难以控制的出血，首选压迫后电凝止血，如果仍无法控制出血，可以选择缝合卵巢创面。

在分离粘连过程中，应以钝性分离为主，保护卵巢皮质；切除卵巢表面病灶时，也应尽量紧贴病灶边缘，尽可能保留正常的卵巢皮质；较大的囊肿剥除后，残余的正常皮质也应尽量保留。

（二）输卵管损伤

输卵管多与卵巢粘连，而输卵管尤其是伞端的粘连对自然受孕有较大的影响，因此恢复输卵管解剖结构的同时避免损伤就显得十分重要。

为了降低损伤的概率，松解输卵管的过程应以钝性分离为主，尤其是伞端周围的操作，应主要以冷刀处理，减少电能量器械的使用。如果已经造成严重的输卵管损伤或粘连过于严重，无法恢复正常的解剖结构，可考虑切除该侧输卵管。

（三）肠管损伤

肠管损伤多见于松解粘连的过程中，预防肠损伤的关键在于保持清晰的思路，尤其是探查过程中发现直肠子宫陷凹未完全封闭的状态，此时非常容易低估粘连的严重程度，从而错误地选择了直接从直肠前开始松解粘连。只要直肠子宫陷凹变浅，就应该从游离输尿管开始操作，然后打开直肠侧窝，最后分离直肠前壁的粘连。注意在分离粘连的过程中找对间隙，钝性分离即可。还有一部分损伤是在剥离病灶的过程中造成的，预防这类损伤，术前的查体和影像学评估就显得尤为重要。预期病灶累及肠黏膜的患者，术中就没有必要勉强剥除病灶，松解粘连后就应该考虑肠管切除 + 吻合。损伤如果已经造成，则应根据损伤的程度来区别处理方式。

肠管浆膜面或浅肌层的损伤可以简单地行八字缝合或连续缝合加固，缝合时注意纵向缝合，将肠管缝得“更短”而不是“更窄”，降低术后肠梗阻的发生风险。进针深度不可过深，贯穿浆肌层即可。

一旦损伤深达黏膜层，则需请相关科室会诊协助，此时，充分的术前准备就显得十分重要。如果术前肠道准备充分，可以选择切除受累肠管后进行吻合；如果肠道准备不佳，只能选择近端造瘘，远端旷置，二期手术还纳瘘口。

（四）输尿管损伤

卵巢后壁与盆壁的粘连会将腹膜外的输尿管向内侧牵拉（并不一定累及输尿管），手术中非常容易造成输尿管的损伤，因此在游离卵巢时，一定要尽可能在腹膜内侧操作，以钝性分离为主。如果遇到致密的粘连，或剥离面渗血需要止血时，可以从高位（一般是输尿管骑跨髂血管的位置）找到输尿管，向下游离输尿管并确认其位置后，再进行松解或电凝操作。

如果已造成输尿管损伤，需请相关科室会诊协助，并通过观察其外观或者蠕动情况判断损伤的程度。如果蠕动良好，仅创面发白，血供尚可，可以考虑观察或置入双 J 管；如果蠕动消失，或者输尿管血供消失，颜色加深，考虑较严重的电损伤，可以冷刀切除受损部分，行输尿管端 - 端吻合或输尿管膀胱再植术。如果意外切断输尿管，则也应冷刀修剪创面后再行修补术。

输尿管端 - 端吻合适用于输尿管 3cm 以内的损伤，可以保持膀胱的完整性和天然的输尿管抗反流机制，对于输尿管两端血液供应良好、可做无张力吻合的患者，输尿管端 - 端吻合为首选术式，横向端 - 端吻合难以达到无张力缝合且并发症发生率高，端 - 端吻合前将输尿管残端纵向裁剪成“勺状”，可减少并发症的发生。

输尿管膀胱再植术适用于输尿管损伤的位置低、下段输尿管缺损过长不能做无张力吻合、不宜实施输尿管端端吻合术的情况。

部分输尿管损伤难以发现，有时可仅表现为术野渗液增多，此时应检查尿量，探查输尿管走行，必要时可借助显影剂查找损伤位置。无论手术过程是否造成了输尿管的损伤，手术结束前均应再次探查输尿管，遇到问题早发现、早处理。

（五）膀胱损伤

膀胱损伤一般见于下推膀胱和松解粘连时，一旦损伤，往往会有尿液自膀胱涌出，同时患者尿袋会被腹腔气体充满，容易辨认。

膀胱肌层较厚，需要直接、反复地电切才会损伤膀胱黏膜。分离过程中一是要注意辨别层次，二是要注意膀胱损伤前的征兆，最典型的征兆就是出血。膀胱宫颈间隙应是潜在的无血管腔隙，下推膀胱的过程中，如果突然出血则需要停止电切仔细辨认出血来源。如果是膀胱来源的出血则应该警惕，此时已进入肌层，应下移切口。

一旦造成膀胱损伤，应通过损伤处的缺口评估损伤的位置，避免在缝合过程中损伤输尿管或膀胱三角区。如果靠近输尿管开口，可以在此侧置入双 J 管，并且改变缝合的方向，避免输尿管梗阻。缝合膀胱的过程较为简单，一般选择可吸收线连续缝合黏膜，再连续缝合加固浆肌层。缝合完成后需在膀胱注入 200ml 美蓝溶液，观察是否有尿液自膀胱渗出。

八、机器人荧光显影技术在子宫内膜异位症手术中的应用

自达·芬奇手术系统开始，机器人手术系统就配备了具有近红外荧光显影的功能的成像装置，这一技术已在肝胆外科、普通外科、泌尿外科以及妇科良恶性肿瘤手术中显示出独特优势。

机器人荧光成像的原理是利用800nm波段的红光照射提前注入组织内的显影剂（吲哚菁绿）后，使特定组织结构显示出荧光的颜色，从而与其他结构进行区分。现在已经被广泛应用于眼底血管造影、心功能评估、肝段造影、肠管造影、肾肿瘤造影、乳腺前哨淋巴结活检等多方面，在子宫内膜异位症手术中的应用尚处于探索阶段。

2016年，Lue J R等首次尝试在子宫内膜异位症手术中引入吲哚菁绿荧光显影技术，他在术中探查的同时，给患者静脉注射吲哚菁绿，切换至荧光模式后，发现盆腔腹膜内病灶能够显影呈现绿色，借此实现病灶精确定位。Guan等同年进行了类似的尝试，也取得了一定的效果，他认为病灶显影的主要原因是病灶处新生血管的生成使荧光剂聚集从而实现显影。Emanuela等在利用膀胱镜下输尿管导管直接向双侧输尿管内注入吲哚菁绿，借此实现了输尿管的荧光显影。由于荧光可以穿透约5~10mm的组织，荧光的强弱代表了操作位置与输尿管的距离，利用这一方法能够精确地实现输尿管或膀胱定位，避免损伤（图28-7）。Raimondo等则发现在输尿管松解术后利用同样的方法可以评估输尿管梗阻是否得到缓解，可以让一部分患者免于输尿管支架植入的痛苦。Seracchioli等发现一名肠道子宫内膜异位症患者的受累肠管表现出节段性的缺血，静脉应用吲哚菁绿后，缺血肠段呈现缺乏灌注的表现，而正常肠管均充分显影，借此确定手术切除肠管的范围（图28-8、图28-9）。在肠吻合后，吻合口

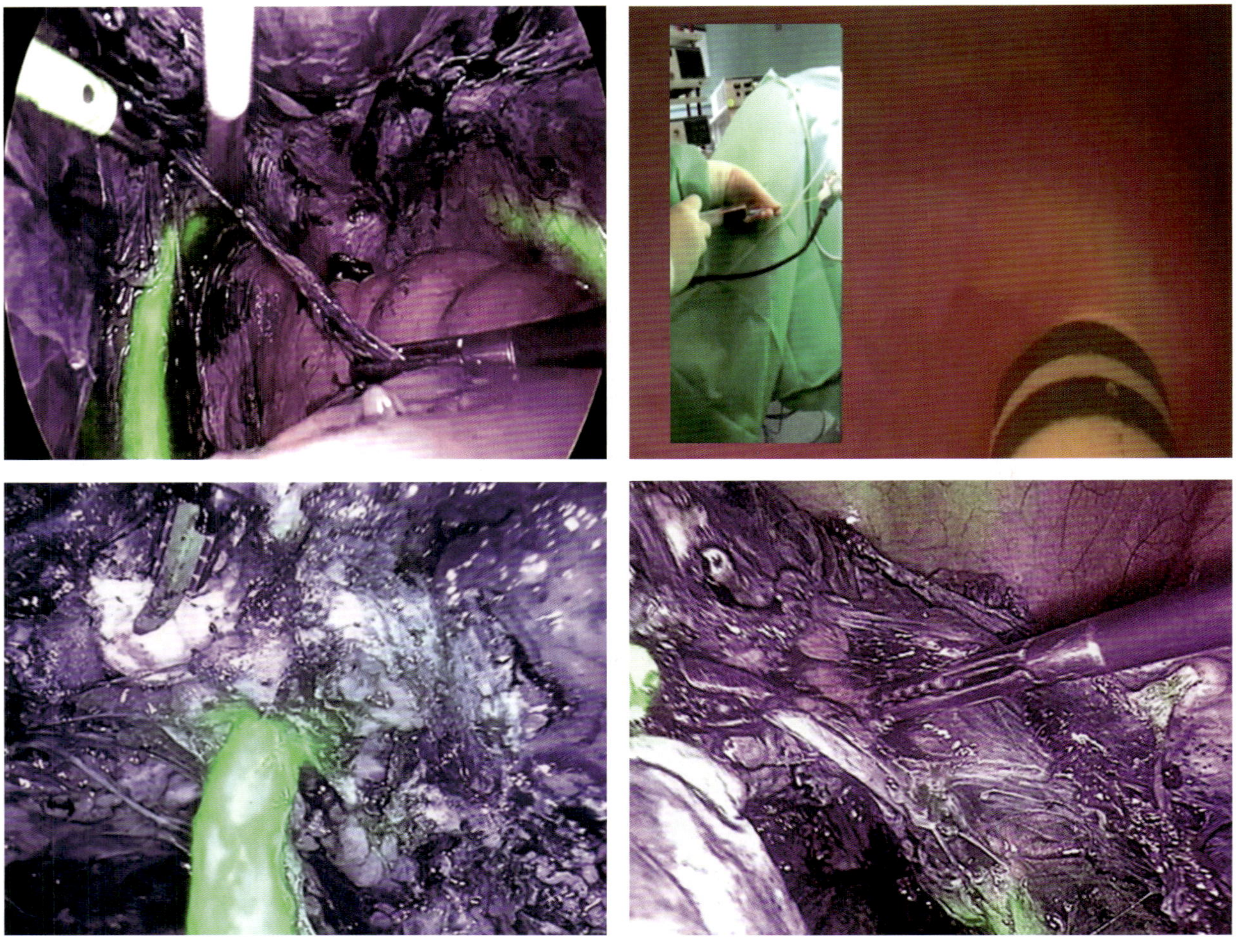

▲ 图28-7　输尿管显影

切缘是否充分显影可以作为判断吻合是否成功的标准之一。子宫内膜异位症手术见视频 28-6。

视频 28-6　子宫内膜异位症手术

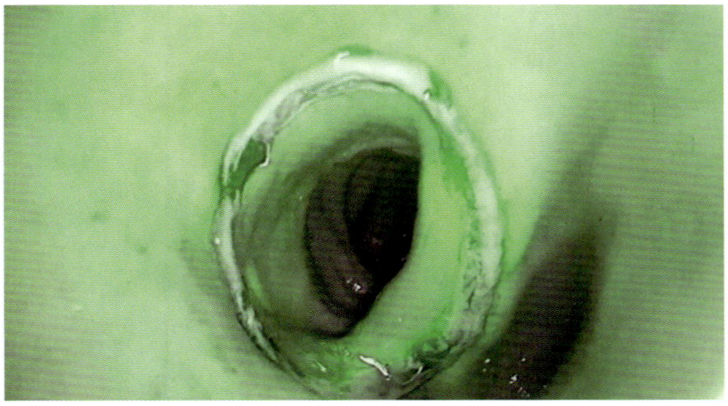

▲ 图 28-8　肠显影

荧光显影技术在子宫内膜异位症手术中的应用目前仍处于探索阶段，现有的研究结果已经展示出其巨大的应用潜力。

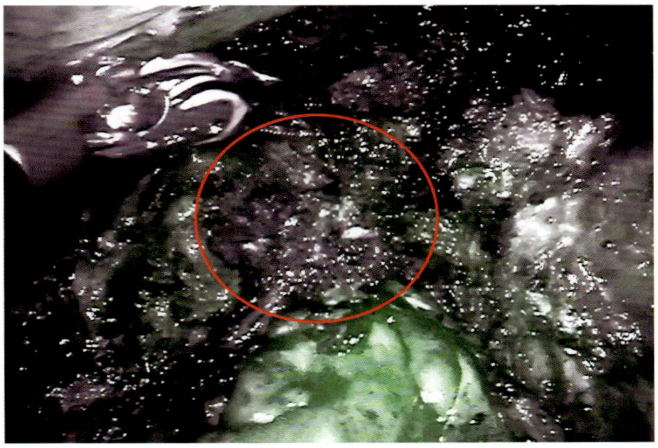

▲ 图 28-9　直肠前病灶

（孟元光）

第二节　机器人输卵管吻合术

输卵管结扎是我国常见的绝育方法。随着我国计划生育政策的改变、子女意外、再婚家庭增多等原因，输卵管结扎患者再生育的需求也相应增加。输卵管吻合术作为输卵管结扎患者恢复再生育的常用方法，在临床上已应用多年。输卵管吻合的传统方法是开腹和开腹的同时利用显微外科手术方式进行。随着微创技术的发展，腹腔镜下输卵管吻合术已逐渐显现其优势。

不同学者报道的输卵管吻合术后的妊娠率不同，不同手术方式的妊娠率也存在一定的差异。有荟萃分析报道，输卵管绝育术后实施开腹吻合术的妊娠率在 54%~88% 之间，腹腔镜手术的妊娠率在 31%~85% 之间；开腹手术的异位妊娠率为 1.7%~12%，腹腔镜手术的异位妊娠率为 0%~7%，但腹腔镜手术具有住院时间短、术后疼痛轻等优点。然而，由于腹腔镜器械的局限性，腹腔镜下输卵管吻合在技术上具有很高的挑战性。机器人手术系统的出现，克服了腹腔镜手术的局限性。1999 年 Falcone 等学者首先报道了机器人手术系统输卵管吻合术。早在 2007 年，Rodgers 等通过回顾性病例对照研究比较机器人和开腹手术输卵管吻合术，发现机器人手术后的宫内妊娠率高达 74%，而传统开腹手术后的宫内妊娠率仅为 50%。随着机器人手术系统的发展，尤其目前最新一代达·芬奇 Xi 手术系统，因具有灵活的机械臂、先进的震颤滤过系统、三维视觉影像放大等功能，在输卵管吻合术中具有巨大的优势。

一、手术适应证与禁忌证

1. 适应证　输卵管结扎术后患者；输卵管中段局部梗阻的不孕症患者；输卵管正常通畅部分长度达 4cm 及以上者。

2. **禁忌证**　结核、慢性盆腔炎等造成的输卵管病变；输卵管间质部梗阻的不孕症；输卵管正常通畅部分长度<4cm。

二、术前准备、体位及连接机械臂

1. **术前准备**　①手术时间一般在月经干净后3~7天；②完善各项常规实验室检查、B超、心电图等，了解患者身体状况，排除不宜妊娠的疾病；③了解患者年龄、卵巢储备功能，监测排卵，评估子宫及内膜情况，评估盆腔情况；④男方进行精液常规检查及男科检查；⑤子宫输卵管造影检查了解输卵管近端是否通畅；⑥尽量获得前次手术的具体资料，推测残留输卵管的长度及情况；⑦术前充分沟通，告知手术成功率、术后妊娠率、异位妊娠率。如年龄大、卵巢储备功能下降、盆腔可能存在严重粘连，或者男方精液质量严重异常时，告知患者可考虑体外受精（in vitro fertilization，IVF）助孕。

2. **体位及连接机械臂（以达·芬奇机器人为例）**　患者取头低脚高位，全身麻醉成功后为了便于操作，可以放置举宫器。脐孔处气腹针穿刺，建立气腹。用8mm机器人trocar脐孔处穿刺，置镜，调整手术床为头低脚高位约30°。直视下平脐孔左、右侧8~10cm处无血管区穿刺，分别置入8mm机器人trocar，于1号机械臂左侧8~10cm处放置10mm辅助trocar，用于协助手术操作、传递针、冲洗吸引、排烟等。一般使用3个机械臂即可，少数粘连严重或肥胖患者可使用第4个机械臂，将trocar放置在右侧trocar外8cm处。连接机械臂与手术器械，一般1号机械臂连接头端较细的Maryland双极镊便于精细操作，2号机械臂连接镜头，3号机械臂连接单极弯剪或持针钳。

三、手术步骤

1. **剪开输卵管阻塞部位浆膜层**　提起输卵管梗阻部位的输卵管浆膜，剪开输卵管浆膜，暴露管径（图28-10）。分离输卵管浆膜层时不要剪除浆膜层，保留尽可能多的组织，避免缝合浆膜层时使输卵管扭曲。出血点可点状电凝，但不要过度电凝，以免损伤输卵管。

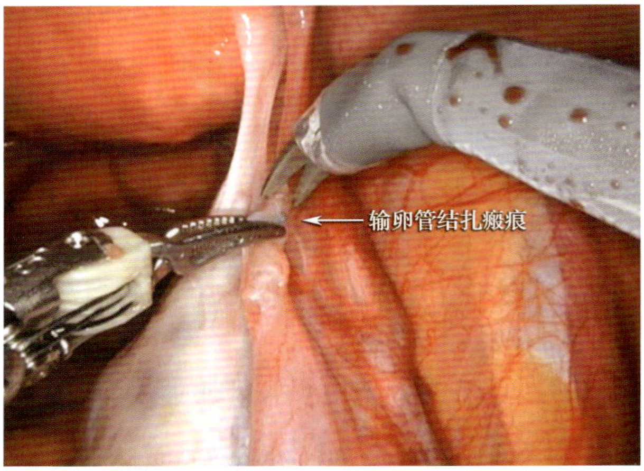

▲ 图28-10　剪开输卵管浆膜

2. **剪除输卵管梗阻的瘢痕组织**　暴露输卵管内径后提起管径，用单极弯剪冷刀分别剪断梗阻部位的近远端（图28-11、图28-12），暴露输卵管管腔。剪除梗阻段输卵管时要明确梗阻的部位和长度，避免剪去过多的正常输卵管组织。可以向宫腔注射美蓝液检查近端是否通畅（图28-13），将分离钳或硬膜外麻醉导管插入远端输卵管，检查远端是否通畅（图28-14）。

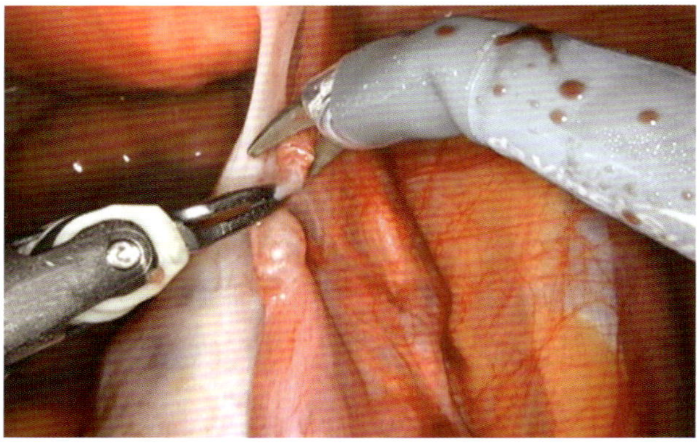

▲ 图28-11　剪开梗阻部位近端

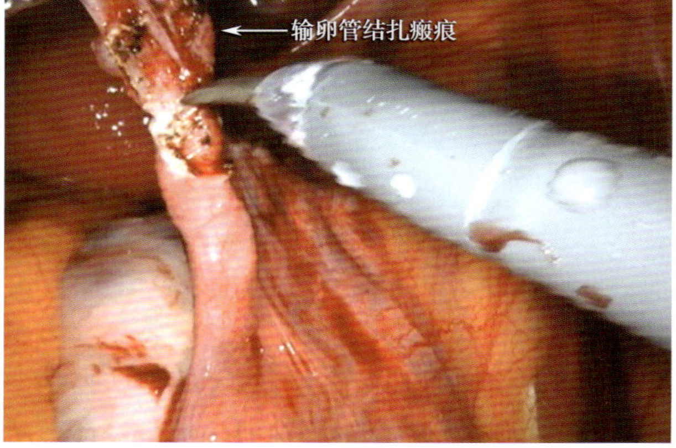

▲ 图28-12　剪除输卵管结扎的瘢痕组织

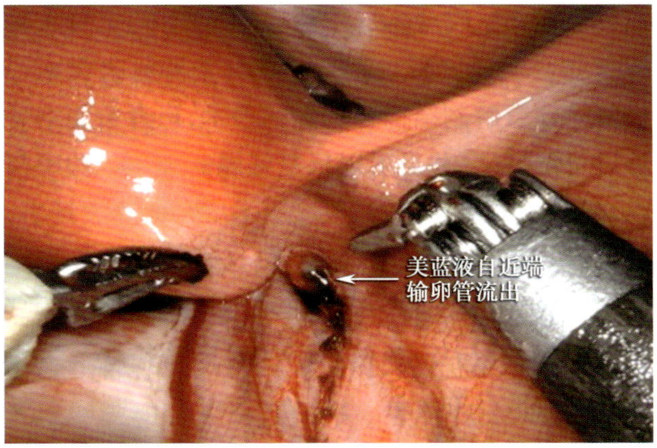

▲ 图 28-13　检查近端是否通畅

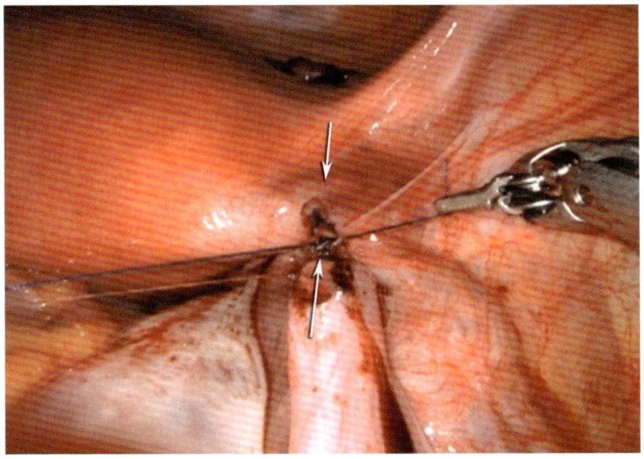

▲ 图 28-15　在吻合口两端的输卵管系膜侧缝合打结

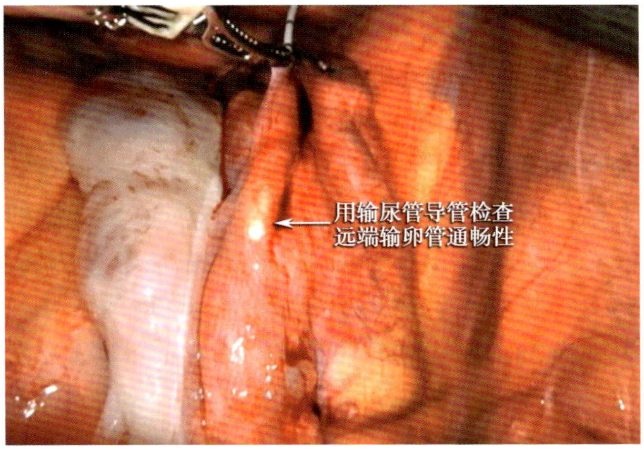

▲ 图 28-14　检查远端是否通畅

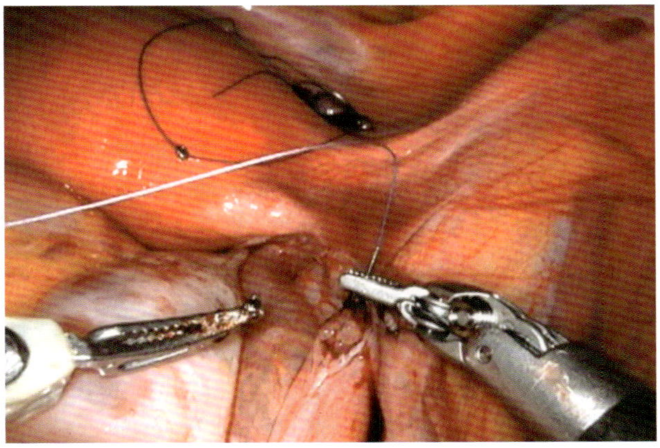

▲ 图 28-16　第 1 针从 6 点处开始吻合输卵管

3. **输卵管吻合**　先用 5-0 无创可吸收线将吻合口两端的输卵管系膜侧缝合打结(图 28-15),使两吻合口接近及牵引,以利于下一步吻合。用 6-0 无创可吸收线先从 6 点处开始缝合,缝合时从远端输卵管自外向内贯穿缝合管壁,再从近端管腔对应的位置自内向外穿出,这样缝合打结后线结将位于输卵管腔外。缝线可作为以后缝合的进针标志,但暂时不打结,留待最后打结(图 28-16)。同法缝合 12 点处打结(图 28-17);再根据需要在 9 点、3 点处进行缝合(图 28-18、图 28-19)。根据管腔的大小可缝合 2~6 针。缝合输卵管管径时要注意准确对合。

4. **缝合浆膜层**　用 5-0 无创可吸收线间断缝合浆膜层 3~5 针,避免缝合过多及张力过大(图 28-20)。

5. **检查输卵管是否通畅**　两侧输卵管吻合后宫腔注射美蓝液,检查输卵管是否通畅。若两次输卵管伞端有美蓝液流出,证明输卵管是通畅的。

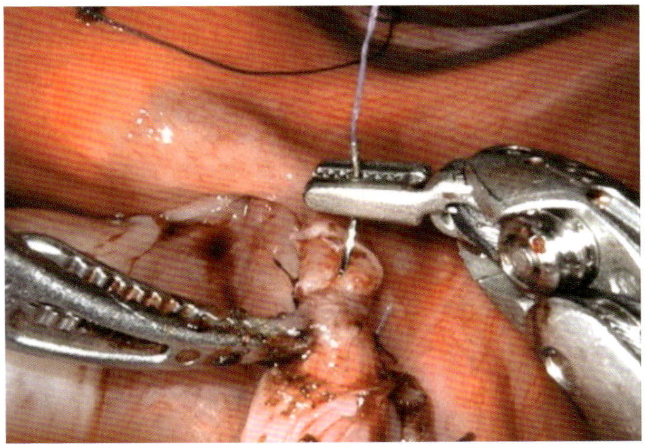

▲ 图 28-17　第 2 针从 12 点处吻合输卵管

6. **术后处理**　在手术当天预防性使用抗生素。术后嘱患者早下床活动,预防盆腔粘连。嘱患者术后在 2~3 个月经周期后尝试怀孕。

暴露骶前腹膜，有孔双极镊抓起 S_1 水平的骶前腹膜，单极弯剪切开并充分游离骶前腹膜至子宫直肠腹膜反折处呈一 T 形切口（图 28-23）。

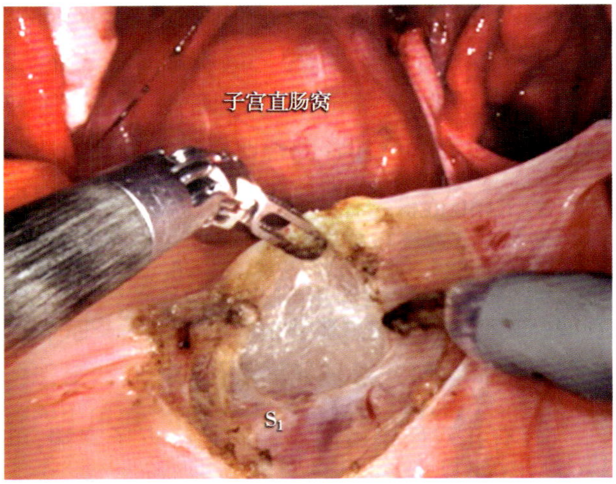

▲ 图 28-23　剪开骶前腹膜暴露骶前血管

（9）cadiere 镊往骶前方向压住子宫体部，暴露阴道前壁，裁剪网片成 Y 形（或 15cm × 3.5cm 长条形两片）放入腹腔，将 Y 形网片短臂端（或 15cm × 3.5cm 长条形网片一端）放置于阴道前壁，单极弯剪换为大号持针钳，2-0 倒刺线连续缝合固定网片于阴道前壁，尽量将网片固定于脱垂最下端，每行 4 针，共 3 行（图 28-24）。

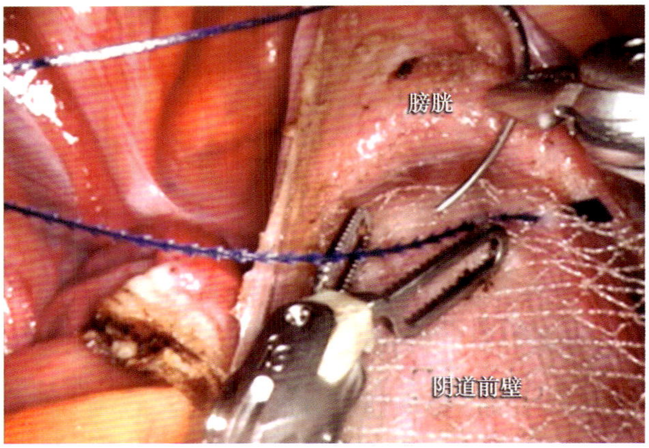

▲ 图 28-24　阴道前壁网片缝合固定

（10）cadiere 镊向膀胱方向压住子宫体，暴露阴道后壁，将 Y 形网片另一短臂端（或另一 15cm × 3.5cm 长条形网片一端）放置于阴道后壁，用大号持针钳夹持倒刺线连续缝合固定网片于阴道后壁，尽量将网片固定于脱垂最下端，每行 4 针，共 3 行（图 28-25）。

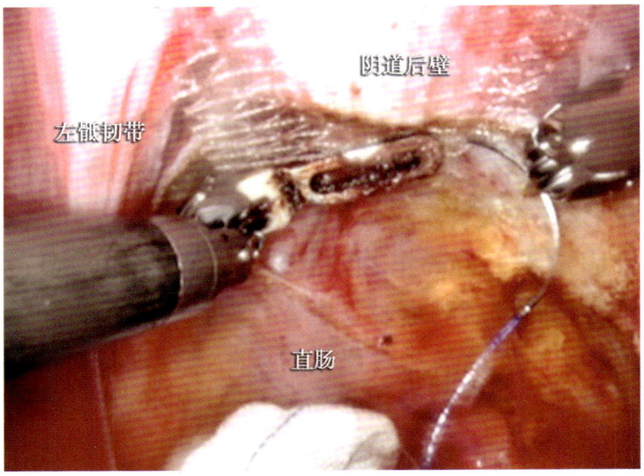

▲ 图 28-25　阴道后壁网片缝合固定

（11）cadiere 镊抓持 Y 形网片长臂端或阴道前壁网片（非固定端）往膀胱方向牵拉，有孔双极镊抓住阴道后壁网片（非固定端）往骶前方向牵拉，大号持针钳换单极弯剪，沿着举宫杯上缘环形离断子宫，从阴道取出子宫；也可在网片未缝合固定于阴道前、后壁之前离断子宫，缝合阴道残端后，使用压肠板或 S 拉钩往腹腔方向顶举起残端，再将网片固定于阴道前后壁（图 28-26）。

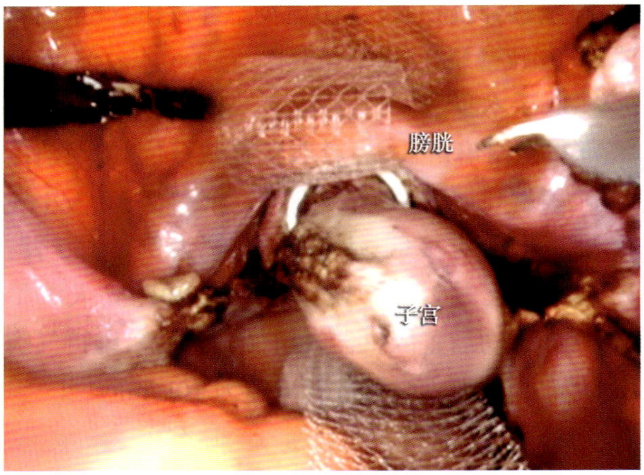

▲ 图 28-26　离断子宫后经阴道取出

（12）有孔双极镊抓住阴道残端前、后壁，单极弯剪换大号持针钳，夹持 2-0 倒刺线连续缝合阴道残端（图 28-27）。

（13）有孔双极镊分别抓持子宫膀胱腹膜反折断端和子宫直肠腹膜反折断端，大号持针钳夹持 2-0 可吸收线，将子宫膀胱腹膜反折断端及子宫直肠腹膜反折断端连续缝合，将阴道前后壁网片包埋于腹膜后（图 28-28）。

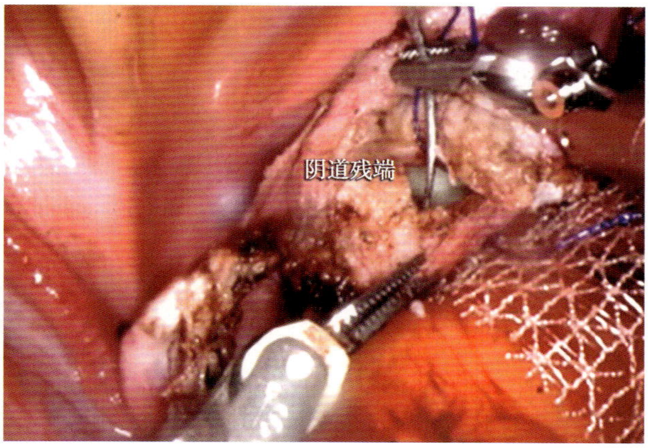

▲ 图 28-27　缝合阴道残端

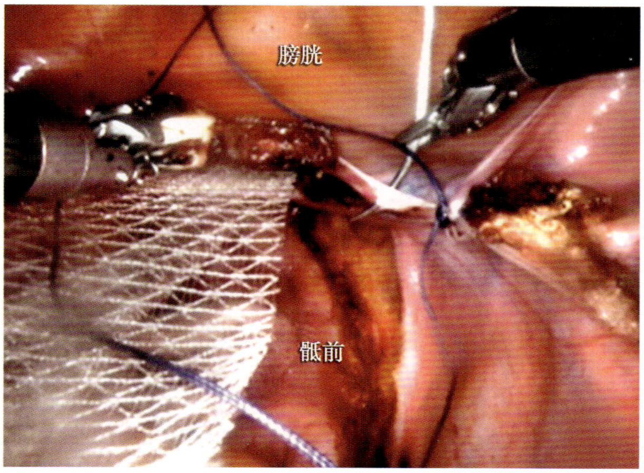

▲ 图 28-28　缝合盆底腹膜

（14）cadiere 镊抓住乙状结肠系膜往左侧牵拉，暴露骶前腹膜，有孔双极镊夹持骶前腹膜的断端，大号持针钳夹持 2-0 可吸收线，将骶前纵切口的两端腹膜连续缝合，将阴道前后壁网片包埋于腹膜外，连续缝合至 S_2 水平处暂停缝合（图 28-29）。

（15）cadiere 镊抓住乙状结肠系膜往左侧牵拉，有孔双极镊将 Y 形网片长臂端（或阴道前、后壁网片另一端）夹持至 S_1 处，使网片无张力平铺于骶前，大号持针钳夹持 1-0 涤纶缝线将网片间断缝合 3 针固定于 S_1 前纵韧带，注意骶前区血管分布（图 28-30）。

（16）cadiere 镊抓住乙状结肠系膜往左侧牵拉，有孔双极镊夹持骶前腹膜的断端，将骶前腹膜继续缝合至 S_1 处，将骶前网片完全腹膜化（图 28-31）。

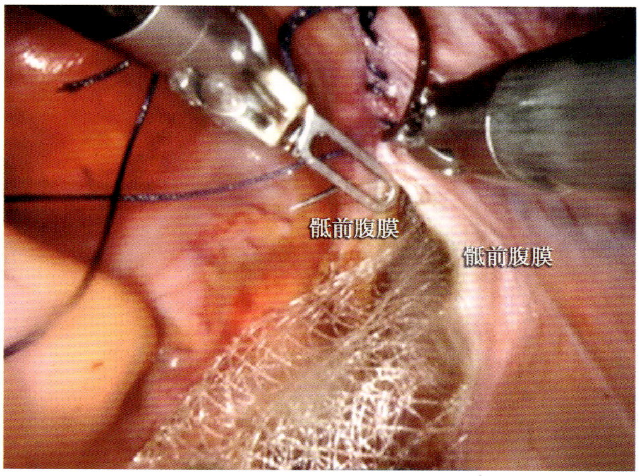

▲ 图 28-29　缝合骶前腹膜

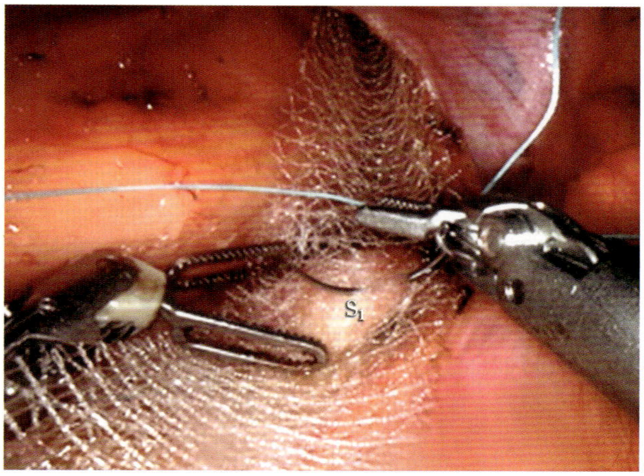

▲ 图 28-30　S_1 前纵韧带网片固定

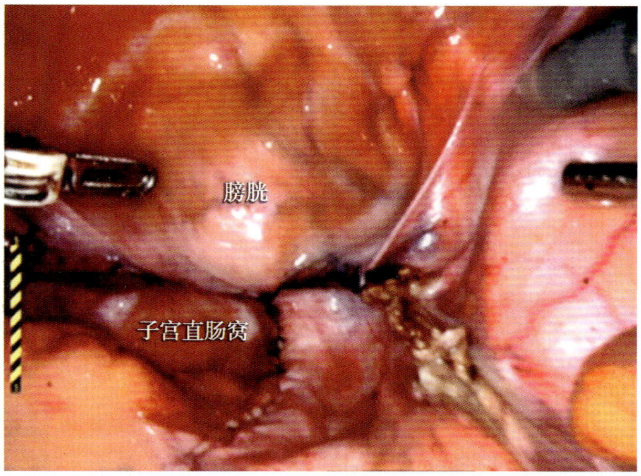

▲ 图 28-31　骶前网片完全腹膜化

(17)检查创面无渗血，辅助孔助手清洗腹腔，清点器械无误，撤出所有机械臂。

(18)消毒阴道，检查阴道残端无渗血，肛诊直肠无损伤，手术结束。

(19)机器人全子宫切除术＋阴道骶骨固定术见视频 28-7。

视频 28-7　机器人全子宫切除术＋阴道骶骨固定术

4. 技术要点　①助手辅助孔用于置入网片、针线出入、剪线、吸引及冲洗器出入；②本术式离断子宫前，在举宫杯支撑下将网片缝合固定于阴道前后壁，更好地展开平铺网片有利于缝合固定；③缝合固定网片于 S_1 前纵韧带时注意骶前区血管分布，避免血管损伤，网片保持无张力状态平铺于骶前；④网片置入部位尽量覆盖脱垂部位的下方。

5. 优势　机器人手术系统在阴道骶骨固定术中，由于其放大 10 倍的三维视野可以清楚地暴露骶前血管分布，不容易损伤血管引起大出血。二维腹腔镜在骶凹坡度较陡者，网片缝合固定于前纵韧带时，可能视野有盲区，而机器人手术系统的三维视野可暴露；该手术方式缝针较多，机器人可腕转的器械臂利于缝合，尤其是在阴道后壁狭小空间缝合时优势显著。

6. 并发症　①近期并发症：输尿管、肠管损伤及骶前区血管损伤大出血；②远期并发症：感染、网片暴露及侵蚀。

7. 预防及处理　术中精准解剖、严格无菌操作，分离阴道黏膜时注意解剖层次，保证阴道黏膜有足够的厚度，固定网片缝针处与阴道黏膜残端距离 2cm 以上。

二、机器人子宫骶骨固定术

1. 适应证　①有症状的穹窿脱垂 POP-Q Ⅱ度以上患者；②初治的中盆腔缺陷为主的 POP-Q Ⅲ度以上，特别是性生活活跃的年轻患者；③强烈要求保留子宫、排除子宫颈及子宫体恶性病变的 POP-Q Ⅱ度以上患者。

2. 禁忌证　同前。

3. 手术步骤

(1)全身麻醉后，患者取膀胱截石位，常规消毒铺巾，留置导尿管，置入举宫杯。

(2)打孔对接同机器人阴道骶骨固定术。

(3)cadiere 镊往骶前方向压住子宫体，暴露子宫膀胱腹膜反折，有孔双极镊夹持子宫膀胱腹膜反折，单极弯剪切开子宫膀胱腹膜反折，下推膀胱暴露子宫颈环前壁。

(4)cadiere 镊向膀胱方向压住子宫体，暴露直肠子宫陷凹，有孔双极镊夹持子宫颈环后壁腹膜，单极弯剪环形切开子宫颈环后壁腹膜(图 28-32)。

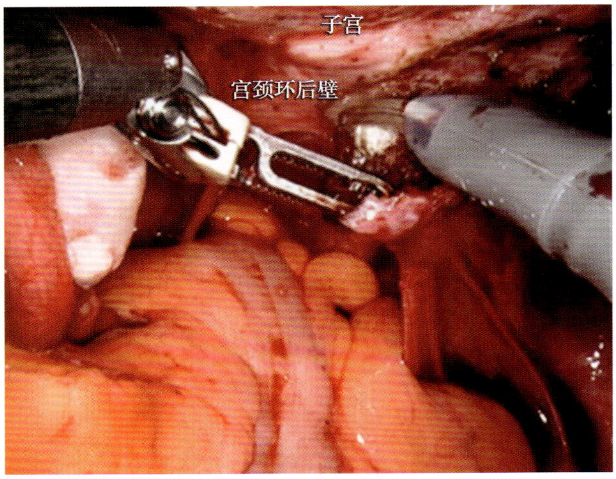

▲ 图 28-32　分离子宫颈环后壁腹膜

(5)cadiere 镊夹持乙状结肠系膜往左侧牵拉，暴露骶前腹膜，有孔双极镊夹持 S_1 水平的骶前腹膜，单极弯剪切开，充分游离骶前腹膜至子宫直肠腹膜反折处呈一 T 形切口(图 28-33)。

(6)单极弯剪剪开右侧阔韧带无血管区打孔，便于网片的铺展(图 28-34)。

(7)选用 Y 形网片，将 Y 形短臂一端穿过阔韧带孔缝合固定于宫颈环前壁，cadiere 镊往骶前方向压住子宫体，暴露宫颈前壁，单极弯剪换大号持针钳，1-0 涤纶缝线间断缝合 4~6 针固定网片于宫颈前壁(图 28-35)。

(8)cadiere 镊向膀胱方向压住子宫体，暴露宫颈后壁，大号持针钳夹持 1-0 涤纶缝线间断缝合 Y 形网片短臂另一端于宫颈后壁 4~6 针，也可将 Y

形网片两短臂分别穿过双侧阔韧带孔包绕宫颈环于宫颈前壁重叠缝合固定(图 28-36)。

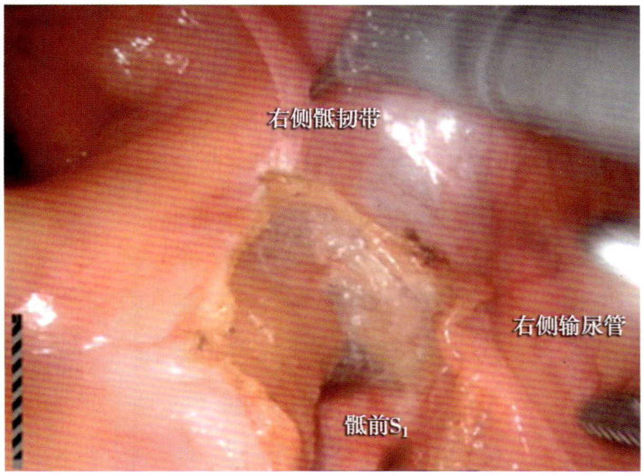

▲ 图 28-33　骶前腹膜切开

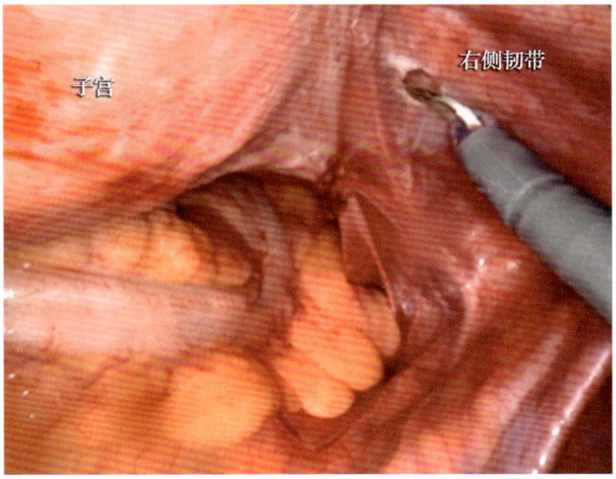

▲ 图 28-34　阔韧带打孔备网片穿过

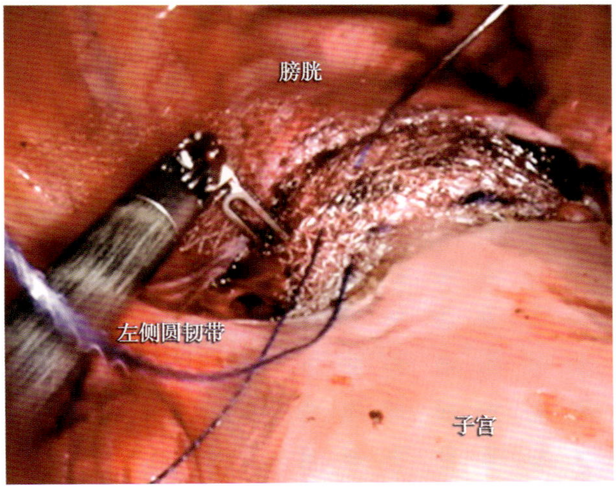

▲ 图 28-35　Y 形短臂固定于宫颈前壁

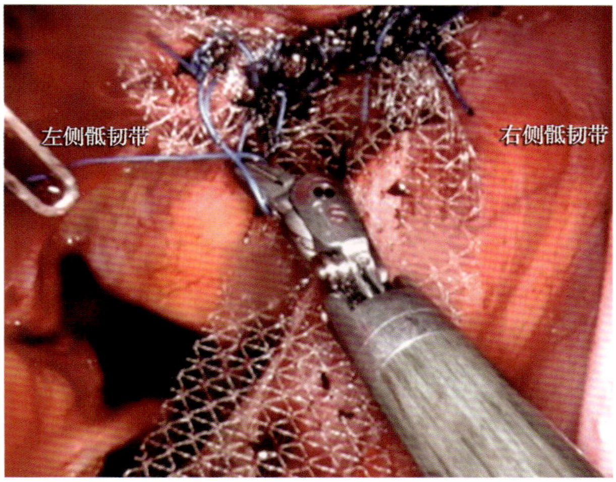

▲ 图 28-36　缝合固定宫颈环后壁网片

(9) cadiere 镊往骶前方向压住子宫体部，暴露阴道前壁，用 2-0 可吸收线连续缝合子宫膀胱腹膜反折两断端，将前壁网片腹膜化(图 28-37)。

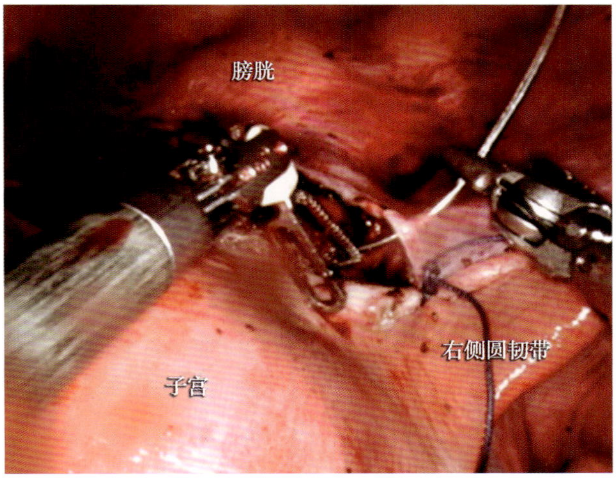

▲ 图 28-37　宫颈前壁网片腹膜化

(10) cadiere 镊向膀胱方向压住子宫体，暴露阴道后壁，用 2-0 可吸收线连续缝合宫颈环后壁和子宫直肠腹膜反折，将后壁网片腹膜化(图 28-38)。

(11) cadiere 镊抓住乙状结肠系膜往左侧牵拉，暴露骶前腹膜，将 Y 形网片长臂端无张力平铺于骶前，有孔双极镊夹持骶前腹膜断端，大号持针钳夹持 2-0 可吸收线，将骶前纵切口的腹膜连续缝合至 S_2 水平处，将网片包埋于骶前的腹膜外。

(12) cadiere 镊抓住乙状结肠系膜往左侧牵拉，有孔双极镊将 Y 形网片长臂端夹持至 S_1 处，使网片无张力平铺于骶前，大号持针钳夹持 1-0 涤纶缝线将网片间断缝合 3 针固定于 S_1 前纵韧带，注意骶前区血管分布（图 28-39）。

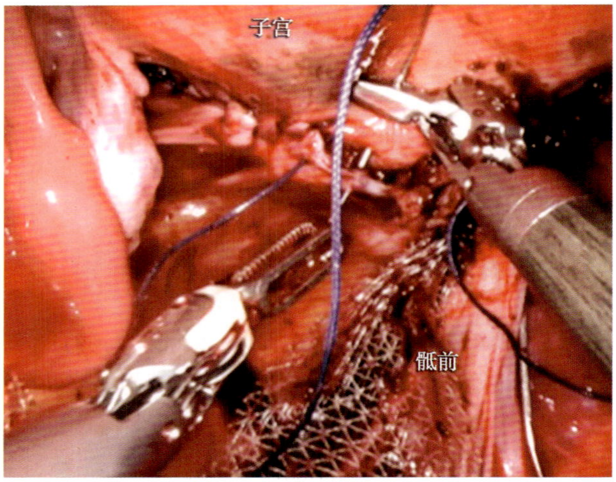

▲ 图 28-38　宫颈环后壁腹膜化

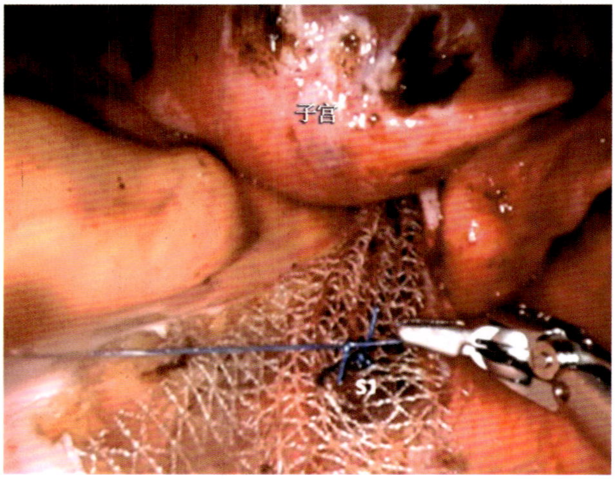

▲ 图 28-39　S_1 前纵韧带网片固定

（13）cadiere 镊夹持乙状结肠系膜往左侧牵拉，有孔双极镊夹持骶前腹膜断端，将骶前纵切口腹膜连续缝合至 S_2 水平处的 2-0 可吸收线继续缝合至 S_1 处，将骶前网片完全腹膜化（图 28-40）。

（14）检查创面无渗血，辅助孔助手清洗腹腔，清点器械无误，撤出所有机械臂。

（15）消毒阴道，检查阴道松紧度，肛诊直肠无损伤，手术结束。

（16）机器人子宫骶骨固定术见视频 28-8。

4. 技术要点　①助手辅助孔用于置入网片、针线出入、剪线、吸引及冲洗器出入；②保留子宫有潜在良性或恶性病变的可能，骶骨固定术增加了后期切除子宫的难度，术前应进行全面评估，针对患者的年龄、有无生育要求、性生活质量要求及个人意愿制订手术方案；③在举宫杯支撑下将网片固定于宫颈前后壁，更好地展开平铺网片有利于缝合固定，网片穿过阔韧带时避免损伤子宫动静脉；④缝合固定网片于前纵韧带时注意骶前区血管分布，避免血管损伤。

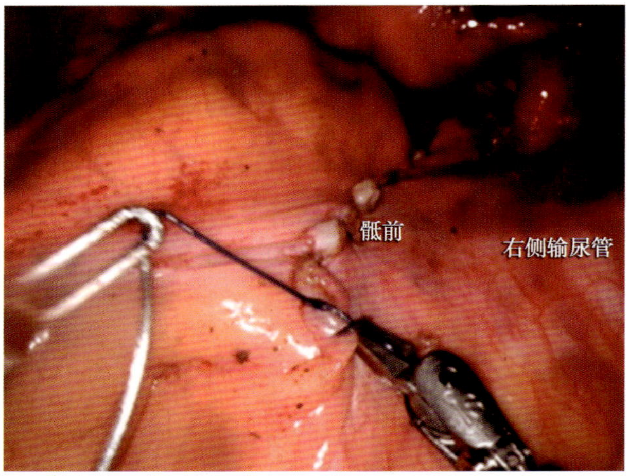

▲ 图 28-40　骶前网片完全腹膜化

视频 28-8　机器人子宫骶骨固定术

5. 优势　同机器人阴道骶骨固定术。

6. 并发症　①近期并发症：输尿管、肠管、骶前区血管、子宫动静脉损伤；②远期并发症：感染、网片暴露及侵蚀。

7. 预防及处理　术中精准解剖、严格无菌操作，分离宫颈环浆膜时注意解剖层次，网片固定于宫颈周围环前必须将宫颈环浆膜层充分分离，以便网片固定后宫颈浆膜面可完全覆盖网片。

三、机器人阴道穹窿脱垂骶骨阴道固定术

1. 适应证　全子宫切除术后或 POP 术后顶端复发（有症状，且 POP-Q ≥ Ⅱ度）。

2. 禁忌证　同前。

3. 手术步骤

（1）全身麻醉后，患者取膀胱截石位，常规消毒铺巾，留置导尿管。

（2）打孔对接同机器人阴道骶骨固定术。

（3）举宫杯往腹腔方向顶举阴道穹窿。

（4）暴露膀胱腹膜反折与直肠腹膜反折交界处，有孔双极镊夹持膀胱腹膜反折，单极弯剪切开膀胱腹膜反折（图 28-41），下推膀胱至前壁脱垂处（图 28-42）。

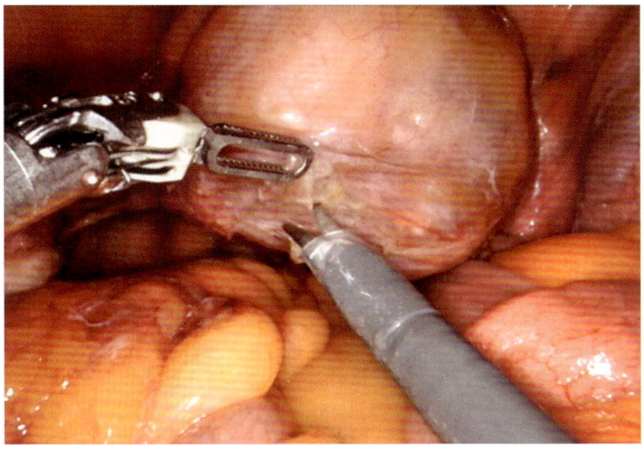

▲ 图 28-41　切开膀胱腹膜反折

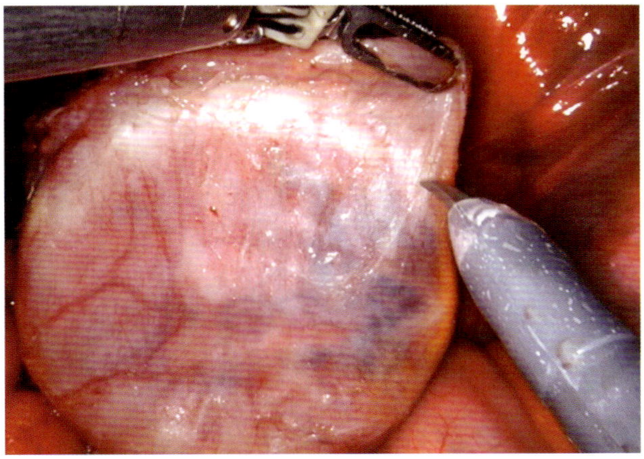

▲ 图 28-42　分离下推膀胱

（5）暴露直肠腹膜反折，有孔双极镊夹持直肠腹膜反折，单极弯剪切开直肠腹膜反折，下推直肠至后壁脱垂处（图 28-43）。

（6）cadiere 镊夹持乙状结肠系膜往左侧牵拉，暴露骶前腹膜，有孔双极镊抓起 S_1 水平的骶前腹膜，单极弯剪切开并充分游离骶前腹膜至直肠腹膜反折处呈一 T 形切口（图 28-44）。

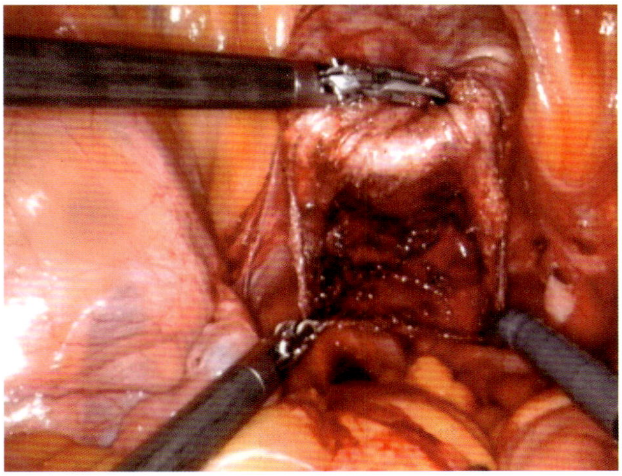

▲ 图 28-43　分离下推直肠

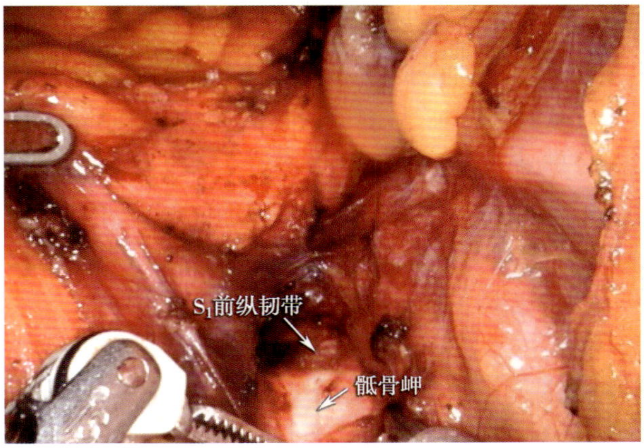

▲ 图 28-44　暴露 S_1 前纵韧带

（7）阴道举宫杯撤出换压肠板（图 28-45）。

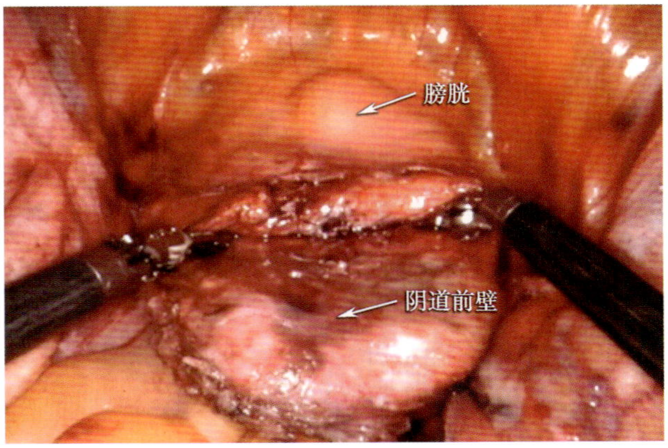

▲ 图 28-45　压肠板顶举阴道残端

（8）暴露阴道前壁，裁剪网片成 Y 形（或 15cm×3.5cm 长条形两片）放入腹腔，将 Y 形网片短臂端（或 15cm×3.5cm 长条形网片一端）放置于阴道前壁，单极弯剪换大号持针钳，用 2-0 可吸收线间断缝合固定网片于阴道前壁，尽量将网片固定于脱垂最下端，每行 3 针，共 3 行（图 28-46）。

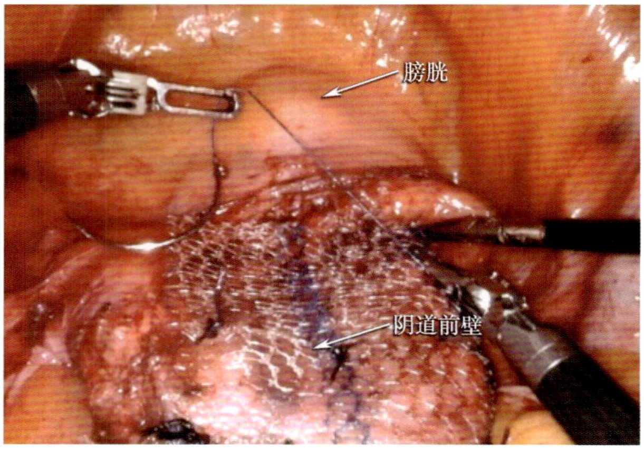

▲ 图 28-46　Y 形网片固定于阴道前壁

（9）暴露阴道后壁，将 Y 形网片另一短臂端（或另一 15cm × 3.5cm 长条形网片一端）放置于阴道后壁，大号持针钳夹持 2-0 可吸收线间断缝合固定网片于阴道后壁，尽量将网片固定于脱垂最下端，每行 3 针，共 3 行（图 28-47）。

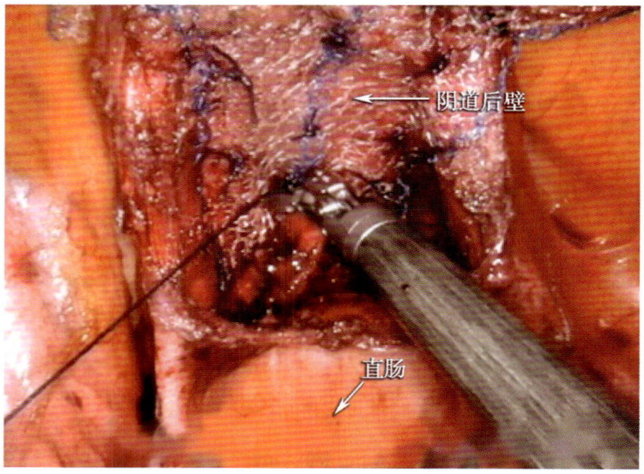

▲ 图 28-47　Y 形网片固定于阴道后壁

（10）有孔双极镊分别抓持膀胱腹膜反折断端、直肠腹膜反折断端，大号持针钳夹持 2-0 可吸收线，将膀胱腹膜反折断端及直肠腹膜反折断端连续缝合，将阴道前后壁网片包埋于腹膜后（图 28-48）。

（11）cadiere 镊抓住乙状结肠系膜往左侧牵拉，暴露骶前腹膜，有孔双极镊夹持骶前腹膜的断端，大号持针钳夹持 2-0 可吸收线，将骶前纵切口的两端腹膜连续缝合，将阴道前后壁网片包埋于腹膜外，连续缝合至 S_2 水平处暂停缝合。

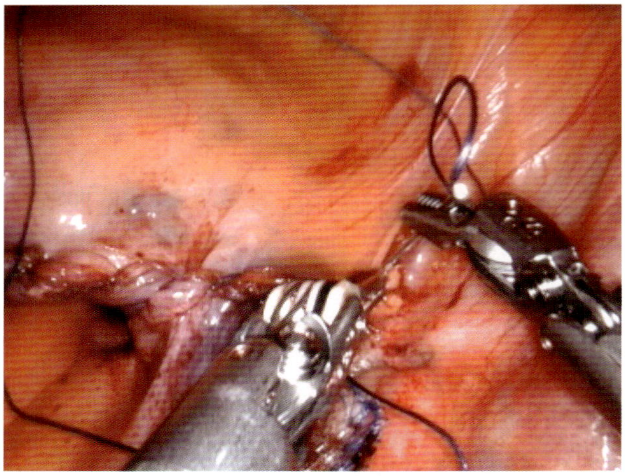

▲ 图 28-48　将网片包埋于腹膜后

（12）cadiere 镊抓住乙状结肠系膜往左侧牵拉，用有孔双极镊将 Y 形网片长臂端（或阴道前、后壁网片另一端）夹持至 S_1 处，使网片无张力平铺于骶前，大号持针钳夹持 1-0 涤纶缝线将网片间断缝合 2 针固定于 S_1 前纵韧带（图 28-49、图 28-50）。

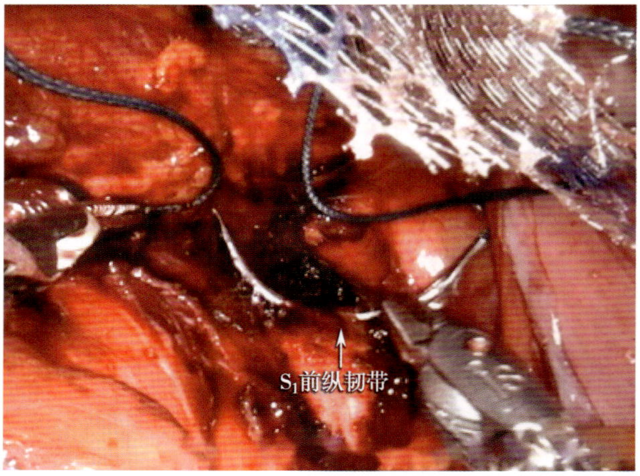

▲ 图 28-49　网片缝合于 S_1 前纵韧带

（13）cadiere 镊抓住乙状结肠系膜往左侧牵拉，有孔双极镊夹持骶前腹膜断端，将骶前腹膜继续缝合至 S_1 处，将骶前网片完全腹膜化（图 28-51）。

（14）检查创面无渗血，辅助孔助手清洗腹腔，清点器械无误，撤出所有机械臂。

（15）消毒阴道，检查阴道顶端位置，肛诊直肠无损伤，手术结束。

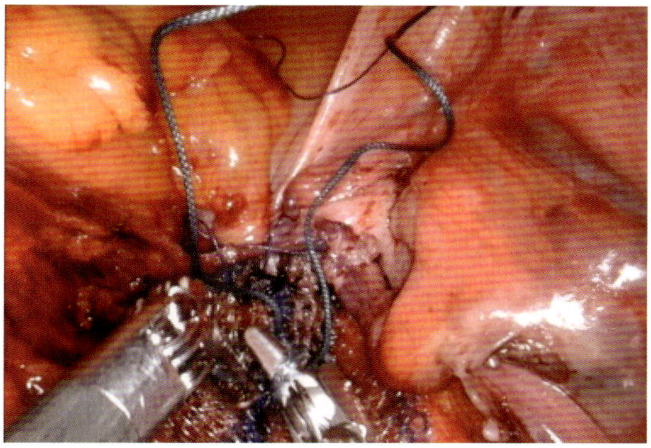

▲ 图 28-50　网片固定于 S_1 前纵韧带

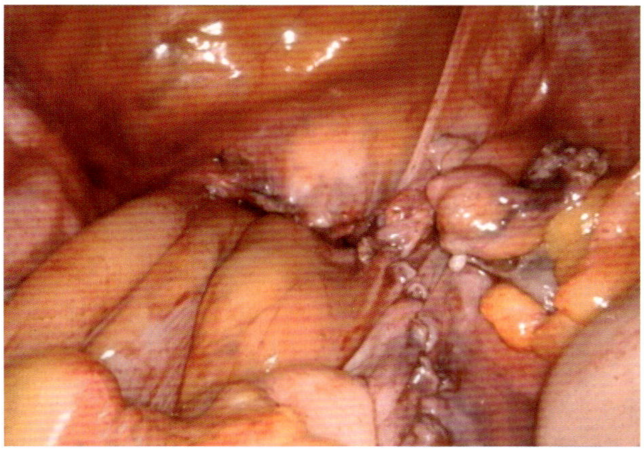

▲ 图 28-51　网片腹膜化

（16）阴道穹窿脱垂骶骨阴道固定术见视频 28-9。

视频 28-9　阴道穹窿脱垂骶骨阴道固定术

4. 技术要点　①找准膀胱腹膜反折与直肠腹膜反折交界处，如局部粘连致解剖结构模糊则易损伤膀胱及直肠；②助手辅助孔用于置入网片、针线出入、剪线、吸引及冲洗器出入；③举宫杯换压肠板支撑下将网片缝合固定于阴道前后壁，更好地展开平铺网片有利于缝合固定；④缝合固定网片于 S_1 前纵韧带时注意骶前区血管分布，避免血管损伤，网片保持无张力状态平铺于骶前；⑤网片置入部位尽量覆盖脱垂部位的下方。

5. 优势　同机器人阴道骶骨固定术。

6. 并发症　①近期并发症：膀胱、输尿管、肠管损伤及骶前区血管损伤大出血；②远期并发症：感染、网片暴露及侵蚀。

7. 预防及处理　术中精准解剖、严格无菌操作，分离阴道黏膜时注意解剖层次，保证阴道黏膜有足够的厚度。

四、机器人全子宫切除术 + 髂耻韧带悬吊术

1. 适应证　①有症状的子宫脱垂或阴道穹窿脱垂的患者（POP-Q ≥ Ⅱ度）；②有症状的术后阴道顶端脱垂复发的患者（POP-Q ≥ Ⅱ度）。

2. 禁忌证　同前。

3. 手术步骤

（1）全身麻醉后，患者取膀胱截石位，常规消毒铺巾，留置导尿管，置入举宫杯。

（2）打孔对接（达·芬奇系统）：① 2 臂：30° 镜，脐上方 2cm 中线，8mm 孔；②建立人工气腹，气腹成功后置入机器人机械臂，置镜，维持气腹压力为 15mmHg，维持进气流速为 10L/min。

置入镜头监视下：① 1 臂：2 臂孔左侧 7~8cm，8mm 孔，有孔双极镊；② 3 臂：2 臂孔右侧 7~8cm，8mm 孔，单极弯剪；③助手辅助孔：3 臂右侧 8~9cm 向外向下 30° 角，10mm 孔（图 28-52）。

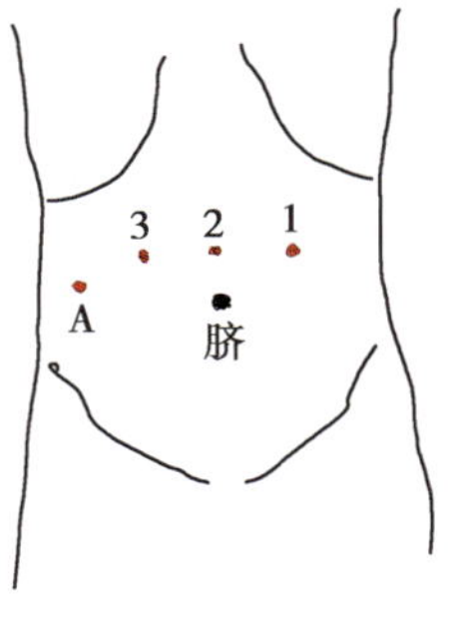

1臂：有孔双极镊，2臂左侧7~8cm，8mm孔
2臂：30° 镜头，脐上方2cm中线，8mm孔
3臂：单极弯剪，2臂右侧7~8cm，8mm孔
A：助手辅助孔，3臂右侧8~9cm向外向下30° 角，10mm孔

▲ 图 28-52　腹部穿刺孔示意图 2

（3）辅助孔无损伤抓钳夹持固定左侧附件，有孔双极镊凝闭左侧输卵管峡部，单极弯剪凝切输卵管系膜，凝闭左侧卵巢固有韧带，若切除附件则凝闭骨盆漏斗韧带，单极弯剪切断，对侧同法处理。

(4)有孔双极镊凝闭左侧圆韧带近子宫端，单极弯剪切断，对侧同法处理。辅助孔无损伤抓钳往骶前方向压住子宫体，暴露子宫膀胱腹膜反折，自右向左沿膀胱后壁间隙剪开腹膜，下推膀胱(图 28-53)，向膀胱方向压住子宫体，打开阴道直肠间隙，下推直肠，充分显露阴道前后壁。

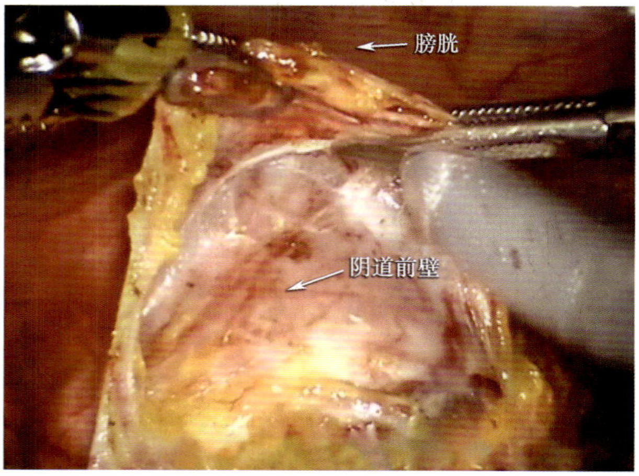

▲ 图 28-53 分离下推膀胱

(5)单极弯剪游离左侧阔韧带无血管区，暴露左侧子宫动静脉，有孔双极镊凝闭左侧子宫动静脉，单极弯剪切断(图 28-54)，对侧同法处理。

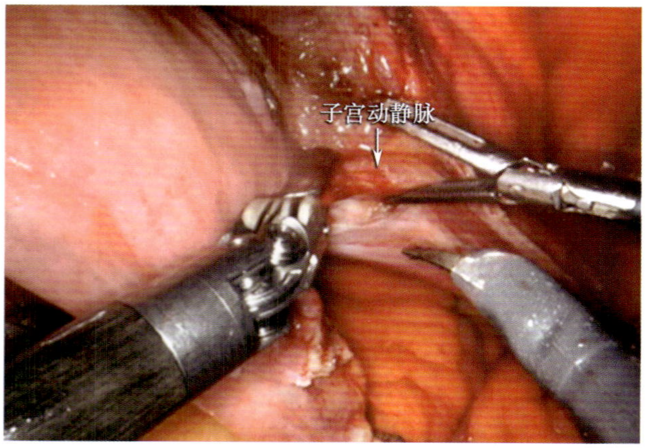

▲ 图 28-54 处理子宫血管

(6)单极弯剪沿着举宫杯上缘环形离断子宫，从阴道取出子宫(图 28-55)。

(7)有孔双极镊抓住阴道残端前、后壁，单极弯剪换大号持针钳，夹持 2-0 倒刺线连续缝合阴道残端(图 28-56)。

(8)有孔双极镊夹持脐外侧韧带与子宫圆韧带之间的腹膜，单极弯剪靠近子宫圆韧带剪开腹膜，分离疏松结缔组织，找到左右侧髂耻韧带(图 28-57、图 28-58)。

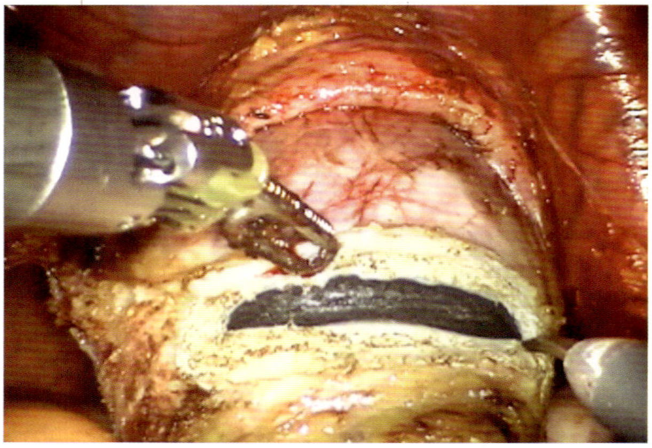
▲ 图 28-55 切除子宫

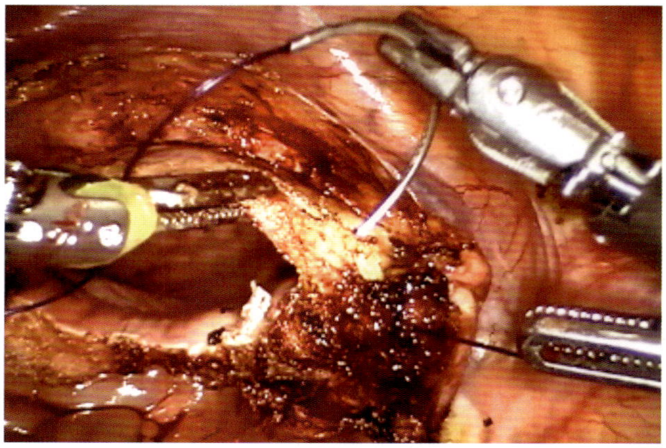
▲ 图 28-56 缝合阴道残端

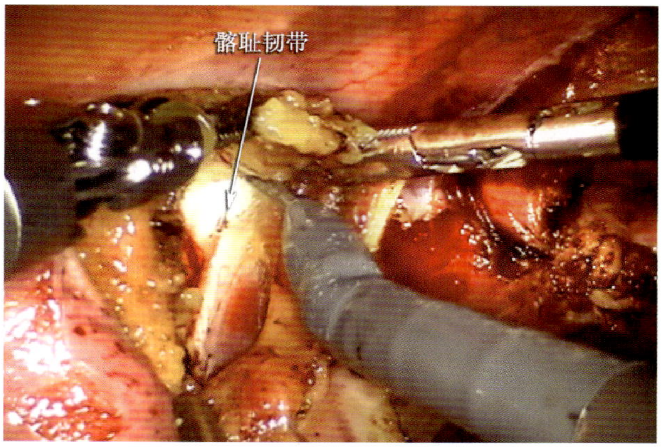

▲ 图 28-57 分离暴露左侧髂耻韧带

(9)裁剪骨盆修复网片成“一”字形或“中”字形，助手用举宫杯将阴道穹窿上推，有孔双极镊将网片中部固定于阴道残端及前后壁，大号持针钳夹持 2-0 可吸收线将网片缝合固定于阴道残端前后壁（图 28-59、图 28-60），调整网片两端长度在 S_2 水平，大号持针钳夹持 1-0 不可吸收线将网片两端分别缝合固定于双侧髂耻韧带上，每侧各间断缝合 2 针（图 28-61）。

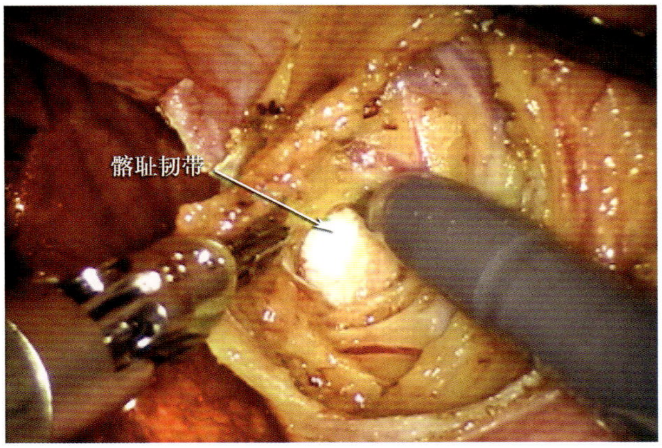

▲ 图 28-58　分离暴露右侧髂耻韧带

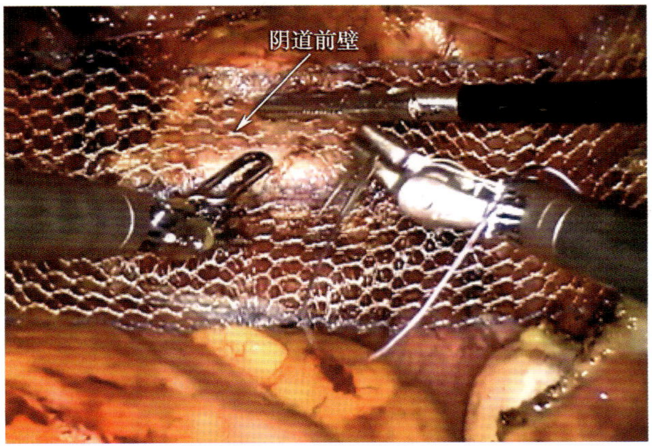

▲ 图 28-59　网片缝合固定于阴道前壁

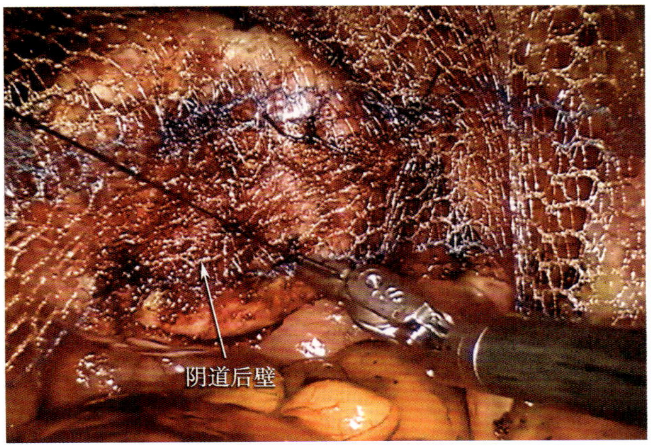

▲ 图 28-60　网片缝合固定于阴道后壁

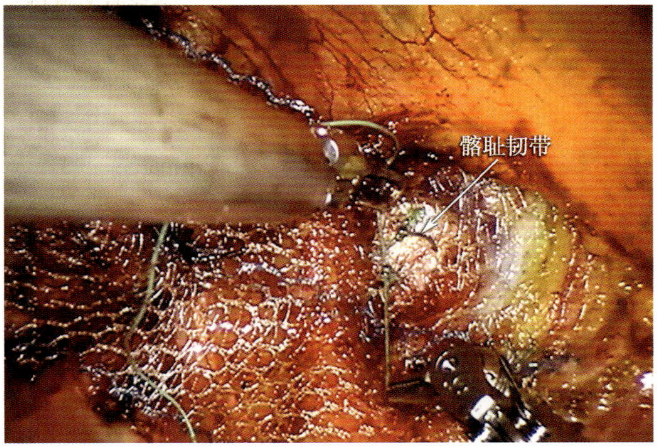

▲ 图 28-61　网片缝合固定于髂耻韧带上

（10）彻底止血后，大号持针钳夹持 2-0 可吸收线连续缝合盆底腹膜，包埋网片于腹膜后（图 28-62）。

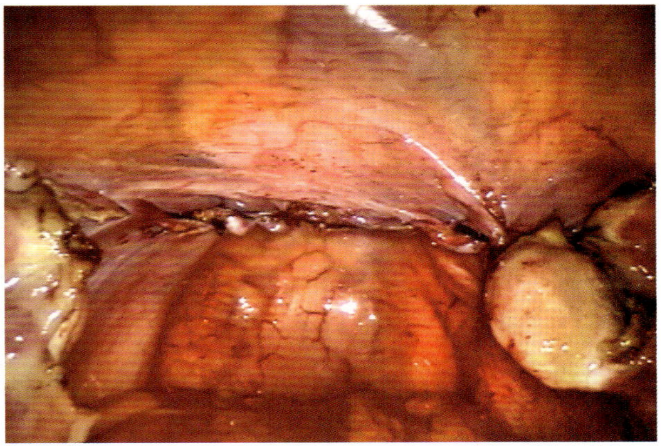

▲ 图 28-62　缝合腹膜包埋网片

（11）检查创面无渗血，辅助孔助手清洗腹腔，清点器械无误，撤出所有机械臂。

（12）消毒阴道，检查阴道松紧度，肛诊直肠无损伤，手术结束。

（13）机器人全子宫切除术＋髂耻韧带悬吊术见视频 28-10。

视频 28-10　机器人全子宫切除术＋髂耻韧带悬吊术

4. 技术要点　①助手辅助孔用于置入网片、针线出入、剪线、吸引及冲洗器出入；②残端缝合后用举宫杯将阴道穹窿上推并将网片固定于阴道残端；③缝合固定网片于双侧髂耻韧带上时注意髂外静脉走行，避免血管损伤。

5. 优势　机器人手术系统的放大 10 倍的三维视野充分显露髂耻韧带外上方的髂外静脉及分支，缝合网片时可避免血管损伤，该术式缝针较多，机器人可腕转的器械臂利于缝合。

6. 并发症　①近期并发症：髂外静脉损伤；②远期并发症：感染、网片暴露及侵蚀。

7. 预防及处理　术中精准解剖、严格无菌操作；将网片固定于阴道残端时缝线勿穿透阴道黏膜，网片置入后须完全腹膜化。

五、机器人保留子宫髂耻韧带悬吊术

1. 适应证　①有症状的子宫脱垂或阴道穹窿脱垂的患者（POP-Q ≥ Ⅱ度）；②有症状的术后阴道顶端脱垂复发的患者（POP-Q ≥ Ⅱ度）；③强烈要求保留子宫、④排除子宫颈及子宫体恶性病变的 POP-Q Ⅱ度以上的患者。

2. 禁忌证　同前。

3. 手术步骤

（1）全身麻醉后，患者取膀胱截石位，常规消毒铺巾，留置导尿管，置入举宫杯。

（2）打孔对接同切除子宫的髂耻韧带悬吊术。

（3）助手辅助孔无损伤抓钳往骶前方向压住子宫体，推开子宫膀胱腹膜反折，暴露宫颈前壁及部分阴道前壁，有孔双极镊夹持右侧脐外侧韧带与子宫圆韧带之间的腹膜，单极弯剪靠近子宫圆韧带剪开腹膜，分离疏松结缔组织，找到右侧髂耻韧带，自右向左沿膀胱后壁间隙剪开腹膜，下推膀胱，充分显露阴道壁，同法显露左侧髂耻韧带（图 28-63）。

（4）裁剪骨盆修复网片成“中”字形：长 15cm、宽 3cm，中部为 4cm × 2cm，助手用举宫杯将阴道穹窿、宫颈上推顶起，将网片中部平铺于宫颈、阴道前壁处，有孔双极镊固定，大号持针钳夹持 1-0 不可吸收线上下左右共 6 针间断缝合固定，调整网片两端长度在 S_2 水平，大号持针钳夹持 1-0 不可吸收线将网片两端分别缝合固定于双侧髂耻韧带上，每侧各间断缝合 3 针（图 28-64）。

（5）彻底止血后，大号持针钳夹持 2-0 可吸收线连续缝合盆底腹膜，包埋网片于腹膜后（图 28-65）。

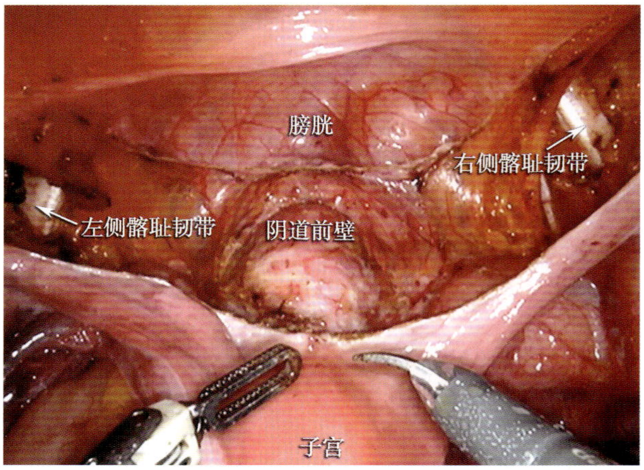

▲ 图 28-63　暴露宫颈、阴道前壁及双侧髂耻韧带

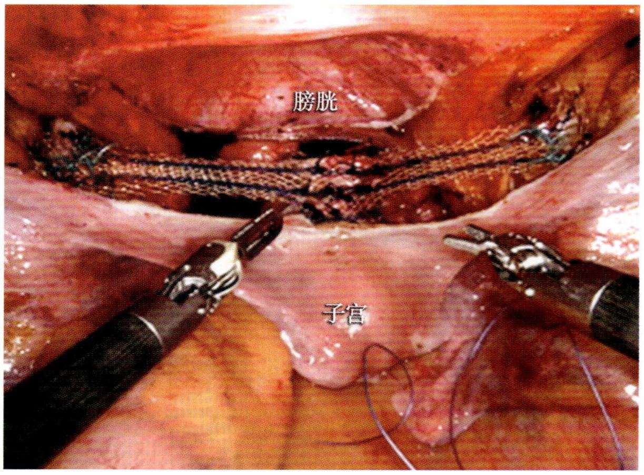

▲ 图 28-64　固定网片于宫颈、阴道前壁及双侧髂耻韧带

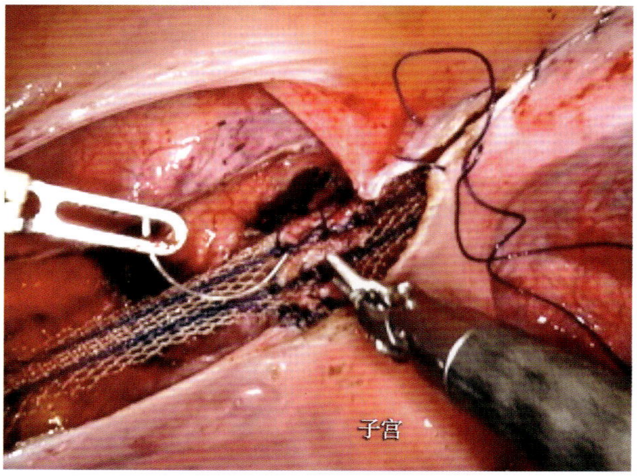

▲ 图 28-65　网片腹膜化

（6）检查创面无渗血，辅助孔助手清洗腹腔，清点器械无误，撤出所有机械臂。

（7）消毒阴道，检查阴道松紧度，手术结束。

(8)机器人保留子宫骶耻韧带悬吊术见视频 28-11。

视频 28-11　机器人保留子宫骶耻韧带悬吊术

4. 技术要点　①助手辅助孔用于置入网片、针线出入、剪线、吸引及冲洗器出入；②在举宫杯支撑下将网片固定于宫颈、阴道前壁，更好地展开平铺网片有利于缝针，网片无张力缝合固定于髂耻韧带处；③注意髂外静脉走行，避免血管损伤；④保留子宫有潜在良性或恶性病变的可能，保留子宫髂耻韧带悬吊术增加了后期切除子宫的难度，术前应进行全面评估，针对患者的年龄、有无生育要求、性生活质量要求及个人意愿制订手术方案。

5. 优势　同机器人阴道髂耻韧带悬吊术。

6. 并发症　①近期并发症：损伤膀胱、髂外静脉；②远期并发症：感染、网片暴露及侵蚀。

7. 预防及处理　①术中精准解剖、严格无菌操作，分离膀胱腹膜反折时注意解剖层次，注意髂外静脉走行；②网片置入后须完全腹膜化。

六、总结

机器人盆腔脏器脱垂手术目前以阴道骶骨固定术为主，目前国内外仍然认为其是顶端缺陷的金标准手术之一，且机器人手术系统在阴道骶骨固定术中，由于其放大 10 倍的三维视野可清楚地暴露骶前血管分布及 S_1 前纵韧带，不容易损伤血管引起大出血，其三维视野对于骶凹坡度较陡峭者可避免视野盲区，该手术方式缝针较多，可腕转器械利于缝合，尤其在阴道后壁狭小空间缝合时优势显著。骶棘韧带固定术目前还是以阴式手术为主，机器人系统用于该手术方式目前报道极少。腹腔镜下高位子宫骶韧带悬吊术的相关报道很多，机器人高位子宫骶韧带悬吊术相关报道很少。近几年有较多的机器人髂耻韧带悬吊术的相关报道，相较于阴道骶骨固定术近期效果相当，远期效果的评估还需要多中心大样本的研究。

（谢晓英　叶萍　徐玲　纪妹）

第四节　机器人子宫肌瘤切除术

随着微创技术的不断发展，机器人治疗子宫肌瘤的手术也在国内外逐步开展，其发展及应用打破了传统腹腔镜子宫肌瘤切除术的禁忌证，扩展到适用于特殊位置的子宫肌瘤、多发子宫肌瘤及较大子宫肌瘤，将以往不适用于传统腹腔镜手术的子宫肌瘤切除术变成可能，使微创手术指征更广泛。

国内外也开展了大量的临床研究证实了机器人辅助腹腔镜子宫肌瘤切除术的安全性和有效性，其技术的发展使得手术操作更为灵活精细并明显缩短了学习时间。

一、手术适应证及禁忌证

详见第十章第二节内容。

二、术前评估

①术前需要充分排除宫颈病变，建议常规行宫颈 HPV+ 液基薄层细胞学检查（thin-prep cytology test，TCT）；②排除子宫内膜病变：有异常出血者，建议行宫腔镜检查，必要时诊刮，进行病理检查以排除子宫内膜的病变；③排除肌瘤恶性病变：生长速度较快、彩超提示单个肌瘤体积较大、回声不均质、异常血流信号者建议行 MRI 及术中快速病理检查；④评估再次妊娠的风险和时间；⑤充分的沟通和知情同意，尤其是恶性变的风险、使用肌瘤旋切器引起肿瘤播散的风险、复发及残留的风险、再次妊娠发生子宫破裂的风险。

三、穿刺孔的布局（以达·芬奇打孔为例）

患者视病情及手术方式取截石位或平卧位，也可取头低脚高位（<45°）；行气管插管全身麻醉，常规消毒铺巾后，取脐上缘做一长约 8mm 的切口，置镜探查，视情况应用 3 孔（两 8mm 切口位于双侧腹部脐水平面距离脐部 8cm 处）或 4 孔法（在 3 孔基础上增添一 5mm 辅助孔位于左侧孔与脐孔之间）。推移机器人手术台车，医生操作平台及图像处理系统分别置于手术床旁，通过 trocar 固定安装各机器臂，3 根智能机器臂一次定位，助手在辅助孔操作（图 28-66）。若子宫肌瘤巨大或子宫肌瘤位置特殊，可根据具体情况调整布孔位置。

四、手术步骤和技巧

1. 垂体后叶素瘤体注射　常规消毒铺单后采用 4 孔法，助手辅助孔上推盆腔肠管，暴露子宫及肌瘤部位（图 28-67A），对于特殊部位的肌瘤或者暴露视野困难且有性生活的患者，可从阴道安置举宫器协助操作，术中可于辅助孔用穿刺吸引针抽取垂体后叶素 6U 注射至子宫肌瘤与子宫壁交界处；同时，也可加用葡萄糖注射液 500ml+ 缩宫素 20U 静脉滴注以促进子宫收缩，使子宫与瘤体的边界清晰并能减少术中出血（图 28-67）。

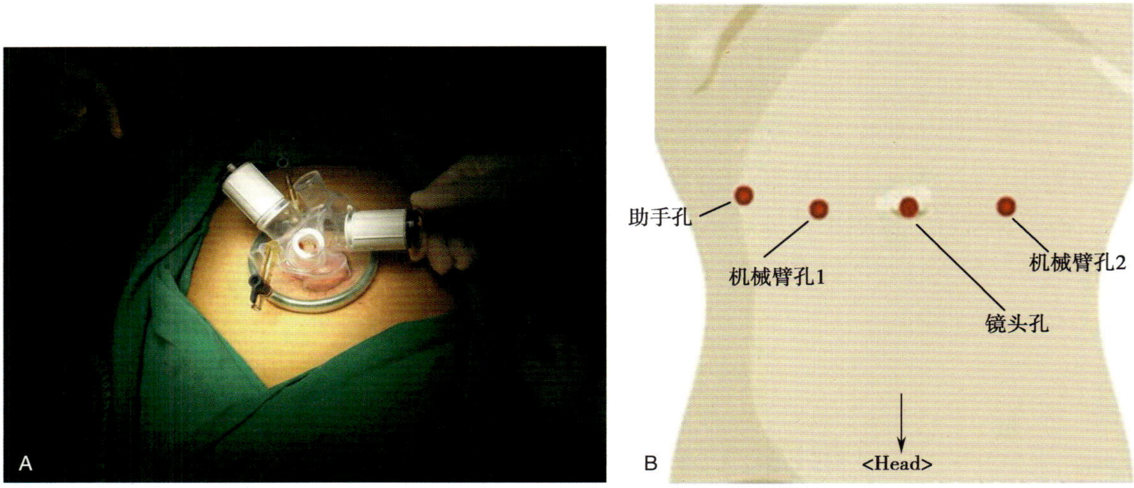

▲ 图 28-66　4 孔法打孔示意图与模式图

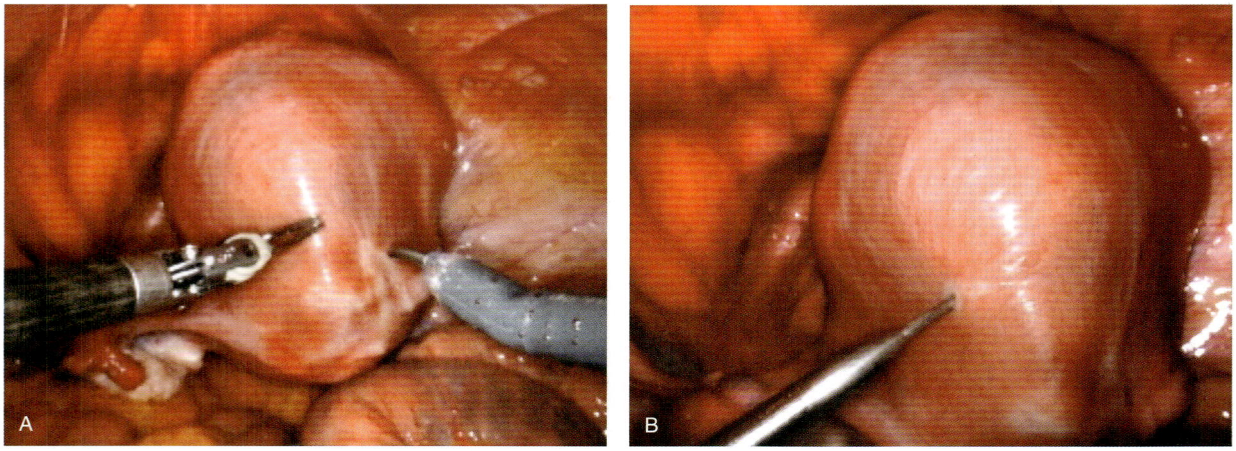

▲ 图 28-67　垂体后叶素瘤体注射

A. 暴露子宫及肌瘤部位；B. 注射垂体后叶素。

2. 暴露子宫肌瘤并打开其被膜 剥除瘤核时应首先剥除最大、最易接近的肌瘤，以便最大限度地暴露盆腔视野。使用单极弯剪先沿肌瘤突出部位切开子宫浆膜层、浅肌层及肌瘤假包膜，辨识子宫肌瘤层与瘤核的界限（图 28-68）。切开子宫浆膜层时注意不要过度电凝，以免损伤子宫肌层及宫腔内膜。

3. 肌瘤钻固定子宫肌瘤瘤体 肌瘤钻一般可用于肌瘤瘤体较大的手术中，便于术中操纵子宫肌瘤（图 28-69）。

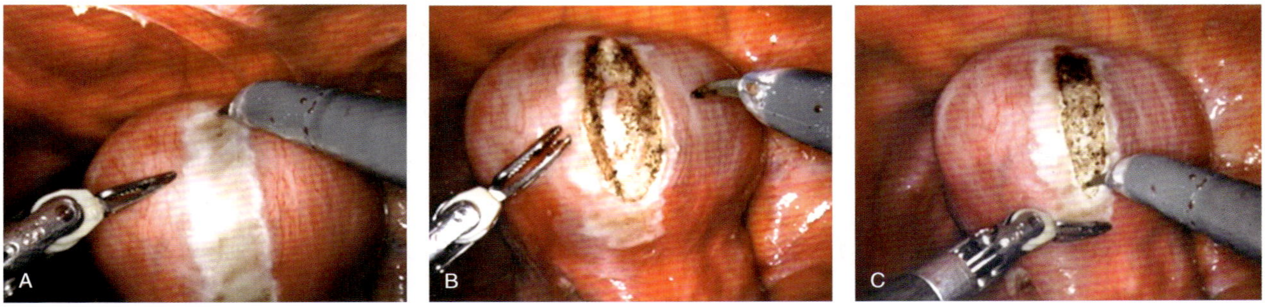

▲ 图 28-68 暴露子宫肌瘤并打开其被膜

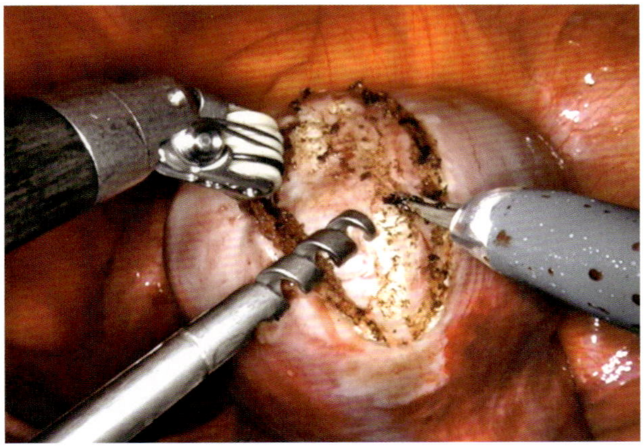
▲ 图 28-69 肌瘤钻固定子宫肌瘤瘤体

4. 分离子宫肌瘤周围被膜 肌瘤瘤体较大时，在肌瘤钻固定好肌瘤瘤体时，围绕瘤体周围分离肌瘤被膜与肌瘤瘤体间的纤维结缔组织，必要时可用单极弯剪辅助分离，可逐渐将瘤体至底部暴露出（图 28-70），在完整暴露分离瘤体过程中可调整肌瘤钻的位置，便于将周围瘤体被覆盖的子宫浆膜层分离开。

5. 完整剥离子宫肌瘤瘤体 在剥离至子宫瘤体底部时，可用 Maryland 双极镊或有孔双极镊分离肌瘤底部的粘连，使得肌瘤组织与子宫肌壁剥离，剥离过程中常可见肌瘤基底部残留少量组织与肌壁相连，可用肌瘤钻或者钳子提起肌瘤瘤体垂直向上，暴露出其基底部粘连带，Maryland 双极镊钳夹住瘤蒂，电凝蒂部血管，单极弯剪切断肌瘤底部的粘连和瘤蒂（图 28-71），避免蒂部血管出血，必要时先行断扎血管及瘤蒂，避免血管离断回缩后造成止血困难，同时需尽量保证子宫肌瘤瘤核能完整地剥离出来，避免肌瘤残留。

6. 关闭瘤腔，缝合子宫 常规缝合瘤腔应该用 1-0 号可吸收线或鱼骨线在第一层以“8 字兜底”缝合子宫肌层，第二层做连续缝合，最后缝合子宫肌层第三层，可用 1-0 号无创可吸收线做浆肌层的褥式缝合或者间断缝合。笔者习惯采用两层缝合，摒弃了第三层缝合子宫浆膜层的褥式缝合，第一层缝合即用 1-0 号无创可吸收线或鱼骨线，先从瘤腔一侧顶端处开始缝合，缝合时自内向外贯穿缝子宫肌层和浆膜层，两侧肌层交替进行（“棒球式”缝合法或称“麦穗式”缝合法），两边肌层缝合首针出针点需选择剥离切口的最外缘，且张力拉紧缝线，这样缝合后使瘤腔两边尽量吻合不留空隙（图 28-72），防止术后出血的可能。缝线可作为再次缝合时进针的标志。

7. 第二层缝合子宫肌层及浆膜层 缝合时用 1-0 号无创可吸收线或鱼骨线，先从瘤腔近端处开始缝合，缝合时仍自内向外贯穿缝子宫肌层和浆膜层（图 28-73），两边肌层交替进行，且保持张力拉紧缝线。

8. 取出标本 标本取出时严格遵循“无瘤原则”，需要在内镜的引导下，置入肌瘤隔离袋，将

trocar 置于隔离袋内并固定，移出内镜，并将其于隔离袋另一端置入袋内，隔离袋内充气检验密闭性，建立气腹，采用电动肿瘤粉碎器，依次将标本粉碎取出，最后检查确认标本全部取出（图 28-74），最后生理盐水冲洗和再次检查盆腔有无明显出血，放置腹腔引流管后关闭腹腔（图 28-75）。

9. 机器人多孔子宫肌瘤剔除术见视频 28-12。

视频 28-12　机器人多孔子宫肌瘤剔除术

五、手术要点

1. 子宫切口选择　明确肌瘤位置、数量及大小，机器人腹腔镜手术切口需要考虑到操作及后续缝合的便利性，也需要尽量避开宫角、输卵管旁和宫旁，对于子宫多发肌瘤，应遵循尽可能多地从一个切口取出更多肌瘤的原则，带蒂的浆膜下肌瘤可直接采用单极弯剪电凝切断肌瘤蒂部以切除肌瘤。

2. 术中止血方式的选择　术中机器人辅助孔用穿刺吸引针抽取垂体后叶素 6U，注射至子宫肌瘤与子宫壁交界处，同时可加用葡萄糖注射液 500ml+ 缩宫素 20U 静脉滴注以促进子宫收缩，使子宫与瘤体的边界清晰并能预防及减少术中出血，缩短手术时间。

如果有血管出血，机器人镜头推进，暴露出血部位，采取“先电凝后切断”的原则，即先用有孔双极镊电凝止血，再用单极弯剪切断，尤其是遇到子宫动脉上行支时，以减少出血。如果因瘤体大、剥离后因空的囊腔较大导致出血较多时，可由助手钳夹一侧或两侧的浆肌层覆盖整个创面暂时压迫止

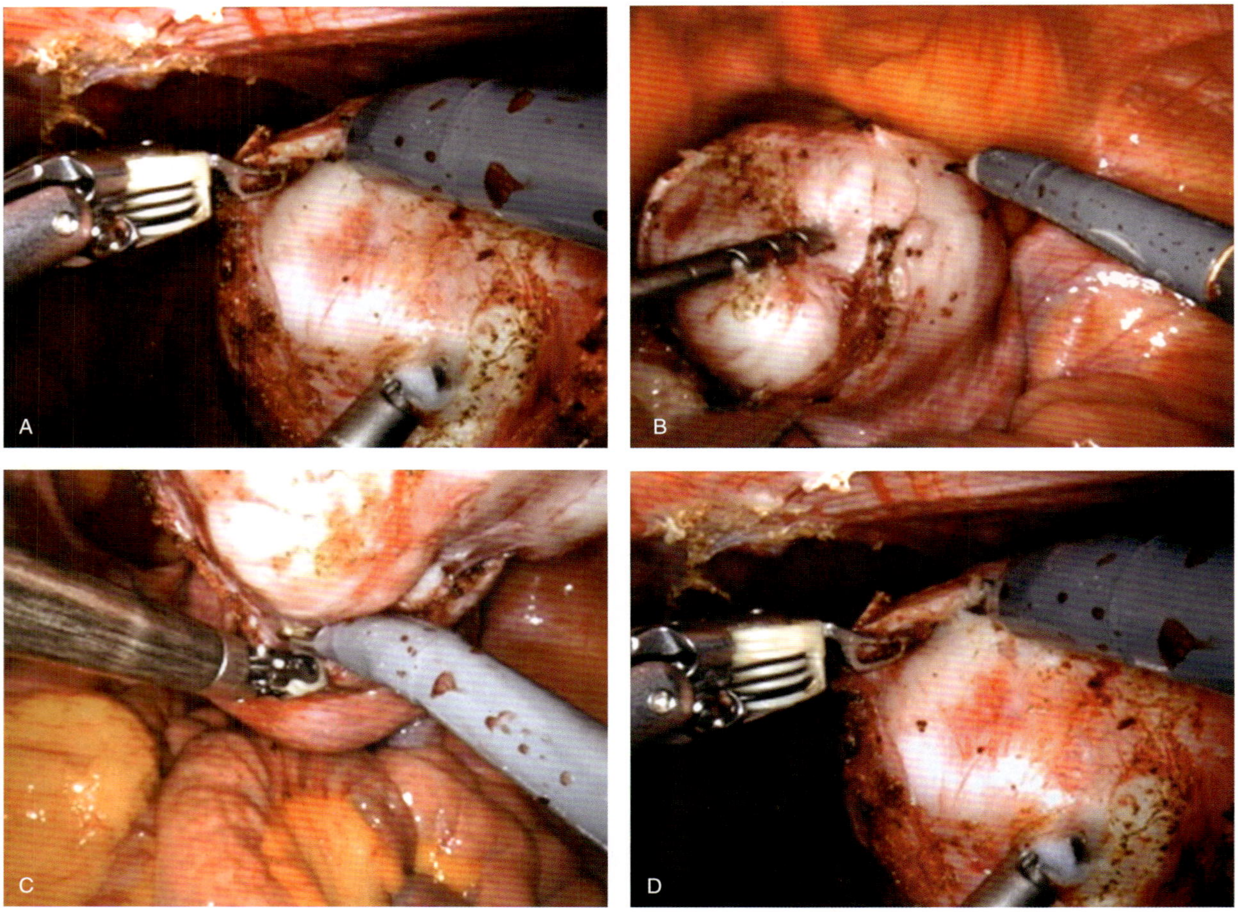

▲ 图 28-70　分离子宫肌瘤周围被膜

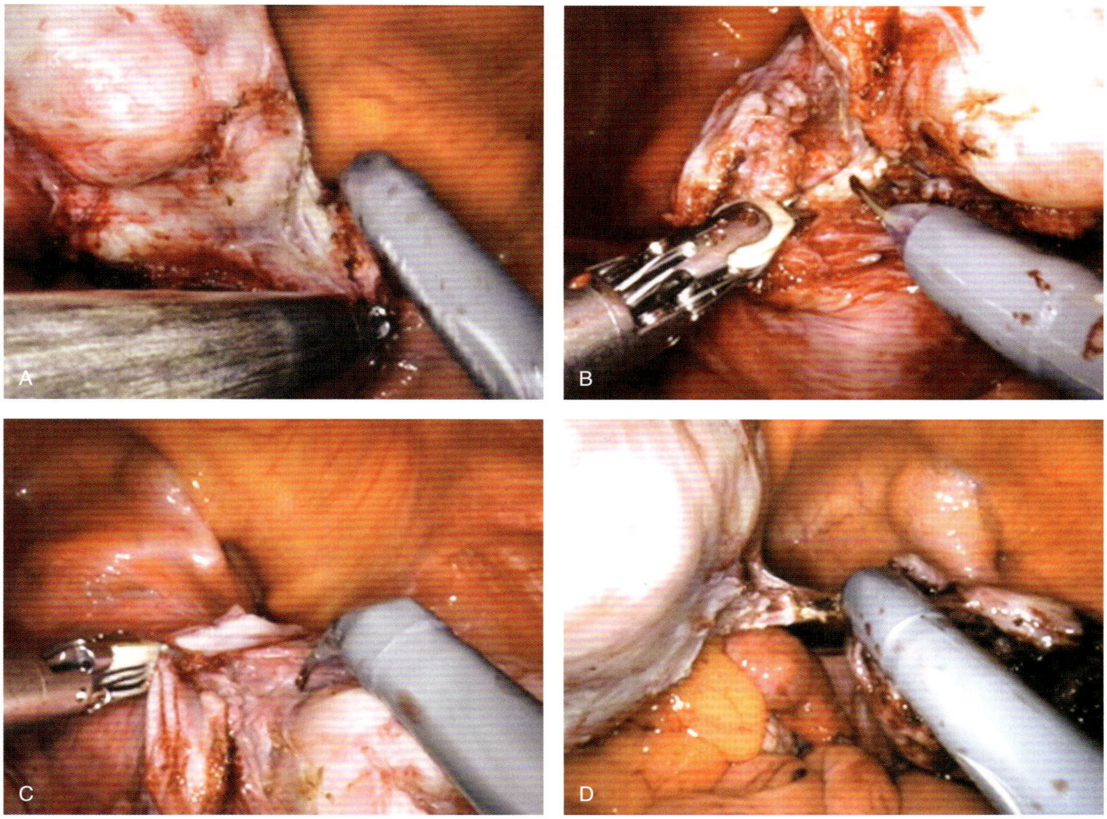

▲ 图 28-71　肌瘤组织已与子宫肌壁剥离

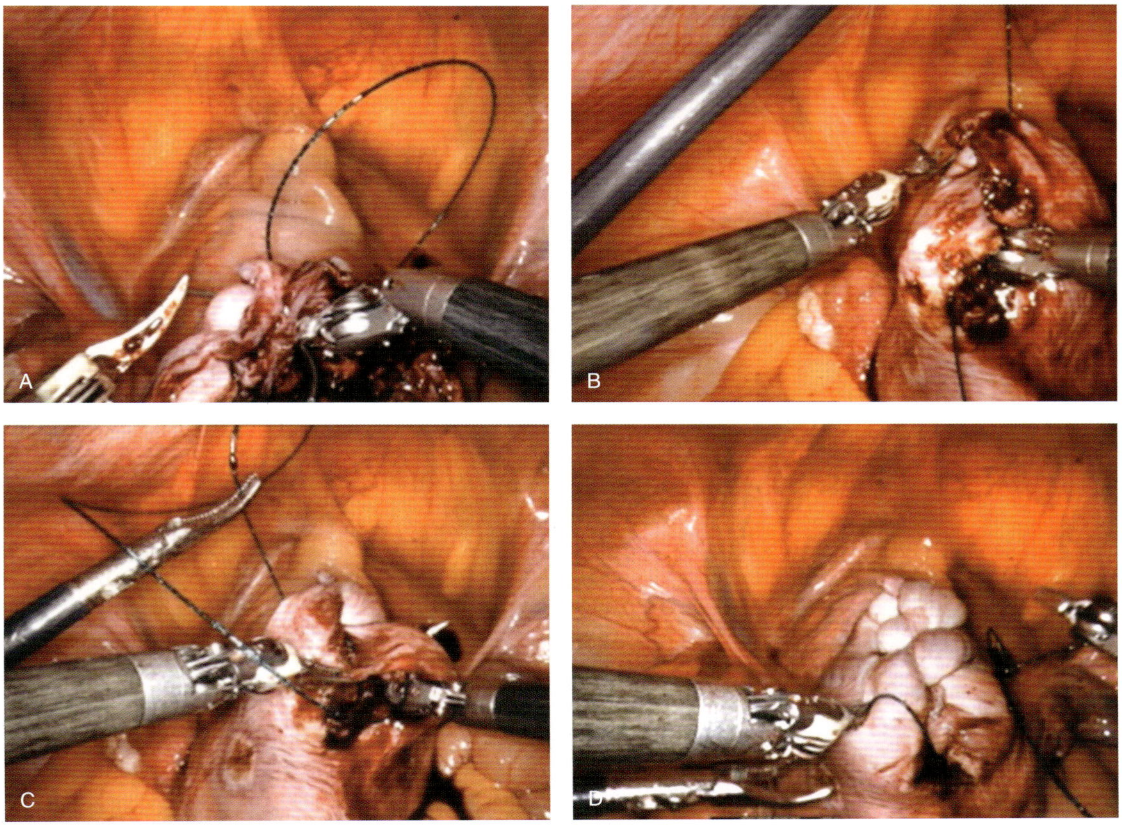

▲ 图 28-72　关闭瘤腔，vloc 缝线缝合子宫

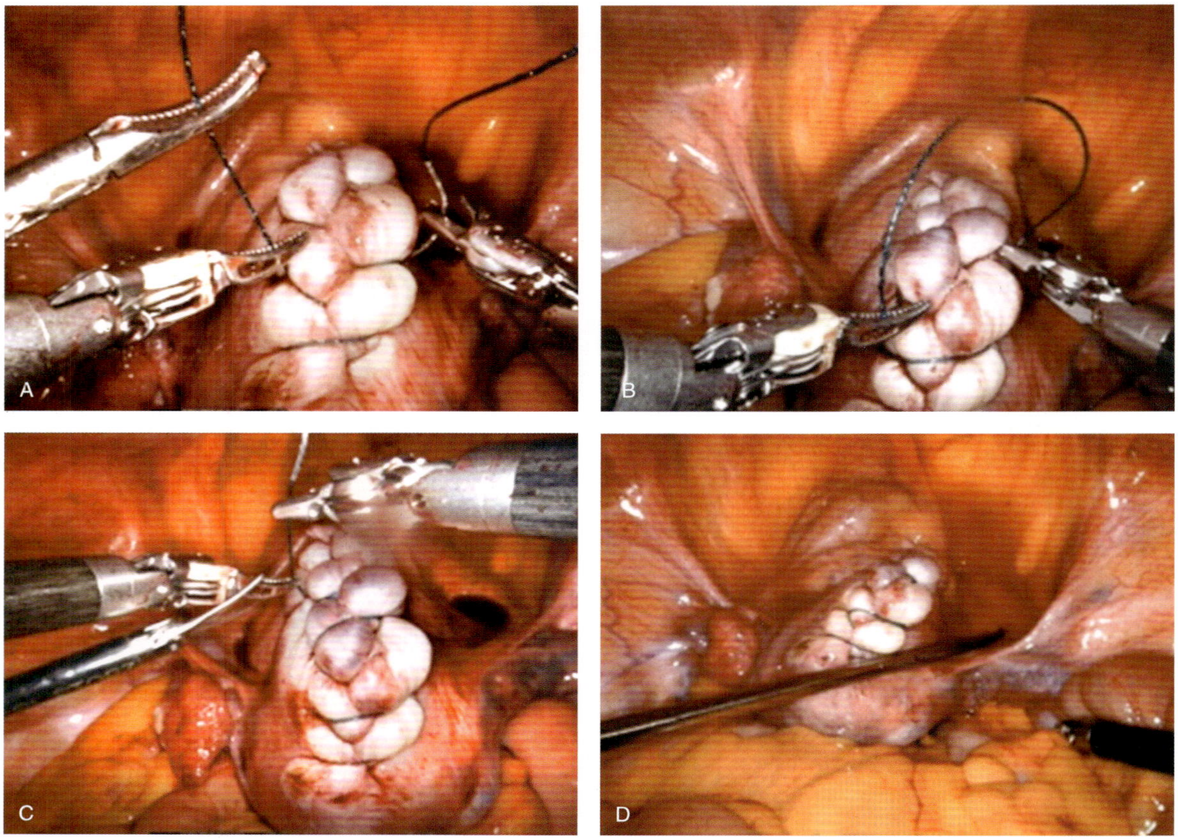

▲ 图 28-73　鱼骨线分层缝合子宫

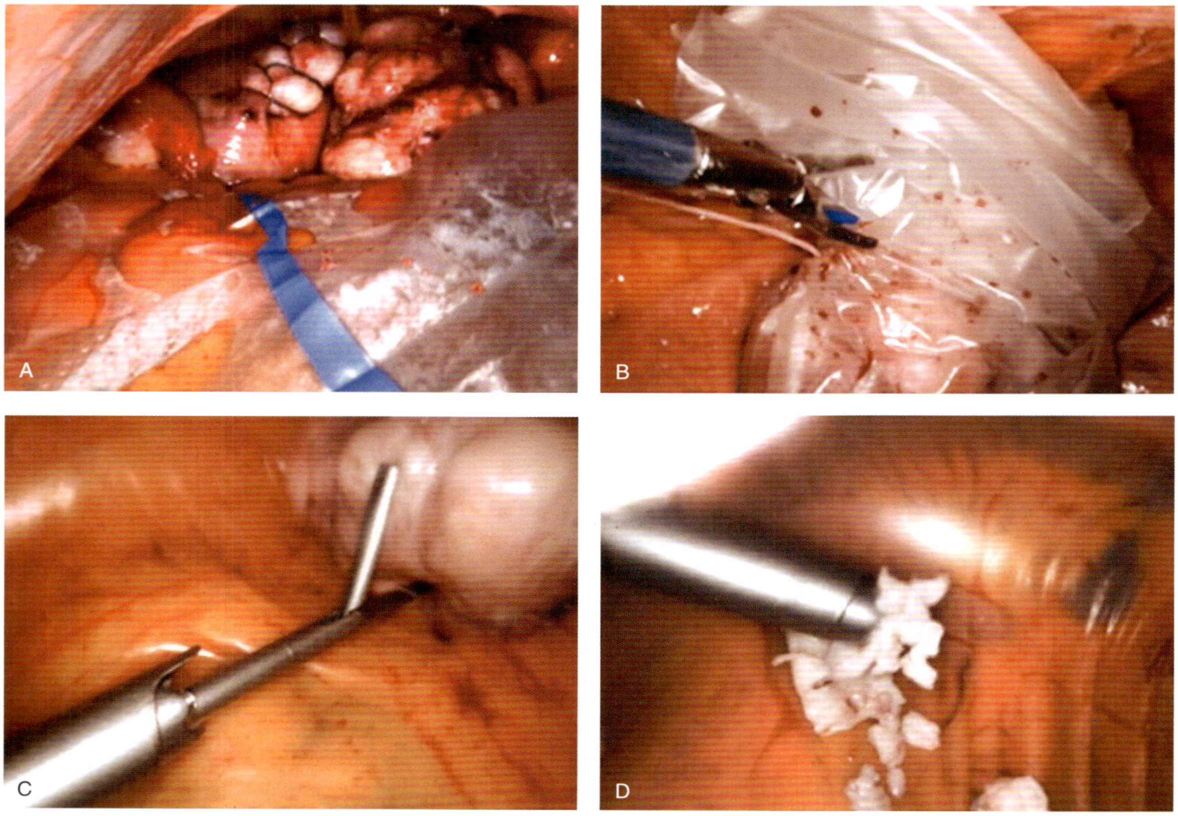

▲ 图 28-74　使用标本隔离袋将肌瘤粉碎取出

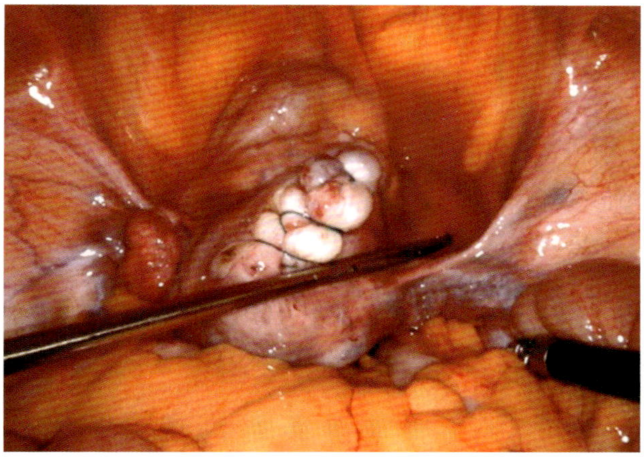

▲ 图 28-75　生理盐水冲洗盆腔，再次检查盆腔

血；镜下缝扎止血是关闭肌瘤残腔止血最有效的方法。缝合后进针部位通常会有少许渗血，可用有孔双极镊在针眼周围电凝止血，但应注意，勿电凝过度导致缝线断裂。缝合时将单极弯剪换成机器人手术持针钳，辅助孔放入肌瘤缝合线，术者可采用“8”字缝合深部肌层，体内打结，连续缝合子宫肌层，缝合子宫浆膜层或者“棒球法”缝合子宫肌层及子宫浆膜层。

3. 酌情使用电动旋切器　术前评估肌瘤性质，术中建议在腹腔内置入标本袋并在标本袋内粉碎肌瘤以免播散。

六、机器人特殊部位子宫肌瘤切除术策略

机器人手术因其图像放大三维立体，手术器械可腕转等特点应用于特殊部位、复杂、困难的子宫肌瘤切除术优势明显。下面以宫颈肌瘤和阔韧带肌瘤为例进行介绍。

（一）宫颈肌瘤手术要点及技巧

1. 机器人手术系统视野清晰稳定，创造尽可能开阔的手术视野区　首先，有性生活者可采用膀胱截石位，放置合适的举宫器，其目的是将子宫举至特殊位置，使肌瘤充分暴露（图 28-76）。其次，选择合适的 trocar 穿刺位置，根据镜头、手术操作孔与宫颈手术部位之间维持最佳的视野和操作距离（6~8cm），调整穿刺部位。

2. 正确选择宫颈肌瘤切口　选择正确的切口，是快速切除肌瘤、顺利缝合切口、避免不必要损伤的前提，切口选择遵循以下一般原则：①应避免损伤邻近血管和脏器，尤其是子宫动静脉和输尿管；②应根据输尿管的位置和走向确定切开瘤体包膜的位置、方向和长度；③对于侧后方子宫骶韧带外侧的肌瘤，应尽可能先游离输尿管，再选择合适的切口。

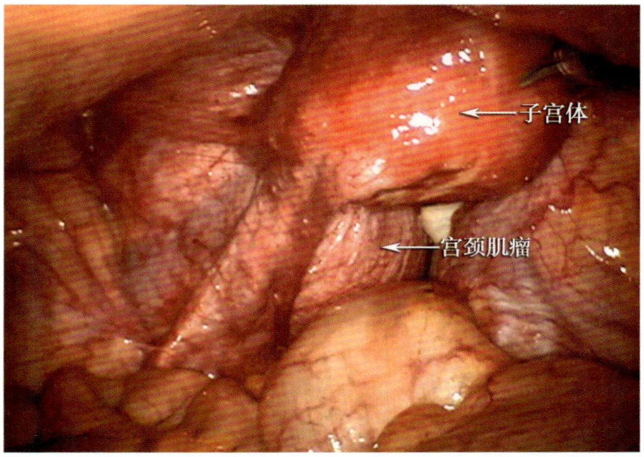

▲ 图 28-76　暴露宫颈肌瘤

对于宫颈不同部位的肌瘤，优先选择的切口也不一样：①宫颈前壁肌瘤：先沿膀胱腹膜反折处用单极弯剪切开腹膜反折，下推膀胱至瘤体下，在肌瘤近子宫体侧横行切开包膜；②宫颈后壁肌瘤：选择斜纵行切口，单极弯剪切开包膜后下推，暴露肌瘤（图 28-77~ 图 28-79）；③宫颈侧壁肌瘤：根据位置，先打开阔韧带前叶或后叶，用抓钳将瘤核提起，在肌瘤最突起处做切口，然后钝性分离肌瘤包膜，暴露肌瘤；④根深型宫颈肌瘤：宫颈上做 4~5cm 横行切口直到瘤核，延伸切口直到整个肌瘤暴露。

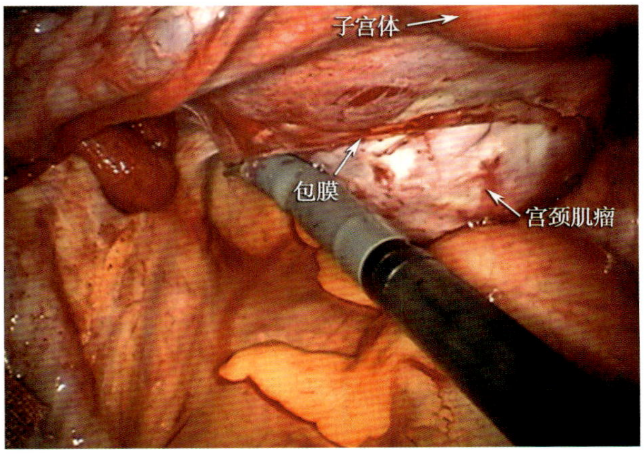

▲ 图 28-77　单极弯剪切开包膜，暴露肌瘤

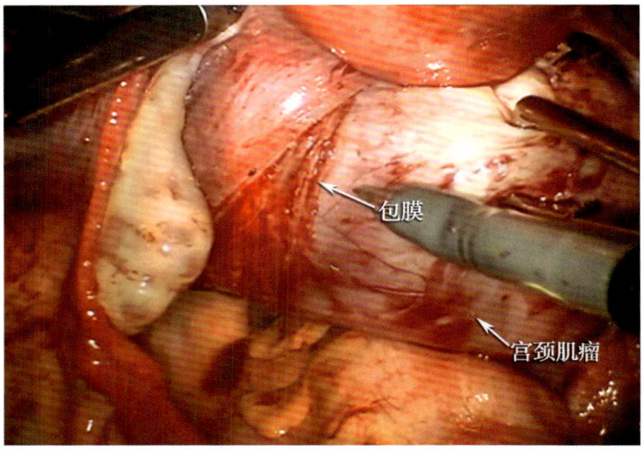

▲ 图 28-78　提拉肌瘤

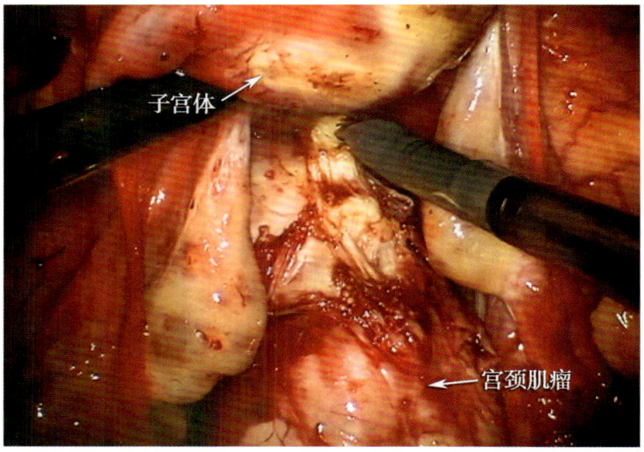

▲ 图 28-79　单极弯剪切除肌瘤

3. 注意剥离肌瘤过程中的出血以及缝合要点　①应注意解剖层次的对位缝合，穿透宫颈管黏膜层的瘤腔要先缝合黏膜层，再缝合浆肌层，减少手术操作导致医源性子宫内膜异位症的发生；②如创面较大、位置较深时，主张分层连续缝合，避免形成死腔；③先以 0 号可吸收线间断缝合切口全肌层，关闭全部的死腔；④再以 2-0 可吸收线连续缝合切口的浆肌层；⑤如肌瘤残腔穿通宫颈管黏膜，用 3-0 可吸收线连续扣锁缝合宫颈管黏膜层（图 28-80）。

4. 术中注意输尿管的损伤　机器人确认肌瘤位置及肌瘤与周围脏器的解剖结构关系清楚，辨明圆韧带，判断有无输尿管移位，然后再决定切口位置的选择；术中电凝、切断、缝合前对任何索状物、管状增厚组织都应该仔细辨认，必要时沿管的走形追溯，勿在不确定组织器官时轻易钳夹或切断。此外，如术前评估提示压迫输尿管可能的患者，可于术前放置输尿管支架（双 J 管）。

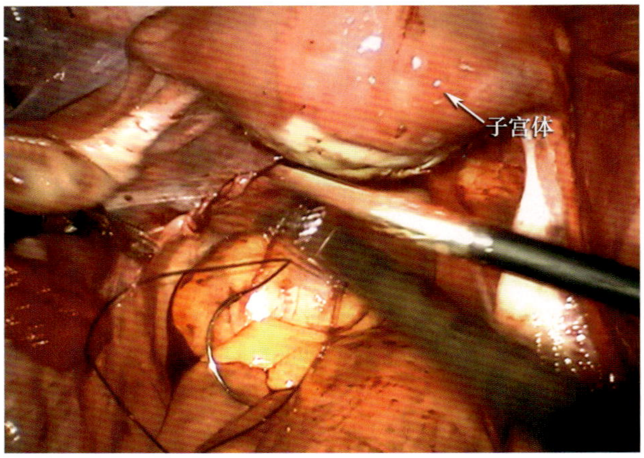

▲ 图 28-80　缝合瘤腔

5. 宫颈肌瘤剔除术见视频 28-13。

视频 28-13　宫颈肌瘤剔除术

（二）阔韧带肌瘤手术要点及技巧

1. 充分暴露术野，创造尽可能开阔的手术视野区　首先，有性生活者建议采用膀胱截石位，放置合适的举宫器，其次，将子宫举至特殊位置，使看似凸向后壁的肌瘤凸向前壁，便于肌瘤暴露清楚，有利于肌瘤的剥离。

2. 正确选择阔韧带肌瘤切口　机器人三维放大视野首先仔细辨认输尿管走向，确认后用弯钳提起阔韧带，选择在肌瘤外突明显的部位单极弯剪切开阔韧带前叶或后叶，切口长约肌瘤直径的 2/3。一般情况下，对于凸向前方的阔韧带肌瘤，应选择前叶、圆韧带前下方入口；对于凸向后方的阔韧带肌瘤，可通过举宫器辅助将其转向并凸向前方，便于镜下切开和缝合。

3. 注意切除肌瘤过程中的出血以及缝合要点　切开肌瘤包膜时需要仔细辨认，切勿切断子宫动脉。在处理肌瘤基底部时，若蒂部血管暴露，不应急于切除肌瘤，需牵拉并向内侧上提起肌瘤瘤体，避开输尿管、肠管和子宫动脉，形成操作间隙，用有孔双极镊电凝血管，应做到彻底止血。

真性阔韧带肌瘤建议边剥离边电凝止血，一般不需缝合。而假性阔韧带肌瘤，对于无生育要求者，如创面无明显出血，给予明胶海绵或止血纱止血，可不缝合；对于有生育要求者，应该缝合包膜，可用吸收线“8”字缝合止血。

4. 术中注意输尿管的损伤　①术中先确定阔韧带肌瘤与输尿管、膀胱、子宫等周围脏器的解剖关系及是否有粘连等情况；②切开阔韧带前叶或后叶暴露肌瘤前应先仔细辨认输尿管的走向；③有时输尿管会匍行于阔韧带肌瘤的表面；④如难以辨认清楚，必要时从输尿管跨越髂血管处打开盆壁腹膜，将输尿管从肌瘤表面游离；⑤剥离肌瘤时注意保护输尿管，多采用钝性分离，紧贴肌瘤表面剥离是手术的关键。同样，如术前评估提示压迫输尿管可能者，可于术前双侧输尿管安置支架。

七、手术并发症防治

机器人子宫肌瘤切除术的并发症发生率很低，但仍存在一定的并发症发生风险，详细见第二十八章第十三节相关内容。另外，应注意①术后肌瘤的再生与复发：子宫肌瘤具有易复发再生的特性，术中也需要避免将切除或者粉碎的肌瘤组织掉落或者遗留在盆腔中，导致肌瘤的寄生种植；②盆腔粘连：生理盐水尽可能冲洗干净创面及吸净积血，应用防粘连药物。

八、术后管理及注意事项

放置引流管：子宫肌瘤切除术术中若创面较大、存在创面感染、吻合口张力较大、血运不佳或其他影响切口愈合的不良因素时，术后予以常规放置引流管。引流管拔除标准：术后连续2天引流量<50ml。

根据妇科手术加速康复外科指南制定术后基本出院标准：①恢复半流质饮食；②停止静脉补液；③口服镇痛药物可良好止痛；④创口愈合良好，无感染迹象；⑤器官功能状态良好，可自由活动。同时结合患者病情及术后恢复情况，制定个体化出院标准。

（张蔚　张凯　廖菁　纪妹）

第五节　机器人子宫切除术

一、手术适应证及禁忌证

根据一项研究统计，美国实施的全子宫切除术中约70%为子宫肌瘤、子宫脱垂及子宫内膜异位症的患者，仅10%的全子宫切除术是恶性疾病。我国一项回顾性研究收集了1996—2006年北京协和医院的10 155例行良性全子宫切除术患者的病历资料，数据显示这些病例中半数以上是子宫肌瘤患者，其次是子宫腺肌病及生殖道脱垂患者。本节主要讨论机器人辅助下子宫切除术在妇科良性疾病中的运用（详见第十章第二节内容）。

二、手术步骤

（一）术前准备

1. 麻醉　进入手术间后首先进行三方手术安全核查，建立静脉通道，进行气管插管全身麻醉。

2. 体位摆放　取Trendelenburg体位，一般采用30°的倾斜角度，以便使肠管、大网膜等器官因重力滑向上腹部，暴露术野（图28-81）。常规在患者双肩部放置肩托、在背部使用防滑海绵垫，以防止患者因体位下滑。采用截石位时，注意保护患者腘窝，防止过度外展，预防腓总神经损伤。下肢尽可能穿弹力袜预防血栓形成。

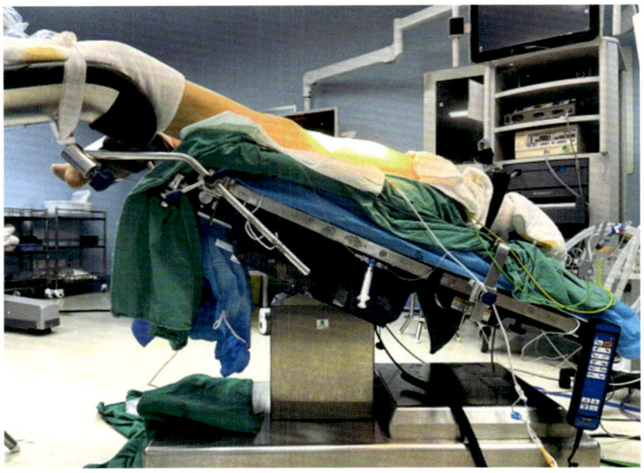

▲ 图 28-81　患者体位

3. 放置举宫器　通过阴道置入举宫器，目前关于举宫器的争议主要聚焦在恶性疾病上，尚没有研究指出举宫器的使用对良性疾病手术预后有不良影响。对于一些特殊病例，如老年女性宫颈萎缩或多次行宫颈锥切术后宫颈短、平的患者，放置举宫器困难，可选择放置简易举宫器。

4. 建立人工气腹后，置入 trocar　按照术前 trocar 设计的布局置入，根据是否举宫、子宫大小等因素，使用两个手术机械臂或三个手术机械臂的设计进行布局。trocar 置入的基本原则是各手术机械臂之间应有足够的间距，一般不小于 8cm。床旁助手 trocar 位置应在两个手术机械臂连线的外侧，以避免术中受手术机械臂的干扰（图 28-82）。

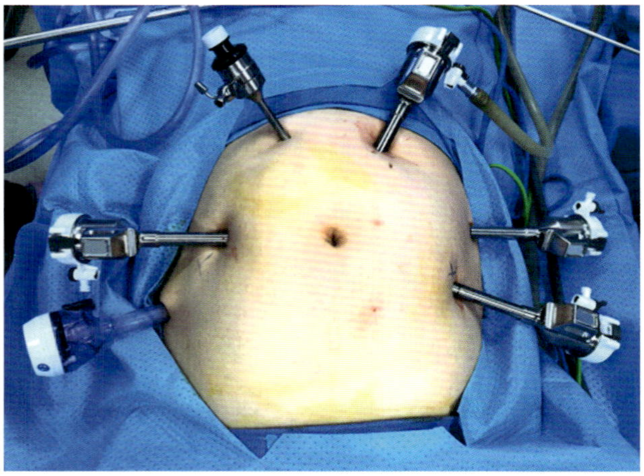

▲ 图 28-82　穿刺孔分布

5. 将机器人床旁系统推至手术床并与各 trocar 相连接，依据是否举宫，机器人床旁系统的进入可有直入和侧入两种方式（图 28-83）。

6. 置入内镜和操作器械　一般选用 30° 镜，根据操作者的习惯和对器械的熟悉程度，选用单极电铲、电极弯剪、超声刀、有孔双极镊、持针器进行手术的电凝切割和缝合。若用第三号手术机械臂，则连接 cadiere 镊进行术中协助。

7. 床旁助手可通过助手孔进行冲洗、吸引、无损伤抓钳协助暴露或根据术者指令更换机器人手术器械等。

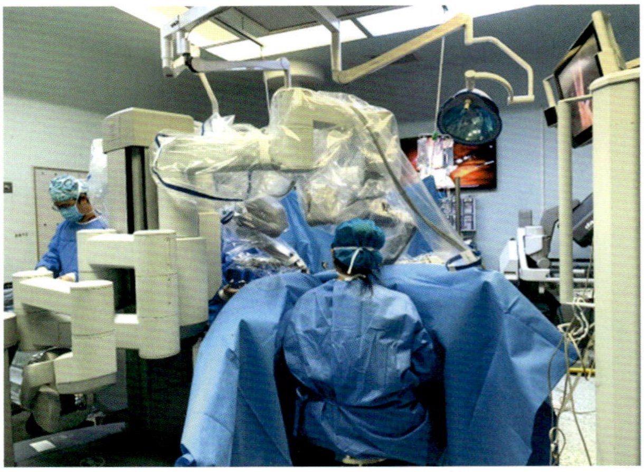

▲ 图 28-83　对接机器

（二）手术步骤及技巧

1. 处理双附件（若需要）　单极电铲打开盆腔侧腹膜，游离骨盆漏斗韧带，暴露同侧输尿管，有孔双极镊充分凝闭（或用血管夹结扎）骨盆漏斗韧带后切断（图 28-84），顺势打开同侧阔韧带前后叶至宫旁。同法处理对侧。

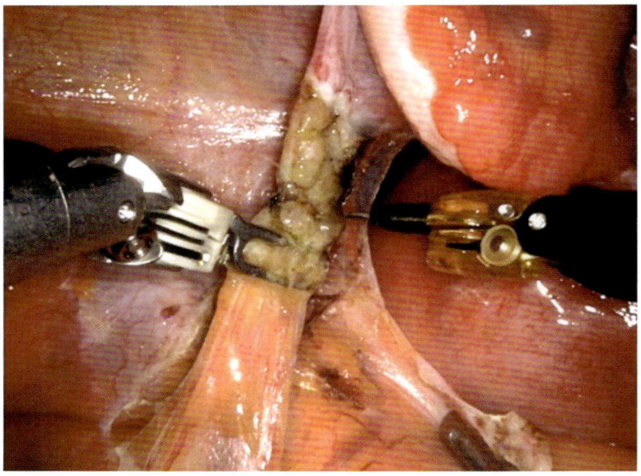

▲ 图 28-84　处理骨盆漏斗韧带

2. 处理双侧圆韧带　将子宫体摆向对侧，使圆韧带保持一定张力，在距离宫角约 2cm 处凝切圆韧带（图 28-85），同法处理对侧。

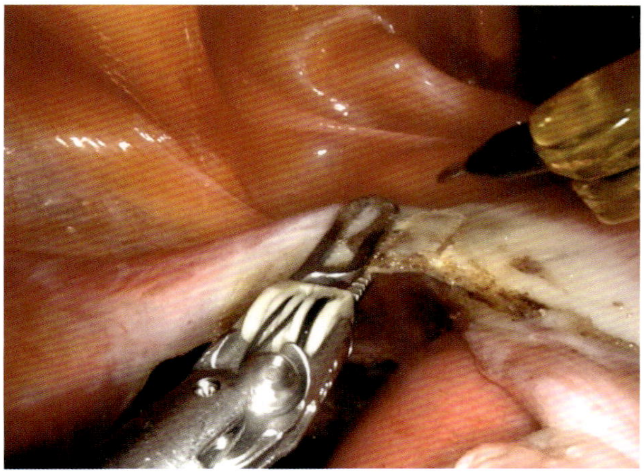

▲ 图 28-85　处理圆韧带

3. 打开膀胱子宫腹膜反折，钝锐性分离膀胱阴道间隙（图 28-86），下推膀胱至阴道穹窿下水平。

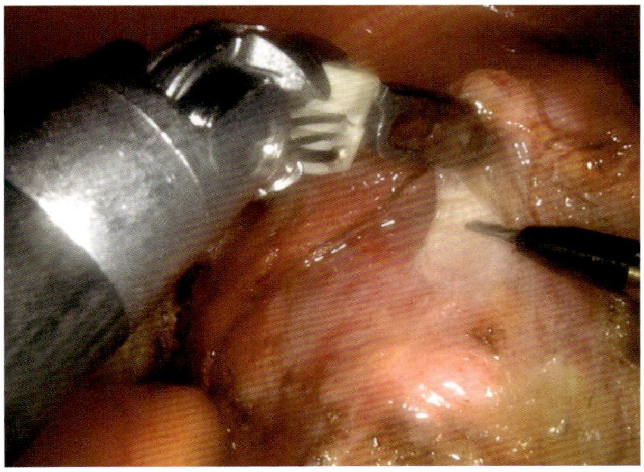

▲ 图 28-86　打开膀胱腹膜反折，下推膀胱

4. 处理子宫血管　将阔韧带后叶分离后继续下推，暴露子宫动静脉，用举宫器或三号手术机械臂协助将子宫牵向对侧，在子宫峡部水平用有孔双极镊钳凝闭子宫血管后切断（图 28-87）。同法处理对侧。

5. 处理骶韧带、主韧带（该步骤视情况而定）　将子宫向侧上方摆举，暴露骶韧带、主韧带，有孔双极镊电凝之后用单极电铲或单极电剪在起始部位切断骶韧带、主韧带（图 28-88）。

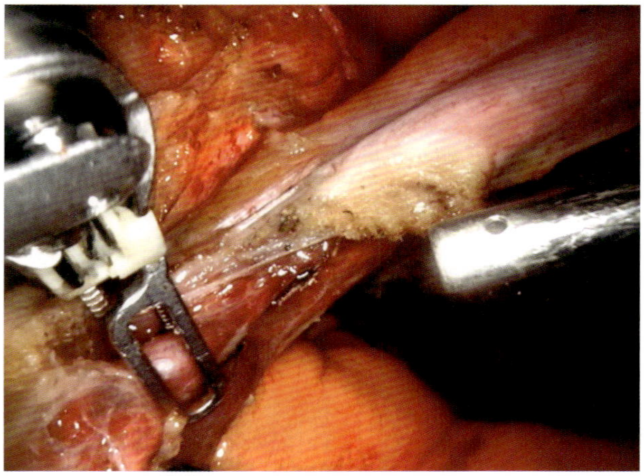

▲ 图 28-87　处理子宫血管

6. 单极电铲或单极弯剪以举宫杯上缘为界，环形切开阴道壁（图 28-89），完整取出子宫（以及双侧附件）（图 28-90）。

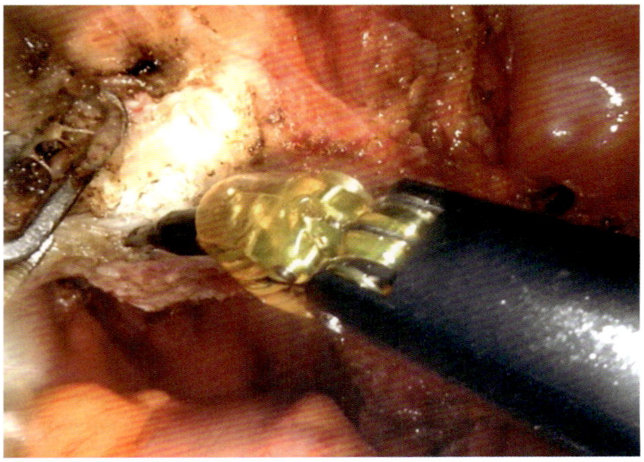

▲ 图 28-88　处理骶韧带、主韧带

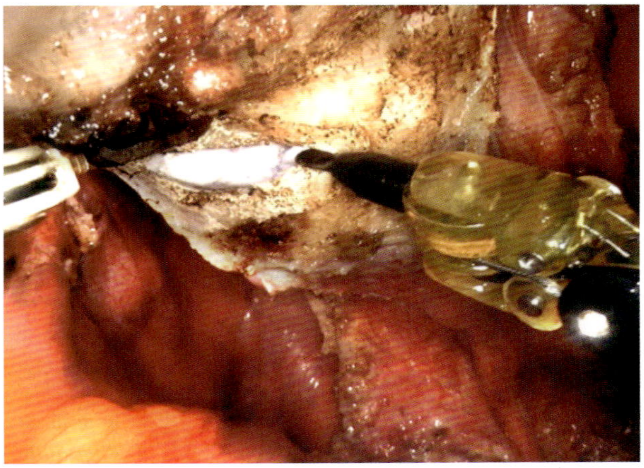

▲ 图 28-89　环切阴道穹窿

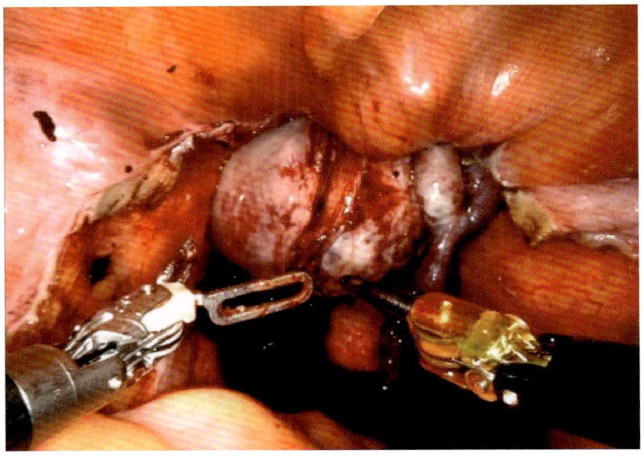

▲ 图 28-90　取出标本

7. 可吸收线连续或“8”字缝合阴道残端（图 28-91）。

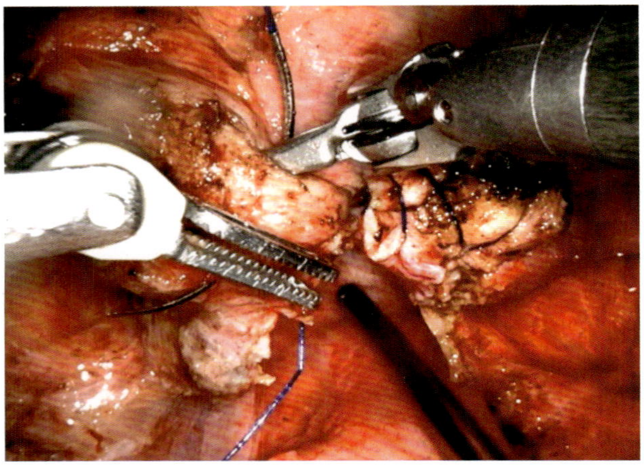

▲ 图 28-91　缝合阴道残端

8. 生理盐水冲洗盆腹腔后，检查无出血点，术毕，根据术中情况或可留置盆腔引流管。

9. 机器人全子宫切除术见视频 28-14。

视频 28-14　机器人全子宫切除术

三、机器人操作手术优势

（一）机器人子宫切除术出血量少

出血量少是机器人手术平台固有的优势，尤其是其精准稳定的特点以及更大的放大视野和裸眼 3D 效果，使得术者能够更加准确地预处理血管，极大程度地减少术中出血。Kim 等的一项回顾性研究显示，与机器人子宫切除术（robotic-assisted hysterectomy，RAH）相比，阴式子宫切除术（vaginal hysterectomy，VH）的手术时间更短，但其术中出血量更多。腹腔镜子宫切除术（laparoscopic hysterectomy，LH）与 RAH 的比较表明，两者术中和术后并发症发生率相似，RAH 的手术时间更长，手术费用更高，但其术中出血量更少。

（二）RAH 可行困难的子宫切除术

1. RAH 在巨大子宫切除中的优势　子宫体积过大会导致术野局限、子宫活动度差及子宫血管难以暴露等困难，此外，传统腹腔镜条件下，手术器械“straight-stick”的先天缺陷会将这些术中难题放大。既往有研究显示较大子宫（>250g）的子宫切除术比较小子宫（<250g）的子宫切除术的手术时间要长，但没有明确地界定大子宫的截断值。目前国内指南指出子宫体积增大（孕>12 周）的全子宫切除术为四级手术。Akazawa 等分析了 527 例因妇科良性疾病施行 RAH 患者的病历资料，结果显示，失血量和手术时间与子宫大小呈线性关系（P<0.001），子宫质量>1 000g 组术中出血量显著增多。Lim 等比较了机器人子宫切除术（RAH）、经腹子宫切除术（abdominal hysterectomy，AH）、阴式子宫切除术（VH）和腹腔镜子宫切除术（LH）的手术结果，发现与 AH 组和 VH 组相比，RAH 组的患者大子宫（>250g）的比例更大，但围手术期并发症更少。机器人手术平台具有可腕转的器械，可以在狭窄的空间内进行操作，在凝切血管的时候利用腕转功能，将有孔双极镊垂直于需要处理的血管，达到确切的电凝效果，因此 RAH 能够克服子宫体积过大导致术野局限、子宫活动度差、子宫血管暴露困难、处理出血困难等问题。

2. RAH 在盆腔粘连及既往腹部 / 盆腔手术史患者中的优势　在妇科手术中，盆腔粘连通常发生在剖宫产、子宫肌瘤切除术、膀胱切除术、输卵管手术、子宫内膜异位症或腹腔内感染等术后，70%~90% 的腹部和盆腔手术后会出现器官间炎症后瘢痕组织。2013 年，Advincula 等首次报道了

RAH 在严重盆腔粘连的病例上的应用，6 例患者既往剖宫产术后出现严重盆腔粘连或直肠子宫陷凹闭塞，其平均操作时间为 254 分钟，平均估计失血量为 87.5ml。Chiu 等的研究数据表明，在盆腔严重粘连组中，RAH 与 LH 相比，手术时间和出血量显著减少。机器人手术系统的裸眼 3D 立体高清镜头能够帮助术者更加精准地辨认粘连层次，同时本身所固有的滤除震颤的优势，使得术者在分离粘连时使用电器械更加精准和稳定，降低在分离粘连时损伤邻近器官的概率。对于盆腔狭窄、解剖区域粘连严重的困难子宫切除手术，机器人手术系统能更加灵活自如地由术者操控摄像头深入手术部位，更好地暴露视野并最大限度地减少损伤。此外，机器人所特有的腕转器械是处理严重盆腔粘连的有效工具，配合摄像头不同的倾斜视角，有助于在骨盆内进行多角度的粘连分离，从而降低了严重粘连情况下的手术难度。

（三）肥胖患者行 RAH 的优势

肥胖患者经常伴有多种相关的合并症，是较长手术时间的有力预测因素。与标准的 LH 相比，RAH 可以最大限度地减少外科医生的疲劳，提高术者手术操作的灵活性和准确性。2010 年报道的第一例对肥胖患者进行 RAH 的病例，在对病态肥胖患者进行 LH 或 RAH 时，最大的障碍之一是最初放置 Veress 针来创建气腹。随着 BMI 的增加，脐带向主动脉分叉的尾部移动，Veress 针置入时造成血管损伤的可能性增大，可用布巾钳将脐带周围的腹膜抬高以最大限度地减少对下方血管的损伤风险。研究表明，对于肥胖女性而言，手术挑战始于过多的脂肪组织，这可能会限制有效的手术视野，特别是肠管进入手术视野，导致医生疲劳。因此术中条件的优化至关重要，包括手术室设置、患者在手术台上的正确体位、倾斜的 Trendelenburg 位（倾斜度约为 30°）以及使用床垫以避免患者滑动和防止臂丛神经损伤。此外，机器人的设置还可以支撑腹壁，减少对气腹压力的需要。气腹压力减少可降低静脉气体栓塞的风险，减少静脉回流心脏，从而降低由此导致的心力衰竭发生的可能性。RAH 作为肥胖患者的首选治疗的优势已经很明显，但需要更多的长期随访结果才能得出安全的结论。

总之，对于一些子宫过大及盆腔狭窄、解剖区域粘连严重而导致的困难子宫切除术，如子宫体积大于孕 14 周、深部浸润型子宫内膜异位症、瘢痕子宫等，RAH 可能是一个更为安全的选择，但这尚需更多的循证医学证据去证明。

四、机器人子宫切除术体会

手术步骤与传统腹腔镜的子宫切除相似，但在处理过程中需要有一定的策略和技巧。

1. 术前预判　对于检查发现子宫体积较大的患者，需术前完善影像学检查（盆腔 CT 或 MRI），明确子宫与盆腔的关系，尤其是子宫的宽度，有报道认为其为困难子宫切除的独立危险因素。

2. 摄像系统置入位置的选择　置入摄像系统的穿刺孔一般要在脐孔上方 4~5cm，或根据子宫的大小调整，原则是手术时有充分的空间和视野。

3. 对于既往有手术史或术中广泛粘连的患者，在置入穿刺孔时应距离原手术瘢痕 5cm，以防原手术造成的粘连存在；术中充分利用机器人裸眼 3D 和可腕转器械等固有特点，多可辨认粘连组织或器官间的间隙，建议用锐性分离的方式松解粘连，恢复解剖结构。

4. 对于巨大子宫切除，处理宫旁血管很关键。打开阔韧带前后叶，裸化子宫动静脉，充分利用有孔双极镊。对于巨大子宫肌瘤患者，子宫浅静脉一般比较粗大，处理时应注意调整有孔双极镊的功率和电凝模式，警惕在电凝时破裂，造成止血困难，此时如能游离血管，可游离后先用血管夹夹闭，以达到确切止血的目的。对于预判可能出血的病例，建议在子宫动脉的起始段先进行凝闭，以达到减少出血的目的。

5. 膀胱腹膜反折的打开对于子宫切除尤其重要，尤其是两侧膀胱角的处理，给予分层处理，注意提前凝闭其中的小静脉。充分下推膀胱，可降低阴道缝合的难度。

6. 对于巨大子宫阻碍机械臂难以达到解剖、切割部位者，可将单极、双极互换位置使用，以克服上述困难。

层）（图 28-96、图 28-97）。

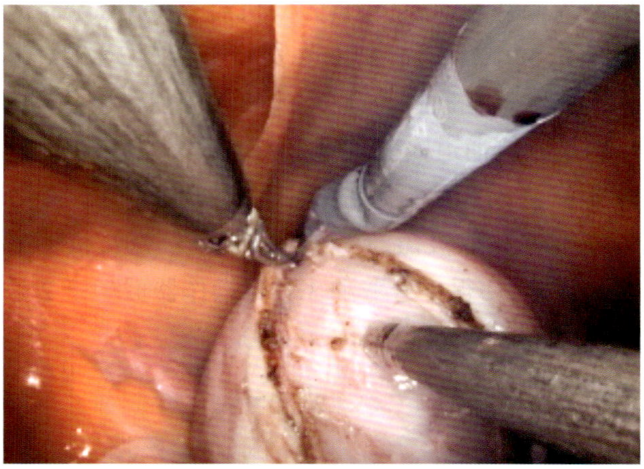

▲ 图 28-96　切开肌瘤假包膜

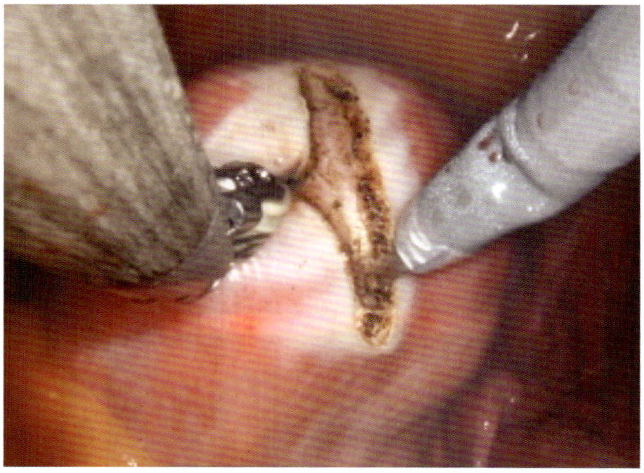

▲ 图 28-97　切开肌瘤浆肌层

4）剥除瘤核：助手经单孔平台辅助通道用有齿抓钳抓住瘤体，辅助旋转牵拉肌瘤，同时机器人辅助操作，迫使肌瘤与假包膜分离，将肌瘤剥出，凝固切断肌瘤基底部（图 28-98）。

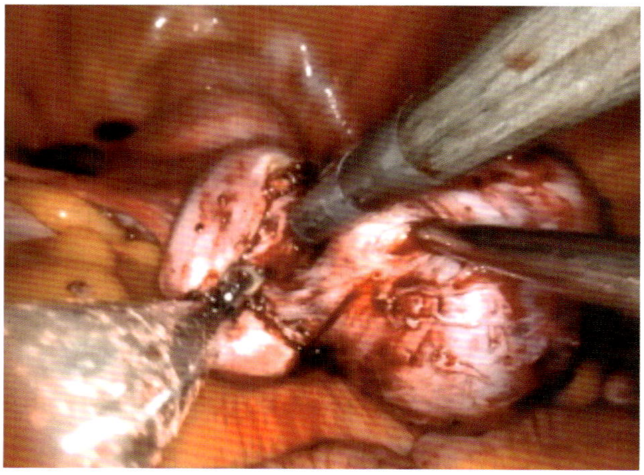

▲ 图 28-98　剥除肌瘤瘤核

5）缝合瘤腔及子宫浆肌层：若穿透宫腔，用 2-0 可吸收线连续或间断缝合内膜层，再采用单纯连续缝合、棒球式缝合或连续垂直褥式内翻缝合浆肌层，修复子宫创面，冲洗盆腔，确认无出血后行肌瘤取出操作（图 28-99、图 28-100）。

6）无瘤原则取出子宫肌瘤：制作大小适当的取物袋，经单孔通道置入盆腔，将肌瘤装入取物袋，撤离机器人设备，助手经单孔通道钳夹取物袋口至腹腔外，取出单孔 port 后用手术刀削切取出肌瘤，查看取物袋完整性。

7）检查盆腹腔：再次安装单孔 port 后冲洗盆腔创面，确认无出血、渗血后，停气腹，排空腹腔内气体，取出手术器械，核对手术器械无误后撤离机器人设备及单孔 port。

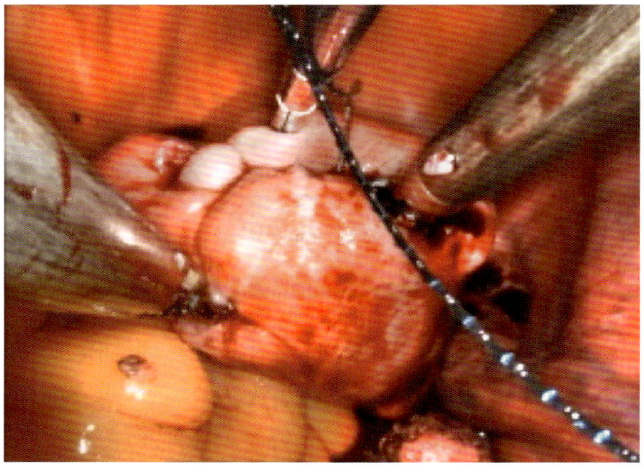

▲ 图 28-99　缝合瘤腔和子宫浆肌层

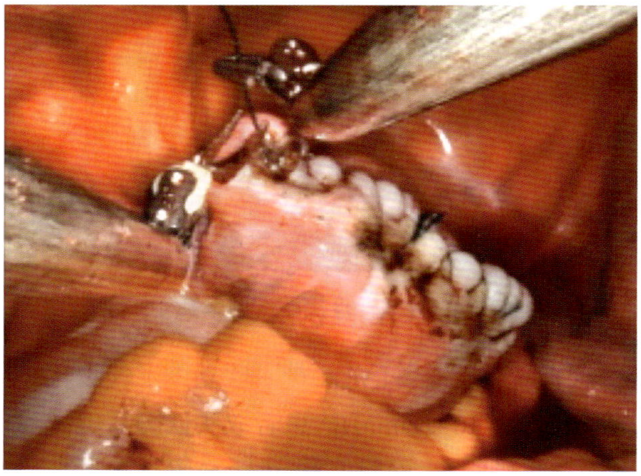

▲ 图 28-100　缝合子宫浆肌层

8）缝合整形脐部切口：准确缝合脐部腹膜，缝合皮下脂肪，脐部整形缝合，恢复脐部凹陷。

9）查看手术标本：剖视子宫肌瘤，必要时送冰冻病理检查，手术结束。

10）机器人单孔子宫肌瘤剔除术见视频 28-15。

视频 28-15　机器人单孔子宫肌瘤剔除术

2. 机器人经脐单孔腹腔镜下全子宫切除术

（1）患者准备：患者全身麻醉后取膀胱截石位，常规手术区消毒铺单。

（2）术前准备及机器安装对接：同前。

（3）机器人辅助子宫全切术

1）保留附件：将机器人视野调整至附件区，有孔双极电凝镊充分电凝卵巢固有韧带及输卵管峡部后单极弯剪离断（图 28-101）；附件切除：有孔双极电凝镊充分电凝骨盆漏斗韧带后单极弯剪离断，同法处理对侧。

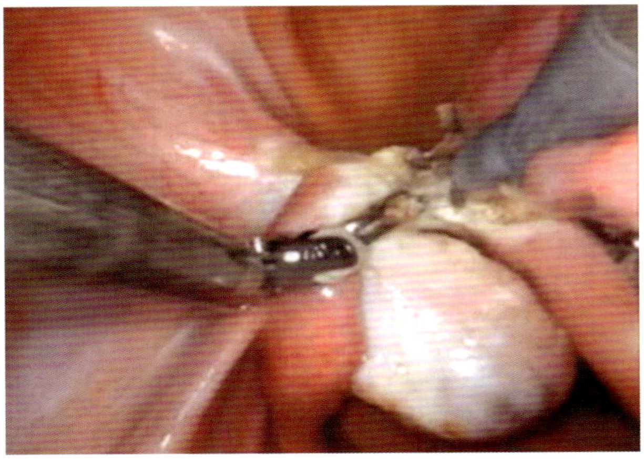

▲ 图 28-101　保留附件

2）处理圆韧带：钳夹、提拉圆韧带，充分伸展并暴露圆韧带的基础上在距子宫端 2cm 处以单极弯剪切断圆韧带，同法处理对侧（图 28-102）。

3）打开子宫膀胱腹膜反折：自圆韧带断端处，以单极弯剪沿阔韧带与子宫附着的边缘，由外向内弧形剪开阔韧带前叶（图 28-103），随后处理子宫膀胱腹膜反折，可用举宫杯上举子宫并将宫体压向侧下方，用单极弯剪边分离边剪开腹膜反折。

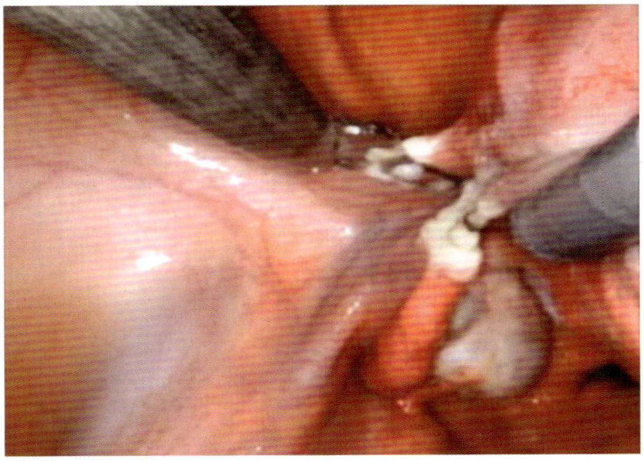

▲ 图 28-102　处理圆韧带

4）打开阔韧带后叶：用单极弯剪在疏松结缔组织处分离阔韧带后叶与宫旁组织，剪开左侧阔韧带后叶至子宫骶韧带附着位置。

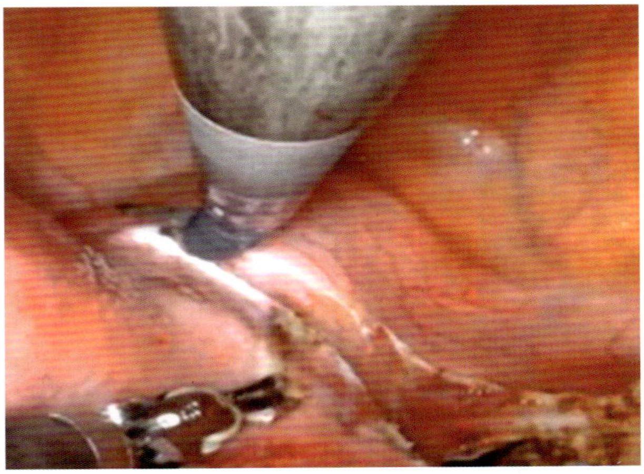

▲ 图 28-103　打开子宫膀胱腹膜反折

5）分离宫颈及膀胱间隙：下推膀胱（图 28-104），钳夹并分离宫旁疏松组织，同时将举宫杯向患者头端方向顶举子宫，以单极弯剪分离膀胱与宫颈间隙组织。借助穹窿顶举作用使膀胱分离并下移至宫颈外口下方 0.5~1.0cm 处，同时向两侧钝性分离，尽可能裸化子宫血管上行支。

6）处理子宫血管：分离宫旁疏松结缔组织，暴露子宫血管后在杯缘以上 0.5cm 处以有孔双极电凝钳垂直钳夹并凝闭子宫血管，待血管充分凝固闭合后，以单极弯剪离断血管，同法处理对侧（图 28-105、图 28-106）。

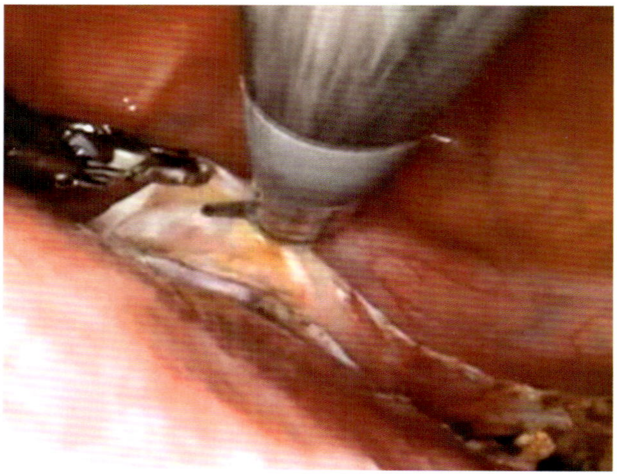

▲ 图 28-104　下推膀胱

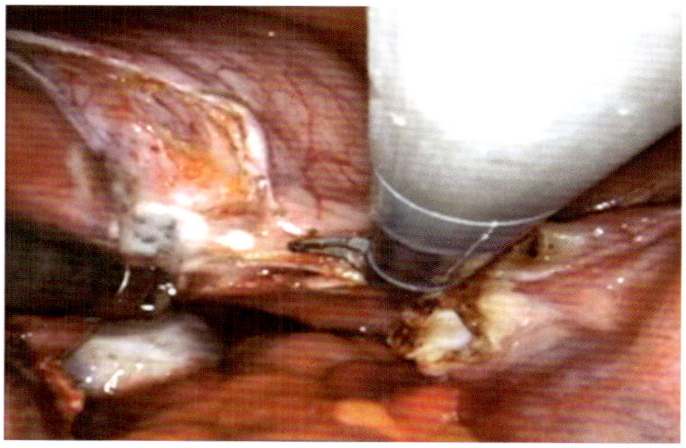

▲ 图 28-105　双极凝闭子宫血管

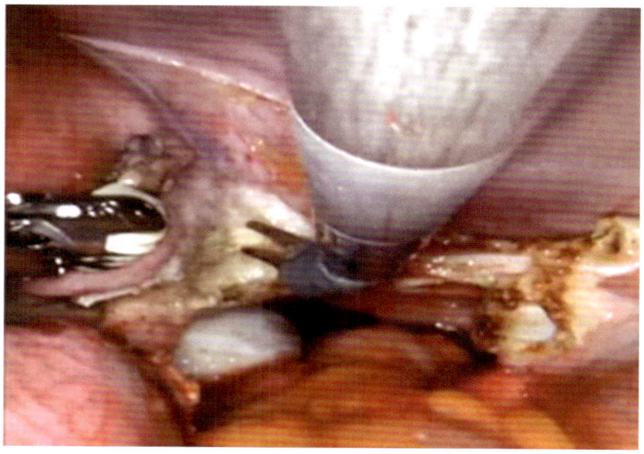

▲ 图 28-106　单极电切子宫血管

7）环形切开阴道穹窿部，切除子宫：以举宫杯向上顶举子宫及阴道穹窿，以单极弯剪沿阴道穹窿部环形切开（图 28-107），使子宫全部游离后，经阴道取出子宫。

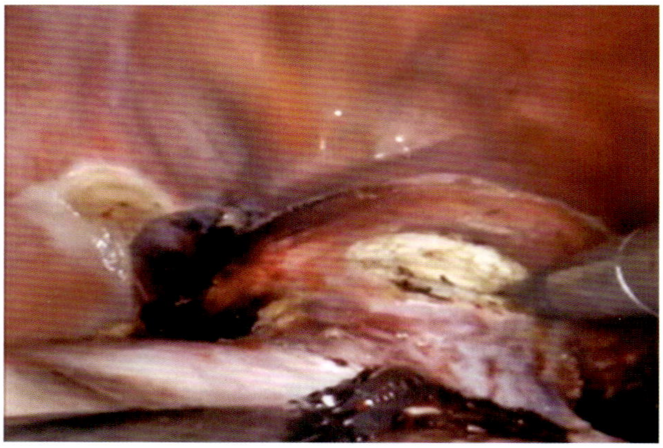

▲ 图 28-107　环形离断阴道

8）缝合阴道残端：阴道消毒后将纱布放入橡皮手套置入阴道内，以维持腹腔内 CO_2 压力，持针钳夹持 2-0 可吸收倒刺线连续缝合阴道断端，缝合时将骶主韧带与阴道壁缝合在一起，加强盆底支撑结构，缝合腹膜，使盆底腹膜化（图 28-108）。

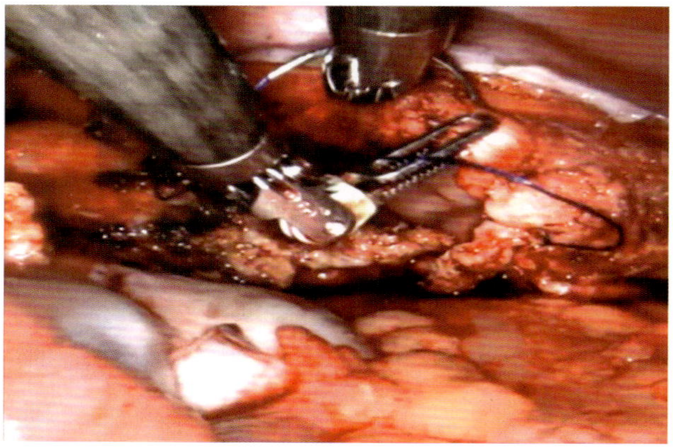

▲ 图 28-108　缝合残端

9）检查盆腹腔：冲洗盆腔创面，确认无出血、渗血后，放置防粘连膜预防发生盆腔粘连，停气腹，排空腹腔内气体，取出手术器械，核对手术器械无误后撤离机器人设备及单孔 port。

10）缝合整形脐部切口：同前。

11）查看手术标本：剖视子宫，必要时送冰冻病理检查，手术结束。

12）机器人单孔巨大子宫全切术见视频 28-16。

视频 28-16　机器人单孔巨大子宫全切术

（三）R-LESS 手术技巧与难点

1. 子宫肌瘤切除术

（1）机器人单孔腹腔镜下子宫肌瘤切除术具有一定的难度。手术的关键点是根据术者操作能力选择合适的患者。

（2）由于机器人单孔下的手术器械具有一定的柔韧度，在肌瘤剥除方面会出现力量不足的情况，因此，对于较大或者位置较深的肌瘤，器械力度不够，需要添加普通腹腔镜抓钳以分离肌瘤。

（3）挖肌瘤切口多选择纵切口，有利于缝合。缝合可采用倒刺缝线"棒球法"缝合。

2. 子宫切除术

（1）单孔手术的器械的手术三角范围比较小，器械移动范围小，应在充分电凝后再切断组织，并用间断电凝方式，避免长时间电凝。

（2）处理子宫动脉时尽量裸化血管，确保电凝效果。

（3）由于器械的力度不够故阴道残端的缝合有一定的难度，可选择合适的倒刺线缝合来解决此问题。

3. R-LESS 缝合及打结　在 LESS 中，由于操作空间受限，器械无法弯曲，工作范围受到限制，单孔腹腔镜下缝合、打结是手术难点。而 R-LESS 则在此方面优势巨大，它可以利用 540° 旋转的腕部功能，形成手术三角，轻松地就能在狭小空间内完成缝合。

二、R-vNOTES 在子宫良性肿瘤切除术

随着医学水平的进步，对于适合的患者，传统的 vNOTES 子宫肌瘤切除术、附件切除术及子宫切除术等均可以安全有效地实施，具有腹部无伤口、避免传统腹腔镜手术腹壁皮肤瘢痕、减少手术后的伤口并发症（如感染、血肿形成以及切口疝等）、实现理想的美容效果等优点，目前 vNOTES 尚处于发展阶段。机器人辅助 vNOTES 妇科手术报道很少，2019 年纪妹团队开展了国内首例机器人辅助 vNOTES 子宫切除术。R-vNOTES 优点：一是三维成像，为手术提供了清晰可视化的手术视野；二是机器人机械臂活动范围广，有很好的稳定性，可在狭小的空间内进行操作，可达到精准的解剖和凝血作用，在一定程度上可以弥补传统 vNOTES 的局限性。机器人独特的腕式操作臂在切除肿瘤及较大子宫时可以发挥卓越的优势。

（一）适应证及禁忌证

1. 适应证　①非脱垂子宫及附件切除；②附件良性肿瘤切除；③盆腔脏器脱垂治疗：阴道骶骨固定术等；④子宫肌瘤切除；⑤子宫内膜异位症。

2. 禁忌证　①盆腔炎性疾病史，经评估有盆腔粘连可能者；②严重子宫内膜异位症的患者其直肠子宫陷凹常呈封闭状态；③无性生活史、妊娠状态、阴道狭窄；④晚期及复杂妇科肿瘤手术；⑤子宫切除术时子宫超过盆腔大小、活动度差应为相对禁忌证。

（二）R-vNOTES 子宫切除术

1. 患者准备　患者取截石位，臀部略微超出手术床边缘，双脚置于脚镫中，双腿外侧应远离脚镫以避免压迫腓神经，留置导尿管。

2. 准备手术器械　机器人及器械（有孔双极镊、单极弯剪、持针钳）、吸引器、气腹管连接、单孔四通道 port 等。

3. 对接机器人前阴道操作

（1）阴道拉钩拉开阴道前后壁，暴露子宫颈，Allis 钳钳夹子宫颈，于子宫颈阴道黏膜下注入无菌生理盐水或内加适量肾上腺素（1∶1 000）20ml，进行液体分压分离并减少术中出血（图 28-109）。

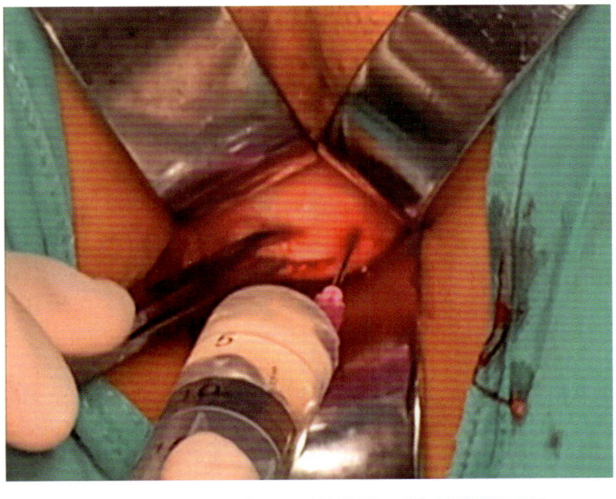

▲ 图 28-109　宫颈阴道黏膜下注射稀释后的肾上腺素

（2）电刀环形切开子宫阴道黏膜（图 28-110），

将子宫颈向外下方牵引，沿着水垫钝锐性分离膀胱宫颈间隙，分别缝扎两侧耻骨膀胱宫颈筋膜，上推膀胱，打开膀胱宫颈腹膜反折，进入前盆腔（图 28-111），4 号丝线将前腹膜与阴道前壁间断缝合 2~3 针进行牵引；将子宫颈向外上方牵拉，于阴道后穹窿部切开阴道后壁，钝锐性分离直肠阴道间隙，打开阴道直肠腹膜反折，进入后盆腔（图 28-112），4 号丝线将后腹膜与阴道后壁间断缝合 2~3 针并进行牵引。

（3）向右侧充分牵拉子宫颈，伸展及暴露左侧子宫主韧带及子宫骶韧带，依次钳切韧带，以双股 7 号丝线缝扎，同法处理右侧（图 28-113）。

（4）安装单孔四通道 port：撤出阴道器械，将子宫颈置入切口保护套并向外牵拉，置入阴道支撑器，放置单孔 port，连接气腹（图 28-114）。

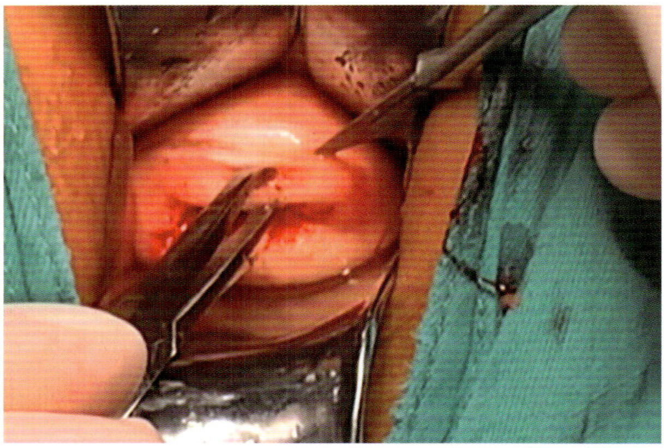

▲ 图 28-110　环形切开子宫阴道黏膜

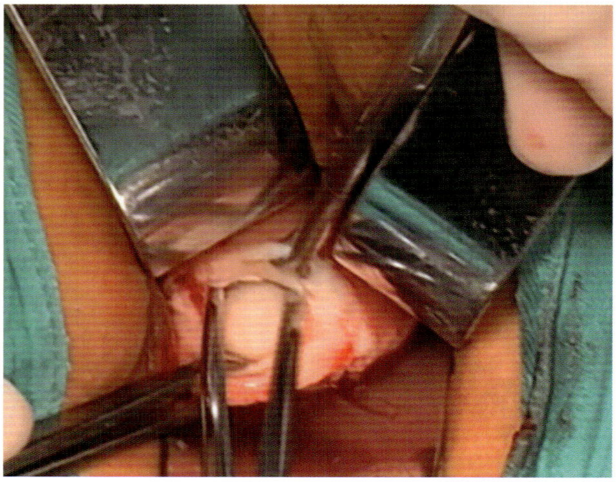

▲ 图 28-111　打开膀胱子宫腹膜反折，进入前盆腔

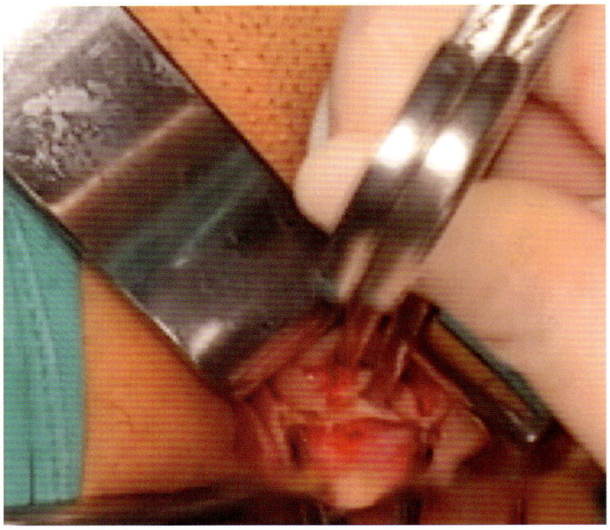

▲ 图 28-112　打开阴道直肠腹膜反折，进入后盆腔

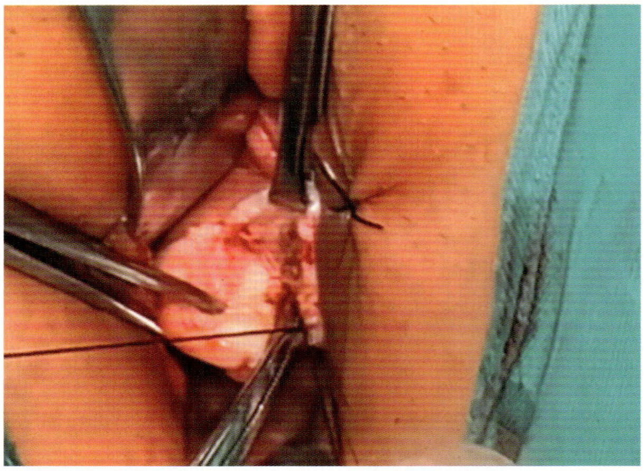

▲ 图 28-113　处理骶主韧带

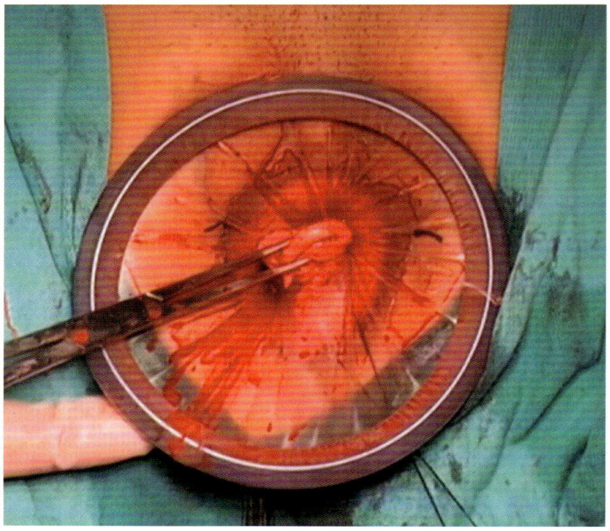

▲ 图 28-114　放置单孔四通道 port

(5)盆腹腔准备：充入 CO_2 建立人工气腹，维持气腹压力 10~15mmHg，取患者头低位，经单孔通道将肠管、大网膜上推，充分暴露盆腔子宫及双侧附件，探查盆腹腔有无明显粘连等。

(6)安装机器人设备：将机器人调整至盆腔会阴部位，首先将机器人专用 trocar 放入单孔 port 上端通道，安装机器人 2 号臂，进入镜头定位至盆腔约子宫底位置，然后分别在单孔 port 平台左右侧通道安装 1 号臂和 3 号臂，调整 3 个机械臂位置，使其成三角形，旋转镜头方向，30° 朝下，1 号臂安装有孔双极镊，3 号臂安装单极弯剪，机器人启动操作，使 1 号臂和 3 号臂操作器械位于 2 号臂镜子上方交叉操作（图 28-115）。

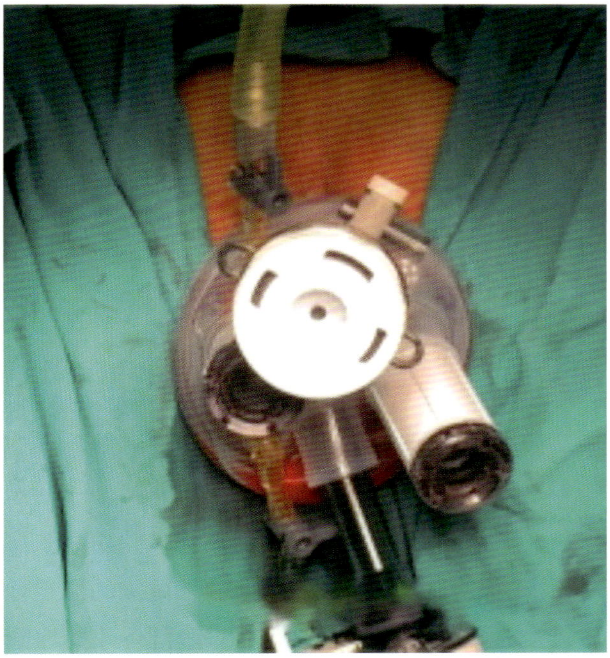

▲ 图 28-115　放置单孔四通道 port，连接气腹

4. 机器人辅助经阴道单孔子宫全切术　全面探查盆腹腔情况，有孔双极镊上推子宫颈，并向右侧牵拉，单极弯剪分离左侧阔韧带前后叶，裸化子宫动静脉，有孔双极镊垂直电凝左侧子宫血管（图 28-116），单极弯剪向上切开阔韧带、圆韧带，可清楚显露卵巢固有韧带并切除输卵管，保留卵巢（图 28-117、图 28-118）或骨盆漏斗韧带（切除附件），有孔双极镊电凝后单极弯剪离断，同法处理右侧子宫旁韧带、血管及组织，观察盆腹腔无出血后取出手术标本。

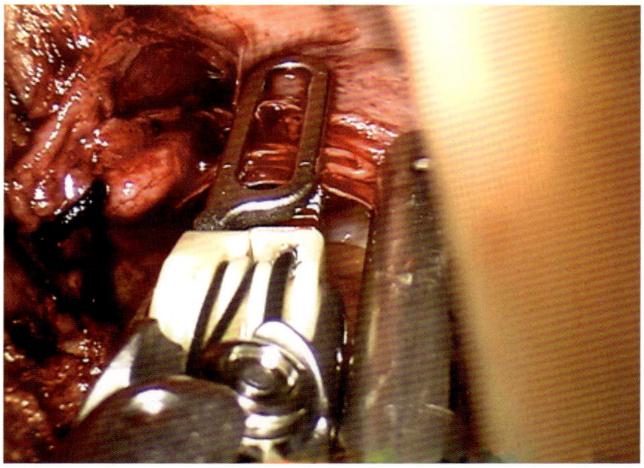

▲ 图 28-116　处理子宫血管

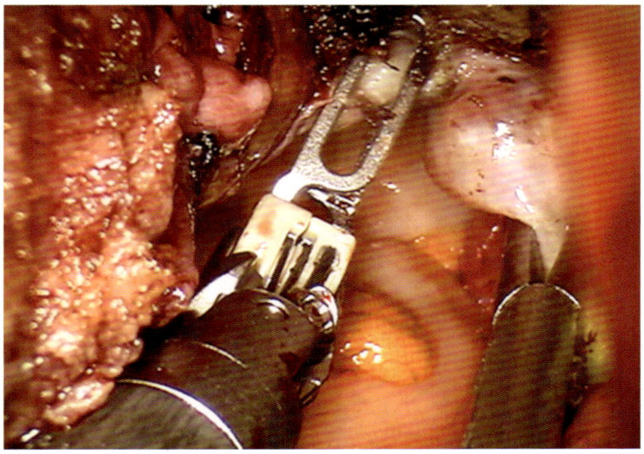

▲ 图 28-117　处理卵巢固有韧带，保留卵巢

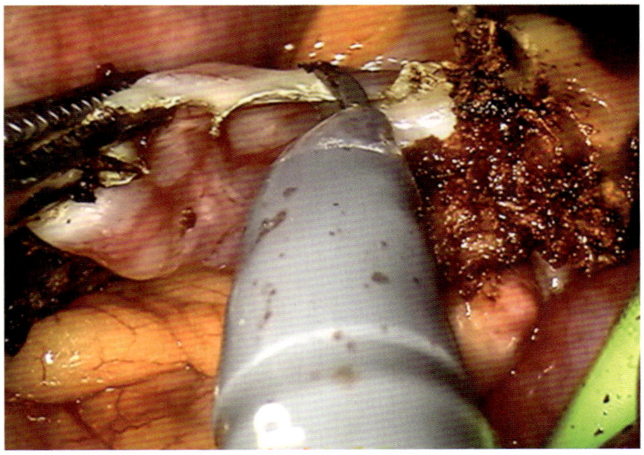

▲ 图 28-118　切除输卵管，保留卵巢

5. 撤离机器人及单孔装置，无瘤原则取出标本　在撤离前，确保盆腹腔手术创面止血充分，无出血，无积血积液，撤离后经阴道取出标本，子宫较大时采用手术刀削切取出或者装入取物袋削切取

出（图 28-119）。

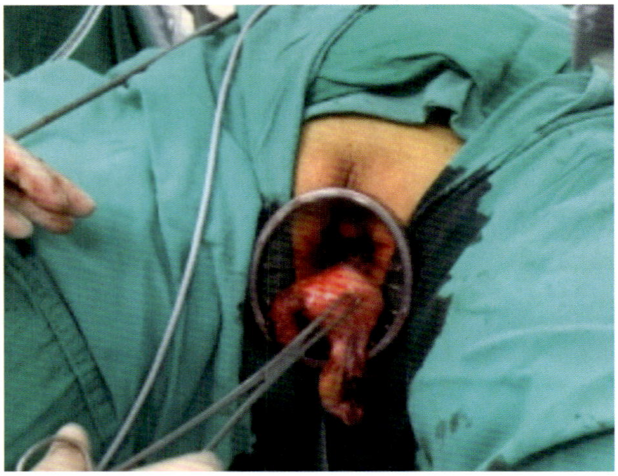

▲ 图 28-119　撤机，取出标本

6. 缝合阴道残端　用 2-0 可吸收线连续缝合盆腹膜及阴道残端。

7. 查看手术标本　剖视子宫及双侧附件，必要时送冰冻病理检查，手术结束。

8. 机器人 vNOTES 子宫切除术见视频 28-17。

视频 28-17　机器人 vNOTES 子宫切除术

（三）R-vNOTES 注意要点

vNOTES 与传统腹腔镜盆腔解剖结构是倒置的，学习曲线较为特殊。机器人辅助腹腔镜手术系统相比于普通腹腔镜有许多优点，但仍有一定的局限性。

1. 机器人有器械移动范围的限制，尽管目前有专门应用于单孔腹腔镜的半弯式器械，可以通过弯曲的 trocar 和交叉到对面而提供更多的三角空间，但目前国内尚无此类器械，只有传统器械，因此手术空间仍然是非常有限，手术操作难度较大。

2. 如果子宫过大，器械有可能超过操作点，会增加手术难度或无法手术。

3. 在完成复杂手术时对助手要求较高，要有丰富的配合经验以及与术者的默契配合，同时要有随机应变的能力以帮助术者更好地暴露手术视野。

4. 目前，R-vNOTES 在妇科手术中的可行性已得到证实，但例数较少，缺乏大规模的前瞻性多中心临床试验，术后并发症以及远期潜在的影响尚未有充足的证据来论证，因此在选取病例时应准确把握指征，选择合适的患者。

三、单孔腹腔镜技术相关并发症

1. 切口部位相关并发症　脐部消毒不彻底、手术时间长、切口缝合不当、皮下脂肪液化等均可导致切口愈合不良。术前对脐部进行严格消毒，术中减少穿刺针对切口反复刺激，术后尽可能缝合彻底，保证患者营养等，对预防切口愈合不良有重要意义。

2. 切口疝　切口疝发生的诱因以穿刺孔感染、缝合不当及腹内压增高最常见。

3. 血栓栓塞　目前报道的单孔腹腔镜手术血栓栓塞的案例并不多，但是仍需引起术者的注意，尤其是下肢深静脉血栓和肺动脉栓塞。

四、单孔机器人在良性疾病中应用学习曲线

阴道残端的缝合是单孔全子宫切除手术中最具挑战性的操作，有不少研究者关注了 R-LESS 下的阴道残端缝合时间和学习曲线的问题。Meritens 等报道 R-LESS 子宫切除术 5 例手术后时间显著缩短，14 例可以熟练实施缝合操作。Akdemir 等研究分析了 24 例 R-LESS 下全子宫切除术的阴道残端缝合及其学习曲线，结果发现，R-LESS 下子宫切除术的平均阴道残端缝合时间为（23.2 ± 7.0）分钟，有 R-LESS 操作经验的外科医生需要完成 14 例手术才能达到有效稳定的阴道残端吻合。Iavazzo 等的研究发现，R-LESS 子宫切除术中阴道残端缝合的时间为 23.9 分钟。目前总体认为 R-LESS 需要实践例数小于 15 例，LESS 需要实践例数大于 20 例，掌握 R-LESS 所需的实践例数更少，但大部分研究都针对于经验丰富的医生，对于手术经验较少的医生其应用的普遍适用性还需进一步的实验研究来证实。

五、单孔机器人在良性疾病中应用的展望

妇科良性疾病的患者多为年轻育龄女性，对于微创性和美观性的要求较高，R-LESS 很容易被女性患者所接受。而妇科手术的手术范围比较局限，且妇科腹腔镜手术患者一般采取 Trendelenburg 体位，该体位使肠管上移，并可使用举宫杯等器械配合操作，使病灶得到充分暴露，为手术操作创造一个较大、较安全的空间。以上因素均为 R-LESS 在妇科中的应用提供有利条件。合理选择患者、经济条件允许的前提下，R-LESS 应用于妇科良性疾病中具有较强的可行性。

在安全性方面，多项系统综述、随机对照研究在内的研究表明，R-LESS 辅助下全子宫切除术、子宫肌瘤切除术、附件手术、子宫内膜异位症手术在出血量、中转开腹率及手术并发症方面与 LESS 相比无显著差异。由此可见，R-LESS 应用于妇科良性疾病是安全的。

随着科技的发展及妇科医生手术理念和操作能力的不断提高，妇科手术的微创化是发展趋势，也是广大妇科患者的需求。R-LESS 和 R-vNOTES 的出现既满足了人们对手术微创、美容、恢复快的需求，又克服了传统单孔腹腔镜的技术难点，虽然一些固有技术阻碍了许多医疗机构广泛采用 R-LESS 和 R-vNOTES，但从长远来看，机器人辅助手术更符合微创手术的发展趋势，具有良好的应用前景和研究价值。

而且随着新型材料和计算机技术的发展，真正意义上的单孔机器人已研发并投入使用，以达·芬奇 SP 系统（single-port platform）为例，其为 2.5cm 直径的操作孔，所有器械及镜头均位于其内，采用更小的柔性操作手臂（见图 3-36），自动形成操作三角，操作性更强。目前美国 FDA 已批准达·芬奇 SP 单孔机器人用于泌尿外科，在妇科进行临床试用阶段。国内也有多家公司正在积极研发单孔机器人系统，部分已在进行临床试验阶段，相信在不久的将来真正的单孔机器人将取代现有多孔技术，为广大患者带来福音。

（刘畅　纪妹　张蔚）

第七节　机器人阴道癌手术

阴道是一个独特的器官，具有独特的组织构成和平面。阴道分为 3 个部分，下 1/3 低于膀胱底部，位于尿道水平；中间 1/3 位于膀胱底部后面；上 1/3 位于阴道穹窿水平（图 28-120）。

阴道癌发病率随年龄增长，约 50% 的患者年龄超过 70 岁，20% 的患者年龄超过 80 岁。原发性阴道癌罕见，占所有女性生殖道癌的 1%~2%。大多数阴道癌（约 80%~90%）为转移癌，转移来自其他生殖器官，如子宫颈、子宫内膜或卵巢，也可以来自远处转移，如结肠、乳房和胰腺。外阴和宫颈比阴道更易发生癌症。外阴和宫颈至少部分包含与阴道相同的上皮细胞，并且从胚胎学角度来看也是相似的，这表明阴道可能对恶性肿瘤有一定的相对免疫力。

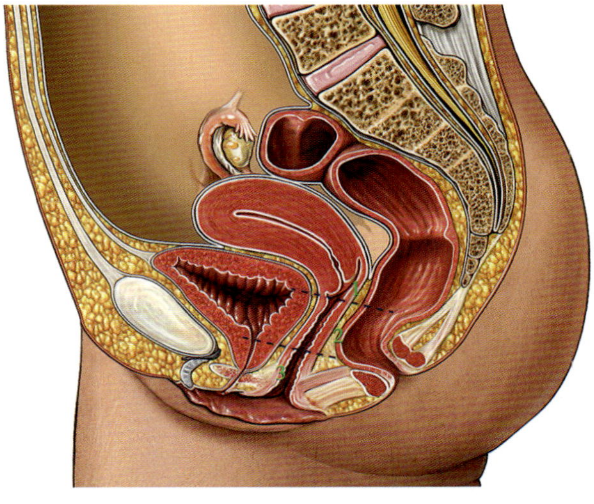

▲ 图 28-120　阴道解剖分段

水平 1：上 1/3；水平 2：中 1/3；水平 3：下 1/3。

一、适应证和禁忌证

详见第十一章第二节相关内容。

二、手术步骤

（一）手术方式的选择

无论是尿道-膀胱-阴道间隔还是阴道-直肠间隔，其厚度均不超过5mm，手术切除肿瘤组织的安全范围很小。常采用的手术方式有以下几种：

1. 局部阴道切除术　适用于中、重度上皮不典型增生或下1/3段的局限性阴道癌。如果癌灶局限于上段，行单纯子宫切除术加部分阴道切除，尤其是癌灶位于阴道上1/3或阴道穹窿者，阴道局部切除范围应在癌灶外3cm。

2. 全阴道切除术　适用于阴道中段或多中心癌灶、病变范围较广泛的早期阴道癌。宜行单纯子宫切除术，从腹腔游离阴道与外阴游离阴道相结合。

3. 广泛性子宫切除术加部分阴道或全阴道切除术　适用于阴道中、上段浸润癌，其病变较局限，浸润不深，属于较早期的病变。

4. 外阴切除术及部分阴道（必要时部分尿道）切除术　适用于阴道下段或累及尿道的早期浸润癌。

5. 淋巴清扫术　阴道中、上段癌可参照宫颈癌淋巴清扫范围，阴道下段癌可参照外阴癌淋巴清扫范围。通常将阴道穹窿部淋巴引流到侧盆壁和后盆壁淋巴结，阴道中段淋巴液引流到侧盆壁淋巴结，阴道前壁中段引流至膀胱旁淋巴结，后壁中段引流至深部盆腔淋巴结。

6. 阴道重建术　即局部阴道切除后，如果阴道壁松弛，可用周围阴道黏膜经游离后遮盖缺损。阴道下段癌行局部切除术后，可利用小阴唇或同时加大阴唇带蒂皮瓣移植形成阴道。中、上段阴道切除或全阴道切除者，可行腹膜代阴道或乙状结肠代阴道手术。

（二）手术步骤

阴道癌机器人辅助下广泛性全子宫切除术与宫颈癌手术相同，手术按照Q-M C1型广泛性子宫切除术、全阴道切除术（可以在机器人腹腔镜下经阴道联合操作）步骤完成。

1. 清扫盆腔淋巴结　用单极弯剪或超声刀分离阔韧带的前叶。沿髂外动脉向前切开腹膜外侧至髂外动脉和髂内动脉分叉上方，髂血管区明显暴露（图28-121～图28-123）。在离分叉处上部3cm，切开髂总动脉和静脉之间的脂肪组织和淋巴组织，然后沿髂外动静脉清扫脂肪组织和淋巴组织，直至旋髂深静脉。分别将输尿管和髂内动脉由外至内仔细分开，然后清扫髂内动脉的脂肪组织和淋巴组织。闭孔神经显露，闭孔神经上的淋巴结完全清除。解剖后可见光滑的髂内外动静脉、输尿管和闭孔神经。

盆腔淋巴结清扫术都是在较大的动静脉周围进行，而动静脉常常出现解剖结构变异、形态复杂等。术中对血管解剖结构不熟悉、判断不准确极易造成血管神经损伤，所以盆腔淋巴结切除术是妇科肿瘤手术中风险较大、难度较高的技术操作之一。

在淋巴结清扫术中采取解剖式操作、锐性分离和完整切除原则。盆腔淋巴结清扫要清晰显露出一些主要解剖标志，如输尿管、髂内动脉、髂内静脉、髂外动脉、髂外静脉、闭孔神经、髂内动脉相关分支及盆底肌肉表面。机器人辅助下淋巴结清扫用的能量器械是单极、双极或超声刀，对脂肪、淋巴组织、纤维组织等进行分离、切割，忌在动脉、静脉表面撕拉淋巴组织。充分利用机器人辅助下的视觉优势，找准淋巴结和血管之间的间隙，利用能量器械锐性切除。同时闭合淋巴管可减少术后淋巴瘘和淋巴囊肿的形成。

清扫淋巴结过程中，需打开血管鞘和血管壁之间的间隙。由于机器人辅助下视野放大，使血管鞘与血管壁之间、腰大肌与髂外血管之间的间隙可以准确判断，显露出淋巴组织和血管壁之间的间隙，使整个盆腔淋巴结和腹主动脉周围淋巴结完整切除。

一般按照由上向下、由外向内、由浅入深、整块切除的原则完成系统性盆腔淋巴结切除术。在切除腹主动脉旁淋巴结时注意不要损伤腹主动脉旁神经丛，切除骶前淋巴结、髂内淋巴结时，注意不要损伤上腹下丛和腹下神经。切除淋巴结后清晰地显露侧盆壁的各个解剖结构，为下一步广泛性子宫切除创造条件。

2. 分离膀胱、子宫、直肠周围间隙　完成系统盆腔淋巴结清扫后，单极弯剪打开膀胱宫颈间隙、膀胱阴道间隙和阴道直肠间隙（图 28-124、图 28-125）。

进一步分离直肠侧间隙（拉氏间隙、冈林间隙）和阴道旁间隙（图 28-126、图 28-127）。详见本章第九节。

3. 输尿管“隧道”处理

1）输尿管“隧道”游离：首先处理子宫动脉跨越输尿管形成的输尿管滋养支。将子宫动脉充分展开，输尿管尽量拉直，输尿管内侧分离出称为“胳肢窝”的间隙（图 28-128），这样可以轻松暴露子宫动脉的输尿管滋养支。有时滋养支不止一根，用超声刀将滋养支逐根切断，切断前要闭合彻底。

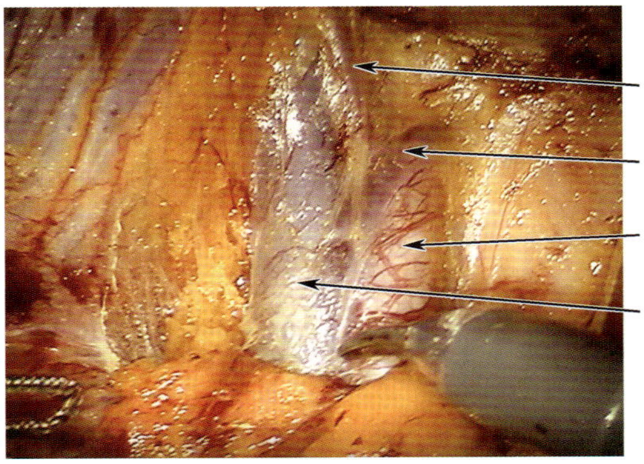

▲ 图 28-121　右侧腹股沟深淋巴结切除

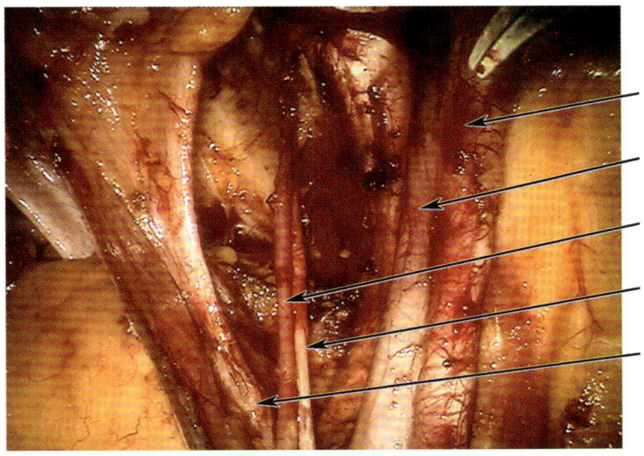

▲ 图 28-122　右侧盆腔淋巴结切除术后

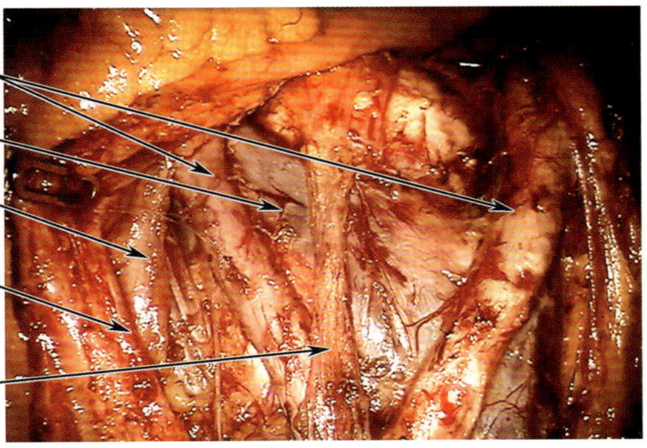

▲ 图 28-123　髂总淋巴结切除术后

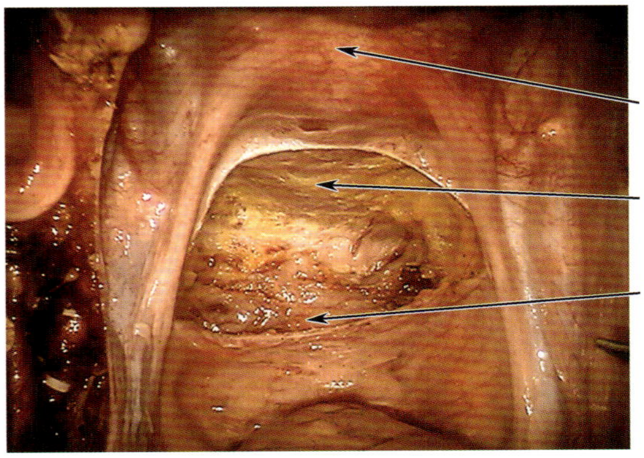

▲ 图 28-124　分离阴道直肠间隙

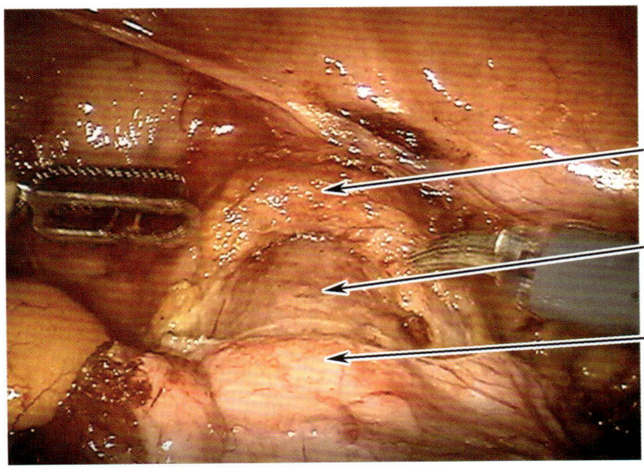

▲ 图 28-125　分离膀胱阴道间隙

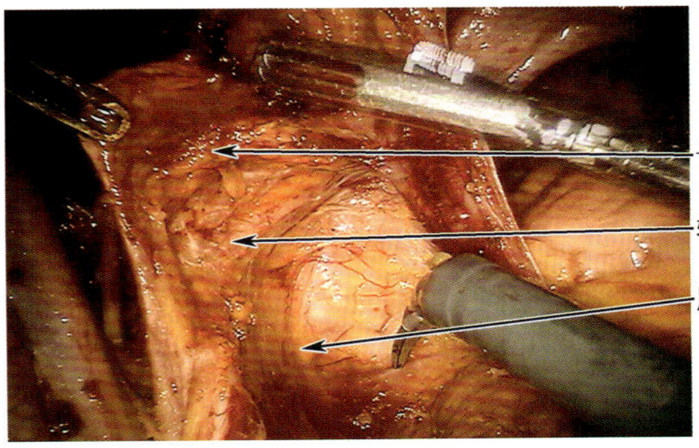

▲ 图 28-126　分离左侧直肠侧间隙（冈林间隙）

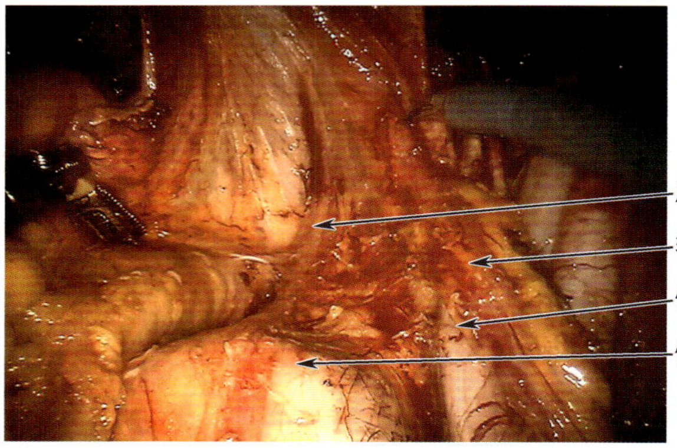

▲ 图 28-127　分离右侧直肠侧间隙（冈林间隙）

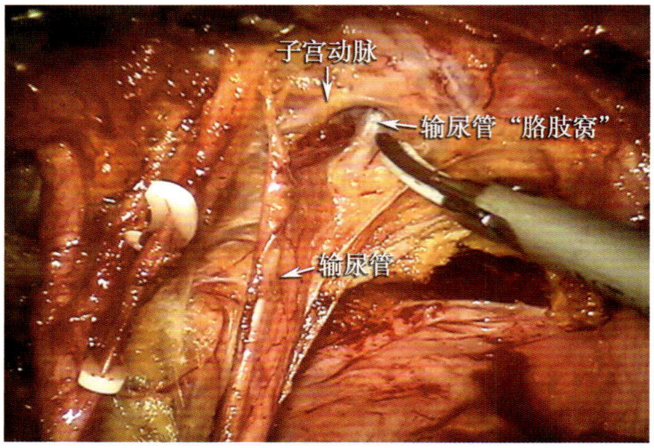

▲ 图 28-128　左侧输尿管“胳肢窝”

处理完滋养支后就可以把子宫动脉向上翻起，彻底与输尿管分离。

2）输尿管“膝部”处理：输尿管“隧道”顶部多为疏松组织。有两条血管跨越，一条是子宫动脉，另一条是膀胱浅静脉。膀胱浅静脉连接膀胱和宫颈，称为膀胱宫颈血管。这条血管将输尿管拉向宫颈，形成弯度，即所谓的“膝部”。将膀胱和输尿管一起向外牵拉，在输尿管内侧用超声刀切断膀胱浅静脉。“膝部”处理后就贯通了阴道旁间隙，“输尿管床”打开，完全游离的输尿管和膀胱一起自然向外分离。

子宫旁侧方韧带（主韧带）由血管部和索状部构成，离断上方的子宫动脉后，可以见到主韧带内的子宫深静脉，有时有子宫浅静脉，将子宫深静脉及其上方的静脉全部切断（图 28-129、图 28-130）。

4. 腹侧子宫旁组织（膀胱阴道韧带）后叶的处理　膀胱宫颈韧带后叶的血管异常丰富，这些静脉都是子宫深静脉属支，主要有子宫属支、膀胱中静脉和膀胱下静脉。在靠近膀胱切除膀胱宫颈韧带时，逐条离断膀胱静脉以减少出血（图 28-131）。

5. 切除子宫和阴道　分离阴道周围组织后，子宫仅与阴道相连，沿阴道侧壁向下继续切断阴道侧方组织，根据病变位置及范围决定切断阴道的长度，切下的标本经阴道取出。

机器人辅助下足以分离阴道旁间隙，充分游离阴道并切除，要根据术者擅长及操作习惯选择是机器人辅助下切除阴道还是辅以经阴道联合手术。机器人辅助下部分及全阴道切除术野的放大三维成像及器械的可腕转，操作优势明显。

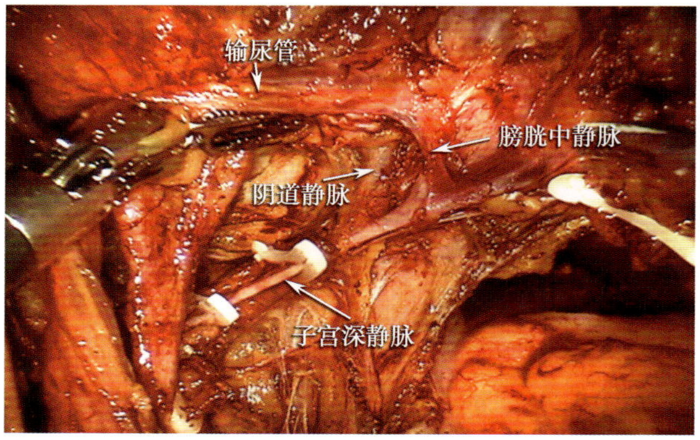

▲ 图 28-129　夹闭左侧子宫深静脉

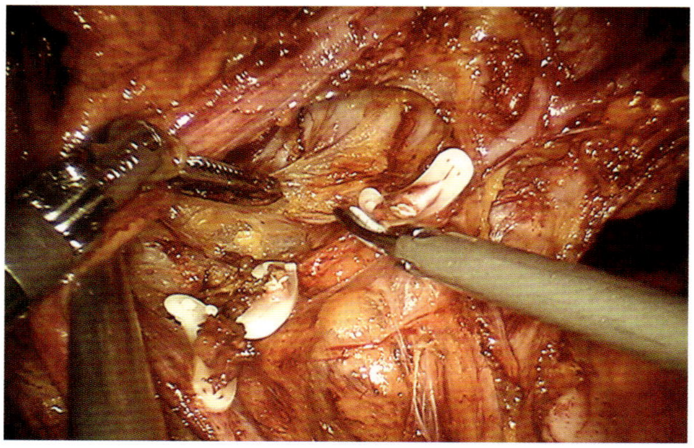

▲ 图 28-130　切断左侧子宫深静脉

阴道癌病灶位于阴道前后壁时可能累及阴道旁组织和膀胱、直肠，术中应将相应组织切除并送快速病理检查，检查边缘是否切净。放疗后和子宫切除术后患者容易引起尿道、膀胱、输尿管、直肠等损伤，分离膀胱阴道隔和直肠阴道隔时需仔细操作。累及膀胱时，除需行膀胱底部切除外，有可能还需将输尿管重新移植到新建的膀胱上。当病变位于阴道后壁时，需仔细将病变从肛门括约肌和

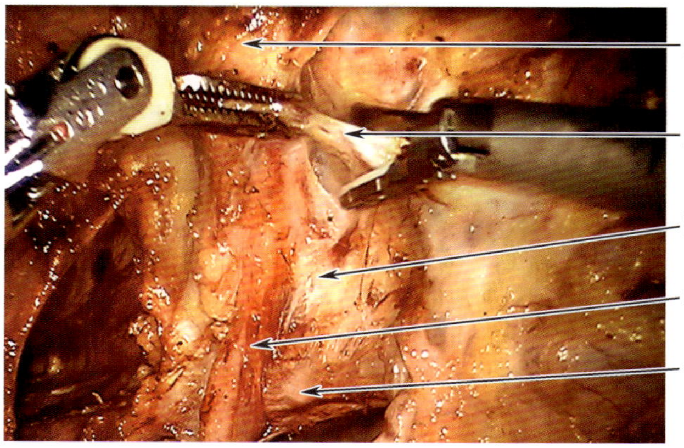

▲ 图 28-131　分离左侧腹侧子宫旁组织

直肠黏膜上分离，必要时需切除一段直肠和肛门括约肌；当病变位于阴道下段前壁时，可能需切除部分尿道。阴道癌裸露在阴道内，术者应注意医源性播散。

6. 阴道重建　阴道癌切除阴道后封闭原阴道腔穴虽是简单的操作，但因此失去性生活功能。显然，阴道癌术后重建阴道对于患者身心康复具有重要的价值。比较常用的手术方式有以下几种：

(1) 机器人辅助下腹膜代阴道：在切除子宫和盆腔淋巴结时，尽可能多地保留膀胱腹膜反折和阔韧带腹膜，操作时尽量钝性分离以保护腹膜的血供。将双侧阔韧带后叶、膀胱顶部腹膜反折、侧盆壁腹膜及直肠前壁连续缝合可形成宽松的袖套，牵拉远端至阴道腔穴，间断缝合固定于阴道外口，并填塞纱布卷或模具，近端对应缝合作为新形成阴道顶。此术式与乙状结肠代阴道相比，不增加手术创伤，手术操作简便易行，对于部分阴道切除者也可以通过此术式延长阴道。

(2) 机器人辅助下乙状结肠代阴道：乙状结肠位于阴道顶端旁，是替代阴道的理想器官。基于保留阴道长度的差异，将 8~11cm 长、血流充足的乙状结肠切除，用作移植。肠吻合器吻合断端，将用作移植的乙状结肠旋转，近侧端拉出至阴道腔穴外口缝合。该术式重建阴道具有黏膜皱襞柔软湿润，宽度及长度充裕，极似阴道，有助于性生活快感，但是手术创伤大、风险高，对于阴道癌术中重建阴道者不建议作为首选。术中应注意预防肠道内容物污染，降低术后感染病率，肠吻合口瘘是严重的手术并发症，术中宜谨慎规范操作。

7. 机器人阴道癌阴道旁组织切除术见视频 28-18。

视频 28-18　机器人阴道癌阴道旁组织切除术

三、术后随访

定期随访发现处理复发和治疗相关并发症。

1. 治疗后随访时间　大致为第 1 年和第 2 年：每 1~3 个月 1 次；第 3~5 年：每 6 个月 1 次；第 6 年及以后：每年 1 次。

2. 检查内容　妇科检查、触诊、细胞学、活检、胸部 X 线检查、肿瘤标志物、CT/MRI 等。

四、技术现状及展望

阴道癌的治疗选择需要高度个体化，由于病例相对较少，且受累部位和周围器官的多样性，很难得到统一的治疗方式。具有治疗目的的手术是年轻性活跃女性疾病早期（Ⅰ期和Ⅱ期）的最佳治疗方式。据报道，与放疗相比，手术可避免潜在的阴道狭窄并发症，并保留卵巢功能，但疗效较差或相似。由于阴道癌主要通过局部和淋巴浸润扩散，阴道内病变的位置是设计手术治疗的重要考虑因素。这种肿瘤最初在阴道壁内表面扩散，随后侵入阴道旁组织，累及周围的器官。阴道上部有淋巴管向上引流至盆腔淋巴结，而下阴道的淋巴管通过另一条淋巴引流通道流入腹股沟淋巴结。

通过手术，必须接受整个或部分阴道将被牺牲。考虑到这些女性行广泛性手术后的心理康复，新阴道的创造是必需的。毫无疑问，手术越广泛，损伤的程度就越大，术后并发症的可能性就越大。

机器人辅助下手术治疗妇科恶性肿瘤已经不断开展。在许多中心，广泛性子宫切除术（包括或不包括部分阴道切除术）和盆腔淋巴结清扫术已常规开展。与开腹手术相比，机器人手术的主要优点包括愈合更快、术后肠梗阻减少、疼痛更少、粘连更少、更少的失血量、相同或更好的淋巴结回收数量以及更好的美容效果。机器人下部分及全阴道切除术野的放大三维成像及器械的可腕转，操作优势明显。

基于以上优点，笔者尝试采用微创手术治疗原发性阴道癌并进行阴道重建。

阴道切除术后阴道功能重建是盆腔恶性肿瘤根治术后女性身心康复的一个重要方面，文献报道了各种阴道重建技术。有经验的医生进行机器人辅助下阴道重建结合广泛性手术在技术上是可行的。乙状结肠因其形态和功能与阴道相似、术后处理方便、性交早等特点而被广泛应用，既往此类手术的主要缺点是需要做创伤大的开腹手术。据笔者所知，原发性阴道癌患者采用机器人辅助下广泛性子宫切除术、部分或全阴道切除术、盆腔淋巴结切除术和乙状结肠移植重建阴道，这一组联合手术都有报道。因此，笔者认为机器人辅助下手术是治疗早期原发性阴道癌的一种安全有效的方法，可以替代传统的开腹手术。

对于早期阴道癌，子宫切除与否取决于切缘是否干净以及是否能够充分暴露术野，子宫切除并不是必要步骤。如果进行子宫切除手术，必然会失去部分或全部的阴道，考虑到对于全阴道切除术术后女性的心理影响以及对性生活的需求，阴道重建应该个体化进行。重建有功能的阴道是生理和心理恢复的重要方面，其技术有很多种，除了腹膜移植法、乙状结肠法外，其他阴道重建的方式主要有皮肤移植法、羊膜移植法等。

（陈必良）

第八节 机器人外阴癌手术

外阴癌治疗的金标准包括广泛性外阴切除术或外阴局部广泛切除术，然后再进行腹股沟淋巴结切除术。Basset 在 1912 年首次描述行广泛性外阴切除术加腹股沟和盆腔淋巴结切除术（蝶式技术）的患者生存率更高，达到 74%（图 28-132）。随后，Taussig 采用相对保守的方法，分别进行腹股沟淋巴结切除术和外阴切除术，均取得良好效果。然而，这种方法直到 1981 年才被广泛接受，Hacker 等研究显示 5 年生存率为 97%。如今，许多专家建议行外阴局部广泛切除术，然后使用三切口进行腹股沟淋巴结清扫入路，减少术后并发症。

传统的外阴癌根治术腹股沟区的长切口常并发伤口裂开、组织坏死、淋巴渗漏等，远期切口瘢痕挛缩，严重影响患者的生活质量。目前，外阴癌手术治疗主要趋向：一是在保证疗效前提下，适当缩小手术范围，减少手术创伤，最大限度地保存外阴生理结构，进行恰当的个体化治疗；二是对晚期患者结合手术、放疗和化疗，减少对患者生理和心理影响，提高患者治疗后的生活质量。

妇科外阴癌实施腹腔镜腹股沟淋巴结清扫术的报道逐渐增多，均证实与开放手术对比，腹腔镜下腹股沟淋巴结清扫术可达到相同效果。腹腔镜下淋巴结清扫有效地避免了开放手术常见的长期伤口愈合不良、瘢痕挛缩等并发症。

达·芬奇机器人辅助下手术除具有标准腹腔镜优势外，良好的三维视频图像、改进的放大作用、盆腔解剖结构显示更加清晰等优势，还符合人体工程学的设计，消除术者不自主的手部颤动，以及避免

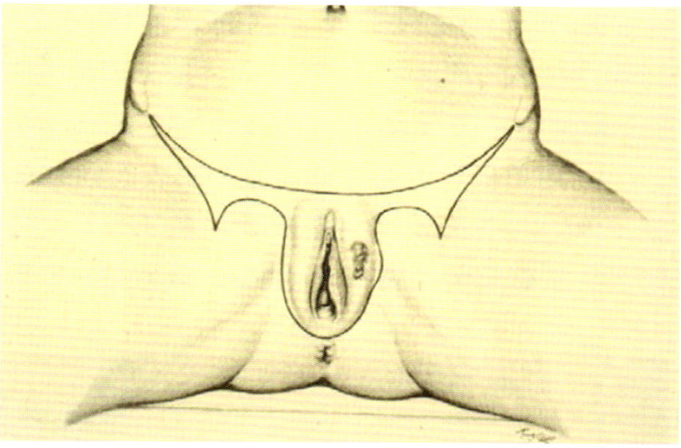

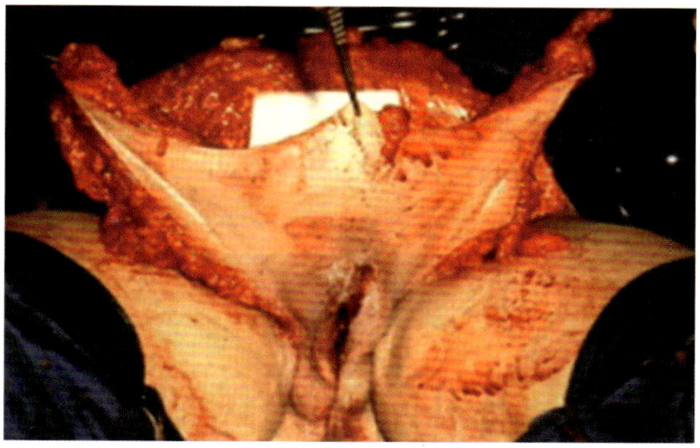

▲ 图 28-132　蝶形切口根治性外阴切除和双侧腹股沟股淋巴结整块切除

感染性疾病给术者带来的潜在危险等优势。

国内外采用达·芬奇机器人辅助下实施外阴癌腹股沟淋巴结清扫术尚少见报道。陈必良团队于2014年成功施行世界首例达·芬奇机器人辅助下外阴癌腹股沟淋巴结清扫术。截至目前，已成功完成48例经腹部皮下或下肢通路达·芬奇机器人辅助下腹股沟淋巴结切除术及广泛性外阴切除术，均取得成功。手术时间、切除淋巴结数目均与既往开放式手术无差异，术后并发症发生率、住院时间、医疗费用却明显降低，患者满意度显著提高。

一、适应证和禁忌证

详见第十二章第二节相关内容。

二、机器人腹股沟淋巴结清扫术手术步骤

（一）麻醉与体位

静脉复合全身麻醉行腹股沟淋巴结清扫术时，患者取仰卧位，两下肢伸直呈“八”字向外分开，约20°左右，髋关节屈曲，大腿轻度外展，臀下置一敷垫以展开腹股沟皮肤，充分暴露股三角以利于手术。行广泛性外阴切除术时，再改为膀胱截石位。

（二）腹部入路的手术步骤（以达·芬奇为例）

1. 穿刺套管布局　于脐下缘处开一直径为12mm左右横切口，将12mm达·芬奇穿刺套管朝腹股沟韧带且偏向髂前上棘方向置入皮下间隙（图28-133）。

2. 拔出穿刺套管针芯，置入达·芬奇镜头，确认穿刺部位进入下腹壁皮下组织层后，用镜头左右、上下钝性分离皮下间隙（图28-134）。注意不宜过分大面积分离，一是穿刺套管不一定置入很合适的间隙位置，二是易撕断皮下脂肪层血管致出血，而造成视野不清。以笔者经验形成一筒状间隙即可。此时关注 $PaCO_2$，压力为13~15mmHg，可以增加皮下间隙空间。

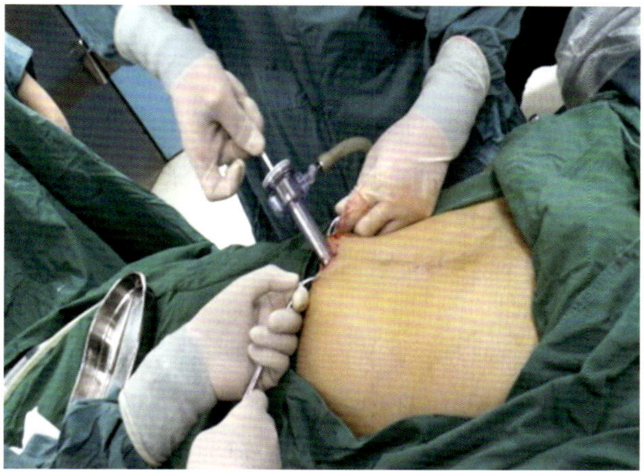

▲ 图 28-133　穿刺器置入腹壁皮下

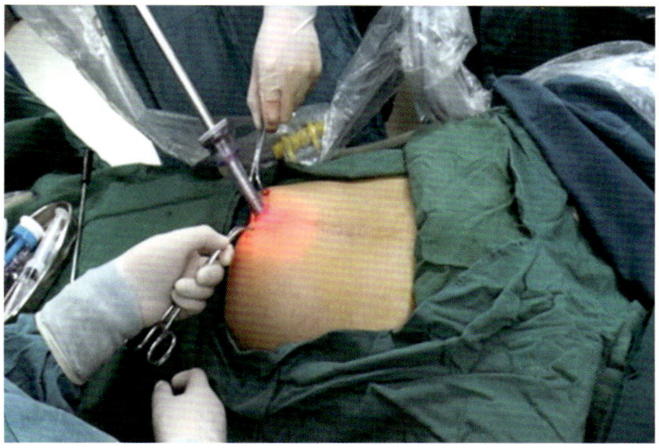

▲ 图 28-134　置入镜头探查

4. 建立操作平面寻找解剖标志　在肌纤维表面建立操作平面，术中助手按压皮瓣使内镜光源通过皮瓣体表投射，可帮助首先找到外侧的缝匠肌，以缝匠肌为标志向头侧分离至腹股沟韧带；在股三角底及耻骨肌与髂腰肌的筋膜表面向内侧寻找内收肌，沿内收肌向上分离至腹股沟韧带，确定股三角的内外边界后通过观察股动脉搏动在股三角内寻找股血管鞘（图 28-145~ 图 28-147）。

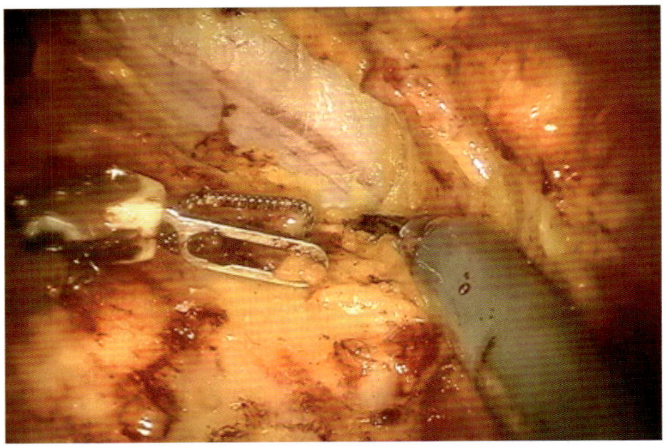

▲ 图 28-145　右侧大腿腹股沟韧带

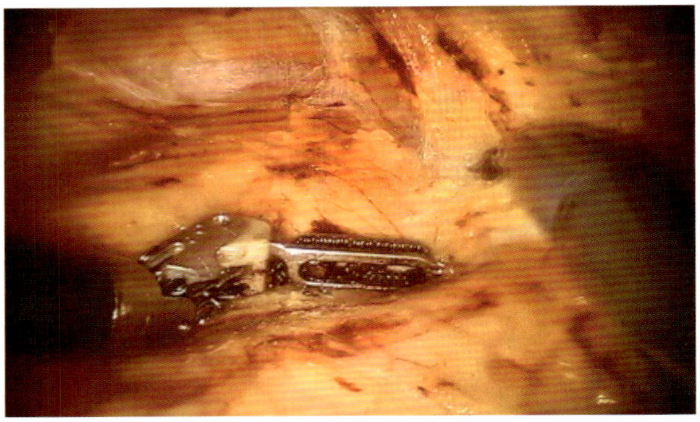

▲ 图 28-146　分离股部皮下组织

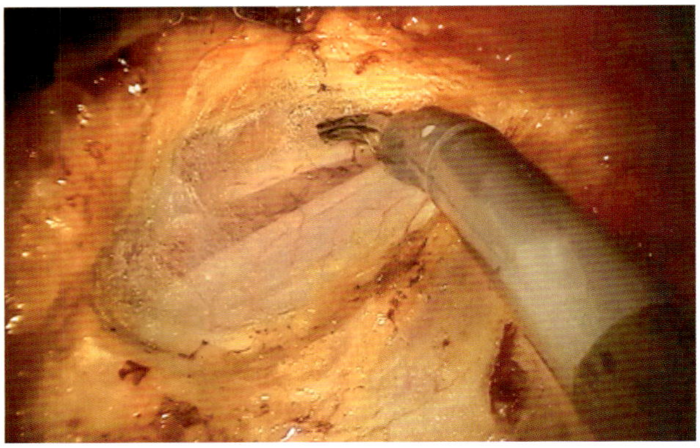

▲ 图 28-147　左侧大腿腹股沟韧带

5. 自股三角顶点处向头侧解剖股血管鞘，注意无须打开股血管鞘以免损伤股神经及股动脉，沿股血管前壁寻找大隐静脉汇入股血管处，自大隐静脉汇入股静脉处逆行解剖大隐静脉及其分支，以大隐静脉为解剖标志，清扫皮下肌层之上位于股三角范围的脂肪组织及浅组腹股沟淋巴结；再向头侧继续清除内上淋巴结群和外上淋巴结群（图 28-148、图 28-149）。

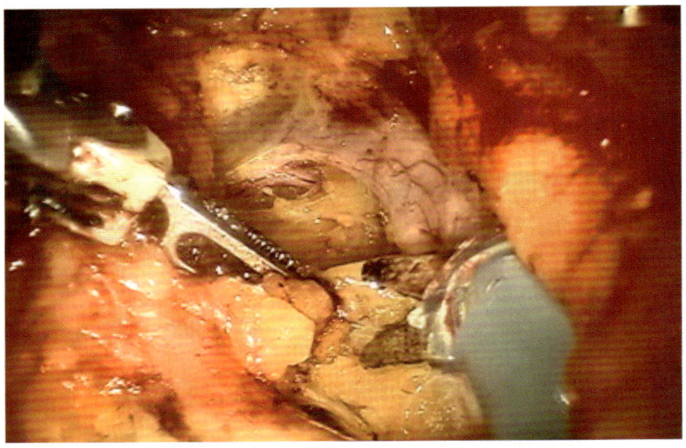

▲ 图 28-148　右侧大腿大隐静脉

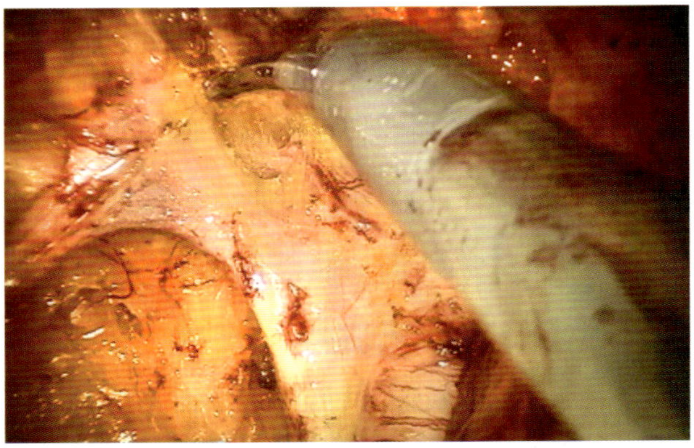

▲ 图 28-149　左侧大腿大隐静脉

6. 在保证肿瘤清扫效果的前提下，尽可能地保留大隐静脉不予离断，清除股静脉前的淋巴脂肪组织后，在镜下可辨认出银白色的腹股沟韧带，切开股鞘，分离股动脉及其侧股静脉旁的组织，使血管骨骼化，清除腹股沟韧带至卵圆窝的深组淋巴结（Cloquet 淋巴结），清扫时注意尽量远离股血管操作，以免损伤股血管及股神经（图 28-150、图 28-151）。

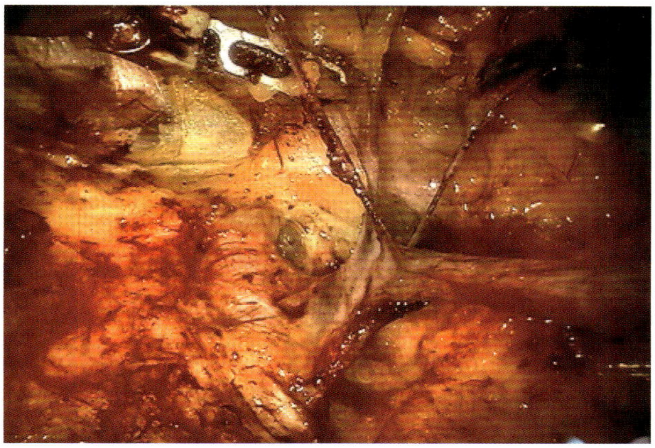

▲ 图 28-150　分离右侧大腿大隐静脉分支

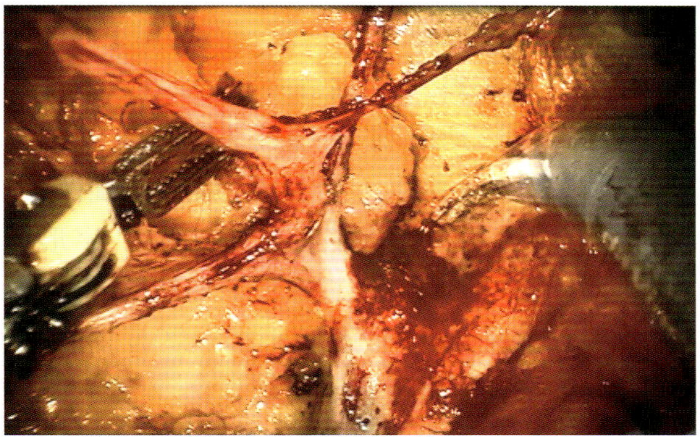

▲ 图 28-151　分离左侧大腿大隐静脉分支

7. 清扫手术的范围下至股三角尖部，外侧至缝匠肌，内侧至内收肌，向上超过腹股沟韧带约 1cm。清扫后大隐静脉、股动脉、股静脉、耻骨肌、内收肌和缝匠肌清晰可见。

8. 由放置 12mm trocar 的切口取出标本，将标本放入标本袋，留置负压引流，缝合操作孔，弹性绷带加压包扎。

9. 机器人外阴癌腹股沟淋巴结清扫术见视频 28-19。

视频 28-19　机器人外阴癌腹股沟淋巴结清扫术

三、术后处理

1. 术后双下肢外展屈膝，膝下垫软枕，抬高下肢，便于静脉和淋巴回流通畅，同时减低切口张力，以利愈合。

2. 伤口绷带不宜过紧，以免影响血液循环造成局部供血不足，引起局部坏死。保持局部敷料干燥，及时更换浸湿敷料。可用支架支起被盖，以利通风，保持清洁干燥。

3. 双侧腹股沟切口处安置血浆引流管，持续负压吸引，负压为 0.98kPa 左右，保持引流通畅，防止渗液聚集引起感染，并观察记录引流物性状及量。

4. 按医嘱给予止痛剂。

5. 术后 24 小时，抬离床头，骶部置气圈，以预防褥疮，指导患者活动上半身及上肢，并做深呼吸、咳嗽运动，预防肺部并发症。

6. 外阴切口暴露或用无菌纱布、消毒巾覆盖，并用 1∶10 碘伏消毒液或双氧水擦洗外阴，每日 2~3 次，大便后也应擦洗消毒。

7. 外阴切口、腹股沟切口酌情择定拆线日期，如有感染，可用双氧水冲洗，每日 1~2 次，并根据情况提前间断拆线。

8. 术后 6 小时可给予营养丰富易消化饮食，术后第 4 天开始口服轻泻剂，如液体石蜡 20ml 每天 1 次，连服 3 天预防便秘，避免用力排便使伤口裂开。

9. 留置尿管 7 天，按尿管护理进行常规护理。

四、效果评价

机器人辅助下腹股沟淋巴切除术的应用只有很少的报道，基于其他专业的经验，笔者提出这种方法在外阴癌患者中的可能优势。目前来自黑色素瘤或阴茎癌患者的数据显示，机器人腹股沟淋巴结清扫术是安全有效的，而且与开放式手术相比，其并发症的发生率似乎更低。上述结论为今后在外阴癌患者腹股沟淋巴结清扫术中应用微创技术提供了支持。该手术的主要优点包括术后发病率低、住院时间短、恢复时间短、术后疼痛少、外观美观。关于新方法的淋巴结切除范围，有研究显示与传统开放方法相比无明显差异。另一方面，较长的手术时间对于微创手术来说是必要的，这显然会增加手术成本，但这可以与每位手术医生的学习曲线

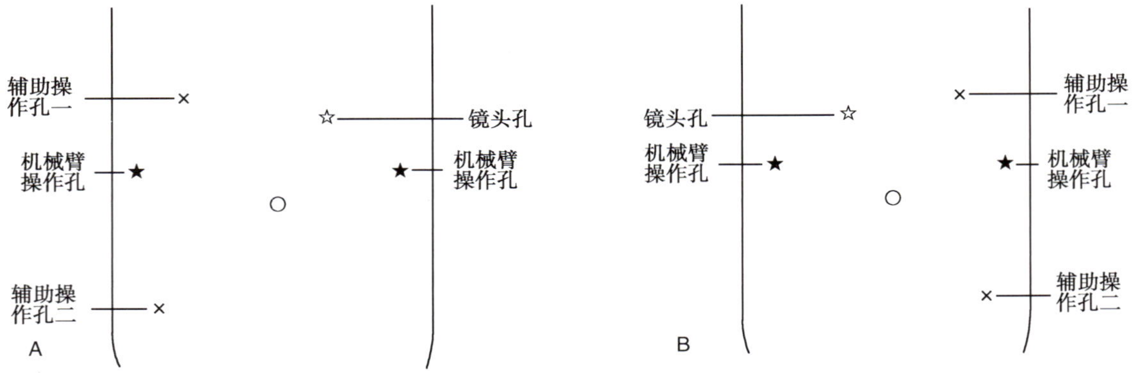

▲ 图 28-152　穿刺点示意图

离乙状结肠韧带，打开左侧盆腹膜，游离左卵巢骨盆漏斗韧带，有孔双极镊电凝后，单极弯剪高位切断，此步也可用生物夹高位夹闭后切断（图 28-154、图 28-155）；同法处理右侧。保留卵巢者，切断卵巢固有韧带。处理圆韧带：有孔双极镊电凝左侧圆韧带，单极弯剪切断，同法处理右侧。

5. 处理子宫动脉　单极弯剪打开阔韧带前后叶，分离宫旁疏松结缔组织，打开膀胱侧间隙及直肠侧间隙，于髂内动脉起始处分离子宫动脉（图 28-156），充分裸露子宫动脉后于其起始处用有孔双极镊凝闭并切断（图 28-157）。充分打开膀胱侧间隙和直肠侧间隙，暴露间隙有利于术中对主韧带和宫旁组织的处理，确保在需要时手术切除范围达到 Piver Ⅲ型或 Q-M 分型 C 型。

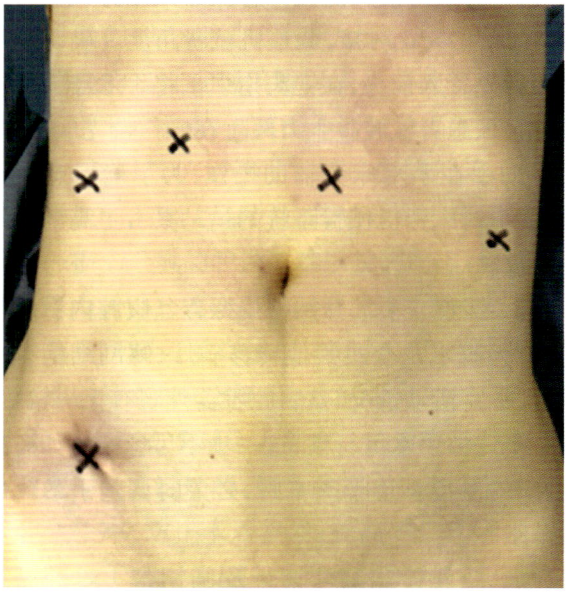

▲ 图 28-153　穿刺点分布

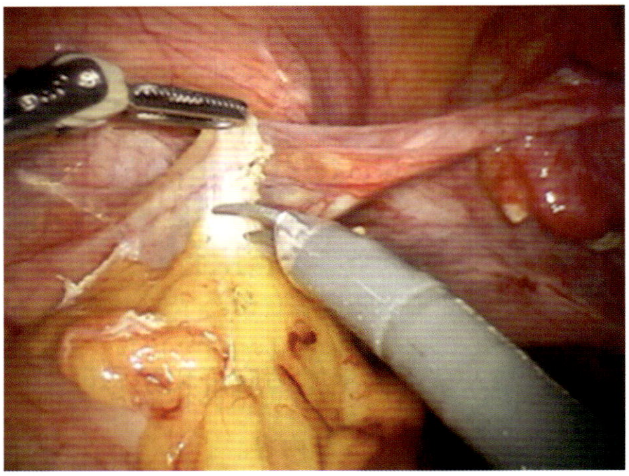

▲ 图 28-154　分离乙状结肠韧带

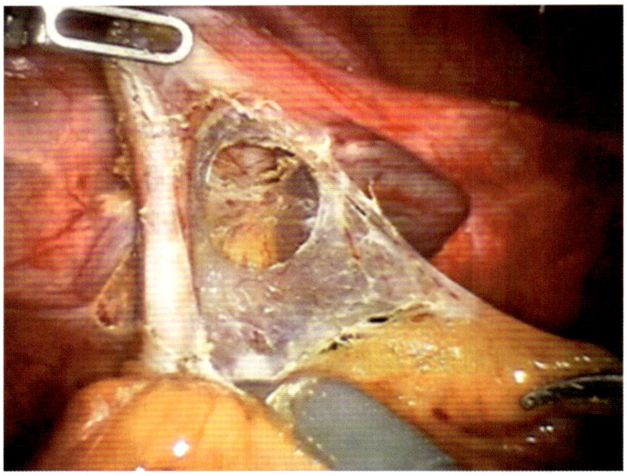

▲ 图 28-155　分离左侧骨盆漏斗韧带高位结扎

6. 打开子宫膀胱腹膜反折，下推膀胱　暴露子宫前壁子宫膀胱腹膜反折，用有孔双极镊提起，单极弯剪剪开腹膜反折，分离下推膀胱，暴露膀胱宫颈间隙（图 28-158）。若有剖宫产手术史，粘连严

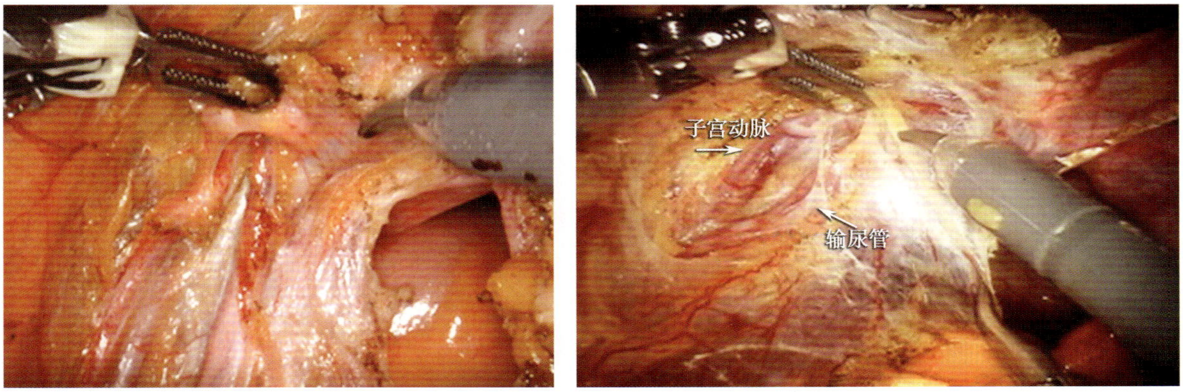

▲ 图 28-156　分离左侧子宫动脉以及输尿管

重，间隙暴露不清时，可从侧方辨认出膀胱壁后向中间打开此间隙。继续向下钝锐性结合分离，暴露膀胱阴道间隙（图 28-159），直至分离至宫颈外口水平下 3~4cm，暴露膀胱宫颈韧带。

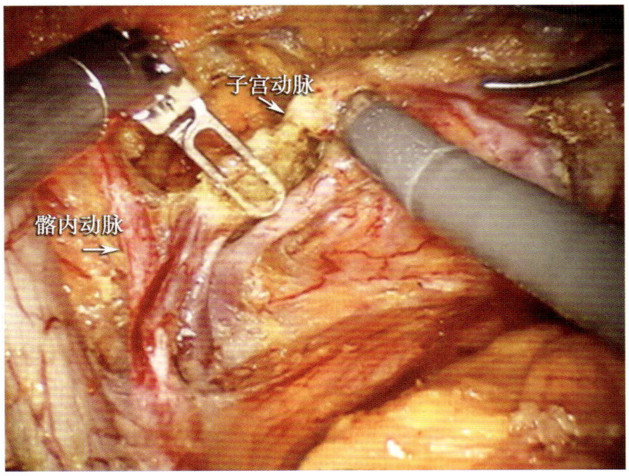

▲ 图 28-157　离断左侧子宫动脉

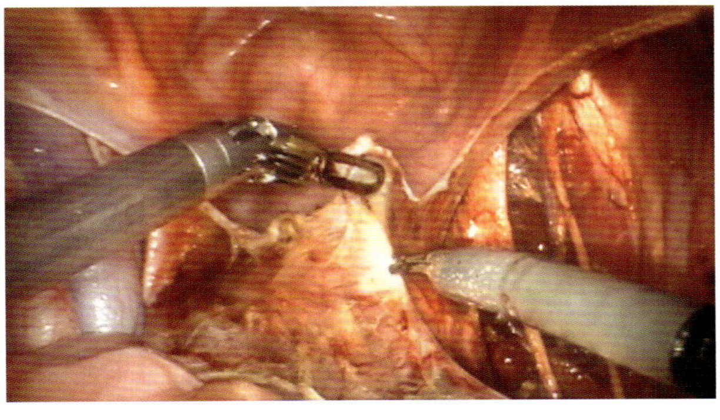

▲ 图 28-158　下推膀胱

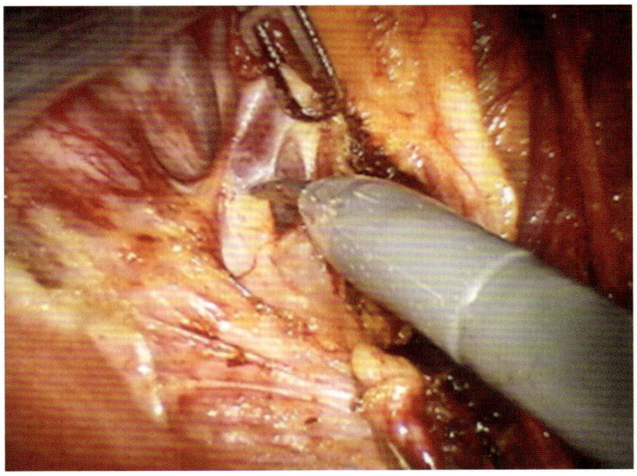

▲ 图 28-159　暴露右侧膀胱宫颈间隙

7. 游离双侧输尿管　子宫偏向对侧，提起子宫动脉断端处组织，暴露膀胱宫颈韧带，离断输尿管周围子宫动脉小分支，分离周围组织，将输尿管推向膀胱侧。此步骤文字描述简单，但实际操作过程中须注意的点甚多。膀胱宫颈韧带中血管丰富，处理时易出血，输尿管下方有子宫深静脉及膀胱静脉，其易撕裂且不易凝闭。子宫深静脉下方有盆腔内脏神经穿行。输尿管鞘对输尿管的营养血管有很好的保护作用，游离输尿管时注意避免能量器械对其造成的间接损伤，在术中注意观察输尿管的血供情况及颜色变化情况，另外，若因既往手术史或放化疗后预计输尿管周围粘连严重可于术前放置双 J 管，预防术后输尿管瘘（图 28-160~图 28-166）。

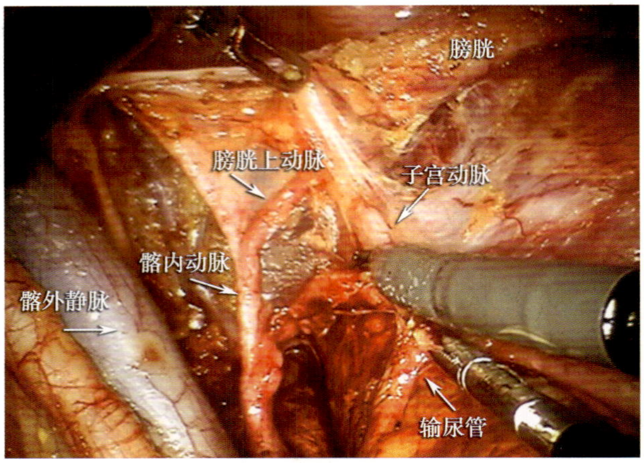

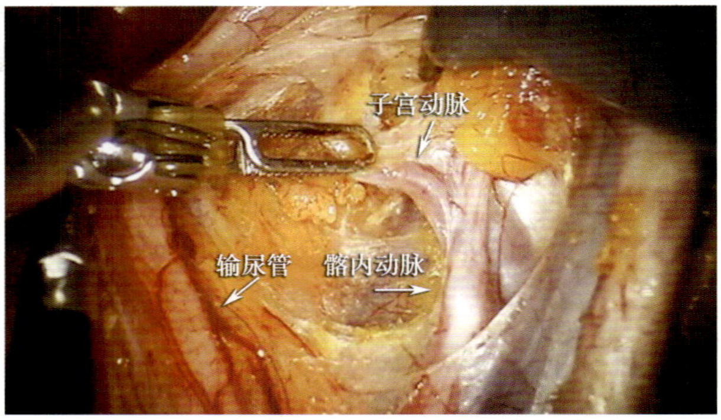

▲ 图 28-160　分离双侧子宫动脉及输尿管

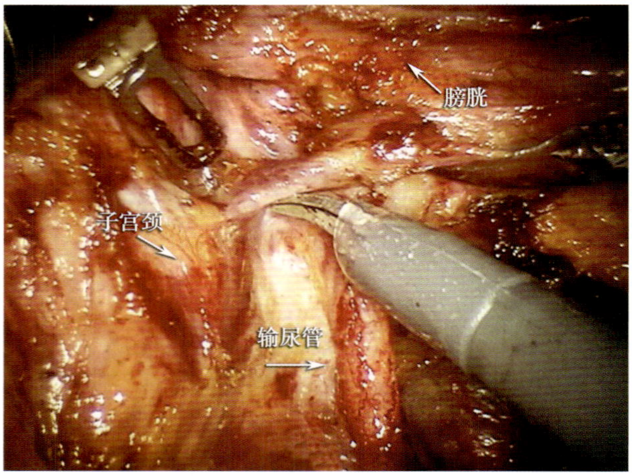

▲ 图 28-161　分离右侧膀胱宫颈韧带内血管

8. 分离直肠子宫间隙，暴露子宫骶韧带（图 28-167、图 28-168） 充分暴露直肠子宫陷凹处腹膜反折，助手协助保持一定的张力，单极弯剪剪开腹膜反折，分离直肠阴道间隙疏松结缔组织，充分暴露直肠阴道间隙，使直肠与阴道后壁分离，直至宫颈外口水平下 3~4cm 处。分离此间隙时注意找到正确间隙不易出血，保持术野清晰。

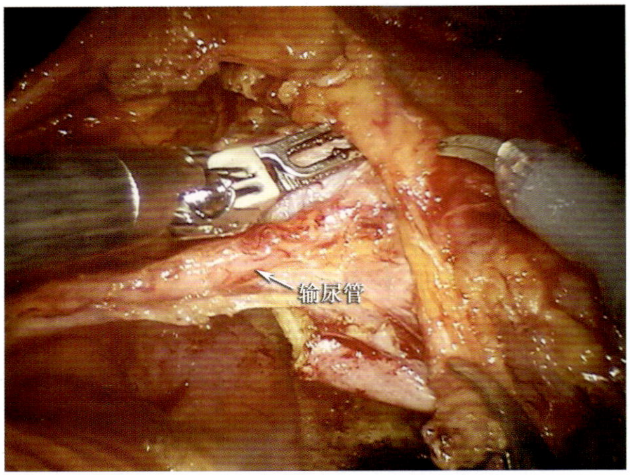

▲ 图 28-162　分离左侧输尿管和膀胱宫颈韧带前叶

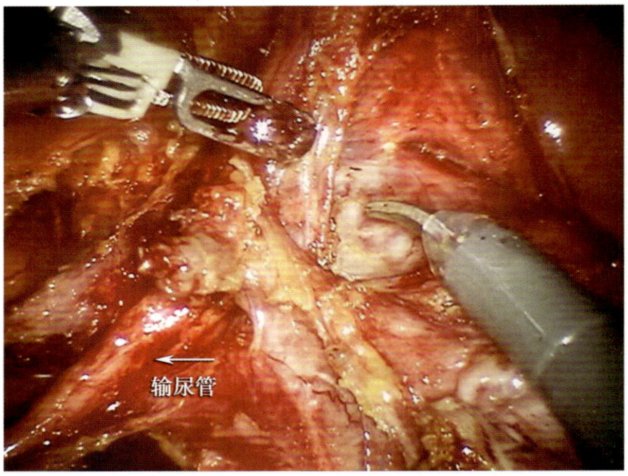

▲ 图 28-163　继续分离左侧膀胱宫颈韧带前叶

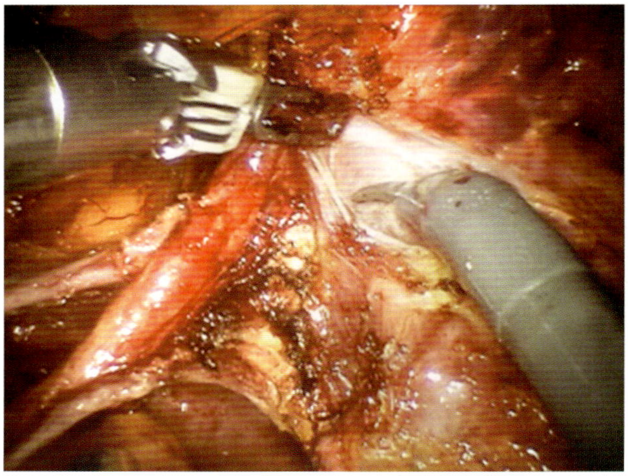

▲ 图 28-164　分离左侧阴道旁间隙

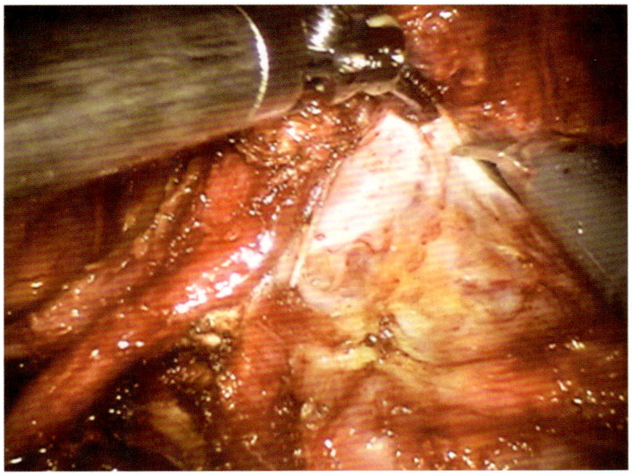

▲ 图 28-165 下推左侧输尿管及膀胱

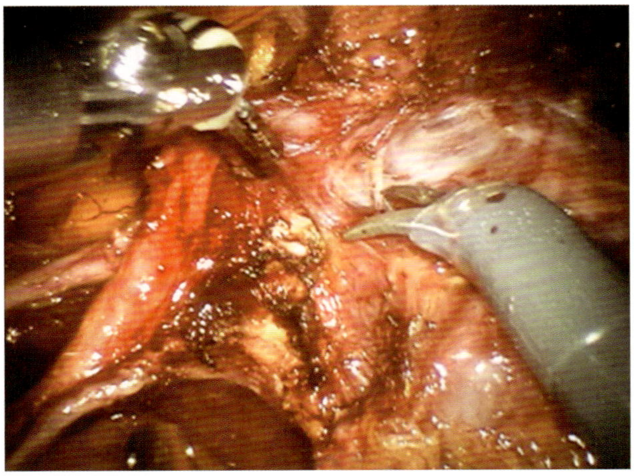

▲ 图 28-166 处理左侧膀胱宫颈韧带后叶

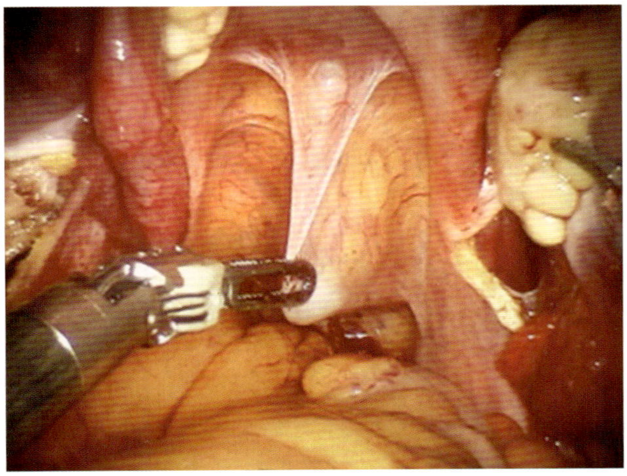

▲ 图 28-167 暴露直肠子宫陷凹

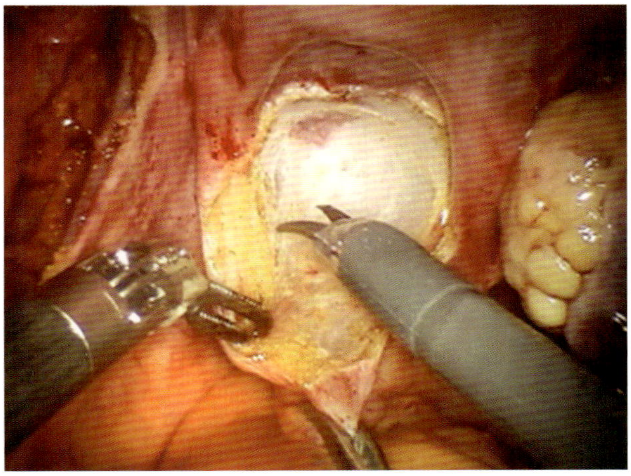

▲ 图 28-168 打开直肠子宫陷凹

9. 处理子宫骶韧带及主韧带 下推膀胱，暴露膀胱侧窝，游离主韧带周围结缔组织，紧贴盆壁切断主韧带或者根据手术范围切断主韧带。机器人手术也可单独切除主韧带内淋巴脂肪组织，游离周围血管。需注意主韧带血管及子宫深静脉下方有盆腔内脏神经穿行，若行 Q-M 分型中的 C1 型手术，尽量保留膀胱支。牵拉直肠，协助暴露直肠侧窝，钝性分离结缔组织，充分暴露子宫骶韧带，贴近骶骨切断韧带；若游离全长较困难，至少切除距宫旁 3cm 以上。膀胱侧窝和直肠侧窝的暴露是充分游离并切除主韧带和子宫骶韧带的关键，要注意仔细辨认（图 28-169~ 图 28-171）。

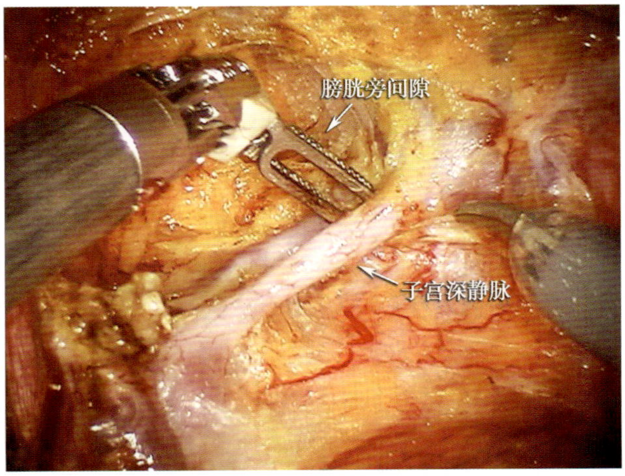

▲ 图 28-169 切除左侧主韧带淋巴脂肪组织后暴露左侧髂内静脉属支和子宫深静脉

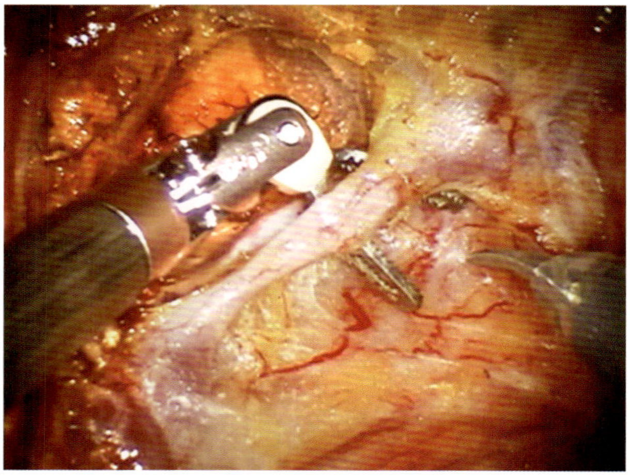

▲ 图 28-170　清除主韧带淋巴脂肪组织后，暴露髂内静脉属支，保护下方膀胱血管

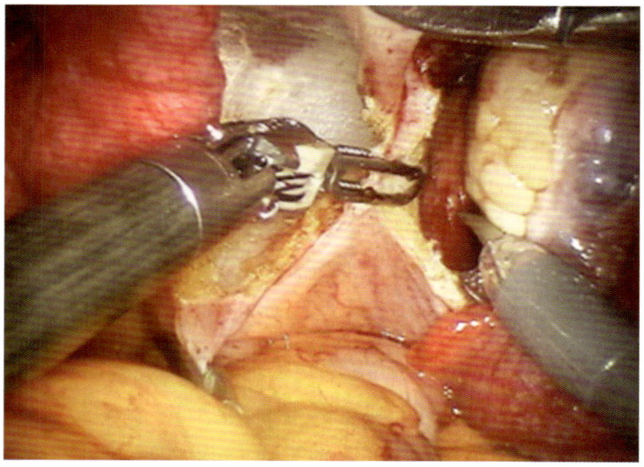

▲ 图 28-171　离断右侧子宫骶韧带

10. 处理阴道旁组织，切开阴道壁　离断韧带后，需处理阴道旁的结缔组织，沿阴道壁单极弯剪凝切阴道旁组织，注意不要损伤阴道壁，不要过度挤压宫颈部分。逐步向阴道下段分离，再次下推膀胱，环扎阴道使宫颈病灶不外溢，在阴道穹窿下3~4cm或超出肿瘤组织外至少3cm处单极弯剪环形离断阴道壁（图 28-172、图 28-173）。

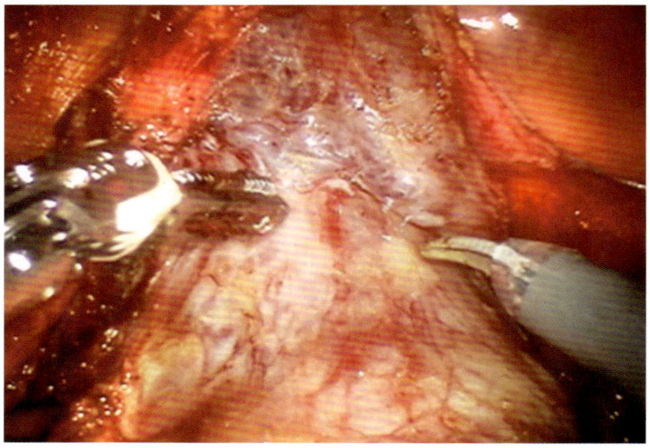

▲ 图 28-172　分离膀胱阴道间隙

11. 经阴道取出标本　经阴道取出子宫时注意保护宫颈处癌灶，注意无瘤原则。取出标本后由主刀医生剖视标本，检查癌灶，必要时做好标记以便术后送检（图 28-174）。

（二）盆腔及腹主动脉旁淋巴结清扫术手术步骤

淋巴结转移为宫颈癌除直接蔓延外重要的转移方式，宫颈癌淋巴转移一级组包括宫旁淋巴结、宫颈旁淋巴结、闭孔淋巴结、髂内淋巴结、髂外淋巴结、髂总淋巴结和骶前淋巴结；二级组为腹股沟浅深淋巴结群和腹主动脉旁淋巴结群。淋巴结分布在动静脉周围，清扫时要注意避免动静脉损伤。

术前分期中，根据影像学评估淋巴结是否发生转移可决定下一步治疗方案。术前影像有利于制订个体化手术方案、预估手术难度、术中精确切除病灶、提升手术的精准度及安全性，特别是对于局部晚期宫颈癌需综合治疗者尤为适用。

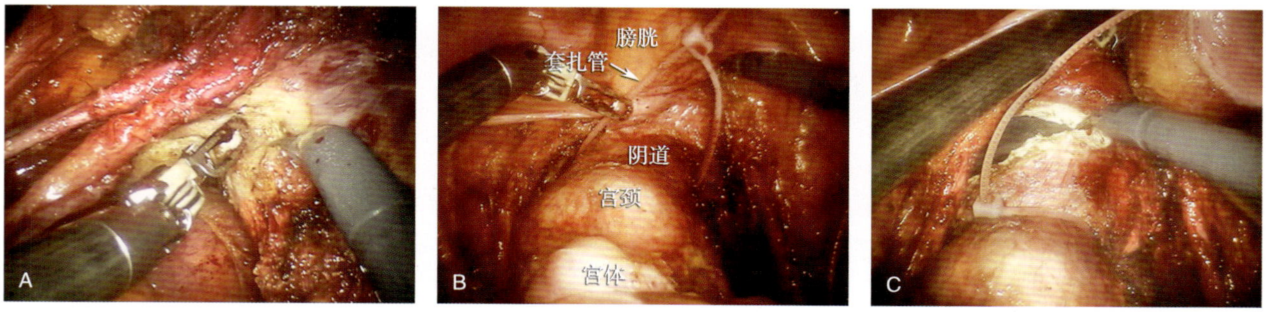

▲ 图 28-173　处理主韧带及阴道旁组织，离断子宫

A. 处理主韧带以及阴道旁组织；B. 套扎阴道断端，保护切口及盆腔；C. 离断子宫。

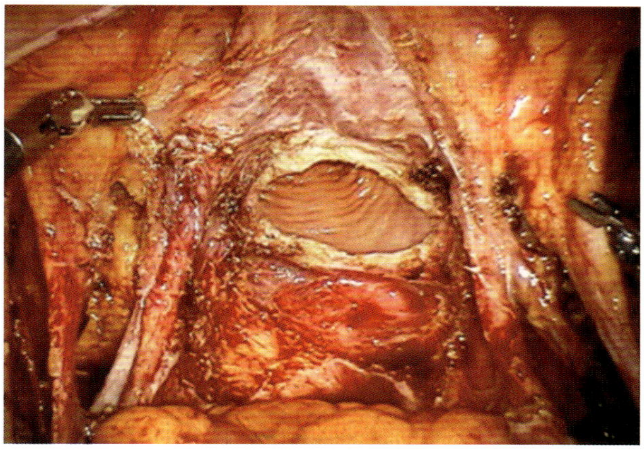

▲ 图 28-174　切除子宫后盆腔

根据需要可选择双侧淋巴结切除或前哨淋巴结显像，以降低术后淋巴囊肿、下肢水肿等并发症的发生率。

淋巴结清扫顺序一般是自髂总淋巴结、髂外淋巴结、腹股沟深淋巴结再到髂内淋巴结、闭孔淋巴结、子宫主韧带淋巴结的顺序，在实际手术中依据分期及术前辅助检查情况，可先行盆腔淋巴结切除，术中送冰冻切片快速病理检查，根据检查结果调整手术方式。

1. 髂总淋巴结切除　由有孔双极镊提起，单极弯剪打开后腹膜，暴露髂总动脉起始部，并清除周围淋巴脂肪组织。注意充分暴露髂血管区，提起脂肪组织及淋巴结，在其顶端由有孔双极镊电凝切除小血管及淋巴管，保持张力顺势切除髂总动脉淋巴群。电凝时注意轻拉淋巴组织远离血管壁，避免损伤动静脉壁及输尿管（图 28-175~ 图 28-178）。

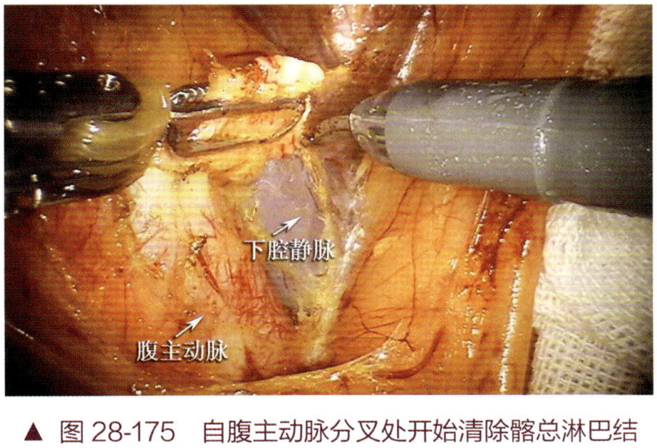

▲ 图 28-175　自腹主动脉分叉处开始清除髂总淋巴结

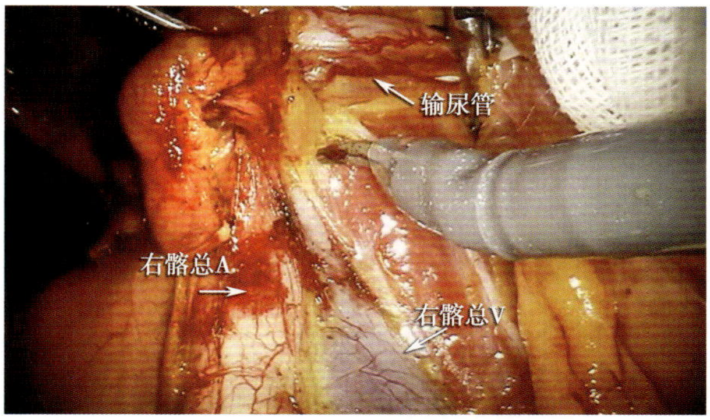

▲ 图 28-176　清扫右侧髂总淋巴结

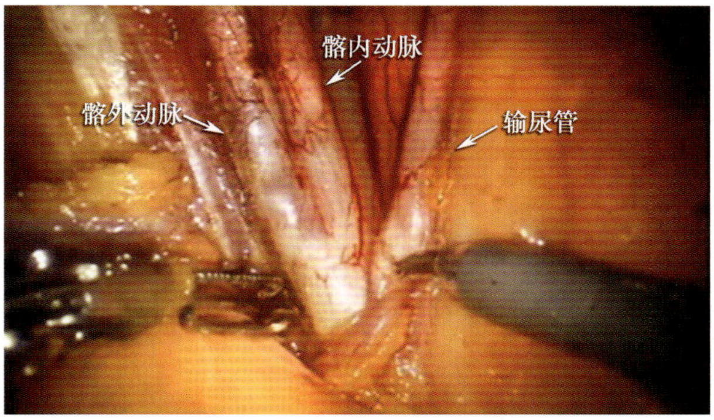

▲ 图 28-177　左侧髂总动脉分叉处

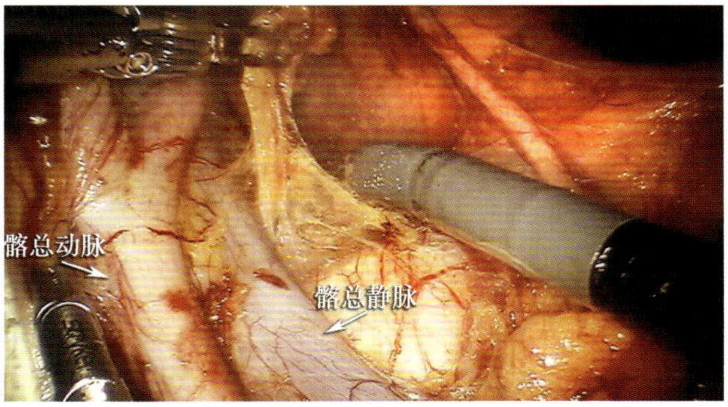

▲ 图 28-178　左侧髂总动脉分叉处清扫后

2. 髂外淋巴结切除　钝性或锐性分离髂外动脉与腰大肌，尽量避免损伤生殖股神经。单极弯剪剪开髂外动脉鞘膜，分离疏松结缔组织，有孔双极镊牵拉淋巴组织，分离动脉前壁及侧壁淋巴结。向外侧牵拉动脉，继续分离动脉后壁及静脉前壁淋巴组织，将髂外静脉拨向外侧，切除静脉后壁及侧壁淋巴组织（图 28-179、图 28-180）

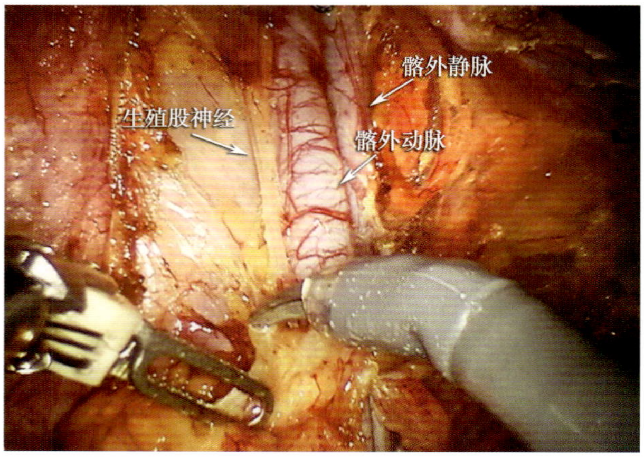

▲ 图 28-179 分离左侧髂外动脉与腰大肌、生殖股神经

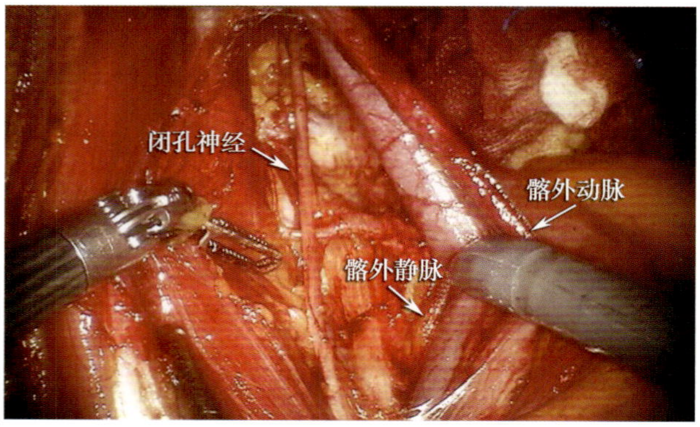

▲ 图 28-180 分离左侧髂外血管与腰大肌，清扫髂外淋巴结

3. **腹股沟深淋巴结切除** 暴露腹股沟周围淋巴脂肪组织，分离结缔组织后切除腹股沟深淋巴结，分离淋巴结时注意辨认血管结构，避免损伤腹壁下动脉（图 28-181~ 图 28-183）。

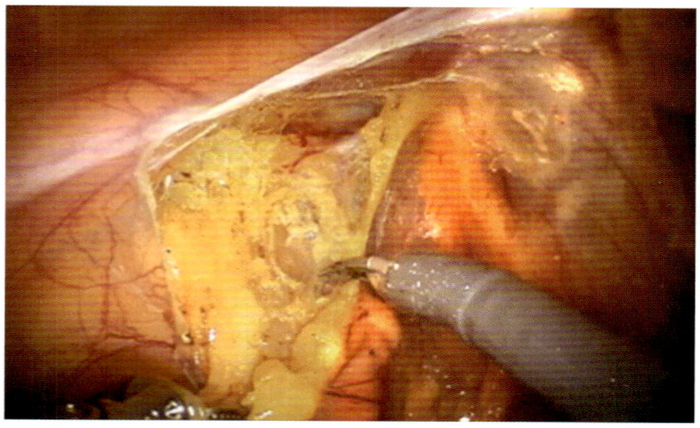

▲ 图 28-181 打开左侧股深淋巴结表面腹膜，分离淋巴结

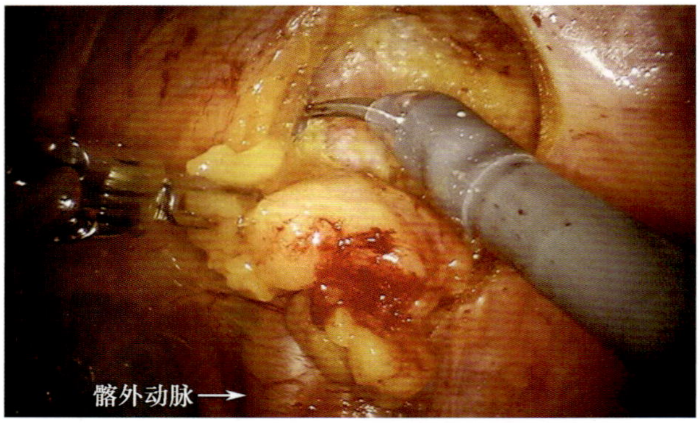

▲ 图 28-182 切除右侧股深淋巴结

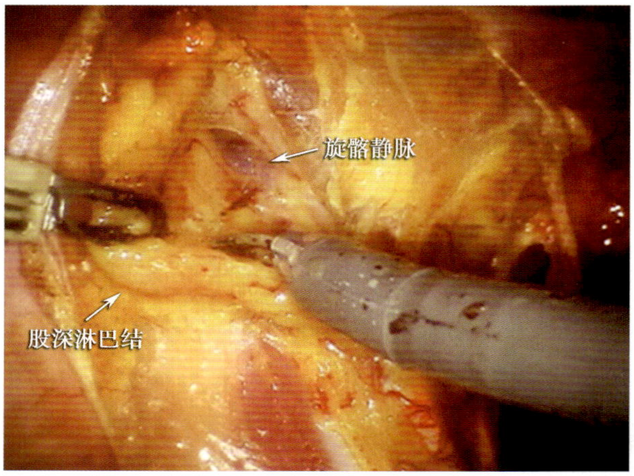

▲ 图 28-183 暴露左侧旋髂静脉，切除股深淋巴结

4. **髂内淋巴结切除** 推开输尿管，暴露髂血管分支处，剪开髂内动脉鞘膜，沿髂内动脉表面钝锐性结合分离血管表面结缔组织，切除髂内动脉表面淋巴组织及髂内外动脉和髂内外静脉之间的淋巴组织（图 28-184）。

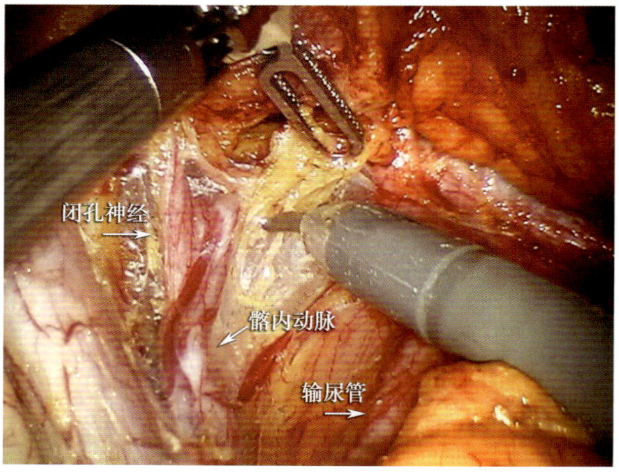

▲ 图 28-184 清扫左侧髂内淋巴结

5. 闭孔淋巴结切除　闭孔淋巴结是宫颈癌最常见的转移淋巴结之一，也是最常见的前哨淋巴结。其位于闭孔区，毗邻闭孔血管，靠近闭孔神经。闭孔神经损伤会致大腿内侧知觉障碍及内收肌群运动障碍，清扫时要特别注意操作轻柔，保护闭孔神经及闭孔血管。自髂血管分支处，提拉、钝性分离闭孔神经周围结缔组织及淋巴组织，暴露闭孔神经全程。若淋巴结位于无名静脉下方，不可强行分离，应从周围结缔组织开始松解，从静脉下方拉出淋巴结（图 28-185~ 图 28-187）。

6. 子宫主韧带淋巴结切除，至此完成盆腔淋巴结清扫。

7. 淋巴结清扫完成后解剖结构（图 28-188）。

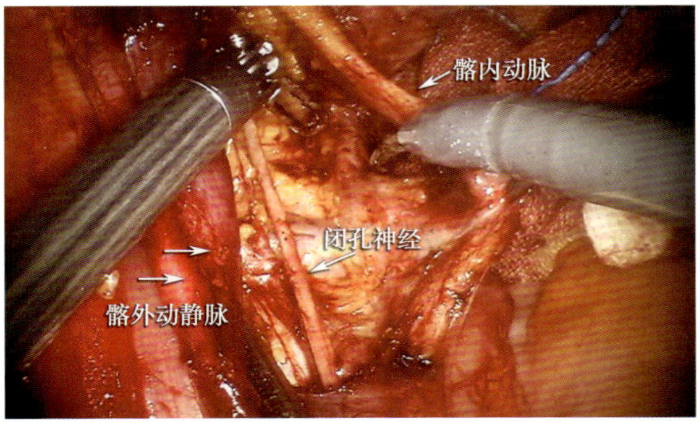

▲ 图 28-185　清扫左侧闭孔淋巴结

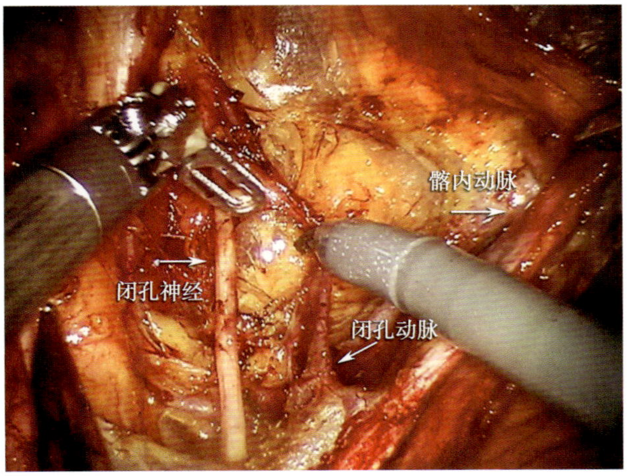

▲ 图 28-186　分离左侧闭孔动脉

8. 根据需要处理腹主动脉淋巴结　结合术前分期及辅助检查结果，以及手术情况、术中冰冻切片快速病理检查结果。如有需要可行腹主动脉淋巴结取样或切除术。单极弯剪剪开动静脉周围疏松结缔组织，尽量保持小分支血管的完整，有孔双极镊凝闭淋巴管细小分支，将淋巴结分离切除。切除淋巴结时注意不要分离腹主动脉和下腔静脉，不要强行撕脱淋巴结，避免撕裂腔静脉造成大出血（图 28-189~ 图 28-192）。

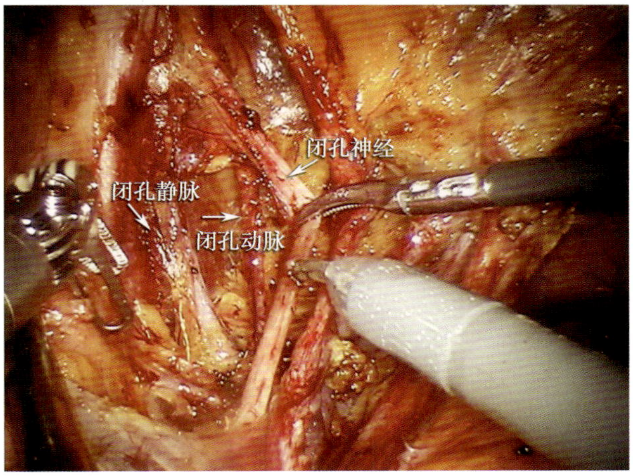

▲ 图 28-187　分离左侧闭孔静脉

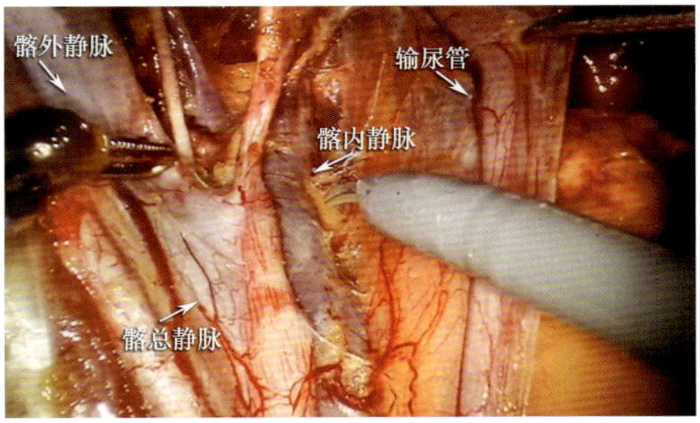

▲ 图 28-188　左侧盆腔淋巴结清扫后

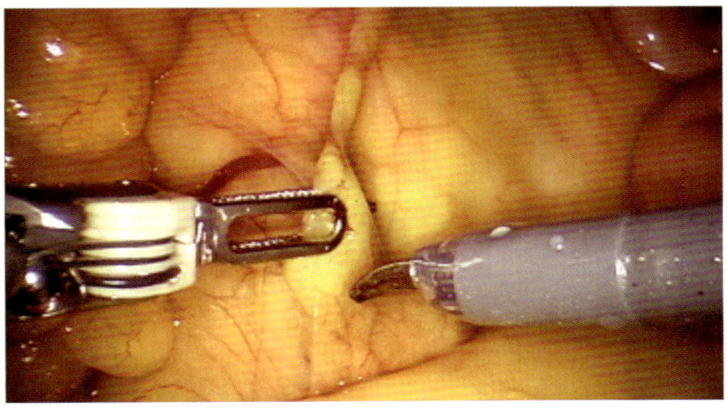

▲ 图 28-189　打开腹主动脉表面腹膜

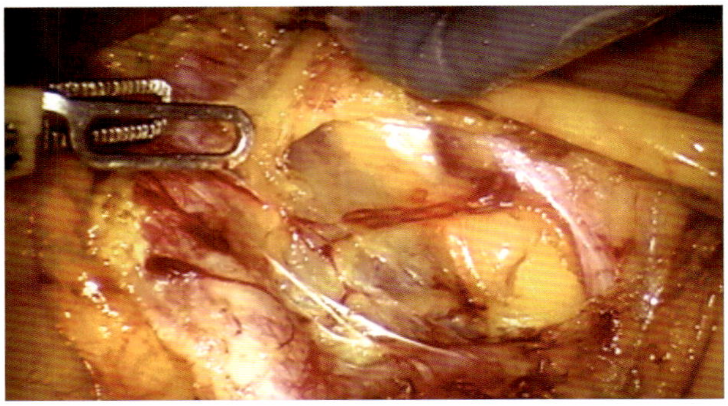

▲ 图 28-190　切除腹主动脉右侧淋巴结

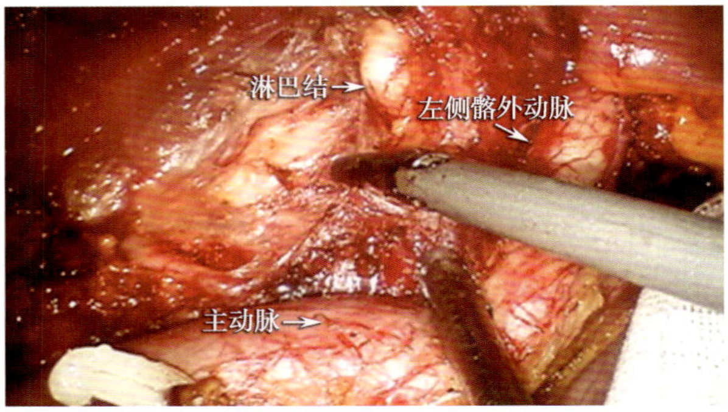

▲ 图 28-191　切除腹主动脉左侧淋巴结

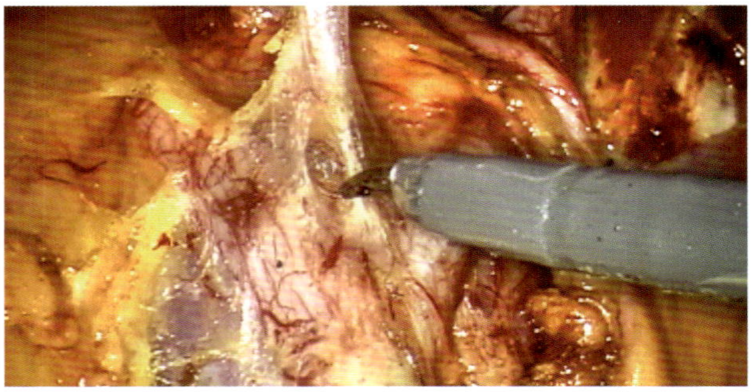

▲ 图 28-192　切除骶前淋巴结

9. 清扫过程中注意无瘤原则，淋巴结通过标本袋或纱布隔离经阴道取出，手术结束后分组标识后送检。

10. 机器人广泛子宫切除术见视频 28-20。

视频 28-20　机器人广泛子宫切除术

四、机器人宫颈癌广泛性宫颈切除术

近年来，宫颈癌的发病有年轻化的趋势，年轻未完成生育或有生育要求的早期宫颈癌患者的比例越来越多。保留生育功能手术包括宫颈锥切术和经腹或经阴道广泛性宫颈切除术。

（一）广泛性宫颈切除术的适应证

Ⅰ A1 期有生育要求者，LVSI 阳性时首选；Ⅰ A2 有生育要求者；盆腔淋巴结无转移；Ⅰ B1~Ⅰ B2 期有生育要求者；病理分型非神经内分泌癌和胃型腺癌。术前准备与机器人广泛性子宫切除术及盆腔淋巴结清扫术相同。盆腔淋巴结切除术步骤同前，根据分期及具体术前检查结果决定切除范围，在此不再详述。

（二）宫颈癌广泛性宫颈切除术手术步骤

1. 术前准备和建立气腹及穿刺，此步骤同前。

2. 探查并分离粘连，此步骤同前。

3. 分离子宫动脉，打开一侧盆腹膜，辨认清楚输尿管走行，于子宫动脉自髂内动脉起始处开始分离，直至宫旁（图 28-193、图 28-194），尽量保留子宫动脉上行支（图 28-195），同法处理另一侧。

4. 游离双侧输尿管　沿输尿管走行充分游离，小心解剖输尿管隧道入口，有孔双极镊轻柔电凝，分离周围组织，游离双侧输尿管（图 28-196），谨慎分离宫旁血管网及宫旁组织。下推输尿管，裸化子宫动脉以便后续处理。

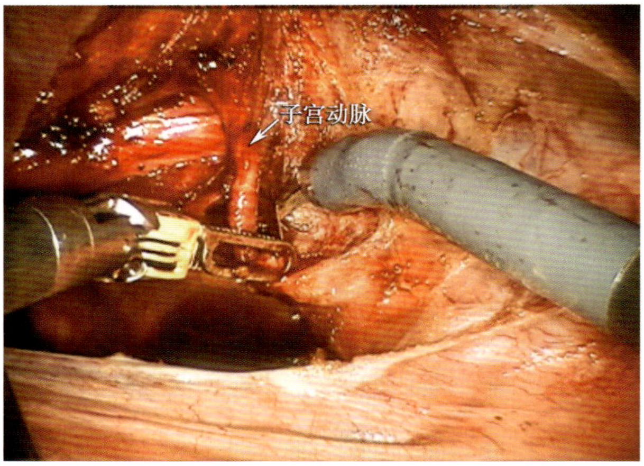

▲ 图 28-193　全程游离子宫动脉，避免损伤子宫动脉

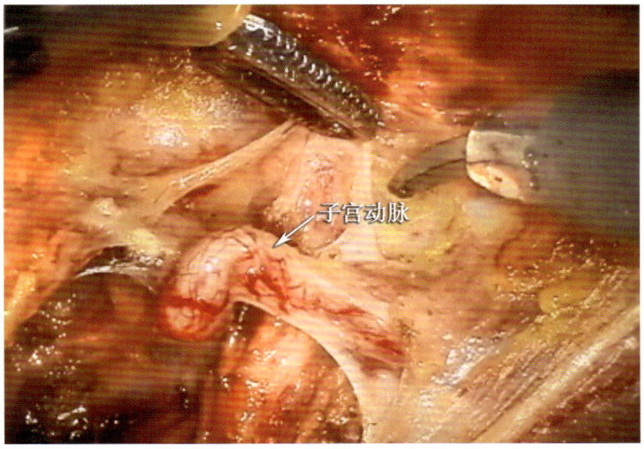

▲ 图 28-194　暴露螺旋状的子宫动脉，分离输尿管间隙

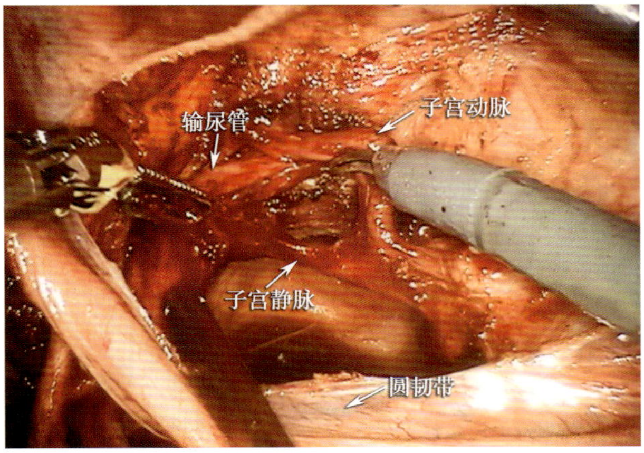

▲ 图 28-195　分离子宫动静脉

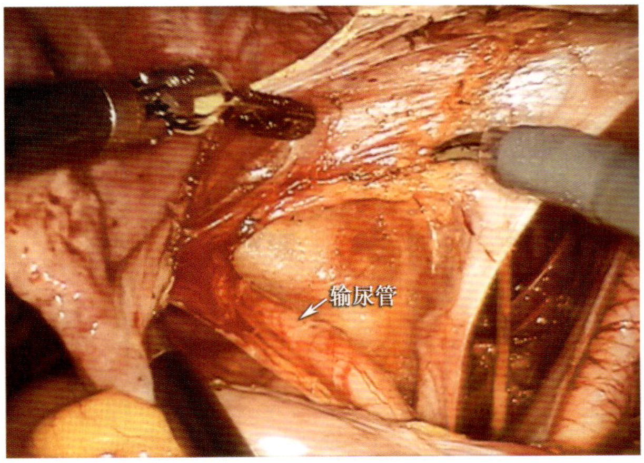

▲ 图 28-196　游离双侧输尿管

5. 打开膀胱子宫腹膜反折，下推膀胱　暴露子宫前壁膀胱子宫腹膜反折处（图 28-197），提起并剪开腹膜反折，钝性分离，下推膀胱，暴露膀胱宫颈间隙（图 28-198、图 28-199）。

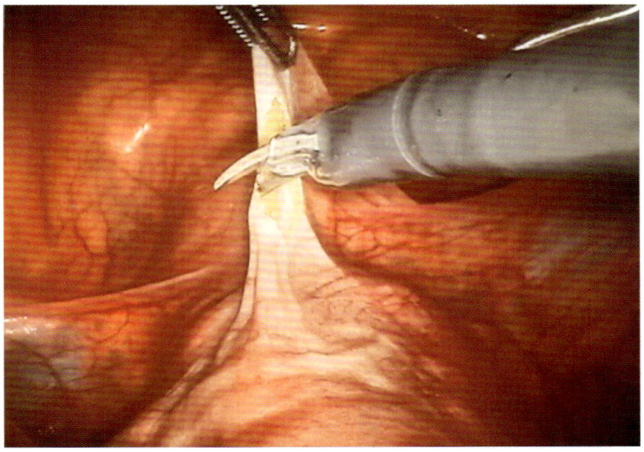

▲ 图 28-197　暴露子宫前壁

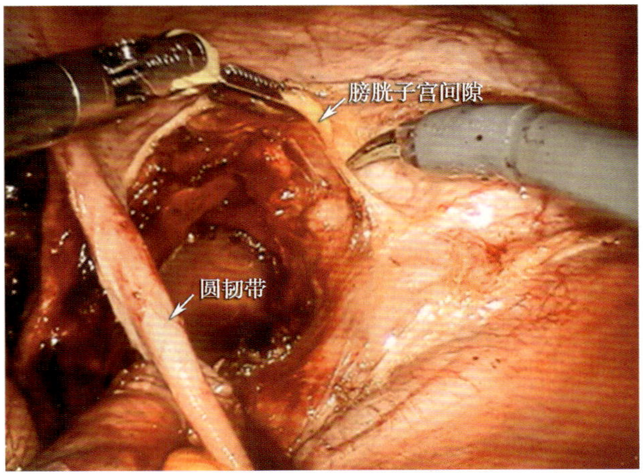

▲ 图 28-198　分离膀胱子宫间隙 1

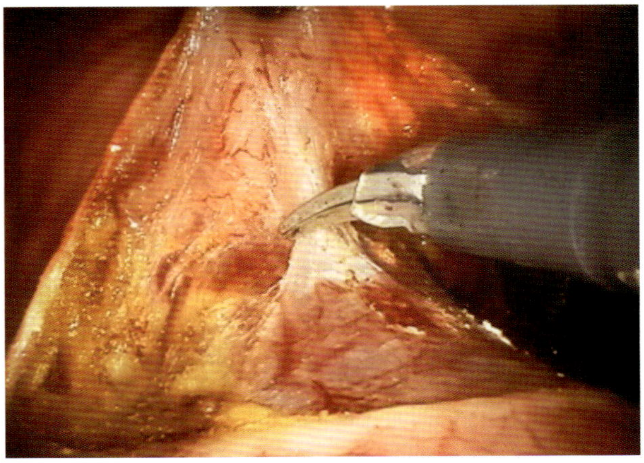

▲ 图 28-199　分离膀胱子宫间隙 2

6. 打开直肠子宫腹膜反折，下推直肠　暴露子宫后壁，充分暴露直肠子宫陷凹处腹膜反折，保持一定张力，单极弯剪剪开腹膜反折，钝锐性结合分离直肠阴道间隙疏松结缔组织，分离暴露直肠侧

窝，有孔双极镊电凝后，单极弯剪电切左右骶主韧带及阴道旁组织（图 28-200、图 28-201）。

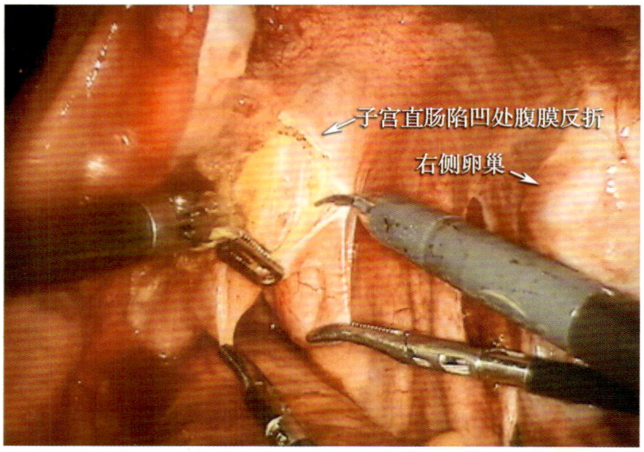

▲ 图 28-200 剪开直肠子宫陷凹处腹膜反折

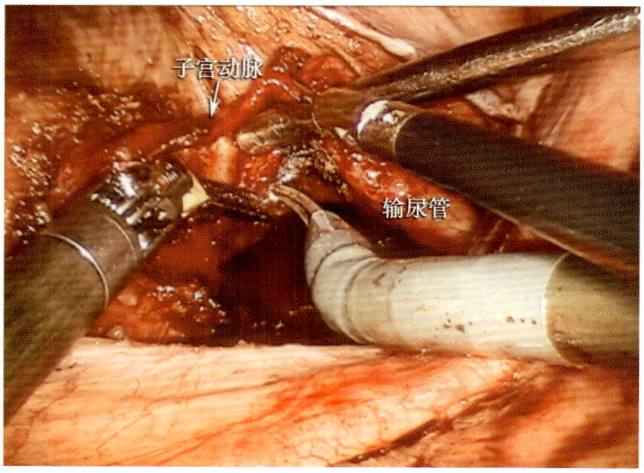

▲ 图 28-201 切开骶主韧带及阴道旁组织

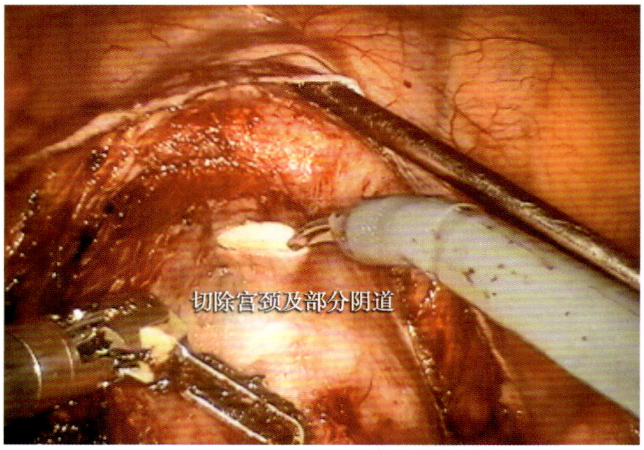

▲ 图 28-202 离断阴道

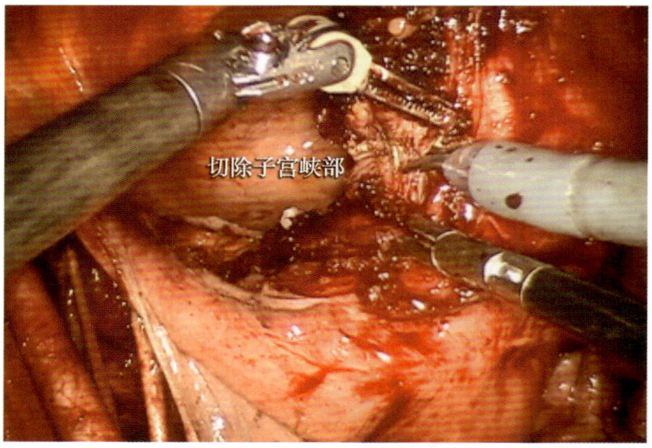

▲ 图 28-203 子宫峡部离断宫颈

7. 切除宫颈及部分阴道，吻合断端 再次下推膀胱，暴露宫颈及子宫下段，于阴道合适位置以及子宫峡部切除宫颈及部分阴道（图 28-202~图 28-204），经阴道完全取出标本，台下剖视后（图 28-205）送术中快速冰冻病理检查，根据其结果调整手术方案，过程中注意无瘤原则。反复消毒阴道，将宫体断端与阴道断端吻合，缝合子宫体及阴道壁（图 28-206、图 28-207）。再次消毒阴道壁后，检查宫颈内口通畅，放置尿管至宫腔，气囊 3ml 固定。

8. 重建气腹，检查盆腔 缝合完毕后重建气腹，仔细检查创面有无出血，用可吸收线关闭盆腔腹膜，再次检查创面，彻底止血（图 28-206）。术后定期复查阴道（图 28-207）。

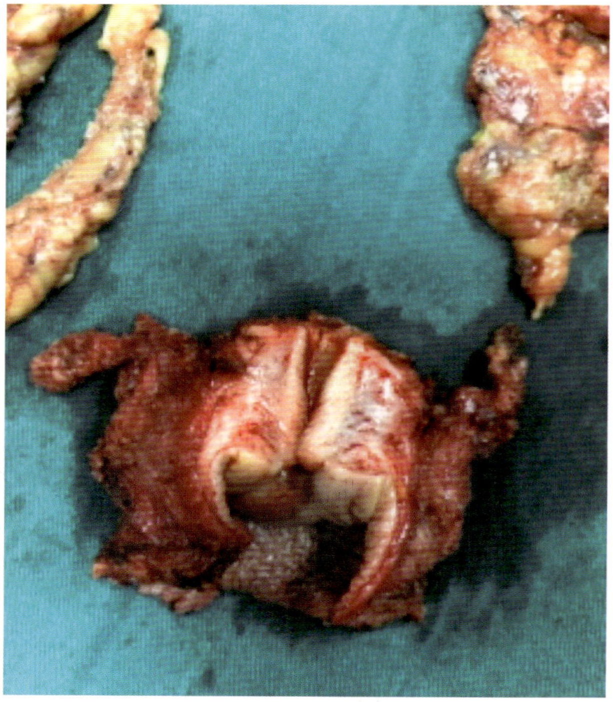

▲ 图 28-204 切除宫颈标本

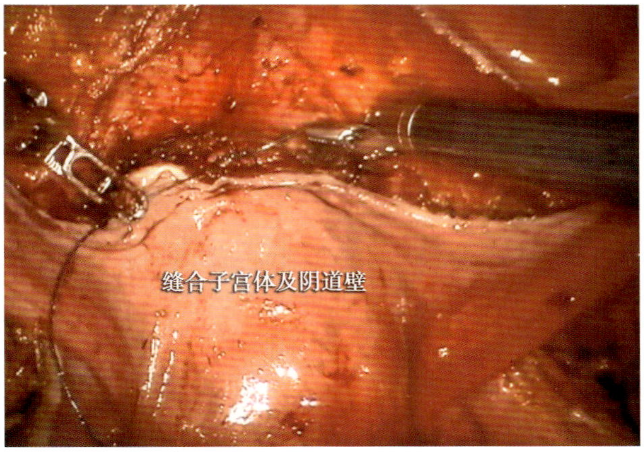

▲ 图 28-205　缝合阴道及子宫

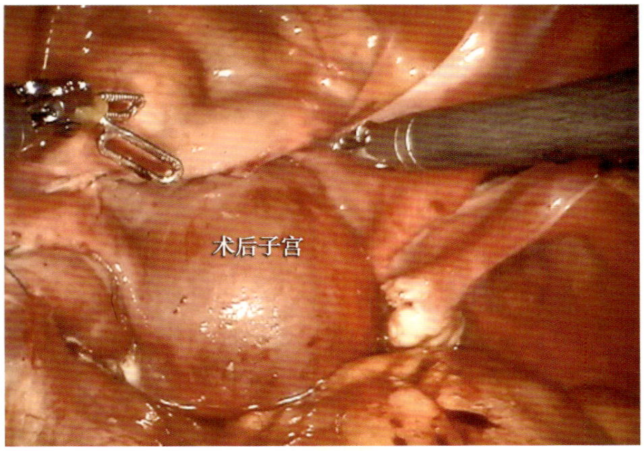

▲ 图 28-206　缝合后子宫

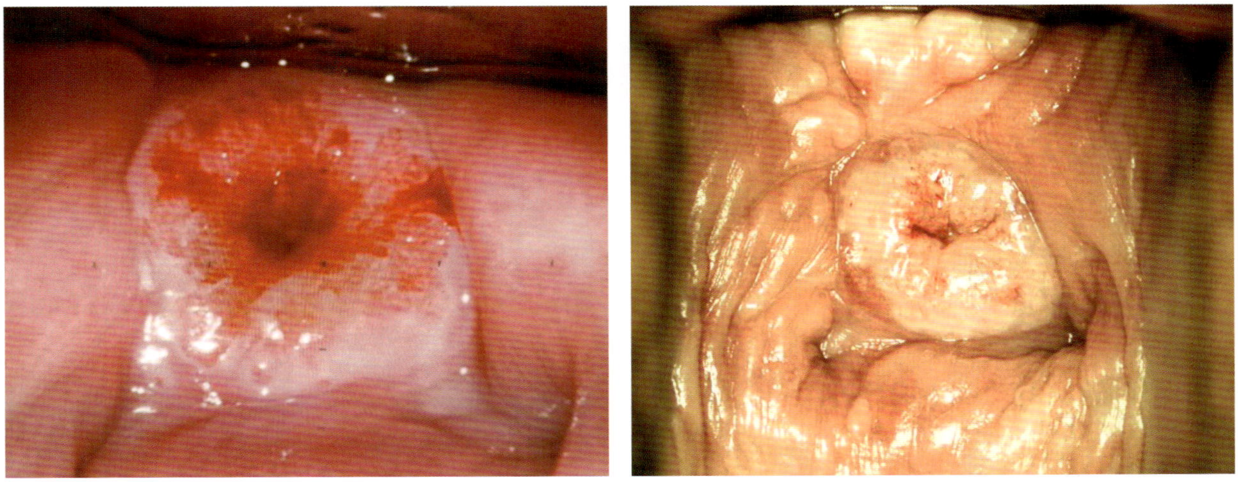

▲ 图 28-207　术后半年复查阴道镜

9. 机器人宫颈癌宫颈根治性切除术见视频 28-21。

视频 28-21　机器人宫颈癌宫颈根治性切除术

五、机器人晚期宫颈癌盆腔廓清术

自 Brunschwig 于 1948 年报道应用盆腔廓清术治疗局部复发性子宫颈癌以来，此术式不断发展进步，逐渐成为治疗盆腔恶性肿瘤的挽救性手术。盆腔廓清术面临手术难度大、并发症多、复发率和死亡率高、手术费用昂贵等困难。近年来，随着微创外科手术和盆腔功能重建技术的进步，盆腔廓清术可以做到更加彻底，更加个体化。

（一）盆腔廓清术的适应证

盆腔局部晚期原发性肿瘤、初治后复发肿瘤、放疗后复发肿瘤以及其他姑息性手术等。中心性复发宫颈癌是盆腔脏器切除术最常见的手术适应证，已接受盆腔放疗的中心性复发宫颈癌患者，手术切除可能是其唯一的机会，对于这类患者，完整切除肿瘤组织，达到切缘阴性，即 R0，其手术预后最佳。但是对于手术不能达到切缘阴性或已发生盆腔外转移的肿瘤，通常预后不佳，需谨慎选择是否进行盆腔廓清术。

姑息性盆腔廓清术通常指对无法进行根治性切除的复发或晚期子宫颈癌患者进行的姑息性手

术，盆腔廓清术通常不用于姑息性手术；但当盆腔恶性肿瘤形成瘘管、肠梗阻、肿瘤坏死导致盆腔败血症或出血等并发症，严重影响患者生命质量，且没有其他更好的方法可选择时，完善盆腔廓清术可以提高患者生命质量。

（二）盆腔廓清术分类

分为前盆腔廓清术、后盆腔廓清术、全盆腔廓清术 3 种。前盆腔廓清术切除范围为膀胱、子宫、宫颈、尿道，保留直肠；后盆腔廓清术范围为阴道、直肠和受累肠道，可以由多学科诊疗团队完成；全盆腔廓清术手术切除范围为子宫、输卵管、卵巢、全宫旁、膀胱、直肠或部分直肠、阴道、尿道和部分肛提肌。

（三）手术方法与步骤

1. 术前准备　术前准备最重要的部分是必须开展深入的术前谈话，确保患者及家属充分理解手术范围，以及手术给其自身正常生活带来的显著影响。术前患者及家属应该充分知晓并有权选择或者拒绝盆腔廓清术。

术前需进行严格且高质量的肠道准备，例如选择流质饮食和抗生素预防性用药。完善全身准备，包括纠正贫血、处理其他原发病、肠道及阴道准备。对于放化疗后复发或有盆腔手术史的患者，需考虑其盆腔解剖结构改变加大了手术治疗的难度。复发病灶累及盆腹腔脏器，所以肠道、泌尿系统、阴道功能的重建与患者的生活质量密切相关，手术涉及多个学科，因此多学科团队的合作可减少并发症，提高手术成功率，减少病死率。充分的影像评价对手术方案至关重要，术前讨论可由妇科牵头多学科会诊，给出最佳的多学科治疗方案。

2. 手术步骤　盆腔廓清术术式因个体情况变化较大，在此以全盆腔廓清术为例向大家介绍。

（1）手术体位同前，建立气腹及穿刺、对接及置入器械过程同前。

（2）探查：最终能否进行盆腔廓清术必须待进腹后决定，术中探查即对患者进行最后的评估，可对盆腔侧壁和后腹壁及盆腔内任何可疑部位进行冰冻切片检查后再决定是否进行手术。

（3）术中首先分离盆腔粘连组织，分离两侧髂内血管和输尿管后，打开膀胱旁和直肠旁间隙；打开盆腹膜，游离输尿管（图 28-208~ 图 28-211）。

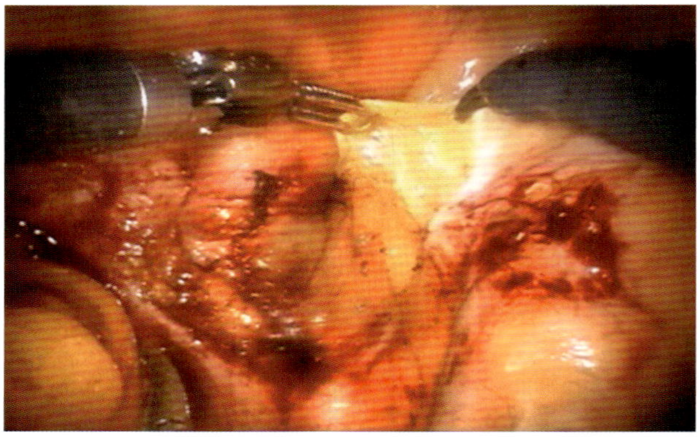

▲ 图 28-208　打开膀胱右侧腹膜

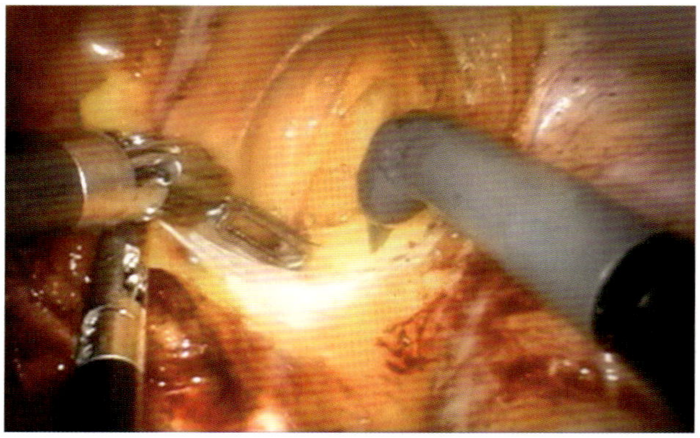

▲ 图 28-209　分离膀胱右侧间隙

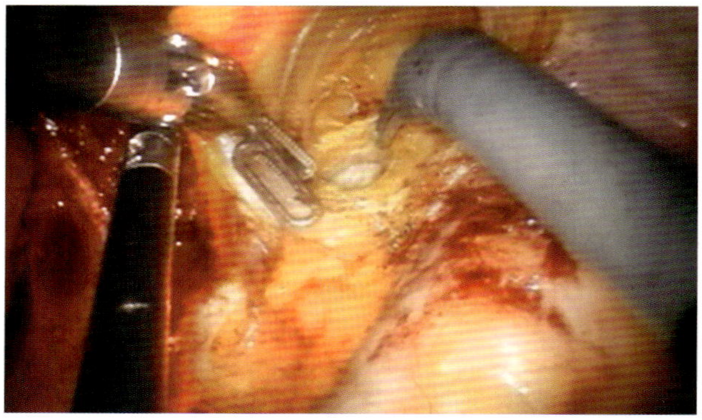

▲ 图 28-210　分离右侧髂内血管

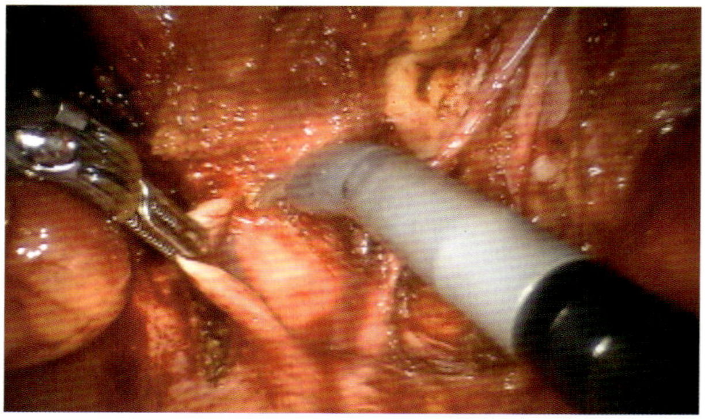

▲ 图 28-211　游离右侧输尿管

(4) 从前腹壁找到膀胱与周围组织的界限，游离膀胱的边界(图 28-212~ 图 28-216)。

(5) 打开后腹膜，分离乙状结肠系膜：剪开乙状结肠左侧系膜根部(图 28-217)，结扎直肠周围血管。切断乙状结肠，沿乙状结肠在骶前分离至直肠后面。若选用结肠代膀胱，可同时观察直肠上动脉分支与动脉网的情况，按供血情况选择乙状结肠造瘘口或者吻合的肠段。

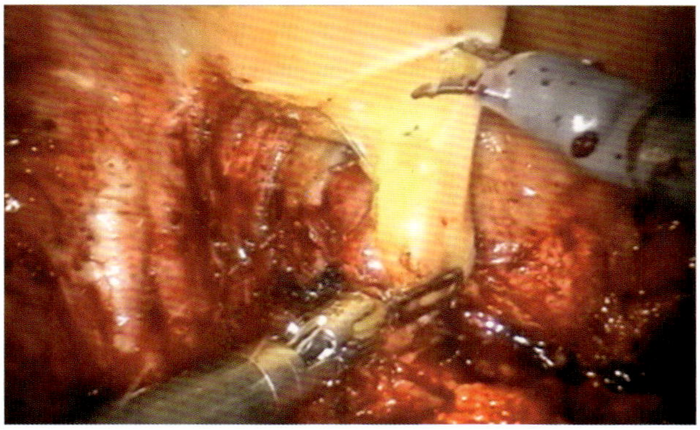

▲ 图 28-212　从前腹壁分离膀胱的界限

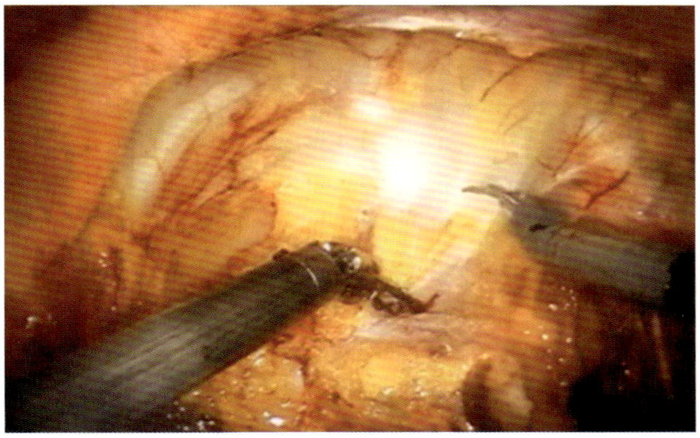

▲ 图 28-213　耻骨联合下方分离膀胱的界限

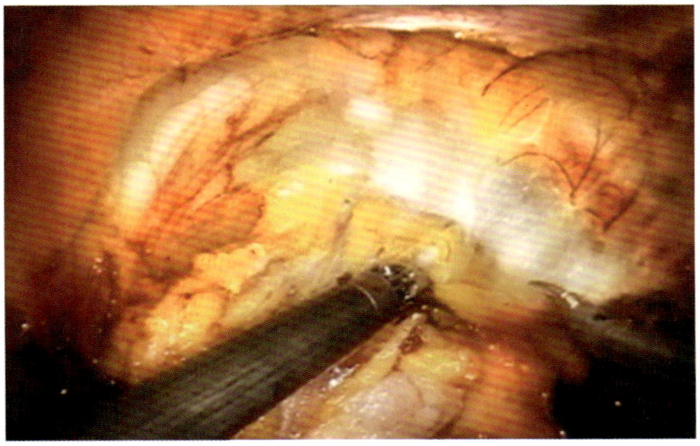

▲ 图 28-214　从前腹壁游离出膀胱

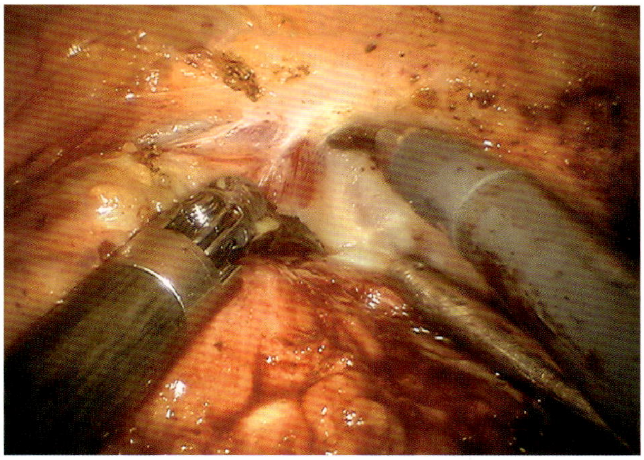

▲ 图 28-215　尿道近膀胱开口处膀胱颈肌肉

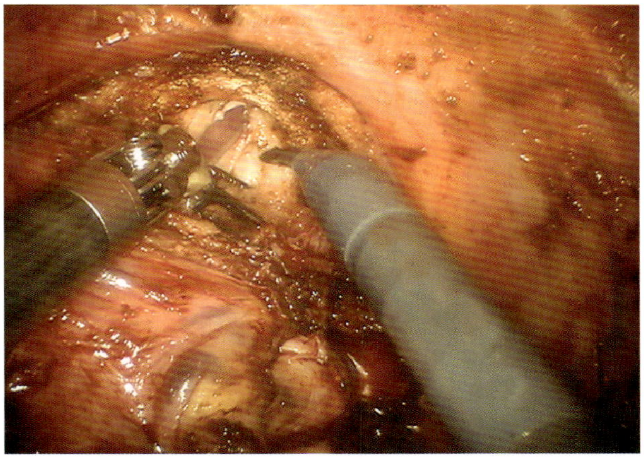

▲ 图 28-216　尿道近膀胱开口处切断膀胱颈

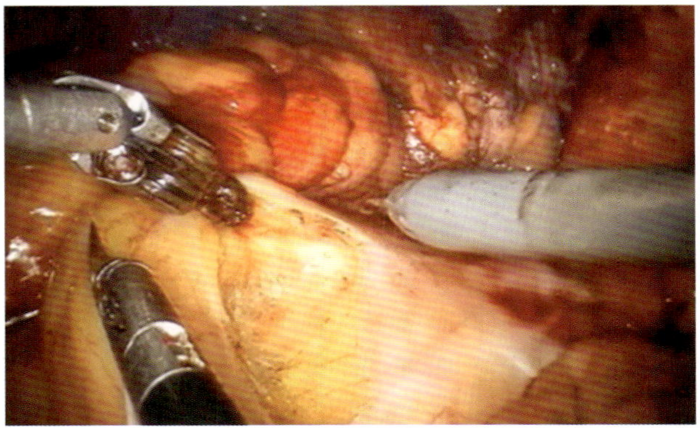

▲ 图 28-217　打开后腹膜间隙

(6) 分离直肠：切开直肠旁盆侧腹膜，分离直肠旁疏松结缔组织，分离直肠后壁疏松组织，直至肛提肌水平，完全游离直肠后壁；两侧贴盆侧壁完全游离直肠(图 28-218)。

(7) 切除盆腔脏器：沿耻骨后分离膀胱及尿道

前疏松组织，直至尿道外口，切断膀胱颈，切断病变输尿管以及盆腔中央病灶，暴露残余阴道以及尿道（图 28-219~ 图 28-221）。

（8）尿路改道或者输尿管造瘘：切除病变的膀胱后，需要根据患者情况决定做肠道代膀胱、输尿管改道或者输尿管造瘘术，根据输尿管残留长度、既往治疗病史如放疗损伤等决定（图 28-222~ 图 28-225）。

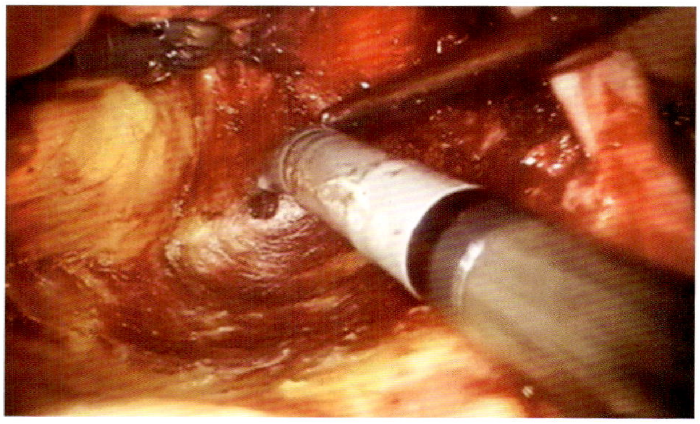

▲ 图 28-218　游离直肠后间隙

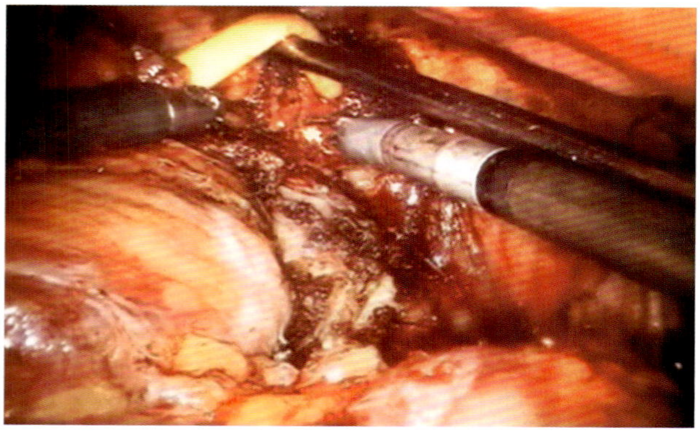

▲ 图 28-219　完全切断尿道以及宫旁组织

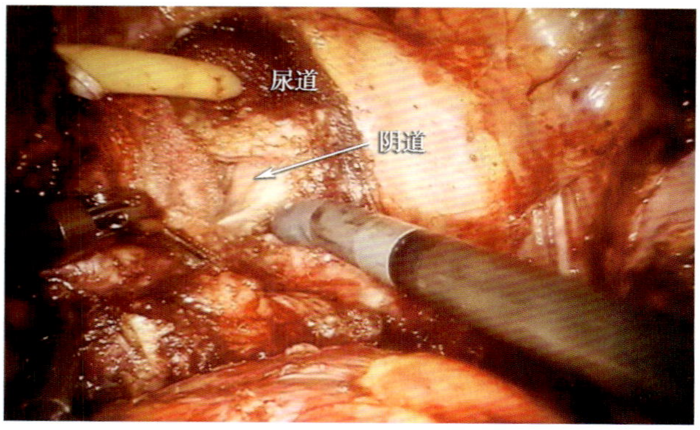

▲ 图 28-220　切除前盆腔病变组织，暴露出残余尿道以及阴道

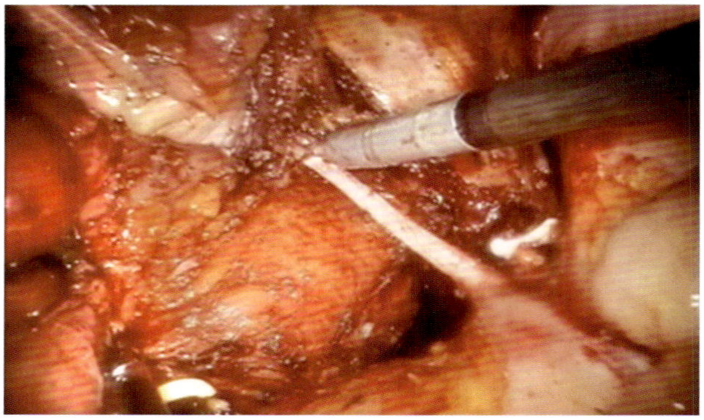

▲ 图 28-221　切除右侧输尿管

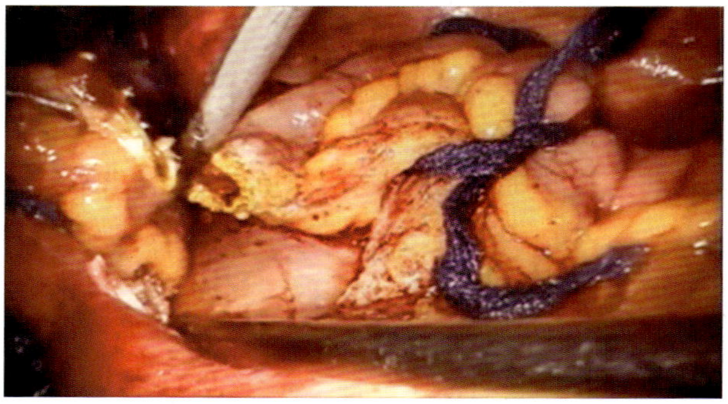

▲ 图 28-222　截取右侧回肠，拟行回肠代膀胱

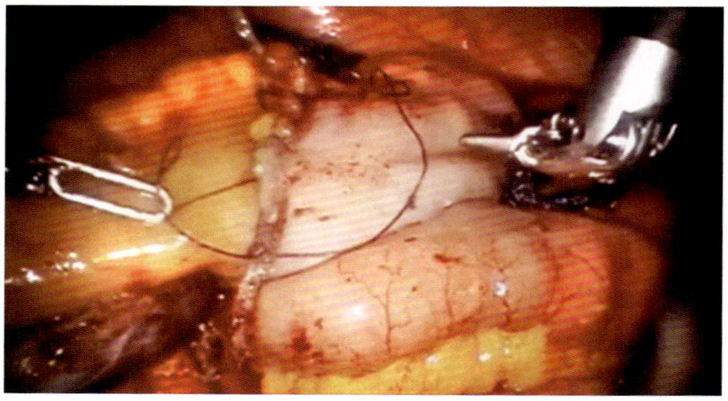

▲ 图 28-223　吻合剩余的回肠和结肠

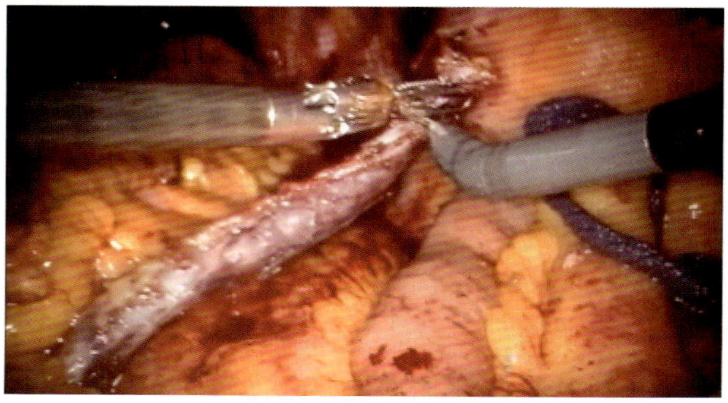

▲ 图 28-224　修剪右侧输尿管

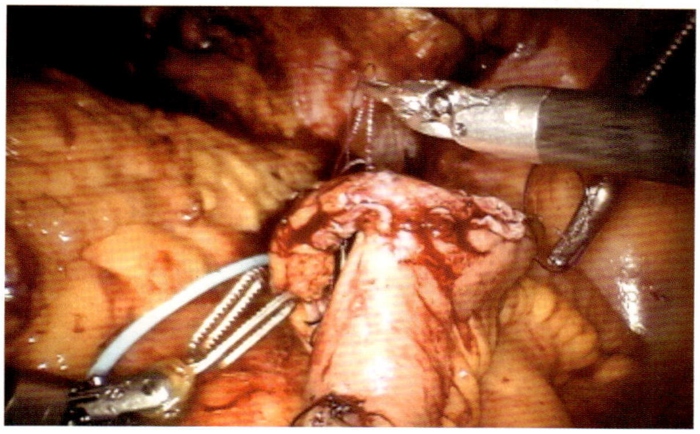

▲ 图 28-225　吻合右侧输尿管以及截取的部分回肠

（9）乙状结肠吻合或者造口：将乙状结肠断端与剩余的直肠吻合（图 28-226），或者在腹部选取适合位置造口，将乙状结肠远端与腹壁开口缝合。将外置的乙状结肠的肠壁基底部分与腹膜、腹外斜肌腱膜间断缝合，再将肠壁黏膜与皮肤缝合，形成造瘘口。

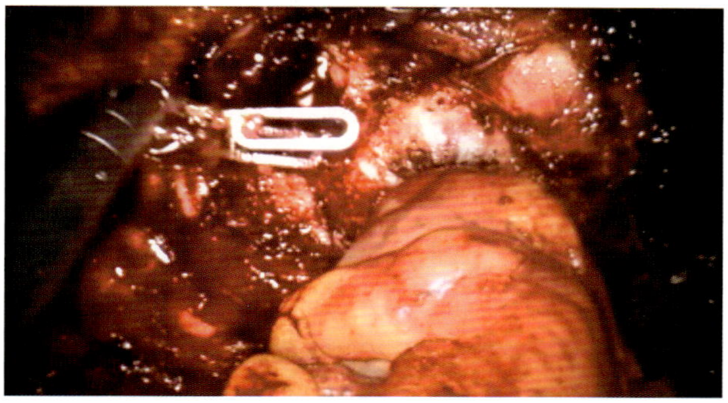

▲ 图 28-226　吻合乙状结肠断端以及剩余的直肠

（10）机器人盆腔廓清术见视频 28-22。

视频 28-22　机器人盆腔廓清术

六、单孔机器人宫颈癌根治术手术

（一）广泛性子宫切除术手术步骤

单孔机器人手术由于操作空间有限，术中需按象限实施手术，一般将术野分为四个部分，完成一个部分的手术视野内的手术后，依次完成下一个术野，直至整个手术完成。

1. 体位　可采用膀胱截石位或人字位（人字位体位摆放简单易操作，并可避免长时间膀胱截石位对患者下肢肌肉及神经的影响），术中患者头低 15°~30°，根据手术范围及患者体形可做一定的调整。

2. 手术切口选择　在脐部做一 3.5cm 的横形或竖形切口（图 28-227），置入单孔 port，在单孔 port 的四个通道分别置入 2 个 12mm 穿刺 trocar 及 2 个 8mm 的机器人专用 trocar（图 28-228）。

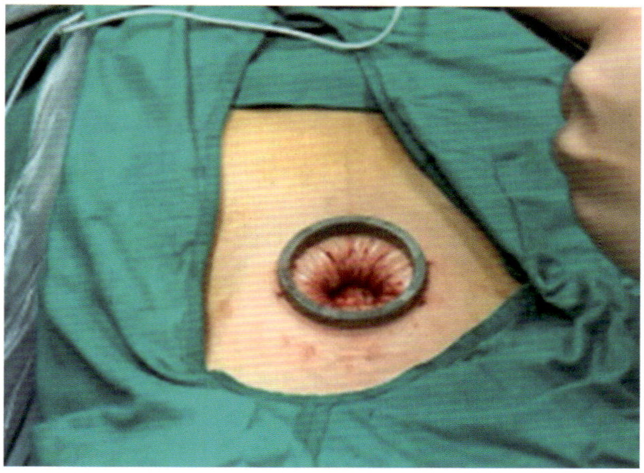

▲ 图 28-227　脐部切口

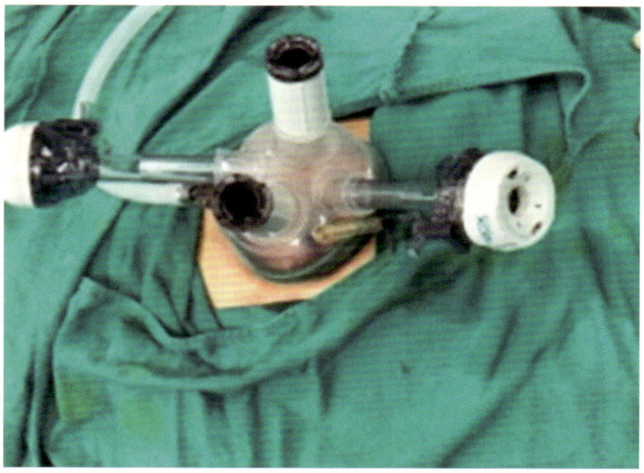

▲ 图 28-228　单孔 port 安装

3. 探查盆腹腔　置入机器人 12mm 镜头，镜头 30° 朝上，了解子宫、附件及其病变，明确有无粘连，以及与周围脏器的关系，有异常时，还应探查横膈、肝、脾、胃、肠、大网膜等。探查完毕，充分暴露手术野，如有粘连应先行锐性或钝性分离。对于术中需要使用前哨淋巴结显像的患者，可在宫颈 3 点及 9 点处注射吲哚菁绿，镜头调节为荧光显影模式，术中探查前哨淋巴结，并行前哨淋巴结切除明确有无转移（图 28-229）。

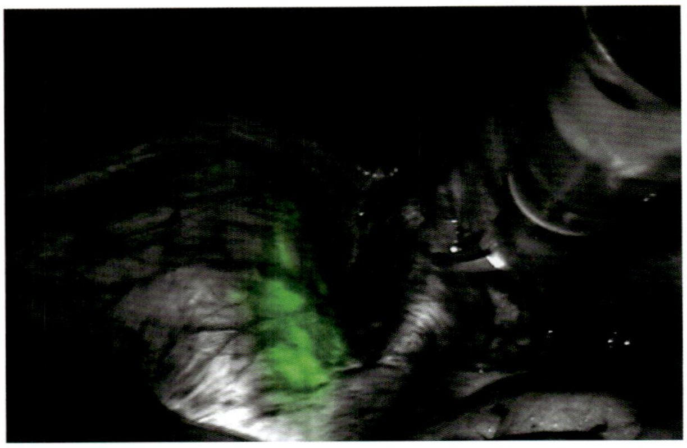

▲ 图 28-229　前哨淋巴结显影像

4. 附件的处理　根据患者年龄，卵巢正常与否，决定卵巢的去留。不保留卵巢：有孔双极镊将阔韧带前叶提起，避开血管，由外向内子宫角方向，用单极弯剪切开阔韧带前叶，避开血管切开阔韧带后叶，向内下方游离输尿管，裸化骨盆漏斗韧带（图 28-230），有孔双极镊电凝，切断骨盆漏斗韧带。保留卵巢：有孔双极镊电凝卵巢固有韧带及输卵管系膜，单极弯剪切断；将卵巢和子宫悬韧带向患者头侧游离，考虑术后存在补充放疗时，可将卵巢高位悬吊缝合于髂窝（图 28-231）。

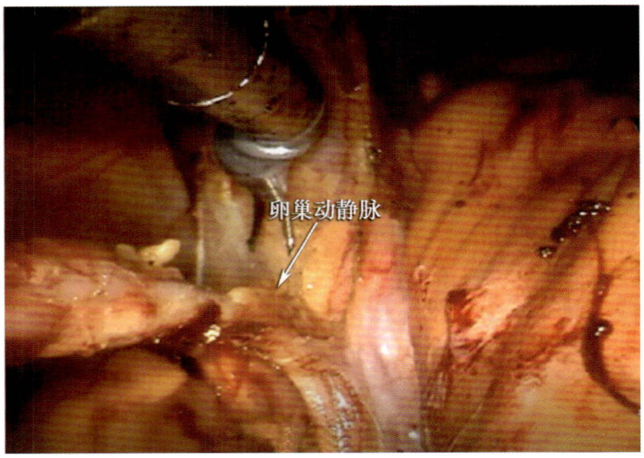

▲ 图 28-230　游离卵巢动静脉

5. 盆腔淋巴结清扫术　在输尿管跨越髂血管上方 2cm 处用单极弯剪打开腹膜（图 28-232），下方达圆韧带入腹膜外侧（图 28-233），电凝切断圆韧带；有孔双极镊提拉髂总血管表面淋巴脂肪组织，单极弯剪锐性加钝性分离淋巴脂肪组织与髂总血管之间间隙，切除髂总血管周围的淋巴脂肪组织，有孔双极镊继续提拉腰大肌表面淋巴脂肪组织，单极弯剪锐性加钝性分离并切除，注意保护其上的生殖股神经，避免损伤。单极弯剪继续剪开髂外血管表面鞘膜，裸化髂外动静脉，有孔双极镊提拉分离切除髂外血管周围淋巴脂肪组织。助手置入分离钳提拉髂外动脉，暴露髂血管外侧与腰大肌及骨盆壁之间间隙（图 28-234），将淋巴结脂肪组织从腰大肌内侧及骨盆壁完整剥离。

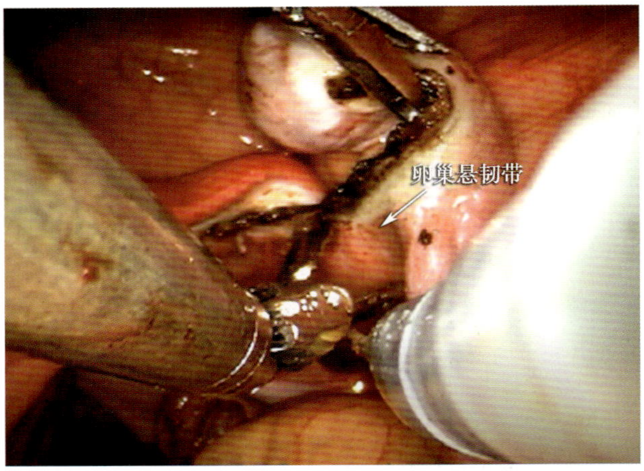

▲ 图 28-231　保留卵巢的处理

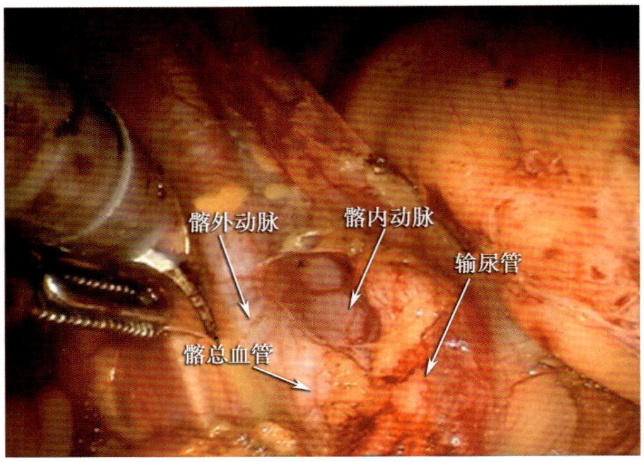

▲ 图 28-232　暴露髂血管及输尿管

于髂血管前方最下端外侧分离腹股沟深淋巴结，远端达旋髂深静脉处（图 28-235），单极弯剪完整切除腹股沟深淋巴结（图 28-236）。髂血管末端自下而上继续游离并切除髂血管内侧淋巴结，直至髂血管分叉处，注意游离并避开输尿管，暴露髂内动静脉（图 28-237），自上而下沿髂内血管分离淋巴脂肪组织与血管之间间隙，在髂内血管及髂外血管之间，单极弯剪逐层切开淋巴结，打开闭孔窝（图 28-238），暴露闭孔神经，有孔双极镊分离闭孔神经与周围淋巴组织的间隙及闭孔神经下方的闭孔动静脉（图 28-239），术中经常发生此处血管损伤，引起出血；游离闭孔神经与周围淋巴脂肪组织，将淋巴脂肪组织切除；自下向上游离，在输尿管跨髂血管处输尿管下方与髂总淋巴结融合，完整切除盆腔淋巴结（图 28-240），把切除的盆腔淋巴结放入标本袋中。

6. 分离宫颈癌手术中的重要间隙

（1）分离膀胱宫颈及阴道间隙：由子宫侧圆韧带断端处，在阔韧带两叶之间，沿着子宫剪开阔韧带前叶及膀胱腹膜反折，直达对侧圆韧带断端下方；有孔双极镊提起膀胱腹膜反折边缘，沿膀胱筋膜与宫颈筋膜间的疏松组织向下及两侧钝性剥离充分推开膀胱，下方紧贴阴道壁单极弯剪钝锐性分离膀胱阴道间隙，游离阴道壁 3~4cm（图 28-241）。

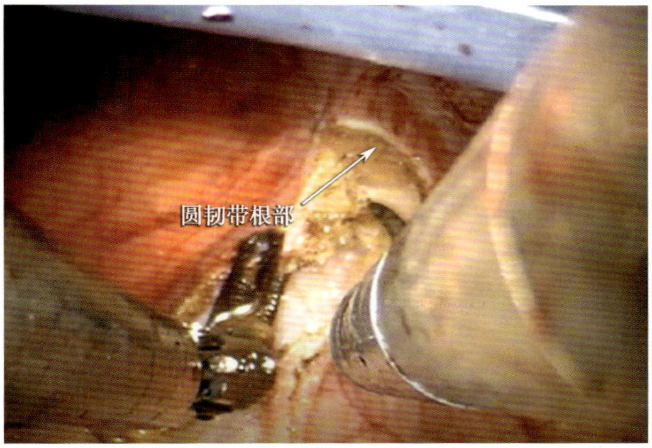

▲ 图 28-233　切开圆韧带根部腹膜

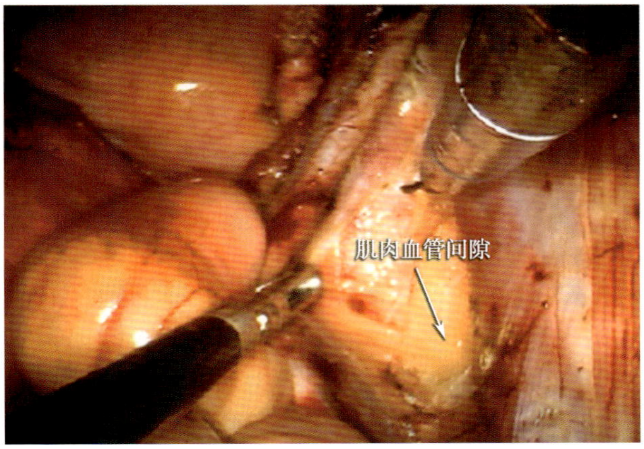

▲ 图 28-234　暴露髂血管与腰大肌之间间隙

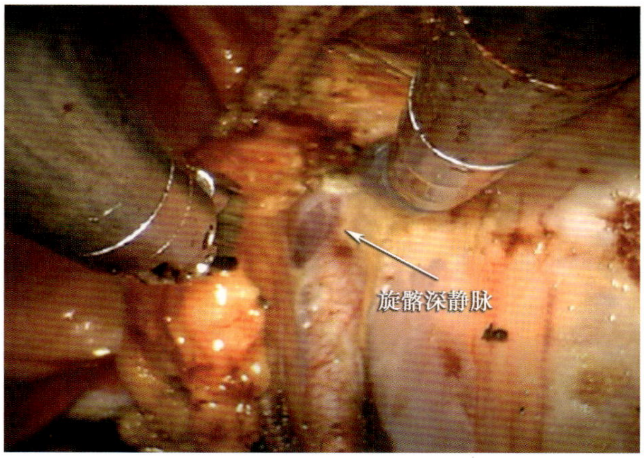

▲ 图 28-235　暴露旋髂静脉

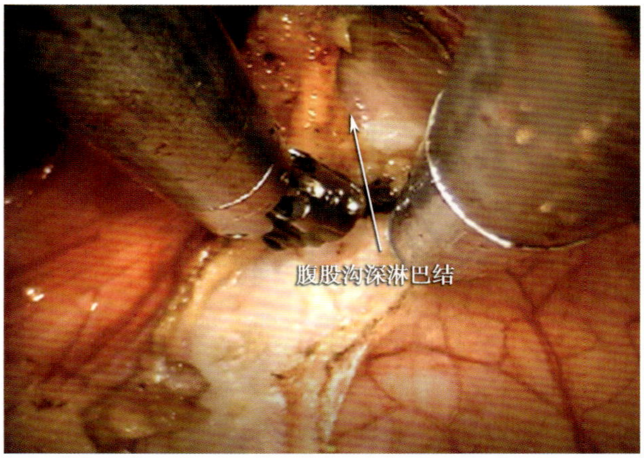

▲ 图 28-236　切除腹股沟深淋巴结

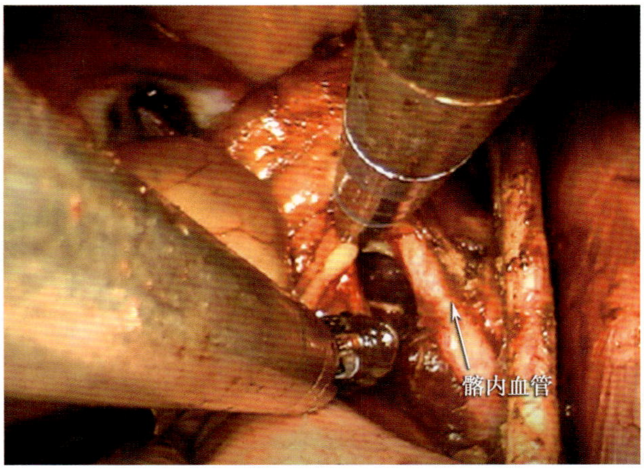

▲ 图 28-237　暴露髂内血管

（2）分离膀胱及直肠侧间隙：在游离的髂内动脉末端找到脐动脉及子宫动脉的起始部，分离筋膜及脂肪组织，暴露膀胱侧间隙，在脐动脉与子宫动脉近头侧部分分离筋膜及脂肪组织，暴露直肠侧间隙（图 28-242），分离间隙的同时裸化子宫动脉（图 28-243），暴露子宫深静脉，在其根部切断（图 28-244）。

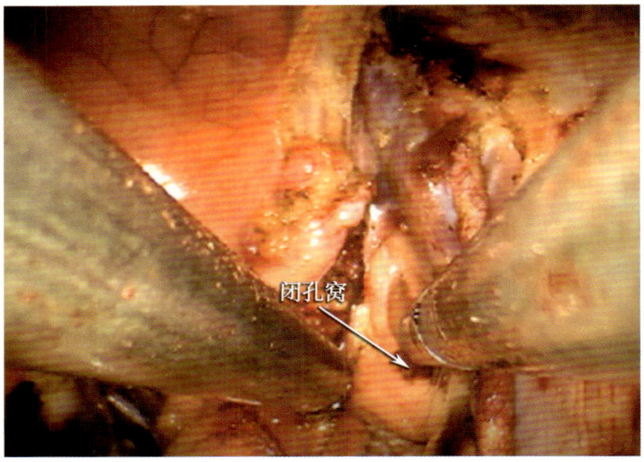

▲ 图 28-238　打开闭孔窝

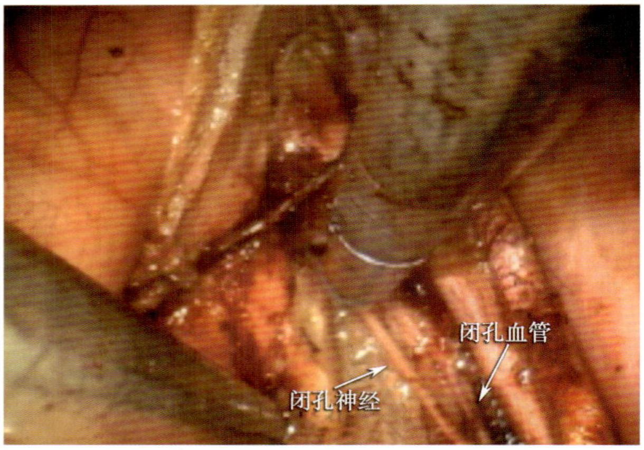

▲ 图 28-239　暴露闭孔神经及下方血管

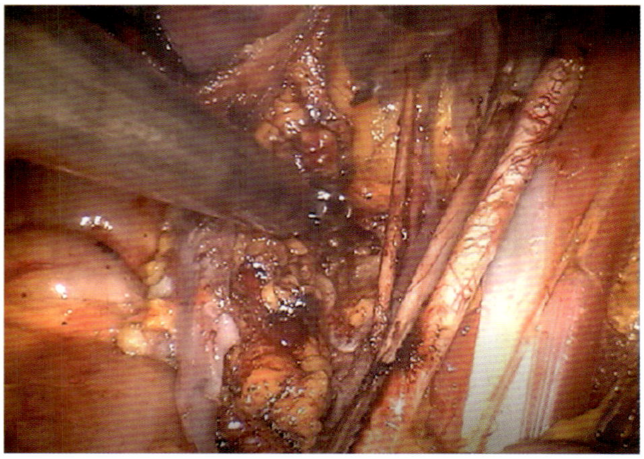

▲ 图 28-240　切除闭孔淋巴结及髂内淋巴结

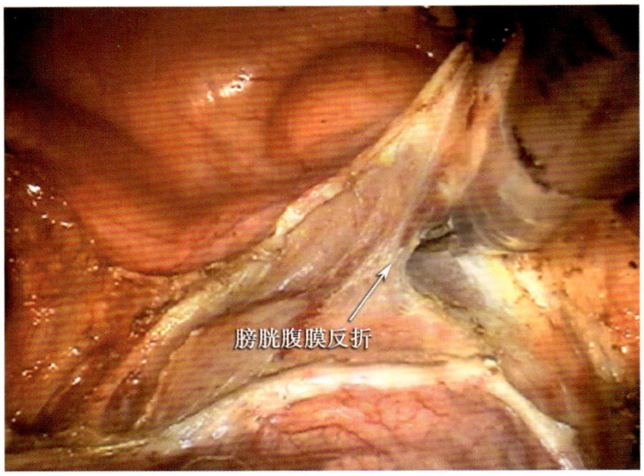

▲ 图 28-241　打开膀胱腹膜反折，下推膀胱

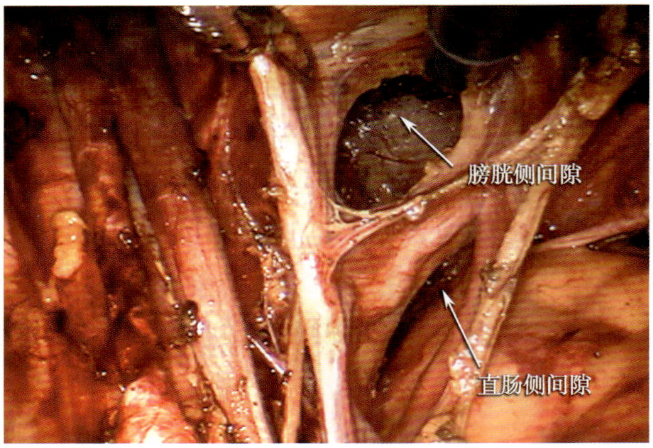

▲ 图 28-242　暴露膀胱侧间隙及直肠侧间隙

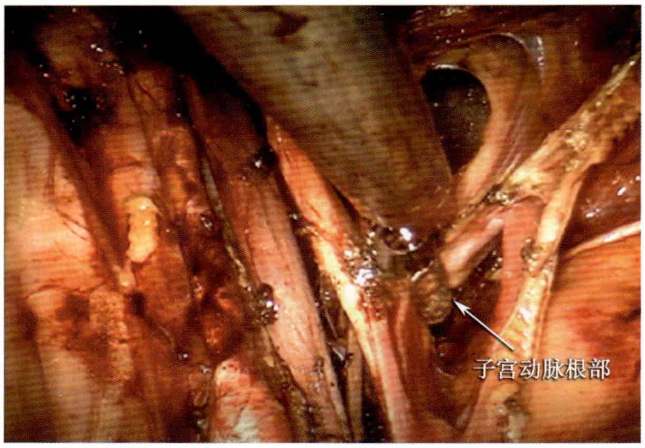

▲ 图 28-243　在子宫动脉根部电凝子宫动脉

（3）分离宫颈及阴道与直肠之间的间隙：打开腹膜，切开直肠与阴道壁之间筋膜组织，紧贴宫颈后方及阴道壁后方将筋膜组织向直肠方向分离，暴露宫颈及阴道壁后方，进而暴露直肠阴道间隙，下推直肠 3cm（图 28-245）。

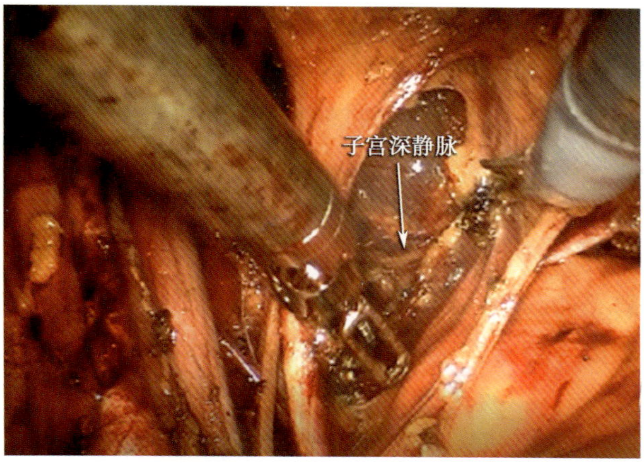

▲ 图 28-244　在子宫动脉根部切断子宫深静脉

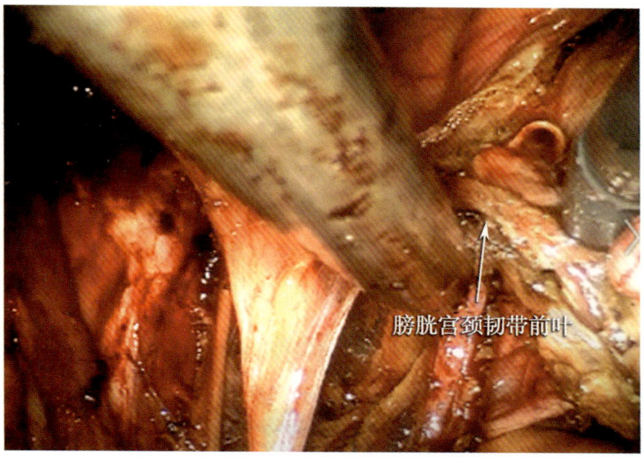

▲ 图 28-246　打通膀胱宫颈韧带前叶出入口

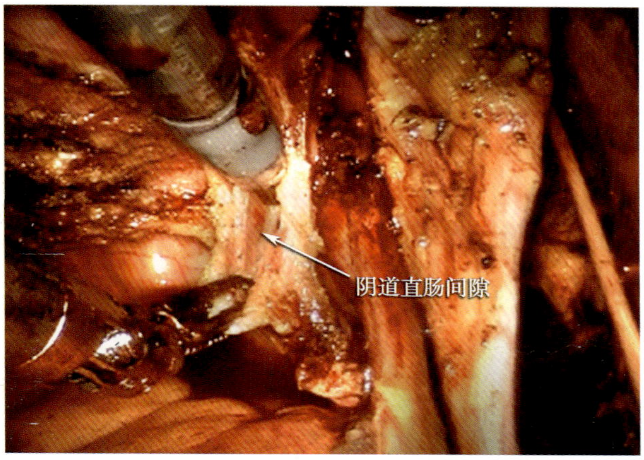

▲ 图 28-245　游离阴道直肠间隙

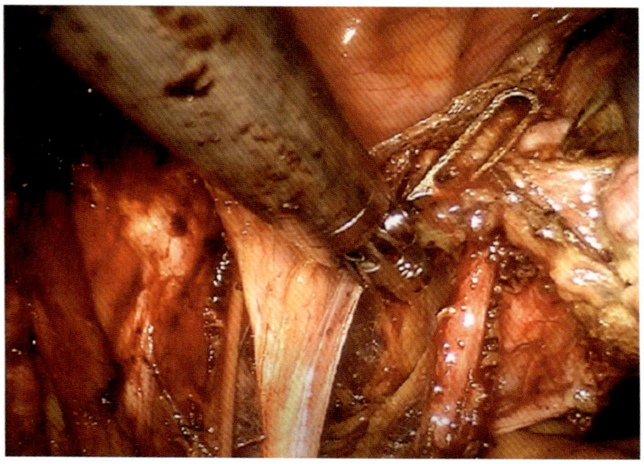
▲ 图 28-247　电凝膀胱宫颈韧带前叶

7. 分离切开膀胱宫颈韧带并游离输尿管　助手提起子宫动脉断端，暴露子宫动脉下方的输尿管，沿血管及输尿管之间间隙钝锐性分离直至输尿管进入膀胱宫颈韧带处，有孔双极镊经膀胱宫颈韧带入口处伸入膀胱宫颈韧带前叶与输尿管之间，钝性分离膀胱宫颈韧带与输尿管之间间隙，并暴露膀胱宫颈韧带出口处，有孔双极镊张开并撑起出口处筋膜组织，单极弯剪切开，此时可将膀胱宫颈韧带入口与出口完全贯穿(图 28-246)，有孔双极镊再次伸入膀胱宫颈韧带前叶并电凝，然后用单极弯剪小心切开膀胱宫颈韧带前叶(图 28-247)。助手用输尿管抓钳牵拉输尿管，暴露输尿管与膀胱宫颈韧带后叶间隙，钝锐性分离间隙，下推输尿管直至膀胱脚处(图 28-248)。

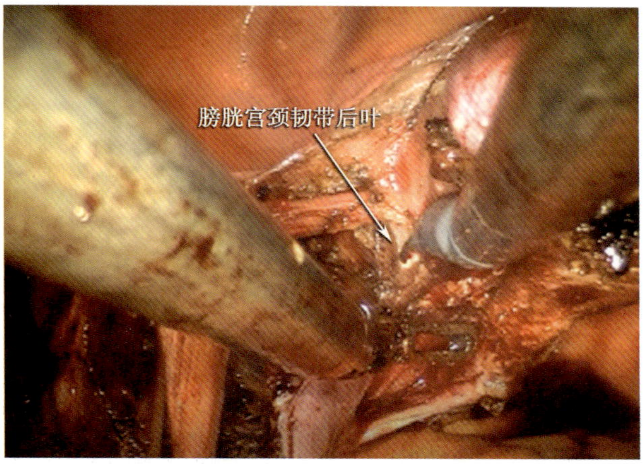

▲ 图 28-248　切开膀胱宫颈韧带后叶

8. 切断子宫骶韧带及主韧带　间隙打开后距宫颈 3cm 处用单极弯剪切断子宫骶韧带(图 28-249)，继续分离主韧带与周围组织间隙，裸化并暴露主韧带（图 28-250），距子宫旁 3cm 处凝切主韧带（图 28-251）。

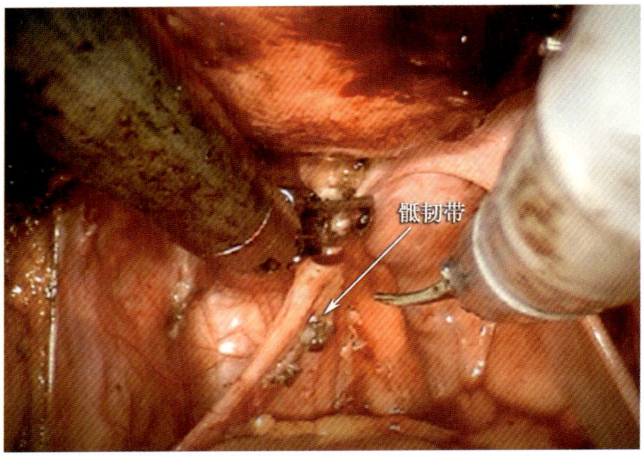

▲ 图 28-249 电凝并切断子宫骶韧带

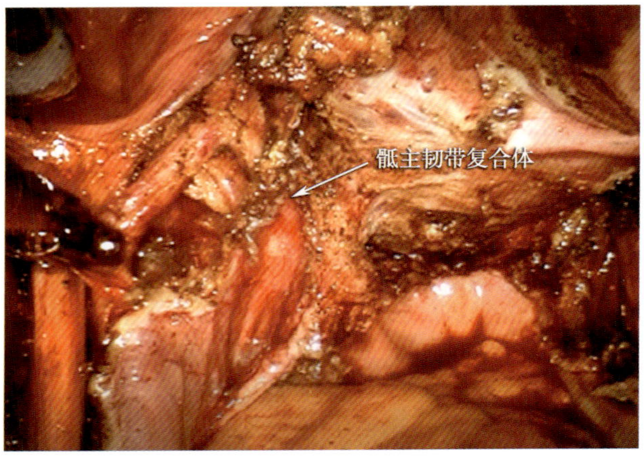

▲ 图 28-250 暴露主韧带

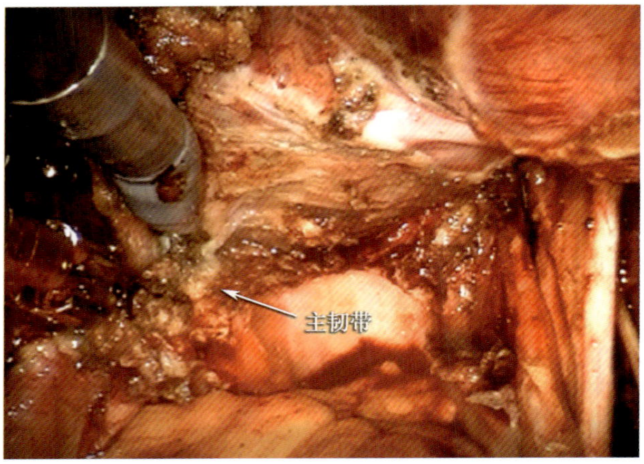

▲ 图 28-251 电凝切断主韧带

9. **切除子宫** 在宫颈下方 3cm 处以可吸收线贯穿阴道前后壁，缝合后打结扎紧（图 28-252），避免切开时盆腔内暴露宫颈；在缝线下方环状切断阴道（图 28-253、图 28-254），子宫随之切除，自阴道取出。

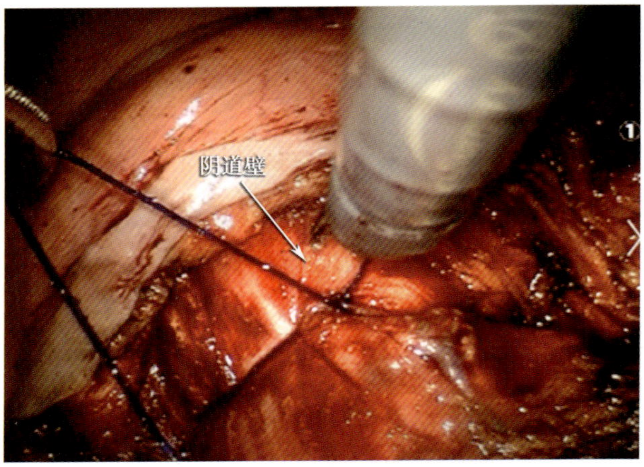

▲ 图 28-252 缝合扎紧阴道壁

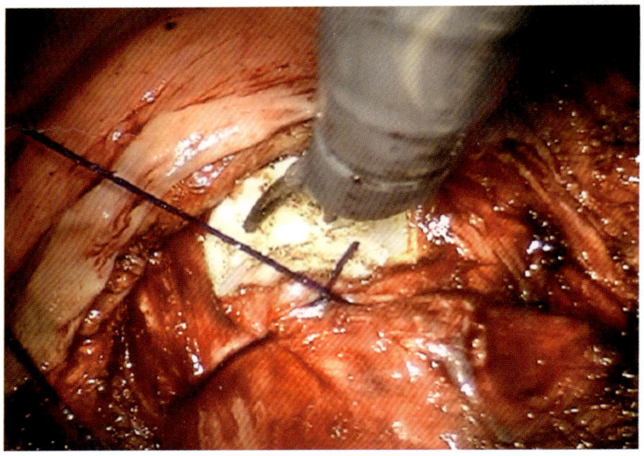

▲ 图 28-253 切开阴道壁

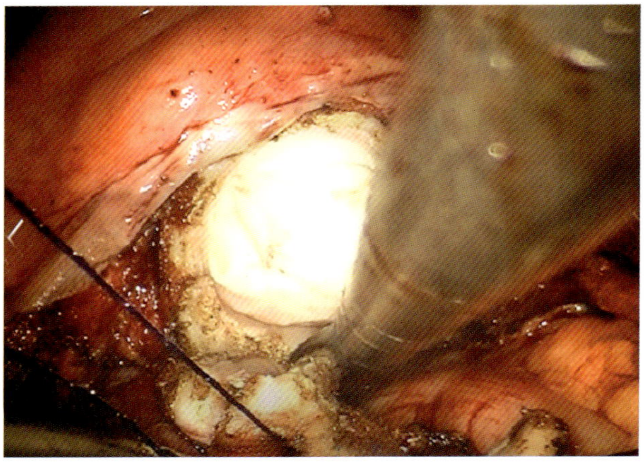

▲ 图 28-254 切除子宫

10. 缝合阴道断端　生理盐水冲洗盆腹腔，倒刺线连续缝合阴道残端。

11. 机器人单孔宫颈癌ⅠA2 期次广泛子宫切除术＋盆腔淋巴清扫术见视频 28-23。

视频 28-23　机器人单孔宫颈癌ⅠA2 期次广泛子宫切除术＋盆腔淋巴清扫术

（二）单孔机器人腹主动脉旁淋巴结切除术手术步骤

子宫内膜恶性肿瘤、早期卵巢癌及部分宫颈癌患者需要行腹主动脉旁淋巴清扫术，单孔机器人同样可以完成，腹主动脉旁淋巴结主要沿腹主动脉及下腔静脉周围分布，主要分为以下几组淋巴结：腹主动脉前及腹主动脉外侧淋巴结（左侧）、腹主动脉后方淋巴结、腹主动脉及下腔静脉间淋巴结、下腔静脉前及下腔静脉外侧淋巴结（右侧）和下腔静脉后方淋巴结。

此外，按腹主动脉旁淋巴结切除位置高低，可分为高位和低位腹主动脉旁淋巴结切除。高位腹主动脉旁淋巴结切除术指从肾静脉到髂总血管中点，完全切除腹主动脉、下腔静脉和肾血管周围的脂肪淋巴结组织；低位腹主动脉旁淋巴结切除术指从肠系膜下动脉水平至髂总血管中点，切除腹主动脉、下腔静脉周围的脂肪淋巴结组织。

对于单孔机器人而言，患者术前做好充分的肠道准备，当机器人放置在患者腿侧时，术者可完成低位腹主动脉旁淋巴结切除，若根据患者病情还需完成高位腹主动脉旁淋巴结切除，可将机器人放置在患者头侧，便于术者完成手术操作，在单孔机器人中主要由以下几个手术步骤组成。

1. 暴露腹主动脉及下腔静脉　单极弯剪轻轻剪开髂总动脉上方腹膜，继续沿腹主动脉表面打开其表面腹膜至肠系膜下动脉上方 2cm 处，有孔双极镊提拉剪开的两侧腹膜，钝锐性分离两侧腹膜，以充分暴露腹主动脉及下腔静脉（图 28-255）。

2. 切除下腔静脉前方淋巴结　助手轻轻提起下腔静脉前方组织，术中用有孔双极镊轻轻分离下腔静脉前方组织与血管间隙，并用单极弯剪切下分离的淋巴组织和脂肪。

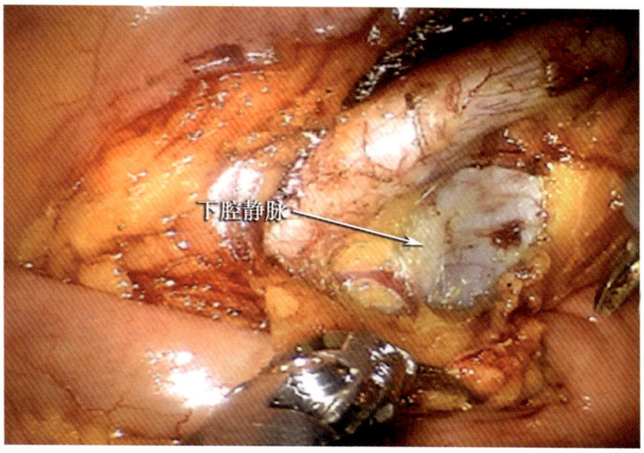

▲ 图 28-255　暴露下腔静脉及主动脉

3. 切除腹主动脉下段前淋巴结　单极弯剪贯穿分离腹主动脉前方组织并切开分离，切开腹主动脉鞘膜，有孔双极镊略微分离脂肪淋巴结组织与血管之间间隙，单极弯剪锐性切开剥离腹主动脉前外侧的脂肪淋巴组织。

4. 切除肠系膜下动脉淋巴脂肪组织　肠系膜下动脉位于腹主动脉下段左侧，在髂总动脉分叉上约 4cm 处，有孔双极镊提起肠系膜下动脉表面脂肪组织，单极弯剪钝锐性分离脂肪淋巴结组织与血管之间间隙并切除，同时沿腹主动脉钝锐性分离脂肪淋巴组织直至髂总动脉分叉处（图 28-256）。

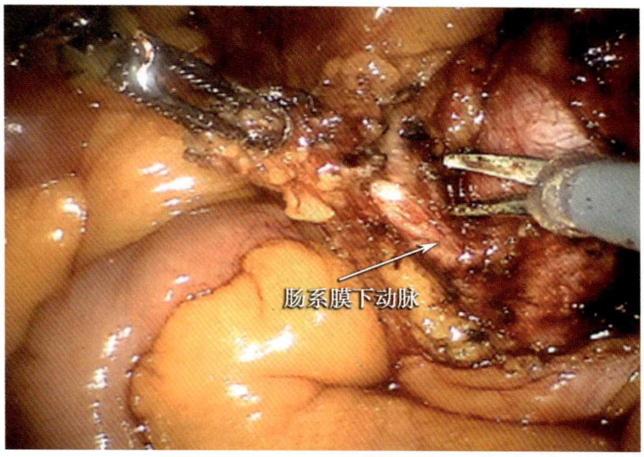

▲ 图 28-256　暴露肠系膜下动脉根部

5. 切除骶前淋巴结　有孔双极镊提起双侧髂总血管内侧及骶岬区淋巴结，钝锐性分离，由外而内，自上而下，游离切除髂总血管下方骶骨前方的脂肪淋巴组织（图 28-257）。

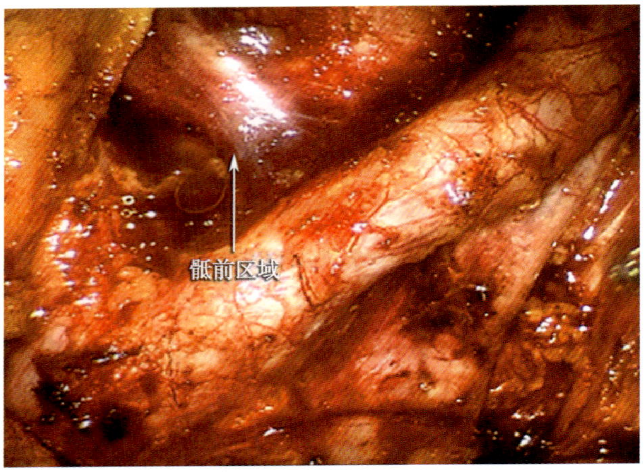

▲ 图 28-257　暴露骶前区域

完成以上部位淋巴切除后，就完成了低位腹主动脉旁淋巴结切除，如因患者病情需要，还需完成高位腹主动脉旁淋巴结切除，可将机器人放置在患者头侧，再行高位腹主动脉旁淋巴结切除。

6. 分离肾血管前组织并切除　助手可用分离钳钳夹并提起后腹膜，单极弯剪剪开腹主动脉表面腹膜组织直至肾静脉水平，有孔双极镊钝锐性分离两侧腹膜以暴露腹主动脉及下腔静脉。助手提起已切开的肾静脉前腹膜，单极弯剪切开血管表面组织，钝锐性暴露脂肪淋巴组织与血管之间间隙，同时注意辨别卵巢血管，完整切除血管周围脂肪淋巴组织。

7. 切除腹主动脉上段淋巴结　有孔双极镊牵拉提起腹主动脉上段脂肪淋巴组织，单极弯剪分离组织与腔血管之间间隙，锐性切除脂肪淋巴结组织。

8. 切除下腔静脉表面淋巴结　将腹主动脉周围淋巴结切除后，有孔双极镊继续钝性分离脂肪淋巴组织与下腔静脉之间间隙，找到间隙后，轻轻提起其表面组织，单极电凝锐性切除下腔静脉表面脂肪淋巴组织，当看到下腔静脉表面小静脉属支时，分离电凝后单极弯剪切断。

在手术过程中术者需仔细操作，避免损伤十二指肠，避免损伤血管造成大量出血，遇到明显淋巴管组织时需仔细凝闭淋巴管组织，避免术后出现乳糜漏。

9. 机器人腹主动脉旁淋巴结清扫术见视频 28-24。

视频 28-24　机器人腹主动脉旁淋巴结清扫术

七、机器人手术的探究与体会

（一）如何减轻机械臂在人体外相互间的干扰

对于达·芬奇机器人而言，体外机械臂的外部结构仍较大，当两个机械臂在人体内操作部位有一定距离时，外部的机械臂会相互靠近，形成干扰和碰撞，影响术者操作。因此，为了减少外部机械臂间的干扰，可选择在脐部做一个 3cm 以上的切口，虽然单孔机器人的脐部切口略大于普通的单孔腹腔镜，但两种大小不一的切口在缝合完成后无明显区别。在妇科恶性肿瘤手术中，一般在脐孔正中做横形切口，因为手术范围包括两侧盆腔，而人体是对称的，故机器人需放置在患者腿侧及人体纵轴上，镜头从脐孔正中进入，两个机械臂从镜头臂两侧进入，呈“折扇状”，此外，就切口的美观性而言，脐孔正中横形切口缝合后的美观性优于脐孔上或脐下的“笑脸切口”。除了切口的大小外，为了最大限度地增大机械臂间的夹角，在套管布局上与传统单孔腹腔镜手术有所不同，可采用多套管的菱形布局单孔多通道装置。镜头臂位于菱形结构上方，两条机械臂位于菱形结构两侧，辅助器械从菱形结构下方进入，从而减少外部器械间的相互干扰。在术者进行大幅度操作时，尤其在转换操作术野时，机器臂在操作中彼此间夹角很小，有时仍然无法克服外部器械相互干扰的状态，此时可以通过同时移动镜头和两条机械臂来解决。该操作特点类似于“将人的前臂捆在一起，双手配合干活”的状态，形成整体移动。

（二）如何减轻机械臂在人体内相互间的干扰

普通单孔腹腔镜的操作难点在于操作中难以克服的“筷子效应”，可以理解为器械臂在人体内相互间的干扰，严重影响手术的完成。在单孔机器人手术中，因为两条机械臂靠近，操作空间狭小，同样存在该问题。为了克服“筷子效应”，可以利用机械臂末端的腕式运动功能使器械在一个较小的范围内形成三角操作的模式。术者在操作中，需要像实施显微手术一样进行操作，尽可能利用个人手腕操作在一定范围内建立操作三角，避免手臂的大幅摆动和调整，并避免两条机械臂之间的交叉。当术中需要助手放置辅助器械协助手术时，可由助手调节手术机械臂，辅助器械借助菱形结构的后三角在两条机械臂之间进入体内，避免与其余器械交叉，必要时可将其中一条手术机械臂撤出视野或手术范围，保留一条手术机械臂在手术范围内，以避免辅助器械因体外机器臂的干扰无法进入指定区域。妇科恶性肿瘤手术范围较大，单孔机器人不能像普通机器人手术那样进行大范围的调节，术中可将手术范围分为几个部分，划区域操作机器人手术，当完成一部分区域的手术后，可由助手调节镜头臂和手术机械臂至下一个操作区域，完成接下来的手术，依次类推，从而完成整个手术。

总之，单孔机器人的操作技巧或特点就是“将人的前臂捆在一起，双手配合干活”，机械臂灵活的腕式运动功能可降低单孔机器人的手术难度，术者在操作中需加强与助手的沟通和交流，动作轻柔，多利用手腕的运动，减少大范围的手臂运动。

八、手术并发症及处理

详见第二十八章第十三节相关内容。

（唐均英　刘晓军　高京海）

第十节　机器人子宫内膜癌手术

随着科技的进一步创新，机器人手术随之而来。研究显示在妇科恶性肿瘤（子宫内膜癌、宫颈癌、卵巢癌）中机器人手术有着术中出血量少、淋巴结清扫数量多、术后住院天数短等优点。2002 年 Diaz A 等首次报道了达·芬奇机器人系统进行子宫内膜癌的分期手术。2014 年美国有超过 5 万例诊断为子宫内膜癌的患者，而子宫内膜癌是机器人手术平台应用最多的妇科恶性肿瘤，约 24% 的子宫内膜癌手术是由机器人手术完成的，未来机器人手术的使用率会继续增加。其延续了传统腹腔镜手术的优点，同时视觉及可腕转器械的优势弥补了腹腔镜的不足和局限性，目前已在子宫内膜癌手术治疗中得到了很好的应用。我国机器人手术开展较晚，国内在 2010 年首次报道将机器人技术应用于子宫内膜癌的治疗。外科手术作为治疗子宫内膜癌的首选方法，从开放术式、传统腹腔镜手术到机器人辅助的腹腔镜手术，其方式发生了很大的变化。本节主要阐述机器人在子宫内膜癌分期手术中的应用。

一、手术适应证和禁忌证

详见第十六章第二节内容。

二、手术范围

Ⅰ期：全子宫 + 双附件切除 + 手术分期。

Ⅱ期：全子宫双附件或根治性子宫切除 + 双附件切除 + 手术分期，手术范围根据术前和术中发现而定，鼓励多学科专家确定。

Ⅲ期和Ⅳ期：全子宫 + 双附件切除 + 手术分期 / 减瘤术。

三、机器人子宫内膜癌手术方法与步骤

1. 患者体位　通常采用大腿低平或大腿位置可调节的膀胱截石位，患者臀部应超出手术床沿 8~10cm，方便经阴道手术操作和举宫。

2. 消毒铺巾、留置导尿管。

3. 穿刺孔布局　由于子宫内膜癌常规需要切除腹主动脉旁淋巴结，因此镜头孔建议在脐上两指，或距手术区域约 20~22cm。穿刺成功后注入 CO_2 至气腹压力达到 12~14mmHg，建立人工气腹。患者取头低脚高位（Trendelenburg 位），置入镜头，在腔镜监视下，沿镜头孔分别排布机械臂孔及辅助孔（图 28-258、图 28-259）。

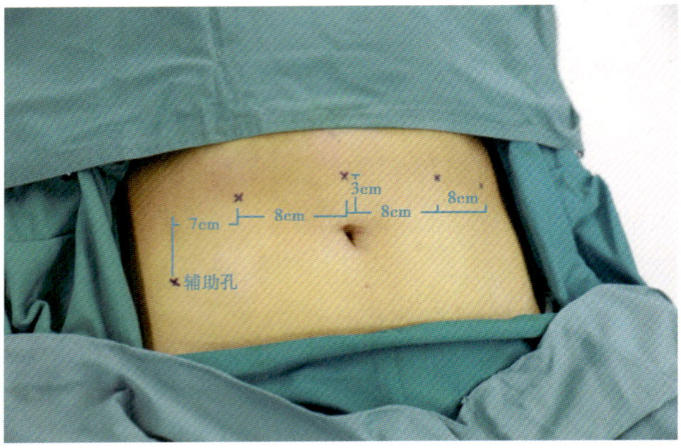

▲ 图 28-258　多孔打孔布局

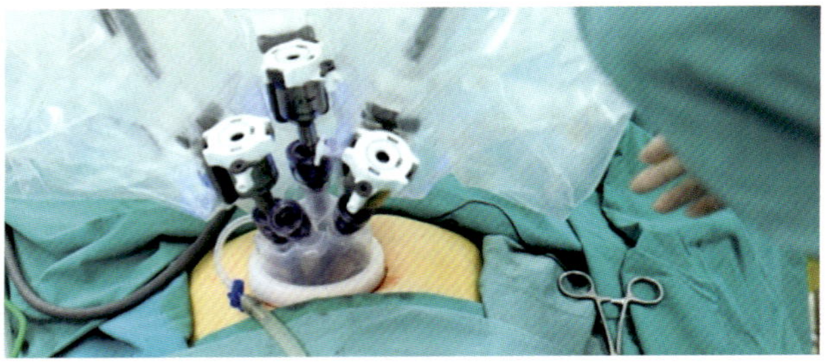

▲ 图 28-259　机器人辅助单孔手术通道建立

术前布孔（单孔）见视频 28-25，术前布孔（多孔）见视频 28-26。

视频 28-25　术前布孔（单孔）

视频 28-26　术前布孔（多孔）

4. 放置举宫杯　经阴道放置举宫杯以操纵子宫，放置过程中应注意宫腔方向和宫颈管紧张度，避免宫颈撕裂出血和子宫穿孔（图 28-260）。

5. 盆腹腔探查　镜下全面探查腹腔内腹膜、横膈、肝、胆、脾、胃、肠、网膜、阑尾、子宫、附件情况，分离粘连，明确有无肉眼可见转移病灶，初步确定手术分期，从而确定手术范围（图 28-261）。

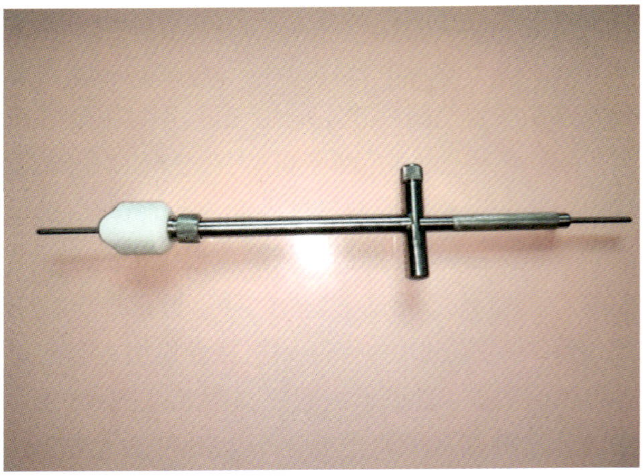

▲ 图 28-260　举宫杯

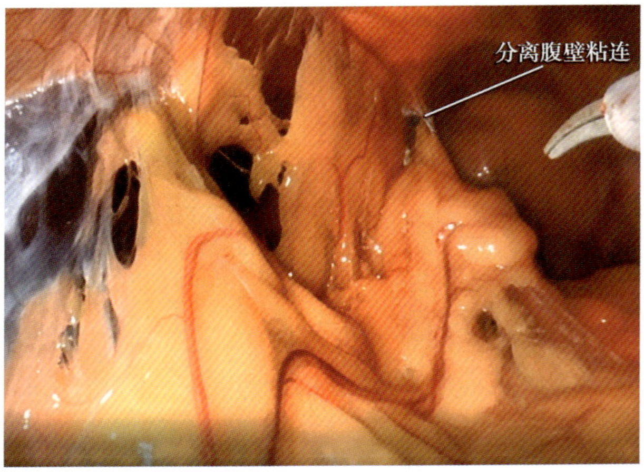

▲ 图 28-261　分离腹壁粘连

6. 腹腔冲洗液留取　生理盐水冲洗腹腔、盆腔腹膜及子宫、卵巢和输卵管表面，抽取直肠窝内冲洗液 100ml 送细胞学检查（图 28-262）。

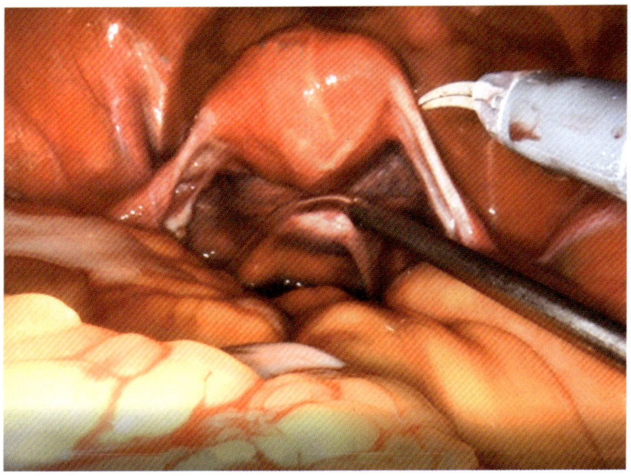

▲ 图 28-262　留取腹腔冲洗液

7. 凝闭输卵管　于输卵管峡部距离宫角约1cm处，有孔双极镊电凝凝闭输卵管（图28-263）。

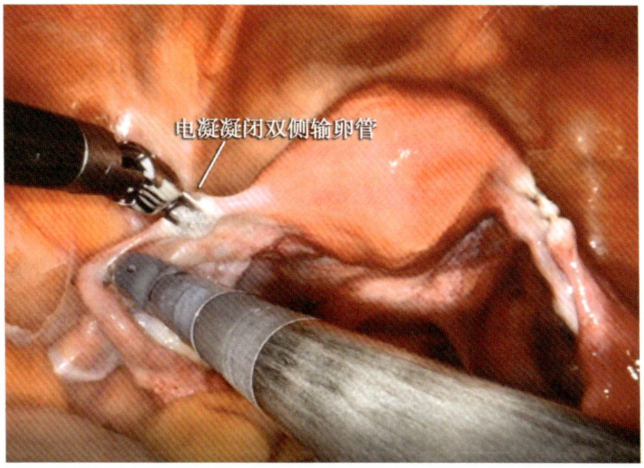

▲ 图28-263　凝闭输卵管

8. 卵巢血管高位结扎　看清输尿管走行，单极弯剪打开骨盆漏斗韧带表面腹膜，辨识输尿管后，homelock夹夹闭骨盆漏斗韧带血管后单极弯剪切断（图28-264）。

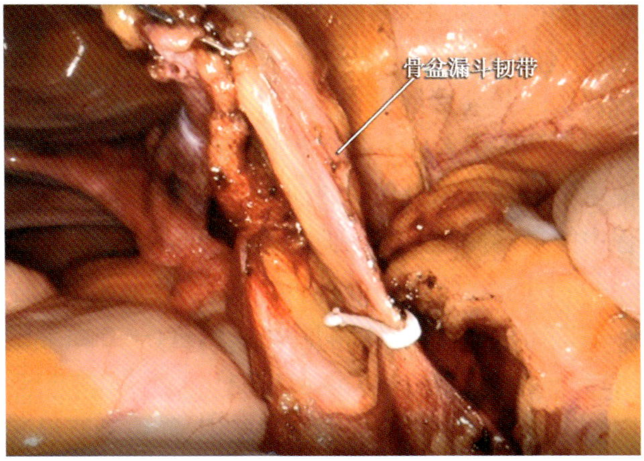

▲ 图28-264　卵巢血管高位结扎

9. 淋巴结评估　需评估盆腔淋巴结±腹主动脉旁淋巴结，淋巴结切除术是分期手术的重要部分。需切除腹主动脉旁淋巴结并达肠系膜下动脉水平，深肌层浸润、高级别癌、浆液性腺癌、透明细胞腺癌和癌肉瘤尽可能达肾血管水平。首选前哨淋巴结活检。腹主动脉旁淋巴结切除手术步骤参考第二十八章第九节机器人宫颈癌手术中的淋巴结清扫内容。

10. 骶前淋巴结切除　在腹主动脉分叉处下方，沿两侧髂总动脉内侧打开动脉鞘，分离左侧髂总静脉与前方淋巴结和脂肪组织间隙，逐步向下向两侧分离该间隙，直至骶骨岬前方，切断该处下方的淋巴结及脂肪组织。

11. 全子宫切除手术步骤　参考第二十八章第五节机器人子宫切除术。

12. 切除的子宫及淋巴结从阴道取出　若子宫大难以顺利从阴道取出，需进行取物袋套袋后粉碎取出，尽可能不要穿透宫腔，谨防肿瘤细胞扩散（图28-265）。

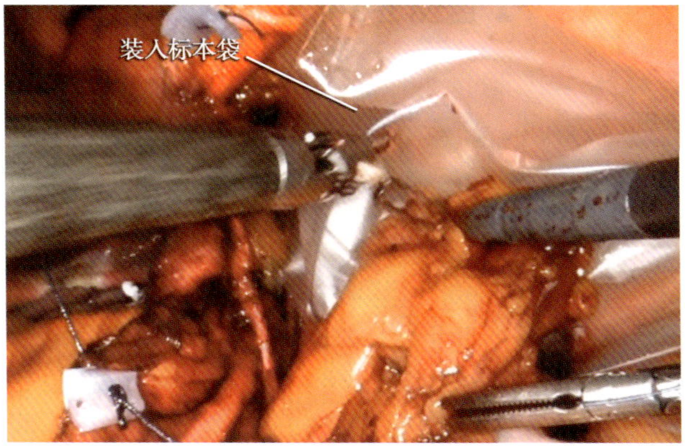

▲ 图28-265　将淋巴结置入标本袋中取出

13. 大网膜活检　适用于Ⅱ型子宫内膜癌，切除部分大网膜并自阴道取出（图28-266）。

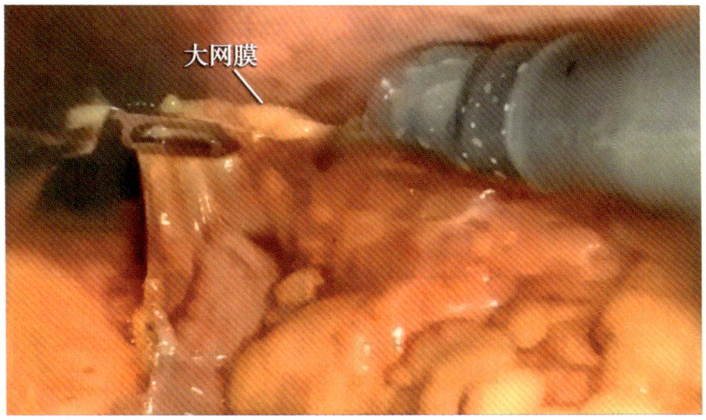

▲ 图28-266　大网膜活检

14. 缝合阴道残端　用2-0可吸收线或倒刺线连续缝合关闭阴道残端（图28-267）。

15. 冲洗盆腹腔，留置引流管（图28-268），排净腹腔内CO_2气体，缝合关闭穿刺口，结束手术。

16. 机器人辅助全子宫+双附件切除术（单孔）见视频28-27，机器人辅助子宫内膜癌全面分期

polymerase, PARP]抑制剂维持治疗成为新的治疗模式。早期卵巢癌局限于卵巢而无局部或远处转移, FIGO 指南推荐进行全面分期手术。推荐晚期卵巢癌患者行初次肿瘤细胞减灭术(primary cytoreductive surgery, PCS)和术后以铂类为主的联合化疗。残余肿瘤病灶直径<1cm,尽量达到无肉眼残留病灶 R0,满意的肿瘤细胞减灭术是决定晚期卵巢癌患者预后的独立危险因素,也是肿瘤细胞减灭术的目标;但当患者临床症状较为严重、全身状态差、术前高危因素多、难以耐受手术或手术难以达到满意的肿瘤细胞减灭术时,可选择新辅助化疗(neoadjuvant chemotherapy, NACT)和间歇性肿瘤细胞减灭术(interval cytoreductive surgery, ICS)治疗。既往手术主要以开腹手术为主,近年来开展的微创手术,患者术后恢复方面表现出明显的优势。本节重点讲述机器人手术系统在早期卵巢癌及评估筛选后晚期卵巢癌手术的操作应用。

一、机器人早期卵巢癌全面分期手术

只有约 15%~20% 的卵巢癌患者可在早期诊断, FIGO 推荐全面分期手术的范围包括子宫切除术、双侧附件切除术、大网膜切除、盆腔及腹主动脉旁淋巴结切除术,腹膜多点活检和阑尾切除术(卵巢黏液性肿瘤初次手术阑尾外观有异常时)。全面分期手术是肿瘤的重要预后因素,手术入路包括开腹手术和微创手术(腹腔镜手术和机器人手术),但前者存在创伤大、出血量多、并发症发生率高、术后恢复时间长、切口愈合不良等导致术后住院时间长的缺点。1994 年 Querleu 和 LeBlanc 首次报道早期卵巢癌腹腔镜全面分期术,随后,腹腔镜相对于开腹手术的优势得到了充分的证实,包括术中视野更直观、切口小、术中出血少、围手术期并发症发生率低、术后疼痛轻和恢复快等,因此微创技术在低度恶性或早期卵巢癌分期手术中的应用越来越广泛。然而,腹腔镜的局限性也逐渐被发现:二维平面视野,解剖结构不立体而出现手术盲区,直手术器械难以满足深部及狭小空间下的操作要求;助手扶镜,无法保证视野的清晰稳定,给主刀操作带来不便,增加了损伤发生和手术时间延长的可能。达·芬奇机器人手术系统在 2005 年被 FDA 批准应用于妇科手术,其高清的三维放大视野使组织和血管的暴露更加清晰,灵活的内腕系统和过滤人手震颤等优势可在复杂的解剖结构以及狭小的解剖间隙中进行精细操作,打破了传统腹腔镜的局限,使其应用得到迅速推广。研究表明,机器人早期卵巢癌分期手术是安全有效的,且与传统腹腔镜手术相比在围手术期指标和肿瘤预后方面没有显著差异。

(一)适应证和禁忌证

详见第十七章第二节相关内容。

(二)术前准备

术前均完善血常规、肝肾功能、电解质、传染病、肿瘤标志物、心电图、胸部 X 线检查、腹部彩超、全腹 CT、消化道造影或内镜等检查,如有条件均建议行 PET/CT 检查,了解全身情况。高龄患者或怀疑有心肺功能疾病患者必要时行心肺功能和下肢静脉血栓检查,术前病理确诊或术前高度可疑并有术中快速冰冻结果。

阴道冲洗或擦洗、肠道准备,术前备皮、清洁脐孔、抗生素皮试、申请备血,术前清洁灌肠。

(三)手术步骤

1. 常规消毒、铺巾、留置导尿管、置入举宫杯。

2. 穿刺孔布局 由于早期卵巢癌分期手术常规需要切除大网膜、腹主动脉旁淋巴结,范围涉及整个盆腹腔,因此镜头孔建议在患者脐上 2~3 指,或距手术区域约 20~22cm,穿刺成功后注入 CO_2 至气腹压力达到 12~14mmHg,建立人工气腹。患者取头低脚高位(Trendelenburg 体位),多为头低 30°~40° 的极低体位,需放置肩托,谨防患者滑落(图 28-269)置入镜头,在腔镜监视下,沿镜头孔分别排布机械臂孔及辅助孔。

(1)达·芬奇 Si 系统辅助孔排布:1 臂及 2 臂多对称分布在镜头孔两侧,与镜头孔的垂直距离为 8~10cm,呈 10°~15° 扇形排布,术中如需应用 3 臂,则根据主刀医生习惯,放置在 1 臂或 2 臂的外侧,穿刺孔间距同上。助手辅助孔放置在 3 臂的对侧,辅助孔 1 在镜头及机械臂之间,在两者的中垂线上 5~8cm,辅助孔 2 在机械臂与患者大腿之间,一般在麦氏点或反麦氏点的位置。防止各机械臂相互碰撞,保障所有机械臂均有足够的活动空间。然后放置相应的操作器械,1 臂为单极切割器械,单极弯剪或电钩，2臂为双极电凝器械、有孔双极镊或Maryland双极镊，3臂为辅助牵拉器械，cadiere镊（图28-270）。

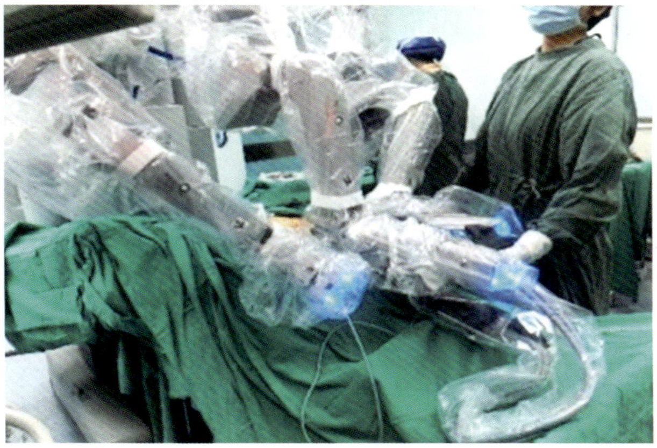

▲ 图28-269　Trendelenburg体位

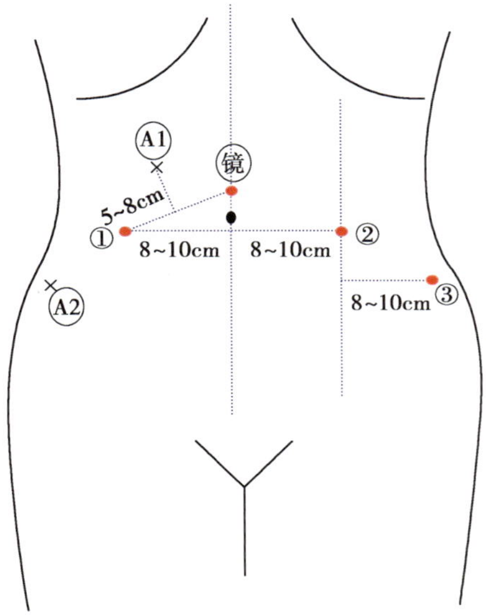

▲ 图28-270　达·芬奇打孔示意图

（2）达·芬奇Xi系统辅助孔排布：镜头孔通常为3臂，2臂及4臂对称分布在镜头孔两侧，与镜头孔垂直距离为8~10cm，直线排布，如术中需要cadiere镊，则将1臂置于2臂外侧，穿刺间距孔同上（若习惯cadiere镊位于右侧，则2臂为镜头孔，1臂及3臂为操作臂，4臂为cadiere镊）。助手辅助孔同达·芬奇Si。防止各机械臂相互碰撞，保障所有机械臂均有足够的活动空间。然后放置相应的操作器械，同样，主刀医生左手操作臂为双极电凝器械，右手操作臂为单极切割器械，cadiere镊为辅助牵拉器械（图28-271、图28-272）。

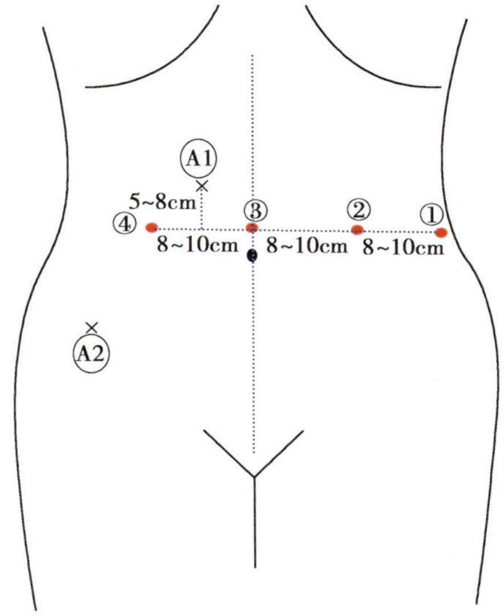

▲ 图28-271　达·芬奇Xi打孔示意图（左侧牵拉臂）

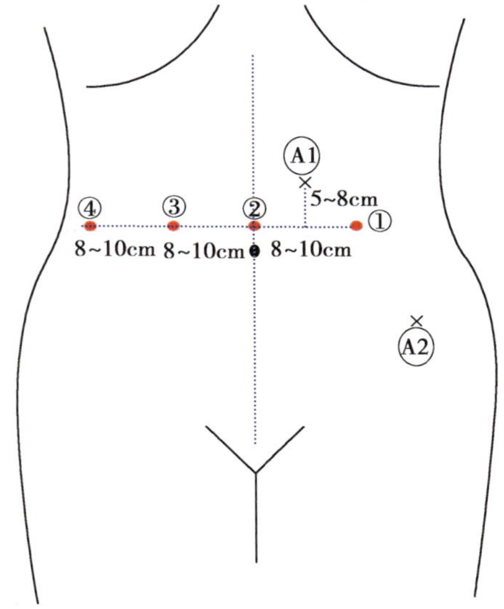

▲ 图28-272　达·芬奇Xi打孔示意图（右侧牵拉臂）

实际的布孔及穿刺孔个数可依据患者体形及实际病情和主刀医生经验习惯而定。

3. 具体手术步骤

（1）腹水检查：进入腹腔后，抽吸腹水或腹腔冲洗液行细胞学检查。

（2）盆腹腔探查：对全腹腔脏器及腹膜表面进行全面探查，以了解肿瘤有无转移种植和浸润的范围及程度，可能潜在转移的腹膜组织或粘连组织都要切除或病理活检；如果没有可疑病灶，则行腹膜随机活检并至少包括双侧盆腔、双侧结肠旁沟、膈下细胞学取样和病理学检查。消化道探查应包括胃、小肠、结肠和肠系膜表面，腹膜后探查主要沿腹主动脉及髂血管走行详细探查，以发现有无肿大淋巴结。上腹部探查除针对网膜受累情况外，应仔细了解肝脏、脾脏和横膈有无转移或种植。

(3) 分离粘连：如有粘连，则先钝锐性分离粘连，恢复盆腹腔各器官、组织的正常解剖位置和结构，以免操作损伤邻近器官或组织。

(4) 大网膜切除：早期卵巢癌大网膜处理仅需切除横结肠以下的网膜。有孔双极镊寻找暴露横结肠(图 28-273)，并钳夹提起横结肠处大网膜，上提，辨清胃、横结肠、大网膜和胃大弯动脉弓(图 28-274)，助手协助钳夹大网膜，有孔双极镊电凝大网膜血管后，单极弯剪剪开网膜囊(图 28-275)，使大网膜与横结肠之间的腹膜移行处显露出来，沿结肠后带自大网膜后叶与横结肠腹膜移行处从右向左剪开，先有孔双极镊电凝，再单极弯剪剪开，直至结肠脾曲(图 28-276)，小心横结肠转行降结肠处损伤肠管。再回到打开网膜囊处，同法由左向右切除大网膜至结肠肝曲(图 28-277)。

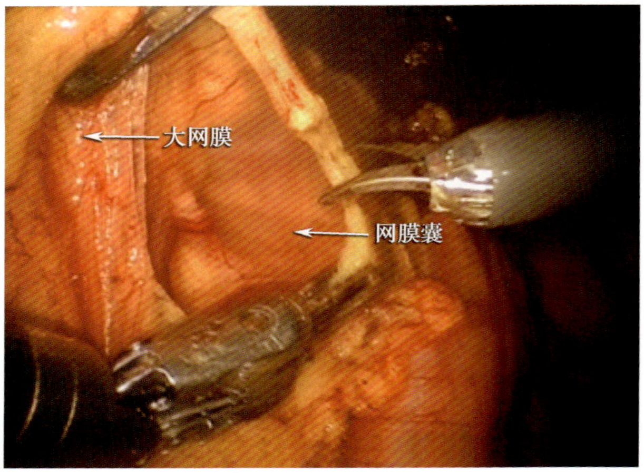

▲ 图 28-275　单极弯剪剪开网膜囊

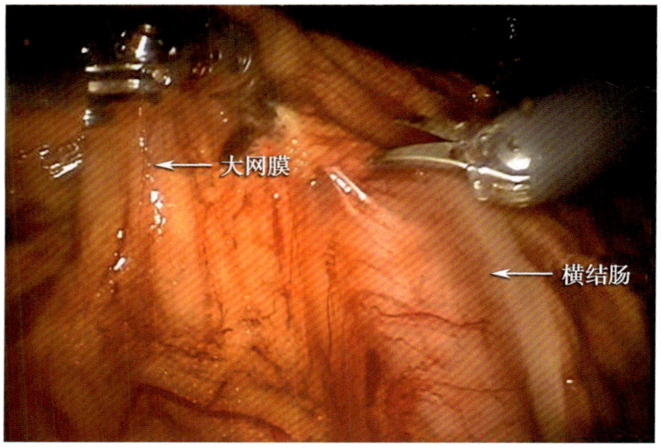

▲ 图 28-273　寻找暴露横结肠

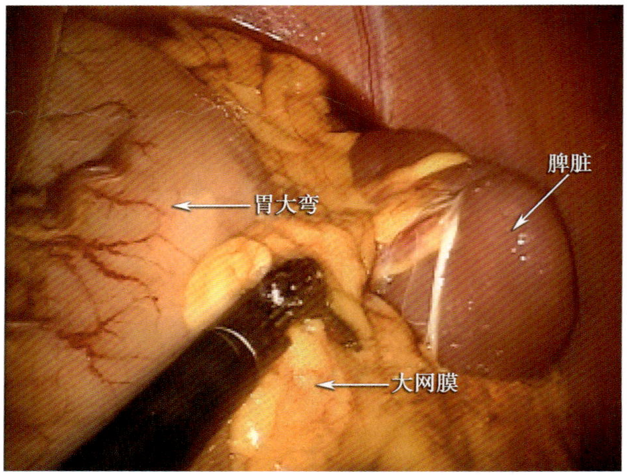

▲ 图 28-276　切除大网膜至结肠脾曲

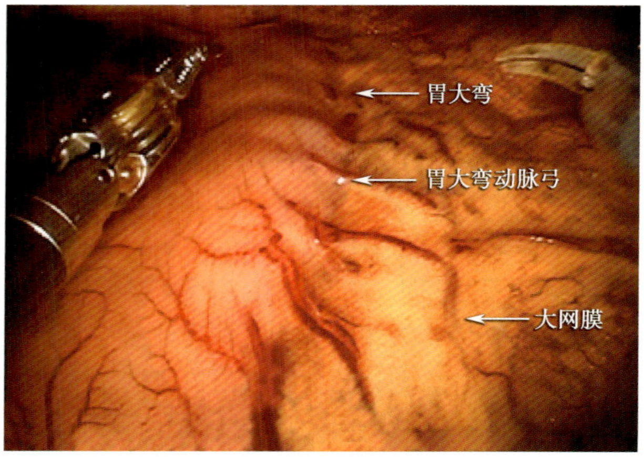

▲ 图 28-274　寻找暴露胃大弯动脉弓

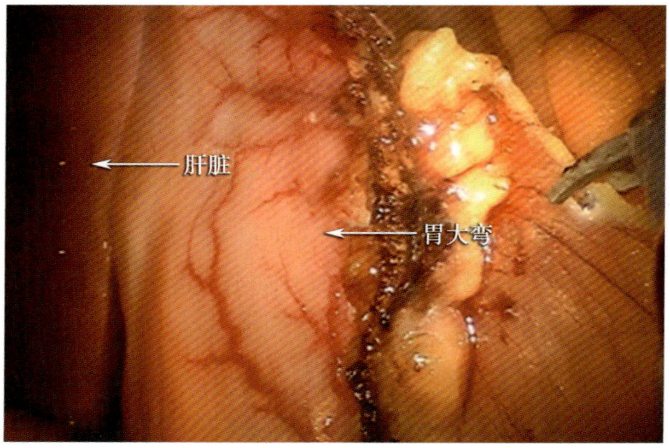

▲ 图 28-277　切除大网膜至结肠肝曲

(5)机器人早期卵巢癌分期手术(大网膜+阑尾)见视频 28-29。

视频 28-29　机器人早期卵巢癌分期手术(大网膜+阑尾)

(6)腹主动脉旁淋巴结切除:切除位于下腔静脉和腹主动脉表面及两侧的脂肪淋巴组织,至少达肠系膜下动脉水平(a 水平)(图 28-278),尽可能达到肾静脉水平(b 水平)(图 28-279)。cadiere 镊及助手协助拨开肠管,暴露后腹膜,沿腹主动脉表面逐层单极弯剪或电铲打开腹膜和血管鞘,向下沿血管走行打开腹膜直至髂总动脉分叉处。cadiere 镊能使视野暴露更好,操作及视野更加稳定,协助暴露打开左侧腹膜直至肠系膜下动脉水平,若切除肾血管水平的腹主动脉旁淋巴结,则延长腹膜切口直至十二指肠横部下缘(图 28-280),打开血管鞘暴露横跨在腹主动脉表面的左肾静脉,分离腹主动脉左旁脂肪组织,暴露左侧输尿管并拨开(图 28-281),单极弯剪切除腹主动脉和左侧输尿管之间的脂肪淋巴组织,暴露腰动静脉(图 28-282)。助手协助牵拉右侧腹膜,暴露下腔静脉,单双极配合,剥离下腔静脉表面及周围的淋巴结,遇到小的滋养支,有孔双极镊电凝后单极弯剪剪断(图 28-283),直至髂总动脉分叉处,分离输尿管并推开。

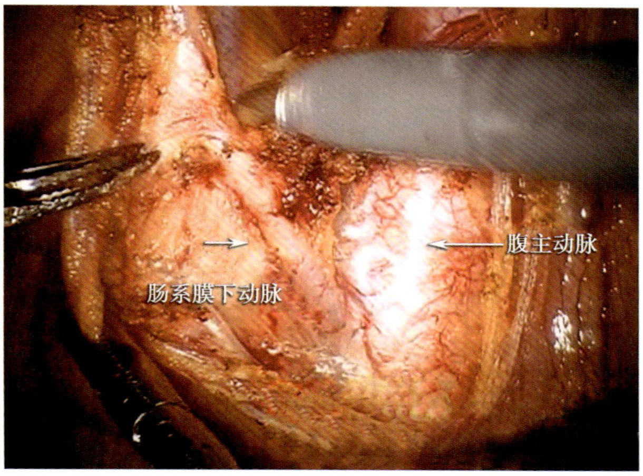

▲ 图 28-278　切除腹主动脉旁淋巴结至肠系膜下动脉水平(a 水平)

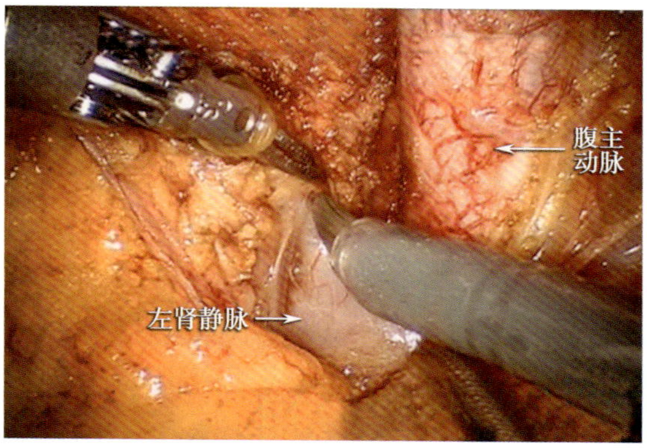

▲ 图 28-279　切除腹主动脉旁淋巴结至肾血管水平(b 水平)

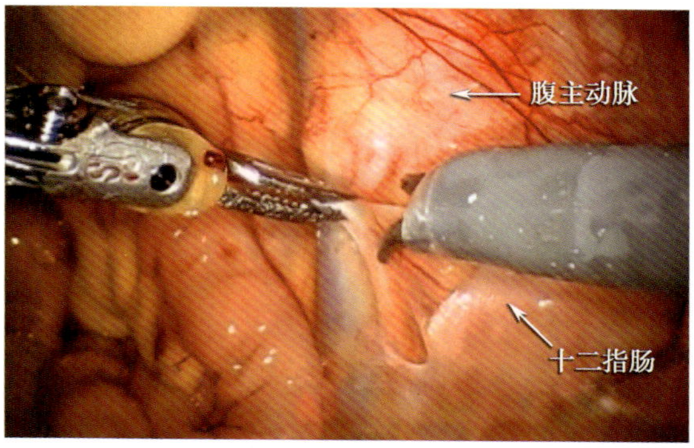

▲ 图 28-280　找到十二指肠,沿腹主动脉打开腹膜

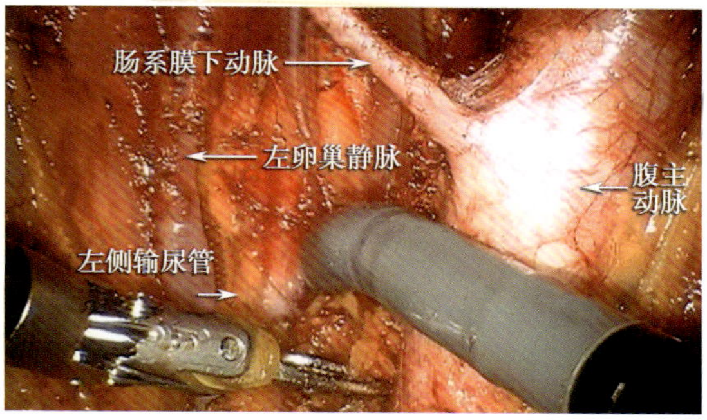

▲ 图 28-281　暴露左侧输尿管

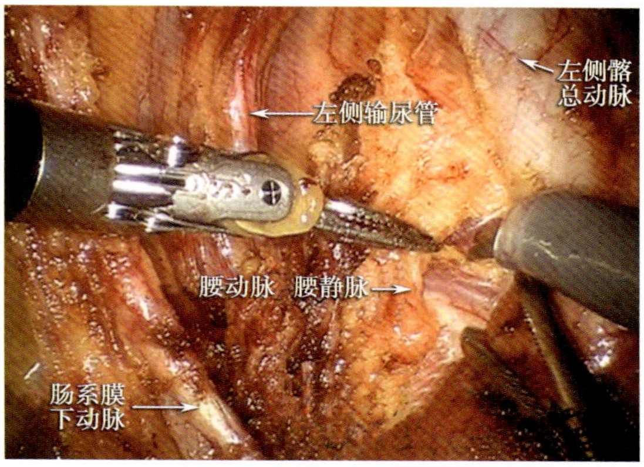

▲ 图 28-282　暴露腰动静脉

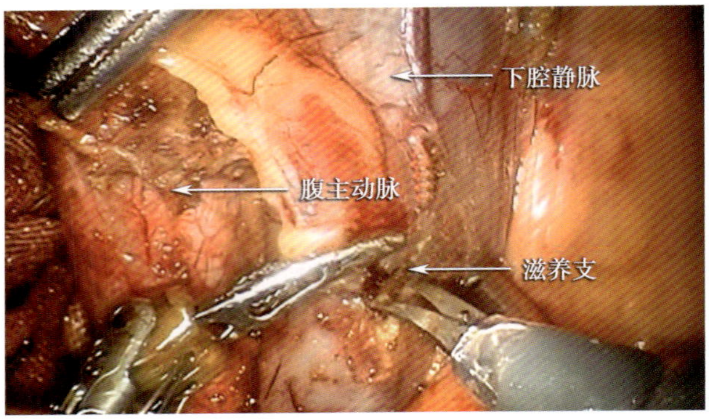

▲ 图 28-283 凝切下腔静脉滋养支

骶前淋巴结切除：单极弯剪向下打开腹主动脉淋巴结腹膜切口至骶骨岬水平，沿双侧髂总动脉内侧缘分离切除骶前区域淋巴结，暴露左侧髂总静脉及骶正中静脉，游离切除血管表面及骶骨表面的脂肪淋巴组织（图 28-284）。

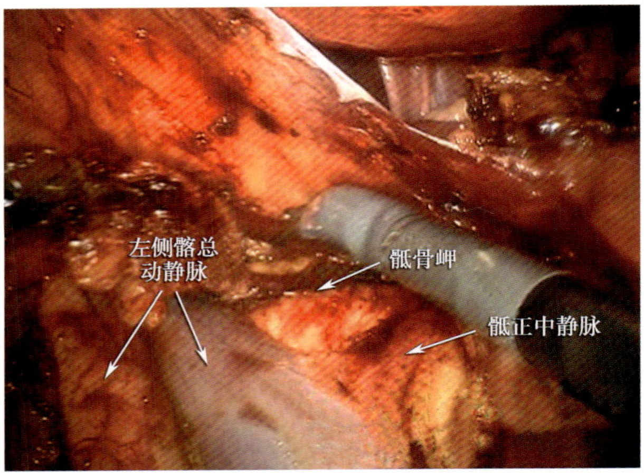

▲ 图 28-284 切除骶前淋巴结

（7）盆腔淋巴结切除：下界为旋髂深静脉，外界为腰大肌和髂外血管交界处，内界为输尿管外侧缘，包括髂内淋巴结、髂外淋巴结、髂总淋巴结、闭孔淋巴结及腹股沟深淋巴结。沿右侧髂总动脉分叉处单极弯剪打开的腹膜继续向下，游离右侧骨盆漏斗韧带，推开输尿管（图 28-285），助手协助拨开避免损伤；向下游离右侧骨盆漏斗韧带并高位结扎（图 28-286），打开髂外动脉血管鞘直至圆韧带入腹膜外处，有孔双极镊凝闭，单极弯剪切断圆韧带，沿圆韧带打开阔韧带直至宫颈旁，暴露侧脐韧带，cadiere 镊提拉侧脐韧带，暴露闭孔区域，闭孔神经及闭孔动静脉（图 28-287）。沿髂总动脉分叉处向下打开血管鞘直至旋髂深静脉（图 28-288），整块切除该范围内所有的脂肪淋巴组织并装取物袋（图 28-289）。

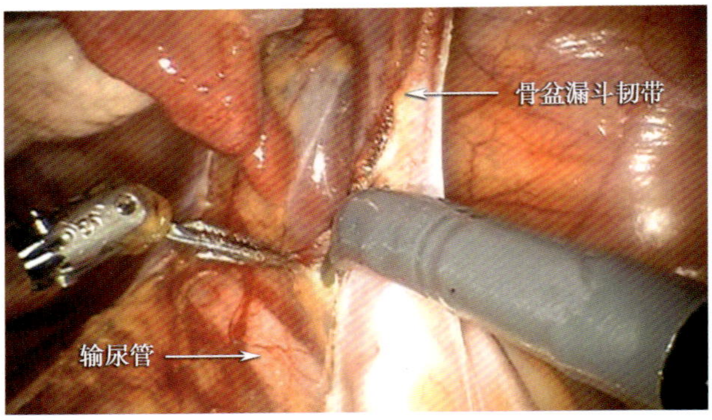

▲ 图 28-285 游离右侧骨盆漏斗韧带，推开输尿管

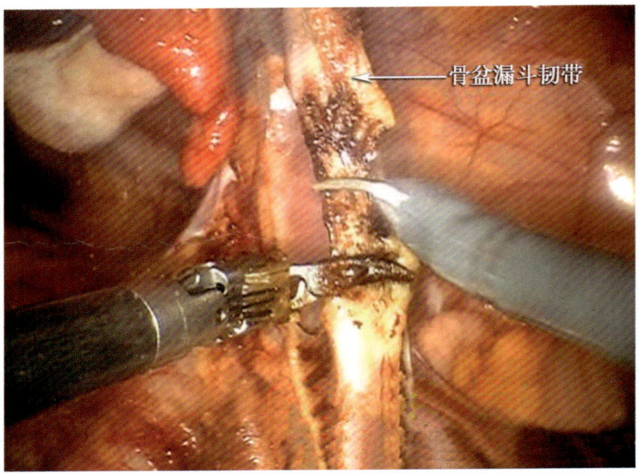

▲ 图 28-286 高位结扎右侧骨盆漏斗韧带

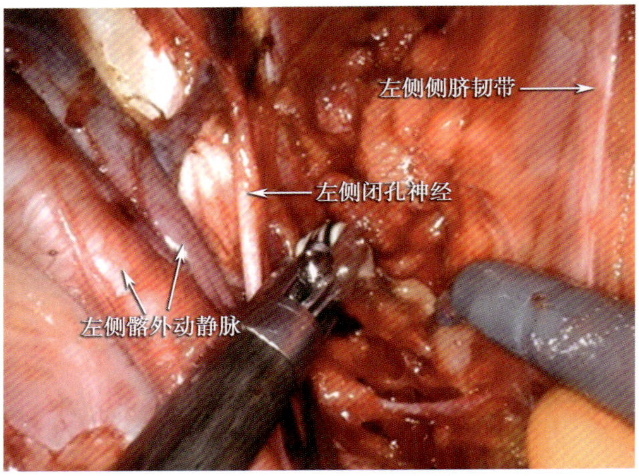

▲ 图 28-287 暴露闭孔神经

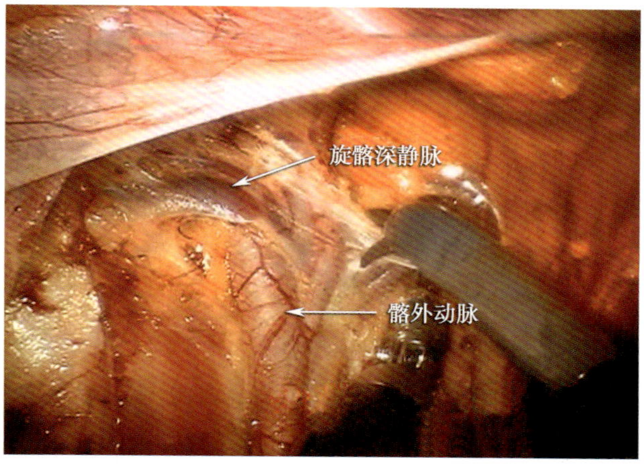

▲ 图 28-288　暴露旋髂深静脉

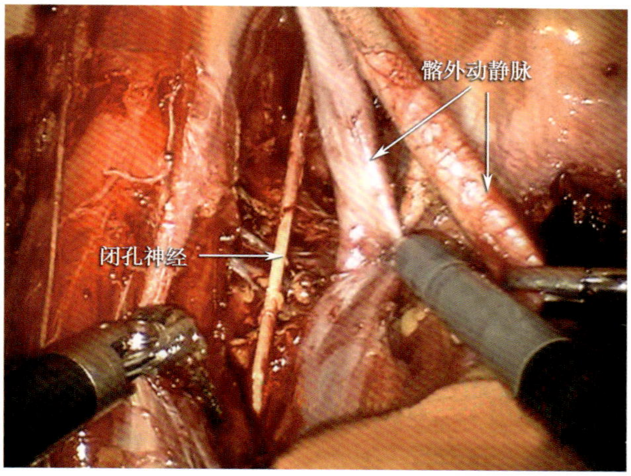

▲ 图 28-289　盆腔淋巴结清扫后

（8）机器人高位腹主动脉旁淋巴结清扫术＋盆腔淋巴结清扫术见视频 28-30。

视频 28-30　机器人高位腹主动脉旁淋巴结清扫术＋盆腔淋巴结清扫术

（9）阑尾切除：如病理类型为黏液性癌，初次手术阑尾外观有异常才切除。沿着结肠带找到阑尾，助手用 cadiere 镊协助提拉阑尾，双极电凝阑尾系膜后单极弯剪切断（图 28-290），游离阑尾系膜至根部后（图 28-291），在阑尾根部距回盲部约 0.3cm 处，homelock 夹钳夹阑尾并切断（图 28-292）。

（10）子宫及双附件切除：切除子宫和双侧附件（详见第二十八章第五节），手术过程尽量完整切除肿瘤并装袋取出避免肿瘤破裂。

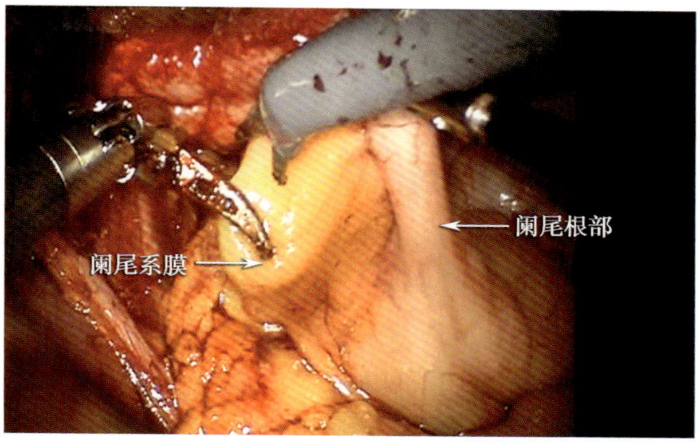

▲ 图 28-290　切断阑尾系膜

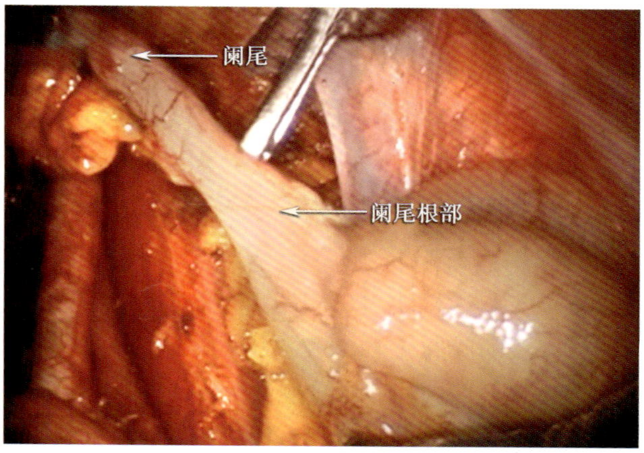

▲ 图 28-291　游离阑尾系膜至根部

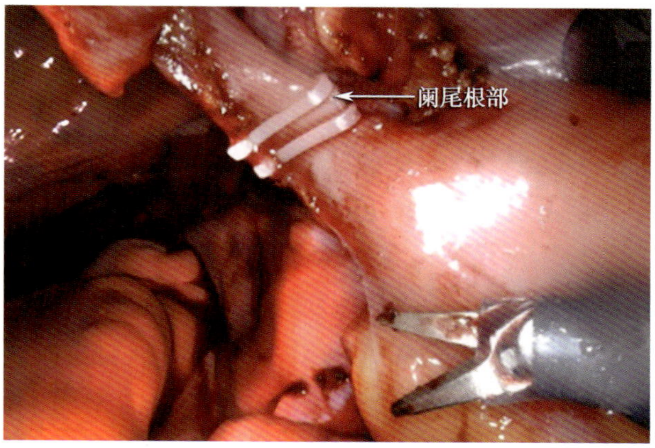

▲ 图 28-292　homelock 夹自阑尾根部钳夹并切断阑尾

（11）机器人早期卵巢癌子宫及双附件切除术手术操作见视频 28-31。

视频 28-31　机器人早期卵巢癌子宫及双附件切除术

（四）技术要点

1. 大网膜切除　达·芬奇 Si 系统受限于体位，倒转体位后切除大网膜会明显延长手术时间，笔者团队在机器人早期卵巢癌手术探索中发现，助手的牵拉暴露尤为重要，可借助大网膜组织弹性及调整大臂位置在非倒转体位下切除大网膜，明显缩短手术时间；达·芬奇 Xi 系统则不受体位限制，可以更为轻松地完整切除大网膜。早期卵巢癌分期手术大网膜建议切除至横结肠水平，横结肠处大网膜多为膜状连接，容易切除，但切除至升结肠转横结肠的肝曲及横结肠转降结肠的脾曲处时，小心避免肠管的损伤。切除脾曲网膜避免过度牵拉，谨防脾门血管扯断造成出血。

2. 切除左侧腹主动脉旁淋巴结时，打开腹膜后，首先找到左侧输尿管，并钝性分离尿管周围脂肪组织直至腰大肌，助手或 cadiere 镊向外侧推开输尿管后，切除腹主动脉和左侧输尿管之间的淋巴脂肪组织，紧邻腹主动脉左侧缘可有成对的腰动静脉，小心避免损伤。在切除下腔静脉表面淋巴结时，由于静脉壁薄，机器人手术系统缺乏力反馈，在切除下腔静脉表面淋巴结时要小心避免暴力撕拉，导致血管破裂。下腔静脉表面会有淋巴结的滋养支回流至下腔静脉，超声刀可以直接凝闭切断，但是单极弯剪的闭合效果差，需要双极电凝凝闭滋养支后再进行剪断，避免出血的发生。如若碰到较粗的淋巴管，也建议先进行双极电凝后切断，避免术后淋巴液过多及淋巴潴留囊肿。

3. 在行肾血管水平的腹主动脉旁淋巴结切除时，因解剖结构相对复杂，更要暴露清楚，避免血管及输尿管的损伤。机器人手术系统的可腕转器械及稳定的手术视野，辅助 cadiere 镊的持续暴露，使得并发症发生率低，较传统腹腔镜优势尤为明显。

4. 术中需严格遵循无瘤操作原则，完整切除组织并置于标本袋中取出，手术结束前使用大量低渗水冲洗盆腹腔。

（五）术后处理

术后给予预防感染、静脉营养支持、预防血栓形成等治疗，无特殊情况下术后 48 小时拔除尿管；根据肿瘤的手术病理分期、病理类型、病理分级，按照美国国家综合癌症网络（National Comprehensive Cancer Network，NCCN）指南推荐进行规范的术后辅助治疗。

术后随访：初始治疗后前 2 年每 2~4 个月、第 3~5 年每 3~6 个月随访一次，5 年后每年随访一次。随访内容包括症状、体征、盆腔检查、胸腹盆腔的 CT、MRI、PET/CT（根据临床需要）、血清 CA125 等肿瘤标记物以及完善遗传风险评估。

（六）并发症及其防治

详见第二十八章第十三节机器人妇科手术的并发症及预防相关内容。

（七）手术效果评价

Nezhat 等人比较了 21 例ⅠA 期卵巢交界性肿瘤和浸润性肿瘤患者的围手术期结果和并发症发生率，9 例患者使用了传统腹腔镜，9 例采用机器人分期，3 例采用开腹手术。结果显示，与开腹手术相比，机器人和腹腔镜手术显著缩短住院时间和降低估计失血量；机器人和腹腔镜手术的出血量、住院时间、并发症发生率和淋巴结数目是相当的。

2014 年 Brown 等介绍了 26 例机器人分期手术在ⅠA~ⅡC 期卵巢癌患者的经验，结果显示术中出血量、手术时间和淋巴结数量与之前报道的早期卵巢癌腹腔镜分期手术相当，无术中并发症发生，2 例术后并发症分别为切口感染和阴道裂开。因此认为机器人辅助手术分期在早期卵巢癌中是安全可行的。

笔者团队自 2014 年开展机器人早期卵巢癌全面分期手术，目前已完成 231 例，其中倒转体位 26 例，非倒转体位 205 例，手术均顺利完成，无中转开腹。相比于倒转体位，非倒转体位下机器人手术明显缩短了手术时间及术后肛门排气时间。

二、机器人晚期卵巢癌肿瘤细胞减灭术

晚期卵巢癌患者的治疗包括 PCS 及术后以铂类为基础的化疗、NACT 后行 ICS。卵巢癌肿瘤细胞减灭术应尽量切除全子宫和双附件、大网

膜以及盆腔内的转移灶，切除能够切除的肿大淋巴结或者可疑淋巴结，临床阴性的淋巴结不需要切除，伴或不伴阑尾切除术。美国妇科肿瘤学组（Gynecologic Oncology Group，GOG）把满意的肿瘤细胞减灭术定义为：残留的最大病灶直径<1cm。无瘤手术（残瘤 =0cm，R0）对患者预后更有益处。晚期卵巢癌患者的肿瘤细胞减灭术难度较大，对医生操作要求较高，需要具备丰富的卵巢癌手术经验和熟练处理脏器损伤、术中出血的经验。卵巢癌肿瘤细胞减灭术的手术入路包括开腹手术和微创手术（传统腹腔镜手术和机器人辅助腹腔镜手术），开腹手术是首选方法。

目前建议晚期卵巢癌患者通过纵向中线切口进行 PCS 手术，由于微创手术在对整个腹腔进行全面探查时可能会受到一定限制，因此其在 PCS 中的应用仍具有争议。另一方面，目前机器人肿瘤细胞减灭术的技术、最佳对接以及打孔位置还没有统一标准，达·芬奇 Si 系统在进行上腹部手术时（大网膜切除、腹主动脉淋巴结切除等）需调整机位或机械臂位置，以便进入腹腔的所有四个象限。然而，最新一代的达·芬奇 Xi 系统能够克服这一局限，在多个象限中使用无须重新对接。

微创手术在发病率、住院时间和并发症（如术后疼痛、切口感染等）方面比开腹手术更有优势，这是由于微创手术可将视野放大，特别是机器人系统，具有术野清晰、成像立体、操作精确等优势，其可利用自由活动的仿真机械手、三维放大的手术视野来弥补人工操作的“盲区”，有利于取出较大的肿瘤标本，确保了高位腹主动脉旁淋巴结切除的彻底性及精确性，且切除淋巴结数目多于传统腹腔镜。但由于研究中存在患者的选择偏倚、不同的临床管理（如前期手术与 NACT）以及术者不同程度的手术经验，应谨慎评价现有的临床证据，机器人手术应由训练有素的外科医生为高度精选的晚期或复发性卵巢癌患者实施。

（一）适应证和禁忌证

详见第十七章第二节相关内容。

（二）术前准备

同机器人早期卵巢癌手术，若术前评估有肠管切除可能时，尤其要重视术前的肠道准备。

（三）手术步骤

肿瘤细胞减灭术的范围包括双侧附件切除、全子宫切除、大网膜切除、肿大的腹膜后淋巴结的切除、其他肉眼可见病灶和阑尾切除（如病理类型为黏液性癌，初次手术阑尾外观有异常才切除）。若累及其他器官，需要外科协助手术切除。

1. 初始肿瘤细胞减灭术 尽可能切除所有盆腹腔和腹膜表面的肿瘤病灶。满意的肿瘤细胞减灭术标准为残余肿瘤病灶直径<1cm，尽量达到无肉眼残留病灶。

（1）腹水检查：进入腹腔后，抽吸腹水或腹腔冲洗液行细胞学检查。

（2）充分探查整个盆腹腔，包括腹膜、肠管、肝脏、脾脏、胃、膈肌、阑尾、系膜等，但微创手术对于深处的转移病灶探查有一定的局限性，需要结合术前影像学尽可能地准确评估，避免遗漏（图 28-293~ 图 28-295）。

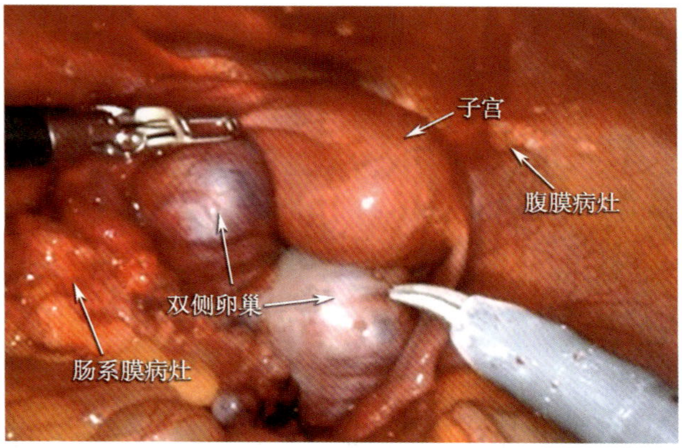

▲ 图 28-293 盆腹腔多发病灶

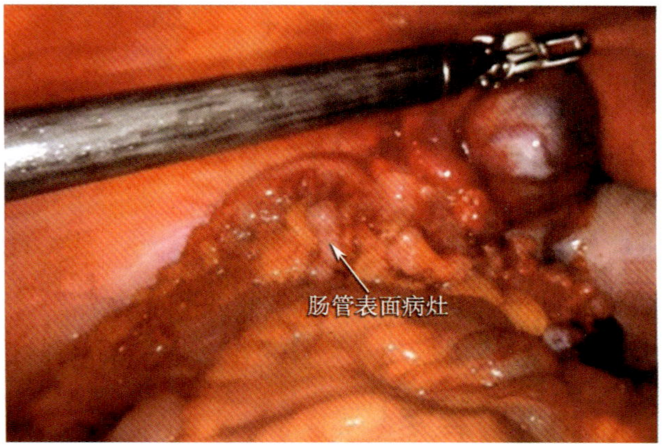

▲ 图 28-294 肠管表面病灶

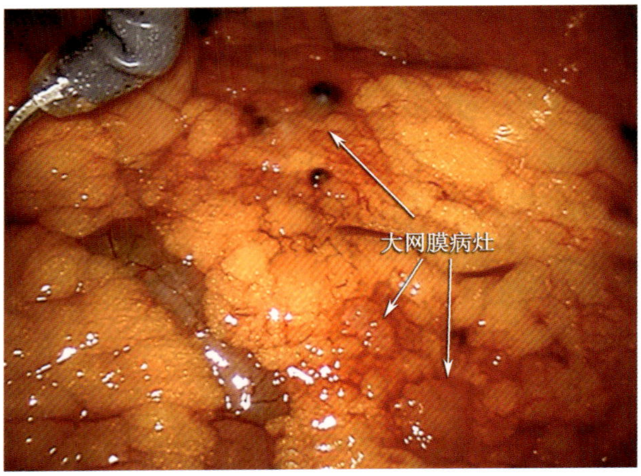

▲ 图 28-295 大网膜转移病灶

(3) 切除所有浸润受累的大网膜，尤其是肿瘤累及处，具体切除步骤同早期卵巢癌分期手术，若有大网膜浸润，则建议大网膜至胃大弯处。钳夹横结肠处大网膜，上提，辨清胃、横结肠、大网膜和胃大弯动脉弓。为避免术后胃缺血引起的胃功能障碍，建议沿着胃大弯动脉弓之外切除网膜，沿胃大弯向左或向右（图 28-296），有孔双极镊电凝大网膜前叶表面血管，并单极弯剪切断，直至胃网膜右动脉主干处。在打开的网膜囊处找到横结肠，在网膜后叶和横结肠膜性连接打开网膜后叶，沿着横结肠向右依次切断大网膜后叶，直达肝曲。回到打开网膜囊的切口处，向左同法切除大网膜直至脾曲。大网膜切除后（图 28-297），还要仔细探查小网膜囊、肝胃韧带、胃结肠韧带、结肠小肠系膜、脾胃韧带等处有无病灶，以免出现漏诊的情况。

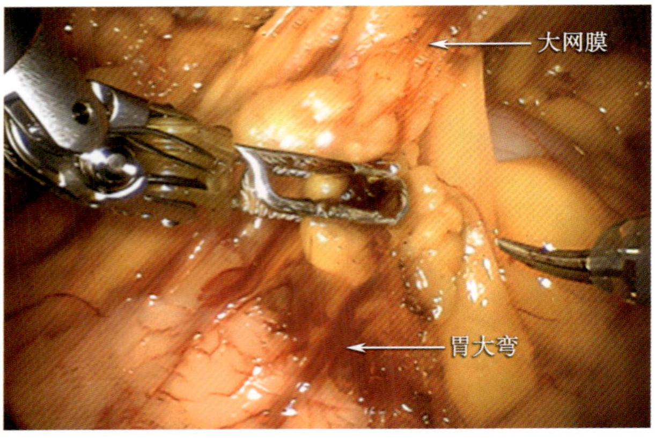

▲ 图 28-296 沿胃大弯切除大网膜

(4) 切除能够切除的肿大或者可疑淋巴结，临床阴性的淋巴结不需要切除；但盆腔外肿瘤病灶直径 ≤ 2cm 者（即ⅢB 期）必须行双侧盆腔和主动脉旁淋巴结切除术。由于机器人缺乏力反馈，类同腹腔镜没有人手的触觉，因此对于腹膜后肿大淋巴结的探查更多地依赖于术前的影像学检查和仔细阅片，甚至多学科讨论评估，避免术中由于器械局限性而遗漏肿大淋巴结的切除。

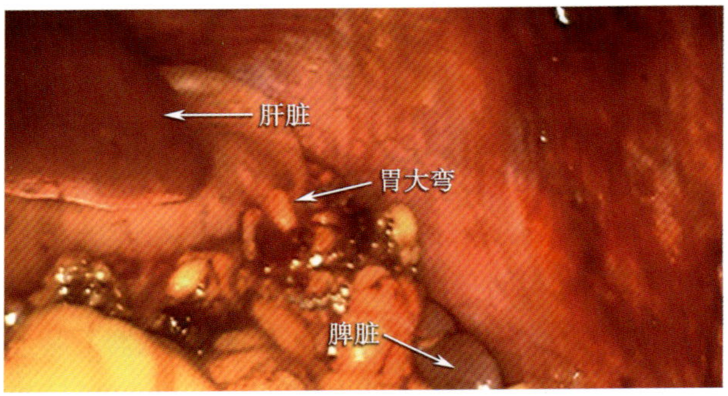

▲ 图 28-297 切除大网膜后

(5) 为达到满意的肿瘤细胞减灭术，可根据需要切除肠管、阑尾、脾脏、胆囊、部分肝脏、部分胃、部分膀胱、胰尾、输尿管及剥除膈肌和其他腹膜。

(6) 肿瘤细胞减灭术后残余小病灶的上皮性卵巢癌或腹膜癌的患者可以考虑在初次手术时放置腹腔热灌注导管。

2. 中间型肿瘤细胞减灭术 NACT 后评估，反应良好或者疾病稳定者可以接受 ICS。手术时机并没有前瞻性证据，可根据患者个体化因素全面评估后而定。ICS 也须尽可能达到最大限度地减瘤效果，尽可能切除肉眼可见病灶。

手术步骤类同 PCS。但经过 NACT 的患者，术中进行手术操作时，出血风险增加，需要尽可能严密而确切的止血。同时 NACT 后有可能会造成隐匿病灶的遗漏，需要术前精准评估和术中仔细探查。

3. 机器人早期卵巢癌子宫及双附件切除术见视频 28-31，晚期卵巢癌探查盆腹腔见视频 28-32，晚期卵巢癌大网膜切除术见视频 28-33。

视频 28-32 晚期卵巢癌探查盆腹腔

视频 28-33 晚期卵巢癌大网膜切除术

（四）术后处理

同机器人早期卵巢癌手术，若有浸润脏器切除的患者，还需进行相关科室的术后处理。

（五）并发症及其防治

除与早期卵巢癌手术类同的并发症外，晚期卵巢癌手术若切除肿瘤累及了相关脏器，则术后有出现相关并发症的可能。详见第二十八章第十三节机器人妇科手术的并发症及预防相关内容。

（六）手术效果评价

2011 年 Iglesias 等比较了晚期 / 复发性卵巢癌患者分别接受机器人手术（10 例）、传统腹腔镜手术（29 例）和开腹手术（8 例）的围手术期指标，发现机器人手术和传统腹腔镜手术拥有相似的围手术期结果，且并不比开腹手术差，因此微创手术可以成为某些选定患者的手术方式。但若患者存在弥漫性广泛转移，为达到肿瘤完全切除，降低血管和肠道并发症的发生风险，一般不推荐微创手术。2015 年 Chen 等回顾性分析了 138 名接受分期手术的ⅠA-ⅢC 期上皮性卵巢癌和卵巢交界性肿瘤患者的临床资料（机器人组 44 名，传统腹腔镜组 21 名，开腹组 73 名），比较三组的围手术期指标、并发症和生存率。结果显示，满意减瘤率分别为 100%（机器人组和传统腹腔镜组）和 98.6%（开腹组），P=0.64；与开腹手术相比，机器人和腹腔镜手术能够显著缩短手术时间、减少术中出血量；机器人组显著降低患者术后疼痛评分；机器人组和传统腹腔镜组的术后住院时间也明显短于开腹组；此外，三组的无病生存期和总生存期（overall survival，OS）均无明显差异。因此笔者认为，经过严格筛选的患者行机器人肿瘤细胞减灭术是可行的。

研究显示，对于 NACT 完全缓解的患者，微创手术的可行性和安全性与开腹手术相似。2019 年 Zhang 等进行了一项回顾性队列研究来比较晚期上皮性卵巢癌患者接受机器人 ICS 与开腹 ICS 后的生存率，共纳入 93 名患者（机器人组 43 名，开腹组 50 名）。与开腹组相比，机器人组患者的术后住院时间显著缩短（1.6 天 *v.s.* 4.7 天，P<0.001），术后 30 天并发症较少（18% *v.s.* 47%，P=0.005）；两组的无进展生存期和 OS 没有显著差异（15.4 个月 *v.s.* 16.7 个月，P=0.7；38.2 个月 *v.s.* 35.6 个月，P=0.7）。结果提示，微创手术，特别是机器人辅助手术，可替代开腹手术，用于 NACT 后晚期上皮性卵巢癌患者的 ICS 手术。

2020 年 Psomiadou 等为了评估机器人 ICS 在 NACT 治疗晚期上皮性卵巢癌（EOC）中的安全性和有效性，对已发表的相关研究进行了系统回顾，研究共纳入 102 例患者，其中 76.5%（75 例）患者达到了 R0，21.5%（21 例）患者残余肿瘤直径 ≤ 1cm。因此得出结论，在接受 NACT 的晚期卵巢癌患者中，可以考虑进行机器人 ICS 手术。

笔者团队自 2014 年开展机器人晚期卵巢癌肿瘤细胞减灭术，目前已顺利完成 65 例，术中达到 R0 切除，证明机器人手术在严格筛选的晚期患者中安全有效，但仍需大样本病例随访患者生存获益。

因此，在选定的晚期卵巢癌患者中，机器人 PCS 或 ICS 手术是安全可行的。需要注意的是，不可盲目崇拜和滥用微创，不能使用腔镜技术进行满意的肿瘤细胞减灭术的患者应由有经验的外科医生进行开腹减瘤术。

三、机器人卵巢癌手术技术现状及展望

达·芬奇 Si 系统用于早期卵巢癌分期手术已被证明是安全可行的，其独特的优势也减少了相关手术并发症的出现，高位腹主动脉旁淋巴结切除、大网膜切除等上腹腔操作受器械臂固定等相关限制，甚至需要通过术中调整体位或机械臂位置来克服。达·芬奇 Xi 系统很好地改良了系统，机器的限制有了很大的改善，轻便小巧的机械臂和自动对接

使得手术操作变得更加轻松容易，为更多的患者带来获益。笔者也期待随着机器人的迭代更新，使得手术操作更加轻松。

对于晚期卵巢癌患者，NACT 为其提供了更多微创手术的机会，在严格筛选患者和有效的术前评估后，机器人辅助晚期卵巢癌肿瘤细胞减灭术在探索总结中，多篇国内外文献报道是可行的。若术中发现不能够达到满意减瘤术时需果断转行开腹手术，以保证手术效果。目前有关机器人辅助 PCS 与 NACT+ICS 仍有争议，其近远期并发症及预后仍需进一步地研究与随访。笔者期待随着手术器械的不断更新与成熟，在熟练操作技术的基础上，机器人手术系统能够使更多的患者获益。

（纪妹　赵塱　李悦　马泽辉）

第十二节　机器人荧光显影系统在前哨淋巴结切除术中的应用

淋巴结转移是妇科恶性肿瘤扩散转移的特点之一，临床诊断以全面的手术病理分期为主，对区域淋巴结的评估有助于肿瘤的分期、制订手术方案、确定预后和计划辅助治疗方案等，因此，系统的区域淋巴结切除是全面分期手术的一部分。近年来，越来越多的研究表明，系统的区域淋巴结切除并不能改善实体瘤的生存期。如何避免过度治疗，重视生活质量，恰当地实施淋巴结切除术，成了肿瘤治疗的突出问题。近年发展起来的前哨淋巴结切除术可获得最早且最可能肿瘤转移的前哨淋巴结（sentinel lymph node，SLN），以避免过度切除，减小手术创伤，降低手术并发症发生率，为早期妇科恶性肿瘤个体化治疗提供全新思路。

Cabanas 于 1977 年在阴茎背侧行淋巴造影时发现最先接受肿瘤部位淋巴引流的淋巴结，为最早发生转移的淋巴结，故将其命名为前哨淋巴结。理论上来讲，SLN 为原发肿瘤淋巴转移必经的第 1 站淋巴结，SLN 不一定包含转移，只是肿瘤第一个淋巴引流的地方，SLN 没有转移，则提示盆腔全部的淋巴结都没有转移；若 SLN 阳性，其后的第 2 站、第 3 站，甚至更远的淋巴结存在肿瘤转移的高度风险，因此，SLN 可以预测区域淋巴结的状况。对于妇科早期肿瘤患者，前哨淋巴结活检已成为当今临床研究的一个热点。

一、妇科恶性肿瘤淋巴转移途径

宫颈癌淋巴引流途径主要从两侧宫颈间质引流至宫旁淋巴结，最后转移到腹主动脉旁淋巴结。宫旁淋巴结是最先抵达的淋巴结，其转移率可达 30% 左右，其次是向前直接引流至髂外淋巴结，然后到达髂总淋巴结，最后转移至腹主动脉旁淋巴结；第三条是向后引流至髂总、骶前淋巴结，或直接达腹主动脉旁淋巴结。宫旁淋巴结为宫颈淋巴引流最先到达的淋巴结，理论上为 SLN。但是在多项研究中，SLN 主要分布在髂内、髂外血管区及闭孔区，而宫旁 SLN 占很小比例。宫颈癌淋巴最常受累部位是髂外淋巴结（45%~84%）、闭孔淋巴结（43%），其次是髂总上部淋巴结、宫旁淋巴结。宫颈直接跳跃转移到腹主动脉旁淋巴结少见，不到 1%。

子宫内膜癌的淋巴引流比宫颈癌复杂得多，有单侧及双侧淋巴引流途径，与肿瘤生长部位有关。主要为：①肿瘤位于子宫底部时，常沿阔韧带上部淋巴管，沿骨盆漏斗韧带转移至卵巢，再向上至腹主动脉旁淋巴结；②肿瘤位于宫角时，可沿圆韧带的淋巴管至腹股沟淋巴结；③肿瘤位于子宫下段及扩散到宫颈的病灶，与宫颈癌的淋巴转移途径相同，可至宫旁淋巴结、闭孔淋巴结、髂内外淋巴结及髂总淋巴结；④肿瘤位于子宫后壁时，可沿子宫骶韧带扩散至直肠淋巴结。90% 的 SLN 位于髂外淋巴结、髂内淋巴结及闭孔淋巴结，而 4% 位于腹主动脉旁淋巴结，6% 位于髂总淋巴结。

外阴癌淋巴引流途径多向癌灶同侧淋巴结转移，最初转移到腹股沟浅淋巴结，再至腹股沟深淋巴结并由此进入盆腔淋巴结，最后转移到腹主动脉旁淋巴结、锁骨上淋巴结；浅淋巴结侵犯后才转移到深淋巴结；外阴后部及阴道下段癌可直接转移至盆腔淋巴结，阴蒂部的癌灶可向两侧累及并可绕过腹股沟浅淋巴结直接到腹股沟深淋巴结。

卵巢癌淋巴引流主要有 3 条途径：①自卵巢门至腰淋巴结：自卵巢门发出 6~8 条淋巴管沿骨盆漏斗韧带与卵巢血管伴行上升，终止于 L_1、L_2 水平的高位腹主动脉旁和肾静脉区域的腰淋巴结，通常此途径为卵巢淋巴回流最主要的途径；②自卵巢门至髂内淋巴结、髂外淋巴结及髂总淋巴结，一部分淋巴管自卵巢门发出后于宫旁走行，在阔韧带内与子宫血管的卵巢支伴行通往盆腔，止于髂内淋巴结、髂外淋巴结及髂总淋巴结，当途径①受阻时，淋巴液可沿此途径至盆腔淋巴结；③自卵巢门至腹股沟淋巴结：极少数淋巴管可沿圆韧带引流至腹股沟淋巴结。此外，卵巢和盆腔内其他器官的淋巴管还可以相互交通，卵巢、子宫及输卵管的集合淋巴管在卵巢系膜内可相互吻合。

二、机器人手术系统荧光成像技术应用进展

2010 年，荧光成像技术被整合到达·芬奇手术系统中。达·芬奇手术系统荧光成像技术旨在提供内镜下实时可见的近红外荧光成像，使外科医生既能够在内镜视野进行微创手术，也能够使用近红外成像，对血管、血流和相关组织灌注以及至少 1 条主要肝外胆管（胆囊管、胆总管和肝总管）进行视觉评估，提供了技术优势和微创优势。2011 年 Tobis 首先对这种方法的安全性和有效性进行正面的评价，其报道中指出，采用该技术后，在机器人部分肾切除术中可以准确识别出肾血管，并从周围的正常实质中区分出肾肿瘤。2016 年浙江大学医学院附属邵逸夫医院妇科首次使用达·芬奇手术机器人连接 PINPOINT（荧光血管造影成像系统）成功完成了中国首例子宫内膜癌前哨淋巴结标记探查手术（图 28-298）。

荧光染料：吲哚菁绿（indocyanine green，ICG）在恶性肿瘤中应用历史长达 50 年之久，它是一种水溶性三碳菁染料，可在近红外光范围内发出荧光信号，主要应用于腹腔镜手术和机器人手术。已报道研究中 ICG 应用频率更高，且正在进行的早期卵巢癌前哨淋巴结（sentinel lymph node in early-stage ovarian cancer，SELLY）试验也使用该示踪剂。ICG 的荧光信号可穿透组织，对于深部的 SLN 定位准确，在肥胖患者中有显著优势。ICG 是美国国家综合癌症网络（National Comprehensive Cancer Network，NCCN）指南推荐用于子宫内膜癌前哨淋巴结活检（sentinel lymph node biopsy，SLNB）的示踪剂，目前在国外广泛应用，其检出率在各种示踪剂中较高，总体检出率可达 90% 以上。

早期内膜癌前哨淋巴结的前期研究均提示了令人兴奋的结果，但至今为止，NCCN 等机构仍未将淋巴结显像作为标准的手术治疗方式写入临床指南中，考虑到的因素包括对显影结果充分性的担忧，尤其是腹主动脉旁淋巴结显像及 BMI 可能对显像的干扰等。近年来，随着妇科医生手术经验的积累、新型示踪剂的应用和检测技术的提高，淋巴结显像的检出率和灵敏度逐渐提高。机器人手术因其三维立体视觉、高精度及高灵敏度的操作能力

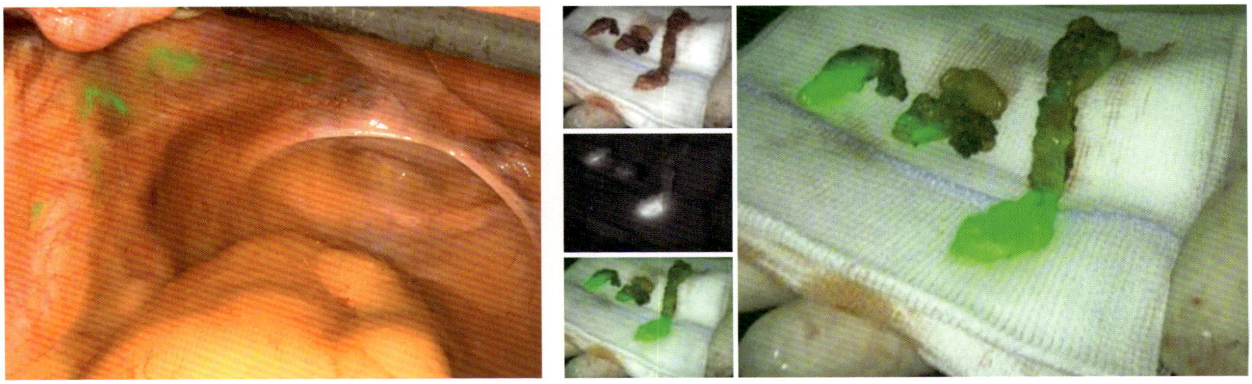

▲ 图 28-298　盆腔及腹主动脉旁淋巴结显影

等优势，使更多内膜癌的微创手术成为可能。且机器人内置的近红外技术提供了一个增强的实时成像系统，使淋巴结显影更为方便可行。当然，在临床实践中，挑选合适的内膜癌患者至关重要，手术医生应多总结手术操作及显影剂注射细节的相关经验，使患者得到更多获益。

三、机器人荧光显影系统在宫颈癌中的应用

目前，早期宫颈癌（ⅠA2~ⅡA 期）的传统标准治疗模式是广泛性子宫切除术 + 系统的盆腔淋巴结切除术，手术范围大，术中副损伤发生的风险高，且淋巴结切除后发生淋巴囊肿、下肢水肿、神经损伤及蜂窝织炎的风险增高，如术后接受放疗更易发生。但是，早期宫颈癌仅有 15%~20% 患者发生淋巴结的转移，这意味着超过 80% 的早期宫颈癌患者可能接受了不必要的淋巴结切除，因此，研究 SLNB 在早期宫颈癌手术治疗中的可行性是非常有意义的。Lennox 等对比了早期宫颈癌患者行 SLNB 与行双侧盆腔淋巴结清扫术的 2 年及 5 年生存率，分别为（97% *v.s.* 95%）和（93% *v.s.* 92%），生存曲线之间的差异无统计学意义。可见，在经过选择的早期宫颈癌患者中，两种术式的生存率之间无明显差异，但是 SLNB 更加微创、手术风险小且术后并发症少，是一种性价比更高的术式。SLNB 的可靠性受到肿瘤直径及期别的影响，在 Lukas 等的荟萃分析中发现，肿瘤直径<2cm 相比直径≥2cm 时 SLN 的检出率、灵敏度及阴性预测值（negative predictive value，NPV）分别为 94.5% *v.s.* 80.1%、100% *v.s.* 89.3% 及 100% *v.s.* 94.9%。另外，在>ⅠB2 期的宫颈癌患者中，SLN 的检出率、灵敏度及 NPV 下降较为明显，可见，在肿瘤直径<2cm 的Ⅰ期宫颈癌患者中，SLNB 应用更加可靠。近些年，不断更新的宫颈癌 NCCN 指南也在不断强调 SLNB 的重要性，且早在 2017 年的宫颈癌 NCCN 指南中就已将 SLNB 的证据推荐等级从 2B 级提高至 2A 级，可见 SLNB 有望成为宫颈癌手术治疗中新的术式。

（一）宫颈癌前哨淋巴结示踪适应证

临床分期为ⅠA2~ⅠB1 期宫颈癌患者。43% 的 SLN 位于闭孔组，45%~84% 的 SLN 位于髂外组，盆腔淋巴结阴性而主动脉旁淋巴结转移较少见，不足 1%。

（二）注射部位

根据 NCCN 宫颈癌临床实践指南，在宫颈的 3 点和 9 点或 3 点、6 点、9 点、12 点位置注射 ICG，SLN 通常位于髂外血管内侧、侧脐韧带外侧或闭孔窝上部。SLN 显像的关键技术是严格按照以下检测流程：切除所有显像的淋巴结（这些淋巴结如 HE 染色无转移，病理专家需采用更高级的检测技术）→切除任何可疑淋巴结（不论有无显影）→一侧没有显影淋巴结时，切除该侧髂内和髂外等高危淋巴结→肿瘤和宫旁组织整块切除。这些结果可为术后的辅助治疗提供依据。

（三）前哨淋巴结术中识别与切除

术中打开后腹膜，沿淋巴引流区域寻找示踪剂标记的淋巴管，沿着示踪淋巴管寻找第 1 站标记的淋巴结，记录各 SLN 显像的时间、切除各 SLN 的位置以及数目（图 28-299~ 图 28-303）。

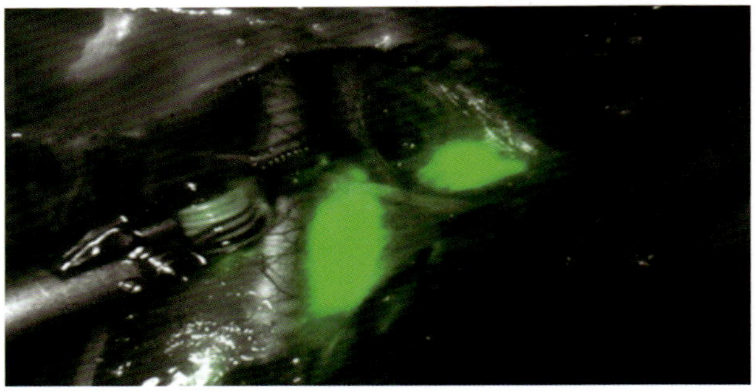

▲ 图 28-299　左侧盆腔淋巴结显像

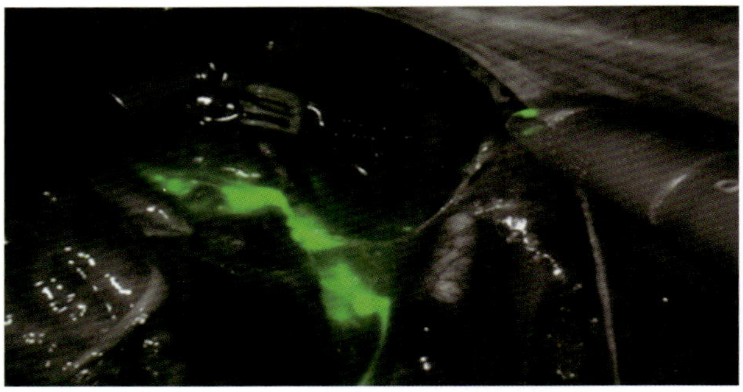

▲ 图 28-300　右侧盆腔淋巴结显像

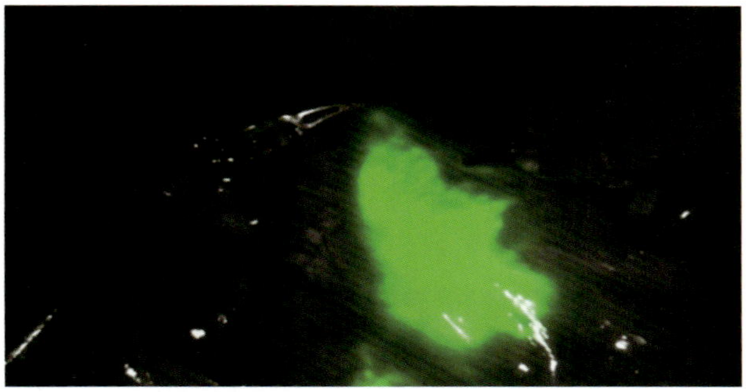

▲ 图 28-301　右侧髂总淋巴结显像

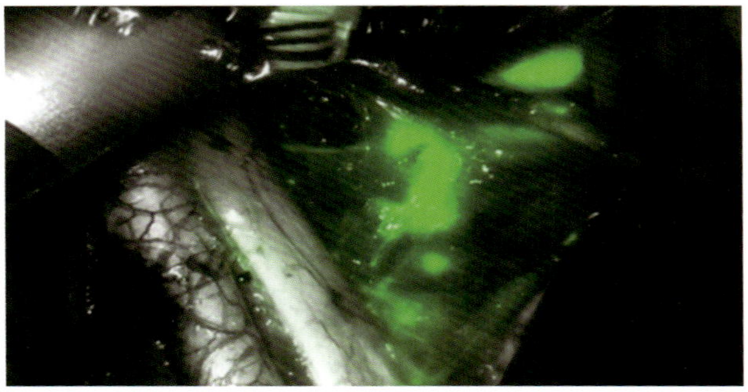

▲ 图 28-302　左侧闭孔淋巴结显像

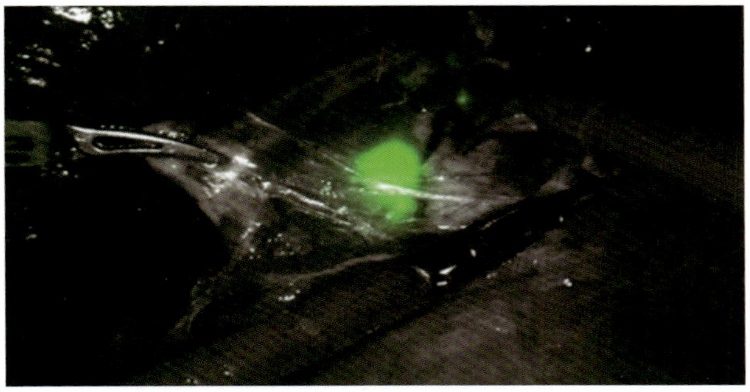

▲ 图 28-303　左髂外淋巴结显像

（四）应用现状

在临床实践和研究中，早期宫颈癌患者淋巴结显影的高检出率，高灵敏度及低假阴性率得到证实，并已经成为 NCCN 和 FIGO 指南推荐的方法之一。与开腹手术及普通腹腔镜相比，机器人手术操作更灵活，同时在降低围手术期并发症发生率上也有更好的表现。目前宫颈癌术中使用 ICG 荧光显像前哨淋巴结的报道较少，且多为回顾性研究。Rocha 等研究发现在早期宫颈癌机器人辅助手术中使用 ICG 荧光显像前哨淋巴结具有可行性、安全性、时效性和可靠性，但尚需前瞻性、多中心、大样本的临床研究来验证。

四、机器人荧光显影系统在子宫内膜癌中的应用

国际妇产科联盟早在 20 世纪 80 年代末就已将淋巴结的转移纳入到子宫内膜癌的分期标准中。系统性淋巴结切除（systematic lymph node dissection，SLND）的手术病理分期是子宫内膜癌标准手术治疗。美国妇科肿瘤学组研究显示，临床分期为Ⅰ期的子宫内膜癌患者盆腔和腹主动脉旁淋巴结转移的总体风险分别为 9% 和 6%，其中高分化子宫内膜癌的风险则分别为 3% 和 2%，肿瘤病灶局限于子宫内膜层的淋巴结转移率更低，约为 1%。另有研究表明系统淋巴结切除的早期子宫内膜癌患者并未显著改善生存，反而增加淋巴水肿等并发症的发生率。无高危因素的子宫内膜癌患者可以免于淋巴结切除术，但需要对淋巴结转移状态进行准确评估。目前 NCCN 指南推荐 SLNB 应用于子宫内膜癌的循证医学证据为 2A 级，其预测淋巴结转移的准确性高，已广泛用于临床。文献报道子宫内膜癌 SLN 切除总检出率为 60%~100%，阴性预测值约为 99%。国内 ICG 和纳米碳联合示踪可达到 95% 的总检出率，高检出率和阴性预测值显示了以 SLNB 取代传统的系统淋巴结切除手术的可行性。子宫内膜癌前哨淋巴结显像相关规模最大的前瞻性研究 FIRES 试验是一项机器人辅助 EC 患者 SLN 荧光显像 / 活检的多中心研究，共纳入 385 例各种组织学类型的Ⅰ期 EC 患者，宫颈注射 ICG 后行 SLN 显影和活检，后行 SLND，其中 58% 行腹主动脉旁淋巴结清扫。研究表明 86% 的患者至少有一枚淋巴结显像，双侧 SLN 显像率约 52%，41 例（12%）淋巴结阳性的患者中，36 例行 SLN 活检，其中 35 例（97%）SLN 阳性。按照 NCCN 推荐的 SLN 显像原则，SLN 活检检出ⅢC 期的灵敏度是 97.2%，阴性预测值为 99.7%，假阴性率为 3%。机器人手术平台和 ICG 荧光显像的更广泛应用也使得该技术在 EC 诊治领域里具有广阔的应用前景。

盆腔腹主动脉淋巴结切除前后（1）见视频 28-34，盆腔腹主动脉淋巴结切除前后（2）见视频 28-35，盆腔腹主动脉淋巴结切除前后（3）见视频 28-36。

视频 28-34　盆腔腹主动脉淋巴结切除前后（1）

视频 28-35　盆腔腹主动脉淋巴结切除前后（2）

视频 28-36　盆腔腹主动脉淋巴结切除前后（3）

（一）注射部位

子宫内膜癌 SLN 示踪剂注射部位包括子宫体注射（子宫底浆膜下注射、子宫深肌层注射和宫腔内肿瘤周围注射）和宫颈注射。NCCN 指南推荐宫颈部位注射，于宫颈 3 点、9 点或宫颈 3 点、6 点、9 点、12 点，先浅注射点（深度 0.1~0.3cm）、后深注射点（深度 1~2cm），其具有操作简便、可重复性高、SLN 检出率高等优势。但是，宫颈部位注射示踪剂能否反映子宫内膜癌灶部位的淋巴引流有待进一步研究。

（二）前哨淋巴结术中识别与切除

术中打开后腹膜，沿淋巴引流区域寻找示踪剂标记的淋巴管，沿着示踪淋巴管寻找第 1 站标记的淋巴结，记录各 SLN 显像的时间、切除各 SLN 的位置以及数目。如一侧盆腔 SLN 显像失败，应行该侧盆腔淋巴结系统切除术；如果发现明显肿大的淋巴结，可疑肿瘤转移，无论是否为 SLN，均应切除。术中可酌情行冰冻病理检查（图 28-304~ 图 28-310）。

（三）应用现状

相比宫颈癌，子宫内膜癌分期手术中机器人辅助下淋巴显像切除的临床应用较多。Rossi 等和 Paley 等的前瞻性研究表明，机器人辅助下 ICG 荧光显像 SLN 具有检出率高，假阴性及假阳性率较低的特点。Bizzarri 等回顾性研究和 Chaowawanit 等病例对照研究显示，机器人手术与腹腔镜相比，两组间的 ICG 荧光显像 SLN 的双侧检出率差异无统计学意义，机器人在肥胖患者手术方面显示了更多的优势。另外，Sinno 等发现机器人子宫内膜癌分期手术中使用 ICG 荧光显像 SLN 优于异硫蓝，且不受患者 BMI 影响。

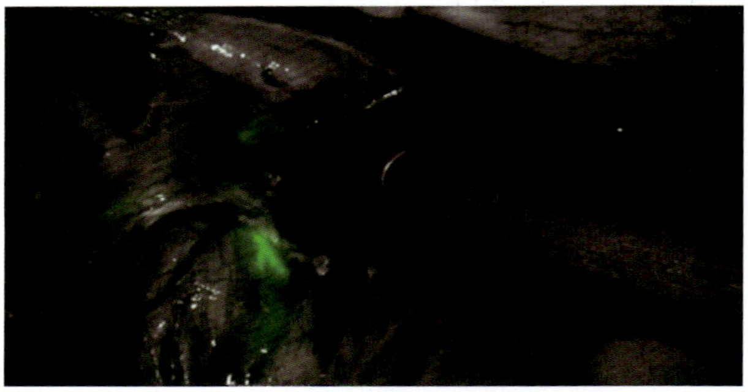

▲ 图 28-304　左侧盆腔淋巴结显像

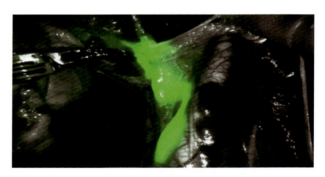

▲ 图 28-305　右侧盆腔淋巴结显像

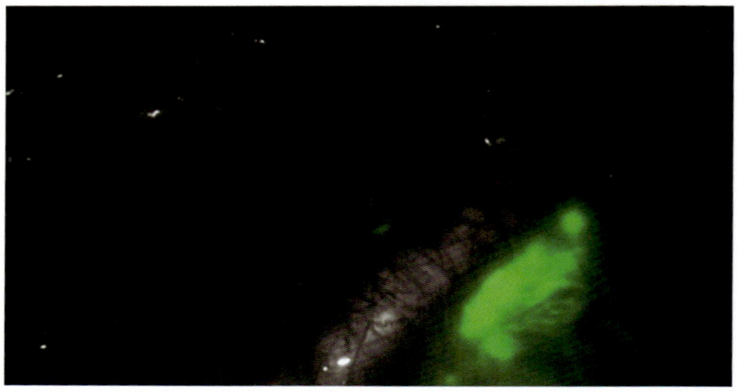

▲ 图 28-306　骶前淋巴结显像

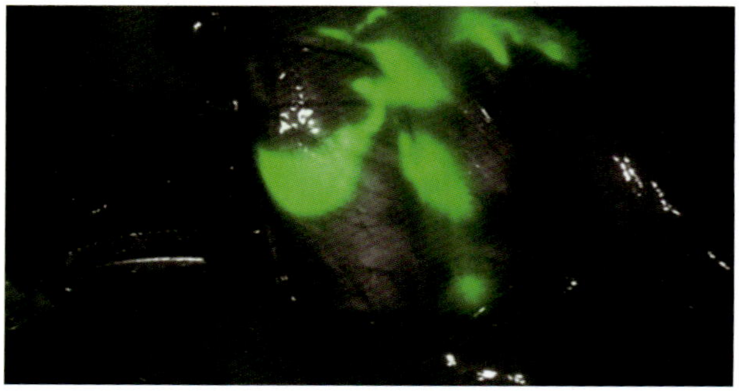

▲ 图 28-307　腹主动脉右旁淋巴结显像

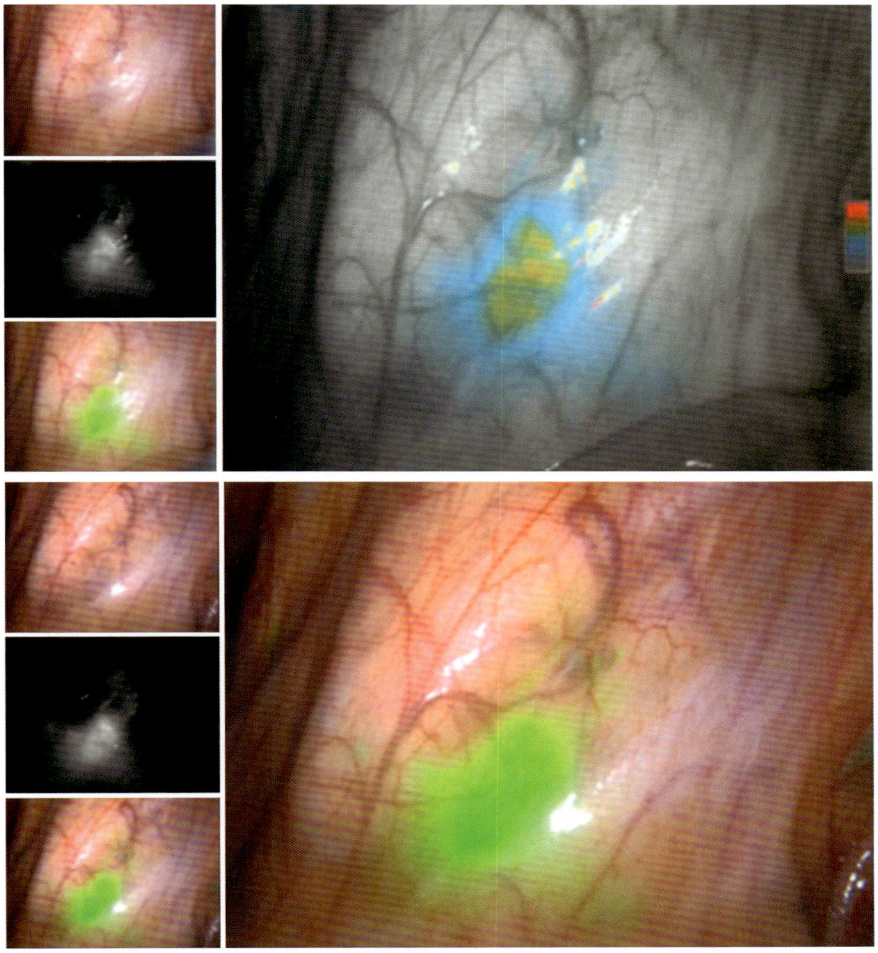

▲ 图 28-308　腹主动脉旁显像淋巴结

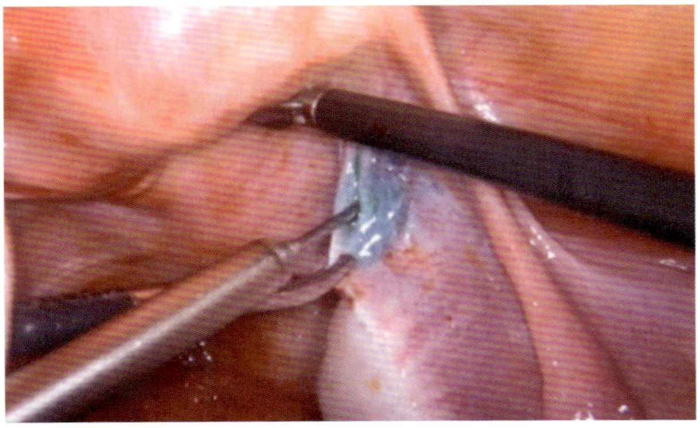

▲ 图 28-309　卵巢固有韧带部位注射示踪剂

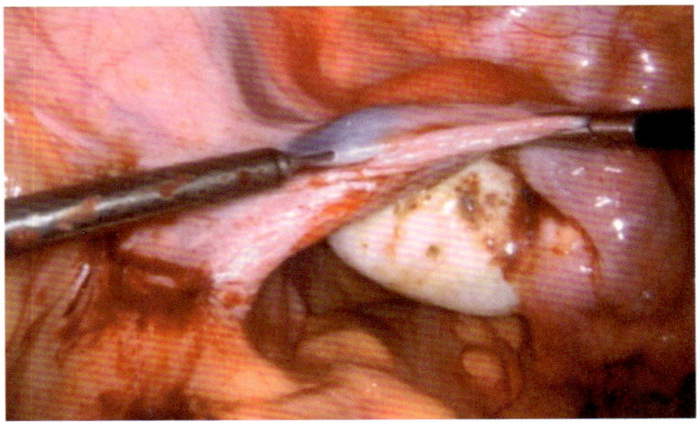

▲ 图 28-310　骨盆漏斗韧带部位注射示踪剂

五、机器人荧光显影系统在外阴癌中的应用

外阴癌多发淋巴结转移是其预后不良的独立危险因素。传统手术方式包括切除原发肿瘤并行腹股沟淋巴结切除，腹股沟 / 股淋巴结切除术后并发症发生率较高，20%~40% 的患者存在切口并发症，30%~70% 的患者出现淋巴水肿。越来越多的证据表明，对部分外阴鳞癌患者而言，腹股沟股区前哨淋巴结活检术可代替系统性淋巴结切除术。前哨淋巴结活检术可在不遗漏淋巴结转移灶的同

时降低术后并发症的发生率，前瞻性研究已在外阴鳞癌患者中证实了前哨淋巴结活检术的可行性、安全性、准确性及腹股沟区淋巴结低复发率。

（一）前哨淋巴结示踪适应证

推荐用于单发的直径<4cm的患者，且临床和/或影像学检查均未发现可疑增大的腹股沟淋巴结。原发肿瘤未侵犯肛门、尿道、阴道，可在肿瘤周围注射示踪剂；如果有可疑增大的腹股沟淋巴结，不推荐应用SLNB；若前哨淋巴结中发现直径>2mm的转移灶，推荐完成系统性腹股沟股淋巴结切除术；若单侧前哨淋巴结阳性，需手术评估对侧腹股沟股淋巴结和/或辅助外照射放疗。对前哨淋巴结行选择性冰冻切片检查，有助于术中判断是否需行系统性单侧/双侧腹股沟股淋巴结切除术。

（二）示踪剂注射部位

推荐在肿瘤边缘四个象限的正常组织皮下注射示踪剂。对于淋巴荧光造影没有发现腹股沟可疑前哨淋巴结的患者，应该加用蓝色染料。

（三）应用现状

机器人辅助下外阴癌淋巴显影切除的报道甚少，多为个案报道。初步的临床应用显示机器人辅助下SLN定位和荧光显像是可行的，目前未见明显的术中和术后并发症，由于临床例数较少，其可行性和安全性尚需大样本的临床实践来验证。

六、机器人荧光显影系统在卵巢癌中的应用

卵巢癌是女性生殖系统致死率最高的恶性肿瘤，NCCN指南推荐早期卵巢癌采用全面分期手术，通过系统性淋巴结切除术对淋巴结转移状态进行评估。但许多研究表明，系统性淋巴结切除术对早期卵巢癌患者的生存时间无明显改善，但切除术后的并发症，如感染、神经和血管损伤、下肢深静脉血栓、淋巴囊肿、下肢水肿、乳糜性腹水等明显增加。另外，切除正常淋巴结也会损害其屏障功能，增加恶性肿瘤细胞发生转移的风险。最新数据显示，早期卵巢癌淋巴转移率为3.3%~14.2%。

目前早期卵巢癌治疗中如何进行前哨淋巴清扫尚无明确标准。SLN技术的发展为该问题的解决带来希望。57.9%的SLN位于腹主动脉旁（图28-308），10.8%位于盆腔，31.2%同时位于两个区域；90.8%的SLN位于病变同侧，1.7%位于对侧，7.6%位于双侧。且多项研究表明，当在左侧卵巢注射示踪剂时，SLN位置多局限于肠系膜下动脉（inferior mesenteric artery，IMA）上方的入腹主动脉旁淋巴结，而当注射在右侧卵巢时，SLN多位于IMA下方，且范围更广，甚至可累及髂外动脉周围，可见，卵巢癌患者SLN的分布区域与其发生淋巴结转移的经典引流途径基本相符。然而在具体实施应用中，由于卵巢的解剖位置、示踪剂注射部位的选择、卵巢癌的转移特点（直接转移为主）、淋巴引流路径的复杂性和跳跃性等使SLN检测技术在卵巢癌中的应用开展受到限制，并且对于SLN检测技术涉及的术中病理阴性而术后病理阳性的患者来说，二次淋巴清扫的手术难度和创伤都是需要临床医师谨慎考虑的问题。

目前尚未见达·芬奇机器人辅助下卵巢癌淋巴显影切除的临床报道，其实用价值尚需临床验证。基于普通腹腔镜的资料，卵巢癌淋巴显影最常见的注射部位是卵巢固有韧带（见图28-309）和骨盆漏斗韧带（见图28-310），其次是卵巢系膜、卵巢门和卵巢皮质。有研究发现，将示踪剂注入双侧卵巢固有韧带及卵巢悬韧带能使SLN检出率提高。

（杨建华　张霄）

第十三节　机器人妇科手术的并发症及预防

随着微创技术的不断发展，微创外科已成为目前外科手术的主流术式，广泛应用于妇科的良恶性疾病治疗中。传统腹腔镜手术作为妇科微创手术的重要代表，与开放手术相比较，具有创伤小、恢复快、术后盆腔粘连少等众多优点。但由于其在设备层面的局限性，如镜头不稳定，手术器械自由度小灵活度欠佳、缺乏立体视觉、器械操控困难等，使得普通腹腔镜在一些特殊情况如手术难度高、患者过度肥胖、精细操作手术等方面的应用非常有限，甚至可能增加手术并发症及创伤，使得"微创"手术可能变为"重创"手术。

近 20 年来，机器人外科领域发展迅猛，为微创外科提供了新的选择。机器人外科手术系统是一种高级机器人手术平台，其在传统腹腔镜基础上进行了许多技术突破，包括放大倍数更高的三维镜头，使术野更清晰；可腕转手术器械可以模拟人手的灵活度，同时消除不必要的震颤，使手术操作更灵活和精确；操作方式与开放手术一致，器械操作简单方便，能降低手术学习曲线；主刀医生采取坐姿进行系统操作，有利于长时间复杂手术的开展。随着机器人外科手术开展的深入，机器人在医院迅速普及。

虽然机器人为微创手术带来了巨大的变革，但随着机器人应用的不断深入，相关并发症也不断出现，机器人手术的风险和患者安全性问题也越来越受到临床的重视。为了使机器人手术更好地应用于临床，充分认识其并发症，熟练掌握相关防治知识及技巧，并且对出现的并发症进行妥善处理，是每位机器人外科手术医生应该具备的能力。

一、机器人手术系统的缺陷及相关风险

机器人外科手术将机器人操控系统融入到外科手术中，因此机器人手术的风险，不仅包括普通外科手术的常见风险及并发症，同时还具有其操作系统相关的特有风险。以目前妇科应用最为广泛的达·芬奇机器人为例，其主要包括以下技术缺陷及相关风险。

（一）触觉反馈体系的缺失及其相关风险

机器人手术过程中，因机械手臂缺乏触觉反馈系统，无法感知遇到或操纵组织时的阻力，术者无法判断组织的质地、弹性、温度、有无搏动等性质，在组织结构辨识、粘连分离及病变探查方面具有明显的局限性，从而导致手术时间延长。此外，缺乏触觉反馈可能导致器械臂用力过度，甚至导致不必要的损伤。虽然有经验的手术医生能够通过视觉进行一定的触觉补偿，但效果十分有限。例如，在机器人子宫肌瘤切除术中，由于器械臂缺乏触觉反馈，可能增加肌壁间肌瘤残留风险，同时，在缝合子宫肌层时，往往因无法感知缝线张力，导致缝线断裂或局部组织压力过高等情况。此外，术者无法感知器械臂的力度，可能出现组织过度牵拉造成血管撕裂而引起出血。

（二）机器人外科设备故障可能导致的风险

机器人辅助操作系统复杂，包含的组件较多，包括相机、双目镜头、可移动基座、机器人手臂和能量器械，组件之间的驱动适配及机械损耗可能导致器械故障发生。目前普及的达·芬奇机器人系统，由控制台、操作系统和三维成像系统组成，任一系统的故障均可能影响手术进程，甚至出现手术并发症。在一项针对机器人手术者的网络调查中显示，接近 57% 的受访者在术中经历了无法恢复的机器故障，如机械手臂控制失灵、器械无法识别、手臂关节不能旋转及三维成像失真等。助手也可碰到辅助屏失灵无法获得术中情况等故障，造成手术停滞。此外，机器人所使用的能量器械存在次数限制，在后期使用过程中，由于器械老化所导致的装置短路及电弧损伤也可对患者健康造成影响。

者应避免选用机器人手术；②尽可能降低气腹压力、缩短气腹时间；③加强对患者相关症状及血气分析监测；④拔除 trocar 前应尽量放出腹腔内残余 CO_2，减少吸收。

（二）体位相关并发症

如前所述机器人妇科手术常需采用头低脚高体位联合膀胱截石位，更适合暴露盆腔术野，并有利于举宫等辅助操作。该体位需在术中保持头低脚高位，并使患者肢体尽量伸展，臀部稍超过手术床末端。长时间维持该体位，对脊柱和软组织的压迫，可能导致神经肌肉损伤以及皮下软组织损伤，如上肢臂丛、尺神经，以及下肢股神经和腓神经的损伤，这些神经通常位置表浅，在过度伸展体位中更易于损伤。神经损伤的预后通常与损伤程度有关，部分患者可遗留肢体运动功能障碍等远期并发症。另外，机器人手术传统上主机放置于患者双腿之间，且妇科手术牵涉到子宫，往往需要助手放置举宫器，并坐在双腿间以固定子宫位置，这往往需要一定空间。为机器人实现对接制造更多空间，患者可能过度伸展臀部，这将提高神经损伤发生率。近年国内外均有报道机器人手术后下肢神经损伤的病例，整体发生率为 1.3%~1.7%，略高于普通腹腔镜手术。肌肉软组织的压迫则可能导致压疮、骨筋膜室综合征，甚至横纹肌溶解症。另一方面，妇科机器人手术中的体位加之气腹作用，还可导致其他脏器损伤，如眼部及耳部损伤，包括缺血性视神经病变、视觉障碍、鼓膜穿孔等，但发生概率较低，甚至可能增加心、肺、脑的负担，发生心脑血管意外、通气功能障碍等。此外也有患者术后并发颅内压增高、脑水肿，出现恶心、呕吐甚至嗜睡，处理不及时可能危及患者的生命。

因此，在采用头低脚高体位联合膀胱截石位的妇科机器人手术后，应密切观察患者是否出现肢体运动障碍及肌肉疼痛、腰背部疼痛、压疮等情况，还要注意尤其是老年耐受性更差的患者是否存在心、脑、肺及其他脏器损伤的情况，必要时需联合其他科室，早检查、早诊断及早治疗，预防严重并发症的发生。同时术中应采取一系列预防严重体位并发症的措施，包括：①术前安置体位时尽量将患者四肢及背部安放在舒适的位置，减少身体过度伸展，手臂伸展应小于 90°，在身体的受压部位包括手腕、手肘、肩膀、腘窝及臀部等处予以保护，减少神经压迫及压疮形成，同时尽量减少头低脚高位倾斜角度；②尽量减少体位摆放时间，避免在手术开始前过早摆放体位，尽量减少手术时间，术中不需要时，可恢复至自然体位；③术前充分评估患者一般情况，对于特殊患者，在能够保证手术进行的前提下减小头低脚高位角度，或肢体伸展情况，并减小气腹压力，必要时选择其他手术方式；④根据手术需要对手术体位进行有益的改良。

（三）穿刺相关并发症

与普通腹腔镜相比，机器人穿刺孔同样主要集中于下腹部，但部分穿刺孔相对位置更靠近头侧，如最上方辅助孔，对于部分身材矮小患者，行高位淋巴结切除术时，甚至接近于肋缘下。而第二辅助孔的位置因需位于器械臂外下方，常更接近后方位于腋前线甚至接近腋中线处。此外，在机器人手术中，器械臂缺乏触觉反馈，如操作时不注意，更容易导致穿刺部位过度受压及牵拉，导致撕裂伤发生，因此其穿刺部位相关并发症更为多见。常见的机器人妇科腹腔镜穿刺并发症主要包括以下几种。

1. 穿刺孔血肿　其形成原因主要包括切开及放置套管时未避开前腹壁血管，以及切口缝合不确切或未缝合。腔镜术中大多数术者均未缝合 10mm 以下切口的腹膜、筋膜及皮下组织层，是切口血肿的主要发生原因。此外机器人对于切口部位的过度受压及牵拉增加了术后切口部位血肿的发生概率。切口部位血肿常表现为术后穿刺部位疼痛、肿胀、出血等。严重的血肿可形成大片瘀血及瘀斑，甚至导致出血性休克。小面积无活动性出血的血肿通常不需特殊处理，必要时可予以局部腹带加压、止血等治疗。如血肿较大，且合并活动性出血，则需及时切开行血肿清除术。在穿刺部位血肿预防方面，术中行切开穿刺时应避开腹壁血管，术中应动作轻柔，尽量避免切口撕扯及组织损伤。同时在缝合切口时应止血彻底，对于撕裂后的较大切口可借助皮肤缝合器，缝合腹膜、筋膜及皮下组织。

2. 腹壁切口疝　机器人妇科腹腔镜手术一般切口较小，尤其是达·芬奇 Xi 系统，trocar 直径仅 0.8cm，术后腹壁疝的发生率远低于开腹手术，一旦发生腹壁疝，由于疝孔较小，肠管嵌顿发生率高。机器人外科手术发生腹壁切口疝主要原因为闭合切口时未妥善缝合腹膜及筋膜，且器械臂的牵拉可能导致切口筋膜层的撕裂增大，导致切口处腹壁薄弱，术后咳嗽、肥胖等增大腹内压的动作均可能诱发切口疝的发生。此外在进行如子宫肌瘤切除术，早期卵巢肿瘤切除术，需延长并保护切口取出标本时，若切口闭合不佳，则更容易增加切口疝的发生概率。患者可能无明显症状，也可能出现疼痛、发热、切口处包块，甚至出现机械性肠梗阻及肠坏死的症状和体征。若术后出现腹壁疝，疝较小且无明显症状者可暂时观察，如患者具有明显症状，则需疝外科就诊，甚至手术治疗。预防切口疝的发生，一方面在闭合切口时应认真仔细，尤其对于长度>10mm 的切口应逐层闭合腹膜、筋膜及皮下皮肤组织，可借助特定的皮肤缝合器。另一方面术后应及时处理引起患者腹内压增加的因素，如术后咳嗽、便秘等。

3. 穿刺部位肿瘤转移种植 在恶性肿瘤手术中，近些年来机器人术后穿刺部位肿瘤种植转移的问题越来越被重视，尤其是在保留子宫的恶性肿瘤手术中，标本常需从穿刺部位取出，可能导致穿刺部位肿瘤种植。此外，即使未经穿刺部位取出标本，腹腔镜手术的“烟囱效应”仍可能导致肿瘤在穿刺部位发生种植转移。一般情况下切口部位的种植转移在术后早期常无明显表现，随着疾病发展则可能出现穿刺部位肿块、溃烂等症状。穿刺部位肿瘤转移通常是可以预防的，在术前应充分评估患者肿瘤性质及范围，对于高度怀疑恶性的肿瘤，可考虑行开放手术，不应为了微创而牺牲肿瘤预后。对于肿瘤局限，且性质不明者，术中尽量减少肿瘤破裂及播散，取瘤时应将标本置入标本袋内，适当扩大腹壁切口，使用腹壁切口保护器对切口进行保护后取出。且取出标本后应对腹壁切口进行彻底的清洗，进一步减少标本对切口的影响。

（四）脏器损伤

脏器损伤是外科手术常见并发症，常因术中解剖结构不清晰所致，尤其是当合并明显盆腹腔粘连或肿瘤转移累及脏器时。此外，手术医生的解剖结构掌握情况及手术谨慎细致程度也明显影响术中脏器损伤的发生。机器人妇科手术中，由于机器人手术更清晰的视野及更稳定灵活的器械臂，从一定程度上能够避免一部分脏器损伤的发生。但机器人手术中器械臂缺乏触觉反馈，可能导致组织脏器过度撕扯，手术中常使用单双极及超声刀等能量器械，也可能成为术中脏器损伤的原因。与机器人妇科手术密切相关的脏器主要包括泌尿系统中的膀胱及输尿管、肠管、血管、神经及非阴道手术时损伤阴道等。

1. 输尿管损伤 输尿管中下段与生殖系统位置关系密切，因此输尿管损伤是机器人妇科手术常见的症状之一，有文献报道机器人妇科手术输尿管损伤的发生率为 0.2%~3.3%。妇科手术中常见的输尿管损伤部位多位于子宫动脉、骨盆漏斗韧带交叉处，输尿管膀胱入口、子宫骶韧带处及发生粘连处。盆腔输尿管位于腹膜后甚至组织深部不易发现，同时走行多变，尤其在粘连牵扯或肿瘤浸润及压迫时，如果不细致分离，术中易损伤甚至撕裂及离断。此外，盆腔输尿管血运较少，在需进行输尿管分离的手术中，如盆腹腔淋巴结切除及广泛性子宫切除术中，如输尿管周围组织分离过于彻底，易导致输尿管缺血，加之机器人妇科手术中电器械尤其是单极器械的使用，热辐射范围较大，增加了术后发生迟发性输尿管损伤的概率。

术中输尿管损伤多无明显提示，依赖于术者的探查，可分离出输尿管，检查其走行及蠕动，或逆行注入亚甲蓝，或膀胱镜下检查输尿管口有无喷尿，或行输尿管镜检。若术中未能发现，患者通常在术后 2~3 天出现腰痛、侧腰痛或腹痛，可能合并发热、肠梗阻或腹膜炎征象，留置盆腔引流管可引流出尿性腹水，取腹水测肌酐水平明显增高，另外，影像学可提示假性囊肿、肾盂积水、瘘或输尿管缩窄乃至肾损伤。

输尿管损伤后的处理原则是恢复输尿管的完整性和连续性，尽量减少尿瘘及输尿管狭窄，保护肾功能。术中若发现输尿管损伤，较小的损伤可行膀胱镜逆行插管治疗，若输尿管已结扎切断，应切除损伤部位，行输尿管端 - 端吻合术或输尿管膀胱再植术，术后留置双 J 管支撑。热损伤导致输尿管缺血坏死术中较难发现，常于术后10天左右出现症状，一旦确诊，应尽早行患侧输尿管插管留置输尿管导管，或联合肾盂造瘘术等充分引流尿液。若输尿管插管失败，应适当时机行输尿管端-端吻合或输尿管膀胱再植术。

在进行机器人妇科手术时，应时刻警惕并预防输尿管损伤的发生。术者应熟悉掌握输尿管解剖位置，对于可疑肿瘤邻近、盆腔粘连等解剖结构不清、输尿管暴露困难的患者，在分离粘连前应尽量分离出输尿管，必要时术前可先行双侧输尿管预防性插管作为标识，但机器人下由于触觉的缺少，作用有限。在处理可疑有输尿管的部位，可适当采用钝性分离，能量器械使用时保持安全距离。当电凝结扎血管根部时，尽量在可视下清楚地避开输尿管，当利用双极电凝止血时，可在止血操作完成后马上冲洗降温，减少输尿管热损伤。同时应注意保护输尿管周围血管，防止术后发生输尿管缺血坏死。

2. 膀胱损伤　膀胱位于盆腔前部，其后壁及底部与宫颈及阴道前壁上段直接相贴，在机器人下子宫全切尤其是广泛性子宫切除术中，处理膀胱是重要步骤之一。文献报道机器人妇科手术膀胱损伤的发生率为0.2%~1.6%，妇科手术的膀胱损伤多见于瘢痕子宫（图28-311）、宫颈肌瘤体积较大、宫颈恶性肿瘤累及膀胱、术前有盆腔手术或放疗史的患者，当切除肿瘤累及的腹膜或腹膜后邻近膀胱的组织时也易发生损伤。机器人妇科手术中，膀胱损伤多为电损伤，盆底手术需置入网片，也可出现膀胱侵蚀。传统腹腔镜广泛性子宫切除术中，由于手术器械的局限性，难以保留支配膀胱功能的自主神经，导致术后发生尿潴留的概率高，而机器人手术器械更灵活，视野更清晰，操作稳定性更高，为保留支配膀胱自主神经的广泛性子宫切除术提供了新的可能。

如术中发生膀胱损伤，术者可能注意到膀胱扩张，破口出现漏尿，破口较大时可看到外翻的膀胱黏膜甚至导尿管球囊，导尿患者可出现引流袋内血尿（图28-312），当可疑膀胱损伤，可通过导尿管逆行注入300~500ml亚甲蓝稀释液，镜下观察有无亚甲蓝渗漏，识别膀胱浆肌层不全损伤。膀胱镜检查可用于探查膀胱损伤，以及接近输尿管开口或膀胱三角区的位置的损伤。若术中未及时发现，或术后发生迟发性膀胱损伤，患者术后可能出现血尿、少尿甚至无尿，可出现尿性腹水，影像学可发现腹膜后聚积形成滞留囊肿。对于膀胱阴道瘘患者可采用膀胱亚甲蓝灌注帮助识别。

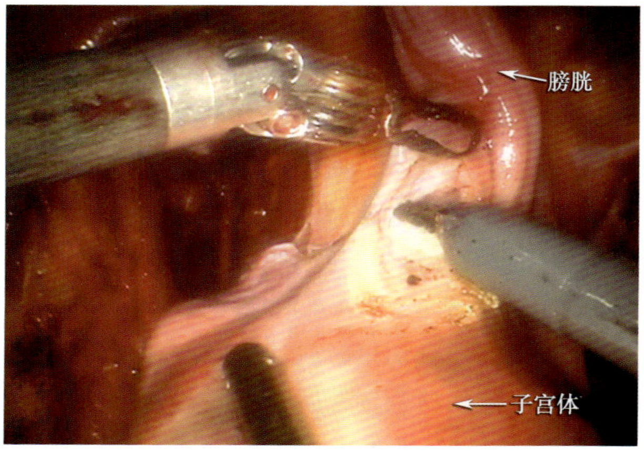

▲ 图28-311　单极弯剪分离粘连

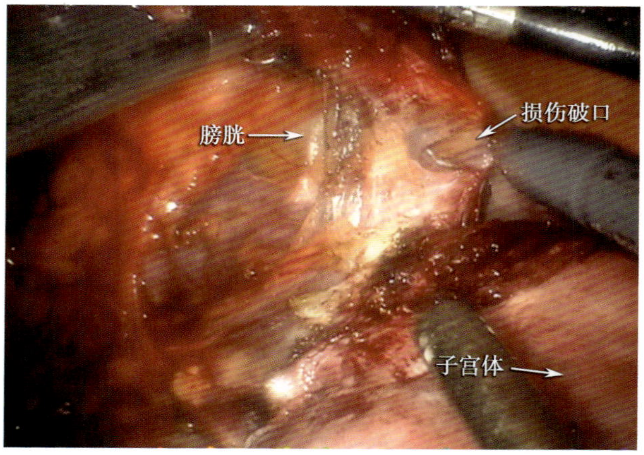

▲ 图28-312　膀胱损伤

术中发现膀胱损伤应及时修补，修补时应注意双侧输尿管膀胱开口，术后留置尿管7~14天。输尿管开口附近的修补要求术中应用输尿管支架来避免因缝合引起的梗阻。术后发现的膀胱损伤，若破口小，可单纯进行膀胱引流7~10天，随后根据患者症状并进行逆行膀胱造影以明确缺损是否愈合。大的膀胱损伤可行一期修补（图28-313）。

膀胱损伤的预防，应术前留置尿管、排空膀胱，防止过度充盈的膀胱在术中放置穿刺套管时损伤。术中仔细分离辨认膀胱宫颈间隙，膀胱分离面出血避免过度电凝。对于膀胱损伤高危患者，必要时术中行膀胱灌注明确膀胱位置后再进行精细分离，减少膀胱损伤发生。

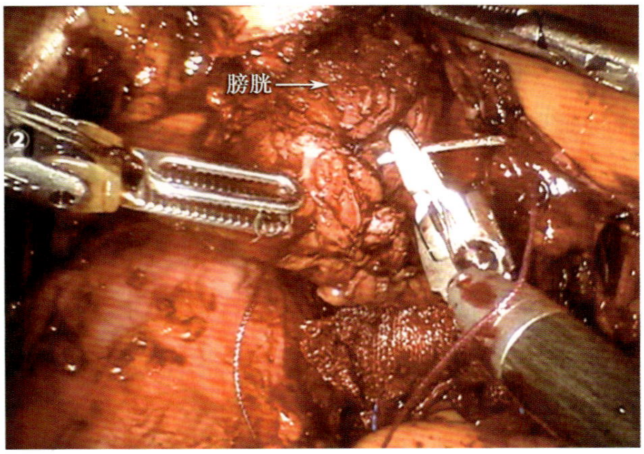

▲ 图 28-313　膀胱修补

膀胱损伤修补术见视频 28-37。

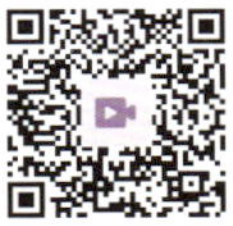

视频 28-37　膀胱损伤修补术

3. **肠管损伤**　妇科手术中肠道损伤多见于盆腹腔粘连严重的病例，如复杂子宫内膜异位症手术，有盆腹腔手术、感染史的手术，或肿瘤浸润子宫骶韧带及直肠者。单极电流向电阻低的部位传导的特性，易导致热损伤；双极电流较小、较安全，但是使用双极电凝对肠系膜或肠管表面血管止血时也易导致肠穿孔坏死；超声刀的热损伤可能性较低，在分离肠道粘连方面有着明显的优势，但是超声刀发生损伤后断口组织黏合在一起未暴露，故而细小的损伤常被遗漏。穿刺过程本身存在的风险也应受到重视，尽量避开既往手术部位，术前评估脐周肠管粘连情况，必要时采用开放式穿刺法。国内文献报道，机器人妇科手术肠管损伤发生率明显低于传统腹腔镜的 0.15%~0.8%，这与机器人手术中视野更清晰、操作更灵活稳定是密不可分的。

腹腔镜术中识别肠管损伤的要点是手术每一步高度警觉，仔细探查可能存在的肠损伤。如肠损伤发生在气腹针建立气腹过程中，损伤通常较小，术后也缺乏明显症状，可自行愈合。术中若套管针进入肠管，插入腹腔镜后，可直接看到肠腔，有时可完全穿透肠管或肠袢，需在另一套管针处观察。手术操作部位肠损伤的明确征象为腹腔内发现肠内容物，或仔细探查时发现肠管浆膜面缺损。若可疑乙状结肠或直肠损伤，可行注气试验，即盆腔充盈液体，自肛门充气，若盆腔内出现气泡，则提示直肠或乙状结肠全层损伤。热损伤术中难以判定，肠表面组织变白是其中依据之一，但损伤程度难以判定，通常术后 2~3 天出现症状，患者会出现腹痛、腹胀、高热，严重者出现脓毒血症，甚至危及生命（图 28-314~ 图 28-316）。

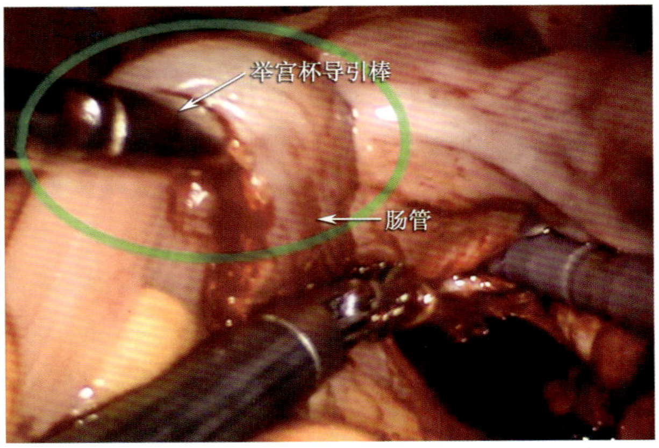

▲ 图 28-314　肠道损伤

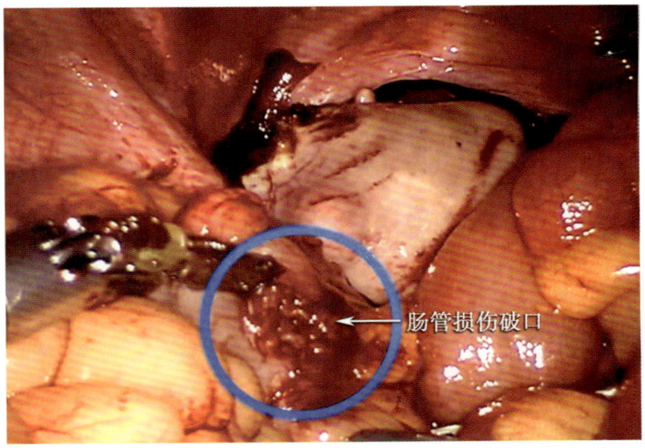

▲ 图 28-315　肠管破口 1

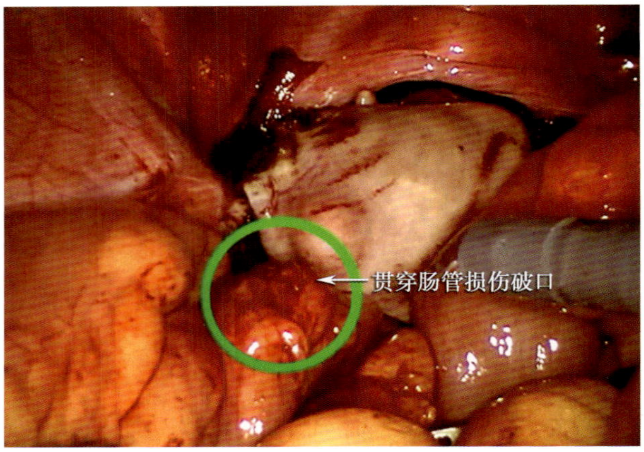

▲ 图 28-316　肠管破口 2

处理肠管损伤应根据肠管损伤的部位、程度和损伤的机制，以及是否充分肠管准备，而进行适当的修补方法。术中发现较小的损伤可直接行腹腔镜下肠管修补术，若损伤范围较大，必要时需行损伤部位肠段部分切除及吻合术。若患者术前未行肠道准备，有腹腔内肠液溢出，应在腹腔镜手术后进行充分冲洗，如污染严重，部分学者提出行开腹手术充分腹腔冲洗，甚至行肠造瘘术。术中如发现热损伤，治疗依赖于损伤程度，但术中评估困难。浅表浆膜层热损伤可期待观察术后患者情况，如损伤较明显，可直接 3-0 可吸收线缝合，范围较大者需行肠切除术，切除范围需超过发白区域。如术后形成肠瘘者，瘘口小，症状轻微且局限者，可充分引流及抗感染治疗，部分患者有自行愈合可能。如患者症状明显且出现明显腹膜炎症状者，应果断手术治疗（图 28-317、图 28-318）。

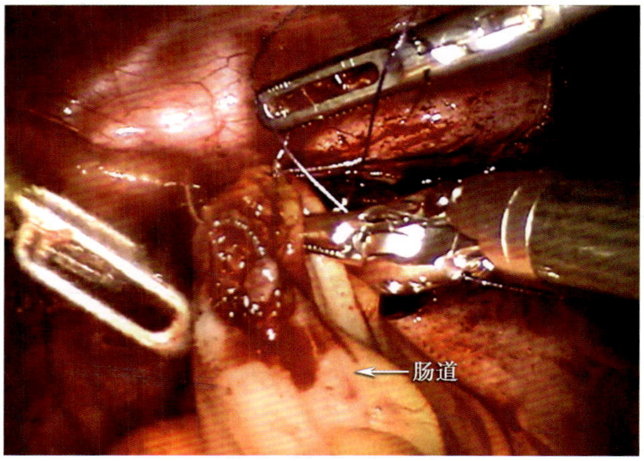

▲ 图 28-317　缝合肠管

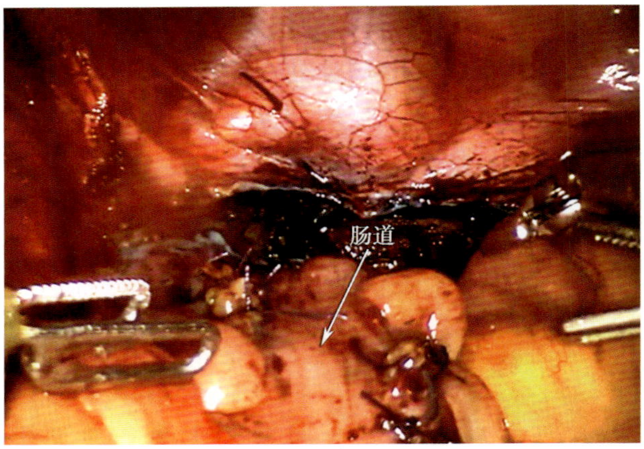

▲ 图 28-318　缝合后肠管

肠管损伤的预防，在具有较高肠道损伤风险的手术前应充分禁食并行严格肠道准备，在分离肠管粘连时，尽量不使用电能，并注意功率和安全距离。肥胖患者调整体位或助手协助推开术野肠管，以避免操作误伤肠管。另外，无论采用何种穿刺方法，第一套管针穿刺后立即检查肠管。手术结束后常规检查肠道的完整性，减少术后肠瘘的发生，若为肉眼难以发现的乙状结肠或直肠缺损，可在术中做注气试验。

机器人肠道损伤修补术手术操作见视频 28-38。

视频 28-38　机器人肠道损伤修补术

4. 血管损伤　血管损伤尤其是盆腹腔大血管损伤是比较凶险的腹腔镜手术并发症，有研究报道血管损伤发生率为 0.3%~3.2%，多发生于腹主动脉、髂血管和变异的血管，相较而言静脉损伤更为多发。常见的血管损伤原因：①淋巴结清扫时手术者钳夹淋巴结用力不当，撕裂血管壁导致损伤；②手术时未能解剖出下腔静脉周围淋巴结与下腔静脉相连的细小分支；③能量器械直接损伤血管壁，或因手术中碰到神经引起肌肉抽动，将电钩挑到血管壁上，而造成血管损伤（图 28-319）。

术中大部分血管损伤是显而易见的，后腹膜血管损伤出血初期可不易发现。若术中出现患者心动过速、血压下降、不能解释的腹腔内少量出血，术者应仔细探查后腹膜。如术后出现的活动性血管出血，常表现为术后出现心动过速、血压下降、腹胀、伤口血液渗出、引流管内流出血液，血常规提示血红蛋白水平下降，床旁超声对于识别腹腔大量积液有重要作用。

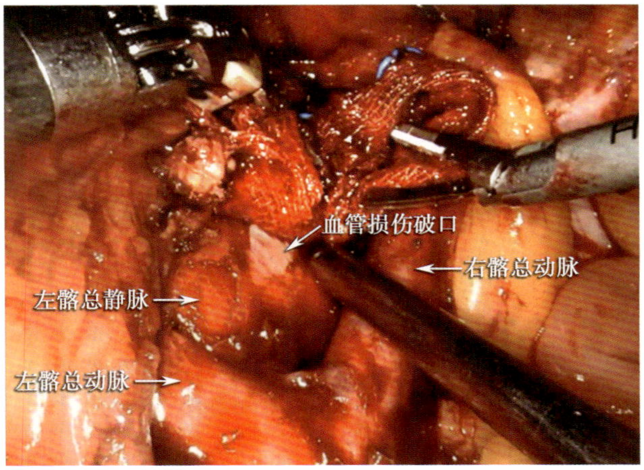

▲ 图 28-319　血管损伤

根据血管损伤程度选择合适的止血方式，损伤小血管时可压迫、钳夹，也可找准出血点进行电凝止血。损伤大血管时，可镜下以无损伤血管缝线缝合破口，注意平稳操作，以免导致血管撕裂，造成更大的出血。若腹腔镜技术不熟练或腹腔镜下止血失败，应在纱布压迫暂时控制出血的基础上迅速中转开放手术。术后如发生术后出血，量较少，生命体征平稳者，应予以纠正贫血，止血，补充血容量及凝血因子等治疗，部分患者可自行停止出血。如予以保守治疗仍无法止血或患者生命体征不平稳，考虑术后较大血管出血时，应在维持生命体征的同时尽早手术止血（图 28-320、图 28-321）。

机器人常应用于妇科恶性肿瘤手术中，该类手术范围广，需切除盆腹腔大血管旁淋巴结，发生血管损伤概率增加。术中应熟练掌握盆腹腔血管解剖结构及走行，解剖分离血管，尤其是小的分支血管。超声刀具有利于精细解剖的优势，是恶性肿瘤的淋巴结清扫手术中最为常用的能量器械，在操作中，作用时间要充分，避免急躁和撕扯的动作。单极电钩也可用于盆腔及腹主动脉旁淋巴结的切除，但是需要术者具有更高的手术技巧。手术中一旦发生血管损伤，务必保持冷静，迅速明确出血部位，钳夹时准确细致，切忌在血泊中盲目钳夹及电凝止血，以防止损伤输尿管等其他器官。

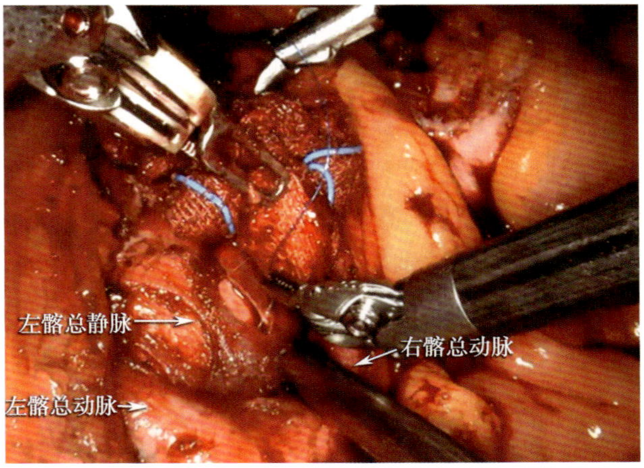

▲ 图 28-320　压迫止血，缝合血管

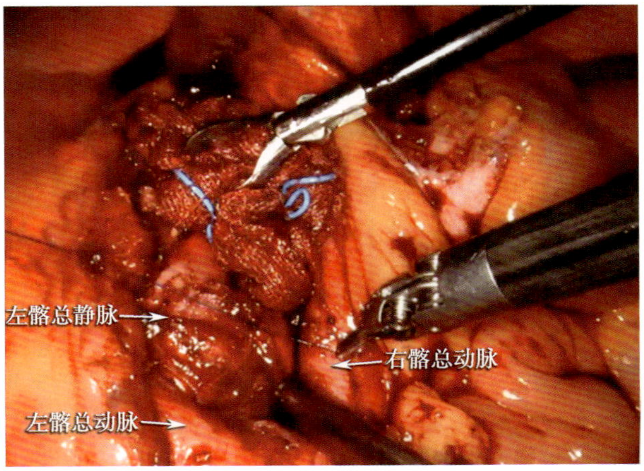

▲ 图 28-321　缝合后血管

机器人血管损伤修补术见视频 28-39。

视频 28-39　机器人血管损伤修补术

5. 神经损伤　机器人妇科手术中涉及神经较少，主要发生于恶性肿瘤行盆腹腔淋巴结切除及广泛子宫切除术中。最常见的是生殖股神经的损伤，主要表现为大腿中部麻木。闭孔神经的损伤更受妇产科医生重视，主要发生于闭孔淋巴结切除术，术后主要表现为内收肌无力，大腿前中侧感觉降低。此外广泛子宫切除术中常引起盆腔自主神经的损伤，增加术后尿潴留概率。神经损伤多可在术后一段时间后恢复或代偿，但如术中发现闭孔神经等大神经损伤，术中可行修补术，术后卧床休息并适当使用神经营养药物。为预防神经的损伤，术中应注意对盆腔神经支的识别及保留，认清闭孔神经、坐骨神经走行，对神经支最好不要采用电凝。同时可充分发挥机器人的优势，尽量保留盆腔自主神经，减少术后尿潴留的发生。

6. 阴道壁损伤　主要发生于患者阴道狭窄、术中放置举宫杯或子宫切除术后取出标本时。机器人手术系统大大扩展了传统腹腔镜手术对子宫切除手术中子宫大小的限制，避免了部分开腹手术，且手术的安全性得到了大大的提高，但是子宫切除后医生利用自然腔道，即患者阴道将子宫体碎裂后取出，加大了阴道壁裂伤的可能性。另外，绝经后患者体内雌激素减退，阴道壁弹性差，也是术后阴道壁裂伤发生的高危因素之一。阴道壁损伤术中常容易发现，如术中未能发现，则术后大多表现为阴道出血，探查可发现阴道壁裂口。对于裂伤较小、出血量少时可无须处理，自行愈合。如出血较多或裂伤较重者可采用阴道填塞，无效时应及时行裂伤修补。

为了预防术中阴道壁损伤，经阴道取出标本时，应注意阴道壁的保护，用阴道拉钩将阴道壁阻隔，但切忌暴力牵拉。阴道残端缝合后，应常规仔细探查阴道壁，尽早发现裂伤，并及时修补。如患者阴道过于狭小时，尽量选择适合阴道大小的小号杯，切勿暴力放置，必要时采用免举宫法进行手术。术后定期观察阴道残端愈合情况，若发现出血、炎症等情况尽早采取相应措施，并延缓性生活时间。

（五）感染

手术部位感染（surgical site infection，SSI）是指发生在手术切口、深部器官和腔隙的感染，清洁的腹部开放手术部位感染发生率在 1.2%~5.2% 之间，高收入国家明显降低。我国文献报道妇科机器人手术后发生感染概率约在 0.1%~2% 之间，机器人手术不会增加院内感染概率，部分术式中可减少医院感染的发生，这与机器人手术操作时间短、解剖精细等密不可分。

术后感染重在预防，我国主要参照 2017 年美国 CDC 发布的 SSI 预防指南更新版。术前准备主要包括术前营养支持、术前沐浴、机械性肠道准备及口服抗生素（特指结直肠手术）、预防性抗生素的使用及外科手消毒。术中及术后预防措施主要包括维持体温、围手术期血糖控制、目标导向性液体治疗、手术铺巾、手术衣和贴膜、切口保护套、切口冲洗、预防性伤口负压治疗及抗菌涂层缝线。预防性应用抗菌药物的总原则，围手术期Ⅰ类切口一般不给予抗菌药物预防性应用，Ⅱ类及以上切口可给予抗菌药物预防性应用。妇科手术的抗生素选择应有效针对术野存在的菌株，妇科手术部位感染的病原体主要来源于皮肤或阴道内的内源性菌群。

（六）静脉血栓栓塞

静脉血栓栓塞（venous thromboembolism，VTE）包括深静脉血栓形成（deep venous thrombosis，DVT）和肺栓塞（pulmonary embolism，PE），是围手术期威胁患者生命安全的首要因素，是所有手术的一个潜在并发症。机器人妇科手术 VTE 需以预防为主，具有危险因素的患者术前应常规进行 DVT 的筛查，主要方式为下肢血管彩超。目前，国际上推荐术前针对 VTE 风险进行 Caprini 评分，其风险分级分为低危（0~1 分）、中危（2 分）、高危（3~4 分）和极高危（≥ 5 分）。近年来，根据国人种族、妇科疾病特点及医学技术水平等差异，我国指南推荐使用 G-Caprini 评分，其风险分级分为低危（0 分）、中危（1 分）、高危（2 分）和极高危（≥ 3 分）。根据不同分级，分别进行预防。预防手段包括机械性预防及药物预防，机械性预防措施主要包括间歇性气囊加压和梯度压力袜，药物预防措施主要包括低分子量肝素、低剂量肝素、剂量调节皮下注射肝素和口服抗凝剂华法林等。低危患者建议术后尽早下床活动；中危患者术后采取药物预防或机械性预防；高危患者，术后无大出血风险者，采用药物预防，有大出血风险者，采取机械性、药物序贯预防，待出血风险降低后改为药物预防；极高危患者，术后无大出血风险者，采取机械性与药物联合预防，术后大出血风险较高者，先机械性预防，待出血风险降低后改为机械性与药物联合预防。

综上所述，妇科机器人在妇科良恶性病变中具有明显的优势，已较广泛地应用于妇科临床手术中。在临床应用中，应深刻理解机器人的优缺点及各种手术的可能并发症情况，熟练掌握机器人的操作，扬长避短，尽量发挥其优点，减少其并发症的发生。此外，也期待随着机器人技术的发展能够克服目前的设备缺陷，使机器人妇科手术更加安全。

（薛敏　叶明珠　纪妹）

参考文献

[1] SPAGNOLO E, HERNÁNDEZ A, PASCUAL I, et al. Bowel and ureteral assessment by indocyanine green real-time visualization during deep infiltrating endometriosis surgery: a video vignette. Colorectal Dis, 2020, 22 (10): 1464-1465.

[2] SERACCHIOLI R, RAIMONDO D, ARENA A, et al. Clinical use of endovenous indocyanine green during rectosigmoid segmental resection for endometriosis. Fertil Steril, 2018, 109 (6): 1135.

[3] RAIMONDO D, BORGHESE G, MABROUK M, et al. Use of indocyanine green for intraoperative perfusion assessment in women with ureteral endometriosis: a preliminary study. J Minim Invasive Gynecol, 2021, 28 (1): 42-49.

[4] 李琪, 纪妹, 赵嬰, 等. 机器人骶骨阴道固定术与髂耻韧带悬吊术的短期疗效比较. 实用妇产科杂志, 2020, 36 (9): 695-699.

[5] 中华医学会妇产科学分会妇科盆底学组. 盆腔器官脱垂的中国诊治指南 (2020 年版). 中华妇产科杂志, 2020, 55 (5): 300-306.

[6] 中华医学会妇产科学分会妇科盆底学组. 腹腔镜子宫或阴道骶骨固定术专家共识. 中华妇产科杂志, 2014, 49 (8): 573-575.

[7] GIULIANI E, AS-SANIE S, MARSH E E. Epidemiology and management of uterine fibroids. Int J Gynaecol Obstet, 2020, 149 (1): 3-9.

[8] IAVAZZO C, MAMAIS I, GKEGKES I D. Robotic assisted vs laparoscopic and/or open myomectomy: systematic review and meta-analysis of the clinical evidence. Arch Gynecol Obstet, 2016, 294 (1): 5-17.

[9] IAVAZZO C, GKEGKES I D. Cost-benefit analysis of robotic surgery in gynaecological oncology. Best Pract Res Clin Obstet Gynaecol, 2017, 45: 7-18.

[10] LEI D, YI Z. Tips and details for successful robotic myomectomy: single-center experience with the first 125 cases. J Clin Med, 2022, 11 (11): 3221-3238.

[11] PRODROMIDOU A, SPARTALIS E, TSOUROUFLIS G, et al. Robotic versus laparoendoscopic single-site hysterectomy: a systematic review and meta-analysis. J Robot Surg, 2020, 14 (5): 679-686.

[12] KIM S, LUU T, LLARENA N, et al. Role of robotic surgery in treating fibroids and benign uterine mass. Best Pract Res Clin Obstet Gynaecol, 2017, 45: 48-59.

[13] SWENSON C W, KAMDAR N S, HARRIS J A, et al. Comparison of robotic and other minimally invasive routes of hysterectomy for benign indications. Am J Obstet Gynecol, 2016, 215 (5): 650 e1-e8.

[14] CARBONNEL M, MOAWAD G N, TARAZI M M, et al. Robotic hysterectomy for benign indications: what have we learned from a decade？ . JSLS, 2021, 25 (1): e2020. 00091.

[15] AKAZAWA M, LEE S L, LIU W M. Impact of uterine weight on robotic hysterectomy: analysis of 500 cases in a single institute. Int J Med Robot, 2019, 15 (5): e2026.

[16] 高晨曦, 李丰鑫, 田东立, 等. 达·芬奇机器人辅助下单孔腹腔镜手术在妇科领域的应用和发展前景. 实用妇产科杂志, 2020, 36 (6): 436-439.

[17] 吴纯华, 李力, 刘娟. 妇科经自然腔道内镜手术并发症预防与处理. 中国实用妇科与产科杂志, 2019, 35 (12): 1326-1329.

[18] 关小明, 陈琳, 郑莹. 妇科经自然腔道内镜手术. 中国实用妇科与产科杂志, 2019, 35 (12): 1305-1307.

[19] 韩璐. 经阴道自然腔道内镜手术在妇科领域的应用发展现状与展望. 中国实用妇科与产科杂志, 2019, 35 (12): 1300-1304.

[20] BUCKLEY D E MERITENS A, KIM J, et al. Feasi-

bility and learning curve of robotic laparoendoscopic single-site surgery in gynecology. J Minim Invasive Gynecol, 2017, 24 (2): 323-328.

[21] IAVAZZO C, MINIS E E, GKEGKES I D. Single-site port robotic-assisted hysterectomy: an update. J Robot Surg, 2018, 12 (2): 201-213.

[22] BARNES H, HARRISON R, HUFFMAN L, et al. The adoption of single-port laparoscopy for full staging of endometrial cancer: surgical and oncology outcomes and evaluation of the learning curve. J Minim Invasive Gynecol, 2017, 24 (6): 1029-1036.

[23] GUNGOR M, KAHRAMAN K, DURSUN P, et al. Single-port hysterectomy: robotic versus laparoscopic. J Robot Surg, 2018, 12 (1): 87-92.

[24] MOAWAD G N, TYAN P, PAEK J, et al. Comparison between single-site and multiport robot-assisted myomectomy. J Robot Surg, 2019, 13 (6): 757-764.

[25] GARGANESEA G, ROMITOA A, SCAMBIABG, et al. New developments in rare vulvar and vaginal cancers. Curr Opin Oncol, 2021, 33 (5): 485-492.

[26] 银铎, 王宁, 姜艳, 等. 全阴道切除及乙状结肠阴道成形术治疗早期阴道癌的术式探讨. 中国现代医学杂志, 2015, 25 (9): 94-98.

[27] PRADER S, DU BOIS A, HARTER P, et al. Sentinel lymph node mapping with fluorescent and radioactive tracers in vulvar cancer patients. Arch Gynecol Obstet, 2020, 301 (3): 729-736.

[28] CHENE G, MOREAU-TRIBY C, LAMBLIN G, et al. Comment je fais simplement la recherche du ganglion sentinelle inguinal lors d'un cancer vulvaire ? . Gynecol Obstet Fertil Senol, 2020, 48 (4): 393-397.

[29] 周晖, 刘昀昀, 罗铭, 等.《2022 NCCN 子宫颈癌临床实践指南 (第 1 版)》解读. 中国实用妇科与产科杂志, 2021, 37 (12): 1220-1226.

[30] 王静, 王永军. 盆腔廓清术的适应证. 实用妇产科杂志, 2021, 37 (4): 241-244.

[31] XU D, GAO H, YU S, et al. Ensuring safety and feasibility for resection of pediatric benign ovarian tumors by single-port robot-assisted laparoscopic surgery using the da Vinci Xi system. Front Surg, 2022, 9: 944662.

[32] MEREU L, DALPRÀ F, TATEO S. Laparoendoscopic single site hysterectomy: literature review and procedure description. J Clin Med, 2021, 10 (10): 2073.

[33] LUCIDI A, CHIANTERA V, GALLOTTA V, et al. Role of robotic surgery in ovarian malignancy. Best Pract Res Clin Obstet Gynaecol, 2017, 45: 74-82.

[34] ACKROYD S A, THOMAS S, ANGEL C, et al. Interval robotic cytoreduction following neoadjuvant chemotherapy in advanced ovarian cancer. J Robot Surg, 2017, 12 (2): 245-250.

[35] 刘立峰, 王娇, 金仙玉. 腹腔镜在早期卵巢上皮性癌全面分期术中的应用. 大连医科大学学报, 2020, 42 (4): 343-347.

[36] ORR B, EDWARDS R P. Diagnosis and treatment of ovarian cancer. Hematol Oncol Clin North Am, 2018, 32 (6): 943-964.

[37] 文仲勇, 王帅, 林静霞, 等. 晚期卵巢癌腹腔镜下肿瘤细胞减灭术 25 例. 中国临床研究, 2019, 32 (8): 1066-1069.

[38] CARBAJAL-MAMANI S L, SCHWEER D, MARKHAM M J, et al. Robotic-assisted interval cytoreductive surgery in ovarian cancer: a feasibility study. Obstet Gynecol Sci, 2020, 63 (2): 150-157.

[39] ZANAGNOLO V, GARBI A, ACHILARRE M T, et al. Robot-assisted surgery in gynecologic cancers. J Minim Invasive Gynecol, 2017, 24 (3): 379-396.

[40] 纪妹, 赵曌, 李悦, 等. 非倒转体位下机器人系统辅助腹腔镜手术在早期卵巢恶性肿瘤全面分期手术中的应用. 中华妇产科杂志, 2020, 55 (3): 5.

[41] 黄晓天, 纪妹, 赵曌, 等. 机器人辅助宫颈癌根治术术后并发症影响因素分析. 机器人外科学杂志, 2020, 1 (2): 86-93.

[42] TOMESCU D R, POPESCU M, DIMA S O, et al. Obesity is associated with decreased lung compliance and hypercapnia during robotic assisted surgery. J Clin Monit Comput, 2017, 31 (1): 85-92.

[43] 张警方, 纪妹, 赵曌, 等. 达·芬奇机器人妇科手术中电器械相关并发症原因及防治技巧研究. 中国实用妇科与产科杂志, 2020, 36 (4): 357-360.

[44] TSE K Y, NGAN H Y S, LIM P C. Robot-assisted gynaecological cancer surgery-complications and prevention. Best Pract Res Clin Obstet Gynaecol, 2017, 45: 94-106.

[45] BROWN L B, STREIFF M B, HAUT E R. Venous thromboembolism prevention and treatment in cancer surgery. Adv Surg, 2020, 54: 17-30.

[46] HACKER N F, RAO A. Surgery for advanced epithelial ovarian cancer. Best Pract Res Clin Obstet Gynaecol, 2017, 41: 71-87.

[47] 马芮, 马佳佳, 宋晖, 等. 机器人手术系统在妇科恶性肿瘤中的应用. 现代肿瘤医学, 2017, 25 (10): 1670-1673.

[48] ZHANG Y, GRANT M S, ZHANG X, et al. Comparing laparotomy with robot-assisted interval debulking surgery for patients with advanced epithelial ovarian cancer receiving neoadjuvant chemotherapy. J Minim Invasive Gynecol, 2021, 28 (6): 1237-1243.

[49] PSOMIADOU V, PRODROMIDOU A, FOTIOU A, et al. Robotic interval debulking surgery for advanced epithelial ovarian cancer: current challenge or future direction？ A systematic review. J Robot Surg, 2021, 15 (2): 155-163.

[50] 许鹏琳, 纪妹, 赵罂, 等. 达·芬奇机器人手术系统在早期卵巢癌分期手术中的应用价值研究. 中国实用妇科与产科杂志, 2017, 33 (10): 1077-1079.

[51] ABITBOL J, GOTLIEB W, ZENG Z, et al. Incorporating robotic surgery into the management of ovarian cancer after neoadjuvant chemotherapy. Int J Gynecol Cancer, 2019, 29 (9): 1341-1347.

[52] 武爱芳, 杨树君, 尹格平, 等. 机器人辅助腹腔镜手术在妇科肿瘤中的应用体会. 腹腔镜外科杂志, 2020, 25 (11): 866-869.

[53] MOON A S, GAROFALO J, KOIRALA P, et al. Robotic surgery in gynecology. Surg Clin North Am, 2020, 100 (2): 445-460.

[54] 王洋, 陈宇, 谢晓英. 达·芬奇机器人手术治疗子宫内膜癌研究进展. 社区医学杂志, 2021, 19 (12): 774-778.

[55] 谢玲玲, 林荣春, 林仲秋.《2022 NCCN 子宫肿瘤临床实践指南 (第 1 版)》解读. 中国实用妇科与产科杂志, 2021, 37 (12): 1227-1233.

[56] SALVO G, RAMIREZ P T, LEVENBACK C F, et al. Sensitivity and negative predictive value for sentinel lymph node biopsy in women with earlystage cervical cancer. Gynecol Oncol, 2017, 145 (1): 96-101.

[57] LENNOX G K, COVENS A. Can sentinel lymph node biopsy replace pelvic lymphadenectomy for early cervical cancer？. Gynecol Oncol, 2017, 144 (1): 16-20.

[58] BIZZARRI N, RESTAINO S, GUELI ALLETTI S, et al. Sentinel lymph node detection in endometrial cancer with indocyanine green: laparoscopic versus robotic approach. Facts Views Vis Obgyn, 2021, 13 (1): 15-25.

[59] CHAOWAWANIT W, CAMPBELL V, WILSON E, et al. Comparison between laparoscopic and robotic surgery for sentinel lymph node mapping in endometrial cancer using indocyanine green and near infra-red fluorescence imaging. J Obstet Gynaecol, 2021, 41 (4): 642-646.

[60] MOHAMMAD A, HUNTER M I. Robot-assisted sentinel lymph node mapping and inguinal lymph node dissection using near-infrared fluorescence in vulvar cancer. J Minim Invasive Gynecol, 2019, 26 (5): 968-972.

[61] UCCELLA S, NERO C, VIZZA E, et al. Sentinel-node biopsy in early-stage ovarian cancer: preliminary results of a prospective multicentre study (SELLY). Am J Obstet Gynecol, 2019, 221 (4): 324. e1-324.

[62] NIK-AHD F, SOUDERS C P, HOUMAN J, et al. Robotic urologic surgery: trends in food and drug administration-reported adverse events over the last decade. J Endourol, 2019, 33 (8): 649-654.

[63] PETERS B S, ARMIJO P R, KRAUSE C, et al. Review of emerging surgical robotic technology. Surg Endosc, 2018, 32 (4): 1636-1655.

[64] GOMES M T V, COSTA PORTO B T D, PARISE FILHO J P, et al. Safety model for the introduction of robotic surgery in gynecology. Rev Bras Ginecol Obstet, 2018, 40 (7): 397-402.

[65] MAERZ D A, BECK L N, SIM A J, et al. Complications of robotic-assisted laparoscopic surgery distant from the surgical site. Br J Anaesth, 2017, 118 (4): 492-503.

[66] 中国医师协会外科医师分会肠瘘外科医师专业委员会. 中国手术部位感染预防指南. 中华胃肠外科杂志, 2019, 22 (4): 301-314.

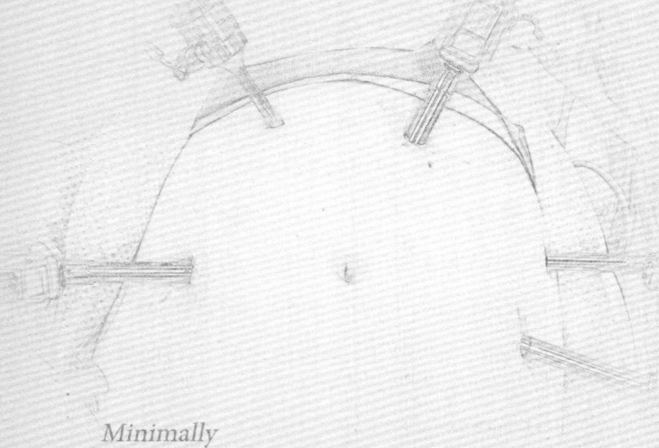

Minimally
Invasive
Gynecological
Surgery

中英文名词对照索引

D

E

F

G

H

J

K

L

M

N

O

P

Q

R

S